全国中医药专业技术资格考试大纲与细则

全科医学（中医类）专业

（中级）

国家中医药管理局专业技术资格考试专家委员会　编写

中国中医药出版社
·北 京·

图书在版编目（CIP）数据

全国中医药专业技术资格考试大纲与细则．全科医学（中医类）专业：中级／国家中医药管理局专业技术资格考试专家委员会编写．—北京：中国中医药出版社，2018. 11

ISBN 978 – 7 – 5132 – 5223 – 2

Ⅰ.①全…　Ⅱ.①国…　Ⅲ.①中国医药学 – 资格考试 – 自学参考资料②家庭医学 – 资格考试 – 自学参考资料　Ⅳ.①R2

中国版本图书馆 CIP 数据核字（2018）第 228257 号

中国中医药出版社出版

北京市朝阳区北三环东路 28 号易亨大厦 16 层

邮政编码　100013

传真　010 64405750

三河市同力彩印有限公司印刷

各地新华书店经销

开本 787×1092　1/16　印张 83.75　字数 2026 千字

2018 年 11 月第 1 版　2018 年 11 月第 1 次印刷

书　号　ISBN 978 – 7 – 5132 – 5223 – 2

定价　293.00 元

网址　www.cptcm.com

如有印装质量问题请与本社出版部调换（010 – 64405510）

社长热线　010 64405720

购书热线　010 64065415　010 64065413

微信服务号　zgzyycbs

书店网址　csln. net/qksd/

官方微博　http：//e. weibo. com/cptcm

淘宝天猫网址　http：//zgzyycbs. tmall. com

全国中医药专业技术资格考试大纲与细则

《全科医学（中医类）专业》（中级）

编写委员会名单

专业主编

余小萍（上海中医药大学）

陆小左（天津中医药大学）

专业主审

姜良铎（北京中医药大学）

学科主编（以姓氏笔画为序）

丁建中	王自勤	王阿丽	王征美	王瑞辉
王静波	孔军辉	刘 盼	刘春香	刘艳骄
李 杨	李 冀	李兴广	李秀惠	杨建红
余小萍	汪受传	张金钟	张永涛	陈红风
陆小左	郭霞珍	韩 梅	曾 光	

学科编委（以姓氏笔画为序）

王均宁	刘金民	毕连勇	毕荣修	孙士玲
花宝金	忻耀杰	吴力群	张 杰	范 颖
金 华	周临东	周家俊	赵 勇	郝阳泉
姜智慧	袁宝权	贾玉森	贾建东	殷 鑫
崔家鹏	韩力军	褚立希	裴晓华	樊巧玲
潘 涛				

编写说明

为进一步贯彻国家人力资源和社会保障部、卫生部及国家中医药管理局关于全国卫生专业中（初）级技术资格考试的有关精神，进一步体现中医药中（初）级专业技术资格考试的目标要求，国家中医药管理局人事教育司委托国家中医药管理局中医师资格认证中心，于2011年组织有关专家，对2006年版临床中医学、中西医结合医学、中药学、中医护理学中（初）级专业技术资格考试大纲以及2007年版全科医学（中医类）专业技术资格考试大纲进行了修订，形成了2011年版《全国中医药中（初）级专业技术资格考试大纲》（以下简称新大纲）。

新大纲体现了国家中医药管理局培养优秀临床人才"读经典，做临床"的思想导向；突出了中医、中西医结合、中药、中医护理四类临床专业中（初）级技术人员基础知识的临床综合运用能力及实践能力的测试；合理调整了考试科目设置，合理增加了与各专业相关学科的内容。

新大纲在中医、中西医结合临床专业层面与本科层次，以及中药3个级别、中医护理2个级别层次在考试科目设置及内容上均体现了差别。

新大纲注重了考试专业作为一个整体的表现形式。将20个专业考试大纲以"基础知识"、"相关专业知识"、"专业知识"、"专业实践能力"四个考试科目进行学科排序，并在具体内容上进行了4个方面的标识。

为了配合新大纲的实施，国家中医药管理局中医师资格认证中心组织全国中医药专业技术资格考试专家委员会，依据新大纲编写了与之相配套的《2011年版临床中医药专业技术资格中（初）级考试大纲细则》（以下简称大纲细则）。

本书是新大纲的具体细化。其内容涵盖临床中医、中西医结合、中药、中医护理四类20个专业（中级、初级师、初级士三个层次）、50个考试学科。《大纲细则》以20个专业分类，分别装订成书。

本书既是全国中医药专业技术资格考试命审题专家命题用书，也是临床中医、中西医结合、中药、中医护理专业即将晋升为中（初）级专业技术资格的考生临床实践、复习备考的权威性参考书。

借此机会，感谢王永炎院士、张伯礼院士、李连达院士、石学敏院士以及其他十几位专业主审，对《大纲细则》书稿严格把关，提出精辟意见，对保证书稿质量发挥了重要作用。20 个专业主编、55 个学科主编及其编委在本次《大纲细则》编写中起到了主体作用，在此一并致谢！

由于时间仓促，2011 年版《全国中医药专业技术资格考试大纲与细则》中不当之处在所难免，敬请有识之士不吝斧正，以便我们适时修订完善。

国家中医药管理局中医师资格认证中心

2011 年 11 月 21 日

目　录

大　纲

第一部分　基础知识 ········· 3
中医基础理论 ········· 3
中医全科医学概论 ········· 6
预防医学概论 ········· 7
中药学 ········· 8
方剂学 ········· 12

第二部分　相关专业知识 ········· 18
中医诊断学 ········· 18
诊断学基础 ········· 21
中医养生康复学 ········· 26
传染病学 ········· 28
医学心理学及精神卫生 ········· 30
医学伦理学 ········· 31
卫生法规 ········· 32

第三、四部分　专业知识与专业实践能力 ········· 34
中医内科学（中医常见病证） ········· 34
中医内科学（西医常见疾病） ········· 40
中医内科学（常见肿瘤） ········· 44
中医内科学（急诊与急救） ········· 46
中医外科学 ········· 47
中医妇科学 ········· 55
中医儿科学 ········· 59
针灸学 ········· 63
中医眼科学 ········· 67
中医耳鼻咽喉科学 ········· 71
中医骨伤科学 ········· 72

大 纲 细 则

中医基础理论 ·· 79

　第一单元　阳阳五行学说 ·························· 81

　第二单元　藏象 ··································· 84

　第三单元　气血津液 ······························ 97

　第四单元　经络 ··································· 102

　第五单元　病因 ··································· 106

　第六单元　发病 ··································· 113

　第七单元　病机 ··································· 115

　第八单元　防治原则 ······························ 123

中医全科医学概论 ····························· 129

　第一单元　全科医学 ······························ 131

　第二单元　中医全科医疗的服务模式、方法 ··········· 133

　第三单元　中医全科医学的预防保健 ················ 139

　第四单元　全科医疗中的医患关系与沟通 ············· 146

　第五单元　中医全科医疗中的法律问题 ·············· 147

　第六单元　社区中医药卫生服务 ···················· 150

预防医学概论 ································· 153

　第一单元　绪论 ··································· 155

　第二单元　社区卫生服务 ·························· 156

　第三单元　流行病学与循证医学研究方法 ············· 160

　第四单元　环境、饮食与健康 ······················ 168

　第五单元　健康教育与健康促进 ···················· 172

　第六单元　慢性非传染性疾病的预防与控制 ··········· 175

　第七单元　其他疾病与伤害的预防与控制 ············· 179

中药学 ····································· 183

　第一单元　中药的产地与炮制 ······················ 185

　第二单元　药性理论 ······························ 185

　第三单元　中药的配伍与用药禁忌 ·················· 192

　第四单元　中药的剂量与用法 ······················ 195

　第五单元　解表药 ································· 197

　第六单元　清热药 ································· 204

　第七单元　泻下药 ································· 215

第八单元　祛风湿药 …………………………………………………… 218

第九单元　化湿药 ……………………………………………………… 221

第十单元　利水渗湿药 ………………………………………………… 222

第十一单元　温里药 …………………………………………………… 226

第十二单元　理气药 …………………………………………………… 228

第十三单元　消食药 …………………………………………………… 230

第十四单元　驱虫药 …………………………………………………… 232

第十五单元　止血药 …………………………………………………… 233

第十六单元　活血化瘀药 ……………………………………………… 236

第十七单元　化痰止咳平喘药 ………………………………………… 241

第十八单元　安神药 …………………………………………………… 246

第十九单元　平肝息风药 ……………………………………………… 248

第二十单元　开窍药 …………………………………………………… 252

第二十一单元　补虚药 ………………………………………………… 254

第二十二单元　收涩药 ………………………………………………… 263

第二十三单元　攻毒杀虫止痒药 ……………………………………… 266

方剂学 …………………………………………………………………… 269

第一单元　概述 ………………………………………………………… 271

第二单元　解表剂 ……………………………………………………… 273

第三单元　泻下剂 ……………………………………………………… 277

第四单元　和解剂 ……………………………………………………… 281

第五单元　清热剂 ……………………………………………………… 284

第六单元　祛暑剂 ……………………………………………………… 290

第七单元　温里剂 ……………………………………………………… 292

第八单元　补益剂 ……………………………………………………… 295

第九单元　固涩剂 ……………………………………………………… 303

第十单元　安神剂 ……………………………………………………… 305

第十一单元　开窍剂 …………………………………………………… 307

第十二单元　理气剂 …………………………………………………… 308

第十三单元　理血剂 …………………………………………………… 312

第十四单元　治风剂 …………………………………………………… 317

第十五单元　治燥剂 …………………………………………………… 320

第十六单元　祛湿剂 …………………………………………………… 322

第十七单元　祛痰剂 …………………………………………………… 328

第十八单元　消食剂 …………………………………………………… 332

第十九单元　驱虫剂 …………………………………………………… 333

中医诊断学 ……………………………………………………………………… 335
　第一单元　问诊 …………………………………………………………… 337
　第二单元　望诊 …………………………………………………………… 349
　第三单元　舌诊 …………………………………………………………… 363
　第四单元　闻诊 …………………………………………………………… 376
　第五单元　脉诊 …………………………………………………………… 380
　第六单元　八纲辨证 ……………………………………………………… 390
　第七单元　气血津液辨证 ………………………………………………… 396
　第八单元　脏腑辨证 ……………………………………………………… 399
　第九单元　其他辨证方法概要 …………………………………………… 416

诊断学基础 …………………………………………………………………… 421
　第一单元　症状学 ………………………………………………………… 423
　第二单元　问诊 …………………………………………………………… 436
　第三单元　体格检查 ……………………………………………………… 438
　第四单元　实验诊断 ……………………………………………………… 467
　第五单元　器械检查 ……………………………………………………… 488
　第六单元　影像诊断 ……………………………………………………… 497

中医养生康复学 ……………………………………………………………… 507
　第一单元　中医养生康复学理论基础 …………………………………… 509
　第二单元　养生、康复的自然方法 ……………………………………… 512
　第三单元　养生、康复的医学技术 ……………………………………… 516
　第四单元　康复评定 ……………………………………………………… 530
　第五单元　慢性病与老年病 ……………………………………………… 535
　第六单元　病残、伤残的康复 …………………………………………… 543
　第七单元　其他 …………………………………………………………… 555

传染病学 ……………………………………………………………………… 565
　第一单元　传染病学总论 ………………………………………………… 567
　第二单元　常见传染病 …………………………………………………… 569
　第三单元　医院感染 ……………………………………………………… 588

医学心理学及精神卫生 ……………………………………………………… 589
　第一单元　心理学基础知识 ……………………………………………… 591
　第二单元　心理应激 ……………………………………………………… 595
　第三单元　心身疾病 ……………………………………………………… 597
　第四单元　心理障碍 ……………………………………………………… 599
　第五单元　心理健康 ……………………………………………………… 602

第六单元　病人心理与医患关系 ···························· 604
第七单元　精神卫生 ···································· 606
第八单元　常见精神疾病与处理 ······················ 609
第九单元　社区常见精神疾病相关问题 ················ 623

医学伦理学 ·· 627
第一单元　医学的道德传统 ·························· 629
第二单元　医学伦理学的基本原则与范畴 ············· 631
第三单元　临床诊疗的道德要求 ····················· 637
第四单元　疾病预防的道德要求 ····················· 640
第五单元　医学研究道德 ···························· 642
第六单元　医德修养与评价 ·························· 643
第七单元　医疗机构从业人员行为规范 ·············· 645

卫生法规 ·· 647
第一单元　卫生法中的法律责任 ····················· 649
第二单元　相关卫生法律法规 ······················· 651

中医内科学 ·· 667
第一章　中医常见病证 ······························ 669
第一单元　感冒 ···································· 669
第二单元　咳嗽 ···································· 673
第三单元　哮病 ···································· 680
第四单元　喘证 ···································· 685
第五单元　心悸 ···································· 690
第六单元　胸痹 ···································· 695
第七单元　不寐 ···································· 701
第八单元　呕吐 ···································· 705
第九单元　胃痛 ···································· 711
第十单元　胁痛 ···································· 716
第十一单元　泄泻 ·································· 721
第十二单元　便秘 ·································· 726
第十三单元　淋证 ·································· 730
第十四单元　水肿 ·································· 735
第十五单元　痹证 ·································· 742
第十六单元　眩晕 ·································· 747
第十七单元　头痛 ·································· 752
第十八单元　中风 ·································· 759
第十九单元　消渴 ·································· 766

第二章　西医常见疾病 ·· 772
　第一单元　慢性支气管炎 ··· 772
　第二单元　肺炎 ·· 775
　第三单元　慢性胃炎 ··· 777
　第四单元　消化性溃疡 ··· 779
　第五单元　高血压病 ··· 782
　第六单元　冠状动脉粥样硬化性心脏病 ··························· 785
　第七单元　急性脑血管病 ··· 788
　第八单元　糖尿病 ··· 798
　第九单元　泌尿系感染 ··· 801
　第十单元　急性肾小球肾炎 ······································· 804
　第十一单元　慢性肾小球肾炎 ····································· 806
第三章　常见肿瘤 ·· 808
　第一单元　肺癌 ·· 808
　第二单元　原发性肝癌 ··· 813
　第三单元　胃癌 ·· 819
　第四单元　大肠癌 ··· 824
　第五单元　食管癌 ··· 829
　第六单元　膀胱癌 ··· 834
第四章　急诊与急救 ·· 839
　第一单元　常见急诊病证 ··· 839
　第二单元　急性中毒 ··· 855
　第三单元　急救基本知识 ··· 864

中医外科学 ·· 881
　第一单元　疮疡 ·· 883
　第二单元　常见乳房疾病 ··· 894
　第三单元　泌尿男科疾病 ··· 903
　第四单元　肛肠疾病 ··· 909
　第五单元　皮肤病 ··· 919
　第六单元　常见性病 ··· 936
　第七单元　腹部外科疾病 ··· 947
　第八单元　其他外科疾病 ··· 954
　第九单元　外科诊疗技术 ··· 962

中医妇科学 ·· 967
　第一单元　概论 ·· 969
　第二单元　预防与保健 ··· 971
　第三单元　常见月经病 ··· 974

　　第四单元　带下病　…………………………………………………………… 1002
　　第五单元　常见妊娠病　………………………………………………………… 1007
　　第六单元　常见产后病　………………………………………………………… 1015
　　第七单元　常见妇科杂病　……………………………………………………… 1024

中医儿科学　………………………………………………………………………… 1033
　　第一单元　概论　………………………………………………………………… 1035
　　第二单元　预防与保健　………………………………………………………… 1038
　　第三单元　儿科常见疾病　……………………………………………………… 1042

针灸学　……………………………………………………………………………… 1103
　　第一单元　腧穴的分类　………………………………………………………… 1105
　　第二单元　腧穴的主治特点和主治规律　……………………………………… 1105
　　第三单元　腧穴的定位方法　…………………………………………………… 1107
　　第四单元　手太阴肺经、穴　…………………………………………………… 1109
　　第五单元　手阳明大肠经、穴　………………………………………………… 1110
　　第六单元　足阳明胃经、穴　…………………………………………………… 1111
　　第七单元　足太阴脾经、穴　…………………………………………………… 1113
　　第八单元　手少阴心经、穴　…………………………………………………… 1115
　　第九单元　手太阳小肠经、穴　………………………………………………… 1115
　　第十单元　足太阳膀胱经、穴　………………………………………………… 1117
　　第十一单元　足少阴肾经、穴　………………………………………………… 1119
　　第十二单元　手厥阴心包经、穴　……………………………………………… 1120
　　第十三单元　手少阳三焦经、穴　……………………………………………… 1121
　　第十四单元　足少阳胆经、穴　………………………………………………… 1122
　　第十五单元　足厥阴肝经、穴　………………………………………………… 1124
　　第十六单元　督脉、穴　………………………………………………………… 1126
　　第十七单元　任脉、穴　………………………………………………………… 1127
　　第十八单元　奇穴　……………………………………………………………… 1128
　　第十九单元　毫针刺法　………………………………………………………… 1130
　　第二十单元　常用灸法　………………………………………………………… 1141
　　第二十一单元　拔罐法与刮痧法　……………………………………………… 1145
　　第二十二单元　其他针法的操作方法、临床应用　…………………………… 1149
　　第二十三单元　头皮针、耳针　………………………………………………… 1156
　　第二十四单元　治疗总论　……………………………………………………… 1165
　　第二十五单元　内科病证　……………………………………………………… 1183
　　第二十六单元　妇、儿科病证　………………………………………………… 1192
　　第二十七单元　皮、外、骨伤科病证　………………………………………… 1195
　　第二十八单元　五官科病证　…………………………………………………… 1198

第二十九单元　急症 ……………………………………………………… 1201

中医眼科学 …………………………………………………………… 1205
第一单元　眼科概论 …………………………………………………… 1207
第二单元　眼科常见疾病 ……………………………………………… 1218

中医耳鼻喉科学 ……………………………………………………… 1241
第一单元　耳鼻咽喉科概论 …………………………………………… 1243
第二单元　耳鼻咽喉科常见疾病 ……………………………………… 1251

中医骨伤科学 ………………………………………………………… 1273
第一单元　创伤急救 …………………………………………………… 1275
第二单元　骨折 ………………………………………………………… 1282
第三单元　脱位 ………………………………………………………… 1292
第四单元　筋伤 ………………………………………………………… 1298
第五单元　骨病 ………………………………………………………… 1316
第六单元　术后康复指导 ……………………………………………… 1322

大　纲

第一部分　基础知识

考试学科	单　元	细　目	要　　点	考试科目
中医基础理论	一、阴阳五行学说	（一）阴阳学说在中医学中的应用	1. 说明人体的生理病理变化	1
			2. 用于疾病的诊断和治疗	1
		（二）五行学说在中医学中的应用	1. 说明五脏病变的相互影响	1
			2. 指导疾病的诊断	1
			3. 指导疾病的治疗	1
	二、藏象	（一）心	1. 主要生理功能	1
			2. 与形、窍、志、液、时的关系	1
		（二）肺	1. 主要生理功能	1
			2. 与形、窍、志、液、时的关系	1
		（三）脾	1. 主要生理功能	1
			2. 与形、窍、志、液、时的关系	1
		（四）肝	1. 主要生理功能	1
			2. 与形、窍、志、液、时的关系	1
		（五）肾	1. 主要生理功能	1
			2. 与形、窍、志、液、时的关系	1
		（六）胆	胆的生理功能	1
		（七）胃	胃的生理功能	1
		（八）小肠	小肠的生理功能	1
		（九）大肠	大肠的生理功能	1
		（十）膀胱	膀胱的生理功能	1
		（十一）三焦	三焦的生理功能	1
		（十二）脑	脑的生理功能	1
		（十三）女子胞	1. 女子胞的生理功能	1
			2. 女子胞与脏腑经脉的关系	1
	三、气血津液	（一）气	1. 气的生成	1
			2. 气的生理功能	1
			3. 气的运动	1
			4. 气的分类	1

考试学科	单 元	细 目	要 点	考试科目
中医基础理论	三、气血津液	（二）血	1. 血的生成	1
			2. 血的功能	1
		（三）津液	1. 津液的生成、输布与排泄	1
			2. 津液的功能	1
		（四）气与血的关系	1. 气为血帅	1
			2. 血为气母	1
		（五）气与津液的关系	1. 气能生津	1
			2. 气能行津	1
			3. 气能摄津	1
			4. 津能生气	1
			5. 津能载气	1
		（六）血与津液之间的关系	津血同源	1
	四、经络	（一）经络的组成	经络系统的组成	1
		（二）十二经脉	1. 十二经脉的走向交接规律	1
			2. 十二经脉的分布规律	1
			3. 十二经脉的表里关系	1
			4. 十二经脉的流注次序	1
		（三）奇经八脉	1. 奇经八脉的特点	1
			2. 督脉的循行部位及基本功能	1
			3. 任脉的循行部位及基本功能	1
			4. 冲脉的循行部位及基本功能	1
			5. 带脉的循行部位及基本功能	1
		（四）经络的生理功能	1. 沟通联系作用	1
			2. 运输渗灌作用	1
			3. 感应传导作用	1
			4. 调节作用	1
	五、病因	（一）六淫	1. 六淫共同的致病特点	1
			2. 六淫各自的性质与致病特点	1
		（二）疠气	1. 疠气的致病特点	1
			2. 疫疠发生与流行的因素	1
		（三）七情内伤	七情内伤致病的特点	1
		（四）痰饮	1. 痰饮的形成	1
			2. 痰饮的致病特点	1

考试学科	单　元	细　目	要　点	考试科目
中医基础理论	五、病因	（五）瘀血	1. 瘀血的形成	1
			2. 瘀血的致病特点	1
			3. 瘀血的病证特点	1
		（六）饮食劳逸	1. 饮食不节	1
			2. 饮食不洁	1
			3. 饮食偏嗜	1
			4. 劳逸失宜	1
	六、发病	（一）发病的基本原理	1. 正气不足是疾病发生的内在因素	1
			2. 邪气是发病的重要条件	1
		（二）影响发病的主要因素	1. 环境与发病	1
			2. 体质与发病	1
			3. 精神状态与发病	1
		（三）发病类型	1. 感邪即发	1
			2. 徐发	1
			3. 伏发	1
			4. 继发	1
			5. 复发	1
			6. 合病与并病	1
	七、病机	（一）邪正盛衰	1. 实的病机	1
			2. 虚的病机	1
			3. 虚中夹实	1
			4. 实中夹虚	1
			5. 真虚假实	1
			6. 真实假虚	1
		（二）阴阳失调	1. 阴阳偏胜	1
			2. 阴阳偏衰	1
			3. 阴阳互损	1
			4. 阴阳格拒	1
			5. 阴阳亡失	1
		（三）气的失常	1. 气虚	1
			2. 气机失调	1
		（四）血的失常	1. 血虚	1
			2. 血行失常	1
		（五）内生"五邪"	内生"五邪"的形成和特点	1

考试学科	单 元	细 目	要 点	考试科目
中医基础理论	八、防治原则	（一）预防	1. 未病先防	1
			2. 既病防变	1
		（二）治则	1. 正治与反治	1
			2. 治标与治本	1
			3. 扶正与祛邪	1
			4. 调整阴阳	1
			5. 三因制宜	1
中医全科医学概论	一、全科医学	（一）全科医学	1. 全科医学的要素	1
			2. 基本特征	1
		（二）全科医疗及全科医生	1. 基本特征	1
			2. 与专科医疗的区别	1
			3. 全科医生的工作任务	1
		（三）中医全科医学	1. 中医全科医学	1
			2. 中医全科医疗	1
			3. 中医全科医生	1
	二、中医全科医学的服务模式、方法	（一）服务模式	1. 以个人为中心的服务	1
			2. 以家庭为单位的服务	1
			3. 以社区为基础的服务	1
		（二）服务方法	1. 评估方法	1
			2. 常用工具	1
	三、中医全科医学的预防保健	（一）治未病理论与养生方法	1. 治未病理论	1
			2. 养生方法	1
		（二）预防保健与健康教育	1. 全科医学的预防保健	1
			2. 全科医学的健康教育	1
	四、全科医疗中的医患关系与沟通	医患关系及其基础	1. 医患关系的模式	1
			2. 医患关系的沟通技巧	1
	五、中医全科医疗中的法律问题	相关法律制度及法律问题	1. 中医全科医疗的相关法律制度	1
			2. 常见法律问题	1
	六、社区中医药卫生服务	社区中医药服务与用药	1. 基本原则与目标	1
			2. 基本内容	1
			3. 合理用药	1

考试学科	单 元	细 目	要 点	考试科目
预防医学概论	一、绪论	医学模式、健康观	1. 预防医学要素	1
			2. 医学模式与健康观	1
			3. 三级预防的策略	1
	二、社区卫生服务	概述	1. 社区卫生服务特点	1
			2. 社区卫生服务内容	1
			3. 中医药在社区卫生服务中的作用	1
	三、流行病学与循证医学研究方法	(一)概述	1. 流行病学特点	1
			2. 流行病学方法	1
		(二)疾病的分布	1. 描述疾病分布的常用指标	1
			2. 疾病流行强度的相关术语	1
			3. 疾病的三间分布	1
		(三)流行病学研究方法	1. 现况研究	1
			2. 病例对照研究	1
			3. 队列研究	1
			4. 社区干预试验	1
			5. 诊断试验与筛检试验	1
		(四)循证医学要素	循证医学要素	1
	四、环境、饮食与健康	(一)环境与健康	1. 生活环境与健康	1
			2. 生产环境与健康	1
			3. 社会、心理、行为与健康	1
		(二)饮食与健康	1. 合理营养与平衡膳食	1
			2. 社区居民营养状况监测与评价	1
			3. 社区居民饮食干预与评价	1
			4. 食品安全与食物中毒	1
	五、健康教育与健康促进	(一)健康教育	1. 健康教育要素	1
			2. 健康教育内容	1
			3. 健康教育原则	1
			4. 健康教育的实施与评价	1
			5. 社区健康教育	1
		(二)健康促进	1. 健康促进要素	1
			2. 健康促进原则	1
			3. 健康促进规划的设计实施与效果评价	1

考试学科	单 元	细 目	要 点	考试科目
预防医学概论	六、慢性非传染性疾病的预防与控制	（一）慢性非传染性疾病	1. 慢性非传染性疾病的主要危险因素及评价	1
			2. 慢性非传染性疾病的防治原则及内容	1
			3. 社区内常见慢性非传染性疾病的防治	1
			4. 社区内慢性非传染性疾病的监测与社区干预	1
		（二）伤害与残疾	1. 伤害的基本要素	1
			2. 伤害的特点	1
			3. 伤害预防的一般策略	1
			4. 伤害的社区预防	1
			5. 残疾的基本要素	1
			6. 残疾的分类	1
			7. 残疾的预防与社区干预	1
	七、其他疾病与伤害的预防与控制	（一）社区临床预防服务	1. 社区临床预防服务的内容	1
			2. 个体健康危险因素评价及干预	1
		（二）社区健康管理	1. 社区健康管理的基本步骤	1
			2. 社区健康管理模式	1
		（三）突发公共卫生事件	1. 突发公共卫生事件的相关要素	1
			2. 突发公共卫生事件的防治	1
		（四）卫生信息管理	1. 卫生信息的内容	1
			2. 疾病控制与卫生监督信息	1
			3. 妇幼保健信息	1
中药学	一、中药的产地与炮制	（一）产地	主要的道地药材	1
		（二）炮制	炮制的目的	1
	二、药性理论	（一）四气	1. 四气所表示药物的作用	1
			2. 四气对临床用药的指导意义	1
		（二）五味	五味所表示药物的作用	1
		（三）升降浮沉	1. 影响升降浮沉的因素	1
			2. 升浮与沉降的不同作用	1
			3. 升浮沉降对临床用药的指导意义	1
		（四）归经	1. 归经的理论基础和依据	1
			2. 归经理论对临床用药的指导意义	1
		（五）毒性	1. 如何正确对待中药的毒性	1
			2. 引起中药中毒的主要原因	1

考试学科	单　元	细　目	要　　　点	考试科目
中药学	三、中药的配伍与用药禁忌	（一）中药的配伍	1. 配伍的意义	1
			2. 配伍的内容	1
		（二）用药禁忌	1. 配伍禁忌	1
			2. 证候禁忌	1
			3. 妊娠用药禁忌	1
			4. 服药时的饮食禁忌	1
	四、中药的剂量与用法	（一）剂量	确定剂量的因素	1
		（二）用法	特殊煎法	1
	五、解表药	（一）概述	解表药的使用注意事项	1
		（二）发散风寒药	麻黄、桂枝、紫苏、生姜、香薷、荆芥、防风、羌活、白芷、细辛、藁本、苍耳子、辛夷的功效、应用、用法用量、使用注意	1
		（三）发散风热药	薄荷、牛蒡子、蝉蜕、桑叶、菊花、蔓荆子、柴胡、升麻、葛根、淡豆豉的功效、应用、用法用量、使用注意	1
	六、清热药	（一）概述	清热药的使用注意事项	1
		（二）清热泻火药	石膏、知母、芦根、天花粉、淡竹叶、竹叶、栀子、夏枯草、决明子的功效、应用、用法用量、使用注意	1
		（三）清热燥湿药	黄芩、黄连、黄柏、龙胆草、苦参的功效、应用、用法用量、使用注意	1
		（四）清热解毒药	金银花、连翘、穿心莲、大青叶、板蓝根、青黛、贯众、蒲公英、紫花地丁、土茯苓、鱼腥草、射干、山豆根、马勃、白头翁、马齿苋、鸦胆子的功效、应用、用法用量、使用注意	1
		（五）清热凉血药	生地黄、玄参、牡丹皮、赤芍、紫草的功效、应用、用法用量、使用注意	1
		（六）清虚热药	青蒿、地骨皮、银柴胡、胡黄连的功效、应用、用法用量、使用注意	1
	七、泻下药	（一）概述	泻下药的使用注意事项	1
		（二）攻下药	大黄、芒硝、番泻叶、芦荟的功效、应用、用法用量、使用注意	1
		（三）润下药	火麻仁、郁李仁、松子仁的功效、应用、用法用量、使用注意	1
		（四）峻下逐水药	甘遂、牵牛子、巴豆的功效、应用、用法用量、使用注意	1
	八、祛风湿药	（一）概述	祛风湿药的使用注意事项	1

考试学科	单 元	细 目	要 点	考试科目
中药学	八、祛风湿药	（二）祛风寒湿药	独活、威灵仙、川乌、蕲蛇、木瓜的功效、应用、用法用量、使用注意	1
		（三）祛风湿热药	秦艽、防己的功效、应用、用法用量、使用注意	1
		（四）祛风湿强筋骨药	五加皮、桑寄生、狗脊的功效、应用、用法用量、使用注意	1
	九、化湿药	（一）概述	化湿药的使用注意事项	1
		（二）具体药物	藿香、佩兰、苍术、厚朴、砂仁、白豆蔻的功效、应用、用法用量、使用注意	1
	十、利水渗湿药	（一）概述	利水渗湿药的使用注意事项	1
		（二）利水消肿药	茯苓、薏苡仁、猪苓、泽泻的功效、应用、用法用量、使用注意	1
		（三）利尿通淋药	车前子、滑石、海金沙、石韦、萆薢的功效、应用、用法用量、使用注意	1
		（四）利湿退黄药	茵陈、金钱草、虎杖的功效、应用、用法用量、使用注意	1
	十一、温里药	（一）概述	温里药的使用注意事项	1
		（二）具体药物	附子、干姜、肉桂、吴茱萸、小茴香、丁香、高良姜、花椒的功效、应用、用法用量、使用注意	1
	十二、理气药	（一）概述	理气药的使用注意事项	1
		（二）具体药物	陈皮、青皮、枳实、木香、沉香、川楝子、乌药、香附、薤白、柿蒂的功效、应用、用法用量、使用注意	1
	十三、消食药	具体药物	山楂、神曲、麦芽、莱菔子、鸡内金的功效、应用、用法用量、使用注意	1
	十四、驱虫药	（一）概述	驱虫药的使用注意事项	1
		（二）具体药物	使君子、苦楝皮、槟榔的功效、应用、用法用量、使用注意	1
	十五、止血药	（一）概述	止血药的使用注意事项	1
		（二）凉血止血药	小蓟、大蓟、地榆、槐花、侧柏叶、白茅根的功效、应用、用法用量、使用注意	1
		（三）化瘀止血药	三七、茜草、蒲黄的功效、应用、用法用量、使用注意	1
		（四）收敛止血药	白及、仙鹤草、血余炭的功效、应用、用法用量、使用注意	1
		（五）温经止血药	艾叶、炮姜的功效、应用、用法用量、使用注意	1

考试学科	单　元	细　目	要　点	考试科目
中药学	十六、活血化瘀药	（一）概述	活血化瘀药的使用注意事项	1
		（二）活血止痛药	川芎、延胡索、郁金、姜黄、乳香、没药的功效、应用、用法用量、使用注意	1
		（三）活血调经药	丹参、红花、桃仁、益母草、牛膝、鸡血藤的功效、应用、用法用量、使用注意	1
		（四）活血疗伤药	土鳖虫、马钱子、骨碎补的功效、应用、用法用量、使用注意	1
		（五）破血消癥药	莪术、三棱、水蛭的功效、应用、用法用量、使用注意	1
	十七、化痰止咳平喘药	（一）概述	化痰止咳平喘药的使用注意事项	1
		（二）温化寒痰药	半夏、天南星、白芥子、旋覆花、白前的功效、应用、用法用量、使用注意	1
		（三）清化热痰药	川贝母、浙贝母、瓜蒌、竹茹、天竺黄、前胡、桔梗的功效、应用、用法用量、使用注意	1
		（四）止咳平喘药	苦杏仁、紫苏子、百部、紫菀、款冬花、枇杷叶、桑白皮、葶苈子、白果的功效、应用、用法用量、使用注意	1
	十八、安神药	（一）概述	安神药的使用注意事项	1
		（二）重镇安神药	朱砂、磁石、龙骨的功效、应用、用法用量、使用注意	1
		（三）养心安神药	酸枣仁、柏子仁、合欢皮、远志的功效、应用、用法用量、使用注意	1
	十九、平肝息风药	（一）概述	平肝息风药的使用注意事项	1
		（二）平抑肝阳药	石决明、珍珠母、牡蛎、代赭石、刺蒺藜的功效、应用、用法用量、使用注意	1
		（三）息风止痉药	羚羊角、牛黄、钩藤、天麻、地龙、全蝎、蜈蚣、僵蚕的功效、应用、用法用量、使用注意	1
	二十、开窍药	（一）概述	开窍药的使用注意事项	1
		（二）具体药物	麝香、冰片、苏合香、石菖蒲的功效、应用、用法用量、使用注意	1
	二十一、补虚药	（一）概述	补虚药的使用注意事项	1
		（二）补气药	人参、西洋参、党参、黄芪、白术、山药、甘草、大枣、蜂蜜的功效、应用、用法用量、使用注意	1
		（三）补阳药	鹿茸、淫羊藿、巴戟天、杜仲、续断、肉苁蓉、补骨脂、益智仁、菟丝子的功效、应用、用法用量、使用注意	1

考试学科	单 元	细 目	要 点	考试科目
中药学	二十一、补虚药	（四）补血药	当归、熟地黄、白芍、阿胶、何首乌的功效、应用、用法用量、使用注意	1
		（五）补阴药	北沙参、百合、麦冬、天冬、石斛、玉竹、黄精、枸杞子、女贞子、龟甲、鳖甲的功效、应用、用法用量、使用注意	1
	二十二、收涩药	（一）概述	收涩药的使用注意事项	1
		（二）固表止汗药	麻黄根、浮小麦的功效、应用、用法用量、使用注意	1
		（三）敛肺涩肠药	五味子、乌梅、五倍子、肉豆蔻的功效、应用、用法用量、使用注意	1
		（四）固精缩尿止带药	山茱萸、金樱子、莲子、芡实的功效、应用、用法用量、使用注意	1
	二十三、攻毒杀虫止痒药	（一）概述	攻毒杀虫止痒药的使用注意事项	1
		（二）具体药物	雄黄、硫黄、蛇床子的功效、应用、用法用量、使用注意	1
方剂学	一、概述	（一）方剂与治法	1. 方剂与治法的关系	1
			2. 常用治法	1
		（二）方剂的组成与变化	1. 方剂配伍的目的	1
			2. 方剂的组方原则	1
			3. 方剂的变化形式	1
		（三）常用剂型	常用剂型的特点及临床意义	1
	二、解表剂	（一）概述	1. 解表剂的适用范围	1
			2. 解表剂的应用注意事项	1
		（二）辛温解表	1. 桂枝汤的组方原理、加减化裁及其与麻黄汤的鉴别应用	1
			2. 九味羌活汤的组方原理及加减化裁	1
			3. 小青龙汤的组方原理及加减化裁	1
		（三）辛凉解表	1. 银翘散的组方原理、加减化裁及其与桑菊饮的鉴别应用	1
			2. 麻黄杏仁甘草石膏汤的组方原理及加减化裁	1
		（四）扶正解表	败毒散的组方原理及加减化裁	1
	三、泻下剂	（一）概述	1. 泻下剂的适用范围	1
			2. 泻下剂的应用注意事项	1
		（二）寒下	1. 大承气汤的组方原理及其与小承气汤、调胃承气汤的鉴别应用	1

考试学科	单　元	细　目	要　　点	考试科目
方剂学	三、泻下剂	（二）寒下	**2.** 大黄牡丹汤的组方原理	**1**
		（三）温下	温脾汤的组方原理	**1**
		（四）润下	麻子仁丸的组方原理及其与济川煎的鉴别应用	**1**
		（五）逐水	十枣汤的组方原理及应用注意事项	**1**
		（六）攻补兼施	黄龙汤的组方原理	**1**
	四、和解剂	（一）概述	**1.** 和解剂的适用范围	**1**
			2. 和解剂的应用注意事项	**1**
		（二）和解少阳	**1.** 小柴胡汤的组方原理、加减化裁及其与大柴胡汤的鉴别应用	**1**
			2. 蒿芩清胆汤的组方原理及其与小柴胡汤的鉴别应用	**1**
		（三）调和肝脾	**1.** 四逆散的组方原理及加减化裁	**1**
			2. 逍遥散的组方原理、加减化裁及其与四逆散的鉴别应用	**1**
		（四）调和肠胃	半夏泻心汤的组方原理及加减化裁	**1**
	五、清热剂	（一）概述	**1.** 清热剂的适用范围	**1**
			2. 清热剂的应用注意事项	**1**
		（二）清气分热	**1.** 白虎汤的组方原理及加减化裁	**1**
			2. 竹叶石膏汤的组方原理及其与白虎汤的鉴别应用	**1**
		（三）清营凉血	清营汤的组方原理	**1**
		（四）清热解毒	**1.** 黄连解毒汤的组方原理及加减化裁	**1**
			2. 仙方活命饮的组方原理	**1**
		（五）清脏腑热	**1.** 龙胆泻肝汤的组方原理	**1**
			2. 清胃散的组方原理及加减化裁	**1**
			3. 苇茎汤的组方原理	**1**
			4. 葛根黄芩黄连汤的组方原理	**1**
			5. 芍药汤的组方原理及其与白头翁汤的鉴别应用	**1**
		（六）清虚热	青蒿鳖甲汤的组方原理	**1**
	六、祛暑剂	（一）概述	**1.** 祛暑剂的适用范围	**1**
			2. 祛暑剂的应用注意事项	**1**
		（二）祛暑利湿	六一散的组方原理及加减化裁	**1**
		（三）清暑益气	清暑益气汤的组方原理及其与竹叶石膏汤的鉴别应用	**1**
	七、温里剂	（一）概述	**1.** 温里剂的适用范围	**1**
			2. 温里剂的应用注意事项	**1**
		（二）温中祛寒	**1.** 理中丸的组方原理及加减化裁	**1**

考试学科	单 元	细 目	要 点	考试科目
方剂学	七、温里剂	（二）温中祛寒	**2.** 小建中汤的组方原理、加减化裁及其与理中丸的鉴别应用	1
		（三）回阳救逆	四逆汤的组方原理及加减化裁	1
		（四）温经散寒	**1.** 当归四逆汤的组方原理及加减化裁	1
			2. 阳和汤的组方原理及其与仙方活命饮的鉴别应用	1
	八、补益剂	（一）概述	**1.** 补益剂的适用范围及配伍规律	1
			2. 补益剂的应用注意事项	1
		（二）补气	**1.** 四君子汤的组方原理及加减化裁	1
			2. 参苓白术散的组方原理及其与四君子汤的鉴别应用	1
			3. 补中益气汤的组方原理	1
			4. 生脉散的组方原理及其与竹叶石膏汤的鉴别应用	1
			5. 玉屏风散的组方原理及其与桂枝汤的鉴别应用	1
		（三）补血	**1.** 四物汤的组方原理及加减化裁	1
			2. 当归补血汤的组方原理	1
			3. 归脾汤的组方原理及加减化裁	1
		（四）气血双补	炙甘草汤的组方原理及其与生脉散的鉴别应用	1
		（五）补阴	**1.** 六味地黄丸的组方原理、加减化裁及其与大补阴丸的鉴别应用	1
			2. 一贯煎的组方原理及其与逍遥散的鉴别应用	1
		（六）补阳	肾气丸的组方原理及加减化裁	1
		（七）阴阳双补	地黄饮子的组方原理	1
	九、固涩剂	（一）概述	**1.** 固涩剂的适用范围	1
			2. 固涩剂的应用注意事项	1
		（二）固表止汗	牡蛎散的组方原理	1
		（三）涩肠固脱	真人养脏汤的组方原理	1
		（四）涩精止遗	桑螵蛸散的组方原理	1
		（五）固崩止带	固冲汤的组方原理	1
	十、安神剂	（一）概述	**1.** 安神剂的适用范围	1
			2. 安神剂的应用注意事项	1
		（二）重镇安神	朱砂安神丸的组方原理	1
		（三）滋养安神	**1.** 酸枣仁汤的组方原理	1
			2. 天王补心丹的组方原理	1

考试学科	单　元	细　目	要　　点	考试科目
方剂学	十一、开窍剂	（一）概述	1. 开窍剂的适用范围	1
			2. 开窍剂的应用注意事项	1
		（二）凉开	安宫牛黄丸与紫雪、至宝丹的鉴别应用	1
		（三）温开	苏合香丸的组方原理	1
	十二、理气剂	（一）概述	1. 理气剂的适用范围	1
			2. 理气剂的应用注意事项	1
		（二）行气	1. 越鞠丸的组方原理	1
			2. 枳实薤白桂枝汤的组方原理	1
			3. 半夏厚朴汤的组方原理	1
			4. 天台乌药散的组方原理	1
		（三）降气	1. 苏子降气汤的组方原理	1
			2. 定喘汤的组方原理	1
			3. 旋覆代赭汤的组方原理	1
	十三、理血剂	（一）概述	1. 理血剂的适用范围及配伍规律	1
			2. 理血剂的应用注意事项	1
		（二）活血祛瘀	1. 桃核承气汤的组方原理	1
			2. 血府逐瘀汤的组方原理及加减化裁	1
			3. 补阳还五汤的组方原理	1
			4. 复元活血汤的组方原理及其与血府逐瘀汤的鉴别应用	1
			5. 生化汤的组方原理及其与温经汤的鉴别应用	1
			6. 失笑散的组方原理及其与金铃子散的鉴别应用	1
			7. 桂枝茯苓丸的组方原理	1
		（三）止血	1. 咳血方的组方原理	1
			2. 小蓟饮子的组方原理	1
			3. 黄土汤的组方原理及其与归脾汤的鉴别应用	1
	十四、治风剂	（一）概述	1. 治风剂的适用范围	1
			2. 治风剂的应用注意事项	1
		（二）疏散外风	1. 川芎茶调散的组方原理及其与九味羌活汤的鉴别应用	1
			2. 大秦艽汤的组方原理	1
			3. 消风散的组方原理	1
		（三）平息内风	1. 羚角钩藤汤的组方原理	1
			2. 镇肝熄风汤的组方原理及其与天麻钩藤饮的鉴别应用	1

考试学科	单 元	细 目	要 点	考试科目
方剂学	十五、治燥剂	（一）概述	1. 治燥剂的适用范围	1
			2. 治燥剂的应用注意事项	1
		（二）轻宣外燥	1. 杏苏散的组方原理	1
			2. 桑杏汤的组方原理	1
		（三）滋阴润燥	1. 麦门冬汤的组方原理及其与炙甘草汤的鉴别应用	1
			2. 百合固金汤的组方原理及其与咳血方的鉴别应用	1
	十六、祛湿剂	（一）概述	1. 祛湿剂的适用范围	1
			2. 祛湿剂的应用注意事项	1
		（二）燥湿和胃	1. 平胃散的组方原理及加减化裁	1
			2. 藿香正气散的组方原理	1
		（三）清热祛湿	1. 茵陈蒿汤的组方原理及加减化裁	1
			2. 八正散的组方原理	1
			3. 三仁汤的组方原理及其与甘露消毒丹的鉴别应用	1
		（四）利水渗湿	五苓散的组方原理、加减化裁及其与猪苓汤的鉴别应用	1
		（五）温化寒湿	1. 苓桂术甘汤的组方原理	1
			2. 真武汤的组方原理及加减化裁	1
			3. 实脾散的组方原理及其与真武汤的鉴别应用	1
		（六）祛风胜湿	独活寄生汤的组方原理及加减化裁	1
	十七、祛痰剂	（一）概述	1. 祛痰剂的适用范围及配伍规律	1
			2. 祛痰剂的应用注意事项	1
		（二）燥湿化痰	1. 二陈汤的组方原理及加减化裁	1
			2. 温胆汤的组方原理及加减化裁	1
		（三）清热化痰	清气化痰丸的组方原理	1
		（四）润燥化痰	贝母瓜蒌散的组方原理	1
		（五）温化寒痰	三子养亲汤的组方原理	1
		（六）治风化痰	半夏白术天麻汤的组方原理及其与天麻钩藤饮的鉴别应用	1
	十八、消食剂	（一）概述	1. 消食剂的适用范围	1
			2. 消食剂的应用注意事项	1
		（二）消食化滞	保和丸的组方原理	1
		（三）健脾消食	健脾丸的组方原理及其与参苓白术散的鉴别应用	1
	十九、驱虫剂		乌梅丸的组方原理	1

注：

1. 组方原理指据证审机、立法遣药、合理配伍的逻辑联系。

2. 加减化裁主要是指《大纲细则》中涉及的常用加减、附方。

3. 鉴别应用指两首或两首以上方剂在主治、组成、配伍、功用等方面的对比分析。

4. 凡大纲中涉及的方剂，考生均应掌握其组成、用法、功用主治。

第二部分　相关专业知识

考试学科	单元	细目	要点	考试科目
中医诊断学	一、问诊	（一）问寒热	1. 恶寒发热的常见类型、临床表现及意义	2
			2. 但寒不热的常见类型、临床表现及意义	2
			3. 壮热、潮热、微热的常见类型、临床表现及意义	2
			4. 寒热往来的常见类型、临床表现及意义	2
		（二）问汗	自汗、盗汗、绝汗、战汗的临床表现及意义	2
		（三）问疼痛及心悸、怔忡	1. 胀痛、刺痛、绞痛、冷痛、灼痛、重痛、隐痛的临床表现及意义	2
			2. 头痛、胸痛、胁痛、胃脘痛、腹痛、腰痛的临床意义	2
			3. 心悸、怔忡的临床表现及意义	2
		（四）问耳目	1. 耳鸣、耳聋的临床表现及意义	2
			2. 目痛、目眩的临床表现及意义	2
		（五）问睡眠	失眠与嗜睡的临床表现及意义	2
		（六）问饮食口味	1. 口渴与饮水异常的临床表现及意义	2
			2. 食欲减退、厌食、消谷善饥的临床表现及意义	2
			3. 饥不欲食的临床表现及意义	2
			4. 口味异常的临床表现及意义	2
		（七）问二便	1. 大便便次异常、便质异常、排便感异常的临床表现及意义	2
			2. 小便尿次异常、尿量异常、排尿感异常的临床表现及意义	2
		（八）问经带	1. 月经经期异常、经量异常的临床表现及意义	2
			2. 白带、黄带的临床表现及意义	2
	二、望诊	（一）望神	得神、少神、失神、假神、神乱的表现特点及临床意义	2
		（二）望面色	1. 正常面色的表现	2
			2. 五色主病的临床表现及意义	2

考试学科	单　元	细　目	要　点	考试科目
中医诊断学	二、望诊	（三）望形	形体强弱胖瘦的临床表现及意义	2
		（四）望态	动静姿态异常的临床表现及意义	2
		（五）望头面	1. 囟门、头发异常的临床表现及意义	2
			2. 面肿、口眼㖞斜的临床表现及意义	2
		（六）望五官	1. 目色、目形、目态异常的表现特点及临床意义	2
			2. 口与唇异常的表现特点及临床意义	2
			3. 咽喉异常的表现特点及临床意义	2
		（七）望颈项	瘿瘤、瘰疬的临床表现及意义	2
		（八）望皮肤	斑疹、水疱、疮疡的临床表现及意义	2
		（九）望排出物	痰、呕吐物的临床表现及意义	2
		（十）望小儿指纹	1. 望小儿指纹的方法及正常表现	2
			2. 小儿指纹异常的临床表现及意义	2
	三、舌诊	（一）舌诊原理	舌与脏腑、经络的关系	2
		（二）舌诊的方法	望舌的方法及注意事项	2
		（三）正常舌象	正常舌象的临床特点及意义	2
		（四）望舌质	1. 病理舌色的临床表现及意义	2
			2. 病理舌形的临床表现及意义	2
			3. 病理舌态的临床表现及意义	2
		（五）望舌苔	1. 病理苔质的临床表现及意义	2
			2. 病理苔色的临床表现及意义	2
		（六）舌质舌苔的综合分析及临床意义	1. 舌质舌苔的综合分析	2
			2. 舌诊的临床意义	2
	四、闻诊	（一）听声音	1. 音哑与失音、太息的临床表现及意义	2
			2. 谵语、郑声、独语、错语的临床表现及意义	2
			3. 喘、哮、短气、少气的临床表现及意义	2
			4. 各类咳嗽的特点与临床意义	2
		（二）嗅气味	口气、病室气味异常的表现及临床意义	2
	五、脉诊	（一）诊脉概说	1. 寸口诊法的部位、原理及寸口分候脏腑	2
			2. 诊脉方法	2
			3. 脉象要素	2
		（二）正常脉象	1. 正常脉象的特点	2
			2. 胃、神、根的含义	2
		（三）常见病脉	1. 常见病脉的脉象特征及鉴别	2
			2. 常见病脉的临床意义	2

考试学科	单元	细目	要 点	考试科目
中医诊断学	五、脉诊	（四）相兼脉	常见相兼脉的表现及临床意义	2
		（五）诊小儿脉	1. 小儿正常脉象的特点	2
			2. 常见小儿病脉的临床意义	2
		（六）脉诊的临床意义	脉诊的临床意义	2
	六、八纲辨证	（一）八纲基本证候	1. 表证、里证的辨证要点	2
			2. 寒证、热证的辨证要点	2
			3. 虚证、实证的辨证要点	2
			4. 阴阳虚损与亡阴亡阳证的辨证要点	2
		（二）八纲证候间的关系	1. 证候相兼的常见类型	2
			2. 证候错杂的常见类型	2
			3. 证候转化的常见类型	2
	七、气血津液辨证	（一）气血失常辨证	1. 气虚证、气陷证的辨证要点	2
			2. 血虚证的辨证要点	2
			3. 气滞证、气逆证的辨证要点	2
			4. 血瘀证、血寒证、血热证的辨证要点	2
		（二）津液失常类证候辨证	痰证、饮证、津液亏虚证的辨证要点	2
	八、脏腑辨证	（一）辨心病证候	1. 心病各证候的临床表现	2
			2. 心病各证候的鉴别要点	2
		（二）辨肺病证候	1. 肺病各证候的临床表现	2
			2. 肺病各证候的鉴别要点	2
		（三）辨脾病证候	1. 脾病各证候的临床表现	2
			2. 脾病各证候的鉴别要点	2
		（四）辨肝病证候	1. 肝病各证候的临床表现	2
			2. 肝病各证候的鉴别要点	2
		（五）辨肾病证候	1. 肾病各证候的临床表现	2
			2. 肾病各证候的鉴别要点	2
		（六）辨腑病证候	1. 腑病各证候的临床表现	2
			2. 腑病各证候的鉴别要点	2
		（七）辨脏腑兼病证候	1. 脏腑兼病各证候的临床表现	2
			2. 脏腑兼病各证候的鉴别要点	2

考试学科	单　元	细　目	要　　点	考试科目
中医诊断学	九、其他辨证方法概要	（一）辨六经病证	1. 太阳病证的辨证要点	2
			2. 阳明病证的辨证要点	2
			3. 少阳病证的辨证要点	2
			4. 太阴病证的辨证要点	2
			5. 少阴病证的辨证要点	2
			6. 厥阴病证的辨证要点	2
			7. 六经病证的传变	2
		（二）辨卫气营血病证	1. 卫分证的辨证要点	2
			2. 气分证的辨证要点	2
			3. 营分证的辨证要点	2
			4. 血分证的辨证要点	2
			5. 卫气营血病证的传变	2
		（三）辨三焦病证	1. 上焦病证的辨证要点	2
			2. 中焦病证的辨证要点	2
			3. 下焦病证的辨证要点	2
诊断学基础	一、症状学	（一）发热	1. 发热的病因	2
			2. 发热的临床表现	2
			3. 发热的问诊要点	2
		（二）头痛	1. 头痛的病因	2
			2. 头痛的问诊要点	2
		（三）呼吸困难	1. 呼吸困难的病因	2
			2. 呼吸困难的临床表现	2
			3. 呼吸困难的问诊要点	2
			4. 呼吸困难的诊断思路	2
		（四）咳嗽与咯痰	1. 咳嗽的病因	2
			2. 咳嗽与咯痰的问诊要点	2
		（五）咯血	1. 咯血的病因	2
			2. 咯血的问诊要点	2
			3. 咯血与呕血的鉴别	2
		（六）胸痛	1. 胸痛的病因	2
			2. 胸痛的问诊要点	2
		（七）水肿	1. 水肿的病因	2
			2. 水肿的问诊要点	2

考试学科	单 元	细 目	要 点	考试科目
诊断学基础	一、症状学	（八）恶心与呕吐	1. 恶心与呕吐的病因	2
			2. 恶心与呕吐的问诊要点	2
		（九）腹痛	1. 腹痛的病因	2
			2. 腹痛的临床表现	2
			3. 腹痛的问诊要点	2
		（十）腹泻	1. 腹泻的病因	2
			2. 腹泻的问诊要点	2
			3. 腹泻的诊断思路	2
		（十一）呕血与黑便	1. 呕血与黑便的病因	2
			2. 呕血与黑便的临床表现	2
			3. 呕血与黑便的问诊要点	2
		（十二）黄疸	1. 各型黄疸的病因及其特点	2
			2. 黄疸的问诊要点	2
		（十三）尿急、尿频、尿痛	尿急、尿频、尿痛的病因	2
	二、问诊	问诊的方法及内容	1. 问诊的方法	2
			2. 问诊的内容	2
	三、体格检查	（一）基本检查法	1. 视诊	2
			2. 触诊	2
			3. 叩诊	2
			4. 听诊	2
			5. 嗅诊	2
		（二）一般检查	1. 全身状态检查	2
			2. 皮肤检查	2
			3. 淋巴结检查	2
		（三）头部检查	1. 头颅检查	2
			2. 头部器官检查	2
		（四）颈部检查	1. 颈部姿势与运动	2
			2. 颈部皮肤、包块与血管检查	2
			3. 甲状腺检查	2
			4. 气管检查	2
		（五）胸壁及胸廓检查	1. 胸部体表标志	2
			2. 胸廓检查	2
			3. 胸壁检查	2
			4. 乳房检查	2

考试学科	单 元	细 目	要 点	考试科目
诊断学基础	三、体格检查	（六）肺和胸膜检查	1. 视诊	2
			2. 触诊	2
			3. 叩诊	2
			4. 听诊	2
			5. 肺实变、肺气肿、气胸、胸腔积液的体征	2
		（七）心脏、血管检查	1. 视诊	2
			2. 触诊	2
			3. 叩诊	2
			4. 听诊	2
			5. 血管检查	2
			6. 循环系统常见病的体征	2
		（八）腹部检查	1. 视诊	2
			2. 触诊	2
			3. 叩诊	2
			4. 听诊	2
			5. 腹部常见疾病的体征	2
		（九）肛门、直肠检查	肛门、直肠指诊	2
		（十）脊柱与四肢检查	1. 脊柱检查	2
			2. 四肢检查	2
		（十一）神经系统检查	1. 感觉功能检查	2
			2. 运动功能检查	2
			3. 中枢性与周围性瘫痪的鉴别方法	2
			4. 神经反射检查	2
	四、实验诊断	（一）血液的一般检查	1. 血红蛋白测定与红细胞计数	2
			2. 白细胞计数及分类计数	2
			3. 血小板检测	2
			4. 网织红细胞计数	2
			5. 红细胞沉降率（血沉）检查	2
		（二）出血、血栓与止血检查	1. 毛细血管抵抗力试验	2
			2. 出、凝血时间测定	2
		（三）骨髓检查	缺铁性贫血、再生障碍性贫血、白血病的骨髓象特点	2
		（四）肝脏病常用的实验室检查	1. 蛋白质代谢检查	2
			2. 胆红素代谢检查	2
			3. 血清酶检查	2

考试学科	单元	细目	要　点	考试科目
诊断学基础	四、实验诊断	（四）肝脏病常用的实验室检查	4. 病毒性肝炎病毒标志物检测	2
		（五）肾功能检查	1. 内生肌酐清除率测定	2
			2. 血肌酐测定	2
			3. 血清尿素氮测定	2
			4. 血清尿酸测定	2
			5. 血浆二氧化碳结合力测定	2
			6. 浓缩稀释试验的临床意义	2
		（六）常用生化检查	1. 血清钾测定	2
			2. 血清钠测定	2
			3. 血清氯测定	2
			4. 血清钙测定	2
			5. 血清铁测定	2
			6. 血糖测定	2
			7. 糖耐量试验	2
			8. 血脂检查	2
		（七）酶学检查	1. 血清淀粉酶测定	2
			2. 血清心肌酶检测	2
		（八）心肌蛋白检测	1. 肌钙蛋白 T 测定	2
			2. 肌钙蛋白 I 测定	2
			3. 肌红蛋白测定	2
		（九）免疫学检查	1. 血清免疫球蛋白测定的临床意义	2
			2. 血清补体测定的临床意义	2
			3. 抗链球菌溶血素"O"测定	2
			4. 自身抗体检查的临床意义	2
			5. 肥达反应检测的临床意义	2
			6. 梅毒血清学检查的临床意义	2
			7. 艾滋病病毒抗体测定的临床意义	2
			8. 肿瘤标志物检测的临床意义	2
			9. C 反应蛋白测定的临床意义	2
		（十）尿液检查	1. 正常尿液各种检查表现	2
			2. 尿液一般性状各项检查异常的临床意义	2
			3. 尿液化学检查异常的临床意义	2
			4. 尿液镜检异常的临床意义	2
			5. 尿沉渣计数的临床意义	2

考试学科	单　元	细　目	要　　点	考试科目
诊断学基础	四、实验诊断	（十一）粪便检查	1. 粪便一般性状检查	2
			2. 粪便显微镜检查	2
			3. 粪便化学检查	2
			4. 粪便细菌学检查	2
		（十二）痰液检查	1. 痰液标本收集	2
			2. 痰液一般性状检查	2
			3. 痰液显微镜检查	2
		（十三）浆膜腔穿刺液检查	渗出液与漏出液鉴别	2
	五、器械检查	（一）心电图检查	1. 常用心电图导联	2
			2. 心电图测量方法	2
			3. 心电图各波段的正常范围和临床意义	2
			4. 心电轴变化的临床意义	2
			5. 房、室肥大的心电图表现	2
			6. 心肌缺血与心肌梗死的心电图表现	2
			7. 常见心律失常的的心电图表现	2
		（二）内镜检查	1. 上消化道内镜检查	2
			2. 纤维支气管镜检查	2
	六、影像诊断	（一）超声诊断	超声诊断的临床应用	2
		（二）放射诊断	1. X线成像的基本原理	2
			2. 常用X线检查方法	2
			3. X线计算机体层成像（CT）的临床应用	2
			4. 呼吸系统常见疾病的X线及CT表现	2
			5. 循环系统常见疾病的X线表现	2
			6. 消化系统疾病的X线检查方法	2
			7. 消化系统常见疾病的X线表现	2
			8. 泌尿系统常见疾病的X线表现	2
			9. 骨与关节常见疾病的X线表现	2
			10. 中枢神经系统常见疾病的CT表现	2
			11. 冠状动脉造影检查的临床意义	2
		（三）放射性核素诊断	1. 甲状腺吸^{131}碘功能测定	2
			2. 血清甲状腺素和促甲状腺激素测定	2

考试学科	单　元	细　目	要　　点	考试科目
中医养生康复学	一、中医养生康复学理论基础	（一）养生康复观念：顺应自然	1. 天人相应	2
			2. 形神合一	2
			3. 动静互涵	2
			4. 协调平衡	2
			5. 正气为本	2
		（二）养生康复原则：整体辨证	1. 整体原则	2
			2. 辨证原则	2
			3. 功能原则	2
			4. 社区化、家庭化原则	2
			5. 病残预防原则	2
	二、养生、康复的自然方法	（一）环境、起居、服饰法	1. 环境	2
			2. 起居	2
			3. 服饰	2
			4. 排便	2
		（二）食养食疗法	1. 饮食养生的作用	2
			2. 饮食康复的原则	2
			3. 饮食保健	2
		（三）性生活保健法	1. 性保健措施	2
			2. 性生活禁忌	2
		（四）沐浴疗法	1. 药浴	2
			2. 泉水浴、热水浴	2
			3. 其他沐浴疗法	2
	三、养生康复的医学技术	（一）现代康复技术	1. 物理疗法	2
			2. 作业疗法	2
			3. 语言疗法	2
			4. 心理疗法	2
			5. 康复工程	2
		（二）针灸疗法	1. 针灸的养生机理	2
			2. 针灸康复机理	2
			3. 针灸方法	2
			4. 常用养生康复腧穴	2
		（三）推拿疗法	1. 推拿养生康复机理	2
			2. 常用养生康复推拿法	2
			3. 自我保健推拿	2
		（四）方药疗法	方药保健的应用原则	2

考试学科	单 元	细 目	要　点	考试科目
中医养生康复学	四、康复评定	（一）四诊评定法	1. 问诊	2
			2. 望诊	2
			3. 切诊	2
			4. 闻诊	2
		（二）现代康复评定技术	1. 关节活动度评定	2
			2. 肌力评定	2
			3. 平衡功能评定	2
			4. 日常生活活动能力（ADL）评定	2
			5. 感觉功能评定	2
			6. 认知功能评定	2
	五、慢性病与老年病	（一）冠心病	1. 康复适应证	2
			2. 康复方案	2
		（二）慢性阻塞性肺疾病	1. 康复适应证	2
			2. 康复方案	2
		（三）糖尿病	1. 康复适应证	2
			2. 康复方案	2
		（四）老年性痴呆	1. 康复适应证	2
			2. 康复方案	2
		（五）退行性骨关节病	1. 康复适应证	2
			2. 康复方案	2
	六、病残、伤残的康复	（一）偏瘫	1. 临床表现和康复预测	2
			2. 康复辨证	2
			3. 康复适应证	2
			4. 康复方案	2
		（二）截瘫	1. 临床表现和康复预测	2
			2. 康复辨证	2
			3. 康复适应证	2
			4. 康复方案	2
		（三）脑瘫	1. 临床表现和康复预测	2
			2. 康复辨证	2
			3. 康复适应证	2
			4. 康复方案	2
		（四）骨折	1. 临床表现和康复预测	2
			2. 康复辨证	2

考试学科	单 元	细 目	要 点	考试科目
中医养生康复学	六、病残、伤残的康复	（四）骨折	3. 康复适应证	2
			4. 康复方案	2
	七、其他	（一）亚健康状态	1. 病因	2
			2. 亚健康状态的表现	2
			3. 康复预测	2
			4. 康复辨证	2
			5. 康复方案	2
		（二）单纯性肥胖	1. 病因	2
			2. 类型和临床表现	2
			3. 康复预测	2
			4. 康复辨证	2
			5. 康复适应证	2
			6. 康复方案	2
传染病学	一、总论	（一）传染病流行过程与特征	1. 传染病流行过程	2
			2. 传染病特征	2
		（二）传染病的诊治与预防	1. 传染病的诊断	2
			2. 传染病的治疗	2
			3. 传染病的预防	2
	二、常见传染病	（一）病毒性肝炎	1. 病原学	2
			2. 流行病学	2
			3. 病机病理	2
			4. 临床表现	2
			5. 实验室检查及其他检查	2
			6. 诊断与鉴别诊断	2
			7. 治疗	2
			8. 预防	2
		（二）肾综合征出血热	1. 病原学	2
			2. 流行病学	2
			3. 病机病理	2
			4. 临床表现	2
			5. 实验室检查	2
			6. 诊断与鉴别诊断	2
			7. 治疗	2
			8. 预防	2

考试学科	单　元	细　目	要　　点	考试科目
传染病学	二、常见传染病	（三）艾滋病	1. 病原学	2
			2. 流行病学	2
			3. 病机病理	2
			4. 临床表现	2
			5. 实验室检查及其他检查	2
			6. 诊断	2
			7. 治疗	2
			8. 预防	2
		（四）流行性感冒	1. 病原学	2
			2. 流行病学	2
			3. 病机病理	2
			4. 临床表现	2
			5. 实验室检查	2
			6. 诊断	2
			7. 治疗	2
			8. 预防	2
		（五）流行性脑脊髓膜炎	1. 病原学	2
			2. 流行病学	2
			3. 病机病理	2
			4. 临床表现	2
			5. 实验室检查	2
			6. 诊断及鉴别诊断	2
			7. 治疗	2
			8. 预防	2
		（六）伤寒	1. 病原学	2
			2. 流行病学	2
			3. 病机病理	2
			4. 临床表现	2
			5. 实验室检查	2
			6. 诊断及鉴别诊断	2
			7. 治疗	2
			8. 预防	2
		（七）细菌性痢疾	1. 病原学	2
			2. 流行病学	2
			3. 病机病理	2
			4. 临床表现	2
			5. 实验室检查	2
			6. 诊断及鉴别诊断	2

考试学科	单 元	细 目	要 点	考试科目
传染病学	二、常见传染病	（七）细菌性痢疾	7. 治疗	2
			8. 预防	2
		（八）近年新发、多发传染病	1. 近年新发的传染病概况	2
			2. 近年多发的传染病概况	2
	三、医院感染	消毒与隔离	1. 消毒	2
			2. 隔离	2
			3. 医院感染的预防	2
医学心理学及精神卫生	一、心理学基础知识	人的心理现象	1. 心理学的内容	2
			2. 认识过程：感觉、知觉、记忆、想象和注意	2
			3. 情感过程：情绪和情感的定义、分类和作用	2
			4. 个性的定义、内容和个性心理特征	2
	二、心理应激	应激反应	1. 应激、应激源及种类	2
			2. 中介机制和应激反应	2
			3. 应对与心理防御机制	2
	三、心身疾病	（一）心身疾病的概述	1. 心身疾病的特点	2
			2. 心身疾病的诊断要点	2
			3. 心身疾病的治疗原则	2
		（二）临床心身相关问题	1. 临床典型的心身疾病	2
			2. 睡眠障碍与疼痛心理	2
			3. 妇科和儿科心身疾病	2
	四、心理障碍	（一）心理障碍的概述	1. 心理障碍的判断标准	2
			2. 心理障碍的分类	2
		（二）神经症性障碍	1. 神经症性障碍的临床特征与常见症状	2
			2. 临床常见神经症性障碍：焦虑症、抑郁症、恐惧症、强迫症、神经衰弱	2
		（三）其他类型的心理障碍	1. 人格障碍及类型	2
			2. 行为不良	2
	五、心理健康	（一）心理健康概述	1. 心理健康的意义	2
			2. 心理健康的标准	2
		（二）心理健康的发展	1. 不同年龄的心理健康：婴幼儿、儿童期、青春期、中年期和老年期	2
			2. 不同群体的心理健康：家庭、学校和职业	2
	六、病人心理与医患关系	（一）病人的心理问题	1. 病人角色	2
			2. 病人的心理需要	2

考试学科	单　元	细　目	要　点	考试科目
医学心理学及精神卫生	六、病人心理与医患关系	（一）病人的心理问题	3. 病人的一般心理问题	2
			4. 各类病人的心理特点：门诊、住院和手术病人	2
		（二）医患关系	1. 医患关系的模式与重要性	2
			2. 医务人员的心理素质培养	2
			3. 医务人员与患者的沟通技巧	2
	七、精神卫生	精神卫生总论	1. 精神卫生及主要表现	2
			2. 社区精神卫生服务内容	2
	八、常见精神疾病与处理	（一）概述	1. 精神疾病的病因	2
			2. 精神疾病的症状与诊断	2
			3. 精神疾病的处理原则	2
		（二）社区常见精神疾病	1. 精神分裂症	2
			2. 偏执性精神障碍	2
			3. 心境障碍	2
			4. 神经症	2
			5. 脑器质性精神障碍	2
			6. 精神发育迟滞	2
			7. 儿童孤独症	2
	九、社区常见精神疾病相关问题	（一）精神疾病的管理与治疗	1. 个案管理	2
			2. 维持治疗	2
			3. 康复	2
		（二）精神疾病的应急处置	1. 精神病人出现的紧急情况	2
			2. 精神病人发病的应急处置	2
医学伦理学	一、医学的道德传统	（一）中国医学的道德传统	1. 中国医学道德规范	2
			2. 中国古代医学家的道德风范	2
		（二）外国医学的道德传统	1. 外国医学道德规范	2
			2. 外国医学家的道德风范	2
	二、医学伦理学的基本原则与范畴	（一）医学伦理学的基本原则	1. 不伤害原则	2
			2. 有利原则	2
			3. 尊重原则	2
			4. 公正原则	2
		（二）医学伦理学的基本范畴	1. 权利与义务	2
			2. 情感、良心	2
			3. 审慎、保密	2
			4. 荣誉与幸福	2

考试学科	单元	细目	要点	考试科目
医学伦理学	三、临床诊疗的道德要求	（一）临床诊断的道德要求	1. 询问病史的道德要求	2
			2. 体格检查的道德要求	2
			3. 辅助检查的道德要求	2
			4. 会诊的道德要求	2
		（二）临床治疗的道德要求	1. 药物治疗的道德要求	2
			2. 非药物治疗的道德要求	2
	四、疾病预防的道德要求	（一）卫生防疫道德	1. 卫生防疫的道德内涵	2
			2. 卫生防疫的道德要求	2
		（二）中医"治未病"理论的道德内涵	1. "治未病"理论	2
			2. "治未病"实践的道德准则	2
	五、医学研究道德	（一）人体试验的道德准则	1. 有利于医学和社会发展	2
			2. 维护受试者利益	2
			3. 受试者知情同意	2
			4. 严谨的科学态度	2
		（二）医学研究的伦理审查	1. 伦理审查程序	2
			2. 利益冲突的预防	2
	六、医德修养与评价	（一）医德修养	1. 医德修养含义	2
			2. 医德修养的途径、方法	2
		（二）医德评价	1. 医德评价及标准	2
			2. 医德评价方式	2
	七、医疗机构从业人员行为规范	（一）医疗机构从业人员行为规范总则	总则	2
		（二）医疗机构从业人员基本行为规范	基本行为规范	2
		（三）医师行为规范	具体行为规范	2
卫生法规	一、卫生法中的法律责任	（一）卫生法中的民事责任	1. 民事责任的概念及其特征	2
			2. 民事责任的构成	2
			3. 承担民事责任的方式	2
		（二）卫生法中的行政责任	1. 行政责任的概念及其特征	2
			2. 行政责任的构成	2
			3. 行政责任的形式	2
		（三）卫生法中的刑事责任	1. 刑事责任的概念及其特征	2
			2. 刑事责任的构成	2

考试学科	单　元	细　目	要　　点	考试科目
卫生法规	二、相关卫生法律法规	（一）《中华人民共和国执业医师法》	1. 执业医师享有的权利	2
			2. 执业医师在热业活动中应履行的义务	2
			3. 《执业医师法》对医师在执业活动中提出的法定要求	2
			4. 《执业医师法》规定的法律责任	2
		（二）《中华人民共和国药品管理法》	1. 药品必须符合法定要求	2
			2. 假药和劣药	2
			3. 特殊管理的药品	2
			4. 《药品管理法》及相关法规、规章对医疗机构及其人员的有关规定	2
			5. 《药品管理法》规定的法律责任	2
		（三）《中华人民共和国传染病防治法》	1. 法定传染病的分类	2
			2. 传染病防治方针与管理原则	2
			3. 传染病预防与疫情报告	2
			4. 传染病疫情控制措施及医疗救治	2
			5. 相关机构及其人员违反《传染病防治法》有关规定应承担的法律责任	2
		（四）《突发公共卫生事件应急条例》	1. 突发公共卫生事件的预防与应急准备	2
			2. 突发公共卫生事件的报告与信息发布	2
			3. 突发公共卫生事件的应急处理	2
			4. 《突发公共卫生事件应急条例》规定的法律责任	2
		（五）《医疗事故处理条例》	1. 医疗事故的处理原则与分级	2
			2. 医疗事故的预防与处置	2
			3. 医疗事故的处理	2
		（六）《中华人民共和国中医药条例》	1. 《中医药条例》制定目的与适用范围	2
			2. 国家发展中医药的方针、政策	2
			3. 发展中医药事业的原则与中医药现代化	2
			4. 中医医疗机构与从业人员	2
			5. 中医药教育与科研	2
			6. 中医药发展的保障措施	2

第三、四部分　专业知识与专业实践能力

考试学科	单 元	细 目	要 点	考试科目
中医内科学（中医常见病证）	一、感冒	（一）病因病机	病因病机	3
		（二）诊断、类证鉴别和鉴别诊断	1. 诊断	3、4
			2. 类证鉴别	3、4
			3. 鉴别诊断	3、4
		（三）治疗	1. 辨证论治	3、4
			2. 常用中成药	3、4
			3. 其他疗法	3、4
		（四）转诊原则及预防调护	1. 转诊原则	3、4
			2. 养生与康复	3、4
			3. 健康教育	3、4
	二、咳嗽	（一）病因病机	1. 病因病机	3
			2.《内经》关于咳嗽的论述	3
		（二）诊断、类证鉴别和鉴别诊断	1. 诊断	3、4
			2. 类证鉴别	3、4
			3. 鉴别诊断	3、4
		（三）治疗	1. 辨证论治	3、4
			2. 常用中成药	3、4
			3. 其他疗法	3、4
		（四）转诊原则及预防调护	1. 转诊原则	3、4
			2. 养生与康复	3、4
			3. 健康教育	3、4
	三、哮病	（一）病因病机	病因病机	3
		（二）诊断、类证鉴别和鉴别诊断	1. 诊断	3、4
			2. 类证鉴别	3、4
			3. 鉴别诊断	3、4
		（三）治疗	1. 辨证论治	3、4
			2. 常用中成药	3、4

考试学科	单　元	细　目	要　　点	考试科目
中医内科学（中医常见病证）	三、哮病	（三）治疗	3. 其他疗法	3、4
		（四）转诊原则及预防调护	1. 转诊原则	3、4
			2. 养生与康复	3、4
			3. 健康教育	3、4
	四、喘证	（一）病因病机	1. 病因病机	3
			2. 喘脱的病机	3
		（二）诊断、类证鉴别和鉴别诊断	1. 诊断	3、4
			2. 类证鉴别	3、4
			3. 鉴别诊断	3、4
		（三）治疗	1. 辨证论治	3、4
			2. 常用中成药	3、4
			3. 其他疗法	3、4
		（四）转诊原则及预防调护	1. 转诊原则	3、4
			2. 养生与康复	3、4
			3. 健康教育	3、4
	五、心悸	（一）病因病机	病因病机	3
		（二）诊断、类证鉴别和鉴别诊断	1. 诊断	3、4
			2. 类证鉴别	3、4
			3. 鉴别诊断	3、4
		（三）治疗	1. 辨证论治	3、4
			2. 常用中成药	3、4
			3. 其他疗法	3、4
		（四）预防调护	1. 转诊原则	3、4
			2. 养生与康复	3、4
			3. 健康教育	3、4
	六、胸痹	（一）病因病机	病因病机	3
		（二）诊断、类证鉴别和鉴别诊断	1. 诊断	3、4
			2. 类证鉴别	3、4
			3. 鉴别诊断	3、4
		（三）治疗	1. 辨证论治	3、4
			2. 常用中成药	3、4
			3. 其他疗法	3、4
			4.《金匮要略》对胸痹的论述及治疗	3、4

考试学科	单元	细目	要　　点	考试科目
中医内科学（中医常见病证）	六、胸痹	（四）转诊原则及预防调护	1. 转诊原则	3、4
			2. 养生与康复	3、4
			3. 健康教育	3、4
	七、不寐	（一）病因病机	1. 病因病机	3
			2.《内经》对不寐的论述	3
		（二）诊断、类证鉴别和鉴别诊断	1. 诊断	3、4
			2. 类证鉴别	3、4
			3. 鉴别诊断	3、4
		（三）治疗	1. 辨证论治	3、4
			2. 常用中成药	3、4
			3. 其他疗法	3、4
		（四）转诊原则及预防调护	1. 转诊原则	3、4
			2. 养生与康复	3、4
			3. 健康教育	3、4
	八、呕吐	（一）病因病机	病因病机	3
		（二）诊断、类证鉴别和鉴别诊断	1. 诊断	3、4
			2. 类证鉴别	3、4
			3. 鉴别诊断	3、4
		（三）治疗	1. 辨证论治	3、4
			2. 常用中成药	3、4
			3. 其他疗法	3、4
			4.《金匮要略》对呕吐的论述及治疗	3、4
		（四）转诊原则及预防调护	1. 转诊原则	3、4
			2. 养生与康复	3、4
			3. 健康教育	3、4
	九、胃痛	（一）病因病机	病因病机	3
		（二）诊断、类证鉴别和鉴别诊断	1. 诊断	3、4
			2. 类证鉴别	3、4
			3. 鉴别诊断	3、4
		（三）治疗	1. 辨证论治	3、4
			2. 常用中成药	3、4
			3. 其他疗法	3、4

考试学科	单　元	细　目	要　　点	考试科目
中医内科学（中医常见病证）	九、胃痛	（四）转诊原则及预防调护	1. 转诊原则	3、4
			2. 养生与康复	3、4
			3. 健康教育	3、4
	十、胁痛	（一）病因病机	病因病机	3
		（二）诊断、类证鉴别和鉴别诊断	1. 诊断	3、4
			2. 类证鉴别	3、4
			3. 鉴别诊断	3、4
		（三）治疗	1. 辨证论治	3、4
			2. 常用中成药	3、4
			3. 其他疗法	3、4
		（四）转诊原则及预防调护	1. 转诊原则	3、4
			2. 养生与康复	3、4
			3. 健康教育	3、4
	十一、泄泻	（一）病因病机	病因病机	3
		（二）诊断、类证鉴别和鉴别诊断	1. 诊断	3、4
			2. 类证鉴别	3、4
			3. 鉴别诊断	3、4
		（三）治疗	1. 辨证论治	3、4
			2. 常用中成药	3、4
			3. 其他疗法	3、4
		（四）转诊原则及预防调护	1. 转诊原则	3、4
			2. 养生与康复	3、4
			3. 健康教育	3、4
	十二、便秘	（一）病因病机	病因病机	3
		（二）诊断、类证鉴别和鉴别诊断	1. 诊断	3、4
			2. 类证鉴别	3、4
			3. 鉴别诊断	3、4
		（三）治疗	1. 辨证论治	3、4
			2. 常用中成药	3、4
			3. 其他疗法	3、4

考试学科	单　元	细　目	要　　　点	考试科目
中医内科学（中医常见病证）	十二、便秘	（四）转诊原则及预防调护	1. 转诊原则	3、4
			2. 养生与康复	3、4
			3. 健康教育	3、4
	十三、淋证	（一）病因病机	病因病机	3
		（二）诊断、类证鉴别和鉴别诊断	1. 诊断	3、4
			2. 类证鉴别	3、4
			3. 鉴别诊断	3、4
		（三）治疗	1. 辨证论治	3、4
			2. 常用中成药	3、4
			3. 其他疗法	3、4
		（四）转诊原则及预防调护	1. 转诊原则	3、4
			2. 养生与康复	3、4
			3. 健康教育	3、4
	十四、水肿	（一）病因病机	病因病机	3
		（二）诊断、类证鉴别和鉴别诊断	1. 诊断	3、4
			2. 类证鉴别	3、4
			3. 鉴别诊断	3、4
		（三）治疗	1. 辨证论治	3、4
			2. 常用中成药	3、4
			3. 其他疗法	3、4
			4.《金匮要略》对水肿的论述及治疗	3、4
		（四）转诊原则及预防调护	1. 转诊原则	3、4
			2. 养生与康复	3、4
			3. 健康教育	3、4
	十五、痹证	（一）病因病机	1. 病因病机	3
			2.《内经》对痹证的论述	3
		（二）诊断、类证鉴别和鉴别诊断	1. 诊断	3、4
			2. 类证鉴别	3、4
			3. 鉴别诊断	3、4
		（三）治疗	1. 辨证论治	3、4
			2. 常用中成药	3、4
			3. 其他疗法	3、4

考试学科	单　元	细　目	要　点	考试科目
中医内科学（中医常见病证）	十五、痹证	（四）转诊原则及预防调护	1. 转诊原则	3、4
			2. 养生与康复	3、4
			3. 健康教育	3、4
	十六、眩晕	（一）病因病机	病因病机	3
		（二）诊断、类证鉴别和鉴别诊断	1. 诊断	3、4
			2. 类证鉴别	3、4
			3. 鉴别诊断	3、4
		（三）治疗	1. 辨证论治	3、4
			2. 常用中成药	3、4
			3. 其他疗法	3、4
		（四）转诊原则及预防调护	1. 转诊原则	3、4
			2. 养生与康复	3、4
			3. 健康教育	3、4
	十七、头痛	（一）病因病机	病因病机	3
		（二）诊断、类证鉴别和鉴别诊断	1. 诊断	3、4
			2. 类证鉴别	3、4
			3. 鉴别诊断	3、4
		（三）治疗	1. 辨证论治	3、4
			2. 常用中成药	3、4
			3. 其他疗法	3、4
		（四）转诊原则及预防调护	1. 转诊原则	3、4
			2. 养生与康复	3、4
			3. 健康教育	3、4
	十八、中风	（一）病因病机	病因病机	3
		（二）诊断、类证鉴别和鉴别诊断	1. 诊断	3、4
			2. 类证鉴别	3、4
			3. 鉴别诊断	3、4
		（三）治疗	1. 辨证论治	3、4
			2. 常用中成药	3、4
			3. 其他疗法	3、4
		（四）转诊原则及预防调护	1. 转诊原则	3、4
			2. 养生与康复	3、4
			3. 健康教育	3、4

考试学科	单元	细目	要点	考试科目
中医内科学（中医常见病证）	十九、消渴	（一）病因病机	消渴的病因病机	3
		（二）诊断、类证鉴别和鉴别诊断	1. 诊断	3、4
			2. 类证鉴别	3、4
			3. 鉴别诊断	3、4
		（三）治疗	1. 辨证论治	3、4
			2. 常用的中成药	3、4
			3. 其他疗法	3、4
		（四）转诊原则及预防调护	1. 转诊原则	3、4
			2. 养生与康复	3、4
			3. 健康教育	3、4
中医内科学（西医常见疾病）	一、慢性支气管炎	（一）诊断	1. 诊断要点	3、4
			2. 临床分型	3、4
			3. 临床分期	3、4
		（二）鉴别诊断	1. 支气管哮喘	3、4
			2. 支气管扩张症	3、4
			3. 肺结核	3、4
			4. 间质性肺疾病	3、4
			5. 肺癌	3、4
		（三）转诊原则	转诊原则	3、4
		（四）基本用药	1. 急性发作期的基本用药	3、4
			2. 缓解期的治疗原则	3、4
	二、肺炎	（一）概述	1. 常见病因	3
			2. 肺炎的分类	3
			3. 社区获得性肺炎的概述	3
		（二）诊断	诊断要点	3、4
		（三）鉴别诊断	1. 肺结核	3、4
			2. 急性肺脓肿	3、4
			3. 肺癌	3、4
		（四）转诊原则	转诊原则	3、4
		（五）基本用药	1. 无心肺疾病和附加危险因素患者的基本用药	3、4
			2. 伴心肺基础疾病和（或）附加危险因素患者的基本用药	3、4
			3. 附加危险因素	3、4

考试学科	单　元	细　目	要　　点	考试科目
中医内科学（西医常见疾病）	三、慢性胃炎	（一）诊断	1. 诊断要点	3、4
			2. 临床分型	3、4
		（二）鉴别诊断	1. 消化性溃疡	3、4
			2. 慢性胆道疾病	3、4
			3. 胃癌	3、4
		（三）转诊原则	转诊原则	3、4
		（四）基本用药	1. 保护胃黏膜的治疗	3、4
			2. 伴反流的治疗	3、4
			3. 胃酸过多的治疗	3、4
			4. 萎缩性胃炎的治疗	3、4
			5. 根除幽门螺杆菌的治疗	3、4
	四、消化性溃疡	（一）诊断	1. 诊断要点	3、4
			2. 临床分类	3、4
		（二）鉴别诊断	1. 功能性消化不良	3、4
			2. 胃癌	3、4
			3. 胃泌素瘤	3、4
		（三）转诊原则	转诊原则	3、4
		（四）基本用药	1. 根除幽门螺杆菌的治疗	3、4
			2. 降低胃内酸度的药物	3、4
			3. 保护胃黏膜的药物	3、4
			4. 对症处理	3、4
	五、高血压病	（一）诊断	诊断标准、血压水平定义和分类	3、4
		（二）鉴别诊断	1. 肾实质病变	3、4
			2. 肾动脉狭窄	3、4
			3. 嗜铬细胞瘤	3、4
			4. 原发性醛固酮增多症	3、4
			5. 其他	3、4
		（三）转诊原则	转诊原则	3、4
		（四）基本用药	1. 利尿剂	3、4
			2. β受体阻滞剂	3、4
			3. 钙拮抗剂	3、4
			4. 血管紧张素转换酶抑制剂	3、4
			5. 血管紧张素Ⅱ受体拮抗剂	3、4

考试学科	单　元	细　目	要　　点	考试科目
中医内科学（西医常见疾病）	六、冠状动脉粥样硬化性心脏病	（一）诊断	1. 心绞痛稳定型的诊断	3、4
			2. 急性心肌梗死的诊断	3、4
		（二）鉴别诊断	1. 心脏神经症	3、4
			2. 肋间神经痛	3、4
		（三）转诊原则	转诊原则	3、4
		（四）基本用药	1. 发作时用药（稳定型心绞痛）	3、4
			2. 缓解期用药	3、4
	七、急性脑血管病	（一）短暂性脑缺血发作	1. 概述	3
			2. 诊断要点	3、4
			3. 鉴别诊断	3、4
			4. 转诊原则	3、4
			5. 基本用药	3、4
		（二）脑梗死	1. 概述	3
			2. 诊断要点	3、4
			3. 鉴别诊断	3、4
			4. 转诊原则	3、4
			5. 基本用药	3、4
		（三）脑出血	1. 概述	3
			2. 诊断要点	3、4
			3. 鉴别诊断	3、4
			4. 转诊原则	3、4
			5. 基本用药	3、4
		（四）蛛网膜下腔出血	1. 概述	3
			2. 诊断要点	3、4
			3. 鉴别诊断	3、4
			4. 转诊原则	3、4
			5. 基本用药	3、4
	八、糖尿病	（一）概述	1. 基本病理	3
			2. 常见并发症	3
		（二）诊断	1. 诊断标准	3、4
			2. 临床表现	3、4
			3. 辅助检查	3、4
		（三）鉴别诊断	1. 肾性糖尿	3、4
			2. 继发性糖尿病	3、4
			3. 药物引起的高血糖	3、4
			4. 其他	3、4

考试学科	单 元	细 目	要 点	考试科目
中医内科学（西医常见疾病）	八、糖尿病	（四）转诊原则	转诊原则	3、4
		（五）基本用药	1. 口服降糖药	3、4
			2. 胰岛素	3、4
			3. 其他	3、4
	九、泌尿系感染	（一）概述	概述	3
		（二）诊断	1. 急性下尿路感染	3、4
			2. 急性肾盂肾炎	3、4
			3. 慢性肾盂肾炎	3、4
		（三）鉴别诊断	1. 肾结核	3、4
			2. 慢性肾小球肾炎	3、4
			3. 前列腺炎	3、4
		（四）转诊原则	转诊原则	3、4
		（五）基本用药	1. 急性尿路感染的治疗	3、4
			2. 急性肾盂肾炎的治疗	3、4
			3. 慢性肾盂肾炎的治疗	3、4
	十、急性肾小球肾炎	（一）诊断	诊断要点	3、4
		（二）鉴别诊断	1. 急性泌尿系感染	3、4
			2. 急性全身性感染发热性疾病	3、4
			3. IgA 肾病	3、4
			4. 急进性肾小球肾炎	3、4
			5. 狼疮性肾炎	3、4
		（三）转诊原则	转诊原则	3、4
		（四）基本用药	1. 抗生素	3、4
			2. 利尿剂	3、4
			3. 对症治疗	3、4
	十一、慢性肾小球肾炎	（一）诊断	诊断要点	3、4
		（二）鉴别诊断	1. 原发性高血压继发肾损害	3、4
			2. 慢性肾盂肾炎	3、4
			3. 狼疮性肾炎	3、4
		（三）转诊原则	转诊原则	3、4
		（四）基本用药	1. 利尿剂	3、4
			2. 降压药	3、4
			3. 血小板解聚药物	3、4
			4. 糖皮质激素	3、4

考试学科	单元	细目	要　　　点	考试科目
中医内科学（常见肿瘤）	一、肺癌	（一）病因病机	病因病机	3
		（二）诊断和鉴别诊断	1. 临床表现	3、4
			2. 辅助检查	3、4
			3. 鉴别诊断	3、4
		（三）治疗	1. 中医治疗原则	3、4
			2. 中医证治分类	3、4
			3. 其他疗法	3、4
			4. 西医治疗原则	3、4
		（四）转诊原则及预防调护	1. 转诊原则	3、4
			2. 养生与康复	3、4
			3. 健康教育	3、4
	二、原发性肝癌	（一）病因病机	病因病机	3
		（二）诊断和鉴别诊断	1. 临床表现	3、4
			2. 辅助检查	3、4
			3. 鉴别诊断	3、4
		（三）治疗	1. 中医治疗原则	3、4
			2. 中医证治分类	3、4
			3. 其他疗法	3、4
			4. 西医治疗原则	3、4
		（四）转诊原则及预防调护	1. 转诊原则	3、4
			2. 养生与康复	3、4
			3. 健康教育	3、4
	三、胃癌	（一）病因病机	病因病机	3
		（二）诊断和鉴别诊断	1. 临床表现	3、4
			2. 辅助检查	3、4
			3. 鉴别诊断	3、4
		（三）治疗	1. 中医治疗原则	3、4
			2. 中医证治分类	3、4
			3. 其他疗法	3、4
			4. 西医治疗原则	3、4
		（四）转诊原则及预防调护	1. 转诊原则	3、4
			2. 养生与康复	3、4
			3. 健康教育	3、4

考试学科	单元	细目	要点	考试科目
中医内科学（常见肿瘤）	四、大肠癌	（一）病因病机	病因病机	3
		（二）诊断和鉴别诊断	1. 临床表现	3、4
			2. 辅助检查	3、4
			3. 鉴别诊断	3、4
		（三）治疗	1. 中医治疗原则	3、4
			2. 中医证治分类	3、4
			3. 其他疗法	3、4
			4. 西医治疗原则	3、4
		（四）转诊原则及预防调护	1. 转诊原则	3、4
			2. 养生与康复	3、4
			3. 健康教育	3、4
	五、食管癌	（一）病因病机	病因病机	3
		（二）诊断和鉴别诊断	1. 临床表现	3、4
			2. 辅助检查	3、4
			3. 鉴别诊断	3、4
		（三）治疗	1. 中医治疗原则	3、4
			2. 中医证治分类	3、4
			3. 其他疗法	3、4
			4. 西医治疗原则	3、4
		（四）转诊原则及预防调护	1. 转诊原则	3、4
			2. 养生与康复	3、4
			3. 健康教育	3、4
	六、膀胱癌	（一）病因病机	病因病机	3
		（二）诊断和鉴别诊断	1. 临床表现	3、4
			2. 辅助检查	3、4
			3. 鉴别诊断	3、4
		（三）治疗	1. 中医治疗原则	3、4
			2. 中医证治分类	3、4
			3. 其他疗法	3、4
			4. 西医治疗原则	3、4
		（四）转诊原则与预防调护	1. 转诊原则	3、4
			2. 养生与康复	3、4
			3. 健康教育	3、4

考试学科	单　元	细　目	要　　点	考试科目
中医内科学（急诊与急救）	一、常见急诊病证	（一）厥脱	1. 概述	3
			2. 中医诊断要点	3、4
			3. 西医诊断要点	3、4
			4. 治疗原则	3、4
			5. 转诊原则	3、4
		（二）昏迷	1. 概述	3
			2. 中医诊断要点	3、4
			3. 西医诊断要点	3、4
			4. 治疗原则	3、4
			5. 转诊原则	3、4
		（三）猝死	1. 概述	3
			2. 西医诊断要点	3、4
			3. 心室颤动的处理	3、4
			4. 心脏停搏的急救原则	3、4
		（四）真心痛	1. 概述	3
			2. 西医诊断要点	3、4
			3. 基本处理	3、4
			4. 转诊原则	3、4
		（五）心衰	1. 概述	3
			2. 西医诊断要点	3、4
			3. 类证鉴别	3、4
			4. 治疗原则	3、4
			5. 转诊原则	3、4
	二、急性中毒	（一）中毒概论	1. 概述	3
			2. 中毒原因和分类	3、4
			3. 诊断	3、4
			4. 急救处理	3、4
			5. 常用解毒中药	3、4
		（二）急性有机磷中毒	1. 概述	3
			2. 诊断	3、4
			3. 急救处理原则	3、4
		（三）急性酒精中毒	1. 概述	3
			2. 诊断	3、4
			3. 急救处理原则	3、4

考试学科	单元	细目	要点	考试科目
中医内科学（急诊与急救）	三、急救基本知识	（一）常用急救技术	1. 注射技术	3、4
			2. 吸氧术	3、4
			3. 吸痰术	3、4
			4. 雾化吸入	3、4
			5. 胃管洗胃法	3、4
			6. 催吐术	3、4
			7. 胃肠减压术	3、4
			8. 鼻饲法	3、4
			9. 灌肠术	3、4
			10. 导尿术	3、4
			11. 心电图	3、4
		（二）现场心肺复苏的操作方法	1. 呼吸心脏骤停的判断	3、4
			2. 基础生命支持	3、4
			3. 进一步生命支持	3、4
		（三）中医常用急救技术	针刺治疗	3、4
中医外科学	一、疮疡	（一）疮疡概论	1. 病因病机	3
			2. 病机转化	3
			3. 诊断	3、4
		（二）疖	1. 特点	3
			2. 诊断	3、4
			3. 鉴别诊断	3、4
			4. 治疗	3、4
			5. 转诊原则	3、4
			6. 养生与康复	3、4
			7. 健康教育	3、4
		（三）痈	1. 特点	3
			2. 诊断	3、4
			3. 鉴别诊断	3、4
			4. 治疗	3、4
			5. 转诊原则	3、4
			6. 养生与康复	3、4
			7. 健康教育	3、4

考试学科	单 元	细 目	要 点	考试科目
中医外科学	一、疮疡	（四）有头疽	1. 特点	3
			2. 诊断	3、4
			3. 鉴别诊断	3、4
			4. 治疗	3、4
			5. 转诊原则	3、4
			6. 养生与康复	3、4
			7. 健康教育	3、4
		（五）丹毒	1. 特点	3
			2. 诊断	3、4
			3. 鉴别诊断	3、4
			4. 治疗	3、4
			5. 转诊原则	3、4
			6. 养生与康复	3、4
			7. 健康教育	3、4
		（六）褥疮	1. 特点	3
			2. 诊断	3、4
			3. 鉴别诊断	3、4
			4. 治疗	3、4
			5. 转诊原则	3、4
			6. 养生与康复	3、4
			7. 健康教育	3、4
	二、常见乳房疾病	（一）常见乳房疾病概论	1. 病因病机	3
			2. 乳房肿块的检查方法	3、4
			3. 常用的辅助检查项目	3、4
		（二）乳癖	1. 特点	3
			2. 诊断	3、4
			3. 鉴别诊断	3、4
			4. 治疗	3、4
			5. 转诊原则	3、4
			6. 养生与康复	3、4
			7. 健康教育	3、4
		（三）乳核	1. 特点	3
			2. 诊断	3、4
			3. 鉴别诊断	3、4

考试学科	单　元	细　目	要　　点	考试科目
中医外科学	二、常见乳房疾病	（三）乳核	4. 治疗	3、4
			5. 转诊原则	3、4
			6. 养生与康复	3、4
			7. 健康教育	3、4
		（四）乳痈	1. 特点	3
			2. 诊断	3、4
			3. 鉴别诊断	3、4
			4. 治疗	3、4
			5. 转诊原则	3、4
			6. 养生与康复	3、4
			7. 健康教育	3、4
		（五）乳岩	1. 特点	3
			2. 诊断	3、4
			3. 鉴别诊断	3、4
			4. 治疗	3、4
			5. 转诊原则	3、4
			6. 养生与康复	3、4
			7. 健康教育	3、4
	三、泌尿男科疾病	（一）泌尿男科疾病概论	1. 病因病机	3
			2. 男性疾病的检查方法	3、4
		（二）慢性前列腺炎	1. 特点	3
			2. 诊断	3、4
			3. 鉴别诊断	3、4
			4. 治疗	3、4
			5. 转诊原则	3、4
			6. 养生与康复	3、4
			7. 健康教育	3、4
		（三）前列腺增生症	1. 特点	3
			2. 诊断	3、4
			3. 鉴别诊断	3、4
			4. 治疗	3、4
			5. 转诊原则	3、4
			6. 养生与康复	3、4
			7. 健康教育	3、4

考试学科	单　元	细　目	要　点	考试科目
中医外科学	四、肛肠疾病	（一）常见肛肠疾病概论	1. 病因病机	3
			2. 常见症状	3
			3. 常用检查方法	3、4
		（二）痔	1. 特点	3
			2. 诊断	3、4
			3. 鉴别诊断	3、4
			4. 治疗	3、4
			5. 转诊原则	3、4
			6. 养生与康复	3、4
			7. 健康教育	3、4
		（三）肛裂	1. 特点	3
			2. 诊断	3、4
			3. 鉴别诊断	3、4
			4. 治疗	3、4
			5. 转诊原则	3、4
			6. 养生与康复	3、4
			7. 健康教育	3、4
		（四）肛痈	1. 特点	3
			2. 诊断	3、4
			3. 鉴别诊断	3、4
			4. 治疗	3、4
			5. 转诊原则	3、4
			6. 养生与康复	3、4
			7. 健康教育	3、4
		（五）肛瘘	1. 特点	3
			2. 诊断	3、4
			3. 鉴别诊断	3、4
			4. 治疗	3、4
			5. 转诊原则	3、4
			6. 养生与康复	3、4
			7. 健康教育	3、4

考试学科	单 元	细 目	要 点	考试科目
中医外科学	五、皮肤病	（一）癣	1. 特点	3
			2. 诊断	3、4
			3. 鉴别诊断	3、4
			4. 治疗	3、4
			5. 养生与康复	3、4
			6. 健康教育	3、4
		（二）湿疹	1. 特点	3
			2. 诊断	3、4
			3. 鉴别诊断	3、4
			4. 治疗	3、4
			5. 转诊原则	3、4
			6. 养生与康复	3、4
			7. 健康教育	3、4
		（三）接触性皮炎	1. 特点	3
			2. 诊断	3、4
			3. 鉴别诊断	3、4
			4. 治疗	3、4
			5. 转诊原则	3、4
			6. 养生与康复	3、4
			7. 健康教育	3、4
		（四）瘾疹	1. 特点	3
			2. 诊断	3、4
			3. 鉴别诊断	3、4
			4. 治疗	3、4
			5. 转诊原则	3、4
			6. 养生与康复	3、4
			7. 健康教育	3、4
		（五）痱子	1. 特点	3
			2. 诊断	3、4
			3. 鉴别诊断	3、4
			4. 治疗	3、4
			5. 转诊原则	3、4
			6. 养生与康复	3、4
			7. 健康教育	3、4

考试学科	单元	细目	要　　点	考试科目
中医外科学	五、皮肤病	（六）疥疮	1. 特点	3
			2. 诊断	3、4
			3. 鉴别诊断	3、4
			4. 治疗	3、4
			5. 转诊原则	3、4
			6. 养生与康复	3、4
			7. 健康教育	3、4
		（七）蛇串疮	1. 特点	3
			2. 诊断	3、4
			3. 鉴别诊断	3、4
			4. 治疗	3、4
			5. 转诊原则	3、4
			6. 养生与康复	3、4
			7. 健康教育	3、4
		（八）痤疮	1. 特点	3
			2. 诊断	3、4
			3. 鉴别诊断	3、4
			4. 治疗	3、4
			5. 转诊原则	3、4
			6. 养生与康复	3、4
			7. 健康教育	3、4
		（九）药毒	1. 特点	3
			2. 诊断	3、4
			3. 鉴别诊断	3、4
			4. 治疗	3、4
			5. 转诊原则	3、4
			6. 养生与康复	3、4
			7. 健康教育	3、4
	六、常见性病	（一）淋病	1. 特点	3
			2. 诊断	3、4
			3. 鉴别诊断	3、4
			4. 治疗	3、4
			5. 转诊原则	3、4
			6. 养生与康复	3、4
			7. 健康教育	3、4

考试学科	单　元	细　目	要　　点	考试科目
中医外科学	六、常见性病	（二）梅毒	1. 特点	3
			2. 诊断	3、4
			3. 鉴别诊断	3、4
			4. 治疗	3、4
			5. 转诊原则	3、4
			6. 养生与康复	3、4
			7. 健康教育	3、4
		（三）尖锐湿疣	1. 特点	3
			2. 诊断	3、4
			3. 鉴别诊断	3、4
			4. 治疗	3、4
			5. 转诊原则	3、4
			6. 养生与康复	3、4
			7. 健康教育	3、4
		（四）艾滋病	1. 特点	3
			2. 诊断	3、4
			3. 鉴别诊断	3、4
			4. 治疗	3、4
			5. 转诊原则	3、4
			6. 养生与康复	3、4
			7. 健康教育	3、4
		（五）非淋菌性尿道炎	1. 特点	3
			2. 诊断	3、4
			3. 鉴别诊断	3、4
			4. 治疗	3、4
			5. 转诊原则	3、4
			6. 养生与康复	3、4
		（六）生殖器疱疹	1. 特点	3
			2. 诊断	3、4
			3. 鉴别诊断	3、4
			4. 治疗	3、4
			5. 转诊原则	3、4
			6. 养生与康复	3、4
			7. 健康教育	3、4

考试学科	单 元	细 目	要 点	考试科目
中医外科学	七、腹部外科疾病	（一）肠痈	1. 特点	3
			2. 诊断	3、4
			3. 鉴别诊断	3、4
			4. 治疗	3、4
			5. 转诊原则	3、4
			6. 养生与康复	3、4
			7. 健康教育	3、4
		（二）胆道感染及胆石病	1. 特点	3
			2. 诊断	3、4
			3. 鉴别诊断	3、4
			4. 治疗	3、4
			5. 转诊原则	3、4
			6. 养生与康复	3、4
			7. 健康教育	3、4
		（三）肠梗阻	1. 特点	3
			2. 诊断	3、4
			3. 鉴别诊断	3、4
			4. 治疗	3、4
			5. 转诊原则	3、4
			6. 养生与康复	3、4
			7. 健康教育	3、4
	八、其他外科疾病	（一）烧伤	1. 特点	3
			2. 诊断	3、4
			3. 鉴别诊断	3、4
			4. 治疗	3、4
			5. 转诊原则	3、4
			6. 养生与康复	3、4
			7. 健康教育	3、4
			8. 烧伤面积计算	3、4
		（二）冻疮	1. 特点	3
			2. 诊断	3、4
			3. 鉴别诊断	3、4
			4. 治疗	3、4

考试学科	单　元	细　目	要　点	考试科目
中医外科学	八、其他外科疾病	（二）冻疮	5. 转诊原则	3、4
			6. 养生与康复	3、4
			7. 健康教育	3、4
		（三）破伤风	1. 特点	3
			2. 诊断	3、4
			3. 鉴别诊断	3、4
			4. 治疗	3、4
			5. 转诊原则	3、4
			6. 养生与康复	3、4
			7. 健康教育	3、4
	九、外科诊疗技术	（一）常用中医外治疗法	1. 药物外治	3、4
			2. 其他疗法	3、4
		（二）中医外科术后康复指导	1. 康复治疗原则	3、4
			2. 康复治疗方法	3、4
中医妇科学	一、概论	（一）女性解剖与生理特点	1. 女性生殖解剖特点	3
			2. 女性生理特点	3
		（二）女性疾病的诊法	诊法	3、4
		（三）妇科检查方法	检查方法	3、4
	二、预防与保健	妇女保健	1. 青春期保健	3、4
			2. 月经期保健	3、4
			3. 新婚期保健	3、4
			4. 妊娠期保健	3、4
			5. 产褥期保健	3、4
			6. 哺乳期保健	3、4
			7. 绝经期保健	3、4
			8. 老年期保健	3、4
	三、常见月经病	（一）月经不调	1. 特点	3
			2. 病因病机	3
			3. 类证鉴别和鉴别诊断	3、4
			4. 治疗	3、4
			5. 转诊原则	3、4
			6. 养生与康复	3、4
			7. 健康教育	3、4

考试学科	单　元	细　目	要　　点	考试科目
中医妇科学	三、常见月经病	（二）崩漏	1. 特点	3
			2. 病因病机	3
			3. 类证鉴别和鉴别诊断	3、4
			4. 治疗	3、4
			5. 转诊原则	3、4
			6. 养生与康复	3、4
			7. 健康教育	3、4
		（三）闭经	1. 特点	3
			2. 病因病机	3
			3. 类证鉴别和鉴别诊断	3、4
			4. 治疗	3、4
			5. 转诊原则	3、4
			6. 养生与康复	3、4
			7. 健康教育	3、4
		（四）痛经	1. 特点	3
			2. 病因病机	3
			3. 类证鉴别和鉴别诊断	3、4
			4. 治疗	3、4
			5. 转诊原则	3、4
			6. 养生与康复	3、4
			7. 健康教育	3、4
		（五）月经前后诸证	1. 特点	3
			2. 病因病机	3
			3. 类证鉴别和鉴别诊断	3、4
			4. 治疗	3、4
			5. 转诊原则	3、4
			6. 养生与康复	3、4
			7. 健康教育	3、4
		（六）绝经前后诸证	1. 特点	3
			2. 病因病机	3
			3. 类证鉴别和鉴别诊断	3、4
			4. 治疗	3、4
			5. 转诊原则	3、4
			6. 养生与康复	3、4
			7. 健康教育	3、4

考试学科	单 元	细 目	要 点	考试科目
中医妇科学	四、带下病		1. 特点	3
			2. 病因病机	3
			3. 类证鉴别和鉴别诊断	3、4
			4. 治疗	3、4
			5. 转诊原则	3、4
			6. 养生与康复	3、4
			7. 健康教育	3、4
			8. 常用西药参考	3、4
	五、常见妊娠病	（一）概论	1. 特点	3
			2. 临床表现	3、4
			3. 早孕诊断方法	3、4
			4. 妊娠病治疗原则	3、4
			5. 妊娠期用药原则	3、4
		（二）妊娠恶阻	1. 特点	3
			2. 病因病机	3
			3. 鉴别诊断	3、4
			4. 治疗	3、4
			5. 转诊原则	3、4
			6. 养生与康复	3、4
			7. 健康教育	3、4
		（三）胎漏、胎动不安	1. 特点	3
			2. 病因病机	3
			3. 类证鉴别和鉴别诊断	3、4
			4. 治疗	3、4
			5. 转诊原则	3、4
			6. 养生与康复	3、4
			7. 健康教育	3、4
		（四）异位妊娠	1. 特点	3
			2. 诊断和鉴别诊断	3、4
			3. 转诊原则	3、4
			4. 养生与康复	3、4
			5. 健康教育	3、4

考试学科	单元	细目	要点	考试科目
中医妇科学	六、常见产后病	（一）概论	1. 特点	3
			2. 病因病机	3
			3. 诊断要点	3、4
			4. 治疗原则	3、4
		（二）产后恶露不绝	1. 特点	3
			2. 病因病机	3
			3. 类证鉴别和鉴别诊断	3、4
			4. 治疗	3、4
			5. 转诊原则	3、4
			6. 养生与康复	3、4
			7. 健康教育	3、4
		（三）产后身痛	1. 特点	3
			2. 病因病机	3
			3. 类证鉴别和鉴别诊断	3、4
			4. 治疗	3、4
			5. 转诊原则	3、4
			6. 养生与康复	3、4
			7. 健康教育	3、4
		（四）产后缺乳	1. 特点	3
			2. 病因病机	3
			3. 类证鉴别和鉴别诊断	3、4
			4. 治疗	3、4
			5. 转诊原则	3、4
			6. 养生与康复	3、4
			7. 健康教育	3、4
	七、常见妇科杂病	（一）急性盆腔炎	1. 特点	3
			2. 诊断	3
			3. 鉴别诊断	3、4
			4. 治疗	3、4
			5. 转诊原则	3、4
			6. 养生与康复	3、4
			7. 健康教育	3、4
		（二）慢性盆腔炎	1. 特点	3
			2. 诊断	3、4
			3. 鉴别诊断	3、4

考试学科	单　元	细　目	要　　点	考试科目
中医妇科学	七、常见妇科杂病	（二）慢性盆腔炎	4. 治疗	3、4
			5. 转诊原则	3、4
			6. 养生与康复	3、4
			7. 健康教育	3、4
中医儿科学	一、概论	（一）小儿生长发育	1. 小儿生长分期	3
			2. 生理常数	3
		（二）小儿生理病理特点	1. 生理特点	3
			2. 病理特点	3、4
	二、预防与保健	儿童保建	1. 胎儿期保建	3、4
			2. 新生儿期保建	3、4
			3. 婴儿期保建	3、4
			4. 青春期保建	3、4
	三、儿科常见疾病	（一）感冒	1. 特点	3
			2. 病因病机	3
			3. 诊断和鉴别诊断	3、4
			4. 治疗	3、4
			5. 转诊原则	3、4
			6. 预防保健	3、4
			7. 健康教育	3、4
		（二）咳嗽	1. 特点	3
			2. 病因病机	3
			3. 诊断和鉴别诊断	3、4
			4. 治疗	3、4
			5. 转诊原则	3、4
			6. 预防保健	3、4
			7. 健康教育	3、4
		（三）肺炎喘嗽	1. 特点	3
			2. 病因病机	3
			3. 诊断和鉴别诊断	3、4
			4. 治疗	3、4
			5. 转诊原则	3、4
			6. 预防保健	3、4
			7. 健康教育	3、4

考试学科	单 元	细 目	要 点	考试科目
中医儿科学	三、儿科常见疾病	（四）哮喘	1. 特点	3
			2. 病因病机	3
			3. 诊断和鉴别诊断	3、4
			4. 治疗	3、4
			5. 转诊原则	3、4
			6. 预防保健	3、4
			7. 健康教育	3、4
		（五）反复呼吸道感染	1. 特点	3
			2. 病因病机	3
			3. 诊断和鉴别诊断	3、4
			4. 治疗	3、4
			5. 转诊原则	3、4
			6. 预防保健	3、4
			7. 健康教育	3、4
		（六）口疮	1. 特点	3
			2. 病因病机	3
			3. 诊断和鉴别诊断	3、4
			4. 治疗	3、4
			5. 转诊原则	3、4
			6. 预防保健	3、4
			7. 健康教育	3、4
		（七）鹅口疮	1. 特点	3
			2. 病因病机	3
			3. 诊断和鉴别诊断	3、4
			4. 治疗	3、4
			5. 转诊原则	3、4
			6. 预防保健	3、4
			7. 健康教育	3、4
		（八）积滞	1. 特点	3
			2. 病因病机	3
			3. 诊断和鉴别诊断	3、4
			4. 治疗	3、4
			5. 转诊原则	3、4
			6. 预防保健	3、4
			7. 健康教育	3、4

考试学科	单　元	细　目	要　　点	考试科目
中医儿科学	三、儿科常见疾病	（九）厌食	1. 特点	3
			2. 病因病机	3
			3. 诊断和鉴别诊断	3、4
			4. 治疗	3、4
			5. 转诊原则	3、4
			6. 预防保健	3、4
			7. 健康教育	3、4
		（十）疳证	1. 特点	3
			2. 病因病机	3
			3. 诊断和鉴别诊断	3、4
			4. 治疗	3、4
			5. 转诊原则	3、4
			6. 预防保健	3、4
			7. 健康教育	3、4
		（十一）泄泻	1. 特点	3
			2. 病因病机	3
			3. 诊断和鉴别诊断	3、4
			4. 治疗	3、4
			5. 转诊原则	3、4
			6. 预防保健	3、4
			7. 健康教育	3、4
		（十二）急性肾小球肾炎	1. 特点	3
			2. 病因病机	3
			3. 诊断和鉴别诊断	3、4
			4. 治疗	3、4
			5. 转诊原则	3、4
			6. 预防保健	3、4
			7. 健康教育	3、4
		（十三）肾病综合征	1. 特点	3
			2. 病因病机	3
			3. 诊断和鉴别诊断	3、4
			4. 治疗	3、4
			5. 转诊原则	3、4
			6. 预防保健	3、4
			7. 健康教育	3、4

考试学科	单　元	细　目	要　　点	考试科目
中医儿科学	三、儿科常见疾病	（十四）麻疹	1. 特点	3
			2. 诊断和鉴别诊断	3、4
			3. 转诊原则	3、4
			4. 预防保健	3、4
			5. 健康教育	3、4
		（十五）幼儿急疹	1. 特点	3
			2. 病因病机	3
			3. 诊断和鉴别诊断	3、4
			4. 治疗	3、4
			5. 转诊原则	3、4
			6. 预防保健	3、4
			7. 健康教育	3、4
		（十六）风疹	1. 特点	3
			2. 病因病机	3
			3. 诊断和鉴别诊断	3、4
			4. 治疗	3、4
			5. 转诊原则	3、4
			6. 预防保健	3、4
			7. 健康教育	3、4
		（十七）猩红热	1. 特点	3
			2. 病因病机	3
			3. 诊断和鉴别诊断	3、4
			4. 治疗	3、4
			5. 转诊原则	3、4
			6. 预防保健	3、4
			7. 健康教育	3、4
		（十八）水痘	1. 特点	3
			2. 病因病机	3
			3. 诊断和鉴别诊断	3、4
			4. 治疗	3、4
			5. 转诊原则	3、4
			6. 预防保健	3、4
			7. 健康教育	3、4

考试学科	单　元	细　目	要　点	考试科目
中医儿科学	三、儿科常见疾病	（十九）流行性腮腺炎	1. 特点	3
			2. 病因病机	3
			3. 诊断和鉴别诊断	3、4
			4. 治疗	3、4
			5. 转诊原则	3、4
			6. 预防保健	3、4
			7. 健康教育	3、4
		（二十）手足口病	1. 特点	3
			2. 病因病机	3
			3. 诊断和鉴别诊断	3、4
			4. 治疗	3、4
			5. 转诊原则	3、4
			6. 预防保健	3、4
			7. 健康教育	3、4
		（二十一）蛔虫病	1. 特点	3
			2. 病因病机	3
			3. 诊断和鉴别诊断	3、4
			4. 治疗	3、4
			5. 转诊原则	3、4
			6. 预防保健	3、4
			7. 健康教育	3、4
针灸学	一、腧穴的分类		1. 十四经穴	3
			2. 奇穴	3
			3. 阿是穴	3
	二、腧穴的主治特点和主治规律	（一）腧穴的主治特点	1. 近治作用	3
			2. 远治作用	3
			3. 特殊作用	3
		（二）腧穴的主治规律	1. 分经主治规律	3
			2. 分部主治规律	3
	三、腧穴的定位方法		1. 骨度分寸定位法	3、4
			2. 体表解剖标志定位法	3、4
			3. 手指同身寸定位法	3、4
			4. 简便定位法	3、4

考试学科	单　元	细　目	要　　点	考试科目
针灸学	四、手太阴肺经、穴		1. 经脉循行	3
			2. 主治概要	3、4
			3. 常用手太阴肺经腧穴的定位及主治要点	3、4
	五、手阳明大肠经、穴		1. 经脉循行	3
			2. 主治概要	3、4
			3. 常用手太阳大肠经腧穴的定位及主治要点	3、4
	六、足阳明胃经、穴		1. 经脉循行	3
			2. 主治概要	3、4
			3. 常用足阳明胃经腧穴的定位及主治要点	3、4
	七、足太阴脾经、穴		1. 经脉循行	3
			2. 主治概要	3、4
			3. 常用足太阴脾经腧穴的定位及主治要点	3、4
	八、手少阴心经、穴		1. 经脉循行	3
			2. 主治概要	3、4
			3. 常用手少阴心经腧穴的定位及主治要点	3、4
	九、手太阳小肠经、穴		1. 经脉循行	3
			2. 主治概要	3、4
			3. 常用手太阳小肠经腧穴的定位及主治要点	3、4
	十、足太阳膀胱经、穴		1. 经脉循行	3
			2. 主治概要	3、4
			3. 常用足太阳膀胱经腧穴的定位及主治要点	3、4
	十一、足少阴肾经、穴		1. 经脉循行	3
			2. 主治概要	3、4
			3. 常用足少阴肾经腧穴的定位及主治要点	3、4
	十二、手厥阴心包经、穴		1. 经脉循行	3
			2. 主治概要	3、4
			3. 常用手厥阴心包经腧穴的定位及主治要点	3、4
	十三、手少阳三焦经、穴		1. 经脉循行	3
			2. 主治概要	3、4
			3. 常用手少阳三焦经腧穴的定位及主治要点	3、4
	十四、足少阳胆经、穴		1. 经脉循行	3
			2. 主治概要	3、4
			3. 常用足少阳胆经腧穴的定位及主治要点	3、4

考试学科	单　元	细　目	要　　点	考试科目
针灸学	十五、足厥阴肝经、穴		1. 经脉循行	3
			2. 主治概要	3、4
			3. 常用足厥阴肝经腧穴的定位及主治要点	3、4
	十六、督脉、穴		1. 经脉循行	3
			2. 主治概要	3、4
			3. 常用督脉腧穴的定位及主治要点	3、4
	十七、任脉、穴		1. 经脉循行	3
			2. 主治概要	3、4
			3. 常用任脉腧穴的定位及主治要点	3、4
	十八、奇穴		常用奇穴的定位及主治要点	3、4
	十九、毫针刺法	（一）针刺准备	1. 消毒	3、4
			2. 体位	3、4
		（二）进针方法	1. 指切进针法	3、4
			2. 夹持进针法	3、4
			3. 舒张进针法	3、4
			4. 提捏进针法	3、4
		（三）针刺角度和深度	1. 角度	3、4
			2. 深度	3、4
		（四）行针手法	1. 基本手法	3、4
			2. 辅助手法	3、4
		（五）得气	1. 得气概述	3
			2. 得气的临床意义	3
		（六）催气、守气、行气法	1. 催气法概述	3
			2. 守气法概述	3
			3. 行气法概述	3
		（七）毫针补泻手法	1. 捻转补泻	3、4
			2. 提插补泻	3、4
			3. 疾徐补泻	3、4
			4. 迎随补泻	3、4
			5. 呼吸补泻	3、4
			6. 开阖补泻	3、4
			7. 平补平泻	3、4
			8. 烧山火	3、4
			9. 透天凉	3、4

考试学科	单元	细目	要点	考试科目
针灸学	十九、毫针刺法	（八）针刺异常情况的原因、症状、现象、处理和预防	1. 晕针	3、4
			2. 滞针	3、4
			3. 血肿	3、4
			4. 弯针	3、4
			5. 断针	3、4
		（九）针刺注意事项	特殊部位、孕妇及特殊体质患者针刺时的注意事项	3、4
	二十、常用灸法	（一）灸法的作用	1. 温经散寒	3
			2. 扶阳固脱	3
			3. 消瘀散结	3
			4. 防病保健	3
		（二）灸法的种类	常用灸法的分类及名称	3
		（三）灸法的操作及适应范围	1. 艾炷灸	3、4
			2. 艾条灸	3、4
			3. 温针灸	3、4
			4. 温灸器灸	3、4
			5. 其他灸法	3、4
		（四）灸法的注意事项	1. 施灸的先后顺序	3、4
			2. 施灸的补泻方法	3、4
			3. 施灸的禁忌	3、4
			4. 灸后处理	3、4
	二十一、拔罐法与刮痧法	（一）拔罐法	1. 常用的吸拔方法	3、4
			2. 拔罐法的临床应用	3、4
			3. 拔罐法的作用	3
			4. 拔罐法的禁忌证	3、4
			5. 拔罐法的注意事项	3、4
		（二）刮痧	1. 常用刮痧方法的操作	3、4
			2. 常用刮痧方法的作用及适应证	3、4
			3. 刮痧的注意事项	3、4
	二十二、其他针法的操作方法、临床应用		1. 电针法	3、4
			2. 三棱针法	3、4
			3. 皮肤针法	3、4
			4. 穴位注射法	3、4
			5. 火针法	3、4
			6. 芒针法	3、4
			7. 皮内针法	3、4
			8. 腕踝针法	3、4

考试学科	单　元	细　目	要　点	考试科目
针　灸　学	二十三、头皮针、耳针	（一）头皮针	1. 标准头穴线的定位及主治	3、4
			2. 头皮针的适应范围	3、4
			3. 头皮针的操作技术	3、4
			4. 头皮针的注意事项	3、4
		（二）耳针	1. 耳与经络脏腑的联系	3
			2. 耳穴的分布	3、4
			3. 常用耳穴的部位及主治	3、4
			4. 耳针的适应范围	3、4
			5. 选穴原则	3、4
			6. 耳针的操作技术	3、4
			7. 耳针的注意事项	3、4
	二十四、治疗总论	（一）针灸治疗原则	1. 补虚泻实	3
			2. 清热温寒	3
			3. 治病求本	3
			4. 三因制宜	3
		（二）针灸治疗作用	1. 疏通经络	3
			2. 调和阴阳	3
			3. 扶正祛邪	3
		（三）针灸临床辨证论治纲要	1. 脏腑证治	3
			2. 经络证治	3
			3. 气血证治	3
		（四）针灸配穴处方	1. 选穴原则	3、4
			2. 配穴方法	3、4
			3. 处方的组成	3、4
		（五）特定穴的概念、临床应用	1. 五输穴	3、4
			2. 原穴	3、4
			3. 络穴	3、4
			4. 背俞穴	3、4
			5. 募穴	3、4
			6. 八脉交会穴	3、4
			7. 八会穴	3、4
			8. 郄穴	3、4
			9. 下合穴	3、4
			10. 交会穴	3、4
	二十五、内科病证	（一）哮喘	1. 辨证	3、4
			2. 治疗	3、4
		（二）头痛	1. 辨证	3、4
			2. 治疗	3、4

考试学科	单　元	细　目	要　　点	考试科目
针灸学	二十五、内科病证	（三）面瘫	1. 辨证	3、4
			2. 治疗	3、4
		（四）中风	1. 辨证	3、4
			2. 治疗	3、4
		（五）不寐	1. 辨证	3、4
			2. 治疗	3、4
		（六）痫病	1. 辨证	3、4
			2. 治疗	3、4
		（七）胃痛	1. 辨证	3、4
			2. 治疗	3、4
		（八）呕吐	1. 辨证	3、4
			2. 治疗	3、4
		（九）腹痛	1. 辨证	3、4
			2. 治疗	3、4
		（十）便秘	1. 辨证	3、4
			2. 治疗	3、4
		（十一）癃闭	1. 辨证	3、4
			2. 治疗	3、4
		（十二）痿证	1. 辨证	3、4
			2. 治疗	3、4
		（十三）痹证	1. 辨证	3、4
			2. 治疗	3、4
	二十六、妇、儿科病证	（一）痛经	1. 辨证	3、4
			2. 治疗	3、4
		（二）绝经前后诸症	1. 辨证	3、4
			2. 治疗	3、4
		（三）遗尿	1. 辨证	3、4
			2. 治疗	3、4
		（四）惊风	1. 辨证	3、4
			2. 治疗	3、4
		（五）注意力缺陷多动症	1. 辨证	3、4
			2. 治疗	3、4
	二十七、皮、外、骨伤科病证	（一）蛇串疮	1. 辨证	3、4
			2. 治疗	3、4

考试学科	单元	细目	要点	考试科目
针灸学	二十七、皮、外、骨伤科病证	（二）落枕	1. 辨证	3、4
			2. 治疗	3、4
		（三）漏肩风	1. 辨证	3、4
			2. 治疗	3、4
		（四）肘劳	1. 辨证	3、4
			2. 治疗	3、4
		（五）扭伤	1. 辨证	3、4
			2. 治疗	3、4
		（六）腰痛（附：坐骨神经痛）	1. 辨证	3、4
			2. 治疗	3、4
		（七）筋结（腱鞘囊肿）	1. 辨证	3、4
			2. 治疗	3、4
	二十八、五官科病证	（一）针眼（麦粒肿）	1. 辨证	3、4
			2. 治疗	3、4
		（二）耳鸣耳聋	1. 辨证	3、4
			2. 治疗	3、4
		（三）鼻渊	1. 辨证	3、4
			2. 治疗	3、4
		（四）牙痛	1. 辨证	3、4
			2. 治疗	3、4
		（五）咽喉肿痛	1. 辨证	3、4
			2. 治疗	3、4
	二十九、急症	（一）晕厥	1. 辨证	3、4
			2. 治疗	3、4
		（二）虚脱	1. 辨证	3、4
			2. 治疗	3、4
		（三）高热	1. 辨证	3、4
			2. 治疗	3、4
		（四）内脏绞痛	1. 辨证	3、4
			2. 治疗	3、4
中医眼科学	一、眼科概论	概述	1. 眼与脏腑的关系	3
			2. 眼与经络的关系	3
			3. 眼科常用治疗技术	4
			4. 眼部常用外治法	3、4

考试学科	单元	细目	要点	考试科目
中医眼科学	一、眼科概论	概述	5. 眼部外伤的判断与处理	3、4
			6. 五轮学说的内容及辨证	3、4
	二、眼科常见疾病	（一）暴风客热	1. 临床特点	3、4
			2. 鉴别诊断	3、4
			3. 治疗	3、4
			4. 转诊原则	3、4
			5. 预防保健	3、4
			6. 健康教育	3、4
		（二）圆翳内障	1. 临床特点	3、4
			2. 鉴别诊断	3、4
			3. 治疗	3、4
			4. 转诊原则	3、4
			5. 预防保健	3、4
			6. 健康教育	3、4
		（三）视瞻昏渺	1. 临床特点	3、4
			2. 鉴别诊断	3、4
			3. 治疗	3、4
			4. 转诊原则	3、4
			5. 预防保健	3、4
			6. 健康教育	3、4
		（四）针眼	1. 临床特点	3、4
			2. 鉴别诊断	3、4
			3. 治疗	3、4
			4. 转诊原则	3、4
			5. 预防保健	3、4
			6. 健康教育	3、4
		（五）白睛溢血	1. 临床特点	3、4
			2. 鉴别诊断	3、4
			3. 治疗	3、4
			4. 转诊原则	3、4
			5. 预防保健	3、4
			6. 健康教育	3、4
		（六）近视	1. 临床特点	3、4
			2. 鉴别诊断	3、4
			3. 治疗	3、4
			4. 转诊原则	3、4
			5. 预防保健	3、4

考试学科	单　元	细　目	要　点	考试科目
中医眼科学	二、眼科常见疾病	（六）近视	6. 健康教育	3、4
		（七）椒疮	1. 临床特点	3、4
			2. 鉴别诊断	3、4
			3. 治疗	3、4
			4. 转诊原则	3、4
			5. 预防保健	3、4
			6. 健康教育	3、4
		（八）天行赤眼	1. 临床特点	3、4
			2. 鉴别诊断	3、4
			3. 治疗	3、4
			4. 转诊原则	3、4
			5. 预防保健	3、4
			6. 健康教育	3、4
		（九）聚星障	1. 临床特点	3、4
			2. 鉴别诊断	3、4
			3. 治疗	3、4
			4. 转诊原则	3、4
			5. 预防保健	3、4
			6. 健康教育	3、4
中医耳鼻咽喉科学	一、耳鼻咽喉科概论	（一）概述	1. 耳鼻咽喉与脏腑的关系	3
			2. 耳鼻咽喉与经络的关系	3
		（二）耳鼻咽喉常用诊疗技术	1. 耳廓与耳周围的检查法	3、4
			2. 外耳道检查法	3、4
			3. 听力检查法	3、4
			4. 鼻部常用检查法	3、4
			5. 咽喉部常用检查法	3、4
	二、耳鼻咽喉科常见疾病	（一）脓耳	1. 特点	3
			2. 诊断	3、4
			3. 鉴别诊断	3、4
			4. 治疗	3、4
			5. 转诊原则	3、4
		（二）耳鸣耳聋	1. 特点	3
			2. 诊断	3、4
			3. 治疗	3、4

考试学科	单元	细目	要点	考试科目
中医耳鼻咽喉科学	二、耳鼻咽喉科常见疾病	（三）鼻窒	1. 特点	3
			2. 诊断	3、4
			3. 鉴别诊断	3、4
			4. 治疗	3、4
			5. 转诊原则	3、4
		（四）鼻鼽	1. 特点	3
			2. 诊断	3、4
			3. 鉴别诊断	3、4
			4. 治疗	3、4
			5. 转诊原则	3、4
		（五）鼻衄	1. 诊断	3、4
			2. 鉴别诊断	3、4
			3. 治疗	3、4
			4. 转诊原则	3、4
		（六）喉痹	1. 特点	3
			2. 诊断	3、4
			3. 鉴别诊断	3、4
			4. 治疗	3、4
		（七）喉喑	1. 特点	3
			2. 诊断	3、4
			3. 鉴别诊断	3、4
			4. 治疗	3、4
			5. 转诊原则	3、4
		（八）急喉风	1. 特点	3
			2. 诊断	3、4
			3. 鉴别诊断	3、4
			4. 治疗	3、4
			5. 转诊原则	3、4
中医骨伤科学	一、创伤急救	（一）创伤急救概论	1. 目的	3
			2. 急救原则	3
			3. 步骤	3、4
			4. 急救五项技术	3、4
		（二）周围血管损伤	1. 概述	3
			2. 诊断	3、4

考试学科	单 元	细 目	要 点	考试科目
中医骨伤科学	一、创伤急救	（二）周围血管损伤	3. 紧急处理原则	3、4
			4. 转诊原则	3、4
			5. 护理要点	3、4
		（三）周围神经损伤	1. 概述	3
			2. 诊断	3、4
			3. 治疗	3、4
			4. 转诊原则	3、4
		（四）外伤急救搬运技术	1. 搬运伤（病）员技术	3、4
			2. 骨折固定技术	3、4
			3. 伤口包扎技术	3、4
			4. 外伤出血院外急救技术	3、4
	二、骨折	（一）骨折概论	1. 病因病机	3
			2. 分类	3
			3. 诊断	3、4
			4. 并发症	3、4
			5. 治疗	3、4
		（二）桡骨下端骨折	1. 特点	3
			2. 诊断	3、4
			3. 鉴别诊断	3、4
			4. 治疗	3、4
			5. 转诊原则	3、4
			6. 养生与康复	3、4
			7. 健康教育	3、4
	三、脱位	（一）脱位概论	1. 病因病机	3
			2. 分类	3
			3. 诊断	3、4
			4. 并发症	3、4
			5. 治疗	3、4
		（二）肩关节脱位	1. 特点	3
			2. 诊断	3、4
			3. 鉴别诊断	3、4
			4. 治疗	3、4
			5. 转诊原则	3、4

考试学科	单元	细目	要　点	考试科目
中医骨伤学	三、脱位	（二）肩关节脱位	6. 养生与康复	3、4
			7. 健康教育	3、4
		（三）小儿桡骨头半脱位	1. 特点	3
			2. 诊断	3、4
			3. 鉴别诊断	3、4
			4. 治疗	3、4
			5. 转诊原则	3、4
			6. 养生与康复	3、4
			7. 健康教育	3、4
	四、筋伤	（一）筋伤概论	1. 病因病机	3
			2. 分类	3
			3. 诊断	3、4
			4. 并发症	3、4
			5. 治疗	3、4
		（二）落枕	1. 特点	3
			2. 诊断	3、4
			3. 鉴别诊断	3、4
			4. 治疗	3、4
			5. 转诊原则	3、4
			6. 养生与康复	3、4
			7. 健康教育	3、4
		（三）颈椎病	1. 特点	3
			2. 诊断	3、4
			3. 鉴别诊断	3、4
			4. 治疗	3、4
			5. 转诊原则	3、4
			6. 养生与康复	3、4
			7. 健康教育	3、4
		（四）肩关节周围炎	1. 特点	3
			2. 诊断	3、4
			3. 鉴别诊断	3、4
			4. 治疗	3、4
			5. 转诊原则	3、4
			6. 养生与康复	3、4

考试学科	单　元	细　目	要　　点	考试科目
中医骨伤科学	四、筋伤	（四）肩关节周围炎	7. 健康教育	3、4
		（五）踝关节扭伤	1. 特点	3
			2. 诊断	3、4
			3. 鉴别诊断	3、4
			4. 治疗	3、4
			5. 转诊原则	3、4
			6. 养生与康复	3、4
			7. 健康教育	3、4
		（六）腰部扭挫伤	1. 特点	3
			2. 诊断	3、4
			3. 鉴别诊断	3、4
			4. 治疗	3、4
			5. 转诊原则	3、4
			6. 养生与康复	3、4
			7. 健康教育	3、4
		（七）腰椎间盘突出症	1. 特点	3
			2. 诊断	3、4
			3. 鉴别诊断	3、4
			4. 治疗	3、4
			5. 转诊原则	3、4
			6. 养生与康复	3、4
			7. 健康教育	3、4
	五、骨病	（一）骨性关节炎	1. 特点	3
			2. 诊断	3、4
			3. 鉴别诊断	3、4
			4. 治疗	3、4
			5. 转诊原则	3、4
			6. 养生与康复	3、4
			7. 健康教育	3、4
		（二）骨质疏松症	1. 特点	3
			2. 诊断	3、4
			3. 鉴别诊断	3、4
			4. 治疗	3、4

考试学科	单　元	细　目	要　　点	考试科目
中医骨伤科学	五、骨病	（二）骨质疏松症	5. 转诊原则	3、4
			6. 养生与康复	3、4
			7. 健康教育	3、4
	六、术后康复指导	骨伤科疾病的术后康复指导	常见骨伤科疾病的术后康复指导	3、4

大 纲 细 则

中医基础理论

第一单元 阳阳五行学说

细目一 阴阳学说在中医学中的应用

要点一 说明人体的生理病理变化

1. 说明人体的组织结构

人体是一个有机整体。组成人体的所有脏腑经络形体组织，可以根据其所在部位、功能特点划分为相互对立的阴阳两部分。

脏腑形体分阴阳：脏腑及形体组织的阴阳属性，就大体部位来说，上部为阳，下部为阴；体表属阳，体内属阴。就其腹背四肢内外侧来说，则背为阳，腹为阴；四肢外侧为阳，四肢内侧为阴。以脏腑来分，五脏属里，藏精气而不泻，故为阴；六腑属表，传化物而不藏，故为阳。五脏分阴阳：心肺居于上属阳，而心属火，主温通，为阳中之阳；肺属金，主肃降，为阳中之阴。肝、脾、肾居下属阴，而肝属木，主升发，为阴中之阳；肾属水，主闭藏，为阴中之阴；脾属土，居中焦，为阴中之至阴。

经络系统分阴阳：十二正经中有手足三阴三阳经。属腑而行于肢体外侧面的为阳经，因行于上肢与下肢的不同而分称为手足阳明、少阳、太阳经；属脏而行于肢体内侧面的为阴经，分称为手足太阴、厥阴、少阴经。络脉中分布于体表及身体上部的称为阳络；分布于内脏、肢体深层及身体下部的称为阴络。

2. 说明人体的生理功能

对于人体的生理活动，无论是生命活动的整体还是就其各个部分，都可以用阴阳来概括说明。脏腑经络的功能，是由贮藏和运行于其中的精与气为基础的。精藏于脏腑之中，主内守而属阴，气由精所化，运行于全身而属阳。人体之气，以其不同的功能作用而分为阴气与阳气：阴气主凉润、宁静、抑制、沉降，阳气主温煦、推动、兴奋、升发。

3. 说明人体的病理变化

（1）分析病因的阴阳属性：疾病是由于病邪作用于人体，引起邪正相争，导致机体阴阳失调、脏腑组织损伤、生理功能失常或心理活动障碍的结果。病邪可以分为阴、阳两大类："夫邪之生也，或生于阴，或生于阳"（《素问·调经论》）。一般而言，六淫属阳邪，饮食居处、情志失调等属阴邪。阴阳之中复有阴阳：六淫之中，风邪、暑邪、火（热）邪属阳，寒邪、湿邪属阴。

（2）分析病理变化的基本规律

①阴阳偏胜：即阴偏胜、阳偏胜，是属于阴或阳任何一方高于正常水平的病理状态。《素问·阴阳应象大论》指出："阴胜则阳病，阳胜则阴病，阳胜则热，阴胜则寒。"

阳胜则热，阳胜则阴病：阳胜，是指阳邪侵犯人体，"邪并于阳"而使机体阳气亢盛所致的病理病态。阳气的特性是热，故说"阳胜则热"。由于阳能制约阴，故在阳气亢盛时必然要消耗和制约津液和阴气，使之减少，从而出现脏腑、组织、器官失于滋润而干燥，功能失于抑制而亢进的临床表现，如口干唇燥、舌红少津等，即所谓"阳胜则阴病"。

阴胜则寒，阴胜则阳病：阴胜，是指阴邪侵犯人体，"邪并于阴"而使机体阴气亢盛所致的病理状态。阴气的特性是寒，故说"阴胜则寒"。由于阴能制约阳，故在阴气亢盛时必然会损耗和制约机体的阳气，导致其虚衰，可出现脏腑、组织、器官失于温煦，功能失于推动的临床表现，如畏寒肢冷、蜷缩、脉迟伏等，即所谓"阴胜则阳病"。

②阴阳偏衰：即阴虚、阳虚，是属于阴或阳任何一方低于正常水平的病理状态。

阳虚则寒：阳虚指人体阳气虚衰。根据阴阳相互制约的原理，阴或阳任何一方的不足，无力制约对方，必然会导致另一方相对的偏胜。阳虚不能制阴，则阴气相对偏胜而虚寒内生。临床可见面色苍白、畏寒肢冷、神疲蜷卧、自汗、脉微等虚寒证的表现。

阴虚则热：阴虚指人体阴气虚衰。阴虚不能制阳，则阳气相对偏亢而虚热内生，临床可见低热、潮热、盗汗、五心烦热、舌红少苔、脉细数等虚热证的表现。

③阴阳互损：由于阴阳之间互根互用，所以在阴阳偏衰到一定程度时，就会出现阴损及阳、阳损及阴的阴阳互损的情况。当阳虚至一定程度时，因阳虚不能生阴，继而又出现阴虚的现象，称为"阳损及阴"。同样，当阴虚至一定程度时，因阴虚不能生阳，继而又出现阳虚的现象，称为"阴损及阳"。阳损及阴或阴损及阳，最终结果是"阴阳两虚"。

要点二　用于疾病的诊断和治疗

1. 用于诊断

中医学诊断疾病包括诊察疾病和辨识证候两方面。主要表现于分析四诊资料和概括疾病证候的阴阳属性两方面。如四诊中，色泽鲜明者属阳，晦暗者属阴；脉浮、数、洪、滑属阳，沉、迟、细、涩等属阴；证候中的热证、实证、表证属阳，寒证、虚证、里证属阴。

2. 用于治疗

（1）指导养生：养生，又称"摄生"，其最根本的原则就是要"法于阴阳"，即遵循自然界阴阳的变化规律来调理人体之阴阳，使人体中的阴阳与四时阴阳的变化相适应，以保持人与自然界的协调统一。

（2）确定治疗原则

①阴阳偏胜的治疗原则：阴阳偏胜多表现为邪气盛的实证，故治疗应采用"泻其有余"（实者泻之）的原则。凡阴胜的实寒证，用"寒者热之"的治则；阳胜的实热证，用"热者寒之"的治则。

②阴阳偏衰的治疗原则：阴阳偏衰多表现为正气不足的虚证，故治宜采用"补其不足"（虚者补之）的原则。凡阴虚不能制阳而致阳亢（阴消阳长）的虚热证，宜用补阴治之；阳虚不能制阴而致阴胜（阳消阴长）的虚寒证，宜用补阳治之。

③阴阳互损的治疗原则：阴阳互损导致阴阳两虚，故应采用阴阳双补的治疗原则。对阳损及阴导致的以阳虚为主的阴阳两虚证，当补阳为主，兼以补阴；对阴损及阳导致的以阴虚为主的阴阳两虚证，当补阴为主，兼以补阳。如此则阴阳双方相互资生，相互为用。

（3）分析和归纳药物的性能：药物的性能，主要依靠其性味和升降浮沉来决定，此又皆可用阴阳来归纳说明。药性，主要有寒、热、温、凉四种，又称"四气"。其中寒、凉属阴，热、温属阳。药味，主要指酸、苦、甘、辛、咸五种，称为"五味"，另外还有一种淡味。其中辛、甘、淡属阳；酸、苦、咸属阴。就药物的升降浮沉而言，则升浮属阳，沉降属阴。

细目二 五行学说在中医学中的应用

要点一 说明五脏病变的相互影响

五行学说应用于病理方面，主要在于阐释五脏病变的相互影响和相互传变。主要表现在如下方面：一是相生关系的传变，包括"母病及子"和"子病及母"两方面。二是相克关系的传变，包括"相乘"传变和"相侮"传变两方面。

要点二 指导疾病的诊断

五行学说应用于临床诊断，主要在于分析四诊所收集的外在表现，依据五行属性归类和五行生克乘侮规律，以确定五脏病变的部位，并推断病情的轻重顺逆。从本脏所主的色、味、脉来诊断本脏病。如面色赤，口味苦，脉象洪，可以诊断为心火亢盛。

要点三 指导疾病的治疗

1. 确定治疗原则

根据相生关系来确定治疗原则，可以概括为补母和泻子，即《难经》所谓的"虚者补其母，实者泻其子"。补母，即是针对具有母子关系的虚证而治。泻子，则是针对具有母子关系的实证而治。

根据相克关系来确定治疗原则，可以概括为抑强和扶弱，即泻其克者之强，补其被克者之弱。

2. 制订治疗方法

药物疗法方面，依据五行相生规律确定的治法，常用的有滋水涵木、益火补土、培土生金和金水相生等法。依据五行相克规律确定的治法，常用的有抑木扶土、培土制水、佐金平木和泻南补北等法。

（崔家鹏）

第二单元　藏象

细目一　心

心居于胸腔，在五行属火，起着主宰生命活动的作用，故《素问》称之为"君主之官"。

要点一　主要生理功能

1. 心主血脉

心主血脉，即指心气推动和调控血液在脉管中运行，流注全身，发挥营养和滋润作用。心、脉、血三者构成一个相对独立的循环系统，这个系统的生理功能，都由心所主，故称心主血脉。具体可从两个方面分析：

（1）主血：心主血的基本内涵，是心气能推动血液运行，以输送营养物质于全身脏腑形体官窍。心主血的另一内涵是心有生血的作用，即所谓"奉心化赤"。

（2）主脉：心主脉，是指心气推动和调控心脏的搏动和脉管的舒缩，使脉道通利，血流通畅。心与脉直接相连，形成一个密闭循环的管道系统。只有心气充沛，心阴与心阳协调，血液才能在脉管中正常运行，周流不息，营养全身，呈现面色红润光泽，脉象和缓有力等征象。

心脏的正常搏动，主要是依赖于心气。如果心气不足，或血脉空虚，可见面色无华，唇甲色淡，脉象细弱无力等；若心血瘀滞，血脉受阻，可见面色灰暗，唇舌青紫，心前区憋闷和刺痛，以及脉象结、代、涩等表现。

2. 心藏神

心藏神，又称主神明或主神志，是指心有统帅全身脏腑、经络、形体、官窍的生理活动和主司精神、意识、思维、情志等心理活动的功能。神有广义和狭义之分。广义之神，是指整个人体生命活动的外在表现；狭义之神，即是心所主之神志，是指人的精神、意识、思维活动等。心被称作"五脏六腑之大主"。由于血液是神志活动的主要物质基础，故心主神志的功能主要依赖于心血的营养作用。如心主神志的功能异常，可出现失眠、多梦、健忘、神志不宁，甚至昏迷、谵狂等临床表现。

要点二　与形、窍、志、液、时的关系

1. 心在体合脉、其华在面

（1）心在体合脉：心在体合脉，是指全身的血脉统属于心，由心主司，脉中的血要依靠心气的推动才能运行不息。

（2）心其华在面：心其华在面，是指心脏精气的盛衰，可从面部的色泽表现出来。

2. 心在窍为舌

心在窍为舌，又称舌为"心之苗"，是指心之精气盛衰及其功能常变可从舌的变化得以反映。舌的味觉功能和正确地表达语言，都有赖于心主血脉和心主神志的生理功能。

3. 心在志为喜

心在志为喜，指心的生理功能与喜志有关。喜，一般来说属于对外界刺激产生的良性反应。喜乐愉悦有益于心主血脉的功能，但喜乐过度则可使心神受伤，精神亢奋可使人喜笑不休。

4. 心在液为汗

汗液，是津液通过阳气蒸腾气化后，从玄府（汗孔）排出的液体。汗为津液所化生，血与津液同源于水谷精微，所谓"血汗同源"，血为心所主，故有"汗为心之液"的说法。

5. 心与夏气相通应

自然界在夏季以炎热为主，在人体则心为火脏而阳气最盛，同气相求，故夏季与心相应。

附：心包络

心包络，简称心包，是心脏外面的包膜，有保护心脏的作用。在温病学说中，将外感热病中出现的神昏谵语等心神功能失常的病机，归之于"热入心包"或"痰热蒙蔽心包"。

细目二　肺

肺位于胸腔。肺通过肺系与喉、鼻相连，故称喉为肺之门户，鼻为肺之外窍。

要点一　主要生理功能

1. 肺主气，司呼吸

肺主气包括主呼吸之气和主一身之气两个方面。

（1）肺主呼吸之气：是指肺是气体交换的场所。通过肺的呼吸作用，不断吸进清气，排出浊气，吐故纳新，实现机体与外界环境之间的气体交换，以维持人体的生命活动。肺主呼吸的功能，实际上是肺气的宣发与肃降作用在气体交换过程中的具体表现。肺气失宣或肺气失降，临床都有呼吸异常的表现。肺气失宣，多为胸闷气急或发为哮喘；肺失肃降，多致喘咳气逆。

（2）肺主一身之气：是指肺有主司一身之气的生成和运行的作用。肺主一身之气的生成，体现于宗气的生成。肺主一身之气的运行，体现于对全身气机的调节作用。肺的呼吸失常，不仅影响宗气的生成及一身之气的生成，导致一身之气不足，即所谓"气虚"，出现少气不足以息、声低气怯、肢倦乏力等症，并且影响一身之气的运行，导致各脏腑经络之气的升降出入运动失调。

2. 肺主行水

肺主行水，指肺气的宣发肃降作用，疏通和调节着全身水液的输布和排泄。其内涵有两方面：一是肺气宣发，将津液布散至全身以濡润之，而且主司腠理的开合，调节汗液的排泄；二是肺气肃降，将体内的津液不断地向下输送，至其他脏腑以濡养之，并将脏腑代谢所产生的浊液，下输至肾，经过肾和膀胱的气化作用，生成尿液而排出体外。这就是肺通调水道功能在调节水液代谢中所起的作用，所以说"肺主行水"，"肺为水之上源"。如果肺的通调水道功能减退，就可导致水湿停聚，产生痰饮、尿少、水肿等病变。

3. 肺朝百脉，主治节

（1）肺朝百脉：是指全身的血液都通过百脉流经于肺，经肺的呼吸，进行体内外清浊之气的交换，然后再通过肺气宣降作用，将富有清气的血液通过百脉输送到全身。

血液的运行，赖于肺气的推动和调节，即肺气具有助心行血的作用。肺通过呼吸运动，调节全身气机，从而促进血液运行。同时，肺吸入的自然界清气与脾胃运化而来的水谷之精所化的谷气相结合，生成宗气，而宗气有"贯心脉"以推动血液运行的作用。若肺气虚弱或壅塞，不能助心行血，则可导致心血运行不畅，甚至血脉瘀滞，出现心悸胸闷、唇青舌紫等症；反之，心气虚衰或心阳不振，心血运行不畅，也能影响肺气的宣通，出现咳嗽、气喘等症。

（2）肺主治节：是指肺气具有治理调节肺之呼吸及全身之气、血、水的作用。主要表现在四个方面：一是治理调节呼吸运动：肺气的宣发与肃降作用协调，维持通畅均匀的呼吸，使体内外气体得以正常交换。二是调理全身气机：通过呼吸运动，调节一身之气的升降出入，保持全身气机调畅。三是治理调节血液的运行：通过肺朝百脉和气的升降出入运动，辅佐心脏，推动和调节血液的运行。四是治理调节津液代谢：通过肺气的宣发与肃降，治理和调节全身水液的输布与排泄。肺主治节，实际上是对肺的主要生理功能的高度概括。

4. 肺主宣发肃降

（1）肺主宣发：所谓"宣发"，即是升宣和布散，也就是肺气向上的升宣和向外的布散。肺气的宣发作用，能向上向外布散气与津液，主要体现在以下三个方面：一是呼出体内浊气；二是将脾所转输来的津液和部分水谷精微上输头面诸窍，外达于全身皮毛肌腠；三是宣发卫气于皮毛肌腠，以温分肉，充皮肤，肥腠理，司开阖，将代谢后的津液化为汗液，并控制和调节其排泄。

（2）肺主肃降：所谓"肃降"，即是清肃、洁净和下降，也就是肺气向下的通降和使呼吸道保持洁净的作用。肺气的肃降作用，能向内向下布散气和津液，主要体现在以下三个方面：一是吸入自然界之清气，并将吸入之清气与谷气相融合而成的宗气向下布散至脐下，以资元气；二是将脾转输至肺的津液及部分水谷精微向下向内布散于其他脏腑以濡润之；三是将脏腑代谢后产生的浊液下输于肾或膀胱，成为尿液生成之源。

要点二　与形、窍、志、液、时的关系

1. 肺在体合皮，其华在毛

（1）肺在体合皮：在体合皮，指皮肤依赖于卫气和津液的温养和润泽，是抵御外邪侵

袭的重要屏障。

（2）肺其华在毛：由于肺合皮肤，故毫毛也要得到肺宣发的卫气和津液的温养和润泽。肺的功能正常，则毫毛光泽而不易脱落；肺失宣发，则毫毛憔悴枯槁，并易脱落。

肺对皮毛的作用：①肺气宣发，宣散卫气于皮毛，发挥卫气的温分肉，充皮肤，肥腠理，司开阖及防御外邪侵袭的作用；②肺气宣发，输精于皮毛，即将输送于肺的津液和部分水谷之精向上向外布散于全身皮毛肌腠以滋养之，使之红润光泽。

皮毛对肺的作用，也主要有二：①皮毛能宣散肺气，以调节呼吸。《内经》把汗孔称作"玄府"，又叫"气门"，是说汗孔不仅是排泄汗液之门户，而且也是随着肺气的宣发和肃降进行体内外气体交换的部位。②皮毛受邪，可内合于肺。

2. 在窍为鼻，喉为肺之门户

鼻为呼吸之气出入的通道，与肺直接相连，所以称鼻为肺之窍。鼻为呼吸道之最上端，通过肺系（喉咙、气管等）与肺相联，具有主通气和主嗅觉的功能。鼻的通气和嗅觉功能，都必须依赖肺气的宣发运动。

喉位于肺系的最上端，为呼吸之门户、发音之器官。喉由肺津滋养，其发音功能由肺气推动和调节。若各种内伤或过用，耗损肺津、肺气，以致喉失滋养或推动，发音失常，可见声音嘶哑、低微，称为"金破不鸣"；若各种外邪袭肺，导致肺气宣降失常，郁滞不畅，可见声音嘶哑、重浊，甚或失音，称为"金实不鸣"。

3. 肺在志为忧（悲）

悲和忧对人体生理活动影响大致相同，悲和忧同属肺志。悲忧皆为人体正常的情绪变化或情感反应，是肺气生理功能的表现形式。过度悲伤或忧伤，则属不良的情绪变化，会伤肺引起气短等肺气不足的症状。反之肺本脏虚或宣降失常时，易产生悲忧的情绪变化。

4. 在液为涕

涕，即鼻涕，为鼻黏膜的分泌液，有润泽鼻窍的作用。鼻涕由肺津所化，由肺气的宣发运动布散于鼻窍，肺津、肺气的作用是否正常，亦能从涕的变化中得以反映。若寒邪袭肺，肺失宣肃，肺津被寒邪所凝而不化，则鼻流清涕。

5. 肺与秋气相通应

秋凉而肃杀，草木调零；人体肺脏主清肃下行，同气相求，故与秋气相应，秋火容易伤肺。肺主秋，肺与秋同属五行之金。

细目三　脾

脾位于中焦，在膈之下。由于脾和胃同属于消化系统的主要脏器，机体的消化运动，主要依赖于脾和胃的生理功能，机体生命活动的持续和气血津液的化生，都有赖于脾胃运化的水谷精微，故称脾胃为"气血生化之源"、"后天之本"。

要点一　主要生理功能

1. 脾主运化

脾主运化，是指脾具有把饮食水谷转化为水谷精微（即谷精）和津液（即水精），并把水谷精微和津液吸收、转输到全身各脏腑的生理功能。包括运化食物和运化水液两个方面。

（1）运化食物：是指脾气促进食物的消化和吸收并转输其精微（谷精）的功能。食物经胃的受纳腐熟，被初步消化后，变为食糜，下送于小肠作进一步消化。食物的消化虽在胃和小肠中进行，但必须经脾气的推动、激发作用，食物才能被消化。由胃传入小肠的食糜，经脾气的作用进一步消化后，则分为清浊两部分。其精微部分，经脾气的激发作用由小肠吸收，再由脾气的转输作用输送到其他四脏，分别化为精、气、血、津液，内养五脏六腑，外养四肢百骸、皮毛筋肉。若脾气的运化功能减退，称为脾失健运，也必然影响食物的消化和水谷精微的吸收而出现腹胀、便溏、食欲不振以至倦怠、消瘦等精气血生化不足的病变。所以称脾胃为"后天之本"、"气血生化之源"。

（2）运化水液：是指脾气的吸收、转输水精，调节水液代谢的功能。脾气运化水液的功能主要表现为两个方面：一是将胃和小肠消化吸收的津液，即水精，以及大肠吸收的水液，由肾气的蒸化作用回吸收的水液，经脾气的转输作用上输于肺，再由肺的宣发肃降作用输布于全身。二是在水液的代谢过程中起枢转作用。若脾气运化水液的功能失常，必然导致水液在体内停聚而产生水湿痰饮等病理产物，甚至导致水肿。

2. 脾主统血

脾主统血，是指脾气有统摄、控制血液在脉中正常运行而不逸出脉外的功能。脾气统摄血液的功能，实际上是气的固摄作用的体现。若脾气虚弱，运化无力，气生无源，气衰而固摄功能减退，可见出血，称为脾不统血，属于虚性出血，常见出血色淡质稀，出血的部位偏于人体下部，如皮下出血，便血、尿血、崩漏及肌衄等。

3. 脾气主升

脾气主升，是指脾气的运动特点，以上升为主，具体表现为升清和升举内脏两方面生理作用。

（1）升清："清"是指水谷精微等营养物质。脾主升清，是指脾气的升动转输作用，将胃肠道吸收的水谷精微和水液上输于心、肺等脏，通过心、肺的作用化生气血，以营养濡润全身。脾气的升清作用，实际上是脾气运化功能的表现形式。脾主升清与胃主降浊相对而言，二者相互为用，相反相成。

（2）升举内脏：脾主升举内脏，是指脾气上升能起到维持内脏位置的相对稳定，防止其下垂的作用。

要点二　与形、窍、志、液、时的关系

1. 脾在体合肉，主四肢

（1）脾在体合肉：脾在体合肉，是指脾气的运化功能将水谷精微输送到周身，发挥营养作用，全身肌肉得到滋养才能丰满壮实。

（2）脾主四肢：脾主四肢，是指人体的四肢，需要脾胃运化的水谷精微来营养，以维持其正常的生理活动。脾气健运，四肢营养充足，轻劲有力；脾失健运，四肢失养，则倦怠无力，甚或痿弱不用。

2. 脾在窍为口，其华在唇

（1）脾在窍为口：脾开窍于口，是指人的食欲、口味与脾气的运化功能密切相关。口腔在消化道的最上端，主接纳和咀嚼食物。脾的经脉"连舌本，散舌下"，舌又主司味觉，所以，食欲和口味都可反映脾的运化功能是否正常。若脾失健运，湿浊内生，则见食欲不振，口味异常，如口淡乏味、口腻、口甜等。

（2）脾其华在唇：脾之华在唇，是指口唇的色泽可以反映脾的盛衰。脾气健旺，气血充足，则口唇红润光泽；脾失健运，则气血衰少，口唇淡白不泽。

3. 脾在志为思

脾在志为思，指脾的生理功能与思相关。思即思虑，属人体的情志活动或心理活动的一种形式。思为脾志，故有"思出于心，而脾应之"之说。思虑太过，最易妨碍脾气的运化功能，致使脾胃之气结滞，脾气不能升清，胃气不能降浊，因而出现不思饮食、脘腹胀闷、头目眩晕等症。

4. 在液为涎

涎为口津，即唾液中较清稀的部分，由脾所主，故说"脾在液为涎"。在进食时分泌旺盛，以助谷食的咀嚼和消化，故有"涎出于脾而溢于胃"之说。在正常情况下，涎液化生适量，上行于口而不溢于口外。若脾胃不和，或脾气不摄，则导致涎液化生异常增多，可见口涎自出。

5. 脾与长夏之气相通应

五脏应四时，脾与四时之外的"长夏"相通应。长夏季节，气候炎热，雨水较多，湿热蒸腾。脾主运化水液，易被湿困，脾与长夏，同气相求相通应。

细目四　肝

肝位于腹部，横膈之下，右胁之内。肝在五行属木，主动，主升。

要点一　主要生理功能

1. 肝主疏泄

肝主疏泄，是指肝气具有疏通、畅达全身气机，进而促进精血津液的运行输布、脾胃之气的升降、胆汁的分泌排泄以及情志的舒畅等作用。肝气疏泄、调畅气机的作用，主要表现在以下几个方面。

（1）促进血液与津液的运行输布：血液的运行和津液的输布代谢，有赖于气机的调畅。肝的疏泄功能，能调畅气机，使全身脏腑经络之气的运行畅达有序。若气机郁结，则血行障碍，血运不畅，血液瘀滞停积而为瘀血，或为癥积，或为肿块，在女子可出现经行不畅、经迟、痛经、经闭等。若肝气上逆，迫血上涌，又可使血不循经，出现呕血、咯血等出血，或女子月经过多、崩漏不止等症。若肝气疏泄功能失常，气机郁结，亦会导致津液的输布代谢障碍，形成水湿痰饮等病理产物，出现水肿、痰核等病证。

（2）促进脾胃的运化功能和胆汁分泌排泄：肝气疏泄，调畅气机，有助于脾胃之气的升降，从而促进脾胃的运化功能。肝气的疏泄功能正常发挥，全身气机调畅，胆汁才能够正常的分泌与排泄。如果肝气的疏泄功能失常，出现肝气郁结或肝气上逆，胆汁则不能正常的分泌与排泄，可导致胆汁郁滞，影响饮食物的消化吸收，临床可出现食欲减退、口苦、黄疸、厌食油腻、腹胀、腹痛等症。

（3）调畅情志：肝气的疏泄功能，能调畅气机，因而能使人心情舒畅，既无亢奋，也无抑郁。若肝气的疏泄功能不及，肝气郁结，可见心情抑郁不乐，悲忧善虑；若肝气郁而化火，或大怒伤肝，肝气上逆，常见烦躁易怒，亢奋激动。

（4）促进男子排精与女子排卵行经：女子的排卵与月经来潮，男子的排精等，与肝气的疏泄功能有密切的关系。若肝失疏泄，气机失调，则见月经周期紊乱，经行不畅，甚或痛经。治疗此类病证，常以疏肝为第一要法。由于肝气的疏泄功能对女子的生殖功能尤为重要，故有"女子以肝为先天"之说。

2. 肝主藏血

肝藏血，是指肝脏具有贮藏血液、调节血量和防止出血的功能。肝藏血的生理意义包括涵养肝气、调节血量、濡养肝及筋目、为经血之源以及防止出血、肝主凝血以防止出血。肝藏血功能失职，引起各种出血，称为肝不藏血。

要点二　与形、窍、志、液、时的关系

1. 在体合筋，其华在爪

（1）肝在体合筋：筋，即筋膜，包括肌腱和韧带，附着于骨而聚于关节，是连接关节、肌肉，主司关节运动的组织。筋依赖肝血的濡养，肝血充足，筋得其养，才能运动灵活而有力，能耐受疲劳，并能较快地解除疲劳，故称肝为"罢极之本"。如果肝血亏虚，筋脉得不到很好的濡养，则筋的运动能力就会减退。

（2）肝其华在爪：爪，即爪甲，包括指甲和趾甲，乃筋之延续，所以有"爪为筋之余"之说。爪甲亦赖肝血的濡养，因而肝血充足，则爪甲坚韧，红润光泽；肝血不足，则爪甲萎软而薄，枯而色夭，甚则变形、脆裂。

2. 肝在窍为目

目为视觉器官，具有视物功能，故又称"精明"。肝的经脉上联于目系，眼目依赖肝气的疏泄和肝血之营养，才能发挥正常的视觉功能，故说"肝开窍于目"。肝血充足，肝气调和，目才能正常发挥其视物辨色的功能。若肝血不足，则会导致两目干涩、视物不清、目眩、目眶疼痛等症。

3. 肝在志为怒

怒是人在情绪激动时的一种情志变化，为肝所主。大怒或郁怒不解，对于机体是一种不良的刺激，既可引起肝气郁结，气机不畅，精血津液运行输布障碍，痰饮瘀血及癥瘕积聚内生，又可致肝气上逆，血随气逆，发为出血或中风昏厥。

4. 肝在液为泪

肝开窍于目，泪从目出。在正常情况下，泪液的分泌，是濡润而不外溢。如肝血不足，泪液分泌减少，常见两目干涩；如风火赤眼，肝经湿热，可见目眵增多，迎风流

泪等。

5. 肝与春气相通应

肝与春气相通应。春季阳气生发，自然界生机勃发；人体之肝主疏泄，向上向外，喜条达，同气相求，肝与春气相应。

细目五　肾

肾位于腰部，脊柱两旁，左右各一，肾藏"先天之精"，为脏腑阴阳之本、生命之源，故称肾为"先天之本"。

要点一　主要生理功能

1. 肾藏精，主生长发育，主生殖

（1）肾藏精：肾藏精是指肾具有贮存、封藏精气的生理功能。精，是构成人体和维持人体生命活动的最基本物质，是生命之本原，是脏腑形体官窍功能活动的物质基础。

精，就其来源而言，有先天、后天之分：先天之精来源于父母的生殖之精，是禀受于父母的生命遗传物质，与生俱来，藏于肾中。出生之前，是形成生命（胚胎）的重要物质，是生命的构成本原；出生之后，则是人体生长发育和生殖的物质基础。后天之精来源于脾胃化生的水谷之精。人出生后，机体由脾胃的运化作用从饮食物中摄取的营养物质，称为"后天之精"。

精得藏于肾，发挥其生理效应而不无故流失，依赖于肾气的闭藏作用和激发作用的协调。如果肾气虚衰，闭藏精的功能减退，可导致精的无故流失，出现遗精、早泄等失精的病理变化，称为肾失封藏。

（2）肾主生长发育：人体的生、长、壮、老、已的生命过程，以及在生命过程中的生殖能力，都取决于肾精及肾气的盛衰。人体的生长发育情况，可以从"齿、骨、发"的变化体现出来。若肾精及肾气不足时，则表现为小儿生长发育不良，出现五迟（站迟、语迟、行迟、发迟、齿迟），五软（头软、项软、手足软、肌肉软、口软）；在成人则为早衰。

（3）肾主生殖：人体生殖器官的发育，性功能的成熟与维持，以及生殖能力等，都与肾精及肾气盛衰密切相关。人出生后随着肾精及肾气的不断充盈，产生天癸。天癸，是肾精及肾气充盈到一定程度而产生的一种精微物质，具有促进人体生殖器官的发育成熟和维持人体生殖功能的作用。如果肾中精气不足，可导致生殖器官发育不良、生殖功能低下等病变。

2. 肾主水

肾主水，主要指肾的气化功能，对于体内津液的输出和排泄、维持体内津液代谢的平衡，具有极为重要的调节作用。肺、脾等内脏对津液的气化作用，均依赖于肾气的蒸腾气化。

（1）肾气对参与水液代谢脏腑的促进作用：肾气及肾阴肾阳对水液代谢过程中各脏腑之气的功能，尤其是脾肺之气的运化和输布水液的功能，具有促进和调节作用。

（2）肾气的生尿和排尿作用：尿的生成和排泄是水液代谢的一个重要环节。水液代谢过程中，各脏腑形体官窍代谢后产生的浊液（废水），通过三焦水道下输于肾或膀胱，在肾气的蒸化作用下，分为清浊两部分。清者回吸收，由脾气的转输作用通过三焦水道上腾于肺，重新参与水液代谢；浊者则化为尿液，在肾与膀胱之气的推动作用下排出体外。

3. 肾主纳气

肾主纳气，是指肾气有摄纳肺所吸入的自然界清气，保持吸气的深度，防止呼吸表浅的作用。肾的纳气功能，实际上是肾气的封藏作用在呼吸运动中的具体体现。若肾精亏虚，肾气衰减，摄纳无力，肺吸入之清气不能下纳于肾，则会出现呼吸表浅，或呼多吸少，动则气喘等病理表现，称为"肾不纳气"。

要点二　与形、窍、志、液、时的关系

1. 肾在体合骨、生髓、其华在发

（1）肾在体合骨：肾藏精，精生髓，髓居于骨中称骨髓，骨的生长发育，有赖于骨髓的充盈及其所提供的营养。肾精充足，骨髓生化有源，骨骼得到髓的滋养，才能坚固有力；若肾精不足，骨髓生化无源，骨骼生长缓慢，便会出现小儿囟门迟闭，骨软无力，骨骼失养，老年人骨质脆弱，易于骨折等。

（2）肾生髓：髓有骨髓、脊髓和脑髓之分，三者均由肾中精气所化生。因此肾精的盛衰，影响脊髓及脑髓的充盈和发育，也影响骨骼的发育。肾精不足，髓海空虚，脑失所养，则见"脑转耳鸣，胫痠眩冒，目无所见，懈怠安卧"（《灵枢·海论》）。齿与骨同出一源，亦由肾精充养，故称"齿为骨之余"。牙齿松动、脱落及小儿齿迟等，多与肾精不足有关。

（3）肾其华在发：发的生机根源于肾。"发为血之余"，肾藏之精，能生血，"精血同源"，所以肾的华彩可从发的润泽或枯萎上反映出来。肾藏精，精化血，精血旺盛，则毛发粗壮而润泽。青壮年精血旺盛，发长而润泽；老年人精血衰少，发白而脱落，皆属常理。但临床所见的未老先衰，年少而头发枯萎，早脱早白等，则与肾精不足有关，应考虑从肾论治。

2. 肾在窍为耳及二阴

耳是听觉器官，耳的听觉功能灵敏与否，与肾精、肾气的盛衰密切相关。肾精及肾气充盈，髓海得养，才能听觉灵敏，分辨力高；反之，若肾精及肾气虚衰，则髓海失养，出现听力减退，或见耳鸣，甚则耳聋。

二阴，指前阴和后阴。前阴是指排尿和生殖的器官；后阴是指排泄粪便的通道。二阴主司二便。尿液的贮藏和排泄虽在膀胱，但尿液的生成及排泄必须依赖于肾气的蒸化和固摄作用协调。肾气之蒸化及固摄作用失常，则可见尿频、遗尿、尿失禁、尿少或尿闭等小便异常的病症。粪便的排泄，本属大肠的传化糟粕功能，但亦与肾气的推动和固摄作用有关。若肾气不足，则推动无力而致气虚便秘，或固摄无权而致大便失禁，久泄滑脱。

3. 肾在志为恐

恐，是一种恐惧、害怕的情志活动，与肾的关系密切。惊恐的刺激，易致下焦胀满，甚至遗尿或神志错乱，所以"恐为肾之志"。

4. 肾在液为唾

唾为口津中较稠厚者，由肾精化生，经肾气的推动作用分泌而出。唾由肾精化生，由舌下之金津、玉液二穴分泌而出，有润泽口腔、滋润食物及滋养肾精的功能。

5. 肾与冬气相通应

冬季寒冷，万物闭藏；人体中肾为水脏，有润下之性，藏精而为封藏之本。同气相求，故以肾应冬。

附：命门

肾为五脏之本，内寓真阴和真阳，人体五脏六腑之阴都由肾阴来资助，五脏六腑之阳又都由肾阳来温养。命门之火亦即肾阳，命门之水亦即肾阴，命门亦即生命之门。

细目六　胆

胆居六腑之首，又隶属于奇恒之腑。胆与肝相连，有经脉相互络属而为表里。

要点　胆的生理功能

1. 胆贮藏和排泄胆汁

胆汁由肝之余气所化生，汇集于胆，泄于小肠，以助饮食物消化，是脾胃运化功能得以正常进行的重要条件。胆汁的化生和排泄，由肝的疏泄功能控制和调节。肝的疏泄功能正常，则胆汁排泄畅达，脾胃运化功能也健旺。反之，肝失疏泄，导致胆汁排泄不利，影响脾胃的运化功能，可出现胁下胀满疼痛、食欲减退、腹胀、便溏等症；若胆汁上逆，可见口苦、呕吐黄绿苦水；若胆汁外溢，则可出现黄疸。

2. 胆主决断

胆主决断，是指胆在精神意识思维活动中，具有判断事务、作出决断的作用。胆的这一功能对于防御和消除某些精神刺激的影响，以维持精气血津液的正常运行和代谢，确保脏腑之间的协调关系，有极其重要的作用。

细目七　胃

胃，又称胃脘，分上、中、下三部。胃的上部称上脘，包括贲门；胃的中部称中脘，即胃体部位；胃的下部称下脘，包括幽门。胃的主要生理功能是受纳与腐熟水谷，主通降，以降为和。

要点　胃的生理功能

1. 胃主受纳水谷

胃主受纳水谷，是指胃气具有接受和容纳饮食水谷的作用。饮食入口，经过食管，容纳于胃，故称胃为"太仓"、"水谷之海"。机体的生理活动和气血津液的化生，都需要依靠饮食的营养，故又称胃为"水谷气血之海"。

2. 胃主腐熟水谷

胃主腐熟水谷，是指胃气将饮食物初步消化，并形成食糜的作用。容纳于胃中的饮食物，经过胃气的磨化和腐熟作用后，精微物质被吸收，并由脾气转输而营养全身，未被消化的食糜则下传于小肠作进一步消化。精微物质由脾气进一步吸收转输而营养全身。胃气的受纳、腐熟水谷功能，必须与脾气的运化功能相互配合，纳运协调才能将水谷化为精微，进而化生精气血津液，供养全身。

细目八　小肠

小肠位于腹中，其上口在幽门处与胃之下口相接，其下口在阑门处与大肠之上口相连。小肠的主要生理功能是受盛化物和泌别清浊。

要点　小肠的生理功能

1. 小肠主受盛化物

小肠的受盛化物功能表现于以下两个方面：一是指小肠接受由胃腑下传的食糜而盛纳之，即受盛作用；二是指食糜在小肠内必须停留一定的时间，由脾气与小肠的共同作用对其进一步消化，化为精微和糟粕两部分，即化物作用。

2. 小肠主泌别清浊

泌别清浊，是指小肠中的食糜在作进一步消化的过程中，随之分为清浊两部分：清者，即水谷精微和津液，由小肠吸收，经脾气的转输作用输布全身；浊者，即食物残渣和部分水液，经胃和小肠之气的作用通过阑门传送到大肠。小肠在吸收水谷精微的同时，还吸收了大量的水液，其中较清稀者上输于肺，经肺气的宣发肃降作用，布散于全身皮毛肌腠和内在脏腑，并将脏腑代谢后产生的浊液下输肾和膀胱，以成尿液生成之源。由于小肠参与了人体的水液代谢，故有"小肠主液"之说。

细目九　大肠

大肠亦居腹中，其上口在阑门处紧接小肠，其下端紧接肛门。大肠的主要生理功能是传化糟粕。

要点　大肠的生理功能

1. 大肠主传化糟粕

大肠接受经小肠泌别清浊后所剩下的食物残渣，再吸收其中多余的水液，形成粪便，经肛门而排出体外。大肠之气的运动，将粪便传送至大肠末端，并经肛门有节制地排出体外，故大肠有"传导之官"之称。如大肠传导糟粕功能失常，则出现排便异常，常见的有大便秘结或泄泻。若湿热蕴结大肠，大肠传导功能失常，还会出现腹痛、里急后重、下痢脓血等。

2. 大肠主津

大肠接受由小肠传下的含有大量水液的食物残渣，将其中的水液吸收，使之形成粪便，即所谓燥化作用。大肠吸收水液，参与体内的水液代谢，故说"大肠主津"。大肠主津功能失常，则大肠中的水液不得吸收，会形成水与糟粕俱下，可出现肠鸣、腹痛、泄泻等症；或大肠实热，消烁津液，而致便秘。

细目十　膀胱

膀胱位于小腹中央，为贮尿的器官。膀胱的主要生理功能是贮尿和排尿。

要点　膀胱的生理功能

1. 膀胱贮存尿液

人体的津液通过肺、脾、肾等脏的作用，布散全身，发挥其滋养濡润机体的作用。其代谢后的浊液则下归于肾，经肾气的蒸化作用，清者重归于体内参与水液代谢，浊者下归于膀胱，由膀胱来贮存。

2. 膀胱排泄尿液

膀胱中尿液的按时排放，是由肾气和膀胱之气激发和固摄作用调节的。肾气和膀胱之气作用协调，则膀胱开合有度，尿液正常排泄。若肾气和膀胱之气的激发和固摄作用失常，膀胱开合无权。既可出现小便不利，又可出现尿频、尿急、小便失禁等现象。

细目十一　三焦

要点　三焦的生理功能

1. 三焦通行诸气和运行水液

（1）三焦通行诸气：三焦是诸气升降出入的通道，又是气化的场所。元气根于肾，通过三焦而敷布于五脏六腑，温养全身，故三焦还称之为"元气之别使"，即元气运行的通道。胸中气海中的宗气，自上而下到达脐下，以资先天元气，合为一身之气，皆以三焦为通路。

（2）三焦运行水液：三焦是全身水液上下输布运行的通道。全身水液的输布和排泄，是由肺、脾、肾等脏的协同作用而完成的，但必须以三焦为通道，才能升降出入运行。

2. 上、中、下三焦各自的生理特点

（1）上焦如雾：上焦主气的宣发和升散。因此，将上焦的生理特点概括为"如雾"，是指宣发卫气，敷布精微的作用，若雾露之溉。

（2）中焦如沤：中焦具有消化、吸收并输布水谷精微和化生血液的功能。将中焦的生理特点概括为"如沤"，是指中焦运化水谷，消化饮食，化生气血的作用。

（3）下焦如渎：下焦的功能主要是排泄糟粕和尿液。将下焦的生理特点概括为"如

渎"，是指下焦具有与二便生成和排泄相关的功能。

细目十二　脑

脑居颅内，由髓汇集而成。《灵枢·海论》说："脑为髓之海。"

要点　脑的生理功能

1. 脑主宰生命活动

"脑为元神之府"，是生命的枢机，主宰人体的生命活动。元神来自先天，由先天之精化成，先天元气充养，元神藏于脑中，为生命之主宰。

2. 脑主精神意识

人的精神活动，包括思维意识和情志活动等，都是客观外界事物反映于脑的结果。脑为精神意识思维活动的枢纽。脑主精神活动的功能正常，则精神饱满，意识清楚，思维灵敏，记忆力强，语言清晰，情志正常。否则，便出现意识思维及情志方面的异常。

3. 脑主感觉运动

眼、耳、口、鼻、舌等五脏外窍，皆位于头面，与脑相通。脑主元神，神能驭气，散动觉之气于筋而达百节，令之运动，故脑能统领肢体运动。髓海充盈，主感觉运动功能正常，则视物精明，听力正常，嗅觉灵敏，感觉无碍，运动如常，轻劲多力；若髓海不足，主感觉运动功能失常，不论虚实，都会出现听觉失聪，视物不明，嗅觉不灵，感觉障碍，运动不能，懈怠安卧。

细目十三　女子胞

女子胞，又称胞宫，即子宫，位于小腹部，在膀胱之后。女子胞的生理功能是发生月经和孕育胎儿。

要点一　女子胞的生理功能

1. 女子胞主持月经和孕育胎儿

（1）主持月经：月经的产生，是脏腑经脉气血及天癸作用于胞宫的结果。胞宫的功能正常与否直接影响月经的来潮，所以胞宫有主持月经的作用。

（2）孕育胎儿：女子胞是女性孕育胎儿的器官。女子在发育成熟后，月经应时来潮，经后便要排卵，因而有受孕生殖的能力。此时，两性交媾，两精相合，就构成了胎孕。

要点二　女子胞与脏腑经脉的关系

1. 女子胞与冲、任二脉的关系

冲、任二脉同起于胞中，其盛衰受着"天癸"的调节。冲脉能调节十二经脉的气血，有"血海"之称。任主胞胎，能调节全身的阴经，称为"阴脉之海"。十二经脉气血充盈，溢入冲、任二脉，经过冲、任二脉的调节，注入胞宫，平时发生月经，孕时养育胎儿。

2. 女子胞与心、肝、脾、肾等脏的关系

心主血，肝藏血，脾为气血生化之源而统血，肾藏精而主生殖，心、肝、脾三脏对于全身血液的化生和运行均有调节作用。而月经的来潮以及孕育胎儿，均离不开肾精的充盛、气血的充盈和血液的调节。因此，女子胞的功能与心、肝、脾、肾等脏的生理功能有关。

总之，女子胞发生月经和孕育胎儿的生理功能，与心、肝、脾、肾和冲、任二脉的关系最为密切。

（崔家鹏）

第三单元　气血津液

细目一　气

要点一　气的生成

人体之气，源于先天之精所化生的先天之气（元气）、水谷之精所化生的水谷之气和自然界的清气。气的生成，是脾、肾、肺等脏腑的综合协调作用的结果。

要点二　气的生理功能

1. 推动作用

人体生长发育及生殖功能的稳定、脏腑经络功能的协调、精气津液的生成及运行输布有序，有赖于阳气的推动、激发等促进作用。主要体现于：①激发和促进人体的生长发育及生殖功能；②激发和促进各脏腑经络的生理功能；③激发和促进精血津液的生成及运行输布；④激发和兴奋精神活动。

2. 温煦作用

气的温煦作用，具体体现在：温煦机体以维持恒定体温；温煦周身各脏腑组织，以维持其生理活动；维持血和津液等液态物质的正常运行。主要体现于：①温煦机体，维持相对恒定的体温；②温煦各脏腑、经络、形体、官窍，助其进行正常的生理活动；③温煦精血津液，助其正常施泄、循行、输布，即所谓"得温而行，得寒而凝"。

3. 防御作用

气有护卫肌表，抗御外邪的作用。气的防御作用，一方面防御外邪的入侵，另一方面还可驱邪外出。《素问・刺法论》说："正气存内，邪不可干。"

4. 固摄作用

固摄作用，是指气对血、津液、精等液态物质具有固护、统摄和控制作用，以防止其异常流失。气的固摄作用表现在：①统摄血液，使其在脉中正常运行，防止其逸出脉外；

②固摄汗液、尿液、唾液、胃液、肠液，控制其分泌量、排泄量，使之有度而规律地排泄，防止其过多排出及无故流失；③固摄精液，防止其妄加排泄。

5. 中介作用

人体内部各个脏腑组织器官都是相对独立的，但是在它们之间充满着气这一物质。气充斥于人体各个脏腑组织器官之间，成为它们相互之间联系的中介。气能感应传导信息以维持机体的整体联系。人体内的各种生命信息的感应传递，以及内外环境各种信息的交流和感应，均以气为中介物质而完成。

要点三　气的运动

气的运动称作气机。气的运动形式，可以简单地归纳为升、降、出、入四种基本形式。气的升降出入运动是人体生命活动的根本，气的升降出入运动一旦停息，也就意味着生命活动的终止。

要点四　气的分类

1. 元气的概念、生成、分布与生理功能

（1）元气的概念：元气，又称"原气"、"真气"。它是人体最基本、最重要的气，是人体生命活动的原动力。

（2）元气的生成：元气由肾藏的先天之精化生，通过三焦而流行于全身，又依赖脾胃化生的水谷之精的充养，方能保持其旺盛。

（3）元气的分布：元气发于肾，以三焦为通路，循行全身，内而五脏六腑，外而肌肤腠理。

（4）元气的生理功能：元气的生理功能包括两个方面，一是推动和调节人体的生长发育和生殖功能；二是推动和调控各脏腑、经络、形体、官窍的生理活动。

2. 宗气的概念、生成、分布与生理功能

（1）宗气的概念：宗气，是由谷气与自然界清气相结合而积聚于胸中之气。宗气在胸中积聚之处，《灵枢·五味》称为"气海"，又名为膻中。

（2）宗气的生成：宗气的生成有两个来源，一是脾胃运化的水谷之精所化生的水谷之气，一是肺从自然界中吸入的清气，二者相结合生成宗气。

（3）宗气的分布：宗气积聚于胸中，上出息道，贯注心脉及沿三焦下行的方式而布散全身。

（4）宗气的生理功能：宗气的生理功能主要有行呼吸、行血气和资先天三个方面。

3. 营气的概念、生成、分布与生理功能

（1）营气的概念：营气，是行于脉中、富有营养作用的气。因其富有营养，在脉中营运不休，故称之为营气。

（2）营气的生成：营气主要来自脾胃运化的水谷精气，由水谷精气中的精华部分所化生。

（3）营气的分布：营气分布于血脉之中，循脉上下，营运于全身。由于营气在脉中，是血液的重要组成部分，故常常将"营血"并称。

（4）营气的生理功能：水谷精微中的精华部分化生为营气，并进入脉中运行全身。营气的生理功能有化生血液和营养全身两个方面。

4. 卫气的概念、生成、分布与生理功能

（1）卫气的概念：卫气是行于脉外而具有保卫作用的气。因其有卫护人体，避免外邪入侵的作用，故称为卫气。

（2）卫气的生成：卫气来源于脾胃运化的水谷精微。由水谷精气中的慓悍滑利部分所化生。

（3）卫气的分布：卫气运行于脉外，不受脉道的约束，外而皮肤肌腠，内而胸腹脏腑，布散全身。

（4）卫气的生理功能：卫气有防御外邪、温养全身和调控腠理的生理功能。

细目二 血

要点一 血的生成

血是循行于脉中而富有营养的红色液态物质，是构成人体和维持人体生命活动的基本物质之一。血液化生的基础是水谷精微和肾精。它们在脾胃、心、肺、肾等脏腑的共同作用下，经过一系列气化过程，而得以化生为血液。其中，脾胃的生理功能尤为重要。

要点二 血的功能

血液运行于脉道之中，循环不已，流布全身。血液的正常运行，与心、肺、肝、脾等脏腑的功能密切相关。其中，心气的推动、肺气的宣发肃降、肝气的疏泄是推动和促进血液运行的重要因素。脾气的统摄及肝气的藏血是固摄控制血液运行的重要因素。血具有濡养和化神两个方面的功能。

（1）濡养：血液由水谷精微所化生，含有人体所需的丰富的营养物质。血在脉中循行，内至五脏六腑，外达皮肉筋骨，不断地对全身各脏腑组织器官起着濡养和滋润作用，以维持各脏腑组织器官发挥生理功能，保证了人体生命活动的正常进行。

（2）化神：血是机体精神活动的主要物质基础，人体的精神活动必须得到血液的营养，血液的充盛，是精神情志活动充沛而舒畅的基础。

细目三 津液

津液，是机体一切正常水液的总称。它包括各脏腑组织的内在体液及其正常的分泌物，如胃液、肠液和涕、泪等。津液是构成人体和维持人体生命活动的基本物质之一。津和液，同属于水液，都来源于饮食，有赖于脾胃的运化功能而生成。但二者在性状、功能及其分布部位等方面均有一定的区别。一般地说，性质较清稀，流动性较大，布散于体表皮肤、肌肉和孔窍，并能渗注于血脉，起滋润作用的，称为津；性质较稠厚，流动性较小，灌注于骨节、脏腑、脑、髓等组织，起濡养作用的，称为液。津和液之间可以相互转化，故津和液常同时并称。

要点一　津液的生成、输布与排泄

1. 津液的生成

津液源于饮食水谷，通过脾胃的运化及小肠的泌别清浊、大肠主津等相关脏腑的生理功能而生成。

2. 津液的输布

津液在体内的输布主要依赖于肾气的蒸化和调控、脾气的运化、肺气的宣降、肝气的疏泄和三焦的通利。

3. 津液的排泄

津液的排泄主要通过排出尿液和汗液来完成。除此之外，呼气和粪便也将带走一些水分。因此，津液的排泄主要与肾、肺、脾的生理功能有关。其中肾脏的生理功最为重要。

要点二　津液的功能

津液的生理功能包括滋润濡养和充养血脉两个方面。

1. 滋润濡养

津液是液态物质，有着较强的滋润作用。津液中含有营养物质，又有着丰富的濡养作用。滋润和濡养二者作用之间相辅相成，难以分割。

2. 充养血脉

津液入脉，成为血液的重要组成部分。津液在营气的作用下，渗注于脉中，化生为血液，以循环全身发挥滋润、濡养作用。

另外，津液的代谢对调节机体内外环境的阴阳相对平衡起着十分重要的作用。

细目四　气与血的关系

要点一　气为血帅

1. 气能生血

气能生血，是指血液的化生离不开气作为动力。气能生血还包含了营气在血液生成中的作用。因此，气的充盛则化生血液的功能增强，血液充足；气的虚亏则化生血液的功能减弱，易于导致血虚的病变。临床上治疗血虚的病变，常常以补气药配合补血药使用。

2. 气能行血

气能行血，是指血液的运行离不开气的推动作用。血液的运行有赖于心气、肺气的推动及肝气的疏泄调畅。临床上在治疗血液运行失常时，常常配合补气、行气、降气、升提的药物。

3. 气能摄血

气能摄血，是指血液能正常循行于脉中离不开气的固摄作用。气能摄血主要体现在脾气统血的生理功能之中。临床中发生大出血的危重证候时，用大剂补气药物以摄血。

要点二　血为气母

1. 血能养气

血能养气，是指气的充盛及其功能发挥离不开血液的濡养。一旦失去血的供养，这些部位即可出现气虚衰少或气的功能丧失的病变；血虚的病人往往兼有气虚的表现。

2. 血能载气

血能载气是指气存于血中，依附于血而不致散失，赖血之运载而运行全身。而大失血的病人，气亦随之发生大量地丧失，往往导致气的涣散不收、漂浮无根的气脱病变，称为"气随血脱"。

临床上，血虚的病人往往兼有气虚的表现。临床上，大失血的病人，往往导致气脱病变，称为"气随血脱"。

细目五　气与津液的关系

要点一　气能生津

气是津液生成的动力，津液的生成依赖于气的推动作用。脾胃等脏腑之气充盛，则化生津液的力量增强，人体津液充足。脾胃等脏腑之气虚亏，化生津液力量减弱，可导致津液不足的病变，治疗时往往采取补气生津的法则。

要点二　气能行津

气是津液在体内正常输布运行的动力，津液的输布、排泄等代谢活动离不开气的推动作用和升降出入的运动。津液由脾胃化生之后，经过脾、肺、肾及三焦之气的升降出入运动，推动津液输布到全身各处，以发挥其生理作用。此后，通过代谢所产生的废液和人体多余的水分，都转化为汗、尿或水汽排出体外。津液在体内输布转化及排泄的一系列过程都是通过气的运动来完成的。气虚推动作用减弱，气化无力进行，或气机郁滞不畅，气化受阻，都可以引起津液的输布、排泄障碍，并形成痰、饮、水、湿等病理产物，病理上称为"气不行水"，也可称为"气不化水"。临床上要消除这些病理产物及其产生的病理影响，常常将利水湿、化痰饮的方法与补气、行气法同时并用，所谓"治痰先治气"、"治湿兼理脾"。

要点三　气能摄津

气的固摄作用可以防止体内津液无故地大量流失，气通过对津液排泄的有节控制，维持着体内津液量的相对恒定。临床上气虚，固摄力量减弱，则会出现诸如多汗、自汗、多尿、遗尿、小便失禁等病理现象，临床上往往采取补气方法以控制津液的过多外泄。

要点四　津能生气

津液在输布过程中受到各脏腑阳气的蒸腾温化，可以化生为气，以敷布于脏腑、组织、形体、官窍，促进正常的生理活动。

要点五　津能载气

津液是气运行的载体之一。在血脉之外，气的运行必须依附于津液，否则也会使气漂浮失散而无所归，故说津能载气。因此，津液的丢失，必定导致气的损耗，例如暑热病证，不仅伤津耗液，而且气亦随汗液外泄，出现少气懒言、体倦乏力的气虚表现。而当大汗、大吐、大泻等津液大量丢失时，气亦随之大量外脱，称之为"气随津脱"。

细目六　血与津液之间的关系

要点　津血同源

血和津液的生成都源于水谷精气，由水谷精气所化生，且都具有滋润濡养作用，二者之间可以相互资生，相互转化，故称之为"津血同源"。

（崔家鹏）

第四单元　经络

细目一　经络的组成

要点　经络系统的组成

经络，是经脉和络脉的总称，是运行全身气血、联络脏腑形体官窍、沟通上下内外感应传导信息的通路系统。

经络系统，主要由经脉和络脉组成。经脉是经络系统的主干，多循行于人体深部，有一定的循行径路；络脉是经脉的分支，多循行于人体较浅的部位，并纵横交错，网络全身，联结成一个统一的有机整体。

1. 经脉

（1）正经：由手三阴经、手三阳经、足三阴经和足三阳经的十二正经，及从十二正经别出的十二经别组成。

（2）奇经：由督脉、任脉、冲脉、带脉、阴跷脉、阳跷脉、阴维脉、阳维脉组成，合称"奇经八脉"。人的气血常行于十二经脉，当十二经脉气血有余时，则流注于奇经八脉，蓄以备用。

（3）连属部分，即经筋和皮部。经筋，是十二经脉之气"结、聚、散、络"于筋肉、关节的体系。具有连缀百骸，维络周身，主司关节活动的作用。皮部，是十二经脉功能活动反映于体表的部位，是络脉之气散布之所在。

2. 络脉

络脉包括别络、浮络、孙络三个部分。别络，是较大的和主要的络脉，共有十五。其中十二经脉和督、任二脉各有一别络，再加上脾之大络，合为十五别络。浮络，是循行于人体浅表部位而常浮现的络脉。孙络，又叫孙脉，是最细小的络脉。

细目二　十二经脉

十二经脉对称地分布于人体的两侧，分别循行于上肢或下肢的内侧或外侧，每一经脉分别隶属于一个脏或腑。称为：手太阴肺经、手厥阴心包经、手少阴心经、手阳明大肠经、手少阳三焦经、手太阳小肠经、足太阴脾经、足厥阴肝经、足少阴肾经、足阳明胃经、足少阳胆经、足太阳膀胱经。

要点一　十二经脉的走向交接规律

手三阴经从胸腔走向手指末端，交手三阳经；手三阳经从手指末端走向头面部，交足三阳经；足三阳经从头面部走向足趾末端，交足三阴经；足三阴经从足趾走向腹腔、胸腔，交手三阴经。其中，阴经与阳经在手足部位相交；阳经与阳经在头面部相交；阴经与阴经在胸部相交。

要点二　十二经脉的分布规律

1. 头面部

手足阳明经行于面部、额部；手太阳经行于面颊部；足太阳经行于头顶及头后部；手足少阳经行于头侧部。由于手三阳经止于头，足三阳经起于头，手三阳与足三阳在头面部交接，故说"头为诸阳之会"。

2. 四肢部

十二经脉在四肢分布的一般规律是：阴经分布在四肢的内侧面，阳经分布在四肢的外侧面，具体如下：

（1）上肢内侧面是：手太阴经在前缘，手厥阴经在中线，手少阴经在后缘。

（2）上肢外侧面是：手阳明经在前缘，手少阳经在中线，手太阳经在后缘。

（3）下肢内侧面是：足太阴经在前缘，足厥阴经在中线，足少阴经在后缘（注意：内踝上八寸以下，足厥阴肝经在前缘，足太阴脾经在中线；八寸以上，足太阴脾经在前缘，足厥阴肝经在中线）。

（4）下肢外侧面是：足阳明经在前缘，足少阳经在中线，足太阳经在后缘。

3. 躯干部

十二经脉在躯干部分布的一般规律是：手三阳经行于肩胛部；手三阴经行于腋部；足太阳经行于腰背部；足少阳经行于侧面；足三阴经及足阳明经行于胸腹部，其中，自胸腹正中线向外的顺序依次为：足少阴、足阳明、足太阴、足厥阴。

要点三　十二经脉的表里关系

手足三阴、三阳十二经脉，通过经别和别络互相沟通，组成六对表里相合关系。即：手太阴肺经与手阳明大肠经相表里，手厥阴心包经与手少阳三焦经相表里，手少阴心经与手太阳小肠经相表里；足太阴脾经与足阳明胃经相表里，足厥阴肝经与足少阳胆经相表里，足少阴肾经与足太阳膀胱经相表里。相为表里的两经，分别属络于相为表里的脏腑（如手太阳经属小肠络心，手少阴经属心络小肠）。十二经脉的表里关系，加强了表里两经之间的联系，同时加强了表里脏腑之间的联系，因而在功能上互相配合，病理上互相影响。

要点四　十二经脉的流注次序

十二经脉从手太阴肺经开始，依次流至手阳明大肠经、足阳明胃经、足太阴脾经、手少阴心经、手太阳小肠经、足太阳膀胱经、足少阴肾经、手厥阴心包经、手少阳三焦经、足少阳胆经、足厥阴肝经，再流至手太阴肺经，如此首尾相贯，如环无端。

细目三　　奇经八脉

要点一　奇经八脉的特点

奇经八脉包括：督脉、任脉、冲脉、带脉、阴跷脉、阳跷脉、阴维脉、阳维脉。其分布同脏腑没有直接的相互属络关系；相互之间也没有表里配合关系。

奇经八脉进一步密切十二经脉之间的联系；调节十二经脉的气血；与肝、肾等脏及女子胞、脑、髓等奇恒之腑直接相关，互为影响。

要点二　督脉的循行部位及基本功能

1. 督脉的循行部位

督脉起于胞中，下出会阴，沿脊柱里面上行，至项后风府穴处进入颅内，络脑，并由项沿头部正中线，经头顶、额部、鼻部、上唇，到上唇系带处。

2. 督脉的基本功能

督脉的主要功能包括：调节阳经气血，为"阳脉之海"；反映脑、髓和肾的功能。

要点三　任脉的循行部位及基本功能

1. 任脉的循行部位

任脉起于胞中，下出会阴，经阴阜，沿腹部和胸部正中线上行，至喉咙，上行至下颌部，环绕口唇，沿面颊，分行至目眶下。

2. 任脉的基本功能

任脉的主要功能包括：调节阴经气血，为"阴脉之海"；任主胞胎。

要点四　冲脉的循行部位及基本功能

1. 冲脉的循行部位

冲脉起于胞中，下出会阴后，从气街部起与足少阴经相并，夹脐上行，散布于胸中，再向上行，经喉，环绕口唇，到目眶下。

2. 冲脉的基本功能

冲脉的主要功能包括：调节十二经气血，有"十二经脉之海"和"五脏六腑之海"之称。

与女子月经及孕育功能有关，为"十二经脉之海"，又为"血海"。

要点五　带脉的循行部位及基本功能

1. 带脉的循行部位

带脉起于季胁，斜向下行到带脉穴，绕身一周。在腹面的带脉沿髂骨上缘斜行到少腹。

2. 带脉的基本功能

带脉具有约束纵行诸脉，并主司妇女带下的功能。

细目四　经络的生理功能

要点一　沟通联系作用

经络的沟通联系作用主要表现为脏腑与体表的联系、脏腑与官窍之间的联系、脏腑之间的联系以及经脉之间的联系等方面。

要点二　运输渗灌作用

经络运输渗灌气血的作用，体现为经脉作为运行气血的主要通道而具有运输气血的作用，以及络脉作为经脉的分支而具有布散和渗灌经脉气血到脏腑形体官窍及经络自身的作用。

要点三　感应传导作用

经络系统具有感应及传导针灸或其他刺激等各种信息的作用。

要点四　调节作用

经络系统通过其沟通联系、运输渗灌气血作用及其经气的感受和负载信息的作用，对各脏腑形体官窍的功能活动进行调节，使人体复杂的生理功能相互协调，维持阴阳动态平衡状态。

（崔家鹏）

第五单元　病因

细目一　六淫

六淫，是指风、寒、暑、湿、燥、火（热）六种外感病邪的统称。

风、寒、暑、湿、燥、火（热）本义是指六种自然界的正常气候，简称为"六气"。当气候变化异常，人体正气不足、抵抗能力下降、不能适应气候变化时，六气就成为致病因素，导致人体发生疾病，称为"六淫"。

要点一　六淫的共同致病特点

1. 外感性。六淫致病，其致病途径多从肌表、口鼻而入，或两者同时受邪。如风寒湿邪易犯人肌表，温热燥邪易自口鼻而入。由于六淫病邪均自外界侵犯人体，故称外感致病因素，所致疾病即称为"外感病"。

2. 季节性。六淫致病常有明显的季节性。如春季多风病，夏季多暑病，长夏多湿病，秋季多燥病，冬季多寒病。六淫致病与时令气候变化密切相关，故又称之为"时令病"。由于气候异常变化的相对性，故夏季也可见寒病，冬季也可有热病。

3. 地域性。六淫致病与生活、工作的区域环境密切相关。如西北多燥病、东北多寒病、江南多湿热为病；久居潮湿环境多湿病；长期高温环境作业者，多燥热或火邪为病等。

4. 相兼性。六淫邪气既可单独伤人致病，又可两种以上同时侵犯人体而为病。如风热感冒、暑湿感冒、湿热泄泻、风寒湿痹等。《素问·痹论》说："风寒湿三气杂至，合而为痹也。其风气胜者为行痹，寒气胜者为痛痹，湿气胜者为着痹也。"

要点二　六淫各自的性质与致病特点

1. 风邪的性质与致病特点

（1）风为阳邪，轻扬开泄，易袭阳位：风邪善动不居，具有轻扬、升发、向上、向外的特性，故属于阳邪。其性开泄，指其易使腠理宣泄开张而有汗出。故风邪侵袭，常伤及人体的上部（头、面）、阳经和肌表，使皮毛腠理开泄，出现头痛、汗出、恶风等症。

（2）风性善行而数变："善行"，指风性善动不居，游移不定。其致病具有病位游移、行无定处的特征。"数变"，指风邪致病变幻无常，发病迅速。如风疹块（荨麻疹）就表现为皮肤瘙痒时作，疹块发无定处，此起彼伏，时隐时现等特征。

（3）风性主动："主动"，指风邪致病具有动摇不定的特征。风邪入侵，常见颜面肌肉抽掣，或眩晕、震颤、抽搐、颈项强直、角弓反张、两目上视等。临床上因受风而面部肌肉颤动，或口眼㖞斜，为风中经络；因金刃外伤，复受风毒之邪而出现四肢抽搐、角弓反张等症，也属于风性主动的临床表现。

（4）风为百病之长：一是指风邪常兼他邪合而伤人，为外邪致病的先导。二是指风邪袭人致病最多。风邪终岁常在，故发病机会多；风邪侵人，无孔不入，表里内外均可遍及，侵害不同的脏腑组织，可发生多种病证。古人甚至将风邪作为外感致病因素的总称。

2. 寒邪的性质与致病特点

（1）寒为阴邪，易伤阳气：寒邪侵人后，机体的阳气奋起抵抗。因此，感受寒邪，最易损伤人体阳气。如外寒侵袭肌表，卫阳被遏，可见恶寒、发热、无汗、鼻塞、流清涕等症；寒邪直中脾胃，脾阳受损，可见脘腹冷痛、呕吐、腹泻等症；若心肾阳虚，寒邪直中少阴，则可见恶寒蜷卧、手足厥冷、下利清谷、小便清长、精神委靡、脉微细等症。

（2）寒性凝滞：寒邪侵人，易使气血津液凝结、经脉阻滞，不通则痛。疼痛是寒邪致病的重要临床表现。即指寒邪侵人，易使气血津液凝结、经脉阻滞之意。人身气血津液之所以畅行不息，全赖一身阳和之气的温煦推动。一旦阴寒之邪侵犯，阳气受损，失其温煦，易使经脉气血运行不畅，甚或凝结阻滞不通，不通则痛。故疼痛是寒邪致病的重要临床表现。由于寒邪侵犯部位不同，因而可出现多种疼痛症状。如寒客肌表经络，气血凝滞不通，则头身肢体关节疼痛，寒邪直中胃肠，则脘腹剧痛；寒客肝脉，可见少腹或阴部冷痛等。

（3）寒性收引：寒邪侵袭人体，可使气机收敛，腠理、经络、筋脉收缩而挛急。如寒邪侵及肌表，毛窍腠理闭塞，卫阳被郁不得宣泄，可见恶寒、发热、无汗等；寒客血脉，则气血凝滞，血脉挛缩，可见头身疼痛，脉紧；寒客经络关节，则经脉收缩拘急，甚则挛急作痛，屈伸不利，或冷厥不仁等。

3. 湿邪的性质与致病特点

（1）湿为阴邪，易损伤阳气，阻遏气机：湿为重浊有质之邪，与水同类，属阴邪，故湿邪侵人，易伤阳气。脾主运化水液，性喜燥而恶湿，故外感湿邪，常易困脾，致脾阳不振，运化无权，从而使水湿内生、停聚，发为泄泻、水肿、尿少等症。

（2）湿性重浊：湿邪致病，出现以沉重感为特征的临床表现，如头身困重、四肢酸楚沉重等。若湿邪外袭肌表，困遏清阳，清阳不升，则头重如束布帛，湿邪阻滞经络关节，阳气不得布达，则可见肌肤不仁、关节疼痛重着等，称之为"湿痹"或"着痹"。"浊"，即秽浊不清，指湿邪为患，易呈现分泌物和排泄物秽浊不清的现象。如湿浊在上则面垢、眵多；湿滞大肠，则大便溏泄、下痢脓血；湿浊下注，则小便浑浊、妇女白带过多；湿邪浸淫肌肤，则可见湿疹浸淫流水等。

（3）湿性黏滞：湿邪致病，其黏腻停滞的特性主要表现在两个方面：一是症状的黏滞性。湿病症状多表现为黏滞而不爽，如排泄物和分泌物多滞涩不畅，痢疾的大便排泄不爽，淋证的小便滞涩不畅，以及口黏、口甘和舌苔厚滑黏腻等，皆为湿邪为病的常见症状。二是病程的缠绵性。因湿性黏滞，易阻气机，气不行则湿不化，胶着难解，故湿邪为病，起病隐缓，病程较长，反复发作，或缠绵难愈。如湿温、湿疹、湿痹（着痹）等，皆因其湿难除而不易速愈，或反复发作。

（4）湿性趋下，易袭阴位：湿邪为重浊有质之邪，类水属阴而有趋下之势，人体下部亦属阴，同类相求，湿邪为病，多易伤及人体下部，如水肿、湿疹等病以下肢较为多见。

4. 燥邪的性质与致病特点

凡致病具有干燥、收敛等特性的外邪，称为燥邪。

（1）燥性干涩，易伤津液：燥邪为干涩之病邪，燥邪侵犯人体，最易损伤津液，出现各种干燥、涩滞的症状，如口鼻干燥，咽干口渴，皮肤干涩，甚则皲裂，毛发不荣，小便短少，大便干结等。

（2）燥易伤肺：肺为娇脏，喜清润而恶燥。燥邪侵袭人体，多从口鼻而入，故最易损伤肺津，从而影响肺气之宣降，甚或燥伤肺络，出现干咳少痰，或痰黏难咯，或痰中带血，甚则喘息胸痛等。由于肺与大肠相表里，肺津耗伤，大肠失润，传导失司，可现大便干涩不畅等症。

5. 火（热）邪的性质与致病特点

凡致病具有炎热升腾等特性的外邪，称为火热之邪。

（1）火热为阳邪，其性趋上：火热之性燔灼、升腾，故为阳邪。阳邪侵人，致人体阳气病理性偏亢，"阳胜则热"，故火热之邪侵袭人体，发为实热性病证，临床多见高热、恶热、烦渴、汗出、脉洪数等症。火性趋上，火热之邪易侵害人体上部，故火热病证，多发生在人体上部，尤以头面部为多见。如目赤肿痛、咽喉肿痛、口舌生疮糜烂、牙龈肿痛、耳内肿痛或流脓等。

（2）火热易扰心神：火热与心相通应，火热之邪入于营血，尤易影响心神，轻者心神不宁而心烦、失眠；重者可扰乱心神，出现狂躁不安，或神昏、谵语等症。

（3）火热易伤津耗气：火热之邪侵袭人体，热淫于内，一方面迫津外泄，使气随津泄而致津亏气耗；另一方面则直接消灼煎熬津液，耗伤人体的阴气，即所谓热盛伤阴。故火热之邪致病，临床表现除热象显著外，往往伴有口渴喜冷饮、咽干舌燥，小便短赤，大便秘结等津伤阴亏的征象。阳热太盛，大量伤津耗气，临床可兼见体倦乏力、少气懒言等气虚症状，重则可致全身津气脱失的气脱证。

（4）火热易生风动血："生风"，是指火热之邪侵犯人体，燔灼肝经，耗劫津液，筋脉失养失润，易引起肝风内动的病证。由于此肝风为热甚引起，故又称"热极生风"。临床表现为高热神昏、四肢抽搐、两目上视、角弓反张等。"动血"，指火热入于血脉，易迫血妄行。火热之邪侵犯血脉，轻则加速血行，甚则可灼伤脉络，迫血妄行，引起各种出血证，如吐血、衄血、便血、尿血、皮肤发斑、妇女月经过多、崩漏等。

（5）火邪易致疮痈：火邪入于血分，可聚于局部，腐蚀血肉，发为痈肿疮疡，其临床表现以疮疡局部红肿热痛为特征。

6. 暑邪的性质与致病特点

凡夏至之后，立秋以前，致病具有炎热、升散、兼湿特性的外邪，称为暑邪。

（1）暑为阳邪，其性炎热：暑为盛夏火热之气所化，火热属阳，故暑邪为阳邪。暑邪伤人多表现为一系列阳热症状，如高热、心烦、面赤、脉洪大等。

（2）暑性升散，扰神伤津耗气：暑邪侵袭，易上扰心神，或侵犯头目，出现心胸烦闷不宁、头昏、目眩、面赤等。暑邪侵犯人体，可致腠理开泄而多汗。汗出过多，不仅伤津，而且耗气，故临床除见口渴喜饮、尿赤短少等津伤之症外，往往可见气短、乏力，甚则气津耗伤太过，清窍失养而突然昏倒、不省人事。

（3）暑多夹湿：暑季气候炎热，且常多雨而潮湿，热蒸湿动，水气弥漫，故暑邪致病，多夹湿邪为患。其临床表现除发热、烦渴等暑热症状外，常兼见身热不扬、四肢困倦、胸闷呕恶、大便溏泄不爽等湿滞症状。如夏季的感冒病，多属暑邪兼夹湿邪而致，治疗当用"湿去热孤"之法。

细目二 疠气

疠气，是一类具有强烈传染性的外邪。在中医文献记载中，又有"疫气"、"疫毒"、"戾气"、"异气"、"毒气"、"乖戾之气"等名称。

要点一 疠气的致病特点

1. 传染性强，易于流行

疠气具有强烈的传染性和流行性，具有很强的致病性，它可通过口鼻等多种途径在人群中传播，从而造成流行。

2. 发病急骤，病情危重

疠气的毒力比一般的六淫之邪更强，热毒更甚，并常兼夹湿毒、毒雾、瘴气等秽浊之气侵犯人体，故比六淫发病更急，且来势凶猛，病情危笃，死亡率高。

3. 一气一病，症状相似

因为一种疠气引起一种疫病，故致病后症状相似。《素问·刺法论》说："五疫之至，皆相染易，无问大小，病状相似。"

要点二 疫疠发生与流行的因素

疫疠的发生与流行，多与气候因素、环境因素、预防措施不当和社会因素有关。

细目三 七情内伤

七情，即喜、怒、忧、思、悲、恐、惊七种情志活动，属精神活动范围，是人们对外在环境各种刺激的不同反映，是正常的生理表现。当突然、强烈或长期持久的精神刺激，超过了人体本身生理调节的范围，使人体气机紊乱，阴阳气血失调，才会使人致病。

要点 七情内伤致病的特点

1. 直接伤及内脏

（1）七情损伤相应之脏：即五脏所主七种情志损伤相应之脏。心在志为喜，过喜伤心；肝在志为怒，过怒伤肝；脾在志为思，过度思虑伤脾；肺在志为悲为忧，过悲伤肺；肾在志为恐，过恐伤肾。

（2）七情内伤首先影响心神：七情过激伤人发病，首先作用于心神，产生异常的心理反应和精神状态。喜乐过度，可致精神涣散，神志失常；大怒发作，可致精神冲动，失去理智；过于恐惧，可致神气散失，神不守舍。

（3）数情交织，多伤心肝脾：心藏神，肝藏血，脾运化水谷为气血生化之源，血是神的物质基础，所以情志内伤，最易损伤心肝脾三脏。

（4）易损伤潜病之脏腑。

2. 影响脏腑气机

脏腑之气的运动变化，在情志活动产生中发挥着重要作用。但脏腑之气的升降出入运动，受心神的调控。故情志致病首伤心神，随之影响脏腑气机，导致脏腑气机升降失常而出现相应的临床表现。包括：怒则气上；喜则气缓；悲则气消；恐则气下；惊则气乱；思则气结。

3. 多发为情志病证

（1）因情志刺激而发的病证，如郁证、癫、狂等；

（2）因情志刺激而诱发的病证，如胸痹、真心痛、眩晕（高血压病）等身心疾病；

（3）其他原因所致但具有情志异常表现的病证，如消渴、恶性肿瘤、慢性肝胆疾病等，大都有异常的情志表现，并且其病情也随其情绪变化而有相应的变化。对于情志病证的治疗，心理疏导和情志调摄是必要的治疗手段和方式。

4. 七情变化影响病情

七情变化对病情具有两方面的影响：一是有利于疾病康复。情绪积极乐观，七情反应适当，当怒则怒，当悲则悲，怒而不过，悲而不消沉，有利于病情的好转乃至痊愈。二是诱发疾病发作或加重病情。情绪消沉，悲观失望，或七情异常波动，可诱发疾病发作或使病情加重或恶化。了解七情活动对病情的正负两方面的影响，对把握病情发展变化，采取全面正确治疗，具有实际指导意义。

细目四　痰饮

痰饮是人体水液代谢障碍所形成的病理产物。一般以较稠浊的称为痰，清稀的称为饮。痰可分为有形之痰和无形之痰。无形之痰饮，指有痰饮致病的证候表现，而无实质性痰饮可见，但用治疗痰饮的方法能够奏效的一类特殊的病理变化，如眩晕、心悸等。

要点一　痰饮的形成

痰饮多由外感六淫，或饮食及七情内伤等因素，使肺、脾、肾以及三焦等脏腑气化功能失常，导致津液代谢障碍，从而使水湿停滞体内而形成。

要点二　痰饮的致病特点

痰饮致病特点包括：阻滞气血运行；影响水液代谢；易于蒙蔽心神；致病广泛，变幻多端。

1. 阻滞气血运行

痰饮之邪，可随气流行，或停滞于经脉，或留滞于脏腑，阻滞气机，妨碍血行。若痰饮留滞于脏腑，则阻滞脏腑气机，使脏腑气机升降失常。如痰饮阻肺，肺气失于宣降，则见胸闷气喘、咳嗽吐痰等；痰饮停胃，胃气失于和降，则见恶心呕吐等；痰浊痹阻心脉，血气运行不畅，可见胸闷心痛等。

2. 影响水液代谢

痰饮本为水液代谢失常的病理产物，痰饮一旦形成之后，可作为一种继发性致病因素反过来作用于人体，进一步影响肺、脾、肾等脏腑的功能活动，影响水液代谢。如痰湿困脾，脾气不升，可致水湿不运。

3. 易于蒙蔽心神

痰浊为病，随气上逆，尤易蒙蔽清窍，扰乱心神，使心神活动失常，出现头晕目眩、精神不振等症，或者痰浊上犯，与风、火相合，蒙蔽心窍，扰乱神明，以至出现神昏谵妄，或引起癫、狂、痫等疾病。

4. 致病广泛，变幻多端

痰饮随气流行，内而五脏六腑，外而四肢百骸、肌肤腠理，可停滞而致多种疾病。由于其致病面广，发病部位不一，且又易于兼邪致病，因而在临床上形成的病证繁多，症状表现十分复杂，故有"百病多由痰作祟"之说。

细目五　瘀血

瘀血，指体内血液停滞，包括离经之血停积于体内，以及血运不畅，阻滞于经脉及脏腑之内。瘀血是疾病过程中所形成的病理变化及病理性产物，又为继发病因。

要点一　瘀血的形成

瘀血常由于气虚推动无力、气滞血行不利、血寒经脉拘急、血热相互搏结等原因，使血行不畅而阻滞于体内而形成；此外，内外伤、气虚失摄、血热妄行等原因，也可造成血离经脉，停积于体内而形成瘀血。

要点二　瘀血的致病特点

瘀血的致病特点包括：易于阻滞气机；影响血脉运行；影响新血生成；病位固定，病证繁多。

1. 易于阻滞气机

血为气之母，血能载气，因而瘀血一旦形成，必然影响和加重气机郁滞，所谓"血瘀必兼气滞"。而气为血之帅，气机郁滞，又可引起局部或全身的血液运行不畅。

2. 影响血脉运行

瘀血为血液运行失常的病理产物，但瘀血形成之后，无论其瘀滞于脉内，还是留积于脉外，均可影响心、肝、脉等脏腑器官的功能，导致局部或全身的血液运行失常。

3. 影响新血生成

瘀血乃病理性产物，已失去对机体的濡养滋润作用。瘀血阻滞体内，尤其是瘀血日久不散，就会严重地影响气血的运行，脏腑失于濡养，功能失常，生机受阻，势必影响新血的生成。

4. 病位固定，病证繁多

瘀血一旦停滞于某脏腑组织，多难于及时消散，故其致病又具有病位相对固定的特征，如局部刺痛、固定不移，或癥积肿块形成而久不消散等。而且，瘀血阻滞的部位不同，形成原因各异，兼邪不同，其病理表现也就不同。

要点三　瘀血的病证特点

1. 疼痛呈刺痛状，痛处固定，昼轻夜重且拒按。
2. 有肿块，部位固定，瘀在肌肤则皮色青紫或青黄，瘀在体内，久则形成积，质硬或压痛。
3. 可出血，但血色紫暗或夹瘀块。
4. 久瘀可见面色黧黑，肌肤甲错，唇甲青紫，舌质紫暗或有瘀斑、瘀点，舌下经脉曲张等征象。
5. 脉象多见细涩、沉弦或结代。

细目六　饮食劳逸

要点一　饮食不节

指饮食没有一定的规律，包括过饥、过饱及饥饱无常。

（1）过饥：指摄食不足，如饥而不得食，或有意识限制饮食，或因脾胃功能虚弱而纳少，或因七情强烈波动而不思饮食，或不能按时饮食等。长期摄食不足，营养缺乏，气血生化减少。

（2）过饱：指饮食超量，或暴饮暴食，或中气虚弱而强食，以致脾胃难于消化转输而致病。轻者表现为饮食积滞不化，以致病理产物"积食"内停，可见脘腹胀满疼痛、嗳腐吞酸、呕吐、泄泻、厌食、纳呆等，甚者，可因脾胃久伤或营养过剩，而发展为消渴、肥胖、痔疮、心脉痹阻等病证。

要点二　饮食不洁

饮食不洁是指进食不洁净的食物而导致疾病的发生。多是由于缺乏良好的卫生习惯，进食陈腐变质，或被疫毒、寄生虫等污染的食物所造成。饮食不洁而致的病变以胃肠病为主。

要点三　饮食偏嗜

饮食偏嗜是指特别喜好某种性味的食物或专食某些食物而导致某些疾病的发生。包括寒热偏嗜、五味偏嗜及食类偏嗜。

（1）寒热偏嗜：过分偏嗜寒热饮食，可导致人体阴阳失调而发生某些病变。如偏食生冷寒凉之品，久则易于耗伤脾胃阳气，导致寒湿内生；若偏嗜辛温燥热饮食，又可使肠胃积热，或酿成痔疮等；若嗜酒成癖，久易聚湿、生痰、化热而致病，甚至变生癥积。

（2）五味偏嗜：五味，指酸、苦、甘、辛、咸，它们各有不同的作用，不可偏废。且五味与五脏，又各有其一定的亲和性。既可引起本脏功能失调，也可因脏气偏盛，以致脏腑之间平衡关系失调而出现他脏的病理改变。

（3）食类偏嗜：专食某种或某类食品，或厌恶某类食物而不食，或膳食中缺乏某些食物等，久之也可成为导致某些疾病发生的原因。如瘿瘤（碘缺乏）、佝偻（钙、磷代谢障碍）、夜盲（维生素 A 缺乏）等。如过食肥甘厚味，可聚湿生痰、化热，易致肥胖、眩晕、中风、胸痹、消渴等病变，若因偏食而致某些营养物质缺乏，也可发生多种病变。

要点四　劳逸失宜

1. 过度劳累

包括劳力过度、劳神过度和房劳过度三个方面。

（1）劳力过度：又称"形劳"。指较长时间的过度用力，劳伤形体而积劳成疾，或者是病后体虚，勉强劳作而致病。"劳则气耗"，或《素问·宣明五气》说："久立伤骨，久行伤筋。"劳力过度而致病，会导致脏气虚少，功能减退，或致形体损伤。

（2）劳神过度：又称"心劳"。指长期用脑过度，思虑劳神而积劳成疾。由于心藏神，脾主思，血是神志活动的重要物质基础，故劳神过度易耗伤心血，损伤脾气。以致心神失养，神志不宁而心悸、健忘、失眠、多梦和脾失健运而纳少、腹胀、便溏、消瘦等。

（3）房劳过度：又称"肾劳"。指房事太过，或手淫恶习，或妇女早孕多育等，房劳过度则易耗伤肾精、肾气而致病。房劳过度也是导致早衰的重要原因。

2. 过度安逸

过度安逸，包括体力过逸和脑力过逸等。人体每天需要适当的活动，气血才能流畅，阳气才得以振奋。若较长时间少动安闲，或者卧床过久，可表现为安逸少动，气机不畅；阳气不振，正气虚弱。如果长期用脑过少，加之阳气不振，可导致脏腑经络及精气血神失调而出现各种病理变化，常见精神委靡、健忘、反应迟钝等。

（崔家鹏）

第六单元　发病

细目一　发病的基本原理

正气，是一身之气相对邪气时的称谓，是指人体内具有抗病、祛邪、调节、修复等作用的一类细微物质。邪气，泛指各种致病因素，简称为"邪"，包括存在于外界或由人体内产生的种种具有致病作用的因素，如六淫、疠气、外伤、虫兽伤、寄生虫、七情内伤、饮食失宜、痰饮、瘀血、结石等。

要点一　正气不足是疾病发生的内在因素

正气在发病中的主导作用主要体现在：正虚感邪而发病；正虚生"邪"而发病；正气

的强弱可决定发病的证候性质。人体正气旺盛，气血充盈，卫外固密，病邪难于侵入，疾病无从发生，《素问·刺法论》说："正气存内，邪不可干。"

要点二　邪气是发病的重要条件

1. 邪气的侵害作用

邪气对机体的损害作用主要体现为：

（1）导致生理功能失常：邪气侵入发病，可导致机体的阴阳失调，精气血津液的代谢及功能障碍，以及脏腑经络的功能失调等。

（2）造成脏腑组织的形质损害：邪气作用于人体，可对机体的皮肉筋骨、脏腑器官造成不同程度的损伤，或致精气血津液等物质的亏耗。

（3）改变体质类型：邪气侵入，还能改变个体的体质特征，进而影响其对疾病的易罹倾向。

2. 邪气在发病中的作用

邪气作为发病的重要因素，与发病关系至为密切，主要体现于：

（1）邪气是导致发病的原因：疾病是邪气作用于人体而引起邪正相搏的结果，没有邪气的侵袭，机体一般不会发病。

（2）邪气影响发病的性质、类型和特点：不同的邪气作用于人体，表现出不同的发病特点、证候类型。

（3）邪气影响病情和病位：邪气的性质，感邪的轻重，皆与发病时病情的轻重有关。

（4）某些情况下邪气在发病中起主导作用：在邪气的毒力和致病力特别强，而正气虽盛但也难以抗御的情况下，邪气对疾病的发生起着决定性的作用。

细目二　影响发病的主要因素

要点一　环境与发病

环境，指与人类生存密切相关的自然环境与社会环境而言，主要包括气候因素、地域因素、生活工作环境等。

要点二　体质与发病

中医学的发病观认为，正气在发病过程中具有主导作用，而作为反映正气盛衰特点的体质，往往会影响疾病的发生、发展和变化。体质在发病中的作用，具体表现为：决定发病倾向；决定对某种病邪的易感性；决定某些疾病发生的证候类型。

要点三　精神状态与发病

情志变化与疾病发生的关系具体表现为：①突然强烈的情志刺激可扰乱气机、伤及内脏而致疾病突发。②长期持续性的精神刺激，如悲哀、忧愁、思虑过度易致气机郁滞或逆乱而缓慢发病，可引起消渴、胃脘痛、癥积等病的发生。

细目三　发病类型

要点一　感邪即发

感邪即发，又称为卒发、顿发。指感邪后立即发病，发病迅速之意。多见于新感外邪较盛、情志剧变、毒物所伤、外伤以及感受疠气等。

要点二　徐发

徐发，是指感邪后缓慢发病，又称为缓发。徐发与致病因素的种类、性质，以及体质因素等密切相关。

要点三　伏发

伏而后发，是指感受邪气后，病邪在机体内潜伏一段时间，或在诱因的作用下，过时而发病。这种发病形式多见于外感性疾病和某些外伤。

要点四　继发

继发，是指在原发疾病的基础上，继而发生新的疾病。即是说，继发病首先有原发疾病，并且所产生的新的疾病与原发病在病理上有密切联系。

要点五　复发

复发，是指疾病初愈或疾病的缓解阶段，在某些诱因的作用下，引起疾病再度发作或反复发作的一种发病形式。复发的类型大致分为少愈即复、休止与复发交替以及急性发作与慢性缓解交替。复发的诱因包括重感致复、食复、劳复、药复以及情志致复等。

要点六　合病与并病

合病，是两经或两个部位以上同时受邪所出现的病证。合病多见于感邪较盛，而正气相对不足，故邪气可同时侵犯两经或两个部位。并病，是指感邪后某一部位的证候未了，又出现另一部位的病证。并病多体现于病位传变之中，即病变部位或场所发生了相对转移。

（崔家鹏）

第七单元　病机

细目一　邪正盛衰

在疾病的发展变化过程中，正气和邪气这两种力量不是固定不变的，在外界致病因素和内在脏腑功能的影响下发生着消长盛衰的变化。邪正的消长盛衰，是病证虚实变化的基础。

要点一　实的病机

所谓实，指邪气亢盛，即是以邪盛为矛盾主要方面的一种病理反应。致病邪气的毒力和机体抗病能力都比较强盛，或邪气虽盛而机体正气未衰，尚能积极与邪抗争，正邪相搏，斗争剧烈，反应明显，可出现一系列病理性反应比较剧烈而有余的证候表现。诸如外感邪气亢盛，或肌肤经络闭塞，脏腑功能亢进或障碍，或气血壅滞而瘀结不通等，属实性病理变化。常见于外感六淫初期和中期，或由于痰、食、水、血等滞留于体内而引起的病证。

临床常见有精神亢奋，或壮热狂躁，或烦躁不宁，或疼痛拒按，或声高气粗，二便不通，脉实有力等症；或表现为痰涎壅盛、食积不化、水湿泛滥、气滞血瘀等病变。

要点二　虚的病机

所谓虚，指正气不足，即是以正气虚损为矛盾主要方面的一种病理反应。诸如卫气不固，脏腑功能低下，气血津液生化不足或气化无力，以及气机下降不及等，均属虚性病理变化。由于精、气、血、津液乏亏和脏腑功能减退，抗病能力低下，正邪斗争难以出现较为剧烈的反应，而出现一系列虚弱、衰退和不足的证候表现。

临床常见有神疲体倦、面容憔悴、身体瘦弱，或面色无华、声低气微、心悸气短、自汗，或盗汗、五心烦热，或畏寒肢冷、脉虚无力等症。

要点三　虚中夹实

指以正气虚损为主，又兼夹实邪结滞，从而形成正虚邪实的虚实错杂病理状态。

临床常见既有脾气虚弱的神疲肢倦，不思饮食，食后腹胀，大便不实之症，又兼见口黏、脘痞、舌苔厚腻等症。

要点四　实中夹虚

指以邪实为主，又兼有正气虚损不足，从而形成邪实正虚的虚实错杂病理状态。

临床常见既有高热气粗，心烦不安，面红目赤，尿赤便秘，苔黄脉数等实热的症状；又兼见口舌干燥，口渴引饮，气短心悸，舌燥少津等气阴不足的表现。

要点五　真虚假实

真虚假实，指病机的本质为"虚"，但表现出"实"的临床假象。一般是由于正气虚弱，脏腑经络之气不足，推动、激发功能减退所致，故真虚假实证又称为"至虚有盛候"。临床常见脾气虚弱，运化无力，可见纳食减少，疲乏无力，舌胖嫩而苔润，脉虚而细弱等正气不足的症状；同时又可见腹胀满（但时有和缓轻减），腹痛（但喜按）等假实之症。再如老年或大病、久病，气虚推动无力而出现的便秘，亦属此类。表现为病本为虚，反见实证的临床现象。

要点六　真实假虚

真实假虚，指病机的本质为"实"，但表现出"虚"的临床假象。一般是由于邪气亢盛，结聚体内，阻滞经络，气血不能外达所致，故真实假虚又称为"大实有赢状"。即所说"大实之病，反有赢状"。临床常见如热结肠胃，里热炽盛，可见大便秘结、腹满硬痛拒按、潮热、谵语等实热之症，同时因阳气被郁，不能四布，又可见面色苍白，四肢厥冷，精神委顿等状似虚寒之假象。再如小儿食积所出现的腹泻；妇科瘀血内阻出现的崩漏下血等，亦属此类。表现为病本为实，反见虚证的临床现象。

细目二　阴阳失调

阴阳失调，即阴阳消长失去平衡协调的简称，是指机体在疾病的发生发展过程中，由于各种致病因素的影响，导致机体的阴阳消长失去相对的平衡，从而形成阴阳偏胜、偏衰，或阴不制阳、阳不制阴的病理状态。

要点一　阴阳偏胜

指病邪侵袭人体，导致机体阴阳双方某一方的病理性亢盛状态，属"邪气盛则实"的实证。阳邪侵袭人体可形成机体阳气偏胜；阴邪侵袭人体，可形成机体阴气偏胜。

1. 阳偏胜

指机体在疾病过程中所出现的一种阳气病理性亢盛，机体反应性增强，热量过剩的病理状态。其病机特点多表现为阳盛而阴未虚（或虚亏不甚）的实热。

临床常见表现以热、动、燥为主要特点。可见壮热，烦渴，面红目赤，尿黄便干，苔黄，脉数等症。阳盛则耗阴，实热易于煎灼人体的阴气和阴津，故在出现热象之同时，还可见口渴溲少，大便干燥等阴津不足症状，久之亦可转化为实热伤阴，或形成虚热的病理变化。

2. 阴偏胜

指机体在疾病过程中所出现的一种阴气病理性偏盛，功能抑制或减退，热量耗伤过多，以及病理性代谢产物积聚的病理状态。其病机特点为阴盛而阳未虚（或虚损不甚）的实寒。

临床常见表现以寒、静、湿为主要特点。可见畏寒，喜暖，形寒肢冷，腹冷痛，泄泻，水肿，痰液清冷，舌淡而润，脉迟等症。阴盛则损阳，实寒久则必损阳气，故在出现寒象的同时，常可伴见阳气不足，机体生理功能减退，阳热不足等阳虚兼症，如面色白、溲清、便溏等症，形成实寒兼阳虚的病理状态。若阳气损伤过甚，病可由实转虚，发展成为虚寒。

要点二　阴阳偏衰

阴或阳的偏衰，是指人体阴或阳亏虚不足所引起的病理变化。

1. 阳偏衰

指机体阳气虚损，功能减退或衰弱，代谢减缓，产热不足的病理状态。其病机特点，多表现为机体阳气不足，阳不制阴，阴气相对亢盛的虚寒证。

临床常见表现阳虚则寒为主要特点，可见畏寒喜暖，形寒肢冷，面色白，舌淡脉迟等寒象；亦可见蜷卧神疲，小便清长，下利清谷，脉微细等虚象。同时，由于阳虚气化无力，阳不化阴，津液代谢障碍或减退，可形成水液潴留等水肿病证。

2. 阴偏衰

指机体阴气不足，精、血、津液等阴液亏少，以及由于阴虚不能制阳，导致阳气相对亢盛，功能虚性亢奋的病理状态。其病机特点，多表现为阴气不足，制约阳热及滋养、宁静功能减退，阳相对亢盛的虚热病证。

临床常见表现以阴虚则热为主要特点。可见消瘦，盗汗，低烧，五心烦热，口干，舌红，脉细数等症；阴虚火旺，可见骨蒸潮热、盗汗、五心烦热、颧红、咳血，或消瘦等症；阴虚阳亢，可见眩晕耳鸣，或遗精，或性欲亢进、腰膝酸软、失眠多梦等症。

要点三　阴阳互损

阴阳互损，是指在阴或阳任何一方虚损的前提下，病变发展影响到相对的一方，形成阴阳两虚的病机。

1. 阴损及阳

指由于阴液亏耗，累及阳气生化不足，或阳气无所依附而耗散，从而在阴虚的基础上又导致了阳虚，形成了以阴虚为主的阴阳两虚病理状态。

临床常见先有五心烦热、盗汗等阴虚的表现，继而出现畏寒肢冷、夜尿清长、面色白、脉沉细无力等阳虚之症，即说明已发展成阴损及阳的阴阳两虚病证。

2. 阳损及阴

指由于阳气虚损，累及阴液生化不足，从而在阳虚的基础上又导致了阴虚，形成了以阳虚为主的阴阳两虚病理状态。

临床常见先有畏寒肢冷、夜尿清长、面色㿠白，继而出现消瘦、烦躁升火，甚则瘈疭等肾阴亏虚见症，即说明已发展成阳损及阴的阴阳两虚病证。如肾阳虚亏，水泛为肿病证。

要点四　阴阳格拒

1. 阴盛格阳

阴盛格阳又称格阳。指阴寒偏盛至极，壅闭于内，逼迫阳气浮越于外，致使阴阳不相维系顺接，而相互格拒的一种病理状态。阴寒内盛为疾病的本质，由于格阳于外，可表现出某些假热之象，形成为真寒假热的病理现象。

临床常见于如极度衰弱之虚寒证，在面色苍白、四肢逆冷、精神委靡、畏寒蜷卧、脉微欲绝等阳虚基础上，突然出现面色泛红、烦热、口渴、言语过多、脉大而无根等假热之象，即是阴盛于内，格阳于外，并向阴阳离决发展的危重病证，也称为真寒假热的病理变化。

2. 阳盛格阴

阳盛格阴又称格阴。指阳热偏盛至极，深伏于里，阳气被遏，郁闭于内，不能外达于肢体，从而将阴气排斥于外的一种病理状态。阳盛于内，实热炽盛，为疾病的本质，但由于格阴于外（实际是阳气不能外达），可表现出某些假寒之象，形成为真热假寒证的病理现象。

临床常见表现于外感热病，邪热炽盛，可见壮热、面红、气粗、烦躁、舌红、脉数大有力等症，在病势发展较重之时，又出现四肢厥冷、脉象沉伏等假寒之象。即是阳盛格阴危重病证，也称为真热假寒的病理现象。

要点五　阴阳亡失

阴阳亡失，包括亡阴和亡阳两类。

1. 亡阳　指机体阳气发生突然性脱失，导致全身属阳的功能突然严重衰竭的病理状态。临床常见冷汗淋漓，肌肤手足逆冷，面色苍白，蜷卧神疲，脉微欲绝等症。

2. 亡阴　指机体阴气、阴液发生突然性大量耗伤或丢失，而致全身属阴的功能出现严重衰竭的病理状态。临床常见气喘，烦躁不安，手足虽温而汗多欲脱，面色红或紫，脉数疾等症。

细目三　气的失常

气的失常包括气虚和气机失调等病理变化。气机失调，是指气的升降出入失常而引起的气滞、气逆、气陷、气闭和气脱等病理变化。

要点一　气虚

气虚，指元气耗损，周身之气不足及功能减弱，脏腑功能衰退，抗病能力下降的病理状态。临床常见精神委顿，倦怠乏力，眩晕，自汗，易于感冒，面色㿠白，舌淡，脉虚等症。偏于元气虚，可见生长发育迟缓，生殖功能低下等症。偏于宗气虚，则以动则心悸，呼吸气短等症为主。

要点二　气机失调

1. 气滞

气滞，即气机郁滞，指气的流通不畅，郁滞不通的病理状态。气滞主要由于情志抑郁，或痰湿、食积、热郁、瘀血等的阻滞，影响到气的流通；或因脏腑功能失调，可形成局部的气机不畅或郁滞，从而导致某些脏腑、经络的功能障碍。气滞一般属于邪实为患，但亦有因气虚推动无力而滞者。

临床常见胀满、疼痛之症，甚则可引起血瘀、水停，形成瘀血、痰饮等病理产物。气滞亦可使肺气壅滞，见胸闷，喘咳；肝郁气滞，见胁肋胀满，少腹胀痛；脾胃气滞，见纳呆，脘腹胀痛；胃肠气滞，见腹胀而痛，时作时止，得矢气、嗳气而舒。脏腑气滞，以肺、肝、脾、胃等脏腑为多见。

2. 气逆

气逆，指气机升降失常，或气升之太过，或降之不及，脏腑之气逆上的病理状态。气逆多由情志所伤，或因饮食不当，或因外邪侵犯，或因痰浊壅阻所致，亦有因虚而气机上逆者。

临床常见气逆于肺、胃和肝等脏腑。使肺失肃降，肺气上逆，发为咳逆，气喘；胃失和降，胃气上逆，发为恶心，呕吐，呃逆，嗳气；肝气上逆，发为头痛而胀，面红目赤而易怒；若肝气暴张，肝气上逆，血随气逆，则可发生咯血、吐血，甚则壅遏清窍而发作昏厥。一般地说，气逆于上，以实为主。但也有因虚而气上逆者，如肺虚而失肃降，或肾虚而不纳气，均可致肺气上逆；胃虚失降可致胃气上逆。

3. 气陷

气陷，指在气虚病变基础上发生的以气的上升不足或下降太过，升举无力而下陷为特征的病理状态。气陷多由气虚病变发展而来，尤与脾气的关系最为密切。若素体虚弱，或病久耗伤，致脾气虚损，清阳不升，或中气下陷，从而形成气虚下陷的病变。

临床常见上气不足，指脾气虚损，则升清无力，水谷精微不能上输头目，可见头晕眼花，耳鸣，疲倦乏力等症。脾气虚损，升举无力，易导致中气（即脾胃之气的合称）下陷，可形成胃下垂、肾下垂、子宫脱垂、脱肛等病证。脾气虚陷，运化失职，清浊升降失调，则可并见腹胀满重坠，便意频频等症。

4. 气闭

气闭，指气机闭阻，外出严重障碍，以致清窍闭塞，出现昏厥等的病理状态。气闭，多由情志刺激，或外邪、痰浊等闭塞气机，使气不得外出而闭塞清窍所致。

临床常见有闭厥、气厥、痛厥、痰厥等不同。其发病急骤，以突然昏厥、不省人事为特点。多由于浊邪外阻，或因气郁之极，甚至气的外出阻滞而成。

5. 气脱

气脱，多由于正不敌邪，或正气的持续衰弱，以致气不内守，大量向外亡失，导致功能突然衰竭的病理状态。气脱多由于正不敌邪，或慢性疾病，正气长期消耗而衰竭，以致气不内守而外脱；或因大出血、大汗等气随血脱或气随津泄而致气脱，从而出现生命功能突然衰竭的病理状态。

临床常见有面色苍白，汗出不止，目闭口开，全身瘫软，手撒，二便失禁，脉微欲绝或虚大无根等症。

细目四　血的失常

血的失常，包括血虚、血行失常和血热等病理变化。

要点一　血虚

血虚，指血液不足，濡养功能减退，以致脏腑百脉、形体器官失养的病理状态。失血过多，新血不能生成补充；或因脾胃虚弱，饮食营养不足，血液生化乏源；或因血液的化生功能障碍；或因久病不愈，慢性消耗等因素而致营血暗耗等，均可导致血虚。脾胃为气血生化之源；肾主骨生髓，输精于肝，皆可化生血液，故血虚的成因与脾胃、肾的关系较为密切。

临床常见全身或局部营养不足，脏腑经络、组织器官功能衰退等证候，如面色不华，唇、舌、爪甲色淡无华，眩晕眼黑，心悸怔忡，神疲乏力，形体瘦怯，或手足麻木、关节屈伸不利，或两目干涩、视物昏花等症。

要点二　血行失常

1. 血瘀

血瘀，指血液循行迟缓，或流行不畅，甚则血液瘀结停滞成积的病理状态。

临床常见血瘀导致气血不通，发作疼痛，痛有定处而拒按，得温而不解；积久凝结，可见肿块，同时伴面目鳌黑，肌肤甲错，唇舌紫暗，以及瘀斑、红缕等症。

2. 出血

出血，指血液逸出血脉的病理状态。逸出血脉的血液，称为离经之血。若此离经之血不能及时消散或排出，蓄积于体内，则称为瘀血。

临床常见有吐血、衄血、尿血、皮肤斑疹，月经提前、量多等症。若突然大量出血，则气随血脱，可引发全身功能衰竭。

3. 血热

血热，指血内有热，使血行加速，脉络扩张，或血液妄行而致出血的病理状态。血热多由于热入血分所致。另外，情志郁结，五志过极化火，内火炽盛郁于血分，或阴虚火旺，亦致血热。血热病变，除见一般的热性症状外，由于血行加速，脉络扩张，可见面红目赤，肤色发红，舌色红绛，经脉异常搏动等症状。

临床常见既有热象，又有耗血、动血及伤阴症状为特征。可见身热，夜间为甚，舌质红绛，口干舌燥，甚则衄血、吐血、尿血，月经提前而且量多，脉数等症。此外，血热则心神被扰，可见心烦，或躁扰不安，甚则神昏、谵语、发狂等症。

细目五　内生"五邪"

内生"五邪"，是指在疾病的发展过程中，由于气血津液和脏腑等生理功能的异常而产生的类似风、寒、湿、燥、火六淫外邪致病的病理现象。由于病起于内，故分别称为"内风"、"内寒"、"内湿"、"内燥"和"内火"等，统称为内生"五邪"。

要点　内生"五邪"的形成和特点

1. 风气内动

风气内动，即是"内风"。由于"内风"与肝的关系较为密切，故又称肝风内动或肝风。内风，是指疾病发展过程中，主要因为阳盛，或阴虚不能制阳，阳升无制，出现动摇、眩晕、抽搐、震颤等类似风动的病理状态。

（1）肝阳化风：多由于情志所伤，肝气郁结，郁久化火而亢逆，或暴怒伤肝，肝气亢逆，或操劳过度，耗伤肝肾之阴，阴虚不能制阳，水亏不得涵木，肝阳因之浮动不潜，升而无制，亢逆之阳气化风，形成风气内动。在肝阳上亢表现的基础上，可见筋惕肉瞤、肢麻震颤、眩晕欲仆，甚则口眼㖞斜、半身不遂。严重者，则因血随气升而发卒然厥仆。

（2）热极生风：又称热甚动风。多见于热性病的极期，由于火热亢盛，化而为风，并因邪热煎灼津液，伤及营血，燔灼肝经，筋脉失其柔顺之性，而出现痉厥、抽搐、鼻翼扇动、目睛上吊等临床表现，常伴有高热、神昏、谵语。

（3）阴虚风动：多见于热病后期，津液和阴气大量亏损，或由于久病耗伤津液及阴气亏虚所致。主要病机是津液枯竭，阴气大伤，失其凉润柔和之能，既对筋脉失之滋润，又不能制阳而致阳气相对亢盛，因而产生筋挛肉𥆧、手足蠕动等动风症状，并见低热起伏、舌光少津、脉细如丝等阴竭表现。

（4）血虚生风：血虚生风，多由于生血不足或失血过多，或久病耗伤营血，肝血不足，筋脉失养，或血不荣络，则虚风内动。临床见肢体麻木不仁、筋肉跳动，甚则手足拘挛不伸等症。

（5）血燥生风：多由久病耗血，或年老精亏血少，或长期营养缺乏，生血不足，或瘀血内结，新血生化障碍所致。临床可见皮肤干燥或肌肤甲错，并有皮肤瘙痒或落屑等症状。

2. 寒从中生

寒从中生，又称"内寒"，是指机体阳气虚衰，温煦气化功能减退，虚寒内生，或阴寒之气弥漫的病理状态。因先天禀赋不足，阳气素虚，或久病伤阳，或外感寒邪，过食生冷，损伤阳气，以致阳气虚衰。阳气虚衰，不能制阴祛寒，故阴寒内盛。一般表现为阳热不足，温煦失职，虚寒内生，可见面色苍白、畏寒喜热、肢末不温、舌质淡胖、苔白滑润、脉沉迟弱，或筋脉拘挛、肢节痹痛等症。内寒的病机主要与脾肾阳虚有关。

3. 湿浊内生

湿浊内生，又称"内湿"，是指由于脾的运化功能和输布津液的功能障碍，从而引起湿浊蓄积停滞的病理状态。由于内生之湿多因脾虚，故又称之为脾虚生湿。内湿的产生，多因过食肥甘，嗜烟好酒，恣食生冷，内伤脾胃，致使脾失健运不能为胃行其津液，或喜静少动，素体肥胖，情志抑郁，致气机不利，津液输布障碍，聚而成湿所致。因此，脾的运化失职是湿浊内生的关键。

4. 津伤化燥

津伤化燥，又称"内燥"。是指机体津液不足，人体各组织器官和孔窍失其濡润，而出现干燥枯涩的病理状态。因久病伤津耗液，或大汗、大吐、大下，或亡血失精导致津液亏少，以及热性病过程中的热盛伤津等所致。由于津液亏少，不足以内溉脏腑，外润腠理孔窍，从而燥"邪"便由内而生，故临床多见干燥不润等病变。内燥病变可发生于各脏腑组织，以肺、胃及大肠为多见。

5. 火热内生

火热内生，又称"内火"或"内热"，是指由于阳盛有余，或阴虚阳亢，或由于气血郁滞，或由于病邪郁结而产生的火热内扰，功能亢奋的病理状态。

火热内生有虚实之分，其病机主要有如下几方面。

（1）阳气过盛化火：人身之阳气在正常的情况下，有温煦脏腑经络等作用，称之为"少火"。在病理情况下，阳气过盛，功能亢奋，必然使物质的消耗增加，以致伤阴耗津。导致阳气过亢则称为"壮火"，又称为"气有余便是火"。

（2）邪郁化火：邪郁化火包括两方面的内容：一是外感六淫病邪，在疾病过程中，皆可郁滞而从阳化热化火。二是体内的病理性代谢产物（如痰、瘀血、结石等）和食积、虫积等，亦能郁而化火。邪郁化火的主要机理，实质上是由于这些因素导致人体之气的郁滞，气郁则生热化火。

（3）五志过极化火：又称为"五志之火"。多指由于情志刺激，影响了脏腑精气阴阳的协调平衡，造成气机郁结或亢逆。气郁日久则可化热，气逆自可化火，因之火热内生。如情志内伤，抑郁不畅，则常能导致肝郁气滞，气郁化火，发为肝火；而大怒伤肝，肝气亢逆化火，亦可发为肝火。

（4）阴虚火旺：此属虚火。多由于津液亏虚，阴气大伤，阴虚不能制阳，阳气相对亢盛，阳亢化热化火，虚热虚火内生。一般说来，阴虚内热多见全身性的虚热征象，如五心烦热、骨蒸潮热、面部烘热、消瘦、盗汗、咽干口燥、舌红少苔、脉细数无力等；阴虚火旺，多见集中于机体某一部位的火热征象，如虚火上炎所致的牙痛、齿衄、咽痛、升火颧红等。内生火热，主要有心火、肝火、相火（肾火）及胃火等证，其临床表现则随其发病机理和病位的差异而各有不同。

（崔家鹏）

第八单元 防治原则

细目一 预防

预防，是指采取一定的措施，防止疾病的发生与发展，中医称之为"治未病"。它包括未病先防和既病防变两个方面的内容。

要点一 未病先防

未病先防，是指在疾病发生之前，做好各种预防工作，以防止疾病的发生。主要措施有调养身体，提高抗邪能力和防止病邪侵害。

1. 养生以增强正气

（1）顺应自然：《素问·四气调神大论》所说："春夏养阳，秋冬养阴，以从其根。"这里的从其根即是遵循四时变化规律。中医学倡导顺应自然的衣着饮食调配，起居有常，动静合宜等。

（2）养性调神：调神，或曰养性，是养生的一个重要方面。要做好养性调神，一是要注意避免来自内外环境的不良刺激，二是要提高人体自身心理的调摄能力。

（3）护肾保精：护肾保精之法除房室有节外，尚有运动保健、按摩固肾、食疗保肾、针灸药物调治等，从而使人体精充气足、形健神旺，达到预防疾病、健康长寿的目的。

（4）体魄锻炼：锻炼形体可以促进气血流畅，使人体肌肉筋骨强健，脏腑功能旺盛，并可借形动以济神静，从而使身体健康，益寿延年，同时也能预防疾病。传统的健身术如太极拳、易筋经、八段锦以及一些偏于健身的武术等，即具此特色。形体锻炼的要点有三：一是运动量要适度，要因人而宜，做到"形劳而不倦"；二是要循序渐进，运动量由小到大；三是要持之以恒，方能收效。

2. 防止病邪侵害

（1）避其邪气：邪气是导致疾病发生的重要条件，故未病先防除了养生以增强正气、提高抗病能力之外，还要注意避免病邪的侵害。

（2）药物预防：事先服食某些药物，可提高机体的免疫功能，能有效地防止病邪的侵袭，从而起到预防疾病的作用。这在预防疠气的流行方面尤有意义。如用板蓝根、大青叶预防流感、腮腺炎，用茵陈、贯众预防肝炎等，都是用之有效、简便易行的方法。

要点二　既病防变

主要是早期诊治和根据疾病传变规律，保护未受邪之脏腑。

1. 早期诊治

在疾病的过程中，由于邪正斗争的消长，疾病的发展，可能会出现由浅入深，由轻到重，由单纯到复杂的发展变化。早期诊治，其原因就在于疾病的初期，病位较浅，病情多轻，正气未衰，病较易治，因而传变较少。

2. 防止传变

（1）阻截病传途径：疾病一般都有其一定的传变规律和途径。如伤寒病的六经传变，病初多在肌表的太阳经，病变发展则易往他经传变，因此，太阳病阶段就是伤寒病早期诊治的关键，在此阶段的正确有效的治疗，是防止伤寒病病势发展的最好措施；又如温病多始于卫分证，因此卫分证阶段就是温病早期诊治的关键。据此可知，邪气侵犯人体后，根据其传变规律，早期诊治，阻截其病传途径，可以防止疾病的深化与恶化。

（2）先安未受邪之地：先安未受邪之地，可以五行的生克乘侮规律、五脏的整体规律、经络相传规律等为指导。如脏腑有病，可由病变性质差异，而有及子、犯母、乘、侮等传变。因此，根据不同病变的传变规律，实施预见性治疗，当可控制其病理传变。

细目二　治则

治则，即治疗疾病的法则。治则与治法不同，治则是用以指导治疗方法的总则，而治疗方法则是治则的具体化。

要点一　正治与反治

1. 正治法的概念及应用

正治法，是逆其证候性质而治的一种常用治疗法则，又称逆治。逆，是指采用方药的性质与疾病的性质相反。正治，是指采用与疾病的证候性质相反的方药以治疗的一种治疗原则。由于采用的方药与疾病证候性质相逆，如热证用寒药，故又称"逆治"。正治法，适用于疾病的征象与本质相一致的病证。

（1）寒者热之：寒性病证出现寒象，用温热方药来治疗，即以热药治疗寒性病证，为寒者热之。如表寒证用辛温解表方药，里寒证用辛热温里的方药等。

（2）热者寒之：热性病证出现热象，用寒凉方药来治疗。即以寒药治疗热性病证，为热者寒之。如表热证用辛凉解表方药，里热证用苦寒清里的方药等。

（3）虚则补之：虚损性病证出现虚象，用具有补益作用的方药来治疗。即以补益药治疗虚性病证，为虚则补之。如阳虚用温阳的方药，阴虚用滋阴的方药，气虚用益气的方药，血虚用补血的方药等。

（4）实则泻之：实性病证出现实象，用攻逐邪实的方药来治疗。即以攻邪泻实药治疗实性病证，为实则泻之。如食滞用消食导滞的方药，水饮内停用逐水的方药，瘀血用活血化瘀的方药，湿盛用祛湿的方药等。

2. 反治法的概念及应用

反治法，是顺从疾病假象而治的一种治疗法则，又称从治。从，是指采用方药的性质顺从疾病的假象，与疾病的假象相一致而言。

（1）寒因寒用：即以寒治寒，是指用寒性药物来治疗具有假寒征象的病证，称为寒因寒用。它适用于阳盛格阴的真热假寒证。如热厥证，由于里热盛极，阳气郁阻于内，不能外达于肢体起温煦作用，并格阴于外而见手足厥冷、脉沉伏之假寒之象。但细究之，患者手足虽冷，但躯干部却壮热而欲掀衣揭被，或见恶热、烦渴饮冷、小便短赤、舌红绛、苔黄等里真热的征象。这是阳热内盛，深伏于里所致。其外在寒象是假，里热盛极才是病之本质，故须用寒凉药清其里热。

（2）热因热用：即以热治热，用热性药物治疗具有假热症状的病证，故称为热因热用。适用于阴寒内盛，格阳于外，反见热象的真寒假热证。如格阳证，由于阴寒充塞于内，逼迫阳气浮越于外，故可见身反不恶寒，面赤如妆等假热之象，但由于阴寒内盛是病本，故同时也见下利清谷、四肢厥逆、脉微欲绝、舌淡苔白等内真寒的表现。因此，当用温热方药以治其本。

（3）塞因塞用：用补益的药物治疗具有虚性闭塞不通症状的虚证，即塞因塞用。适用于因体质虚弱，脏腑精气功能减退而出现闭塞症状的真虚假实证。如血虚而致经闭者，由于血源不足，故当补益气血而充其源，则无须用通药而经自来。用补益药治其真虚，因虚而致的实就自然会消失，也称为以补开塞。

（4）通因通用：用通利的药物治疗具有实性通泻症状的实证，即通因通用。适用于因实邪内阻出现通泄症状的真实假虚证。如食滞内停，阻滞胃肠，致腹痛泄泻，泻下物臭如败卵时，不仅不能止泄，相反当消食而导滞攻下，推荡积滞，使食积去而泄自止。瘀血所致的崩漏，膀胱湿热所致的尿频、尿急、尿痛等病证采用通利的药物来治疗，也称为以通治通。

要点二　治标与治本

"本"和"标"是一个相对的概念，有多种含义，主要是用以说明病变过程中各种矛盾的主次关系。

1. 缓则治本

缓则治本，指在病情缓和、病势迁延、暂无急重病状情况下，即应着眼于疾病本质的治疗。

2. 急则治标

急则治标，指病证急重，甚则影响本病的治疗时的标本取舍原则是标病急重，则当先治、急治其标。标急的情况多出现在疾病过程中出现的急重、甚或危重症状，或卒病而病情非常严重的时候。

3. 标本兼治

标本兼治指标病本病并重，或标本均不太急时，则当标本兼顾。如脾气虚衰运化失职，水湿内停，此时脾气虚衰是本，水湿内停为标，治可补脾与祛湿同用。

要点三　扶正与祛邪

1. 扶正与祛邪的概念

扶正，即扶助正气。增强体质，提高机体的抗邪及康复能力。扶正多用补虚方法，适用于各种虚证。适用于各种虚证，即所谓"虚则补之"。

祛邪，即祛除病邪，使邪去而正安。消解病邪的侵袭和损害、抑制亢奋有余的病理反应。适用于各种实证，即所谓"实则泻之"。

2. 扶正祛邪的运用原则

扶正祛邪的运用原则：攻补应用合理，即扶正用于虚证，祛邪用于实证；把握先后主次：对虚实错杂证，应根据虚实的主次与缓急，决定扶正祛邪运用的先后与主次；扶正不留邪，祛邪不伤正。具体运用如下：

（1）单用扶正：适用于以正气虚为主要矛盾，而邪气不盛的虚性病证。如气虚、阳虚的病人，应采取补气、补阳的方法治疗；阴虚、血虚的病人，应采取滋阴、补血的方法治疗为主。

（2）单用祛邪：适用于以邪盛为主要矛盾，而正气未衰的实性病证。如表邪盛者，宜发汗解表；邪在胸脘上部，如痰涎壅塞、宿食停滞，或食物中毒等，宜用吐法；邪在肠胃下部，如热邪与肠中糟粕互结，应用下法；实热实火，宜用清热泻火之法；寒证宜温中祛寒；湿证宜化湿、利湿；食积胀满，宜用消导；有痰的应祛痰；有瘀血的，应活血化瘀等，均属祛邪范围。

（3）扶正与祛邪兼用：适用于正虚邪盛，单扶正则易留邪，单祛邪则易伤正的病证。此时两者同时兼用，则扶正不留邪，祛邪不伤正。正虚较急重的，以扶正为主，兼顾祛邪；而邪盛较急重的，以祛邪为主，兼顾扶正。

（4）先祛邪后扶正：适用于虽然邪盛正虚，但正气尚能耐攻，或同时兼顾扶正反而会助邪的病证。如瘀血所致的崩漏证，瘀血不去，则崩漏难止，故应先用活血祛瘀法，然后补血。

（5）先扶正后祛邪：适用于正虚邪盛，以正虚为主的病人，因正气过于虚弱，兼以攻邪，则反而更伤正气，故应先扶正后祛邪。如某些虫积病人，因正气太虚弱，不宜驱虫，应先健脾以扶正，使正气得到一定恢复，然后再驱虫消积。

要点四　调整阴阳

调整阴阳，使之恢复平衡，促进阴平阳秘，是临床治疗的根本法则之一。

1. 损其有余

是对阴邪或阳邪过盛有余病证的治法。如阳热亢盛的实热证，应"治热以寒"，即用

"热者寒之"的方法，以清泄其阳热；阴寒内盛的实寒证，则应"治寒以热"，即用"寒者热之"的方法，以温散其阴寒。

2. 补其不足

是对阴液或阳气的一方虚损不足病证的治法，如阴虚、阳虚或阴阳两虚等，应采用"补其不足"的方法治之。如阴虚不能制阳，常表现为阴虚阳亢的虚热证，应滋阴以制阳，唐代的王冰则称之为"壮水之主，以制阳光"；因阳虚不能制阴而致阴寒偏盛者，应补阳以制阴，王冰则称之为"益火之原，以消阴翳"。

3. 阴阳并补

若阴阳两虚，则应阴阳双补。由于阴阳是互根互用的，故在使用上述治法的同时，还应注意"阳中求阴"或"阴中求阳"，即在补阴时适当配用补阳药，使阴得阳生而泉源不竭；补阳时适当配用补阴药，使阳得阴助而生化无穷。即阴阳两虚病证应用阴阳双补之法治疗，在治疗时亦应分清主次。

4. 回阳救阴

针对阴阳亡失病证的治疗原则。即亡阳者，当回阳以固脱。亡阴者，当救阴以固脱。

要点五 三因制宜

因时、因地、因人制宜，是指治疗疾病还要根据季节、地区以及人体的体质、性别、年龄等不同而制定适宜的治疗方法。

1. 因时制宜

根据不同季节气候的特点，来考虑治疗用药的原则，即为"因时制宜"。一般来说，春夏季节，气候由温渐热，阳气升发，人体腠理疏松而开泄，即使患外感风寒，也不宜过用辛温发散药物，以免开泄太过，耗伤气阴；而秋冬季节，气候由凉变寒，阴盛阳衰，人体腠理致密，阳气内敛，此时若非大热之证，当慎用寒凉药物，以防伤阳。

2. 因地制宜

根据不同地区的地理特点，来考虑治疗用药的原则，即为"因地制宜"。不同地区，由于地势高低、气候条件及生活习惯各异，人的生理活动和病变特点也不尽相同，所以治疗用药应根据当地环境及生活习惯而有所变化。如外感风寒证，西北严寒地区，用辛温解表药量较重，常用麻桂；东南温热地区，用辛温解表药量较轻，多用荆防。这也是地理气候不同的缘故，所以治病须因地制宜。

3. 因人制宜

根据病人年龄、性别、体质、生活习惯等不同特点，来考虑治疗用药的原则，即为"因人制宜"。

（1）年龄：不同年龄，治疗用药也应有区别。老年人生机减退，气血亏虚，患病多虚证，或虚实夹杂，治疗虚证宜补，有实邪的攻邪要慎重，用药量应比青壮年较轻。小儿生机旺盛，但气血未充，脏腑娇嫩，易寒易热，易虚易实，病情变化较快，故治小儿病，忌投峻攻，少用补益，用药量宜轻。

（2）性别：男女各自生理特点不同。妇女有经、带、胎、产等情况，治疗用药应加以考虑。如在妊娠期，对峻下、破血、滑利、走窜伤胎或有毒药物，当禁用或慎用。产后应考虑气血亏虚及恶露情况等。

（3）体质：体质有强弱与寒热之偏。阳盛或阴虚之体，慎用温热伤阴之剂；阳虚或阴盛之体，慎用寒凉伤阳之药。

（崔家鹏）

中医全科医学概论

第一单元 全科医学

细目一 全科医学

要点一 全科医学的要素

1. 基本概念

全科医学，又称家庭医学（family medicine）是一个面向社区与家庭，整合临床医学、预防医学、康复医学以及人文社会学科相关内容于一体的综合性医学专业学科，是一个临床二级学科；其范围涵盖了各种年龄、性别，各个器官系统以及各类疾病。其主旨是强调以人为中心、以家庭为单位、以社区为范围、以整体健康的维护与促进为方向的长期综合性、负责式照顾，并将个体与群体健康融为一体。

2. 要素

①基本观念：整体医学观，即把医学所涉及的基本内容看成一个整体，把病人及其健康看成一个整体，为病人提供整体性的服务。

②独特的方法论：系统整体性的方法，即一般系统理论和整体论的方法来理解和解决人类的健康问题，采用生物－心理－社会医学模式。

③具体的服务方法或手段：以病人为中心、以家庭为单位、以社区为范围的服务方法，以预防为导向的临床预防方法，团队合作和自我发展的技巧，评价与处理社区常见健康问题的策略等。

④独特的服务内容：主动为社区全体居民提供连续性、综合性、协调性、整体性、个体化、人性化的医疗保健服务。

要点二 基本特征

人性化照顾；综合性照顾；连续性照顾；协调性照顾；可及性照顾；以家庭为单位的照顾；以社区为范围的照顾；以预防为导向的照顾；以团队合作的工作方式的照顾。

细目二 全科医疗及全科医生

要点一 基本特征

1. 基本特征

（1）是一种基层医疗服务。

（2）是一种专科医疗服务。

（3）是一种以家庭为单位的医疗服务。

要点二　与专科医生的区别

全科医疗与专科医疗的区别

特征	全科医疗	专科医疗
服务对象	较少而稳定（1∶2500～1∶2000左右）	杂而流动性强
服务内容	防治保康教（计）六位一体	医疗为主
服务重点	社区常见健康问题	疑难危重症
服务层面	较宽，涉及生理、心理和社会各方面	较窄，常局限于某一系统、器官

续表

特征	全科医疗	专科医疗
服务单位	以家庭为单位，涵盖个人、社区	个人为主
服务手段	适宜技术、综合性服务，经济	高新技术，昂贵
服务责任	持续性，从生到死	间断性
服务宗旨	以健康为中心，全面掌握 以病人为中心，病人主动参与	以疾病为中心，救死扶伤 以医生为中心，病人被动服从

要点三　全科医生的工作任务

（1）社区各种常见病、多发病的综合照顾，把握会转诊的时机。

（2）急危重症病人的院前急救与转诊。

（3）社区人群的健康管理和慢病管理。

（4）负责老人、妇女、儿童、残疾人等社区重点人群保健。

（5）开展个人与群体的健康教育。

（6）医疗与伤残的社区康复。

（7）提供初步的心理咨询与治疗。

（8）计划生育技术指导。

（9）以个人、家庭档案为核心的社区卫生服务信息的建立与管理。

（10）通过团队合作执行卫生防疫、初级卫生保健任务。

细目三　中医全科医学

要点一　中医全科医学

1. 概念

中医全科医学是以中医学为核心，结合全科医学的特点，融合其他学科的最新研究成果而形成的一门具有独特的价值观和方法论的综合性的临床学科。

2. 中医全科医学包括三方面的内容

（1）深化中医学在基层服务中积累的经验，如治未病、整体观念、辨证论治等。

（2）移植了全科医学知识、方法和技术，如家庭、社区观念的引入。

（3）围绕着中医更好地为基层服务，通过丰富和发展中医学而发展新的观念、知识、方法和技术。中医全科医学要以人为中心，以维护和促进健康为目标，为个人、家庭与社区提供连续、综合、便捷的中医药服务。

要点二　中医全科医疗

中医全科医疗是在中医学和全科医学的基本理论指导下，整合多学科领域的知识和技能，发挥中医学在基层服务中的特色与优势，解决社区常见健康问题的一种医疗服务。

要点三　中医全科医生

中医全科医生是接受过专门训练的新型医生，是中医全科医疗的主要协调者和执行者。他们所接受的训练和经验使他们能从事内科、外科、妇科、儿科等相对广泛领域的服务，对社区居民、不论其性别、年龄或所发生的躯体、心理问题的类型，均能以独特的中医药知识和技能为个人、家庭提供连续性和综合性的医疗保健服务。

（刘艳骄）

第二单元　中医全科医疗的服务模式、方法

细目一　服务模式

要点一　以个人为中心的服务

（一）概念

1. 个人

是指社区中的全体居民，包括健康人和病人。健康人是指在身体、精神、社会适应能力方面处于完好状态，而不仅是没有疾病或虚弱的人。它涉及人的躯体、心理和社会道德方面的整体健康。

2. 病人

是指处于疾病（disease）、疾患（illness）、患病（sickness）状态的人。

3. 疾病 (disease)

是在一定致病因素作用下，人体稳定有序的生命活动遭到破坏，出现功能、代谢和形态结构的异常变化，存有生物学上的异常，从而表现为一系列临床症状和体征的生命

过程。

4. 疾患（illness）

是疾病前期机体的不适感，可表现出一定的症状和体征，也有可能仅仅是心理和社会方面的失调，不一定有生物学意义上的改变，主要依靠个体的自我感觉和判断，即机体的亚健康状态。

5. 患病（sickness）

是一种社会地位和状态，即被他人认可处于不健康的状态，如真正处于疾病、疾患状态的人，或因为某种原因"诈病"需要免除社会责任、需要休息或需要医护人员照顾的人。

（二）以个人为中心的目的

从生物－心理－社会角度来考察和解决个人的健康问题，诊疗上以问题为目标，强调在整体观念的指导下，采用适宜技术，直觉领悟，司外揣内，揆度奇恒，辨证求因，审因论治，审因时除了解发病过程中可能作为致病因素的客观条件外，还要运用基本接诊技巧，全面收集症状、体征，系统地了解个人背景资料，多从病人期望与需求角度分析病人的就医原因，以期更利于个人健康维护。

要点二　以家庭为单位的服务

（一）家庭的概念

（1）是由婚姻、血缘或收养关系所组成的社会组织的基本单位。

（2）是通过生物学关系、情感关系或法律关系连接在一起的一个群体。

（二）家庭系统理论

家庭的结构是指家庭组成的类型及各成员相互间的关系，包括外部结构和内在结构两部分。

家庭外部结构即人口结构，又称家庭的类型，可分为核心家庭、扩展家庭和其他家庭类型等。

家庭的特点：①行为的一同性；②角色的稳定性；③关系的情感性。

1. 家庭的类型

（1）核心家庭：是由父母及其未婚子女组成的家庭或和无子女夫妇组成的家庭，也包括养父母及养子女组成的家庭。

（2）扩展家庭：是指由两对或两对以上的夫妇及其未婚子女组成的家庭，包括主干家庭和联合家庭两种形式。

（3）其他家庭类型：包括单身家庭、单亲家庭、未婚同居家庭、群居家庭及同性恋家庭等。

2. 家庭的权力结构

家庭的权力结构是家庭的决策者以及做出决定时家庭成员之间的相互作用的方式，分为传统权威型、工具权威型、分享权威型和感情权威型四种类型。

3. 家庭角色

家庭角色是指个人在家庭中的地位和在家庭关系中的位置，这种地位和位置决定了个人在家庭中的责任、权利和义务。在家庭中存在各种各样的角色，如父亲、母亲、妻子、丈夫、子女，有其相应的义务和权利，各种角色都需要学习而来。

4. 家庭沟通

家庭沟通是家庭成员间交换信息、沟通感情和行为调控的有效手段，也是维持家庭正常功能的重要途径。

根据沟通的内容与感情的相关性，可以分为情感性沟通与机械性沟通。

根据沟通时表达信息的清晰程度，可分为清晰性沟通与模糊性沟通。

根据沟通时信息是否直接指向具体的接受者，可分为直接沟通与间接沟通。

5. 家庭价值观

家庭价值观是指家庭对客观世界的态度，是一种认识观，与家庭成员的行为方式、家庭成员对外界干预的反应性有关。如家庭的疾病观、健康观直接关系到家庭的求医行为。若频繁就医、过分依赖医生和护士，常表示家庭功能严重障碍。

6. 家庭功能

（1）满足感情需要的功能。

（2）满足生殖和性需要的功能。

（3）抚养和赡养的功能。

（4）将家庭成员培养成合格的社会成员的社会化功能。

（5）家庭是经济活动的基本单位。

（6）赋予成员地位的功能。

7. 健康家庭

（1）概念：是指家庭成员能够感受到家庭的凝聚力，能提供家庭成员足够的资源和身心滋养来应对个人成长以及面对生活中各种挑战的需要。

（2）特点：健康的家庭具备相同的特点，如成员角色与家庭关系具有弹性；每个成员都相当具有自主性或个性化，但在家庭内外仍有高度参与性；相互间的沟通开放而且诚挚；具备温馨、关怀及支持的家庭环境；能促进家庭成员的成长。

8. 家庭资源

（1）家庭内资源：①经济支持，家庭对成员提供的各种金钱、财物的支持；②健康维护，家人参与对成员健康的维护；③医疗处理，家人提供及安排医疗照顾；④情感支持，家人对成员的关怀及精神支持；⑤信息和教育，家人提供医疗咨询及建议；⑥家庭结构上的支持，家庭住址或设施的改变。

（2）家庭外资源：①社会资源，亲朋好友及社会团体的支持；②文化资源，文化水平的高低；③宗教资源，宗教信仰、宗教团体的支持；④经济资源，来自家庭之外的经济支持及赞助；⑤教育资源，教育程度的高低；⑥环境资源，居所的环境；⑦医疗资源，医疗保健机构。

9. 家庭危机

（1）概念：是指生活压力事件作用于个体和家庭，导致家庭系统调适不良、功能障碍，无法应付紧张事件，出现家庭功能失调的危机状态。经常会表现出家庭部分成员心身症状，从而产生求医行为，尤其是家庭资源相对贫乏的核心家庭更容易遭受各种危机的影响。

（2）分类：家庭危机可分为耗竭性危机和急性危机。当一些慢性的压力事件逐渐堆积到超过个人和家庭所能召集到的适当资源限度时，家庭便出现耗竭性危机；当一种突发而强烈的紧张事件迅速破坏了家庭平衡时，即使能得到新的资源，家庭也不可避免地要出现急性危机。

10. 家庭咨询

（1）概念：家庭咨询是在全科医疗基本原则规范下的服务范围之一，它是针对整个家庭，而不是家庭中的某个人，其咨询的内容是家庭问题，不是某个或几个成员的个别问题。

（2）家庭咨询主要内容包括：①家庭保健知识，如家庭遗传学问题、各个不同生活周期的保健问题、营养指导等；②家庭关系问题，如婚姻关系、婆媳关系等；③疾病的治疗与康复问题，如各种恶性肿瘤、心血管疾病等的继续治疗、照顾、预后等；④资源的利用问题，如转诊服务、医疗保险服务、社区家庭资源的利用；⑤突发事件的适应与应付，如各种突发事件发生后，家庭角色的转换、适应、应付处理办法，资源的利用等。

要点三　以社区为基础的服务

（一）社区的概念

（1）社区是一个社会学的概念，早在 1881 年德国学者 F. Tonnies 就试图给社区下一个定义，F. Tonnies 认为社区是以家庭为基础的历史共同体，是血缘共同体和地缘共同体的结合。

（2）社区（community）通常是集中在固定地域内的家庭间相互作用所形成的社会网络。

（3）我国著名社会学者费孝通教授定义社区是若干社会群体（家庭、氏族）或社会组织（机关、团体）聚集在某一地域里形成一个生活上相互关联的大集体。

（4）世界卫生组织于 1974 年集合社区卫生护理界的专家，共同界定适用于社区卫生作用的社区（community）定义："社区是指一固定的地理区域范围内的社会团体，其成员有着共同的兴趣，彼此认识且互相来往，行使社会功能，创造社会规范，形成特有的价值体系和社会福利事业。每个成员均经由家庭、近邻、社区而融入更大的社区。"

（二）社区四要素

（1）人民。

（2）地方或地理疆界。

（3）社会互动。

（4）社区认同。

（三）社区范围

（1）世界卫生组织（WHO）认为一个有代表性的社区，其人口数最大约为 10 万 ~ 30 万人，面积 5000 ~ 50000 平方公里。

（2）20 世纪 90 年代，卫生部提出我国社区可分为三类，以街道为基本单位的城市社区、以乡镇为单位的农村社区、以城乡结合的小城镇为基本单位的城镇社区。

（四）社区常见健康问题

（1）疾病多处于早期未分化的状态。

（2）生物－心理－社会问题交杂。

（3）慢性疾病以稳定期为主。

（4）以疾病为基础。

（5）具有明显的隐蔽性。

（6）社区健康服务模式。

（五）社区诊断（community diagnosis）

是借用临床诊断一词，指社区卫生工作者运用社会学、流行病学和管理学等研究方法对社区人群健康问题及社区资源进行调查，发现和分析社区人群的主要健康问题及其影响因素的一种调查研究方法。

1. 社区诊断常用方法

（1）人口统计方法。

（2）流行病学方法。

（3）卫生统计方法。

（4）行为测量方法。

（5）社区文献资料。

（6）社区调查方法。

（7）健康档案和社区医疗日志等。

2. 社区诊断的目的

发现社区主要健康问题。

细目二 服务方法

健康问题评估是研究诊断个体、家庭和社区对现存或潜在健康问题反应的基本理论、基本技能和临床思维方法。

要点一 评估方法

常用的评估类型主要有：①客观评估，是对客观的环境、背景、条件、结构和功能进行了解和评价；②主观评估，是指用自我报告或主观测验等方法分别了解成员对个体、家庭、社区的主观感觉、印象、愿望和反应；③分析评估，是利用个人、家庭和社区发展的一般规律来分析个人、家庭和社区的结构和功能状况，推测其与健康之间的相互作用机制和问题的来龙去脉；④工具评估，是指利用预先设计好的评估工具来评价个人、家庭、社区的结构和功能的状况。

（一）观察法

观察法是指全科医生通过自己的感官或借助听诊器、血压计、体温表等辅助工具对患者进行细致观察与系统检查，观察个人头面部、颈部、乳房、皮肤、淋巴结状态，呼吸、循环、消化、骨骼、肌肉、泌尿、生殖、神经系统状况，营养状况和心理评测，找出机体正常或异常征象的评估方法。身体评估以解剖生理学和病理学知识为基础，且有很强的技术性，正确、娴熟的操作可获得明确的评估结果。

（二）会谈法

会谈法是评估者与被评估者以面对面的谈话方式进行的评估。会谈法是评估最常用的一种方法。根据会谈的组织结构，可以分为自由式会谈和结构式会谈两种形式。

要点二 常用工具

（一）COOP/WONCA 功能状态量表

COOP/WONCA 功能状态量表是一种能全面反映人的健康和功能状态的评价工具。该临床判断工具覆盖了不同性别、不同年龄、各种健康问题的各个阶段，能反映出健康的状态变化，特别是与量度的相关性，能综合评价人的生物－心理－社会状况，帮助全科医生判断和记载患者功能和生活的能力。该表通过七类问题设置五个等级，由测试者选择其中一个答案，所得分值用来评价其健康及功能状态。

（二）家庭评估工具

1. 家系图

家系图可用来描述家庭结构、医疗史、家庭成员疾病间有无遗传的联系、家庭关系及家庭重要事件等，使医生能很快掌握大量的家庭基本资料。家系图可作为家庭档案的基本资料存于个人病历中。家系图至少由三代人组成，长辈在上，子辈在下；同辈中长者位左，幼者位右，各人的符号旁边可按需要加注年龄及婚姻状况、出生和死亡日期、遗传病或慢性病等资料，还可标明家庭成员的职业、文化程度、家庭决策者、照顾病人者、家庭重要事件等，从中能获得家庭结构、家庭生活周期、家庭关系、遗传病发病情况等资料，是了解家庭成员基本状况的最佳工具，由此可推测家庭劳动力、经济状况、可利用资源等情况。在特殊情况下，全科医生利用"家系图"的绘制，了解其家庭各个角色的互动关系，并将其综合于病因和治疗的考虑之中，在全科医疗中有较高的实用价值。

2. 家庭圈

家庭圈是以个人的观点看待个人在家庭中的重要性以及个人与其他家庭成员的亲疏关系而绘制的圈形图。

3. 家庭关怀度指数

家庭关怀度指数测评量表是 Smilkstein（1978）设计的简易测定家庭功能的问卷，反映了个别家庭成员对家庭功能的主观满意度，因为问题少，可粗略、快速地评价家庭功能，可以帮助全科医生了解病人可能得到的家庭照顾或支持的程度，关怀度指数较高表明病人能得到良好的家庭照顾或支持，相反，病人将更依赖于医疗保健服务。应该注意的是个人对家庭的满意度不能完全反映家庭功能的实际状况，儿童与父母对家庭的期望和满意程度明显不一致，婚姻满意度会随着家庭生活周期的转变而变化。

4. 家庭评估模型

McMaster 家庭功能评估模式阐明了一个家庭维持正常功能活动的基本条件和过程。这一模型认为每一家庭都必须执行一些基本的任务，如将食物摆在桌子上、提供休息场所和养育子女等。要完成以上任务，家庭必须具备以下几个方面的能力：①有能力解决各种各样的问题，家庭应该是解决问题的有效单位，这要依靠家庭成员在成功交流的基础上相互关心和照顾，通过分派角色任务，共同解决家庭问题；②考虑到家庭成员个性发展的需要，家庭必须有能力适当地控制其成员的行为。通过考察以上每一个环节是否出现问题，可以评估家庭是否出现功能障碍。McMaster 家庭功能评估模式是家庭功能整体性评估的一种基本思路，可供全科医生评价家庭功能时作为参考。

5．ECO - MAP 家庭外资源的评估

ECO – MAP 图是把家庭作为病人，记录家庭外资源的简单方法。可根据需要将具体项目注在各标题下面，并可用不同连线表示之间的关系。

（刘艳骄）

第三单元 中医全科医学的预防保健

细目一 治未病理论与养生方法

要点一 治未病理论

（一）概念

治未病理论，最早见于《黄帝内经》中"不治已病治未病"的养生学观点，它包括未病先防、已病防变、已变防渐、病愈防复等多个方面的内容，这是"上工之术"。不但要治病，而且要防病，不但要防病，而且要阻断病变发生发展的趋势。因此，治未病包含两层意义：一是防病于未然，强调养生，预防疾病的发生；二是既病之后防其传变，强调早期诊断和早期治疗，及时控制疾病的发展变化。

（二）基本内容

疾病轻微的隐而未现阶段，显而未成的有轻微表现阶段，成而未发的有明显表现阶段，发而未传的有典型表现阶段，传而未变的有恶化表现阶段，变而未果表现出愈或坏、生或死的紧急关头阶段。因此，在未病的阶段和疾病未成形的阶段，医者不但要善于治病，更要善于识病，以实现"未病先防、既病防变，病盛防危，新愈防复"。

1. 天人合一

外界的自然环境、社会环境发生变化和人体的功能失调，是产生亚健康状态的重要因素。"天人合一"就是通过人体内部的调节使之与外界的自然环境、社会环境的变化相适应，达到人体的健康状态。

2. 调整阴阳

阴阳平衡，是指人体的健康状态。各种"疾"的发生、发展，都是阴阳失去相对动态平衡的结果。中医认为"疾"指不易觉察的"病"前状态，即亚健康状态，而"病"则是有

明显表现的、程度较重的病变状态。因此，亚健康者，要经常检查自己体内阴阳有无偏盛偏衰的表现，采取阴阳"以平为期"的措施和方法，使人体阴阳协调平衡，达到健康状态。

3. 调养神明

健康不仅仅是没有疾病和衰弱状态，还包括人在心理和社会适应能力方面的完好状态。中医理论认为，神明是生命活动的主宰，是生命存亡的根本，而精神心理活动由五脏所产生。

4. 饮食有节

饮食是人体赖以生存的精微物质的来源，合理的饮食能补益精气，使气血旺盛。长期饮食过饥过饱、过食肥甘厚味、辛辣醇酒，或饮食有所偏嗜，都会成为致病因素，危害人体健康。"饮食有节"即强调合理的饮食结构及饮食方式，一方面，要求注意主食粗细搭配，多食蔬菜，肉蛋水果适量；另一方面，要从避免营养过盛，摄盐量过高，食入过多的高脂肪、高糖、高蛋白食物等方面考虑。

5. 调畅气机

人体气机的升降出入，是脏腑、经络、气血功能活动的基础。气机升降出入失常，人体生理机能就要改变，就会在人体发生早期的疾病隐患，即所谓的亚健康状态。

6. 调和脏腑

中医理论认为，人体以五脏为中心，通过经络联系六腑、四肢百骸，从而构成一个有机的整体。从"治未病"理论来看，五脏中以脾肾功能更为重要，也就是要重视先后天之本的作用。

7. 调理经络

人之所以成为一个有机的整体，是由于经脉阴阳交贯，内外相通，出入表里，完成人体气血流通，滋养脏腑组织的功能。

8. 重视体质

根据人体形体特征、心理特征、发病倾向及对外界适应能力等的不同，中医学将人的体质分为平和质、气虚质、阳虚质、阴虚质、痰湿质、湿热质、血瘀质、气郁质和特禀质九种。人们通过体质类型辨识，自知现阶段身心健康状态正常与否，自知易患哪些疾病和这些疾病的规律、病变特点和发展趋势，也可了解现阶段干预、治疗、康复的方法和措施。

9. 适当调治

中医方药、药膳调治、针灸、按摩等，具备辨证论治的个性化治疗特点，对于亚健康的防治具有突出的疗效和优势。

要点二　养生方法

（一）精神与养生

一个人的精神状态是衡量健康状况的首要标准。以志闲而少欲，心安而不惧，"美其食，任其服，乐其俗，高下不相慕"，养生当中，最重要的是养心。"一生淡泊养心机"

是一个很高的精神境界。人都有喜、怒、忧、悲、思、恐、惊七种情志，七情太过就会直接伤及五脏而导致疾病发生。"常观天下之人，凡气之温和者寿，质之慈良者寿，量之宽宏者寿，言之简默者寿。盖四者，仁之端也，故曰仁者寿。"保持"仁"就要做到温和、善良、宽厚、仁心仁德。养心立德是一个人健康的内在要素，同时培养琴棋书画的爱好，拥有博大的胸怀，做到不攀比，不虚荣，知足常乐。医患的心灵沟通，也是治疗身体疾病的基础。医者应用开导、鼓励、暗示、转移等多种疗法，针对与病情有关的心理、情感障碍进行心理治疗。在帮助患者消除心理障碍的同时，结合药物治疗，就可以取得很好的疗效。

（二）环境与养生

环境因素有两方面，一是自然环境，二是社会环境。人体生命的产生和生命的维持，都需要一个适宜其生存发展的环境。

（三）饮食与养生

饮食与养生，关键要有合理的膳食结构。饮食是人体赖以生存的物质来源，合理的饮食能补益精气，使气血旺盛，增强人体自身免疫能力和防病抗邪的能力。长期饮食不节，如饥饱失常、过食肥甘厚味、嗜酒、饮食偏嗜，都会成为致病因素，造成五脏偏盛偏衰，危害健康。中医养生之要以食为本，人体气血、津液、精血均来源于脾胃的生化。《养生录》提出养生"六宜"，食宜早些、食宜暖些、食宜少些、食宜淡些、食宜缓些、食宜软些。除正常养生之外，在治病时也要注意饮食调养。而药物的吸收代谢同样依赖于脾胃的运化功能才能到达脏腑组织。大多疾病易损脾胃，故先调理脾胃，再辨证治疗。疾病只要出现饮食欠佳的表现，均要注意调理脾胃，这也是中医临床治病的一个特点。

（四）运动与养生

根据人的体质、年龄、性别的差异，在身体条件允许的前提下适量运动，有利于人的身体健康。体育锻炼在疾病预防、治疗和康复中的作用，是其他方法无法替代的。以动养形，呼吸精气，疏通气血，舒筋健骨，可达强身祛病之功。机体正气的强弱、血液循环状况是否良好、新陈代谢质量的高低、抗病能力的大小、疾病治疗和恢复程度的快慢等，都与运动有着密切关系。在既病之前，运动疗法属于防的层次；在既病之后，运动又具有治疗和康复的意义。五禽戏、导引术、八段锦以及游泳、健美操、各种球类等多种健身方式，有利于患病者身体素质的增强，同时，对药物治疗也能起到积极的辅助作用。

古代养生家强调运动量和运动强度要以与自身相适为度。应根据体质、年龄、性别的差异，制订出适应不同人群的运动处方，以满足健身和治疗的不同需要。如调整睡眠，早晨慢跑、打太极拳，睡前散步、摩擦脚心；晨起深呼吸，拉长声音喊嗓子；双手反叉腰倒步走，把大拇指按在双侧肾俞穴上，边走边左右扭转颈项等。这些简便易行的方法，既有利于常人健身，也有利于病人强体。

（五）起居与养生

强调生活起居有规律，这是养生的首要条件。养成良好的生活习惯，克制不良嗜好也是养生的重要方面。

（六）房事与养生

我国古代对房事十分重视。夫妻间的性生活，关系到家庭的和睦、夫妻双方的健康、孩子的优生优育，同时也关系到人类的健康发展。历代医家、众多医著从医学的角度，对房事与人体生理、病理的关系进行了研讨，提出了许多科学的见解。道教方士也从修炼养生的角度研究房事。所以，如何正确认识性生活，怎样过性生活才有益身心健康，这些问题越来越引起人们的关注。

（七）药物与养生

最早的药物专著《神农本草经》，后来葛洪的《肘后备急方》、孙思邈的《备急千金要方》等，都载有许多抗衰老的药物及方剂。中医在使用药物调养的同时，特别重视药物毒副作用和药源性疾病，主张补虚药不可滥用，泻火药不可久服等，"凡药有毒也，非止大毒小毒谓之毒，虽甘草、人参不可不谓之毒，久服必有偏胜"。

（八）针灸按摩与养生

我们的祖先遇到疼痛或苦楚，有时会自然而然地用手或借助石块等工具进行按揉，这就是最古朴的砭石、针灸推拿疗法。中医将人体看成一个有机整体，经络内联脏腑，外络肢节，其作用为行气血，调阴阳。通过针灸推拿刺激经络，可以激发经络之气，疏通气血运行的通道，调动机体自身的自稳能力，整体调节人体的内环境，使机体保持阴阳平衡，以达到未病先防、既病防变的目的。医学发展至今，在从疾病医学向健康医学转型的过程中，针灸推拿疗法在激发和调动机体自身潜能方面独具特色，成为治未病的重要方法之一。灸法是最原始的医疗保健方法，其历史可以追溯到人类开始用火的时代。灸法是一种用火治病的方法，效果持久，但必须持之以恒。灸法主要是用艾绒制成的艾炷或艾条在穴位上熏灼，借温热的刺激治疗疾病，具有温经通络、行气活血、祛风散寒、补中益气、活血祛瘀的作用，对于虚寒性疾病以及养生保健最为适用。

以经络理论为基础进行养生治疗，除针灸之外，还有气功疗法、推拿疗法、刺血疗法、刮痧法、拔罐法。古代的气功包括呼吸运动、肢体运动和自我按摩在内，并被用于防病治病。现在比较流行的太极拳，其实就是养生保健气功的一种，锻炼起来，怡情娱性，比较适合中老年人。推拿，也叫按摩，是施术者用双手或单手在受术者身体上施加不同的力量和技巧以刺激某些特定的部位，达到恢复或改善机体状态的一种方法。也可以进行自我保健按摩，如每天清晨起床后，在床上双手交叉按摩脚心的涌泉穴，对健康大有好处。

细目二　预防保健与健康教育

要点一　全科医学的预防保健

（一）全科医学的预防保健理念

全科医生在社区卫生服务中要树立预防保健观念和贯彻预防为主的思想，即在临床工作上落实预防措施。

具体有以下几个方面。

（1）对健康与疾病的认识上，能运用预防和健康促进、防治相结合的技术，解决社区实际问题。

（2）病因与发病机制上，能自觉采用生物－心理－社会医学模式研究健康危险因素。

（3）研究对象上，能着眼于社区人群的健康问题，采取以个体健康为中心、家庭为单位、社区为范围的个体与群体相结合的卫生服务。

（4）服务性质上，能抓住社区人群的主要健康问题，作出社区诊断，制订预防保健计划，提供预防、医疗、保健、健康教育、康复和计划生育一体化的卫生服务，有效地解决个体、家庭和社区的健康问题。

（二）全科医学的预防保健服务优势

（1）全科医生立足于社区，直接面向社区居民，同社区居民密切接触，不仅接触病人，也接触健康人，包括未就诊者，便于提供预防保健服务。

（2）全科医生对社区居民提供连续性、协调性和综合性卫生服务，与居民建立了彼此信赖的医患关系，这些独特的优势使其有机会、也有可能掌握社区的完整的背景和健康状况，观察到疾病发生、发展的全过程，有利于全面评价健康危险因素，为个体和家庭制订针对性的、规划性的预防保健计划，帮助个体和家庭改变不良行为和生活方式。

（3）全科医生对疾病的病因和发病机制认识全面，预防观念强，因而容易发现早期健康问题，并可同时采取三级预防措施。

（4）全科医生便于充分利用社区内外各种资源，提供包括公共卫生和临床预防在内的协调性的预防服务。

（三）三级预防的原则与策略

1. 一级预防

亦称病因预防或发病前期预防，即采取各种措施以控制或消除致病因素对健康人群的危害。它是针对疾病"易感期"，即有致病因子存在，但疾病尚未发生时采取的预防措施，即无病防病。该时期预防是针对病因和健康危险因素的，故又称病因预防，是最积极的预防。

在全科医疗服务中的第一级预防常常是个体预防和社区预防并重，个体预防可采取自我保健来增进健康，具体措施包括：①保持良好的社会心理状态；②建立和培养良好的生活方式；③合理营养与平衡膳食；④创造良好的劳动条件和生活环境；⑤适量体育锻炼，劳逸结合。社区预防可采取特殊预防，具体措施包括：①健康教育与婚育咨询；②预防接种和计划免疫；③妇女各生理时期的保健；④儿童保健；⑤高危人群的保护；⑥职业病预防；⑦卫生立法和改善环境卫生，保护环境等。

2. 二级预防

又称临床前期预防或发病期预防。即在疾病的"症状前期"或"临床前期"提供的预防服务。目的是做到早期发现，早期诊断，早期治疗，从而使疾病能够及早治愈而不致加重和发展。常用的服务措施包括：①筛检；②周期性健康检查；③高危人群重点健康项目检查；④自我检查等。

3. 三级预防

又称临床预防、发病后期预防。此期疾病已有明显的症状和体征，积极治疗可减少并发症和后遗症的发生。对丧失劳动力或残废者，通过家庭护理指导、社会卫生服务、功能康复、心理治疗等，提高病人的生命质量；对危重病人要做好终末期照顾，最大限度地改善病人的生命质量。

预防医学实施过程中，根据疾病发生、发展的自然过程，将三级预防划分为五个层次，即：①健康促进，针对危险因素改变不良的行为和生活方式，即非特异性预防；②特异性预防，针对特异性病因；③早期诊断、及时治疗；④防止病残；⑤康复。

（四）全科医学的预防保健服务方法

全科医生提供预防保健的基本方法有免疫接种、筛检、病例发现、周期性健康检查和健康危险因素评估等。

要点二　全科医学的健康教育

（一）健康、健康教育、健康促进

1. 健康的定义

世界卫生组织（WHO）对健康的定义："健康不仅仅是没有疾病和虚弱，而是身体的、精神的健康和社会幸福的完好状态。"近年来，也有人提出把"道德健康"列入健康范畴。

2. 健康的基本要求

（1）身体上：发育健全、机能正常、体质强壮、精力充沛、头脑清醒、工作效率高。

（2）精神和人格上：对来自精神的、社会的甚至自身的不利因素或危险因素（包括精神创伤、紧张、孤独、经济条件不足、工作条件差、居住条件不良、环境恶劣、战争、灾害、酗酒、吸毒等等）能够从容不迫地、自如地应付并且适应。

3. 健康教育

健康教育是指通过一系列有组织、有计划、有系统的社会活动和教育活动，帮助个体和群体自觉地采纳有益于健康的行为和生活方式，消除或减轻影响健康的危险因素，预防疾病、促进健康和提高生活质量。近年来，随着医学模式的转变，健康概念的扩展，人们对健康教育的认识也在不断地深化。

健康教育的核心是教育人们树立健康意识、养成良好的行为习惯和生活方式，以降低或消除影响健康的危险因素。健康教育应该提供改变行为所必需的知识、技能与服务，并且促使人们合理地利用这些服务，如接受免疫接种和定期体检等，以期达到预防疾病、治疗疾病、促进康复的目的。

4. 健康促进

健康促进是帮助基本上属于健康的人们达到最理想健康状态的一种手段和过程，主要通过维护促进健康行为和改变危害健康行为的方法达到目的。

（二）健康相关行为

1. 促进健康行为

是个体或群体表现出的、客观上有利于自身和他人健康的行为。

2. 危害健康行为

是个体或群体在偏离个人、他人、社会的期望方向上表现出的若干行为。

（1）日常危害健康行为：如吸烟、酗酒、滥用药物及毒品、性乱等。

（2）致病性行为模式：是导致特异性疾病发生的行为模式，目前研究较多的有 A 型行为和 C 型行为。

（3）不良生活习惯：如饮食过度、高脂、高糖和低纤维素饮食、偏食、挑食和烫食等，主要与各种成年人慢性疾患，如肥胖、糖尿病、心脑血管疾病、早衰、癌症等有关。

（4）不良疾病行为：在得知自己患有疾病时，表现出违背健康促进的行为，如与求医行为相反的瞒病行为、恐惧行为、自暴自弃行为等；与遵医行为相反的角色行为超前（即把身体疲劳和生理不适错当作疾病）、角色行为缺如（已确定有病，但有意拖延不进入病人角色）以及悲观绝望和求神拜佛等迷信行为。

（三）健康教育和健康促进的目标和基本内容

1. 目标

（1）知、信、行统一：包括向病人传授知识，使病人改变态度并相信科学，然后转变其不良行为。其中，行为转变是病人健康教育和健康促进的最终目的。健康教育和健康促进并非仅仅是提供健康知识和信息，还应整合有关信息，并为病人提供可行的实施步骤。

（2）唤起病人和家庭对自身健康的责任：通过健康教育，使病人认识到自我保健是最为重要的，维护和促进健康不仅仅是政府和医务界的责任，更是个人及其家庭的责任。

2. 基本内容

（1）戒烟。

（2）营养知识教育。

（3）控制体重。

（4）运动疗法。

（5）心理调适。

（四）健康教育和健康促进的原则与方法

1. 原则

（1）个性化。

（2）知情同意、自觉自愿。

（3）简明扼要、便于实施。

（4）重复与循序渐进。

（5）监督与帮助。

（五）社区健康教育和健康促进

1. 城市社区

（1）社区常见病防治的宣传教育：①慢性非传染性疾病的社区防治；②防范新老传染病；③加强安全教育，防止意外伤害等。

（2）家庭健康教育：①家庭饮食卫生与营养教育；②家庭急救与护理；③居室环境卫

生知识；④生殖健康教育；⑤家庭心理卫生教育等。

2. 农村社区

（1）农村常见病防治宣传教育：①传染病和寄生虫病知识；②慢性非传染性疾病防治知识；③地方病防治知识；④农业劳动相关疾病防治知识等。

（2）移风易俗，改变不良卫生习惯教育。

（3）农村环境卫生和环境保护教育。

（4）健康观念与卫生法制教育。

（刘艳骄）

第四单元　全科医疗中的医患关系与沟通

细目　医患关系及其基础

要点一　医患关系的模式

（一）医患关系的概念

医患关系是指医务人员与患者之间的人际关系，是医疗服务活动中最重要、最基本的人际关系。

（二）医患关系的模式

（1）医患关系的企业模型。

（2）医患关系的家长主义模型。

（3）医患关系的契约模型。

（4）理想的医患关系模型。

要点二　医患关系的沟通技巧

（一）需要特别沟通的病人

（1）儿童。

（2）青少年。

（3）老年人。

（4）预后不良患者。

（5）问题病人：①有疑病症倾向的病人；②多重抱怨的病人；③充满愤怒的病人；④依赖性强的病人；⑤自大的病人。

（二）沟通的技巧与评价

1. 沟通的技巧

（1）医患交往过程中的会谈技巧：①会谈开始——礼貌、热情、开放式提问；②会谈中间——鼓励、促进、心理支持；③会谈结束——适时、自然、结束语。

（2）增进对语言信息理解及回忆的技巧：①使用简短、明确的词汇，易懂的语句；②言语表达要遵循量力性原则，根据病人的文化水平、职业特点和对语言的理解能力，采用与之相适应的语言表达方式；③分类输送信息，即把主要信息归纳分类后再传输给病人，如诊断、治疗措施及预后等；④重复信息，反复交代信息，可以增强理解及记忆；⑤具体与专门的信息，可增进回忆。

（3）非语词性沟通：心理学把非语词性交往分为四个系统。①视-动觉系统（面部表情、手势、身体运动）；②超语词——额外语词（音质、音调、速度、咳嗽、哭笑）；③时空维度（准时、迟到、朝向、距离）；④视觉交往（目光接触）。

（4）医患沟通的途径：①情感沟通；②诊疗沟通；③效果沟通；④随访沟通。

2. 沟通的评价

医生与病人的沟通对于建立良好的医患关系至关重要，沟通的成败可依以下几点进行评价：①治疗的顺从性，顺从性佳者表示沟通良好；②关系的持续性，与病人建立了持续性关系者表示沟通成功。

（刘艳骄）

第五单元　中医全科医疗中的法律问题

细目　相关法律制度及法律问题

要点一　中医全科医疗的相关法律制度

（一）人口与婚育法律

1.《中华人民共和国婚姻法》

2001年4月28日第九届全国人民代表大会常务委员会第二十一次会议修订。

2.《中华人民共和国人口与计划生育法》

2001年12月29日第九届全国人民代表大会常务委员会第二十五次会议审议通过。

3.《婚姻登记条例》

2003年10月1日起实施，对婚姻制度、妇女、儿童和老人等合法权益以及人口和计划生育提出了规范性要求。这对公民身心疾病的预防、家庭社区的和谐美满、人口数量的控制、人口质量的保证等国计民生关系重大。

（二）特殊人群健康权益保护法律

1.《母婴保健法》

经1994年10月27日第八届全国人大常委会第十次会议通过，自1995年6月1日起开始施行。其立法宗旨是提高我国人口的素质，改善农村和边远贫困地区妇女儿童的健康状况。母婴保健工作以保健为中心，以保障生殖健康为目的，实行保健和临床相结合，面向群体、面向基层和预防为主的方针。

2.《未成年人保护法》

经 1991 年 9 月 4 日第七届全国人民代表大会常务委员会第二十一次会议通过，2006 年 12 月 29 日第十届全国人大常委会第二十五次会议修订，自 2007 年 6 月 1 日起施行。

3.《老年人权益保障法》

经 1996 年 8 月 29 日第八届全国人民代表大会常务委员会第二十一次会议通过，自 1996 年 10 月 1 日起施行。其立法宗旨是保障老年人合法权益，发展老年事业，弘扬中华民族敬老、养老的美德。

4.《残疾人保障法》

经 1990 年 12 月 28 日第七届全国人民代表大会常务委员会第十七次会议通过，2008 年 4 月 24 日第一届全国人大常务委员会第二次会议修订，自 2008 年 7 月 1 日起施行。其立法宗旨是维护残疾人的合法权益，发展残疾人事业，保障残疾人平等地充分参与社会生活，共享社会物质文化成果。

5. 其他

目前精神卫生法律法规及相关政策保障体系还不健全，虽然《刑法》《刑事诉讼法》《民法通则》《民事诉讼法》《治安管理处罚法》《残疾人保障法》等法律法规中，规定了许多对精神病患者和精神残障人士的保护条款。《精神卫生法》的立法也正在进行中。

（三）疾病预防控制法律

1.《传染病防治法》

经 2004 年 8 月 28 日中华人民共和国第十届全国人民代表大会常务委员会第十一次会议修订通过，自 2004 年 12 月 1 日起施行。立法宗旨在于加强传染病的管理，预防、控制和消除传染病的发生与流行，保障人体健康和公共卫生。

我国的传染病实行甲类、乙类和丙类三类管理。

（1）甲类传染病：鼠疫、霍乱。

（2）乙类传染病：传染性非典型肺炎、艾滋病、病毒性肝炎、脊髓灰质炎、人感染高致病性禽流感、麻疹、流行性出血热、狂犬病、流行性乙型脑炎、登革热、炭疽、细菌性和阿米巴性痢疾、肺结核、伤寒和副伤寒、流行性脑脊髓膜炎、百日咳、白喉、新生儿破伤风、猩红热、布氏菌病、淋病、梅毒、钩端螺旋体病、血吸虫病、疟疾。

（3）丙类传染病：流行性感冒、流行性腮腺炎、风疹、急性出血性结膜炎、麻风病、流行性和地方性斑疹伤寒、黑热病、包虫病、丝虫病，除霍乱、细菌性和阿米巴性痢疾、伤寒和副伤寒以外的感染性腹泻。

2.《职业病防治法》

经 2001 年 10 月 27 日第九届全国人民代表大会常务委员第二十四次会议通过，自 2002 年 5 月 1 日起施行。其立法宗旨是为了预防、控制和消除职业病危害，防治职业病，保护劳动者健康及其相关权益，促进经济发展。

3. 其他

为加强血吸虫、碘缺乏、地方性氟中毒等地方病防治工作，国务院、卫生部先后制定了《关于进一步加强地方病防治工作的几点意见》《全国血吸虫防治规划》《食盐加碘消除碘缺乏危害管理条例》《防治布氏杆菌病暂行办法》《改水防治地方性氟中毒暂行办法》等，使地方病防治工作有法可依。

（四）突发公共卫生事件应急法律

《突发公共卫生事件应急条例》经 2003 年 5 月 7 日国务院第七次常务会议通过，自 2003 年 5 月 9 日施行。其立法宗旨是为了有效预防、及时控制和消除突发公共卫生事件的危害，保障公众身体健康与生命安全，维护正常的社会秩序。这标志着我国突发公共卫生事件应急机制得到进一步完善，突发公共卫生事件应急工作有了法制保障。

（五）健康相关产品卫生法律

1.《药品管理法》

经 1984 年 9 月 20 日第五届全国人民代表大会常务委员会第七次会议通过，2001 年 2 月 28 日第九届全国人民代表大会常务委员会第二十次会议修订，自 2001 年 12 月 1 日起施行。其立法宗旨是为了加强对药品的监督管理，保证药品质量，保障人体用药安全，维护人民身体健康和用药的合法权益。

2.《食品卫生法》

经 1995 年 10 月 30 日第八届全国人民代表大会常务委员会第十六次会议通过，自公布之日起施行。其立法宗旨是为了保证食品卫生安全，防止食品污染和有害因素对人体的危害，保障人民身体健康，增强人民体质。

3.《献血法》

经 1997 年 12 月 29 日第八届全国人民代表大会常务委员会第二十九次会议通过，自 1998 年 10 月 1 日起施行。其立法宗旨是为了保证医疗临床用血需要和安全，保障献血者和用血者身体健康，发扬人道主义精神，促进社会主义物质文明和精神文明建设。

4.《医疗器械监督管理条例》

《医疗器械监督管理条例》经 1999 年 12 月 28 日国务院第二十四次常务会议通过，自 2000 年 4 月 1 日起施行。其立法宗旨是为了加强对医疗器械的监督与管理，保证医疗器械的安全、有效，保障人体健康和生命安全。

（六）卫生技术人员管理法律

1.《执业医师法》

经 1998 年 6 月 26 日第九届全国人民代表大会常务委员会第三次会议通过，自 1999 年 5 月 1 日起施行。其立法宗旨是加强医师队伍的建设，提高医师的职业道德和业务素质，保障医师的合法权益，保护人民健康。

2.《护士管理办法》

1993 年 3 月 26 日卫生部颁布，自 1994 年 1 月 1 日起施行。其立法宗旨是为了加强护士管理，提高护理质量，保障医疗和护理安全，保护护士的合法权益。

3. 其他

原国家医药管理局与人事部于 1994 年 3 月 15 日联合颁发了《执业药师资格制度暂行规定》，原国家中医药管理局与人事部于 1995 年 7 月 5 日联合颁发了《执业中药师资格制度暂行规定》，从此我国开始实施执业药师资格制度。1999 年国家药品监督管理局在对原规定进行修改的基础上，颁发了新的《执业药师资格制度暂行规定》，并相继出台了《执业药师资格考试实施办法》《执业药师注册管理暂行办法》《执业药师资格认定办法》《执业药师继续教育管理办法》等一系列规范性文件，进一步完善我国执业药师资格制度。这些法律的颁布和施行，其主旨都是为了加强对药学技术人员的职业准入控制，科学、公正、客观地评价和选拔人才，全面提高药学技术人员的素质，确保药品质量，保障人民用药的安全有效。

（七）医疗事故处理法律

《医疗事故处理条例》经 2002 年 2 月 20 日国务院第五十五次常务会议通过，自 2002 年 9 月 1 日起施行。其立法宗旨是为了正确处理医疗事故，保护患者和医疗机构及其医务人员的合法权益，维护医疗秩序，保障医疗安全，促进医学科学的发展。

要点二　常见法律问题

（1）医疗事故与医疗纠纷。
（2）销售假劣药品罪。
（3）非法提供麻醉药品、精神药品罪。
（4）侵犯患者隐私权问题。
（5）侵犯患者肖像权问题。
（6）侵犯患者处分权问题。
（7）安乐死问题。

（刘艳骄）

第六单元　社区中医药卫生服务

细目　社区中医药服务与用药

要点一　基本原则与目标

（一）社区中医药卫生服务的定义

社区中医药卫生服务是以社区卫生服务网络为基础，在中医全科理论指导下，发挥中医药的优势和特色，将中医药知识、理论与技术充分运用到社区卫生服务各个环节中，为社区群众提供方便、优质、价廉、可及的中医健康照顾。社区中医药卫生服务是具有中国特色的社区卫生服务模式的核心内容之一。

（二）发展社区中医药卫生服务的基本原则

坚持中西医并重，突出中医特色，充分发挥中医的优势与作用；坚持以社会需求为导向，不断拓宽中医服务领域，提高中医服务能力；坚持在城市社区卫生服务网络建设中合理配置和充分利用中医药资源，完善社区中医药服务功能；坚持因地制宜，分类指导；点面结合，稳步发展。

（三）发展社区中医药卫生服务的工作目标

到 2010 年，社区卫生服务机构应能够提供设施齐备、人员配备合理、服务功能完善、服务水平有较大提高的中医药服务，基本满足社区居民的需求。东中部地区地级以上城市和西部地区省会城市要根据本地区经济发展水平和社区居民的需要，加快社区中医药卫生服务的发展。

要点二　基本内容

在开展社区中医药卫生服务中，社区卫生服务机构要充分发挥中医药的特色优势，开展中医药预防、保健、康复、计划生育技术服务、健康教育和常见病、多发病的诊疗服务。

（一）预防服务

充分发挥中医药特色和优势，积极参与传染病的预防工作，在公共卫生突发事件中发挥中医药的优势和作用；开展常见病、多发病、慢性病中医药防治一体化的服务；开展中医治未病工作；运用中医理论与技术，参与健康指导和行为干预；建立有中医特点的居民健康档案。

（二）医疗服务

提供基本的中医医疗服务，在门诊、病房、出诊、家庭病床等工作中运用中医理论辨证论治处理社区的常见病、多发病、慢性病；推广运用安全、有效、价廉的中医药适宜技术，如中药、针灸、推拿、火罐、敷贴、刮痧、熏洗、穴位注射、热熨等中医药治疗方法；提供中成药和中药饮片，满足开展中医药服务的需要。

（三）保健服务

制订有中医药内容的适合社区老年人、妇女、儿童等重点人群以及亚健康人群的保健方案，并组织实施；开展具有中医特色的养生保健工作。

（四）康复服务

运用中医药方法，结合现代理疗手段，开展中医康复医疗服务。

（五）健康教育

运用多种形式，宣传中医药防病、保健知识，能够提供有中医药内容的健康教育。

（六）计划生育咨询以及技术指导

运用中医药知识开展优生优育、生殖保健和孕产妇保健的咨询及指导。

要点三　合理用药

（一）合理用药的概念

我国于2004年3月4日正式发布实施《药品不良反应报告和监测管理办法》，其对药品不良反应的定义是："药品不良反应（adverse drug reaction，ADR）是指合格药品在正常用法用量下出现的与用药目的无关的或意外的有害反应。"该定义规定构成ADR必须同时具备3个条件，即：①药品必须合格，假冒伪劣药品及其他质量不合格的药品造成人身伤害不包括在内；②正常用法用量，不严格符合药品说明书的规定，或不遵守医生的正确医嘱，不正常、不合理的用药不在此例；③发生了有害反应，而且这种有害反应与治疗目的无关或出乎意料。

（二）合理运用中药的方法

1. 中药饮片的合理使用

（1）辨证用药、合理组方。

（2）用量得当、使用得法。

（3）煎煮得法、服用相宜：注意煎药器具、浸泡、水量、火候及时间、服药时间、冷服与热服。

（4）正确对待中药不良反应。

2. 中成药的合理使用

（1）明确组成、对证用药。

（2）合理选择剂型。

（3）正确使用中成药剂量。

（4）掌握中西药联用有效原则。

3. 老年人、儿童的用药特点

（1）老年人的用药特点：明确诊断，合理用药；因人而异，注意用药剂量；避免多种药物同服；掌握正确的服药方法；注意用药后监测。

（2）儿童的用药特点：①胎儿期的用药特点；②新生儿、婴幼儿期的用药特点；③儿童期的用药特点。

（三）社区药品管理

（1）加强用药监测。

（2）建立和完善药品不良反应报告制度。

（3）社区药师的指导和监督。

（4）指导处方药与非处方药的使用。

（刘艳骄）

预防医学概论

第一单元 绪 论

细目 医学模式、健康观

要点一 预防医学要素

1. 以群体为研究对象。
2. 以影响人群健康和疾病的危险因素为研究内容。
3. 以预防疾病和促进健康为研究目标。

要点二 医学模式与健康观

1. 医学模式

医学模式是人类对健康观、疾病观、死亡观等重要医学观念的总体概括，是医学临床实践活动和医学科学研究的指导思想和理论框架。医学模式是医学整体的思维方法，即解释和处理医学问题的方式。它受到不同历史时期的科学、技术、哲学和生产方式等方面的影响。医学模式的发展经历了神灵主义医学模式、自然哲学医学模式、机械论医学模式、生物医学模式以及生物－心理－社会医学模式五个阶段。

2. 健康观

健康观，即人们对健康的看法，主要分为两种。

（1）消极的健康观：消极的健康观认为："无病就是健康。"此定义的缺陷是仅从表面观察，它忽视了生理、病理和心理方面更复杂的过程，属于生物医学模式。

（2）积极的健康观：世界卫生组织宪章中，对健康的定义为："是整个身体、精神和社会生活的完好状态，而不仅仅是没有疾病或不虚弱。"认为健康是一种"状态"。人的健康状况往往波动于健康与疾病之间的过程中。它的积极意义是更全面地考虑到人们的生物、心理与社会因素对健康和疾病的作用，说明了生物－心理－社会医学模式是符合现代整体医学模式的。这一健康观也包括了综合性保健观念的三级预防。

要点三 三级预防的策略

根据疾病发生发展过程以及健康决定因素的特点，把预防策略按等级分类，称为三级预防策略。

（1）第一级预防即病因预防或根本性预防，是在疾病尚未发生时针对病因采取的预防措施，是预防控制和消灭疾病的根本措施。

（2）第二级预防即临床前期预防，是在疾病潜伏期，为阻止或延缓疾病发展而采取的措施，包括"三早"，即早发现、早诊断和早治疗。

（3）第三级预防即临床预防，是在疾病临床期为减少其危害而采取的措施。它的目的在于防止伤残和促进功能恢复，提高生命质量，降低病死率，包括对症治疗和康复治疗。

（曾光）

第二单元　社区卫生服务

细目　概　述

要点一　社区卫生服务特点

1. 属于初级卫生保健服务

社区卫生服务是以门诊为主的初级卫生保健，是社区大多数居民就医时最先接触的医疗保健服务，也是整个卫生服务体系的门户和基础，面对的是常见病、疾病的早期和功能性问题、心理健康问题等。

2. 以健康为中心

社区卫生服务必须是以人为中心，以健康为中心。这要求政府、社会，以及卫生部门必须将工作的重点从治疗疾病转移到预防和控制导致疾病的各种危险因素上，转移到保护和促进健康上，要求社区卫生服务走进社区和家庭，动员每个人主动地改变社会环境，建立健康的生活方式和行为，预防疾病和残疾，促进每个人的身心健康。

3. 以人群为对象

社区卫生服务应以维护社区内整个人群的健康为准则。通过改善社区的卫生环境、居住条件、消除不安全因素和不健康的生活方式等，促进社区健康人群、亚健康人群、高危人群、重点保健人群和所有患病人群的健康。

4. 以家庭为单位

家庭是个人生活的重要环境，它与个人的遗传、生长发育、生活方式、卫生习惯以及疾病的发生、发展、传播和康复等密切相关；家庭的结构与功能直接或间接影响家庭成员的健康，个人健康问题也可以影响家庭其他成员乃至整个家庭的结构和功能。同时，家庭又是诊治工作的重要场所和可利用的有效资源，如照顾老人的健康，必须动员家庭子女承担起责任和义务。因此，全科医师要善于了解并评价家庭结构和功能，发现可能影响家庭成员健康的潜在威胁，采取适当干预使之及时化解，改善其家庭功能，并动员家庭资源，协助对疾病的预防、诊断与长期管理。

5. 为病人提供综合、全方位的服务

随着人类自身价值的提升，对医学的服务要求也愈来愈高，人们不但需要医治疾病，更多的是要求提供卫生保健、心理疏导、康复、预防等卫生服务。

（1）人格化服务重视人胜于重视病，建立亲密的医患关系，从个体的生理、心理行为和社会环境中寻找影响健康的危险因素，根据病人的个性及其社会心理特点实施诊疗措施，以达到良好的服务效果。

（2）综合性服务是指服务对象不分性别、年龄和疾患类型，服务内容包括健康促进、疾病预防、治疗和康复，服务层面满足生理、心理和社会文化各个方面，服务范围涵盖个人、家庭和社区，服务手段包括现代医学、传统医学。

（3）连续性服务从围产期保健开始到濒死期的临终关怀；从健康促进、危险因素的监控到机体最初出现功能失调、疾病发生、演变、康复的各个时期的长期管理；服务对象在旅游或出差期间，甚至住院后会诊期间，全科医师对其负有连续性照顾的责任。

（4）协调性服务为实现对服务对象的全方位、全过程服务，全科医师应成为动员各级各类资源服务于病人及其家庭的枢纽。全科医师应当掌握各级各类医疗机构和转会诊专家，以便为病人提供全过程"无缝式"的转会诊服务；了解社区各类健康资源，如社区管理人员、健康促进组织、志愿者队伍、托幼托老机构、营养食堂等，并与之建立经常性的良好关系，为病人提供医疗、护理、心理等多方面的社区援助。

（5）可及性服务可及性或方便性是社区卫生服务的一个显著特点。可及性主要体现在：基本医疗设施的齐全可靠、价格上的便宜合理、医患关系的和谐、预约系统的快捷、时间上的方便性、结果上的有效等特点。

6. 以预防为导向

以预防为导向的社区卫生服务是对个人、家庭和社区健康问题的整体负责与全程控制，注重并实施"生命周期保健"，根据服务对象生命周期不同阶段中可能存在的危险因素和健康问题，提供一、二、三级预防，使"预防为主"的思想在社区内得以真正落实。在社区中开展经常性的健康体检、计划免疫、健康教育，将预防工作融入日常医疗服务工作中，实现"无病早防、有病早医"，使卫生工作获得更多的主动性。

7. 以团队合作为方式

社区卫生服务强调的是团队合作。以全科医师为核心，将护士、康复医师、中医师、心理医师、营养医师、社会工作者、护工等与社区卫生服务工作有关人员、机构、部门联合在一起，发挥集体优势、互相支持、分工协作，为服务对象提供医疗、预防、康复及健康促进等立体网络式健康服务。

8. 数字化健康管理

利用现代的网络技术、通讯技术、控制技术和一些医疗设备终端，将医疗服务、医疗延伸服务、健康教育引入家庭，最大限度地体现这些服务的及时性、实时性、随时性、交互性、多媒体化，居民不受时间、地域的限制，可充分地享受健康服务和健康教育的一种数字化健康社区管理模式。

要点二 社区卫生服务内容

1. 社区诊断

社区诊断是指社区卫生工作者在街道办事处、居民委员会等社区管理部门组织领导，以及卫生行政部门的指导下，通过流行病学方法对社区各方面进行检查，如社区环境卫生状况、人口构成、疾病谱、死因谱、常见病的患病率和发病率等指标，了解社区内的行政主管部门、各类机构和单位的经济、人力等情况，评价社区和家庭的主要健康问题，明确可用于解决卫生问题的资源，制定并有计划地实施社区卫生干预计划。

2. 健康教育

针对社区的主要健康问题，明确社区健康教育的重点对象、主要内容及适宜方式，开展免疫接种、预防性病和艾滋病、无偿献血、生殖健康、禁毒和控烟等宣传教育，指导社区居民纠正不利于身心健康的行为和生活方式。

3. 预防服务

为社区居民提供计划免疫接种服务，发动社区居民，定期除害灭虫，维护社区环境卫生，预防传染病、寄生虫病和突发事件；开展对慢性非传染性疾病的健康指导、行为干预，对慢性病高危人群进行监测，对慢性病患者实施规范化管理，以及对恢复期病人进行随访；开展社区精神卫生咨询、宣传与教育，早期发现精神疾患，配合开展康复期精神疾患的监护和社区康复；开展妇女保健、儿童保健、老年保健。

4. 医疗服务

由社区全科医师根据社区居民的需求，提供治疗、转诊、救护、家庭康复、临终关怀等基本医疗服务。主要包括：一般常见病、多发病和诊断明确的慢性病的医疗服务；急症、重症及疑难病症的及时会诊和转诊；急危重症的现场紧急救护及转诊；提供家庭出诊、家庭护理、家庭病床等家庭医疗服务；建立为社区居民提供连续性服务的转诊和会诊系统；对重点慢性病进行生活质量评价和保健指导，开展周期性健康体检。

5. 康复服务

康复是指综合、协调地应用医学的、社会的、教育的、职业的和其他措施对残疾人进行训练，减轻致病因素造成的后果，以提高其活动功能，改善生活自理能力，使之重新参加社会活动。掌握社区残疾人等功能障碍患者的基本情况和医疗康复需求，制定社区康复计划，开展躯体运动功能、日常生活活动能力及心理适应能力等方面的功能评价，因地制宜地开展多种形式的康复治疗和指导，改善他们的精神面貌和生活质量，使他们真正成为独立、平等、自信的社会成员。

6. 社区健康促进

为社区居民定期开展健康讲座，设立健康教育宣传栏，有条件的站点应定时播放健康教育广播，也可利用新闻媒体的作用进行宣传教育，改变人们不良行为和生活方式，提高社区居民自我保健能力。建立"社区健康促进"组织，并定时开展活动等，创建健康人群、健康环境和健康社区。

7. 社区计划生育服务

社区卫生服务人员应协同工会、妇联、共青团等有关部门，宣传我国的计划生育方针、政策、法规，使群众正确理解并自觉遵守各项生育政策；建立健全计划生育工作网络；及时采集、上报育龄妇女结婚、怀孕、生育、节育、流动和迁移等方面信息；经常深入地开展计划生育的宣传教育活动，使已婚育龄夫妇掌握生育与节育知识，自觉采用适宜的节育措施，实行有计划的生育；设立计划生育咨询门诊，在广泛宣传的同时做好个别指导工作。

要点三 中医药在社区卫生服务中的作用

1. 中医诊疗与治疗注重辨证论治和整体观。灵活运用"异病同治"、"同病异治"的原则和方法。运用辨证论治的方法，综合调理，并且在治疗时充分考虑患者的体质、体力、病情等情况，进行个体化治疗。中医辨证论治是从人的身体、心理、社会和文化等因素来观察和认识疾病，与现代医学的思辨方法不同，两者具有互补性。中医学以人为本，重视与人沟通，突出服务观念，诊疗成本低廉，对社区常见病、慢性病、老年疾病等的治疗和预防具有不可替代的优势。

2. 中医预防和行为干预充分利用中医药预防传染病与常见的慢性病，以合理膳食、适量运动、戒烟限酒、心理平衡为四大健康基石进行干预，并提供中西医结合防治一体化菜单式的服务；运用中医理论开展流行病调查，建立有中医内容的居民健康档案。

3. 中医养生保健是中医学中独特的保健方法，受到历代医家的重视和推广。中医讲究良好的生活习惯，如五味（酸、苦、甘、辛、咸）不可偏嗜，起居有节，房室有度，不妄作劳，心境平和等中医药养生保健理论。开展具有中医特色的养生保健、食疗药膳、调畅情志、运动功法、体质调养等保健服务，指导社区老年人、妇女、儿童等重点人群，以及社区亚健康人群进行自我养生保健。

4. 中医康复应用中医药康复手段，如针灸、推拿、拔罐、刮痧、药浴、足疗、熏蒸等技术，结合现代理疗方法，对脑卒中后遗症、偏瘫、腰腿痛、颈椎病以及伤残等病人进行功能康复治疗。应用中医特色穴位注射和中医健身呼吸操锻炼，对慢性阻塞性肺疾患者进行康复；应用躯体运动功能、日常生活活动能力及心理适应能力对中风进行康复治疗，改善患者的生活质量；应用针刺按摩配合体能训练治疗小儿脑瘫。社区成立以针灸、推拿、按摩、肢体功能训练为主的康复之家，应用针灸、推拿、拔罐、中药熏蒸等安全、有效、便捷、经济的中医药适宜技术，并根据患者的需求与身体状况开具运动处方、饮食处方，进行康复治疗。

5. 中医健康教育在社区居民中，开展多种形式的中医药预防、养生保健和心理咨询等活动，宣传中医药养生保健、防病治病知识，推广使用有中医药特色的健康处方，指导补益类中药的正确使用方法，引导健康投资。特别是指导老年人、妇女、亚健康等重点人群开展养生保健，充分发挥中医药在老年病、慢性病、康复等方面的优势。

6. 运用中医药知识开展优生优育、生殖保健的咨询及技术指导，孕期妇女的某些健康问题适宜采用中药复方、针灸、推拿等非药物疗法，毒副作用小，常常是可供选择的治疗方法之一；不孕症的中医药治疗具有独特的优势，往往能取得满意的疗效。

（曾光）

第三单元　流行病学与循证医学研究方法

细目一　概　述

要点一　流行病学特点

1. 它的研究对象是人群。
2. 不仅研究疾病状态，也研究健康状态。
3. 关注的重点是疾病或健康状态的分布及其影响因素。
4. 目的是为防治疾病和促进健康提供科学的决策依据。

要点二　流行病学方法

按照其设计特点一般可分为三类，即观察性研究、实验性研究和理论性研究。

细目二　疾病的分布

要点一　描述疾病分布的常用指标

1. **死亡率**　是指某人群在一定期间内（通常为 1 年）的总死亡人数与该人群同期平均人口数之比。死亡率反映一个人群总死亡水平，是衡量人群死亡危险性大小的指标，同时，可综合反映一个国家或地区人群的健康状况和卫生保健工作水平。由于不同国家（或地区）、不同年代人口的年龄、性别等构成不同，粗死亡率不能直接比较，必须进行年龄或性别的调整，计算调整（标准化）死亡率才能进行比较，以排除因年龄或性别构成不同所造成的假象。

按疾病的种类、年龄、性别、职业、种族等分类，分别计算所得的死亡率称为死亡专率。计算死亡专率时，分母必须是与分子相对应的人口数。

2. **病死率**　指一定时期内（通常为 1 年），在患某种疾病的人群中，因该病而死亡的比例。病死率表示确诊某疾病的死亡概率，反映了疾病的严重程度，也反映了医疗水平和诊断水平。

3. **发病率**　指一定期间内（通常为 1 年），一定人群中发生某病新病例的频率。

$$发病率 = \frac{某年（时期）某人群中某病的新病例数}{同年（时期）暴露人口数} \times K \ (K = 100\%，1000‰ 或 100000/$$

10 万……）

上式中，分子是一定期间内的新发病人数。分母中所规定的暴露人口是指可能会发生该病的人群。发病率可用于探讨发病因素，评价防治措施的效果。

4. **罹患率**　与发病率一样是测量新发病例的指标，是衡量某一局限范围较短期间内新发病例的频数。观察时间可以月、周、日为单位，使用比较灵活。

5. 患病率 又称现患率或流行率，是指某特定时间内一定人群中某病新旧病例数所占比例。

$$发病率 = \frac{特定时期内某人群中某病新旧病例数}{同时期观察人口数} \times K \; (K = 100\% , \; 1000‰ 或 100000/10$$

万……）

患病率通常用来表示病程较长的慢性病的发生或流行情况，可为医疗设施规划，医疗质量评价和医疗经费的投入提供科学依据。

6. 感染率 是指在调查时受检查的人群中某病现有感染的人数所占的比例，常用它推论疾病的感染状况或防治工作效果，估计其流行势态，也可为制订防治计划提供依据。

7. 生存率 又称存活率，是指患某病的人（或接受某种治疗措施的病人）经 n 年的随访，到随访结束时仍存活的病例数占观察病例数的比例。常用于评价某些慢性病的远期疗效。

要点二 疾病流行强度的相关术语

疾病流行强度是疾病在某地区一定时期内存在数量的多少，以及各病例之间的联系程度。常用散发、流行和大流行等表示。

1. 散发 是指某病在一定地区的发病率呈历年来一般水平。

2. 流行 是指一个地区某病发病率明显超过历年的散发发病率水平称为流行。流行与散发是相对的，应根据不同时期、不同病种等作出判断，一般发病率超过同期散发水平 3 ~ 5 倍才能判断为流行。

3. 大流行 即疾病蔓延迅速，涉及地域广，往往在比较短的期间内越过省界、国界甚至洲界，而形成大流行。

要点三 疾病的三间分布

1. 地区分布特征

（1）疾病在不同国家间及国家内各地区间的分布。

（2）疾病的城乡间分布。

2. 时间分布特征

（1）短期波动：指疾病在一个集体或固定的较小人群中，短时间内，发病数突然增多的现象，有时也称时点流行或爆发。两者的区别是爆发涉及的人群范围较小，短期波动涉及的人群则相对较大。

（2）季节性：指疾病的发生呈现每年的一定月份中发病频率升高的现象。疾病的流行有一定季节性，传染病尤为明显，季节性高峰的原因复杂，受气象因素、媒介昆虫、野生动物和家畜生长繁殖等因素影响，也受风俗习惯、生产、生活和卫生水平等因素的影响。季节性研究不但可探讨流行因素、传染源，还可为防治对策的制订提供依据。

（3）周期性：指某些疾病发生频率有规律地相隔一定时间发生较大流行的现象。主要是与人口稠密的城市中易感者积累及传染源与易感者接触有关。

（4）长期变异：指经过较长时间（几年或几十年）疾病的临床特征、发病率、死亡率等的变动情况，也包括病原体的型别、毒力及其他致病因素的变动趋势。人类许多疾病在一个相当长时间内会随着社会生活条件的改变，医疗技术的进步，自然条件的变化而发生显著变化，使其感染类型、病原体种类及宿主发生很大的变化。

3. 人群分布特征

疾病的分布常常随人群的性别、年龄、职业、种族、阶层、婚姻状况、家庭情况的不同而有差异，也与人群不同行为及环境有关。其分布不同的原因是多方面的。研究疾病的人群分布常有助于确定危险人群和探讨病因。

（1）性别：造成疾病性别分布不同的原因主要是：男女接触外界环境致病因素的频率和强度不同；男女解剖生理特点不同。

（2）年龄：年龄与疾病间的关联比其他因素的作用都强，多数疾病的发病率与死亡率均与年龄有关。导致年龄分布出现差异的原因有：免疫水平状况；暴露病原因子的机会不同；预防接种改变某些疾病固有的发病特征等。

（3）职业：疾病在职业分布中的差异主要与特异的职业有害因素有关。

（4）种族和民族：不同种族和民族对疾病的影响主要来自两个方面，一方面是生活习惯和经济条件，另一方面为遗传因素。

细目三　流行病学研究方法

要点一　现况研究

1. 概述

现况调查，又称现患调查或横断面调查，在一个特定的人群中，在某一时点或短时期内，同时评价暴露与疾病或健康的状况，用以描述暴露、疾病或健康状况的分布以及两者可能的相关关系。

2. 特点

是关于患病率的调查，很少使用发病率；特定时点的研究；不能得出病因因果关系的结论；研究开始时不需要设立对照组。

3. 目的和用途

现况研究可用于描述疾病或健康状况的分布；提供病因线索；早期发现病人；评价疾病的防治效果。

4. 类型

普查、抽查。

5. 设计与实施

（1）明确目的：选择现况调查类型调查是为了考核预防、治疗措施的效果，还可探索病因或危险因素。

（2）确定和选择研究对象：根据研究目的和选择的调查类型确定研究对象。如果是普查应是某个区域内的全体人群或具有某一特征的全体人群；如果是抽样调查，则首先要明确该抽样研究的总体人群，其次要确定采用何种抽样方法和抽取多大的样本数。

（3）资料收集：所需要的资料可从现存的资料和专题调查中获得。

（4）资料分析：现况调查所获得的资料，应先仔细检查这些原始资料的完整性、准确性，填补缺漏项目，删除重复，纠正错误，对疾病或健康状态按规定的标准归类核实。在完成以上资料的整理后才能开始进行资料分析。

要点二 病例对照研究

1. 原理

病例对照研究是选择一组患有所研究疾病的病例人群作为病例组，另选一组目前未患此病的人群作为对照组，分别调查其既往暴露于某个（或某些）危险因子下的情况及程度，以判断暴露危险因子与研究疾病有无关联及其关联程度大小的一种观察性研究方法。

暴露是指研究对象接触过某种待研究的物质（如重金属）、具有某种待研究的特征（如年龄）或行为（如抽烟）。

2. 特点

属于观察法；有事先设立的对照组；观察方向是回顾性的，即由"果"及"因"；一般不能论证暴露与疾病的因果关联。

3. 类型

按照选择对照的方式不同，病例对照研究可分为两种类型：

（1）病例与对照不匹配。

（2）病例与对照匹配：此类研究按匹配方式不同又可分为两种：①频数匹配，只要求对照组在匹配因素的比例上与病例组相同，无需一一配比；②个体匹配：根据匹配因素一致的原则，病例与对照以个体为单位进行匹配，有 1:1, 1:2, 1:3…1:R 等形式。

在进行病例对照研究设计时，选择的研究类型不同，个体匹配的方式不同，资料的分析方法不同。

4. 用途

探索疾病的可疑危险因素；检验病因假设；提供进一步研究的线索。

5. 资料分析的指标

（1）比值比（odds ratio, OR）：表示暴露与疾病之间关联强度的统计量。OR 表示两组中某事件发生的概率与不发生的概率的比值的比，简称比值比。

（2）OR 的计算：比值比（OR）＝病例组暴露比值对照组暴露比值＝（a/b）/（b/d）＝ad/bc

（3）OR 的意义：OR 值是相对危险度的估计值，表示存在暴露因素是不存在暴露因素发生某病的风险倍数。OR 值反映了暴露与疾病之间联系的强度。一般来说，OR 的可信区间均在 1 以上，表示暴露因素是疾病的危险因素且值越大危险越大；OR 的可信区间均小于 1，表示暴露因素是疾病发生的保护因素且值越小保护性越大；如果 OR 的可信区间跨过 1，暴露因素与疾病之间无任何关联。

要点三　队列研究

1. 原理

队列研究是按照研究对象是否暴露于所研究的暴露因素之下或暴露程度不同而划分为不同组别，然后随访观察一段时间，观察和比较各组某事件发生的概率，以检验暴露因素与该事件发生之间有无关联的一种研究方法。

2. 特点

（1）属于观察性研究方法。在研究中，研究者不给研究对象任何干预措施，暴露与否是客观、自然存在于研究人群中的。

（2）设立对照。事先设立可比较的对照组。队列研究是按研究对象是否暴露某因素或暴露程度不同进行分组设立对照，而不是按是否发病进行分组，也不是将研究对象随机分组的。

（3）观察方向是由"因"到"果"，从病因链的角度来看，队列研究是从"因"到"果"的研究，符合病因推断上前因后果的时间顺序。

（4）结果的论证强度较强，可以论证暴露与疾病的因果关联。

3. 类型

（1）前瞻性队列研究是队列研究的基本形式，其主要特点是研究对象的确定与分组是根据研究开始时的暴露状态。研究的结局需要随访一段时间才能得到。研究期限比较长，需要消耗较多的人力、物力，最大的优点是研究者可以直接获得第一手的资料，且资料较为可靠。

（2）回顾性队列研究与前瞻性队列研究不同的是，在研究开始时暴露与疾病均已发生。研究者根据过去的暴露情况进行分组，结合现有的资料分析各组疾病的发生情况，据此判断暴露与疾病之间是否存在关联。

（3）双向性队列研究。该方法是前两者的结合，所以也称为混合性队列研究。此类研究类型具有回顾性队列研究和前瞻性队列研究的性质。

4. 用途

（1）检验病因假设。由于队列研究是由"因"到"果"的研究，多用于检验病因假设。在一定条件下，可论证因果关联。

（2）描述疾病在人群中的自然史。通过前瞻性队列研究可观察到某疾病在人群中的发生、发展至出现结局的自然过程，称为人群的疾病自然史。可弥补个体疾病自然史的不足。

（3）评价预防效果。根据人群中是否接受某种预防措施分为暴露组和非暴露组，随访观察某相关指标在两组中出现情况来评价该预防措施的效果。

5. 资料分析的指标

（1）概率的计算：选择队列的类型不同，计算研究结果发生概率的方法也不同。固定队列主要计算累计概率，如累计发病率或累计死亡率等，分母是用进入队列时的人数；动态队列则需计算人时概率如发病密度，分母是用人时数。

①累积发病率（cumulative incidence rate，CI）：某一固定人群在一定时期内某病新发生例数与时期开始总人数之比。

②发病密度（incidence density，ID）：当队列是一个动态人群时，观察人数变动较大（因失访、迁移、死于他病、中途加入等），应将变动的人群转变为人时数代替人数来计算，此种发病率称为发病密度。人时是观察人数乘以随访单位时间的积，常用人年。发病密度是一定时期内的平均发病率。其分子仍是一个人群在期内新发生的病例数，分母则是该人群的每一成员所提供的人时的总和。

（2）效应的估计

①相对危险度（relative risk，RR）又称率比，是暴露组发病率（或死亡率）与对照组发病率（或死亡率）的比值。RR 表示暴露组发病或死亡是非暴露组的倍数，说明暴露因素存在时发病或死亡风险是暴露因素不存在时的倍数关系。RR 不同取值所代表的意义同 OR 值。

②归因危险度（attributable risk，AR）也称特异危险度或率差（rate difference，RD），是暴露组的发病率或死亡率与对照组同种率之差。说明由于暴露增加或降低的发病率或死亡率，即疾病危险完全归因于暴露因素的程度。

③AR 与 RR 的区别与联系：AR 与 RR 同为估计暴露与疾病关联强度的指标，但彼此代表的意义有差别。RR 说明个体在暴露情况下比不暴露情况下发生某疾病的风险倍数，具有病因学意义；AR 则是对于群体来说，在暴露情况下比不暴露情况下所增加的疾病发病数量，如消除暴露因素则可减少这一数量的疾病发生，具有疾病预防和公共卫生学意义。

要点四　社区干预试验

社区干预实验是以一个完整的社区或行政区域为基本单位，以人群作为整体对某种预防措施或方法考核或评价所进行的实验观察，是现场试验的一种。

1. 社区干预试验的基本原则与步骤

（1）设立对照组：通过设立对照组可以获得研究指标的数据差异，便于判定研究因素的效应。要求对照组在对疾病的易感程度、感染的机会及研究因素之外的其他影响因素等方面与实验组齐同。

影响社区干预试验效应的因素为：不能预知的结局：人类生物学因素又称为自身的因素，它包括：一般特征（年龄、性别、种族等）、人体的免疫状态、遗传因素、精神心理状态等。由于个体自身因素差异的客观存在，往往导致同一种疾病在不同个体中发生、发展和结局的自然史不一致；霍桑效应：指人们因为成了研究中特别感兴趣和受注意的目标而改变了其行为的一种趋向，与他们接受的干预措施的特异性作用无关；安慰剂效应：指某些研究对象，由于依赖医药而表现的一种正向心理效应，这种心理效应甚至可以影响到生理效应；潜在的未知因素的影响：人类的知识总是有局限性的，很可能还有一些影响干预效应的因素，但目前尚未被我们所认识。

设立对照的方式为：安慰剂对照：即用乳糖、淀粉、生理盐水等成分制成，不加任何有效成分，但外形、颜色、大小、味道与试验药物或制剂极为相近；自身对照：即实验前后以同一人群作对比；交叉对照：即在实验过程中将研究对象随机分为两组，在第一阶段，一组人群给予干预措施，另一组人群为对照组，干预措施结束后，两组对换试验。

（2）随机化分组：只有进行随机化分组，才能使每个研究对象都有同等的机会被分配到各组去，以平衡实验组和对照组已知和未知的混杂因素，从而提高两组的可比性，避免造成偏倚。

（3）盲法与非盲法：包括单盲、双盲和三盲。与盲法相对应的是非盲法，又称开放试验，即研究对象和研究者均知道试验组和对照组的分组情况，试验公开进行。这多适用于有客观观察指标的试验，例如，改变生活习惯（包括饮食、锻炼、吸烟等）的干预效果的观察。

（4）注意防止偏倚的产生：

①排除在随机分配前对研究对象进行筛查，凡对干预措施有禁忌者、无法追踪者、可能失访者、拒绝参加实验者，以及不符合标准的研究对象，都应排除。经过排除后，其结果可减少偏倚，但可能影响研究结果的外推。

②退出指研究对象在随机分配后从实验组或对照组退出。这不仅会造成原定的样本量不足，使研究工作效率降低，且易产生偏倚。

③失访是指研究对象因迁移或与本病无关的其他疾病死亡等而造成失访。一般要求失访率不超过 10%。

2. 社区干预试验效果的主要评价指标

（1）评价治疗措施效果的主要指标：

$$有效率 = \frac{治疗有效例数}{治疗的总例数} \times 100\% ；治愈率 = \frac{治愈人数}{治疗人数} \times 100\%$$

（2）评价预防措施效果的指标：

$$保护率 = \frac{对照组发病（或死亡）率 - 实验组发病（或死亡）率}{对照组发病（或死亡）率} \times 100\%$$

$$效果指数 = \frac{对照组发病（或死亡）率}{实验组发病（或死亡）率} \times 100\%$$

要点五　诊断试验与筛检试验

1. 诊断试验

应用物理学、生物化学、免疫学检查以及临床和医学器械的检查，对疾病和健康状况做出判断的试验。

2. 筛检试验

筛检（Screening）也称筛查，是运用快速简便的试验、检查或其他方法，在外表健康的人群中去发现未被识别的可疑的病人或有缺陷的人。

（1）筛检的分类：①按对象范围分：整群筛检；选择性筛检。②按项目多少分：单项筛检；多项筛检。

（2）筛检的目的：达到二级预防，即"三早"措施；.达到一级预防，即危险因素的筛检可使某些慢性病达到病因预防；了解疾病的自然史，开展流行病学监测。

3. 筛检试验与诊断试验的评价指标

评价试验的资料整理表

筛检试验	金标准		合计
	患者	非患者	
阳性	真阳性 a	假阳性 b	R1
阴性	假阴性 c	真阴性 d	R2
合计	C1	C2	N

（1）真实性：测量值与实际值相符合的程度，亦称效度，又称准确性。包括灵敏度与假阴性率、特异度与假阳性率、正确指数。

①灵敏度（真阳性率）：实际有病而按该筛检标准被正确地判为有病的百分率。灵敏度 $= a/(a+c) \times 100\%$。

②假阴性率（漏诊率）：实际有病，但根据该筛检标准被定为非病者的百分率。假阴性率 $= c/(a+c) \times 100\% = 1 -$ 灵敏度。

③特异度（真阴性率）：实际无病按该诊断标准被正确地判为无病的百分率。特异度 $= d/(b+d) \times 100\%$。

④假阳性率（误诊率）：实际无病，但根据该诊断标准被定为有病的百分率。假阳性率 $= b/(b+d) \times 100\% = 1 -$ 灵敏度。

⑤正确指数也称约登指数，是灵敏度和特异度之和减去 1。

正确指数 =（灵敏度 + 特异度）$-1 = 1 -$（假阳性率 + 假阴性率）

（2）可靠性：某一筛检方法在相同条件下重复测量同一受试者时，所获结果的一致性，又称信度。

符合率又称一致率，是筛检试验判定的结果与标准诊断的结果相同的数占总受检人数的比例。一致率 =（a+d）/（a+b+c+d）$\times 100\%$

（3）收益

①阳性预测值：是指筛检试验阳性者患目标疾病的可能性。阳性预测值 $= A/(A+B) \times 100\%$

②阴性预测值：是指筛检试验阴性者不患目标疾病的可能性。阴性预测值 $= D/(C+D) \times 100\%$

（4）灵敏度、特异度与预测值、患病率的关系：灵敏度越高，阴性预测值越高；特异度越高，阳性预测值越高；预测值与受检人群目标疾病患病率（P）密切相关，患病率越高，阳性预测值越高。

（5）提高筛检试验与诊断试验效率的方法：

①选择患病率高的人群（即高危人群）。

②采用联合试验：A. 串联：全部筛检试验结果均为阳性者才定为阳性。该法可以提高特异度。B. 并联：只要有任何一项筛检试验结果为阳性就可定为阳性。该法可以提高灵敏度。

细目四　循证医学要素

要点　循证医学要素

1. 最佳证据。
2. 医生经验。
3. 病人意愿。

（曾光）

第四单元　环境、饮食与健康

细目一　环境与健康

要点一　生活环境与健康

1. 大气环境与健康

（1）大气环境的卫生学特征

①太阳辐射：紫外线：适量的紫外线具有抗佝偻病、杀菌和免疫增强作用，但过强的紫外线则可致日光性皮炎和光电性眼炎，甚至皮肤癌等。

红外线：适量的红外线可促进人体新陈代谢和细胞增生，具有消炎和镇静作用；过强则可引起日射病和红外线白内障等。

可见光：综合作用于机体的高级神经系统，能提高视觉和代谢能力，平衡兴奋和镇静作用，提高情绪与工作效率，是生物生存的必需条件。

②气象因素：指大气状态，即气温、气湿、气压、气流等，它们与太阳辐射综合作用于机体，与人类疾病的发生及环境污染物的扩散等有关。

③空气离子：大气中带电荷的物质统称为空气离子。新鲜清洁的空气中轻离子浓度高，而污染的空气中重离子浓度高。空气中重离子数与轻离子数之比 > 50 时，则表明空气较为浑浊。空气阴离子对机体具有镇静、催眠、镇痛、镇咳、降压等作用，海滨、森林、瀑布附近等环境，大气中阴离子含量较多，有利于机体健康。

（2）大气污染对健康的危害：

①急性危害：大气污染物的浓度在短期内急剧升高而引起急性中毒。按其形成的原因可以分为烟雾事件和生产事故。根据烟雾形成的原因，烟雾事件分为煤烟型烟雾事件，如伦敦烟雾事件；光化学型烟雾事件，如洛杉矶光化学烟雾事件。

②慢性影响：可以导致慢性阻塞性肺系疾病等呼吸系统疾病，降低机体免疫力，引起变态反应、慢性中毒、心血管疾病和肺癌等多种疾病。

大气污染还通过温室效应、破坏臭氧层、酸雨等方式对健康产生间接危害。

2. 水环境与健康

（1）水资源的种类及其卫生学特征

①降水：是指雨、雪、雹水，水质较好、矿物质含量较低，但水量无保证，其水质主要受大气污染和降水来源地的影响。

②地表水：是降水在地表径流和汇集后形成的水体，包括江河水、湖泊水、水库水等。其水质一般较软，含盐量较少，易受到污染。

③地下水：是由于降水和地表水经土壤地层渗透到地面以下而形成的。地下水比地表水水质好，但矿化度高。

（2）水污染的危害

①物理性污染：热污染、放射性污染等。

②化学性污染：无机污染物和有机污染物，包括汞、砷、铬、酚、多氯联苯及农药等。

水俣病：20世纪50年代发生于日本熊本县水俣湾水域的公害病。其发病原因是：随工厂废水进入水体的汞被水或底泥中的微生物转化成甲基汞，由于长期摄入富含甲基汞的鱼、贝类，甲基汞通过水生食物链进入动物和人类体内，在胃酸作用下形成氯化甲基汞，随血流到达靶器官——脑，透过血脑屏障，侵害大、小脑，损害感觉和运动区，尤其是视、听觉。

③生物性污染：主要表现为介水传染病和水体富营养化对健康的影响。

介水传染病：指通过饮用或因为生产劳动、休闲娱乐接触人畜粪便、污水和中病原体污染的水源或饮用水，或食用被这种水污染的食物而发生的传染性疾病。

水体富营养化：指大量含氮、磷的生活污水和工业废水未经处理排入水体，使水体中氮、磷含量增高，藻类等浮游生物获得营养而大量繁殖、生长、死亡，以至造成水质恶化，生物种群组成发生改变，生态环境受到破坏，甚至危害水生生物生存和人群健康的现象。

（3）水的净化和消毒

①净化生活饮用水水源的常规净化处理过程包括混凝沉淀和过滤，目的是除去原水中的悬浮物质、胶体颗粒，使水的浊度和色度符合饮用水卫生标准，并降低水中微生物的含量。

②消毒是杀灭外环境中病原微生物的方法。目的是切断传染病的传播途径，预防传染病的发生和流行，保障人体健康。饮用水消毒的方法主要有氯化消毒、二氧化氯消毒、紫外线消毒和臭氧消毒等。

要点二　生产环境与健康

1. 职业病

职业有害因素作用的强度与时间超过人体承受的限度，造成功能或器质性病理改变，从而出现相应的临床征象，并影响劳动能力，这类疾病通称为职业病。

2. 职业病的特点

①病因明确，即有职业性有害因素接触史，在控制病因或作用条件后，可以消除或减少发病；②所接触的职业性有害因素大多是可以检测和识别的，且其水平与发病率及严重程度一般存在剂量－反应关系；③在接触同样职业性有害因素人群中往往具有群发性，很少出现个别病例；④大多数职业病尚无特效治疗方法，如能早期发现、早期诊断、及时治

疗、妥善处理，预后较好，发现愈晚，疗效愈差；⑤是可预防性疾病，控制职业性有害因素，即可减少职业病的发生。

要点三　社会、心理、行为与健康

1. 社会因素与健康

影响健康的社会因素包括，社会经济、社会文化、社会支持、社会地位等。

2. 心理因素与健康

影响健康的心理因素有：性格、情绪和生活事件：A 型性格的人患冠状动脉硬化的人数要比 B 型性格者高 5 倍。C 型性格的人往往长期处于孤独、矛盾、失望、压抑的状态，这种状态会影响人体内环境的平衡，造成免疫系统的功能障碍，易于患上癌症。此外，胃和十二指肠溃疡、胆石症、支气管哮喘、神经衰弱、妇女月经不调、糖尿病、皮肤病等疾病都与性格有一定的关系。

3. 行为与健康

利于健康的因素包括合理营养、充足的睡眠、戒烟、戒酒、保持乐观向上的生活态度等；危害健康的因素包括吸烟、酗酒、滥用药物、性乱、讳疾忌医等。

（1）吸烟：可增加肺癌、胃癌、肝癌、口腔癌、食道癌、喉癌等多种疾病的发病率或死亡率；易诱发糖尿病、鼻窦炎、多种甲状腺疾病等；孕妇吸烟可影响胎儿的健康，导致死胎、流产、早产、滞产、低体重儿，并使婴儿更易患感染性疾病。

（2）酗酒：长期过量饮酒会导致胃炎、胃及十二指肠溃疡、酒精中毒性肝炎、脂肪肝、肝硬化及神经精神系统疾病，还会增加口腔、咽喉、食道、肝、胰腺等部位癌症的发病率。父母酗酒造成慢性酒精中毒，可使精子或卵子的活力减弱或发育异常，影响胚胎的发育，并易引起流产。胎儿出生后常有低体重、心脏及四肢畸形、智力低下等异常，即"胎儿酒精中毒综合征"。另外，酗酒也是交通事故、犯罪、斗殴、自杀、家庭不和等的重要根源。

（3）吸毒：吸毒者不仅造成机体的功能失调和组织病理变化，还会破坏社会风气，危及社会安定。同时吸毒者注射毒品的共用针具也是艾滋病和病毒性肝炎的重要传播途径。

（4）不洁性行为：卖淫嫖娼、多个性伴侣、同性恋等行为，是艾滋病、淋病、梅毒、软下疳、性病淋巴肉芽肿、非淋菌性尿道炎、尖锐湿疣和乙型病毒性肝炎等疾病传播的重要途径。

细目二　饮食与健康

要点一　合理营养与平衡膳食

1. 合理营养

是健康的物质基础，而平衡膳食又是合理营养的根本途径。平衡膳食就是强调由多种天然食物组成的膳食，可提供人体基本的营养需要，并能在支持正常发育，保持合适体重，预防营养不良的同时，减少营养过剩相关疾病的发生。

2. 一般人群膳食指南

适用于 6 岁以上正常人群，共 10 个条目：食物多样，谷类为主，粗细搭配；多吃蔬菜水果和薯类；每天吃奶类、大豆或其制品；常吃适量的鱼、禽、蛋和瘦肉；减少烹调油用量，吃清淡少盐膳食；食不过量，天天运动，保持健康体重；三餐分配要合理，零食要适当；每天足量饮水，合理选择饮料；如饮酒应限量；吃新鲜卫生的食物。

要点二　社区居民营养状况监测与评价

1. 营养评价的目的

是了解社区居民的膳食摄入与营养状况，及时发现营养不良人群，以便有针对性地采取饮食干预等手段进行合理的膳食指导。

2. 膳食调查

（1）概念：是通过某种方法了解调查对象一定时间内进食主副食的种类和数量，利用食物成分表计算出每人每日能量和各种营养素的摄入量，然后与参考摄入量标准进行比较，来评定营养素的满足情况。可作为饮食营养指导的重要依据。常用的膳食调查方法有询问法和称重法。调查时间多为 5~7 天，有时也可进行 3 天。

（2）膳食调查结果的评价：

①食物构成：如果一天膳食中包含五大类食物，且食物品种达到 15 种以上，认为膳食结构合理；如果包含四大类食物，且食物品种达到 10 种以上，认为膳食结构比较合理；如果只包含 2~3 大类食物，且食物品种在 10 种以下，认为膳食结构单调、组成不合理。

②平均每人每日营养素摄入量占推荐摄入量的百分比：能量及各种营养素的摄入量应占参考摄入量的 80% 以上。低于参考摄入量的 80% 为供给不足，长期供给不足会导致营养不良。如果低于 60% 则认为是缺乏，对身体会造成严重影响。

③能量的来源分布：计算能量的食物来源按食物类别，如粮谷类、豆类、薯类等，分别计算该食物提供的能量占总能量的百分比；计算膳食中蛋白质、脂肪、碳水化合物所供能量占总能量的百分比，蛋白质应占总能量来源的 10%~15%，脂肪占 20%~30%，碳水化合物占 55%~65%；计算三餐能量比例：三餐能量分配比例以早餐 30%、中餐 40%、晚餐 30% 为宜。

④蛋白质的来源分布：计算每日从粮谷类、豆类、动物性食品中所摄入的蛋白质分别占该日蛋白质总量的百分比。合理膳食应在总蛋白满足推荐摄入量的基础上，保证优质蛋白质的摄入占总蛋白质的 1/3 以上。

⑤脂肪的来源分布：计算每日摄入的动物性脂肪和植物性油脂分别占该日脂肪的百分比。植物油和动物脂肪都要食用，植物油的摄入量每天以 25~30g 为宜。

要点三　社区居民饮食干预与评价

1. 社区饮食干预的对象

包括社区全体居民。根据不同年龄阶段人群的营养特点，以社区居民营养状况调查与评价为依据，分层进行干预。慢性病高危人群及现症患者是社区饮食干预的重点对象。

2. 社区饮食干预的措施

社区饮食干预应在对目标人群进行营养状况调查与评价的基础之上进行，以便制定出更有针对性和个性化的饮食干预措施。社区饮食干预措施有：营养教育和饮食指导

3. 饮食干预效果评价

（1）营养教育效果评价：采用问卷方法对干预人群进行营养知识、态度和行为调查。

（2）饮食指导效果评价：

①膳食调查：在干预过程中定期调查干预对象每日摄入食物的种类和数量，分析调查结果，动态观察膳食结构的变化。

②体格检查：对慢性病高危人群及患者定期监测体重、腰围、血压、血脂和血糖等指标并询问症状，结合膳食调查的评价结果，及时做膳食调整和改进。

要点四　食品安全与食物中毒

1. 食物中毒

（1）概念：食物中毒指摄入了含有生物性、化学性有毒有害物质的食品或把有毒有害物质当作食品摄入后所出现的非传染性急性、亚急性疾病。

（2）特点：潜伏期短，多为集体爆发；临床表现相似，多以胃肠道症状为主；发病与食物有明显关系，不食者不发病，停用该食物发病即停止；一般无传染性。

（3）分类：

①细菌性食物中毒：包括沙门氏菌属、变形杆菌、副溶血性弧菌、葡萄球菌肠毒素、肉毒杆菌毒素、蜡样芽孢杆菌、致病性大肠杆菌等引起的食物中毒。

②有毒动植物中毒：主要由误食河豚、有毒贝类、鱼类组胺、毒蕈、木薯、新鲜黄花菜、生豆浆等引起的中毒。

③化学性食物中毒：误食某些金属、类金属及其化合物、亚硝酸盐、农药等或食入被其污染的食物而引起的中毒。

④真菌毒素和霉变食物中毒：食用赤霉菌病麦、霉变甘蔗、黑斑病霉甘薯等引起的中毒。

（曾光）

第五单元　健康教育与健康促进

细目一　健康教育

要点一　健康教育要素

健康教育是通过有计划、有组织、有系统的社会和教育活动，消除或减轻影响健康的危险因素，预防疾病，促进健康和提高生活质量。

要点二　健康教育内容

根据不同的人群制定有针对性的健康教育内容。

1. 社区人群健康教育

内容主要包括：常见病防治知识，家庭健康教育等。

2. 学校人群健康教育

主要包括：成年期疾病的早期预防，青春期生殖健康教育等。

3. 职业人群健康教育

主要包括：健康防护和职业病防治。

4. 老年人健康教育

主要包括：常见老年病，如高血压、糖尿病、心脑血管疾病的预防和治疗。

要点三　健康教育的原则

1. 科学性　要求其内容和方法都应建立在科学的基础上。

2. 针对性　主要是宣传简便易行、行之有效的防病治病措施和自我保健的卫生科学知识；宣传教育的形式和方法最好有一定的趣味性、吸引力和感染力，容易被群众理解和接受。

3. 艺术性　采用准确、生动的语言，以及完善的艺术形式，使健康教育的内容易于被群众接受。

4. 启发性　健康教育不能靠强制手段，而要发现人们的健康行为，加以肯定和巩固；发现人们的不健康行为加以矫正，鼓励行为改变；启发自觉的健康意识，培养卫生习惯。

要点四　健康教育的实施与评价

健康教育是一项复杂的系统工程，包括规划制定、实施与评价的全过程，且三者之间是相互制约、密不可分的整体。

1. 健康教育规划的制定

一项教育规划的制定应主要涵盖以下内容：教育对象；教育内容；教育方法；教育资料；组织协调以及教育时间。

2. 健康教育规划的实施

（1）严密组织。

（2）建立反馈信息系统。

（3）组织协调与质量控制。

3. 健康教育规划的评价

（1）形成评价：又称为诊断评价或需求评估，是在规划执行前或执行早期对规划内容所作的评价。评价的具体内容包括：了解项目目标是否符合特定人群特点，如健康状况，健康相关行为，卫生保健知识水平，对健康教育活动的态度；了解干预策略、活动的可行性；了解传播材料、测量工具、教育资料发放系统等是否完善；针对计划执行早期出现的新情况、新问题对计划进行适度调整。

（2）过程评价：是规划实施过程中监测规划各项工作的进展，了解并保证规划的各项活动能否按规划的程序发展。过程评价的主要指标有：信息覆盖率、居民培训率、居民对活动参与率等

（3）效果评价：又称近中期效果评价。它评价影响行为的三类因素（倾向、促成、强化因素）的变化和目标人群健康相关行为的变化，政策、法规制定情况，领导及关键人物的思想观念是否得到转变，是否制定有利于健康的政策、法律，行政对健康教育的干预程度、效果。效果评价的主要指标有：居民和重点人群慢性病防治知识的知晓率；重点人群对血糖、血压的监测水平；增加慢性病人运动参与水平；增加慢性病人不合理饮食控制率；行为指标，如饮食习惯、居民锻炼情况、吸烟率、酗酒率及吸食违禁药品情况。

（4）结局评价：也称远期效果评价，即评价健康教育计划的目的是否已实现。

要点五　社区健康教育

社区健康教育：是以社区为单位，以社区人群为教育对象，以促进居民健康为目标，有计划、有组织、有评价的健康教育活动。其目的是发动和引导社区居民树立健康意识，关注自身、家庭和社区的健康问题，养成良好卫生行为和生活方式，以提高自我保健能力和群体健康水平。社区健康教育的对象包括社区内居民和社区所辖企事业单位、学校、商业和其他服务行业的从业人员，其重点人群是儿童、青少年、妇女、慢性病患者及老年人、残疾人等弱势群体。

细目二　健康促进

要点一　健康促进要素

健康促进是以教育、组织、法律（政策）和经济等手段干预那些对健康有害的生活方式、行为和环境，以促进健康的行为。健康促进的目的在于努力改变人群不健康的行为，改进预防性服务，创造良好的社会与自然环境，其内容包括政府立法，解决有害的生产、生活环境；支持和促进个人、家庭和社会共同承担卫生保健工作；增加与改善预防性服务设施，投入更多的资源以促进人民的健康；建立社会主义精神文明，提倡文明、健康、科学的生活方式；加强信息交流与人员培训，提高人民的自我保健意识和技巧。

要点二　健康促进原则

1. **目标性原则**　健康促进规划应有明确的总体目标（即远期目标）和具体目标（即近期目标），才能保证以最小的投资获得最大的收益。
2. **前瞻性原则**　在制订规划的目标时要考虑到长远的发展和要求。
3. **系统性原则**　规划总体目标与分目标要形成系统，追求整体最优化。
4. **可行性原则**　因地制宜地设计规划，要留有余地并预定应变对策，确保规划的顺利实施。
5. **参与性原则**　吸引社区群众的参与，才能得到群众的支持，达到预期的效果。

要点三 健康促进规划的设计实施与效果评价

健康促进规划的实施

（1）社区开发：社区开发的目标主要包括建立领导机构，积极动员靶人群参与，加强网络建设和部门间的协调、制定政策支持项目的开展四个方面。

（2）项目培训：项目培训是为达到项目目标而建立并维持一支有能力可高效工作的队伍的活动。

（3）以社区为基础的干预：干预的因素包括：领导机构的建立、政策的支持、多部门的参与、干预管理人员的培训。

（4）项目执行的监测与质量控制：监测是指对危险因素进行长期、系统地跟踪观察，以期了解其发展趋势。质量控制是指利用一系列方法来保证规划执行过程的质量。

（曾光）

第六单元 慢性非传染性疾病的预防与控制

细目一 慢性非传染性疾病

要点一 慢性非传染性疾病的主要危险因素及评价

常见慢性病的主要危险因素有吸烟、酗酒、不健康饮食、静坐生活方式、肥胖、血脂异常、高血糖和高血压等可改变的因素，另外还有一些不可改变的危险因素如年龄、性别、遗传和种族等。

要点二 慢性非传染性疾病的防治原则及内容

1. 慢性非传染性疾病的预防策略

（1）全人群策略：是面向全社会宣传、倡导全社会对健康的共同参与策略。由政府制定相应的卫生政策，通过健康教育、健康促进和社区干预等方法，在全人群中控制慢性病的主要危险因素，预防和减少慢性病的发生与流行。此策略属于一级预防。

（2）高危人群策略：是针对具有慢性病危险因素的人群开展的三级预防策略。对慢性病的高危人群开展重点的三级预防。对主要危险因素实施干预和监测，达到病因预防；进行高危人群筛检，以达到早期发现病人、早期诊断、早期治疗的二级预防目的；对慢性病患者进行规范化治疗和康复指导，以提高治疗效果，减少并发症和伤残，实现三级预防。

2. 慢性非传染性疾病的预防措施

（1）公共卫生措施：通过开展慢性病流行病学的研究，发现慢性病的流行规律，筛选慢性病的危险因素，提出慢性病的预防措施。

（2）临床卫生措施：帮助识别和评价慢性病的危险因素，建立和实施筛检试验，研究与选择最佳的治疗方案，观察与评价康复措施等。

要点三　社区内常见慢性非传染病的防治

1. 高血压的防治措施

（1）一级预防：贯穿于高血压防治过程的始终。积极开展高血压预防和保健知识的宣传，鼓励人们保持良好的生活方式；坚持锻炼，控制体重；合理饮食（限盐、减少脂肪摄入、节酒或不饮酒、增加钙钾的摄入）；戒烟；保持良好的心态和乐观情绪等将有助于控制高血压的发生。

（2）二级预防：通过开展社区人群高血压危险因素的调查，根据存在的危险因素进行针对性的健康教育，提高人们对高血压的危害及其严重后果以及如何防治等知识的知晓率，增强高血压诊治的自觉性和依从性，进而提高治疗率和控制率；并通过对具有高血压危险因素的人群进行以血压监测和危险因素控制为主的定期检查干预手段，早期检出高血压并及时治疗，达到二级预防的目的。

（3）三级预防：通过对高血压患者进行高血压及危险因素的登记管理，指导患者进行高血压自我管理（自我监测血压并做好服药与血压波动的记录）、动员家属参与并提供支持、定期随访高血压患者；实施规范有效地控制血压，控制危险因素，减少高血压患者心脑血管疾病的发生。

2. 糖尿病的防治措施

（1）一级预防：通过健康教育和健康促进宣传，提高人群对糖尿病危害的认识；提倡健康的生活方式和合理膳食；加强锻炼；预防和控制肥胖。

（2）二级预防：对社区人群糖尿病的危险因素进行调查；通过普查、筛检和定期体检及时发现糖耐量减低或糖耐量受损者和糖尿病患者，并积极治疗，预防并发症的发生。

（3）三级预防：对糖尿病患者进行登记；积极有效地控制血糖的同时控制其他心血管疾病的危险因素；提高患者对糖尿病的认识，学会血糖的自我监测；采取规范合理的综合治疗手段（饮食治疗、体育锻炼和药物治疗），保持血糖稳定，预防并发症，提高生活质量。

要点四　社区内慢性非传染性疾病的监测与社区干预

社区干预就是指社区内慢性非传染性疾病的防治措施；也包括了监测的内容，如病例的收集、登记等。

细目二　伤害与残疾

要点一　伤害的基本要素

由于运动、热量、化学、电或放射线的能量交换超过机体组织的耐受水平而造成的组织损伤和由于窒息而引起的缺氧，以及由此引起的心理损伤统称为伤害。

要点二　伤害的特点

1. 伤害是一个严重威胁人群健康的世界性公共卫生问题，是威胁人们健康的主要因素之一。

2. 伤害的威胁将会呈持续上升的趋势。

3. 伤害是人类的主要死亡原因之一。

4. 伤害是威胁劳动力人口健康与生命的主要原因。

5. 伤害具有常见、多发、死亡率高、致残率高的特征。

6. 伤害是低年龄人群的首位死因。

7. 其中自杀对社会的危害比较大。

8. 伤害造成的直接和间接经济损失巨大。

要点三　伤害预防的一般策略

1. **预防危险因素的形成**　如禁止生产有毒、致癌杀虫剂，宣布禁止进口或销售潜在性有害物质，亦可达到消除危险物形成的目的。

2. **减少产生危险因素的数量**　如为了预防车祸，限制车速；限制城市游泳池跳台的高度；限制武器使用范围，禁止私人藏有武器；有毒物品应采用小包装，安全包装等。

3. **预防已有危险因素的释放或减少其释放的可能性**　如在美国应用儿童安全药物容器盛放药物，防止儿童误食药引起的中毒；浴盆不要太滑，以防跌倒。

4. **改变危险因素的释放率及其空间分布**　可使潜在性致伤能量降至非致伤水平，如儿童勿穿易燃衣料缝制的睡衣，防止火灾烧伤；机动车司机及前排乘客应使用安全带及自动气囊等。

5. **将危险因素从时间、空间上与被保护者分开**　如为预防车祸，要求行人走人行道，自行车走慢车道，汽车走快车道；戴安全帽，穿防护服、防护背心；戴拳击手套等。

6. **用屏障将危险因素与受保护者分开**　如用绝缘物把电缆与行人隔开。

7. **改变危险因素的基本性质**　机动车内突出的尖锐器件应改成钝角或软体，以防撞车触及人体导致伤害；加固油箱防止撞车时油箱破裂、漏油造成火灾。

8. **增加机体对危险因素的抵抗力**　如对血友病及骨质疏松症患者，防止机械性伤害发生。

9. **对已造成的损伤提出针对性控制与预防措施**　如加强现代化通讯设施，路旁设有报警电话，让急救中心派车将受伤者运走，实施抢救措施，减少残疾率和死亡率。

10. **使伤害患者保持稳定**　可采取有效治疗及康复措施，如保证提供良好的救治条件及措施减少伤残与死亡。

要点四　伤害的社区预防

1. **伤害社区预防的内容**

主要包括：烧、烫伤的预防与健康教育；溺水的预防与健康教育；中毒的预防与健康教育；一般外伤、多发性创伤的预防与健康教育。

要点五　残疾的基本要素

残疾是指造成不能正常生活、工作和学习的身体上和（或）精神上的功能缺陷，包括程度不同的肢体残缺、感知觉障碍、生活障碍、内脏器官功能不全、精神情绪和行为异常、智能缺陷。

要点六　残疾的分类

联合国世界卫生组织按残疾的不同程度和影响，提出以下解释：

1. **残损**　是指不论何种病因，在心理上、生理上、解剖结构或功能上的任何丧失或异常。它是有关器官结构和系统功能异常的生物医学概念，是一种在器官水平上的障碍，如关节疼痛、活动受限、呼吸困难、忧虑等。

2. **残疾**　是指由于缺损等原因使人的能力受限或缺乏，以至于不能在正常范围内和以正常方式进行活动。它是以功能为导向的概念，根据活动完成情况反映残损的后果，是个体水平上的障碍。

3. **残障**　是指由于残损或残疾，限制或阻碍一个人充当正常社会角色（按照年龄、性别、社会和文化的因素）并使之处于不利的地位。它是社会的概念，反映个人与周围环境和社区的相互作用以及他对上述情况的适应。

要点七　残疾的预防与社区干预

1. 残疾的三级预防

（1）一级预防：一级预防旨在减少各种损伤的发生。即预防各种致残因素的出现、预防致残疾病、预防意外事故的发生。

（2）二级预防：二级预防旨在限制或逆转由损伤造成的伤残。即在损伤及疾病发生后，早期发现、早期治疗，以减少残疾的发生。

（3）三级预防：三级预防旨在防止残疾转化为残障。即当已出现功能缺损后，采取措施预防残障的发生，以减少给个人、家庭、社会造成的不良影响。

2. 残疾的社区干预措施

干预分为非药物干预和药物干预。残疾的非药物干预主要通过改善残疾患者及其高危人群的不合理生活方式，降低危险因素水平，达到预防和控制残疾的目的。残疾非药物干预包括体育锻炼、戒烟、平衡心理等内容。

（曾光）

第七单元　其他疾病与伤害的预防与控制

细目一　社区临床预防服务

要点一　社区临床预防服务的内容

服务内容主要包括求医者健康咨询及行为干预、筛检、免疫接种、化学预防等。

要点二　个体健康危险因素评价及干预

1. 个体健康危险因素评价

是研究个体危险因素与疾病之间数量关系的一种方法，是将生活方式等危险因素转化为可测量的指标，预测个体在未来一定时间发生疾病或死亡的危险性。首先要收集个人行为与生活方式及环境因素中存在的各种危险因素，同时要注意掌握疾病遗传史、既往史、历年的健康检查记录及实验室检查结果，全科医师可据以上结果预测可能发生的疾病及其可能性大小，并为下一步对危险因素的个体化干预提供依据。

2. 个体健康干预

是指在特定的时期内，依据求医者的年龄、性别及危险因素而制订的一系列干预措施。如儿童的免疫接种计划、吸烟者的戒烟计划、肥胖者的体重控制计划等。

细目二　社区健康管理

要点一　社区健康管理的基本步骤

一般来说，开展社区健康管理，首先要收集社区居民的个人健康信息资料，其次是进行健康及疾病风险性评估，即根据所收集的个人健康信息资料，对个人的健康状况和未来患病或死亡的危险性进行量化评估。最后进行健康干预。即在前两部分的基础上，以多种形式来帮助个人采取行动、纠正不良的生活方式和习惯，控制健康危险因素，实现个人健康管理计划的目标。

1. 健康调查与体检

健康调查与体检是健康管理的第一步，可为健康评估和干预提供必要的事实依据。

2. 健康风险评估

在健康调查与体检的基础上，进行综合分析，评价管理对象健康与否、健康程度、健康风险等问题，即根据所收集的个人健康信息，对个人的健康状况及未来患病或死亡的危险性用数学模型进行量化评估。

3. 健康危险因素的干预

在明确个人患病的危险性及疾病危险因素分布的基础上，即可通过个人健康改善的行动计划及指南对不同危险因素实施个体化的健康指导。

要点二　社区健康管理模式

结合我国社区卫生服务的特点和需要，社区健康管理可按以下四种具体模式进行，即：一般人群管理；高危人群管理；现患人群的管理；残疾人和精神疾病患者的管理。

细目三　突发公共卫生事件

要点一　突发公共卫生事件的相关要素

1. 是突发性事件，是突如其来的，不易预测的。
2. 是在公共卫生领域发生，具有公共卫生属性。
3. 是对公众已经或者可能造成严重损害。

要点二　突发公共卫生事件的防治

防治的方针和原则：突发性公共卫生事件应急工作首先应当遵循预防为主、常备不懈的方针。要贯彻统一领导、分级负责、反应及时、措施果断、依靠科学、加强合作的原则。

细目四　卫生信息管理

要点一　卫生信息的内容

卫生部门产生的信息量极大，但卫生服务体系的不同层面所需要的信息不同，不同类型的组织决策、战略决策和运作决策需要的信息支持也有所不同。其中临床医生所需要的信息是：患者生命体征、检查结果和主诉，以及其他医务人员的意见——以便判断患者的病情发展状况，从而妥善地进行诊断和治疗；卫生服务管理者需要的信息是卫生服务机构财务状况、各项工作目标和战略实现状况。

要点二　疾病控制与卫生监督信息

疾病控制信息：主要包括传染病报告，地方病报告，慢性病监测，公共卫生突发事件报告。

卫生监督信息：主要包括食品卫生、环境卫生和医疗及药品安全信息。

要点三　妇幼保健信息

妇幼保健信息包括以下三方面：

1. 建立原始登记，包括分娩记录登记、围产儿及儿童死亡登记、孕产妇死亡登记、育龄妇女死亡登记、出生缺陷儿登记、高危妊娠管理登记、体弱儿童管理登记、出生医学证明发放登记、产前筛查与诊断登记、新生儿疾病筛查登记、妇女病普查普治登记、计划生育服务登记、孕产妇传染病实验室检测登记、孕产妇传染病登记、孕产妇保健手册、儿童保健手册等。

2. 填报围产儿及儿童死亡报告卡、孕产妇死亡报告卡、出生缺陷儿报告卡，按月上报全省统一的妇幼卫生年报调查表至辖区妇幼保健机构。

3. 配合辖区妇幼保健机构开展死亡孕产妇调查，提供死亡孕产妇病历、抢救记录等医疗保健资料，做好孕产妇死亡病历讨论及评审工作。

（曾光）

中　药　学

第一单元　中药的产地与炮制

细目一　产地

要点　主要的道地药材

甘肃的当归，宁夏的枸杞，青海的大黄，内蒙的黄芪，东北的人参、细辛、五味子，山西的党参，河南的地黄、牛膝、山药、菊花，云南的三七、茯苓，四川的黄连、川芎、贝母、乌头，山东的阿胶，浙江的贝母，江苏的薄荷，广东的陈皮、砂仁等，自古以来都被称为道地药材，沿用至今。

细目二　炮制

要点　炮制的目的

可以归纳为以下八个方面：
1. 纯净药材，保证质量，分拣药物，区分等级。
2. 切制饮片，便于调剂制剂。
3. 干燥药材，利于贮藏。
4. 矫味、矫臭，便于服用。
5. 降低毒副作用，保证安全用药。
6. 增强药物功能，提高临床疗效。
7. 改变药物性能，扩大应用范围。
8. 引药入经，便于定向用药。

（金华）

第二单元　药性理论

药性理论，即对中药作用的基本性质和特征的高度概括，又称药性。它包括了药物发挥疗效的物质基础和治疗过程中所体现出来的作用。它是药物性质和功能的高度概括。研究中药性能的理论称为中药性能，主要包括四气、五味、升降浮沉、归经、有毒无毒等。

药性理论是我国历代医家在长期医疗实践中，以阴阳、脏腑、经络学说为依据，根据药物的各种性质及所表现出来的治疗作用总结出来的用药规律。

细目一　四气

要点一　四气所表示药物的作用

一般来讲，寒凉药分别具有清热泻火、凉血解毒、滋阴除蒸、泻热通便、清热利尿、清化热痰、清心开窍、凉肝息风等作用；而温热药则分别具有温里散寒、暖肝散结、补火助阳、温阳利水、温经通络、引火归原、回阳救逆等作用。

要点二　四气对临床用药的指导意义

1. 《素问·至真要大论》"寒者热之，热者寒之"、《神农本草经·序例》"疗寒以热药，疗热以寒药"指出了如何掌握药物的四气理论以指导临床用药的原则。具体来说，温热药多用治中寒腹痛、寒疝作痛、阳痿不举、宫冷不孕、阴寒水肿、风寒痹证、血寒经闭、虚阳上越、亡阳虚脱等一系列阴寒证；而寒凉药则主要用于实热烦渴、温毒发斑、血热吐衄、火毒疮疡、热结便秘、热淋涩痛、黄疸水肿、痰热喘咳、高热神昏、热极生风等一系列阳热证。总之，寒凉药用治阳热证，温热药用治阴寒证，这是临床必须遵循的用药原则。反之，如果阴寒证用寒凉药，阳热证用温热药，必然导致病情进一步恶化，甚至引起死亡。故王叔和云："桂枝下咽，阳盛则毙；承气入胃，阴盛以亡。"李中梓《医宗必读》谓："寒热温凉，一匕之谬，复水难收。"

2. 由于寒与凉、热与温之间具有程度上的差异，因而在用药时也要注意。如当用热药而用温药、当用寒药而用凉药，则病重药轻，达不到治愈疾病的目的；反之，当用温药而用热药则反伤其阴，当用凉药反用寒药则易伤其阳。

3. 至于表寒里热、上热下寒、寒热中阻而致的寒热错杂的复杂病证，则当寒热药并用，使寒热并除。若为寒热错杂、阴阳格拒的复杂病证，又当采用寒热并用佐治之法治之，即张介宾"以热治寒，而寒拒热，则反佐以寒药而入之；以寒治热，而热拒寒，则反佐以热药而入之"之谓也。又《素问·六元正纪大论》提出"寒无犯寒"、"热无犯热"，这是指掌握四气理论，根据季节不同，指导临床用药的规律。一般是指在寒冬时无实热证者，不要随便使用寒药，以免损伤阳气；在炎热夏季无寒证者，不要随便使用热药，以免伤津化燥。如遇到真寒假热则当用热药治疗，真热假寒证则当选用寒药以治之，不可真假混淆。

细目二　五味

要点　五味所表示药物的作用

辛："能散、能行"，即具有发散、行气行血的作用。一般来讲，解表药、行气药、活血药多具有辛味。因此辛味药多用治表证及气血阻滞之证。如苏叶发散风寒、木香行气除胀、川芎活血化瘀等。此外，《内经》云"辛以润之"，就是说辛味药还有润养的作用，如款冬花润肺止咳、菟丝子滋养补肾等。大多数辛味药以行散为功，故"辛润"之说缺乏代表性。

甘："能补、能和、能缓"，即具有补益、和中、调和药性和缓急止痛的作用。一般来讲，滋养补虚、调和药性及制止疼痛的药物多具有甘味。甘味药多用治正气虚弱、身体诸痛及调和药性、中毒解救等几个方面。如人参大补元气、熟地滋补精血、饴糖缓急止痛、甘草调和药性并解药食中毒等。

酸："能收、能涩"，即具有收敛、固涩的作用。一般固表止汗、敛肺止咳、涩肠止泻、固精缩尿、固崩止带的药物多具有酸味。酸味药多用治体虚多汗、肺虚久咳、久泻肠滑、遗精滑精、遗尿尿频、崩带不止等证。如五味子固表止汗、乌梅敛肺止咳、五倍子涩肠止泻、山茱萸涩精止遗以及赤石脂固崩止带等。

苦："能泄、能燥、能坚"，即具有清泄火热、泄降气逆、通泄大便、燥湿、坚阴（泻火存阴）等作用。一般来讲，清热泻火、下气平喘、降逆止呕、通利大便、清热燥湿、苦温燥湿、泻火存阴的药物多具有苦味。苦味药多用治热证、火证、喘咳、呕恶、便秘、湿证、阴虚火旺等证。如黄芩、栀子清热泻火，杏仁、葶苈子降气平喘，半夏、陈皮降逆止呕，大黄、枳实泻热通便，龙胆草、黄连清热燥湿，苍术、厚朴苦温燥湿，知母、黄柏泻火存阴等。

咸："能下、能软"，即具有泻下通便、软坚散结的作用。一般来讲，泻下或润下通便及软化坚硬、消散结块的药物多具有咸味。咸味药多用治大便燥结、痰核、瘿瘤、癥瘕痞块等证。如芒硝泻热通便，海藻、牡蛎消散瘿瘤，鳖甲软坚消癥等。

此外，《素问·宣明五气》还有"咸走血"之说。肾属水，咸入肾，心属火而主血，咸走血即以水胜火之意。如大青叶、玄参、紫草、青黛、白薇都具有咸味，均入血分，同具有清热凉血解毒之功。《素问·至真要大论》又云："五味入胃，各归所喜……咸先入肾。"故不少入肾经的咸味药，如紫河车、海狗肾、蛤蚧、龟甲、鳖甲等，都具有良好的补肾作用。同时为了引药入肾，增强补肾作用，不少药物如知母、黄柏、杜仲、巴戟天等药用盐水炮制也是这个意思。

淡："能渗、能利"，即具有渗湿利小便的作用，故有些利水渗湿的药物具有淡味。淡味药多用治水肿、脚气、小便不利之证，如薏苡仁、通草、灯心草、茯苓、猪苓、泽泻等。由于《神农本草经》未提淡味，后世医家主张"淡附于甘"，故只言五味，不称六味。

涩：与酸味药的作用相似，多用治虚汗、泄泻、尿频、遗精、滑精、出血等证。如莲子固精止带，禹余粮涩肠止泻，乌贼骨收涩止血等。故本草文献常以酸味代表涩味功效，或与酸味并列，标明药性。

细目三　升降浮沉

要点一　影响升降浮沉的因素

药物的升降浮沉主要与四气五味、及药物质地轻重有密切关系，并受到炮制和配伍的影响。

1. 药物的升降浮沉与四气五味有关

王好古云："夫气者天也，温热天之阳，寒凉天之阴，阳则升，阴则降；味者地也，辛甘淡地之阳，酸苦咸地之阴，阳则浮，阴则沉。"一般来讲，凡味属辛、甘，气属温、热的药物，大都是升浮药，如麻黄、升麻、黄芪等药；凡味属苦、酸、咸，性属寒、凉的药物，大都是沉降药，如大黄、芒硝、山楂等。

2. 药物的升降浮沉与药物的质地轻重有关

汪昂《本草备要》药性总义云："轻清升浮为阳，重浊沉降为阴"，"凡药轻虚者，浮而升；重实者，沉而降"。一般来讲，花、叶、皮、枝等质轻的药物大多为升浮药，如苏叶、菊花、蝉衣等；而种子、果实、矿物、贝壳及质重者大多都是沉降药，如苏子、枳实、牡蛎、代赭石等。除上述一般规律外，某些药也有特殊性，如旋覆花虽然是花，但功能降气消痰、止呕止噫，药性沉降而不升浮；苍耳子虽然是果实，但功能通窍发汗、散风除湿，药性升浮而不沉降，故有"诸花皆升，旋覆独降；诸子皆降，苍耳独升"之说。此外，部分药物本身就具有双向性，如川芎能上行头目、下行血海，白花蛇能内走脏腑、外彻皮肤。由此可见，既要掌握药物的一般共性，又要掌握每味药物的不同个性，具体问题具体分析，才能确切掌握药物的作用趋向。应当指出，药物质地轻重与升降浮沉的关系，是前人用药的经验总结，因为两者之间没有本质的联系，故有一定的局限性，只是从一个侧面论述了与药物升降浮沉有关的作用因素。

3. 药物的升降浮沉与炮制配伍的影响有关

药物的炮制可以影响、转变其升降浮沉的性能。如有些药物酒制则升，姜炒则散，醋炒收敛，盐炒下行。如大黄，属于沉降药，峻下热结，泻热通便，经酒炒后，大黄则可清上焦火热，可治目赤头痛。故李时珍说："升者引之以咸寒，则沉而直达下焦，沉者引之以酒，则浮而上至颠顶。"又药物的升降浮沉通过配伍也可发生转化，如升药升麻配当归、肉苁蓉等咸温润下药同用，虽有升降合用之意，究成润下之剂，即少量升浮药配大量沉降药也随之下降；又牛膝引血下行为沉降药，与桃仁、红花及桔梗、柴胡、枳壳等升达清阳、开胸行气药同用，也随之上升，主治胸中瘀血证，这就是少量沉降药与大队升浮药同用随之上升的例证。一般来讲，升浮药在大队沉降药中能随之下降，反之，沉降药在大队升浮药中能随之上升。由此可见，药物的升降浮沉是受多种因素影响的，它在一定的条件下可相互转化，正如李时珍所说："升降在物，亦在人也。"

要点二　升浮与沉降的不同作用

一般升浮药，其性主温热，味属辛、甘、淡，质地多为轻清至虚之品，作用趋向多主上升、向外。就其所代表药物的具体功效而言，分别具有疏散解表、宣毒透疹、解毒消疮、宣肺止咳、温里散寒、暖肝散结、温通经脉、通痹散结、行气开郁、活血消癥、开窍醒神、升阳举陷、涌吐等作用。故解表药、温里药、祛风寒湿药、行气药、活血祛瘀药、开窍药、补益药、涌吐药等多具有升浮特性。

一般沉降药，其性主寒凉，味属酸、苦、咸，质地多为重浊坚实之品，作用趋向多主下行、向内。就其所代表的药物的具体功效而言，分别具有清热泻火、泻下通便、利水渗湿、重镇安神、平肝潜阳、息风止痉、降逆平喘、止呕、止呃、消积导滞、固表止汗、敛肺止咳、涩肠止泻、固崩止带、涩精止遗、收敛止血、收湿敛疮等作用。故清热药、泻下药、利水渗湿药、降气平喘药、降逆和胃药、安神药、平肝息风药、收敛止血药、收涩药等多具有沉降特性。

要点三　升浮沉降对临床用药的指导意义

药物具有升降浮沉的性能，可以调整脏腑气机的紊乱，使之恢复正常的生理功能，或作用于机体的不同部位，因势利导，祛邪外出，从而达到治愈疾病的目的。具体而言：

1. 病变部位在上、在表者宜升浮不宜沉降，如外感风热则应选用薄荷、菊花等升浮药来疏散。

2. 病变部位在下、在里者宜沉降不宜升浮，如热结肠燥大便秘结者则应选用大黄、芒硝等沉降药来泻热通便。

3. 病势上逆者宜降不宜升，如肝阳上亢头晕目眩则应选用代赭石、石决明等沉降药来平肝潜阳。

4. 病势下陷者宜升不宜降，如气虚下陷久泻脱肛，则应用黄芪、升麻、柴胡等升浮药来升阳举陷。

总之，必须针对疾病发生部位有在上、在下、在表、在里的区别，病势上有上逆、下陷的区别，根据药物有升降浮沉的不同特性，恰当选用药物，这也是指导临床用药必须遵循的重要原则。

5. 为了适应复杂病机，更好地调节紊乱的脏腑功能，还可采用升降浮沉并用的用药方法，如治疗表邪未解，邪热壅肺，汗出而喘的表寒里热证，常用石膏清泄肺火，肃降肺气，配麻黄解表散寒，宣肺止咳，二药相伍，一清一宣，升降并用，以成宣降肺气的配伍。用治心肾不交，虚烦不眠，腰冷便溏，上热下寒证，常用黄连清心降火安神，配肉桂补肾引火归原，以成交通心肾、水火既济的配伍。再如治疗湿浊中阻，头痛昏蒙，腹胀便秘，升降失调的病证，常用蚕砂和中化湿，以生清气，配皂角滑肠通便，润燥降浊，以成调和脾胃、升清降浊的配伍。可见升降并用是适应复杂病机、调节紊乱脏腑功能的有效用药方法。

《素问·六微旨大论》谓："升降出入，无器不有。"指出这是人体生命活动的基础，如一旦发生故障便是疾病的产生。故《素问·阴阳应象大论》说："其高者，因而越之；其下者，引而竭之；中满者，泻之以内；其有邪者，渍形以为汗；其在皮者，汗而发之。"阐明了应根据升降出入障碍所产生疾病的病势和病位的不同，采取相应的治疗方法，为药物升降浮沉理论的产生和发展奠定了理论基础。金元时期升降浮沉学说得到了全面发展，张元素在《医学启源》中旨承《内经》，首倡"气味厚薄升降图说"，用运气学说阐发了药物具有升降浮沉不同作用趋向的道理。其后，李东垣、王好古、李时珍等又作了进一的补充，使药物升降浮沉学说趋于完善。它作为说明药物作用指导临床用药的理论依据，是对四气五味的补充和发展。

细目四　归经

要点一　归经的理论基础和依据

中药归经理论是在中医基本理论指导下，以脏腑经络学说为基础，以药物所治疗的具体病证为依据，经过长期临床实践总结出来的用药理论。它与机体因素即脏腑经络生理特点、临床经验的积累、中医辨证理论体系的不断发展与完善及药物自身的特性密不可分。由于经络能沟通人体内外表里，所以一旦机体发生病变，体表病变可以通过经络影响到内在脏腑，反之，内在脏腑病变也可以反映到体表上来。由于发病所在脏腑及经络循行部位不同，临床上所表现的症状则各不相同。如心经病变多见心悸失眠，肺经病变常见胸闷喘咳，肝经病变每见胁痛抽搐等证。临床用朱砂、远志能治愈心悸失眠，说明它们归心经；用桔梗、苏子能治愈喘咳胸闷，说明它们归肺经；而选用白芍、钩藤能治愈胁痛抽搐，则说明它们能归经。至于一药能归数经，是指其治疗范围的扩大。如麻黄归肺与膀胱经，它既能发汗宣肺平喘，治疗外感风寒及咳喘之证，又能宣肺利尿，治疗风水水肿之证。由此可见，归经理论是通过脏腑辨证用药，从临床疗效观察中总结出来的用药理论。

要点二　归经理论对临床用药的指导意义

1. 掌握归经便于临床辨证用药。即根据疾病的临床表现，通过辨证审因，诊断出病变所在脏腑经络部位，按照归经来选择适当药物进行治疗。如病患热证，有肺热、心火、胃火、肝火等的不同，治疗时用药不同。若肺热咳喘，当用桑白皮、地骨皮等肺经药来泻肺平喘；若胃火牙痛当用石膏、黄连等胃经药来清泻胃火；若心火亢盛心悸失眠，当用朱砂、丹参等心经药以清心安神；若肝热目赤，当用夏枯草、龙胆草等肝经药以清肝明目。再如外感热病，热在卫分，发热，微恶风寒，头痛，咽痛，当用银花、连翘等卫分药以辛凉解表，清热解毒；若热入气分，面赤恶热，高热烦渴，则当用石膏、知母等气分药以清热泻火，生津止渴，等等。可见归经理论为临床辨证用药提供了方便。

2. 掌握归经理论还有助于区别功效相似的药物。如同是利尿药，有麻黄的宣肺利尿、黄芪的健脾利尿、附子的温阳利水、猪苓的通利膀胱之水湿等的不同。又羌活、葛根、柴胡、吴茱萸、细辛同为治头痛之药，但羌活善治太阳经头痛，葛根善治阳明经头痛，柴胡善治少阳经头痛，吴茱萸善治厥阴经头痛，细辛善治少阴经头痛。因此，在熟悉药物功效的同时，掌握药物的归经对相似药物的鉴别应用有十分重要的意义。

3. 运用归经理论指导临床用药，还要依据脏腑经络相关学说，注意脏腑病变的相互影响，恰当选择用药。如肾阴不足、水不涵木，肝火上炎、目赤头晕，治疗时当选用黄柏、知母、枸杞、菊花、地黄等肝、肾两经的药物来治疗，以益阴降火，滋水涵木；而肺病久咳，痰湿稽留，损伤脾气，肺病及脾，脾肺两虚，治疗时则要肺脾兼顾，采用党参、白术、茯苓、陈皮、半夏等肺、脾两经的药物来治疗，以补脾益肺，培土生金。而不能拘泥于见肝治肝、见肺治肺的单纯分经用药的方法。

细目五　毒性

要点一　如何正确对待中药的毒性

正确对待中药的毒性，是安全用药的保证，这里包含如何总体评价中药的毒性、如何正确看待文献记载及如何正确看待临床报告。

1. 正确总体评价中药毒性

目前中药品种已达 12800 多种，而见中毒报告的才 100 余种，其中许多还是临床很少使用的剧毒药，因此大多数中药品种是安全的，这是中药一大优势，尤其与化学合成药造成众多药源性疾病的危害相比，中药安全低毒的优势就更加突出了，这也是当今提倡回归自然，返璞归真，中药受到世界青睐的主要原因。

2. 正确对待本草文献记载

历代本草对药物毒性多有记载，这是前人的经验总结，值得借鉴。但由于受历史条件的限制，也出现了不少缺漏和错误的地方，如《本草纲目》认为马钱子无毒，《中国药学大辞典》认为黄丹、桃仁无毒等，说明对待药物毒性的认识，随着临床经验的积累、社会的发展，有一个不断修改，逐步认识的过程。相信文献，不能尽信文献，实事求是，才是科学态度。

3. 重视中药中毒的临床报道

自新中国成立以来，出现了大量中药中毒报告，仅单味药引起中毒就达上百种之多，其中植物药九十多种，如关木通、苍耳子、苦楝根皮、昆明山海棠、狼毒、萱草、附子、乌头、夹竹桃、雪上一枝蒿、福寿草、槟榔、乌柏、巴豆、半夏、牵牛子、山豆根、艾叶、白附子、瓜蒂、马钱子、黄药子、杏仁、桃仁、枇杷仁、曼陀罗花及苗、莨菪等；动物药及矿物药各十多种，如斑蝥、蟾蜍、鱼胆、芫青、蜂蛹及砒霜、升药、胆矾、铅丹、密陀僧、皂矾、雄黄、降药等。由此可见，文献中认为大毒、剧毒的固然有中毒致死的，小毒、微毒甚至无毒的同样也有中毒病例发生，故临床应用有毒中草药要慎重，就是"无毒"的也不可掉以轻心。认真总结经验，既要尊重文献记载，更要注视临床经验，相互借鉴，才能全面、深刻、准确地理解掌握中药的毒性，对保证安全用药是十分必要的。

4. 加强对有毒中药的使用管理

此处所称的有毒中药，系指列入国务院《医疗用毒性药品管理办法》的中药品种，即砒石、砒霜、水银、生马钱子、生川乌、生草乌、生白附子、生附子、生半夏、生南星、生巴豆、斑蝥、青娘虫、红娘虫、生甘遂、生狼毒、生藤黄、生千金子、生天仙子、闹羊花、雪上一枝蒿、红升丹、白降丹、蟾酥、洋金花、红粉、轻粉、雄黄。

要点二　引起中药中毒的主要原因

1. 剂量过大。如砒霜、胆矾、斑蝥、蟾酥、马钱子、附子、乌头等毒性较大的药物，用量过大或时间过长，可导致中毒。
2. 误服伪品。如误以华山参、商陆代人参，独角莲代天麻使用。
3. 炮制不当。如使用未经炮制的生附子、生乌头。
4. 制剂服法不当。如乌头、附子中毒，多因煎煮时间太短，或服后受寒、进食生冷。
5. 配伍不当。如甘遂与甘草同用，乌头与瓜蒌同用而致中毒。
6. 药不对证、自行服药、乳母用药及个体差异也是引起中毒的原因。

（金华）

第三单元　中药的配伍与用药禁忌

细目一　中药的配伍

要点一　配伍的意义

从中药的发展史来看，在医药萌芽时代治疗疾病一般都是采用单味药物的形式，后来由于药物品种日趋增多，对药性特点不断明确，对疾病的认识逐渐深化，由于疾病可表现为数病相兼，或表里同病，或虚实互见，或寒热错杂的复杂病情，因而用药也就由简到繁出现了多种药物配合应用的方法，并逐步积累了配伍用药的规律，其目的是既照顾到复杂病情，又增进了疗效，扩大治疗范围，减少了毒副作用。因此，掌握中药配伍规律对指导临床用药意义重大。

要点二　配伍的内容

《神农本草经·序例》将各种药物的配伍关系归纳为"有单行者，有相须者，有相使者，有相畏者，有相恶者，有相反者，有相杀者，凡此七情，合和视之"。这"七情"之中除单行者外，都是谈药物配伍关系的，分述如下：

1. 单行

就是单用一味药来治疗某种病情单一的疾病。对病情比较单纯的病证，往往选择一种针对性较强的药物即可达到治疗目的。如古方独参汤，即单用一味人参，治疗大失血所引起元气虚脱的危重病证；清金散，即单用一味黄芩，治疗肺热咳嗽的病证；再如马齿苋治疗痢疾，夏枯草膏消瘿瘤，益母草膏调经止痛，鹤草芽驱除绦虫，柴胡针剂发汗解热，丹参片剂治疗胸痹绞痛等，都是行之有效的治疗方法。

2. 相须

就是两种功效类似的药物配合应用，可以增强原有药物的功效。如麻黄配桂枝，能增强发汗解表、祛风散寒的作用；知母配贝母，可以增强养阴润肺、化痰止咳的功效；又附子、干姜配合应用，以增强温阳守中、回阳救逆的功效；陈皮配半夏以加强燥湿化痰、理气和中之功；全蝎、蜈蚣同用能明显增强平肝息风、止痉定搐的作用。像这类同类相须配伍应用的例证，历代文献有不少记载，它构成了复方用药的配伍核心，是中药配伍应用的主要形式之一。

3. 相使

就是以一种药物为主，另一种药物为辅，两药合用，辅药可以提高主药的功效。如黄芪配茯苓治脾虚水肿，黄芪为健脾益气、利尿消肿的主药，茯苓淡渗利湿，可增强黄芪益气利尿的作用；又大黄配芒硝治热结便秘，大黄为清热泻火、泻热通肠的主药，芒硝长于润燥通便，可以增强大黄峻下热结、排除燥屎的作用；枸杞子配菊花治目暗昏花，枸杞子为补肾益精、养肝明目的主药，菊花清肝泻火，兼能益阴明目，可以增强枸杞的补虚明目的作用，这是功效相近药物相使配伍的例证。又石膏配牛膝治胃火牙痛，石膏为清胃降火，消肿止痛的主药，牛膝引火下行，可增强石膏清火止痛的作用；白芍配甘草治血虚失养，筋挛作痛，白芍为滋阴养血、柔肝止痛的主药，甘草缓急止痛，可增强白芍柔肝止痛的作用；黄连配木香治湿热泻痢，腹痛里急，黄连为清热燥湿、解毒止痢的主药，木香调中宣滞，行气止痛，可增强黄连清热燥湿、行气化滞的功效。这是功效不同相使配伍的例证，可见相使配伍药不必同类。一主一辅，相辅相成，辅药能提高主药的疗效，即是相使的配伍。

4. 相畏

就是一种药物的毒副作用能被另一种药物所抑制。如半夏畏生姜，即生姜可以抑制半夏的毒副作用，生半夏可"戟人咽喉"，令人咽痛音哑，用生姜炮制后成姜半夏，其毒副作用大为缓和；甘遂畏大枣，大枣可抑制甘遂峻下逐水，损伤正气的毒副作用；熟地黄畏砂仁，砂仁可以减轻熟地黄滋腻碍胃、影响消化的副作用；常山畏陈皮，陈皮可以缓和常山截疟而引起恶心呕吐的胃肠反应，这都相畏配伍的范例。

5. 相杀

就是一种药物能够消除另一种药物的毒副作用。如羊血杀钩吻毒，金钱草杀雷公藤毒，麝香杀杏仁毒，绿豆杀巴豆毒，生白蜜杀乌头毒，防风杀砒霜毒等。可见相畏和相杀没有质的区别，是从自身的毒副作用受到对方的抑制和自身能消除对方毒副作用的不同角度提出来的配伍方法，也就是同一配伍关系的两种不同提法。

6. 相恶

就是一种药物能破坏另一种药物的功效。如人参恶莱菔子，莱菔子能削弱人参的补气作用；生姜恶黄芩，黄芩能削弱生姜的温胃止呕的作用；近代研究吴茱萸有降压作用，但与甘草同用时，这种作用即消失，也可以说吴茱萸恶甘草。

7. 相反

就是两种药物同用能产生剧烈的毒副作用。如甘草反甘遂，贝母反乌头等，详见用药禁忌"十八反"、"十九畏"中若干药物。

上述药物七情，除单行外，其余六项均是对药物基本配伍关系的论述。其中相须、相使表示增效，临床用药要充分利用；相畏、相杀表示减毒，应用毒烈药时须考虑选用；相恶表示减效，用药时应加以注意；相反表示增毒，原则上应绝对禁止。

细目二　用药禁忌

中药的用药禁忌主要包括配伍禁忌、证候禁忌、妊娠禁忌和服药时的饮食禁忌四个方面。

要点一　配伍禁忌

1. 含义

所谓配伍禁忌，就是指某些药物合用会产生剧烈的毒副作用或降低和破坏药效，因而应该避免配合应用，也即《神农本草经》所谓："勿用相恶、相反者。"

2. 内容

《蜀本草》谓《本经》载药 365 种，相反者 18 种，相恶者 60 种。《新修本草》承袭了 18 种反药的数目。《证类本草》载反药 24 种。金元时期将反药概括为"十八反"、"十九畏"，累计 37 种反药，并编成歌诀，便于诵读。

"十八反"："十八反"歌诀最早见于张子和《儒门事亲》："本草明言十八反，半蒌贝蔹及攻乌，藻戟遂芫俱战草，诸参辛芍叛藜芦。"共载相反中药 18 种，即乌头反贝母、瓜蒌、半夏、白及、白蔹，甘草反甘遂、大戟、海藻、芫花，藜芦反人参、丹参、玄参、沙参、细辛、芍药。

"十九畏"："十九畏"歌诀首见于明·刘纯《医经小学》："硫黄原是火中精，朴硝一见便相争，水银莫与砒霜见，狼毒最怕密陀僧，巴豆性烈最为上，偏与牵牛不顺情，丁香莫与郁金见，牙硝难合京三棱，川乌、草乌不顺犀，人参最怕五灵脂，官桂善能调冷气，若逢石脂便相欺，大凡修合看顺逆，炮燋炙煿莫相依。"指出了 19 个相畏（反）的药物：硫黄畏朴硝，狼毒畏密陀僧，巴豆畏牵牛，丁香畏郁金，川乌、草乌畏犀角，牙硝畏三棱，官桂畏赤石脂，人参畏五灵脂。

要点二　证候禁忌

由于药物的药性不同，其作用各有专长和一定的适应范围，因此，临床用药也就有所禁忌，称"证候禁忌"。如麻黄性味辛温，功能发汗解表、散风寒，又能宣肺平喘利尿，故只适宜于外感风寒表实无汗或肺气不宣的喘咳，而对表虚自汗及阴虚盗汗、肺肾虚喘则应禁止使用。又如黄精甘平，功能滋阴补肺、补脾益气，主要用于肺虚燥咳、脾胃虚弱及肾虚精亏的病证。但因其性质滋腻，易助湿邪，因此，凡脾虚有湿、咳嗽痰多以及中寒便溏者则不宜服用。所以除了药性极为平和者无须禁忌外，一般药物都有证候用药禁忌，其内容详见各论中每味药物的"使用注意"。

要点三　妊娠用药禁忌

1. 含义

它是指妇女妊娠期治疗用药的禁忌。某些药物具有损害胎元以致堕胎的副作用，所以应作为妊娠禁忌的药物。

2. 内容

根据药物对于胎元损害程度的不同，一般可分为慎用与禁用两大类。慎用的药物包括通经去瘀、行气破滞及辛热滑利之品，如桃仁、红花、牛膝，大黄、枳实，附子、肉桂、干姜、木通、冬葵子、瞿麦等；而禁用的药物是指毒性较强或药性猛烈的药物，如巴豆、牵牛子、大戟、商陆、麝香、三棱、莪术、水蛭、斑蝥、雄黄、砒霜等。

要点四　服药时的饮食禁忌

1. 含义

是指服药期间对某些食物的禁忌，又简称食忌，也就是通常所说的忌口。

2. 内容

在服药期间，一般应忌食生冷、油腻、腥膻、有刺激性的食物。此外，根据病情的不同，饮食禁忌也有区别。如热性病，应忌食辛辣、油腻、煎炸食物；寒性病，应忌食生冷食物、清凉饮料等；胸痹患者应忌食肥肉、脂肪、动物内脏及烟、酒等；肝阳上亢头晕目眩、烦躁易怒等应忌食胡椒、辣椒、大蒜、白酒等辛热助阳之品；黄疸、胁痛应忌食动物脂肪及辛辣醇酒刺激食品；脾胃虚弱者应忌食油炸黏腻、寒冷固硬、不易消化的食物；肾病水肿应忌食盐、碱过多的和酸辣太过的刺激食品；疮疡、皮肤病患者，应忌食鱼、虾、蟹等腥膻发物及辛辣刺激性食品。此外，古代文献记载：甘草、黄连、桔梗、乌梅忌猪肉；鳖甲忌苋菜；常山忌葱；地黄、何首乌忌葱、蒜、萝卜；丹参、茯苓、茯神忌醋；土茯苓、使君子忌茶；薄荷忌蟹肉；蜜反生葱；柿反蟹等等，也应作为服药禁忌的参考。

（金华）

第四单元　中药的剂量与用法

细目一　剂　量

要点　确定剂量的因素

一般来讲，确定中药的剂量，应考虑如下几方面的因素：

1. 药物性质与剂量的关系

剧毒药或作用峻烈的药物，应严格控制剂量，开始时用量宜轻，逐渐加量，一旦病情好转后，应当立即减量或停服，中病即止，防止过量或蓄积中毒。此外，花、叶、皮、枝等量轻质松及性味浓厚、作用较强的药物用量宜小；矿物、介壳质重沉坠及性味淡薄、作用温和的药物用量宜大；鲜品药材含水分较多，用量宜大（一般为干品的4倍）；干品药材用量当小；过于苦寒的药物也不要久服过量，免伤脾胃；再如犀角、羚羊角、麝香、牛黄、猴枣、鹿茸、珍珠等贵重药材，在保证药效的前提下应尽量减少用量。

2. 剂型、配伍与剂量的关系

在一般情况下，同样的药物入汤剂比入丸、散剂的用量要大些；单味药使用比复方中应用剂量要大些；在复方配伍使用时，主要药物比辅助药物用量要大些。

3. 年龄、体质、病情与剂量的关系

年龄、体质的不同，对药物耐受程度不同，则药物用量也就有了差别。一般老年、小儿、妇女产后及体质虚弱的病人，都要减少用量，成人及平素体质壮实的患者用量宜重。一般5岁以下的小儿用成人药量的1/4，5岁以上的儿童按成人用量减半服用。病情轻重、病势缓急、病程长短与药物剂量也有密切关系。一般病情轻、病势缓、病程长者用量宜小，病情重、病势急、病程短者用量宜大。

4. 季节变化与剂量的关系

夏季发汗解表药及辛温大热药不宜多用，冬季发汗解表药及辛热大热药可以多用；夏季苦寒降火药用量宜重，冬季苦寒降火药则用量宜轻。

除了剧毒药、峻烈药、精制药及某些贵重药外，一般中药常用内服剂量为 5 ~ 10g，部分常用量较大剂量为 15 ~ 30g，新鲜药物常用量为 30 ~ 60g。

细目二　　用法

要点　特殊煎法

某些药物因其质地不同，煎法比较特殊，处方上需加以注明，归纳起来包括有先煎、后下、包煎、另煎、溶化、泡服、冲服、煎汤代水等不同煎煮法。

先煎：主要指一些有效成分难溶于水的金石、矿物、介壳类药物，应打碎先煎，煮沸 20 ~ 30 分钟，再下其他药物同煎，以使有效成分充分析出。如磁石、代赭石、生铁落、生石膏、寒水石、紫石英、龙骨、牡蛎、海蛤壳、瓦楞子、珍珠母、石决明、紫贝齿、龟甲、鳖甲等。此外，附子、乌头等毒副作用较强的药物，宜先煎 45 ~ 60 分钟后再下它药，久煎可以降低毒性，安全用药。

后下：主要指一些气味芳香的药物，久煎其有效成分易于挥发而降低药效，须在其他药物煎沸 5 ~ 10 分钟后放入，如薄荷、青蒿、香薷、木香、砂仁、沉香、白豆蔻、草豆蔻等。此外，有些药物虽不属芳香药，但久煎也能破坏其有效成分，如钩藤、大黄、番泻叶等，亦属后下之列。

包煎：主要指那些黏性强、粉末状及带有绒毛的药物，宜先用纱布袋装好，再与其他药物同煎，以防止药液混浊或刺激咽喉引起咳嗽及沉于锅底加热时引起焦化或煳化。如蛤粉、滑石、旋覆花、车前子、蒲黄、灶心土等。

另煎：又称另炖，主要是指某些贵重药材，为了更好地煎出有效成分，还应单独另煎即另炖 2 ~ 3 小时。煎液可以另服，也可与其他煎液混合服用。如人参、西洋参、羚羊角、鹿茸等。

溶化：又称烊化，主要是指某些胶类药物及黏性大而易溶的药物，为避免入煎粘锅或黏附其他药物影响煎煮，可单用水或黄酒将此类药加热溶化即烊化后，用煎好的药液冲服，也可将此类药放入其他药物煎好的药液中加热烊化后服用。如阿胶、鹿角胶、龟甲胶、鳖甲胶及蜂蜜、饴糖等。

泡服：又叫焗服，主要是指某些有效成分易溶于水或久煎容易破坏药效的药物，可以用少量开水或复方中其他药物滚烫的煎出液趁热浸泡，加盖闷润，减少挥发，半小时后去渣即可服用。如藏红花、番泻叶、胖大海等。

冲服：主要指某些贵重药，用量较轻，为防止散失，常需要研成细末制成散剂，用温开水或复方其他药物煎液冲服，如牛黄、珍珠、羚羊角、猴枣、马宝、西洋参、鹿茸、人参、蛤蚧等；某些药物，根据病情需要，为提高药效，也常研成散剂冲服，如用于止血的三七、花蕊石、白及、紫珠草、血余炭、棕榈炭，用于息风止痉的蜈蚣、全蝎、僵蚕、地龙，用于制酸止痛的乌贼骨、瓦楞子、海蛤壳、延胡索等；某些药物高温容易破坏药效或有效成分难溶于水，也只能做散剂冲服，如雷丸、鹤草芽、朱砂等。此外，还有一些液体药物，如竹沥汁、姜汁、藕汁、荸荠汁、鲜地黄汁等，也须冲服。

煎汤代水：主要指某些药物为了防止与其他药物同煎使煎液混浊，难于服用，宜先煎后取其上清液代水再煎煮其他药物，如灶心土等。此外，某些药物质轻用量多，体积大，吸水量大，如玉米须、丝瓜络、金钱草等，也须煎汤代水用。

（金华）

第五单元　解表药

细目一　概述

要点　解表药的使用注意事项

1. 使用发汗力较强的解表药时，用量不宜过大，以免发汗太过，耗伤阳气，损及津液，造成"亡阳"、"伤阴"的弊端。

2. 汗为津液，血汗同源，故表虚自汗、阴虚盗汗以及疮疡日久、淋证、失血患者，虽有表证，也应慎用解表药。

3. 使用解表药还应注意因时因地而异。如春夏腠理疏松，容易出汗，解表药用量宜轻；冬季腠理致密，不易汗出，解表药用量宜重；北方严寒地区用药宜重；南方炎热地区用药宜轻。

4. 解表药多为辛散轻扬之品，入汤剂不宜久煎，以免有效成分挥发而降低药效。

细目二　发散风寒药

麻黄

功效：发汗解表，宣肺平喘，利水消肿，散寒通滞。

应用

1. 风寒感冒。本品发汗力强，为发汗解表之要药。多用于外感风寒表实证，恶寒无汗，脉浮紧。每与桂枝相须为用。

2. 咳嗽气喘。本品宣肺平喘作用强。为治疗肺气壅遏所致喘咳的要药，常配伍杏仁以止咳平喘。

3. 风水水肿。用于水肿兼有表证。可与生姜、白术等配伍。

4. 风寒痹证，阴疽，痰核。

用法用量：煎服，2~9g。发汗解表宜生用，止咳平喘多炙用。

使用注意：本品发汗宣肺力强，凡表虚自汗、阴虚盗汗及肺肾虚喘者均当慎用。

桂枝

功效：发汗解肌，温通经脉，助阳化气。

应用

1. 风寒感冒。对外感风寒，不论表实无汗、表虚有汗，均可使用本品。用治风寒表虚有汗证，常与白芍配伍。

2. 寒凝血滞诸痛证。胸阳不振，胸痹心痛，常与枳实、薤白同用；风寒湿痹，肩臂疼痛，可与附子同用；经寒瘀滞、经闭、痛经，常与当归、吴茱萸同用。

3. 痰饮、蓄水证。脾阳不运，水湿内停所致的痰饮眩晕、心悸，可与茯苓、白术配伍。

4. 心悸。心阳不振，不能宣通血脉所致的心悸动、脉结代，常与甘草、人参、麦冬同用。

用法用量：煎服，3～9g。

使用注意：本品辛温助热，易伤阴动血，凡外感热病、阴虚火旺、血热妄行等证，均当忌用。孕妇及月经过多者慎用。

紫苏

功效：解表散寒，行气宽中，解鱼蟹毒。

应用

1. 风寒感冒。风寒表证而兼气滞胸闷，用之尤为适宜。

2. 脾胃气滞，胸闷呕吐。可用于妊娠呕吐，常与砂仁、陈皮同用。

3. 食鱼蟹中毒而致腹痛吐泻者。

用法用量：煎服，5～9g。不宜久煎。

使用注意：本品辛温耗气，气虚和表虚者慎用。

生姜

功效：解表散寒，温中止呕，温肺止咳，解鱼蟹毒。

应用

1. 风寒感冒。用于风寒感冒轻证。可单煎或配红糖、葱白煎服。更多是作辅助之品，以增强发汗解表之力。

2. 脾胃寒证。寒犯中焦或脾胃虚寒之胃脘冷痛、呕吐，常与高良姜、胡椒同用。

3. 胃寒呕吐。誉为"呕家圣药"，尤宜于胃寒呕吐，可配伍高良姜、白豆蔻同用。痰饮呕吐，常配伍半夏；胃热呕吐，可配黄连、竹茹同用。

4. 肺寒咳嗽。风寒客肺，痰多咳嗽，恶寒头痛，常与麻黄、杏仁同用；外无表邪而痰多者，常与陈皮、半夏配伍。

5. 解生半夏、生南星等药物之毒及鱼蟹等食物中毒。

用法用量：煎服，3～9g，或捣汁服。

使用注意：本品助火伤阴，故热盛及阴虚内热者忌服。

香薷

功效：发汗解表，化湿和中，利水消肿。

应用

1. 风寒感冒。多用于风寒感冒兼脾胃湿困，常配伍厚朴、扁豆同用。

2. 水肿脚气。对水肿兼有表证，可配伍白术同用。

用法用量：煎服，3~9g。用于发表，量不宜过大，且不宜久煎；用于利水消肿，量宜稍大，且须浓煎。

使用注意：本品辛温发汗之力较强，表虚有汗及暑热证当忌用。

荆芥

功效：祛风解表，透疹消疮，止血。

应用

1. 外感表证。本品药性较平和，对于外感表证，无论风寒还是风热表证，均可广泛使用。

2. 麻疹不透，风疹瘙痒。麻疹初起，疹出不畅，常与蝉蜕、薄荷同用；风疹瘙痒，可配伍苦参、防风。

3. 疮疡初起兼有表证。祛风解表，透散邪气，宣通壅结而消疮，常与防风、银花、连翘配伍。

4. 吐衄下血。炒炭有止血作用，常配伍其他止血药同用。

用法用量：煎服，4.5~9g，不宜久煎。发表透疹消疮宜生用，止血宜炒用。荆芥穗更长于祛风。

防风

功效：祛风解表，胜湿止痛，止痉。

应用

1. 外感表证。本品祛风力强，为治风通用之品，常与荆芥相须为用。

2. 风疹瘙痒。能祛风止痒，可治多种皮肤病，尤以风邪所致之瘾疹瘙痒较为常用。

3. 风湿痹痛。治风寒湿痹，肢节疼痛，配伍羌活、当归同用。

4. 破伤风证。能祛风解痉，常与天麻、天南星、白附子配伍。

5. 脾虚湿盛，清阳不升所致的泄泻。能升清燥湿。

用法用量：煎服，4.5~9g。

使用注意：本品药性偏温，阴血亏虚、热病动风者不宜使用。

羌活

功效：解表散寒，祛风胜湿，止痛。

应用

1. 风寒感冒。对外感风寒夹湿证，尤为适宜，常与防风、细辛、白芷等同用。

2. 风寒湿痹。尤以上半身疼痛更为适宜。可配防风、姜黄同用。

用法用量：煎服，3~9g。

使用注意：本品辛香，温燥之性较烈，故阴血亏虚者慎用。用量过多，易致呕吐，脾胃虚弱者不宜服。

白芷

功效：解表散寒，祛风止痛，通鼻窍，燥湿止带，消肿排脓，祛风止痒。

应用

1. 风寒感冒。宜于外感风寒，头身疼痛，鼻塞流涕之证，常与防风、羌活配伍。

2. 头痛，牙痛，风湿痹痛。阳明经头痛，眉棱骨痛，尤为多用。为治阳明头痛要药。

3. 鼻渊。常与苍耳子、辛夷配伍。

4. 带下证。本品燥湿止带，也可配伍用于湿热带下。

5. 疮痈肿毒。治疮痈未溃者可消散，已溃者可排脓，为外科常用之品。

6. 皮肤风湿瘙痒。本品祛风止痒。

用法用量：煎服，3～9g。外用适量。

使用注意：本品辛香温燥，阴虚血热者忌服。

细辛

功效：解表散寒，祛风止痛，通窍，温肺化饮。

应用

1. 风寒感冒。长于解表散寒，祛风止痛，宜于外感风寒，头身疼痛较甚者，常与羌活、防风、白芷同用；又入肾经而除在里之寒邪，配麻黄、附子，可治阳虚外感，恶寒发热、无汗、脉反沉者。

2. 头痛，牙痛，风湿痹痛。本品辛香走窜，宣泄郁滞，上达颠顶，通利九窍，善祛风散寒，且止痛之力颇强，尤宜于风寒性头痛、牙痛、痹痛等多种寒痛证。

3. 鼻渊。本品为治鼻渊之良药。

4. 肺寒咳喘。本品辛散温通，外能发散风寒，内能温肺化饮。

用法用量：煎服，1～3g；散剂，每次服0.5～1g。

使用注意：阴虚阳亢头痛、肺燥伤阴干咳者忌用。不宜与藜芦同用。

藁本

功效：祛风散寒，除湿止痛。

应用

1. 风寒感冒，颠顶疼痛。本品辛温香燥，性味俱升，善达颠顶，以发散太阳经风寒湿邪见长，止痛作用较好，常与羌活、苍术、川芎同用。

2. 风寒湿痹。

用法用量：煎服，3～9g。

使用注意：本品辛温香燥，凡阴血亏虚、肝阳上亢、火热内盛之头痛者忌服。

苍耳子

功效：发散风寒，通鼻窍，除湿止痛，止痒。

应用

1. 风寒感冒。

2. 鼻渊。善通鼻窍以除鼻塞、止前额及鼻内胀痛，用治鼻渊头痛、不闻香臭、时流浊涕者，可内服亦宜外用，为治鼻渊之良药。

3. 风湿痹痛。

4. 风疹瘙痒，疥癣麻风。

用法用量：煎服，3～9g。或入丸、散。

使用注意：血虚头痛不宜服用。过量服用易致中毒。

辛夷

功效：发散风寒，通鼻窍。

应用

1. 风寒感冒。

2. 鼻塞，鼻渊。本品芳香通窍，其性上达，外能祛除风寒邪气，内能升达肺胃清气，善通鼻窍，为治鼻渊头痛、鼻塞流涕之要药。

用法用量：煎服，3～9g。本品有毛，易刺激咽喉，入汤剂宜用纱布包煎。

使用注意：鼻病因于阴虚火旺者忌服。

细目三　发散风热药

薄荷

功效：疏散风热，清利头目，利咽透疹，疏肝行气，芳香辟秽。

应用

1. 风热感冒，温病初起。清轻凉散，善解风热。常与金银花、连翘、牛蒡子配伍。

2. 风热头痛，目赤多泪，咽喉肿痛。功善疏散上焦风热，清头目，利咽喉。用治风热上攻，头痛眩晕，宜与川芎、石膏、白芷配伍。

3. 麻疹不透，风疹瘙痒。有疏散风热，宣毒透疹，祛风止痒之功。

4. 肝郁气滞，胸闷胁痛。兼入肝经，能疏肝行气，常配伍柴胡、白芍、当归等同用。

5. 夏令感受暑湿秽浊之气，脘腹胀痛，呕吐泄泻。本品芳香辟秽，兼能化湿和中，还可用治夏令感受暑湿秽浊之气，脘腹胀痛，呕吐泄泻。

用法用量：煎服，3～6g；宜后下。薄荷叶长于发汗解表，薄荷梗偏于行气和中。

使用注意：本品芳香辛散，发汗耗气，故体虚多汗者不宜使用。

牛蒡子

功效：疏散风热，宣肺利咽，解毒透疹，消肿疗疮。

应用

1. 风热感冒，温病初起。疏散风热，发散之力虽不及薄荷，但长于宣肺祛痰，清利咽喉，故宜于风热感冒而见咽喉红肿疼痛，或咳嗽痰多不利者。

2. 麻疹不透，风热疹痒。能疏散风热，透泄热毒而促使疹子透发。

3. 痈肿疮毒，丹毒，痄腮喉痹。能外散风热，内解热毒，有清热解毒、消肿利咽之效。

用法用量：煎服，6～12g。炒用可使其苦寒及滑肠之性略减。

使用注意：本品性寒，滑肠通便，气虚便溏者慎用。

蝉蜕

功效：疏散风热，利咽开音，透疹，明目退翳，息风止痉。

应用

1. 风热感冒，温病初起，咽痛音哑。质轻上浮，长于疏散肺经风热以宣肺利咽，开音疗哑，尤宜于风热感冒、温病初起，症见声音嘶哑或咽喉肿痛者。常配伍薄荷、牛蒡子同用。

2. 麻疹不透，风疹瘙痒。本品宣散透发，疏散风热，透疹止痒。

3. 目赤翳障。善疏散肝经风热而明目退翳，可用治风热上攻或肝火上炎之目赤肿痛，翳膜遮睛，常与菊花、刺蒺藜、决明子同用。

4. 急慢惊风，破伤风证。既能疏散肝经风热，又可凉肝息风止痉。

5. 小儿夜啼不安。

用法用量：煎服，3 ~ 10g，或单味研末冲服。一般病证用量宜小，止痉则需大量。

使用注意：《名医别录》有"主妇人生子不下"的记载，故孕妇当慎用。

桑叶

功效：疏散风热，清肺润燥，平肝明目，凉血止血。

应用

1. 风热感冒，温病初起。轻清疏散，疏散风热作用较为缓和，但又能清肺热，润肺燥，用于风热感冒，或温病初起，发热、咽痒、咳嗽等症，常与菊花相须为用。

2. 肺热咳嗽，燥热咳嗽。甘寒凉润肺燥，可用于肺热或燥热伤肺，咳嗽痰少，色黄而黏稠，或干咳少痰，咽痒等症。可与沙参、贝母同用。

3. 肝阳上亢。

4. 目赤昏花。疏散风热，又清泄肝热，且甘润益阴以明目。

5. 血热妄行之咳血、吐血、衄血。

用法用量：煎服，5 ~ 9g；或入丸、散。外用煎水洗眼。桑叶蜜炙能增强润肺止咳的作用，故肺燥咳嗽多用蜜炙桑叶。

菊花

功效：疏散风热，平肝明目，清热解毒。

应用

1. 风热感冒，温病初起。常与桑叶相须为用。

2. 肝阳眩晕，肝风实证。能清肝热、平肝阳，常用治肝阳上亢，头痛眩晕，每与石决明、白芍同用。

3. 目赤昏花。既疏散肝经风热，又清泄肝热以明目，故可用治肝经风热，或肝火上攻所致目赤肿痛。

4. 疮痈肿毒。

用法用量：煎服，5 ~ 9g。疏散风热宜用黄菊花，平肝、清肝明目宜用白菊花。

蔓荆子

功效：疏散风热，清利头目，祛风止痛。

应用

1. 风热感冒，头昏头痛。偏于清利头目，疏散头面之邪。风热感冒而头昏头痛者，较为多用。

2. 目赤肿痛。

3. 风湿痹痛。

用法用量：煎服，5 ~ 9g。

柴胡

功效：和解退热，疏肝解郁，升阳举陷，退热截疟。

应用

1. 表证发热及少阳证。善于祛邪解表退热和疏散少阳半表半里之邪。外感表证发热，无论风热、风寒表证，皆可使用。为治少阳证之要药，常与黄芩同用。

2. 肝郁气滞。本品为疏肝解郁要药。肝失疏泄，气机郁阻所致的胸胁或少腹胀痛、情志抑郁、妇女月经失调、痛经等症，常与香附、川芎、白芍同用。

3. 气虚下陷，脏器脱垂。本品长于升阳举陷，常配黄芪、升麻同用。

4. 疟疾寒热。

用法用量：煎服，3~9g。解表退热宜生用，且用量宜稍重；疏肝解郁宜醋炙，升阳可生用或酒炙，其用量均宜稍轻。

使用注意：柴胡其性升散，古人有"柴胡劫肝阴"之说，阴虚阳亢、肝风内动、阴虚火旺及气机上逆者忌用或慎用。

升麻

功效：解表透疹，清热解毒，升举阳气。

应用

1. 外感表证。

2. 麻疹不透。

3. 齿痛口疮，咽喉肿痛，温毒发斑。为清热解毒良药，可用治热毒所致多种病证。

4. 气虚下陷，脏器脱垂，崩漏下血。善引脾胃清阳之气上升，其升提之力强于柴胡。

用法用量：煎服，3~9g。发表透疹、清热解毒宜生用，升阳举陷宜炙用。

使用注意：麻疹已透、阴虚火旺以及阴虚阳亢者，均当忌用。

葛根

功效：解肌退热，透疹，生津止渴，升阳止泻。

应用

1. 表证发热，项背强痛。无论风寒与风热，均可选用本品。既能辛散发表以退热，又长于缓解外邪郁阻、经气不利、筋脉失养所致的颈背强痛。善治颈项强痛。

2. 麻疹不透。

3. 热病口渴，阴虚消渴。清热之中，又能鼓舞脾胃清阳之气上升，而有生津止渴之功。

4. 热泻热痢，脾虚泄泻。能升发清阳，鼓舞脾胃清阳之气上升而奏止泻痢之效。

用法用量：煎服，9~15g。解肌退热、透疹、生津宜生用，升阳止泻宜煨用。

淡豆豉

功效：解表，除烦，宣发郁热。

应用

1. 外感表证。

2. 热病烦闷。

用法用量：煎服，6~12g。

（金华）

第六单元　清热药

细目一　概述

要点　清热药的使用注意事项

1. 本类药物性多寒凉，易伤脾胃，故脾胃气虚，食少便溏者慎用。
2. 苦寒药物易化燥伤阴，热证伤阴或阴虚患者慎用。
3. 清热药禁用于阴盛格阳或真寒假热之证。

细目二　清热泻火药

石膏

功效：生用：清热泻火，除烦止渴；煅用：敛疮生肌，收湿，止血。

应用

1. 温热病气分实热证。本品清热泻火力强，并能除烦止渴，为清泻肺、胃二经气分实热的要药。常与知母相须为用。
2. 肺热喘咳证。善清肺热，常与麻黄、苦杏仁同用。
3. 胃火牙痛、头痛、消渴证。善清胃火，常与升麻、黄连同用。
4. 溃疡不敛、湿疹瘙痒、水火烫伤、外伤出血。煅石膏宜外用，研末撒敷患处。

用法用量：生石膏煎服，15～60g，宜先煎。煅石膏适量外用，研末撒敷患处。

使用注意：脾胃虚寒及阴虚内热者忌用。

知母

功效：清热泻火，生津润燥。

应用

1. 热病烦渴。善治外感热病，高热烦渴者，也为清泻肺、胃二经气分实热之要药。
2. 肺热燥咳。长于泻肺热、润肺燥，用治肺热燥咳，常配贝母同用。
3. 骨蒸潮热。本品滋肾阴、泻肾火、退骨蒸，常与黄柏相须为用。
4. 内热消渴。能泻肺火、滋肺阴，泻胃火、滋胃阴，泻肾火、滋肾阴，治阴虚内热消渴，常配天花粉、葛根。
5. 肠燥便秘。

用法用量：煎服，6～12g。

使用注意：本品性寒质润，有滑肠作用，故脾虚便溏者不宜用。

鉴别用药：石膏与知母二药，共同功效：清热泻火，同可用治温热病气分热盛及肺热咳嗽等证。不同功效：石膏泻火之中长于清解，重在清泻肺胃实火，肺热喘咳、胃火头痛牙痛多用石膏；知母泻火之中长于清润，肺热燥咳、内热骨蒸、消渴多选知母。

芦根

功效：清热泻火，生津止渴，除烦，止呕，利尿。

应用

1. 热病烦渴。本品清透肺胃气分实热，又生津止渴、除烦，常配麦冬、天花粉等同用。

2. 胃热呕哕。本品清胃热而止呕逆，可用鲜品配青竹茹、生姜等煎服。

3. 肺热咳嗽，肺痈吐脓。肺热咳嗽，常配黄芩；肺痈吐脓，配薏苡仁同用。

4. 热淋涩痛。功能清热利尿，常配白茅根、车前子同用。

用法用量：煎服，干品 15～30g，鲜品加倍，或捣汁用。

使用注意：脾胃虚寒者忌服。

天花粉

功效：清热泻火，生津止渴，消肿排脓。

应用

1. 热病烦渴。清肺、胃二经实热，又生津止渴，常配芦根、麦冬同用。

2. 肺热燥咳。清肺热，又生津以润肺燥，用治燥热伤肺，干咳少痰、痰中带血等肺热燥咳证，配天冬、生地黄同用。

3. 内热消渴。善清肺胃热，生津止渴，可用治积热内蕴，化燥伤津之消渴证，常配麦冬、芦根、白茅根同用。

4. 疮疡肿毒。清热泻火而解毒，消肿排脓以疗疮，未成脓者可使消散，脓已成者可溃疮排脓，常与金银花、白芷、穿山甲同用。

用法用量：煎服，10～15g。

使用注意：不宜与乌头类药材同用。

淡竹叶

功效：清热泻火，除烦，利尿。

应用

1. 热病烦渴。清心火以除烦，泄胃火以止渴。常配石膏、芦根同用。

2. 口疮尿赤，热淋涩痛。能清泻心胃实火，渗湿利尿。用治心胃火盛，口舌生疮，及移热小肠，热淋涩痛，可配滑石、白茅根、灯心草同用。

用法用量：煎服，6～9g。

竹叶

功效：清热泻火，除烦，生津，利尿。

应用

1. 热病烦渴。长于清心泻火以除烦，清胃生津以止渴，可用治热病伤津，烦热口渴，常配石膏、知母、玄参同用。

2. 口疮尿赤。上清心火，下利小便，常配木通、生地黄同用。

用法用量：煎服，6～15g，鲜品 15～30g。

使用注意：阴虚火旺、骨蒸潮热者忌用。

栀子

功效：泻火除烦，清热利湿，凉血解毒。焦栀子：凉血止血。

应用

1. 热病心烦。本品能清泻三焦火邪，泻心火而除烦，为治热病心烦、躁扰不宁之要药。热病火毒炽盛，三焦俱热而见高热烦躁、神昏谵语者，可配黄芩、黄连、黄柏可用。

2. 湿热黄疸。清利下焦肝胆湿热，常配茵陈、大黄同用。

3. 血淋涩痛。善清利下焦湿热而通淋，清热凉血以止血，常配车前子、滑石同用。

4. 血热吐衄。功能清热凉血，用治血热妄行之吐血、衄血，常配白茅根、大黄同用。

5. 目赤肿痛。治肝胆火热上攻之目赤肿痛，常配大黄。

6. 火毒疮疡。本品功能清热泻火、凉血解毒，可用治火毒疮疡、红肿热痛者，可与金银花、蒲公英配伍。

用法用量：煎服，5～10g。外用生品适量，研末调敷。

使用注意：本品苦寒伤胃，脾虚便溏者不宜用。

夏枯草

功效：清热泻火，明目，散结消肿。

应用

1. 目赤肿痛、头痛眩晕、目珠夜痛。善泻肝火以明目。可配桑叶、菊花同用。

2. 瘰疬、瘿瘤。本品味辛散结，苦寒泄热，肝郁化火，痰火凝聚之瘰疬，常配贝母、香附同用。

3. 乳痈肿痛。清肝热，又散结消肿，常与蒲公英同用。

用法用量：煎服，9～15g；或熬膏服。

使用注意：脾胃寒弱者慎用。

决明子

功效：清热明目，润肠通便。

应用

1. 目赤肿痛、羞明多泪、目暗不明。功善清肝明目，常配黄芩、木贼同用；肝肾阴亏，视物昏花，目暗不明，配山茱萸、生地黄同用。

2. 头痛、眩晕。清泻肝火，又平抑肝阳，常配菊花、钩藤同用。

3. 肠燥便秘。

用法用量：煎服，10～15g。用于润肠通便，不宜久煎。

使用注意：气虚便溏者不宜用。

细目三　清热燥湿药

黄芩

功效：清热燥湿，泻火解毒，止血，安胎。

应用

1. 湿温暑湿，胸闷呕恶，湿热痞满，黄疸泻痢。本品善清肺、胃、胆及大肠之湿热，尤善清中上焦湿热。治湿温、暑湿证，配滑石、白豆蔻同用；湿热中阻，痞满呕吐，配黄连、半夏同用。

2. 肺热咳嗽，高热烦渴。善清肺火及上焦实热。

3. 血热吐衄。火热炽盛迫血妄行之吐血、衄血等，配大黄同用。

4. 痈肿疮毒。常与黄连、栀子同用。

5. 胎动不安。本品能清热安胎。

用法用量：煎服，3~10g。清热多生用，安胎多炒用，清上焦热可酒炙用，止血可炒炭用。

使用注意：本品苦寒伤胃，脾胃虚寒者不宜使用。

黄连

功效：清热燥湿，泻火解毒。

应用

1. 湿热痞满、呕吐吞酸。清热燥湿力大于黄芩，尤长于清中焦湿热。

2. 湿热泻痢。为治疗泻痢的要药，与木香同用，或配葛根、黄芩、甘草同用。

3. 高热神昏，心烦不寐，血热吐衄。本品泻火解毒力强，可用治多种热毒病证。善清心经实火，可治心火亢盛证。

4. 痈肿疔疮，目赤牙痛。尤善疗疔毒。胃火炽盛牙痛，可与升麻、生地配伍。

5. 消渴。善清胃火而用治胃火炽盛，消谷善饥之消渴证，常配麦冬同用。

6. 外治湿疹、湿疮、耳道流脓。

用法用量：煎服，2~5g。外用适量。

使用注意：本品大苦大寒，过服久服易伤脾胃，脾胃虚寒者忌用；苦燥易伤阴津，阴虚津伤者慎用。

黄柏

功效：清热燥湿，泻火除蒸，解毒疗疮。

应用

1. 湿热带下，热淋。尤长于清泻下焦湿热。常配芡实、车前子同用。

2. 湿热泻痢，黄疸。善除大肠湿热以治泻痢，配白头翁、黄连同用。

3. 湿热脚气，痿证。清泄下焦湿热，治湿热下注，足膝肿痛等证，常配苍术、牛膝。

4. 骨蒸劳热，盗汗，遗精。长于清相火，退虚热，常与知母相须为用。

5. 疮疡肿毒，湿疹瘙痒。

用法用量：煎服，3~12g。外用适量。

鉴别用药：黄芩、黄连与黄柏三药，性味皆苦寒，黄连为苦寒之最。共同功效：清热燥湿，泻火解毒，同可用治湿热内盛或热毒炽盛之证，常相须为用。不同功效：黄芩偏泻上焦肺火，肺热咳嗽者多用；黄连偏泻中焦胃火，并长于泻心火，中焦湿热、痞满呕逆及心火亢盛、高热心烦者多用；黄柏偏泻下焦相火，除骨蒸，湿热下注诸证及骨蒸劳热者多用。

龙胆草

功效：清热燥湿，泻肝胆火。

应用

1. 湿热黄疸，阴肿阴痒，带下，湿疹瘙痒。本品尤善清下焦湿热，用治下焦湿热诸证。

2. 肝火头痛，目赤耳聋，胁痛口苦。善泻肝火胆实火，多配柴胡、黄芩、栀子同用。

3. 惊风抽搐。

用法用量：煎服，3~6g。

使用注意：脾胃寒者不宜用，阴虚津伤者慎用。

苦参

功效：清热燥湿，杀虫，利尿。

应用

1. 湿热泻痢、便血、黄疸。清热燥湿而治胃肠湿热所致泄泻、痢疾。湿热便血、痔漏出血，可配生地黄同用。

2. 湿热带下，阴肿阴痒，湿疹湿疮，皮肤瘙痒，疥癣。清热燥湿，又杀虫止痒，为治湿热所致带下证及某些皮肤病的常用药。

3. 湿热小便不利。既清热，又利尿，常配石韦、车前子同用。

用法用量：煎服，5~10g。外用适量。

使用注意：脾胃虚寒者忌用，反藜芦。

细目四　清热解毒药

金银花

功效：清热解毒，疏散风热。

应用

1. 痈肿疔疮。本品为治一切内痈外痈之要药。

2. 外感风热，温病初起。善散肺经热邪，透热达表，常与连翘相须为用。也善清心、胃热毒，有透营转气之功。

3. 热毒血痢。有清热解毒、凉血、止痢之效。

4. 咽喉肿痛、小儿热疮及痱子。

用法用量：煎服，6~15g。疏散风热、清泄里热以生品为佳，炒炭宜用于热毒血痢，露剂多用于暑热烦渴。

使用注意：脾胃虚寒及气虚疮疡脓清者忌用。

连翘

功效：清热解毒，消肿散结，疏散风热，清心利尿。

应用

1. 痈肿疮毒，瘰疬痰核。清心火，解疮毒，又消散痈肿结聚，有"疮家圣药"之称。

2. 风热外感，温病初起。长于清心火，散上焦风热，常与金银花相须为用。

3. 热淋涩痛。兼有清心利尿之功。

用法用量：煎服，6~15g。

使用注意：脾胃虚寒及气虚脓清者不宜用。

鉴别用药：连翘与金银花二药，均归心、肺经，共同功效：清热解毒，疏散风热。既能透热达表，又能清里热而解毒。对外感风热、温病初起、热毒疮疡等证常相须为用。不同功效：连翘清心解毒之力强，并善于消痈散结，为疮家圣药，亦治瘰疬痰核，兼能清心利尿，用治热淋涩痛；而金银花疏散表热之效优，且炒炭后善于凉血止痢，用治热毒血痢。

穿心莲

功效：清热解毒，凉血，消肿，燥湿。

应用

1. 外感风热，温病初起。

2. 肺热咳喘，肺痈吐脓，咽喉肿痛。

3. 湿热泻痢，热淋涩痛，湿疹瘙痒。有清热解毒、燥湿、止痢功效，故湿热诸证均可应用。

4. 痈肿疮毒，蛇虫咬伤。

用法用量：煎服，6～9g。煎剂易致呕吐，故多作丸、散、片剂。外用适量。

使用注意：不宜多服久服；脾胃虚寒者不宜用。

大青叶

功效：清热解毒，凉血消斑。

应用

1. 热入营血，温毒发斑。善解心胃二经实火热毒，又能凉血消斑，气血两清，常与玄参、栀子同用。

2. 喉痹口疮，痄腮丹毒。清心胃实火，又解瘟疫时毒，常与生地黄、大黄、升麻同用。

用法用量：煎服，9～15g，鲜品30～60g。外用适量。

使用注意：脾胃虚寒者忌用。

板蓝根

功效：清热解毒，凉血，利咽。

应用

1. 外感发热，温病初起，咽喉肿痛。善清解实热火毒，更以解毒利咽散结见长。

2. 温毒发斑，痄腮，丹毒，痈肿疮毒。主治多种温疫热毒之证。治丹毒、痄腮、大头瘟疫，头面红肿，咽喉不利者，常配玄参、连翘、牛蒡子同用。

用法用量：煎服，9～15g。

使用注意：体虚而无实火热毒者忌服，脾胃虚寒者慎用。

青黛

功效：清热解毒，凉血消斑，清肝泻火，定惊。

应用

1. 温毒发斑，血热吐衄。

2. 咽痛口疮，火毒疮疡。

3. 咳嗽胸痛，痰中带血。

4. 暑热惊痫，惊风抽搐。

用法用量：内服，1.5～3g，本品难溶于水，一般作散剂冲服，或入丸剂服用。外用适量。

使用注意：胃寒者慎用。

鉴别用药：大青叶、板蓝根、青黛三者大体同出一源。大青叶为菘蓝叶；板蓝根为菘蓝或马蓝的根；青黛为马蓝、蓼蓝或菘蓝的茎叶经加工制得的粉末。共同功效：清热解毒，凉血消斑。但大青叶凉血消斑力强，板蓝根解毒利咽效著，青黛清肝定惊功胜。

贯众

功效：清热解毒，凉血止血，杀虫。

应用

1. 风热感冒，温毒发斑。清气分实热，又解血分热毒，温热毒邪所致之证皆可用之，常与黄连、甘草同用。

2. 血热出血。尤善治崩漏下血。

3. 虫疾。驱杀绦虫、钩虫、蛲虫、蛔虫等多种肠道寄生虫。

4. 烧烫伤及妇人带下等。

用法用量：煎服，4.5～9g。杀虫及清热解毒宜生用，止血宜炒炭用。外用适量。

使用注意：本品有小毒，用量不宜过大。服用本品时忌油腻。脾胃虚寒者及孕妇慎用。

蒲公英

功效：清热解毒，消肿散结，利湿通淋，清肝明目。

应用

1. 痈肿疔毒，乳痈内痈。清解火热毒邪，又泄降滞气，为清热解毒、消痈散结之佳品，为治乳痈之要药。

2. 热淋涩痛，湿热黄疸。对湿热引起的淋证、黄疸等有较好的疗效。

3. 肝火上炎，目赤肿痛。

用法用量：煎服，9～15g。外用鲜品适量，捣敷或煎汤熏洗患处。

使用注意：用量过大，可致缓泻。

紫花地丁

功效：清热解毒，凉血消肿。

应用

1. 疔疮肿毒，乳痈肠痈。

2. 毒蛇咬伤。

3. 肝热目赤肿痛以及外感热病。

用法用量：煎服，15～30g。外用鲜品适量，捣烂敷患处。

使用注意：体质虚寒者忌服。

土茯苓

功效：解毒，除湿，通利关节。

应用

1. 杨梅毒疮，肢体拘挛。本品为治梅毒的要药。

2. 淋浊带下，湿疹瘙痒。

3. 痈肿疮毒。

用法用量：煎服，15~60g。外用适量。

使用注意：肝肾阴虚者慎服。服药时忌茶。

鱼腥草

功效：清热解毒，消痈排脓，利尿通淋，清热止痢。

应用

1. 肺痈吐脓，肺热咳嗽。善清解肺热，又消痈排脓，为治肺痈之要药。常与桔梗、芦根、瓜蒌同用。

2. 热毒疮毒。既能清热解毒，又能消痈排脓。

3. 湿热淋证。善清膀胱湿热，常与车前草、白茅根、海金沙同用。

4. 湿热泻痢。

用法用量：煎服，15~25g。鲜品用量加倍，水煎或捣汁服。外用适量，捣敷或煎汤熏洗患处。本品含挥发油，不宜久煎。

使用注意：虚寒证及阴性疮疡忌服。

射干

功效：清热解毒，消痰，利咽。

应用

1. 咽喉肿痛。清肺泻火，利咽消肿，为治咽喉肿痛常用之品，主治热毒痰火郁结，咽喉肿痛。

2. 痰盛咳喘。善清肺火，降气消痰，以平喘止咳。

用法用量：煎服，3~9g。

使用注意：本品苦寒，脾虚便溏者不宜使用。孕妇忌用或慎用。

山豆根

功效：清热解毒，利咽消肿。

应用

1. 咽喉肿痛。功善清肺火，解热毒，利咽消肿，为治疗咽喉肿痛的要药，凡热毒蕴结之咽喉肿痛者均可用之。

2. 牙龈肿痛。功能清胃火，可治胃火上炎引起的牙龈肿痛、口舌生疮。

3. 湿热黄疸，肺热咳嗽，痈肿疮毒。

用法用量：煎服，3~6g。外用适量。

使用注意：本品有毒，过量服用易引起呕吐、腹泻、胸闷、心悸等副作用，故用量不宜过大。脾胃虚寒者慎用。

马勃

功效：清热解毒，利咽，止血。

应用

1. 咽喉肿痛，咳嗽失音。

2. 吐血衄血，外伤出血。

用法用量：煎服，1.5~6g，布包煎；或入丸、散。外用适量，研末撒，或调敷患处，或作吹药。

使用注意：风寒伏肺咳嗽失音者禁服。

白头翁

功效：清热解毒，凉血止痢。

应用

1. 热毒血痢。善清胃肠湿热及血分热毒，为治热毒血痢之良药。配黄连、黄柏、秦皮同用。

2. 疮痈肿毒。有解毒凉血消肿之功。

3. 阴痒带下、血热出血及温疟发热烦躁。

用法用量：煎服，9~15g，鲜品15~30g。外用适量。

使用注意：虚寒泄痢者忌服。

马齿苋

功效：清热解毒，凉血止血，止痢。

应用

1. 热毒血痢。

2. 热毒疮疡。

3. 崩漏，便血。

4. 湿热淋证、带下。

用法用量：煎服，9~15g，鲜品30~60g。外用适量，捣敷患处。

使用注意：脾胃虚寒，肠滑作泻者忌服。

鸦胆子

功效：清热解毒，止痢，截疟，腐蚀赘疣。

应用

1. 热毒血痢，冷积久痢。

2. 各型疟疾。

3. 鸡眼赘疣。

用法用量：内服，0.5~2g，以干龙眼肉包裹或装入胶囊吞服，亦可压去油制成丸剂、片剂服，不宜入煎剂。外用适量。

使用注意：本品有毒，对胃肠道及肝肾均有损害，内服需严格控制剂量，不宜多用久服。外用注意用胶布保护好周围正常皮肤，以防止对正常皮肤的刺激。孕妇及小儿慎用。胃肠出血及肝肾病患者，应忌用或慎用。

细目五　清热凉血药

生地黄

功效：清热凉血，养阴生津。

应用

1. 热入营血，舌绛烦渴，斑疹吐衄。本品为清热、凉血、止血之要药。温热病热入营血，壮热烦渴，神昏舌绛者，多配玄参、连翘、丹参同用。

2. 阴虚内热，骨蒸劳热。本品滋阴降火，养阴津而泄伏热。治阴虚内热，潮热骨蒸，可配知母、地骨皮同用。

3. 津伤口渴，内热消渴，肠燥便秘。

用法用量：煎服，10～15g，鲜品用量加倍，或以鲜品捣汁入药。

使用注意：脾虚湿滞，腹满便溏者不宜使用。

玄参

功效：清热凉血，泻火解毒，滋阴。

应用

1. 温邪入营，内陷心包，温毒发斑。常配生地黄、丹参、连翘同用。

2. 热病伤阴，津伤便秘，骨蒸劳嗽。常配生地黄、麦冬同用。

3. 目赤咽痛，瘰疬，白喉，痈肿疮毒。

用法用量：煎服，10～15g。

使用注意：脾胃虚寒，食少便溏者不宜服用。反藜芦。

牡丹皮

功效：清热凉血，活血祛瘀。

应用

1. 温毒发斑，血热吐衄。善清营分、血分实热，功能清热凉血止血，配生地黄、赤芍同用。

2. 温病伤阴，阴虚发热，夜热早凉，无汗骨蒸。入血分而善清透阴分伏热，为治无汗骨蒸之要药，配鳖甲、知母、生地黄同用。

3. 血滞经闭、痛经、跌打伤痛。

4. 痈肿疮毒。

用法用量：煎服，6～12g。清热凉血宜生用，活血祛瘀宜酒炙用。

使用注意：血虚有寒、月经过多及孕妇不宜用。

赤芍

功效：清热凉血，散瘀止痛。

应用

1. 温毒发斑，血热吐衄。善清泻肝火，泄血分郁热而奏凉血、止血之功。

2. 目赤肿痛，痈肿疮疡。

3. 肝郁胁痛，经闭痛经，癥瘕腹痛，跌打损伤。

用法用量：煎服，6～12g。

使用注意：血寒经闭不宜用。反藜芦。

紫草

功效：清热凉血，活血，解毒透疹。

应用

1. 温病血热毒盛，斑疹紫黑，麻疹不透。

2. 疮疡，湿疹，水火烫伤。

用法用量：煎服，5～10g。外用，适量，熬膏或用植物油浸泡涂搽。

使用注意：本品性寒而滑利，脾虚便溏者忌服。

细目六　清虚热药

青蒿

功效：清透虚热，凉血除蒸，解暑，截疟。

应用

1. 温邪伤阴，夜热早凉。长于清透阴分伏热，可治温病后期，余热未清，夜热早凉，热退无汗之证，或热病后低热不退之证，常与鳖甲、知母同用。

2. 阴虚发热，劳热骨蒸。退虚热，凉血除蒸，常配秦艽、鳖甲、知母同用。

3. 暑热外感，发热口渴。

4. 疟疾寒热。截疟之功甚强，尤善除疟疾寒热，为治疗疟疾之良药。

用法用量：煎服，6～12g，不宜久煎；或鲜用绞汁服。

使用注意：脾胃虚弱，肠滑泄泻者忌服。

地骨皮

功效：凉血除蒸，清肺降火，生津止渴。

应用

1. 阴虚发热，盗汗骨蒸。能清肝肾之虚热，除有汗之骨蒸，常与知母、鳖甲、银柴胡配伍。

2. 肺热咳嗽。善清泄肺热，除肺中伏火，常与桑白皮、甘草同用。

3. 血热出血证。

4. 内热消渴。

用法用量：煎服，9～15g。

使用注意：外感风寒发热及脾虚便溏者不宜用。

银柴胡

功效：清虚热，除疳热。

应用

1. 阴虚发热。

2. 疳积发热。

用法用量：煎服，3～9g。

使用注意：外感风寒，血虚无热者忌用。

胡黄连

功效：退虚热，除疳热，清湿热。

应用

1. 骨蒸潮热。

2. 小儿疳热。

3. 湿热泻痢。

4. 痔疮肿痛、痔漏成管。

用法用量：煎服，1.5~9g。

使用注意：脾胃虚寒者慎用。

（金华）

第七单元　泻下药

细目一　概述

要点　泻下药的使用注意事项

1. 泻下药中的攻下药、峻下逐水药，因其作用峻猛，或具有毒性，易伤正气及脾胃，故年老体虚、脾胃虚弱者当慎用。

2. 妇女胎前产后及月经期应当忌用。

3. 应用作用较强的泻下药时，当奏效即止，切勿过剂，以免损伤胃气。

4. 应用作用峻猛而有毒性的泻下药时，一定要严格炮制法度，控制用量，避免中毒现象发生，确保用药安全。

细目二　攻下药

大黄

功效：泻下攻积，清热泻火，凉血解毒，逐瘀通经。

应用

1. 积滞便秘。为治疗积滞便秘之要药，尤宜于实热便秘。常与芒硝、枳实配伍。

2. 血热吐衄，目赤咽肿。善于清泻上炎之火，兼能止血，常与黄连、黄芩同用。

3. 热毒疮疡，烧烫伤。内服外用均可。

4. 瘀血诸证。为治疗瘀血证的常用药物。常与桃仁、土鳖虫同用。

5. 湿热痢疾、黄疸、淋证。泻下通便，导湿热外出，治湿热黄疸，常配茵陈、栀子。

用法用量：煎服，5~15g；入汤剂应后下，或用开水泡服。外用适量。

使用注意：本品为峻烈攻下之品，易伤正气，如非实证，不宜妄用；本品苦寒，易伤胃气，脾胃虚弱者慎用；其性沉降，且善活血祛瘀，故妇女怀孕、月经期、哺乳期应忌用。

芒硝

功效：泻下攻积，润燥软坚，清热消肿。

应用

1. 积滞便秘。对实热积滞，大便燥结者尤为适宜。常与大黄相须为用。

2. 咽痛、口疮、目赤及痈疮肿痛。外用有清热消肿作用。

用法用量：10～15g，冲入药汁内或开水溶化后服。外用适量。

使用注意：孕妇及哺乳期妇女忌用或慎用。

番泻叶

功效：泻下通便，行水消胀。

应用

1. 热结便秘。

2. 腹水肿胀。

用法用量：温开水泡服，1.5～3g；煎服，2～6g，宜后下。

使用注意：妇女哺乳期、月经期及孕妇忌用。

芦荟

功效：泻下通便，清肝，杀虫。

应用

1. 热结便秘。

2. 烦躁惊痫。

3. 小儿疳积。

4. 癣疮。

用法用量：入丸、散服，每次1～2g。外用适量。

使用注意：脾胃虚弱，食少便溏及孕妇忌用。

细目三　润下药

火麻仁

功效：润肠通便，滋养补虚。

应用：老人、产妇及体弱津血不足的肠燥便秘。

用法用量：煎服，10～15g。

郁李仁

功效：润肠通便，利水消肿。

应用

1. 肠燥便秘。

2. 水肿胀满及脚气浮肿。

用法用量：煎服，6~12g。

使用注意：孕妇慎用。

松子仁

功效：润肠通便，润肺止咳。

应用

1. 肠燥便秘。

2. 肺燥干咳。

用法用量：煎服，5~10g。或入膏、丸。

使用注意：脾虚便溏、湿痰者禁用。

细目四　峻下逐水药

甘遂

功效：泻水逐饮，消肿散结。

应用

1. 水肿，鼓胀，胸胁停饮。善行经隧之水湿，泻下逐饮力峻，药后可连续泻下，使潴留水饮排泄体外。可单用研末服，或与牵牛子同用。

2. 风痰癫痫。

3. 疮痈肿毒。外用能消肿散结。

用法用量：入丸、散服，每次 0.5~1g。外用适量，生用。内服醋制用，以减低毒性。

使用注意：虚弱者及孕妇忌用。不宜与甘草同用。

牵牛子

功效：泻下逐水，去积杀虫。

应用

1. 水肿，鼓胀。

2. 痰饮喘咳。

3. 虫积腹痛。

用法用量：煎服，3~9g。入丸、散服，每次 1.5~3g。本品炒用药性减缓。

使用注意：孕妇忌用。不宜与巴豆、巴豆霜同用。

巴豆

功效：峻下冷积，逐水退肿，祛痰利咽，外用蚀疮。

应用

1. 寒积便秘。本品辛热，能峻下冷积，开通肠道闭塞。

2. 腹水鼓胀。有较强的逐水退肿作用。可配杏仁为丸服。

3. 喉痹痰阻。

4. 痈肿脓成未溃，疥癣恶疮。外用有蚀腐肉、疗疮毒作用。

用法用量：入丸、散服，每次 0.1~0.3g。大多数制成巴豆霜用，以减低毒性。外用适量。

使用注意：孕妇及体弱者忌用。不宜与牵牛子同用。

（金华）

第八单元　祛风湿药

细目一　概述

要点　祛风湿药的使用注意事项

1. 痹证多属慢性疾患，需较长时间治疗，为服用方便，本类药可制成酒剂或丸剂常服。

2. 本类药中部分药物辛温香燥，易耗伤阴血，故阴亏血虚者应慎用。

细目二　祛风寒湿药

独活

功效：祛风湿，止痹痛，解表。

应用

1. 风寒湿痹，腰膝酸痛。为治风湿痹痛主药，凡风寒湿邪所致之痹证，无论新久均可应用。尤以腰膝、腿足关节疼痛属下部寒湿者为宜。

2. 风寒夹湿表证。

3. 少阴头痛，皮肤湿痒。善入肾经而搜伏风，可治风扰肾经，伏而不出之少阴头痛。

用法用量：煎服，3~9g。外用适量。

使用注意：本品辛温苦燥，易伤气耗血，无风寒湿邪或气血虚者慎用。

威灵仙

功效：祛风湿，通络止痛，消骨鲠。

应用

1. 风寒湿痹，肢体拘挛，瘫痪麻木。祛风湿，又通经络而止痛，为治风湿痹痛要药。尤宜于风邪偏盛，拘挛掣痛者。

2. 痰饮积聚，诸骨鲠喉。能软坚而消骨鲠，可单用或与砂糖、醋煎后慢慢咽下。

3. 跌打伤痛、头痛、牙痛、胃脘痛、痰饮、噎膈、痞积。

用法用量：煎服，6~9g。外用适量。

使用注意：本品辛散走窜，气血虚弱者慎服。

川乌

功效：祛风湿，散寒止痛。

应用

1. 风寒湿痹。有明显止痛作用，为治风寒湿痹证之佳品，尤宜于寒邪偏胜之风湿痹痛。

2. 心腹冷痛，寒疝腹痛。治心痛彻背，背痛彻心者，常配赤石脂、干姜、蜀椒同用。

3. 跌打损伤，麻醉止痛。多外用。

用法用量：煎服，1.5~3g；宜先煎、久煎。外用适量。

使用注意：孕妇忌用；不宜与贝母类、半夏、白及、白蔹、天花粉、瓜蒌类同用；内服一般应炮制用，生品内服宜慎；酒浸、酒煎服易致中毒，应慎用。

蕲蛇

功效：祛风，通络，止痉。

应用

1. 风湿顽痹，中风半身不遂。能内走脏腑，外达肌表而透骨搜风，以祛内外之风邪，为截风要药。尤善治病深日久之风湿顽痹。

2. 小儿惊风，破伤风。祛外风，又息内风，为治抽搐痉挛常用药。

3. 麻风，疥癣。外走肌表而祛风止痒，兼以毒攻毒，风毒之邪壅于肌肤亦为常用之品。

4. 瘰疬、梅毒、恶疮。

用法用量：煎汤，3~9g；研末吞服，一次1~1.5g，一日2~3次。或酒浸、熬膏，入丸、散服。

使用注意：阴虚内热者忌服。

木瓜

功效：舒筋活络，和胃化湿。

应用

1. 风湿痹痛。本品有较好舒筋活络作用，为治风湿痹痛、筋脉拘急之要药。

2. 脚气水肿。为脚气水肿常用药，多配吴茱萸、槟榔、苏叶同用。

3. 吐泻转筋。

4. 消化不良、津伤口渴。

用法用量：煎服，6~9g。

使用注意：内有郁热，小便短赤者忌服。

细目三　祛风湿热药

秦艽

功效：祛风湿，通络止痛，退虚热，清湿热。

应用

1. 风湿痹证。为风药中之润剂。风湿痹痛，筋脉拘挛，骨节酸痛，无问寒热新久均可配伍应用。

2. 中风不遂。

3. 骨蒸潮热，疳积发热。能退虚热，除骨蒸，亦为治虚热要药。常与青蒿、鳖甲同用。

4. 湿热黄疸。

用法用量：煎服，3～9g。

防己

功效：祛风湿，止痛，利水消肿。

应用

1. 风湿痹证。热痹尤宜。

2. 水肿，小便不利，脚气。善下行而泄下焦膀胱湿热，尤宜于下肢水肿，小便不利者。常与黄芪、白术、甘草同用。

3. 湿疹疮毒。

4. 高血压病。

用法用量：煎服，4.5～9g。治水肿尿少宜用汉防己，治风湿痹痛宜用木防己。

使用注意：本品大苦大寒，易伤胃气，胃纳不佳及阴虚体弱者慎服。

细目四　祛风湿强筋骨药

五加皮

功效：祛风湿，补肝肾，强筋骨，利水。

应用

1. 风湿痹证。为强壮性祛风湿药，尤宜于老人及久病体虚者。

2. 筋骨痿软，小儿行迟，体虚乏力。能补肝肾，强筋骨。常与杜仲、牛膝同用。

3. 水肿、脚气浮肿。

用法用量：煎服，4.5～9g；或酒浸，入丸、散服。

桑寄生

功效：祛风湿，补肝肾，强筋骨，安胎。

应用

1. 风湿痹证。祛风湿，又长于补肝肾、强筋骨。常与独活、杜仲同用。

2. 崩漏经多，妊娠漏血，胎动不安。能补肝肾，养血而固冲任，安胎。常与艾叶、阿胶、续断同用。

3. 高血压病。

用法用量：煎服，9～15g。

狗脊

功效：祛风湿，补肝肾，强腰膝。

应用

1. 风湿痹证。对肝肾不足，兼有风寒湿邪之腰痛脊强，不能俯仰者最为适宜。

2. 腰膝酸软，下肢无力。

3. 遗尿，白带过多。有温补固摄作用。

4. 金疮出血。狗脊的绒毛有止血作用。

用法用量：煎服，6～12g。

使用注意：肾虚有热，小便不利或短涩黄赤者慎服。

（金华）

第九单元　化湿药

细目一　概述

要点　化湿药的使用注意事项

1. 本类药物多辛香温燥，易耗气伤阴，故阴虚血燥气虚者慎用。
2. 其气芳香，大多含挥发油，故入汤剂不宜久煎，以免降低疗效。

细目二　具体药物

藿香

功效：化湿，止呕，解暑。

应用

1. 湿滞中焦证。为芳香化湿浊要药，多用于寒湿困阻脾胃证。常与苍术、厚朴同用。
2. 呕吐。善治湿浊中阻之呕吐。常与半夏、丁香同用。
3. 暑湿或湿温初起。既能化湿，又可解暑。暑月外感风寒，内伤生冷而致恶寒发热，头痛脘闷，呕恶吐泻暑湿证者，配紫苏、厚朴、半夏同用。

用法用量：煎服，5～10g，鲜品加倍。

使用注意：阴虚血燥者不宜用。

佩兰

功效：化湿，解暑。

应用

1. 湿阻中焦证。
2. 暑湿、湿温。

用法用量：煎服，5～10g，鲜品加倍。

苍术

功效：燥湿健脾，祛风散寒，发表，明目。

应用

1. 湿阻中焦证。对湿阻中焦，脾失健运而致脘腹胀闷，呕恶食少，吐泻乏力，舌苔白腻等症，最为适宜。常与厚朴、陈皮同用。
2. 风寒湿痹。痹证湿胜者尤宜，可与薏苡仁、独活同用。

3. 风寒夹湿表证。

4. 夜盲症及眼目昏涩。

用法用量：煎服，5～10g。

使用注意：阴虚内热，气虚多汗者忌服。

厚朴

功效：燥湿消痰，下气除满。

应用

1. 湿阻中焦，脘腹胀满。本品长于行气、燥湿，为消除胀满的要药。常与苍术、陈皮同用。

2. 食积气滞，腹胀便秘。可下气宽中，消积导滞。常与大黄、枳实同用。

3. 痰饮喘咳。

用法用量：煎服，3～10g。或入丸、散。

使用注意：本品辛苦温燥湿，易耗气伤津，故气虚津亏者及孕妇当慎用。

砂仁

功效：化湿行气，温中止泻，安胎。

应用

1. 湿阻中焦证及脾胃气滞证。

2. 脾胃虚寒吐泻证。

3. 气滞妊娠恶阻及胎动不安。

用法用量：煎服，3～6g。入汤剂宜打碎后下。

使用注意：阴虚血燥者慎用。

白豆蔻

功效：化湿行气，温中止呕。

应用

1. 湿阻中焦及脾胃气滞证。

2. 呕吐。

用法用量：煎服，3～6g。入汤剂宜打碎后下。

使用注意：阴虚血燥者慎用。

（金华）

第十单元　利水渗湿药

细目一　概述

要点　利水渗湿药的使用注意事项

1. 本类药易耗伤津液，阴亏津伤、肾虚遗精尿少者应慎用或忌用。

2. 个别药物有较强的通利作用，孕妇应慎用。

细目二　利水消肿药

茯苓

功效：利水消肿，渗湿，健脾，宁心。

应用

1. 水肿。味甘而淡，药性平和，利水而不伤正气，为利水消肿要药，可用治寒热虚实各种水肿。常与泽泻、猪苓、白术同用。

2. 痰饮。可治痰饮之目眩心悸，配桂枝、白术同用。

3. 脾虚泄泻。尤宜于脾虚湿盛泄泻，可与山药、白术、薏苡仁同用。

4. 心悸，失眠。益心脾而宁心安神。多与朱砂、远志、酸枣仁同用。

用法用量：煎服，9～15g。

使用注意：虚寒精滑者忌服。

薏苡仁

功效：利水消肿，渗湿，健脾，除痹，清热排脓。

应用

1. 水肿，小便不利，脚气。本品利湿健脾，功似茯苓，对于脾虚湿滞者尤为适用。多与茯苓、白术、黄芪同用。

2. 脾虚泄泻。尤宜治脾虚湿盛之泄泻。常与人参、茯苓同用。

3. 湿痹拘挛。

4. 肺痈，肠痈。

用法用量：煎服，9～30g。清利湿热宜生用，健脾止泻宜炒用。

使用注意：津液不足者慎用。

猪苓

功效：利水消肿，渗湿。

应用：水肿，小便不利，泄泻。利水作用较强，用于水湿停滞的各种水肿，单用即效。

用法用量：煎服，6～12g。

泽泻

功效：利水消肿，渗湿，泄热。

应用

1. 水肿，小便不利，泄泻。利水作用较强，常与茯苓、猪苓、桂枝同用。

2. 淋证，遗精。清膀胱之热，又泄肾经之虚火，以下焦湿热者尤为适宜。

用法用量：煎服，5～10g。

细目三　利尿通淋药

车前子

功效：利尿通淋，渗湿止泻，明目，祛痰。

应用

1. 淋证，水肿。甘寒滑利，对湿热淋证尤为适宜。常与木通、滑石、瞿麦同用。

2. 泄泻。能利水湿、分清浊而止泻，即利小便以实大便，尤宜于小便不利之水泻。

3. 目赤肿痛，目暗昏花，翳障。善清肝热而明目，可与菊花、决明子同用；肝肾阴亏，两目昏花或内障不明，与熟地黄、枸杞子同用。

4. 痰热咳嗽。

用法用量：煎服，9～15g。宜包煎。

使用注意：肾虚精滑者慎用。

滑石

功效：利水通淋，清热解暑，收湿敛疮。

应用

1. 热淋，石淋，尿热涩痛。清膀胱湿热而通利水道，是治淋证常用药。

2. 暑湿，湿温。利水湿，又解暑热，是治暑湿之常用药。暑热烦渴，小便短赤，可与甘草同用。

3. 湿疮，湿疹，痱子。

用法用量：煎服，10～20g。宜包煎。外用适量。

使用注意：脾虚、热病伤津及孕妇忌用。

海金沙

功效：利尿通淋，止痛。

应用：淋证。尤善止尿道疼痛，为治诸淋涩痛之要药。

用法用量：煎服，6～15g。宜包煎。

使用注意：肾阴亏虚者慎服。

石韦

功效：利尿通淋，清肺止咳，凉血止血。

应用

1. 淋证。血淋尤宜。

2. 肺热咳喘。

3. 血热出血。

用法用量：煎服，6～12g。

萆薢

功效：利湿去浊，祛风除痹。

应用

1. 膏淋，白浊。为治膏淋要药。

2. 风湿痹痛。善治腰膝痹痛，筋脉屈伸不利。

用法用量：煎服，10～15g。

使用注意：肾阴亏虚遗精滑泄者慎用。

细目四　利湿退黄药

茵陈

功效：利湿退黄，解毒疗疮。

应用

1. 黄疸。功专清利脾胃肝胆湿热而退黄疸，为治湿热黄疸要药，常与大黄、栀子同用；治寒湿阴黄，配附子、干姜。

2. 湿疹瘙痒。

用法用量：煎服，6～15g。外用适量，煎汤熏洗。

使用注意：蓄血发黄及血虚萎黄者慎用。

金钱草

功效：利湿退黄，利尿通淋，解毒消肿。

应用

1. 湿热黄疸。常与茵陈、栀子同用。

2. 石淋，热淋。善消结石，尤善治石淋，可大剂量单用或入复方。

3. 痈肿疔疮，毒蛇咬伤。

用法用量：煎服，15～60g，鲜品加倍。外用适量。

虎杖

功效：利湿退黄，清热解毒，散瘀止痛，化痰止咳。

应用

1. 湿热黄疸，淋浊，带下。

2. 水火烫伤，痈肿疮毒，毒蛇咬伤。

3. 经闭，癥瘕，跌打损伤。

4. 肺热咳嗽。

5. 热结便秘。

用法用量：煎服，9～15g。外用适量。

使用注意：孕妇忌服。

（金华）

第十一单元　温里药

细目一　概述

要点　温里药的使用注意事项

1. 本类药多辛热燥烈，易耗阴动火，故天气炎热时或素体火旺者应减少用量。
2. 热伏于里、热深厥深、真热假寒证禁用。
3. 凡实热证、阴虚火旺、津血亏虚者忌用。
4. 孕妇慎用。

细目二　具体药物

附子

功效：回阳救逆，补火助阳，散寒止痛。

应用

1. 亡阳证。本品上助心阳、中温脾阳、下补肾阳，为"回阳救逆第一品药"，常与干姜、甘草同用。
2. 阳虚证。凡肾、脾、心诸脏阳气衰弱者均可应用。
3. 寒痹证。有较强的散寒止痛作用，尤善治寒痹痛剧者，常与桂枝、白术、甘草同用。

用法用量：煎服，3 ~ 15g；本品有毒，宜先煎 0.5 ~ 1 小时，至口尝无麻辣感为度。

使用注意：孕妇及阴虚阳亢者忌用。反半夏、瓜蒌、贝母、白蔹、白及。生品外用，内服须炮制。若内服过量，或炮制、煎煮方法不当，可引起中毒。

干姜

功效：温中散寒，回阳通脉，温肺化饮。

应用

1. 腹痛，呕吐，泄泻。长于温中散寒、健运脾阳，为温暖中焦之主药。多与党参、白术等同用。
2. 亡阳证。每与附子相须为用。
3. 寒饮喘咳。常与细辛、麻黄同用。

用法用量：煎服，3 ~ 10g。

使用注意：本品辛热燥烈，阴虚内热、血热妄行者忌用，孕妇慎用。

肉桂

功效：补火助阳，散寒止痛，温经通脉，引火归原。

应用

1. 阳痿，宫冷。本品补火助阳，益阳消阴，为治命门火衰之要药。常与附子相须为用。

2. 腹痛，寒疝。对寒邪内侵或脾胃虚寒的脘腹冷痛，可单用或配伍应用。

3. 腰痛，胸痹，阴疽，闭经，痛经。

4. 虚阳上浮诸症。能使因下元虚衰所致上浮之虚阳回归故里。

5. 气血虚衰证。

用法用量：煎服，1～4.5g，宜后下或焗服；研末冲服，每次1～2g。

使用注意：阴虚火旺、里有实热、血热妄行出血及孕妇忌用。畏赤石脂。

吴茱萸

功效：散寒止痛，降逆止呕，助阳止泻。

应用

1. 寒凝疼痛。既散肝经之寒邪，又疏肝气之郁滞，为治肝寒气滞诸痛之主药。

2. 胃寒呕吐。可散寒止痛，疏肝解郁，降逆止呕，兼能制酸止痛。治肝郁犯胃的胁痛口苦，与黄连配伍。

3. 虚寒泄泻。能温脾益肾，助阳止泻，为治脾肾阳虚，五更泄泻之常用药。

用法用量：煎服，1.5～4.5g。外用适量。

使用注意：本品辛热燥烈，易损气动火，故不宜多服久服，阴虚有热者忌服。

小茴香

功效：祛寒止痛，理气和胃。

应用

1. 寒疝腹痛，睾丸偏坠胀痛，少腹冷痛，痛经。

2. 中焦虚寒气滞证。

用法用量：煎服，3～6g。外用适量。

使用注意：阴虚火旺者慎用。

丁香

功效：温中降逆，散寒止痛，温肾助阳。

应用

1. 胃寒呕吐、呃逆。为治胃寒呕逆之要药。

2. 脘腹冷痛。

3. 阳痿，宫冷。

用法用量：煎服，1～3g。外用适量。

使用注意：热证及阴虚内热者忌用。畏郁金。

高良姜

功效：散寒止痛，温中止呕。

应用

1. 胃寒冷痛。

2. 胃寒呕吐。

用法用量：煎服，3～6g。研末服，每次3g。

花椒

功效：温中止痛，杀虫止痒。

应用

1. 中寒腹痛，寒湿吐泻。

2. 虫积腹痛，湿疹，阴痒。

用法用量：煎服，3～6g。外用适量，煎汤熏洗。

（金华）

第十二单元　理气药

细目一　概述

要点　理气药的使用注意事项

本类药性多辛燥，易耗气伤阴，故气虚、阴亏者慎用。

细目二　具体药物

陈皮

功效：理气健脾，燥湿化痰。

应用

1. 脾胃气滞证。宜于寒湿阻中之气滞。常与苍术、厚朴同用。

2. 呕吐、呃逆。善于疏理气机，调畅中焦，常与生姜、竹茹同用。

3. 湿痰、寒痰咳嗽。为治痰之要药。湿痰咳嗽，多与半夏相须为用。

用法用量：煎服，3～9g。

使用注意：本品辛散苦燥，温能助热，故舌红少津、内有实热者慎用。

青皮

功效：疏肝破气，消积化滞。

应用

1. 肝郁气滞证。尤宜于治肝郁气滞之胸胁胀痛、疝气疼痛、乳房肿痛。

2. 气滞脘腹疼痛。

3. 食积腹痛。

4. 癥瘕积聚、久疟痞块。

用法用量：煎服，3～9g。醋炙疏肝止痛力强。

使用注意：本品辛散苦泄，性烈耗气，故气虚者慎用。

枳实

功效：破气除痞，化痰消积。

应用

1. 胃肠积滞，湿热泻痢。本品善破气除痞，消积导滞。治饮食积滞，脘腹痞满胀痛，常与山楂、厚朴同用。

2. 胸痹、结胸。多与薤白、桂枝、瓜蒌等同用。

3. 气滞胸胁疼痛。善破气行滞而止痛。

4. 产后腹痛。

5. 胃扩张、胃下垂、子宫脱垂、脱肛等脏器下垂病证。

用法用量：煎服，3~9g，大剂量可用30g。炒后性平和。

使用注意：孕妇慎用。

木香

功效：行气止痛，健脾消食。

应用

1. 脾胃气滞证。善通行脾胃之滞气，既为行气止痛之要药，又为健脾消食之佳品。可单用本品或配砂仁、藿香同用。

2. 泻痢里急后重。善行大肠之滞气，为治湿热泻痢里急后重之要药，常与黄连配伍。

3. 腹痛胁痛，黄疸，疝气疼痛。既能行气健脾，又能疏肝利胆。

4. 气滞血瘀之胸痹。

用法用量：煎服，1.5~6g。生用行气力强，煨用行气力缓而实肠止泻，用于泄泻腹痛。

使用注意：本品辛温香燥，凡阴虚火旺者慎用。

沉香

功效：行气止痛，温中止呕，纳气平喘。

应用

1. 胸腹胀痛。善散胸腹阴寒，行气以止痛。

2. 胃寒呕吐。善温胃降气而止呕。

3. 虚喘证。温肾纳气，又降逆平喘。常与肉桂、附子、补骨脂同用。

用法用量：煎服，1.5~4.5g，宜后下；或磨汁冲服，或入丸、散剂，每次0.5~1g。

使用注意：本品辛温助热，阴虚火旺者慎用。

川楝子

功效：行气止痛，杀虫，疗癣。

应用

1. 肝郁化火诸痛证。每与延胡索配伍。

2. 虫积腹痛。

3. 头癣、秃疮。

用法用量：煎服，4.5~9g。外用适量。炒用寒性减低。

使用注意：本品有毒，不宜过量或持续服用，以免中毒。又因性寒，脾胃虚寒者慎用。

乌药

功效：行气止痛，温肾散寒。

应用

1. 寒凝气滞之胸腹诸痛证。

2. 尿频，遗尿。本品辛散温通，入肾与膀胱而温肾散寒，缩尿止遗。

使用注意：本品辛温香燥，能耗气伤血，故血虚或有内热者慎用。

香附

功效：疏肝解郁，调经止痛，理气调中。

应用

1. 肝郁气滞胁痛、腹痛。本品为疏肝解郁，行气止痛要药。肝郁气滞胁痛，常与柴胡、川芎配伍；寒凝气滞，肝气犯胃之胃脘痛，可配高良姜用。

2. 月经不调，痛经，乳房胀痛。本品疏肝解郁，行气散结，调经止痛，为妇科调经之要药。常与柴胡、川芎、当归配伍同用。

3. 气滞腹痛。

用法用量：煎服，6～9g。醋炙止痛力增强。

使用注意：本品虽平和，但终属辛香之品，故气虚无滞及阴虚血热者慎用。

薤白

功效：通气散结，行气导滞。

应用

1. 胸痹证。善散阴寒之凝滞，通胸阳之闭结，为治胸痹之要药，常与瓜蒌、半夏、枳实同用；治痰瘀胸痹，可与丹参、红花等同用。

2. 脘腹痞满胀痛，泻痢里急后重。

用法用量：煎服，5～9g。

使用注意：气虚无滞及胃弱纳呆、不耐蒜味者不宜用。

柿蒂

功效：降气止呃。

应用：呃逆证。

用法用量：煎服，4.5～9g。

（金华）

第十三单元　消食药

细目　具体药物

山楂

功效：消食化积，行气散瘀。

应用

1. 肉食积滞证。能治各种饮食积滞，尤为消化油腻肉食积滞之要药。

2. 泻痢腹痛，疝气痛。炒用兼能止泻止痢。

3. 瘀阻胸腹痛，痛经。

4. 冠心病，高血压病，高脂血症，细菌性痢疾等。

用法用量：煎服，10~15g，大剂量用至30g。生山楂、炒山楂多用于消食散瘀，焦山楂、山楂炭多用于止泻痢。

使用注意：脾胃虚弱而无积滞者或胃酸分泌过多者均慎用。

神曲

功效：消食和胃。

应用：饮食积滞证。尤宜外感表证兼食积。丸剂中有金石药加入本品以助消化。

用法用量：煎服，6~15g。消食宜炒焦用。

麦芽

功效：消食健胃，回乳消胀。

应用

1. 米面薯芋食滞证。

2. 断乳、乳房胀痛。

3. 肝气郁滞或肝胃不和之胁痛、脘腹痛等。

用法用量：煎服，10~15g，大剂量30~120g。生麦芽长于消食健胃，炒麦芽多用于回乳消胀。

使用注意：授乳期妇女不宜使用。

莱菔子

功效：消食除胀，降气化痰。

应用

1. 食积气滞证。尤善行气消胀。

2. 咳喘痰多，胸闷食少。本品降气消痰，单用或与白芥子、苏子同用。

用法用量：煎服，6~10g。生用吐风痰，炒用消食下气化痰。

使用注意：本品辛散耗气，气虚及无食积、痰滞者慎用，不宜与人参同用。

鸡内金

功效：消食健胃，涩精止遗，化坚消石。

应用

1. 饮食积滞，小儿疳积。消食化积作用较强，广泛用于米面薯芋乳肉等各种食积证。

2. 肾虚遗精、遗尿。

3. 石淋证，胆结石。有化坚消石之功。

用法用量：煎服，3~10g。研末服，每次1.5~3g，研末服效果比煎剂好。

使用注意：脾虚无积滞者慎用。

（金华）

第十四单元　驱虫药

细目一　概述

要点　驱虫药的使用注意事项

1. 本类药一般应在空腹时服用，以使药物充分作用于虫体，而保证疗效。
2. 部分药有毒性，应用时应严格控制剂量，以免中毒。
3. 在发热或腹痛较剧时，宜先清热或止痛，待症状缓解后再使用驱虫药。
4. 孕妇及老弱患者应慎用。

细目二　具体药物

使君子

功效：杀虫消积。

应用

1. 蛔虫病，蛲虫病。既有良好的驱杀蛔虫作用，又具缓慢的滑利通肠之性，为驱蛔要药，尤宜于小儿。
2. 小儿疳疾。

用法用量：煎服，9～12g，捣碎；取仁炒香嚼服，6～9g。小儿每岁1～1.5粒，一日总量不超过20粒，空腹服用，每日1次，连用3天。

使用注意：

1. 本品大量服用可致呃逆、眩晕、呕吐等反应，故不宜超量服。
2. 若与热茶同服，亦可引起呃逆，故服药时忌饮茶。

苦楝皮

功效：杀虫，疗癣。

应用

1. 蛔虫病，钩虫病，蛲虫病。有毒，可治多种肠道寄生虫，为广谱驱虫中药。
2. 疥癣，湿疮。

用法用量：煎服，4.5～9g，鲜品15～30g。外用适量。

使用注意：本品有毒，不宜过量或持续久服。有效成分难溶于水，需文火久煎。

槟榔

功效：杀虫消积，行气，利水，截疟。

应用

1. 多种肠道寄生虫病。对绦虫、蛔虫、蛲虫、钩虫、姜片虫等都有驱杀作用，并能泻下驱除虫体。对绦虫疗效最佳。

2. 食积气滞，泻痢后重。善行胃肠之气，消积导滞，兼能缓泻通便。

3. 水肿，脚气肿痛。

4. 疟疾。

用法用量：煎服，3～10g。驱绦虫、姜片虫 30～60g。生用力佳，炒用力缓，鲜者优于陈久者。

使用注意：脾虚便溏或气虚下陷者忌用；孕妇慎用。

（金华）

第十五单元　止血药

细目一　概述

要点　止血药的使用注意事项

1. 出血过多而致气虚欲脱者，如单用止血药，则缓不济急，应急予大补元气之药，以益气固脱。

2. 在使用凉血止血和收敛止血药时，必须注意有无瘀血，若瘀血未尽，应酌加活血化瘀药，不能单纯止血，以免留瘀。

细目二　凉血止血药

小蓟

功效：凉血止血，散瘀解毒消痈。

应用

1. 血热出血证。对血热妄行的咯血、衄血、吐血、尿血及崩漏，皆可应用本品。因兼能利尿通淋，故尤善治尿血、血淋。

2. 热毒疮痈。

用法用量：煎服，10～15g，鲜品可用 30～60g。外用鲜品适量，捣敷患处。

大蓟

功效：凉血止血，散瘀解毒消痈。

应用

1. 血热出血证。

2. 热毒痈肿。

用法用量：煎服，10～15g，鲜品可用 30～60g。外用适量，捣敷患处。

地榆

功效：凉血止血，解毒敛疮。

应用

1. 血热出血证。尤宜下焦血热的便血、痔血、血痢、崩漏等。常与槐角、防风同用。

2. 烫伤、湿疹、疮疡痈肿。为治水火烫伤之要药。

用法用量：煎服，10～15g，大剂量可用至30g；或入丸、散。外用适量。止血多炒炭用，解毒敛疮多生用。

使用注意：本品性寒酸涩，凡虚寒性便血、下痢、崩漏及出血有瘀者慎用。对于大面积烧伤病人，不宜使用地榆制剂外涂，以防其所含鞣质被大量吸收而引起中毒性肝炎。

槐花

功效：凉血止血，清肝泻火。

应用

1. 血热出血证。善清泄大肠之火热而止血，宜于下部血热所致的痔血、便血。

2. 目赤头痛。长于清泻肝火。

用法用量：煎服，10～15g；外用适量。止血多炒炭用，清热泻火宜生用。

使用注意：脾胃虚寒及阴虚发热而无实火者慎用。

侧柏叶

功效：凉血止血，化痰止咳，生发乌发。

应用

1. 血热出血证。为治各种出血病证之要药，尤以血热者为宜。

2. 肺热咳嗽。

3. 脱发、须发早白。

用法用量：煎服，10～15g；外用适量。止血多炒炭用，化痰止咳宜生用。

白茅根

功效：凉血止血，清热利尿，清肺胃热。

应用

1. 血热出血证。

2. 水肿、热淋、黄疸。

3. 胃热呕吐、肺热咳喘。

用法用量：煎服，15～30g，鲜品加倍，以鲜品为佳，可捣汁服。多生用，止血亦可炒炭用。

细目三　化瘀止血药

三七

功效：化瘀止血，活血定痛。

应用

1. 出血证。功善止血，又能化瘀生新，有止血不留瘀、化瘀不伤正的特点，尤以有瘀滞者为宜。单味内服外用均有良效。

2. 跌打损伤，瘀血肿痛。为伤科之要药。

3. 虚损劳伤。有补虚强壮的作用，

用法用量：多研末吞服，1~1.5g；煎服，3~10g，亦入丸、散。外用适量，研末外掺或调敷。

使用注意：孕妇慎用。

茜草

功效：凉血化瘀止血，通经。

应用

1. 出血证。尤宜于血热夹瘀的各种出血证。

2. 血瘀经闭，跌打损伤，风湿痹痛。尤为妇科调经要药。

用法用量：煎服，10~15g，大剂量可用30g。亦入丸、散。止血炒炭用，活血通经生用或酒炒用。

蒲黄

功效：止血，化瘀，利尿。

应用

1. 出血证。长于收敛止血，兼有活血行瘀之功，有止血不留瘀的特点，对出血证无论属寒属热，有无瘀滞，均可应用，但以属实夹瘀者尤宜。

2. 瘀血痛证。尤为妇科所常用。常与五灵脂同用。

3. 血淋尿血。

用法用量：煎服，3~10g，包煎。外用适量，研末外掺或调敷。止血多炒用，化瘀、利尿多生用。

使用注意：孕妇慎用。

细目四　收敛止血药

白及

功效：收敛止血，消肿生肌。

应用

1. 出血证。为收敛止血之要药，尤多用于肺胃出血证。

2. 痈肿疮疡、手足皲裂、水火烫伤。为外疡消肿生肌的常用药。对于疮疡，无论未溃或已溃均可应用。

用法用量：煎服，3~10g，大剂量可用至30g。亦可入丸、散，入散剂，每次用2~5g；研末吞服，每次1.5~3g。外用适量。

使用注意：反乌头。

仙鹤草

功效：收敛止血，止痢，截疟，补虚。

应用

1. 出血证。广泛用于全身各部的出血之证，无论寒热虚实，皆可应用。

2. 腹泻、痢疾。能补虚，又能止血，对于血痢及久病泻痢尤为适宜。

3. 疟疾寒热。

4. 脱力劳伤。

5. 疮疖痈肿，阴痒带下。能解毒杀虫。

用法用量：煎服，3～10g，大剂量可用至30～60g；外用适量。

血余炭

功效：收敛止血，化瘀利尿。

应用

1. 出血证。

2. 小便不利。

用法用量：煎服，6～10g；研末服1.5～3g。外用适量。

细目五　温经止血药

艾叶

功效：温经止血，散寒调经，安胎。

应用

1. 出血证。为温经止血之要药。适用于虚寒性出血，尤宜于崩漏，常与阿胶同用。

2. 月经不调、痛经。尤善调经，为治妇科下焦虚寒或寒客胞宫之要药。

3. 胎动不安。为妇科安胎之要药。

用法用量：煎服，3～10g；外用适量。温经止血宜炒炭用，其余生用。

炮姜

功效：温经止血，温中止痛。

应用

1. 出血证。主治脾胃虚寒，脾不统血之出血证。

2. 腹痛、腹泻。善暖脾胃，用于虚寒性腹痛、腹泻。

用法用量：煎服，3～6g。

（金华）

第十六单元　活血化瘀药

细目一　概述

要点　活血化瘀药的使用注意事项

本类药大多能耗血动血、破血通经，其中部分药还有堕胎、消癥作用，故妇女月经量多、血虚经闭无瘀及出血无瘀者忌用，孕妇慎用或禁用。

细目二 活血止痛药

川芎

功效：活血行气，祛风止痛。

应用

1. 血瘀气滞痛证。本品既能活血，又能行气，为"血中气药"，是治疗血瘀气滞之要药。常用于治疗气滞血瘀胸胁、腹部诸痛。

2. 头痛，风湿痹痛。能"上行头目"，祛风止痛，为治头痛要药，无论风寒、风热、风湿、血虚、血瘀头痛均可随证配伍用之，李东垣言："头痛须用川芎"。

用法用量：煎服，3～9g。

使用注意：阴虚火旺、多汗、热盛及无瘀之出血证和孕妇慎用。

延胡索

功效：活血，行气，止痛。

应用：气血瘀滞之痛证。为活血行气止痛之良药，能"行血中之气滞，气中血滞，专治一身上下诸痛"。为活血化瘀止痛良药，无论何种痛证，均可配伍应用。

用法用量：煎服，3～10g；研粉吞服，每次1～3g。醋制可增强止痛作用。

郁金

功效：活血止痛，行气解郁，清心凉血，利胆退黄。

应用

1. 气滞血瘀之胸、胁、腹痛。既能活血，又能行气，治气血瘀滞之痛证。常与木香配伍。

2. 热病神昏，癫痫痰闭。能解郁开窍，清心热，用于痰浊蒙蔽心窍、热陷心包之神昏，可配伍石菖蒲、栀子同用。

3. 吐血、衄血、倒经、尿血、血淋。本品性寒，能清热凉血止血。

4. 肝胆湿热黄疸、胆石症。

用法用量：煎服，5～12g；研末服，2～5g。

使用注意：畏丁香。

姜黄

功效：破血行气，通经止痛。

应用

1. 气滞血瘀所致的心、胸、胁、腹诸痛。

2. 风湿痹痛。尤长于行肢臂而除痹痛。

3. 牙痛，牙龈肿胀疼痛，疮疡痈肿，皮癣痛痒。

用法用量：煎服，3～10g。外用适量。

使用注意：血虚无气滞血瘀者慎用，孕妇忌用。

乳香

功效：活血行气止痛，消肿生肌。

应用

1. 跌打损伤，疮疡痈肿。

2. 气滞血瘀之痛证。内能宣通脏腑气血，外能透达经络，可用于一切气滞血瘀之痛证。

用法用量：煎服，3～10g，宜炒去油用。外用适量，生用或炒用，研末外敷。

使用注意：胃弱者慎用，孕妇及无瘀滞者忌用。

没药

功效：活血止痛，消肿生肌。

应用：与乳香相似。常与乳香相须为用，治疗跌打损伤，瘀滞疼痛，痈疽肿痛，疮疡溃后久不收口以及一切瘀滞痛证。

用法用量：同乳香。

使用注意：同乳香。

细目三　活血调经药

丹参

功效：活血调经，祛瘀止痛，凉血消痈，除烦安神。

应用

1. 月经不调，闭经痛经，产后瘀滞腹痛。功善活血祛瘀，能祛瘀生新而不伤正，善调经水，为妇科调经常用药。广泛用于治疗多种瘀血证，尤宜于血热瘀滞者。

2. 血瘀心痛、脘腹疼痛、癥瘕积聚、跌打损伤及风湿痹证。善能通行血脉，祛瘀止痛，广泛用于各种瘀血病证。治胸痹心痛，脘腹疼痛，配伍砂仁、檀香同用。

3. 疮痈肿毒。既能凉血活血，又能清热消痈。

4. 热病烦躁神昏及心悸失眠。既可清热凉血，又可除烦安神。

用法用量：煎服，5～15g。活血化瘀宜酒炙用。

使用注意：反藜芦。孕妇慎用。

红花

功效：活血通经，祛瘀止痛。

应用

1. 血滞经闭、痛经、产后瘀滞腹痛。为活血祛瘀、通经止痛之要药，是妇产科血瘀病证的常用药，常与当归、川芎、桃仁同用。

2. 癥瘕积聚。常配伍三棱、莪术、香附同用。

3. 胸痹心痛，血瘀腹痛、胁痛。善治瘀阻心腹胁痛。

4. 瘀滞斑疹色暗。用于瘀热郁滞之斑疹色暗。

5. 回乳，瘀阻头痛、眩晕、中风偏瘫、喉痹、目赤肿痛。

用法用量：煎服，3～10g。外用适量。

使用注意：孕妇忌用。有出血倾向者慎用。

桃仁

功效：活血祛瘀，润肠通便，止咳平喘。

应用

1. 瘀血阻滞病证。善泄血滞，祛瘀力强，为治疗多种瘀血阻滞病证的常用药。常与红花相须为用。

2. 肺痈，肠痈。

3. 肠燥便秘。

4. 咳嗽气喘。能降肺气，止咳平喘。

用法用量：煎服，5～10g，捣碎用。桃仁霜入汤剂宜包煎。

使用注意：孕妇忌用。便溏者慎用。本品有毒，不可过量。

益母草

功效：活血调经，利尿消肿，清热解毒。

应用

1. 血滞经闭、痛经、经行不畅、产后恶露不尽、瘀滞腹痛。主入血分，善活血调经，祛瘀通经，为妇科经产要药，可单味熬膏内服，或配入复方。

2. 水肿，小便不利。利水消肿，又活血化瘀，尤宜用于水瘀互阻的水肿。

3. 跌打损伤，疮痈肿毒，皮肤瘾疹。可外洗或外敷。

用法用量：煎服，10～30g；或熬膏，入丸剂。外用适量，捣敷或煎汤外洗。

使用注意：孕妇忌服，无瘀滞及阴虚血少者忌用。

牛膝

功效：活血通经，补肝肾，强筋骨，利水通淋，引火（血）下行。

应用

1. 瘀血阻滞之经闭、痛经、经行腹痛、胞衣不下及跌仆伤痛。本品活血祛瘀力较强，性善下行，长于活血通经，为治疗经产病之要药，常与桃仁、红花同用。

2. 腰膝酸痛、下肢痿软。既能活血祛瘀，又能补益肝肾，强筋健骨。治肝肾不足，腰膝酸软，常配杜仲、续断等；痹证日久腰膝酸痛者，常配桑寄生、独活等；治湿热成痿，足膝痿软，多与苍术、黄柏同用。

3. 淋证、水肿、小便不利。性善下行，能利水通淋，又能活血祛瘀。治淋证，常配滑石、石韦等；治水肿，常配车前子、泽泻同用。

4. 火热上炎，阴虚火旺之头痛、眩晕、齿痛、口舌生疮、吐血、衄血。能导热下泄，引血下行，以降上炎之火。

用法用量：煎服，6～15g。活血通经、利水通淋、引火（血）下行宜生用；补肝肾、强筋骨宜酒炙用。

使用注意：本品为动血之品，性专下行，孕妇、月经过多者忌服。中气下陷、脾虚泄泻，下元不固、多梦遗精者慎用。

鸡血藤

功效：行血补血，调经，舒筋活络。

应用

1. 月经不调，痛经，经闭。

2. 风湿痹痛，手足麻木，肢体瘫痪及血虚萎黄。

用法用量：煎服，10～30g。或浸酒服，或熬膏服。

细目四　活血疗伤药

土鳖虫

功效：破血逐瘀，续筋接骨。

应用

1. 跌打损伤，筋伤骨折，瘀肿疼痛。能活血消肿止痛，续筋接骨疗伤，为伤科常用药，尤多用于骨折筋伤，瘀血肿痛。

2. 血瘀经闭，产后瘀滞腹痛，积聚痞块。能破血逐瘀而消积通经，常用于经产瘀滞之证及积聚痞块。

用法用量：煎服，3～10g；研末服，1～1.5g，黄酒送服。外用适量。

使用注意：孕妇忌服。

马钱子

功效：散结消肿，通络止痛。

应用

1. 跌打损伤，骨折肿痛。善散结消肿止痛，为伤科疗伤止痛之佳品。

2. 痈疽疮毒，咽喉肿痛。能散结消肿，攻毒止痛。多作外用，单用即效。

3. 风湿顽痹，麻木瘫痪。善能搜筋骨间风湿。

用法用量：炮制后入丸、散用，0.3～0.6g。外用适量，研末调涂。

使用注意：内服不宜生用及多服久服。本品所含有毒成分能被皮肤吸收，故外用亦不宜大面积涂敷。孕妇禁用，体虚者忌用。

骨碎补

功效：活血续伤，补肾强骨。

应用

1. 跌打损伤或创伤，筋骨损伤，瘀滞肿痛。为伤科要药。

2. 肾虚腰痛脚弱，耳鸣耳聋，牙痛，久泻。

3. 斑脱、白癜风。

用法用量：煎服，10～15g。外用适量，研末调敷或鲜品捣敷，亦可浸酒擦患处。

使用注意：阴虚火旺，血虚风燥慎用。

细目五　破血消癥药

莪术

功效：破血行气，消积止痛。

应用

1. 气滞血瘀所致癥瘕积聚、经闭及心腹瘀痛。能破血散瘀，消癥化积，行气止痛，用于气滞血瘀日久而成的癥瘕积聚以及气滞、血瘀、寒凝所致的诸般痛证，常与三棱相须为用。

2. 食积脘腹胀痛。

3. 跌打损伤，瘀肿疼痛。

用法用量：煎服，3～15g。醋制后可加强祛瘀止痛作用。外用适量。

使用注意：孕妇及月经过多者忌用。

三棱

功效：破血行气，消积止痛。

应用：与莪术基本相同，常相须为用。然三棱偏于破血，莪术偏于破气。

用法用量：煎服，3～10g。醋制后可加强祛瘀止痛作用。

使用注意：孕妇及月经过多忌用。

水蛭

功效：破血通经，逐瘀消癥。

应用

1. 血瘀经闭，癥瘕积聚。破血逐瘀力强，常与虻虫相须为用。

2. 跌打损伤，心腹疼痛。

用法用量：煎服，1.5～3g；研末服，0.3～0.5g。以入丸、散或研末服为宜。或以鲜活者放置于瘀肿局部吸血消瘀。

使用注意：孕妇禁用，月经过多者忌服。

（金华）

第十七单元　化痰止咳平喘药

细目一　概述

要点　化痰止咳平喘药的使用注意事项

1. 温燥药性的温化寒痰药，不宜用于热痰、燥痰。

2. 寒凉药性的清化热痰药，不宜用于寒痰、湿痰。

3. 刺激性较强的化痰药，不宜用于咳嗽兼有出血倾向者，以免加重出血。

4. 麻疹初起兼有表证之咳嗽，应以疏解清宣为主，不可单用止咳药，忌用温燥及具有收敛之性的止咳药，以免影响麻疹透发。

5. 根据痰之成因以审因论治，如脾虚生痰者应配健脾燥湿之品，以标本兼治。

细目二　温化寒痰药

半夏

功效：燥湿化痰，降逆止呕，消痞散结。外用消肿止痛。

应用

1. 湿痰证，寒痰证。为燥湿化痰，温化寒痰要药，尤善治脏腑之湿痰。常与陈皮、茯苓同用。

2. 呕吐。降逆和胃，为止呕要药。可随证配伍用于多种原因的呕吐，尤宜于痰饮或胃寒呕吐。

3. 心下痞，结胸，梅核气。治痰热阻滞致心下痞满者，常与干姜、黄连、黄芩同用。

4. 瘿瘤，痰核，痈疽肿毒及毒蛇咬伤。外用能消肿止痛。

用法用量：煎服，3～10g，一般宜制过用。炮制品中有姜半夏、法半夏等，其中姜半夏长于降逆止呕，法半夏长于燥湿且温性较弱，半夏曲则有化痰消食之功，竹沥半夏，能清化热痰，主治热痰、风痰之证。外用适量。

使用注意：反乌头。其性温燥，阴虚燥咳，血证，热痰，燥痰应慎用。

天南星

功效：燥湿化痰，祛风解痉。外用散结消肿。

应用

1. 湿痰，寒痰证。有较强的燥湿化痰之功。常与半夏相须为用。

2. 风痰眩晕、中风、癫痫、破伤风。善祛风痰而止痉厥。治风痰眩晕，配半夏、天麻等同用。

3. 痈疽肿痛，蛇虫咬伤。外用能消肿散结止痛。

用法用量：煎服，3～10g，多制用。外用适量。

使用注意：阴虚燥痰及孕妇忌用。

白芥子

功效：温肺化痰，利气，散结消肿。

应用

1. 寒痰喘咳，悬饮。

2. 阴疽流注，肢体麻木，关节肿痛。善散"皮里膜外之痰"。

用法用量：煎服，3～6g。外用适量，研末调敷，或作发泡用。

使用注意：本品辛温走散，耗气伤阴，久咳肺虚及阴虚火旺者忌用；消化道溃疡、出血者及皮肤过敏者忌用。用量不宜过大。

旋覆花

功效：降气行水化痰，降逆止呕。

应用

1. 咳喘痰多，痰饮蓄结，胸膈痞满。

2. 噫气，呕吐。善降胃气而止呕噫。常配代赭石、半夏、生姜同用。

3. 气血不和之胸胁痛。

用法用量：煎服，3～10g。包煎。

使用注意：阴虚劳嗽，津伤燥咳者忌用；又因本品有绒毛，易刺激咽喉作痒而致呛咳呕吐，故须布包入煎。

白前

功效：降气化痰。

应用：咳嗽痰多，气喘。本品长于祛痰，降肺气以平咳喘。无论属寒属热，外感内伤，新嗽久咳均可用之，尤以痰湿或寒痰阻肺，肺气失降者为宜。

用法用量：煎服，3～10g；或入丸、散。

细目三　清化热痰药

川贝母

功效：清热化痰，润肺止咳，散结消肿。

应用

1. 虚劳咳嗽，肺热燥咳。尤宜于内伤久咳，燥痰、热痰之证。治肺阴虚劳嗽，久咳有痰者，常配沙参、麦冬等；治肺热、肺燥咳嗽，常配知母同用。

2. 瘰疬、乳痈、肺痈。常配玄参、牡蛎等药用。

用法用量：煎服，3～10g；研末服，1～2g。

使用注意：反乌头。脾胃虚寒及有湿痰者不宜用。

浙贝母

功效：清热化痰，散结消痈。

应用

1. 风热、痰热咳嗽。功似川贝母，长于清化热痰，降泄肺气。多用于治风热咳嗽及痰热郁肺之咳嗽。

2. 瘰疬，瘿瘤，乳痈疮毒，肺痈。治痰火瘰疬结核，配玄参、牡蛎等同用。

用法用量：煎服，3～10g。

使用注意：同川贝母。

瓜蒌

功效：清热化痰，宽胸散结，润肠通便。

应用

1. 痰热咳喘。善清肺热，润肺燥而化热痰、燥痰。可配黄芩、胆南星、枳实同用。

2. 胸痹，结胸。能利气散结宽胸。治胸痹，常与薤白、半夏同用；治痰热结胸，与半夏、黄连同用。

3. 肺痈，肠痈，乳痈。

4. 肠燥便秘。

用法用量：煎服，全瓜蒌10～20g，瓜蒌皮6～12g，瓜蒌仁10～15g，宜打碎入煎。

使用注意：本品甘寒而滑，脾虚便溏者及寒痰、湿痰证忌用。反乌头。

竹茹

功效：清化热痰，除烦止呕。

应用

1. 痰热、肺热咳嗽，痰热心烦不寐。

2. 胃热呕吐、妊娠恶阻。

3. 吐血、衄血、崩漏。

用法用量：煎服，6～10g。生用清化痰热，姜汁炙用止呕。

天竺黄

功效：清热化痰，清心定惊。

应用

1. 小儿惊风，中风癫痫，热病神昏。本品清化热痰、清心定惊之功与竹沥相似而无寒滑之弊。

2. 痰热咳喘。清热化痰。

用法用量：煎服，3～6g；研粉吞服，每次0.6～1g。

前胡

功效：降气化痰，疏散风热。

应用

1. 痰热咳喘。

2. 风热咳嗽。

用法用量：煎服，6～10g；或入丸、散。

桔梗

功效：宣肺，祛痰，利咽，排脓。

应用

1. 咳嗽痰多，胸闷不畅。无论寒热皆可应用。

2. 咽喉肿痛，失音。本品性善上行，能宣肺利咽开音。常配甘草、牛蒡子同用。

3. 肺痈吐脓。能宣肺化痰，以排壅肺之脓痰，为治肺痈之常用药。多与鱼腥草、冬瓜仁同用。

4. 癃闭、便秘。宣开肺气而通二便。

用法用量：煎服，3～10g；或入丸、散。

使用注意：本品性升散，凡气机上逆，呕吐、呛咳、眩晕、阴虚火旺咳血等不宜用，胃、十二指肠溃疡者慎服。用量过大易致恶心呕吐。

细目四　止咳平喘药

苦杏仁

功效：止咳平喘，润肠通便。

应用

1. 咳嗽气喘。为治咳喘要药，随证配伍可治多种咳喘病证。

2. 肠燥便秘。

3. 蛲虫病、外阴瘙痒。外用。

用法用量：煎服，3～10g，宜打碎入煎，或入丸、散。

使用注意：阴虚咳喘及大便溏泻者忌用。本品有小毒，用量不宜过大。婴儿慎用。

紫苏子

功效：降气化痰，止咳平喘，润肠通便。

应用

1. 咳喘痰多。长于降肺气，化痰涎。

2. 肠燥便秘。

用法用量：煎服，5～10g；煮粥食或入丸、散。

使用注意：阴虚喘咳及脾虚便溏者慎用。

百部

功效：润肺止咳，杀虫灭虱。

应用

1. 新久咳嗽，百日咳，肺痨咳嗽。功专润肺止咳，无论外感、内伤、暴咳、久嗽，皆可用之。可单用或配伍应用。

2. 蛲虫病、阴道滴虫、头虱及疥癣等。

用法用量：煎服，5～15g；外用适量。久咳虚嗽宜蜜炙用。

紫菀

功效：润肺化痰止咳。

应用

1. 咳嗽有痰。对咳嗽之证，无论外感、内伤，病程长短，寒热虚实，皆可用之。

2. 肺痈、胸痹及小便不通。

用法用量：煎服，5～10g。外感暴咳宜生用，肺虚久咳宜蜜炙用。

款冬花

功效：润肺下气，止咳化痰。

应用：咳喘。无论寒热虚实，皆可随证配伍。尤宜于寒咳。

用法用量：煎服，5～10g。外感暴咳宜生用，肺虚久咳宜炙用。

枇杷叶

功效：清肺止咳，降逆止呕。

应用

1. 肺热咳嗽，气逆喘急。清降肺气，单用或与黄芩、桑白皮、栀子同用。

2. 胃热呕吐，哕逆。常配陈皮、竹茹同用。

用法用量：煎服，5～10g。止咳宜炙用，止呕宜生用。

桑白皮

功效：泻肺平喘，利水消肿。

应用

1. 肺热咳喘。能清泻肺火，常配地骨皮同用。

2. 水肿。尤宜用于风水、皮水等阳水实证。常配茯苓皮、大腹皮、陈皮等同用。

3. 衄血、咳血及肝阳偏亢之高血压。

用法用量：煎服，5～15g。泻肺利水，平肝清火宜生用；肺虚咳嗽宜蜜炙用。

葶苈子

功效：泻肺平喘，利水消肿。

应用

1. 痰涎壅盛，喘息不得平卧。专泻肺中水饮及痰火而平喘咳，常佐大枣以缓其性，或配桑白皮、杏仁等。

2. 水肿、悬饮、胸腹积水、小便不利。

用法用量：煎服，5～10g，宜包煎。研末服，3～6g。

白果

功效：敛肺化痰定喘，止带缩尿。

应用

1. 哮喘痰嗽。

2. 带下，白浊，尿频，遗尿。

用法用量：煎服，5～10g，捣碎。

使用注意：本品有毒，不可多用，小儿尤当注意。过食白果可致中毒，出现腹痛、吐泻、发热、紫绀以及昏迷、抽搐，严重者可呼吸麻痹而死亡。

（金华）

第十八单元　安神药

细目一　概述

要点　安神药的使用注意事项

1. 本类药物多属对症治标之品，特别是矿石类重镇安神药及有毒药物，只宜暂用，不可久服，应中病即止。

2. 矿石类安神药，如作丸、散剂服时，须配伍养胃健脾之品，以免伤胃耗气。

细目二　重镇安神药

朱砂

功效：清心镇惊，安神解毒。

应用

1. 心神不宁，心悸，失眠。重镇安神，又清心安神，为镇心、清火、安神定志之药。可治心火亢盛，内扰神明之心神不宁、惊悸怔忡、烦躁不眠者，常与黄连、栀子同用。

2. 惊风，癫痫。常与牛黄、麝香同用。

3. 疮疡肿毒，咽喉肿痛，口舌生疮。不论内服、外用，均有清热解毒作用。

用法用量：内服，只宜入丸、散服，每次 0.1 ~ 0.5g；不宜入煎剂。外用适量。

使用注意：本品有毒，内服不可过量或持续服用，孕妇及肝功能不全者禁服。入药只宜生用，忌火煅。

磁石

功效：镇惊安神，平肝潜阳，聪耳明目，纳气平喘。

应用

1. 心神不宁，惊悸，失眠，癫痫。能护真阴，镇浮阳，安心神。常与朱砂、神曲同用。

2. 头晕目眩。本品平潜肝阳，又益肾阴而敛浮阳。常与石决明、牡蛎同用。

3. 耳鸣耳聋，视物昏花。

4. 肾虚气喘。常与五味子、蛤蚧同用。

用法用量：煎服，15 ~ 30g，宜打碎先煎。入丸、散，每次 1 ~ 3g。

使用注意：因吞服后不易消化，如入丸、散，不可多服，脾胃虚弱者慎用。

龙骨

功效：镇惊安神，平肝潜阳，收敛固涩。

应用

1. 心神不宁，心悸失眠，惊痫癫狂。为重镇安神的常用药。可与石菖蒲、远志同用。

2. 肝阳眩晕。多与代赭石、生牡蛎、白芍同用。

3. 滑脱诸证。

4. 湿疮痒疹，疮疡久溃不敛。外用有收湿、敛疮、生肌之效，常配伍牡蛎研粉外敷。

用法用量：煎服，15 ~ 30g，宜先煎。外用适量。镇静安神、平肝潜阳多生用，收敛固涩宜煅用。

使用注意：湿热积滞者不宜使用。

细目三　养心安神药

酸枣仁

功效：养心益肝，安神，敛汗，生津止渴。

应用

1. 心悸失眠。本品能养心阴，益肝血，为养心安神要药。阴血虚，心失所养之心悸、怔忡、失眠、健忘等症，常与当归、何首乌、龙眼肉同用。

2. 自汗，盗汗。与五味子、山茱萸、黄芪等同用。

3. 伤津口渴咽干。能敛阴生津止渴。

用法用量：煎服，9 ~ 15g；研末吞服，每次 1.5 ~ 2g。本品炒后质脆易碎，便于煎出有效成分，可增强疗效。

柏子仁

功效：养心安神，润肠通便，补阴。

应用

1. 心悸失眠。多用于心阴不足，心血亏虚以致心神失养之心悸怔忡、虚烦不眠等，常与人参、五味子、白术等配伍。

2. 肠燥便秘。

3. 阴虚盗汗、小儿惊痫。

用法用量：煎服，10～20g。大便溏者宜用柏子仁霜代替柏子仁。

使用注意：便溏及多痰者慎用。

合欢皮

功效：解郁安神，活血消肿。

应用

1. 心神不宁，忿怒忧郁，烦躁失眠。善解肝郁，为悦心安神要药。

2. 跌打骨折，血瘀肿痛。

3. 肺痈，疮痈肿毒。能消散内外痈肿。

用法用量：煎服，6～12g。外用适量。

使用注意：孕妇慎用。

远志

功效：安神益智，祛痰开窍，消散痈肿。

应用

1. 失眠多梦，心悸怔忡，健忘。开心气而宁心安神，又通肾气而强志不忘，为交通心肾、安定神志、益智强识之佳品。常与茯神、龙齿、朱砂同用。

2. 癫痫，惊狂。常与石菖蒲、郁金、白矾同用。

3. 咳嗽痰多。

4. 痈疽疮毒，乳房肿痛，喉痹。内服、外用均有疗效。

用法用量：煎服，3～9g。外用适量。化痰止咳宜炙用。

使用注意：凡实热或痰火内盛者，以及有胃溃疡或胃炎者慎用。

（金华）

第十九单元　平肝息风药

细目一　概述

要点　平肝息风药的使用注意事项

1. 本类药物有性偏寒凉或性偏温燥之不同，故使用当注意。脾虚慢惊者，不宜用寒凉之品。

2. 阴虚血亏者，当忌温燥之品。

细目二　平抑肝阳药

石决明

功效：平肝潜阳，清肝明目。

应用

1. 肝阳上亢，头晕目眩。本品为凉肝、镇肝之要药，又兼滋养肝阴，对肝肾阴虚、肝阳眩晕，尤为适宜。

2. 目赤，翳障，视物昏花。

3. 胃酸过多之胃脘痛，外伤出血。有收敛、制酸、止痛、止血等作用。

用法用量：煎服，3~15g，应打碎先煎。平肝、清肝宜生用，外用点眼宜煅用、水飞。

使用注意：本品咸寒易伤脾胃，故脾胃虚寒，食少便溏者慎用。

珍珠母

功效：平肝潜阳，安神，定惊明目，燥湿收敛。

应用

1. 肝阳上亢，头晕目眩。与石决明相似，常与白芍、生地黄、龙齿同用。

2. 惊悸失眠，心神不宁。

3. 目赤翳障，视物昏花。

4. 湿疮瘙痒，溃疡久不收口，口疮。能燥湿收敛。

用法用量：煎服，10~25g，宜打碎先煎。或入丸、散剂。外用适量。

使用注意：本品属镇降之品，故脾胃虚寒者、孕妇慎用。

牡蛎

功效：重镇安神，潜阳补阴，软坚散结，制酸止痛。

应用

1. 心神不安，惊悸失眠。常与龙骨相须为用。

2. 肝阳上亢，头晕目眩。有平肝潜阳，益阴之功，常与龙骨、龟甲、白芍同用。

3. 痰核，瘰疬，瘿瘤，癥瘕积聚。能软坚散结，常与浙贝母、玄参等配伍。

4. 滑脱诸证。煅牡蛎有与煅龙骨相似的收敛固涩作用。

5. 胃痛泛酸。煅牡蛎有制酸止痛作用。

用法用量：煎服，9~30g，宜打碎先煎。外用适量。收敛固涩宜煅用，其他宜生用。

代赭石

功效：平肝潜阳，重镇降逆，凉血止血。

应用

1. 肝阳上亢，头晕目眩。长于镇潜肝阳，善清肝火，为重镇潜阳常用之品。常与怀牛膝、生龙骨同用。

2. 呕吐，呃逆，噫气等证。为重镇降逆要药，尤善降上逆之胃气。常与旋覆花、半夏配伍。

3. 气逆喘息。

4. 血热吐衄、崩漏。善于降气、降火，尤宜于气火上逆，迫血妄行之出血证。

用法用量：煎服，10～30g，宜打碎先煎。入丸、散，每次1～3g。外用适量。降逆、平肝宜生用，止血宜煅用。

使用注意：孕妇慎用。因含微量砷，故不宜长期服用。

刺蒺藜

功效：平肝疏肝，祛风明目。

应用

1. 肝阳上亢，头晕目眩。

2. 胸胁胀痛，乳闭胀痛。

3. 风热上攻，目赤翳障。

4. 风疹瘙痒，白癜风。

用法用量：煎服，6～9g；或入丸、散剂。外用适量。

使用注意：孕妇慎用。

细目三 息风止痉药

羚羊角

功效：平肝息风，清肝明目，散血解毒，解热，镇痛。

应用

1. 肝风内动，惊痫抽搐。善清泄肝热，平肝息风，镇惊解痉，为治惊痫抽搐之要药，尤宜于热极生风，常配钩藤、白芍同用。

2. 肝阳上亢，头晕目眩。常与石决明、龟甲、菊花同用。

3. 肝火上炎，目赤头痛。善清泻肝火而明目。常与决明子、黄芩、龙胆同用。

4. 温热病壮热神昏，热毒发斑。清热泻火解毒，常与石膏、水牛角等制成丸、散应用。

5. 风湿热痹，肺热咳喘，百日咳。本品有解热、镇痛之效。

用法用量：煎服，1～3g，宜单煎2小时以上。磨汁或研粉服，每次0.3～0.6g。

使用注意：本品性寒，脾虚慢惊者忌用。

牛黄

功效：化痰开窍，凉肝息风，清热解毒。

应用

1. 热病神昏。能清心、祛痰、开窍醒神，用治温热病热入心包及中风、惊风、癫痫等痰热阻闭心窍诸证。

2. 小儿惊风，癫痫。本品有清心、凉肝、息风止痉之功。

3. 口舌生疮，咽喉肿痛，牙痛，痈疽疔毒。本品为清热解毒良药。

用法用量：入丸、散剂，每次 0.15~0.35g。外用适量，研末敷患处。

使用注意：非实热证不宜用，孕妇慎用。

钩藤

功效：清热平肝，息风定惊，透邪。

应用

1. 头痛，眩晕。清肝热，又平肝阳，可用治肝火上攻或肝阳上亢之头痛、眩晕。

2. 肝风内动，惊痫抽搐。有和缓的息风止痉作用，为治肝风内动，惊痫抽搐之常用药。

3. 风热外感，头痛，目赤及斑疹透发不畅。有轻清疏泄之性，能清热透邪。

用法用量：煎服，3~12g；入煎剂宜后下。

天麻

功效：息风止痉，平抑肝阳，祛风通络。

应用

1. 肝风内动，惊痫抽搐。药性平和，可用治各种病因之肝风内动，惊痫抽搐，不论寒热虚实，皆可配伍应用。常与羚羊角、钩藤、全蝎同用。

2. 眩晕，头痛。为治眩晕、头痛之要药，常与钩藤同用；治偏正头痛，常配川芎同用。

3. 肢体麻木，手足不遂，风湿痹痛。多与秦艽、羌活、牛膝同用。

用法用量：煎服，3~9g。研末冲服，每次 1~1.5g。

地龙

功效：清热定惊，通络，平喘，利尿。

应用

1. 高热惊痫，癫狂。既息风止痉，又善清热定惊，适用于热极生风所致的神昏谵语、痉挛抽搐及小儿惊风，或癫痫、癫狂等症。

2. 气虚血滞，半身不遂。善于通行经络，常与黄芪、当归、川芎等配伍。

3. 痹证。性寒清热，尤适用于关节红肿疼痛、屈伸不利之热痹，常与防己、秦艽配伍。

4. 肺热哮喘。长于清肺平喘。

5. 小便不利，尿闭不通。能清热结而利水道。

用法用量：煎服，4.5~9g，鲜品 10~20g。研末吞服，每次 1~2g。外用适量。

全蝎

功效：息风镇痉，攻毒散结，通络止痛。

应用

1. 痉挛抽搐。平息肝风，又搜风通络，为治痉挛抽搐之要药。常与蜈蚣相须为用。

2. 疮疡肿毒，瘰疬结核。多作外敷用。

3. 风湿顽痹。善通络止痛，对风寒湿痹久治不愈，筋脉拘挛，甚则关节变形之顽痹，作用颇佳。

4. 顽固性偏正头痛。

用法用量：煎服，3~6g。研末吞服，每次0.6~1g。外用适量。

使用注意：本品有毒，用量不宜过大。孕妇慎用。

蜈蚣

功效：息风镇痉，攻毒散结，通络止痛。

应用

1. 痉挛抽搐。

2. 疮疡肿毒，瘰疬结核。

3. 风湿顽痹。有良好的通络止痛功效，与全蝎相似。

4. 顽固性头痛。

用法用量：煎服，3~5g。研末冲服，每次0.6~1g。外用适量。

使用注意：本品有毒，用量不宜过大。孕妇忌用。

僵蚕

功效：祛风定惊，化痰散结。

应用

1. 惊痫抽搐。对惊风、癫痫而夹痰热者尤为适宜。

2. 风中经络，口眼㖞斜。

3. 风热头痛，目赤，咽痛，风疹瘙痒。

4. 痰核，瘰疬。

用法用量：煎服，5~9g。研末吞服，每次1~1.5g。散风热宜生用，其他多制用。

（金华）

第二十单元　开窍药

细目一　概述

要点　开窍药的使用注意事项

1. 开窍药辛香走窜，为救急、治标之品，且能耗伤正气，故只宜暂服，不可久用。

2. 开窍药性质辛香，其有效成分易于挥发，内服多不宜入煎剂，只入丸剂、散剂服用。

细目二　具体药物

麝香

功效：开窍醒神，活血通经，消肿止痛。

应用

1. 闭证神昏。为醒神回苏之要药，可用于各种原因所致之闭证神昏，无论寒闭、热闭，用之皆效。常配伍牛黄、冰片，组成凉开之剂；配伍苏合香，组成温开之剂。

2. 疮疡肿毒，瘰疬痰核，咽喉肿痛。有良好的活血散结、消肿止痛作用，内服、外用均有良效。

3. 血瘀经闭，癥瘕，心腹暴痛，头痛，跌打损伤，风寒湿痹等证。

4. 难产，死胎，胞衣不下。本品活血通经，有催生下胎之效。

用法用量：入丸、散，每次 0.03 ~ 0.1g。外用适量。不宜入煎剂。

使用注意：孕妇禁用。

冰片

功效：开窍醒神，清热止痛。

应用

1. 闭证神昏。功似麝香但力较弱，二者常相须为用。

2. 目赤肿痛，喉痹口疮。本品苦寒，有清热止痛、泻火解毒、明目退翳、消肿之功，为五官科常用药。

3. 疮疡肿痛，疮溃不敛，水火烫伤。有清热解毒、防腐生肌作用，故外用清热消肿、生肌敛疮方中均用冰片。

用法用量：入丸、散，每次 0.15 ~ 0.3g。外用适量，研粉点敷患处。不宜入煎剂。

使用注意：孕妇慎用。

苏合香

功效：开窍醒神，辟秽，止痛，温通散寒。

应用

1. 寒闭神昏。为治面青、身凉、苔白、脉迟之寒闭神昏之要药。

2. 胸腹冷痛，满闷。

3. 冻疮。

用法用量：入丸、散，0.3 ~ 1g。外用适量。不入煎剂。

石菖蒲

功效：开窍醒神，化湿和胃，宁神益志。

应用

1. 痰蒙清窍，神志昏迷。擅治痰湿秽浊之邪蒙蔽清窍所致之神志昏乱。常与半夏、天南星同用。

2. 湿阻中焦，脘腹痞满，胀闷疼痛。

3. 噤口痢。本品行胃肠之气，可与黄连、茯苓配伍。

4. 健忘、失眠、耳鸣、耳聋。常与人参、茯苓、石菖蒲等配伍。

5. 声音嘶哑、痈疽疮疡、风湿痹痛、跌打损伤等证。

用法用量：煎服，3 ~ 9g，鲜品加倍。

（金华）

第二十一单元　补虚药

细目一　概述

要点　补虚药的使用注意事项

1. 补虚药要防止不当补而误补。邪实而正不虚者，误用补虚药有"误补益疾"之弊。

2. 应避免当补而补之不当。如不分气血，不别阴阳，不辨脏腑，不明寒热，盲目使用补虚药，不仅不能收到预期的疗效，而且还可能导致不良后果。

3. 补虚药用于扶正祛邪，不仅要分清主次，处理好祛邪与扶正的关系，而且应避免使用可能妨碍祛邪的补虚药，使祛邪而不伤正，补虚而不留邪。

4. 应注意补而兼行，使补而不滞。部分补虚药药性滋腻，不容易消化，过用或用于脾运不健者可能妨碍脾胃运化，应掌握好用药分寸，或适当配伍健脾消食药顾护脾胃，同时，补气还应辅以行气、除湿、化痰，补血还应辅以行血。

5. 补虚药如作汤剂，一般宜适当久煎，使药味尽出。虚弱证一般病程较长，补虚药宜采用蜜丸、煎膏（膏滋）、口服液等便于保存、服用并可增效的剂型。

细目二　补气药

人参

功效：大补元气，补脾益肺，生津，安神益智，扶正祛邪。

应用

1. 元气虚脱证。能大补元气，复脉固脱，为拯危救脱要药。适用于因大汗、大泻、大失血或大病、久病所致元气虚极欲脱，气短神疲，脉微欲绝的重危证候。可单用本品大量浓煎服。若见四肢逆冷、阳气衰微者，可配附子以益气回阳。若汗多口渴、气阴两伤者，可配麦冬、五味子以益气敛阴。

2. 肺脾心肾气虚证。为补肺要药，也为补脾要药。用于肺气虚弱的短气喘促，懒言声微，脉虚自汗等，常与黄芪、五味子同用；用于脾气不足的倦怠乏力，食少便溏等，常配白术、茯苓同用；用于气血亏虚的心悸，失眠，健忘，常配当归、酸枣仁同用；补益肾气，用于肾不纳气虚喘及肾虚阳痿。

3. 热病气虚津伤口渴及消渴证。本品既补气，又能生津。热病气津两伤者，常配石膏、知母同用；消渴常配天花粉、生地黄同用。

4. 失眠、健忘。常与酸枣仁、柏子仁配伍。

5. 气虚外感或里实热结而邪实正虚之证。有扶正祛邪之效。

用法用量：煎服，3～19g，挽救虚脱可用15～30g。宜文火另煎分次对服。野山参研末吞服，每次2g，日服2次。

使用注意：反黎芦。畏五灵脂。恶皂荚。服药后不宜吃萝卜或喝茶，以免影响药效。热证、实证忌用。

西洋参

功效：补气养阴，清热生津。

应用

1. 气阴两伤证。能补益元气，作用弱于人参；性偏凉，兼能清火养阴生津。常与麦冬、五味子同用。

2. 肺气虚及肺阴虚证。能补肺气，兼能养肺阴、清肺火。

3. 热病气虚津伤口渴及消渴。

用法用量：另煎对服，3~6g。

使用注意：本品不宜与黎芦同用。

党参

功效：补脾肺气，补血，生津，扶正祛邪。

应用

1. 脾肺气虚证。补益脾肺与人参相似而力较弱。常与白术、茯苓同用。

2. 气血两虚证。常用于气虚不能生血，或血虚无以化气的气血两虚证。常配伍黄芪、白术、当归同用。

3. 气津两伤证。有补气生津作用，宜与麦冬、五味子等同用。

4. 气虚外感或里实热结而气血亏虚等邪实正虚之证。

用法用量：煎服，9~30g。

使用注意：本品不宜与黎芦同用。

黄芪

功效：健脾补中，升阳举陷，益卫固表，利尿，托毒生肌。

应用

1. 脾气虚证。为补中益气要药。兼能升阳举陷，长于治疗脾虚中气下陷之久泻脱肛，内脏下垂，常与人参、升麻、柴胡同用。

2. 肺气虚证。能补益肺气，常与紫菀、五味子配伍。

3. 气虚自汗。能补脾肺之气，益卫固表，常与白术、防风同用。

4. 气血亏虚，疮疡难溃难腐，或溃久难敛。

5. 痹证、中风后遗症。能补气行滞。

用法用量：煎服，9~30g。蜜炙可增强其补中益气作用。

白术

功效：健脾益气，燥湿利尿，止汗，安胎。

应用

1. 脾气虚证。本品既健脾，又燥湿，被前人誉为"补气健脾第一要药"。常与人参、茯苓同用。

2. 气虚自汗。与黄芪相似而力稍逊，宜与黄芪、防风配伍。

3. 脾虚胎动不安。能益气安胎，常与砂仁同用。

用法用量：煎服，6～12g。炒用可增强补气健脾止泻作用。

使用注意：本品性偏温燥，热病伤津及阴虚燥渴者不宜。

山药

功效：补脾养胃，生津益肺，补肾涩精。

应用

1. 脾虚证。能补脾益气，滋养脾阴。

2. 肺虚证。能补肺气，兼能滋肺阴。

3. 肾虚证。能补肾气，兼能滋养肾阴。

4. 消渴气阴两虚证。既补脾肺肾之气，又补脾肺肾之阴，常与黄芪、天花粉同用。

用法用量：煎服，15～30g。麸炒可增强补脾止泻作用。

甘草

功效：补脾益气，祛痰止咳，缓急止痛，清热解毒，调和诸药。

应用

1. 心气不足，脉结代、心动悸。能补益心气，益气复脉。常配伍人参、桂枝同用。

2. 脾气虚证。常与人参、白术、黄芪配伍。

3. 咳喘。能止咳，兼能祛痰，略具平喘作用，可随证配伍用于寒热虚实多种咳喘。

4. 脘腹、四肢挛急疼痛。善缓急止痛。常与白芍同用。

5. 热毒疮疡、咽喉肿痛及药物、食物中毒。

6. 在许多方剂中可发挥调和药性的作用。

用法用量：煎服，1.5～9g。生用性微寒，可清热解毒；蜜炙药性微温，并可增强补益心脾之气和润肺止咳作用。

使用注意：不宜与京大戟、芫花、甘遂、海藻同用。本品有助湿壅气之弊，湿盛胀满、水肿者不宜用。大剂量久服可导致水钠潴留，引起浮肿。

大枣

功效：补中益气，养血安神。

应用

1. 脾虚证。

2. 脏躁及失眠证。

3. 本品与部分药性峻烈或有毒的药物同用，有保护胃气、缓和其毒烈药性之效。

用法用量：劈破煎服，6～15g。

蜂蜜

功效：补中，润燥，止痛，解毒，防腐，生肌敛疮。

应用

1. 脾气虚弱及中虚脘腹挛急疼痛。

2. 肺虚久咳及燥咳证。

3. 便秘证。

4. 解乌头类药毒。

5. 疮疡肿毒、溃疡、烧烫伤。

用法用量：煎服或冲服，15～30g，大剂量30～60g；外用适量。本品作栓剂肛内给药，通便效果较口服更捷。

使用注意：本品助湿壅中，又能润肠，故湿阻中满及便溏泄泻者慎用。

细目三　补阳药

鹿茸

功效：补肾阳，益精血，强筋骨，调冲任，托疮毒。

应用

1. 肾阳虚衰，精血不足证。本品为温肾壮阳，补督脉，益精血要药。可单用或配入复方。

2. 肾虚骨弱，腰膝无力或小儿五迟。补肾阳，益精血，强筋骨。多与熟地黄、山茱萸同用。

3. 妇女冲任虚寒，崩漏带下。补肾阳，益精血而固冲任，止带下。

4. 疮疡久溃不敛，阴疽疮肿内陷不起。补阳气、益精血而温补内托。常与当归、肉桂配伍。

用法用量：研末吞服，1～2g；或入丸、散。

使用注意：服用本品宜从小量开始，缓缓增加，不可骤用大量，以免阳升风动，头晕目赤，或伤阴动血。凡发热者均当忌服。

淫羊藿

功效：补肾壮阳，祛风除湿。

应用

1. 肾阳虚衰，阳痿尿频，腰膝无力。长于补肾壮阳，单用有效，亦可与其他补肾壮阳药同用。

2. 风寒湿痹、肢体麻木。祛风胜湿，入肝肾，强筋骨，常与威灵仙、川芎、肉桂同用。

3. 肾阳虚之喘咳。

用法用量：煎服，3～15g。

使用注意：阴虚火旺者不宜服。

巴戟天

功效：补肾助阳，祛风除湿。

应用

1. 肾阳虚阳痿、宫冷不孕、小便频数。

2. 风湿腰膝疼痛及肾虚腰膝酸软无力。

用法用量：煎服，5～15g。

使用注意：阴虚火旺及有热者不宜服。

杜仲

功效：补肝肾，强筋骨，安胎。

应用

1. 肾虚腰痛及各种腰痛。本品善治肾虚腰痛。其他腰痛用之，均有扶正固本之效。肾虚腰痛或足膝痿弱，常与补骨脂、胡桃肉同用。

2. 胎动不安，习惯性堕胎。补肝肾，固冲任，安胎，单用有效，或与桑寄生、续断同用。

用法用量：煎服，10~15g。

使用注意：炒用破坏其胶质，有利于有效成分煎出，故比生用效果好。本品为温补之品，阴虚火旺者慎用。

续断

功效：补益肝肾，强筋健骨，止血安胎，疗伤续折，活血祛瘀止痛。

应用

1. 阳痿不举，遗精遗尿。常与鹿茸、肉苁蓉、菟丝子配伍。

2. 腰膝酸痛，寒湿痹痛。兼有补益肝肾，强健壮骨，通利血脉之功。

3. 崩漏下血，胎动不安。

4. 跌打损伤，筋伤骨折。善活血祛瘀，又壮骨强筋，有续筋接骨、疗伤止痛作用。常与桃仁、红花、穿山甲、苏木同用。

5. 痈肿疮疡，血瘀肿痛。

用法用量：煎服，9~15g，或入丸、散；外用适量，研末敷。崩漏下血宜炒用。

使用注意：风湿热痹者忌服。

肉苁蓉

功效：补肾助阳，润肠通便。

应用

1. 肾阳亏虚，精血不足之阳痿早泄、宫冷不孕、腰膝酸痛、痿软无力。

2. 肠燥津枯便秘。

用法用量：煎服，10~15g。

使用注意：本品能助阳、滑肠，故阴虚火旺及大便泄泻者不宜服。肠胃实热、大便秘结亦不宜服。

补骨脂

功效：补肾壮阳，固精缩尿，温脾止泻，纳气平喘。

应用

1. 肾虚阳痿、腰膝冷痛。善壮肾阳、暖水脏，常与菟丝子、胡桃肉、沉香同用。

2. 肾虚遗精、遗尿、尿频。兼有涩性，善补肾助阳，固精缩尿，单用有效，亦可随证配伍它药。

3. 脾肾阳虚五更泄泻。能壮肾阳、暖脾阳、收涩以止泻，常与肉豆蔻、吴茱萸同用。

4. 肾不纳气，虚寒喘咳。

用法用量：煎服，5~15g。

使用注意：本品性质温燥，能伤阴助火，故阴虚火旺及大便秘结者忌服。

益智仁

功效：暖肾固精缩尿，温脾开胃摄唾。

应用

1. 下元虚寒遗精、遗尿、小便频数。本品暖肾固精缩尿，补益之中兼有收涩之性。常与乌药、山药同用。

2. 脾胃虚寒，腹痛吐泻及口涎自流。

用法用量：煎服，3~10g。

菟丝子

功效：补肾益精，养肝明目，止泻安胎。

应用

1. 肾虚腰痛、阳痿遗精、尿频及宫冷不孕。本品为平补阴阳之品，功能补肾阳、益肾精以固精缩尿。

2. 肝肾不足，目暗不明。滋补肝肾、益精养血而明目，常与熟地、车前子同用。

3. 脾肾阳虚，便溏泄泻。本品能补肾益脾止泻。

4. 肾虚胎动不安。能补肝肾安胎，常与续断、桑寄生同用。

5. 肾虚消渴。

用法用量：煎服，10~20g。

使用注意：本品为平补之药，但偏补阳，阴虚火旺，大便燥结、小便短赤者不宜服。

细目四　补血药

当归

功效：补血调经，活血止痛，润肠通便。

应用

1. 血虚诸证。为补血之圣药。常配黄芪、人参同用。

2. 血虚血瘀之月经不调、经闭、痛经等。补血活血，调经止痛，为妇科补血调经要药。

3. 虚寒性腹痛、跌打损伤、痈疽疮疡、风寒痹痛等。既能补血活血，又能散寒止痛，可随证配伍应用。

4. 血虚肠燥便秘。养血润肠通便，与肉苁蓉、火麻仁同用。

用法用量：煎服，5~15g。

使用注意：湿盛中满、大便泄泻者忌服。

熟地黄

功效：补血养阴，填精益髓。

应用

1. 血虚诸证。本品为养血补虚要药。用于血虚萎黄，眩晕，心悸失眠，月经不调，崩漏等症，常与当归、白芍同用。

2. 肝肾阴虚诸证。善滋补肾阴，填精益髓，为补肾阴之要药。常与山药、山茱萸同用。

用法用量：煎服，10～30g。

使用注意：本品性质黏腻，较生地黄更甚，有碍消化，凡气滞痰多、脘腹胀痛、食少便溏者忌服。重用久服宜与陈皮、炒仁等同用，防止黏腻碍胃。

白芍

功效：养血敛阴，柔肝止痛，平抑肝阳，止汗。

应用

1. 肝血亏虚及血虚月经不调。本品收敛肝阴以养血，常与熟地、当归同用。

2. 肝脾不和之胸胁脘腹疼痛或四肢挛急疼痛。养血柔肝而止痛，常配柴胡、白芍同用。

3. 肝阳上亢，头痛眩晕。养血敛阴，平抑肝阳，常配牛膝、代赭石同用。

4. 外感风寒、营卫不和之汗出恶风，阴虚盗汗。配桂枝同用，可调和营卫。

用法用量：煎服，5～15g，大剂量 15～30g。

使用注意：阳衰虚寒之证不宜用。反藜芦。

阿胶

功效：补血，滋阴，润肺，止血。

应用

1. 血虚诸证。本品为血肉有情之品，也为补血要药，尤善治出血而致血虚者。

2. 出血证。为止血要药，对出血而兼见阴虚、血虚证者，尤为适宜。

3. 肺阴虚燥咳。治燥热伤肺，干咳无痰、气喘、心烦口渴、鼻燥咽干等，可配伍杏仁、桑叶、麦冬同用。

4. 热病伤阴之心烦失眠及阴虚风动，手足瘈疭等。本品养阴以滋肾水。

用法用量：5～15g，入汤剂宜烊化冲服。止血宜蒲黄炒，润肺宜蛤粉炒。

使用注意：本品黏腻，有碍消化，脾胃虚弱者慎用。

何首乌

功效：制用：补益精血。生用：解毒，截疟，润肠通便。

应用

1. 精血亏虚、头晕眼花、须发早白、腰膝酸软、遗精、崩带。制首乌补肝肾、益精血、乌须发，常与熟地黄、当归同用。

2. 久疟、痈疽、瘰疬、肠燥便秘等。生首乌截疟、解毒、润肠通便。

用法用量：煎服，10～30g。

使用注意：大便溏泄及湿痰较重者不宜用。

细目五　补阴药

北沙参

功效：养阴清肺，益胃生津。

应用

1. 肺阴虚证。补肺阴，兼清肺热，用于阴虚肺燥有热之干咳少痰、咳血或咽干音哑等证。常与麦冬、桑叶、玄参同用。

2. 胃阴虚证。补胃阴而生津止渴，兼清胃热。用于胃阴虚有热，常与石斛、玉竹同用。

用法用量：煎服，4.5~9g。

使用注意：反藜芦。

百合

功效：养阴润肺，清心安神，养胃阴，清胃热。

应用

1. 肺阴虚证。

2. 阴虚有热之失眠心悸及百合病心肺阴虚内热证。

3. 胃阴虚有热之胃脘疼痛。

用法用量：煎服，6~12g。蜜炙可增加润肺作用。

麦冬

功效：养阴生津，润肺清心。

应用

1. 胃阴虚证。长于滋养胃阴，生津止渴，兼清胃热，用于胃阴不足，舌干口渴。常配伍北沙参、生地、玉竹同用。

2. 肺阴虚证。善养肺阴，清肺热。用于阴虚肺燥有热，常与阿胶、石膏、桑叶同用。

3. 心阴虚证。养心阴，清心热，略具除烦安神作用。温病邪热入营，身热夜甚，烦躁不安，配伍生地黄、黄连同用。

用法用量：煎服，6~12g。

天冬

功效：养阴润燥，清肺生津。

应用

1. 肺阴虚证。

2. 肾阴虚证。

3. 热病伤津之食欲不振、口渴及肠燥便秘等证。

用法用量：煎服，6~12g。

使用注意：本品甘寒滋腻之性较强，脾虚泄泻、痰湿内盛者忌用。

石斛

功效：益胃生津，滋阴清热。

应用

1. 胃阴虚及热病伤津证。

2. 肾阴虚证。

用法用量：煎服，6~12g，鲜用15~30g。

玉竹

功效：养阴润燥，生津止渴。

应用

1. 阴虚肺燥有热的干咳少痰、咳血、声音嘶哑等症。

2. 阴虚之体感受风温及冬温咳嗽，咽干痰结等。本品滋阴而不碍邪，可使发汗而不伤阴，常与薄荷、淡豆豉同用。

3. 胃阴虚证。

4. 热伤心阴之烦热多汗、惊悸等证。能养心阴，亦略能清心热。

用法用量：煎服，6～12g。

黄精

功效：补气养阴，健脾，润肺，益肾。

应用

1. 阴虚肺燥，干咳少痰及肺肾阴虚的劳咳久咳。

2. 脾虚阴伤证。

3. 肾精亏虚。能补益肾精，延缓衰老，改善头晕、腰膝酸软、须发早白等早衰症状。

用法用量：煎服，9～15g。

枸杞子

功效：滋补肝肾，益精明目。

应用：肝肾阴虚及早衰证。为平补肾精肝血之品，常用治精血不足所致的视力减退、内障目昏、头晕目眩、腰膝酸软、遗精滑泄、耳聋、牙齿松动、须发早白、失眠多梦。

用法用量：煎服，6～12g。

女贞子

功效：滋补肝肾，乌须明目。

应用：肝肾阴虚证。能补益肝肾之阴，用于肝肾阴虚所致的目暗不明、视力减退、须发早白、眩晕耳鸣、失眠多梦、腰膝酸软、遗精、消渴及阴虚内热之潮热、心烦等证。

用法用量：煎服，6～12g。因主要成分齐墩果酸不易溶于水，故以入丸剂为佳。本品以黄酒拌后蒸制，可增强滋补肝肾作用，并使苦寒之性减弱，避免滑肠。

龟甲

功效：滋阴潜阳，益肾健骨，养血补心，止血。

应用

1. 阴虚阳亢、阴虚内热、阴虚风动证。长于滋补肾阴，兼能滋养肝阴，故适用于肝肾阴虚而引起上述诸证。阴虚阳亢之头目眩晕，常与天冬、白芍、牡蛎同用。

2. 肾虚筋骨痿弱。滋肾养肝，又能健骨，故多用于肾虚之筋骨不健、腰膝酸软、步履乏力及小儿鸡胸、龟背、囟门不合诸症，常与熟地、知母、锁阳同用。

3. 阴血亏虚之惊悸、失眠、健忘。养血补心，安神定志，常与远志、龙骨同用。

4. 阴虚血热，冲任不固之崩漏、月经过多。兼止血作用，常与生地、黄芩同用。

用法用量：煎服，9～24g，宜先煎。本品经砂炒醋淬后，有效成分更容易煎出，并可去其腥气，便于制剂。

鳖甲

功效：滋阴潜阳，退热除蒸，软坚散结。

应用

1. 肝肾阴虚证。滋养之力不及龟甲，但长于退虚热、除骨蒸，故尤为临床多用。常与牡丹皮、生地黄、青蒿同用。

2. 癥瘕积聚。长于软坚散结，常与活血化瘀、行气化痰药配伍。

用法用量：煎服，9～24g，宜先煎。本品经砂炒醋淬后，有效成分更容易煎出，且可去其腥气，易于粉碎，方便制剂。

（金华）

第二十二单元　收涩药

细目一　概述

要点　收涩药的使用注意事项

本类药物性涩敛邪，故凡表邪未解、湿热内蕴所致之泻痢、带下、血热出血以及余热未清者，均不宜用，误用有"闭门留寇"之弊。某些收涩药除收涩作用之外，兼有清湿热、解毒等功效，则又当分别对待。

细目二　固表止汗药

麻黄根

功效：固表止汗。

应用：气虚自汗，阴虚盗汗。本品为敛肺固表止汗之要药。

用法用量：煎服，3～9g。外用适量。

使用注意：有表邪者忌用。

浮小麦

功效：固表止汗，益气，除热。

应用

1. 自汗，盗汗。

2. 骨蒸劳热。

用法用量：煎服，15～30g；研末服，3～5g。

使用注意：表邪汗出者忌用。

细目三　敛肺涩肠药

五味子

功效：收敛固涩，益气生津，补肾宁心。

应用

1. 久咳虚喘。能上敛肺气，下滋肾阴，为治久咳虚喘之要药。治肺虚久咳，可与罂粟壳同用；治肺肾两虚喘咳，常与山茱萸、熟地黄、山药同用。

2. 自汗，盗汗。善能敛肺止汗。可与麻黄根、牡蛎同用。

3. 遗精、滑精。

4. 久泻不止。治脾肾虚寒，五更泄泻，与补骨脂、肉豆蔻、吴茱萸同用。

5. 津伤口渴，消渴。

6. 心悸，失眠，多梦。补益心肾，又宁心安神。常与丹参、生地、酸枣仁同用。

用法用量：煎服，3~6g；研末服，1~3g。

使用注意：凡表邪未解，内有实热，咳嗽初起，麻疹初期，均不宜用。

乌梅

功效：敛肺止咳，涩肠止泻，安蛔止痛，生津止渴，消疮毒，炒炭固冲止漏。

应用

1. 肺虚久咳。能敛肺气，止咳嗽。可与罂粟壳、杏仁同用。

2. 久泻，久痢。有良好的涩肠止泻痢作用，为治疗久泻、久痢之常用药。可与肉豆蔻、诃子同用。

3. 蛔厥腹痛，呕吐。有安蛔止痛，和胃止呕的功效，为安蛔之良药。

4. 虚热消渴。善能生津液，止烦渴。可与天花粉、麦冬同用。

5. 胬肉外突，头疮。外敷能消疮毒。

6. 崩漏不止，便血。炒炭后，能固冲止漏。

用法用量：煎服，3~10g，大剂量可用至30g。外用适量，捣烂或炒炭研末外敷。止泻止血宜炒炭用。

使用注意：外有表邪或内有实热积滞者均不宜服。

五倍子

功效：敛肺降火，止咳止汗，涩肠止泻，固精止遗，收敛止血，收湿敛疮。

应用

1. 久咳及肺热咳嗽，咯血。

2. 自汗，盗汗。

3. 久泻，久痢。

4. 遗精，滑精。

5. 崩漏，便血痔血。

6. 湿疮，肿毒。

用法用量：煎服，3~9g；入丸、散服，每次1~1.5g。外用适量，研末外敷或煎汤熏洗。

使用注意：湿热泻痢者忌用。

肉豆蔻

功效：涩肠止泻，温中行气。

应用

1. 虚泻，冷痢。能暖脾胃，固大肠，止泻痢，为治虚寒性泻痢之要药。常配补骨脂、五味子、吴茱萸同用。

2. 胃寒胀痛，食少呕吐。常与木香、干姜、半夏同用。

用法用量：煎服，3~9g；入丸、散服，每次0.5~1g。内服须煨熟去油用。

使用注意：湿热泻痢者忌用。

细目四　固精缩尿止带药

山茱萸

功效：补益肝肾，收敛固涩。

应用

1. 腰膝酸软，头晕耳鸣，阳痿。既能益精，又可助阳，为平补阴阳之要药。常与熟地黄、山药配伍。

2. 遗精滑精，遗尿尿频。为固精止遗之要药。

3. 崩漏，月经过多。能补肝肾、固冲任以止血。常与龙骨、黄芪、五味子同用。

4. 大汗不止，体虚欲脱。能收敛止汗，固涩滑脱，为防治元气虚脱之要药。治大汗欲脱或久病虚脱者，常与人参、附子、龙骨同用。

5. 消渴证。

用法用量：煎服，5~10g，急救固脱20~30g。

使用注意：素有湿热而致小便淋涩者不宜应用。

金樱子

功效：固精缩尿止带，涩肠止泻。

应用

1. 遗精滑精、遗尿尿频、带下。

2. 脾虚久泻、久痢。

3. 崩漏、脱肛、子宫脱垂等证。

用法用量：煎服，6~12g。

莲子

功效：固精止带，补脾止泻，益肾养心。

应用

1. 遗精滑精。能益肾固精。常与芡实、龙骨等同用。

2. 带下。为治疗脾虚、肾虚带下之常用之品。常与茯苓、白术同用。

3. 脾虚泄泻。补益脾气，又涩肠止泻。常与党参、茯苓同用。

4. 心悸，失眠。能养心血，益肾气，交通心肾，而有安神之功。

用法用量：煎服，10～15g，去心打碎用。

芡实

功效：益肾固精，健脾止泻，除湿止带。

应用

1. 肾虚不固之腰膝酸软，遗精滑精者。

2. 脾虚湿盛，久泻不愈者。

3. 带下。

用法用量：煎服，10～15g。

（金华）

第二十三单元　攻毒杀虫止痒药

细目一　概述

要点　攻毒杀虫止痒药的使用注意事项

1. 本类药物的外用方法因病因药而异，如研末外撒，或煎汤洗渍及热敷、浴泡、含漱，或用油脂及水调敷，或制成软膏涂抹，或制成药捻、栓剂用等。

2. 本类药物内服使用时，宜作丸、散剂应用，使其缓慢溶解吸收，且便于掌握剂量。

3. 本类药物多具不同程度的毒性，所谓"攻毒"即有以毒制毒之意，无论外用或内服，均应严格掌握剂量及用法，不可过量或持续使用，以防发生毒副反应。制剂时应严格遵守炮制和制剂法度，以减低毒性而确保用药安全。

细目二　具体药物

雄黄

功效：解毒，杀虫，祛痰截疟。

应用

1. 痈肿疔疮，湿疹疥癣，蛇虫咬伤。

2. 癫痫，小儿喘满咳嗽，疟疾。

用法用量：外用适量，研末敷、香油调搽或烟熏。内服0.05～0.1g，入丸、散用。

使用注意：内服宜慎，不可久服。外用不宜大面积涂搽及长期持续使用。孕妇禁用。忌火煅。

硫黄

功效：外用解毒杀虫疗疮，内服补火助阳通便。

应用

1. 外用治疥癣、湿疹、阴疽疮疡。尤为治疥疮之要药。

2. 内服治阳痿、虚喘冷哮、虚寒便秘。

用法用量：外用适量，研末敷或加油调敷患处。内服 1.5 ~ 3g，炮制后入丸、散服。

使用注意：阴虚火旺及孕妇忌服。

蛇床子

功效：杀虫止痒，燥湿，温肾壮阳。

应用

1. 阴部湿痒，湿疹，疥癣。为皮肤及妇科病常用药，常与苦参、黄柏配伍，较多外用。

2. 寒湿带下，湿痹腰痛。治带下、腰痛，尤宜于寒湿兼肾虚所致者，常与山药、杜仲、牛膝等同用。

3. 肾虚阳痿，宫冷不孕。

用法用量：外用适量，多煎汤熏洗或研末调敷。内服，3 ~ 9g。

使用注意：阴虚火旺或下焦有湿热者不宜内服。

（金华）

方　剂　学

第一单元 概述

细目一 方剂与治法

要点一 方剂与治法的关系

临床过程中，在辨证的基础上确定治法，在治法的指导下选用适宜的药物组成方剂。方剂组成后，它的功用、主治必须与治法相一致。概而言之，治法是组方的依据，方剂是治法的体现，即"方从法出"，"法随证立"，"方即是法"。

要点二 常用治法

治法是针对临床证候所采取的治疗大法。证候的复杂性决定了治法的多样性，清代程钟龄将诸多治法概括为汗、吐、下、和、温、清、消、补"八法"。

1. 汗法是通过发汗解表、宣肺散邪的方法，使在表的六淫之邪随发散而解的一种治法。适用于外感表证、疹出不透、疮疡初起，以及水肿、泄泻、咳嗽、疟疾等而有表证者。

2. 吐法是通过涌吐的方法，使停留在咽喉、胸膈、胃脘的痰涎、宿食以及毒物等从口中吐出的一种治法。适用于中风痰壅，宿食壅阻胃脘，毒物尚在胃中，痰涎壅盛之癫狂、喉痹，以及干霍乱吐泻不得等证。

3. 下法是通过荡涤肠胃、通泻大便的方法，使停留在肠胃的有形积滞从大便排出的一种治法。适用于燥屎内结、冷积不化、瘀血内停、宿食不消、结痰停饮以及虫积等证。

4. 和法是通过和解与调和的方法，使半表半里之邪，或脏腑、阴阳失和之证得以解除的一种治法。其中，和解之法适用于邪犯少阳，证属半表半里者；调和之法适用于肝脾不和、寒热错杂、表里同病等。此外，尚有和营卫、和胃气等，亦属和法范畴。

5. 清法是通过清热、泻火、凉血等方法，使在里之热邪得以解除的一种治法。适用于热证、火证、热甚成毒以及虚热等。

6. 温法是通过温里祛寒的方法，使在里之寒邪得以消散的一种治法。适用于脏腑之沉寒痼冷、寒饮内停、寒湿不化，以及阳气衰微等。

7. 消法是通过消食导滞、行气活血、化痰利水以及驱虫等方法，使气、血、痰、食、水、虫等所结成的有形之邪渐消缓散的一种治法。适用于饮食停滞、气滞血瘀、癥瘕积聚、水湿内停、痰饮不化、疳积虫积以及疮疡痈肿等病证。

8. 补法是通过补益人体气血阴阳，以主治各种虚弱证候的一种治法。适用于各种虚证。

细目二　方剂的组成与变化

要点一　方剂的配伍目的

配伍的目的是通过合理组织药物，调其偏性，制其毒性，增强或改变原有功能，消除或缓解其对人体的不良因素，发挥其相辅或相反相成的综合作用，使各具特性的群药组合成一个新的有机整体。配伍的总体目的不外增效、减毒两个方面。

要点二　方剂的组方原则

1. 君药是针对主证或主病起主要治疗作用的药物。其药力居方中之首，用量较作为臣、佐药应用时要大，是不可缺少的药物。

2. 臣药有两种意义，一是辅助君药加强治疗主证或主病的药物。二是针对兼证或兼病起治疗作用的药物。它的药力小于君药。

3. 佐药其意义有三，一是佐助，即协助君臣药以加强治疗作用，或直接治疗次要兼证。二是佐制，即用以消除或减缓君臣药的毒性与烈性的药物。三是反佐，即根据病情需要，用与君药性味相反而又能起相成作用的药物。佐药的药力小于臣药，一般用量较轻。

4. 使药有两种意义，一是引经药，即能引方中诸药直达病所的药物。二是调和药，即具有调和诸药作用的药物。使药的药力较小，用量亦轻。

要点三　方剂的变化形式

1. 药味加减的变化。方剂中药味的增减，必然使方中药物间的配伍关系发生变化，从而导致方剂的功效相应发生变化。

2. 药量加减的变化。当方剂的组成药物相同而用量不相同时，则具体药物在方中的药力和地位发生变化，从而改变了方剂的功用与主治。

3. 剂型的变化。对方剂的功效有一定的影响，同一方剂其剂型不同，功效则有所差异。

细目三　常用剂型

要点　常用剂型的特点及临床意义

1. 汤剂的特点是吸收快、能迅速发挥药效，便于随证加减，适用于病证较重或病情不稳定的患者。李杲说："汤者荡也，去大病用之。"汤剂的不足之处是服用量大，某些药的有效成分不易煎出或易挥发散失，不适于大生产，亦不便于携带。

2. 丸剂与汤剂相比，吸收较慢，药效持久，节省药材，便于携带与服用。李杲说："丸者缓也，舒缓而治之也。"适用于慢性、虚弱性疾病，如六味地黄丸等。但也有些丸剂药性比较峻急，此则多为芳香类药物与毒剧药物，不宜作汤剂煎服，如安宫牛黄丸、舟车丸等。常用的丸剂有蜜丸、水丸、糊丸、微丸、滴丸等。

3. 散剂根据其用途，分内服和外用两类。散剂的特点是制备方法简便、吸收较快、节省药材、性质较稳定、不易变质、便于服用与携带。李杲说："散者散也，去急病用之。"外用散剂一般作为外敷，掺撒疮面或患病部位；亦有作点眼、吹喉等用。

4. 膏剂有内服和外用两种，内服有流浸膏、浸膏、煎膏三种；外用分软膏、硬膏两种。其中流浸膏与浸膏多数用作调配其他制剂使用，如合剂、糖浆剂、冲剂、片剂等。

5. 酒剂又称药酒。是将药物用白酒或黄酒浸泡，或加温隔水炖煮，去渣取液供内服或外用。酒有活血通络、易于发散和助长药效的特性，故常于祛风通络和补益方剂中使用，如风湿药酒、参茸药酒、五加皮酒等。外用酒剂可祛风活血，止痛消肿。

6. 注射剂亦称针剂，具有剂量准确、药效迅速、适于急救、不受消化系统影响的特点，对于神志昏迷，难于口服用药的病人尤为适宜，如清开灵注射液等。

（李冀）

第二单元 解表剂

细目一 概述

要点一 解表剂的适用范围

解表剂适用于六淫外邪侵袭人体肌表、肺卫所致的表证。凡风寒外感或温病初起，以及麻疹、疮疡、水肿、痢疾等病初起，症见恶寒，发热，头疼，身痛，苔薄白，脉浮等，均为解表剂的适应范围。

要点二 解表剂的应用注意事项

不宜久煎。一般宜温服，或增衣被，或辅之以热粥，取微汗，汗后避风寒；汗出病瘥，即停服。注意忌食生冷、油腻之品。若外邪已入里，或麻疹已透，或疮疡已溃，或虚证水肿，均不宜使用。

细目二 辛温解表

要点一 桂枝汤《伤寒论》

【组成】桂枝三两 芍药三两 甘草（炙）二两 生姜三两 大枣十二枚

【用法】上五味，㕮咀，以水七升，微火煮取三升，适寒温，服一升。服已须臾，啜热稀粥一升余，以助药力。温覆令一时许，遍身漐漐微似有汗者益佳，不可令如水流漓，病必不除。若一服汗出病瘥，停后服，不必尽剂；若不汗，更服，依前法；又不汗，后服小促其间，半日许令三服尽。若病重者，一日一夜服，周时观之，服一剂尽，病证犹在者，更作服；若汗不出，乃服至二三剂。禁生冷、黏滑、肉、面、五辛、酒酪、臭恶等物。

【功用】解肌发表，调和营卫。

【主治】外感风寒表虚证。恶风发热，汗出头痛，鼻鸣干呕，苔白不渴，脉浮缓或浮弱。

【组方原理】本证之外感风寒表虚，其病机为卫强营弱。"卫强"是指卫中邪气盛，"营弱"乃指营阴外泄。卫阳浮盛于表而抗邪，故见恶风发热；营阴不能内守，故外泄而汗出；风邪上犯则头痛；外邪客于肌表，肺气不宣，气道不利，故鼻鸣；邪气郁滞，胃失和降，故干呕；风寒在表，故见苔白不渴，脉浮缓或浮弱。治宜解肌发表，调和营卫。

方以桂枝为君药，助卫阳，通经络，发汗解表而散卫中之邪气。臣以芍药，益阴敛营，敛固外泄之营阴。桂芍等量相伍，则发汗不伤阴，敛阴不留邪，散中有收，汗中寓补，针对卫强营弱之机。生姜散寒祛邪，兼能和胃止呕；大枣益血生津，并可补脾益气。二药合用，调和营卫，又调补脾胃，共为佐药。佐使以炙甘草，调和药性，合桂枝辛甘化阳以实卫，合芍药酸甘化阴以和营。诸药合用，共奏解肌发表、调和营卫之功。本方为滋阴和阳、调和营卫、解肌发汗之总方。

【附方】桂枝加桂汤主治太阳病发汗太过，耗损心阳，肾中寒气凌心之奔豚，故本方再加桂二两以增温通心阳、平冲降逆之力；桂枝加芍药汤主治太阳病误下伤中，邪陷太阴，土虚木乘之腹痛，故用桂枝汤通阳温脾，倍芍药以柔肝缓急止痛。

【鉴别】麻黄汤与桂枝汤同为辛温解表剂，均可用治外感风寒表证。麻黄汤中麻黄、桂枝并用，佐以杏仁，发汗散寒力强，又能宣肺平喘，为辛温发汗之重剂，主治外感风寒所致恶寒发热、无汗而喘之表实证；桂枝汤中桂枝、芍药并用，佐以生姜、大枣，发汗解表之力逊于麻黄汤，但有调和营卫之功，为辛温解表之和剂，主治外感风寒所致恶风发热而自汗出之表虚证。

要点二　九味羌活汤 张元素方，录自《此事难知》

【组成】羌活　防风　苍术各一两半　细辛五分　川芎　白芷　生地黄　黄芩　甘草各一两

【用法】水煎服。

【功用】发汗祛湿，兼清里热。

【主治】外感风寒湿邪，内有蕴热证。恶寒发热，无汗，头痛项强，肢体酸楚疼痛，口苦微渴，舌苔白或微黄，脉浮。

【组方原理】本证由外感风寒湿邪，内有蕴热所致。风寒湿邪侵犯肌表，郁遏卫阳，邪正相争，故恶寒发热；寒邪收引凝滞，湿邪重浊黏滞，寒湿客于肌表，闭塞腠理，则表实无汗；寒湿阻滞经络，经脉不通，则头痛、肢体酸楚疼痛；内有蕴热，故口苦微渴；苔白或微黄、脉浮是表证兼里热之佐证。治宜疏风散寒，祛湿解表，兼清里热。

方中羌活解表散寒，祛风胜湿，兼治太阳经头痛而为君药。防风、苍术发汗祛湿，助羌活解表祛邪，同为臣药。细辛、川芎、白芷祛风散寒，止头身痛；生地、黄芩清泻里热，并防诸辛温燥烈之品伤津之弊，共为佐药。甘草调和药性，为使药。方中细辛善止少阴头痛，白芷善解阳明头痛，川芎长于止少阳、厥阴头痛，体现分经论治的用药特点。诸药合用，共奏发汗祛湿、兼清里热之功。

【常用加减】若湿邪较轻，肢体酸楚不甚者，可去苍术以减温燥之性；如肢体关节痛剧者，加独活、威灵仙、姜黄等以加强宣痹止痛之力。

要点三　小青龙汤《伤寒论》

【组成】麻黄　芍药　细辛　干姜　甘草（炙）　桂枝各三两　半夏半升　五味子半升

【用法】水煎服。

【功用】解表散寒，温肺化饮。

【主治】外寒内饮证。恶寒发热，头身疼痛，无汗，喘咳，痰涎清稀而量多，胸痞，或干呕，或不得平卧，或身体疼重，头面四肢浮肿，舌苔白滑，脉浮。

【组方原理】本证由外感风寒，内停水饮所致。风寒束表，卫遏营郁，故见恶寒发热，无汗，身体疼痛。素有寒饮之人，每致表寒引动内饮，内外相引，水寒射肺，肺失肃降，则又可加重饮停，故咳喘痰多而稀。水停于胸，阻滞气机，故胸痞；水留于胃，胃气上逆，故干呕；水饮泛溢肌肤，故浮肿身重。舌苔白滑，脉浮，为外寒内饮之佐证。治宜解表散寒与温化寒饮并举。

方中麻黄、桂枝相须为君，发汗散寒以解表邪，且麻黄又能宣肺而平喘，桂枝温阳以化饮。干姜、细辛为臣，温肺化饮，兼助麻、桂解表祛邪。佐用五味子敛肺止咳，芍药和营养血。二药与辛散之品相配，有散有收，既可增止咳平喘之力，又可制约诸药辛散太过，防止温燥药伤津。半夏燥湿化痰，和胃降逆，亦为佐药。炙甘草为佐使，益气和中，又能调和药性。诸药合用，共奏解表散寒、温肺化饮之功。本方配伍散中有收，开中有合，使之散不伤正，收不留邪。

【常用加减】兼有热象而出现烦躁者，加生石膏以清郁热；兼喉中痰鸣，加杏仁、射干、款冬花以化痰降气平喘。

细目三　辛凉解表

要点一　银翘散《温病条辨》

【组成】连翘　银花各一两　苦桔梗　薄荷　牛蒡子各六钱　竹叶　芥穗各四钱　淡豆豉　生甘草各五钱

【用法】为散。鲜苇根汤煎，勿过煎，温服。

【功用】辛凉透表，清热解毒。

【主治】温病初起。发热，微恶风寒，无汗或有汗不畅，头痛口渴，咳嗽咽痛，舌尖红，苔薄白或薄黄，脉浮数。

【组方原理】本证为外感风热，卫气被郁，肺失清肃所致。温邪犯卫，卫气被郁，故以发热重而恶寒轻为特点。邪客肌表，开合失司，可致无汗，或有汗而不畅。"温邪上受，首先犯肺"，肺失宣发，则咳嗽。风热毒邪侵袭肺系，则见咽喉红肿疼痛。温邪伤津，故口渴。因为温病具有发病急、传变快、易蕴结成毒及多夹有秽浊之气等特点，治宜疏风透表，清热解毒。

方中重用银花、连翘为君药，既疏散风热，清热解毒，又可辟秽化浊。薄荷、牛蒡子辛凉，疏散风热，清利头目，并可解毒利咽；芥穗、淡豆豉辛温发散，配入辛凉解表方中，可增辛散透表之力。四药共用以加强解表散邪之力，同为臣药。芦根清热生津；竹叶清上焦热；桔梗开宣肺气，止咳利咽，皆为佐药。生甘草清热解毒，调和药性，合桔梗又止咳利咽，为佐使药。诸药合用，共奏辛凉透表、清热解毒之功。全方辛凉之中配伍少量辛温之品，疏散风邪与清热解毒相伍。

【常用加减】渴甚者，为伤津较甚，加天花粉生津止渴；项肿咽痛者，系热毒较甚，加马勃、玄参清热解毒，利咽消肿；胸膈闷者，加藿香、郁金芳香化湿，辟秽祛浊。

【鉴别】银翘散与桑菊饮皆为治温病初起之辛凉解表方，组成中均有连翘、桔梗、甘草、薄荷、芦根五药，但银翘散有银花配伍荆芥、豆豉等，解表清热之力强，为"辛凉平剂"；桑菊饮用桑叶、菊花配伍杏仁，肃肺止咳之力大，而解表清热作用较银翘散为弱，故为"辛凉轻剂"。

要点二　麻黄杏仁甘草石膏汤《伤寒论》

【组成】麻黄四两　杏仁五十个　甘草（炙）二两　石膏半斤

【用法】水煎服。

【功用】辛凉疏表，清肺平喘。

【主治】外感风邪，邪热壅肺证。身热不解，咳逆气急，甚则鼻煽，口渴，有汗或无汗，舌苔薄白或黄，脉浮而数者。

【组方原理】本证由风邪化热，壅遏于肺，肺失宣降而致。风热或风寒之邪郁而化热，充斥内外，故见身热不解，苔黄，脉浮数；邪热壅肺，肺失宣降，故咳逆气喘，甚则鼻煽；热邪伤津，故口渴；热性升散，迫津外泄，故见有汗；外邪束表，毛窍闭塞则无汗。本证以邪热壅肺、肺失宣降为重，治当清热宣肺为主。然本证外邪尚在，又宜辛凉疏表。

方中麻黄宣肺平喘，解表散邪。石膏清泻肺胃之热以生津。二药相伍，既宣散肺中风热，又清解肺中郁热，共为君药。石膏倍于麻黄，使全方不悖辛凉之旨。麻黄得石膏，宣肺平喘而不助热；石膏得麻黄，清解肺热而不凉遏。杏仁降利肺气以平喘咳，与麻黄相配则宣降相因，与石膏相伍则清肃协同，为臣药。炙甘草既能益气和中，又防石膏寒凉伤中，更能调和于寒温宣降之间，为佐使药。诸药合用，共奏辛凉疏表、清肺平喘之功。

【常用加减】如肺热甚，壮热汗出者，宜加重石膏用量，并酌加桑白皮、黄芩、知母以清泻肺热；表邪偏重，无汗而恶寒，石膏用量宜减轻，酌加薄荷、苏叶、桑叶等以助解表宣肺之力。

细目四　扶正解表

要点　败毒散《太平惠民和剂局方》

【组成】柴胡　前胡　川芎　枳壳　羌活　独活　茯苓　桔梗　人参　甘草各三十两

【用法】散剂。加生姜、薄荷少许，水煎服。

【功用】散寒祛湿，益气解表。

【主治】气虚外感风寒湿。憎寒壮热，头项强痛，肢体酸痛，无汗，鼻塞声重，咳嗽有痰，胸膈痞满，舌淡苔白，脉浮而按之无力。

【组方原理】本证系正气素虚，风寒湿邪袭于肌表所致。外感风寒湿邪，因气虚而驱邪外出之力不足，正邪交争，故见憎寒壮热；风寒湿邪客于肌表，则无汗，头项强痛，肢体酸痛；风寒犯肺，肺失宣降，故鼻塞声重；肺气郁而不宣，津液不布，故咳嗽有痰；湿滞气阻，故胸膈痞闷。治当散寒祛湿，益气解表。

方中羌活、独活发散风寒，除湿止痛，羌活长于祛上部风寒湿邪，独活长于祛下部风寒湿邪，合用通治一身风寒湿邪，为君药。川芎行气活血祛风；柴胡解肌透邪行气，助君药解表逐邪，又可加强止痛之力，共为臣药。桔梗宣肺利膈，枳壳理气宽中，二药相伍，一升一降，畅通胸膈气机；前胡化痰止咳；茯苓渗湿消痰，俱为佐药。生姜、薄荷为引，助解表之力；甘草调和药性，益气和中，共为佐使之品。方中人参为佐，益气扶正，鼓邪外出，并寓防邪复入之义。诸药合用，共奏散寒祛湿、益气解表之功。喻嘉言用本方治外邪陷里而成之痢疾，意即疏散表邪，表气疏通，里滞亦除，其痢自止，故称此为"逆流挽舟"法。

【常用加减】若正气未虚，而表寒较甚者，去人参，加荆芥、防风以祛风散寒；气虚明显者，可重用人参，或加黄芪以益气补虚；湿滞肌表经络，肢体酸楚疼痛甚者，可酌加威灵仙、桑枝、秦艽、防己等祛风除湿，通络止痛；咳嗽重者，加杏仁、白前止咳化痰；痢疾之腹痛、便脓血、里急后重甚者，可加白芍、木香以行气和血止痛。

（李冀）

第三单元　泻下剂

细目一　概述

要点一　泻下剂的适用范围

泻下剂适用于热结、寒结、燥结、水结等里实证，亦可用于体质虚弱而兼里实者。

要点二　泻下剂的应用注意事项

应用泻下剂，必待表邪已解，里实已成。若里实较急重，应峻攻急下；较缓者，宜轻下、缓下。泻下剂多峻烈，孕妇、产后、月经期及年老体弱、病后伤津或亡血者，应慎用或禁用。泻下剂易伤正气，应得效即止。

细目二　寒下

要点一　大承气汤《伤寒论》

【组成】大黄四两　厚朴半斤　枳实五枚　芒硝三合

【用法】水煎，先煎厚朴、枳实，后下大黄，芒硝冲服。

【功用】峻下热结。

【主治】

1. 阳明腑实证。大便不通，频转矢气，脘腹痞满，腹痛拒按，按之则硬，潮热谵语，手足濈然汗出，舌苔焦黑燥裂，甚则起芒刺，脉沉实。

2. 热结旁流证。下利清水，色纯青，其气臭秽，脐腹疼痛，按之坚硬有块，口舌干燥，脉滑实。

3. 里热结实证之热厥、痉病或发狂。

【组方原理】本方所治之阳明腑实证，由外寒入里化热与肠中糟粕相结，故见大便不通，腹痛拒按，潮热谵语，手足濈然汗出等。诸症前人归纳为"痞、满、燥、实"四字。原书亦治"目中不了了"等症，由热盛津耗无以荣目所致，治当"釜底抽薪"、"急下存阴"之法。"热结旁流"由燥屎内结，迫津液从旁而下所致；邪热闭阻，阳盛格阴于外，而成厥逆；或伤津劫液，筋脉失养则痉；或热扰神明，心神浮越则狂。治当峻下热结。

方中大黄苦寒通降，泻热通便，荡涤肠胃实热积滞，为君药；芒硝咸寒，软坚润燥，泻热通便，助大黄以除燥结，为臣药。重用厚朴下气除满，亦为君药；枳实行气消痞，亦为臣药；合而用之，既消痞除满，又行气通便。四药合用，共奏峻下热结之功。全方泻下与行气并重，泻下以利行气，行气以助泻下，使胃肠气机畅通，为峻下热结之最佳配伍。

【鉴别】小承气汤、调胃承气汤皆为大承气汤类方。大承气汤硝、黄并用，大黄后下，且加枳、朴，攻下之力颇峻，为"峻下剂"，主治痞、满、燥、实四症俱全之阳明热结重证；小承气汤不用芒硝，且三味同煎，枳、朴用量亦减，攻下之力较轻，称为"轻下剂"，主治痞、满、实之阳明热结轻证；调胃承气汤不用枳、朴，后纳芒硝，大黄与甘草同煎，泻下之力较大承气汤缓和，称为"缓下剂"，主治阳明燥热内结，燥、实而无痞、满之证。

要点二　大黄牡丹汤《金匮要略》

【组成】大黄四两　牡丹一两　桃仁五十个　冬瓜仁半升　芒硝三合

【用法】水煎服。

【功用】泻热破瘀，散结消肿。

【主治】肠痈初起，湿热瘀滞证。右少腹疼痛拒按，按之其痛如淋，甚则局部肿痞，或右足屈而不伸，伸则痛剧，小便自调，或时时发热，自汗恶寒，舌苔薄腻而黄，脉滑数。

【组方原理】本方所治之肠痈，多由肠中湿热郁蒸，气血凝滞所致。治宜泻热祛湿，破瘀消痈。方中大黄泻热逐瘀，涤荡肠中湿热瘀结；桃仁破血润燥，与大黄合而泻热破瘀，为君药。芒硝泻热导滞，软坚散结，助大黄涤荡实热；丹皮清热凉血，活血散瘀，共为臣药。冬瓜仁甘寒滑利，清肠利湿，排脓消痈为佐药。诸药合用，共奏泻热破瘀、散结消肿之功。

细目三 温下

要点 温脾汤《备急千金要方·卷十三》

【组成】大黄五两 当归 干姜各三两 附子 人参 芒硝 甘草各二两

【用法】水煎服。

【功用】攻下冷积，温补脾阳。

【主治】阳虚寒积证。腹痛便秘，脐下绞结，绕脐不止，手足不温，苔白不渴，脉沉弦而迟。

【组方原理】本证由脾阳不足，阴盛寒积所致。寒实冷积于肠，则大便秘结；脾阳不足，失于温煦，加之寒积内停，腑气不畅，则腹痛，绕脐不止；脾阳不足，不能布达四肢，则手足欠温；寒实内结，则苔白不渴，脉沉弦。治宜攻积与温阳并举。

方中附子温壮脾阳，温散寒凝；大黄泻下攻积，与大热之附子相伍，则寒性去而泻下之功犹存，共为君药。芒硝软坚散结，助大黄泻下攻积；干姜温中助阳，助附子温中祛寒，均为臣药。人参、当归益气养血，使下不伤正，共为佐药。甘草益气和中，调和诸药，为佐使。诸药合用，共奏攻下冷积、温补脾阳之功。

细目四 润下

要点 麻子仁丸（脾约丸）《伤寒论》

【组成】麻子仁二升 芍药半斤 枳实半斤 大黄一斤 厚朴一尺 杏仁一升

【用法】炼蜜为丸。

【功用】润肠泻热，行气通便。

【主治】脾约证。肠胃燥热，津液不足，大便干结，小便频数。

【组方原理】本证由肠胃燥热，津液不足，肠失濡润所致。脾主为胃行其津液，胃有燥热，脾受约束，不能为胃行其津液，名曰"脾约"；燥热津伤，肠失濡润，故大便硬；津液不得四布，但输膀胱，故小便数。治宜润肠泻热，行气通便。

方中麻子仁滋脾润肠而通便，为君药。大黄泻热通便；杏仁降气润肠；芍药养阴和里，共为臣药。枳实下气破结，厚朴行气除满。二者相伍，破结除满，以加强降泄通便之功，共为佐药。蜂蜜为使，润肠通便，又调和诸药。诸药合用，共奏润肠泻热、行气通便之功。

【鉴别】麻子仁丸与济川煎均治津液不足之便秘。但麻子仁丸证为肠胃燥热所致，以麻子仁、芍药、杏仁等润肠药与小承气汤合方，重在润肠泻热，行气通便，主治肠胃燥热、津液不足之便秘；而济川煎证为肾虚津亏而成，以肉苁蓉、当归等温肾益精、养血润肠之品配伍升麻、泽泻等升清降浊药，重在补肾益精，养血润肠，主治肾虚津亏之便秘。

细目五　逐水

要点　十枣汤《伤寒论》

【组成】芫花　甘遂　大戟各等分

【用法】捣为散。先煮大枣肥者十枚，内药末。

【功用】攻逐水饮。

【主治】

1. 悬饮。咳唾胸胁引痛，心下痞硬胀满，干呕短气，头痛目眩，胸背掣痛不得息，舌苔滑，脉沉弦。

2. 实水。一身悉肿，尤以身半以下为重，腹胀喘满，二便不利。

【组方原理】本证由水饮壅盛于里，停于胸胁，或水饮泛溢肢体所致。水饮停于胸胁，气机壅滞，则胸胁作痛，甚或胸背掣痛不得息；水饮迫肺，则咳唾短气，引胸胁疼痛；水气犯胃，胃失和降，则干呕，心下痞硬；水饮上扰清阳，则头痛目眩；水饮壅盛，泛溢肌肤，则一身悉肿；水阻气滞，饮邪不得下泄，则腹胀，二便不利；弦主饮，沉主里，饮邪结聚在里，故脉沉弦。治宜攻逐水饮。

方中甘遂善行经隧水湿，为君药。大戟善泻脏腑水湿，芫花善消胸胁伏饮痰癖，为臣药。以大枣肥者十枚为佐，煎汤送服，既可益气护胃，培土制水，使下不伤正，又可缓和诸药毒峻之性。四药合用，共成峻下逐水之剂。

【使用注意】本方药性峻猛，孕妇禁用，年老体弱者慎用。宜清晨空腹时服用，并从小量开始，或据病情增减用量。若服后虽泻不爽，水饮未尽，次日可渐加量再服，总以快利为度；若体虚邪实又非攻不可者，可与健脾补益之剂交替使用；若服药得快利后，当食糜粥以保养脾胃。

细目六　攻补兼施

要点　黄龙汤《伤寒六书》

【组成】大黄　芒硝　枳实　厚朴　当归　人参　甘草

【用法】加桔梗一撮、生姜三片、大枣两枚水煎，芒硝冲服。

【功用】攻下热结，补气养血。

【主治】阳明腑实，气血不足证。自利清水，色纯青，或大便秘结，脘腹胀满，腹痛拒按，身热口渴，谵语，甚则循衣摸床，撮空理线，神昏肢厥，舌苔焦黑，脉虚。

【组方原理】本证因邪热与燥屎内结，腑气不通，气血不足所致。邪热与肠中糟粕互结，故见大便秘结，脘腹胀满，腹痛拒按；里热炽盛，故身热；热盛伤津，故口渴；舌苔焦黄或焦黑，乃里热腑实之征；下利清水色纯青，即"热结旁流"；气血两伤，故见神倦少气，脉虚；神昏谵语，肢厥，循衣撮空等，为热结于里，上扰神明之危候。治当泻热通便，补气养血。

方中大黄、芒硝、枳实、厚朴（类大承气）攻下热结，荡涤肠胃实热积滞，急下存阴。人参、当归益气补血，使攻不伤正。桔梗开肺气以利大肠，与大黄配伍，上宣下通，以降为主。姜、枣、草补益脾胃，甘草又能调和诸药。诸药合用，共奏攻下热结、补气养血之功。

（李冀）

第四单元　和解剂

细目一　概述

要点一　和解剂的适用范围

和解剂除和解少阳以治少阳病证外，还包括调和肝脾以治肝郁脾虚、肝脾不和证；调和肠胃以治肠胃不和证；调和表里以治表里不和等证。

要点二　和解剂的应用注意事项

和解剂以祛邪为主，纯虚不宜用，以防其伤正；因本类方剂兼顾正气，故纯属实者亦不可选，以免贻误病情。

细目二　和解少阳

要点一　小柴胡汤《伤寒论》

【组成】柴胡半斤　黄芩三两　人参三两　甘草（炙）三两　半夏半升　生姜三两　大枣十二枚

【用法】去滓再煎，温服。

【功用】和解少阳。

【主治】

1. 伤寒少阳证。往来寒热，胸胁苦满，默默不欲饮食，心烦喜呕，口苦，咽干，目眩，舌苔薄白，脉弦者。

2. 热入血室证。妇人伤寒，经水适断，寒热发作有时。

3. 黄疸、疟疾以及内伤杂病而见少阳证者。

【组方原理】本证由邪入少阳所致，或妇人经水适断，邪热乘虚传入血室，热与血结，少阳经气不利。邪犯少阳，正邪相争，故往来寒热。邪在少阳，经气不利，郁而化热，胆火上炎，而致胸胁苦满，心烦，口苦，咽干，目眩；胆热犯胃，胃失和降，气逆于上，故不欲饮食而喜呕。邪在表里之间，治宜和解之法。

　　方中柴胡透泻少阳之邪，又疏散气机之郁滞，为君药。黄芩清泻少阳之热，为臣药。柴胡与黄芩相伍，一散一清，共解少阳之邪。佐以半夏、生姜和胃降逆止呕；又佐人参、大枣益气健脾，一者取其扶正以祛邪，一者取其益气以御邪内传。生姜、大枣合用，又可调和脾胃，兼顾表里。炙甘草助人参、大枣扶正，且能调和诸药，为使药。诸药合用，共奏和解少阳之功。原方"去滓再煎"，使药性更为醇和。服本方后亦有得汗而愈者，或先寒战后发热而汗出的"战汗"现象，均属正胜邪却之征。

　　【常用加减】若胸中烦而不呕，为热聚于胸，去半夏、人参，加瓜蒌清热理气宽胸；渴者，是热伤津液，去半夏，加天花粉生津止渴；腹中痛，是肝气乘脾，宜去黄芩，加芍药柔肝缓急止痛；胁下痞硬，是气滞痰凝，去大枣，加牡蛎软坚散结；心下悸，小便不利，是水气凌心，宜去黄芩，加茯苓利水宁心；不渴，外有微热，是表邪仍在，宜去人参，加桂枝以解表；咳者，是素有肺寒留饮，宜去人参、大枣、生姜，加五味子、干姜温肺止咳。

　　【鉴别】大柴胡汤系小柴胡汤去人参、甘草，加大黄、枳实、芍药而成，为小柴胡汤与小承气汤两方加减而成，主治少阳阳明合病，仍以少阳为主之证，为和解与泻下并用之方剂。大柴胡汤因兼阳明腑实，故去补益脾胃之人参、甘草，加大黄、枳实、芍药以治疗阳明热结。而小柴胡汤则为治伤寒少阳病的主方，以柴胡、黄芩配人参、大枣、炙甘草，和解中兼有益气扶正之功，宜于邪踞少阳，胆胃不和者。

要点二　蒿芩清胆汤《重订通俗伤寒论》

　　【组成】青蒿脑钱半至二钱　淡竹茹三钱　仙半夏钱半　赤茯苓三钱　青子芩钱半至三钱　生枳壳钱半　陈广皮钱半　碧玉散（滑石、甘草、青黛）三钱（包）

　　【用法】水煎服。

　　【功用】清胆利湿，和胃化痰。

　　【主治】少阳湿热证。寒热如疟，寒轻热重，口苦膈闷，吐酸苦水，或呕黄涎而黏，甚则干呕呃逆，胸胁胀疼，小便黄少，舌红苔白腻，间现杂色，脉数而右滑左弦。

　　【组方原理】本证为少阳胆热偏重，兼有湿热痰浊。湿遏热郁，枢机不利，且郁热偏重，故寒热如疟，寒轻热重，口苦膈闷，胸胁胀痛；胆热犯胃，故吐酸苦水，或呕黄涎而黏，甚则干呕呃逆；湿阻三焦，水道不畅，以致小便短少，其色黄赤；病在少阳，湿热痰浊为患，故舌红苔白腻，或间现黄、灰等杂色，脉数主热而右滑主痰，左弦主少阳气郁。治宜清胆利湿，和胃化痰。

　　方中青蒿之嫩芽苦寒芳香，既清透少阳邪热，又辟秽化湿；黄芩善清胆热，并能燥湿。两药相合，既清少阳之热，又祛少阳之湿，共为君药。竹茹善清胆胃之热，化痰止呕；赤茯苓清热利湿，健脾和胃，为臣药。枳壳行气宽中，除痰消痞；半夏燥湿化痰，和胃降逆；陈皮理气化痰，宽胸畅膈，共为佐药。碧玉散清热利湿，导邪从小便而去，用为佐使药。诸药合用，共奏清胆利湿、和胃化痰之功。

　　【鉴别】蒿芩清胆汤与小柴胡汤均能和解少阳，用于邪在少阳，往来寒热，胸胁不适者。但小柴胡汤和解中兼有益气扶正之功，宜于邪踞少阳，胆胃不和者；蒿芩清胆汤和解之中兼具清热利湿、理气化痰之效，宜于少阳胆热偏重，兼有湿热痰浊者。

细目三　调和肝脾

要点一　四逆散《伤寒论》

【组成】甘草（炙）　枳实　柴胡　芍药各十分

【用法】水煎服。

【功用】透邪解郁，疏肝理脾。

【主治】

1. 阳郁厥逆证。手足不温，或腹痛，或泻利下重，脉弦。

2. 肝脾不和证。胁肋胀闷，脘腹疼痛，脉弦。

【组方原理】本方《伤寒论》中原治"少阴病，四逆"。四逆，缘于外邪传经入里，气机郁遏，致阳气内郁不能达于四末，而见手足不温。李中梓云："此证虽云四逆，必不甚冷，或指头微温，或脉不沉微。"肝气郁结，疏泄失常，木来乘土，故或见脘腹疼痛，或见泄利下重等症；脉弦亦主肝郁。治宜透邪解郁，调畅气机。

方中柴胡升发阳气，疏肝解郁，透邪外出，为君药。白芍敛阴养血柔肝，为臣。白芍与柴胡合用，以补养肝血，条达肝气，可使柴胡升散而不伤阴血。佐以枳实理气解郁，泻热破结。枳实与柴胡相伍，一升一降，疏畅气机，并奏升清降浊之效；与白芍相配，理气和血，使气血调和。使以甘草，和中调药，与白芍相伍，酸甘化阴，缓急止痛。本方亦有疏肝理脾之效，主治肝脾不和之证。

【常用加减】若咳者，加五味子、干姜以温肺散寒止咳；悸者，加桂枝以温心阳；小便不利者，加茯苓以利小便；腹中痛者，加炮附子以散里寒；泄利下重者，加薤白以通阳散结；气郁甚者，加香附、郁金以理气解郁；有热者，加栀子以清内热。

要点二　逍遥散《太平惠民和剂局方》

【组成】甘草（炙）　半两　当归　白茯苓　白芍药　白术　柴胡各一两

【用法】加薄荷少许、烧生姜一块，水煎冲服。

【功用】疏肝解郁，养血健脾。

【主治】肝郁血虚脾弱证。两胁作痛，头痛目眩，口燥咽干，神疲食少，或月经不调，乳房胀痛，脉弦而虚者。

【组方原理】本证由肝郁血虚，脾失健运所致。肝郁血虚则两胁作痛，头痛目眩；郁而化火，故口燥咽干；肝病传脾，脾胃虚弱，故神疲食少；肝郁血虚脾弱，在妇女多见月经不调，乳房胀痛。治宜疏肝解郁，养血健脾。

方中柴胡疏肝解郁，条达肝气，为君药。当归养血和血，兼可理气；白芍养血敛阴，柔肝缓急；归、芍与柴胡同用，补肝体而和肝用，共为臣药。白术、茯苓、甘草健脾益气，实土以御木侮，且使营血生化有源；薄荷少许，疏散透热；烧生姜辛散和中，共为佐药。柴胡为肝经引经药，甘草尚能调和诸药，兼使药之用。诸药合用，共奏疏肝解郁、养血健脾之功。

【附方】加味逍遥散，本方加丹皮、栀子，丹皮以清血中之伏火，炒山栀善清肝热，并导热下行。用治肝郁血虚有热之月经不调，以及经期吐衄等。黑逍遥散，本方加熟地黄以滋补精血，治逍遥散证而血虚较甚者。

【鉴别】逍遥散与四逆散皆有柴胡、芍药、甘草三药，均具疏肝理气之功。但四逆散又有枳实，专于疏泄肝郁，主治阳郁厥逆或肝脾不和之证。逍遥散除疏肝解郁外，又有养血健脾之当归、茯苓、白术，主治肝郁血虚脾弱证。

细目四　调和肠胃

要点　半夏泻心汤《伤寒论》

【组成】半夏半升　黄芩　干姜　人参各三两　黄连一两　大枣十二枚　甘草（炙）三两

【用法】水煎服。

【功用】寒热平调，消痞散结。

【主治】寒热错杂之痞证。心下痞，但满而不痛，或呕吐，肠鸣下利，舌苔腻而微黄。

【组方原理】本方所治之痞，原系小柴胡汤证误用攻下，损伤中阳，少阳邪热乘虚内陷，以致寒热互结，而成心下痞；脾胃居中焦，为阴阳升降之枢纽，因中气虚弱，寒热互结，遂成痞证；脾主升，胃主降，中气既伤，升降失常，故上见呕吐，下则肠鸣下利。治宜寒热平调，散结消痞。

方中以半夏为君，散结除痞，降逆止呕。臣以干姜，温中散寒；黄芩、黄连泻热开痞。人参、大枣甘温益气，以补脾虚，为佐药。使以甘草补脾和中而调诸药。诸药合用，共奏寒热平调、消痞散结之功。全方寒热互用以和其阴阳，苦辛并进以调其升降，补泻兼施以顾其虚实，体现寒热并用、辛开苦降、补泻兼施之配伍特点。

【附方】生姜泻心汤即半夏泻心汤减干姜二两，加生姜四两而成，意在和胃而降逆，宣散水气而消痞满，配合辛开苦降、补益脾胃之品，适于水热互结于中焦，脾胃升降失常之痞证。甘草泻心汤，即半夏泻心汤加重炙甘草用量，重在调中补虚，适于胃气虚弱，寒热错杂之痞证。

（李冀）

第五单元　清热剂

细目一　概述

要点一　清热剂的适用范围

清热剂适用于里热证，凡温热疫毒邪气入侵气分、营血、脏腑或五志过极，脏腑阳气偏胜，生热化火而致里热证，见身热、恶热、口渴喜冷饮、小便黄赤、舌红苔黄、脉数等症状者，均为清热剂的适应范围。

要点二　清热剂的应用注意事项

清热剂须在表证已解，里热炽盛，或里热尚未结实的情况下应用。热邪伤阴者忌用苦寒药。假热而真寒之象，不可误用寒凉。对于热邪炽盛，服清热剂入口即吐者，可于清热剂中少佐温热药，或采用凉药热服法，此即反佐法。

细目二　清气分热

要点一　白虎汤《伤寒论》

【组成】石膏一斤　知母六两　甘草（炙）二两　粳米六合

【用法】以水煮米熟汤成，温服。

【功用】清热生津。

【主治】阳明、气分热盛证。壮热面赤，烦渴引饮，汗出恶热，脉洪大有力。

【组方原理】本证乃伤寒化热内传阳明之经，或温邪传入气分之热盛证。里热炽盛，则壮热面赤；热灼津伤，则烦渴引饮；里热熏蒸，逼津外泄，则汗多；热盛于经，则脉洪大有力。里热炽盛，充斥内外，治当清热生津。

方中重用石膏为君，清阳明、气分大热，又止渴除烦。臣以知母，既助石膏清肺胃之热，又滋阴润燥救已伤之阴津。君臣相须为用，为阳明、气分大热之最佳配伍。粳米、炙甘草益胃生津，亦可防大寒伤中之弊，均为佐药。炙甘草兼以调和诸药，为使。诸药合用，共奏清热生津之功。

【常用加减】若胃热津伤明显而见烦渴引饮，甚或消渴者，加天花粉、芦根、麦门冬，以增强清热生津之力；胃热化燥成实而兼见大便秘结者，加大黄、芒硝以泻热攻积；气血两燔，引动肝风而见神昏谵语、抽搐者，加羚羊角、水牛角以凉肝息风。

【附方】白虎加人参汤，即本方加人参，主治气分热盛，气津两伤，兼见背微恶寒，或饮不解渴，或脉浮大而芤，及暑病见有身大热，属气津两伤者；白虎加桂枝汤，本方加桂枝，主治温疟，症见其脉如平、身无寒但热、骨节疼烦、时呕，以及风湿热痹，见壮热、气粗烦躁、关节肿痛、口渴、苔白、脉弦数；白虎加苍术汤，本方加苍术，主治湿温病，症见身热胸痞、汗多、舌红苔白腻，以及风湿热痹，身大热、关节肿痛等。

要点二　竹叶石膏汤《伤寒论》

【组成】竹叶二把　石膏一斤　半夏半升　麦冬一升　人参二两　甘草（炙）二两
粳米半升

【用法】水煎服。

【功用】清热生津，益气和胃。

【主治】伤寒、温病、暑病，余热未清，气津两伤证。身热多汗，心胸烦闷，气逆欲呕，口干喜饮，或虚烦不寐，舌红苔少，脉虚数。

【组方原理】本证乃热病后期，余热未清，气津两伤，胃气不和所致。热邪未尽，则身热多汗，渴喜冷饮；热伤阴津，虚热内扰，则心胸烦闷；热扰心神，则虚烦不寐；胃热气逆，则气逆欲呕；热伤气阴，则舌红苔少，脉虚数。治当清热生津，益气和胃。

方中石膏清热除烦，为君；麦冬养阴生津，兼除暑热，为臣；佐以人参益气升清，半夏苦燥降逆。二药相伍，脾升胃降，呕逆自除。半夏性温而燥，然倍用麦冬，则燥性去而降逆之用存。竹叶清热除烦，为佐。甘草、粳米和中养胃为佐使。诸药合用，共奏清热生津、益气和胃之功。本方清而不寒，补而不滞。

【鉴别】竹叶石膏汤与白虎汤均治气分热证。然白虎汤所治为正实邪盛之证，而竹叶石膏汤则治余热未清而气津两伤之证，为清泻之剂。因热邪已减，增气阴两伤之证，故于白虎汤中去知母，加人参、麦冬、竹叶、半夏。方中既有石膏、竹叶之清热除烦；又有人参、麦冬之两补气阴，合为清补两顾之剂。

细目三　清营凉血

要点　清营汤《温病条辨》

【组成】犀角三钱（水牛角代）　生地五钱　元参三钱　竹叶心一钱　麦冬三钱　丹参二钱　黄连一钱五分　银花三钱　连翘（带心）二钱

【用法】水煎服。

【功用】清营解毒，透热养阴。

【主治】邪热入营证。身热夜甚，神烦少寐，时有谵语，目常喜开或喜闭，口渴或不渴，斑疹隐隐，舌绛而干，脉数或细数。

【组方原理】本证乃邪热内传营分，耗伤营阴所致。邪热伏于阴分，入夜阳气内归营阴，与热相合，则身热夜甚；营气通于心，热扰心神，则神烦少寐，甚至时有谵语；邪热初传营分，耗伤营阴，则口渴；若邪热蒸腾营阴上承，则口反不渴；营热伤及血络，则斑疹隐隐；热伤营阴，则舌绛而干、脉细数。治宜清营解毒为主，辅以透热养阴。

方用犀角（水牛角代）清解营分之热毒为君。生地凉血滋阴，麦冬清热养阴生津，玄参滋阴降火解毒。三药即为增液汤，养阴生津，清营凉血解毒，共为臣药。佐以银花、连翘清热解毒，芳香透散，使营分热邪透转气分而解，宗叶氏"入营犹可透热转气"之说；黄连清心解毒；竹叶心专清心热；丹参清热凉血，并能散瘀以防血与热结，为佐药。诸药合用，共奏清营解毒、透热养阴之功。本方以清营解毒为主，养阴生津与透热转气为辅。

细目四　清热解毒

要点一　黄连解毒汤《肘后备急方》，名见《外台秘要》引崔氏方

【组成】黄连三两　黄芩　黄柏各二两　栀子十四枚

【用法】水煎服。

【功用】泻火解毒。

【主治】三焦火毒证。大热烦躁，口燥咽干，错语不眠；或热病吐血、衄血；或热甚

发斑；或身热下利；或湿热黄疸；或外科痈肿疔毒，小便黄赤，舌红苔黄，脉数有力。

【组方原理】本证由火毒充斥三焦所致。火毒炽盛，上扰神明，则大热烦躁，错语不眠；热盛津伤，则口燥咽干；血为热迫，随火上逆，则为吐衄；热伤络脉，则为发斑；热毒下迫大肠，则身热下利；疫毒炽盛，内迫肝胆，胆汁外溢肌肤，则发黄疸；热毒壅聚肌腠，则发痈肿疔毒；火毒炽盛，可见舌红苔黄，脉数有力。治宜泻火解毒，苦寒直折。

方中君药黄连尤善泻心及中焦之火。臣以黄芩清泻上焦之火；黄柏清泻下焦之火。更配栀子通泻三焦之火，且可导热下行，为佐使之用。四药合用，共奏泻火解毒之功。

【常用加减】若兼大便秘结者，加大黄，以通腑泻火；火毒发斑紫黑或吐血、衄血者，可合犀角地黄汤，以清热凉血；湿热疫毒发黄者，加水牛角、茵陈、大黄以凉血解毒，利胆退黄；疔疮肿毒者，加蒲公英、银花、连翘以增强清热解毒之力。

要点二　仙方活命饮（神仙活命饮）《女科万金方》

【组成】白芷六分　贝母　防风　赤芍药　生归尾　甘草节　皂角刺（炒）　穿山甲（炙）　天花粉　乳香　没药各一钱　金银花　陈皮各三钱

【用法】水煎或水酒各半煎服。

【功用】清热解毒，消肿溃坚，活血止痛。

【主治】痈疡肿毒初起。红肿焮痛，或身热凛寒，苔薄白或黄，脉数有力。

【组方原理】本证由热毒内壅，气滞血瘀痰结所致。风热邪毒与气血搏结，壅聚于经络皮肉之间，气血阻滞，聚而成形，则发为痈肿；邪气郁而化热，故见局部红、肿、热、痛；风热邪毒壅郁肌腠，邪正相争，故见发热凛寒；舌苔薄黄，脉数有力，乃正邪俱盛，热毒壅滞之象。法当清热解毒，理气活血，消肿止痛。

方中金银花清热解毒，为治疮疡肿毒之要药，重用为君。归尾、赤芍、乳香、没药、陈皮行气活血通络，消肿止痛，共为臣。白芷、防风透达营卫，散结消肿；贝母、天花粉清热化痰，散结排脓，可使脓未成即消；山甲、皂角刺通行经络，透脓溃坚，可使脓成即溃，均为佐药。甘草清热解毒，调和诸药。煎药加酒者，借其通瘀而行周身，助药力直达病所，共为佐使。诸药合用，共奏清热解毒、消肿溃坚、活血止痛之功。本方为"疡门开手攻毒之第一方也"。

细目五　清脏腑热

要点一　龙胆泻肝汤《医方集解》

【组成】龙胆草（酒炒）　黄芩（炒）　栀子（酒炒）　泽泻　木通　车前子　当归（酒炒）　柴胡　生甘草　生地黄（酒炒）

【用法】水煎服。

【功用】清泻肝胆实火，清利肝经湿热。

【主治】

1. 肝胆实火上炎证。头痛目赤，胁痛口苦，耳聋，耳肿，舌红苔黄，脉弦数有力。

2. 肝经湿热下注证。阴肿，阴痒，阴汗，小便淋浊，妇女带下黄臭等，舌红苔黄腻，脉弦数有力。

【组方原理】本证由肝胆实火上炎，或湿热循经下注所致。肝胆实火循经上炎，可见头痛、目赤、口苦、耳聋、耳肿；足厥阴肝经绕阴器、抵少腹、布胁肋，肝经火郁则胁肋疼痛；肝经湿热下注则为阴部肿痒、阴汗、小便淋浊，或妇女带下黄臭；舌红苔黄腻、脉弦数有力，皆为火盛及湿热之象。治当清泻肝胆实火、清利肝经湿热。

方用龙胆草大苦大寒，上清肝胆实火，下利肝经湿热，两擅其功，为君药。黄芩、栀子清上导下，增君药泻火除湿之力；泽泻、木通、车前子导湿热下行，使邪有出路，共为臣药。生地、当归滋阴养血，防苦燥渗利伤阴；柴胡疏畅肝胆之气，并引诸药入肝胆，伍生地、当归以适肝体阴用阳之性，俱为佐药。甘草调和诸药，为使药。诸药合用，共奏清泻肝胆实火、清利肝经湿热之功。

要点二　清胃散《脾胃论》

【组成】生地黄　当归身各三分　牡丹皮半钱　黄连六分　升麻一钱

【用法】水煎服。

【功用】清胃凉血。

【主治】胃火牙痛。牙痛牵引头脑，面颊发热，其齿喜冷恶热，或牙宣出血，或牙龈红肿溃烂，或唇舌颊腮肿痛，口气热臭，口干舌燥，舌红苔黄，脉滑数。

【组方原理】本证为阳明胃中积热，循经上攻所致。胃火循经上攻，则见牙齿疼痛，牵引头疼，面颊发热，甚而唇舌腮颊肿痛，牙龈溃烂；牙齿因热而痛，得冷则痛减，遇热则痛剧，因而喜冷恶热；胃火炽盛，伤及血络，故见牙宣出血；口气热臭，口干舌燥，舌红苔黄，脉滑而数为胃火炽盛之征。治当清胃凉血。

方中黄连直清胃腑之火，为君药。升麻清热解毒，有"火郁发之"之意。黄连得升麻，则泻火而无凉遏之弊；升麻得黄连，则散火而无升焰之虞。生地凉血滋阴；丹皮凉血清热，皆为臣药。当归引血归经，又养血活血，以助消肿止痛，为佐药。升麻兼以引经为使。诸药合用，共奏清胃凉血之功。

【常用加减】若口渴饮冷者，加重石膏用量，再加玄参、花粉以清热生津；若兼大便秘结者，加大黄以泻热通便，导火下行；若齿衄者，加牛膝导热引血下行。

要点三　苇茎汤《外台秘要》引自《古今录验方》

【组成】苇茎一升　薏苡仁半升　桃仁五十个　瓜瓣半升

【用法】水煎服。

【功用】清肺化痰，逐瘀排脓。

【主治】肺痈之痰热瘀血证。身有微热，咳嗽痰多，咳吐腥臭脓血，胸中隐隐作痛，舌红苔黄腻，脉滑数。

【组方原理】本方主治之肺痈由热毒壅肺，痰瘀互结所致。邪热伤肺，热壅血瘀，肉腐血败而成痈脓，故咳吐腥臭脓血；痰热壅肺，故咳嗽；痰热瘀血壅结于肺，则胸中隐隐作痛；舌红苔黄腻，脉滑数，为痰热之征。治宜清肺化痰，逐瘀排脓。

方中重用苇茎为君，善清泻肺热，又能化痰排脓，为治肺痈之要药。薏苡仁清热排脓，下利水湿，则痰无由生；冬瓜仁长于清热涤痰，利湿排脓，能清上彻下，共为臣药。佐以桃仁活血逐瘀，瘀去则痛消，且能润燥滑肠而通下，使痰瘀邪从下解。诸药合用，共奏清肺化痰、逐瘀排脓之功。

要点四　葛根黄芩黄连汤《伤寒论》

【组成】葛根半斤　甘草（炙）二两　黄芩三两　　黄连三两

【用法】先煮葛根，后内诸药，分温再服。

【功用】解表清里。

【主治】表证未解，邪热入里之协热下利证。身热下利，胸脘烦热，口中作渴，喘而汗出，舌红苔黄，脉数或促。

【组方原理】本证因伤寒表证未解，邪陷阳明所致。邪在太阳，误用攻下，以致表邪内陷阳明，遂致"协热下利"。此时表邪未解，里热已炽，表里俱热，故身热、胸脘烦热、口中作渴、舌红苔黄、脉数或促；热迫阳明，则下利；肺与大肠相表里，里热上蒸于肺则喘，外蒸于肌表则汗出。治当外解肌表，内清肠胃。

方中重用葛根为君，解肌发表以散热，升发脾胃清阳而止利。臣以黄芩、黄连清热燥湿，厚肠止利。使以甘草甘缓和中，调和诸药。四药合用，外疏内清，表里同治。原方用法中先煎葛根，则"解肌之力优而清中之气锐"。

要点五　芍药汤《素问病机气宜保命集》

【组成】芍药一两　当归　黄连各半两　槟榔　木香　甘草（炙）各二钱　大黄三钱黄芩半两　官桂二钱半

【用法】水煎服。

【功用】清热燥湿，调和气血。

【主治】湿热痢疾。腹痛，便脓血，赤白相兼，里急后重，肛门灼热，小便短赤，舌苔黄腻，脉弦数。

【组方原理】本证由湿热壅滞肠中，气血失调所致。湿热熏灼，气血壅滞，酿为脓血，故下痢脓血，赤白相兼；湿热壅滞，腑气通降不利，则腹痛、里急后重；肛门灼热，小便短赤，舌苔黄腻，脉象弦数等俱为湿热内蕴之象。治宜清热燥湿，调和气血。

方中黄连、黄芩燥湿清热，合而清肠中湿热，为君。重用芍药养血和营，柔肝缓急；配以当归养血活血，即"行血则便脓自愈"之义。木香、槟榔行气导滞，乃"调气则后重自除"之理。四药调和气血，为臣药。佐入大黄泻热导滞，兼破瘀活血，属"通因通用"之法。少佐肉桂，取其辛热之性，既防苦寒药伤中及冰伏湿遏，又助归芍以行血。使以甘草调和诸药，与芍药相配更能缓急止痛。诸药合用，共奏清热燥湿、调和气血之功。本方清热燥湿与攻下积滞合用，柔肝理脾与调气和血并施。

【鉴别】芍药汤与白头翁汤同治痢疾。但芍药汤重用黄芩、黄连等清热燥湿止痢之品配伍行气调血药，主治湿热并重、气血不和之痢疾，症见下痢脓血，赤白相兼。白头翁汤重用白头翁等清热凉血止痢之品，主治热重于湿、热毒深陷血分之痢疾，症见下痢脓血，赤多白少。

细目六　　清虚热

要点　青蒿鳖甲汤《温病条辨》

【组成】青蒿二钱　　鳖甲五钱　　细生地四钱　　知母二钱　　丹皮三钱

【用法】水煎服。

【功用】养阴透热。

【主治】热病后期，邪伏阴分证。夜热早凉，热退无汗，舌红苔少，脉细数。

【组方原理】本证为温病后期，邪热未尽，深伏阴分，阴液已伤所致。阴分伏热，夜晚阳气入阴，两阳相加，阴不制阳，故入夜身热；白昼卫气外行于表，阳出于阴，则热退身凉；邪热久伏，阴液耗伤，无源作汗，故热退而无汗；舌红苔少，脉细数，皆为阴虚有热之象。治宜养阴与透邪兼顾。

方中鳖甲咸寒，直入阴分，滋阴退热；青蒿苦辛芳香，清热透络，引邪外出，共为君药。二药配伍，吴瑭称"此有先入后出之妙，青蒿不能直入阴分，有鳖甲领之入也；鳖甲不能独出阳分，有青蒿领之出也"。生地滋阴凉血；知母滋阴降火，共助鳖甲以养阴退虚热，为臣药。丹皮泻血中伏火，为佐药。诸药合用，共奏养阴透热之功。

（袁宝权）

第六单元　　祛暑剂

细目一　　概述

要点一　祛暑剂的适用范围

祛暑剂适用于夏月感受暑邪之病，症见恶寒发热，吐泻腹痛，或身热面赤，烦渴喜饮，体倦汗多，小便不利，脉数等。

要点二　祛暑剂的应用注意事项

当辨暑病的性质属阴属阳。暑多夹湿，祛暑剂每多配伍祛湿药，应用本类方剂时须注意暑与湿的主次轻重。

细目二　　祛暑利湿

要点　六一散《黄帝素问宣明方论》

【组成】滑石六两　　甘草一两

【用法】包煎，或温开水调下。

【功用】清暑利湿。

【主治】暑湿证。身热烦渴，小便不利，或泄泻。

【组方原理】本证乃暑热夹湿所致。暑热内侵，则身热烦渴；湿邪阻滞三焦，水道不利，则小便不利；湿邪内滞肠胃，湿邪下注，则为泄泻。治宜清暑利湿。

方中滑石为君，清解暑热而除烦止渴，渗利小便使暑湿之邪从下而泄。甘草生用为佐，清热泻火，益气和中，与滑石配伍，可防滑石寒滑伤胃，亦可甘寒生津，使小便利而津液不伤。二药合用，共奏清暑利湿之功。

【附方】益元散，本方加辰砂三钱；功用：清暑利湿，镇惊安神；主治：暑湿证，烦渴多汗，心悸怔忡，失眠多梦，小便不利。碧玉散，本方加青黛；功用：祛暑利湿，清热解毒；主治：暑湿证兼肝胆郁热，目赤咽痛，或口舌生疮。鸡苏散，本方加薄荷叶末一分；功用：清暑利湿，辛凉解表；主治：暑湿证兼微恶风寒，头痛头胀，咳嗽不爽。

细目三　清暑益气

要点　清暑益气汤《温热经纬》

【组成】西洋参　石斛　麦冬　黄连　竹叶　荷梗　知母　甘草　粳米　西瓜翠衣

【用法】水煎服。

【功用】清暑益气，养阴生津。

【主治】暑热气津两伤证。身热汗多，口渴心烦，小便短赤，体倦少气，精神不振，脉虚数。

【组方原理】本证由暑热耗伤气津所致。暑为阳邪，暑热伤人，则身热；暑热扰心，则心烦；暑性升散，致使腠理开泄，而见汗多；热伤津液，故口渴，尿少而黄；暑热耗气，故见体倦少气，脉虚。治当清热解暑，养阴生津。

方中西洋参益气生津，养阴清热；西瓜翠衣清热解暑，生津止渴，共为君药。荷梗助西瓜翠衣清热解暑；石斛、麦冬助西洋参养阴生津，且石斛兼能清热，麦冬兼能清心除烦，共为臣药。黄连泻火以助清热之力；知母泻火滋阴；竹叶清热除烦，均为佐药。甘草、粳米益胃和中，用为佐使药。诸药合用，共奏清暑益气、养阴生津之功。

【鉴别】清暑益气汤与竹叶石膏汤皆可治暑热耗伤气津之证，症见身热汗多，口渴心烦，脉虚数等。但竹叶石膏汤以石膏与麦冬为主，功善清热泻火养阴，辅以人参、半夏调和脾胃，重在清解余热，兼以益气生津和胃。清暑益气汤以西洋参、石斛、麦冬为主，功善补养气阴，重在益气养阴生津。

（袁宝权）

第七单元　温里剂

细目一　概述

要点一　温里剂的适用范围

温里剂适用于里寒证。凡外寒传经入里或寒邪直中三阴，或素体阳虚，或误治，或过食寒凉伤阳，以致寒从内生所致之病证，症见畏寒肢凉，脘腹疼痛，口淡不渴，甚则四肢厥逆，恶寒蜷卧，舌质淡，脉沉迟等，均为温里剂的适应范围。

要点二　温里剂的应用注意事项

真热假寒证禁用。温热药易伤阴血，素体阴虚或失血之人应慎用。若阴寒太盛，或真寒假热，服药即吐者，可反佐少量寒凉药物，或热药冷服，避免格拒。

细目二　温中祛寒

要点一　理中丸《伤寒论》

【组成】人参　干姜　甘草（炙）　白术各三两
【用法】为丸。
【功用】温中祛寒，补气健脾。
【主治】
1. 脾胃虚寒证。脘腹疼痛，喜温喜按，恶心呕吐，不欲饮食，大便稀溏，畏寒肢冷，口不渴，舌淡苔白，脉沉细或沉迟无力。
2. 阳虚失血证。便血、衄血或崩漏等，血色暗淡或清稀。
3. 胸痹、小儿慢惊、病后喜唾涎沫、霍乱等属中焦虚寒者。
【组方原理】本证或因素体脾胃虚弱，或因寒凉伤及脾胃，或因外寒直中中焦所致。阳虚寒凝，故脘腹疼痛，喜温喜按。脾胃虚寒，升降失司，故不欲饮食，呕吐下利。脾阳不足，无以温煦肢体，故畏寒肢冷。口不渴、舌淡苔白、脉沉细或沉迟无力均为虚寒之象。脾胃虚寒，亦可变生他证。如无力统血，则病出血；不能摄津，则病涎唾增多；中气虚寒，阳失温煦，则病慢惊风；若中焦虚寒，胸阳不振，则发为胸痹。治当温中祛寒，补气健脾。
方以干姜为君，温阳散寒。人参为臣，补益脾气。佐以白术燥湿运脾，与干姜相配，一温一燥，可使脾阳强，湿浊化，运化复常。佐使炙甘草，助人参、白术补脾益气；与干姜相配，辛甘化阳，以增强散寒之力；又可调和诸药。四药合用，共奏温中祛寒、补气健脾之功。全方一温一补一燥，温补并用，以温为主，温中寓补，兼以燥湿。至于胸痹、阳虚失血、小儿慢惊、病后涎唾多等病证属中阳不足者，应用本方温中散寒，补气健脾，是治病求本，异病同治之理。

【附方】附子理中丸，本方加附子；功用：温阳祛寒，补气健脾；主治：脾胃沉寒痼冷，或脾肾虚寒证，症见脘腹冷痛，手足厥寒，呕吐泄利，或霍乱吐利转筋等。桂枝人参汤，本方加桂枝；功用：温阳健脾，解表散寒；主治：脾胃虚寒，复感风寒表邪者。

要点二　小建中汤《伤寒论》

【组成】桂枝三两　甘草（炙）二两　大枣十二枚　芍药六两　生姜三两　胶饴一升

【用法】水煎取汁，兑入饴糖，文火加热熔化。

【功用】温中补虚，和里缓急止痛。

【主治】中焦虚寒，肝脾失调，阴阳不和证。脘腹拘急疼痛，时轻时重，喜温喜按；神疲乏力；或心中悸动，虚烦不宁；或四肢酸楚，手足烦热，咽干口燥，舌淡苔白，脉细弦。

【组方原理】本证由中焦虚寒，肝脾失调，阴阳不和所致。病机虽多，但以中焦虚寒，肝脾失和为要。中焦虚寒，阳气失于温煦，土虚木乘，故脘腹拘急疼痛，时轻时重，喜温喜按。中焦虚寒，化源匮乏，阳气亏虚，不足以温养精神，故神疲乏力，心中动悸；营阴亏虚，失于濡润，故烦热，口燥咽干；舌淡苔白，脉细弦，亦为虚寒与肝脾失和之象。治宜温补中焦为主，兼以调和肝脾，滋阴和阳。

方中重用甘温质润之饴糖，温中补虚，缓急止痛，一药两擅其功而为君。臣以桂枝温阳气，祛寒气。饴糖与桂枝相伍，辛甘化阳，温中益气，使中气健旺，不受肝木之侮。更臣以芍药，滋养营阴；与饴糖相伍，酸甘化阴而缓急止痛；与桂枝相配，调和营卫，燮理阴阳。佐以生姜，助桂枝温胃散寒；大枣助饴糖补益脾虚。姜枣合用，又可调营卫，和阴阳。佐使炙甘草益气补虚，配芍药缓急止痛，又调和诸药。诸药合用，共奏温中补虚、和里缓急止痛之功。

【附方】黄芪建中汤，本方加黄芪一两半；功用：温中补气，和里缓急；主治气虚明显者，症见脘腹拘急疼痛，喜温喜按，形体羸瘦，面色无华，心悸气短，自汗盗汗等。当归建中汤，本方加当归四两；功用：温补气血，缓急止痛；主治血虚甚者，或产后虚羸不足，腹中疞痛不已，吸吸少气，或小腹拘急挛痛引腰背，不能饮食者。

【鉴别】小建中汤与理中丸同为温中祛寒之剂。小建中汤以甘温补脾柔肝为主，兼以调和阴阳，主治中焦虚寒，肝脾失和，腹痛拘急，兼有阴阳失调之证。理中丸则纯用温补，温中祛寒，补气健脾，主治中焦脾胃虚寒证，腹痛隐隐等。

细目三　回阳救逆

要点　四逆汤《伤寒论》

【组成】甘草（炙）二两　干姜一两半　附子（生用）一枚

【用法】水煎服。

【功用】回阳救逆。

【主治】心肾阳衰之寒厥证。四肢厥逆，神衰欲寐，面色苍白，恶寒蜷卧，腹痛下利，呕吐不渴，甚则冷汗淋漓，舌淡苔白滑，脉微欲绝，以及误汗亡阳者。

【组方原理】本证系阴寒内盛，阳气衰微所致。阳衰阴寒，故四肢厥冷，恶寒蜷卧。阳气衰微，无力鼓动血脉运行，故脉微欲绝。心肾阳衰，神失所养，故神衰欲寐。肾阳衰微，火不暖土，故腹痛吐利。治宜大辛大热之品，速回阳气，破散阴寒，以挽垂危之急。

方以大辛大热之生附子为君，温壮元阳，破散阴寒，以救助心肾阳气。附子生用能迅达周身内外，是"回阳救逆第一品药"。臣以辛热之干姜，散寒助阳通脉。君臣相须为用，使阳气复，阴寒散，血脉通，为回阳救逆的最佳配伍。佐使之炙甘草，一有益气补虚之效；二则缓干姜、生附子峻烈之性，使其破阴回阳而无暴散虚阳之虞；三则调和药性，使药力持久。三药合用，共奏回阳救逆之功。

【附方】通脉四逆汤，本方加重干姜、附子用量；功用：回阳复脉；主治：四逆汤证更见"身反不恶寒，其人面色赤，或腹痛，或干呕，或咽痛，或利止脉不出"等。四逆加人参汤，本方加人参；功用：回阳救逆，益气固脱；主治：四逆汤证利止而四逆证仍在，甚见气短、气促者。白通汤，本方去甘草，减干姜用量，再加葱白；功用：破阴回阳，宣通上下；主治：少阴病阴盛戴阳证，见手足厥逆，下利，脉微，面赤者。

细目四　温经散寒

要点一　当归四逆汤《伤寒论》

【组成】当归　桂枝　芍药　细辛各三两　甘草（炙）　通草各二两　大枣二十五枚

【用法】水煎服。

【功用】温经散寒，养血通脉。

【主治】血虚寒厥证。手足厥寒，口不渴，舌淡苔白，脉沉细或细而欲绝。或腰、股、腿、足、肩臂疼痛兼见畏寒肢冷者。

【组方原理】本证由素体营血虚弱，感受寒邪，血行不畅所致。营血虚弱难以充养四末，阳气不足无力温煦四末，故手足厥寒。但此手足厥寒，仅表现为指趾至腕踝不温，寒凉不过膝肘。阳气虚弱，营血不足，故舌淡苔白，脉沉细；阳虚血弱，寒凝经脉，血行不畅，不通则痛，故可表现为腰、腿、股、足、肩臂疼痛，或肢冷与疼痛并见。治当温经补血，散寒通脉。

方由桂枝汤去生姜，倍大枣，加当归、通草、细辛组成。桂枝温经散寒，温通血脉；细辛通达表里，温散寒凝，共为君药。当归养血和血；白芍滋养阴血，共为臣药。君臣相伍，一则散寒通脉，一则温补营血。佐入通草，通行经脉。重用大枣与甘草相伍，补中健脾而益气血，又防燥烈伤及阴血。诸药合用，共奏温经散寒、养血通脉之功。全方温、补、通三者并用，温中有补，补中兼行，扶正驱邪，标本兼顾。

【常用加减】若腰、股、腿、足疼痛，属血虚寒凝者，加川断、牛膝、鸡血藤、木瓜等活血通经，除痹止痛；内有胃寒，呕吐腹痛者，加吴茱萸、生姜温胃散寒，降逆止呕；妇女血虚寒凝，经期腹痛，及男子寒疝，睾丸掣痛，牵引少腹冷痛，肢冷脉弦者，加乌药、茴香、良姜、香附等温行厥阴，理气止痛。

要点二　阳和汤《外科证治全生集》

【组成】熟地黄一两　麻黄五分　鹿角胶三钱　白芥子二钱　肉桂一钱　生甘草一钱　炮姜炭五分

【用法】水煎服。

【功用】温阳补血，散寒通滞。

【主治】阴疽。漫肿无头，皮色不变，酸痛无热，口中不渴，舌淡苔白，脉沉细或迟细。或贴骨疽、脱疽、流注、痰核、鹤膝风等属阴寒证者。

【组方原理】本证多由素体阳虚，营血不足，寒凝痰滞而成。阳虚血亏，寒凝痰滞，则痛如针刺；溃后稀脓淋沥不尽，不易收口者，为贴骨疽；生于足趾，皮色紫暗，疼痛剧烈，甚则肉腐、骨烂，为脱疽；若疽生于肌肤、腠理之间，结为痰核；生于肌肉深处，日久成脓，注无定处，则为流注；生于膝者，关节肿大疼痛，为鹤膝风。治当温阳气，补营血以治其本；散寒邪，化痰浊，通凝滞以治其标。

方以熟地黄温补营血，补肾填精；鹿角胶补肾助阳，益精血，强筋骨，合而为君。臣以肉桂、姜炭温阳散寒通脉。佐以辛温之白芥子，祛皮里膜外之痰结。更佐少量麻黄宣通肌腠，伍肉桂、姜炭温散寒凝。使以生甘草解毒而调药。诸药合用，共奏温阳补血、散寒通滞之功。本方温阳与补血并用，祛痰与通脉兼施，温补而不恋邪，辛散而不伤正。

【鉴别】阳和汤与仙方活命饮均可治疮疡痈肿。但阳和汤所治属阴寒证，多由素体阳虚，营血不足，寒凝痰滞而成，方以温阳与补血并用，祛痰与通脉兼施。仙方活命饮所治则属阳热证，多由热毒内壅，血瘀痰结气滞而成，方于清热解毒之中，伍以活血行气、散结消肿之品。

（袁宝权）

第八单元　补益剂

细目一　概述

要点一　补益剂的适用范围及配伍规律

补益剂适用于各种虚证，包括气虚、血虚、气血两虚、阴虚、阳虚、阴阳两虚等。气虚重者应适当补血，血虚重者应适当补气。若血虚急证与大失血者，尤当着重补气。补阴方中常佐以温阳之品，补阳方中每配补阴之味。五脏之虚除直接补其虚外，亦可采取"虚则补其母"的治法。补益之药常少佐行气活血之品，以使其补而不滞。

要点二　补益剂的应用注意事项

应用补益剂，首先应注意辨别虚实真假。真虚假实，误用攻伐，必致虚者更虚；真实假虚，误用补益，必使实者更实。其次，因补益剂多为滋腻之品，易碍胃气，故应酌加健脾和胃、消导化滞之品，以资运化。

细目二　补气

要点一　四君子汤《太平惠民和剂局方》

【组成】人参　白术　茯苓　甘草（炙）各等分

【用法】水煎服。

【功用】益气健脾。

【主治】脾胃气虚证。面色萎白，语声低微，气短乏力，食少便溏，舌淡苔白，脉虚弱。

【组方原理】本证由脾胃气虚，运化乏力所致。脾虚则肺弱，见气短乏力，语声低微；气血生化不足，失于濡养，则面色萎白。脾胃虚弱，健运失司，湿从内生，则纳谷减少，大便溏薄。舌质淡，苔薄白，脉虚弱，皆为脾胃气虚之象。治宜补益脾胃之气。

方以人参为君，甘温益气，大补脾胃之气。臣以白术，健脾燥湿，既助人参补脾胃之气，又增强脾之运化，以助后天生化之源。更以其苦燥之性，燥湿以利健脾，尤适脾之喜燥恶湿之性。佐以茯苓，味甘以健脾，淡以渗湿。炙甘草为佐使，既助参、术补中益气之力，又兼调和诸药。四药皆为甘温和缓之品，而呈君子中和之性，故以"君子"为名。

【附方】异功散，本方加陈皮，功兼行气化滞，适用于脾胃气虚兼气滞证；六君子汤，本方加半夏、陈皮，功兼和胃燥湿，适于脾胃气虚兼痰湿证；香砂六君子汤，本方加半夏、陈皮、木香、砂仁，功在益气和胃，行气化痰，适于脾胃气虚，痰阻气滞证。

要点二　参苓白术散《太平惠民和剂局方》

【组成】莲子肉　薏苡仁　缩砂仁　桔梗各一斤　白扁豆一斤半　白茯苓　人参　甘草（炒）　白术　山药各二斤

【用法】上末枣汤调下。

【功用】益气健脾，渗湿止泻。

【主治】脾虚湿盛证。饮食不化，胸脘痞闷，肠鸣泄泻，四肢乏力，形体消瘦，面色萎黄，舌淡苔白腻，脉虚缓。

【组方原理】本证由脾虚湿盛所致。脾虚失运，湿浊内停，则肠鸣泄泻，饮食不化；脾气既虚，则气血生化不足，而见气短乏力，面色萎黄；脾主肌肉，失其濡养，而见形体消瘦；湿阻气机而胸脘痞闷；舌质淡苔白腻，脉虚缓，皆为脾虚夹湿之征。治宜补益脾胃，渗湿止泻。

方中人参、白术、茯苓益气健脾渗湿为君。臣以山药、莲子肉助君药以健脾益气，兼能止泻；白扁豆、薏苡仁助白术、茯苓以健脾渗湿。佐以砂仁醒脾和胃，行气化湿；桔梗宣肺利气，以通调水道，又能载药上行。炒甘草健脾和中，调和诸药，为佐使。诸药合用，共奏益气健脾、渗湿止泻之功。本方兼能补益肺气，培土生金，故亦可用于肺损虚劳证。

【鉴别】参苓白术散与四君子汤均具益气健脾之功，但四君子汤补气健脾之功专，为治脾胃气虚之基础方；参苓白术散则补气健脾与祛湿止泻并重，为治脾虚夹湿之主方。

要点三　补中益气汤《内外伤辨惑论》

【组成】黄芪（病甚、劳役热甚者一钱）　甘草（炙）各五分　人参三分　当归二分　橘皮二分或三分　升麻二分或三分　柴胡二分或三分　白术三分

【用法】水煎服。

【功用】补中益气，升阳举陷。

【主治】

1. 脾胃气虚证。饮食减少，体倦肢软，少气懒言，面色㿠白，大便稀薄，脉虚软。

2. 气虚下陷证。脱肛，子宫脱垂，久泻，久痢，崩漏等，气短乏力，舌淡，脉虚者。

3. 气虚发热证。身热，自汗，渴喜热饮，气短乏力，舌淡，脉虚大无力。

【组方原理】本证由饮食劳倦，损伤脾胃，清阳下陷所致。脾主升清，脾虚清阳不升，而见大便稀薄；甚或中气下陷，则见脱肛、子宫脱垂及久泻、久痢等；至于发热，是由脾胃损伤，中气虚馁，升降失常，清阳下陷，阴火上乘所致。治宜补益脾胃中气，升阳举陷。

方中重用黄芪补中益气，升阳固表，为君药。臣以人参、炙草、白术补气健脾，以增黄芪补益中气之功。当归养血和营，使血有所归；陈皮理气和胃，使补而不滞；以少量升麻、柴胡升阳举陷，助君药升提下陷之中气，共为佐药。炙甘草调和诸药，为使。诸药合用，共奏补中益气、升阳举陷之功。全方补气与升提并用，使气虚者补之，气陷者升之，甘温而能除热，亦可治气虚发热。

要点四　生脉散《医学启源》

【组成】人参　麦门冬各五分　五味子七粒

【用法】水煎服。

【功用】益气生津，敛阴止汗。

【主治】

1. 温热、暑热，耗气伤阴证。汗多神疲，体倦乏力，气短懒言，咽干口渴，舌干红少苔，脉虚数。

2. 久咳伤肺，气阴两虚证。干咳少痰，短气自汗，口干舌燥，脉虚细。

【组方原理】本证由感受暑热之邪，或温热病后期，伤气耗津所致。气伤则气短懒言，神疲乏力，自汗出；津耗则咽干口渴，舌干少苔。至于久咳伤肺，气阴两虚者，则气短自汗；肺阴虚则干咳少痰，口干舌燥；气阴两虚，故脉来虚弱而细，甚则脉气欲绝。治宜补气养阴生津。

方用人参为君，大补元气，并能止渴生津。臣以麦冬养阴，清热生津，且润肺止咳。五味子配人参补固正气，伍麦冬收敛阴津，为佐。三药一补一润一敛，共奏益气养阴、生津止渴、敛阴止汗之功。全方补正气以鼓动血脉，滋阴津以充养血脉，气阴生而脉气复。

【鉴别】生脉散与竹叶石膏汤均可治热病后期，气阴两伤，余热未尽之证。但竹叶石膏汤清热之力较强，兼以益气养阴，降逆和胃。生脉散重在益气养阴，生津止渴，敛阴止汗，适宜于热病后期，气阴两伤之重证。

要点五　玉屏风散《医方类聚》

【组成】防风一两　黄芪　白术各二两

【用法】研末，枣汤送服。

【功用】益气固表止汗。

【主治】表虚自汗。汗出恶风，面色㿠白，舌淡苔薄白，脉浮虚。亦治虚人腠理不固，易感风邪。

【组方原理】本证由卫气虚弱，不能固表所致。卫气虚弱，则腠理疏松而见恶风；卫气不固，营阴外泄而汗出。其面色㿠白，舌质淡，脉浮虚，皆为正气虚乏之象。治宜益气实卫，固表止汗。

本方以黄芪为君，内可大补脾肺之气，外可固表止汗。臣以白术益气健脾，助黄芪补气固表之力。佐以防风走表而祛风邪，且"黄芪得防风而功愈大"，相畏而相激也。三药补中寓散，散不伤正，补不留邪。

【鉴别】玉屏风散与桂枝汤均治表虚自汗。然桂枝汤之自汗，由外感风寒，营卫不和所致，虽云表虚，但为表实。玉屏风散证之自汗，是因卫气虚弱，腠理不固所致。二者均见汗出恶风，但桂枝汤证亦有发热、鼻鸣、身痛等外感表证。

细目三　补血

要点一　四物汤《仙授理伤续断秘方》

【组成】当归　川芎　白芍　熟干地黄各等分

【用法】水煎服。

【功用】补血调血。

【主治】营血虚滞证。头晕目眩，心悸失眠，面色无华，妇人月经不调，量少或经闭不行，脐腹作痛，甚或瘕块硬结，舌淡，口唇、爪甲色淡，脉细弦或细涩。

【组方原理】本证由营血亏虚，血行不畅所致。营血亏虚，头目失荣，则病眩晕；心肝血虚，则心悸失眠，面色唇甲无华；营血不足，冲任失养，则月经不调，或经闭不行；营血既虚，运行不畅，而见脐腹疼痛。治宜补血和血。

方中熟地滋补营血为君。当归补血和血为臣。芍药养血敛阴，柔肝和营，为佐。川芎活血行气，祛瘀止痛，使补而不滞，为使。四药合用，共奏补血调血之功。本方重在滋补，且补中寓行，使补而不滞，行血而不伤血。

【常用加减】血热重者，易熟地为生地，用量宜重；血瘀重者，易白芍为赤芍；血虚重者，可加鹿角胶、阿胶，或适当加人参、黄芪。

【附方】胶艾汤，本方加阿胶、艾叶、甘草，侧重养血止血，兼以调经安胎，既可用于冲任虚损，血虚有寒之月经过多、产后下血不止，又可用治妊娠胎漏下血。桃红四物汤，本方加桃仁、红花，偏重活血化瘀，适用于血虚血瘀之月经不调、痛经。圣愈汤，本方加参、芪以补气摄血，适用于气血两虚而血失所统之月经先期量多。

要点二　当归补血汤《内外伤辨惑论》

【组成】黄芪一两　当归二钱

【用法】水煎服。

【功用】补气生血。

【主治】血虚阳浮发热证。肌热面赤，烦渴欲饮，脉洪大而虚，重按无力。亦治妇人经期、产后血虚发热头痛；或疮疡溃后，久不愈合者。

【组方原理】本证由劳倦内伤，血虚气弱，阳气浮越所致。本证虽亦有身热面赤，但无汗出而不恶热，脉虽洪大而按之无力，其口渴而喜热饮，与白虎汤证有别。治宜补气生血。

方中重用黄芪（五倍于当归），一为大补脾肺之气，使气旺血生，即"有形之血不能速生，无形之气所当急固"；二则固护肌表，摄纳浮阳。臣以少量当归养血和营，则阳生阴长，气旺血生，虚热自退。二药合用，共奏补气生血之功。

要点三　归脾汤《正体类要》

【组成】白术　当归　白茯苓　黄芪　远志　龙眼肉　酸枣仁各一钱　人参一钱　木香五分　甘草（炙）三分

【用法】加生姜、大枣，水煎服。

【功用】益气补血，健脾养心。

【主治】

1. 心脾气血两虚证。心悸怔忡，健忘失眠，盗汗，体倦食少，面色萎黄，舌淡，苔薄白，脉细弱。

2. 脾不统血证。便血，皮下紫癜，妇女崩漏，月经超前，量多色淡，或淋沥不止，舌淡，脉细弱。

【组方原理】本证因思虑过度，劳伤心脾，气血亏虚所致。心脾气血两虚，则神无所主，见心悸怔忡，健忘失眠；脾虚则化源不足，气血衰少，而见面色萎黄，舌质淡，脉弱；脾虚失摄，则见崩漏、便血、紫癜等。治宜健脾养心，益气补血。

方中黄芪补脾益气；龙眼肉补脾气，养心血，共为君药。人参、白术补脾益气，助黄芪补脾益气之力；当归补血养心，酸枣仁宁心安神，二药助龙眼肉补心血，安神志，均为臣药。佐以茯神养心安神；远志宁神益智；更佐木香，理气醒脾，使补而不滞。炙甘草补益心脾，并调和诸药，为佐使。姜枣调和脾胃。诸药合用，共奏益气补血、健脾养心之功。全方心脾同治，以补脾为主；气血双补，以补气为重。

【常用加减】若崩漏下血偏寒者，可加炮姜炭、艾叶炭以温经止血；偏热者酌加生地炭、地榆炭以凉血止血。

细目四　气血双补

要点　炙甘草汤（复脉汤）《伤寒论》

【组成】甘草（炙）四两　生姜三两　桂枝三两　人参二两　生地黄一斤　阿胶二两

麦门冬半升　麻仁半升　大枣三十枚

【用法】水煎，阿胶烊化，冲服。

【功用】滋阴养血，益气温阳，复脉定悸。

【主治】

1. 阴血不足，阳气虚弱证。脉结代，心动悸，虚羸少气，舌光少苔，或质干而瘦小。

2. 虚劳肺痿。干咳无痰，或咳吐涎沫，量少，形瘦短气，虚烦不眠，自汗盗汗，咽干舌燥，大便干结，脉虚数。

【组方原理】本方原治"伤寒脉结代、心动悸"，为气血阴阳俱虚之证。阴血两虚，不能充盈血脉；阳气俱虚，不能鼓动血脉，故脉来不能自续，而为结代。气血阴阳俱不足，心失所养，故心动悸，虚羸少气。至于虚劳肺痿，亦是气血阴阳皆亏所致。治宜补养阴阳气血。

方中重用生地为君药，滋阴养血。臣以炙甘草益气养心；麦门冬滋养心阴；桂枝温通心阳。三药与生地相伍，可收气血阴阳并补之效。佐以人参补中益气；阿胶滋阴养血；麻仁滋阴润燥；大枣益气养血；生姜合桂枝以温通阳气，配大枣益脾胃，调阴阳，和气血。加酒可温通血脉，以行药势。诸药合用，共奏滋阴养血、益气温阳、复脉定悸之功。全方滋而不腻，温而不燥，刚柔相济，相得益彰。

【鉴别】炙甘草汤与生脉散均有补肺气、养肺阴之功，可治疗肺气阴两虚之久咳不已。但炙甘草汤益气养阴作用较强，敛肺止咳之力不足，重在治本，偏于温补；而生脉散益气养阴之力虽不及本方，但伍用收敛之五味子，故止咳之功较著，偏于清补。

细目五　补阴

要点一　六味地黄丸（地黄丸）《小儿药证直诀》

【组成】熟地黄八钱　山萸肉　干山药各四钱　泽泻　牡丹皮　茯苓各三钱

【用法】为丸。

【功用】滋补肝肾。

【主治】肝肾阴虚证。腰膝酸软，头晕目眩，耳鸣耳聋，盗汗，遗精，消渴，骨蒸潮热，手足心热，口燥咽干，牙齿动摇，足跟作痛，小便淋沥，以及小儿囟门不合，舌红少苔，脉沉细数。

【组方原理】本证由阴精不足，虚热内扰所致。肾精不足，骨髓不充，故腰膝酸软无力，牙齿动摇，小儿囟门不合；髓海不足，而病头晕目眩，耳鸣耳聋；肾阴精亏虚，封藏不固，加之阴不制阳，相火妄动而病遗精盗汗，潮热消渴，手足心热，口燥咽干等。治宜滋补阴精为主，兼以清降虚火，即"壮水之主，以制阳光"。

方中重用熟地为君药，填精益髓，滋阴补肾。臣以山萸肉，补养肝肾，并能涩精；山药既养脾阴，又固肾精。三药所谓"三阴并补"，但以滋补肾阴为主。泽泻利湿泄浊，并防熟地之滋腻；丹皮清泻相火，并制山萸肉之温涩；茯苓健脾渗湿，配山药补脾而助健运。此三药所谓"三泻"，泻湿浊而降相火。诸药合用，共奏滋补肝肾之功。全方三补配三泻，以三补为主，但以补肾阴为重；三泻利湿降火，伍于大队滋补药中可使补而不滞。

【附方】都气丸，本方加五味子，适于肾不纳气之虚喘证；知柏地黄丸，本方加知母、黄柏清虚火，适于阴虚火旺之骨蒸潮热、遗精盗汗；杞菊地黄丸，本方加枸杞、菊花养肝明目，适于肝肾阴虚之两目昏花、视物模糊；麦味地黄丸，本方加麦冬、五味子滋补肺肾，适于肺肾阴虚之喘嗽。

【鉴别】六味地黄丸与大补阴丸均属滋阴降火之剂。但六味地黄丸以滋补肾阴为主，降火之功稍逊，适于阴虚而虚火较轻者；而大补阴丸滋阴与降火并重，适于阴虚火旺俱甚者。

要点二 一贯煎《续名医类案》

【组成】北沙参 麦冬 当归身 生地黄 枸杞子 川楝子

【用法】水煎服。

【功用】滋阴疏肝。

【主治】肝肾阴虚，肝气郁滞证。胸脘胁痛，吞酸吐苦，咽干口燥，舌红少津，脉细弱或虚弦。亦治疝气瘕聚。

【组方原理】本证由肝肾阴血亏虚而肝气不疏所致。肝阴不足，不能濡养肝脉，又兼肝气不疏，故胸脘胁痛；肝气犯胃，则吞酸吐苦；阴虚化火，故咽干口燥，舌红少津；肝气郁滞，久则结为疝瘕。治宜重用滋养肝肾，兼以条达肝气。

方中重用生地为君，滋养肝肾阴血，涵养肝木。臣以枸杞补养肝肾；当归补血养肝，且补中有行；沙参、麦冬养肺阴以清金制木，养胃阴以培土荣木。少佐川楝子疏肝泻热，理气止痛，顺其条达之性。诸药合用，共奏滋阴疏肝之功。全方在大队滋阴药中少佐理气之品，使行气而不伤阴，滋阴而不滞气。

【鉴别】一贯煎与逍遥散都能疏肝理气，均可治肝郁气滞之胁痛。但逍遥散疏肝养血健脾的作用较强，主治肝郁血虚之胁痛，并伴有神疲食少等脾虚症状；一贯煎滋养肝肾的作用较强，主治阴虚气滞之胁痛，且见肝气犯胃之吞酸吐苦等症状。

细目六 补阳

要点 肾气丸《金匮要略》

【组成】干地黄八两 山药 山茱萸各四两 泽泻 茯苓 牡丹皮各三两 桂枝 附子各一两

【用法】蜜丸。

【功用】补肾助阳化气。

【主治】肾阳气不足证。腰痛脚软，身半以下常有冷感，少腹拘急，小便不利，或小便反多，入夜尤甚，阳痿早泄，舌淡而胖，脉虚弱，尺部沉细，以及痰饮，水肿，消渴，脚气，转胞等。

【组方原理】本证皆由肾精不足，肾阳虚弱，气化失常所致。肾阳虚弱，水液失于气化，则见小便不利，或小便反多，以及痰饮、水肿、脚气等证；阳气不足，经脉失于温养，则腰痛而足膝痿软，半身以下常有冷感，少腹拘急；肾阳不足，封藏失司，则阳痿早泄；舌淡而胖，脉象虚弱，尺部沉细，为肾阳不足，水湿内停之征。治宜滋养肾精，温补肾气。

方用干地黄（今用熟地）为君，滋补肾阴，益精填髓。山茱萸补肝肾，涩精气；山药健脾气，固肾精；附子、桂枝温肾助阳，鼓舞肾气，于"阴中求阳"，共为臣药。佐以茯苓健脾益肾，泽泻、丹皮降相火而制浮阳，且茯苓、泽泻均有渗湿泄浊之功。诸药合用，共奏补肾助阳化气之功。全方"纳桂、附于滋阴剂中十倍之一，意不在补火，而在微微生火，即生肾气也"。

【常用加减】现多将干地黄易为熟地，桂枝改为肉桂。若用于肾阳虚衰，阳事痿弱者，宜加淫羊藿、巴戟天。

【附方】加味肾气丸与十补丸均系肾气丸加味化裁而成。加味肾气丸由肾气丸加车前子、牛膝，但方中熟地等补肾之品用量锐减，而附子之量倍增，重在温阳利水，补肾之力较轻，适用于阳虚水肿而肾虚不著者；十补丸非但加入鹿茸、五味子，且更增附子之量，遂易温补肾气之方而为补肾阳、益精血之剂，适用于肾阳虚损、精血不足之证。

细目七　阴阳双补

要点　地黄饮子（地黄饮）《圣济总录》

【组成】熟干地黄　巴戟天　山茱萸　石斛　肉苁蓉　附子　五味子　官桂　白茯苓　麦门冬　菖蒲　远志各半两

【用法】加姜枣、薄荷水煎。

【功用】滋肾阴，补肾阳，开窍化痰。

【主治】下元虚衰，痰浊上泛之喑痱证。舌强不能言，足废不能用，口干不欲饮，足冷面赤，脉沉细弱。

【组方原理】本证之"喑痱"由下元虚衰，阴阳两亏，虚阳上浮，痰阻清窍所致。肾虚不能主骨，故骨痿不用；肾精不足，不能上荣于舌，加之肾阳不足，失于蒸化，水泛为痰，痰浊阻于心窍，故舌不能言；阴虚内热，故口干不欲饮；虚火上浮，则面赤；肾阳亏虚，不能温煦于下，故足冷。治宜补养下元，摄纳浮阳，佐以开窍化痰。

方用熟地、山茱萸滋补肾阴，肉苁蓉、巴戟天温壮肾阳，共为君药。臣以附子、肉桂以助温养下元，摄纳浮阳，引火归原；石斛、麦冬、五味子滋养肺肾，壮水以济火。佐以石菖蒲、远志、茯苓，开窍化痰，交通心肾。少佐薄荷解郁开窍。姜、枣和中调药，为佐使。诸药合用，共奏滋肾阴、补肾阳、开窍化痰之功。全方标本兼治，阴阳并补，上下同治，而以治本治下为主。

（李冀）

第九单元　固涩剂

细目一　概述

要点一　固涩剂的适用范围

固涩剂适用于气、血、精、津液耗散滑脱之证，症见自汗、盗汗、久咳不止、久泻久痢、遗精滑泄、小便失禁，以及崩漏带下等。

要点二　固涩剂的应用注意事项

固涩剂多适宜于正虚无邪者，凡外邪未去，里实尚存者，均应慎用，以免"闭门留寇"，转生他变。

细目二　固表止汗

要点　牡蛎散《太平惠民和剂局方》

【组成】黄芪　麻黄根　牡蛎各一两
【用法】为粗散，加小麦，水煎服。
【功用】敛阴止汗，益气固表。
【主治】体虚自汗、盗汗证。自汗，夜卧更甚，心悸惊惕，短气烦倦，舌淡红，脉细弱。
【组方原理】本证由气虚卫外不固，心阳不潜所致。气虚肌表空疏，则自汗；汗多伤阴，阴不敛阳，则汗出夜卧尤甚；心神失养，则心悸惊惕，心烦体倦。治宜敛阴止汗，益气固表。

方中煅牡蛎敛阴潜阳，固涩止汗，为君药。黄芪益气实卫，固表止汗，为臣药。麻黄根收敛止汗，为佐药。小麦入心经，养气阴，退虚热，为佐使药。四药合用，共奏敛阴止汗、益气固表之功。

细目三　涩肠固脱

要点　真人养脏汤《太平惠民和剂局方》

【组成】人参　当归　白术各六钱　肉豆蔻半两　肉桂　甘草（炙）各八钱　白芍药一两六钱　木香一两四钱　诃子一两二钱　罂粟壳三两六钱
【用法】汤剂。

【功用】涩肠固脱，温补脾肾。

【主治】久泻久痢，脾肾虚寒证。泻痢无度，滑脱不禁，甚至脱肛坠下，脐腹疼痛，喜温喜按，倦怠食少，舌淡苔白，脉迟细。

【组方原理】本证之久泻久痢，因脾肾虚寒，关门不固所致。脾阳不足，寒湿内盛，脾失运化，故见泻下日久不止，甚则大便滑脱不禁，脱肛坠下；脾虚寒凝，则见脐腹疼痛而喜温喜按，倦怠食少等症。治当涩肠固脱治标为主，温补脾肾治本为辅。

方中重用罂粟壳涩肠固脱，为君药。肉豆蔻温中涩肠；诃子涩肠止泻，共为臣药。肉桂温肾暖脾；人参、白术补气健脾；当归、白芍养血和血；木香理气醒脾，又补而不滞，共为佐药。甘草和中调药，为佐使药。诸药合用，共奏涩肠固脱、温补脾肾之功。

细目四　涩精止遗

要点　桑螵蛸散《本草衍义》

【组成】桑螵蛸　远志　菖蒲　龙骨　人参　茯神　当归　龟甲各一两

【用法】研末，睡前以人参汤调下。

【功用】涩精止遗，调补心肾。

【主治】心肾两虚之遗精、遗尿。小便频数，或尿如米泔色，或遗尿，或遗精，心神恍惚，健忘，舌淡苔白，脉细弱。

【组方原理】本证由心肾两虚，水火不交所致。肾虚膀胱失约，而见小便频数，或尿如米泔色，甚至遗尿；肾虚精关不固，则致遗精滑泄；肾精不足，不能上通于心，故见心神恍惚，健忘；舌淡苔白，脉细弱，均为心肾不足之象。治宜调补心肾，固精止遗。

方中桑螵蛸补肾涩精止遗，为君药。龙骨涩精止遗，镇心安神；龟甲滋阴潜阳，补益心肾，共为臣药。人参大补元气，当归补养营血，二者合用气血双补。茯神宁心安神，使心气下达于肾；远志安神定志，通肾气上达于心；菖蒲开心窍，益心智。三药合用以交通心肾，共为佐药。诸药合用，共奏涩精止遗、调补心肾之功。

细目五　固崩止带

要点　固冲汤《医学衷中参西录》

【组成】白术一两　生黄芪六钱　龙骨　牡蛎　萸肉各八钱　生杭芍　海螵蛸各四钱　茜草三钱　棕边炭二钱　五倍子五分

【用法】水煎服。

【功用】固冲摄血，益气健脾。

【主治】脾肾亏虚，冲脉不固之崩漏。血崩或月经过多，或漏下不止，色淡质稀，头晕肢冷，心悸气短，神疲乏力，腰膝酸软，舌淡，脉微弱。

【组方原理】本证由肾虚不固，脾虚不摄所致。脾虚统摄无权，则月经过多，甚或崩漏下血；肾虚冲脉不固，遂致血崩或月经过多，或漏下不止；脾肾不足，气血亏虚，则心悸气短，神疲腰酸。治当急治其标，固冲摄血为主，辅以健脾益气。

方中山萸肉既补益肝肾，又收敛固涩，重用为君药。煅龙骨、煅牡蛎助君药固涩滑脱；白术、黄芪补气健脾，以复统血之权，共为臣药。生白芍补益肝肾，养血敛阴；棕榈炭、五倍子收敛止血；海螵蛸、茜草止血化瘀，使血止而无留瘀之弊，共为佐药。诸药合用，共奏固冲摄血、益气健脾之功。

（范颖）

第十单元　安神剂

细目一　概述

要点一　安神剂的适用范围

安神剂适用于神志不安证，多表现为惊狂易怒，烦躁不安，心悸健忘，虚烦失眠等。

要点二　安神剂的应用注意事项

重镇安神剂多由金石、贝壳类药物组方，不宜久服。某些安神药，如朱砂等有一定的毒性，不宜久服、多服。

细目二　重镇安神

要点　朱砂安神丸《内外伤辨惑论》

【组成】朱砂（另研，水飞为衣）五钱　黄连六钱　炙甘草五钱半　生地黄一钱半当归二钱半

【用法】炼蜜为丸。

【功用】镇心安神，清热养血。

【主治】心火亢盛，阴血不足证。失眠多梦，惊悸怔忡，心烦神乱，或胸中懊侬，舌尖红，脉细数。

【组方原理】本证由心火亢盛，灼伤阴血扰及心神所致。心火灼伤阴血，心神失养，则心神烦乱，失眠多梦；心失所养，故心悸怔忡；舌红、脉细数为心火偏亢之象。治宜镇心安神，清热养血。

方以朱砂为君，镇心安神，清心泻火。臣以黄连直泻心火。与君药相伍，一镇一清，镇心安神，清心泻火之力增。佐以生地滋阴清热，使心火不亢；当归补养心血，配伍生地以补阴血之不足。炙甘草既防朱砂质重碍胃与黄连苦寒伤胃，又兼调和诸药，为佐使。诸药合用，共奏镇心安神、清热养血之功。

细目三　滋养安神

要点一　酸枣仁汤《金匮要略》

【组成】酸枣仁二升　甘草一两　知母　茯苓　川芎各二两

【用法】水煎服。

【功用】养血安神，清热除烦。

【主治】肝血不足，虚热内扰证。虚烦失眠，心悸不安，头目眩晕，咽干口燥，舌红，脉弦细。

【组方原理】本方原治"虚劳虚烦不得眠"，缘于肝血不足，血不养心，阴虚内热，虚热扰心，心神不宁所致。肝血不足，魂不守舍，心失所养，则虚烦不眠；肝血不足，清空失养，虚热内扰而致头目眩晕；血亏阴虚，易生内热则咽干口燥；舌红、脉细弦为血亏阴虚，虚热扰心之象。治当养血安神，清热除烦。

方中重用酸枣仁为君，入心肝经，养血补肝，宁心安神。茯苓宁心安神；知母滋阴润燥，清热除烦，同为臣药。佐以川芎之辛散，调肝血而疏肝气，与酸枣仁相伍，寓散于收，补中有行，共奏养血调肝之功。甘草和中缓急，调和诸药，为使药。诸药合用，共奏养血安神、清热除烦之功。

要点二　天王补心丹《校注妇人良方》

【组成】人参　茯苓　玄参　丹参　桔梗　远志各五钱　当归　五味子　麦门冬　天门冬　柏子仁　酸枣仁各一两　生地黄四两

【用法】为丸，朱砂水飞为衣，温水或桂圆肉煎汤送服。

【功用】滋阴清热，养血安神。

【主治】阴虚血少，神志不安证。心悸怔忡，虚烦失眠，神疲健忘，或梦遗，手足心热，口舌生疮，舌红少苔，脉细数。

【组方原理】本证由心肾两亏，阴虚血少，虚火内扰所致。心肾阴亏血少，虚火扰心则见虚烦失眠；阴血不足，心失所养则心悸神疲；阴虚生内热，则见手足心热；肾阴亏虚，精关不固则遗精；心火上炎则见口舌生疮等。治宜滋阴清热，养血安神。

方中重用生地，滋阴养血，壮水以制虚火，为君药。天冬、麦冬滋阴清热；当归补血润燥；酸枣仁、柏子仁养心安神，共为臣药。玄参滋阴降火；茯苓、远志养心安神；人参补气生血，安神益智；五味子敛心气，安心神；丹参清心活血，使补而不滞；朱砂镇心安神，共为佐药。桔梗载药上行，为使药。诸药合用，共奏滋阴清热、养血安神之功。

（范颖）

第十一单元 开窍剂

细目一 概述

要点一 开窍剂的适用范围

开窍剂适用于窍闭神昏之证。本证可分为热闭和寒闭两种。热闭多见高热，神昏，谵语，甚或痉厥等；寒闭多见突然昏倒，牙关紧闭，不省人事等。

要点二 开窍剂的应用注意事项

首先应辨别闭证和脱证，其次辨清闭证之寒热属性。对于阳明腑实证而见神昏谵语者，只宜寒下，不宜用开窍剂，但兼有邪陷心包之证，可开窍与寒下并用。开窍剂多辛香走窜，不宜久服。

细目二 凉开

要点 安宫牛黄丸《温病条辨》

【组成】牛黄 郁金 犀角（水牛角代） 黄连 朱砂各一两 梅片 麝香各二钱五分 真珠五钱 山栀 雄黄 黄芩各一两

【用法】炼蜜为丸，金箔为衣，蜡护。脉虚者人参汤下，脉实者银花、薄荷汤下。

【功用】清热解毒，开窍醒神。

【主治】邪热内陷心包证。高热烦躁，神昏谵语，舌謇肢厥，舌红或绛，脉数有力。亦治中风昏迷，小儿惊厥，属邪热内闭者。

【组方原理】本证由温热之邪内陷心包，痰热蒙蔽心窍所致。邪热内陷心包，扰及神明，故高热烦躁，神昏谵语；痰浊上蒙清窍，则神昏谵语；痰热闭窍，则舌謇不语；热闭心包，不能外达，故见手足厥冷之热厥；中风痰热昏迷，小儿高热惊厥，亦属热闭之证。治宜清热解毒，开窍醒神。

方中牛黄清心解毒，豁痰开窍；麝香通达十二经，为开窍醒神之要药。二药清心开窍，芳香辟秽，共为君药。犀角（水牛角代）清心凉血解毒；冰片善通诸窍，兼散郁火；珍珠清心肝之热，又能镇惊坠痰，共为臣药。黄连、黄芩、栀子清热泻火解毒；郁金行气解郁；雄黄劫痰解毒；朱砂镇心安神，兼能凉心；金箔镇心安神，共为佐药。蜂蜜和胃调中为使。诸药合用，共奏清热解毒、开窍醒神之功。

【鉴别】至宝丹与安宫牛黄丸、紫雪皆为凉开之常用方，有清热开窍作用，合称"凉开三宝"。相比而言，"安宫牛黄丸最凉，紫雪次之，至宝又次之"。安宫牛黄丸长于清热解毒，适于痰热偏盛而神昏较重者；紫雪长于息风止痉，适于热闭神昏而见痉厥抽搐者；

至宝丹长于芳香开窍，化浊辟秽，适于痰浊偏盛而热邪略轻者。

细目三　温开

要点　苏合香丸《广济方》，录自《外台秘要》

【组成】白术　光明砂　麝香　诃黎勒皮　香附子　沉香　青木香　丁子香　安息香　白檀香　荜茇　犀角(水牛角代) 各一两　薰陆香　苏合香　龙脑香各半两

【用法】白蜜和丸。

【功用】芳香开窍，行气止痛。

【主治】寒闭证。突然昏倒，牙关紧闭，不省人事，苔白，脉迟。亦治心腹卒痛，甚则昏厥，属寒凝气滞者。

【组方原理】本证由寒邪、秽浊或气郁闭阻清窍所致。阴寒秽浊之气，郁阻气机，蒙蔽清窍，故突然昏倒，不省人事，牙关紧闭；寒凝气滞，阻滞胸腹，则心腹卒痛，甚则昏厥。治宜芳香开窍，行气止痛。

方中苏合香、安息香、麝香、冰片开窍醒神，辟秽祛痰，通络散瘀。香附、木香、沉香、白檀香、薰陆香（乳香）、丁香、荜茇芳香辛散温通，散寒止痛，行气解郁。犀角（水牛角代）清心解毒，朱砂重镇安神，以助醒神之功。白术补气健脾，燥湿化浊；诃子温涩敛气化痰。二药合用，既补气，又敛气，可防辛散太过耗气伤正，均为佐药。诸药合用，共奏芳香开窍、行气止痛之功。

（范颖）

第十二单元　理气剂

细目一　概述

要点一　理气剂的适用范围

理气剂适用于气滞或气逆证。气滞以脾胃气滞和肝气郁滞为多见，症见胃脘、胁肋疼痛，或疝气痛，或月经不调，或痛经等。气逆以肺胃气逆为主，主要表现为咳喘、呕吐、嗳气、呃逆等症。

要点二　理气剂的应用注意事项

注意辨别气滞与气逆。理气剂多辛燥伤津耗气，勿使过剂。年老体弱、阴虚火旺、孕妇或素有崩漏吐衄者，更应慎之。

细目二　行气

要点一　越鞠丸（芎术丸）《丹溪心法》

【组成】香附　川芎　苍术　栀子　神曲各等分

【用法】水丸。

【功用】行气解郁。

【主治】六郁证。胸膈痞闷，脘腹胀痛，嗳腐吞酸，恶心呕吐，饮食不消。

【组方原理】本方所治为气、血、痰、火、湿、食六郁之证。情志失常，或饮食失节、寒温不适致脾胃气郁，则脘腹胀痛，胸膈痞闷；脾郁不运，胃郁不纳，胃气不降而上逆，则嗳腐吞酸，恶心呕吐。六郁之中以气郁为主，故治宜行气解郁为要，使气行则血行，气行则痰、火、湿、食诸郁自解。

方中香附行气解郁为君药，以治气郁；配伍血中之气药川芎，既可活血祛瘀治血郁，又可助香附行气解郁；栀子清热泻火，以治火郁；苍术燥湿运脾，以治湿郁；神曲消食导滞，以治食郁。因痰郁乃气滞湿聚而成，若气行湿化，则痰郁随之而解，故方中不另用治痰之品，此亦治病求本之意。

要点二　枳实薤白桂枝汤《金匮要略》

【组成】枳实四枚　厚朴四两　薤白半升　桂枝一两　瓜蒌一枚

【用法】水煎服。

【功用】通阳散结，祛痰下气。

【主治】胸阳不振，痰气互结之胸痹。胸满而痛，甚或胸痛彻背，喘息咳唾，短气，气从胁下冲逆，上攻心胸，舌苔白腻，脉沉弦或紧。

【组方原理】本证因胸阳不振，痰浊中阻，气结于胸所致。心胸气机郁滞，则胸满、胸痛，甚或胸痛彻背；胸阳不振，阴寒之气上逆，则见气从胁下上逆抢心。治宜通阳散结，祛痰下气。

方中瓜蒌涤痰散结，开胸通痹；薤白通阳散结，化痰散寒，乃治疗胸痹之要药，共为君药。枳实下气破结，消痞除满；厚朴燥湿化痰，下气除满，二者同用，共助君药宽胸散结、下气除满、通阳化痰之效，均为臣药。桂枝通阳散寒，降逆平冲，为佐药。诸药合用，共奏通阳散结、祛痰下气之功。

要点三　半夏厚朴汤《金匮要略》

【组成】半夏一升　厚朴三两　茯苓四两　生姜五两　苏叶二两

【用法】水煎服。

【功用】行气散结，降逆化痰。

【主治】痰气互结之梅核气。咽中如有物阻，咯吐不出，吞咽不下，胸膈满闷，或咳或呕，舌苔白润或白滑，脉弦缓或弦滑。

【组方原理】本证由七情郁结，痰气交阻所致。气郁痰生，阻结于咽，则咽中如有物阻，咯之不出，吞之不下；气机不畅，则胸闷，或胁痛；浊气不降，逆乱肺胃，则或咳，或呕；舌淡，苔薄腻，脉弦，皆为痰阻气郁之象。治宜行气散结，降逆化痰。

方中半夏化痰散结，降逆和胃，为君药。厚朴行气开郁，下气除满，为臣药。两者相配，痰气并治。生姜降逆消痰，助半夏化痰散结，和胃止呕，并解半夏之毒；茯苓渗湿健脾，则痰无由生，为佐药。苏叶芳香疏散，开郁散结，并能引药上行，为使药。诸药合用，共奏行气散结、降逆化痰之功。

要点四　天台乌药散 《圣济总录》

【组成】乌药　木香　茴香　青橘皮　高良姜各半两　槟榔二个　楝实十个　巴豆（同楝实二味用麸一升炒，候麸黑色，拣去巴豆并麸不用）七十粒

【用法】为散。

【功用】行气疏肝，散寒止痛。

【主治】肝经寒凝气滞证。小肠疝气，少腹痛引睾丸，舌淡苔白，脉沉弦。亦治妇女痛经、瘕聚。

【组方原理】本证由寒凝肝脉，气机阻滞所致。寒客肝脉，气机阻滞，经脉不通，则小肠疝气，少腹疼痛牵引睾丸，或睾丸肿胀，或痛经；舌淡，苔薄白，脉沉，皆为寒凝气滞之象。治宜行气疏肝，散寒止痛。

方中乌药疏肝行气，散寒止痛，为君药。青皮疏肝行气，木香理气止痛；茴香暖肝散寒，良姜散寒止痛。四药合用，增君药行气散寒之力，俱为臣药。槟榔下气导滞，能直达下焦而破坚；川楝子理气止痛，虽其性苦寒，但与辛热之巴豆同炒，则寒性减，而行气散结之力增，为佐药。诸药合用，共奏行气疏肝、散寒止痛之功。

细目三　降气

要点一　苏子降气汤 《太平惠民和剂局方》

【组成】紫苏子　半夏各二两半　川当归一两半　甘草二两　前胡　厚朴各一两　肉桂一两半

【用法】加姜枣、苏叶，水煎服。

【功用】降气平喘，祛痰止咳。

【主治】上实下虚喘咳证。咳喘痰多，胸膈满闷，喘咳短气，呼多吸少，或腰疼脚弱，肢体倦怠，或肢体浮肿，舌苔白滑或白腻，脉弦滑。

【组方原理】本证由肺气壅实所致。痰气壅肺，肺气上逆，则咳嗽，气喘，咽喉不利，胸膈满闷；肾虚则腰疼脚软；肺失清肃，不能通调水道，肾虚不能主水则肢体浮肿；舌淡，苔白或腻，脉弦滑，皆为痰气壅肺之象。治以降气平喘，祛痰止咳为重，兼顾下元。

方中紫苏子降气平喘，祛痰止咳，为君药。半夏燥湿化痰降逆，厚朴下气宽胸除满，前胡下气祛痰止咳，三药助紫苏子降气祛痰平喘之功，共为臣药。君臣相配，以治上实。肉桂温补下元，纳气平喘；当归既治咳逆上气，又养血润燥，同肉桂以温补下虚；略加生

姜、苏叶以散寒宣肺，共为佐药。甘草、大枣和中调药为使。诸药合用，共奏降气平喘、祛痰止咳之功。

要点二　定喘汤《摄生众妙方》

【组成】白果二十一枚　麻黄三钱　苏子二钱　甘草一钱　款冬花三钱　杏仁一钱五分　桑白皮三钱　黄芩一钱五分　法制半夏三钱

【用法】水煎服。

【功用】宣降肺气，清热化痰。

【主治】风寒外束，痰热内蕴之喘证。咳喘痰多气急，痰稠色黄，或微恶风寒，舌苔黄腻，脉滑数。

【组方原理】本证因素有痰热，复感风寒，肺失宣降所致。痰热久蕴，肺失清肃，复为风寒所遏，肺气不降，气逆于上而发为哮喘，症见咳嗽气急，痰稠色黄；风寒束表，卫阳被遏，故见微恶风寒；痰热内蕴，故舌苔黄腻，脉来滑数。治宜宣肺降气，止咳平喘，清热祛痰。

方用麻黄宣肺散邪，白果敛肺定喘。白果伍麻黄，一散一收，既可增平喘之功，又可防麻黄耗散肺气，共为君药。苏子、杏仁、半夏、款冬花降气平喘，止咳祛痰，均为臣药。桑白皮、黄芩清泻肺热，止咳平喘，为佐药。甘草调和诸药为使。诸药合用，共奏宣降肺气、清热化痰之功。

要点三　旋覆代赭汤《伤寒论》

【组成】旋覆花三两　人参二两　生姜五两　代赭石一两　炙甘草三两　半夏半升　大枣十二枚

【用法】水煎服。

【功用】降逆化痰，益气和胃。

【主治】胃虚痰阻气逆证。心下痞硬，噫气不除，或反胃呃逆，甚或呕吐，舌苔白腻，脉缓或滑。

【组方原理】本证由胃气虚弱，痰浊内阻所致。脾胃虚弱，痰饮内阻，壅滞气机，浊气上逆，则心下痞硬，噫气不除；脾虚不运，胃虚不降，则反胃呕吐；舌淡，苔薄白或腻，脉缓或滑，皆为脾胃气虚，痰饮内盛之象。治宜降逆化痰，益气补虚。

方中重用旋覆花下气消痰，降逆止噫，为君药。代赭石质重沉降，善镇冲逆；半夏祛痰散结，降逆和胃；生姜用量独重，和胃降逆以止呕，宣散水气以祛痰，共为臣药。人参、大枣、炙甘草益气补脾养胃，为佐药。炙甘草调和诸药，为使。诸药合用，共奏降逆化痰、益气和胃之功。

（范颖）

第十三单元　理血剂

细目一　概述

要点一　理血剂的适用范围及配伍规律

理血剂适用于血瘀证及出血证。凡下焦蓄血证，或瘀血内停之胸腹胁肋诸痛，妇女经闭、痛经或产后恶露不行，外伤瘀肿、痈肿初起等，以及吐血、衄血、咳血、便血、尿血、崩漏等各种出血证，均为理血剂的适应范围。

活血祛瘀剂常配伍理气药，使气行则血行；或配伍养血补血药，使祛瘀血不伤血。止血剂常配伍活血药，使止血不留瘀；上部出血，多配沉降药；下部出血，多配升提药，以增强止血之力。

要点二　理血剂的应用注意事项

辨清瘀血或出血的原因，分清标本缓急。逐瘀需防伤正，止血慎防留瘀。至于瘀血内阻，血不循经之出血，法当祛瘀为先。活血祛瘀剂其性破泄，易于动血、伤胎，凡妇女经期、月经过多及孕妇当慎用或忌用。

细目二　活血祛瘀

要点一　桃核承气汤《伤寒论》

【组成】桃仁五十个　大黄四两　桂枝二两　甘草（炙）二两　芒硝二两

【用法】水煎，芒硝冲服。

【功用】逐瘀泻热。

【主治】下焦蓄血证。少腹急结，小便自利，神志如狂，甚则烦躁谵语，至夜发热；以及血瘀经闭，痛经，脉沉实而涩者。

【组方原理】本证由瘀热互结下焦所致。本方原治邪在太阳不解，循经入腑化热，与血相搏结于下焦之蓄血证。瘀热互结于下焦，故少腹急结；热在血分，膀胱气化未受影响，故小便自利；热在血分，故至夜发热；瘀热上扰，故心神不宁，甚则其人如狂，谵语烦躁；瘀热内结，正气未虚，故脉象沉实；若妇女瘀结少腹，血行不畅，则为痛经，甚或经闭不行。治当因势利导，破血下瘀泻热以祛除下焦之蓄血。

方由调胃承气汤减芒硝之量，再加桃仁、桂枝而成。方中桃仁活血破瘀；大黄下瘀泻热。二药瘀热并治，共为君药。芒硝泻热软坚，助大黄下瘀泻热；桂枝通行血脉，既助桃仁活血祛瘀，又防硝、黄寒凉凝血之弊，共为臣药。炙甘草护胃安中，并缓诸药之峻烈，为佐使药。诸药合用，共奏逐瘀泻热之功。

要点二　血府逐瘀汤 《医林改错》

【组成】桃仁四钱　红花　当归　生地黄各三钱　川芎一钱半　赤芍二钱　牛膝三钱 桔梗一钱半　柴胡一钱　枳壳　甘草各二钱

【用法】水煎服。

【功用】活血化瘀，行气止痛。

【主治】胸中血瘀证。胸痛，头痛，日久不愈，痛如针刺而有定处，或呃逆日久不止，或饮水即呛，干呕，或内热瞀闷，或心悸怔忡，失眠多梦，急躁易怒，入暮潮热，唇暗或两目暗黑，舌质暗红，或舌有瘀斑、瘀点，脉涩或弦紧。

【组方原理】本证由瘀血内阻胸部，气机郁滞所致。血瘀胸中，气机郁滞，则胸痛，痛如针刺，且有定处；血瘀上焦，清空失养，故头痛；胸中血瘀，影响及胃，胃气上逆，故呃逆干呕，甚则水入即呛；瘀久化热，则内热瞀闷，入暮潮热；瘀热扰心，则心悸怔忡，失眠多梦；瘀滞日久，肝失条达，故急躁易怒；至于唇、目、舌、脉所见，皆为瘀血征象。治宜活血化瘀，兼以行气止痛。

方中桃仁破血行滞而润燥，红花活血祛瘀以止痛，共为君药。赤芍、川芎助君药活血祛瘀；牛膝活血祛瘀止痛，引血下行，共为臣药。佐以生地、当归养血活血；桔梗、枳壳，一升一降，宽胸行气；柴胡疏肝解郁，与桔梗、枳壳同用，使气行则血行。桔梗并能载药上行，甘草调和诸药，为使。诸药合用，共奏活血化瘀、行气止痛之功。全方活血与行气相伍，祛瘀与养血同施，升降兼顾。

【附方】通窍活血汤，由赤芍、川芎、桃仁、红花、麝香、老葱、生姜、红枣、黄酒组成，辛香温通作用较好，重在活血通窍，主治瘀阻头面之头痛等；膈下逐瘀汤，由五灵脂、当归、川芎、桃仁、丹皮、赤芍、元胡、甘草、红花、香附、乌药、枳壳组成，行气止痛作用较好，善治瘀阻膈下之腹痛、胁痛；少腹逐瘀汤，由元胡、没药、当归、川芎、赤芍、蒲黄、五灵脂、干姜、肉桂、小茴香组成，偏于温经散寒止痛，用治寒凝血瘀之少腹疼痛、痛经、月经不调最宜；身痛逐瘀汤，由川芎、桃仁、红花、甘草、没药、当归、五灵脂、香附、牛膝、地龙、秦艽、羌活组成，长于活血通络，宣痹止痛，用于瘀阻脉络之痹痛。

要点三　补阳还五汤 《医林改错》

【组成】黄芪四两　当归尾二钱　赤芍一钱半　地龙　川芎　红花　桃仁各一钱

【用法】水煎服。

【功用】补气活血通络。

【主治】中风之气虚血瘀证。半身不遂，口眼㖞斜，语言謇涩，口角流涎，小便频数或遗尿失禁，舌暗淡，苔白，脉缓无力。

【组方原理】本证由正气亏虚，脉络瘀阻所致，以气虚为本，血瘀为标。气虚不能行血，以致脉络瘀阻，筋脉肌肉失养，故见半身不遂，口眼㖞斜；气虚血瘀，舌体失养，故语言謇涩；气虚失于固摄，故口角流涎，小便频数，遗尿失禁；而舌暗淡，苔白，脉缓无力，为气虚血瘀之征。治当以补气为主，活血通络为辅。

方中重用生黄芪四两，补益元气，意在气旺则血行，瘀去而络通，为君药。臣以当归尾活血通络而不伤血。佐以赤芍、川芎、桃仁、红花活血祛瘀；地龙通经活络，以行药力。诸药合用，共奏补气活血通络之功。重用补气药，少佐活血药，为本方配伍特点。

要点四　复元活血汤《医学发明》

【组成】柴胡半两　瓜蒌根　当归各三钱　红花　甘草　穿山甲各二钱　大黄一两　桃仁五十个

【用法】为末，加黄酒，水煎服。

【功用】活血祛瘀，疏肝通络。

【主治】跌打损伤，瘀血阻滞证。胁肋瘀肿，痛不可忍。

【组方原理】本证由跌打损伤，瘀血留于胁肋所致。血瘀胁下，故胁肋瘀肿疼痛，甚则痛不可忍。其症状可因瘀血部位，量之多少，而痛有轻重，但均为瘀血滞留所致。治当活血祛瘀，兼以疏肝行气通络。

方中重用酒制大黄，荡涤留瘀败血，导瘀下行；柴胡疏肝行气，引诸药入肝经，共为君药。臣以桃仁、红花活血祛瘀，消肿止痛；穿山甲破瘀通络，消肿散结。佐以当归补血活血，使祛瘀而不伤血；瓜蒌根入血分而消瘀散结，又清热润燥。甘草缓急止痛，调和诸药，是为佐使。加酒煎服，增活血通络之力。诸药合用，共奏活血祛瘀、疏肝通络之功。

【鉴别】血府逐瘀汤与复元活血汤同具活血化瘀止痛之功，主治血瘀证。但血府逐瘀汤证为瘀血停于胸部，除重用活血化瘀药外，配伍柴胡、枳壳、桔梗、牛膝等行气引血之品，活血化瘀与行气止痛之力均较强。复元活血汤证为瘀血留于胁肋，配伍大黄、穿山甲等，活血破瘀之力较强，兼以疏肝通络。

要点五　生化汤《傅青主女科》

【组成】全当归八钱　川芎三钱　桃仁十四枚　干姜五分　甘草（炙）五分

【用法】水煎，或加黄酒同煎。

【功用】养血祛瘀，温经止痛。

【主治】血虚寒凝，瘀血阻滞证。产后恶露不行，小腹冷痛。

【组方原理】本证由产后血虚寒凝，瘀血内阻所致。产后之瘀浊败血排出极少，或排出时间较短，称之为恶露不行。妇人产后体虚感受寒邪，而致寒凝血瘀，则恶露不行；瘀阻胞宫，不通则痛，故小腹疼痛。治宜活血养血，温经止痛。

方中重用全当归补血活血，化瘀生新，为君药。臣以川芎活血行气，桃仁活血祛瘀，炮姜温经散寒止痛，黄酒温通血脉以助药力，共为佐药。炙甘草和中缓急，调和诸药为使。原方另用童便同煎，乃取其益阴化瘀、引败血下行之意。诸药合用，共奏养血祛瘀、温经止痛之功。

【鉴别】温经汤与生化汤同为温经散寒、养血散瘀之剂。温经汤温养散瘀之力较强，温清消补并用，主治冲任虚寒、瘀血阻滞之证。生化汤长于化瘀生新，但温养之力不及温经汤，主治妇人产后血虚寒凝、瘀血内阻之证。

要点六　失笑散《太平惠民和剂局方》

【组成】五灵脂　蒲黄各二钱

【用法】为末，用黄酒或醋冲服。

【功用】活血祛瘀，散结止痛。

【主治】瘀血停滞证。心腹刺痛，或产后恶露不行，或月经不调，少腹急痛等。

【组方原理】本证主治诸痛皆由瘀血内停，血行不畅所致。瘀阻胸中，故心胸刺痛；瘀滞中焦，故脘腹刺痛；瘀阻胞宫，冲任失调，故月经不调，或产后恶露不行；瘀留下焦，故小腹急痛。治宜活血祛瘀止痛。

方中五灵脂、蒲黄相须为用，活血祛瘀，散结止痛。以黄酒或醋冲服，意在行血脉，助药势，化瘀血，并祛五灵脂之腥气。二药合用，共奏活血祛瘀、散结止痛之功。

【鉴别】失笑散与金铃子散均有活血止痛之功。但失笑散长于化瘀散结止痛，主治瘀血内停，脉道阻滞之心腹刺痛。金铃子散疏肝泻热，活血行气止痛，主治肝郁化火，气滞血瘀之心腹胁肋诸痛。

要点七　桂枝茯苓丸《金匮要略》

【组成】桂枝　茯苓　丹皮　桃仁　芍药各等分

【用法】炼蜜和丸。

【功用】活血化瘀，缓消癥块。

【主治】瘀阻胞宫证。妇人素有癥块，妊娠漏下不止，或胎动不安，血色紫黑晦暗，腹痛拒按，或经闭腹痛，或产后恶露不尽而腹痛拒按者，舌质紫暗或有瘀点，脉沉涩。

【组方原理】本方原治妇人素有癥块，致妊娠胎动不安，漏下不止之证，由瘀阻胞宫所致。瘀阻胞宫，血溢脉外，则漏下不止、血色紫黑晦暗；瘀血留于胞宫，冲任失调，胎元不固，故胎动不安；瘀血内阻，血行不畅，故经闭或产后恶露不行，不通则痛，故腹痛拒按。癥病非一时可去，逐瘀过猛易损胎气，唯有缓消渐散。治宜活血化瘀，缓消癥块。

方中桂枝通利血脉以行瘀滞，为君药。桃仁活血化瘀，助君药化瘀消癥，为臣药。丹皮散血行瘀，兼清瘀热；芍药益阴养血，使祛瘀不伤正；茯苓利湿以助消癥，健脾益胃以扶正气，共为佐药。白蜜甘缓补中，可收渐消缓散之效，兼调和诸药，为佐使药。诸药合用，共奏活血化瘀、缓消癥块之功。

细目三　止血

要点一　咳血方《丹溪心法》

【组成】青黛（水飞）　瓜蒌仁　海粉　山栀子（炒黑）　诃子

【用法】为丸。

【功用】清肝宁肺，凉血止血。

【主治】肝火犯肺之咳血证。咳嗽痰稠带血，咯吐不爽，心烦易怒，胸胁作痛，咽干口苦，颊赤便秘，舌红苔黄，脉弦数。

【组方原理】本证由肝火犯肺所致。木火刑金，炼液为痰，见痰质浓稠，咯吐不爽；痰阻肺气，则咳嗽；肝火灼肺，故见痰中带血；肝火炽盛，故心烦易怒，胸胁作痛，咽干口苦，颊赤便秘；舌红苔黄，脉弦数，为火热炽盛之征。本证病位虽在肺，但病本在肝，治当清肝泻火，治病求本。

方中青黛清肝泻火，凉血止血；山栀子清热凉血，泻火除烦，炒黑可入血分而止血。两药合用，澄本清源，共为君药。臣以瓜蒌仁清热化痰，润肺止咳；海粉清肺降火，软坚化痰。佐以诃子清降敛肺，化痰止咳。诸药合用，共奏清肝宁肺、凉血止血之功。

要点二　小蓟饮子《重订严氏济生方》

【组成】生地四两　小蓟　滑石　木通　蒲黄　藕节　淡竹叶　当归　山栀子　甘草各半两

【用法】水煎服。

【功用】凉血止血，利水通淋。

【主治】热结下焦之血淋、尿血。尿中带血，小便频数，赤涩热痛，舌红，脉数。

【组方原理】本证因下焦瘀热，损伤膀胱血络，气化失司所致。热聚膀胱，损伤血络，故尿中带血，其痛者为血淋，若不痛者为尿血；瘀热蕴结下焦，膀胱气化失司，故见小便频数，赤涩热痛；舌红脉数，亦为热结之征。治宜凉血止血，利水通淋。

方中生地凉血止血，养阴清热为君。臣以小蓟凉血止血，蒲黄、藕节助君药凉血止血，并能消瘀。佐以滑石、竹叶、木通清热利水通淋；栀子清泻三焦之火，导热从下而出；当归养血和血，引血归经，且防诸药寒凉滞血之弊。使以甘草缓急止痛，和中调药。诸药合用，共奏凉血止血、利水通淋之功。

要点三　黄土汤《金匮要略》

【组成】甘草　干地黄　白术　附子　阿胶　黄芩各三两　灶心黄土半斤

【用法】先将灶心土水煎过滤取汤，再煎余药，阿胶烊化冲服。

【功用】温阳健脾，养血止血。

【主治】阳虚便血。大便下血，先便后血，以及吐血、衄血、妇人崩漏，血色暗淡，四肢不温，面色萎黄，舌淡苔白，脉沉细无力。

【组方原理】本证由脾阳不足，统摄无权所致。脾阳不足，失去统摄之权，则血从上溢而为吐血、衄血；血从下走则为便血、崩漏；畏寒肢冷，血色暗淡，面色萎黄，舌淡苔白，脉沉细无力皆为中焦虚寒之象。其病本为虚寒，病标为出血，施以标本兼顾之法。治宜温阳止血，健脾养血。

方中灶心黄土（即伏龙肝）温中收涩止血，用以为君。臣以白术、附子温阳健脾以复统血之权。生地、阿胶滋阴养血止血；与黄芩合用，又能制约术、附温燥之性；而生地、阿胶得术、附则滋而不腻，避呆滞碍脾之弊，均为佐药。甘草调药和中，为使。诸药合用，共奏温阳健脾、养血止血之功。全方寒热并用，刚柔相济，标本兼顾。

【鉴别】黄土汤与归脾汤均可用治脾不统血之便血、崩漏。黄土汤温阳健脾而摄血，适于脾阳不足、统摄无权之出血证；归脾汤补气健脾与养心安神并重，适于脾气不足，气不摄血之出血证，亦治心脾气血两虚之神志不宁证。

（王均宁）

第十四单元 治风剂

细目一 概述

要点一 治风剂的适用范围

治风剂适用于外风侵袭及肝风内动引起的风病。外风证，症见头痛，恶风，肌肤瘙痒，肢体麻木，筋骨挛痛，关节屈伸不利，或口眼歪斜，甚则角弓反张，及破伤风等；内风证，症见眩晕，震颤，四肢抽搐，甚则卒然昏倒，口角歪斜，半身不遂等内风证。

要点二 治风剂的应用注意事项

当辨别风病属内、属外。应分清病邪的兼夹以及病情的虚实。外风与内风常相互影响，应分清主次，全面兼顾。

细目二 疏散外风

要点一 川芎茶调散《太平惠民和剂局方》

【组成】川芎 荆芥各四两 白芷 羌活 甘草各二两 细辛一两 防风一两半 薄荷叶八两

【用法】为细末，饭后清茶调服。

【功用】疏风止痛。

【主治】外感风邪头痛。偏正头痛，或巅顶作痛，目眩鼻塞，或恶风发热，舌苔薄白，脉浮。

【组方原理】本证由风邪上犯头目，阻遏清阳所致。风邪外袭，循经上犯头目，阻遏清阳之气，故见头痛、目眩；风邪袭表，卫阳被遏，则见恶风发热；风邪袭表，肺气不利，故鼻塞；苔薄白、脉浮，乃风邪在表之征。若风邪留而不去，头痛久而不愈者，其痛或偏或正，作止无时，即为头风。治宜疏风散邪止痛。

方中川芎善祛风止痛，为治头痛要药，尤善治少阳、厥阴经头痛，为君药。羌活善治太阳经头痛；白芷善治阳明经头痛，均为臣药。薄荷重用八两辛凉散风，荆芥、防风疏散风邪，细辛祛风止痛，为佐药。甘草调药和中，使升散不致耗气；清茶上清头目，可监制风药之辛燥，均为使药。诸药合用，共奏疏风止痛之功。

【鉴别】九味羌活汤与川芎茶调散均有祛风散邪之功。但九味羌活汤以发汗解表，祛风寒湿邪为主，兼清里热，主治外感风寒湿邪表证，兼有里热之证。川芎茶调散长于发散头面部位之风邪，具疏风止痛、清利头目之功，主治外感风邪之偏正头痛。

要点二　大秦艽汤《素问病机气宜保命集》

【组成】秦艽三两　川芎　独活　当归　白芍药　石膏　甘草各二两　羌活　防风　白芷　黄芩　白术　白茯苓　生地黄　熟地黄各一两　细辛半两

【用法】水煎服。

【功用】疏风清热，养血活血。

【主治】风邪初中经络证。口眼㖞斜，舌强不能言语，手足不能运动，或恶寒发热，苔白或黄，脉浮数或弦细。

【组方原理】本证多为正气亏虚，风邪乘虚入中，气血痹阻，筋失所养所致。风中一侧，不用而缓，健侧气血运行通畅，筋肉相对而急，缓者为急者牵引，则见口眼歪斜，加之"血弱不能养筋"，故手足不能运动，舌强不能言语；由于风性主动，善行数变，风中经络，不拘一经，变化多端。故治宜疏风清热，活血通络，兼补养气血之法。

方中秦艽祛风清热，通经活络为君。羌活、防风散太阳之风，白芷散阳明之风，独活、细辛搜少阴之风，俱为臣药。佐入当归、川芎、白芍、生地、熟地以养血柔筋，活血通络；白术、茯苓、甘草益气健脾，以资生气血；石膏、黄芩清风阳所化之热，为佐药。甘草调药为使。诸药合用，共奏疏风清热、养血活血之功。

要点三　消风散《外科正宗》

【组成】荆芥　防风　牛蒡子　蝉蜕　苍术　苦参　石膏　知母　当归　生地　胡麻各一钱　木通　生甘草各五分

【用法】水煎服。

【功用】疏风除湿，清热养血。

【主治】风疹、湿疹。皮肤瘙痒，疹出色红，或遍身云片斑点，抓破后渗出津水，苔白或黄，脉浮数。

【组方原理】本证多由风湿或风热，郁于肌肤之间，浸淫血脉所致。由于风湿、风热郁于肌肤腠理之间，故见疹出色红，抓破后渗出津水；痒自风来，无湿不作痒，风湿浸淫血脉，故皮肤瘙痒；而风热或风湿浸淫血脉则易伤阴血，而阴血不足又可加重瘙痒；风热或风湿伤人，故舌苔白或黄，脉浮数有力。治宜疏风清热，除湿养血之法。

方中荆芥、防风、牛蒡子、蝉蜕疏风止痒，共为君药。苍术散风祛湿，苦参清热燥湿，木通渗利湿热，石膏、知母清热泻火，均为臣药。当归、生地、胡麻养血活血，滋阴润燥，寓"治风先治血，血行风自灭"之意，是为佐药。生甘草清热解毒，调和诸药，是为使药。诸药合用，共奏疏风除湿、清热养血之功。

细目三　平息内风

要点一　羚角钩藤汤《通俗伤寒论》

【组成】羚羊角片（先煎）一钱半　双钩藤（后入）三钱　霜桑叶二钱　滁菊花三钱　鲜生地五钱　生白芍三钱　京川贝四钱　淡竹茹（与羚羊角先煎代水）五钱　茯神木三钱

生甘草八分

【用法】水煎服。

【功用】凉肝息风，增液舒筋。

【主治】肝热生风证。高热不退，烦闷躁扰，手足抽搐，发为痉厥，甚则神昏，舌绛而干，或舌焦起刺，脉弦而数。

【组方原理】本证由温热病邪传入厥阴，肝经热盛，热极动风所致。邪热亢盛，则见高热不退；热扰心神，则烦闷躁扰，甚则神昏；由于热盛动风，风火相煽，灼伤阴血，筋失所养，则见手足抽搐，甚至发为痉厥；热盛伤阴，故可见舌质绛而干，脉弦数。治宜清热凉肝，息风止痉之法。

方中羚羊角凉肝息风，钩藤清热平肝，息风止痉，共为君药。桑叶疏散肝热，菊花平肝息风，助君药以清热息风，共为臣药。鲜生地、生白芍、生甘草酸甘化阴，增液缓急；邪热易灼津为痰，故用川贝、竹茹清热化痰；茯神木平肝宁心安神，以上共为佐药。生甘草又能调和诸药，兼以为使。诸药合用，共奏凉肝息风、增液舒筋之功。

要点二　镇肝熄风汤《医学衷中参西录》

【组成】怀牛膝　生赭石各一两　生龙骨　生牡蛎　生龟板　生杭芍　玄参　天冬各五钱　川楝子　生麦芽　茵陈各二钱　甘草钱半

【用法】水煎服。

【功用】镇肝息风，滋阴潜阳。

【主治】类中风。头目眩晕，目胀耳鸣，脑部热痛，面色如醉，心中烦热，或时常噫气，或肢体渐觉不利，口眼渐形㖞斜；甚或眩晕颠仆，昏不知人，移时始醒，或醒后不能复原，脉弦长有力。

【组方原理】本证乃因肝肾阴虚，肝阳偏亢，气血逆乱所致。肝肾阴虚，阳亢化风，上扰清空，故见头目眩晕，目胀耳鸣，面色如醉，脑中热痛；肝阳上升太过，脏腑之气随之上逆，胃气失和，故时常噫气；若肝阳过亢，血随气逆，并走于上，则出现眩晕颠仆，不知人事，或肢体不利，半身不遂等中风症状；脉弦长有力者，为肝阳亢盛之象。证属本虚标实而以实为主，依"急则治其标"之原则，重在镇肝息风为主，佐以滋阴潜阳。

方中重用怀牛膝引血下行以治标，补益肝肾以治本，为君药。代赭石、龙骨、牡蛎降逆潜阳，镇肝息风，为臣药。佐以龟板、玄参、天冬、白芍滋养阴液，以制阳亢；茵陈、川楝子、生麦芽清泻肝阳，条达肝气，以利肝阳之平降。使以甘草调和诸药，合麦芽和胃调中，防金石药碍胃。诸药合用，共奏镇肝息风、滋阴潜阳之功。全方重用潜镇清降，配伍滋阴疏肝之品，标本兼治，而以治标为主。

【鉴别】镇肝熄风汤与天麻钩藤饮均具平肝息风之功。但镇肝熄风汤镇潜降逆之力较强，兼能条达肝气，多用于肝阳上亢、肝风内动、气血逆乱之类中风证。天麻钩藤饮镇潜平肝息风之力较缓，但兼有清热活血安神之效，适于肝阳偏亢、肝风上扰之眩晕、头痛等。

（王均宁）

第十五单元　治燥剂

细目一　概述

要点一　治燥剂的适用范围

治燥剂适用于燥邪侵袭人体肌表、肺卫，或脏腑津液亏耗所致的燥证。凡秋季外感温燥或凉燥之邪，以及脏腑津液亏耗所致的干咳少痰，口干咽燥，大便干燥，皮肤干燥甚或开裂等，均为治燥剂的适应范围。

要点二　治燥剂的应用注意事项

应分清外燥和内燥。燥邪最易化热伤津耗气，常佐清热泻火或生津益气之品，而辛香耗津、苦寒化燥之品，则非燥病所宜。

细目二　轻宣外燥

要点一　杏苏散《温病条辨》

【组成】苏叶　杏仁　桔梗　枳壳　前胡　半夏　茯苓　陈皮　甘草　生姜　大枣

【用法】水煎服。

【功用】轻宣凉燥，理肺化痰。

【主治】外感凉燥证。头微痛，恶寒无汗，咳嗽痰稀，鼻塞咽干，苔白，脉弦。

【组方原理】本证为凉燥犯表，肺失宣降所致。凉燥得之于深秋气凉，证类风寒，但较严冬风寒为轻，故凉燥伤表，则见头微痛、恶寒无汗；凉燥袭肺，肺失宣降，津液失布，则咳嗽痰稀；肺开窍于鼻，凉燥外袭，肺气失宣，故鼻塞；燥伤津液，则咽干。治宜轻宣凉燥，理肺化痰。

方中苏叶辛温不燥，发表散邪，开宣肺气；杏仁苦温而润，宣利肺气，润燥止咳，共为君药。前胡降气化痰，疏风散邪；桔梗、枳壳一升一降，理肺化痰，同为臣药。半夏、橘皮燥湿化痰，理气行滞；茯苓渗湿健脾，以杜生痰之源；生姜、大枣调和营卫，滋脾行津，俱为佐药。甘草调和诸药，合桔梗宣肺利咽，功兼佐使。诸药合用，共奏轻宣凉燥、理肺化痰之功。

要点二　桑杏汤《温病条辨》

【组成】桑叶一钱　杏仁一钱五分　沙参二钱　象贝　香豉　栀皮　梨皮各一钱

【用法】水煎服。

【功用】清宣温燥，润肺止咳。

【主治】外感温燥证。头痛，身热不甚，微恶风寒，口渴，咽干鼻燥，干咳无痰或痰少而黏，舌红，苔薄白而干，脉浮数而右脉大者。

【组方原理】本证由温燥外袭，津液受灼所致。温燥伤于肺卫，其病轻浅，故头痛而身热不甚；温燥耗津灼液，肺失清肃，则口渴，咽干，鼻燥，干咳无痰或痰少而黏；舌红，苔薄白而干，脉浮数而右脉大，皆为外感温燥，邪在肺卫之征。治宜清宣燥热，润肺止咳。

方中桑叶清宣燥热；杏仁宣利肺气，润燥止咳，共为君药。豆豉辛凉透散；贝母清化热痰；沙参养阴生津，同为臣药。栀子皮质轻，清泻肺热；梨皮清热润燥，止咳化痰，俱为佐药。诸药合用，共奏清宣温燥、润肺止咳之功。

细目三　滋阴润燥

要点一　麦门冬汤《金匮要略》

【组成】麦门冬七升　半夏一升　人参三两　甘草二两　粳米三合　大枣十二枚

【用法】水煎服。

【功用】清养肺胃，降逆和中。

【主治】

1. 虚热肺痿。咳嗽气喘，咽喉不利，咳唾涎沫，口干咽燥，舌红少苔，脉虚数。
2. 胃阴不足证。呕吐，呃逆，舌红少苔，脉虚数。

【组方原理】本方所治乃肺胃阴虚，气火上逆之证。肺胃阴虚，肺叶枯萎，肃降失职，肺气上逆，故作咳嗽气喘；肺伤而不布津，加之虚火灼津，聚生浊唾涎沫，随肺气上逆而咳出，且咳唾涎沫愈甚，则肺金损伤愈重，日久不止，终致肺痿；肺胃阴虚，津不上承，则口干咽燥；胃阴不足，胃气上逆则呕吐、呃逆；舌红少苔，脉虚数亦为阴虚内热之征。治宜清养肺胃，降逆下气。

方中重用麦门冬甘寒清润，既养肺胃之阴，又清肺胃虚热，为君药。臣以半夏降逆下气，化其痰涎。半夏虽温燥，但与大剂麦门冬相配，则燥性减而降逆之用存，且能开胃行津以润肺，又使麦门冬滋而不腻。人参益气生津以补肺胃之气。粳米、大枣、甘草益气养胃，"培土生金"，共为佐药。甘草并能润肺利咽，调和诸药为使。诸药合用，共奏清养肺胃、降逆和中之功。本方甘润之中佐以辛温，滋补之中辅以降逆，滋而不腻，温而不燥，肺胃并治，培土生金。

【鉴别】麦门冬汤与炙甘草汤均可治疗肺痿。但炙甘草汤功在滋养阴血，益气温阳，为气血阴阳俱补之剂，用治气血阴阳俱虚之虚劳肺痿。麦门冬汤功在清养肺胃，培土生金，降逆下气，属滋阴润燥之剂，用治肺胃阴虚、气火上逆之虚热肺痿。

要点二　百合固金汤《慎斋遗书》

【组成】生地　熟地　当归身各三钱　麦冬　百合　贝母各一钱半　白芍　甘草各一钱　桔梗　玄参各八分

【用法】水煎服。

【功用】滋养肺肾，止咳化痰。

【主治】肺肾阴亏，虚火上炎证。咳嗽气喘，痰中带血，咽喉燥痛，头晕目眩，午后潮热，舌红少苔，脉细数。

【组方原理】本证由肺肾阴虚，虚火上炎所致。肺阴亏耗，不能输布津液下达于肾；肾水既亏，水不制火，则虚火上炎而灼烁肺金，故形成肺肾两亏、母子俱损之证。肺失濡润，火伤血络，故咳嗽气喘，痰中带血；肺肾阴亏，津液不能上承咽喉，加之虚火上炎，故咽喉燥痛；阴精不足，头目失养，则头晕目眩；午后潮热，舌红少苔，脉细数，均为阴虚内热之征。治宜滋养肺肾之阴，清热化痰止咳。

方中生熟二地为君，滋补肾阴亦养肺阴，熟地兼能补血，生地兼能凉血。臣以百合、麦冬滋养肺阴，润肺止咳；玄参咸寒滋肾，且降虚火。佐以贝母清热润肺，化痰止咳；桔梗载药上行，并利咽喉；当归、芍药补血敛肺止咳。诸药相合，肺肾同治，金水相生。

【鉴别】百合固金汤与咳血方均可治咳嗽、痰中带血等症。但百合固金汤主治肺肾阴亏、虚火上炎之咳嗽痰血证，偏于滋肾养肺，并能清热化痰。咳血方主治肝火灼肺之咳血证，偏于清肝宁肺，兼以化痰止咳。

（王均宁）

第十六单元　祛湿剂

细目一　概述

要点一　祛湿剂的适用范围

祛湿剂适用于湿邪所致的多种病证，据其成因可分为外湿与内湿两类。外湿者，乃外感湿邪侵袭人体肌肉、经络、筋骨、关节所致，症见恶寒发热，头痛身重，肢节酸痛，或面目浮肿等；内湿者，由脏腑功能失调，湿浊内生而致，症见胸脘痞满，呕恶泄泻，水肿黄疸，癃闭淋浊等。

要点二　祛湿剂的应用注意事项

水湿之生与肺脾肾三脏功能失调密切相关，且湿邪重浊腻滞，易阻气机，故应用祛湿剂须酌情配伍宣降肺气、健脾助运、温肾化气之药以求其本，并注重调理气机，使气化则湿亦化。祛湿剂多由芳香温燥或甘淡渗利之药组成，易伤阴津，有碍胎元，故素体阴虚津亏、病后体弱以及孕妇水肿等慎用。

细目二　燥湿和胃

要点一　平胃散《简要济众方》

【组成】苍术四两　厚朴三两　陈橘皮二两　甘草（炙）一两

【用法】为散。

【功用】燥湿运脾，行气和胃。

【主治】湿滞脾胃证。脘腹胀满，不思饮食，口淡无味，恶心呕吐，嗳气吞酸，肢体沉重，怠惰嗜卧，常多自利，舌苔白腻而厚，脉缓。

【组方原理】本证由湿困中焦，脾失健运，胃失和降，气机不畅所致。脾为湿困，纳运失司，则不思饮食，口淡无味；湿阻气机，升降失常，则脘腹胀满，恶心呕吐，嗳气吞酸，下利；湿浊内盛，则怠惰嗜卧，肢体沉重；苔白腻而厚、脉缓为湿滞中焦之征。治宜燥湿运脾，行气和胃。

方中苍术燥湿运脾，为君药。厚朴燥湿行气，为臣药。二药配伍，燥湿之功相得益彰，并使气行则湿化。陈皮理气和胃，燥湿醒脾。甘草补中调药，为佐使药。诸药合用，共奏燥湿运脾、行气和胃之功。煎煮时少加生姜、大枣以助调和脾胃。

【常用加减】若湿从热化，口苦，舌苔黄腻者，加黄连、黄芩以清热燥湿；若湿从寒化，脘腹冷痛，手足不温者，加干姜、草豆蔻以散寒除湿；若泄泻较甚者，加茯苓、泽泻以渗利水湿。

【附方】不换金正气散较平胃散多藿香、半夏二味，故燥湿和胃、降逆止呕之力益著，兼可解表，用于湿邪中阻、兼有表寒之证。柴平汤即小柴胡汤与平胃散合方，功在和解少阳，燥湿化痰，用于治疗素多痰湿，复感外邪，寒多热少之湿疟。

要点二　藿香正气散《太平惠民和剂局方》

【组成】大腹皮　白芷　紫苏　茯苓各一两　半夏曲　白术　陈皮　厚朴（姜汁炙）苦桔梗各二两　藿香三两　甘草（炙）二两半

【用法】为末。

【功用】解表化湿，理气和中。

【主治】外感风寒，内伤湿滞证。霍乱吐泻，恶寒发热，头痛，胸膈满闷，脘腹疼痛，舌苔白腻，脉浮或濡缓。以及山岚瘴疟等。

【组方原理】本证由风寒犯表，湿浊中阻，脾胃失和所致。风寒外束，卫阳郁遏，则恶寒发热；湿浊中阻，气机不畅，则胸膈满闷，脘腹疼痛；湿困脾胃，升降失常，则呕恶泄泻；舌苔白腻、脉浮或濡缓乃外感风寒，内伤湿滞之征。治宜解表化湿，理气和中。

方中藿香外散风寒，内化湿滞，辟秽止呕，为治霍乱吐泻之要药，故重用为君。白术、茯苓健脾运湿以止泻；半夏曲、陈皮理气燥湿，和胃降逆以止呕，同为臣药。紫苏、白芷辛温发散，助藿香外散风寒；紫苏尚可醒脾宽中，行气止呕，白芷兼能燥湿化浊；大腹皮、厚朴行气化湿，寓气行湿化之义；桔梗宣肺利膈，既益解表，又助化湿，俱为佐药。甘草调和药性，用为使药。煎加姜枣，内调脾胃，外和营卫。诸药合用，共奏解表化湿、理气和中之功。感受山岚瘴气以及水土不服，症见呕吐腹泻，舌苔白腻者，亦可以本方散寒祛湿，辟秽化浊，和中悦脾而治之。

细目三　清热祛湿

要点一　茵陈蒿汤 《伤寒论》

【组成】茵陈六两　栀子十四枚　大黄二两

【用法】水煎服。

【功用】清热利湿退黄。

【主治】湿热黄疸。一身面目俱黄，黄色鲜明，身热，无汗或但头汗出，口渴欲饮，恶心呕吐，腹微满，小便短赤，大便不爽或秘结，舌红苔黄腻，脉沉数或滑数有力。

【组方原理】本证乃湿热内蕴，壅滞于中，疏泄不利，胆汁外溢，故见一身面目俱黄，黄色鲜明；湿热内蕴，气机失畅，故腹微满；湿热郁蒸，不得下泄，故见无汗或但头汗出，小便不利；湿热内郁，津液不化，则口中作渴；发热、舌苔黄腻、脉沉数或滑数等皆为湿热内蕴之征。治宜清热利湿退黄。

方中重用茵陈蒿为君药，清利脾胃肝胆湿热，为治黄疸要药。栀子泻热降火，清利三焦湿热，合茵陈蒿使湿热从小便而去，为臣药。大黄泻热逐瘀，通利大便，伍茵陈蒿令湿热瘀滞由大便而去，为佐药。诸药合用，共奏清热利湿退黄之功。

【常用加减】若湿重于热而身热口渴不甚，食少便溏者，加茯苓、泽泻以利水渗湿；若热重于湿而舌红苔黄燥者，加龙胆草、虎杖以清热祛湿；若肝气郁滞而胁痛明显者，加柴胡、川楝子以疏肝理气。

要点二　八正散 《太平惠民和剂局方》

【组成】车前子　瞿麦　萹蓄　滑石　山栀子仁　甘草（炙）　木通　大黄（面裹煨）各一斤

【用法】为散。每服二钱，水一盏，入灯心，煎至七分，温服。

【功用】清热泻火，利水通淋。

【主治】湿热淋证。尿频尿急，溺时涩痛，淋沥不畅，尿色浑赤，甚则癃闭不通，小腹急满，口燥咽干，舌苔黄腻，脉滑数。

【组方原理】本证由湿热蕴于膀胱，水道不利所致。湿热下注蕴于膀胱，故尿频尿急，溺时涩痛，淋沥不畅，甚则癃闭不通，尿色浑赤；湿热内郁，气机不畅，则小腹急满；津液不布，加之热邪伤津，则口燥咽干；舌苔黄腻、脉滑数为湿热之征。治宜清热泻火，利水通淋。

方中滑石、木通清热利水通淋，共为君药。萹蓄、瞿麦、车前子助滑石、木通利水通淋，同为臣药。山栀子仁清热泻火，除三焦湿热；大黄荡涤邪热，通利肠腑，合诸药令湿热由二便分消，俱为佐药。甘草调和诸药，兼以缓急止茎中痛，为佐使药。煎药时加灯心以增利水通淋之效。诸药合用，共奏清热泻火、利水通淋之功。

要点三　三仁汤 《温病条辨》

【组成】杏仁五钱　飞滑石六钱　白通草二钱　白蔻仁二钱　竹叶二钱　厚朴二钱

生薏苡仁六钱　半夏五钱

【用法】水煎服。

【功用】宣畅气机，清利湿热。

【主治】湿温初起或暑温夹湿之湿重于热证。头痛恶寒，身重疼痛，面色淡黄，胸闷不饥，午后身热，苔白不渴，脉弦细而濡。

【组方原理】本方所治为湿温初起，邪在气分，湿重于热之证。湿温之成，乃因外感时令湿热之邪；或因素有脾湿，复感外邪所致。湿热遏阻卫阳，则头痛，恶寒；阻滞肌肉，则身重疼痛；蕴于脾胃，运化失司，气机不畅，则胸闷不饥；湿为阴邪，旺于申酉，邪正交争，则午后身热；苔白不渴，脉弦细而濡，为湿温初起，湿重于热之征。治宜宣畅气机，利湿清热之法。

方中滑石长于清热利湿，为君药。杏仁宣利上焦肺气以通利水道，白蔻仁畅达中焦气机以助祛湿，薏苡仁渗利下焦湿热以健脾。三仁并用，宣上畅中渗下，同为臣药。通草、竹叶渗利下焦湿热，半夏、厚朴理气和胃化湿，俱为佐药。原方以甘澜水煎服药，意在取其益脾胃而不滞邪。诸药合用，共奏宣畅气机、清利湿热之功。

【鉴别】甘露消毒丹与三仁汤均有清热利湿之功，治疗湿温邪留气分之证。三仁汤以滑石配伍三仁、通草、竹叶清利湿热，重在化湿理气，兼以清热，宜于湿重热轻之湿温初起或暑温夹湿证；甘露消毒丹重用滑石、茵陈、黄芩为君，配伍连翘、射干、贝母散结消肿，利湿化浊与清热解毒并举，适宜于湿热并重之疫毒充斥气分证。

细目四　利水渗湿

要点　五苓散《伤寒论》

【组成】猪苓十八铢　泽泻一两六铢　白术十八铢　茯苓十八铢　桂枝半两

【用法】为散，以白饮和服，日三服，多饮暖水，汗出愈。

【功用】利水渗湿，温阳化气。

【主治】

1. 蓄水证。小便不利，头痛微热，烦渴欲饮，甚则水入即吐，舌苔白，脉浮。

2. 痰饮。脐下动悸，吐涎沫而头眩，或短气而咳者。

3. 水湿内停证。水肿，泄泻，小便不利，以及霍乱吐泻等。

【组方原理】本方原治蓄水证，由太阳伤寒未解，内传太阳之腑，致膀胱气化不利，水湿内停。表邪未解，则头痛发热，脉浮；膀胱气化失司，水湿内蓄，则小便不利；气不化津，津液不得上承于口，则渴欲饮水，甚则水入即吐，即"水逆证"；水湿溢于肌肤，则为水肿；水湿侮土，升降失常，则霍乱吐泻；水饮停于下焦，则脐下动悸；水饮上犯，阻遏清阳，则吐涎沫而头眩；水饮凌肺，则短气而咳。治宜利水渗湿为主，兼以温阳化气。

方中重用泽泻为君，直达肾与膀胱，利水渗湿。臣以茯苓、猪苓，助君药利水渗湿之力。佐以白术补气健脾以运化水湿。方用桂枝其意有二：一者解表，且遵方后"多饮暖水"取汗之嘱，助桂枝辛温发散表邪；一者取桂枝温阳化气以助利水。诸药相伍，共奏淡渗利湿、健脾助运、温阳化气、解表散邪之功。本方利水渗湿之中，寓温阳化气之法，且以服法之妙，而适临证或然之变。

【附方】四苓散，即五苓散减去桂枝，重在健脾渗湿，适宜于脾失健运，湿胜泄泻；春泽汤乃五苓散减桂枝，加人参而成，故益气补脾之功较胜，适宜于水湿停蓄而兼神疲乏力、口渴、泄泻等脾虚征象者；胃苓汤系五苓散与平胃散合方，有燥湿和中、行气利水之效，适宜于水湿内盛、气机阻滞之水肿、泄泻、腹胀、舌苔厚腻者；茵陈五苓散为五苓散与倍量茵陈相合而成，具利湿清热退黄之功，适宜于黄疸之湿重热轻证。

【鉴别】猪苓汤与五苓散均含泽泻、猪苓、茯苓三药，为利水渗湿的常用方剂，皆可用于小便不利、身热口渴之证。五苓散证由水湿内盛，膀胱气化不利而致，故配伍桂枝温阳化气兼解太阳未尽之邪，白术健脾燥湿，共成温阳化气利水之剂；猪苓汤治证乃因邪气入里化热，水热互结，灼伤阴津而成里热阴虚、水湿停蓄之证，故配伍滑石清热利湿，阿胶滋阴润燥，共成利水清热养阴之方。

细目五　温化寒湿

要点一　苓桂术甘汤《金匮要略》

【组成】茯苓四两　桂枝三两　白术二两　甘草（炙）二两

【用法】水煎服。

【功用】温阳化饮，健脾利水。

【主治】中阳不足，痰饮内停证。胸胁支满，目眩心悸，短气而咳，舌苔白滑，脉弦滑或沉紧。

【组方原理】本方为中阳素虚，脾失健运，湿聚为饮之证而设。饮停胸胁，阻滞气机，则胸胁支满；饮滞中焦，阻遏清阳，则头目眩晕；饮邪犯肺，则短气而咳；饮邪凌心，心阳受困，则心悸；舌苔白滑，脉弦滑或沉紧，皆为痰饮内停之佐证。遵"病痰饮者，当以温药和之"的治疗原则，法宜温阳化饮，健脾利水。

方中茯苓渗湿化饮，健脾益气，既能导痰饮从小便而出，又能培脾土以复运化，标本兼顾，故重用为君。臣以桂枝温阳化气，苓、桂相伍温阳行水之功尤彰。佐以白术健脾燥湿，苓、术相须健脾祛湿之力尤著，是治病求本之意。甘草益气和中，调和药性，与桂枝相伍，辛甘养阳，助温补中阳之力；与白术相配，益气健脾，协崇土制水之力，为佐使之用。四药合用，共奏温阳化饮、健脾利水之功。本方温而不燥，利而不峻，标本兼顾，为治疗痰饮之和剂。

要点二　真武汤《伤寒论》

【组成】茯苓三两　芍药三两　白术二两　生姜三两　附子（炮）一枚

【用法】水煎服。

【功用】温阳利水。

【主治】

1. 阳虚水泛证。肢体浮肿或沉重，腰以下为甚，畏寒肢冷，腹痛泄泻，小便不利，或心悸头眩，舌淡胖，苔白滑，脉沉细。

2. 太阳病发汗太过，阳虚水泛证。汗出不解，其人仍发热，心下悸，头眩，身体瞤动，振振欲擗地。

【组方原理】本方主治脾肾阳虚，水湿泛溢证。水为肾主，其制在脾，若脾虚运化无权，肾虚气化失司，则水无所主，湿无所制，泛溢妄行。若溢于肌肤，则肢体浮肿而沉重疼痛；流于肠间，则腹痛，下利；上逆肺胃，则或咳或呕。若发汗太过，则伤阳耗阴，阳气不足，经脉失温，加之阴失濡养，则可见身体瞤动。小便不利，畏寒肢冷，舌质淡胖，苔白滑，脉沉细，亦为阳虚水停之征。治宜温肾助阳，健脾利水之法。

方中附子大辛大热，温肾助阳，为君药。茯苓、白术补气健脾，利水渗湿，合附子可温脾肾而助脾运，同为臣药。佐以生姜辛温，配附子温阳散寒，伍苓、术辛散水气，并可和胃而止呕。白芍为佐，其用有四：一者柔肝缓急以止腹痛；二者敛阴舒筋以解筋肉瞤动；三者利小便以行水气；四者可兼制附子燥热伤阴之弊。诸药合用，共奏温阳利水之功。本方温阳与利水同用，渗利与温燥合法，可除阴寒凝滞之水气；标本同治，治本为主；脾肾兼顾，重在温肾。

【常用加减】若水寒射肺而咳者，加干姜、细辛、五味子以温肺化饮，敛肺止咳；脾肾阳衰而下利甚者，去芍药，加干姜以温中祛寒；水寒犯胃而呕者，加半夏、吴茱萸以温胃降逆止呕。

【附方】附子汤为真武汤中生姜易人参，均主治阳虚湿盛证。然附子汤重用附、术，配伍人参，重在温补脾阳而祛寒湿，适宜于阳虚寒湿内盛的身体骨节疼痛；真武汤中附子与茯苓配伍，佐以白术、生姜，故重在温阳而散水气，适宜于阳虚水泛的水肿。

要点三　实脾散《重订严氏济生方》

【组成】厚朴　白术　木瓜　木香　草果仁　大腹子　附子　白茯苓　干姜各一两
甘草（炙）半两

【用法】加生姜五片、大枣一枚，水煎服。

【功用】温阳健脾，行气利水。

【主治】阳虚水肿。身半以下肿甚，手足不温，口中不渴，胸腹胀满，大便溏薄，舌苔白腻，脉沉迟。

【组方原理】本方所治之水肿，是谓阴水，乃由脾肾阳虚，脾不运水，肾不主水，水湿内停所致。水溢肌肤，则肢体浮肿；水性趋下，故身半以下肿甚；脾肾阳虚，失于温煦，则手足不温；水湿内停，气机阻滞，则胸腹胀满；水注肠间，则大便溏薄；口中不渴，舌苔白腻，脉沉弦而迟，为阳虚湿滞之征。治宜温阳健脾，行气利水。

方中附子、干姜温肾暖脾，扶阳抑阴，共为君药。茯苓、白术健脾渗湿，利水消肿，同为臣药。木瓜除湿和中，厚朴、木香、大腹子行气利水，草果温中燥湿，俱为佐药。甘草调和药性，为使药。煎时加生姜温散水气，大枣益脾和中。诸药合用，共奏温阳健脾、行气利水之功。

【鉴别】真武汤与实脾散中均含附子、茯苓、白术等药，具有温补脾肾、利水渗湿之功，可治阳虚水肿。真武汤以附子为君，佐以芍药、生姜，故偏于温肾，并善散水消肿，兼可敛阴缓急，宜于阳虚水肿，伴有腹痛，四肢沉重疼痛，或身瞤动者；实脾散以附子、干姜共为君药，故温脾之力胜于真武汤，且配入木香、厚朴、槟榔等行气除满之品，宜于阳虚水肿兼有胸腹胀满者。

细目六　祛风胜湿

要点　独活寄生汤《备急千金要方》

【组成】独活三两　桑寄生　杜仲　牛膝　细辛　秦艽　茯苓　肉桂心　防风　川芎　人参　甘草　当归　芍药　干地黄各二两

【用法】水煎服。

【功用】祛风湿，止痹痛，益肝肾，补气血。

【主治】痹证日久，肝肾两虚，气血不足证。腰膝疼痛、痿软，肢节屈伸不利，或麻木不仁，畏寒喜温，心悸气短，舌淡苔白，脉细弱。

【组方原理】本证由风寒湿痹日久不愈，累及肝肾，耗伤气血所致。痹证日久不愈，累及肝肾，耗伤气血；或肝肾两虚，气血不足之体，遭风寒湿邪侵袭，邪气稽留不去。风寒湿邪，客于肌肉关节，则腰膝疼痛，久则肢节屈伸不利；肝肾不足，气血亏损，筋骨失养，则肢节麻木不仁；气血两虚，则心悸气短，舌淡苔白，脉细弱。治宜祛风散寒胜湿，补益肝肾气血。

方中独活祛风散寒胜湿，善治腰膝腿足之痛，为君药。细辛祛风散寒止痛，秦艽祛风胜湿舒筋，桂心温经散寒通脉，防风祛一身风湿，同为臣药。桑寄生、杜仲、牛膝益肝肾，祛风湿，强筋骨；地黄、当归、芍药、川芎养血和血；人参、茯苓、甘草益气健脾，俱为佐药。芍药与甘草相合，有缓急舒筋之功；当归、川芎、牛膝、桂心相伍，有活血通脉之效。甘草调和诸药，兼作使药。诸药合用，共奏祛风湿、止痹痛、益肝肾、补气血之功。

【常用加减】若寒邪偏盛者，酌加附子、干姜以温阳散寒；湿邪偏盛者，去地黄，酌加苍术、防己、薏苡仁以祛湿消肿；疼痛较剧者，可酌加白花蛇、制川乌、制草乌、红花等以助搜风通络，活血止痛。

（樊巧玲）

第十七单元　祛痰剂

细目一　概述

要点一　祛痰剂的适用范围及配伍规律

祛痰剂适用于痰浊留滞于脏腑、经络、肢体而导致的痰病，临床可见于咳喘，头痛，眩晕，胸痹，呕吐，中风，痰厥，癫狂，惊痫，以及痰核、瘰疬等多种疾病。

本类方剂常配伍温里祛寒、清热降火、健脾燥湿、滋阴润肺、疏风散邪或平肝息风，以及疏通经络、软坚散结之品；并酌伍理肺、运脾、温肾等药以治生痰之源；注重配伍调理气机之药使气顺痰消。

要点二　祛痰剂的应用注意事项

辨明痰证寒、热、燥、湿之属性。阴虚燥咳，痰中带血者，慎用辛温燥烈之品以防加重出血。表邪未解或痰多者，慎用滋润之品以防壅滞留邪。

细目二　燥湿化痰

要点一　二陈汤《太平惠民和剂局方》

【组成】半夏　橘红各五两　白茯苓三两　甘草（炙）一两半

【用法】加生姜七片、乌梅一个，同煎。

【功用】燥湿化痰，理气和中。

【主治】湿痰证。咳嗽痰多，色白易咯，胸膈痞闷，不欲饮食，恶心呕吐，或头眩心悸，肢体困倦，舌苔白滑，脉滑。

【组方原理】本证由脾失健运，湿聚成痰，壅滞气机所致。湿痰犯肺，则咳嗽痰多；痰阻气机，胃失和降，则恶心呕吐；胸膈气机不畅，则痞闷不舒；湿性重滞，故肢体困重；阻遏清阳，则头目眩晕；痰浊凌心，则为心悸。治宜燥湿化痰，健脾助运，理气和胃。

方中半夏燥湿化痰，和胃止呕，为君药。橘红理气行滞，使气顺痰消，并助半夏燥湿和胃，为臣药。茯苓渗湿健脾，治生痰之源，为佐药。炙甘草和中调药，为使药。煎煮时加生姜，降逆化痰，制半夏之毒；入乌梅收敛肺气，合半夏、橘红散中有收，使痰化而正气无损。诸药合用，共奏燥湿化痰、理气和中之功。

【附方】导痰汤为二陈汤去乌梅，加南星、枳实而成，燥湿行气化痰作用较二陈汤为著，适用于痰湿较甚，痰阻气滞及顽痰胶固的痰厥眩晕，咳喘痞胀等；涤痰汤在导痰汤中加入菖蒲、竹茹、人参，较之导痰汤又增涤痰开窍，益气扶正之力，宜于痰湿壅盛，内迷心窍所致中风、舌强不能言等。

要点二　温胆汤《三因极一病证方论》

【组成】半夏　竹茹　枳实各二两　陈皮三两　甘草（炙）一两　茯苓一两半

【用法】加姜枣煎服。

【功用】理气化痰，清胆和胃。

【主治】胆胃不和，痰热内扰证。胆怯易惊，虚烦不眠，口苦吐涎，或呕吐呃逆，或惊悸不宁，或癫痫，舌苔腻，脉弦滑或略数。

【组方原理】本证由痰热内扰，胆胃不和所致。痰热上扰则虚烦不眠，惊悸不宁，甚则蒙蔽清窍而见癫痫；痰浊内阻，胃气上逆可致呕吐呃逆；苔腻、脉弦滑均为痰热内扰之象。治宜理气化痰，清胆和胃。

　　方中半夏燥湿化痰，降逆和胃，为君药。竹茹清热化痰，除烦止呕，为臣药。枳实破气消痰，散结除痞；陈皮理气和胃，燥湿化痰；茯苓健脾渗湿，杜生痰之源，俱为佐药。炙甘草调和诸药，为使药。煎加生姜、大枣调和脾胃。诸药合用，共奏理气化痰、清胆和胃之功。

　　【附方】黄连温胆汤在温胆汤中加入黄连，故清心泻火之效较温胆汤为优，宜于痰热内扰且热邪较甚者。十味温胆汤乃温胆汤减竹茹，加人参、熟地、五味子、酸枣仁、远志而成，故化痰和胃之中兼能益气养血，宁心安神，宜于痰浊内扰、气血不足之心胆虚怯，神志不宁者。

细目三　　清热化痰

要点　清气化痰丸《医方考》

　　【组成】陈皮　杏仁　枳实　黄芩　瓜蒌仁　茯苓各一两　胆南星　制半夏各一两半
　　【用法】姜汁为丸。
　　【功用】清热化痰，理气止咳。
　　【主治】热痰咳嗽。咳嗽痰黄，黏稠难咯，胸膈痞闷，甚则气急呕恶，舌质红，苔黄腻，脉滑数。
　　【组方原理】本证由痰热壅结于肺所致。痰热壅肺，肺失宣降，故见咳嗽，痰黄黏稠，咯之不爽；痰火阻碍气机，则胸膈痞闷，甚则气逆于上，发为气急呕恶；舌质红，苔黄腻，脉滑数，皆为痰热之象。治宜清热化痰，理气止咳。

　　方中胆南星清热豁痰，为君药。瓜蒌仁清热化痰，黄芩清泻肺火，半夏化痰散结，降逆止呕，同为臣药。枳实行气消痞，陈皮理气化痰，茯苓健脾渗湿，杏仁降气止咳，俱为佐药。以生姜汁为丸，以制半夏之毒，并增祛痰降逆之效。诸药合用，共奏清热化痰、理气止咳之功。

细目四　　润燥化痰

要点　贝母瓜蒌散《医学心悟》

　　【组成】贝母一钱五分　瓜蒌一钱　花粉　茯苓　橘红　桔梗各八分
　　【用法】水煎服。
　　【功用】润肺清热，理气化痰。
　　【主治】燥痰咳嗽。咳嗽痰少，咯痰不爽，涩而难出，咽干口燥哽痛，或上气喘促，苔白而干。
　　【组方原理】本证由燥热伤肺，灼津成痰，肺失清肃所致。燥热伤肺，灼津成痰，肺失肃降，故咳嗽痰黏，涩而难出，甚则肺气上逆而见上气喘促；燥热伤津，则咽喉干燥哽痛；苔白而干为燥痰之象。治宜润肺清热，理气化痰。

　　方中贝母清热化痰，润肺止咳，为君药。瓜蒌清热化痰，宽胸散结，为臣药。天花粉清热润肺，茯苓健脾渗湿，橘红理气燥湿化痰，桔梗宣肺化痰止咳，俱为佐药。诸药配伍，共奏润肺清热、理气化痰之功。

细目五　温化寒痰

要点　三子养亲汤《皆效方》，录自《杂病广要》

【组成】白芥子　苏子　莱菔子

【用法】上药微炒，击碎。每剂不过三钱，别生绢袋盛之，煮饮代茶，不宜煎太过。

【功用】化痰消食，降气平喘。

【主治】痰壅食滞气逆证。咳嗽喘逆，痰多胸痞，食少难消，舌苔白腻，脉滑。

【组方原理】本证由痰食壅滞，气机不畅，肺失肃降所致。年迈中虚，脾运不健，津液不布，每致停食生痰，痰湿壅肺，故见咳嗽喘逆，痰多胸痞，食少难消。治宜化痰消食，降逆下气，止咳平喘。

方以白芥子温肺化痰，利气散结；紫苏子降气行痰，止咳平喘；莱菔子消食导滞，行气祛痰。三药相伍，各有所长，白芥子长于豁痰，苏子长于降气，莱菔子长于消食。三药合用，共奏化痰消食、降气平喘之功。临证当视痰壅、气逆、食滞三者轻重酌定以何药为君，余则为臣佐之属。

细目五　治风化痰

要点　半夏白术天麻汤《医学心悟》

【组成】半夏一钱五分　天麻　茯苓　橘红各一钱　白术三钱　甘草五分

【用法】加姜枣煎服。

【功用】化痰息风，健脾祛湿。

【主治】风痰上扰证。眩晕，头痛，胸膈痞满，痰多，呕恶，舌苔白腻，脉弦滑。

【组方原理】本证由湿痰内盛，肝风夹挟痰上扰清空所致。风痰上扰，蒙蔽清阳，故眩晕，头痛；痰阻气滞，升降失司，故恶心呕吐，胸膈痞闷；内有痰浊，则舌苔白腻，脉弦主肝风，脉滑主痰。治宜化痰息风，健脾祛湿。

方中半夏燥湿化痰，天麻平肝息风，二者为治风痰眩晕头痛之要药，共为君药。白术健脾燥湿，茯苓健脾渗湿以治生痰之本，为臣药。橘红理气化痰为佐药。甘草调和诸药，为使。煎加生姜、大枣以调和脾胃。诸药合用，共奏化痰息风、健脾祛湿之功。

【鉴别】半夏白术天麻汤与天麻钩藤饮均有平肝息风之功。半夏白术天麻汤兼可燥湿化痰，理气和中，故宜于肝风夹痰上扰清空之证；天麻钩藤饮长于清热平肝潜阳，故宜于肝阳上亢，肝风内动之证。

（樊巧玲）

第十八单元　消食剂

细目一　概述

要点一　消食剂的适用范围

消食剂适用于食积内停之证，常见脘腹胀满、嗳腐吞酸、恶食呕逆、腹痛泄泻等症。

要点二　消食剂的应用注意事项

食积每致伤中、阻气、生湿、化热之变，治疗时需合理遣药配伍组方。不宜长期或过量服用，纯虚无实者禁用。

细目二　消食化滞

要点　保和丸《丹溪心法》

【组成】山楂六两　神曲二两　半夏　茯苓各三两　陈皮　连翘　莱菔子各一两

【用法】炊饼为丸。

【功用】消食和胃。

【主治】食积证。脘腹痞满胀痛，嗳腐吞酸，恶食呕恶，或大便泄泻，舌苔厚腻微黄，脉滑。

【组方原理】本方证乃饮食过量，脾运不及，停滞为积，胃气失和所致。若食停中脘，气机不畅，则脘腹痞满，甚或胀痛；脾胃升降失职，则嗳腐吞酸，恶食吐泻等；舌苔厚腻，脉滑，为食积内停之象。治宜消食化滞，理气和胃。

方中重用山楂，消食化滞，尤擅消肉食油腻之积，为君药。神曲消食健脾，尤善化酒食陈腐之积；莱菔子下气消食，长于消谷面之积，同为臣药。君臣配伍，相辅相成，可消一切饮食积滞。半夏和胃降逆，陈皮理气和中，茯苓健脾渗湿，连翘清热散结，俱为佐药。诸药合用，共奏消食和胃之功。

细目三　健脾消食

要点　健脾丸《证治准绳》

【组成】白术二两半　木香　黄连　甘草各七钱半　白茯苓二两　人参一两五钱　神曲　陈皮　砂仁　麦芽　山楂　山药　肉豆蔻（煨去油）各一两

【用法】蒸饼为丸。

【功用】健脾和胃，消食止泻。

【主治】脾虚食积证。食少难消，脘腹痞闷，大便溏薄，倦怠乏力，舌苔腻而微黄，脉虚弱。

【组方原理】本证由脾胃虚弱，食积内停所致。脾失健运，食积内停，故食少难消，大便溏薄；脾胃虚弱，故倦怠乏力，脉象虚弱；食积内停，气机壅滞，则脘腹痞闷；食积化热，则苔腻微黄。治宜健脾助运，消食和胃。

方中人参、白术、茯苓健脾化湿止泻，共为君药。山楂、神曲、麦芽消食化滞和胃，为臣药。肉豆蔻、山药益气健脾止泻，木香、砂仁、陈皮理气醒脾和胃，黄连清热燥湿，俱为佐药。甘草补中益气，调和诸药，为佐使药。诸药合用，共奏健脾和胃、消食止泻之功。

【鉴别】健脾丸与参苓白术散均含人参、白术、山药、茯苓、砂仁、甘草等药，皆具益气健脾、渗湿止泻之功，可治疗脾虚夹湿之证。健脾丸因配入山楂、神曲、麦芽、黄连等药，兼具消食化滞、清热燥湿之功，宜于脾虚食积内停，生湿蕴热之证；参苓白术散因配入莲子、扁豆、薏苡仁、桔梗等药，功擅渗湿止泻，兼可保肺，宜于脾虚生湿，下渗肠道之泄泻，亦治肺脾气虚之痰湿咳嗽。

（樊巧玲）

第十九单元　驱虫剂

要点　乌梅丸《伤寒论》

【组成】乌梅三百枚　细辛六两　干姜十两　黄连十六两　当归四两　附子六两　蜀椒四两　桂枝六两　人参六两　黄柏六两

【用法】炼蜜为丸。

【功用】温脏安蛔。

【主治】蛔厥证。腹痛时作，手足厥冷，时静时烦，时发时止，得食而呕，常自吐蛔。兼治久利。

【组方原理】本证由胃热肠寒，蛔动不安所致。蛔虫原寄生在肠间，喜温而恶寒，如中、下二焦虚寒（脏寒），不利于蛔虫生存而扰动不安，故腹痛时作；蛔虫为避下寒，上窜入胃，胃热虫扰则心烦呕吐，时发时止，甚或吐蛔；蛔虫上扰，致阴阳之气不相顺接，故手足厥冷，称为蛔厥。本证上热下寒，以肠寒蛔动为主因，治宜温下清上，温脏驱蛔。

方中重用乌梅，酸以安蛔，并以苦酒（醋）渍之，为君药。细辛、蜀椒辛可伏蛔，温脏祛寒；黄连、黄柏苦以下蛔，清泻内热，同为臣药。附子、干姜、桂枝合细辛、蜀椒，温里祛寒之功益增，以利蛔虫安伏肠内；人参、当归补养气血，俱为佐药。以蜜为丸，调和诸药。全方酸、辛、苦并用，寒热兼施，使寒热消，虫得下。正合"蛔得酸则静，得辛则伏，得苦则下"之旨。诸药合用，共奏温脏安蛔之功。至于久痢、久泻，属寒热错杂，正气虚弱者，本方集酸收涩肠、温中补虚、清热燥湿诸法，亦切中病机，可谓异病同治之用。

（樊巧玲）

中 医 诊 断 学

中医诊断学是根据中医学的理论，研究诊察病情、判断病种、辨别证候的基础理论、基本知识和基本技能的一门学科。主要包括诊法、辨证、诊病及病案等内容。本部分考试内容主要为诊法和辨证。

第一单元　问诊

问诊，是医者通过询问患者或陪诊者，了解疾病的发生、发展、治疗经过、现在症状和其他与疾病有关的情况，以诊察疾病的方法。

细目一　问寒热

问寒热是询问患者有无冷与热的感觉。寒，即怕冷的感觉；热，即发热。患者体温高于正常，或者体温正常，但全身或局部有热的感觉，都称为发热。寒热的产生，主要取决于病邪的性质和机体的阴阳盛衰两个方面。因此，通过问患者寒热感觉可以辨别病变的寒热性质和阴阳盛衰等情况。

要点一　恶寒发热的常见类型、临床表现及意义

1. 恶寒发热的临床表现

恶寒发热，是指病人恶寒的同时，伴有体温升高，是表证的特征性症状。

2. 意义

恶寒发热产生的原因是由于外邪袭表，影响卫阳"温分肉"的功能所致。肌表失煦则恶寒；正气奋起抗邪，则阳气趋向于表，又因寒邪外束，玄府闭塞，阳气不得宣发，则郁而发热。

根据恶寒发热的轻重不同和有关兼症，又可分为以下三种类型：

（1）外感风寒：恶寒重，发热轻，兼有头痛、身痛、无汗、脉浮紧，是外感风寒的表实证。

（2）外感风热：发热重，恶寒轻，兼有头痛、身痛、无汗、脉浮数，多属外感风热的表热证。

（3）伤风表证：恶寒、发热，并有恶风、自汗、脉浮缓，多属外感表虚证的太阳中风证。

要点二　但寒不热的常见类型、临床表现及意义

但寒不热是指病人只感寒冷而不发热的症状，是里寒证的寒热特征。临床常有新病恶寒、久病畏寒之分。

1. 新病恶寒

新病恶寒指病人突然感觉怕冷，且体温不高的症状。常伴有四肢不温，或脘腹、肢体冷痛，或呕吐泄泻，或咳喘痰鸣，脉沉紧等症。主要见于里实寒证。多因感受寒邪较重，

寒邪直中脏腑、经络，郁遏阳气，机体失于温煦所致。

2. 久病畏寒

久病畏寒指病人经常怕冷，四肢凉，得温可缓的症状。常兼有面色㿠白，舌淡胖嫩，脉弱等症。主要见于里虚寒证。因阳气虚衰，形体失于温煦所致。

要点三　壮热、潮热、微热的常见类型、临床表现及意义

1. 壮热

即病人身发高热，持续不退（体温超过 39℃ 以上），属里实热证。可见满面通红、口渴饮冷、大汗出、脉洪大等症，是风寒之邪入里化热，或风热内传，正盛邪实，邪正剧争，里热亢盛，蒸达于外的表现。多见于伤寒阳明经证和温病气分阶段。

2. 潮热

即病人定时发热或定时热甚，有一定的规律，如潮汐之有定时。

（1）日晡潮热：其特点是热势较高，日晡热甚，兼见腹胀、便秘等，属阳明腑实证。因热结于阳明胃与大肠，日晡（申时，即下午 3~5 时）为阳明经气当旺之时，阳明气盛而又加之有实热，故日晡热甚。

（2）骨蒸潮热：午后或夜间潮热，其特点是午后和夜间有低热。有热自骨内向外透发的感觉者，称为骨蒸发热，多属阴虚火旺所致。由于阴液亏虚，不能制阳，机体阳气偏亢，午后卫阳渐入于里，夜间卫阳行于里，使体内偏亢的阳气更加亢盛而生内热。

（3）湿温潮热：午后发热明显，其特点是身热不扬，肌肤初扪之不觉很热，扪之稍久即觉灼手，此属湿温，为湿郁热蒸之象。

（4）瘀血潮热：午后和夜间有低热，可兼见肌肤甲错，舌有瘀点瘀斑者，属瘀血积久，郁而化热。

3. 微热

指发热不高，体温一般在 37℃~38℃ 之间，或仅自觉发热的症状。常见于某些内伤病和温热病的后期。按病机有气虚发热、血虚发热、阴虚发热、气郁发热和气阴两虚导致的小儿夏季发热。

（1）气虚发热：长期微热，烦劳则甚，兼见有少气自汗、倦怠乏力等症。

（2）血虚发热：时有低热，兼面白、头晕、舌淡脉细等症。

（3）阴虚发热：长期低热，兼颧红、五心烦热等症。

（4）气郁发热：每因情志不舒而时有微热，兼胸闷、急躁易怒等症。

（5）小儿夏季热：小儿在夏季气候炎热时长期发热不已，兼见烦躁、口渴、无汗、多尿等症，至秋凉时不治自愈，是由于小儿气阴不足，不能适应夏令炎热气候所致。

要点四　寒热往来的常见类型、临床表现及意义

寒热往来是指病人自觉恶寒与发热交替发作的症状，是正邪相争，互为进退的病理反应，为半表半里证寒热的特征。在临床上有以下两种类型：

1. 寒热往来无定时

（1）临床表现

病人自觉时冷时热，一日多次发作而无时间规律的症状，多见于少阳病。兼见口苦、

咽干、目眩、胸胁苦满、不欲饮食、脉弦等症。

（2）意义

外感病邪由表入里而尚未达于里，邪气停于半表半里之间的阶段。因邪正交争于半表半里之间，邪胜则恶寒，正胜则发热，故恶寒与发热交替发作。

2. 寒热往来有定时

（1）临床表现

病人恶寒战栗与高热交替发作，发有定时，每日发作一次，或二三日发作一次的症状，兼见头痛剧烈、口渴、多汗等症。

（2）意义

常见于疟疾。是因疟邪侵入人体，潜伏于半表半里的膜原部位，疟邪内入与阴争则恶寒战栗，外出与阳争则身发壮热，故寒战与壮热交替出现。

细目二　问汗

问汗时要询问病人有无出汗、出汗的时间、部位、汗量多少、出汗的特点、主要兼症以及出汗后症状的变化。

要点　自汗、盗汗、绝汗、战汗的临床表现及意义

1. 自汗

（1）临床表现

清醒时经常汗出不止，活动后尤甚，称为自汗。常伴有神疲乏力、气短懒言或畏寒肢冷等症状。

（2）意义

自汗多因阳虚或气虚不能固护肌表，腠理疏松，玄府不密，津液外泄所致。因活动后阳气敷张外散，使气更虚，故出汗加重。因此，自汗多见于气虚证或阳虚证。

2. 盗汗

（1）临床表现

患者经常睡则汗出，醒则汗止，称为盗汗。多伴有潮热、颧红、五心烦热、舌红、脉细数等症。

（2）意义

盗汗属阴虚。阴虚则虚热内生，睡时卫阳入里，肌表不密，虚热蒸津外泄，故汗出。醒后卫阳出表，玄府密闭，故汗止。

3. 绝汗

（1）临床表现

若冷汗淋漓，或汗出如油，伴有呼吸喘促，面色苍白，四肢厥冷，脉微欲绝，此时汗出常称为"脱汗"、"绝汗"。

（2）意义

绝汗是久病重病，正气大伤，阳气外脱，津液大泄，为正气已衰，阳亡阴竭的危候，

预后不良。若病势危重，冷汗淋漓如水，面色苍白，肢冷脉微者，属亡阳之汗，为阳气亡脱，津随气泄之象。若病势危重，汗热而黏如油，躁扰烦渴，脉细数疾者，属亡阴之汗，为内热逼涸竭之阴津外泄之象。

4. 战汗

（1）临床表现

患者先恶寒战栗，表情痛苦，辗转挣扎，继而汗出者，称为战汗。

（2）意义

战汗多见于外感热病的过程中，邪正相争剧烈之时，是疾病发展的转折点。战汗是邪正交争的表现，多属邪盛正虚，一旦阳气来复，邪正剧争，就可出现战汗。战汗的转归，一为汗出病退，脉静身凉，烦渴顿除，此为正气胜于邪气，病渐转愈，属佳象；一为战汗之后热势不退，症见烦躁，脉来急疾，此为正气虚弱，不能胜邪，而热复内陷，疾病恶化，属危象。

细目三　问疼痛及心悸、怔忡

疼痛是临床常见的一种自觉症状，各科均可见到。问诊时，应问清疼痛产生的原因、性质、部位、时间、喜恶等。

要点一　胀痛、刺痛、绞痛、冷痛、灼痛、重痛、隐痛的临床表现及意义

1. 胀痛

指疼痛带有胀满的症状，是气滞作痛的特点。如胸胁脘腹等处胀痛，时发时止，多属肺、肝、胃肠气滞之证；但头目胀痛，多见于肝阳上亢或肝火上炎的病证。

2. 刺痛

指疼痛如针刺之状，是瘀血致痛的特征之一。以头部、胸胁、脘腹等处较为常见。

3. 绞痛

指疼痛剧烈如刀绞一般而难以忍受的症状，多因瘀血、气滞、结石、虫积等有形实邪阻闭气机，或寒邪凝滞气机所致。如心脉痹阻引起的真心痛，结石阻塞尿路引起的腰腹痛，寒邪内侵胃肠所致的脘腹痛等，往往都具有绞痛的特点。

4. 冷痛

指疼痛伴有冷感而喜暖的症状，是寒证疼痛的特点。常见于腰脊、脘腹及四肢关节等处。因寒邪侵入，阻滞脏腑、组织、经络所致者，属实寒证；因阳气不足，脏腑、组织、经络失于温煦所致者，属虚寒证。

5. 灼痛

指疼痛伴有灼热感而喜凉的症状，是热证疼痛的特点。常见于咽喉、口舌、胁肋、脘腹、关节等处。因火邪窜络，阳热熏灼所致者，属实热证；阴虚火旺所致者，属虚热证。

6. 重痛

指疼痛伴有沉重感的症状，多因湿邪困阻气机所致。常见于头部、四肢及腰部。但头

部重痛，亦可因肝阳上亢、气血上壅导致。

7. 隐痛

指痛势较缓，尚可忍耐，但绵绵不休的症状，是虚证疼痛的特点。常见于头部、脘腹、胁肋、腰背等部位，多因精血亏虚，或阳气不足，机体失养所致。

要点二　头痛、胸痛、胁痛、胃脘痛、腹痛、腰痛的临床意义

1. 头痛的临床意义

（1）凡头痛较剧，痛无休止，并伴有外感表现者，为外感头痛。

（2）头重如裹，肢重者，属风湿头痛。

（3）凡头痛较轻，病程较长，时痛时止者，多为内伤头痛。

（4）头痛隐隐，过劳则甚，属气虚头痛。

（5）头痛隐隐，眩晕面白，属血虚头痛。

（6）头脑空痛，腰膝酸软，属肾虚头痛。

（7）头痛晕沉，自汗，便溏，属脾虚头痛。

（8）凡头痛如刺，痛有定处，属血瘀头痛。

（9）凡头痛如裹，泛呕眩晕，属痰浊头痛。

（10）凡头胀痛，口苦咽干，属肝火上炎头痛。

（11）凡头痛，恶心呕吐，心下痞闷，食不下，属食积头痛。

（12）头部不同部位的疼痛，一般与经络分布有关。

①头项痛属太阳经病。

②前额痛属阳明经病。

③头侧部痛属少阳经病。

④头顶痛属厥阴经病。

⑤头痛连齿属少阴经病。

2. 胸痛的临床意义

胸痛是指胸部正中或偏侧疼痛的自觉症状。胸居上焦，内藏心肺，所以胸病以心肺病变居多。胸病总由胸部气机不畅所致。

（1）胸痛、潮热盗汗、咳痰带血者，属肺阴虚证，因虚火灼伤肺络所致。

（2）胸痛憋闷、痛引肩臂者，为胸痹，多因心脉气血运行不畅所致。可见于心阳不足、痰浊内阻或气虚血瘀等证。

（3）胸背彻痛剧烈、面色青灰、手足青至节者，为真心痛，是因心脉急骤闭塞不通所致。

（4）胸痛、壮热面赤、喘促鼻煽者，为热邪壅肺，肺失宣降所致。

（5）胸闷咳喘、痰白量多者，属痰湿犯肺，因脾虚聚湿生痰，痰浊上犯所致。

（6）胸胀痛、走窜、太息易怒者，属肝气郁滞，因情志郁结不舒，胸中气机不利所致。

（7）胸部刺痛、固定不移者，属血瘀。

3. 胁痛的临床意义

胁痛是指胁一侧或两侧疼痛。因胁为肝胆所居，又是肝胆经脉循行分布之处，故胁痛多属肝胆及其经脉的病变。

（1）胁胀痛、太息易怒者，多为肝气郁结所致。

（2）胁肋灼痛，多为肝火郁滞。

（3）胁肋胀痛，身目发黄，多为肝胆湿热蕴结，可见于黄疸病。

（4）胁部刺痛、固定不移，为瘀血阻滞，经络不畅所致。

（5）胁痛，患侧肋间饱满，咳唾引痛，是饮邪停留于胸胁所致，可见于悬饮病。

4. 胃脘痛的临床意义

胃脘，包括整个胃体。胃上口贲门称上脘，胃下口幽门称下脘，界于上、下口之间的胃体称中脘。胃脘痛即指胃痛而言。凡寒、热、食积、气滞等病因及机体脏腑功能失调累及于胃，皆可影响胃的气机通畅，进而出现疼痛症状。

（1）胃脘冷痛，痛势较剧，得热痛减，属寒邪犯胃。

（2）胃脘灼痛，多食善饥，口臭便秘者，属胃火炽盛。

（3）胃脘胀痛，嗳气不舒，属胃腑气滞，多因肝气犯胃所致。

（4）胃脘刺痛，固定不移，属瘀血胃痛。

（5）胃脘胀痛，嗳腐吞酸，厌食，为食滞胃脘。

（6）胃脘隐痛，呕吐清水，属胃阳虚。

（7）胃脘灼痛嘈杂，饥不欲食，属胃阴虚。

5. 腹痛的临床意义

腹部范围较广，可分为大腹、小腹、少腹三部分。脐周围称为脐腹，属脾与小肠。脐以上统称大腹，包括脘部、左上腹、右上腹，属脾胃及肝胆。脐以下为小腹，属膀胱、胞宫、大小肠。小腹两则为少腹，是肝经经脉所过之处。

（1）大腹隐痛，便溏，喜温喜按，属脾胃虚寒。

（2）小腹胀痛，小便不利，多为癃闭，病在膀胱。

（3）小腹刺痛，小便不利，为膀胱蓄血。

（4）少腹冷痛，牵引阴部，为寒凝肝脉。

（5）绕脐痛，起包块，按之可移者，为虫积腹痛。

（6）凡腹痛暴急剧烈、胀痛、拒按，得食痛甚者，多属实证。

（7）凡腹痛徐缓、隐痛、喜按，得食痛减者，多属虚证。

（8）凡腹痛得热痛减者，多属寒证。

（9）凡腹痛，痛而喜冷者，多属热证。

6. 腰痛的临床意义

（1）腰部冷痛，以脊骨痛为主，活动受限，多为寒湿痹证。

（2）腰部冷痛，小便清长，属肾虚。

（3）腰部刺痛，固定不移，属闪挫跌仆瘀血。

（4）腰脊骨痛，多病在骨。

（5）腰痛以两侧为主，多病在肾。

（6）腰脊痛连及下肢者，多病在下肢经脉。

（7）腰痛连腹，绕如带状，多病在带脉。

要点三　心悸、怔忡的临床表现及意义

1. 临床表现

在正常的条件下，患者即自觉心跳异常，心慌不安，不能自主，称为心悸。若因惊而悸称为惊悸。心悸多为自发，惊悸多因惊而悸。心跳剧烈，上至心胸，下至脐腹，悸动不安者，谓之怔忡。怔忡多由心悸发展而来，病情较心悸为重。

2. 意义

引起心悸的原因很多，主要是造成心神浮动所致。如气血不足，心失所养；阴虚火旺，心神被扰；水饮内停，上犯凌心；痰浊阻滞，心气不调；气滞血瘀，扰动心神；心胆气虚，突受惊吓；胆郁痰扰，心神不安；心气、心阳亏虚，鼓动乏力；心阴、心血不足，心神失养；心脉痹阻，血行不畅；脾肾阳虚，水气凌心等，皆可使心神不宁而出现心悸、惊悸或怔忡的症状。

细目四　问耳目

要点一　耳鸣、耳聋的临床表现及意义

1. 耳鸣

（1）临床表现

患者自觉耳内鸣响，如闻蝉鸣或潮水声，或左或右，或两侧同时鸣响，或时发时止，或持续不停，称为耳鸣。

（2）意义

①突发耳鸣，声大如雷，按之尤甚，或新起耳暴聋者，多属实证。可因肝胆火扰、肝阳上亢，或痰火壅结、气血瘀阻、风邪上袭或药毒损伤耳窍等所致。

②渐起耳鸣，声细如蝉，按之可减，或耳渐失聪而听力减退者，多属虚证。可因肾精亏虚，或脾气亏虚，清阳不升，或肝阴、肝血不足，耳窍失养所致。

2. 耳聋

（1）临床表现

耳聋指患者听觉丧失的症状，常由耳鸣发展而成。

（2）意义

耳聋与耳鸣的病因病机及辨证基本相同。新病突发耳聋多属实证，因邪气蒙蔽清窍，清窍失养所致；渐聋多属虚证，多因脏腑虚损而成。一般而言，虚证多而实证少，实证易治，虚证难治。

要点二　目痛、目眩的临床表现及意义

1. 目痛

（1）目痛而赤，属肝火上炎。

（2）目赤肿痛，羞明多眵，多属风热。

（3）目痛较剧，伴头痛，恶心呕吐，瞳孔散大，多是青光眼。

（4）目隐隐痛，时作时止，多为阴虚火旺。

2. 目眩

（1）临床表现

目眩亦称眼花，指患者自觉视物旋转动荡，如坐舟车，或眼前如有蚊蝇飞动的症状。

（2）意义

目眩由肝阳上亢、肝火上炎、肝阳化风及痰湿上蒙清窍所致者，多属实证，或本虚标实证。由气虚、血亏、阴精不足，致目失所养引起者，多属虚证。

细目五　问睡眠

要点　失眠与嗜睡的临床表现及意义

问睡眠，应了解患者有无失眠或嗜睡、睡眠时间的长短、入睡难易、有梦无梦等。临床常见的睡眠失常有失眠、嗜睡。

1. 失眠

（1）临床表现

失眠又称"不寐"、"不得眠"，是指经常不易入睡，或睡而易醒，不易再睡，或睡而不酣，易于惊醒，甚至彻夜不眠的表现。

（2）意义

失眠的病机是阳不入阴，神不守舍。可见于心脾两虚、心肾不交、肝阳上亢、痰火扰心、食滞胃腑等证。

①营血亏虚，或阴虚火旺，心神失养，或心胆气虚，心神不安所致者，其证属虚。

②火邪、痰热内扰心神，心神不安，或食积胃脘所致者，其证属实。

2. 嗜睡

（1）临床表现

嗜睡又称"多眠"，指神疲困倦，睡意很浓，经常不自主地入睡。其轻者神志清楚，呼之可醒而应；重者精神极度疲惫，困倦易睡，或似睡而非睡的状态，称为"但欲寐"。

（2）意义

嗜睡为神气不足而致。湿邪困阻，清阳不升；脾气虚弱，中气不足，不能上荣，皆可使精明之府失于清阳之荣，故出现嗜睡。可见于湿邪困脾、脾气虚弱等证。

①心肾阳衰，阴寒内盛，神气不振，可出现似睡非睡的但欲寐。可见于心肾阳衰证。

②邪扰清窍，热蔽心神，即可出现神志朦胧，昏睡不醒。可见于温热病热入营血、邪

陷心包之证，也可见于中风病。

③大病之后，精神疲惫而嗜睡，是正气未复的表现。

细目六　问饮食口味

问饮食与口味包括询问口渴、饮水、进食、口味等几个方面。应注意有无口渴、饮水多少、喜冷喜热、食欲情况、食量多少、食物的善恶、口中有无异常味觉和气味等情况。

要点一　口渴与饮水异常的临床表现及意义

询问病人口渴与饮水的情况，可以了解病人津液的盛衰和输布是否障碍，以及病性的寒热虚实。口渴饮水的多少直接反映体内津伤的程度。

1. 口不渴饮

口不渴饮指口不渴，亦不欲饮，为津液未伤。多见于寒证、湿证及无明显燥热的病证。

2. 口渴欲饮

口渴欲饮指口干，欲饮水，饮水则舒的症状。临床可见以下多种表现：

（1）口渴咽干，鼻干唇燥，发于秋季者，多因燥邪伤津。

（2）口干微渴，兼发热者，多见于外感温热病初期，伤津较轻。

（3）大渴喜冷饮，兼壮热面赤，汗出，脉洪数者，属里热炽盛，津液大伤，多见于里实热证。

（4）口渴多饮，伴小便量多，多食易饥，体渐消瘦者，为消渴病。

（5）口渴咽干，夜间尤甚，兼颧红盗汗，舌红少津者，属阴虚证。

（6）渴不多饮，兼身热不扬，头身困重，苔黄腻者，属湿热证。

（7）口渴饮水不多，兼身热夜甚，心烦不寐，舌红绛者，属温病营分证。

（8）渴喜热饮，饮水不多，或饮后即吐者，多为痰饮内停。

（9）口干但欲漱水而不欲咽，兼面色黧黑，或肌肤甲错者，为瘀血内停。

要点二　食欲减退、厌食、消谷善饥的临床表现及意义

1. 食欲减退

食欲减退指病人进食的欲望减退，甚至不思进食的症状。

（1）食欲减退，兼见面色萎黄，食后腹胀，疲乏无力者，多属脾胃虚弱。

（2）纳呆少食，兼见脘闷腹胀，头身困重，便溏苔腻者，多属湿邪困脾。

2. 厌食

厌食指患者厌恶食物，或恶闻食味的症状。

（1）厌食，兼脘腹胀满，嗳气酸腐，舌苔厚腻者，多属食滞胃脘。

（2）厌食油腻之物，兼脘腹痞闷，呕恶便溏，肢体困重者，多属湿热蕴脾。

（3）厌食油腻厚味，伴胁肋胀痛灼热，口苦泛呕，身目发黄者，为肝胆湿热。

妇女在妊娠早期，若有择食或厌食反应，多为妊娠后冲脉之气上逆，影响胃之和降所致，属生理现象。但严重者，反复出现恶心呕吐，厌食，甚至食入即吐，则属病态，称为妊娠恶阻。

3. 消谷善饥

消谷善饥指患者食欲过于旺盛，进食量多，食后不久即感饥饿的症状。

（1）消谷善饥，兼多饮多尿，形体消瘦者，多见于消渴病。

（2）消谷善饥，兼大便溏泻者，多属胃强脾弱。

要点三　饥不欲食的临床表现及意义

饥不欲食指病人虽然有饥饿感，但不想进食或进食不多。

饥不欲食，兼脘痞，胃中有嘈杂、灼热感，舌红少苔，脉细数者，是因胃阴不足，虚火内扰所致。

要点四　口味异常的临床表现及意义

口味异常是指病人口中的异常味觉。询问病人口味的异常变化，可诊察内在脏腑的疾病。

1. 口淡

口淡是指病人味觉减退，口中乏味，甚至无味的症状。多见于脾胃虚弱证。

2. 口甜

口甜是指病人自觉口中有甜味的症状。多见于脾胃湿热或脾虚之证。

3. 口黏腻

口黏腻是指病人自觉口中黏腻不爽的症状。常见于痰热内盛、湿热蕴脾及寒湿困脾之证。

4. 口酸

口酸是指病人自觉口中有酸味，或泛酸。多因肝胃郁热或饮食停滞所致。

5. 口苦

口苦是指病人自觉口中有苦味的症状。多见于心火上炎或肝胆火热之证。

6. 口涩

口涩是指病人自觉口有涩味，如食生柿子的症状。多为燥热伤津或脏腑热盛所致。

7. 口咸

口咸是指病人自觉口中有咸味的症状。多见于肾病或寒水上泛的病证。

细目七　问二便

问二便，是询问患者大小便的有关情况，如大小便的性状、颜色、气味、便量多少、排便的时间、两次排便的间隔时间、排便时的感觉及排便时的伴随症状等。

要点一 大便便次异常、便质异常、排便感异常的临床表现及意义

健康人一般一日或两日大便一次，为黄色成形软便，排便顺利通畅，如受疾病的影响，其消化功能失职，则有黏液及未消化食物等粪便。气血津液失调，脏腑功能失常，即可使排便次数和排便感觉等出现异常。

1. 便次异常

（1）便秘：指大便燥结，排出困难，便次减少，甚则多日不便。

便秘可因胃肠积热，或阳虚寒凝，或气血阴津亏损，或腹内癥块阻结等，导致肠道燥化太过，肠失濡润，或推运无力，传导迟缓，气机阻滞所致。

（2）泄泻：指大便次数增多，粪质稀薄不成形，甚至呈水样的症状。

泄泻可因外感风寒湿热疫毒之邪，或饮食所伤，食物中毒，痨虫或寄生虫寄生于肠道，或情志失调，肝气郁滞，或脾肾阳气亏虚等，导致脾失健运所致。

2. 便质异常

除便秘便燥、泄泻便稀外，常见的便质异常有：

（1）完谷不化：即大便中含有较多未消化食物的症状，多见于脾虚、肾虚或食滞胃肠的泄泻。

（2）溏结不调：即大便时干时稀的症状。多因肝郁脾虚所致。若大便先干后溏，多属脾虚。

（3）脓血便：即大便中含有脓血黏液。多见于痢疾或肠癌，常因湿热疫毒等邪，阻滞肠道，肠络受损所致。

（4）便血：指血从肛门排出体外，或大便带血，或便血相混，或便后滴血，或全为血便。多因脾胃虚弱，气不摄血，或胃肠积热，湿热蕴脾，气血瘀滞等所致。

①便黑如柏油，或便血紫暗，其来较远，为远血，多见于胃脘等部位出血。

②便血鲜红，血附在大便表面，或于排便前后滴出者，为近血，多见于内痔、肛裂等。

3. 排便感异常

（1）肛门灼热：指排便时肛门有灼热感的症状。多因大肠湿热下注，或大肠郁热下迫直肠所致，见于湿热泄泻或湿热痢疾。

（2）里急后重：指腹痛窘迫，时时欲便，肛门重坠，便出不爽的症状。多因湿热内阻，肠道气滞所致，常见于湿热痢疾。

（3）排便不爽：指排便不通畅，有滞涩难尽之感的症状。多因湿热蕴结，肠道气机不畅；或肝气犯脾，肠道气滞；或因食滞胃肠等所致。

（4）大便失禁：指大便不能控制，滑出不禁，甚则便出而不自知的症状。多因脾肾虚衰、肛门失约所致。见于久病年老体衰，或久泻不愈的患者。

（5）肛门气坠：指肛门有下坠之感的症状。常于劳累或排便后加重。多属脾虚中气下陷，常见于久泻或久痢不愈的患者。

要点二 小便尿次异常、尿量异常、排尿感异常的临床表现及意义

健康人在一般情况下，一昼夜排尿量约为 1000～1800ml，尿次白天 3～5 次，夜间 0～

1 次。排尿次数、尿量，可受饮水、气温、出汗、年龄等因素的影响而略有不同。受疾病的影响，若机体的津液营血不足，气化功能失常，水饮停留等，即可使排尿次数、尿量及排尿时的感觉出现异常情况。

1. 尿次异常

（1）小便频数：指排尿次数增多，时欲小便的症状。

①小便短赤，频数急迫者，为淋证，是湿热蕴结下焦，膀胱气化不利所致。

②小便澄清，频数量多，夜间明显者，是因肾阳虚或肾气不固，膀胱失约所致。

（2）癃闭：小便不畅，点滴而出为"癃"；小便不通，点滴不出为"闭"，一般统称为"癃闭"。

癃闭有虚实的不同。因湿热蕴结，或瘀血、结石或湿热、败精阻滞、阴部手术者，多属实证；因老年气虚，肾阳不足，膀胱气化不利者，多属虚证。

2. 尿量异常

（1）尿量增多：指尿次、尿量皆明显超过正常量次的症状。

①小便清长量多，属虚寒证。

②多饮多尿而形体消瘦者，属消渴病，是肾阴亏虚，开多阖少所致。

（2）尿量减少：指尿次、尿量皆明显少于正常量次的症状。

①小便短赤量少，多属实热证，或汗、吐、下后伤津所致。

②尿少浮肿，是肺、脾、肾三脏功能失常，气化不利，水湿内停所致。

3. 排尿感异常

（1）尿道涩痛：即排尿不畅，且伴有急迫、疼痛、灼热感，见于淋证。多因湿热蕴结、热灼津伤、结石或瘀血阻塞等所致。

（2）余溺不尽：即排尿后小便点滴不净，多因老年人肾阳亏虚，肾气不固所致。

（3）小便失禁：病人神志清醒时，小便不能随意控制而自遗。多属肾气不固，膀胱失约所致。

（4）遗尿：即睡时不自主排尿，多属肾气不足，膀胱虚衰。

细目八　问经带

要点一　月经经期异常、经量异常的临床表现及意义

1. 经期异常

（1）月经先期：指月经周期提前 7 天以上，并连续两个月经周期以上的症状。多因脾气亏虚，肾气不足，冲任不固；或因阳盛血热，肝郁化热，阴虚火旺，热扰冲任，血海不宁所致。

（2）月经后期：指月经周期延后 7 天以上，并连续两个月经周期以上的症状。因营血亏损，肾精不足，或因阳气虚衰，生血不足，使血海空虚所致者，属虚证；因气滞或寒凝血瘀，痰湿阻滞，冲任受阻所致者，属实证。

（3）月经先后不定期：指经期不定，月经或提前或延后 7 天以上，并连续两个月经周

期以上的症状。多因肝气郁滞，或脾肾虚损，使冲任气血失调，血海蓄溢失常所致。

2. 经量异常

（1）月经过多：指月经周期、经期基本正常，但经量较常量明显增多。多因热伤冲任，迫血妄行；或气虚，冲任不固；或瘀阻胞络，络伤血溢等所致。

（2）月经过少：月经周期基本正常，但经量较常量明显减少，甚至点滴即净。属虚者，多因精血亏少，血海失充所致；属实者，常因寒凝瘀阻，痰湿阻滞，冲任气血不畅所致。

（3）崩漏：非行经期间，阴道内大量出血，或持续下血，淋漓不止者，称为崩漏。一般来势急，出血量多者，称为崩，或称崩中；来势缓，出血量少者，称为漏，或称漏下。

崩与漏在病势上虽有缓急之分，但发病机理基本相同，在疾病演变的过程中，又常互相转化，交替出现，故统称为崩漏。其形成多因热伤冲任，迫血妄行；或脾肾气虚，冲任不固；或瘀阻冲任，血不归经所致。

3. 经闭

成熟女性，月经未潮，或来而中止，停经三月以上，又未妊娠者，称闭经或经闭。经闭是由多种原因造成的，其病机总不外经络不通，经血闭塞，或血虚血枯，经血失其源泉，闭而不行。可见于肝气郁结，瘀血，湿盛痰阻、阴虚、脾虚等证。闭经应注意与妊娠期、哺乳期、绝经期等生理性闭经，或者青春期、更年期，因情绪、环境改变而致一时性闭经及暗经加以区别。

要点二　白带、黄带的临床表现及意义

应注意带下量的多少，色、质和气味等。

1. 白带

白带是指带下色白量多，质稀如涕，淋漓不绝的症状，多属脾肾阳虚，寒湿下注所致。凡带下色白而清稀、无臭，多属虚证、寒证。

2. 黄带

黄带是指带下色黄，质黏，气味臭秽的症状，多属湿热下注或湿毒蕴结所致。带下色黄或赤，稠黏臭秽，多属实证、热证。

（殷鑫　陆小左）

第二单元　望诊

望诊，是医生运用视觉观察病人的全身和局部表现、舌象及排出物等，以收集病情资料的诊察方法。

细目一　望神

望神是指医生通过观察人体生命活动的综合外在表现以判断整体病情的方法。

观察病人神的旺衰，既可判断脏腑精血的盈亏和形体的强弱，也可判断病情的轻重和预后。

要点　得神、少神、失神、假神、神乱的表现特点及临床意义

1. 得神

得神即有神，是精充气足神旺的表现。

（1）得神的临床表现

神志清楚，语言清晰，目光明亮，精彩内含；面色荣润含蓄，表情丰富自然，反应灵敏，动作灵活，体态自如；呼吸平稳，肌肉不削。

（2）临床意义

提示经气充盛，体健神旺，为健康的表现，或虽病而精气未衰，病轻易治，预后良好

2. 少神

少神又称为神气不足，是指精气不足，神气不旺的表现。介于得神与失神之间。

（1）少神的临床表现

精神不振，两目乏神，面色少华，肌肉松软，倦怠乏力，少气懒言，动作迟缓等。

（2）临床意义

提示正气不足，精气轻度损伤，脏腑功能减弱。常见于虚证患者，或病后恢复期病人。

3. 失神

失神即无神，是精亏神衰或邪盛神乱的表现。

（1）精亏神衰

①临床表现：精神萎靡，意识模糊，反应迟钝，面色无华，晦暗暴露，目无光彩，眼球呆滞，呼吸微弱，或喘促无力，肉消著骨，动作艰难等。

②临床意义：提示脏腑精气亏虚已极，正气大伤，功能活动衰竭。多见于慢性久病重病之人，预后不良。

（2）邪盛神乱

①临床表现：神昏谵语，躁扰不宁，循衣摸床，撮空理线；或猝然昏倒，双手握固，牙关紧闭等。提示邪气亢盛，热扰神明，邪陷心包；或肝风夹痰，蒙蔽清窍，阻闭经络。

②临床意义：提示气血功能严重障碍，气血津液失调，多见于急性病人，亦属病重。

4. 假神

假神是指久病、重病患者，精气本已极度衰竭，而突然一时间出现某些神气暂时"好转"的虚假表现，是脏腑精气极度衰竭的表现。

（1）假神的临床表现

如久病、重病患者，本已神昏或精神极度萎靡，突然神志清楚，想见亲人，言语不休，但精神烦躁不安；或原本目无光彩，突然目光转亮，但却浮光外露，目睛直视；或久病面色晦暗无华，突然两颧泛红如妆等；或原本身体沉重难移，忽思起床活动，但并不能自己转动；或久病脾胃功能衰竭，本无食欲，而突然欲进饮食等。

（2）临床意义

提示脏腑精气耗竭殆尽，正气将绝，阴不敛阳，虚阳外越，阴阳即将离决，属病危。常见于临终之前，为死亡的预兆。故古人比喻为回光返照、残灯复明。

得神、少神、失神、假神鉴别表

	得神	少神	失神	假神
目光	两目灵活 明亮有神	两目晦滞 目光乏神	两目晦暗 目无光彩	虽目似有光 但浮光暴露
面色	面色荣润 含蓄不露	面色少华 暗淡不荣	面色无华 晦暗暴露	虽面似有华 但泛红如妆
神情	神志清晰 表情自然	精神不振 思维迟钝	精神萎靡 意识模糊	虽神志似清 但烦躁不安
体态	肌肉不削 反应灵敏	肌肉松软 动作迟缓	形体羸瘦 反应迟钝	虽思欲活动 但不能自转

5. 神乱的表现特点及临床意义

神乱是指神志错乱失常。临床常表现为焦虑恐惧、狂躁不安、淡漠痴呆和猝然昏倒等，多见于癫、狂、痴、痫、脏躁等病人。

（1）焦虑恐惧

焦虑恐惧是指病人时时恐惧，焦虑不安，心悸气促，不敢独处的症状。多由心胆气虚，心神失养所致，常见于卑慄、脏躁等病人。

（2）狂躁不安

狂躁不安是指患者毫无理智，狂躁不安，胡言乱语，少寐多梦，甚者打人毁物，不避亲疏的症状。多由痰火扰乱心神所致，常见于狂病等。

（3）淡漠痴呆

淡漠痴呆是指病人表情淡漠，神志痴呆，喃喃自语，哭笑无常，悲观失望的症状。多由痰浊蒙蔽心神，或先天禀赋不足所致，常见于癫病、痴呆等。

（4）猝然昏倒

猝然昏倒是指病人突然昏倒，口吐白沫，目睛上视，四肢抽搐，移时苏醒，醒后如常的症状。多由于脏气失调，肝风夹痰上逆，蒙蔽清窍所致，属痫病。

细目二 望面色

要点一 正常面色的表现

正常面色又称为常色，是指健康人面部皮肤的色泽，表示人体精神气血津液的充盈。

我国正常人的面色应是红黄隐隐，明润含蓄，是有神气、有胃气的表现。所谓有神气，即光明润泽；所谓有胃气，即隐约微黄，含蓄不露。由于时间、气候、环境等变化，常色又有主色、客色之分。

1. 主色

主色为人生来就有的基本面色，属于个体特征，终生基本不变。但由于种族、禀赋的原因，主色也有偏白、偏黑、偏红、偏黄、偏青的差异。

2. 客色

客色因外界因素（如季节、昼夜、阴晴气候等）的不同，或生活条件的差异，而微有相应变化的面色。如春应稍青，夏应稍红，长夏应稍黄，秋应稍白，冬应稍黑等。

主色和客色都是正常生理的现象。此外，如饮酒、运动、七情等一时的影响，或因职业、工作关系少见阳光，或久经日晒，以及风土、种族等而有所变化，也不是病色，诊断时必须注意。

要点二　五色主病的临床表现及意义

病色大致可分为赤、白、黄、青、黑五种，分别见于不同脏腑和不同性质的疾病。

1. 赤色

赤色主热证，亦可见于戴阳证。

（1）满面通红者，多属外感发热，或脏腑火热炽盛的实热证。

（2）两颧潮红者，多属阴虚阳亢的虚热证。

（3）久病重病面色苍白，颧颊部嫩红如妆，游移不定者，属戴阳证。因脏腑精气衰竭殆尽，阴阳虚极，阴不敛阳，虚阳浮越所致，属病重。

2. 白色

白色主虚证（包括血虚、气虚、阳虚）、寒证、失血证。

（1）面色淡白无华，舌、唇色淡者，多属血虚证或失血证。

（2）面色㿠白者，多属阳虚证；面色㿠白而虚浮者，多属阳虚水泛。

（3）面色苍白（白中透青）者，多属阳气暴脱之亡阳证；或阴寒凝滞，血行不畅之实寒证；或大失血之人。

3. 黄色

黄色主虚证、湿证。

（1）面色淡黄，枯槁无华，称"萎黄"。常见于脾胃气虚，气血不足者。

（2）面黄虚浮，称为"黄胖"。多是脾气虚衰，湿邪内阻所致。

（3）若面目一身俱黄，称为"黄疸"。黄而鲜明如橘子色者，属"阳黄"，为湿热熏蒸之故；黄而晦暗如烟熏者，属"阴黄"，为寒湿郁阻之故。

4. 青色

青色主寒证、气滞、血瘀、疼痛和惊风。

（1）面色淡青或青黑者，属寒盛、痛剧。

（2）突然面色青灰，口唇青紫，肢凉脉微，多为心阳暴脱，心血瘀阻之象。

（3）久病面色与口唇青紫，多属心气、心阳虚衰，血行瘀阻，或肺气闭塞，呼吸不利。

（4）面色青黄（苍黄），多见于肝郁脾虚。

（5）小儿眉间、鼻柱、唇周色青者，多属惊风或惊风先兆。

5. 黑色

黑色主肾虚、寒证、水饮、瘀血、剧痛。

（1）面黑暗淡者，多属肾阳虚。

（2）面黑干焦者，多属肾阴虚。

（3）眼眶周围色黑者，多属肾虚水饮或寒湿带下。

（4）面色黧黑、肌肤甲错者，多由瘀血日久所致。

细目三　望形

要点　形体强弱胖瘦的临床表现及意义

1. 形体强弱

（1）体强：指身体强壮。表现为胸廓宽厚，筋强骨健，肌肉充实有力，皮肤光滑润泽，同时精力充沛，食欲旺盛。说明内脏坚实，气血旺盛，抗病力强，这种人不易患病，即使有病，也容易治愈，预后较好。

（2）体弱：指身体衰弱。表现为胸廓狭窄，筋细骨弱，肌肉瘦软无力，皮肤干枯不泽，同时精神不振，食少乏力。说明内脏脆弱，气血不足，抗病力弱，这种人容易患病，且病后多迁延难愈，预后较差。

2. 形体胖瘦

（1）肥胖：体重超过正常标准20%者，一般可视为肥胖。其体形特点是头圆形，颈短粗，肩宽平，胸厚短圆，大腹便便。

①若形体肥胖，肌肉坚实，食欲旺盛，为形气有余。

②若形体肥胖，肉松皮缓，食少懒动，动则乏力气短，属形盛气虚。

肥胖多因嗜食肥甘，喜静少动，脾失健运，痰湿脂膏积聚等所致。因形盛气虚，水湿难以周流，则痰湿积聚，故有"肥人湿多"、"肥人多痰"之说。

（2）消瘦：指体重明显下降，较标准体重减少10%以上者。其体形特点是头长形，颈细长，肩狭窄，胸狭平坦，大腹瘦瘪，体形显瘦长。形体较瘦但精力充沛，神旺有力，抗病力强，也应属正常健康之人。

①形瘦食多，为中焦有火。

②形瘦食少，为中气虚弱。

由于消瘦者，形瘦皮皱，多属阴血不足，内有虚火的表现，易患肺痨等病，故有"瘦人多火"之说。

细目四　望态

要点　动静姿态异常的临床表现及意义

姿即姿势、体位，态即形体的动态。望姿态是观察病人身体的姿势和动态以诊察病情的望诊方法。

1. 动静姿态

（1）坐形

①坐而喜仰，但坐不得卧，卧则气逆，多为咳喘肺胀，或水饮停于胸腹等所致的肺实气逆。

②坐而喜俯，少气懒言，多属体弱气虚。

③但卧不得坐，坐则神疲或昏眩，多为气血俱虚，或夺气脱血，或肝阳化风。

④坐时常以手抱头，头倾不能昂，凝神熟视，为精神衰败。

（2）卧式

①卧时常向外，躁动不安，身轻能自转侧，多为阳证、热证、实证。

②卧时喜向里，喜静懒动，身重不能转侧，多为阴证、寒证、虚证。

③蜷卧缩足，喜加衣被者，多为虚寒证。

④仰卧伸足，掀去衣被，多属实热证。

⑤咳逆倚息不得卧，卧则气逆，多为肺气壅滞，或心阳不足，水气凌心，或肺有伏饮。

（3）立姿

①站立不稳，伴见眩晕者，多属肝风内动，或脑有病变。

②不耐久站，站立时常欲依靠他物支撑，多属气虚血衰。

③若以两手护腹，俯身前倾者，多为腹痛之征。

（4）行态

①以手护腰，弯腰曲背，行动艰难，多为腰腿疼。

②行走之际，突然止步不前，以手护心，多为脘腹痛或心痛。

③行走时身体颤动不定，为肝风内动。

2. 异常动作

（1）病人睑、面、唇、指（趾）不时颤动者，在外感热病中，多是动风预兆；在内伤杂病中，多是气血不足，筋脉失养，虚风内动。

（2）四肢抽搐或拘挛，项背强直，角弓反张者，常见于小儿惊风、痫病、破伤风、子痫、马钱子中毒等。

（3）猝然昏倒，不省人事，口眼㖞斜，半身不遂者，属中风病。卒倒神昏，口吐涎沫，四肢抽搐，醒后如常者，属痫病。

（4）恶寒战栗（寒战），见于疟疾发作，或伤寒、温病邪正剧争，欲作战汗之时。

（5）肢体软弱无力，行动不灵而无痛，是痿病。关节拘挛，屈伸不利，多属痹病。

（6）儿童手足伸曲扭转，挤眉眨眼，努嘴伸舌，状似舞蹈，不能自制，多由气血不足，风湿内侵所致。

（7）病人蹙额捧头，俯不欲仰者，多属头痛。

（8）叉手扪心，闭目不语者，多见于心虚怔忡。

（9）两手护乳前，唯恐触碰者，多见于乳痛病人。

（10）以手护腹，弯腰曲身者，多属腹痛。

（11）以手叉腰，扭转不能，多属腰痛，可因寒湿内侵，腰部脉络拘急，或跌仆闪挫，局部气滞血瘀所致。

（12）头部低垂，无力抬起，两目呆滞无光，是精气神明衰惫之象。

细目五　望头面

望头面部的情况，可以诊察肾、脑和脏腑的精气盛衰和病机。

望头部应重点观察头的大小、外形、囟门、动态以及头发的色泽与分布等情况。头形的大小，以头围来衡量。头围在发育阶段的变化为：新生儿约34cm，6个月时约42cm，1周岁约45cm，2周岁约47cm，3周岁约48.5cm，4～10岁共增加约1.5cm，18岁可达53cm或以上，以后几乎不再变化。明显超出此范围者为头形过大，反之为头形过小。若头形偏大或偏小而智力发育正常者，一般无病理意义。

面部是指包括额部在内的整个脸部，又称颜面。面为心之外华，也是观察脏腑气血变化的窗口。

要点一　囟门、头发异常的临床表现及意义

1. 囟门

囟门是婴幼儿颅骨接合不紧所形成的骨间隙，有前囟、后囟之分，后囟呈三角形，约在出生后2～4个月时闭合。前囟呈菱形，约在出生后12～18个月时闭合，是观察小儿发育与营养状况的主要部位之一。

（1）囟门高突：称为囟填，属实证。多因温病火邪上攻，或脑髓病变，或颅内水液停聚所致。但在小儿哭闹时囟门暂时突起者不属病态。

（2）囟门凹陷：称为囟陷，多属虚证。可因吐泻伤津、气血不足和先天精气亏虚、脑髓失充所致。6个月以内的婴儿囟门微陷属正常现象。

（3）囟门迟闭：称为解颅。多是先天肾气不足，或后天脾胃虚弱，骨骼失养，发育不良所致。多见于小儿佝偻病，常兼有五软（头软、项软、手足软、肌肉软、口软）、五迟（立迟、行迟、发迟、齿迟、语迟）等症状表现。

2. 头发

发为血之余，肾之华。头发的色泽、生长等与肾气和精血的盛衰密切相关。正常人毛发茂密、黑润，是肾气旺盛、精血充足的表现。观察头发的色泽、疏密，可以了解肾气的盛衰和精血的盈亏。

（1）发黄：指发黄干枯，稀疏易落。多属精血不足，可见于慢性虚损病人或大病之后精血未复。

①小儿头发稀疏黄软，生长迟缓，甚至久不生发，或枕后发稀，或头发稀疏不匀者，多因先天不足，肾精亏损而致。

②小儿发结如穗，枯黄无泽，伴见面黄肌瘦，多为疳积病。

（2）发白：指青少年白发。发白伴有耳鸣、腰酸者属肾虚；伴有失眠健忘症状者为劳神伤血所致；但亦有因先天禀赋不足所致者。

（3）脱发：突然片状脱发，脱落处显露圆形或椭圆形光亮头皮而无自觉症状，称为斑

秃，多为血虚受风所致。

①青壮年头发稀疏易落，有眩晕、健忘、腰膝酸软等表现者，多为肾虚。

②头发已脱，头皮瘙痒、多屑多脂者，多为血热化燥所致。

要点二　面肿、口眼㖞斜的临床表现及意义

1. 面肿的临床表现及意义

面部浮肿，按之凹陷者，为水肿病，属全身水肿的一部分。多因肺、脾、肾三脏功能失调，水液停聚，外渗肌肤所致。

（1）颜面浮肿，发病迅速者，为阳水，多为外感风邪，肺失宣降所致。

（2）颜面浮肿，兼见面色㿠白，发病缓慢者属阴水，多由脾肾阳虚，水湿泛滥所致。

（3）颜面浮肿，兼见面唇青紫，心悸气喘，不能平卧者，多属心肾阳虚，血行瘀滞，水气凌心所致。

（4）颜面及全身长期浮肿，皮肤变厚，干燥多屑，表情淡漠，形寒怕冷，体温偏低，毛发稀疏，唇厚舌大等，多属阳气虚衰，气滞痰停所致。

（5）颜面红肿甚，灼热疼痛，压之褪色，目不能睁者，称为抱头火丹，重者头肿如斗，称大头瘟。多为热毒内结，血热壅盛，或感染时疫，火毒上攻，易致毒邪内陷。

2. 口眼㖞斜的临床表现及意义

指患侧口角向健侧㖞斜，而患侧眼睑不能闭合。判断口眼㖞斜，主要是通过观察额纹、鼻唇沟是否变浅，眼裂是否增宽，口角是否低垂或㖞斜来确定。

（1）口僻：单见口眼㖞斜，肌肤不仁，面部肌肉患侧偏缓，健侧紧急，患侧目不能合，口不能闭，不能皱眉鼓腮，饮食言语皆不利者，为风邪中络所致。

（2）中风：若口角㖞斜兼半身不遂者，则为中风病。

细目六　望五官

要点一　目色、目形、目态异常的表现特点及临床意义

1. 望目色

正常人眼睑内（睑结膜）与两眦红润，白睛（巩膜）呈瓷白色，黑睛（虹膜）褐色或棕色，角膜无色透明。其异常改变主要有：

（1）目赤肿痛：多属实热证。如白睛色红为肺火或外感风热；两眦赤痛为心火；睑缘赤烂为脾有湿热；全目赤肿为肝经风热上攻。

（2）白睛发黄：为黄疸的主要标志。多由湿热或寒湿内蕴，肝胆疏泄失常，胆汁外溢所致。黄疸必白睛上出现明显而均匀的黄色，无隆起，愈近黑睛色愈浅。若中老年人目内眦部位的白睛上出现稍隆起的淡黄色斑块，称为脂肪沉着，乃湿热内郁或酗酒所致。

（3）目眦淡白：属血虚、失血。由血少不能上荣于目所致。

（4）目胞色黑晦暗：多属肾虚。

（5）黑睛灰白混浊，称为目生翳。多因邪毒侵袭，或肝胆实火上攻，或湿热熏蒸，或

阴虚火炎等，使黑睛受伤而成。若角膜边沿及周围出现灰白色的混浊环，称为老年环，多见于老年人，肝肾亏虚所致。

2. 望目形

（1）目胞浮肿：为水肿的常见表现。

（2）眼窠凹陷：多为伤津耗液或气血不足，可见于吐泻伤津或气血虚衰的病人；若久病重病眼球深陷，伴形瘦如柴，则为脏腑精气竭绝，正气衰竭，属病危。

（3）眼球突出：眼球突出兼喘满上气者，属肺胀，为痰浊阻肺、肺气不宣、呼吸不利所致。若眼球突出兼颈前微肿，急躁易怒者，称为瘿病，因肝郁化火、痰气壅结所致。

（4）胞睑红肿：睑缘肿起结节如麦粒，红肿较轻者，称为针眼；胞睑漫肿，红肿较重者，称为眼丹，皆为风热邪毒或脾胃蕴热上攻于目所致。

3. 望目态

正常人瞳孔呈圆形，双侧等大，在自然光线下直径为 2~5mm，边缘整齐，对光反应灵敏，眼球运动随意、灵活。

（1）瞳孔缩小：可见于川乌、草乌、毒蕈、有机磷类农药及吗啡、氯丙嗪等药物中毒。

（2）瞳孔散大：可见于颅脑损伤（如头部外伤）、出血中风病等，提示病情危重；若两侧瞳孔完全散大，对光反射消失，则是临床死亡的指征之一；也可见于青风内障或颠茄类药物中毒等。如一侧瞳孔逐渐散大，可见于温热病热极生风证、中风、颅脑外伤或颅内肿瘤等病人。青少年或成年人在极度兴奋、恐惧、愉快及疼痛之时，出现瞳孔散大，多系情绪急剧变化所致。

（3）目睛凝视：指病人两眼固定，不能转动。固定前视者，称瞪目直视；固定上视者，称戴眼反折；固定侧视者，称横目斜视。多属肝风内动所致。

（4）睡眠露睛：指病人昏昏欲睡，睡后胞睑未闭而睛珠外露。多属脾气虚弱，气血不足，胞睑失养所致。常见于吐泻伤津和慢脾风的患儿。

（5）胞睑下垂：又称睑废，指胞睑无力张开而上睑下垂者。双睑下垂者，多为先天不足，脾肾亏虚；单睑下垂者，多见于外伤所致。

要点二　口与唇异常的表现特点及临床意义

口为饮食通道，脏腑要冲，脾开窍于口，其华在唇，手足阳明经环绕口唇。故望口与唇的异常变化，主要诊察脾与胃的病变。望口与唇主要是观察色泽与形态的变化。

1. 望口

（1）口之形色

①口角流涎：小儿见之多属脾虚湿盛；成人见之多为中风口㖞不能收摄。

②口疮：唇内和口腔肌膜出现灰白色小溃疡，周围红晕，局部疼痛。多由心、脾二经积热上熏所致。

③口糜：口腔肌膜糜烂成片，口气臭秽，多由湿热内郁，上蒸口腔而成。

④鹅口疮：小儿口腔、舌上出现片状白屑，状如鹅口者，多因感受邪毒，心脾积热，上熏口舌所致。

⑤唇裂如兔唇者，多为先天发育畸形所致。

⑥小儿口腔颊黏膜（即第二磨牙处黏膜），出现针头大小的灰白色斑点，周围绕以红晕，称为麻疹黏膜斑，为麻疹将出之兆，对麻疹病的早期诊断具有重要意义。

（2）口之动态

①口张：口开而不闭，属虚证。若状如鱼口，但出不入，则为肺气将绝。

②口噤：口闭而难开，牙关紧急，属实证，多因筋脉拘急所致，可见于中风、痫病、惊风、破伤风等。

③口撮：上下口唇紧聚，不能吸吮，可见于小儿脐风。

④口㖞：口角向一侧㖞斜，见于风邪中络，或中风病的中经络。

⑤口振：战栗鼓颌，口唇振摇，多为阳虚寒盛或邪正剧争所致，可见于温病、伤寒欲作汗时，或疟疾发作时。

⑥口动：口频繁开合，不能自禁，是胃气虚弱的表现；若口角掣动不止，是热极生风或脾虚生风之象。

2. 察唇

（1）唇之色泽

①唇色红润：此为正常人的表现，说明胃气充足，气血调匀。

②唇色淡白：多属血虚或失血。

③唇色深红：多属热盛。

④口唇赤肿而干：多为热极。

⑤口唇呈樱桃红色者：多见于煤气中毒。

⑥口唇青紫：多属瘀血证。

⑦口唇青黑：多属寒盛、痛极。

（2）唇之形态

①口唇干裂：为津液损伤，多属燥热伤津或阴虚液亏。

②口唇糜烂：多为脾胃积热上蒸。

③唇内溃烂，其色淡红：为虚火上炎。

④唇边生疮，红肿疼痛：为心脾积热。

⑤唇角生疔，麻木痒痛，多为锁口疔；人中部生疔，多为人中疔。

⑥人中满唇反：久病而人中沟变平，口唇翻卷不能覆齿，称"人中满唇反"，为脾气将绝，属病危。

要点三　咽喉异常的表现特点及临床意义

1. 咽喉色泽

（1）咽部深红，肿痛明显：属实热证，多因肺胃热毒壅盛所致。

（2）咽部嫩红，肿痛不显：属阴虚证，多由肾水亏少、阴虚火旺所致。

（3）咽喉淡红漫肿：多属痰湿凝聚所致。

2. 咽喉形态

（1）乳蛾：一侧或两侧喉核红肿肥大，形如乳头或乳蛾，表面或有脓点，咽痛不适。

属肺胃热盛，邪客喉核，或虚火上炎，气血瘀滞所致。

（2）喉痈：咽喉部红肿高突，疼痛剧烈，吞咽困难。多因脏腑蕴热，复感外邪，热毒客于咽喉所致。

（3）咽喉腐烂：溃烂成片或凹陷者，为肺胃热毒壅盛；若腐烂分散浅表者，为肺胃之热尚轻；若溃腐日久，周围淡红或苍白者，多属虚证。

（4）伪膜：咽部溃烂处上覆白腐，形如白膜者。如伪膜松厚，容易拭去，去后不复生，此属肺胃热浊上壅于咽，证较轻；如伪膜坚韧，不易剥离，重剥则出血，或剥去随即复生，此属重证，多是白喉，又称"疫喉"，因肺胃热毒伤阴而成，属烈性传染病。

（5）成脓：咽喉局部红肿高突，有波动感，压之柔软凹陷者，多已成脓；压之坚硬则尚未成脓。

细目七　望颈项

要点　瘿瘤、瘰疬的临床表现及意义

1. 瘿瘤

瘿瘤指颈部结喉处有肿块突起，或大或小，或单侧或双侧，可随吞咽而上下移动。多因肝郁气结痰凝，或水土失调，痰气搏结所致。

2. 瘰疬

瘰疬指颈侧颌下有肿块如豆，累累如串珠。多由肺肾阴虚，虚火内灼，炼液为痰，结于颈部，或外感风火时毒，夹痰结于颈部所致。

细目八　望皮肤

皮肤为一身之表，内合于肺，卫气循行其间，有保护机体的作用。脏腑气血通过经络荣养于皮肤。凡感受外邪或内脏有病，皆可引起皮肤发生异常改变而反映于外。因此，观察皮肤的色泽、形态的异常变化对于诊察肺和其他脏腑的疾病有重要意义。正常人皮肤润泽、柔韧光滑而无肿胀。望皮肤应注意其色泽、形态的变化，以及皮肤特有的病症，如疹、斑、痘、痈、疽、疔、疖等。

要点　斑疹、水疱、疮疡的临床表现及意义

1. 斑疹

斑和疹都是全身性疾病表现于皮肤的症状。

（1）斑：指皮肤黏膜出现深红色或青紫色片状斑块，平摊于皮肤，摸之不碍手，压之不褪色的症状。可由外感温热邪毒，热毒窜络，内迫营血，或脾虚血失统摄，或阳衰寒凝血瘀，或外伤血溢肌肤所致。

（2）疹：指皮肤出现红色或紫红色、粟粒状疹点，高出皮肤，抚之碍手，压之褪色的症状。常见于麻疹、风疹、隐疹等病，也可见于温热病中。多因外感风热时邪，或过

敏，或热入营血所致。

在外感病中，若斑疹色红，先从胸腹出现，然后延及四肢，斑疹发后热退神清者，是邪气透泄的佳兆，是轻证、顺证；若布点稠密，色现深红或紫黑，并且斑疹先从四肢出现，然后内延胸腹，同时大热不退，神志昏迷，为正不胜邪，邪气内陷，是重证、逆证。

2. 水疱

（1）白㾦：又称白疹。指皮肤上出现的一种白色小疱疹。其特点是晶莹如粟，高出皮肤，擦破流水，多发于颈胸部，四肢偶见，面部不发。白㾦的出现，多因外感湿热之邪，郁于肌表，汗出不彻而发，见于湿温病。白㾦有晶㾦、枯㾦之分。色白，点细，形如粟，明亮滋润像水晶的，称晶㾦，是顺证；若㾦色干枯则称为枯㾦，是津液枯竭，为逆证。

（2）水痘：指小儿皮肤出现粉红色斑丘疹，很快变成椭圆形小水疱，晶莹明亮，浆液稀薄，皮薄易破，分批出现，大小不等，兼有轻度恶寒发热表现者，称为水痘。因外感时邪，内蕴湿热所致，属儿科常见的传染病。

（3）湿疹：指周身皮肤出现红斑，迅速形成丘疹、水疱，破后渗液，出现红色湿润之糜烂面者。多因湿热蕴结，复感风邪，郁于肌肤而发。

（4）热气疮：口角、唇边、鼻旁出现成簇粟米大小的水疱，灼热痒痛。多因外感风热或肺胃蕴热上熏。

3. 疮疡

（1）痈：指患部红肿高大，根盘紧束，伴有焮热疼痛，并能形成脓疡的疾病。具有未脓易消，已脓易溃，疮口易敛的特点，属阳证。多由湿热火毒内蕴，气血瘀滞所致。

（2）疽：指患部漫肿无头，肤色不变，疼痛不已的疾病。具有难消、难溃、难敛，溃后易伤筋骨的特点，属阴证。多由气血亏虚，阴寒凝滞所致。

（3）疔：指患部初起如粟如米，根脚坚硬较深，麻木或发痒，顶白而痛的疾病。多发于颜面和手足。因竹木刺伤，或感受疫毒、火毒等邪所致。

（4）疖：指患部形小而圆，红肿热痛不甚，根浅、脓出即愈的疾病。因外感火热毒邪或湿热蕴结所致。

细目九　望排出物

排出物是排泄物（人体排出的代谢废物）、分泌物（人体官窍所分泌的液体）及排出的病理产物的总称。望排出物就是观察病人排出物的形、色、质、量等变化，以诊察疾病的方法。

排出物望诊的总规律是：凡排出物色白、清稀者，多属虚证、寒证；色黄、稠浊者，多属实证、热证。

要点　痰、呕吐物的临床表现及意义

1. 望痰

（1）痰黄黏稠，坚而成块者，属热痰。因热邪煎熬津液之故。

（2）痰白而清稀，或有灰黑点者，属寒痰。因寒伤阳气，气不化津，湿聚为痰之故。

（3）痰白滑而量多，易咯出者，属湿痰。因脾虚不运，水湿不化，聚而成痰之故。

（4）痰少而黏，难于咯出者，属燥痰。因燥邪伤肺，或肺阴虚津亏所致。

（5）痰中带血，色鲜红者，为热伤肺络。多因肺阴亏虚，或肝火犯肺，或痰热壅肺所致。

（6）咳吐脓血腥臭痰，属肺痈。因热毒蕴肺，化腐成脓所致。

2. 望呕吐物

（1）呕吐物清稀无臭，多因胃阳不足，难以腐熟水谷，或寒邪犯胃，损伤胃阳，导致水饮内停，胃失和降所致。

（2）呕吐物秽浊酸臭，多因邪热犯胃，胃失和降所致。

（3）吐物酸腐，夹杂不化食物，多属伤食，因暴饮暴食，损伤脾胃，宿食不化，胃气上逆所致。

（4）呕吐黄绿苦水，多为肝胆湿热或郁热。

（5）吐血色暗红或紫暗有块，夹杂食物残渣，多属胃有积热，或肝火犯胃，或胃腑素有瘀血所致。

（6）呕吐清水，伴胃脘冷痛，为寒呕，因胃阳不足，腐熟无力，或寒邪犯胃，损伤胃阳，水饮内停，胃失和降所致。

（7）呕吐清水痰涎，伴胃脘振水声，为痰饮，因饮停胃腑，胃气失降所致。

细目十　望小儿指纹

望小儿指纹即望食指络脉，是指虎口至食指内侧（掌侧）桡侧的浅表静脉，也称指纹。望小儿食指络脉，就是观察此处络脉的形色变化以了解病情的方法。适用于 3 岁以内的小儿。

要点一　望小儿指纹的方法及正常表现

1. 望小儿指纹的方法

诊察小儿指纹时，令家长抱小儿面向光亮，医生用左手拇指和食指握住小儿食指末端，再以右手拇指的侧缘蘸少许清水后在小儿食指掌侧前缘从指尖向指根部推擦几次，用力要适中，使指纹显露，便于观察。

2. 小儿指纹的正常表现

（1）指纹特点

在食指掌侧前缘，隐隐显露于掌指横纹附近，纹色浅红略紫，呈单支且粗细适中。

（2）影响因素

小儿指纹亦受多种因素的影响。如年幼儿络脉显露而较长；年长儿络脉不显而略短。皮肤薄嫩者，指纹较显而易见；皮肤较厚者，络脉常模糊不显。肥胖儿络脉较深而不显；体瘦儿络脉较浅而易显。天热脉络扩张，指纹增粗变长；天冷脉络收缩，指纹变细缩短。

要点二　小儿指纹异常的临床表现及意义

临床望小儿食指络脉时，应注意其浮沉、色泽、长短、形状等方面的变化，其辨别要领及意义可高度概括为四句话："浮沉分表里，络色辨病性，淡滞定虚实，三关测轻重。"

1. 浮沉分表里

（1）指纹浮而显露：为病邪在表，见于外感表证。因外邪袭表，正气抗争，鼓舞气血趋向于表，故指纹浮显。

（2）指纹沉隐不显：为病邪在里，见于内伤里证。因邪气内困，阻滞气血难于外达，故指纹沉隐。

2. 红紫辨寒热（络色辨病性）

（1）指纹偏红：属外感表证、寒证。因邪正相争，气血趋向于表，指纹浮显，故纹色偏红。

（2）指纹紫红：属里热证。因里热炽盛，脉络扩张，气血壅滞，故见紫红。

（3）指纹青色：主疼痛、惊风。因痛则不通，或肝风内动，使脉络郁滞，气血不通，故纹色变青紫。

（4）指纹淡白：属脾虚、疳积。因脾胃气虚，生化不足，气血不能充养脉络，故纹色淡白。

（5）指纹紫黑：为血络郁闭，病属重危。因邪气亢盛，心肺气衰，脉络瘀阻，故见紫黑。

一般来说，指纹色深暗者，多属实证，是邪气有余；纹色浅淡者，多属虚证，是正气不足。故《四诊抉微》说："紫热红伤寒，青惊白主疳。"

3. 淡滞定虚实

（1）指纹浅淡而纤细者，多属虚证。因气血不足，脉络不充所致。

（2）指纹浓滞而增粗者，多属实证。因邪正相争，气血壅滞所致。

4. 三关测轻重

小儿食指按指节分为三关：食指第一节（掌指横纹至第二节横纹之间）为风关；第二节（第二节横纹至第三节横纹之间）为气关；第三节（第三节横纹至指端）为命关。

根据络脉在食指三关出现的部位，可以测定邪气的浅深、病情的轻重。

（1）指纹显于风关：是邪气入络，邪浅病轻，可见于外感初起。

（2）指纹达于气关：是邪气入经，邪深病重。

（3）指纹达于命关：是邪入脏腑，病情严重。

（4）指纹直达指端（称透关射甲）：提示病情凶险，预后不良。

（殷鑫　陆小左）

第三单元　舌诊

舌诊是观察病人舌质和舌苔的变化以诊察疾病的方法，是望诊的重要内容，是中医诊法的特色之一。

细目一　舌诊原理

要点　舌与脏腑、经络的关系

1. 舌与脏腑、经络的联系

舌由肌肉、血脉和经络所构成，三者都与脏腑存在着密切的联系。

（1）舌可反映心、神的病变

①舌为心之苗，手少阴心经之别系舌本。因心主血脉，而舌的脉络丰富，心血上荣于舌，故人体气血运行的情况，可反映在舌质的颜色上。

②心主神明，舌体的运动又受心神的支配，因而舌体运动是否灵活自如，语言是否清晰，与神志密切相关，故舌可反映心、神的病变。

（2）舌可反映脾胃的功能状态

舌为脾之外候，足太阴脾经连舌本、散舌下，舌居口中，司味觉。舌苔是禀胃气而生，与脾胃运化功能相应，故舌可反映脾胃的功能状态；脾胃为后天之本、气血的生化之源，故舌象亦是全身营养和代谢功能的反映，代表了全身气血津液的盛衰。

（3）舌可反映其他脏腑的病变

①肝藏血、主筋，足厥阴肝经络舌本。

②肾藏精，足少阴肾经循喉咙、夹舌本。

③足太阳膀胱经经筋结于舌本。

④肺系上达咽喉，与舌根相连。

⑤其他脏腑组织，由经络沟通，也直接、间接与舌产生联系，因此，脏腑的病变亦必然通过经络气血的变化而反映于舌。

2. 脏腑的病变反映于舌，具有一定的规律

（1）舌质多候五脏病变，侧重血分。

（2）舌苔多候六腑病变，侧重气分。

（3）舌尖多反映上焦心肺的病变。

（4）舌中多反映中焦脾胃的病变。

（5）舌根多反映下焦肾的病变。

（6）舌两侧多反映肝胆的病变。

（7）另外，还有"舌尖属上脘，舌中属中脘，舌根属下脘"的说法。

舌尖红赤或破溃，多为心火上炎；舌体两侧出现青紫色斑点，多为肝经气滞血瘀；若

舌见厚腻苔，多见于脾失健运所致的湿浊、痰饮、食积等；若舌苔出现剥脱，在舌中多为胃阴不足，在舌根多为肾阴虚等。

细目二　舌诊的方法

要点　望舌的方法及注意事项

1. 望舌的方法

（1）望舌时医生的姿势可略高于患者，保证视野平面略高于病人的舌面，以便俯视舌面。

（2）望舌时注意光线必须直接照射于舌面，使舌面明亮，以便于正确进行观察。

（3）望舌一般应当按照基本的顺序进行：①先察舌质，再察舌苔。察舌质时，先查舌色，再察舌形，次察舌态。查舌苔时，先察苔色，再察苔质，次察舌苔分布。②对舌分部观察时，先看舌尖，再看舌中、舌边，最后观察舌根部。

（4）望舌时做到迅速敏捷，全面准确，时间不可太长。若一次望舌判断不准确，可让病人休息 3~5 分钟后重新望舌。

（5）对病人伸舌时不符合要求的姿势，医生应予以纠正。如伸舌时过分用力；病人伸舌时，用牙齿刮舌面；伸舌时，口未充分张开，只露出舌尖；舌体伸出时舌边、舌尖上卷，或舌肌紧缩或舌体上翘，或左右㖞斜等影响舌面充分暴露等情况。

（6）当舌苔过厚，或者出现与病情不相符的苔质、苔色时，为了确定其有根、无根，或是否染苔等，可结合揩舌或刮舌的方法，也可直接询问患者在望舌前的饮食、服用药物等情况，以便正确判断。

①揩舌：医生用消毒纱布缠绕于右手食指两圈，蘸少许清洁水，力量适中，从舌根向舌尖揩抹 3~5 次。

②刮舌：医生用消毒的压舌板边缘，以适中的力量，在舌面上从舌根向舌尖刮 3~5 次。

（7）望舌的过程中，还可穿插对舌味觉、感觉等情况的询问，以便全面掌握舌诊资料。

（8）观察舌下络脉时，应按照下述方法进行：

①嘱病人尽量张口，舌尖向上腭方向翘起并轻轻抵于上腭，舌体自然放松，勿用力太过，使舌下络脉充分暴露，便于观察。

②首先观察舌系带两侧大络脉的颜色、长短、粗细，有无怒张、弯曲等异常改变，然后观察周围细小络脉的颜色和形态有无异常。

2. 望舌的注意事项

（1）注意舌象的生理差异

①年龄因素：儿童阴阳稚嫩，脾胃尚弱，生长发育很快，往往处于代谢旺盛而营养相对不足的状态，舌质纹理多细腻而淡嫩，舌苔偏少易剥落；老年人精气渐衰，脏腑功能渐弱，气血运行迟缓，舌色较暗红。

②个体因素：由于体质禀赋的差异，舌象可有不同。例如，先天性裂纹舌、齿痕舌、地图舌等；肥胖之人舌多偏胖，形体偏瘦者舌多略瘦等。这些情况的舌象虽见异常，但一般无临床意义。

③性别因素：男女性别不同，一般舌象无明显差异。但是，女性经前期可以出现蕈状乳头充血而舌质偏红，或舌尖部的点刺增大，月经过后可恢复正常，属生理现象。

（2）注意饮食或药物等因素的影响

①进食后舌苔可由厚变薄。

②饮水可使舌苔由燥变润。

③饮酒或食入辛热之品可使舌色变红或绛。

④食绿色蔬菜可染绿苔等。

⑤应用肾上腺皮质激素、甲状腺激素，可使舌质较红。

⑥黄连、核黄素可使舌苔染黄。

⑦服用大量镇静剂后舌苔可厚腻。

⑧长期服用抗生素，舌苔可见黑腻或霉腐等。

（3）季节因素的影响

①夏季暑湿盛而苔易厚、易淡黄。

②秋季燥胜，舌苔多略干燥。

③冬季严寒，舌常湿润。

此外，牙齿残缺、镶牙、睡觉时张口呼吸、长期吸烟等因素也可致舌象异常，应当注意结合问诊或刮舌、揩舌的方法予以鉴别。

细目三　正常舌象

要点　正常舌象的临床特点及意义

1. 舌诊的内容主要分望舌质和舌苔两方面

（1）舌质，又称舌体，是舌的肌肉脉络组织。

（2）舌苔，是舌体上附着的一层苔状物。

2. 正常舌象的主要特征

正常舌象的主要特征为：舌色淡红鲜明，舌质滋润，舌体大小适中、柔软灵活，舌苔均匀薄白而润。简称"淡红舌，薄白苔"。

正常舌象受体内外环境的影响，可以产生生理性变异，如受年龄因素的影响，儿童的舌质多淡嫩，舌苔偏少易剥，老年人的舌色多暗红；受女性生理特点的影响，在月经期可以出现蕈状乳头充血而舌质偏红，或舌尖边部有明显的红刺，月经过后可以恢复正常；受禀赋、体质因素的影响，舌象可以出现一些差异，如先天性裂纹舌、齿痕舌、地图舌等，均属于先天性者；受气候、环境因素的影响，夏天舌苔多厚，秋天舌苔偏干燥，冬季舌常湿润等。

3. 正常舌象的临床意义

正常舌象说明胃气旺盛，气血津液充盈，脏腑功能正常。

细目四　望舌质

要点一　病理舌色的临床表现及意义

舌色是指舌质的颜色。

1. 淡红舌

（1）表现特征

淡红舌指舌体颜色淡红润泽、白中透红的表现。

（2）临床意义

淡红舌为气血调和的征象，多见于正常人，或病之轻者。

淡红舌为心血充足，胃气旺盛的生理状态。若外感病初起，病情轻浅，尚未伤及气血及内脏，舌色仍可保持正常。

2. 淡白舌

（1）表现特征

淡白舌指舌色较正常人的淡红色浅淡，白色偏多，红色偏少，甚至全无血色者（枯白舌）的表现。

（2）临床意义

淡白舌主气血两虚、阳虚。枯白舌主脱血夺气。

气血两亏，血不荣舌，或阳气不足，推动血液运行无力，致使血液不能充分营运于舌质中，故舌色浅淡。脱血夺气，病情危重，舌无血气充养，则显枯白无华。

①淡白湿润而舌体胖嫩：多为阳虚水湿内停。

②淡白光莹，舌体瘦薄：属气血两亏。

3. 红舌

（1）表现特征

舌色较淡红色为深，甚至呈鲜红色大的表现。红舌可见于整个舌体，亦可只见于舌尖。

（2）临床意义

红舌主实热、阴虚。血得热则行，热盛则气血沸涌，舌体脉络充盈；或阴液亏虚，虚火上炎，故舌色鲜红。

①舌色稍红，或舌边尖略红：多属外感风热表证初期。

②舌色鲜红，舌体不小，或兼黄苔：多属实热证。

③舌尖红：多为心火上炎。

④舌两边红：多为肝经有热。

⑤舌体小，舌鲜红而少苔，或有裂纹，或光红无苔：属虚热证。

4. 绛舌

（1）表现特征

绛舌指舌色较红色更深，或略带暗红色的表现。

（2）临床意义

绛舌主里热亢盛、阴虚火旺。

绛舌多由红舌进一步发展而来。其形成是因热入营血，耗伤营阴，血液浓缩而瘀滞，或虚火上炎，舌体脉络充盈。

①舌绛有苔，或伴有红点、芒刺：多属温病热入营血，或脏腑内热炽盛。

②舌绛少苔或无苔，或有裂纹：多属久病阴虚火旺，或热病后期阴液耗损。

5. 紫舌

（1）表现特征

全舌呈现紫色，或局部出现青紫斑点的表现。舌淡而泛现青紫者，为淡紫舌；舌红而泛现紫色者，为紫红舌；舌绛而泛现紫色者，为绛紫舌；舌体局部出现青紫色斑点者，为斑点舌。

（2）临床意义

紫舌，主血行不畅。

①全舌青紫：多是全身性血行瘀滞。

②舌有紫色斑点：多属瘀血阻滞于某局部。

③舌色淡红中泛现青紫：多因肺气壅滞，或肝郁血瘀，亦可见于先天性心脏病，或某些药物、食物中毒。

④舌淡紫而湿润：阴寒内盛，或阳气虚衰而致寒凝血瘀。

⑤舌紫红或绛紫而干枯少津：为热盛伤津，气血壅滞。

要点二　病理舌形的临床表现及意义

舌形是指舌体的形状。

1. 老舌

（1）表现特征

舌质纹理粗糙或皱缩，坚敛而不柔软，舌色较暗者，为苍老舌。

（2）临床意义

老舌：多见于实证。实邪亢盛，充斥体内，而正气未衰，邪正交争，邪气壅滞于上，故舌质苍老。

2. 嫩舌

（1）表现特征

舌质纹理细腻，浮胖娇嫩，舌色浅淡者，为娇嫩舌。

（2）临床意义

娇嫩舌：多见于虚证。气血不足，舌体脉络不充，或阳气亏虚，运血无力，寒湿内生，故舌嫩色淡白。

3. 胖舌

（1）表现特征

舌体较正常舌大而厚，伸舌满口者，称为胖大舌；舌体肿大，盈口满嘴，甚者不能闭口，不能缩回者，称为肿胀舌。

（2）临床意义

胖大舌：多主水湿内停、痰湿热毒上泛。

①舌淡胖大：多为脾肾阳虚，水湿内停。

②舌红胖大：多属脾胃湿热或痰热内蕴。

③肿胀舌：舌红绛肿胀者，多见于心脾热盛，热毒上壅。

④先天性舌血管瘤患者，可呈现青紫肿胀。

4. 瘦舌

（1）表现特征

舌体比正常舌瘦小而薄者，称为瘦薄舌。

（2）临床意义

瘦薄舌：多主气血阴液不足。

①舌体瘦薄而色淡：多是气血两虚。

②舌体瘦薄而色红绛干燥：多见于阴虚火旺，津液耗伤。

5. 点、刺舌

（1）表现特征

点、刺相似，多见于舌的边尖部分。

①点是指鼓起于舌面的红色或紫红色星点。大者为星，称红星舌；小者为点，称红点舌。

②刺是指舌乳头突起如刺，摸之棘手的红色或黄黑色点刺，称为芒刺舌。

（2）临床意义

点、刺舌提示脏腑热极，或血分热盛。

点、刺是由蕈状乳头增生，数目增多，充血肿大而形成。一般点、刺越多，邪热越盛。

①舌红而起芒刺：多为气分热盛。

②舌红而点刺色鲜红：多为血热内盛，或阴虚火旺。

③舌红而点刺色绛紫：多为热入营血而气血壅滞。

（3）根据点刺出现的部位，可区分热在何脏

①舌尖生点刺：多为心火亢盛。

②舌边有点刺：多属肝胆火盛。

③舌中生点刺：多为胃肠热盛。

6. 裂纹舌

（1）表现特征

指舌面出现各种多少不等、深浅不一、各种形态明显的裂沟，有深如刀割剪碎的，有横直皱纹而短小的，有纵形、横形、井字形、爻字形，以及辐射状、脑回状、鹅卵石状等。

（2）临床意义

裂纹舌统属阴血亏损，不能荣润舌面所致。

①舌红绛而有裂纹：多是热盛伤津，或阴液虚损。

②舌淡白而有裂纹：多为血虚不润。

③舌淡白胖嫩，边有齿痕而又有裂纹：属脾虚湿侵。

④健康人舌面上出现裂纹、裂沟，裂纹中一般有舌苔覆盖，且无不适感觉者，为先天性舌裂，应与病理性裂纹舌相鉴别。

7. 齿痕舌

（1）表现特征

齿痕舌指体边缘见牙齿压迫的痕迹。

（2）临床意义

齿痕多主脾虚、水湿内停证。齿痕舌多因舌体胖大而受齿缘压迫所致，故常与胖大舌同见。

①舌淡胖大，润而有齿痕：多属寒湿壅盛，或阳虚水湿内停。

②舌淡红而有齿痕：多是脾虚或气虚。

③舌红肿胀而有齿痕：为内有湿热痰浊壅滞。

④舌淡红而嫩，舌体不大而边有轻微齿痕：可为先天性齿痕；如病中见之提示病情较轻，多见于小儿或气血不足者。

要点三 病理舌态的临床表现及意义

舌态是指舌体的动态。包括强硬、痿软、颤动、歪斜、吐弄、短缩等。

1. 强硬舌

（1）表现特征

强硬舌指舌体板硬强直，运动不灵的表现。

（2）临床意义

强硬舌多见于热入心包，或高热伤津，或风痰阻络。

外感热病，热入心包，扰乱心神，使舌无主宰；高热伤津，筋脉失养，使舌体失其灵活与柔和；肝风夹痰，阻于廉泉络道，以致舌体强硬失和。

①舌红绛少津而强硬：多因邪热炽盛。

②舌胖大兼厚腻苔而强硬：多见于风痰阻络。

③舌强语言謇涩，伴肢体麻木、眩晕：多为中风先兆

2. 痿软舌

（1）表现特征

痿软舌指舌体软弱，无力屈伸，痿废不灵的表现。

（2）临床意义

痿软舌多见于伤阴，或气血俱虚。

痿软舌多因气血亏虚，阴液亏损，舌肌筋脉失养而废弛，致使舌体痿软。

①舌淡白而痿软：多是气血俱虚。

②新病舌干红而痿软：多是热灼津伤。

③久病舌绛少苔或无苔而痿软：多见于外感病后期，热极伤阴，或内伤杂病，阴虚火旺。

3. 颤动舌

（1）表现特征

颤动舌指舌体震颤抖动，不能自主的表现。轻者仅伸舌时颤动，重者不伸舌时亦抖颤难宁。

（2）临床意义

颤动舌为肝风内动的表现，可因热盛、阳亢、阴亏、血虚等所致。

气血两虚，使筋脉失于濡养而无力平稳伸展舌体；或因热极阴亏而动风、肝阳化风等导致舌抖颤难安。

①久病舌淡白而颤动：多属血虚动风。

②新病舌绛而颤动：多属热极生风。

③舌红少津而颤动：多属阴虚动风。

④酒毒内蕴，亦可见舌体颤动。

4. 歪斜舌

（1）表现特征

歪斜舌指伸舌时舌体偏向一侧，或左或右。

（2）临床意义

歪斜舌多见于中风、喑痱或中风先兆。

多因肝风内动，夹痰或夹瘀，痰瘀阻滞一侧经络，受阻侧舌肌弛缓，收缩无力，而健侧舌肌如常所致。

5. 吐弄舌

（1）表现特征

舌伸于口外。不立即回缩者，为"吐舌"；舌微露出口，立即收回，或舐口唇上下左右，摇动不停者，叫做"弄舌"。

（2）临床意义

吐弄舌两者皆因心、脾二经有热所致。心热则动风，脾热则津耗，以致筋脉紧缩不舒，频频动摇。

①吐舌：可见于疫毒攻心或正气已绝。

②弄舌：多见于热甚动风先兆。

③吐弄舌：可见于小儿智能发育不全。

6. 短缩舌

（1）表现特征

指舌体卷短、紧缩，不能伸长的表现。

（2）临床意义

短缩舌，多属危重证候的表现。

①舌短缩，色淡白或青紫而湿润：多属寒凝筋脉。

②舌短缩，色淡白而胖嫩：多属气血俱虚。

③舌短缩，体胖而苔滑腻：多属痰浊内蕴。

④舌短缩，色红绛而干：多属热盛伤津。

细目五　望舌苔

舌苔是附着于舌面的一层苔状物，乃胃气蒸化水谷浊气，上聚于舌面而形成。病理性舌苔增厚，乃胃气夹浊气上升所致；而无苔，则表明胃之气阴已绝。

要点一　病理苔质的临床表现及意义

苔质的变化包括厚薄、润燥、腻腐、剥落、有根无根等。

1. 薄、厚苔

（1）表现特征

苔质的厚薄以"见底"和"不见底"为标准，即透过舌苔能隐隐见到舌体的为"薄苔"，不能见到舌体则为"厚苔"。

（2）临床意义

苔的厚薄主要反映邪正的盛衰和邪气之深浅。

①薄苔：本是胃气所生，属正常舌苔；若有病见之，亦属疾病轻浅，正气未伤，邪气不盛。故薄苔主外感表证，或内伤轻病。

②厚苔：是胃气夹湿、邪气熏蒸所致，故厚苔主邪盛入里，或内有痰湿、食积等。

（3）舌苔厚薄变化的临床意义

①舌苔由薄转厚：提示邪气渐盛，或表邪入里，为病进。

②舌苔由厚转薄：提示正气胜邪，内邪消散外达，为病退的征象。

③舌苔的厚薄变化，一般是渐变的过程，如果薄苔突然增厚，提示邪气极盛，迅速入里。

④舌苔骤然消退，舌上无新生舌苔，为正不胜邪，或胃气暴绝。

2. 润、燥苔

（1）表现特征

①润苔：舌苔干湿适中，不滑不燥。

②滑苔：舌面水分过多，伸舌欲滴，扪之湿而滑。

③燥苔：舌苔干燥，扪之无津，甚则舌苔干裂。

④糙苔：苔质粗糙如砂石，扪之糙手，津液全无。

（2）临床意义

舌苔的润燥主要反映体内津液的盈亏和输布情况。

①润苔：是正常的舌苔表现。疾病过程中见润苔，提示体内津液未伤，多见于风寒表证、湿证初起、食滞、瘀血等。

②滑苔：舌面水分过多，伸舌欲滴，扪之湿而滑。滑苔多因水湿之邪内聚，主寒证、湿证、痰饮。外感寒邪、湿邪，或脾阳不振，寒湿、痰饮内生，均可出现滑苔。

③燥苔：提示体内津液已伤。如高热、大汗、吐泻、久不饮水或过服温燥药物等，导致津液不足，舌苔失于濡润而干燥。亦有因痰饮、瘀血内阻，阳气被遏，不能上蒸津液濡润舌苔而见燥苔者，属津液输布障碍。

④糙苔：糙苔可由燥苔进一步发展而成。多见于热盛伤津之重症。若苔质粗糙而不干者，多为秽浊之邪盘踞中焦。

（3）舌苔润燥变化的临床意义

①舌苔由润变燥：表示热重津伤，或津失输布。

②舌苔由燥变润：主热退津复，或饮邪始化。

但在特殊情况下也有湿邪苔反燥而热邪苔反润者，如湿邪传入气分，气不化津，则舌苔反燥；热邪传入血分，阳邪入阴，蒸动阴气，则舌苔反润，均宜四诊合参。

3. 腻苔

（1）表现特征

腻苔：指苔质颗粒细腻致密，揩之不去，刮之不脱，如涂有油腻之状，中间厚、边周薄者。

（2）临床意义

腻苔多由湿浊内蕴，阳气被遏，湿浊痰饮停聚于舌面所致。

①舌苔薄腻，或腻而不板滞：多为食积，或脾虚湿困。

②舌苔白腻而滑：为痰浊、寒湿内阻。

③舌苔黏腻而厚，口中发甜：为脾胃湿热。

④舌苔黄腻而厚：为痰热、湿热、暑湿等邪内蕴。

4. 腐苔

（1）表现特征

腐苔：指苔质颗粒疏松，粗大而厚，形如豆腐渣堆积舌面，揩之可去者。若舌上黏厚一层，有如疮脓，则称"脓腐苔"。

（2）临床意义

腐苔，主痰浊、食积；脓腐苔主内痈。腐苔的形成，多因阳热有余，蒸腾胃中腐浊邪气上泛，聚集于舌面而成。

①腐苔：多见于食积胃肠，或痰浊内蕴。

②脓腐苔：多见于内痈，或邪毒内结，是邪盛病重的表现。

③病中腐苔渐退，续生薄白新苔：为正气胜邪之象，是病邪消散。

④病中腐苔脱落，不能续生新苔：为病久胃气衰败，属于无根苔。

5. 剥落苔

（1）表现特征

剥落苔指舌面本有苔，疾病过程中舌苔全部或部分脱落，脱落处光滑无苔。根据舌苔剥脱的部位和范围大小，可分为以下几种：

①光剥苔：舌苔全部退去，以致舌面光洁如镜（又称为光滑舌或镜面舌）。

②花剥苔：舌苔剥落不全，剥脱处光滑无苔，余处斑斑驳驳地残存舌苔，界限明显。

③地图舌：舌苔不规则地大片脱落，边缘厚苔界限清楚，形似地图。

④类剥舌：剥脱处并不光滑，似有新生颗粒。

⑤前剥苔：舌前半部分苔剥脱。

⑥中剥苔：舌中部分舌苔剥脱。

⑦根剥苔：舌根部分舌苔剥脱。

⑧鸡心苔：舌苔周围剥脱，仅留中心一小块。

（2）临床意义

观苔之剥落，可了解胃气胃阴之存亡及气血的盛衰，从而判断疾病预后。

①舌红苔剥：多为阴虚。

②舌淡苔剥或类剥：多为血虚或气血两虚。

③镜面舌而舌色红绛：为胃阴枯竭，胃乏生气。

④舌色㿠白如镜，甚至毫无血色：主营血大虚，阳气虚衰。

⑤舌苔部分脱落，未剥处仍有腻苔者：为正气亏虚，痰浊未化。

⑥动态观察舌苔之剥脱。舌苔从全到剥：是胃的气阴不足，正气衰败的表现。舌苔剥脱后，复生薄白之苔：为邪去正胜，胃气渐复之佳兆。

6. 偏、全苔

（1）表现特征

①偏苔：舌苔仅布于前、后、左、右之某一局部。

②全苔：舌苔遍布舌面。

（2）临床意义

①偏苔：常提示舌所分候的脏腑有邪气停聚。如舌苔偏于舌尖部，是邪气入里未深，而胃气却已先伤；舌苔偏于舌根部，是外邪虽退，但胃滞依然；舌苔仅见于舌中，常是痰饮、食浊停聚中焦。

②全苔：主邪气散漫。多为痰湿阻滞之证。

7. 真、假苔

（1）表现特征

①真苔：指舌苔紧贴舌面，似从舌里生出，乃胃气所生，又称为有根苔。

②假苔：指舌苔浮涂舌上，不像从舌上长出来者，又称为无根苔。

判断舌苔之真假，有根、无根作为标准。

（2）临床意义

舌苔之真假，对于辨别疾病的轻重与预后有重要意义。

①真苔：真苔是脾胃生气熏蒸食浊等邪气上聚于舌面而成。病之初期、中期，舌见真苔且厚，为胃气壅实，病邪深重；久病见真苔，说明胃气尚存。

②假苔：假苔乃胃气告匮，不能接生新苔，而旧苔仅浮于舌面，并逐渐脱离舌苔。新病出现假苔，乃邪浊渐聚，病情较轻；久病出现假苔，是胃气匮乏，不能上潮，病情危重。

要点二 病理苔色的临床表现及意义

苔色可分为白苔、黄苔和灰黑苔三类，临床上可单独出现，也可相兼出现。

1. 白苔

白苔一般常见于表证、寒证、湿证。但在特殊情况下，白苔也主热证。

（1）薄白苔：正常舌象，或见于表证初期，或是里证病轻，或是阳虚内寒。

（2）苔薄白而滑：多为外感寒湿，或脾肾阳虚，水湿内停。

（3）苔薄白而干：多见于外感风热。

（4）苔白厚腻：多为湿浊内停，或为痰饮、食积。

（5）苔白厚而干：主痰浊湿热内蕴。

（6）苔白如积粉，扪之不燥（称"积粉苔"）：常见于瘟疫或内痈等病，系秽浊时邪与热毒相结而成。

（7）苔白燥裂如砂石，扪之粗糙（"糙裂苔"）：提示内热暴起，津液暴伤。

2. 黄苔

黄苔一般主里证、热证。由于热邪熏灼，所以苔现黄色。淡黄热轻，深黄热重，焦黄为热结。

外感病苔由白转黄，或黄白相兼，为外感表证处于入里化热的阶段。

（1）薄黄苔：提示热势轻浅，多见于外感风热表证或风寒化热。

（2）苔淡黄而滑润多津（黄滑苔）：多是阳虚寒湿之体，痰饮聚久化热，或为气血亏虚，复感湿热之邪。

（3）苔黄而干燥，甚至干裂：多见于邪热伤津，燥结腑实之证。

（4）苔黄而腻：主湿热或痰热内蕴，或食积化腐。

3. 灰黑苔

苔色浅黑，为灰苔；苔色深黑，为黑苔。灰苔与黑苔只是颜色深浅之别，故常并称为灰黑苔。

灰黑苔主阴寒内盛，或里热炽盛。

（1）苔灰黑而湿润：主阳虚寒湿内盛，或痰饮内停。

（2）苔灰黑而干燥：主热极津伤。

（3）苔黄黑（霉酱苔）：多见于胃肠素有湿浊宿食，积久化热，或湿热夹痰。

细目六　舌质舌苔的综合分析及临床意义

要点一　舌质舌苔的综合分析

舌体颜色、形质主要反映脏腑气血津液的情况。舌苔的变化主要与感受病邪和病证的性质有关，所以，观察舌体可以了解脏腑虚实，气血津液的盛衰；察舌苔重在辨病邪的寒热、邪正消长。

1. 舌苔或舌质单方面异常

一般无论病之久暂，舌苔或舌质单方面异常意味着病情尚属单纯。如淡红舌而伴有干、厚、腻、滑、剥等苔质变化，或苔色出现黄、灰、黑等异常时，主要提示病邪性质、病程长短、病位深浅、病邪盛衰和消长等方面的情况，正气尚未明显损伤，故临床治疗时应以祛邪为主。舌苔薄白而出现舌质老嫩，舌体胖瘦或出现舌色红绛、淡白、青紫等变化时，主要反映脏腑功能强弱，或气血、津液的盈亏以及运行的畅滞，或为病邪损及营血的程度等，临床治疗应着重于调整阴阳，调和气血，扶正祛邪。

2. **舌质和舌苔均出现异常**

（1）舌苔和舌体变化一致：提示病机相同，所主病证一致，说明病变比较单纯。例如，舌质红，舌苔黄而干燥，主实热证；舌体红绛而有裂纹，舌苔焦黄干燥，多主热极津伤；青紫舌与白腻苔并见，提示气血瘀阻、痰湿内阻等病理特征。

（2）舌苔和舌体变化不一致：多提示病因病机复杂，应对二者的病因病机以及相互关系进行综合分析。如淡白舌黄腻苔者，其舌淡白多主虚寒，而苔黄腻又常为湿热之征，舌色和苔色虽有寒热之别，但是舌质主要反映正气，舌苔主要反映病邪，所以脾胃虚寒而感受湿热之邪可见上述之舌象，表明本虚标实、寒热夹杂的病变特征。又如红绛舌白滑腻苔，舌色红绛属内热盛，而白滑腻苔又常见于寒湿内阻，苔和舌亦反映了寒、热两种病证，分析其成因可能是由于外感热病，营分有热，故舌色红绛，但气分有湿则苔白滑而腻；又有素体阴虚火旺，复感寒湿之邪或饮食积滞，亦可见红绛舌白滑腻苔。所以，当舌苔和舌体变化不一致时，往往提示体内存在两种或两种以上的病理变化，病情一般比较复杂，临床诊疗中要注意处理好多方面的标本缓急关系。

①淡白舌白燥苔：舌质淡白，舌中根部苔白而干燥。见于脾肺气虚证，或燥邪伤肺证。

②淡白舌黄滑苔：舌质淡白，苔淡黄而滑润。多为阳虚之人感受湿热。

③淡白舌黄燥苔：舌质淡白，苔黄厚而燥。属气血两虚而气分热盛。

④红舌黄滑腻苔：舌质红，苔色黄而滑腻。多属胃肠湿热。

⑤绛舌白粉苔：舌质绛，苔白厚干如积粉。见于瘟疫邪陷营分。

⑥青紫舌黄滑苔：舌色淡紫带青，苔黄稍厚而润滑。属寒凝血脉，兼痰食浊邪内伏。

3. **舌象的动态分析**

无论外感与内伤病，在疾病发展过程中，都有一个发生、发展、变化的动态过程，舌象亦随之相应变化。因此，观察舌象的动态改变，可以了解疾病的进退、顺逆。

（1）感病中舌苔由薄变厚，表明邪由表入里；舌苔由白转黄，为病邪化热的征象。

（2）转红，舌苔干燥为邪热充斥，气营两燔。

（3）剥落，舌质红绛为热入营血，气阴俱伤。

（4）在内伤杂病的发展过程中，舌象亦会产生一定的变化规律，如中风病人舌色淡红，舌苔薄白，表示病情较轻，预后良好，如舌色由淡红转红，转暗红、红绛、紫暗，舌苔黄腻或焦黑，或舌下络脉怒张，表明风痰化热，瘀血阻滞。反之，舌色由暗红、紫暗转为淡红，舌苔渐化，多提示病情趋向稳定好转。

要点二　舌诊的临床意义

舌象变化能较客观地反映病情，故对临床辨证、立法、处方、用药以及判断疾病转归，分析病情预后，都有十分重要的意义。

1. **判断邪正盛衰**

邪正的盛衰能明显地在舌上反映出来，如气血充盛则舌色淡红而润；气血不足则舌色淡白；气滞血瘀则舌色青紫或舌下络脉怒张。津液充足则舌质舌苔滋润；津液不足则舌干苔燥。舌苔有根，表明胃气旺盛；舌苔无根或光剥无苔，表明胃气衰败等。

2. 区别病邪性质

不同的病邪致病，舌象特征亦各异。如外感风寒，苔多薄白；外感风热苔多薄黄。寒湿为病，舌淡而苔白滑；痰饮、湿浊、食滞或外感秽浊之气，均可见舌苔厚腻；燥热为病，则舌红苔燥；瘀血内阻，舌紫暗或有瘀点等。故风、寒、热、燥、湿、痰、瘀、食等诸种病因，大多可从舌象上加以辨别。

3. 辨别病位浅深

病邪轻、浅多见舌苔变化，而病情深、重可见舌苔舌体同时变化。以外感温热病而言，其病位可划分为卫、气、营、血四个层次。邪在卫分，则舌苔薄白；邪入气分，舌苔白厚而干或见黄苔，舌色红；舌绛则为邪入营分；舌色深红、紫绛或紫暗，舌枯少苔或无苔为邪入血分。说明不同的舌象提示病位的浅深不同。

4. 推断病势进退

病情发展的进退趋势，可从舌象上反映出来。从舌苔上看，舌苔由白转黄，由黄转焦黑色，苔质由润转燥，提示热邪由轻变重、由表及里、津液耗损；反之，苔由厚变薄，由黄转白，由燥变润，为邪热渐退，津液复生，病情向好的趋势转变。若舌苔突然剥落，舌面光滑无苔，是邪盛正衰，胃气、胃阴暴绝的征候；薄苔突然增厚，是病邪急剧入里的表现。从舌质观察，舌色淡红转红、绛，甚至转为绛紫，或舌上起刺，是邪热深入营血，有伤阴、血瘀之势；舌色由淡红转为淡白、淡青紫，或舌胖嫩湿润，则为阳气受伤，阴寒渐盛，病邪由表入里，由轻转重，由单纯变复杂，病势在进展。

5. 估计病情预后

舌荣有神，舌面薄苔，舌态正常者为邪气未盛，正气未伤之象，预后较好。舌质枯晦，舌苔无根，舌态异常者为正气亏损，胃气衰败，病情多凶险。

6. 指导立法及处方用药

舌象的状况，是临床立法处方用药的重要依据之一。例如，风温初起，外邪袭表，苔薄白为邪在卫分，可用辛凉宣透的桑菊饮或银翘散；若舌质渐红而苔转黄时，为热邪已入气分，可清气分之热，用辛寒清气的白虎汤；一旦舌色变成红绛，表明热邪已深入营分，可用清营透热的清营汤；若舌色变成深绛或紫绛，为热邪已陷入血分，则宜用凉血散血的犀角地黄汤等。

（殷鑫　陆小左）

第四单元　闻诊

细目一　听声音

听声音，主要是听患者言语气息的高低、强弱、清浊、缓急等变化，以及咳嗽、呕吐、呃逆、嗳气等声响的异常，以分辨病情的寒热虚实。

正常声音，指健康的声音，虽有个体差异，但发声自然，音调和畅，刚柔相济，此为正常声音的共同特点。由于人们性别、年龄、身体等形质禀赋之不同，正常人的声音亦各不相同，男性多声低而浊，女性多声高而清，儿童则声音尖利清脆，老人则声音浑厚低沉。

要点一　音哑与失音、太息的临床表现及意义

1. 音哑与失音

语声嘶哑者为音哑，语而无声者为失音，或称为"喑"。前者病轻，后者病重。

（1）新病音哑或失音者，多属实证，多因外感风寒或风热袭肺，或痰湿壅肺，肺失清肃，邪闭清窍所致，即所谓"金实不鸣"。

（2）久病音哑或失音者，多属虚证，多因各种原因导致阴虚火旺，肺肾精气内伤所致，即所谓"金破不鸣"。

（3）暴怒喊叫或持续高声宣讲，伤及喉咙所致音哑或失音者，亦属气阴耗伤。

（4）久病重病，突见语声嘶哑，多是脏气将绝之危象。

（5）妇女妊娠末期出现音哑或失音者，称为妊娠失音（子喑），系因胎儿渐长，压迫肾之络脉，使肾精不能上荣于舌咽所致。

2. 太息

太息又称叹息，指情志抑郁，胸闷不畅时发出的长吁或短叹声。不自觉地发出太息声，太息之后自觉宽舒者，是情志不遂、肝气郁结之象。

要点二　谵语、郑声、独语、错语的临床表现及意义

1. 谵语

谵语指神志不清，语无伦次，声高有力的症状。多属邪热内扰神明所致，属实证，故《伤寒论》谓"实则谵语"。见于外感热病，温邪内入心包或阳明实热证、痰热扰乱心神等。

2. 郑声

郑声指神志不清，语言重复，时断时续，语声低弱模糊的症状。多因久病脏气衰竭，心神散乱所致，属虚证，故《伤寒论》谓"虚则郑声"。见于多种疾病的晚期、危重阶段。

3. 独语

独语指自言自语，喃喃不休，见人语止，首尾不续的症状。多因心气虚弱，神气不足，或气郁痰阻，蒙蔽心神所致，属阴证。常见于癫病、郁病。

4. 错语

错语指病人神志清楚而语言时有错乱，语后自知言错的症状。证有虚实之分，虚证多因心气虚弱，神气不足所致，多见于久病体虚或老年脏气衰微之人；实证多为痰湿、瘀血、气滞阻碍心窍所致。

要点三　喘、哮、短气、少气的临床表现及意义

1. 喘

即气喘，指呼吸困难、急迫，张口抬肩，甚至鼻翼煽动，难以平卧。常由肺、心病变及白喉、急喉风等导致，而辨证还与脾、肾有关。喘有虚实之分。

（1）发作急骤，呼吸深长，息粗声高，唯以呼出为快者，为实喘。多为风寒袭肺或痰热壅肺，痰饮停肺，肺失宣肃，或水气凌心所致。

（2）病势缓慢，呼吸短浅，急促难续，息微声低，唯以深吸为快，动则喘甚者，为虚喘。是肺肾亏虚，气失摄纳，或心阳气虚所致。

2. 哮

指呼吸急促似喘，喉间有哮鸣音的症状。多因痰饮内伏，复感外邪所诱发，或因久居寒湿之地，或过食酸咸生冷所诱发。

喘不兼哮，但哮必兼喘。喘以气息急迫、呼吸困难为主，哮以喉间哮鸣声为特征。临床上哮与喘常同时出现，所以常并称为哮喘。

3. 短气

指呼吸气急而短促，气短不足以息，数而不相接续的症状。其表现似喘而不抬肩，气急而无痰声，即只自觉短促，他觉征象不明显。短气有虚实之别。

（1）虚证短气，兼有形瘦神疲，声低息微等，多因体质衰弱或元气虚损所致。

（2）实证短气，常兼有呼吸声粗，或胸部窒闷，或胸腹胀满等，多因痰饮、胃肠积滞、气滞或瘀阻所致。

4. 少气

又称气微。指呼吸微弱而声低，气少不足以息，言语无力的症状。属诸虚劳损，多因久病体虚或肺肾气虚所致。

要点四　各类咳嗽的特点与临床意义

1. 各类咳嗽的特点

咳嗽指肺气向上冲击喉间而发出的一种"咳—咳"声音。古人将其分为三种，有声无痰谓之咳，有痰无声谓之嗽，有痰有声谓之咳嗽。多因六淫外邪袭肺、有害气体刺激、痰饮停肺、气阴亏虚等而致肺失清肃宣降，肺气上逆所致。临床上首先应分辨咳声和痰的色、量、质的变化，其次参考时间、病史及兼症等，以鉴别病证的寒热虚实性质。一般说来，外感咳嗽，起病较急，病程较短，必兼表证，多属实证；内伤咳嗽，起病缓慢，病程较长或反复发作，以虚证居多。咳嗽之辨证，要注意咳声的特点，如咳声紧闷，多属寒湿；咳声清脆，多属燥热等。如咳嗽昼甚夜轻者，常为热为燥；夜甚昼轻者，多为肺肾阴亏；若无力作咳，咳声低微者，多属肺气虚。此外，对咳嗽的诊断，还需参考痰的色、量等不同表现和兼见症状以鉴别寒热虚实。

2. 各类咳嗽的临床意义

（1）咳声重浊沉闷，多属实证，是寒痰湿浊停聚于肺，肺失肃降所致。

（2）咳声轻清低微，多属虚证，多因久病肺气虚损，失于宣降所致。

（3）咳声不扬，痰稠色黄，不易咯出，多属热证，多因热邪犯肺，肺津被灼所致。

（4）咳有痰声，痰多易咯，多属痰湿阻肺所致。

（5）干咳无痰或少痰，多属燥邪犯肺或阴虚肺燥所致。

（6）咳声短促，呈阵发性、痉挛性，连续不断，咳后有鸡鸣样回声，并反复发作者，称为顿咳（百日咳），多因风邪与痰热搏结所致，常见于小儿。

（7）咳声如犬吠，伴有声音嘶哑，吸气困难，是肺肾阴虚，疫毒攻喉所致，多见于白喉。

细目二　嗅气味

要点　口气、病室气味异常的表现及临床意义

1. 口气

口气指从口中散发出的异常气味。正常人呼吸或讲话时，口中无异常气味散出。若口中散发臭气者，称为口臭，多与口腔不洁、龋齿、便秘或消化不良有关。

（1）口气酸臭，并伴食欲不振，脘腹胀满者，多属食积胃肠。

（2）口气臭秽者，多属胃热。

（3）口气腐臭，或兼咳吐脓血者，多是内有溃腐脓疡。

（4）口气臭秽难闻，牙龈腐烂者，为牙疳。

2. 病室气味

病室气味由病体本身或排出物、分泌物散发而形成。气味从病体发展到充斥病室，说明病情重笃。临床上通过嗅病室气味，可作为推断病情及诊断特殊疾病的参考。

（1）病室臭气触人，多为瘟疫类疾病。

（2）病室有血腥味，病者多患失血。

（3）病室散有腐臭气，病者多患溃腐疮疡。

（4）病室尸臭，多为脏腑衰败，病情重笃。

（5）病室尿臊气（氨气味），见于肾衰。

（6）病室有烂苹果样气味（酮体气味），多为消渴厥患者，属危重病症。

（7）病室有蒜臭气味，多见于有机磷中毒。

（殷鑫　陆小左）

第五单元　脉诊

脉诊，是医者以指腹按一定部位的脉搏诊察脉象。通过诊脉，体察患者不同的脉象，以了解病情，诊断疾病。它是中医学一种独特的诊断疾病的方法。

细目一　诊脉概说

要点一　寸口诊法的部位、原理及寸口分候脏腑

1. 寸口诊法的部位

寸口又称气口或脉口，是指单独切按桡骨茎突内侧一段桡动脉的搏动，根据其脉动形象，以推测人体生理、病理状况的一种诊察方法。寸口脉分为寸、关、尺三部。通常以腕后高骨（桡骨茎突）为标记，其内侧的部位关前（腕侧）为寸，关后（肘侧）为尺。两手各有寸、关、尺三部，共六部脉。寸关尺三部又可施行浮、中、沉三候。

2. 寸口诊法的原理

（1）寸口部为"脉之大会"。

（2）寸口部脉气最明显。

（3）可反映宗气的盛衰。

（4）操作方便。

3. 寸口分候脏腑

左寸候心，右寸候肺，并统括胸以上及头部的疾病；左关候肝胆，右关候脾胃，统括膈以下、脐以上部位的疾病；两尺候肾，并包括脐以下至足部的疾病。

要点二　诊脉方法

1. 患者体位

诊脉时患者应取正坐位或仰卧位，前臂自然向前平展，与心脏置于同一水平，手腕伸直，手掌向上，手指微微弯曲，在腕关节下面垫一松软的脉枕，使寸口部位充分伸展，局部气血畅通，便于诊察脉象。

2. 医生指法

诊脉指法主要包括有选指、布指、运指三部分。

（1）选指：医生用左手或右手的食指、中指和无名指三个手指的指目诊察，指目是指尖和指腹交界棱起之处，是手指触觉较灵敏的部位。诊脉者的手指指端要平齐，即三指平齐，手指略呈弓形，与受诊者体表约呈 45 度左右为宜，这样的角度可以使指目紧贴于脉搏搏动处。

（2）布指：中指定关，医生先以中指按在掌后高骨内侧动脉处，然后食指按在关前

（腕侧）定寸，无名指按在关后（肘侧）定尺。布指的疏密要与患者手臂长短与医生手指的粗细相适应，如病人的手臂长或医者手指较细者，布指宜疏，反之宜密。定寸时可选取太渊穴所在位置（腕横纹上），定尺时可考虑按寸到关的距离确定关到尺的长度，以明确尺的位置。寸、关、尺不是一个点，而是一段脉管的诊察范围。

（3）运指：医生运用指力的轻重、挪移及布指变化以体察脉象。常用的指法有举、按、寻、循、总按和单诊等，注意诊察患者的脉位（浮沉、长短）脉次（至数与均匀度）脉形（大小、软硬、紧张度等）脉势（强弱与流利度等）及左右手寸关尺各部的表现。

常用的具体指法：

①举法：是指医生用较轻的指力，按在寸口脉搏跳动部位，以体察脉搏部位的方法。亦称"轻取"或"浮取"。

②按法：是指医生用较重的指力，甚至按到筋骨体察脉象的方法。此法又称"重取"或"沉取"。医生手指用力适中，按至肌肉以体察脉象的方法称为"中取"。

③寻法：寻是指切脉时指力从轻到重，或从重到轻，左右推寻，调节最适当指力的方法。在寸口三部细细寻找脉动最明显的部位，统称寻法，以捕获最丰富的脉象信息。

④循法：循是指切脉时三指沿寸口脉长轴循行，诊察脉之长短，比较寸、关、尺三部脉象的特点。

⑤总按：总按即三指同时用力诊脉的方法。从总体上辨别寸、关、尺三部和左右两手脉象的形态、脉位的浮沉等。总按时一般指力均匀，但亦有三指用力不一致的情况。

⑥单诊：用一个手指诊察一部脉象的方法。主要用于分别了解寸、关、尺各部脉象的形态特征。

首先应先用总按的方法，从总体上辨别脉象的形态、脉位的浮沉，然后再使用循法和单诊手法等辨别左右手寸、关、尺各部脉象的形态特征。

3. 平息

医生在诊脉时注意调匀呼吸，即所谓"平息"。一方面医生保持呼吸调匀，清心宁神，可以用自己的呼吸计算病人的脉搏至数；另一方面，平息有利于医生思想集中，可以仔细地辨别脉象。

4. 切脉时间

一般每次诊脉每手应不少于1分钟，两手以3分钟左右为宜。

诊脉时需注意每次诊脉的时间，至少应在50动，一则有利于仔细辨别脉象变化，再则切脉时初按和久按的指感有可能不同，对临床辨证有一定的意义，所以切脉的时间要适当长些。

5. 小儿脉诊法

小儿寸口部位甚短，一般用"一指（拇指或食指）定关法"，不必细分寸、关、尺三部。

具体操作方法是：用左手握住小儿的手，对3岁以下的小儿，可用右手大拇指按于小儿掌后高骨部脉上，不分三部，以定至数为主；对4岁以上的小儿，则以高骨中线为关，以一指向两侧转动以寻查三部；7~8岁的小儿，则可挪动拇指诊三部；9~10岁以上，可以次第下指，依寸、关、尺三部诊脉；15岁以上，可按成人三部脉法进行辨析。

要点三　脉象要素

八要素

（1）脉位：指脉动显现部位的浅深。脉位表浅为浮脉；脉位深沉为沉脉。

（2）脉率（至数）：指脉搏的频率。中医以一个呼吸周期为脉搏的计量单位。一呼一吸为"一息"。一息脉来 4 ~ 5 至为平脉，一息 6 至为数脉，一息 3 至为迟脉。

（3）脉长：指脉动应指的轴向范围长短。即脉动范围超越寸、关、尺三部称为长脉；应指不及三部，但见关部或寸部者均称为短脉。

（4）脉势（脉力）：指脉搏的强弱。脉搏应指有力为实脉；应指无力为虚脉。

（5）脉宽：指脉动应指的径向范围大小，即手指感觉到脉道的粗细（不等于血管的粗细）。脉道宽大的为大脉；狭小的为细脉。

（6）流利度：指脉搏来势的流利通畅程度。脉来流利圆滑者为滑脉；来势艰难，不流利者为涩脉。

（7）紧张度：指脉管的紧急或弛缓程度。脉管绷紧为弦脉；弛缓为缓脉。

（8）均匀度：均匀度包括两个方面，一是脉动节律是否均匀，脉律不均匀，脉搏搏动无规律，可见于散脉、微脉等，出现歇止者，有促、结、代等脉的不同；二是脉搏力度、大小是否一致，一致为均匀，不一致为参差不齐。

细目二　正常脉象

要点一　正常脉象的特点

正常脉象的主要特点是：寸、关、尺三部有脉，一息 4 ~ 5 至，相当于 72 ~ 80 次/分；不浮不沉，不大不小，从容和缓，节律一致，尺部沉取有一定力量，并随生理活动、气候、季节和环境不同而有相应变化。这些特征在脉学中称为"有胃"、"有神"、"有根"。

要点二　胃、神、根的含义

1. 胃

也称胃气。脉之胃气主要反映脾胃运化功能的盛衰和营养状况的优劣。脉有胃气的特点是徐和、从容、软滑的感觉。

2. 神

脉搏有力是有神的标志，故有胃即有神。脉之有神是指：脉象有力柔和，节律整齐。

3. 根

脉之有根关系到肾。脉之有根主要表现在尺脉有力、沉取不绝两个方面。

总之，胃、神、根是从不同侧面强调了正常脉象所必备的条件，三者相互补充而不能截然分开。

细目三 常见病脉

要点一 常见病脉的脉象特征及鉴别

1. 常见病脉的脉象特征

（1）浮脉：轻取即得，重按稍减而不空，举之有余，按之不足。其脉象特征是脉管的搏动在皮下较浅表的部位，即位于皮下浅层。因此，轻取即得，按之稍减而不空。

（2）散脉：浮取散漫，中候似无，沉取不应，伴节律不齐或脉力不匀。其脉象特征是浮取散漫，中取似无，沉取不应，并常伴有脉动不规则，时快时慢而不匀（但无明显歇止），或脉力往来不一致。

（3）芤脉：浮大中空，如按葱管。其脉象特征是应指浮大而软，按之上下或两边实而中间空。说明芤脉位偏浮、形大、势软而中空。

（4）革脉：浮而搏指，中空外坚，如按鼓皮。其脉象特征是浮取感觉脉管搏动的范围较大而且较硬，有搏指感，但重按则乏力，有豁然而空之感，因而恰似以指按压鼓皮上的外急内空之状。

（5）沉脉：轻取不应，重按始得，举之不足，按之有余。其脉象特征是脉管搏动的部位在皮肉之下靠近筋骨之处，因此用轻指力按触不能察觉，用中等指力按触搏动也不明显，只有用重指力按到筋骨间才能感觉到脉搏明显的跳动。

（6）伏脉：重按推筋着骨始得，甚则暂时伏而不显。其脉象特征是脉管搏动的部位比沉脉更深，隐伏于筋下，附着于骨上。因此，诊脉时浮取、中取均不见，需用重指力直接按至骨上，然后推动筋肉才能触到脉动，甚至伏而不见。

（7）牢脉：沉取实大弦长，坚牢不移。其脉象特征是脉位沉长，脉势实大而弦。牢脉轻取、中取均不应，沉取始得，但搏动有力，势大形长，为沉、弦、大、实、长五种脉象的复合脉。

（8）迟脉：脉来迟慢，一息不足四至（相当于每分钟脉搏在 60 次以下）。其脉象特征是脉管搏动的频率小于正常脉率。

（9）缓脉：其义有二，一是脉来和缓，一息四至（每分钟 60～70 次），应指均匀，脉有胃气的一种表现，称为平缓，多见于正常人；二是脉来怠缓无力，弛纵不鼓的病脉。

（10）数脉：脉来急促，一息五至以上而不满七至（每分钟约在 90～120 次之间）。其脉象特征是脉率较正常为快，比疾脉慢。

（11）疾脉：脉来急疾，一息七八至（每分钟 121 次以上）。其脉象特征是脉率比数脉更快。

（12）虚脉：三部脉举之无力，按之空豁，应指松软。亦是无力脉象的总称。其脉象特征是脉搏搏动力量软弱，寸、关、尺三部，浮、中、沉三候均无力。

（13）短脉：首尾俱短，常只显于关部，而在寸、尺两部多不显。其脉象特征是脉搏搏动的范围短小，脉体不如平脉之长，脉动不满本位，多在关部及寸部应指较明显，而尺部常不能触及。

（14）实脉：三部脉充实有力，其势去皆盛。亦为有力脉象的总称。其脉象特征是脉搏搏动力量强，寸、关、尺三部，浮、中、沉三候均有力量，脉管宽大。

（15）长脉：首尾端直，超过本位。其脉象特征是脉搏的搏动范围显示较长，超过寸、关、尺三部。

（16）洪脉：脉体宽大，充实有力，来盛去衰，状若波涛汹涌。其脉象特征主要表现在脉搏显现的部位、形态和气势三个方面。脉体宽大，搏动部位浅表，指下有力。

（17）大脉：脉体宽大，但无脉来汹涌之势。其脉象特征是寸口三部皆脉大而和缓、从容。

（18）细脉：脉细如线，但应指明显。其脉象特征是脉道狭小，指下寻之往来如线，但按之不绝，应指起落明显。

（19）濡脉：浮细无力而软。其脉象特征是位浮、形细、势软。其脉管搏动的部位在浅层，形细而软，如絮浮水，轻取即得，重按不显。

（20）弱脉：沉细无力而软。其脉象特征是位沉、形细、势软。由于脉管细小且不充盈，其搏动部位在皮肉之下靠近筋骨处，指下感到细而无力。

（21）微脉：极细极软，按之欲绝，若有若无。其脉象特征是脉形极细小，脉势极软弱，以致轻取不见，重按起落不明显，似有似无。

（22）滑脉：往来流利，应指圆滑，如盘走珠。其脉象特征是脉搏形态应指圆滑，如同圆珠流畅地由尺部向寸部滚动，浮、中、沉取皆可感到。

（23）动脉：见于关部，滑数有力。其脉象特征是具有短、滑、数三种脉象的特点，其脉搏搏动部位在关部明显，应指如豆粒动摇。

（24）涩脉：形细而行迟，往来艰涩不畅，脉势不匀。其脉象特征是脉形较细，脉势滞涩不畅，如"轻刀刮竹"；至数较缓而不匀，脉力大小亦不均，呈三五不调之状。

（25）弦脉：端直以长，如按琴弦。其脉象特征是脉形端直而似长，脉势较强，脉道较硬，切脉时有挺然指下、直起直落的感觉。

（26）紧脉：绷急弹指，状如牵绳转索。其脉象特征是脉势紧张有力，坚搏抗指，脉管的紧张度、力度均比弦脉高，其指感比弦脉更加绷急有力，且有旋转绞动或左右弹指的感觉，但脉体较弦脉柔软。

（27）结脉：脉来缓慢，时有中止，止无定数。其脉象特征是脉来迟缓，脉律不齐，有不规则的歇止。

（28）代脉：脉来一止，止有定数，良久方还。其脉象特征是脉律不齐，表现为有规则的歇止，歇止的时间较长，脉势较软弱。

（29）促脉：脉来数而时有一止，止无定数。其脉象特征是脉率较快且有不规则的歇止。

2. 脉象鉴别

（1）比类法鉴别

①归类：或称分纲，即将 29 种脉象进行归类、分纲，就能提纲挈领，执简驭繁。如浮脉类有浮、洪、濡、散、芤、革，沉脉类有沉、伏、弱、牢，迟脉类有迟、缓、涩、结，数脉类有数、疾、促、动，虚脉类有虚、细、微、代、短，实脉类有实、滑、弦、紧、长、大。

②辨异：在了解同类脉象相似特征的基础上，再将不同之处进行比较而予以区别，这就是脉象的辨异。

相似脉部位比较表

脉位	脉名与脉象特征	
脉位表浅	浮脉	举之有余，重按稍减而不空，脉形不大不小
	芤脉	浮大中空，有边无中
	濡脉	浮细而无力
	革脉	浮取弦大搏指，外急中空，如按鼓皮
	散脉	浮而无根，至数不齐，脉力不匀
脉位在皮下深层	沉脉	轻取不应，重按始得
	伏脉	脉位比沉脉更深更沉，须推筋着骨始得，甚则暂时伏而不见
	牢脉	沉取实大弦长，坚牢不移
	弱脉	沉而细软无力

相似脉至数比较表

至数	脉名与脉象特征	
脉率快于正常脉象	数脉	一息五至以上，不足七至
	疾脉	一息七八至
	促脉	不仅脉率每息在五至以上，且有不规则的歇止
脉率慢于正常脉象	迟脉	一息不足四至
	缓脉	缓脉虽为一息四至，但脉来怠缓无力
	结脉	结脉不仅脉率不及四至，而且有不规则的歇止

相似脉节律比较表

节律不整	脉名与脉象特征	
有间歇的不整脉象	促脉	数而时止，止无定数
	结脉	缓而时止，止无定数
	代脉	脉来一止，止有定数，良久方还
无间歇的不整脉象	涩脉	脉律不齐，三五不调，往来艰涩，形态不匀
	散脉	脉律不齐，浮散无根

相似脉脉宽比较表

脉象宽细	脉名与脉象特征	
具有细的特征的脉象	细脉	脉细如线，应指显然
	濡脉	脉浮细而软，轻取即得
	弱脉	脉极沉细而软，重按乃得
	微脉	脉极细极软，似有若无

续表

脉象宽细	脉名与脉象特征	
具有宽的特征的脉象	洪脉	脉体宽大，充实有力，来盛去衰
	实脉	三部脉充实有力，其势来去皆盛

相似脉脉长比较表

脉象长短	脉名与脉象特征	
具有长的特征的脉象	长脉	脉动应指超逾三部
	弦脉	端直以长，如按琴弦
	牢脉	长而沉实弦
具有短的特征的脉象	短脉	短脉指脉动应指不及三部，且常兼迟涩
	动脉	动脉以短而滑数为特征

相似脉脉紧张度比较表

脉体紧张度	脉名与脉象特征	
脉体较硬	弦脉	脉长而坚硬，如按琴弦
	紧脉	紧张有力，如按绳索，在脉势绷急和脉形宽大两方面超过弦脉
	革脉	浮大搏指，弦急中空，如按鼓皮
脉体柔软	濡脉	脉浮细而软
	弱脉	脉沉而软小无力
	缓脉	脉来怠缓无力，弛纵不鼓

相似脉脉流利度比较表

流利度	脉名与脉象特征	
脉来流利	数脉	频率快，一息五至以上而不满七至
	滑脉	往来流利圆滑，如珠走盘
	动脉	动则短而滑数，厥厥动摇
脉来艰涩	涩脉	形细而行迟，往来艰涩不畅，脉势不匀，如轻刀刮竹

（2）对举法鉴别

对举法就是把两种相反的脉象对比而加以鉴别的方法。如分别进行浮与沉、迟与数、虚与实、滑与涩、洪与细、长与短、弦与紧、紧与缓、散与牢的鉴别比较。

要点二　常见病脉的临床意义

（1）浮脉：一般见于表证，亦见于虚阳浮越证。

（2）散脉：多见于元气离散，脏腑精气衰败，尤其是心、肾之气将绝的危重病症。

（3）芤脉：常见于大量失血、伤阴之际。

（4）革脉：多见于亡血、失精、半产、漏下等病症。

（5）沉脉：多见于里证。有力为里实；无力为里虚。亦可见于正常人。

（6）伏脉：常见于邪闭、厥病和痛极的病人。

（7）牢脉：多见于阴寒内盛、疝气癥积之实证。

（8）迟脉：多见于寒证，迟而有力为实寒；迟而无力为虚寒。亦见于邪热结聚之实热证。

（9）缓脉：多见于湿病、脾胃虚弱，亦可见于正常人。

（10）数脉：多见于热证，亦见于里虚证。

（11）疾脉：多见于阳极阴竭，元气欲脱之证。

（12）虚脉：见于虚证，多为气血两虚。

（13）短脉：多见于气虚或气郁。

（14）实脉：见于实证。亦见于常人。

（15）长脉：常见于阳证、热证、实证，亦可见于平人。

（16）洪脉：多见于阳明气分热盛。

（17）大脉：多见于健康人，或为病进。

（18）细脉：多见于气血两虚、湿邪为病。

（19）濡脉：多见于虚证或湿困。

（20）弱脉：多见于阳气虚衰，气血俱虚。

（21）微脉：多见于气血大虚，阳气衰微。

（22）滑脉：多见于痰湿、食积和实热等病证。亦是青壮年的常脉，或妇女的孕脉。

（23）动脉：常见于惊恐、疼痛等症。

（24）涩脉：多见于气滞、血瘀、精伤、血少。

（25）弦脉：多见于肝胆病、疼痛、痰饮等，或为胃气衰败者。亦见于老年健康者。

（26）紧脉：见于实寒证、疼痛和食积等。

（27）结脉：多见于阴盛气结、寒痰血瘀，亦可见于气血虚衰。

（28）代脉：见于脏气衰微、疼痛、惊恐、跌仆损伤等病症。

（29）促脉：多见于阳盛实热、气血痰食停滞，亦见于脏气衰败。

脉象鉴别表

脉纲	共同特点	相类脉		
		脉名	脉象	主病
浮脉类	轻取即得	浮	举之有余，按之不足	表证，亦见于虚阳浮越证
		洪	脉体阔大，充实有力，来盛去衰	热盛
		濡	浮细无力而软	虚证，湿困
		散	浮取散漫而无根，伴至数或脉力不匀	元气离散，脏气将绝
		芤	浮大中空，如按葱管	失血，伤阴之际
		革	浮而搏指，中空边坚	亡血、失精、半产、崩漏

续表

脉纲	共同特点	相类脉		
		脉名	脉象	主病
沉脉类	重按始得	沉	轻取不应，重按始得	里证
		伏	重按推至筋骨始得	邪闭、厥病、痛极
		弱	沉细无力而软	阳气虚衰，气血俱虚
		牢	沉按实大弦长	阴寒内积、疝气、癥积
迟脉类	一息不足四至	迟	一息不足四至	寒证，亦见于邪热结聚
		缓	一息四至，脉来怠缓	湿病，脾胃虚弱，亦见于平人
		涩	往来艰涩，迟滞不畅	精伤、血少、气滞、血瘀、痰食内停
		结	迟而时有一止，止无定数	阴盛气结，寒痰瘀血，气血虚衰
数脉类	一息五至以上	数	一息五至以上，不足七至	热证，亦主里虚证
		疾	脉来急疾，一息七八至	阳极阴竭，元气欲脱
		促	数而时有一止，止无定数	阳热亢盛，瘀滞、痰食停积，脏气衰败
		动	脉短如豆，滑数有力	疼痛，惊恐
虚脉类	应指无力	虚	举按无力，应指松软	气血两虚
		细	脉细如线，应指明显	气血俱虚，湿证
		微	极细极软，似有似无	气血大虚，阳气暴脱
		代	迟而中止，止有定数	脏气衰微，疼痛，惊恐，跌仆损伤
		短	首尾俱短，不及本部	有力主气郁，无力主气损
实脉类	应指有力	实	举按充实而有力	实证，亦见于平人
		滑	往来流利，应指圆滑	痰湿、食积、实热，亦见于青壮年或孕妇
		弦	端直以长，如按琴弦	肝胆病、疼痛、痰饮等，亦见于老年健康者
		紧	绷急弹指，状如转索	实寒证、疼痛、宿食
		长	首尾端直，超过本位	阳气有余，阳证、热证、实证，亦见于平人
		大	脉体宽大，无汹涌之势	健康人，亦见于病进

细目四　相兼脉

要点　常见相兼脉的表现及临床意义

相兼脉指两种或两种以上的单因素脉相兼出现，复合构成的脉象。临床常见的相兼脉及其临床意义如下：

（1）浮紧脉：多见于外感寒邪之表寒证，或风寒痹病疼痛。
（2）浮缓脉：多见于风邪伤卫、营卫不和的太阳中风证。
（3）浮数脉：多见于风热袭表的表热证。
（4）浮滑脉：多见于表证夹痰，常见于素体多痰湿而又感受外邪者。
（5）沉迟脉：多见于里寒证。
（6）沉弦脉：多见于肝郁气滞，或水饮内停。
（7）沉涩脉：多见于血瘀，尤常见于阳虚而寒凝血瘀者。
（8）沉缓脉：多见于脾虚，水湿停留。
（9）沉细数脉：多见于阴虚内热或血虚。
（10）弦紧脉：多见于寒证、痛证，常见于寒滞肝脉，或肝郁气滞等所致的疼痛等。
（11）弦数脉：多见于肝郁化火或肝胆湿热、肝阳上亢。
（12）弦滑数脉：多见于肝火夹痰，肝胆湿热或肝阳上扰，痰火内蕴等病证。
（13）弦细脉：多见于肝肾阴虚或血虚肝郁，或肝郁脾虚等证。
（14）滑数脉：多见于痰热（火）、湿热或食积内热。
（15）洪数脉：多见于阳明经证、气分热盛，多见于外感热病。

细目五　诊小儿脉

要点一　小儿正常脉象的特点

由于小儿脏腑娇嫩，形气未充，且又生机旺盛，发育迅速，故正常小儿的平和象，较成人脉软而速，年龄越小，脉搏越快。若按成人正常呼吸定息，2~3岁的小儿，脉动6~7次为常脉，约每分钟脉跳100~120次；5~10岁的小儿，脉动6次为常脉，约每分钟脉跳100次左右，4~5至为迟脉。

要点二　常见小儿病脉的临床意义

由于小儿疾病一般都比较单纯，故其病脉也不似成人那么复杂。主要以脉的浮、沉、迟、数辨病证的表、里、寒、热，以脉的有力、无力定病证的虚、实。

1. 浮脉多见于表证，浮而有力为表实，浮而无力为表虚。
2. 沉脉多见于里证，沉而有力为里实，沉而无力为里虚。
3. 迟脉多见于寒证，迟而有力为实寒，迟而无力为虚寒。
4. 数脉多见于热证，浮数为表热，沉数为里热，数而有力为实热，数而无力为虚热。

细目六　脉诊的临床意义

要点　脉诊的临床意义

辨别病证的部位；判断病证的性质；分辨邪正的盛衰；推断病证的进退。

（殷鑫　陆小左）

第六单元　八纲辨证

八纲：指表、里、寒、热、虚、实、阴、阳八个纲领。

根据病情资料，运用八纲进行分析综合，从而辨别疾病现阶段病变部位的浅深、病情性质的寒热、邪正斗争的盛衰和病证类别的阴阳，以作为辨证纲领的方法，称为八纲辨证。

细目一　八纲基本证候

要点一　表证、里证的辨证要点

表证指六淫、疫疠等邪气，经皮毛、口鼻侵入机体的初期阶段，卫（正）气抗邪于肌表浅层，以新起恶寒发热为主要表现的轻浅证候。里证指病变部位在内，脏腑、气血、骨髓等受病所反映的证候。

1. 表证与里证的临床表现

（1）表证的临床表现

表证常见的临床表现有新起恶风寒，或恶寒发热，头身疼痛，喷嚏，鼻塞，流涕，咽喉痒痛，微有咳嗽、气喘，舌淡红，苔薄，脉浮。

表证是正气抗邪于外的表现，一般以新起恶寒，或恶寒发热并见，脉浮，内部脏腑的症状不明显为共同特征。多见于外感病初期，具有起病急、病位浅、病程短的特点。

（2）里证的临床表现

里证的范围极为广泛，其临床表现多种多样，概而言之，凡非表证（及半表半里证）的特定证候，一般都属里证的范畴，即所谓"非表即里"。其证候特征是无新起恶寒发热并见，以脏腑症状为主要表现。

里证可见于外感疾病的中、后期阶段，或为内伤疾病。不同的里证，可表现为不同的证候，故很难用几个症状全面概括，但其基本特征是一般病情较重，病位较深，病程较长。

2. 表证与里证的辨证要点

（1）表证的辨证要点

表证的辨证要点是以新起恶寒，或恶寒发热并见，脉浮，内部脏腑的症状不明显为主要表现。

（2）里证的辨证要点

里证的辨证要点是"非表即里"。其辨证要点是无新起恶寒发热并见，以脏腑症状为主要表现。

（3）表证和里证的辨别

①外感病中，发热恶寒同时并见者属表证；但热不寒或但寒不热者属里证；寒热往来者属半表半里证。

②表证以头身疼痛，鼻塞或喷嚏等为常见症状，内脏证候不明显；里证以内脏证候如咳喘、心悸、腹痛、呕泻之类的表现为主症，鼻塞、头身痛等非其常见症状；半表半里证则有胸胁苦满等特有表现。

③表证及半表半里证的舌苔变化不明显，里证舌苔多有变化；表证多见浮脉，里证多见沉脉或其他多种脉象。

④辨表里证尚应参考起病的缓急、病情的轻重、病程的长短等。

要点二 寒证、热证的辨证要点

寒证指感受寒邪，或阳虚阴盛，导致机体功能活动衰退所表现的具有冷、凉为特点的证候。热证指感受热邪，或脏腑阳气亢盛，或阴虚阳亢，导致机体机能活动亢进所表现的具有温、热为特点的证候。

1. 寒证与热证的临床表现

（1）寒证的临床表现

寒证常见的临床表现有恶寒，畏寒，冷痛，喜暖，口淡不渴，肢冷蜷卧，痰、涎、涕清稀，小便清长，大便稀溏，面色白，舌淡，苔白而润，脉紧或迟等。

（2）热证的临床表现

热证常见的临床表现有发热，恶热喜冷，口渴欲饮，面赤，烦躁不宁，痰、涕黄稠，小便短黄，大便干结，舌红，苔黄燥少津，脉数等。

2. 寒证与热证的辨证要点

（1）寒证的辨证要点

寒证的辨证要点是恶寒，畏寒，冷痛，喜暖，肢冷蜷卧，舌淡，苔白而润，脉紧或迟等。

（2）热证的辨证要点

热证的辨证要点是发热，恶热喜冷，口渴欲饮，面赤，烦躁，小便短黄，大便干结，舌红，苔黄燥少津，脉数等。

（3）寒证与热证的鉴别要点

寒证与热证的鉴别，应对疾病的全部表现进行综合观察，尤其是恶寒发热、对寒热的喜恶、口渴与否、面色的赤白、四肢的温凉、二便、舌象、脉象等，是辨别寒证与热证的重要依据。

寒证与热证的鉴别

	寒证	热证
寒热喜恶	恶寒喜温	恶热喜凉
口渴	不渴	渴喜冷饮
面色	白	红
四肢	冷	热
大便	稀溏	秘结
小便	清长	短赤
舌象	舌淡苔白润	舌红苔黄
脉象	迟或紧	数

要点三　虚证、实证的辨证要点

虚证指人体阴阳、气血、津液、精髓等正气亏虚，而邪气不著，表现为不足、松弛、衰退特征的各种证候。实证指人体感受外邪，或疾病过程中阴阳气血失调，体内病理产物蓄积，以邪气盛、正气不虚为基本病理，表现为有余、亢盛、停聚特征的各种证候。

1. 虚证与实证的临床表现

（1）虚证的临床表现

一般久病、势缓者多虚证，耗损过多者多虚证，体质素弱者多虚证。由于各种虚证的表现极不一致，各脏腑虚证的表现更是各不相同，所以很难用几个症状全面概括。

（2）实证的临床表现

一般新起、暴病者多实证，病情急剧者多实证，体质壮实者多实证。由于感受邪气的性质及致病特点的差异，以及病邪侵袭、停积部位的不同，实证的证候表现各不相同，所以很难以哪几个症状作为实证的代表。

2. 虚证与实证的辨证要点

（1）虚证的辨证要点

各种虚证的表现极不一致，各脏腑虚证的表现更是各不相同，所以很难用几个症状全面概括。一般久病、势缓者多虚证，耗损过多者多虚证，体质素弱者多虚证。

（2）实证的辨证要点

实证范围极为广泛，临床表现十分复杂，凡因风邪、寒邪、暑邪、湿邪、热邪、燥邪、疫毒为病，或有痰阻、饮停、水泛、食积、虫积、气滞、血瘀、脓毒等病理改变，一般都属实证的范畴。

（3）虚证与实证的鉴别要点

虚实证候主要可从病程、病势、体质、症状、舌脉等方面加以鉴别。

虚证与实证的鉴别

	虚证	实证
病程	长（久病）	短（新病）
体质	多虚弱	多壮实
精神	萎靡	兴奋
声息	声低息微	声高气粗
疼痛	喜按	拒按
胸腹胀满	按之不痛，胀满时减	按之疼痛，胀满不减
发热	五心烦热，午后微热	蒸蒸壮热
恶寒	畏寒，得衣近火则减	恶寒，添衣加被不减
舌象	质嫩，苔少或无苔	质老，苔厚腻
脉象	无力	有力

要点四　阴阳虚损与亡阴亡阳证的辨证要点

1. 阴虚证与阳虚证的辨证要点

阴虚证指体内阴液亏少而无以制阳，滋阴、濡养等作用减退，以咽干、五心烦热、盗汗、脉细数为主要表现的虚热证候。阳虚证指体内阳气亏损，其温养、推动等作用减退，以畏冷肢凉为主要表现的虚寒证候。

（1）阴虚证的临床表现

阴虚证的特征性表现有：形体消瘦、口咽干燥、两颧潮红、五心烦热、潮热、盗汗、小便短黄、大便干结、舌红少津或少苔、脉细数。

（2）阳虚证的临床表现

阳虚证的特征性表现有：畏寒、肢冷、口淡不渴、或喜热饮、或自汗、小便清长或不利、大便稀薄、面色㿠白（面淡白而嫩）、舌淡胖、苔白滑、脉沉迟（或数）无力。可兼有神疲、乏力、气短等气虚的表现。

（3）阴虚证与阳虚证的鉴别要点

①从寒热的表现方面：阴虚证多表现虚热象，阳虚证多表现寒象。

②从口渴的表现方面：阴虚证多表现口咽干燥，阳虚证多表现口淡不渴或喜热饮。

③从汗出的表现方面：阴虚证多表现盗汗，阳虚证多表现自汗。

④从二便的表现方面：阴虚证多表现小便短黄、大便干结，阳虚证多表现小便清长或不利、大便稀薄。

⑤从舌脉的表现方面：阴虚证多表现舌红少津或少苔、脉细数，阳虚证多表现舌淡胖、苔白滑、脉沉迟（或数）无力。

2. 亡阴证与亡阳证的鉴别要点

亡阴证指体内阴液严重耗损而衰竭，以身灼烦渴、唇焦面赤、脉数疾、汗出如油等为主要表现的危重证候。亡阳证指体内阳气极度衰微而欲脱，以冷汗、肢厥、面色苍白、脉微等为主要表现的危重证候。

（1）亡阴证的临床表现

亡阴证的特征性表现有：汗热味咸而黏、如珠如油、身灼肢温、虚烦躁扰、恶热、口渴饮冷、皮肤皱瘪、小便极少、面赤颧红、呼吸急促、唇舌干燥、脉细数疾无力等。

（2）亡阳证的临床表现

亡阳证的特征性表现有：冷汗淋漓、汗质稀淡、神情淡漠、肌肤不温、手足厥冷、呼吸气弱、面色苍白、舌淡而润、脉微欲绝等。

（3）亡阴证与亡阳证的鉴别要点

亡阴证与亡阳证的鉴别，其要点可见于表里、寒热、虚实证候的鉴别之中，亦可从四诊角度进行对照鉴别。

亡阴证与亡阳证的鉴别

	亡阳证	亡阴证
汗液	稀冷如水、味淡	黏热如油、味咸
寒热	身冷畏寒	身热恶热
四肢	厥逆	温和
面色	苍白	面赤颧红
气息	微弱	息粗
口渴	不渴或喜热饮	口渴饮冷
唇舌象	唇舌淡白	唇舌干红
脉象	脉微欲绝	脉数疾、无力

细目二　八纲证候间的关系

八纲证候间的关系，主要可归纳为证候相兼、证候错杂、证候转化、证候真假四个方面。

要点一　证候相兼的常见类型

广义的证候相兼，指各种证候的相兼存在。本处所指为狭义的证候相兼，即在疾病某一阶段，其病位无论是在表还是在里，在病情性质上没有寒与热、虚与实等相反的证候存在。

临床常见的八纲相兼证候有表实寒证、表实热证、里实寒证、里实热证、里虚寒证、里虚热证等，其临床表现一般是有关纲领证候的相加。如恶寒重发热轻，头身疼痛，无汗，脉浮紧等，为表实寒证；五心烦热，盗汗，口咽干燥，颧红，舌红少津，脉细数等，为里虚热证。

所谓表虚，主要是指卫表（阳）不固证（偏于虚寒），然而以往常将表证有汗出者，称之为"表虚"，表证无汗者，称之为"表实"，其实表证的有无汗出，只是在外邪的作用下，毛窍的闭与未闭，是邪正相争的不同反应，毛窍未闭、肌表疏松而有汗出，不等于疾病的本质属虚。

要点二　证候错杂的常见类型

证候错杂指疾病的某一阶段，不仅表现为病位的表里同时受病，而且呈现寒、热、虚、实性质相反的证候。

八纲中表里寒热虚实的错杂关系，可以表现为表里同病、寒热错杂、虚实夹杂，临床辨证应对其进行综合分析。证候间的错杂关系有四种情况：第一类是表里同病而寒热虚实性质并无矛盾，如表里实寒证；第二类是表里同病，寒热性质相同，但虚实性质相反的证候，如表实寒里虚寒证；第三类是表里同病，虚实性质相同，但寒热性质相反的证候，如表实寒里实热证，即"寒包火"证；第四类是表里同病，而寒与热、虚与实的性质均相反的证候，临床上除可有表实寒里虚热证外，其余组合则极少见到。

要点三　证候转化的常见类型

证候转化指疾病在其发展变化过程中，其病位、病性，或邪正盛衰的状态发生变化，由一种证候转化为对立的另一种证候。

证候的转化包括表里出入、寒热转化、虚实转化。

1. 表里出入

表里出入是指病情表与里的相互转化，或病情由表入里而转化为里证，或病邪由里出表而有出路。一般而言，这种病位上的变化，由表入里多提示病情转重，由里出表多预示病情减轻。掌握病势的表里出入变化，对于预测疾病的发展与转归，及时改变治法，及时截断、扭转病势，或因势利导，均具有重要意义。

（1）由表入里：指证候由表证转化为里证，即表证入里。表明病情由浅入深，病势发展。

（2）由里出表：指在里的病邪有向外透达所表现的证候。表明邪有出路，病情有向愈的趋势。

2. 寒热转化

指疾病的寒热性质发生相反的转变。寒证化热示阳气旺盛，热证转寒示阳气衰惫。

（1）寒证化热：指原为寒证，后出现热证，而寒证随之消失。

寒证化热常见于外感寒邪未及时发散，而机体阳气偏盛，阳热内郁到一定程度，寒邪化热，形成热证；或是寒湿之邪郁遏，而机体阳气不衰，由寒而化热；或因使用温燥之品太过，亦可使寒证转化为热证。如寒湿痹病，初为关节冷痛、重着、麻木，病程日久，或过服温燥药物，而变成患处红肿灼痛；哮病因寒引发，痰白稀薄，久之见舌红苔黄，痰黄而稠；痰湿凝聚的阴疽冷疮，其形漫肿无头、皮色不变，以后转为红肿热痛而成脓等，均属寒证转化为热证。

（2）热证转寒：指原为热证，后出现寒证，而热证随之消失。

热证转寒常见于邪热毒气严重的情况之下，或因失治、误治，以致邪气过盛，耗伤正气，正不胜邪，机能衰败，阳气耗散，故而转为虚寒证，甚至出现亡阳的证候。如疫毒痢初期，高热烦渴，舌红脉数，泻利不止，若急骤出现四肢厥冷、面色苍白、脉微，或病程日久，进而表现出畏冷肢凉，面白舌淡，皆是由热证转化为寒证。

3. 虚实转化

指疾病的虚实性质发生相反的转变。提示邪与正之间的盛衰关系出现了本质性的变化。实证转虚为疾病的一般规律；虚证转实常常是证候的虚实夹杂。

（1）实证转虚：指原先表现为实证，后来表现为虚证。提示病情发展。

实证转虚，是邪正斗争的趋势，或是正气胜邪而向愈，或是正不胜邪而迁延，故病情日久，或失治误治，正气伤而不足以御邪，皆可形成实证转化为虚证。如本为咳嗽吐痰、息粗而喘、苔腻脉滑，久之见气短而喘、声低懒言、面白、舌淡、脉弱；或初期见高热、口渴、汗多、脉洪数，后期见神疲嗜睡、食少、咽干、舌嫩红无苔、脉细数等，均是邪虽去而正已伤，由实证转化为虚证。

（2）虚证转实：指正气不足，脏腑功能衰退，组织失却濡润充养，或气机运化迟钝，以致气血阻滞，病理产物蓄积，邪实上升为矛盾的主要方面，而表现以实为主的证候。

虚证转实，实际上是因虚而致实，故并非病势向好的方向转变，而是提示病情发展。如心阳气虚日久，温煦无能，推运无力，则可血行迟缓而成瘀，在原有心悸、气短、脉弱等心气虚证的基础上，尔后出现心胸绞痛、唇舌紫暗、脉涩等症，则是心血瘀阻证，血瘀之实已超过心气之虚，可视作虚证转实。

（殷鑫　陆小左）

第七单元　气血津液辨证

气血津液辨证，是运用脏腑学说中气血津液的理论，分析气、血、津液所反映的各科病证的一种辨证诊病方法。

细目一　气血失常辨证

要点一　气虚证、气陷证的辨证要点

1. 气虚证

（1）临床表现

气虚证以脏腑功能不足为特点，具体症状为：少气懒言，神疲乏力，头晕目眩，自汗，活动时诸症加剧，舌淡苔白，脉虚无力。

（2）辨证要点

气虚证的辨证要点是：病体虚弱，以神疲、乏力、气短、脉虚为主要表现。

2. 气陷证

（1）临床表现

头晕眼花，气短疲乏，脘腹坠胀感，大便稀溏，形体消瘦，或见内脏下垂、脱肛、阴

挺等。

（2）辨证要点

气陷证的辨证要点是：体弱而瘦，以气短、气坠、脏器下垂为主要表现。

要点二　血虚证的辨证要点

（1）临床表现

面色无华，唇色淡白，爪甲苍白，头晕眼花，心悸失眠，手足发麻，妇女月经量少、色淡、衍期甚或闭经，脉细无力。

（2）辨证要点

主要表现在濡养不足及心神失常两方面的特点。血虚证的辨证要点是：病体虚弱，以肌肤黏膜的颜色淡白、脉细为主要表现。

要点三　气滞证、气逆证的辨证要点

1. 气滞证

（1）临床表现

胸胁、脘腹等处或损伤部位的胀闷或疼痛，疼痛性质可为胀痛、窜痛、攻痛，症状时轻时重，部位不固定，按之一般无形，痛胀常随嗳气、肠鸣、矢气等而减轻，或症状随情绪变化而增减，脉象多弦，舌象可无明显变化。

（2）辨证要点

气滞证的辨证要点是：以胸胁脘腹或损伤部位的胀闷、胀痛、窜痛为主要表现。

2. 气逆证

（1）临床表现

咳嗽频作，呼吸喘促；呃逆、嗳气不止，或呕吐、呕血；头痛、眩晕，甚至昏厥、咯血等。

（2）辨证要点

气逆证的辨证要点是：以咳喘或呕吐、呃逆等为突出表现。

要点四　血瘀证、血寒证、血热证的辨证要点

1. 血瘀证

（1）临床表现

有疼痛、肿块、出血、瘀血色脉征等方面的证候。其疼痛特点为刺痛，痛处拒按，固定不移，常在夜间痛甚；肿块的性状是在体表者包块色青紫，腹内者触及质硬而推之不移；出血的特征是色紫暗或夹血块，或大便色黑如柏油状，或妇女血崩、漏血；瘀血色脉征主要有面色黧黑，或唇甲青紫，或皮下紫斑，或肌肤甲错，或腹露青筋，或皮肤出现丝状红缕，或舌有紫色斑点、舌下络脉曲张，脉多细涩或结、代、无脉等。

（2）辨证要点

血瘀证的辨证要点是：以固定刺痛、肿块、出血、瘀血色脉征为主要表现。

2. 血寒证

（1）临床表现

血寒证以寒象、瘀血和疼痛为特点。手足疼痛，肤色紫暗发凉，恶寒；得温则痛减，舌淡苔白，脉沉迟涩；妇女少腹冷痛，形寒肢冷，月经衍期，经色紫暗，夹有血块。

（2）辨证要点

血寒证的辨证要点是：以患处冷痛拘急、恶寒、唇舌青紫、妇女月经后期、经色紫暗夹块等为主要表现。

3. 血热证

（1）临床表现

身热夜甚，或潮热，口渴，面赤，心烦，失眠，躁扰不宁，甚或狂乱，神昏谵语，或见各种出血色深红，或斑疹显露，或为疮痈，舌绛，脉数疾等。以出血和热象为特点，咳血、吐血、尿血、衄血等，其血色鲜红，质稠，不夹血块，发病多急。

（2）辨证要点

血热证的辨证要点是：以身热口渴、斑疹吐衄、烦躁谵语、舌绛、脉数等为主要表现。

细目二　　津液失常类证候辨证

要点　　痰证、饮证、津液亏虚证的辨证要点

1. 痰证

（1）临床表现

常见咳嗽痰多，痰质黏稠，胸脘痞闷，呕恶，纳呆，或头晕目眩，或形体肥胖，或神昏而喉中痰鸣，或神志错乱而为癫、狂、痴、痫，或某些部位出现圆滑柔韧的包块等，舌苔腻，脉滑。

（2）辨证要点

痰证的辨证要点是：咳吐痰多、胸闷、呕恶、眩晕、体胖或局部有圆滑包块、苔腻、脉滑等。

2. 饮证

（1）临床表现

脘腹痞胀，泛吐清水，脘腹部水声辘辘；肋间饱满，咳唾引痛；胸闷，心悸，息促不得卧；身体、肢节疼重；咳吐清稀痰涎，或喉间哮鸣有声；头目眩晕，舌苔白滑，脉弦或滑等。

（2）辨证要点

饮证的辨证要点是：胸闷脘痞、呕吐清水、咳吐清稀痰涎、肋间饱满、苔滑等。饮证又可分为痰饮、悬饮、支饮、溢饮四饮，各饮证的辨证要点见下表：

痰饮、悬饮、支饮、溢饮的鉴别表

分类	辨证要点
痰饮（饮停胃肠）	脘腹痞胀，呕吐清涎，胃中振水音，肠间水声漉漉
悬饮（饮停胸胁）	胸胁饱满、胀痛，咳嗽，转侧则痛增，脉弦
支饮（饮停心包）	胸闷心悸，气短不能平卧等
溢饮（饮溢四肢）	肢体沉重、酸痛，或浮肿，小便不利

3. 津液亏虚证

（1）临床表现

口、鼻、唇、舌、咽喉、皮肤、大便等干燥，皮肤枯瘪而缺乏弹性，眼球深陷，口渴欲饮水，小便短少而黄，舌红，脉细数无力等。

（2）辨证要点

津液亏虚证的辨证要点是：以口渴尿少，口、鼻、唇、舌、皮肤、大便干燥等为主要表现。

（殷鑫 陆小左）

第八单元　脏腑辨证

细目一　辨心病证候

要点一　心病各证候的临床表现

1. 心血虚证

临床表现：心悸，头晕眼花，失眠，多梦，健忘，面色淡白或萎黄，舌色淡，脉细无力。本证多有久病、失血等病史，以心悸、失眠、多梦与血虚症状共见为辨证的主要依据。

2. 心阴虚证

临床表现：心烦，心悸，失眠，多梦，口燥咽干，形体消瘦，或见手足心热，潮热盗汗，两颧潮红，舌红少苔乏津，脉细数。本证以心烦、心悸、失眠与阴虚症状共见为辨证的主要依据。

3. 心气虚证

临床表现：心悸，胸闷，气短，精神疲倦，或有自汗，活动后诸症加重，面色淡白，舌质淡，脉虚。本证以心悸、神疲与气虚症状共见为辨证的主要依据。

4. 心阳虚证

临床表现：心悸怔忡，心胸憋闷或痛，气短，自汗，畏冷肢凉，神疲乏力，面色㿠白，或面唇青紫，舌质淡胖或紫暗，苔白滑，脉弱或结或代。本证以心悸怔忡、心胸憋闷与阳虚症状共见为辨证的主要依据。

5. 心阳虚脱证

临床表现：在心阳虚证的基础上，突然冷汗淋漓，四肢厥冷，面色苍白，呼吸微弱，或心悸，心胸剧痛，神志模糊或昏迷，唇舌青紫，脉微欲绝。本证以心悸胸痛、冷汗、肢厥、脉微等表现为辨证依据。

6. 心火亢盛证

临床表现：发热，口渴，心烦，失眠，便秘，尿黄，面红，舌尖红绛，苔黄，脉数有力。甚或口舌生疮、溃烂疼痛；或见小便短赤、灼热涩痛；或见吐血、衄血；或见狂躁谵语、神志不清。本证以发热、心烦、吐衄、舌赤生疮、尿赤涩灼痛等症为辨证的主要依据。

（1）以口舌生疮、赤烂疼痛为主者，称为心火上炎证。

（2）兼小便赤、涩、灼、痛者，称为心火下移证，习称为心移热于小肠。

（3）吐血、衄血表现突出者，称为心火迫血妄行证。

（4）以狂躁谵语、神志不清为主症者，称为热扰心神证或热闭心神证。

7. 心脉痹阻证

临床表现：心悸怔忡，心胸憋闷疼痛，痛引肩背内臂，时作时止；或以刺痛为主，舌质晦暗或有青紫斑点，脉细、涩、结、代；或以心胸憋闷为主，体胖痰多，身重困倦，舌苔白腻，脉沉滑或沉涩；或以遇寒痛剧为主，得温痛减，畏寒肢冷，舌淡苔白，脉沉迟或沉紧；或以胀痛为主，与情志变化有关，喜太息，舌淡红，脉弦。本证以心悸怔忡、心胸憋闷疼痛与瘀血症状共见为辨证的主要依据。

（1）瘀阻心脉：以刺痛为特点，伴见舌暗，或有青紫色斑点，脉细涩或结或代等瘀血内阻的症状。

（2）痰阻心脉：以闷痛为特点，多伴体胖痰多，身重困倦，苔白腻，脉沉滑或沉涩等痰浊内盛的症状。

（3）寒凝心脉：以痛势剧烈，突然发作，遇寒加剧，得温痛减为特点，伴见畏寒肢冷，舌淡苔白，脉沉迟或沉紧等寒邪内盛的症状。

（4）气滞心脉：以胀痛为特点，其发作往往与精神因素有关，常伴见胁胀，善太息，脉弦等气机郁滞的症状。

8. 痰蒙心神证

临床表现：神情痴呆，意识模糊，甚则昏不知人，或神情抑郁，表情淡漠，喃喃独语，举止失常；或突然昏仆，不省人事，口吐涎沫，喉有痰声；并见面色晦暗，胸闷，呕恶，舌苔白腻，脉滑等症。本证以神志抑郁、错乱、痴呆、昏迷与痰浊症状共见为辨证的主要依据。

9. 痰火扰神证

临床表现：发热，口渴，胸闷，气粗，咯吐黄痰，喉间痰鸣，心烦，失眠，甚则神昏谵语，或狂躁妄动，打人毁物，不避亲疏，胡言乱语，哭笑无常，面赤，舌质红，苔黄腻，脉滑数。本证以神志狂躁、神昏谵语与痰热症状共见为辨证的主要依据。

10. 瘀阻脑络证

临床表现：头晕、头痛经久不愈，痛如锥刺，痛处固定，或健忘，失眠，心悸，或头部外伤后昏不知人，面色晦暗，舌质紫暗或有斑点，脉细涩。本证以头痛、头晕与瘀血症状共见为辨证的主要依据。

要点二　心病各证候的鉴别要点

1. 心血虚证与心阴虚证的鉴别

心血虚与心阴虚虽均可见心悸、失眠、多梦等症，但血虚以"色白"为特征而无热象，阴虚以"色赤"为特征而有明显热象。详见下表：

心血虚证与心阴虚证的鉴别

证名	相同症状	不同症状
心血虚证	因心失所养，心神不安，故心悸，失眠，多梦	有血虚的表现——面色淡白或萎黄，唇舌色淡，脉细无力
心阴虚证		有阴虚的表现——口燥咽干，形体消瘦，五心烦热，潮热盗汗，两颧潮红，舌红少苔乏津，脉细数

2. 心气虚证与心阳虚证的鉴别

心阳虚证与心气虚证的鉴别：两证均有心悸、胸闷气短、自汗等心气虚证。但心阳虚证重，常由心气虚发展而来，表现为心悸怔忡，胸闷或心痛，有畏寒肢冷等阳虚寒证的表现，或面唇青紫，舌淡胖或紫暗，苔白滑，脉沉迟无力。

心气虚与心阳虚均可见心悸、胸闷、气短等症，但阳虚证有畏冷肢凉等表现，气虚证则疲乏等症表现明显。

3. 心气虚证、心阳虚证与心阳暴脱证的鉴别

心气虚证、心阳虚证、心阳暴脱证的病理联系及临床特征：心气虚证、心阳虚证、心阳暴脱证是心的功能损伤由轻到重的三个阶段，三者之间相互联系。心气虚证以心悸、胸闷兼气虚证为特征；心阳虚证是在心气虚的基础上，出现心胸闷痛、畏寒肢冷等虚寒证候；心阳暴脱证是在心阳虚的基础上，突然出现冷汗、肢厥、脉微等亡阳证候。

4. 心脉痹阻证的鉴别

心脉痹阻只是病理结果，导致心脉不通的原因主要有瘀血、痰浊、阴寒、气滞几个方面。心脉痹阻证以心悸怔忡、心胸憋闷疼痛、痛引肩背内臂、时作时止为主症。但由于导致心脉痹阻的原因不同，临床必须辨证求因。心脉痹阻证的辨证比较见下表：

心脉痹阻证的鉴别表

主症	分型	临床表现
心悸怔忡，心胸憋闷作痛，痛引肩背内臂，时作时止	瘀阻心脉	心胸刺痛，舌暗或有青紫斑点，脉细涩或结代
	痰阻心脉	心胸闷痛，体胖痰多，身重困倦，苔白腻，脉沉滑或沉涩
	寒凝心脉	心痛剧烈，遇寒加重，得温痛减，形寒肢冷，舌淡苔白，脉沉迟或沉紧
	气滞心脉	心胸胀痛，胁胀，善太息，舌淡红，脉弦

5. 痰蒙心神证、热扰心神证与痰火扰神证的鉴别

痰蒙心神证、热扰心神证与痰火扰神证均有神志异常的表现，均可或见神昏。但痰蒙

心神证为痰浊，其症以抑郁、痴呆、错乱为主，无热证表现；热扰心神证为火热，其症以狂躁、谵语、神昏为主，一派火热证候；痰火扰神证则既有痰，又有火，其症为前两者的兼并。

细目二　辨肺病证候

要点一　肺病各证候的临床表现

1. 肺气虚证

临床表现：咳嗽无力，气短而喘，动则尤甚，咯痰清稀，声低懒言，或有自汗，畏风，易于感冒，神疲体倦，面色淡白，舌淡苔白，脉弱。本证以咳嗽无力、气短而喘、自汗与气虚症状共见为辨证的主要依据。

2. 肺阴虚证

临床表现：干咳无痰，或痰少而黏，不易咯出，或痰中带血，声音嘶哑，口燥咽干，形体消瘦，五心烦热，潮热盗汗，两颧潮红，舌红少苔乏津，脉细数。本证以干咳、痰少难咯、潮热、盗汗等为辨证的主要依据。

3. 风寒犯肺证

临床表现：咳嗽，咯少量稀白痰，气喘，微有恶寒发热，鼻塞，流清涕，喉痒，或见身痛无汗，舌苔薄白，脉浮紧。本证多有外感风寒的病史，以咳嗽、咯稀白痰与风寒表证共见为辨证的主要依据。

4. 风热犯肺证

临床表现：咳嗽，痰少而黄，气喘，鼻塞，流浊涕，咽喉肿痛，发热，微恶风寒，口微渴，舌尖红，苔薄黄，脉浮数。本证多有感受风热的病史，以咳嗽、痰少色黄与风热表证共见为辨证的主要依据。

5. 燥邪犯肺证

临床表现：干咳无痰，或痰少而黏，不易咯出，甚则胸痛，痰中带血，或见鼻衄，口、唇、鼻、咽、皮肤干燥，尿少，大便干结，舌苔薄而干燥少津，或微有发热恶风寒，无汗或少汗，脉浮数或浮紧。本证与气候干燥有关，以干咳痰少、鼻咽口舌干燥等为辨证的主要依据。

6. 肺热炽盛证

临床表现：发热，口渴，咳嗽，气粗而喘，甚则鼻翼煽动，鼻息灼热，胸痛，或有咽喉红肿疼痛，小便短黄，大便秘结，舌红苔黄，脉洪数。本证新病势急，以咳喘气粗、鼻翼煽动与火热症状共见为辨证的主要依据。

7. 痰热壅肺证

临床表现：咳嗽，咯痰黄稠而量多，胸闷，气喘息粗，甚则鼻翼煽动，喉中痰鸣，或咳吐脓血腥臭痰，胸痛，发热口渴，烦躁不安，小便短黄，大便秘结，舌红苔黄腻，脉滑数。本证以发热、咳喘、痰多黄稠等为辨证的主要依据。

8. 寒痰阻肺证

临床表现：咳嗽，痰多色白、质稠或清稀易咯，胸闷，气喘，或喉间有哮鸣声，恶寒，肢冷，舌质淡，苔白腻或白滑，脉弦或滑。本证以咳喘、痰白量多易咯等为辨证的主要依据。痰稀者为寒饮停肺证，痰稠者为寒痰阻肺证。

9. 饮停胸胁证

临床表现：胸廓饱满，胸胁部胀闷或痛，咳嗽，气喘，呼吸、咳嗽或身体转侧时牵引胁痛，或有头目晕眩，舌苔白滑，脉沉弦。本证以胸廓饱满、胸胁胀闷或痛等为辨证的主要依据。

10. 风水相搏证

临床表现：眼睑头面先肿，继而遍及全身，上半身肿甚，来势迅速，皮肤薄而发亮，小便短少，或见恶寒重、发热轻，无汗，舌苔薄白，脉浮紧；或见发热重、恶寒轻，咽喉肿痛，舌苔薄黄，脉浮数。本证以突起头面浮肿与卫表症状共见为辨证的主要依据。

要点二　肺病各证候的鉴别要点

1. 风寒犯肺证、风热犯肺证与燥邪犯肺证的鉴别

三证均因外邪侵袭肺系，肺卫失宣所致；均以咳嗽、咯痰为主症，兼外感表证。但因病邪性质不同，故痰的性状（寒痰、热痰、燥痰）及表证的特征（表寒证、表热证、燥邪犯表证）各异。

风寒犯肺证、风热犯肺证与燥邪犯肺证的鉴别

证型	病机	辨证要点	临床表现
风寒犯肺证	风寒袭肺，肺卫失宣	咳嗽、痰稀白及风寒表证	咳嗽，痰稀色白，恶寒重、发热轻，鼻塞，流清涕，喉痒，身痛无汗，舌苔薄白，脉浮紧
风热犯肺证	风热犯肺，肺卫失宣	咳嗽、痰黄稠及风热表证	咳嗽，痰稠色黄，恶寒轻、发热重，鼻塞，流黄浊涕，身热恶风，口干咽痛，舌尖红，苔薄黄，脉浮数
燥邪犯肺证	燥邪犯肺，肺卫失宣	干咳、痰少质黏及燥邪犯表证	干咳，痰少质黏，口舌、咽喉干燥，恶寒发热，无汗或少汗，舌苔薄而干燥，脉浮偏数

2. 肺阴虚证与燥邪犯肺证的鉴别

两者均属燥证，均有燥咳及津液不足的表现，但病因病机不同，两证的主要区别在于有无阴虚内热证或燥邪犯表证的证候。详见下表：

肺阴虚证与燥邪犯肺证的鉴别

证型	病机	共同表现	鉴别要点
肺阴虚证	内伤久病，肺津受损，虚热内生	干咳或少痰，痰黏难咯，或咯血（燥痰），口舌咽干	属内燥，兼颧红、潮热盗汗、五心烦热、脉细数等阴虚内热的表现
燥邪犯肺证	新病外感，发于秋季，燥邪犯肺，肺卫失宣		属外燥，兼发热、微恶风寒、苔薄、脉浮等燥邪犯表证

3. 风热犯肺证与痰热壅肺证的鉴别

两证均以咳嗽、痰稠黄（热痰）为特征。但病位重点不同，痰热壅肺证的病位在肺，属里实热证，痰多，苔黄腻，脉滑数。风热犯肺证乃肺卫受邪，必兼风热表证，病情轻，病程较短，预后良好，但亦可发展成痰热壅肺证。两证的鉴别详见下表：

风热犯肺证与痰热壅肺证的鉴别

证型	病机	共同表现	鉴别要点
痰热壅肺证	痰热蕴结于肺，肺气壅逆	咳嗽，痰稠黄	病位在肺，病情较重，属里实热证；咳喘胸痛，痰多黄稠或脓血腥臭痰，苔黄腻，脉滑数等
风热犯肺证	风热犯肺，肺卫失宣		肺卫受邪，兼风热表证（发热恶寒，苔薄黄，脉浮数）；病情轻，病程较短，预后良好，但亦可发展成痰热壅肺证

细目三　辨脾病证候

要点一　脾病各证候的临床表现

1. 脾气虚证

临床表现：不欲食，纳少，脘腹胀满，食后胀甚，或饥时饱胀，大便稀溏，肢体倦怠，神疲乏力，少气懒言，形体消瘦，或肥胖，浮肿，面色淡黄或萎黄，舌淡苔白，脉缓或弱。本证以食少、腹胀、便溏与气虚症状共见为辨证的主要依据。

2. 脾虚气陷证

临床表现：脘腹重坠作胀，食后益甚，或便意频数，肛门重坠，或久泻不止，甚或脱肛，或小便混浊如米泔，或内脏、子宫下垂，气短懒言，神疲乏力，头晕目眩，面白无华，食少，便溏，舌淡苔白，脉缓或弱。本证以脘腹重坠、内脏下垂与气虚症状共见为辨证的主要依据。

3. 脾阳虚证

临床表现：食少，腹胀，腹痛绵绵，喜温喜按，畏寒怕冷，四肢不温，面白少华或虚浮，口淡不渴，大便稀溏，甚至完谷不化，或肢体浮肿，小便短少，或白带清稀量多，舌质淡胖或有齿痕，舌苔白滑，脉沉迟无力。本证以食少、腹胀腹痛、便溏与虚寒症状共见为辨证的主要依据。

4. 脾不统血证

临床表现：各种慢性出血，如便血、尿血、吐血、鼻衄、紫斑，妇女月经过多、崩漏，食少便溏，神疲乏力，气短懒言，面色萎黄，舌淡，脉细无力。本证以各种慢性出血与气血两虚证共见为辨证的主要依据。

5. 寒湿困脾证

临床表现：脘腹胀闷，口腻纳呆，泛恶欲呕，口淡不渴，腹痛便溏，头身困重，或小便短少，肢体肿胀，或身目发黄，面色晦暗不泽，或妇女白带量多，舌体淡胖，舌苔白滑或白腻，脉濡缓或沉细。本证以纳呆、腹胀、便溏、身重、苔白腻等为辨证的主要依据。

6. 湿热蕴脾证

临床表现：脘腹胀闷，纳呆，恶心欲呕，口中黏腻，渴不多饮，便溏不爽，小便短黄，肢体困重，或身热不扬，汗出热不解，或见面目发黄鲜明，或皮肤发痒，舌质红，苔黄腻，脉濡数或滑数。本证以腹胀、纳呆、发热、身重、便溏不爽、苔黄腻等为辨证的主要依据。

要点二　脾病各证候的鉴别要点

1. 脾气虚证、脾阳虚证、脾虚气陷证与脾不统血证的鉴别

四证均以脾气虚为病理基础，但因各证的病机不尽相同，故临床表现各有特点。

脾气虚证以脾气亏虚，失于健运为主要病机，以食少、腹胀、便溏，兼神疲乏力等气虚表现为特征。脾阳虚证是在脾气虚的基础上，阳虚生寒所致，以腹部冷痛绵绵、喜温喜按、形寒肢冷等虚寒见症与脾气虚证并见为特征。脾虚气陷证是因脾气亏虚，升举无力而清阳下陷所致，以脘腹坠胀或内脏下垂等下陷证候与脾气虚证并见为特征。脾不统血证因脾气亏虚，统血无权而致，以各种慢性出血（便血，尿血，吐血，肌衄，或月经过多，崩漏）与脾气虚证并见为特征。

脾气虚证与脾阳虚证、脾虚气陷证、脾不统血证的鉴别

证候	病机	相同症状	不同症状	舌象	脉象
脾气虚证	脾气亏虚，运化失职	纳呆腹胀，食后尤甚，便溏肢倦，食少懒言，神疲乏力，面色萎黄	或浮肿，或消瘦	舌质淡或胖嫩，有齿痕，苔白润	脉缓弱或沉细弱或虚大
脾阳虚证	脾阳虚衰，失于温运，阴寒内生		腹痛，喜温喜按，肢冷尿少等	舌质淡胖或边有齿痕，苔白滑	脉沉迟无力
脾虚气陷证	脾气亏虚，升举无力而反下陷		脘腹坠胀，或便意频数，肛门坠重，甚则脱肛，或子宫下垂等脏器脱垂表现	舌质淡，苔薄白	脉缓弱
脾不统血证	脾气虚弱，不能统摄血液		便血，尿血，鼻衄，或妇女月经过多、崩漏等各种出血证	舌淡苔白	脉细弱

2. 寒湿困脾证与脾阳虚证的鉴别

寒湿困脾证是寒湿内侵，中阳受阻，以纳呆、腹胀、便溏、身重、苔白腻等为主要临床表现。脾阳虚证是在脾气虚的基础上，阳虚生寒所致，以腹部冷痛绵绵、喜温喜按、形寒肢冷等虚寒见症与脾气虚证并见为特征。二者一实一虚，病性不同。

寒湿困脾证与脾阳虚证的鉴别

证候	病机	性质	相同症状	不同症状	舌象	脉象
寒湿困脾证	寒湿内侵，中阳受阻	实寒证	纳呆食少，腹胀，腹部冷痛，畏寒喜温，便溏	脘腹痞胀，泛恶欲呕	舌淡，苔白腻	脉濡缓
脾阳虚证	脾虚失运，寒生湿阻	虚寒证		四肢不温，神疲乏力	舌淡胖，苔白滑	脉沉迟无力

3. 湿热蕴脾证与寒湿困脾证的鉴别

两证均因湿邪困脾，脾胃纳运失职所致，可见脘腹痞闷，纳呆呕恶，便溏，肢体困重，面目发黄，苔腻，脉濡等。区别在于兼热、兼寒之不同。前者病性属湿热，故有舌质红，苔黄腻，身热不扬，阳黄，脉濡数等湿热内蕴的表现；后者病性属寒湿，故见舌淡，苔腻白滑，腹痛喜暖，口淡不渴，带下量多清稀，阴黄，脉濡缓等寒湿内停的表现。

湿热蕴脾证与寒湿困脾证的鉴别

证候	相同症状	不同症状	舌象	脉象
湿热蕴脾证	脘腹痞闷，纳呆，恶心呕吐，便溏，肢体困重	身热起伏，汗出热不解，肌肤发黄，色泽鲜明，皮肤发痒，小便短赤	舌红，苔黄腻	脉濡数
寒湿困脾证		口淡不渴，肢体浮肿，小便不利	舌淡，苔白腻	脉濡缓

细目四　辨肝病证候

要点一　肝病各证候的临床表现

1. 肝血虚证

临床表现：头晕眼花，视力减退或夜盲，或肢体麻木，关节拘急，手足震颤，肌肉瞤动，或妇女月经量少、色淡，甚则闭经，爪甲不荣，面白无华，舌淡，脉细。本证以眩晕、视力减退、经少、肢麻手颤等与血虚症状共见为辨证的主要依据。

2. 肝阴虚证

临床表现：头晕眼花，两目干涩，视力减退，或胁肋隐隐灼痛，面部烘热或两颧潮红，或手足蠕动，口咽干燥，五心烦热，潮热盗汗，舌红少苔乏津，脉弦细数。本证以头晕、目涩、胁痛等与虚热症状共见为辨证的主要依据。

3. 肝郁气滞证

临床表现：情志抑郁，善太息，胸胁、少腹胀满疼痛，走窜不定；或咽部异物感，或颈部瘿瘤、瘰疬，或胁下肿块；妇女可见乳房作胀疼痛，月经不调，痛经；舌苔薄白，脉弦。病情轻重与情绪变化关系密切。本证多与情志因素有关，以情志抑郁、胸胁或少腹胀痛等为辨证的主要依据。

4. 肝火炽盛证

临床表现：头晕胀痛，痛如刀劈，面红目赤，口苦口干，急躁易怒，耳鸣如潮，甚或突发耳聋，失眠，噩梦纷纭，或胁肋灼痛，吐血、衄血，小便短黄，大便秘结，舌红苔黄，脉弦数。本证以头痛、烦躁、耳鸣、胁痛等与火热症状共见为辨证的主要依据。

5. 肝阳上亢证

临床表现：眩晕耳鸣，头目胀痛，面红目赤，急躁易怒，失眠多梦，头重脚轻，腰膝酸软，舌红少津，脉弦有力或弦细数。本证以眩晕耳鸣、头目胀痛、面红、烦躁、腰膝酸软等为辨证的主要依据。

6. 肝风内动证

（1）肝阳化风证

临床表现：眩晕欲仆，步履不稳，头胀头痛，急躁易怒，耳鸣，项强，头摇，肢体震颤，手足麻木，语言謇涩，面赤，舌红，或苔腻，脉弦细有力；甚至突然昏仆，口眼㖞斜，半身不遂，舌强语謇。本证以眩晕、肢麻震颤、头胀痛、面赤，甚至突然昏仆、口眼㖞斜、半身不遂等为辨证的主要依据。

（2）热极生风证

临床表现：高热口渴，烦躁，谵语或神昏，颈项强直，两目上视，手足抽搐，角弓反张，牙关紧闭，舌质红绛，苔黄燥，脉弦数。本证以高热、神昏、抽搐为辨证的主要依据。

（3）阴虚动风证

临床表现：手足震颤、蠕动，或肢体抽搐，眩晕耳鸣，口燥咽干，形体消瘦，五心烦热，潮热颧红，舌红少津，脉弦细数。本证以眩晕、手足震颤、蠕动与阴虚内热症状共见为辨证的主要依据。

（4）血虚生风证

临床表现：眩晕，肢体震颤、麻木，手足拘急，肌肉𥆧动，皮肤瘙痒，爪甲不荣，面白无华，舌质淡白，脉细或弱。本证以眩晕、肢麻、震颤、瘙痒、拘急、𥆧动等与血虚症状共见为辨证的主要依据。

7. 寒滞肝脉证

临床表现：少腹冷痛，阴部坠胀作痛，或阴器收缩引痛，或巅顶冷痛，得温则减，遇寒痛增，恶寒肢冷，舌淡，苔白润，脉沉紧或弦紧。本证以少腹、前阴、巅顶冷痛与实寒症状共见为辨证的主要依据。

要点二　肝病各证候的鉴别要点

1. 肝血虚证与肝阴虚证的鉴别

两者均属肝的虚证，均有头晕等表现。但前者为血虚，无热象，常见眩晕、视物模糊、经少、肢麻手颤等症；后者为阴虚，虚热表现明显，常见眼干涩、潮热、颧红、手足蠕动等症。

2. 肝火炽盛证与肝阳上亢证的鉴别

两证的共同表现：头晕胀痛，面红目赤，口苦口干，急躁易怒，耳鸣，失眠。但前者属火热过盛的实证，以目赤头痛、胁肋灼痛、口苦口渴、便秘、尿黄等火热证候为主，阴虚证候不突出，病程较短，病势较急；后者属上实下虚，虚实夹杂，系肝肾阴虚阳亢所致，以眩晕、头目胀痛、头重脚轻等上亢症状为主，且见腰膝酸软、耳鸣等下虚症状，阴虚证候明显，病程较长。

3. 肝风内动四证的鉴别

肝风内动四证的成因与证候有别。肝阳化风证为阳亢阴虚，上盛下虚，表现为眩晕欲仆、头胀痛，头摇、肢麻震颤，步履不稳等；热极生风证为火热炽盛所致，病势急而重，表现为高热，神昏，抽搐；阴虚动风证多见于热病后期，阴液亏损，表现为眩晕、手足震颤、蠕动及虚热证候；血虚生风证多见于慢性久病，血虚失养，表现为眩晕、肢麻、震颤、拘急、面白舌淡等。

肝风内动四证的鉴别

证候	性质	主症	兼症	舌象	脉象
肝阳化风证	上实下虚证	眩晕欲仆，头摇肢颤，言语謇涩或舌强不语	手足麻木，步履不正	舌红，苔白或腻	脉弦而有力
热极生风证	实热证	手足抽搐，颈项强直，两目上视，牙关紧闭，角弓反张	高热神昏，躁热如狂	舌质红绛	脉弦数
阴虚动风证	虚证	手足蠕动	午后潮热，五心烦热，口咽干燥，形体消瘦	舌红少津	脉弦细数
血虚生风证	虚证	手足震颤，肌肉瞤动，关节拘急不利，肢体麻木	眩晕耳鸣，面白无华	舌淡，苔白	脉细

细目五　辨肾病证候

要点一　肾病各证候的临床表现

1. 肾阳虚证

临床表现：头目眩晕，面色㿠白或黧黑，腰膝酸冷疼痛，畏冷肢凉，下肢尤甚，精神萎靡，性欲减退，男子阳痿早泄、滑精精冷，女子宫寒不孕，或久泻不止，完谷不化，五更泄泻，或小便频数清长，夜尿频多，舌淡，苔白，脉沉细无力，尺脉尤甚。本证以腰膝酸冷、性欲减退、夜尿多与虚寒症状共见为辨证的主要依据。

2. 肾虚水泛证

临床表现：腰膝酸软，耳鸣，身体浮肿，腰以下尤甚，按之没指，小便短少，畏冷肢凉，腹部胀满，或见心悸，气短，咳喘痰鸣，舌质淡胖，苔白滑，脉沉迟无力。本证以水肿下肢为甚、尿少、畏冷肢凉等为辨证的主要依据。

3. 肾阴虚证

临床表现：腰膝酸软而痛，头晕，耳鸣，齿松，发脱，男子阳强易举、遗精、早泄，女子经少或经闭、崩漏，失眠，健忘，口咽干燥，形体消瘦，五心烦热，潮热盗汗，骨蒸发热，午后颧红，小便短黄，舌红少津，少苔或无苔，脉细数。本证以腰酸而痛、遗精、经少、头晕耳鸣等与虚热症状共见为辨证的主要依据。

4. 肾精不足证

临床表现：小儿生长发育迟缓，身体矮小，囟门迟闭，智力低下，骨骼痿软；男子精少不育，女子经闭不孕，性欲减退；成人早衰，腰膝酸软，耳鸣耳聋，发脱齿松，健忘恍惚，神情呆钝，两足痿软，动作迟缓，舌淡，脉弱。本证多与先天不足有关，以生长发育迟缓、早衰、生育功能低下等为辨证的主要依据。

5. 肾气不固证

临床表现：腰膝酸软，神疲乏力，耳鸣失聪；小便频数而清，或尿后余沥不尽，或遗尿，或夜尿频多，或小便失禁；男子滑精、早泄；女子月经淋漓不尽，或带下清稀量多，或胎动易滑；舌淡，苔白，脉弱。本证以腰膝酸软，小便、精液、经带、胎气不固与气虚症状共见为辨证的主要依据。

要点二　肾病各证候的鉴别要点

1. 肾阳虚证与肾虚水泛证的鉴别

两者均以肾阳亏虚为病理基础，都有畏寒肢冷，腰膝酸冷，面白神疲等虚寒之象。但前者以温煦失职，生殖功能减退为主；后者以气化无权，水湿泛滥之水肿尿少为主要表现。

肾阳虚证与肾虚水泛证的鉴别

证型	病机	辨证要点	临床表现	舌象	脉象
肾阳虚证	命门火衰，温煦失职，火不暖土，气化不行	腰膝酸冷、性欲减退、夜尿频多等与虚寒症状共见	头晕目眩，面色㿠白或黧黑，腰膝酸冷疼痛，畏寒肢冷，下肢尤甚，精神萎靡，性欲减退，男子阳痿早泄、滑精精冷，女子宫寒不孕，或久泻不止，完谷不化，五更泄泻，或小便频数清长，夜尿频多	舌淡苔白	脉沉细无力，尺部尤甚
肾虚水泛证	肾阳虚弱，气化无权，水液泛滥	水肿下肢为甚、尿少与畏凉肢冷共见	腰膝酸软，耳鸣，身体浮肿，腰以下为甚，按之没指，小便短少	舌质淡胖，苔白滑	脉沉迟无力

2. 肾阴虚证与肾精不足证的鉴别

两者皆属肾的虚证，均可见腰膝酸软、头晕耳鸣、齿松发脱等症。但前者有阴虚内热的表现，性欲偏亢，梦遗，经少；后者主要为生长发育迟缓，早衰，生育功能低下，无虚热表现。

肾阴虚证与肾精不足证的鉴别

证候	相同症状	不同症状	舌苔	脉象
肾阴虚证	腰膝酸软	失眠多梦，阳强易举，遗精早泄，潮热盗汗，咽干颧红，溲黄便干	舌红少津	脉细数
肾精不足证		男子精少，女子经闭，发脱齿摇，健忘耳聋，动作迟缓，足痿无力，精神呆钝	舌淡红，苔白	脉沉细

细目六　辨腑病证候

要点一　腑病各证候的临床表现

1. 胃气虚证

临床表现：胃脘隐痛或痞胀，按之觉舒，食欲不振，或得食痛缓，食后胀甚，嗳气，口淡不渴，面色萎黄，气短懒言，神疲倦怠，舌质淡，苔薄白，脉弱。本证以胃脘痞满、隐痛喜按、食少与气虚症状共见为辨证的主要依据。

2. 胃阳虚证

临床表现：胃脘冷痛，绵绵不已，时发时止，喜温喜按，食后缓解，泛吐清水或夹有不消化食物，食少脘痞，口淡不渴，倦怠乏力，畏寒肢冷，舌淡胖嫩，脉沉迟无力。本证以胃脘冷痛、喜温喜按、畏冷肢凉为辨证的主要依据。

3. 胃阴虚证

临床表现：胃脘嘈杂，饥不欲食，或痞胀不舒，隐隐灼痛，干呕，呃逆，口燥咽干，大便干结，小便短少，舌红少苔乏津，脉细数。本证以胃脘嘈杂、灼痛、饥不欲食与虚热症状共见为辨证的主要依据。

4. 胃热炽盛证

临床表现：胃脘灼痛、拒按，渴喜冷饮，或消谷善饥，或口臭，牙龈肿痛溃烂，齿衄，小便短黄，大便秘结，舌红苔黄，脉滑数。本证以胃脘灼痛、消谷善饥等与实火症状共见为辨证的主要依据。

5. 寒饮停胃证

临床表现：脘腹痞胀，胃中有振水声，呕吐清水痰涎，口淡不渴，眩晕，舌苔白滑，脉沉弦。本证以脘腹痞胀、胃中有振水声、呕吐清水等为辨证的主要依据。

6. 寒滞胃肠证

临床表现：胃脘、腹部冷痛，痛势暴急，遇寒加剧，得温则减，恶心呕吐，吐后痛缓，口淡不渴，或口泛清水，腹泻清稀，或腹胀便秘，面白或青，恶寒肢冷，舌苔白润，脉弦紧或沉紧。本证多有寒冷刺激的诱因，以胃脘、腹部冷痛、痛势急剧等为辨证的主要依据。

7. 食滞胃肠证

临床表现：脘腹胀满疼痛、拒按，厌食，嗳腐吞酸，呕吐酸馊食物，吐后胀痛得减，或腹痛，肠鸣，矢气臭如败卵，泻下不爽，大便酸腐臭秽，舌苔厚腻，脉滑或沉实。本证多有伤食病史，以脘腹痞胀疼痛、呕泻酸馊腐臭等为辨证的主要依据。

8. 胃肠气滞证

临床表现：胃脘、腹部胀满疼痛，走窜不定，痛而欲吐或欲泻，泻而不爽，嗳气，肠鸣，矢气，得嗳气、矢气后痛胀可缓解，或无肠鸣、矢气则胀痛加剧，或大便秘结，苔厚，脉弦。本证以脘腹胀痛走窜、嗳气、肠鸣、矢气等为辨证的主要依据。

9. 虫积肠道证

临床表现：胃脘嘈杂，时作腹痛，或嗜食异物，大便排虫，或突发腹痛，按之有条索状物，甚至剧痛，呕吐蛔虫，面黄体瘦，睡中啮齿，鼻痒，或面部出现白色斑，唇内有粟粒样白点，白睛见蓝斑。本证以腹痛、面黄体瘦、大便排虫等为辨证的主要依据。

10. 肠热腑实证

临床表现：高热，或日晡潮热，汗多，口渴，脐腹胀满硬痛、拒按，大便秘结，或热结旁流，大便恶臭，小便短黄，甚则神昏谵语、狂乱，舌质红，苔黄厚而燥，或焦黑起刺，脉沉数（或迟）有力。本证以发热、大便秘结、腹满硬痛为辨证的主要依据。

11. 肠燥津亏证

临床表现：大便干燥如羊屎，艰涩难下，数日一行，腹胀作痛，或可于左少腹触及包块，口干，或口臭，或头晕，舌红少津，苔黄燥，脉红涩。本证多属病久而势缓，以大便燥结、排便困难与津亏症状共见为辨证的主要依据。

12. 肠道湿热证

临床表现：身热口渴，腹痛腹胀，下痢脓血，里急后重，或暴泻如水，或腹泻不爽，粪质黄稠秽臭，肛门灼热，小便短黄，舌质红，苔黄腻，脉滑数。本证以腹痛、暴泻如水、下痢脓血、大便黄稠秽臭等与湿热症状共见为辨证的主要依据。

13. 膀胱湿热证

临床表现：小便频数，排尿灼热涩痛，小便短赤，尿血或有砂石，小腹胀痛，腰痛，发热口渴，舌红，苔黄腻，脉濡数。本证属新病势急，以小便频急、灼涩疼痛等与湿热症状共见为辨证的主要依据。

14. 胆郁痰扰证

临床表现：胆怯易惊，惊悸不宁，失眠多梦，烦躁不安，胸胁胀闷，善太息，头晕目眩，口苦呕恶，舌淡红或红，苔白腻或黄滑，脉弦缓或弦数。本证以胆怯、惊悸、烦躁、失眠、眩晕、呕恶等为辨证的主要依据。

要点二　腑病各证候的鉴别要点

1. 脾气虚证与胃气虚证、脾阳虚证与胃阳虚证的鉴别

四者均有食少、脘腹隐痛及气虚或阳虚的共同症状。但脾阳虚、脾气虚以脾失运化为

主，胀或痛的部位在大腹，腹胀腹痛、便溏、水肿等症突出；胃阳虚、胃气虚以受纳腐熟功能减弱，胃失和降为主，胀或痛的部位在胃脘，脘痞隐痛、嗳气等症明显。

2. 胃阴虚证与胃热炽盛证的鉴别

两者均属胃的热证，可见脘痛、口渴、脉数等症。但前者为虚热，常见嘈杂，饥不欲食，舌红少苔，脉细；后者为实热，常见消谷善饥，口臭，牙龈肿痛，齿衄，脉滑。

胃阴虚证与胃热炽盛证的鉴别

证候	疼痛性质	呕吐	口味与口渴	大便	舌象	脉象
胃热炽盛证	灼痛	吞酸	渴喜冷饮	秘结	舌红苔黄	脉滑数
胃阴虚证	隐痛	干呕	口咽干燥	干结	舌红少苔	脉细数

3. 寒滞胃肠证与胃肠气滞证的鉴别

两者均有气滞的病机，故胃肠气滞证与寒滞胃肠证均可见脘腹痞胀、疼痛、呕泻等症。但寒滞胃肠证有寒邪刺激的病因，有冷痛喜温、恶寒肢冷、脉紧等属寒的表现；胃肠气滞证则以胀痛为主，嗳气、肠鸣、矢气等症明显，而无寒因、寒症。

4. 湿热蕴脾证与肠道湿热证的鉴别

两者均属湿热为病，可见发热、口渴、尿黄、舌红、苔黄腻、脉滑数等症。但前者病势略缓，除有腹胀、纳呆、呕恶、便溏等胃肠症状外，并有身热不扬、汗出热不解、肢体困重、口腻、渴不多饮，或有黄疸、肤痒等症状；后者则病势较急，病位以肠道为主，腹痛、暴泻如水、下痢脓血、大便黄稠秽臭等为突出表现。

5. 心火下移证与膀胱湿热证的鉴别

两者均可见小便频急、灼涩疼痛等症。但前者为火热炽盛，灼伤津液，兼有心烦、口舌生疮等症；后者为湿热蕴结膀胱，气机不畅，有苔黄腻、脉滑数等湿热证候。

细目七 辨脏腑兼病证候

要点一 脏腑兼病各证候的临床表现

1. 心肾不交证

临床表现：心烦失眠，惊悸健忘，头晕，耳鸣，腰膝酸软，梦遗，口咽干燥，五心烦热，潮热盗汗，便结尿黄，舌红少苔，脉细数。本证以心烦、失眠、腰酸、耳鸣、梦遗与虚热症状共见为辨证的主要依据。

2. 心肾阳虚证

临床表现：畏寒肢冷，心悸怔忡，胸闷气喘，肢体浮肿，小便不利，神疲乏力，腰膝酸冷，唇甲青紫，舌淡紫，苔白滑，脉弱。本证以心悸、水肿与虚寒症状共见为辨证的主要依据。

3. 心肺气虚证

临床表现：胸闷，咳嗽，气短而喘，心悸，动而尤甚，吐痰清稀，神疲乏力，声低懒言，自汗，面色淡白，舌淡苔白，或唇舌淡紫，脉弱或结或代。本证以咳喘、心悸、胸闷与气虚症状共见为辨证的主要依据。

4. 心脾气血虚证

临床表现：心悸怔忡，头晕，多梦，健忘，食欲不振，腹胀，便溏，神疲乏力，或见皮下紫斑，女子月经量少、色淡、淋漓不尽，面色萎黄，舌淡嫩，脉弱。本证以心悸、神疲、头晕、食少、腹胀、便溏等为辨证的主要依据。

5. 心肝血虚证

临床表现：心悸心慌，多梦健忘，头晕目眩，视物模糊，肢体麻木、震颤，女子月经量少、色淡，甚则经闭，面白无华，爪甲不荣，舌质淡白，脉细。本证以心悸、多梦、眩晕、肢麻等与血虚症状共见为辨证的主要依据。

6. 脾肺气虚证

临床表现：食欲不振，食少，腹胀，便溏，久咳不止，气短而喘，咯痰清稀，面部虚浮，下肢微肿，声低懒言，神疲乏力，面白无华，舌淡，苔白滑，脉弱。本证以咳嗽、气喘、咯痰、食少、腹胀、便溏与气虚症状共见为辨证的主要依据。

7. 肺肾气虚证

临床表现：咳嗽无力，呼多吸少，气短而喘，动则尤甚，吐痰清稀，声低，乏力，自汗，耳鸣，腰膝酸软，或尿随咳出，舌淡紫，脉弱。本证以久病咳喘、呼多吸少、动则尤甚与气虚症状共见为辨证的主要依据。

8. 肺肾阴虚证

临床表现：咳嗽痰少，或痰中带血，或声音嘶哑，腰膝酸软，形体消瘦，口燥咽干，骨蒸潮热，盗汗，颧红，男子遗精，女子经少，舌红，少苔，脉细数。本证以干咳、少痰、腰酸、遗精等与虚热症状共见为辨证的主要依据。

9. 肝火犯肺证

临床表现：胸胁灼痛，急躁易怒，头胀头晕，面红目赤，口苦口干，咳嗽阵作，痰黄稠黏，甚则咳血，舌红，苔薄黄，脉弦数。本证以胸胁灼痛、急躁、咳嗽痰黄或咳血等与实热症状共见为辨证的主要依据。

10. 肝胆湿热证

临床表现：身目发黄，胁肋胀痛，或胁下有痞块，纳呆，厌油腻，泛恶欲呕，腹胀，大便不调，小便短赤，发热或寒热往来，口苦口干，舌红，苔黄腻，脉弦滑数；或为阴部潮湿、瘙痒、湿疹，阴器肿痛，带下黄稠臭秽等。本证以胁肋胀痛、身目发黄，或阴部瘙痒、带下黄臭等与湿热症状共见为辨证的主要依据。

11. 肝胃不和证

临床表现：胃脘、胁肋胀满疼痛，走窜不定，嗳气，吞酸嘈杂，呃逆，不思饮食，情绪抑郁，善太息，或烦躁易怒，舌淡红，苔薄黄，脉弦。本证以脘胁胀痛、嗳气、吞酸、情绪抑郁等为辨证的主要依据。

12. 肝郁脾虚证

临床表现：胸胁胀满窜痛，善太息，情志抑郁，或急躁易怒，食少，腹胀，肠鸣矢气，便溏不爽，或腹痛欲便，泻后痛减，或大便溏结不调，舌苔白，脉弦或缓。本证以胁胀作痛、情志抑郁、腹胀、便溏等为辨证的主要依据。

13. 肝肾阴虚证

临床表现：头晕，目眩，耳鸣，健忘，胁痛，腰膝酸软，口燥咽干，失眠多梦，低热或五心烦热，颧红，男子遗精，女子月经量少，舌红，少苔，脉细数。本证以腰酸胁痛、眩晕、耳鸣、遗精等与虚热症状共见为辨证的主要依据。

14. 脾肾阳虚证

临床表现：腰膝、下腹冷痛，畏冷肢凉，久泻久痢，或五更泄泻，完谷不化，便质清冷，或全身水肿，小便不利，面色㿠白，舌淡胖，苔白滑，脉沉迟无力。本证以久泻久痢、水肿、腰腹冷痛等与虚寒症状共见为辨证的主要依据。

要点二　脏腑兼病各证候的鉴别要点

1. 心脾气血虚证与心肝血虚证的鉴别

两者均有心血不足，心及心神失养，而见心悸、失眠多梦等症。但前者兼有脾虚失运，血不归经的表现，常见食少、腹胀、便溏、慢性失血等症；后者兼有肝血不足，失于充养的表现，常见眩晕、肢麻、视力减退、经少等症。

2. 心肺气虚证、脾肺气虚证与肺肾气虚证的鉴别

三者均有肺气虚，呼吸功能减退，而见咳喘无力、气短、咯痰清稀等症。心肺气虚证则兼有心悸怔忡、胸闷等心气不足的证候；肺脾气虚证则兼有食少、腹胀、便溏等脾失健运的证候；肺肾气虚证则兼有呼多吸少、腰酸耳鸣、尿随咳出等肾失摄纳的证候。

3. 肝胃不和证、肝郁脾虚证与胃肠气滞证的鉴别

前两者均有肝气郁结，而见胸胁胀满疼痛、情志抑郁或烦躁等表现。但肝胃不和证兼胃失和降，常有胃脘胀痛、嗳气、呃逆等症；肝郁脾虚证兼脾失健运，常有食少、腹胀、便溏等症；胃肠气滞证则肝气郁结的证候不明显，只见胃肠气机阻滞的症状，以脘腹胀痛走窜、嗳气、肠鸣、矢气等为主要表现。

肝胃不和证、肝郁脾虚证与胃肠气滞证的鉴别

证候	病机	相同症状	不同症状	舌象	脉象
肝胃不和证	肝失疏泄，横逆犯胃，胃失和降	抑郁易怒，胸胁胀痛及纳少	腹胀、呕恶、呃逆、嗳气、嘈杂等胃气上逆的症状	舌苔薄白或薄黄	脉弦或带数
肝郁脾虚证	肝失疏泄，横逆犯脾，脾失健运		腹痛肠鸣，腹泻不爽	舌苔白	脉弦或缓弱
胃肠气滞证	多因情志不遂，外邪内侵，病理产物或病邪停滞，导致胃肠气机阻滞而成	脘腹胀痛走窜、嗳气、肠鸣、矢气	肝气郁结的证候不明显，以脘腹胀痛走窜、嗳气、肠鸣、矢气等为主要表现	舌苔厚	脉弦

4. 心肾不交证、肺肾阴虚证与肝肾阴虚证的鉴别

三者都有肾阴虚的证候，均见腰膝酸软、耳鸣、遗精及阴虚内热的表现。但心肾不交证兼心阴亏虚，虚火扰神，故心悸、心烦、失眠多梦等症明显；肺肾阴虚证兼肺阴亏损，肺失清肃，故有干咳、痰少难咯等表现；肝肾阴虚证兼肝阴虚损，失于滋养，常见胁痛、目涩、眩晕等症。

5. 脾肾阳虚证与心肾阳虚证的鉴别

两者均有畏冷肢凉、舌淡胖、苔白滑等虚寒证候，且有腰膝酸冷、小便不利、浮肿等肾阳虚水湿内停的表现。但前者并有久泻久痢、完谷不化等脾阳虚、运化无权的表现；后者心悸怔忡、胸闷气喘、面唇紫暗等心阳不振、血行不畅的症状较为突出。

6. 肝胆湿热证与湿热蕴脾证的鉴别

两证均因湿热内蕴所致，可见湿热证候及脾胃纳运升降失职的表现，均可出现脘腹胀满、纳呆呕恶、身目发黄、色泽鲜明、大便不调、小便短黄、舌质红、苔黄腻、脉滑数等症。肝胆与脾胃之间在病理上相互影响，由于二者主要的病位病机不同，故症状有别。

肝胆湿热证的病位主要在肝胆（疏泄功能失职），故以胁肋胀痛、胁下痞块、黄疸、口苦等肝胆疏泄失常症状为主，尚可出现寒热往来及阴部瘙痒、妇女带下黄臭等症。湿热蕴脾证的病位主要在脾胃（纳运升降失职），故以脘腹胀闷、纳呆呕恶、大便溏泻等受纳运化功能失常的症状为主，还可出现肢体困重、身热不扬等症状。

7. 肝火犯肺证、燥邪犯肺证、热邪壅肺证与肺阴虚证的鉴别

四证均可能有咳嗽、咳血的表现。但肝火犯肺证系肝经气火上逆犯肺，肺失清肃，有急躁易怒、胁肋灼痛等肝火内炽的症状；燥邪犯肺证只发于秋季，必兼发热恶寒之表证；热邪壅肺证系邪热内盛，痰热互结，壅闭于肺，有典型的实热表现；肺阴虚证系内伤久病，肺津受损，虚热内生，有潮热盗汗等阴虚内热的症状。四证的舌脉表现也各有不同。

肝火犯肺证、燥邪犯肺证、热邪壅肺证与肺阴虚证的鉴别

证候	病机	相同症状	不同症状	舌象	脉象
肝火犯肺证	肝经气火上逆犯肺，肺失清肃	咳嗽，咳血	急躁易怒、胁肋灼痛等肝火内炽的症状	舌红，苔薄黄	脉弦数
燥邪犯肺证	外界燥邪侵犯肺卫，肺系津液耗伤		只发于秋季，必兼发热恶寒之表证	苔薄而干燥少津	脉浮数或浮紧
热邪壅肺证	邪热内盛，痰热互结，壅闭于肺	咳嗽，咳血	一般与情志无关，肝经症状不明显，有实热表现	舌红，苔黄或黄腻	脉数或滑数
肺阴虚证	内伤久病，肺津受损，虚热内生		潮热盗汗等阴虚内热的症状	舌苔白	脉弦或缓弱

8. 肝肾阴虚证与肝阳上亢证的鉴别

两证均有肝肾阴亏、阴不制阳的病机，均有头晕目眩、耳鸣、腰膝酸软等症。但肝肾阴虚证为虚证，以颧红盗汗、五心烦热等虚火内扰的表现为主；肝阳上亢证为本虚标实之

证，急躁易怒、头目胀痛、头重脚轻等肝阳亢逆、气血上冲的症状比较突出。

肝肾阴虚证与肝阳上亢证的鉴别

证候	病机	相同症状	不同症状	舌象	脉象
肝肾阴虚证	肝肾阴液亏虚，阴不制阳，虚热内扰	头晕目眩，耳鸣，腰膝酸软	颧红盗汗、五心烦热等虚火内扰的表现	舌红少苔	脉细数
肝阳上亢证	肝肾阴亏，阴不制阳，亢阳上扰		面红目赤、急躁易怒、头目胀痛、头重脚轻等肝阳亢逆、气血上冲的症状	舌红	脉弦或弦细数

（殷鑫　陆小左）

第九单元　其他辨证方法概要

细目一　辨六经病证

要点一　太阳病证的辨证要点

太阳病证指风寒之邪侵犯人体肌表，正邪抗争，营卫失和，以恶风寒、脉浮、头痛等为主要表现的证候。

1. 太阳经证

（1）太阳中风证：指以风邪为主的风寒之邪侵袭太阳经脉，卫强营弱，以发热、恶风、汗出、脉浮缓等为主要表现的证候。

临床表现：发热，恶风，汗出，脉浮缓，或见鼻鸣，干呕。

辨证要点：本证以恶风、汗出、脉浮缓为辨证依据。

（2）太阳伤寒证：指以寒邪为主的风寒之邪侵犯太阳经脉，卫阳被遏，毛窍闭伏，以恶寒、发热、无汗、头身疼痛、脉浮紧等为主要表现的证候。

临床表现：恶寒，发热，头项强痛，身体疼痛，无汗，脉浮紧，或见气喘。

辨证要点：本证以恶寒、无汗、头身痛、脉浮紧为辨证依据。

2. 太阳腑证

（1）太阳蓄水证：指太阳经证不解，邪与水结，膀胱气化不利，水液停蓄，以发热恶寒、小便不利等为主要表现的证候。

临床表现：发热恶寒，小便不利，小腹满，口渴，或水入即吐，脉浮或浮数。

辨证要点：本证以太阳经证与小便不利、小腹满并见为辨证依据。

（2）太阳蓄血证：指太阳经证不解，邪热传里，与血相结于少腹，以少腹急强或硬满、大便色黑等为主要表现的证候。

临床表现：少腹急结或硬满，小便自利，如狂或发狂，善忘，大便色黑如漆，脉沉涩或沉结。

辨证要点：本证以少腹急结、小便自利、大便色黑等为辨证依据。

要点二　阳明病证的辨证要点

阳明病证指伤寒病发展过程中，阳热亢盛，胃肠燥热所表现的证候。主要病机是"胃家实"，属里实热证，为邪正斗争的极期阶段。阳明病证又可分为阳明经证和阳明腑证。

1. 阳明经证

指邪热亢盛，充斥阳明之经，弥漫全身，肠中尚无燥屎内结，以高热、汗出、口渴、脉洪等为主要表现的证候。

临床表现：身大热，不恶寒，反恶热，汗大出，大渴引饮，心烦躁扰，面赤，气粗，苔黄燥，脉洪大。

辨证要点：本证以大热、大汗、大渴、脉洪大为辨证要点。

2. 阳明腑证

指邪热内盛，与肠中糟粕相搏，燥屎内结，以潮热汗出、腹满痛、便秘、脉沉实等为主要表现的证候。

临床表现：日晡潮热，手足汗出，脐腹胀满疼痛、拒按，大便秘结，甚则神昏谵语，狂躁不得眠，舌苔黄厚干燥，或起芒刺，甚至苔焦黑燥裂，脉沉实或滑数。

辨证要点：本证以潮热汗出、腹满痛、便秘、脉沉实等为辨证要点。

要点三　少阳病证的辨证要点

少阳病证指邪犯少阳胆腑，枢机不运，经气不利，以寒热往来、胸胁苦满等为主要表现的证候。

临床表现：口苦，咽干，目眩，寒热往来，胸胁苦满，默默不欲饮食，心烦欲呕，脉弦。

辨证要点：本证以寒热往来、胸胁苦满等为辨证依据。

要点四　太阴病证的辨证要点

太阴病症指脾阳虚弱，寒湿内生，以腹满而痛、不欲食、腹泻等为主要表现的虚寒证候。

临床表现：腹满而吐，食不下，泄泻，口不渴，时腹自痛，四肢欠温，脉沉缓或弱。

辨证要点：本证以腹满时痛、腹泻等虚寒表现为辨证要点。

要点五　少阴病证的辨证要点

1. 少阴寒化证

指心肾阳气虚衰，阴寒独盛，病性从阴化寒，以畏寒肢凉、下利清谷等为主要表现的虚寒证候。

临床表现：无热恶寒，但欲寐，四肢厥冷，下利清谷，呕不能食，或食入即吐，或身热反不恶寒，甚至面赤，脉微细。

辨证要点：本证以畏寒肢厥、下利清谷、脉微细等为辨证依据。

2. 少阴热化证

指心肾阴虚阳亢，病性从阳化热，以心烦不寐、舌尖红、脉细数等为主要表现的虚热证候。

临床表现：心烦不得眠，口燥咽干，舌尖红，脉细数。

辨证要点：本证以心烦不得眠以及阴虚证候为辨证依据。

要点六　厥阴病证的辨证要点

厥阴病证指伤寒病发展传变的较后阶段，表现为阴阳对峙、寒热交错、厥热胜复的证候。

临床表现：消渴，气上撞心，心中疼热，饥而不欲食，食则吐蛔。

辨证要点：本证以消渴、气上撞心、心中疼热、饥而不欲食为辨证依据。

要点七　六经病证的传变

1. 传经

病邪自外侵入，逐渐向里发展，由某一经病证转变为另一经病证，称为"传经"。

（1）按伤寒六经的顺序相传者，即太阳病证→阳明病证→少阳病证→太阴病证→少阴病证→厥阴病证，称为"循经传"。

（2）隔一经或两经以上相传者，称为"越经传"。

（3）相互表里的两经相传者，称为"表里传"，如太阳病传少阴病等。

2. 直中

伤寒病初起不从阳经传入，病邪直入于三阴者，称为"直中"。

3. 合病

伤寒病不经过传变，两经或三经同时出现的病证，称为"合病"。如太阳阳明合病、太阳太阴合病等。

4. 并病

伤寒病凡一经病证未罢，又见他经病证者，称为"并病"。如太阳少阴并病、太阴少阴并病等。

细目二　辨卫气营血病证

要点一　卫分证的辨证要点

卫分证指温热病邪侵袭肌表，卫气功能失调，肺失宣降，以发热、微恶风寒、脉浮数等为主要表现的表热证候。

临床表现：发热，微恶风寒，少汗，头痛，全身不适，口微渴，舌边尖红，苔薄黄，脉浮数，或有咳嗽、咽喉肿痛。

辨证要点：本证以发热而微恶风寒、舌边尖红、脉浮数等为辨证要点。

要点二　气分证的辨证要点

气分证指温热病邪内传脏腑，正盛邪炽，阳热亢盛所表现的里实热证候。根据邪热侵犯肺、胸膈、胃肠、胆等脏腑的不同，兼有不同的表现。

临床表现：发热不恶寒，口渴，汗出，心烦，尿赤，舌红，苔黄，脉数有力；或兼咳喘胸痛，咯痰黄稠；或兼心烦懊恼，坐卧不安；或兼潮热，腹胀痛、拒按；或时有谵语、狂乱，大便秘结或下秽臭稀水，苔黄燥，甚则焦黑起刺，脉沉实；或见口苦，胁痛，心烦，干呕，脉弦数等。

辨证要点：气分证以发热不恶寒、舌红苔黄、脉数有力为辨证要点。

要点三　营分证的辨证要点

营分证指温热病邪内陷，营阴受损，心神被扰，以身热夜甚、心烦不寐、斑疹隐隐、舌绛等为主要表现的证候。

临床表现：身热夜甚，口不甚渴或不渴，心烦不寐，甚或神昏谵语，斑疹隐隐，舌质红绛，无苔，脉细数。

辨证要点：本证以身热夜甚、心烦不寐、舌绛、脉细数等为辨证要点。

要点四　血分证的辨证要点

血分证指温热病邪深入血分，耗血、伤阴，动血、动风，以发热、谵语神昏、抽搐或手足蠕动、斑疹、吐衄、舌质深绛等为主要表现的证候。

临床表现：身热夜甚，躁扰不宁，甚或谵语神昏，斑疹显露、色紫黑，吐血、衄血、便血、尿血，舌质深绛，脉红数；或见抽搐，颈项强直，角弓反张，目睛上视，牙关紧闭，脉弦数；或见手足蠕动、瘛疭等；或见持续低热，暮热早凉，五心烦热，神疲欲寐，耳聋，形瘦，脉虚细。

辨证要点：本证以身热夜甚、谵语神昏、抽搐或手足蠕动、斑疹、吐衄、舌质深绛、脉细数等为辨证要点。

要点五　卫气营血病证的传变

顺传：指病变多从卫分开始，依次传入气分、营分、血分，反映了温病由浅入深的演变规律。

逆传：指邪入卫分后，不经过气分阶段而直接深入营、血分。实际上，"逆传"只是顺传规律中的一种特殊类型，病情更加急剧、重笃。

细目三　辨三焦病证

要点一　上焦病证的辨证要点

上焦病证指温热之邪侵袭手太阴肺和手厥阴心包，以发热汗出、咳嗽气喘或谵语神昏等为主要表现的证候。

临床表现：发热，微恶风寒，头痛，汗出，口渴，咳嗽，舌边尖红，脉浮数或两寸独大；或见但热不寒，咳嗽，气喘，口渴，苔黄，脉数；甚则高热，大汗，谵语神昏或昏愦不语，舌謇肢厥，舌质红绛。

辨证要点：本证以发热汗出、咳嗽气喘或谵语神昏等为辨证的主要依据。

要点二　中焦病证的辨证要点

中焦病证指温热之邪侵袭中焦脾胃，邪从燥化和邪从湿化，以发热口渴、腹满便秘或身热不扬、呕恶脘痞、便溏等为主要表现的证候。

临床表现：身热面赤，呼吸气粗，腹满，便秘，神昏谵语，渴欲饮冷，口干唇裂，小便短赤，苔黄燥或焦黑起刺，脉沉实有力；或身热不扬，头身重痛，胸脘痞闷，泛恶欲呕，大便不爽或溏泻，舌苔黄腻，脉濡数。

辨证要点：本证以发热口渴、腹满便秘或身热不扬、呕恶脘痞、便溏等为辨证的主要依据。

要点三　下焦病证的辨证要点

下焦病证指温热之邪犯及下焦，劫夺肝肾之阴，以身热颧红、手足蠕动或瘈疭、舌绛苔少等为主要表现的证候。

临床表现：身热颧红，手足心热，口燥咽干，神倦，耳聋，或见手足蠕动、瘈疭，心中憺憺大动，舌绛苔少，脉细数或虚大。

辨证要点：本证以身热颧红、手足蠕动或瘈疭、舌绛苔少等为辨证的主要依据。

（殷鑫　陆小左）

诊 断 学 基 础

第一单元　症状学

细目一　发热

要点一　发热的病因

1. 感染性发热

各种病原体（如病毒、细菌、支原体、立克次体、螺旋体、真菌、寄生虫）均可引起感染性发热。

2. 非感染性发热

（1）无菌性坏死物质的吸收：①机械性、物理性或化学性损害，如大手术、内出血、大面积烧伤等。②因血管栓塞或血栓形成而引起心肌、肺、脾等脏器的梗死或肢体坏死等。③组织坏死与细胞破坏，如癌、白血病、淋巴瘤、溶血反应等。

（2）抗原－抗体反应：如风湿热、血清病、药物热、结缔组织病等。

（3）内分泌与代谢障碍：如甲状腺功能亢进症、严重脱水等。

（4）皮肤散热减少：如广泛性皮炎、鱼鳞癣以及慢性心力衰竭等。

（5）体温调节中枢功能失常：如中暑、安眠药中毒、脑出血、脑外伤等。

（6）植物神经功能紊乱：由于植物神经紊乱，影响正常的体温调节过程，使产热大于散热所致。

要点二　发热的临床表现

1. 发热的临床分度

按发热的高低可分为：

（1）低热：37.5℃~38℃。

（2）中等度热：38.1℃~39℃。

（3）高热：39.1℃~41℃。

（4）超高热：41℃以上。

2. 热型

临床常见的热型有下列数种。

（1）稽留热：体温持续在39℃~40℃以上，达数日或数周，24小时波动范围不超过1℃。见于肺炎链球菌肺炎、伤寒等的高热期。

（2）弛张热：体温在39℃以上，但波动幅度大，24小时内体温差达2℃以上，最低时一般仍高于正常水平。常见于败血症、风湿热、重症肺结核、化脓性炎症等。

（3）间歇热：高热期与无热期交替出现，体温波动幅度可达数度，无热期（间歇期）可持续 1 日至数日，反复发作。见于疟疾、急性肾盂肾炎等。

（4）回归热：体温骤升至 39℃ 以上，持续数日后又骤降至正常水平，高热期与无热期各持续若干日后即有规律地交替 1 次。见于回归热、霍奇金病等。

（5）波状热：体温逐渐升高达 39℃ 或以上，数天后逐渐下降至正常水平，数天后再逐渐升高，如此反复多次。见于布鲁菌病。

（6）不规则热：发热无一定规律，可见于结核病、风湿热、支气管肺炎、渗出性胸膜炎等。

要点三　发热的问诊要点

1. 起病时间、季节、起病情况（缓急）、病程、发热程度、频度、诱因。

2. 传染病接触史、不洁饮食史、疫水接触史、手术史、流产或分娩史、服药史、职业特点等。

3. 伴随症状。

（1）伴寒战：常见于肺炎链球菌肺炎、败血症、急性胆囊炎、急性肾盂肾炎、疟疾等。

（2）伴意识障碍：常提示中枢神经系统的疾患。

（3）伴皮疹：应注意是否为急性出疹性传染病及药物热等。

（4）伴口唇单纯疱疹：常见于肺炎链球菌肺炎、流行性脑脊髓膜炎、流行性感冒等。

（5）伴结膜充血：常见于麻疹、流行性出血热、斑疹伤寒、钩端螺旋体病等。

（6）伴淋巴结肿大：常见于传染性单核细胞增多症、风疹、淋巴结结核、淋巴瘤、白血病、转移癌等。

（7）伴肝脾肿大：常见于传染性单核细胞增多症、病毒性肝炎、肝及胆道感染、结缔组织病、白血病等。

4. 诊治经过。

5. 患病以来的一般情况。

细目二　头痛

要点一　头痛的病因

1. 颅脑病变：感染、脑血管病变、颅内占位、颅脑外伤等。

2. 颅外病变：颅骨疾病、颈部疾病、神经痛等。

3. 全身性疾病：急性感染、心血管疾病、中毒等。

4. 神经症：神经衰弱及癔症等。

要点二　头痛的问诊要点

1. 起病时间、急缓、病程、部位与范围、性质、程度、频度、激发与缓解因素。

2. 有无呕吐、头晕、眩晕、出汗、抽搐、视力障碍、意识障碍、感觉与运动异常、精神异常等。

3. 有无感染、高血压、颅脑外伤、肿瘤、精神病、癫痫、神经症及五官等部位疾病史。

4. 诊治经过。

5. 应注意询问患者的情绪、睡眠、职业状况、服药史、中毒史和家族史等。

细目三　呼吸困难

要点一　呼吸困难的病因

引起呼吸困难的原因很多，主要为呼吸系统和心血管系统疾病。

1. 呼吸系统疾病，常见于肺部疾病、呼吸道梗阻、胸廓活动障碍等。

2. 心血管系统疾病，各种原因所致的重度心力衰竭。

3. 中毒，如吗啡中毒、巴比妥类中毒、一氧化碳中毒等。

4. 血液病，如重度贫血、高铁血红蛋白血症等。

5. 神经精神因素，如脑出血、脑肿瘤、脑外伤、脑炎、神经肌肉疾病、癔症等。

6. 其他，如膈肌运动受限。

要点二　呼吸困难的临床表现

1. 肺源性呼吸困难

（1）吸气性呼吸困难：表现为吸气时三凹征。

（2）呼气性呼吸困难：呼气费力，时间延长，伴有广泛哮鸣音。

（3）混合性呼吸困难：吸气与呼气均感费力，呼吸频率浅而快。

2. 心源性呼吸困难

（1）劳力性呼吸困难：在体力活动时出现或加重，休息时减轻或缓解。

（2）端坐呼吸。

（3）夜间阵发性呼吸困难（心源性哮喘）：夜间入睡后感到气闷而被憋醒。患者被迫坐起喘气和咳嗽，轻者数十分钟后症状消失，重者表现为面色青紫，大汗，呼吸有哮鸣声，咳浆液性粉红色泡沫痰，查体两肺底湿啰音，心率增快，可出现奔马律。

3. 中毒性呼吸困难

如代谢性酸中毒出现的深大而规则的呼吸，称为库斯莫尔呼吸，以及吗啡、巴比妥类药物、有机磷农药等中毒引起的呼吸困难。

4. 中枢性呼吸困难

因脑出血、脑肿瘤等颅脑疾病引起的呼吸困难。

5. 其他

如癔症性呼吸困难。

要点三　呼吸困难的问诊要点

1. 病史及诱因

有无心、肺疾病史，有无药物、毒物摄入史、外伤史等。

2. 呼吸困难的特点

是吸气性还是呼气性呼吸困难，突发性还是渐进性，与活动、体位的关系等。

3. 伴随症状

应注意询问患者的伴随症状。

要点四　呼吸困难的诊断思路

1. 反复发作的呼吸困难伴有哮鸣音，见于支气管哮喘、慢性喘息型支气管炎。

2. 呼吸困难伴发热、咳嗽、胸痛，多见于肺炎、肺结核、肺脓肿、急性心包炎等。

3. 呼吸困难伴胸痛，可见于肺炎球菌肺炎、急性胸膜炎、气胸、支气管肺癌、急性心肌梗死、肺梗死等。

4. 呼吸困难伴有铁锈色痰，见于肺炎球菌肺炎；伴有大量脓痰见于肺脓肿、支气管扩张；伴有粉红色泡沫样痰见于急性肺水肿。

5. 呼吸困难伴有咯血，见于肺结核、肺癌、支气管扩张、肺脓肿等。

6. 呼吸困难伴有意识障碍，见于脑出血、脑膜炎、脑肿瘤、脑外伤、肺性脑病、尿毒症、糖尿病酮症酸中毒、急性中毒等。

细目四　咳嗽与咯痰

要点一　咳嗽的病因

1. 呼吸道疾病

从鼻咽部至小支气管整个呼吸道黏膜受到刺激（如刺激性气体、炎症、粉尘、出血、肿瘤、异物等）时，均可引起咳嗽与咯痰。

2. 胸膜疾病

如胸膜炎、自发性气胸、胸腔穿刺等。

3. 心血管疾病

如二尖瓣狭窄或其他原因所致的肺淤血与肺水肿、肺栓塞等。

4. 中枢神经因素

大脑皮质可引起随意性咳嗽，也能在一定程度上抑制咳嗽反射。

5. 其他原因

如胃食管反流病、服用血管紧张素转化酶抑制剂等。

要点二 咳嗽与咯痰的问诊要点

1. 发病年龄与性别

婴幼儿呛咳要考虑是否有异物吸入。青壮年长期咳嗽须考虑肺结核或支气管扩张；对40岁以上长期吸烟的男性，则须考虑慢性支气管炎、肺气肿或肺癌；对青年女性患者则须注意支气管内膜结核等。

2. 咳嗽的性质

（1）干性咳嗽：常见于急性咽喉炎、急性支气管炎初期、胸膜炎、轻症肺结核、肺癌等。

（2）湿性咳嗽：常见于慢性支气管炎、支气管扩张症、肺炎、肺脓肿、空洞型肺结核等。

3. 咳嗽出现的时间与节律

（1）突然发生的咳嗽：常见于吸入刺激性气体、气管与支气管异物等。

（2）阵发性咳嗽：见于支气管异物、支气管哮喘、支气管淋巴结结核、支气管肺癌、百日咳等。

（3）长期慢性咳嗽：见于慢性支气管炎、支气管扩张、慢性肺脓肿、空洞型肺结核等。

（4）晨咳或夜间平卧时（即改变体位时）加剧并伴咯痰：常见于慢性支气管炎、支气管扩张和肺脓肿等病。

（5）左心衰竭夜间咳嗽明显。

4. 咳嗽的音色

（1）声音嘶哑的咳嗽多见于声带炎、喉炎、喉癌，以及肺癌、扩张的左心房或主动脉瘤压迫喉返神经。

（2）犬吠样咳嗽多见于急性喉炎或气道异物。

（3）带有鸡鸣样吼声常见于百日咳。

5. 痰的性质与量

痰的性质可分为黏液性、浆液性、脓性、黏液脓性、浆液血性、血性等。急性呼吸道炎症时痰量较少；支气管扩张、空洞型肺结核、肺脓肿等痰量常较多。支气管扩张与肺脓肿患者痰量多时，痰可出现分层现象。大叶性肺炎咯铁锈色痰，肺水肿时痰呈粉红色泡沫状。

6. 伴随症状

如伴发热，多见于呼吸道感染、胸膜炎、肺结核等；伴胸痛，见于累及胸膜的疾病等；伴哮喘，见于支气管哮喘、心源性哮喘等；伴呼吸困难，见于喉头水肿、重症肺炎、大量胸腔积液、气胸、肺淤血、肺水肿等；伴咯血，常见于肺结核、支气管扩张、支气管肺癌及风湿性二尖瓣狭窄等。

细目五　咯血

要点一　咯血的病因

1. 支气管疾病，如支气管扩张、支气管肺癌、支气管内膜结核和慢性支气管炎等。
2. 肺部疾病，如肺结核、肺炎链球菌肺炎、肺脓肿等。
3. 心血管疾病，如二尖瓣狭窄、先天性心脏病所致的肺动脉高压、肺栓塞等。
4. 其他疾病，如血液病、某些急性传染病等。

要点二　咯血的问诊要点

1. 病史

了解病人的年龄，居住地，有无心、肺、血液系统疾病，有无结核病接触史等。

2. 咯血的量及其性状

大量咯血常见于空洞型肺结核、支气管扩张和肺脓肿；中等量以上的咯血可见于二尖瓣狭窄；其他原因所致的咯血量较少。咯粉红色泡沫痰见于急性左心衰竭。多次反复少量咯血，要警惕支气管肺癌。

3. 咯血的伴随症状

伴发热、胸痛、咳嗽、咯痰，首先须考虑肺炎、肺结核、肺脓肿等；伴有呛咳、杵状指须考虑支气管肺癌；伴皮肤黏膜出血应考虑钩端螺旋体病、流行性出血热、血液病等。

要点三　咯血与呕血的鉴别

咯血与呕血的鉴别

	咯　　血	呕　　血
病史	肺结核、支气管扩张、肺癌、心脏病等	消化性溃疡、肝硬化等
出血前症状	喉部痒感、胸闷、咳嗽等	上腹不适、恶心、呕吐等
出血方式	咯出	呕出，可为喷射状
出血颜色	鲜红	棕黑色或暗红色，有时鲜红色
血内混有物	泡沫和（或）痰	食物残渣、胃液
黑便	无（如咽下血液时可有）	有，可在呕血停止后仍持续数日
酸碱反应	碱性	酸性

细目六　胸痛

要点一　胸痛的病因

1. 胸壁疾病

皮肤及皮下组织病变、肌肉病变、肋骨病变、肋间神经病变。

2. 心血管疾病

冠心病、心包及心肌病变、血管病变、心脏神经症。

3. 呼吸系统疾病

支气管及肺部病变、胸膜病变。

4. 其他原因

食管疾病、纵隔疾病、腹部疾病。

要点二　胸痛的问诊要点

1. 发病年龄

青壮年应注意结核性胸膜炎、自发性气胸、心肌炎、心肌病，40 岁以上者应多考虑心绞痛、心肌梗死与肺癌等。

2. 胸痛的部位

胸壁疾病所致的胸痛常固定于病变部位，局部可有压痛。带状疱疹沿一侧肋间神经分布伴胸痛，疱疹不超过体表正中线；非化脓性肋软骨炎多侵犯第 1、2 肋软骨；心绞痛与急性心肌梗死的疼痛常位于胸骨后或心前区，可向左肩背、左臂内侧或无名指及小指放射；食管、纵隔肿瘤的疼痛也位于胸骨后；肝胆及膈下脓肿引起的胸痛多出现在右下胸，可放射致右肩背部。

3. 胸痛的性质

带状疱疹呈阵发性的灼痛或刺痛；肌肉痛常呈酸痛；骨痛呈刺痛；食管炎呈灼痛或灼热感；心绞痛常呈压榨样，可伴窒息感；心肌梗死疼痛剧烈并有恐惧、濒死感；干性胸膜炎常呈尖锐刺痛或隐痛。

4. 胸痛持续时间

平滑肌痉挛或血管狭窄缺血所致疼痛为阵发性，发作时间短暂，如心绞痛；心肌梗死疼痛持续时间长且不易缓解；炎症、肿瘤、栓塞或梗死所致疼痛呈持续性。

5. 胸痛的诱因与缓解因素

心绞痛常因劳累或精神紧张诱发，休息或含服硝酸甘油可迅速缓解；心肌梗死不一定有诱因，胸痛含硝酸甘油无效；心脏神经症的胸痛在体力活动后反而减轻；胸膜炎、自发性气胸的胸痛在深呼吸或咳嗽时加剧；胸壁疾病所致胸痛在局部受压或胸廓活动时加剧；反流性食管炎引起的胸痛，服用抗酸剂后减轻或消失。

6. 伴随症状

伴咳嗽、咯痰见于气管、支气管、肺或胸膜疾病；伴咯血见于肺炎、肺脓肿、肺梗死或支气管肺癌；伴呼吸困难提示肺部较大面积的病变，如肺炎链球菌肺炎、自发性气胸等；伴吞咽困难提示食管疾病；伴面色苍白、大汗、血压下降或休克多考虑急性心肌梗死、夹层动脉瘤或大块肺栓塞等严重疾病。

细目七　水肿

要点一　水肿的病因

1. 全身性水肿

（1）心源性水肿：常见于右心衰竭。

（2）肾源性水肿：见于各型肾炎和肾病。

（3）肝源性水肿：见于各种病因引起的肝硬化、重症肝炎等。

（4）营养不良性水肿：见于低蛋白血症和维生素 B_1 缺乏。

（5）其他：如内分泌疾病、结缔组织疾病、妊娠高血压综合征等。

2. 局部性水肿

如血栓性静脉炎、丝虫病、局部炎症、创伤或过敏等。

要点二　水肿的问诊要点

1. 水肿的开始部位及蔓延情况、全身性或局部性、是否凹陷、与体位变化及活动的关系。

2. 有无心、肝、肾、内分泌及过敏性疾病病史及其相关症状。

3. 水肿与药物、饮食、月经及妊娠的关系。

4. 伴随症状：伴颈静脉怒张、肝-颈静脉回流征阳性见于心源性水肿；伴高血压、蛋白尿、管型尿见于肾源性水肿；伴肝掌、蜘蛛痣、腹壁静脉曲张、脾大见于肝源性水肿。

细目八　恶心与呕吐

要点一　恶心与呕吐的病因

1. 反射性呕吐

（1）消化系统疾病是引起反射性呕吐最常见的病因。常见于胃肠病变（如急慢性胃炎、胃肿瘤、急性肠炎、急性阑尾炎、肠梗阻等），肝、胆、胰与腹膜病变（如急慢性胆囊炎、急性胰腺炎、急性腹膜炎等）。

（2）其他各系统疾病均可能导致反射性恶心、呕吐，如肺炎、胸膜炎、急性心肌梗死、急性肾炎等。

2. 中枢性呕吐

（1）中枢神经系统疾病：脑血管疾病、感染、颅内高压、肿瘤、颅脑外伤、偏头痛等。

（2）全身性疾病：如感染、甲亢危象、糖尿病酮症酸中毒、尿毒症、休克、缺氧、中暑等。

（3）药物反应与中毒：如洋地黄、吗啡等药物；如有机磷农药中毒、毒蕈中毒等。

（4）精神因素：胃神经症、癔症等。

3. 前庭障碍性呕吐

常见于迷路炎、梅尼埃病、晕动病。

要点二 恶心与呕吐的问诊要点

1. 呕吐与进食的关系

进食后出现的呕吐多见于胃源性呕吐。如餐后骤起而集体发病见于集体食物中毒。

2. 呕吐发生的时间

晨间呕吐发生在育龄女性要考虑早孕反应。服药后出现呕吐应考虑药物反应。乘飞机、车、船发生呕吐常提示晕动病。餐后 6 小时以上呕吐多见于幽门梗阻。

3. 呕吐的特点

有恶心先兆，呕吐后感轻松者多见于胃源性呕吐。喷射状呕吐多见于颅内高压。

4. 呕吐物的性质

呕吐物呈咖啡色，见于上消化道出血。呕吐隔餐或隔日食物，并含腐酵气味，见于幽门梗阻。呕吐物含胆汁者多见于十二指肠乳头以下的十二指肠或空肠梗阻。呕吐物有粪臭者提示低位肠梗阻。

5. 伴随症状

如伴发热、剧烈头痛、腹泻、腹痛、黄疸等对鉴别诊断有帮助。

细目九 腹痛

要点一 腹痛的病因

1. 腹部疾病

腹膜炎、腹腔脏器炎症、空腔脏器梗阻或扩张、脏器扭转或破裂、腹腔或脏器包膜牵张、化学性刺激、肿瘤压迫与浸润等。

2. 胸腔疾病的牵涉痛

如急性心肌梗死、肺炎、肺梗死、胸膜炎等，疼痛可牵涉腹部，类似急腹症。

3. 全身性疾病

如尿毒症、铅中毒等。

4. 其他原因

如荨麻疹、过敏性紫癜等。

要点二　腹痛的临床表现

1. 腹痛部位

胃及十二指肠疾病、急性胰腺炎疼痛多在中上腹部；急性阑尾炎早期疼痛在脐周或上腹部，数小时后转移至右下腹；小肠绞痛位于脐周；空腔脏器穿孔后引起弥漫性腹膜炎则为全腹痛；肺炎、心肌梗死等可出现牵涉性腹痛；结核性腹膜炎等腹痛呈弥漫性与不定位性。

2. 腹痛的性质与程度

消化性溃疡常有慢性、周期性、节律性中上腹隐痛或灼痛，如突然呈剧烈的刀割样、烧灼样持续性疼痛，可能并发急性穿孔；并发幽门梗阻者为胀痛，于呕吐后减轻或缓解；胆石症、泌尿道结石及肠梗阻为绞痛；剑突下钻顶样痛是胆道蛔虫梗阻的特征；结肠病变常呈阵发性痉挛性痛，排便后常缓解；直肠病变的疼痛常伴里急后重；持续性、广泛性剧烈腹痛伴腹肌紧张或板状腹，提示为急性弥漫性腹膜炎。

3. 诱发、加重或缓解腹痛的因素

胆囊炎或胆石症发作前常有进油腻食物史；急性胰腺炎发作前则常有暴饮暴食、酗酒史；服碱性药缓解者，见于十二指肠溃疡；腹部受外部暴力的作用后出现腹部剧痛并有休克者，可能是肝、脾破裂所致；急性腹膜炎腹痛在静卧时减轻，腹部加压或改变体位时加重；胰头癌病人仰卧时出现疼痛或加剧，而在前倾坐位或俯卧位时缓解；反流性食管炎病人直立时腹痛可减轻。

要点三　腹痛的问诊要点

1. 腹痛与年龄、性别、职业的关系

儿童要多考虑肠道蛔虫症及肠套叠；青壮年则以消化性溃疡、阑尾炎多见；中老年人则应警惕恶性肿瘤的可能；育龄妇女要考虑卵巢囊肿扭转、异位妊娠破裂等；有长期铅接触史者要考虑铅中毒。

2. 腹痛的起病情况

有无饮食、外科手术等诱因；急性起病者要特别注意各种急腹症的鉴别；慢性起病者要注意良性与恶性及功能性与器质性疾病的区别；要注意病因、诱因与缓解因素。

3. 腹痛的部位

腹痛的部位多代表疾病的部位，但要注意牵涉痛对疾病部位的定位诊断。

4. 腹痛的性质与程度

腹痛的性质与病变性质密切相关。烧灼样痛多与化学性刺激有关，如胃酸的刺激；持续性的钝痛可能为实质脏器牵张或腹膜外刺激所致。

5. 腹痛与进食、活动、体位的关系

注意询问腹痛与进食、活动、体位的关系。

6. 腹痛的伴随症状

如伴寒战、高热、黄疸、血尿、血便、腹泻、休克等，有助于鉴别诊断。

7. 既往病史

询问相关病史，如酗酒史、停经史、消化性溃疡病史等，对腹痛的诊断颇有帮助。

细目十　腹泻

要点一　腹泻的病因

1. 急性腹泻

（1）急性肠道疾病：如急性食物中毒、急性菌痢以及溃疡性结肠炎急性发作等。

（2）全身性疾病：如败血症、流行性感冒、伤寒与副伤寒、过敏性肠炎、甲亢危象、慢性肾上腺皮质功能减退危象以及服用药物新斯的明等。

（3）急性中毒：如毒蕈、河豚、有机磷农药等。

2. 慢性腹泻

（1）消化系统疾病：①慢性肠道感染，如慢性细菌性痢疾、肠结核、慢性阿米巴痢疾、慢性血吸虫病等。②消化道肿瘤、结肠癌等。③肝硬化、胆囊炎、胆石症等。④其他，如溃疡性结肠炎、克罗恩病、肠易激综合征等。

（2）全身性疾病：如艾滋病、甲亢、糖尿病、药物反应等。

要点二　腹泻的问诊要点

1. 腹泻情况

包括发病季节、有无肠道传染病接触史或不洁饮食史，腹泻与饮食的关系，共同进食者有无腹泻，以及腹泻起病时间、每天次数、粪便的形状等。

2. 伴随症状

是否伴有发热、腹痛、恶心、呕吐、里急后重、皮疹等。

3. 既往史

有无肝硬化、胰腺炎、胆囊炎等。

要点三　腹泻的诊断思路

1. 腹泻伴发热，见于急性肠炎、菌痢、伤寒或副伤寒、溃疡性结肠炎急性发作、败血症、细菌性食物中毒等。

2. 腹泻伴腹痛，以感染性腹泻明显，小肠病变常在脐周，结肠病变则多在下腹部。

3. 腹泻伴腹部肿块，多见于胃肠道肿瘤、增殖性肠结核、克罗恩病等。

4. 腹泻与便秘交替出现，多见于结肠过敏、肠结核、结肠癌等。

5. 腹泻伴里急后重，多见于菌痢、直肠癌、左半结肠癌、溃疡性结肠炎直肠受累等。

6. 腹泻伴明显消瘦，见于恶性肿瘤、肠结核、吸收不良综合征等。

7. 腹泻伴关节肿痛，见于炎症性肠病、肠结核、结缔组织病等。

8. 腹泻伴皮疹或皮下出血，见于伤寒、副伤寒、败血症、过敏性紫癜等。

细目十一　呕血与黑便

要点一　呕血与黑便的病因

1. 食管疾病，如食管与胃底静脉曲张破裂、食管癌等。
2. 胃及十二指肠疾病，如消化性溃疡、急性胃黏膜病变、胃肿瘤等。
3. 肝、胆、胰的疾病，如肝硬化门脉高压引起的食管与胃底静脉曲张破裂、胆道感染、急性重症胰腺炎等。
4. 全身性疾病，如血液疾病、急性传染病、尿毒症、肺心病等。
　　引起上消化道出血的前三位病因是：消化性溃疡、食管与胃底静脉曲张破裂、急性胃黏膜病变。

要点二　呕血与黑便的临床表现

　　呕血与黑便是上消化道出血的主要表现，但临床表现的差异取决于出血的部位、出血的量及速度。一般说来，呕血者均伴有黑便，而黑便者不一定伴有呕血。幽门以下的出血常无呕血，有柏油样便；而幽门以上的出血则往往兼有呕血。但是，如幽门以下的出血，量大且速度快，可反流入胃而引起呕血。幽门以上的出血如量少，也可无呕血，而只表现为黑便。少数急性上消化道大出血的病人，早期无呕血及黑便，而表现为急性周围循环衰竭，应及时直肠指检，发现未排出的血便而早期作出诊断。
　　其他的表现与出血量多少有关。出血量大时可有急性失血症状。

要点三　呕血与黑便的问诊要点

1. 是否为上消化道出血。呕血应与咯血及口、鼻、咽喉部位的出血相鉴别。黑便应与食动物血、铁剂、铋剂等造成的黑便相鉴别。
2. 估计出血量。应参考呕血及便血量、全身表现（如血压、脉搏、贫血程度等）来评估出血量。
3. 诱因，如饮食不节、饮酒及服用某些药物、严重创伤等。
4. 既往病史。重点询问有无消化性溃疡、肝炎、肝硬化以及长期服药史。
5. 伴随症状：伴慢性、周期性、节律性腹痛见于消化性溃疡；伴肝掌、蜘蛛痣、腹壁静脉曲张见于肝硬化。

细目十二　黄疸

要点一　各型黄疸的病因及其特点

1. 溶血性黄疸

（1）病因：分先天性（如遗传性球形红细胞增多症）与后天获得性（如新生儿溶血、败血症等）。

（2）特点：轻度黄疸，不伴皮肤瘙痒。急性溶血时，起病急骤，出现寒战、高热、头痛、腰痛、呕吐，严重者出现周围循环衰竭及急性肾功能衰竭。慢性溶血常有贫血、黄疸、脾肿大三大特征。实验室检查以非结合胆红素增多为主，结合胆红素一般正常。尿胆原增多，尿胆红素阴性。贫血，网织红细胞增多。

2. 肝细胞性黄疸

（1）病因：如病毒性肝炎、中毒性肝炎、肝硬化、肝癌、败血症、伤寒等。

（2）特点：黄疸呈浅黄至深黄。有乏力、食欲下降、恶心呕吐甚至出血等肝功能受损的症状及肝脏肿大等体征。实验室检查示血清结合及非结合胆红素均增多。尿中尿胆原增多，尿胆红素阳性。有转氨酶升高等肝功能受损的表现。

3. 胆汁淤积性黄疸

（1）病因：如胆道结石、胆管癌、胰头癌、药物性胆汁淤积、原发性胆汁性肝硬化。

（2）特点：黄疸色深，伴皮肤瘙痒及心动过缓。尿色深，粪色变浅。实验室检查示血清结合胆红素明显增多。尿胆原减少或阴性，尿胆红素阳性。血清碱性磷酸酶增高。

要点二 黄疸的问诊要点

1. 年龄

新生儿黄疸除生理性原因外，还应考虑有无新生儿溶血、新生儿败血症、先天性胆管闭锁等；儿童期、青壮年黄疸多见于病毒性肝炎；中老年黄疸多见于胆石症、肝硬化、肝癌、胰头癌等。

2. 病史及诱因

有无传染病（如肝炎、疟疾、钩端螺旋体病等）病史或密切接触史；有无长期服用对肝脏有害药物史或长期从事有害职业史；有无输血、进食可疑食物，有无长期酗酒史等。

3. 伴随症状

（1）黄疸伴寒战、高热，多见于急性胆囊炎、胆管炎、败血症、钩端螺旋体病、疟疾、肺炎球菌肺炎等。

（2）黄疸伴肝区隐痛、食欲不振、厌油腻、恶心等，多见于病毒性肝炎、中毒性肝炎、肝癌等；伴有肝区持续胀痛多见于肝癌、肝脓肿等；伴有右上腹阵发性绞痛见于胆结石、胆道蛔虫症发作时。

（3）黄疸伴皮肤瘙痒，明显瘙痒见于阻塞性黄疸，轻度瘙痒可见于肝细胞黄疸。

（4）黄疸伴上消化出血，见于肝硬化失代偿期、肝癌、壶腹癌等。

（5）黄疸伴贫血，多见于溶血性贫血、疟疾、钩端螺旋体病等。

（6）黄疸伴有肝掌、蜘蛛痣、腹壁静脉曲张等，考虑为肝硬化。

（7）黄疸伴有肝肿大，质地较软者考虑急性肝炎、急性胆道感染；质地较硬、表面有结者考虑肝硬化早期；质地坚硬、表面凹凸不平者应想到肝癌。

（8）黄疸伴有脾大，多见于肝硬化、疟疾、血吸虫病、败血症等。

（9）黄疸伴有胆囊肿大，可见于胰头癌、壶腹周围癌、胆总管癌、胆囊癌、胆囊结石等。

（10）黄疸伴有腹水，多见于肝硬化失代偿期、肝癌等。

（11）黄疸伴有恶病质，可见于肝、胆、胰等器官的恶性肿瘤，或身体其他部位恶性肿瘤肝转移。

细目十三　尿急、尿频、尿痛

要点　尿急、尿频、尿痛的病因

1. 生理性尿频

见于饮水多，出汗少。还可见于精神紧张及习惯性的尿频。

2. 病理性尿频

（1）尿频伴排尿量增多：常见于糖尿病、尿崩症、急性肾衰竭多尿期、原发性甲状旁腺功能亢进症、原发性醛固酮增多症、精神性多尿。

（2）尿频而尿量不增多：①刺激性尿频：常伴有尿急、尿痛，如尿路感染、尿路结核、膀胱及尿道结石。②膀胱容量减少：见于结核或严重炎症后的膀胱挛缩、膀胱占位病变、膀胱受压等。③下尿路梗阻：如前列腺增生症、尿道狭窄等，常伴有排尿困难。④神经源性膀胱：常伴真性尿失禁。⑤尿道综合征：如感染性尿道综合征、非感染性尿道综合征。⑥附近器官感染：如前列腺炎、精囊炎、附件炎、阑尾炎等。

3. 尿急、尿痛

尿急、尿痛常同时出现。如仅有尿急而无尿痛者，可能为精神因素所致。一般说来，排尿开始时出现的疼痛多见于尿道炎；排尿终末时出现疼痛加剧见于膀胱炎；而前列腺炎还会出现耻骨部、腰骶部及会阴部疼痛。

（孙士玲）

第二单元　问诊

细目　问诊的方法及内容

要点一　问诊的方法

问诊时首先要关心体贴患者，营造宽松和谐的气氛。医师应避免暗示性或诱导性提问。问诊的过程中，医师应边提问边思考，随时分析，归纳患者所陈述的各种症状之间的内在联系，分清主次，去伪存真，采集全面、准确的病史。

要点二　问诊的内容

1. 一般项目

包括姓名、性别、年龄、民族、婚姻、住址、工作单位、职业、入院日期、记录日期、病史陈述者及其可靠性。

2. 主诉

主诉是迫使患者就医的最明显、最主要的症状或体征及持续时间。

3. 现病史

现病史为问诊的最重要内容，争取做到全面而详细的询问。

（1）起病情况与患病时间，包括病因或诱因。

（2）主要症状的特点。

（3）病情的发展与演变。

（4）伴随症状。

（5）诊治经过。

（6）一般情况。

4. 既往史

包括既往的健康状况和过去曾患的疾病（包括各种传染病）、外伤手术、预防接种、过敏史等，尤其是与现病有密切关系的疾病的历史。

5. 个人史

包括出生地及居住地，职业和工作条件，习惯与嗜好，冶游史等。

6. 婚姻史

包括未婚或已婚，结婚年龄，配偶的健康状况，性生活情况，夫妻关系等。

7. 月经史及生育史

月经史包括初潮年龄，月经周期和经期天数，经血的量和颜色，经期症状，有无痛经与白带，末次月经日期，闭经日期，绝经年龄。记录格式如下：

$$初潮年龄 \frac{行经期（天）}{月经周期（天）} 末次月经时间或闭经年龄$$

生育史包括妊娠与生育次数和年龄，人工或自然流产的次数，有无死产、手术产、产褥热及计划生育状况等。

8. 家族史

包括双亲与兄弟姐妹及子女的健康状况，特别应询问有无患同样疾病者，有无与遗传有关的疾病以及传染病。

（孙士玲）

第三单元　体格检查

细目一　基本检查法

要点一　视诊

视诊是医师用视觉来观察患者全身或局部表现的诊断方法。

要点二　触诊

1. 浅部触诊

用于检查体表浅在病变、关节、软组织、浅部的动脉与静脉、神经、阴囊和精索等。

2. 深部触诊

主要用于腹部检查。

（1）深部滑行触诊：用于检查腹腔深部的包块和脏器。

（2）双手触诊：用于肝、脾、肾、子宫和腹腔肿物的检查。

（3）深压触诊：用于探测腹部深在病变部位或确定腹部压痛点。

（4）冲击触诊：用于大量腹水而肝脾难以触及时。

要点三　叩诊

1. 叩诊方法

（1）间接叩诊法：临床最常用，如心脏、肺脏、肝脏、腹部等的叩诊检查。

（2）直接叩诊法：用于胸部或腹部面积较广泛病变的性质判定，如大量气胸、大量胸水或腹水等。

2. 叩诊音

临床常见的叩诊音有以下5种：

（1）清音：是正常的肺部叩诊音。

（2）过清音：肺气肿时的特征性叩诊音。

（3）鼓音：正常情况下，存在于左下胸的胃泡区及腹部。病理情况下，见于肺空洞、气胸或气腹等。

（4）浊音：叩击被少量含气组织覆盖的实质脏器时产生的声音，如被肺覆盖的心脏或肝脏部分。病理情况下，见于肺组织含气减少，如肺部炎症、少量胸腔或腹腔积液等。

（5）实音（绝对浊音）：是不含气组织（如骨骼、心脏、肝脏）的正常叩诊音。病理状态下，见于大量胸腔积液、肺实变等。

要点四　听诊

听诊的注意事项：

1. 环境安静，温度适宜。
2. 患者取坐位或卧位，必要时，嘱患者变换体位进行听诊。
3. 充分暴露检查部位，切忌隔衣听诊。

要点五　嗅诊

常见异常气味的临床意义：

1. 呼吸气味

意识障碍伴浓烈的酒味见于酒精中毒；刺激性蒜味伴意识障碍见于有机磷农药中毒；烂苹果味见于糖尿病酮症酸中毒；氨味见于尿毒症；腥臭味见于肝昏迷。

2. 痰液味

血腥味痰见于大咯血者；恶臭味见于厌氧菌感染。

3. 呕吐物味

粪臭味见于肠梗阻；酒味见于饮酒和醉酒；腐臭味见于幽门梗阻。

4. 粪便

腥臭味见于细菌性痢疾，肝腥味见于阿米巴痢疾。

细目二　一般检查

要点一　全身状态检查

1. 体温

（1）腋下体温的测量方法及正常范围：将体温计水银端置于患者的干燥腋窝深处，嘱其夹紧，10 分钟后读数。正常值为 36℃～37℃。该法简便、安全，为最常用的体温测定方法。

生理情况下，体温有一定的波动，早晨略低，下午稍高，但 24 小时内波动幅度一般不超过 1℃；运动或进食后体温稍高；老年人体温略低；月经期前或妊娠期妇女体温略高。

（2）体温测量误差的常见原因：①测量前未将体温计的汞柱甩到 36℃以下。②消瘦、病情危重或神志不清的患者使用腋表时，未能将体温计夹紧。③体温计附近存在冷热物品。

2. 脉搏

多检查桡动脉，也可触摸肱动脉、颈动脉等。

（1）脉率：正常成人在安静状态下脉率为 60～100 次/分钟。儿童较快，婴幼儿可达 130 次/分。发热、疼痛、贫血、甲亢、心力衰竭、休克、心肌炎等脉率增快；颅内高压、伤寒、病态窦房结综合征、Ⅱ度以上窦房或房室传导阻滞，或服用强心甙、钙拮抗剂、β

受体阻滞剂等药时，脉率减慢。

（2）节律：正常人的节律规整。心房颤动时，节律不规则，并且强弱不一。

3. 血压

（1）血压水平的定义和分类

成人血压水平的定义和分类

类别	收缩压（mmHg）	舒张压（mmHg）
正常血压	<120	<80
正常高值	120～139	80～89
1级高血压（轻度）	140～159	90～99
2级高血压（中度）	160～179	100～109
3级高血压（重度）	≥180	≥110
单纯收缩期高血压	≥140	<90

注：如收缩压与舒张压水平不在一个级别的，按其中较高级别分类。

（2）血压变异的临床意义：①高血压：高血压绝大多数见于高血压病（即原发性高血压）；继发性高血压可见于肾脏病、肾上腺皮质或髓质肿瘤、肢端肥大症、甲亢、妊娠高血压综合征等。②低血压：常见于休克、急性心肌梗死、心力衰竭、心包填塞、肾上腺皮质功能减退等。③脉压增大：见于主动脉瓣关闭不全、动脉导管未闭、高热、甲亢、严重贫血等。④上、下肢血压差异常：下肢血压等于或低于上肢血压，见于主动脉缩窄、胸腹主动脉型大动脉炎等。

4. 发育与体型

发育正常与否，通常以年龄与体格成长状态（身高、体重、第二性征）、智力之间的关系来判断。

体型是身体各部发育的外观表现，包括骨骼、肌肉的成长与脂肪分布的状态等。临床上把正常人的体型分为匀称型、矮胖型、瘦长型3种。

5. 营养状态

（1）营养状态的判断方法：根据被检者的皮肤、毛发、皮下脂肪及肌肉发育情况进行判断。最简便而迅速的方法是观察皮下脂肪充实的程度，方法是观察前臂屈侧或上臂背侧下1/3处脂肪的分布。

（2）营养状态的分级：分为良好、中等、不良3个等级。①良好：皮肤黏膜红润、有光泽、弹性良好，皮下脂肪丰满而有弹性，肌肉结实，指甲、毛发润泽，肋间隙及锁骨上窝深浅适中，肩胛部和股部肌肉丰满。②不良：皮肤黏膜干燥、弹性降低，皮下脂肪菲薄，肌肉松弛无力，指甲粗糙无光泽，毛发稀疏，肋间隙、锁骨上窝凹陷，肩胛骨、髂骨嶙峋突出。③中等：介于两者之间。

（3）理想体重：理想体重（kg）＝身高（cm）－105

（4）常见的营养异常：①营养不良：当体重减轻至不足理想体重的90%时称为消瘦，极度消瘦者称为恶病质。营养不良常见于胃肠功能不良或手术后、肝脏、胆囊、胰腺病变或结核病、糖尿病、甲亢、癌症患者等。②营养过度：体内中性脂肪积聚过多，导致体重增加，超过标准体重的 20% 以上者称为肥胖。亦可计算体重指数［体重（kg）／身高（m²）］，按 WHO 的标准，男性 >27，女性 >25 即为肥胖症。

6. 意识状态

意识是大脑功能活动的综合表现，即对环境的知觉状态。正常人的意识清晰，定向力正常，反应敏锐精确，思维和情感活动正常，语言流畅、准确，表达能力良好，凡能影响大脑功能活动的疾病均可引起程度不等的意识改变，称为意识障碍。

判断意识状态多采用问诊，通过交谈了解患者的思维、反应、情感、计算及定向力等方面的情况；对较为严重者，尚应进行痛觉试验、瞳孔反射等检查，以确定患者意识障碍的程度。

7. 面容与表情

（1）急性病容：面色潮红，兴奋不安，口唇干燥，呼吸急促，表情痛苦，有时鼻翼煽动，口唇疱疹。见于肺炎链球菌肺炎、疟疾、流行性脑脊髓膜炎等急性感染性疾病。

（2）慢性病容：面容憔悴，面色晦暗或苍白无华，双目无神，表情淡漠等。见于肝硬变、严重肺结核、恶性肿瘤等慢性消耗性疾病。

（3）甲亢面容：眼裂增大，眼球突出，目光闪烁，呈惊恐貌，兴奋不安，烦躁易怒。见于甲状腺功能亢进症。

（4）二尖瓣面容：面色晦暗，双颊紫红，口唇轻度发绀。见于风心病二尖瓣狭窄。

8. 体位

（1）自动体位：活动自如，不受限制，见于正常人、轻病或疾病早期。

（2）被动体位：不能随意调整或变换体位，需别人帮助才能改变体位。见于极度衰弱或意识丧失者。

（3）强迫体位：①强迫仰卧位：患者仰卧，双腿蜷曲，借以减轻腹部肌肉的紧张，见于急性弥漫性腹膜炎等。②强迫坐位（端坐呼吸）：以减轻心肺的负担，减轻喘憋症状，见于心肺功能不全者。③辗转体位：患者坐卧不安，辗转反侧，见于胆绞痛、肾绞痛、肠绞痛等。

9. 步态

（1）偏瘫步态：见于脑血管病后遗症。

（2）剪刀步态：见于双侧锥体束损害及脑性瘫痪等。

（3）醉酒步态：见于小脑病变、酒精中毒等。

（4）慌张步态：见于震颤麻痹。

（5）蹒跚步态（鸭步）：见于佝偻病、大骨节病、进行性肌营养不良或先天性双髋关节脱位等。

要点二　皮肤检查

1. 皮肤弹性

皮肤弹性与年龄、营养状态、皮下脂肪及组织间隙所含液量有关。长期消耗性疾病或严重脱水者皮肤弹性减弱。

2. 皮肤颜色

（1）发红：病理情况见于发热性疾病、阿托品中毒等；一氧化碳中毒者的皮肤、黏膜呈樱桃红色；皮肤持久性发红见于库欣综合征、真性红细胞增多症。

（2）苍白：常见于贫血、寒冷、休克、虚脱等；只有肢端苍白者，见于雷诺病、血栓闭塞性脉管炎。

（3）黄染：轻微时仅见于巩膜及软腭黏膜，较明显时见于全身皮肤。见于各种原因的黄疸。过多食用胡萝卜、南瓜、橘子等，血中的胡萝卜素含量增加，也可使皮肤黄染，但发黄部位多在手掌、足底部，一般不发生于巩膜和口腔黏膜。

（4）发绀：见于各种原因的缺氧，以舌、口唇、耳郭、指端容易见到。

（5）色素沉着：全身性色素沉着多见于慢性肾上腺皮质功能减退，有时也见于肝硬变、肝癌晚期等。使用某些药物如砷剂、抗癌药等，也可引起不同程度的皮肤色素沉着。妇女在妊娠期，面部、额部可发生棕褐色对称性色素斑片，称为妊娠斑。老年人全身或面部也可发生散在的色素斑，称老年斑。

（6）色素脱失：局部色素脱失见于白癜风、口腔或女性外阴部白斑，全身色素脱失见于白化症。

3. 湿度与出汗

出汗增多见于风湿热、结核病、甲亢、佝偻病等。盗汗（夜间睡后出汗）见于肺结核活动期。冷汗（手脚皮肤发凉、大汗淋漓）见于休克与虚脱。无汗时皮肤异常干燥，见于维生素 A 缺乏症、黏液性水肿、硬皮病和脱水等。

4. 皮疹

检查时应注意皮疹出现与消失的时间、发展顺序、分布部位、形状及大小、颜色、压之是否退色、平坦或隆起、有无瘙痒和脱屑等。常见的皮疹如下：

（1）斑疹：局部皮肤发红，一般不高出皮肤，见于麻疹初起、斑疹伤寒、丹毒、风湿性多形性红斑等。

（2）玫瑰疹：鲜红色圆形斑疹，直径 2～3mm，由病灶周围的血管扩张所形成，压之退色，松开时又复现，多出现于胸腹部。对伤寒或副伤寒具有诊断意义。

（3）丘疹：皮疹局部发红并凸出皮肤表面，见于药物疹、麻疹及湿疹等。

（4）斑丘疹：在丘疹周围有发红的皮肤底盘称为斑丘疹，见于风疹、猩红热、湿疹及药物疹等。

（5）荨麻疹（风团块）：是一种边缘清楚的红色或苍白色的瘙痒性皮肤损害，出现得快，消退也快，消退后不留痕迹，见于食物或药物过敏。

5. 皮下出血

皮肤或黏膜下出血直径小于 2mm 者称为瘀点；皮下出血直径在 3～5mm 者称为紫癜；皮下出血直径大于 5mm 者称为瘀斑；片状出血并伴有皮肤显著隆起者称为血肿。皮肤黏膜出血常见于造血系统疾病、重症感染、某些血管损害的疾病以及某些毒物或药物中毒等。小的出血点需与皮疹或小红痣相鉴别，皮疹压之退色，出血点压之不退色，小红痣加压虽不退色，但触诊时可稍高出平面，并且表面发亮。

6. 蜘蛛痣

蜘蛛痣是体内雌激素增多导致皮肤小动脉末端分支扩张所形成的血管痣，检查时用火柴杆等压迫蜘蛛痣的中心，周围辐射状的小血管随之消退，解除压迫后又复现，则证明为蜘蛛痣。多出现在上腔静脉分布区，如面、颈、手背、上臂、前胸和肩部等处。常见于慢性肝炎、肝硬化患者，也可见于妊娠妇女。慢性肝病患者的手掌大、小鱼际处常发红，加压后退色，称为肝掌。肝掌的发生机制与蜘蛛痣相同。

7. 皮下结节

位于关节附近或长骨骺端的圆形硬质小结，无压痛，多为风湿小结。

8. 水肿

全身性水肿常见于肾炎和肾病、心力衰竭、肝硬变失代偿期及营养不良等；局限性水肿见于局部炎症、外伤、过敏、血栓形成等；黏液性水肿见于甲状腺功能减退；象皮肿见于丝虫病。后两者均为非凹陷性水肿。

要点三　淋巴结检查

1. 表浅淋巴结的检查顺序及注意事项

正常浅表淋巴结直径多为 0.2~0.5cm，质地柔软，表面光滑，与邻近组织无粘连，不易触及，可移动，无压痛。表浅淋巴结的检查顺序是：耳前、耳后、乳突区、枕骨下区、颌下、颏下、颈后三角、颈前三角、锁骨上窝、腋窝、滑车上、腹股沟、腘窝。发现有淋巴结肿大时，应记录其数目、大小、质地、移动度，表面是否光滑，有无红肿、压痛和波动，是否有瘢痕、溃疡和瘘管等，同时应注意寻找引起淋巴结肿大的病灶。

2. 浅表淋巴结肿大的临床意义

（1）局限性淋巴结肿大：①局部炎症：肿大的淋巴结表面光滑，有触痛，无粘连，质不硬。②淋巴结结核：常发生在颈部血管周围，多发性，质地较硬，大小不等，可互相粘连或与邻近组织、皮肤粘连，移动性稍差；破溃后形成瘘管，愈合后可形成瘢痕。③恶性肿瘤转移：肿大的淋巴结质硬或有橡皮样感，一般无压痛，表面可光滑或有突起，与周围组织粘连而不易推动。左锁骨上窝淋巴结肿大，多为腹腔脏器癌肿转移；右锁骨上窝淋巴结肿大，多为胸腔脏器癌肿转移；鼻咽癌易转移到颈部淋巴结；乳腺癌常引起腋下淋巴结肿大。

（2）全身淋巴结肿大：见于传染性单核细胞增多症、白血病、淋巴瘤等。

细目三　头部检查

要点一　头颅检查

1. 大小与形态

小头畸形见于先天性痴呆症；方颅见于小儿佝偻病、先天性梅毒；巨颅见于脑积水。

2. 头颅运动

正常人的头部活动自如。头部活动受限见于颈椎病；头部不随意颤动见于震颤麻痹（帕金森病）；与颈动脉搏动节律一致的点头运动见于严重的主动脉瓣关闭不全。

3. 颜面

两侧腮腺肿大致耳垂被托起，颜面增宽，见于流行性腮腺炎。

要点二　头部器官检查

1. 眼

（1）眼睑：①上睑下垂：双上眼睑下垂见于重症肌无力、先天性上眼睑下垂；单侧上眼睑下垂见于动眼神经麻痹。②眼睑水肿：多见于肾炎、肝炎、贫血、营养不良、血管神经性水肿等。③眼睑闭合不全：双侧眼睑闭合不全常见于甲亢；单侧眼睑闭合不全见于面神经麻痹。

（2）结膜：检查时注意结膜的颜色，有无充血、水肿、乳头肥大、滤泡增生、瘢痕形成等。结膜发红、水肿、血管充盈，见于结膜炎、角膜炎、沙眼早期；结膜苍白见于贫血；结膜发黄见于黄疸；睑结膜有滤泡或乳头见于沙眼；结膜有散在出血点见于亚急性感染性心内膜炎；结膜下片状出血见于外伤及出血性疾病，亦可见于高血压、动脉硬化；球结膜透明而隆起为球结膜下水肿，见于脑水肿或输液过多。

（3）巩膜：显性黄疸时可在巩膜看到均匀的黄染。

（4）角膜：检查角膜时用斜照光更易观察其透明度。检查时应注意角膜的透明度，有无白斑、云翳、溃疡、角膜软化和血管增生等。

（5）瞳孔：正常瞳孔的直径为 2～5mm，两侧等大等圆。检查时应注意大小、形态、双侧是否相同、对光反射和调节反射是否正常。①瞳孔大小改变：病理情况下，瞳孔缩小见于虹膜炎、有机磷农药中毒、毒蕈中毒、吗啡、氯丙嗪、毛果云香碱等药物的影响；瞳孔扩大见于外伤、青光眼绝对期、视神经萎缩、完全失明、濒死状态、颈交感神经刺激和阿托品、可卡因等药物的影响；双侧瞳孔大小不等，常见于脑外伤、脑肿瘤、脑疝及中枢神经梅毒等。②瞳孔对光反射迟钝或消失，见于昏迷病人。

（6）眼球：①眼球突出：双侧突出见于甲亢。单侧突出见于局部炎症或眶内占位性病变。②眼球凹陷：双侧凹陷见于重度脱水，单侧凹陷见于 Horner 综合征和眶尖骨折。③眼球运动：眼球运动受动眼神经（Ⅲ）、滑车神经（Ⅳ）和外展神经（Ⅵ）支配，这些神经麻痹时，会引起眼球运动障碍，并伴有复视。

2. 耳

（1）外耳：外耳道有脓性分泌物、耳痛及全身症状见于中耳炎；外耳道有血性或脑脊液流出，多为颅底骨折。

（2）乳突：乳突压痛、耳郭后皮肤红肿见于乳突炎。

3. 鼻

（1）鼻的外形：鼻梁部皮肤出现红色斑块，病损处高出皮面且向两侧面颊扩展为蝶形红斑见于红斑狼疮；鼻部皮肤发红并有小脓疱或小丘疹见于痤疮；鼻尖及鼻翼皮肤发红，并有毛细血管扩张、组织肥厚见于酒糟鼻。

（2）鼻翼煽动：见于肺炎球菌肺炎、支气管哮喘、心源性哮喘等。

（3）鼻窦：包括上颌窦、额窦、筛窦和蝶窦4对。鼻窦炎时鼻窦区有压痛。

（4）鼻出血：单侧鼻出血见于局部血管损伤；双侧鼻出血见于高热、血液病、高血压、肝脏疾病等。

4. 口腔

（1）口唇：口唇苍白见于贫血、主动脉瓣关闭不全或虚脱。唇色深红见于急性发热性疾病。口唇单纯疱疹常伴发于肺炎链球菌肺炎、感冒、流行性脑脊髓膜炎、疟疾等。口唇干燥并有皲裂见于重度脱水患者。口角糜烂见于核黄素缺乏。口唇发绀见于先天性心脏病、慢性阻塞性肺气肿、心力衰竭、休克等。

（2）口腔黏膜：正常人的口腔黏膜光洁呈粉红色。出现蓝黑色色素沉着见于肾上腺皮质功能减退。在第2磨牙处的颊黏膜出现直径约1mm的灰白色小点，外有红色晕圈，为麻疹黏膜斑，是麻疹的早期（发疹前24~48小时）特征。

（3）牙齿及牙龈：检查牙齿要注意有无龋齿、缺齿、义齿、残根，以及牙齿的颜色、形状。牙齿呈黄褐色为斑釉牙，见于长期饮用含氟量高的水或服用四环素等药物后。切牙切缘凹陷呈月牙形伴牙间隙过宽见于先天性梅毒。单纯性牙间隙过宽见于肢端肥大症。

正常人的牙龈呈粉红色并与牙颈部紧密贴合。齿龈水肿及流脓见于慢性牙周炎。牙龈萎缩见于牙周病。

（4）舌：正常人的舌质淡红，湿润柔软，活动自如，无震颤。舌面干燥见于脱水、大出血、高热；地图舌见于核黄素缺乏者；草莓舌见于猩红热或长期发热患者；牛肉舌见于糙皮病（烟酸缺乏）；镜面舌见于缺铁性贫血、恶性贫血及慢性萎缩性胃炎；舌震颤见于甲亢；舌伸出后偏向患侧，见于舌下神经麻痹。

（5）咽部及扁桃体：急性咽炎可见咽部充血红肿。咽部充血，表面粗糙，有淋巴滤泡呈簇状增生见于慢性咽炎。扁桃体发炎时，腺体红肿、增大。扁桃体肿大分三度：不超过咽腭弓者为Ⅰ度；超过咽腭弓者为Ⅱ度；达到或超过咽后壁中线者为Ⅲ度。化脓性扁桃体炎时，扁桃体上可见脓性分泌物，或形成苔片状假膜，容易与扁桃体剥离，而咽白喉在扁桃体所形成的假膜不易剥离，若强行剥离则易引起出血。

（6）喉：急性失音多见于急性喉炎；慢性失音见于喉结核、喉癌；喉返神经受损时可出现声音嘶哑或失音。

5. 腮腺

腮腺位于耳屏、下颌角与颧弓所构成的三角区内。腮腺导管开口于相当上颌第2磨牙牙冠相对的颊黏膜上。正常的腮腺腺体软薄，不能触清其轮廓。腮腺肿大时可出现以耳垂为中心的隆起，并可触及包块。一侧或双侧腮腺肿大，触诊边缘不清，有轻压痛，腮腺导管口红肿，见于流行性腮腺炎。腮腺导管有脓性分泌物见于化脓性腮腺炎。腮腺肿瘤也可致腮腺肿大。

细目四　颈部检查

要点一　颈部姿势与运动

正常的颈部转动自如。斜颈见于先天性颈肌痉挛、外伤、瘢痕挛缩等；颈部活动受限见于炎症、颈肌扭伤、颈椎骨质增生、结核及肿瘤等。

要点二　颈部皮肤、包块与血管检查

1. 颈部皮肤与包块

注意颈部皮肤有无感染、蜘蛛痣、瘢痕、瘘管、皮损等；如发现包块须注意是肿大淋巴结还是囊肿，或是甲状腺肿大等。

2. 颈静脉

正常人立位或坐位时颈静脉常不显露，平卧时可稍见充盈，充盈的水平仅限于锁骨上缘至下颌角下缘距离的下 1/3 以内。若取 30°～45°的半卧位时静脉充盈度超过正常水平，或立位与坐位时可见明显的静脉充盈称为颈静脉怒张，提示静脉压增高，见于右心衰竭、缩窄性心包炎、心包积液或上腔静脉梗阻。

正常情况下看不到颈静脉搏动，三尖瓣关闭不全伴颈静脉怒张时可见颈静脉搏动。

3. 颈动脉

安静状态下出现颈动脉明显搏动，见于主动脉瓣关闭不全、高血压、甲亢及严重贫血者。

要点三　甲状腺检查

1. 检查方法

甲状腺位于甲状软骨下方和两侧，表面光滑柔软，不易触及。做吞咽动作时可随吞咽向上移动，以此可与颈前其他包块鉴别。触诊方法：一是从后面检查，医师站在被检查者身后，用双手触摸甲状腺；二是从前面触摸甲状腺。触到肿大的甲状腺，应注意肿大程度、硬度、对称性、表面是否光滑、有无结节、压痛和震颤，与周围组织有无粘连，听诊有无血管杂音。

2. 甲状腺肿大的分度

不能看出肿大但能触及者为 Ⅰ 度；既可看出肿大又能触及，但在胸锁乳突肌以内者为 Ⅱ 度；肿大超出胸锁乳突肌外缘为 Ⅲ 度。

3. 甲状腺肿大的临床意义

（1）单纯性甲状腺肿：甲状腺呈对称性肿大，质地柔软，多为弥漫性，也可为结节性，没有甲亢的表现。

（2）甲状腺功能亢进症：甲状腺对称性或非对称性肿大，质地多柔软，可听到连续性血管杂音并触及震颤。

（3）甲状腺肿瘤：甲状腺癌肿常呈不对称性肿大，表面凹凸不平，呈结节性，质地坚硬而固定，与周围组织发生粘连波及喉返神经时，可引起声音嘶哑。甲状腺腺瘤呈圆形或椭圆形肿大，多为单发，质地坚韧，无压痛。

要点四　气管检查

正常人的气管位于颈前正中部。检查时让患者取坐位或仰卧位，使颈部处于自然正中位置，医师将右手食指与环指分别置于两侧胸锁关节上，将中指置于气管之上，观察中指是否在食指与环指的正中间，如不在正中表示气管有偏移。根据气管的偏移方向可以判断病变的性质。大量胸腔积液、积气、纵隔肿瘤以及单侧甲状腺肿大可将气管推向健侧，而肺不张、胸膜粘连可将气管拉向患侧。

细目五　胸壁及胸廓检查

要点一　胸部体表标志

1. 胸骨角

与第 2 肋软骨相连接，以此作为标记来计数前胸壁上的肋骨和肋间隙。气管分叉位于胸骨角的水平。

2. 肩胛下角

直立位、两手自然下垂时，肩胛下角平第 7 肋骨或第 7 肋间隙，或相当于第 8 胸椎水平。

要点二　胸廓检查

1. 正常胸廓

正常成人胸廓前后径较横径（左右径）短，前后径与横径之比约为 1 : 1.5，小儿和老年人前后径略小于或等于横径。

2. 异常胸廓

（1）桶状胸：胸廓前后径增大，与横径几乎相等，外观呈圆桶形，见于肺气肿、支气管哮喘发作时，亦见于部分老年人及矮胖体型者。

（2）扁平胸：胸廓扁平，前后径常不到横径的一半，见于瘦长体型者，以及肺结核等慢性消耗性疾病。

（3）佝偻病胸（鸡胸）：为佝偻病所致的胸部病变，多见于儿童，胸骨特别是胸骨下部显著前凸，两侧肋骨凹陷，形似鸡胸而得名。

（4）漏斗胸：胸骨下端剑突处内陷，有时连同依附的肋软骨一起内陷而形似漏斗，见于佝偻病、胸骨下部长期受压者。

要点三　胸壁检查

1. 胸壁静脉

正常胸壁无明显静脉可见。上腔静脉或下腔静脉回流受阻建立侧支循环时，胸壁静脉可充盈或曲张。上腔静脉受阻时，胸壁静脉的血流方向自上向下；下腔静脉受阻时，胸壁静脉的血流方向自下向上。

2. 胸壁压痛

用手指轻压或轻叩胸壁，正常人无疼痛的感觉。胸壁炎症、肿瘤浸润、肋软骨炎、肋间神经痛、带状疱疹、肋骨骨折等，可有局部压痛。白血病时，常有胸骨压痛或叩击痛。

要点四　乳房检查

注意两侧乳房的大小、对称性、外表、乳头状态及有无溢液等。乳房外表发红、肿胀并伴疼痛、发热者，见于急性乳腺炎。乳房皮肤表皮水肿隆起，毛囊及毛囊孔明显下陷，皮肤呈"橘皮样"，多为浅表淋巴管被乳癌堵塞后局部皮肤出现淋巴性水肿所致；近期发生的乳头内陷或位置偏移可能为癌变；乳头有血性分泌物见于乳管内乳头状瘤、乳癌。

细目六　肺和胸膜检查

要点一　视诊

1. 呼吸类型

成年女性以胸式呼吸为主，儿童及成年男性以腹式呼吸为主。肺炎、重症肺结核、胸膜炎、肋骨骨折、肋间肌麻痹等胸部疾患时，胸式呼吸减弱而腹式呼吸增强。腹膜炎、腹水、巨大卵巢囊肿、肝脾极度肿大、胃肠胀气等腹部疾病及妊娠晚期，腹式呼吸减弱而胸式呼吸增强。

2. 呼吸频率、深度及节律

平静状态下，正常成人的呼吸频率为 12～22 次/分钟，呼吸与脉搏之比为 1：4。

（1）呼吸频率变化：呼吸频率超过 22 次/分钟，为呼吸过速，病理情况下，见于发热、疼痛、贫血、甲亢、心力衰竭、肺炎等。呼吸频率低于 12 次/分钟，称为呼吸频率过缓，见于深睡、颅内高压、黏液性水肿、吗啡及巴比妥中毒等。

（2）呼吸深度变化：严重代谢性酸中毒时，呼吸深而大称为库斯莫尔呼吸，又称酸中毒大呼吸，见于尿毒症、糖尿病酮症酸中毒等疾病。呼吸浅快可见于肺气肿、胸膜炎、胸腔积液、气胸、呼吸肌麻痹、大量腹水、肥胖、鼓肠等。

3. 呼吸运动

正常时，两侧呼吸运动对称。双侧呼吸运动减弱见于阻塞性肺气肿；双侧呼吸运动增强见于剧烈运动以及高热、甲亢、库斯莫尔呼吸等。一侧呼吸运动减弱或消失见于患侧大量胸腔积液、气胸、胸膜肥厚、大面积肺实变、肺不张等。

要点二 触诊

1. 触觉语颤（语颤）

正常情况下，前胸上部语颤较下部强；后胸下部语颤较上部强；右上胸语颤较左上胸强。

（1）语颤增强见于：①肺实变：如肺炎链球菌肺炎、肺梗死、肺结核、肺脓肿及肺癌等。②压迫性肺不张：胸腔积液上方受压而萎陷的肺组织及受肿瘤压迫的肺组织。③较浅而大的肺空洞：见于肺结核、肺脓肿、肺肿瘤所致的空洞。

（2）语颤减弱或消失见于：①肺泡内含气量增多：如肺气肿及支气管哮喘发作时。②支气管阻塞：如阻塞性肺不张、气管内分泌物增多。③胸壁距肺组织距离加大：如胸腔积液、气胸、胸膜高度增厚及粘连、胸壁水肿或皮下气肿等。④体质衰弱者，大量胸腔积液、严重气胸时，语颤可消失。

2. 胸膜摩擦感

见于干性胸膜炎，在腋中线第 5～7 肋间隙最易感觉到。

要点三 叩诊

1. 肺部正常叩诊音

肺部正常叩诊音为清音。

2. 肺界叩诊

（1）肺下界：正常成人的右肺下界在右侧锁骨中线、腋中线、肩胛线，分别为第 6、第 8、第 10 肋间。左肺下界除在左锁骨中线上变动较大（因有胃泡鼓音区）外，其余与右侧大致相同。病理情况下，肺下界下移见于肺气肿；肺下界上移见于肺不张、肺萎缩，以及腹水、鼓肠、肝脾肿大、腹腔肿瘤。

（2）肺下界移动度：正常成人两侧肺下界的移动度为 6～8cm。肺下界移动度减小见于阻塞性肺气肿、肺不张、肺炎及各种原因所致的腹压增高。

3. 肺部异常叩诊音

（1）浊音或实音：见于以下几种情况：①肺组织含气量减少或消失：如肺炎、肺结核、肺梗死、肺不张、肺水肿、肺硬化等。②肺内不含气的病变：如肺肿瘤、肺包囊虫病、未穿破的肺脓肿等。③胸膜腔病变：如胸腔积液、胸膜增厚及粘连等。④胸壁疾病：如胸壁水肿、肿瘤等。

（2）鼓音：见于气胸及直径大于 3～4cm 的浅表肺空洞，如空洞型肺结核、肺脓肿或肺肿瘤空洞。

（3）过清音：见于肺气肿、支气管哮喘发作时。

要点四 听诊

1. 正常呼吸音

（1）支气管呼吸音：正常人在喉部、胸骨上窝、背部第 6 颈椎至第 2 胸椎附近可听到支气管呼吸音，肺部其他部位听到支气管呼吸音则为病理现象。

（2）肺泡呼吸音：正常人在肺部任何区域都可听到。

（3）支气管肺泡呼吸音（混合呼吸音）：正常人在胸骨角附近、肩胛间区的第3、4胸椎水平及右肺尖可以听到。

2. 病理性呼吸音

（1）病理性肺泡呼吸音：①肺泡呼吸音减弱或消失：见于呼吸运动障碍（如全身衰弱、呼吸肌瘫痪、腹压过高、胸膜炎、肋骨骨折、肋间神经痛等）、呼吸道阻塞（如支气管炎、支气管哮喘、喉或大支气管肿瘤等）、肺顺应性降低（如肺气肿、肺淤血、肺间质炎症等）、胸腔内肿物（如肺癌、肺囊肿等）、胸膜疾患（如胸腔积液、气胸、胸膜增厚及粘连等）。②肺泡呼吸音增强：双侧增强见于运动、发热、甲亢、贫血、代谢性酸中毒时；肺脏或胸腔病变使一侧或一部分肺的呼吸功能减弱或丧失，则健侧或无病变部分的肺泡呼吸音可出现代偿性增强。③呼气延长：见于阻塞性肺气肿、支气管哮喘发作时。

（2）病理性支气管呼吸音：常见于以下几种情况：①肺组织实变。②肺内大空洞。③压迫性肺不张。

（3）病理性支气管肺泡呼吸音（正常肺泡呼吸音分布区域听到的支气管肺泡呼吸音）：常见于肺实变区，且与正常肺组织掺杂存在，或肺实变部位较深并被正常肺组织所遮盖。

3. 啰音

（1）干啰音：气流通过狭窄支气管时发生漩涡，或气流通过有黏稠分泌物的管腔时冲击黏稠分泌物引起的震动所致。

听诊特点：①吸气和呼气都可听到，但呼气时更加清楚。②性质多变且部位变换不定。③几种不同性质的干啰音可同时存在。

临床意义：干啰音是支气管病变的表现。两肺干啰音见于急慢性支气管炎、支气管哮喘、支气管肺炎、心源性哮喘等；局限性干啰音见于支气管局部结核、肿瘤、异物或黏稠分泌物附着；局部而持久的干啰音见于肺癌早期或支气管内膜结核。

（2）湿啰音（水泡音）：气流通过气道、肺泡或空洞内的稀薄液体（渗出物、黏液、血液、漏出液、分泌液）时形成水泡并立即破裂时所产生的声音。

听诊特点：①吸气和呼气都可听到，以吸气末时多而清楚。②部位较恒定，性质不易改变。③大、中、小湿啰音可同时存在。

临床意义：湿啰者是肺与支气管病变的表现。①粗湿啰音（大水泡音）：见于肺结核空洞、支气管扩张症、肺水肿、昏迷或濒死患者。②中湿啰音（中水泡音）：见于支气管肺炎、支气管炎、肺梗死、肺结核等。③细湿啰音（小水泡音）：见于细支气管炎、支气管肺炎、肺结核早期、肺淤血、肺水肿及肺梗死等。两肺散在分布的湿啰音，常见于支气管炎、支气管肺炎、血行播散型肺结核、肺水肿；两肺底分布的湿啰音多见于肺淤血、肺水肿及支气管肺炎；一侧或局限性分布的湿啰音见于肺炎、肺结核（多在肺上部）、支气管扩张症（多在肺下部）、肺脓肿、肺癌及肺出血等。

4. 胸膜摩擦音

是干性胸膜炎的体征，见于结核性胸膜炎、化脓性胸膜炎、尿毒症胸膜炎等。一般吸气、呼气均可听到，但屏住呼吸时消失，借此可与心包摩擦音区别。胸膜摩擦音在胸膜任何部位都可听到，以胸廓下侧沿腋中线处最清楚。

要点五　肺实变、肺气肿、气胸、胸腔积液的体征

肺与胸膜常见疾病的体征

	视诊		触诊		叩诊	听诊		
	胸廓	呼吸动度	气管位置	语颤		呼吸音	啰音	听觉语音
肺实变	对称	患侧减弱	居中	患侧增强	浊音或实音	支气管呼吸音	湿啰音	患侧增强
阻塞性肺气肿	桶状	减弱	居中	减弱	过清音，肺下界下降，移动度减小	减弱，呼气延长	多无	减弱
气胸	患侧饱满	患侧减弱或消失	推向健侧	患侧减弱或消失	鼓音	减弱或消失	无	减弱或消失
胸腔积液	患侧饱满	患侧减弱	推向健侧	患侧减弱或消失	实音或浊音	减弱或消失	无	减弱或消失

细目七　心脏、血管检查

要点一　视诊

1. 心前区隆起

①某些先天性心脏病，如法洛四联症、肺动脉瓣狭窄等。②慢性风湿性心脏病伴右心室增大者。

2. 心尖搏动

（1）正常成人心尖搏动：位于左侧第5肋间隙、锁骨中线内侧0.5～1.0cm处，搏动范围的直径约为2.0～2.5cm。

（2）心尖搏动位置改变：①生理因素：卧位时心尖搏动可稍上移；左侧卧位时，心尖搏动可向左移2～3cm；右侧卧位时可向右移1.0～2.5cm。瘦长体型者，心脏呈垂直位，心尖搏动可向下、向内移至第6肋间隙。②病理因素：左心室增大时，心尖搏动向左下移位；右心室增大时，心尖搏动向左移位；肺不张、粘连性胸膜炎时，心尖搏动移向患侧；胸腔积液、气胸时，心尖搏动移向健侧；大量腹水、肠胀气、腹腔巨大肿瘤或妊娠等，心尖搏动位置向上外移位。

（3）心尖搏动强度及范围改变：患甲亢、重症贫血、发热等疾病时，心尖搏动增强；心包积液、左侧气胸或胸腔积液、肺气肿等，心尖搏动减弱甚或消失；负性心尖搏动见于粘连性心包炎。

要点二　触诊

1. 左心室肥大时，心尖搏动呈抬举性。

2. 震颤（猫喘）是器质性心血管疾病的体征。震颤出现的时期、部位和临床意义见下表：

心脏常见震颤的临床意义

时期	部位	临床意义
收缩期	胸骨右缘第2肋间	主动脉瓣狭窄
	胸骨左缘第2肋间	肺动脉瓣狭窄
	胸骨左缘第3、4肋间	室间隔缺损
舒张期	心尖部	二尖瓣狭窄
连续性	胸骨左缘第2肋间及其附近	动脉导管未闭

3. 心包摩擦感，是干性心包炎的体征，见于结核性、化脓性心包炎，也可见于风湿热、急性心肌梗死、尿毒症、系统性红斑狼疮等引起的心包炎。通常在胸骨左缘第4肋间最易触及，心脏收缩期和舒张期均可触及，以收缩期较为明显。坐位稍前倾或深呼气末更易触及。

要点三　叩诊

1. 叩诊方法

采用间接叩诊法，沿肋间隙从外向内、自下而上叩诊，板指与肋间隙平行并紧贴胸壁。叩诊心脏左界时，从心尖搏动外 2～3cm 处由外向内进行叩诊。如心尖搏动不明显，则自第 6 肋间隙左锁骨中线外的清音区开始，然后按肋间隙逐一上移，至第 2 肋间隙为止；叩诊心脏右界时，自肝浊音界的上一肋间隙开始，逐一叩诊至第 2 肋间隙。

2. 心脏浊音界改变的临床意义

（1）心脏与血管本身病变：①左心室增大：心脏浊音界向左下扩大，使心界呈靴形，见于主动脉瓣关闭不全、高血压性心脏病。②右心室增大：右心室显著增大时，心界向左、右两侧扩大，以向左增大较为显著。常见于单纯二尖瓣狭窄、肺心病。③左心房增大或合并肺动脉段扩大：心腰部饱满或膨出，心脏浊音区呈梨形，见于二尖瓣狭窄。④左、右心室增大：心界向两侧扩大，称为普大型心脏，见于扩张型心肌病等。⑤心包积液：坐位时心脏浊音界呈烧瓶形，卧位时心底部浊音界增宽。

（2）心外因素：大量胸腔积液、积气时，心浊音界向健侧移位；胸膜增厚及粘连、肺不张，则使心界移向患侧；肺气肿时心浊音界变小。

要点四　听诊

（一）心脏瓣膜听诊区

1. 二尖瓣区

位于左侧第 5 肋间隙，锁骨中线内侧。

2. 主动脉瓣区

①主动脉瓣区：位于胸骨右缘第 2 肋间隙，主动脉瓣狭窄时的收缩期杂音在此区最响。②主动脉瓣第二听诊区位于胸骨左缘第 3、4 肋间隙，主动脉瓣关闭不全时的舒张期杂音在此区最响。

3. 肺动脉瓣区

在胸骨左缘第 2 肋间隙。

4. 三尖瓣区

在胸骨体下端近剑突偏右或偏左处。

（二）听诊内容

1. 心率

正常成人的心率为 60~100 次/分钟。心率超过 100 次/分钟为心动过速，临床意义同脉率增快；心率低于 60 次/分钟为窦性心动过缓，临床意义同脉率减慢。

2. 心律

正常人的心律基本是规则的。窦性心律不齐常见于健康青少年及儿童，表现为吸气时心率增快，呼气时心率减慢。期前收缩（过早搏动）见于情绪激动、酗酒、饮浓茶以及各种心脏病、心脏手术、心导管检查、低血钾等。心房颤动（房颤）多见于二尖瓣狭窄、冠心病、甲亢，具有以下听诊特点：①心律绝对不规则。②S_1 强弱不等。③脉搏短绌。

3. 心音

（1）正常心音

正常心音有 4 个。按其在心动周期中出现的顺序，依次命名为第一心音（S_1）、第二心音（S_2）、第三心音（S_3）及第四心音（S_4）。通常听到的是 S_1 和 S_2，在儿童和青少年中有时可听到 S_3，一般听不到 S_4。

第一、二心音的区别

区别点	第一心音	第二心音
声音特点	音强，调低，时限较长	音弱，调高，时限较短
最强部位	心尖部	心底部
与心尖搏动及动脉搏动的关系	与心尖搏动和动脉搏动同时出现	心尖搏动之后出现
与心动周期的关系	S_1 和 S_2 之间的间隔（收缩期）较短	S_2 到下一心动周期 S_1 的间隔（舒张期）较长

（2）心音改变及其临床意义

两个心音同时增强：见于胸壁较薄、情绪激动、甲亢、发热、贫血等。两个心音同时减弱：见于肥胖、胸壁水肿、左侧胸腔积液、肺气肿、心包积液、缩窄性心包炎、甲状腺功能减退症、心肌炎、心肌病、心肌梗死、心功能不全等。

S_1 增强：见于发热、甲亢、二尖瓣狭窄等。S_1 减弱：见于心肌炎、心肌病、心肌梗死、二尖瓣关闭不全等。

A$_2$增强：见于高血压病、主动脉粥样硬化等。A$_2$减弱：见于低血压、主动脉瓣狭窄和关闭不全。

P$_2$增强：见于肺动脉高压、二尖瓣狭窄、左心功能不全、室间隔缺损、动脉导管未闭、肺心病。

P$_2$减弱：见于肺动脉瓣狭窄或关闭不全。

钟摆律或胎心律见于心肌有严重病变时，如大面积急性心肌梗死、重症心肌炎等。

4. 额外心音

（1）舒张早期奔马律：是病理性 S$_3$。在心尖部容易听到，提示心脏有严重的器质性病变，见于各种原因的心力衰竭。

（2）开瓣音（二尖瓣开放拍击音）：见于二尖瓣狭窄而瓣膜弹性尚好时，是二尖瓣分离术适应证的重要参考条件。

5. 心脏杂音

（1）杂音产生的机制：①血流加速：见于剧烈运动后、发热、贫血、甲亢等。②瓣膜口狭窄：如二尖瓣狭窄、主动脉瓣狭窄、肺动脉瓣狭窄等。③瓣膜关闭不全：如二尖瓣关闭不全、主动脉瓣关闭不全等。④异常通道：如室间隔缺损、动脉导管未闭及动静脉瘘等。⑤心腔内漂浮物：如心内膜炎时赘生物产生的杂音等。⑥大血管腔瘤样扩张：如动脉瘤。

（2）杂音的特性：①最响的部位：一般来说，杂音最响的部位，就是病变所在的部位。②出现的时期：按杂音出现的时期不同，将杂音分为收缩期杂音、舒张期杂音、连续性杂音、双期杂音。舒张期杂音及连续性杂音均为病理性，收缩期杂音多为功能性。③杂音的性质：分为吹风样、隆隆样（或雷鸣样）、叹气样、机器样及乐音样等，进一步分为粗糙、柔和。④收缩期杂音强度：采用 Levine 6 级分级法。1 级——杂音很弱，所占时间很短，须仔细听诊才能听到。2 级——较易听到，杂音柔和。3 级——中等响亮的杂音。4 级——响亮的杂音，常伴有震颤。5 级——很响亮的杂音，震耳，但听诊器如离开胸壁则听不到，伴有震颤。6 级——极响亮，听诊器稍离胸壁时亦可听到，有强烈的震颤。⑤杂音强度的表示法：6 作分母，杂音级别作分子。4 级杂音记为"4/6 级收缩期杂音"。一般而言，3/6 级和以上的收缩期杂音多为器质性。但应注意，杂音的强度不一定与病变的严重程度成正比。病变较重时，杂音可能较弱；相反，病变较轻时也可能听到较强的杂音。⑥传导方向：二尖瓣关闭不全的收缩期杂音在心尖部最响，并向左腋下及左肩胛下角处传导；主动脉瓣关闭不全的舒张期杂音在主动脉瓣第二听诊区最响，并向胸骨下端或心尖部传导；主动脉瓣狭窄的收缩期杂音以主动脉瓣区最响，可向上传至右侧胸骨上窝及颈部；肺动脉瓣关闭不全的舒张期杂音在肺动脉瓣区最响，可传至胸骨左缘第 3 肋间。⑦较局限的杂音：二尖瓣狭窄的舒张期杂音常局限于心尖部；肺动脉瓣狭窄的收缩期杂音常局限于胸骨左缘第 2 肋间；室间隔缺损的收缩期杂音常局限于胸骨左缘第 3、4 肋间。⑧与体位的关系：左侧卧位可使二尖瓣狭窄的舒张中晚期隆隆样杂音更明显；前倾坐位可使主动脉瓣关闭不全的舒张期杂音更易于听到；仰卧位则使肺动脉瓣、二尖瓣、三尖瓣关闭不全的杂音更明显。⑨与呼吸的关系：深吸气时可使右心（三尖瓣、肺动脉瓣）的杂音增强；深呼气时可使左心（二尖瓣、主动脉瓣）的杂音增强。⑩与运动的关系：运动后心率加快，增加循环血流量及流速，在一定的心率范围内可使杂音增强，如运动可使二尖瓣狭窄的舒张中晚期杂音增强。

（3）各瓣膜区杂音的临床意义：①二尖瓣区收缩期杂音：见于二尖瓣关闭不全、二尖瓣脱垂、冠心病乳头肌功能不全等，杂音为吹风样，较粗糙，响亮，多在3/6级以上，可占全收缩期；左心室扩张引起的二尖瓣相对关闭不全（如高血压性心脏病、扩张型心肌病等），杂音为3/6级以下柔和的吹风样，传导不明显；运动、发热、贫血、妊娠、甲亢等产生的杂音一般为2/6级以下，性质柔和，较局限，病因去除后杂音消失。②二尖瓣区舒张期杂音：器质性病变见于二尖瓣狭窄，为心尖部舒张中晚期隆隆样杂音，呈递增型，音调较低而局限，左侧卧位呼气末时较清楚，常伴有 S_1 亢进、二尖瓣开放拍击音及舒张期震颤，P_2 亢进及分裂；主动脉瓣关闭不全所致的相对性二尖瓣狭窄杂音，称为奥－弗杂音（Austin－Flint 杂音），性质柔和，不伴有 S_1 亢进、开瓣音，无震颤。③主动脉瓣区收缩期杂音：见于各种病因的主动脉瓣狭窄，杂音为喷射性，响亮而粗糙，呈递增－递减型，沿大血管向颈部传导，常伴有收缩期震颤；主动脉粥样硬化、高血压性心脏病等引起的相对性主动脉瓣狭窄，杂音柔和，常有 A_2 增强。④主动脉瓣区舒张期杂音：器质性者常见于风湿性主动脉瓣关闭不全、主动脉粥样硬化、梅毒，为叹气样，递减型，可传至胸骨下端左侧或心尖部，前倾坐位，在主动脉瓣第二听诊区深呼气末最易听到，伴有 A_2 减弱及周围血管征。⑤肺动脉瓣区收缩期杂音：见于肺动脉瓣狭窄，多为先天性，杂音粗糙，呈喷射性，强度在3/6级以上，常伴收缩期震颤；二尖瓣狭窄、房间隔缺损等引起的相对性肺动脉瓣狭窄，杂音时限较短，较柔和，伴 P_2 增强亢进。⑥连续性杂音：是一种连续、粗糙、类似机器转动的声音，在胸骨左缘第2肋间隙及其附近听到，见于动脉导管未闭。

器质性与功能性收缩期杂音的鉴别

区别点	器质性	功能性
部位	任何瓣膜听诊区	肺动脉瓣区和（或）心尖部
持续时间	长，常占全收缩期，可遮盖 S_1	短，不遮盖 S_1
性质	吹风样，粗糙	吹风样，柔和
传导	较广而远	比较局限
强度	常在3/6级或以上	一般在2/6级或以下
心脏大小	有心房和（或）心室增大	正常

6. 心包摩擦音

在胸骨左缘第3、4肋间隙较易听到，病人坐位稍前倾，深呼气后屏住呼吸时易于听到，见于急性心包炎。

要点五　血管检查

1. 毛细血管搏动征

用手指轻压病人指甲床末端，或以干净玻片轻压病人的口唇黏膜，如见到红白交替的、与病人心搏一致的节律性微血管搏动现象，称为毛细血管搏动征。

2. 水冲脉

脉搏骤起骤降，急促而有力。检查者用手紧握患者的手腕掌面，将患者的前臂高举过头，则水冲脉更易触知。

3. 交替脉

此为一种节律正常而强弱交替的脉搏，为左室衰竭的重要体征，见于高血压性心脏病、急性心肌梗死或主动脉瓣关闭不全等。

4. 重搏脉

见于伤寒、肥厚型梗阻性心肌病等。

5. 奇脉

指吸气时脉搏明显减弱或消失的现象，又称为吸停脉。常见于心包积液和缩窄性心包炎，是心包填塞的重要体征之一。

6. 无脉

即脉搏消失，见于严重休克及多发性大动脉炎。

7. 枪击音与杜氏双重杂音

将听诊器体件放在肱动脉等外周较大动脉的表面，可听到与心跳一致的"嗒——嗒——"音，称为枪击音。如再稍加压力，则可听到收缩期与舒张期双重杂音，即杜氏双重杂音。

8. 周围血管征

包括头部随脉搏呈节律性点头运动、颈动脉搏动明显、毛细血管搏动征、水冲脉、枪击音与杜氏双重杂音。它们均由脉压增大所致，常见于主动脉瓣关闭不全、发热、贫血及甲亢等。

要点六　循环系统常见病的体征

循环系统常见病的体征

病变	视诊	触诊	叩诊	听诊
二尖瓣狭窄	二尖瓣面容，心尖搏动略向左移	心尖搏动向左移，心尖部触及舒张期震颤	心浊音界早期稍向左，以后向右扩大，心腰部膨出，呈梨形	心尖部 S_1 亢进，较局限的递增型舒张中晚期隆隆样杂音，可伴开瓣音，P_2 亢进、分裂，肺动脉瓣区 Graham Steell 杂音
二尖瓣关闭不全	心尖搏动向左下移位	心尖搏动向左下移位，常呈抬举性	心浊音界向左下扩大	心尖部 S_1 减弱，心尖部有 3/6 级或以上较粗糙的吹风样全收缩期杂音，范围广泛，常向左腋下及左肩胛下角传导，并可掩盖 S_1

续表

病变	视诊	触诊	叩诊	听诊
主动脉瓣关闭不全	颜面较苍白，颈动脉搏动明显，心尖搏动向左下移位且范围较广，可见点头运动	心尖搏动向左下移位并呈抬举性，周围血管征阳性	心浊音界向左下扩大，心脏呈靴形	主动脉瓣第二听诊区叹气样递减型舒张期杂音，可向心尖部传导；心尖部 S_1 减弱，A_2 减弱或消失，可闻及 Austin – Flint 杂音
右心衰竭	颈静脉怒张，口唇发绀、浮肿	肝脏肿大、压痛，肝－颈静脉回流征阳性，下肢或腰骶部凹陷性水肿	心界扩大，可有胸水或腹水体征	心率增快，心尖部舒张期奔马律

细目八　腹部检查

要点一　视诊

1. 腹部外形

正常的腹部平坦。腹部明显膨隆或凹陷见于以下几种情况：

（1）全腹膨隆：见于各种原因的肠梗阻或肠麻痹、气腹、腹腔巨大肿块（如巨大卵巢囊肿等）、肝硬化门脉高压症、右心衰竭、缩窄性心包炎、肾病综合征、结核性腹膜炎、腹膜转移癌等引起的腹腔积液（腹腔大量积液时，仰卧位时腹部外形宽而扁，呈蛙腹状）。

（2）局部膨隆：常见于腹部炎性包块、胃肠胀气、脏器肿大、腹内肿瘤、腹壁肿瘤和疝等。左上腹膨隆见于脾肿大、巨结肠或结肠脾曲肿瘤；上腹中部膨隆见于肝左叶肿大、胃扩张、胃癌、胰腺囊肿或肿瘤；右上腹膨隆见于肝肿大（淤血、脓肿、肿瘤）、胆囊肿大及结肠肝曲肿瘤；腰部膨隆见于大量肾盂积水或积脓、多囊肾、巨大肾上腺瘤；左下腹部膨隆见于降结肠肿瘤、干结粪块；下腹部膨隆多见于妊娠、子宫肌瘤、卵巢囊肿、尿潴留等；右下腹膨隆见于阑尾周围脓肿、回盲部结核或肿瘤等。

（3）全腹凹陷：见于严重脱水、明显消瘦及恶病质等，严重者呈舟状腹。

2. 腹壁静脉

正常时腹壁静脉一般不显露。当门静脉高压或上、下腔静脉回流受阻导致侧支循环形成时，腹壁静脉呈现扩张、迂曲状态，称为腹壁静脉曲张。①门脉高压时，腹壁曲张的静脉以脐为中心向周围伸展，肚脐以上腹壁静脉血流方向从下向上，肚脐以下腹壁静脉血流方向自上向下。②上腔静脉梗阻时，胸腹壁静脉血流方向自上向下，流入下腔静脉。③下腔静脉梗阻时，腹壁浅静脉血流方向向上，进入上腔静脉。

3. 蠕动波

正常人的腹部一般看不到蠕动波及胃型和肠型，有时在腹壁菲薄或松弛的老年人、极度消瘦者或经产妇可能见到。

幽门梗阻时，可见到胃蠕动波自左肋缘下向右缓慢推进（正蠕动波），有时可见到逆蠕动波；脐部出现肠蠕动波见于小肠梗阻。严重梗阻时，脐部可见横行排列呈多层梯形的肠型和较大的肠蠕动波；结肠梗阻时，宽大的肠型多出现于腹壁周边，同时盲肠多胀大呈球形。

4. 皮疹

伤寒时的玫瑰疹多见于上腹壁皮肤。

5. 疝

腹腔内容物易经腹壁或骨盆壁的间隙或薄弱部分向体表突出而形成疝。手术瘢痕愈合不良处可有切口疝；股疝位于腹股沟韧带中部，多见于女性；腹股沟疝则发生于髂窝部偏内侧，男性腹股沟斜疝可下降至阴囊，该疝在直立位或咳嗽用力时明显，平卧位时可缩小或消失，如有嵌顿，则可引起急性腹痛。

要点二　触诊

（一）触诊的方法及注意事项

被检者采取仰卧位，两手平放于躯干两侧，两腿并拢屈曲，使腹壁肌肉放松，做缓慢的腹式呼吸运动。医生站在其右侧，面向被检者，以便观察其有无疼痛等表情。检查时手应温暖，动作应轻柔；触诊时可与被检者交谈，转移其注意力，使腹肌放松。检查顺序：从健康部位开始，逐渐移向病变区域，一般常规体检先从左下腹开始，循逆时针方向，由下而上，先左后右，由浅入深，将腹部各区进行仔细触诊，左右对比。

（二）触诊内容

包括腹壁紧张度、有无压痛和反跳痛、腹部包块、液波震颤及肝脾等腹内脏器的情况。

1. 腹壁紧张度

正常人的腹壁柔软，无抵抗。在某些病理情况下可使全腹或局部紧张度增加、减弱或消失。

（1）腹壁紧张度增加（腹肌紧张）：①弥漫性腹肌紧张多见于胃肠道穿孔或实质脏器破裂所致的急性弥漫性腹膜炎，此时腹壁常强直，硬如木板，故称为板状腹。②局限性腹肌紧张多系局限性腹膜炎所致，如右下腹腹壁紧张多见于急性阑尾炎，右上腹腹壁紧张多见于急性胆囊炎；腹膜慢性炎症时，触诊如揉面团一样，称为揉面感，常见于结核性腹膜炎、癌性腹膜炎。

（2）腹壁紧张度减低或消失：全腹紧张度减低见于慢性消耗性疾病或刚放出大量腹水者，也可见于身体瘦弱的老年人和经产妇；全腹紧张度消失见于脊髓损伤所致的腹肌瘫痪和重症肌无力等。

2. 压痛及反跳痛

（1）压痛：①广泛性压痛见于弥漫性腹膜炎。②局限性压痛见于局限性腹膜炎或局部脏器的病变。明确而固定的压痛点是诊断某些疾病的重要依据。如麦氏（Mc Burney）点（右髂前上棘与脐连线中外 1/3 交界处）压痛多考虑急性阑尾炎；胆囊区（右腹直肌外缘与肋弓交界处）压痛考虑胆囊病变。

（2）反跳痛：反跳痛表示炎症已波及腹膜壁层，腹肌紧张伴压痛、反跳痛称为腹膜刺激征，是急性腹膜炎的可靠体征。

3. 腹部包块

腹腔脏器的肿大、异位、肿瘤、囊肿或脓肿、炎性组织粘连或肿大的淋巴结等均可形成包块。如触到包块要鉴别其来源于何种脏器；是炎症性还是非炎症性；是实质性还是囊性；是良性还是恶性；在腹腔内还是在腹壁上。还须注意包块的部位、大小、形态、质地、压痛、搏动、移动度、与邻近器官的关系等。

4. 液波震颤

检查时患者仰卧，医师用手掌面贴于患者的腹壁一侧，以另一手并拢屈曲的四指指端并迅速叩击腹壁另一侧，如腹腔内有大量游离液体时，贴于腹壁的手掌就可感到液波的冲击，称为液波震颤。

5. 腹内脏器触诊

（1）肝脏：①检查方法：采用单手或双手触诊法，分别在右侧锁骨中线延长线和前正中线上触诊肝脏右叶和左叶。检查时患者取仰卧位，双腿稍屈曲，使腹壁松弛，医师位于患者的右侧检查。②正常肝脏：正常成人的肝脏一般触不到，但腹壁松弛的瘦者于深吸气时可触及肝下缘，多在肋弓下 1cm 以内，剑突下如能触及肝左叶，多在 3cm 以内。2 岁以下小儿的肝脏相对较大，易触及。正常的肝脏质地柔软，边缘较薄，表面光滑，无压痛和叩击痛。③触诊的注意事项：触及肝脏时，应详细描述其大小、质地、表面光滑度及边缘情况、有无压痛及搏动等。④肝脏大小变化的临床意义：弥漫性肝肿大见于肝炎、脂肪肝、肝淤血、早期肝硬化、白血病、血吸虫病等；局限性肝肿大见于肝脓肿、肝囊肿（包括肝包虫病）、肝肿瘤等；肝脏缩小见于急性和亚急性肝坏死、晚期肝硬化。⑤肝脏质地分级：分为质软、质韧（中等硬度）和质硬 3 级。正常的肝脏质地柔软，如触口唇；急性肝炎及脂肪肝时，质地稍韧；慢性肝炎质韧，如触鼻尖；肝硬化质硬，肝癌质地最硬，如触前额。⑥肝脏常见病的表现：急性肝炎时肝脏轻度肿大，质稍韧，表面光滑，边缘钝，有压痛；慢性肝炎时肝脏肿大较明显，质韧或稍硬，压痛较轻；肝硬化早期肝常肿大，晚期则缩小变硬，表面呈结节状，边缘较薄，无压痛；肝癌时肝脏进行性肿大，质坚硬如石，表面呈大小不等的结节状或巨块状，高低不平，边缘不整，压痛明显；脂肪肝所致的肝肿大，质软或稍韧，表面光滑，无压痛；肝淤血时肝脏明显肿大，质韧，表面光滑，边缘圆钝，有压痛；右心功能不全引起肝淤血肿大时，压迫肝脏，颈静脉怒张更明显，称为肝颈静脉回流征阳性。

（2）胆囊：①胆囊点：右侧腹直肌外缘与肋弓交界处即为胆囊点。②胆囊触痛的检查方法：医生将左手掌平放在被检者的右肋，拇指放在胆囊点，用中等压力按压腹壁，然后嘱被检者缓慢深呼吸，如果深吸气时被检者因疼痛而突然屏气，则称胆囊触痛征（墨菲征）阳性，见于急性胆囊炎。③临床意义：正常时胆囊不能触及。急性胆囊炎引起胆囊肿大时墨菲征阳性；胰头癌压迫胆总管导致胆囊肿大时无压痛，但有逐渐加深的黄疸，称库瓦济埃征阳性；胆囊肿大，有实性感者，见于胆囊结石或胆囊癌。

（3）脾脏：正常时脾脏不能触及。内脏下垂、左侧大量胸腔积液或积气时，脾向下移而可触及。除此之外，若能触及脾脏，则提示脾肿大。①检查方法：仰卧位或右侧卧位，右下肢伸直，左下肢屈髋、屈膝进行检查。②注意事项：触及脾脏后应注意其大小、质地、表面形态、有无压痛及摩擦感等。③脾肿大的临床意义：轻度脾大见于慢性肝炎、粟粒性肺结核、伤寒、感染性心内膜炎、败血症和急性疟疾等，一般质地较柔软；中度脾大见于肝硬化、慢性溶血性黄疸、慢性淋巴细胞性白血病、系统性红斑狼疮、疟疾后遗症及淋巴瘤等，一般质地较硬；高度脾大，表面光滑者见于慢性粒细胞性白血病、慢性疟疾和骨髓纤维化症等，表面不平而有结节者见于淋巴瘤等；脾脓肿、脾梗死和脾周围炎时，可触到摩擦感且压痛明显。

（4）肾脏：肾脏触诊常用双手触诊法。患者可取仰卧位或立位。医师位于患者的右侧，将左手掌放在其右后腰部向上托（触诊左肾时，左手绕过患者前方托住左后腰部），右手掌平放于被检侧季肋部，以微弯的手指指端放在肋弓下方，随患者呼气，右手逐渐深压向后腹壁，与在后腰部向上托起的左手试图接近，双手夹触肾。如未触及肾脏，应让患者深吸气，此时随吸气下移的肾脏可能滑入双手之间而被触知。如能触及肾脏大部分，则可将其在两手间夹住，同时患者常有类似恶心或酸痛的不适感。有时只能触及光滑、圆钝的肾下极，它常从触诊的手中滑出。

触及肾脏时应注意其大小、形状、质地、表面状态、敏感性和移动度等。正常的肾脏表面光滑而圆钝，质地结实而富有弹性，有浮沉感。正常人的肾脏一般不能触及，身材瘦长者有时可触及右肾下极。肾脏代偿性增大、肾下垂及游走肾常被触及。肾脏肿大见于肾盂积水或积脓、肾肿瘤及多囊肾等。肾盂积水或积脓时，其质地柔软，富有弹性，有波动感；肾肿瘤则质地坚硬，表面凹凸不平；多囊肾时，不规则增大的肾脏有囊性感。

肾脏和尿路疾病，尤其是炎性疾病时，可在一些部位出现压痛点：①季肋点：在第10肋骨前端。②上输尿管点：在脐水平线上，腹直肌外缘。③中输尿管点：在两侧髂前上棘水平线上，腹直肌外缘，相当于输尿管第2狭窄处（入骨盆腔处）。④肋脊点：在背部脊柱与第12肋所成的夹角顶点，又称肋脊角。⑤肋腰点：在第12肋与腰肌外缘的夹角顶点，又称肋腰点。季肋点压痛亦提示肾脏病变。输尿管有结石、化脓性或结核性炎症时，在上或中输尿管点出现压痛。肋脊点和肋腰点是肾脏炎症性疾病（如肾盂肾炎、肾结核或肾脓肿等）常出现压痛的部位。如炎症深隐于肾实质内，可无压痛而仅有叩击痛。

6. 正常腹部可触到的脏器

腹主动脉、腰椎椎体与骶骨岬、横结肠、乙状结肠、盲肠等。

7. 膀胱触诊

用单手滑行触诊法。正常的膀胱空虚时不能查到。当膀胱积尿而充盈时，在下腹正中部可触到圆形、表面光滑的囊状物，排尿后包块消失，此点可与腹部其他包块相鉴别。尿潴留常见于尿道梗阻、脊髓病、昏迷、腰椎或骶椎麻醉及手术后患者。导尿后肿块消失即可确诊膀胱潴留。

要点三　叩诊

1. 肝脏叩诊

体型对肝脏位置有一定的影响，匀称型者正常肝上界在右锁骨中线上第 5 肋间，下界位于右季肋下缘。右锁骨中线上，肝浊音区上下径之间的距离约为 9～11cm；在右腋中线上，肝上界在第 7 肋间，下界相当于第 10 肋骨水平；在右肩胛线上，肝上界为第 10 肋间，下界不易叩出。瘦长型者肝上下界均可低一个肋间，矮胖型者则可高一个肋间。

肝浊音界扩大见于肝炎、肝脓肿、肝淤血、肝癌和多囊肝等；肝浊音界缩小见于急性肝坏死、晚期肝硬化和胃肠胀气等；肝浊音界消失代之以鼓音者，是急性胃肠穿孔的一个重要征象，亦可见于人工气腹等。

2. 脾脏叩诊

脾浊音区宜采用轻叩法，在左腋中线自上而下进行叩诊。正常时脾浊音区在该线上第 9～11 肋间，宽约 4～7cm，前方不超过腋前线。脾浊音区缩小或消失见于左侧气胸、胃扩张及鼓肠等；脾浊音区扩大见于脾肿大。

3. 膀胱叩诊

膀胱空虚时，因小肠位于耻骨上方遮盖膀胱，故叩诊呈鼓音，叩不出膀胱的轮廓。膀胱充盈时，耻骨上方叩出圆形浊音区。妊娠的子宫、卵巢囊肿或子宫肌瘤等，该区叩诊也呈浊音，应予鉴别。腹水时，耻骨上方叩诊可呈浊音区，但此区的弧形上缘凹向脐部，而膀胱胀大的浊音区弧形上缘凸向脐部。排尿或导尿后复查，如为浊音区转为鼓音，即为尿潴留而致的膀胱胀大。

4. 腹水的检查

当腹腔内有较多的游离液体（在 1000ml 以上）时，如患者仰卧位，液体因重力作用多积聚于腹腔低处，含气的肠管漂浮其上，故叩诊腹中部呈鼓音，腹部两侧呈浊音；在患者侧卧位时，液体随之流动，叩诊上侧腹部转为鼓音，下侧腹部呈浊音。这种因体位不同而出现浊音区变动的现象，为移动性浊音阳性。

要点四　听诊

1. 肠鸣音（肠蠕动音）

正常肠鸣音大约每分钟 4～5 次，在脐部或右下腹部听得最清楚。肠鸣音超过每分钟 10 次称为肠鸣音频繁，见于服泻药后、急性肠炎或胃肠道大出血等；如肠鸣音次数多，且呈响亮、高亢的金属音，称肠鸣音亢进，见于机械性肠梗阻；肠鸣音明显少于正常，或 3～5 分钟以上才听到 1 次，称肠鸣音减弱或稀少，见于老年性便秘、电解质紊乱（低血钾）及胃肠动力低下等；如持续听诊 3～5 分钟未闻及肠鸣音，称肠鸣音消失或静腹，见于急性腹膜炎或各种原因所致的麻痹性肠梗阻。

2. 振水音

患者仰卧，医师用耳凑近患者的上腹部，或将听诊器体件放于此处，然后用稍弯曲的手指以冲击触诊法连续迅速冲击患者上腹部，如听到胃内液体与气体相撞击的声音为振水音。正常人餐后或饮入多量液体时，振水音阳性。若空腹或餐后 6~8 小时以上仍有此音，则提示胃内有液体潴留，见于胃扩张、幽门梗阻及胃液分泌过多等。

3. 血管杂音

上腹部的两侧出现收缩期血管杂音常提示肾动脉狭窄；左叶肝癌压迫肝动脉或腹主动脉时，可在包块部位闻及吹风样血管杂音；中腹部收缩期血管杂音提示腹主动脉瘤或腹主动脉狭窄；肝硬化门脉高压侧支循环形成时，在脐周可闻及连续性的嗡鸣音。

要点五　腹部常见疾病的体征

腹部常见疾病的体征

病变	视诊	触诊	叩诊	听诊
肝硬化	肝病面容、蜘蛛痣及肝掌，晚期患者黄疸，腹部膨隆，呈蛙腹状，腹壁静脉曲张	早期肝肿大，质地偏硬；晚期肝脏缩小，脾大，腹水	早期肝浊音区轻度扩大，晚期肝浊音区缩小，移动性浊音阳性	肠鸣音正常
幽门梗阻	脱水、消瘦，上腹部可见胃蠕动波、胃型及逆蠕动波	上腹部紧张度增加	上腹部浊音或实音	可出现振水音
急性腹膜炎	急性病容，强迫仰卧位，腹式呼吸消失，肠麻痹时腹部膨隆	出现典型的腹膜刺激征——腹壁紧张、压痛及反跳痛	鼓肠或有气腹时，肝浊音区缩小或消失，移动性浊音阳性	肠鸣音减弱或消失
急性阑尾炎	急性病容，腹式呼吸减弱	麦氏点压痛或反跳痛，结肠充气试验阳性	右下腹部可有叩击痛	肠鸣音无明显变化
急性胆囊炎	急性病容，右上腹部稍膨隆，腹式呼吸减弱	右肋下胆囊区腹壁紧张，墨菲征阳性	右肋下胆囊区有叩击痛	肠鸣音无明显变化

细目九　肛门、直肠检查

要点　肛门、直肠指诊

肛门指诊或直肠指诊对肛门、直肠疾病的诊断有重要价值。指诊有剧烈触痛见于肛裂与感染；触痛并有波动感见于肛门、直肠周围脓肿；触及柔软光滑而有弹性物见于直肠息肉；触及质地坚硬、表面凹凸不平的包块应考虑直肠癌。指诊后指套带有黏液、脓液或血液，说明存在炎症并有组织破坏。

细目十 脊柱与四肢检查

要点一 脊柱检查

1. 脊柱弯曲度

（1）检查法：患者取立位或坐位，先从侧面观察脊柱有无过度的前凸与后凸；然后从后面用手指沿脊椎棘突用力从上向下划压，划压后的皮肤出现一条红色充血线，观察脊柱有无侧弯。

（2）临床意义：①脊柱后凸多发生于胸段，见于佝偻病、脊柱结核、强直性脊柱炎、脊柱退行性变等。②脊柱前凸多发生于腰段，见于大量腹水、腹腔巨大肿瘤、髋关节结核及髋关节后脱位等。③脊柱侧凸：姿势性侧凸多见于儿童发育期坐立位姿势不良、椎间盘突出症、脊髓灰质炎等；器质性侧凸时，改变体位不能使侧凸得到纠正，见于佝偻病、脊椎损伤、胸膜肥厚等。

2. 脊柱压痛与叩击痛

（1）检查法：①检查脊柱压痛时，患者取坐位，身体稍向前倾，医师用右手拇指自上而下逐个按压脊椎棘突及椎旁肌肉。②脊柱叩击痛检查：患者取坐位，医师用手指或用叩诊锤直接叩击各个脊椎棘突，了解患者是否有叩击痛，此为直接叩诊法；或患者取坐位，医师将左手掌置于患者头顶部，右手半握拳，以小鱼际肌部位叩击左手背，了解患者的脊柱是否有疼痛，此为间接叩诊法。

（2）临床意义：正常人的脊柱无压痛与叩击痛，若某一部位有压痛与叩击痛，提示该处有病变，如脊椎结核、脊椎骨折、脊椎肿瘤、椎间盘突出等。

3. 脊柱活动度

（1）检查方法：检查颈段活动时，固定被检查者的双肩，让其做颈部的前屈、后伸、侧弯、旋转等动作；检查腰段活动时，固定被检查者的骨盆，让其做腰部的前屈、后伸、侧弯、旋转等动作。若已有外伤性骨折或关节脱位时，应避免做脊柱运动，以防损伤脊髓。

（2）脊柱活动受限的原因：软组织损伤、骨质增生、骨质破坏、脊椎骨折或脱位、腰椎间盘突出。

要点二 四肢检查

1. 形态异常

（1）匙状甲（反甲）：常见于缺铁性贫血，偶见于风湿热。

（2）杵状指（趾）：常见于支气管扩张、支气管肺癌、慢性肺脓肿、脓胸以及发绀型先天性心脏病、亚急性感染性心内膜炎等。

（3）指关节变形：以类风湿性关节炎引起的梭形关节最为常见。

（4）膝内翻、膝外翻：膝内翻为"O"形腿，膝外翻为"X"形腿。常见于佝偻病及大骨节病。

（5）膝关节变形：常见于风湿性关节炎活动期、结核性关节炎。

（6）足内翻、足外翻：多见于先天畸形、脊髓灰质炎后遗症等。

（7）肢端肥大症：见于腺垂体功能亢进、生长激素分泌过多引起的肢端肥大症。

（8）下肢静脉曲张：多见于小腿，因下肢浅静脉血液回流受阻或静脉瓣功能不全所致。表现为下肢静脉如蚯蚓状怒张、弯曲，久立位更明显，严重时有小腿肿胀感，局部皮肤颜色暗紫红色或有色素沉着，甚至形成溃疡。常见于从事站立性工作者或栓塞性静脉炎患者。

2. 运动功能

关节活动障碍见于相应部位的骨折、脱位、炎症、肿瘤、退行性变等。

细目十一　神经系统检查

要点一　感觉功能检查

1. 感觉功能的检查内容

（1）浅感觉：包括痛觉、触觉、温度觉。

（2）深感觉：包括运动觉、位置觉、振动觉。

（3）复合感觉（皮质感觉）：包括定位觉、两点辨别觉、立体觉和图形觉。

2. 感觉障碍的表现形式

有疼痛、感觉减退、感觉异常、感觉过敏、感觉过度和感觉分离。

3. 感觉障碍的类型

（1）末梢型：表现为肢体远端对称性完全性感觉缺失，呈手套状、袜子状分布，也可有感觉异常、感觉过度和疼痛等。多见于多发性神经炎。

（2）神经根型：感觉障碍的范围与某种神经根的节段分布一致，呈节段型或带状，在躯干呈横轴走向，在四肢呈纵轴走向。疼痛较剧烈，常伴有放射痛或麻木感，因脊神经后根损伤所致。见于椎间盘突出症、颈椎病和神经根炎等。

（3）脊髓型：根据脊髓受损程度分为：①脊髓横贯型：为脊髓完全被横断，其特点为病变平面以上完全正常，病变平面以下各种感觉均缺失，并伴有截瘫或四肢瘫，排尿排便障碍。多见于急性脊髓炎、脊髓外伤等。②脊髓半横贯型：脊髓仅一半被横断，又称布朗－塞卡尔综合征，其特点为病变同侧损伤平面以下深感觉丧失及痉挛性瘫痪，对侧痛、温觉丧失。见于脊髓外肿瘤和脊髓外伤等。

（4）内囊型：表现为病灶对侧半身感觉障碍、偏瘫、同向偏盲，常称为三偏征，常见于脑血管疾病。

（5）脑干型：特点是同侧面部感觉缺失和对侧躯干及肢体感觉缺失，见于炎症、肿瘤和血管病变。

（6）皮质型：特点为上肢或下肢感觉障碍，并有复合感觉障碍。

要点二　运动功能检查

1. 肌力

（1）肌力分级：分为 6 级。

0 级：无肢体活动，也无肌肉收缩，为完全性瘫痪。

1 级：可见肌肉收缩，但无肢体活动。

2 级：肢体能在床面上做水平移动，但不能抬起。

3 级：肢体能抬离床面，但不能抵抗阻力。

4 级：能做抵抗阻力的动作，但较正常差。

5 级：正常肌力。

其中，0 级为全瘫，1～4 级为不完全瘫痪（轻瘫），5 级为正常肌力。

（2）瘫痪的表现形式：①单瘫：单一肢体瘫痪，多见于脊髓灰质炎。②偏瘫：为一侧肢体（上、下肢）瘫痪，常伴有同侧脑神经损害，多见于颅内病变或脑卒中。③交叉性偏瘫：为一侧偏瘫及对侧脑神经损害。④截瘫：为双下肢瘫痪，是脊髓横贯性损伤，见于脊髓外伤、炎症等。

2. 肌张力

正常时肌肉有一定的张力。张力过低或缺失见于周围神经、脊髓灰质前角及小脑病变。折刀样张力过高见于锥体束损害，铅管样肌张力过高见于锥体外系损害。

3. 不自主运动

（1）震颤：静止性震颤见于帕金森病；动作性震颤见于小脑病变；扑翼样震颤主要见于肝性脑病。

（2）舞蹈症：多见于儿童脑风湿病变。

（3）手足搐搦：见于低钙血症和碱中毒。

4. 共济运动

（1）检查方法：指鼻试验、对指试验、轮替动作、跟 – 膝 – 胫试验等。

（2）临床意义：正常人的动作协调、稳准，如动作笨拙和不协调时称为共济失调。按病损部位分为小脑性、感觉性及前庭性共济失调。

要点三　中枢性与周围性瘫痪的鉴别方法

中枢性与周围性瘫痪的鉴别方法

	中枢性瘫痪	周围性瘫痪
瘫痪分布	范围较广，单瘫、偏瘫、截瘫	范围较局限，以肌群为主
肌张力	增强	降低
肌萎缩	不明显	明显
膝腱反射	亢进	减弱或消失
病理反射	有	无
肌束颤动	无	可有

要点四　神经反射检查

1. 浅反射

（1）角膜反射：直接角膜反射存在，间接角膜反射消失，为受刺激对侧的面神经瘫痪；直接角膜反射消失，间接角膜反射存在，为受刺激侧的面神经瘫痪；直接、间接角膜反射均消失，为受刺激侧三叉神经病变；深昏迷患者角膜反射也消失。

（2）腹壁反射：上部腹壁反射消失，说明病变在胸髓7~8节；中部腹壁反射消失，说明病变在胸髓9~10节；下部腹壁反射消失，说明病变在胸髓11~12节；一侧腹壁反射消失，多见于同侧锥体束病损；上、中、下腹壁反射均消失，见于昏迷或急腹症患者；肥胖、老年人、经产妇也可见腹壁反射消失。

（3）提睾反射：一侧反射减弱或消失见于锥体束损害，或腹股沟疝、阴囊水肿、睾丸炎等；双侧反射消失见于腰髓1~2节病损。

2. 深反射

（1）检查内容：肱二头肌反射、肱三头肌反射、桡骨骨膜反射、膝反射、踝反射。

（2）临床意义：①深反射减弱或消失多为器质性病变，是相应脊髓节段或所属的脊神经的病变，常见于末梢神经炎、神经根炎、脊髓灰质炎、脑或脊髓休克状态等。②深反射亢进见于锥体束的病变，如急性脑血管病、急性脊髓炎休克期过后等。

3. 病理反射

（1）检查内容：巴宾斯基（Babinski）征、奥本海姆（Oppenheim）征、戈登（Gordon）征、查多克（Chaddock）征、霍夫曼（Hoffmann）征、肌阵挛（髌阵挛、踝阵挛）。

（2）临床意义：锥体束病变时，失去对脑干和脊髓的抑制功能而出现的低级反射现象称为病理反射。1岁半以内的婴幼儿由于锥体束尚未发育完善，可以出现上述反射现象。成人出现则为病理反射。

4. 脑膜刺激征

（1）颈强直：患者去枕仰卧，下肢伸直，医师左手托其枕部做被动屈颈动作，正常时下颏可贴近前胸。如下颏不能贴近前胸且医师感到有抵抗感，患者感颈后疼痛时为阳性。

（2）凯尔尼格（Kernig）征：患者去枕仰卧，一腿伸直，医师将另一下肢先屈髋、屈膝成直角，然后抬小腿并伸直其膝部，正常人的膝关节可伸达135°以上。如小于135°时就出现抵抗，且伴有疼痛及屈肌痉挛时为阳性。

（3）布鲁津斯基（Brudzinski）征：患者去枕仰卧，双下肢自然伸直，医师左手托患者枕部，右手置于患者胸前，使颈部前屈，如两膝关节和髋关节反射性屈曲为阳性。

（4）临床意义：脑膜刺激征阳性见于各种脑膜炎、蛛网膜下腔出血等。颈强直也可见于颈椎病、颈部肌肉病变。凯尔尼格征也可见于坐骨神经痛、腰骶神经根炎等。

5. 拉塞格征

（1）检查法：患者仰卧，两下肢伸直，医师一手压在一侧膝关节上，使下肢保持伸直，另一手将下肢抬起，正常时可抬高70°以上，如不到30°即出现由上而下的放射性疼痛为阳性。以同样的方法再检查另一侧。

（2）临床意义：阳性见于坐骨神经痛、腰椎间盘突出或腰骶神经根炎等。

（韩力军）

第四单元　实验诊断

细目一　血液的一般检查

要点一　血红蛋白测定与红细胞计数

（一）参考值

血红蛋白（Hb）：男性 120 ~ 160g/L，女性 110 ~ 150g/L。

红细胞（RBC）：男性 $(4.0 ~ 5.5) \times 10^{12}$/L，女性 $(3.5 ~ 5.0) \times 10^{12}$/L。

（二）临床意义

血红蛋白测定与红细胞计数的临床意义基本相同。

1. 红细胞及血红蛋白减少

（1）贫血的诊断标准：男性 Hb < 120g/L，女性 Hb < 110g/L，孕妇 Hb < 100g/L。

（2）贫血的原因：①红细胞生成减少：造血原料不足，如缺铁性贫血、巨幼细胞贫血；造血功能障碍，如再生障碍性贫血、白血病；一些慢性疾病，如慢性感染、恶性肿瘤、慢性肾病等。②红细胞破坏过多：见于各种原因引起的溶血性贫血，如异常血红蛋白病、珠蛋白生成障碍性贫血、阵发性睡眠性血红蛋白尿、免疫性溶血性贫血、脾功能亢进等。③红细胞丢失过多：见于急性失血性贫血、月经过多、钩虫病等引起的慢性失血。

2. 红细胞及血红蛋白增多

判定标准：成年男性 Hb > 170g/L，RBC > 6.0×10^{12}/L；成年女性 Hb > 160g/L，RBC > 5.5×10^{12}/L。

（1）相对性增多：见于严重腹泻、频繁呕吐、大量出汗、大面积烧伤、糖尿病酮症酸中毒、尿崩症等引起的血液浓缩。

（2）绝对性增多：①继发性：生理性见于新生儿及高原生活者；病理性见于阻塞性肺气肿、肺源性心脏病、发绀型先天性心脏病等。②原发性：见于真性红细胞增多症。

3. 红细胞形态异常的临床意义

（1）大小改变：①小红细胞：小细胞低色素性见于缺铁性贫血。②大红细胞：见于溶血性贫血、急性失血性贫血、巨幼细胞贫血。③巨红细胞：见于叶酸或维生素 B_{12} 缺乏引起的巨幼细胞贫血。④红细胞大小不均：反映骨髓中红细胞系增生旺盛，见于增生性贫血，如溶血性贫血、失血性贫血、巨幼细胞贫血，尤其以巨幼细胞贫血更为显著。

（2）形态改变：①球形红细胞：主要见于遗传性球形红细胞增多症。②泪滴形细胞：见于骨髓纤维化，也可见于珠蛋白生成障碍性贫血、溶血性贫血。

要点二　白细胞计数及分类计数

（一）参考值

1. 白细胞总数

成人（4.0～10.0）×10⁹/L。

2. 分类计数

5 种白细胞的正常百分数和绝对值

细胞类型	百分数（%）	绝对值（×10⁹/L）
杆状核（中性粒细胞）	1～5	0.04～0.5
分叶核（中性粒细胞）	50～70	2.0～7.0
嗜酸性粒细胞	0.5～5.0	0.02～0.5
嗜碱性粒细胞	0～1	0～0.1
淋巴细胞	20～40	0.8～4.0
单核细胞	3～8	0.12～0.8

（二）临床意义

成人白细胞数 >10.0×10⁹/L 称为白细胞增多，<4.0×10⁹/L 称为白细胞减少。白细胞总数的增减主要受中性粒细胞数量的影响。

1. 中性粒细胞

（1）增多：生理性增多见于新生儿、妊娠后期、分娩、剧烈运动或劳动后。病理性增多见于：①急性感染：化脓性感染最为常见，如流行性脑脊髓膜炎、肺炎链球菌肺炎、阑尾炎等。②急性大出血及溶血。③严重组织损伤：如大手术后、急性心肌梗死等。④急性中毒：如糖尿病酮症酸中毒、有机磷农药中毒等。⑤恶性肿瘤及白血病。

（2）减少：中性粒细胞绝对值 <1.5×10⁹/L 称为粒细胞减少症，<0.5×10⁹/L 称为粒细胞缺乏症。病理性减少见于：①感染：病毒感染最为常见，如流行性感冒、病毒性肝炎、麻疹、风疹、水痘等；也可见于伤寒、恙虫病、疟疾等。②血液病：如再生障碍性贫血、粒细胞缺乏症等。③自身免疫性疾病：如系统性红斑狼疮等。④脾功能亢进：如肝硬化等。⑤药物及理化因素损伤：如氯霉素、磺胺类药、抗肿瘤药、抗糖尿病、抗甲状腺药物及 X 线、放射性核素。

（3）中性粒细胞的核象变化：①核左移：周围血中杆状核粒细胞增多并出现晚幼粒、中幼粒、早幼粒等细胞。常见于感染，特别是急性化脓性感染，也可见于急性大出血、急性溶血反应、急性中毒等。②核右移：正常人血中的中性粒细胞以 3 叶者为主，若 5 叶者超过 3% 时称为核右移。常伴有白细胞总数减少，为骨髓造血功能减退或缺乏造血物质所致。主要见于巨幼细胞贫血、恶性贫血。

2. 嗜酸性粒细胞

（1）增多：①变态反应性疾病：如支气管哮喘、血管神经性水肿、荨麻疹、药物过敏、血清病等。②寄生虫病：如血吸虫病、蛔虫病、钩虫病等。③血液病：如慢性粒细胞白血病、淋巴瘤、多发性骨髓瘤等。

（2）减少：见于伤寒、副伤寒、应激状态、休克、库欣综合征等。

3. 淋巴细胞

（1）增多：①感染性疾病：主要为病毒感染，如麻疹、风疹、水痘、流行性腮腺炎、传染性单核细胞增多症、病毒性肝炎、流行性出血热等；某些杆菌感染，如结核病、百日咳、布鲁菌病。②某些血液病：急性和慢性淋巴细胞白血病、淋巴瘤等。淋巴细胞相对比例增高，但绝对值不增高，见于再生障碍性贫血、粒细胞缺乏症。

（2）减少：主要见于接触放射线，应用肾上腺皮质激素、烷化剂，免疫缺陷性疾病等。

4. 单核细胞

增多见于：①某些感染：如感染性心内膜炎、活动性结核病、疟疾、急性感染的恢复期等。②某些血液病：单核细胞白血病、粒细胞缺乏症恢复期等。减少一般无临床意义。

要点三　血小板检测

1. 参考值

$(100\sim300)\times10^9/L$。

2. 临床意义

血小板 $>400\times10^9/L$ 称为血小板增多，$<100\times10^9/L$ 称为血小板减少。

（1）增多：①反应性增多：见于急性大出血及溶血之后、脾切除术后等。②原发性增多：见于原发性血小板增多症、真性红细胞增多症、慢性粒细胞性白血病、骨髓纤维化早期等。

（2）减少：①生成障碍：见于再生障碍性贫血、急性白血病、放射性损伤、骨髓纤维化晚期等。②破坏或消耗增多：见于原发性血小板减少性紫癜、脾功能亢进、系统性红斑狼疮、淋巴瘤等。

要点四　网织红细胞计数

1. 参考值

百分数为 $0.005\sim0.015$（$0.5\%\sim1.5\%$），绝对值为 $(24\sim84)\times10^9/L$。

2. 临床意义

网织红细胞计数反映骨髓造血的功能状态，对贫血的鉴别诊断及指导治疗有重要意义。

（1）增多：表示骨髓红细胞系增生旺盛。①明显增多：见于溶血性贫血和急性失血性贫血。②贫血治疗的疗效判断指标：缺铁性贫血及巨幼细胞贫血的病人，治疗前网织红细胞轻度增多，给予铁剂或叶酸治疗后可迅速增高。

（2）减少：表示骨髓造血功能减低，见于再生障碍性贫血、骨髓病性贫血（如急性白血病）。

要点五　红细胞沉降率（血沉）检查

1. 参考值

男性 0 ~ 15mm/h；女性 0 ~ 20mm/h。

2. 临床意义

（1）生理性增快：见于妇女月经期、妊娠 3 个月以上、60 岁以上高龄者。

（2）病理性增快：①各种炎症：细菌性急性炎症、结核病和风湿热活动期。②组织损伤及坏死：急性心肌梗死血沉增快，而心绞痛时则正常。③恶性肿瘤：恶性肿瘤血沉增快，良性肿瘤血沉正常。④各种原因导致的高球蛋白血症：如慢性肾炎、多发性骨髓瘤、肝硬化、感染性心内膜炎、系统性红斑狼疮等。⑤贫血和高胆固醇血症时血沉可增快。

细目二　出血、血栓与止血检查

要点一　毛细血管抵抗力试验

1. 检查方法

在上臂用脉压带以被检查者收缩压和舒张压之间的压力加压，维持 8 分钟，然后观察前臂屈侧在直径 5cm 圆圈内的出血点。

2. 参考值

新出血点数量：女性和儿童 < 10 个，男性 < 5 个。超过为阳性，说明毛细血管脆性增加。

3. 临床意义

毛细血管脆性增加见于：①毛细血管壁异常：如遗传性出血性毛细血管扩张症、过敏性紫癜、单纯性紫癜及维生素 C 缺乏症；中毒性损害，如败血症、感染性心内膜炎、尿毒症、砷中毒。②血小板量与质异常：如原发性或继发性血小板减少性紫癜、血小板无力症。③血管性血友病等。

要点二　出、凝血时间测定

（一）出血时间（BT）测定

1. 参考值

不同的检测方法正常值不同。

2. 临床意义

BT 延长见于：①血小板显著减少：如原发性或继发性血小板减少性紫癜。②血小板功能不良：如血小板无力症、巨大血小板综合征。③毛细血管壁异常：如遗传性出血性毛细血管扩张症、维生素 C 缺乏症。④某些凝血因子严重缺乏：如血管性血友病、DIC。

（二）凝血时间（CT）测定

1. 参考值

6～12 分钟（试管法）。

2. 临床意义

（1）CT 延长：①血浆Ⅷ、Ⅸ、Ⅺ因子明显减少：如重症 A、B 型血友病和遗传性因子Ⅺ缺乏症。②凝血酶原严重减少：如先天性凝血酶原缺乏症。③纤维蛋白原严重减少：如先天性纤维蛋白减少症。④纤溶亢进：DIC 后期继发纤溶亢进。

（2）CT 缩短：见于血液高凝状态时，如 DIC 早期、脑血栓形成、心肌梗死。

细目三　骨髓检查

要点　缺铁性贫血、再生障碍性贫血、白血病的骨髓象特点

1. 缺铁性贫血

①增生明显活跃。②粒红比值减小。③红细胞系明显增生，以中、晚幼红细胞为主。④骨髓铁染色阴性。

2. 再生障碍性贫血

（1）急性再障：①增生减低或重度减低。②粒、红两系细胞均明显减少，淋巴细胞相对增多。③粒细胞系中以成熟粒细胞最多见，细胞形态大致正常。④红细胞系中以晚幼红细胞最多见，成熟红细胞形态无明显异常。⑤巨核细胞明显减少。⑥非造血细胞增多。

（2）慢性再障：①骨髓增生的程度不一，多为增生减低。②粒、红两系细胞均减少，淋巴细胞相对增多，细胞形态无明显异常。③巨核细胞明显减少或缺如。④非造血细胞增多，但比急性型为少。

3. 白血病

（1）急性淋巴细胞白血病：①增生明显活跃或极度活跃。②淋巴细胞系过度增生，以原始及幼稚淋巴细胞为主。③粒细胞系及红细胞系均受抑制，各阶段细胞明显减少。④巨核细胞明显减少或缺如。

（2）急性粒细胞白血病：①增生极度活跃或明显活跃，粒红比值明显增高。②粒细胞系过度增生，以原粒细胞为主，原始细胞≥0.3，原始及幼稚粒细胞形态异常。③红细胞系受抑制，各阶段幼红细胞减少。④巨核细胞明显减少或缺如。

（3）慢性粒细胞白血病：①增生极度活跃或明显活跃，粒红比值显著增高。②粒细胞系极度增生，各阶段粒细胞均见增多，以中性中幼粒、晚幼粒细胞增多为主，原粒细胞较少，一般＜0.05。③红细胞系受抑制，各阶段幼红细胞减少，成熟红细胞形态正常。④巨核细胞及血小板早期正常或增多，晚期减少。

（4）慢性淋巴细胞白血病：①增生明显活跃或极度活跃。②淋巴细胞系高度增生，以成熟小淋巴细胞为主，占有核细胞的 0.5 以上，原始及幼稚淋巴细胞少见，一般＜0.05。③粒细胞系及红细胞系均明显减少。④巨核细胞减少或缺如。

细目四　肝脏病常用的实验室检查

要点一　蛋白质代谢检查

（一）参考值

血清总蛋白（STP）60～80g/L，白蛋白（A）40～55g/L，球蛋白（G）20～30g/L；A/G为（1.5～2.5）：1。

（二）临床意义

STP＜60g/L或A＜25g/L称为低蛋白血症；STP＞80g/L或G＞35g/L，分别称为高蛋白血症或高球蛋白血症。

1. 肝脏疾病

（1）急性或局限性肝损害：血清蛋白检查可无明显异常。

（2）慢性肝病：慢性肝炎、肝硬化、肝癌时可有白蛋白减少，球蛋白增加，A/G比值减低。

（3）A/G比值倒置：表示肝功能严重损害，如重度慢性肝炎、肝硬化。

（4）低蛋白血症：常出现严重水肿及胸、腹水。

2. 肝外因素

（1）低蛋白血症见于：①蛋白质摄入不足或消化吸收不良。②蛋白质丢失过多，如肾病综合征、大面积烧伤、急性大出血等。③消耗增加，见于慢性消耗性疾病，如重症结核、甲状腺功能亢进症、恶性肿瘤等。

（2）高蛋白血症：主要是因球蛋白增高引起，见于以下几种情况：①慢性肝病，如肝硬化、慢性肝炎。②M球蛋白血症，如多发性骨髓瘤、淋巴瘤。③自身免疫性疾病，如系统性红斑狼疮、类风湿性关节炎。④慢性炎症与慢性感染，如结核病、疟疾、黑热病等。

要点二　胆红素代谢检查

1. 参考值

（1）血清总胆红素（STB）3.4～17.1μmol/L；结合胆红素（CB）0～6.8μmol/L；非结合胆红素（UCB）1.7～10.2μmol/L。

（2）尿胆红素定性：阴性。

（3）尿胆原定性：阴性或弱阳性。

2. 临床意义

任何原因使红细胞破坏过多、肝细胞功能受损及胆道阻塞，均可影响胆红素的代谢过程而引起黄疸。

3 种类型黄疸的实验室检查鉴别表

类型	STB	CB	UCB	CB/STB	尿胆原	尿胆红素
溶血性黄疸	↑↑	轻度↑或正常	↑↑	<20%	强（+）	（-）
阻塞性黄疸	↑↑	↑↑	轻度↑或正常	>50%	（-）	强（+）
肝细胞性黄疸	↑↑	↑	↑	20%~50%	（+）或（-）	（+）

要点三 血清酶检查

肝脏病常用的血清酶及同工酶检查包括：丙氨酸氨基转移酶（ALT）、天门冬氨酸氨基转移酶（AST）、碱性磷酸酶（ALP）、乳酸脱氢酶（LDH）及其同工酶（LDH_1、LDH_2、LDH_3、LDH_4、LDH_5）。

1. 参考值

（1）ALT 10~40U/L；AST 10~40U/L；ALT/AST≤1。

（2）成人 ALP 40~110U/L；儿童 ALP<250U/L。

（3）LDH（连续检测法）104~245U/L；LDH（速率法）95~200U/L。

2. 临床意义

（1）ALT、AST：ALT 主要分布在肝脏，AST 主要分布在心肌。①急性病毒性肝炎：两者均显著增高，ALT 增高更明显，ALT/AST>1。②慢性病毒性肝炎：两者轻度增高或正常，ALT/AST>1；若 ALT/AST<1，提示慢性肝炎进入活动期。③肝硬化：转氨酶活性取决于肝细胞进行性坏死程度。④非病毒性肝病及肝内、外胆汁淤积：转氨酶轻度增高或正常。⑤急性心肌梗死：6~8 小时后 AST 增高，18~24 小时达高峰，4~5 天恢复正常，若再次增高提示梗死范围扩大或有新的梗死发生。

（2）ALP：ALP 主要分布在肝脏、骨骼、肾、小肠及胎盘中，血清中大部分 ALP 来源于肝脏与骨骼，ALP 经胆汁排入小肠。ALP 增高见于：①肝胆系统疾病：各种肝内、外胆管阻塞性疾病，如胰头癌、胆道结石，ALP 明显增高；累及肝细胞的疾病，如肝炎、肝硬化，ALP 轻度增高。②骨骼疾病：如纤维性骨炎、骨肉瘤、佝偻病、骨软化症、成骨细胞瘤及骨折恢复期等，ALP 均可增高。

（3）LDH 及其同工酶：①急性心肌梗死：发病后 8~18 小时 LDH 开始增高，24~72 小时达高峰，6~10 天恢复正常；LDH_1 和 LDH_2 均增高，LDH_1 增高更明显，LDH_1/LDH_2>1。②肝脏疾病：急性和慢性活动性肝炎、肝癌（尤其是转移性肝癌），LDH 明显增高；肝细胞损伤时 LDH_5 增高明显，LDH_5>LDH_4；阻塞性黄疸时 LDH_4>LDH_5。③恶性肿瘤：大多数以 LDH_3、LDH_4 及 LDH_5 增高为主。

要点四 病毒性肝炎病毒标志物检测

1. 甲型肝炎病毒（HAV）标志物检测

①HAVAg 阳性：证实 HAV 在体内的存在，出现于感染后 10~20 天的粪便中，见于甲肝急性期。②抗 HAV-IgM 阳性：说明机体正在感染 HAV，感染 1 周后产生，是早期诊

断甲肝的特异性指标。③抗 HAV – IgA 阳性：是早期诊断甲肝的指标之一，见于甲肝早期、急性期。④抗 HAV – IgG 阳性：是保护性抗体，出现于恢复期，且持久存在，是获得免疫力的标志，提示既往感染，可作为流行病学调查的指标。

2. 乙型肝炎病毒（HBV）标志物检测

①HBsAg 阳性：是 HBV 感染的标志，见于乙型肝炎和 HBV 携带者。②抗 – HBs 阳性：感染后 3～6 个月出现，是一种保护性抗体，见于注射过乙肝疫苗和曾经感染过 HBV者。③HBeAg 阳性：是病毒复制的标志，传染性强，乙型肝炎处于活动期；HBeAg 持续阳性，表明肝细胞损害较重，且可转为慢性乙型肝炎或肝硬化。④抗 – HBe 阳性：多见于HBeAg 转阴的病人，表示大部分 HBV 被消除，复制减少，传染性降低，但并非保护性抗体，见于 HBV 感染的恢复期。⑤HBcAg 阳性：提示病人血清中有感染的 HBV，病毒复制活跃，传染性强。⑥抗 – HBc 阳性：是反映肝细胞受到 HBV 感染的可靠指标，抗 HBc –IgG 能反映抗 – HBc 总抗体的情况，阳性表明患有乙型肝炎且 HBV 正在复制。

3. 丙型肝炎病毒（HCV）标志物检测

①抗 HCV – IgM 阳性：见于急性丙型肝炎。②抗 HCV – IgG 阳性：表明已有 HCV 感染，输血后肝炎患者80%～90%出现阳性。③HCV – RNA 阳性：提示 HCV 复制活跃，传染性强，治愈后很快消失。

4. 丁型肝炎病毒（HDV）标志物检测

①HDVAg 阳性：出现早，持续时间短，HDVAg 与 HBsAg 常同时阳性，表示 HDV 与HBV 同时感染。②抗 HDV – IgG 阳性：是诊断丁型肝炎的可靠指标。③抗 HDV – IgM 阳性：出现早，可用于丁型肝炎的早期诊断。④HDV – RNA 阳性：可特异性确诊丁型肝炎。

5. 戊型肝炎病毒（HEV）标志物检测

95%的急性期病人抗 HEV – IgM 阳性，是确诊戊型肝炎较为可靠的指标。

细目五　肾功能检查

要点一　内生肌酐清除率测定

1. 参考值

成人（体表面积以 $1.73m^2$ 计）80～120ml/min。

2. 临床意义

内生肌酐清除率（Ccr）是判断肾小球损害的敏感指标，根据 Ccr 可将肾功能分为4级：①肾衰竭代偿期：Ccr 51～80ml/min。②肾衰竭失代偿期：Ccr 50～20ml/min。③肾衰竭期（尿毒症早期）：Ccr 19～10ml/min。④肾衰竭终末期（尿毒症晚期）：Ccr < 10ml/min。Ccr 测定还可指导临床用药。

要点二 血肌酐测定

1. 参考值

全血 Cr：88 ~ 177μmol/L。血清或血浆 Cr：男性 53 ~ 106μmol/L，女性 44 ~ 97μmol/L。

2. 临床意义

当肾小球滤过功能下降至正常人的 1/3 时，血肌酐（Cr）才明显升高。因此，血肌酐不是检测肾功能的敏感指标。检测的临床意义是：①评估肾功能的损害程度：Cr 增高程度与慢性肾功能衰竭程度成正比。肾功能衰竭代偿期，Cr 常 <178μmol/L；肾功能衰竭失代偿期，Cr 为 178 ~ 445μmol/L；肾功能衰竭期，Cr 常 >445μmol/L。②鉴别肾前性与肾实质性少尿：肾前性少尿，Cr 增高，一般 ≤200μmol/L；肾实质性少尿，Cr 增高，可达 200μmol/L 以上。

要点三 血清尿素氮测定

1. 参考值

成人 3.2 ~ 7.1mmol/L。

2. 临床意义

血清尿素氮（BUN）测定反映肾小球的滤过功能，但不是敏感和特异性指标。BUN 增高见于：①肾前性因素：肾血流量减少，如心功能不全、脱水、休克等；蛋白质分解增加，如急性传染病、上消化道出血、大面积烧伤等。②肾脏因素：见于严重肾脏疾病引起的慢性肾衰竭，如慢性肾炎、肾盂肾炎、肾结核、肾肿瘤、肾动脉硬化症等。BUN 测定对尿毒症的诊断及预后估计有重要意义。③肾后性因素：尿路结石、前列腺肥大、泌尿系肿瘤等引起的尿路梗阻。

要点四 血清尿酸测定

1. 参考值

男性 268 ~ 488μmol/L，女性 178 ~ 387μmol/L。

2. 临床意义

血清尿酸（UA）增高见于：①痛风：UA 明显增高是诊断痛风的主要依据。②肾脏疾病，如急性或慢性肾炎。③妊娠高血压综合征。④白血病和恶性肿瘤。

要点五 血浆二氧化碳结合力测定

1. 参考值

22 ~ 31mmol/L。

2. 临床意义

①血浆二氧化碳结合力（CO_2CP）下降：见于代谢性酸中毒，如急性或慢性肾衰竭、

糖尿病酮症酸中毒、严重腹泻；呼吸性碱中毒，如支气管哮喘、脑炎、癔症。②CO_2CP 增高：见于代谢性碱中毒，如急性胃炎、幽门梗阻所致的剧烈呕吐；呼吸性酸中毒，如慢性肺源性心脏病、慢性阻塞性肺气肿、广泛肺纤维化等。

要点六　浓缩稀释试验的临床意义

浓缩稀释试验主要反映远曲小管和集合管的重吸收功能。正常人 24 小时尿量为 1000 ~ 2000ml，尿最高比重 > 1.020。①尿量少比重高：见于肾前性少尿（血容量不足）、肾性少尿（如急性肾炎）。②夜尿多比重低：见于慢性肾盂肾炎、慢性肾炎。③尿比重固定在 1.010（等张尿）：表明肾小管重吸收功能很差，见于慢性肾炎、慢性肾盂肾炎晚期等。

细目六　常用生化检查

要点一　血清钾测定

（一）参考值

3.5 ~ 5.5mmol/L。

（二）临床意义

1. 高钾血症（血钾 > 5.5mmol/L）

（1）排出减少：如急性或慢性肾衰竭少尿期、肾上腺皮质功能减退症。

（2）摄入过多：如高钾饮食、静脉输注大量钾盐、输入大量库存血液。

（3）细胞内钾外移增多：如严重溶血、大面积烧伤、挤压综合征、组织缺氧和代谢性酸中毒等。

2. 低钾血症（血钾 < 3.5mmol/L）

（1）摄入不足：如长期低钾饮食、禁食。

（2）丢失过多：如频繁呕吐、腹泻、胃肠引流、肾上腺皮质功能亢进症、醛固酮增多症、长期应用排钾利尿剂。

（3）分布异常：如心功能不全、肾性水肿、大量应用胰岛素、碱中毒等。

要点二　血清钠测定

（一）参考值

135 ~ 145mmol/L。

（二）临床意义

1. 高钠血症（血钠 > 145mmol/L）

（1）摄入过多：如输注大量高渗盐水。

（2）水分丢失过多：如大量出汗、长期腹泻、呕吐。

（3）抗利尿激素分泌过多：如肾上腺皮质功能亢进症、醛固酮增多症、脑性高钠血症（如脑外伤、急性脑血管病等）。

2. 低钠血症（血钠＜135mmol/L）

（1）胃肠道失钠：如幽门梗阻、严重呕吐、腹泻、胃肠引流。
（2）尿排出过多：如慢性肾衰竭多尿期、大量应用利尿剂、肾上腺皮质功能减退症。
（3）皮肤失钠：如大量出汗、大面积烧伤。
（4）消耗性低钠：如肺结核、肿瘤等慢性消耗性疾病等。
（5）摄入不足：长期低钠饮食、营养不良等。

要点三 血清氯测定

（一）参考值

95～105mmol/L。

（二）临床意义

1. 高氯血症（血清氯＞105mmol/L）

（1）排出减少：如急性或慢性肾衰竭少尿期、尿路梗阻、心力衰竭等。
（2）血液浓缩：如频繁呕吐、反复腹泻、大量出汗。
（3）吸收增加：如肾上腺皮质功能亢进症。
（4）摄入过多：如过量输入生理盐水。
（5）过度换气所致的呼吸性碱中毒等。

2. 低氯血症（血清氯＜95mmol/L）

（1）丢失过多：①严重呕吐、腹泻、胃肠引流。②尿排出过多，如肾上腺皮质功能减退症、慢性肾衰竭、糖尿病、应用利尿剂等。③呼吸性酸中毒。
（2）摄入不足：长期低盐饮食、饥饿等。

要点四 血清钙测定

（一）参考值

2.25～2.58mmol/L。

（二）临床意义

1. 高钙血症（血清钙＞2.58mmol/L）

（1）溶骨作用增强：如甲状旁腺功能亢进症、多发性骨髓瘤、肺癌等。
（2）吸收增加：如大量应用维生素D。
（3）排出减少：如急性肾衰竭等。
（4）摄入过多：大量饮用高钙牛奶或静脉输入过多。

2. 低钙血症（血清钙＜2.25mmol/L）

（1）成骨作用增强：如甲状旁腺功能减退症。

（2）摄入不足：如长期低钙饮食。

（3）吸收减少或吸收不良：如手足搐搦症、骨质软化症、佝偻病、阻塞性黄疸、维生素 D 缺乏症。

（4）急性或慢性肾衰竭、代谢性碱中毒、急性坏死性胰腺炎等。

要点五　血清铁测定

（一）参考值

男性 11～30μmol/L，女性 9～27μmol/L。

（二）临床意义

1. 血清铁增高

（1）铁利用障碍：如再生障碍性贫血、铁粒幼细胞性贫血、铅中毒。

（2）释放增多：如溶血性贫血、急性肝炎、慢性活动性肝炎。

（3）反复输血及铁剂治疗过量。

2. 血清铁降低

（1）需铁增加，摄入不足：如生长发育期的婴幼儿、青少年，生育期、妊娠期及哺乳。

（2）慢性失血：如消化性溃疡、慢性炎症、恶性肿瘤、月经过多等。

要点六　血糖测定

1. 参考值

空腹血糖（FBG）以空腹血浆葡萄糖（FPG）检测较为方便，结果可靠。①葡萄糖氧化酶法：3.9～6.1mmol/L。②邻甲苯胺法：3.9～6.4mmol/L。

2. 临床意义

FBG＞7.0mmol/L 称为高糖血症；FBG＞9.0mmol/L 时尿糖阳性；FBG＜3.9mmol/L 时为血糖减低；FBG＜2.8mmol/L 称为低糖血症；FBG 增高但未达到糖尿病诊断标准时称为空腹血糖过高。

（1）FBG 增高：生理性增高见于餐后 1～2 小时、高糖饮食、突发剧烈运动、情绪激动等。病理性增高见于：①各型糖尿病。②内分泌疾病：如甲状腺功能亢进症、巨人症、肢端肥大症、嗜铬细胞瘤、肾上腺皮质功能亢进症等。③应激性因素：如颅脑外伤、急性脑血管病、中枢神经系统感染、心肌梗死等。④肝脏和胰腺疾病：如严重肝损害、坏死性胰腺炎。⑤其他：如呕吐、脱水、缺氧、麻醉等。

（2）FBG 减低：生理性减低见于饥饿、长时间剧烈运动等。病理性减低见于：①胰岛素分泌过多：如胰岛 β 细胞增生或肿瘤、胰岛素瘤等。②对抗胰岛素的激素缺乏：如生长激素、肾上腺皮质激素缺乏等。③肝糖原储存缺乏：如重型肝炎、肝硬化、肝癌等严重肝病。④急性酒精中毒。⑤消耗性疾病：如严重营养不良、恶病质等。

要点七　糖耐量试验

1. 适应证

①无糖尿病症状，空腹血糖或随机血糖有异常，但尚未达到糖尿病诊断标准；或有持续性尿糖者。②无糖尿病症状，但有糖尿病家族史者。③有糖尿病症状，但空腹血糖未达到糖尿病诊断标准者。④有巨大胎儿史的妇女。⑤其他：妊娠或甲状腺功能亢进症患者出现糖尿，或原因不明的肾脏病患者等。

2. 方法

采用 WHO 推荐的口服 75g 葡萄糖标准（即口服葡萄糖耐量试验，OGTT），分别检测空腹血糖、服糖后 0.5 小时、1 小时、2 小时、3 小时的血糖和尿糖。

3. 参考值

①FPG 3.9~6.1mmol/L。②服糖后 0.5~1 小时血糖达高峰，一般在 7.8~9.0mmol/L，峰值 <11.1mmol/L。③2 小时血糖（2hPG）<7.8mmol/L。④3 小时血糖恢复至空腹水平。⑤每次尿糖均为阴性。

4. 临床意义

（1）诊断糖尿病：具备以下一项即可诊断为糖尿病：①FPG >7.0mmol/L，并具有糖尿病症状。②OGTT 血糖峰值 >11.1mmol/L，OGTT 2hPG >11.1mmol/L。③随机血糖 >11.1mmol/L，同步尿糖阳性，有糖尿病症状者。

（2）判断糖耐量异常：FPG <7.0mmol/L，2hPG 7.8~11.1mmol/L，且血糖到达高峰时间延长至 1 小时后，血糖恢复正常时间延长至 2~3 小时后，同时伴尿糖阳性者为糖耐量异常，其中 1/3 最终转为糖尿病。常见于 2 型糖尿病、肢端肥大症、甲状腺功能亢进症等。

要点八　血脂检查

1. 血清总胆固醇（TC）测定

（1）参考值：①合适水平：<5.20mmol/L。②边缘水平：5.23~5.69mmol/L。③增高：>5.72mmol/L。

（2）临床意义：①TC 增高：是动脉粥样硬化的危险因素之一，常见于动脉粥样硬化所致的心、脑血管疾病；还可见于各种高脂蛋白血症、甲状腺功能减退症、糖尿病、肾病综合征、阻塞性黄疸；长期高脂饮食、精神紧张、吸烟、饮酒等。②TC 减低：见于严重的肝脏疾病，如急性重型肝炎、肝硬化、甲状腺功能亢进症、严重贫血、营养不良和恶性肿瘤等。

2. 血清甘油三酯（TG）测定

（1）参考值：0.56~1.70mmol/L。

（2）临床意义：①TG 增高：见于动脉粥样硬化症、冠心病、原发性高脂血症、肥胖症、糖尿病、肾病综合征、甲状腺功能减退症、痛风、阻塞性黄疸和高脂饮食等。②TG 减低：见于甲状腺功能亢进症、肾上腺皮质功能减退症、严重的肝脏疾病等。

3. 血清脂蛋白测定

（1）高密度脂蛋白 – 胆固醇（HDL – C）测定的临床意义：①HDL – C 增高：HDL – C 具有抗动脉粥样硬化作用，与 TG 呈负相关，也与冠心病发病呈负相关，故 HDL – C 水平高的个体患冠心病的危险性小。②HDL – C 减低：常见于动脉粥样硬化症、心脑血管疾病、糖尿病、肾病综合征等。

（2）低密度脂蛋白 – 胆固醇（LDL – C）测定的临床意义：①LDL – C 增高：判断发生冠心病的危险性，LDL – C 是动脉粥样硬化的危险因素之一，LDL – C 水平增高与冠心病发病呈正相关；还可见于肥胖症、肾病综合征、甲状腺功能减退症、阻塞性黄疸等。②LDL – C 减低：见于甲状腺功能亢进症、肝硬化和低脂饮食等。

细目七　酶学检查

要点一　血清淀粉酶测定

1. 参考值

Somogyi 法：800 ~ 1800U/L。

2. 临床意义

增高见于：①急性胰腺炎：发病后 6 ~ 12 小时血清 AMS 开始升高，12 ~ 72 小时达高峰，3 ~ 5 天后恢复正常。②其他胰腺疾病：如慢性胰腺炎急性发作、胰腺囊肿、胰腺癌、胰腺外伤。③非胰腺疾病：急性胆囊炎、流行性腮腺炎、胃肠穿孔、胆管梗阻等。

要点二　血清心肌酶检测

心肌酶包括 AST、血清肌酸激酶（CK）及其同工酶（CK – MB）、乳酸脱氢酶（LDH）及其同工酶。

1. AST 参考值及其临床意义

见肝脏疾病常用的实验室检查。

2. CK 及其 CK - MB

（1）参考值：男性 38 ~ 174U/L，女性 26 ~ 140U/L。

（2）临床意义：CK 主要存在于骨骼肌和心肌；CK – MB 主要存在于心肌。急性心肌梗死（AMI）发病后 4 ~ 10 小时 CK 开始增高，12 ~ 36 小时达高峰，72 ~ 96 小时后恢复正常，是 AMI 早期诊断的敏感指标之一。在 AMI 病程中，如 CK 再次升高，往往说明心肌再次梗死；其他如病毒性心肌炎、进行性肌营养不良、骨骼肌损伤、AMI 溶栓后再灌注等，也可引起 CK 活性升高。CK – MB 对 AMI 早期诊断的灵敏度明显高于 CK，且特异性达 92% 以上，一般在 AMI 后 3 ~ 8 小时增高，2 ~ 3 天恢复正常，因此对诊断发病较长时间的 AMI 有困难。

（3）LDH 及其同工酶（见肝脏疾病常用的实验室检查）。

细目八　心肌蛋白检测

要点一　肌钙蛋白 T 测定

1. 参考值

① $0.02 \sim 0.13 \mu g/L$。② $>0.2 \mu g/L$ 为诊断临界值。③ $>0.5 \mu g/L$ 可诊断 AMI。

2. 临床意义

①诊断 AMI：肌钙蛋白 T 是诊断 AMI 的确定性标志物。AMI 发病后 $3 \sim 6$ 小时开始升高，$10 \sim 24$ 小时达高峰，$10 \sim 15$ 天恢复正常。对诊断 AMI 的特异性优于 CK - MB 和 LDH；对亚急性及非 Q 波性心肌梗死或 CK - MB 无法诊断的心梗患者更有诊断价值。②其他：用于判断不稳定型心绞痛是否发生了微小心肌损伤、AMI 后溶栓是否出现再灌注以及预测血液透析病人的心血管事件等。

要点二　肌钙蛋白 I 测定

1. 参考值

① $<0.2 \mu g/L$。② $>1.5 \mu g/L$ 为诊断临界值。

2. 临床意义

①诊断 AMI：cTnI 对诊断 AMI 与 cTnT 无显著性差异。②其他：用于判断是否有微小心肌损伤，如不稳定型心绞痛、急性心肌炎。

要点三　肌红蛋白测定

1. 参考值

①ELISA 法：$50 \sim 85 \mu g/L$。RIA 法：$6 \sim 85 \mu g/L$。② $>75 \mu g/L$ 为诊断临界值。

2. 临床意义

肌红蛋白（Mb）存在于心肌和骨骼肌中，因此，测定 Mb 可用来判断有无心肌或骨骼肌的损伤。AMI 发病后 $0.5 \sim 2$ 小时 Mb 开始升高，$5 \sim 12$ 小时达高峰，$18 \sim 30$ 小时恢复正常。因此，对早期诊断 AMI 明显优于 CM - MB 和 LDH。当骨骼肌损伤、肌营养不良、多发性肌炎、肾功能衰竭及休克时，Mb 也可增高。

细目九　免疫学检查

要点一　血清免疫球蛋白测定的临床意义

免疫球蛋白（Ig）是一组具有抗体活性的蛋白质，有抗病毒、抗菌、溶菌、抗毒素、抗寄生虫感染以及其他免疫作用。血清中的 Ig 分为 5 类：IgG、IgA、IgM、IgD 和 IgE。

1. 增高

（1）单克隆增高（5 种 Ig 中仅有某一种增高）见于：①原发性巨球蛋白血症时，IgM 单独明显增高。②多发性骨髓瘤可分别见到 IgG、IgA、IgD、IgE 增高，并以此分型。③支气管哮喘、过敏性鼻炎或寄生虫感染时，IgE 增高。

（2）多克隆增高（IgG、IgA、IgM 均增高）见于各种慢性炎症、慢性肝病、肝癌、淋巴瘤、系统性红斑狼疮、类风湿性关节炎等自身免疫性疾病。

2. 减低

见于各类先天性和获得性体液免疫缺陷、联合免疫缺陷以及长期使用免疫抑制剂的患者，血清中 5 种 Ig 均有降低。

要点二　血清补体测定的临床意义

1. 总补体溶血活性（CH_{50}）

（1）增高：见于各种急性炎症、组织损伤和某些恶性肿瘤。

（2）减低：见于各种免疫复合物性疾病，如肾小球肾炎；自身免疫性疾病，如系统性红斑狼疮、类风湿性关节炎、强直性脊柱炎以及同种异体移植排斥反应、血清病等；补体大量丢失，如外伤、手术、大失血；补体合成不足，如慢性肝炎、肝硬化等。

2. 补体 C_3

补体 C_3 是补体各成分中含量最高的一种，占总补体含量的 1/2 以上。

（1）增高：见于急性炎症、传染病早期、某些恶性肿瘤及排斥反应等。

（2）减低：见于大部分急性肾小球肾炎、狼疮性肾炎及系统性红斑狼疮、类风湿性关节炎等。

要点三　抗链球菌溶血素"O"测定

1. 参考值

ALT 法：滴度 $< 1 : 400$。

2. 临床意义

①增高：见于风湿热、链球菌感染后急性肾小球肾炎、扁桃体炎、感染性心内膜炎等。②曾有溶血性链球菌感染：在感染溶血性链球菌 1 周后 ASO 开始升高，4～6 周达高峰，可持续数月甚至数年。

要点四　自身抗体检查的临床意义

1. 类风湿因子（RF）检查

（1）参考值：阴性。

（2）临床意义：RF 阳性主要见于类风湿性关节炎（阳性率约为 70%），还可见于系统性红斑狼疮、硬皮病、干燥综合征、皮肌炎、结节性多动脉炎以及结核、传染性单核细胞增多症等。少数正常人 RF 呈弱阳性反应。

2. 抗核抗体（ANA）测定

（1）参考值：阴性。

（2）临床意义：未经治疗的系统性红斑狼疮95%以上为阳性反应，但缺乏特异性。

3. 抗双链 DNA（dsDNA）抗体测定

（1）参考值：阴性。

（2）临床意义：抗 dsDNA 抗体阳性见于活动期系统性红斑狼疮，对诊断 SLE 有较大的特异性；类风湿性关节炎、慢性肝炎、干燥综合征等亦可出现阳性。

要点五　肥达反应检测的临床意义

肥达反应是检测血清中有无伤寒、副伤寒沙门菌抗体的一种反应。血清抗体效价 O > 1∶80 及 H > 1∶160 对伤寒有诊断意义。①O、H 均增高：提示伤寒可能性大。②O 不高、H 增高：可能曾接种过伤寒疫苗或既往感染过。③O 增高、H 不高：可能为感染早期或其他沙门菌感染。

要点六　梅毒血清学检查的临床意义

梅毒螺旋体侵入人体后，在血清中产生非特异性抗体（反应素）及特异性抗体。反应素定性试验敏感性高，用于梅毒的初筛；定性试验阳性时必须进行特异性抗体确诊试验，若阳性可确诊为梅毒。

要点七　艾滋病病毒抗体测定的临床意义

艾滋病是由人获得性免疫缺陷病毒（HIV）引起的获得性免疫缺陷综合征。当机体感染 HIV 数周到半年后，体内可产生抗 – HIV 抗体。若抗 – HIV 抗体阳性而无临床症状，则为 HIV 感染者；如有症状则为艾滋病患者。确诊试验有利于艾滋病的确诊和早期诊断。

要点八　肿瘤标志物检测的临床意义

1. 血清甲胎蛋白（AFP）增高的临床意义

①原发性肝癌：AFP 是目前诊断原发性肝细胞癌最特异的标志物，血清中 AFP > 300μg/L 可作为诊断阈值。②病毒性肝炎、肝硬化时，AFP 可有不同程度的增高。③生殖腺肿瘤、胎儿神经管畸形时，AFP 也可增高。

2. 癌胚抗原（CEA）检测的临床意义

①用于消化器官癌症的诊断：增高见于结肠癌、胃癌、胰腺癌等，但无特异性。②鉴别原发性和转移性肝癌：原发性肝癌 CEA 增高者不超过 9%，而转移性肝癌 CEA 阳性率高达 90%。

要点九　C 反应蛋白测定的临床意义

1. CRP 升高见于各种急性化脓性炎症、菌血症、组织坏死、恶性肿瘤等的早期。

2. 可作为细菌感染与非细菌感染、器质性病变与功能性改变的鉴别指标，一般非细菌性感染、功能性改变者 CRP 正常。

细目十　尿液检查

要点一　正常尿液各种检查表现

1. 尿量

正常成人 1000~2000ml/24h。

2. 外观

正常新鲜尿液清澈透明，呈黄色或淡黄色。

3. 气味

正常尿液的气味来自尿中挥发酸的酸性物质，久置后可出现氨味。

4. 酸碱反应

正常新鲜尿液呈弱酸性至中性反应，pH 为 5.0~7.0。

5. 比重

正常人在普通膳食的情况下，尿比重为 1.015~1.025。

要点二　尿液一般性状各项检查异常的临床意义

1. 尿量

（1）多尿：尿量 >2500ml/24h。病理性多尿见于糖尿病、尿崩症、有浓缩功能障碍的肾脏疾病（如慢性肾炎、慢性肾盂肾炎等）及精神性多尿等。

（2）少尿或无尿：尿量 <400ml/24h 或 <17ml/h 为少尿；尿量 <100ml/24h 为无尿。①肾前性少尿：休克、脱水、心衰等所致的肾血流量减少。②肾性少尿：急性肾炎、慢性肾炎急性发作、急性肾衰竭少尿期、慢性肾衰竭终末期等。③肾后性少尿：尿道结石、狭窄、肿瘤等引起的尿道梗阻。

2. 外观（颜色和透明度）

（1）血尿：见于泌尿系统炎症、结石、肿瘤、结核等；也可见于血液系统疾病，如血小板减少性紫癜、血友病等。

（2）血红蛋白尿：呈浓茶色或酱油色，镜检无红细胞，但隐血试验为阳性。见于蚕豆病、阵发性睡眠性血红蛋白尿、恶性疟疾和血型不合的输血反应等。

（3）胆红素尿：见于肝细胞性黄疸和阻塞性黄疸。

（4）乳糜尿：见于丝虫病。

（5）脓尿和菌尿：见于泌尿系统感染，如肾盂肾炎、膀胱炎等。

3. 酸碱反应

（1）尿 pH 减低：见于多食肉类、蛋白质食物、代谢性酸中毒、发热、痛风等。

（2）尿 pH 增高：见于多食蔬菜、服用碳酸氢铵类药物、代谢性碱中毒等。

4. 比重

（1）增高：见于急性肾炎、糖尿病、肾病综合征及肾前性少尿等。

（2）减低：见于慢性肾炎、慢性肾衰竭、尿崩症等。

要点三　尿液化学检查异常的临床意义

1. 蛋白尿

尿蛋白定性试验阳性或定量试验 >150mg/24h 称为蛋白尿。

（1）生理性蛋白尿：见于剧烈运动、寒冷、精神紧张等，为暂时性，尿中蛋白含量少。

（2）病理性蛋白尿：①肾小球性蛋白尿：见于肾小球肾炎、肾病综合征等。②肾小管性蛋白尿：见于肾盂肾炎、间质性肾炎等。③混合性蛋白尿：见于肾小球肾炎或肾盂肾炎后期、糖尿病、系统性红斑狼疮等。④溢出性蛋白尿：见于多发性骨髓瘤、巨球蛋白血症、严重骨骼肌创伤、急性血管内溶血等。

2. 尿糖阳性

（1）暂时性糖尿：见于强烈精神刺激、全身麻醉、颅脑外伤、急性脑血管病及食糖过多等。

（2）血糖增高性糖尿：见于糖尿病、甲状腺功能亢进症、库欣综合征、嗜铬细胞瘤及胰腺炎等。

（3）肾性糖尿：见于慢性肾炎、肾病综合征等。

3. 尿酮体阳性

见于糖尿病酮症酸中毒、妊娠剧吐、重症不能进食等。

要点四　尿液镜检异常的临床意义

1. 细胞

（1）上皮细胞：①扁平上皮细胞：见于正常成年女性。②大圆上皮细胞：大量出现见于膀胱炎。③尾形上皮细胞：见于肾盂肾炎、输尿管炎。④小圆上皮细胞：提示肾小管病变。

（2）红细胞：尿沉渣镜检每高倍视野 >3 个，称镜下血尿。见于急性肾炎、慢性肾炎急性发作、急性膀胱炎、肾结核、肾结石、肾盂肾炎等。

（3）白细胞和脓细胞：尿沉渣镜检每高倍视野 >5 个，称镜下脓尿。见于肾盂肾炎、膀胱炎、尿道炎、肾结核等。

2. 管型

（1）透明管型：少量出现见于剧烈运动、高热等；明显增多提示肾实质病变，如肾病综合征、慢性肾炎等。

（2）细胞管型：①红细胞管型：见于急性肾炎、慢性肾炎急性发作。②白细胞管型：见于肾盂肾炎、间质性肾炎。③上皮细胞管型：见于慢性肾炎晚期、肾病综合征等。

（3）颗粒管型：①粗颗粒管型：见于慢性肾炎、肾盂肾炎或某些原因（药物中毒等）引起的肾小管损伤。②细颗粒管型：见于慢性肾炎或急性肾炎后期。

（4）蜡样管型：提示肾小管病变严重，见于慢性肾炎晚期、慢性肾衰竭、肾淀粉样变性。

（5）脂肪管型：见于肾病综合征、慢性肾炎急性发作、中毒性肾病。

要点五　尿沉渣计数的临床意义

1 小时尿细胞计数：白细胞数增多见于肾盂肾炎，红细胞数增多见于急性肾炎。

细目十一　粪便检查

要点一　粪便一般性状检查

1. 量

正常成人每日排便 1 次，约 100 ~ 300g。胃肠、胰腺病变或其功能紊乱时，粪便次数及粪量可增多或减少。

2. 颜色及性状

正常成人的粪便为黄褐色圆柱状软便，婴儿的粪便呈金黄色。

（1）水样或粥样稀便：见于各种感染性或非感染性腹泻，如急性胃肠炎、甲状腺功能亢进症等。

（2）米泔样便：见于霍乱。

（3）黏液脓样或脓血便：见于痢疾、溃疡性结肠炎、直肠癌等。

（4）冻状便：见于肠易激综合征、慢性菌痢。患阿米巴痢疾时，以血为主，呈暗红色果酱样；细菌性痢疾则以黏液脓性便或脓血便为主。

（5）鲜血便：多见于肠道下段出血，如痔疮、肛裂、直肠癌等。

（6）柏油样便：见于各种原因引起的上消化道出血。

（7）灰白色便：见于阻塞性黄疸。

（8）细条状便：多见于直肠癌。

（9）绿色粪便：提示消化不良。

（10）羊粪样便：多见于老年人及经产妇排便无力者。

3. 气味

①恶臭味：见于慢性肠炎、胰腺疾病、结肠或直肠癌溃烂。②腥臭味：见于阿米巴痢疾。③酸臭味：见于脂肪和碳水化合物消化或吸收不良。

4. 寄生虫体

肉眼可分辨蛔虫、蛲虫、绦虫等较大虫体。

5. 结石

最常见的是应用排石药物或碎石术后排出的胆石。

要点二　粪便显微镜检查

1. 细胞

①红细胞：正常粪便中无红细胞，出现红细胞见于下消化道出血、痢疾、溃疡性结肠

炎、结肠或直肠癌等。②白细胞：正常粪便中不见或偶见白细胞，大量出现见于细菌性痢疾、溃疡性结肠炎。③巨噬细胞：见于细菌性痢疾、溃疡性结肠炎。

2. 寄生虫

肠道有寄生虫时可在粪便中找到相应的病原体，如虫体或虫卵、原虫滋养体及其包囊。

要点三　粪便化学检查

隐血试验：正常为阴性。阳性见于消化性溃疡活动期、胃癌、钩虫病、消化道炎症、出血性疾病等。消化道癌症呈持续阳性，消化性溃疡呈间断阳性。

要点四　粪便细菌学检查

肠道致病菌的检测主要通过粪便直接涂片镜检和细菌培养，用于菌痢、霍乱等的诊断。

细目十二　痰液检查

要点一　痰液标本收集

留痰前应先漱口，用力咳出气管深处的痰液，以清晨第一口痰为宜，注意避免混入唾液和鼻咽分泌物。做细菌培养时，需用无菌容器留取并及时送检；做浓集结核菌检查时，需留24小时痰液送检；做痰液脱落细胞学检查，最好收集上午9~10点的痰液并立即送检。细菌培养或脱落细胞学检查，一般连续检查3次，必要时可以重复进行。无痰或痰少患者，可用化痰药物或超声雾化排痰；昏迷者可采用负压吸引取痰。为保证痰液的质量，必要时可取支气管灌洗液进行病原菌培养或细胞学检查。

要点二　痰液一般性状检查

1. 痰量

正常人无痰或仅有少量无色黏液样痰。痰量增多见于肺脓肿、慢性支气管炎、支气管扩张、肺结核等。

2. 颜色

①黄色痰：见于呼吸道化脓性感染。②黄绿色痰：见于绿脓杆菌感染、干酪性肺炎。③红色痰：见于肺癌、肺结核、支气管扩张。④粉红色泡沫样痰：见于急性肺水肿。⑤铁锈色痰：见于大叶性肺炎。⑥棕褐色痰：见于阿米巴肺脓肿。

3. 性状

①黏液性痰：见于支气管炎、肺炎早期及支气管哮喘等。②浆液性痰：见于肺水肿、肺淤血。③脓性痰：见于支气管扩张、肺脓肿。

要点三　痰液显微镜检查

主要用于检查癌细胞和细菌。

细目十三　浆膜腔穿刺液检查

要点　渗出液与漏出液鉴别

渗出液与漏出液鉴别表

	漏出液	渗出液
原因	非炎症所致	炎症、肿瘤、物理或化学性刺激
外观	淡黄，浆液性	不定，可为黄色、脓性、血性、乳糜性等
透明度	透明或微混	多混浊
比重	<1.018	>1.018
凝固	不自凝	能自凝
黏蛋白定性（Rivalta 试验）	阴性	阳性
蛋白质定量	<25g/L	>30g/L
葡萄糖定量	与血糖相近	常低于血糖水平
细胞计数	常 $<100 \times 10^6$/L	常 $>500 \times 10^6$/L
细胞分类	以淋巴细胞为主	根据不同的病因，分别以中性粒细胞或淋巴细胞为主，恶性肿瘤患者可找到癌细胞
细菌学检查	阴性	可找到病原菌
乳酸脱氢酶	<200IU	>200IU

（姜智慧）

第五单元　器械检查

细目一　心电图检查

要点一　常用心电图导联

（一）肢体导联

包括标准导联 I、II、III 及加压单极肢体导联。

1. 标准导联

（1）Ⅰ导联：正极接左上肢，负极接右上肢。

（2）Ⅱ导联：正极接左下肢，负极接右上肢。

（3）Ⅲ导联：正极接左下肢，负极接左上肢。

2. 加压单极肢体导联

（1）加压单极右上肢导联（aVR）：探查电极置于右上肢并与心电图机正极相连，左上、下肢连接构成无关电极并与心电图机负极相连。

（2）加压单极左上肢导联（aVL）：探查电极置于左上肢并与心电图机正极相连，右上肢与左下肢连接构成无关电极并与心电图机负极相连。

（3）加压单极左下肢导联（aVF）：探查电极置于左下肢并与心电图机正极相连，左、右上肢连接构成无关电极并与心电图机负极相连。

（二）胸导联

常规胸导联及选用导联电极的位置与作用

	导联	正极位置	负极位置	主要作用
常规导联	V_1	胸骨右缘第4肋间	无干电极	反映右心室壁改变
	V_2	胸骨左缘第4肋间	无干电极	反映右心室壁改变
	V_3	V_2和V_4连线的中点处	无干电极	反映左、右室壁移行变化
	V_4	左锁骨中线与第5肋间相交处	无干电极	反映左、右室壁移行变化
	V_5	左腋前线V_4水平	无干电极	反映左心室壁改变
	V_6	左腋中线V_4水平	无干电极	反映左心室壁改变
选用导联	V_7	左腋后线V_4水平	无干电极	反映左心室壁改变
	V_8	左肩胛骨线V_4水平	无干电极	诊断后壁心肌梗死
	V_9	左脊旁线V_4水平	无干电极	诊断后壁心肌梗死
	$V_3R \sim V_8R$	右胸与$V_3 \sim V_8$对称处	无干电极	诊断右心病变

要点二　心电图测量方法

（一）心电图记录纸的组成

1. 横坐标，表示时间。

2. 纵坐标，记录电压。

（二）心率的计算

1. 律齐者

HR（次/分）= 60/ R－R（或 P－P）间距。也可采用查表法。

2. 律不齐者

取数个心动周期 R－R 间距的平均值，求出心率。

（三）心电图各波段的测量

1. 各波时间的测量

一般规定，测量各波时距应自波形起点的内缘起测至波形终点的内缘。

2. 各波振幅（电压）的测量

测量正向波形的高度，以基线上缘至波形的顶点之间的垂直距离为准；测量负向波形的深度，以基线的下缘至波形底端的垂直距离为准。

3. VAT 的测量

指从 QRS 波群起点量到 R 波顶点与等电位线的垂直线之间的距离。有切迹或 R′ 波，则以 R′ 波顶点为准。一般只测 V_1 和 V_5。

4. 各间期的测量

（1）P－R 间期：应选择有明显 P 波和 Q 波的导联（一般多选 II 导联），自 P 波的起点量至 QRS 波群的起点。

（2）Q－T 间期：选择 T 波比较清晰的导联，测量 QRS 波起点到 T 波终点的间距。

（3）S－T 段移位的测量：①S－T 段抬高：从等电位线上缘垂直量到 S－T 上缘。②S－T 段下移：从等电位线下缘垂直量到 S－T 段下缘。③S－T 段移位：一般应与 T－P 段相比较；如因心动过速等原因而 T－P 不明显时，可与 P－R 段相比较；亦可以前后两个 QRS 波群起点的连线作为基线与之比较。斜行向上的 S－T 段，以 J 点作为判断 S－T 段移位的依据；斜行向下的 S－T 段，以 J 点后 0.04s 处作为判断 S－T 段移位的依据。

要点三　心电图各波段的正常范围和临床意义

1. P 波

代表左、右心房去极时的电位和时间的变化。正常 P 波在多数导联呈钝圆形，有时可有切迹，但切迹双峰之间的距离 <0.04s。正常 P 波在 aVF 导联倒置，I、II、$V_3 \sim V_6$ 导联直立，其余导联（III、aVL、V_1、V_2）可直立、低平、双向或倒置。正常 P 波的时间 ≤0.11s；电压在肢导联 <0.25mV，胸导联 <0.2mV。

P 波在 aVR 导联直立，II、III、aVF 导联倒置时，称为逆行型 P′ 波，表示激动自房室交界区逆行向心房传导。P 波时间 >0.11s，且切迹双峰间的距离 ≥0.04s，提示左心房肥大；P 波电压在肢导联 ≥0.25mV、胸导联 ≥0.2mV，常表示右心房肥大；低平无病理意义。

2. P－R 间期

代表心房去极开始至心室开始去极的时间，成年人心率在正常范围时，P－R 间期为 0.12～0.20s。P－R 间期受年龄和心率的影响，年龄小或心率快时 P－R 间期较短，反之较长。

P－R 间期超过正常最高值者称为 P－R 间期延长，见于 I 度房室传导阻滞。P－R 间期 <0.12s，而 P 波形态、方向正常，见于预激综合征；P－R 间期 <0.12s，且伴有逆行型 P 波时，见于房室交界区心律。

3. QRS 波群

代表左、右心室去极过程电位和时间的变化。

（1）时间：正常成人 QRS 波群时间为 $0.06 \sim 0.10s$，V_1 导联 VAT $< 0.03s$，V_5 导联 VAT $< 0.05s$。QRS 波群时间或 VAT 延长，见于心室肥大、心室内传导阻滞及预激综合征。

（2）形态与电压：正常人 V_1、V_2 导联为 RS 型，$R/S < 1$、$R_{V1} < 1.0mV$，反映右心室壁去极的电位变化，如超过这些值可能为右心室肥大。V_5、V_6 导联呈 QR、QRS、RS 型，$R/S > 1$、$R_{V5} < 2.5mV$，反映左心室壁去极的电位变化，如超过这些值可能为左心室肥大。V_3、V_4 导联为过渡区图形，呈 RS 型，R/S 比值接近于 1。正常人的胸导联，自 V_1 至 V_5 R 波逐渐增高至最大，S 波逐渐变小甚至消失。如果过渡区图形出现于 V_1、V_2 导联，表示心脏有逆钟向转位；如果过渡区图形出现在 V_5、V_6 导联，表示心脏有顺钟向转位。在 aVR 导联，QRS 波群主波向下，可呈 QS、QR、RS 或 RSR′型，$R_{aVR} < 0.5mV$，如超过此值可能为右心室肥大。在 aVL 及 aVF 导联，QRS 波群形态不定，可呈 QR、QRS 或 RS 型等，但 $R_{aVL} < 1.2mV$、$R_{aVF} < 2.0mV$，如超过此值可能为左心室肥大。在标准导联中，QRS 波群的波形变化也很大，但 Ⅱ 导联上 QRS 波群主波向上，Ⅰ、Ⅲ 导联上 QRS 波群的形态随 QRS 平均心电轴而变化。

如果 6 个肢体导联中，每个 QRS 波群中向上及向下波电压的绝对值之和都小于 $0.5mV$ 或（和）每个胸导联 QRS 波群中向上及向下波电压的绝对值之和都小于 $0.8mV$，称为低电压。个别导联的 QRS 波群振幅很小，并无病理意义。低电压可见于少数正常人，多见于肺气肿、心包积液、全身水肿、心肌梗死、心肌病、黏液性水肿、缩窄性心包炎等。

Q 波：正常人除 aVR 导联可呈 QS 或 QR 型外，其他导联 Q 波的振幅不得超过同导联 R 波的 1/4，时间 $< 0.04s$。正常情况下，V_1、V_2 导联不应有 Q 波，但可呈 QS 型，V_3 导联极少有 Q 波。超过正常范围的 Q 波称为异常 Q 波，常见于心肌梗死。

4. J 点

QRS 波群的终末与 S-T 段起始的交接点称为 J 点。J 点大多在等电位线上，通常随着 S-T 段的偏移而发生移位。

5. S-T 段

正常 S-T 段多为一等电位线，有时亦可有轻微偏移，但在任何导联 S-T 段下移不应超过 $0.05mV$；S-T 段抬高，在 $V_1 \sim V_3$ 导联不超过 $0.3mV$，其他导联均不应超过 $0.1mV$。

S-T 段下移超过正常范围，见于心肌缺血、心肌损害、洋地黄作用、心室肥厚及束支传导阻滞等。S-T 段上抬超过正常范围且弓背向上见于急性心肌梗死，弓背向下的抬高见于急性心包炎。S-T 段上抬亦可见于变异型心绞痛和室壁膨胀瘤。

6. T 波

代表心室快速（晚期）复极时的电位改变。正常 T 波是一个不对称的宽大而光滑的波，前支较长，后支较短；T 波的方向与 QRS 波群主波方向一致；在 R 波为主的导联中，T 波电压不应低于同导联 R 波的 1/10。

在 QRS 波群主波向上的导联中，T 波低平、双向或倒置见于心肌缺血、心肌损害、低血钾、低血钙、洋地黄效应、心室肥厚及心室内传导阻滞等。T 波高耸见于急性心肌梗死早期和高血钾。

7. Q - T间期

代表心室去极和复极所需时间的总和。Q - T间期与心率快慢密切相关，心率越快，Q - T间期越短，反之越长。Q - T间期的正常范围为0.32 ~ 0.44s。Q - T间期延长常见于心肌损害、心肌缺血、心室肥大、心室内传导阻滞、心肌炎、心肌病、低血钙、低血钾、Q - T间期延长综合征以及药物（如奎尼丁、胺碘酮）作用等。Q - T间期缩短见于高血钙、高血钾、洋地黄效应。

8. U波

是T波后的一个低平波，波形圆钝，在胸导联上（尤其是V_3）较清楚。U波的方向与T波方向一致，但在胸导联中全部是直立的。U波电压较小，肢导联一般在0.05mV以下，V_3导联上最高，有时可达0.2 ~ 0.3mV。U波增高最常见于低血钾。

要点四　心电轴变化的临床意义

心电轴是心脏激动过程中全部瞬间综合向量形成的总向量。

（1）心电轴的测量方法有3种，即目测法、振幅法、查表法。目测法是根据Ⅰ、Ⅲ导联QRS波群的主波方向进行判断的。如果Ⅰ、Ⅲ导联QRS波群的主波方向均向上，则电轴不偏；若Ⅰ导联QRS波群的主波方向向上，而Ⅲ导联QRS波群的主波方向向下，则心电轴左偏；若Ⅰ导联QRS波群的主波方向向下，而Ⅲ导联QRS波群的主波方向向上，则为心电轴右偏；如果Ⅰ、Ⅲ导联QRS波群的主波方向均向下，则为心电轴极度右偏。

（2）心电轴的临床意义：正常心电轴一般在0° ~ 90°之间。电轴从 + 90°顺钟向转动至 - 90°范围为心电轴右偏；从 + 30°逆钟向转动至 - 90°范围为心电轴左偏。心电轴轻度、中度左偏或右偏不一定是病态。左心室肥大、大量腹水、肥胖、妊娠、横位心脏等，可使心电轴左偏；右心室肥大、广泛心肌梗死、肺气肿、垂直位心脏等，可使心电轴右偏。

要点五　房、室肥大的心电图表现

（一）心房肥大的心电图表现

1. 左房肥大的心电图表现

P波增宽 >0.11s，常呈双峰型，双峰间期≥0.04s，以在V_1导联上最为显著。典型者多见于二尖瓣狭窄，故称为"二尖瓣型P波"。

2. 右房肥大的心电图表现

P波尖而高耸，其幅度 >0.25mV，由于向下的P向量增大，故在心电图中的Ⅱ、Ⅲ、aVF导联表现最为突出，称为"肺型P波"，常见于慢性肺源性心脏病以及某些先天性心脏病。

（二）心室肥大的心电图表现

1. 左室肥大的心电图表现

（1）QRS波群电压增高：$R_{V5} > 2.5mV$，$R_{V5} + S_{V1} > 4.0mV$（男）或 >3.5mV（女）。

（2）心电轴左偏。

（3）QRS 波群时间延长到 0.10~0.11s。

（4）ST-T 改变，以 R 波为主的导联中，T 波低平，双向或倒置。

仅有 QRS 波群电压增高表现而无其他阳性指标者，称为左室高电压，可见于左心室肥大，也可见于经常体力锻炼者，是诊断左室肥大的基本条件；仅有 V_5 导联或以 R 波为主的导联 S-T 段下移 >0.05mV，T 波低平、双向或倒置者，为左心室劳损；同时有 QRS 波群电压增高及 ST-T 改变者，称为左室肥大伴劳损。

左室肥大常见于高血压性心脏病、二尖瓣关闭不全、主动脉瓣病变、冠心病、心肌病等。

2. 右室肥大的心电图表现

（1）V_1 R/S >1，V_5 R/S <1，V_1 或 V_3 R 的 QRS 波群呈 RS、RSR′、R 或 QR 型。

（2）$R_{V1} + S_{V5}$ >1.2 mV，aVR R/Q 或 R/S >1，R_{aVR} >0.5mV。

（3）心电轴右偏，重症可 > +110°。

（4）V_1 或 V_3 R 等右胸导联 ST-T 下移 >0.05mV，T 波低平、双向或倒置。

要点六　心肌缺血与心肌梗死的心电图表现

（一）心肌缺血

1. 典型心绞痛

面对缺血区的导联上出现 S-T 段水平型或下垂型下移 ≥0.1mV，T 波低平、双向或倒置，时间一般小于 15 分钟。

2. 变异性心绞痛

常于休息或安静时发病，心电图可见 S-T 段抬高，常常伴有 T 波高耸，对应导联 S-T 段下移。

3. 慢性冠状动脉供血不足

在 R 波占优势的导联上，S-T 段呈水平型或下垂型压低，≥0.05mV，T 波低平、双向或倒置。

（二）心肌梗死

1. 基本图形

（1）缺血型 T 波改变：缺血发生于心内膜面，T 波高而直立；若发生于心外膜面，出现对称性 T 波倒置。

（2）损伤型 S-T 段改变：面向损伤心肌的导联出现 S-T 段抬高，明显抬高可形成单相曲线。

（3）坏死型 Q 波出现：面向坏死区的导联出现异常 Q 波（宽度 ≥0.04s，深度 ≥1/4R）或者呈 QS 波。

2. 心肌梗死的图形演变及分期

（1）早期：心肌梗死数分钟后出现 T 波高耸或 S-T 段斜行上升，持续数小时。

（2）急性期：心肌梗死后数小时或数日，持续数周，S-T段逐渐升高呈弓背型，并可与T波融合成单向曲线，此时可出现异常Q波，继而S-T段逐渐下降至等电位线，直立的T波开始倒置，并逐渐加深。在此期坏死型Q波、损伤型S-T段抬高及缺血性T波倒置可同时并存。

（3）近期：心肌梗死后数周至数月，抬高的S-T段基本恢复至基线，坏死型Q波持续存在，缺血型T波由倒置较深逐渐变浅。

（4）陈旧期：急性心肌梗死3~6个月之后或更久，S-T段和T波不再变化，常遗留下坏死的Q波，常持续存在于终生，亦可能逐渐缩小。

3. 心肌梗死的定位诊断

根据坏死图形（异常Q波或QS波）出现于哪些导联而作出定位诊断，见下表。

心肌梗死的心电图定位诊断

部位	特征性 ECG 改变导联	对应性改变导联
前间壁	$V_1 \sim V_3$	–
前壁	$V_3 \sim V_5$	–
广泛前壁	$V_1 \sim V_6$	–
下壁	Ⅱ、Ⅲ、aVF	Ⅰ、aVL
右室	$V_3R \sim V_7R$	多伴下壁梗死

要点七　常见心律失常的心电图表现

1. 房性期前收缩的心电图表现

（1）提早出现的房性P′波，形态与窦性P波不同。
（2）P′-R间期≥0.12s。
（3）房性P′波后有正常形态的QRS波群。
（4）代偿间歇不完全。

2. 室性期前收缩的心电图表现

（1）提早出现的宽大畸形的QRS-T波群，其前无提早出现的异位P波。
（2）QRS时限常≥0.12s。
（3）T波方向与QRS主波方向相反。
（4）常有完全性代偿间歇。

3. 交界性期前收缩的心电图表现

（1）提前出现的QRS波群，形态基本正常。
（2）出现逆行P′波，可在QRS之前（P′-R<0.12s），或QRS之后（R-P′<0.20s），或与QRS相重叠。
（3）常有完全性代偿间歇。

4. 阵发性室上性心动过速的心电图表现

（1）相当于一系列连续很快的房性或交界性早搏，频率为150~250次/分，节律规则。

（2）QRS波群形态基本正常，时间≤0.10s。

（3）ST-T无变化，或发作时S-T段下移和T波倒置。

5. 心房颤动的心电图表现

（1）P波消失，代以大小不等、形状各异的F波，频率为350～600次/分，以V_1导联最明显。

（2）心室律绝对不规则，心室率通常在120～180次/分之间。

（3）QRS波群形态通常正常，当心室率过快时，发生室内差异性传导，QRS波群增宽变形。

6. 心室颤动的心电图表现

（1）QRS-T波群消失，出现形状不一、大小不等、极不规则的心室颤动波。

（2）频率为200～500次/分。

7. 房室传导阻滞的心电图表现

（1）一度房室传导阻滞：①窦性P波之后均伴随有QRS波群。②P-R间期延长≥0.21s。

（2）二度Ⅰ型房室传导阻滞：①P波规律出现，P-R间期呈进行性延长，直至发生心室漏搏（P波后无QRS波群）。②漏搏后P-R间期又趋缩短，之后又逐渐延长，周而复始。③QRS波群时间、形态一般正常（除非合并室内传导异常）。

（3）二度Ⅱ型房室传导阻滞：①P-R间期恒定（正常或延长）。②部分P波后无QRS波群（发生心室漏搏）。③房室传导比例一般为2∶1或3∶2等。

（4）三度房室传导阻滞（完全性房室传导阻滞）：①P波和QRS波群无固定关系，P-P与R-R间距各有其固定的规律性。②心房率>心室率。③QRS波群形态正常或宽大畸形。

细目二　内镜检查

要点一　上消化道内镜检查

上消化道内镜检查，包括食管、胃、十二指肠的检查。

1. 适应证

所有食管、胃、十二指肠疾病诊断不清者，均可进行上消化道内镜检查。

（1）有咽下困难、胸骨后疼痛、烧灼、上腹部疼痛、不适、饱胀、反酸等症状原因不明者。

（2）上消化道出血原因不明者。

（3）X线钡餐检查不能确诊或不能解释的上消化道病变，特别是黏膜病变和疑有肿瘤者。

（4）药物治疗前后对比，需要随访的病变，如溃疡病、萎缩性胃炎、反流性食管炎等。

（5）需要内镜治疗的患者，如摘取异物、上消化道出血止血、食管静脉曲张硬化剂注射及结扎、食管狭窄的扩张治疗、上消化道息肉摘除术等。

2. 禁忌证

（1）神志不清、精神失常、检查不能合作者。

（2）休克、昏迷等危重状态。

（3）严重的心肺疾患，如严重心律失常、心力衰竭、心肌梗死活动期、严重呼吸衰竭和支气管哮喘发作。轻症心肺功能不全不属禁忌证，但需在监护下进行。

（4）食管、胃、十二指肠穿孔急性期。

（5）严重的咽喉部疾患、腐蚀性食管炎和胃炎、巨大食管憩室、主动脉瘤及严重颈胸段脊柱畸形等。

（6）急性传染性肝炎或胃肠道传染病一般暂缓检查；慢性乙、丙型肝炎或抗原携带者、AIDS 患者应备有特殊的消毒措施。

要点二　纤维支气管镜检查

纤维支气管镜可用于观察病变、做活检或刷检、钳取异物、清除异物、进行支气管灌洗或支气管肺泡灌洗等，为诊断、治疗、抢救支气管与肺及胸膜疾病的重要方法。

1. 适应证

（1）原因不明的咯血或痰中带血者。

（2）原因不明的干咳或局限性哮鸣音者。

（3）同一部位反复发生的肺炎者。

（4）原因不明的肺不张或胸腔积液者。

（5）原因不明的喉返神经麻痹、膈神经麻痹或上腔静脉梗阻者。

（6）临床表现或 X 线检查疑为肺癌者。

（7）X 线检查无异常，而痰中找到癌细胞者。

（8）诊断不明的支气管及肺部病变需要做支气管活检、刷检或灌洗并进行细胞学或细菌学检查者。

（9）用于治疗：如取支气管异物，肺化脓症的吸痰或局部用药，手术后痰液潴留的吸痰，肺癌局部瘤体的放疗和化疗，紧急情况下纤维支气管镜引导的气管插管实施等。

2. 禁忌证

（1）严重心肺功能不全、严重心律失常、频发心绞痛者。

（2）极度衰弱且不能耐受检查者。

（3）出血、凝血机制明显异常者。

（4）主动脉瘤有破裂危险者。

（5）近期有大咯血、哮喘发作、上呼吸道感染或高热者应暂缓检查。

（6）对麻醉药物过敏者。

（潘涛）

第六单元　影像诊断

细目一　超声诊断

要点　超声诊断的临床应用

1. 检测实质性脏器（如肝、肾、脾、胰腺、子宫及卵巢等）的大小、形态、边界及脏器内部回声等，帮助判断有无病变或病变情况。

2. 检测某些囊性器官（如胆囊、膀胱、胃等）的形态、走向及功能状态。

3. 检测心脏、大血管和外周血管的结构、功能及血液动力学状态，包括对各种先天性和后天性心脏病、血管畸形及闭塞性血管病等的诊断。

4. 鉴别脏器内局灶性病变性质，是实质性还是囊性，还可鉴别部分病例的良、恶性。

5. 检测积液（如胸腔积液、腹腔积液、心包积液、肾盂积液及脓肿等）的存在与否，对积液量的多少作出初步估计。

6. 对一些疾病的治疗后动态随访，如急性胰腺炎、甲状腺肿块、子宫肌瘤等。

7. 介入性诊断与治疗。如超声引导下进行穿刺，或进行某些引流及药物注入治疗等。

细目二　放射诊断

要点一　X 线成像的基本原理

X 线成像的基本原理是基于 X 线的穿透性、荧光效应和感光效应，以及人体组织结构之间的密度和厚度差异。当 X 线透过人体不同的组织结构时，在荧屏或 X 线片上便形成黑白对比不同的影像。

要点二　常用 X 线检查方法

常用 X 线检查的方法有普通检查、特殊检查和造影检查 3 类。

1. 普通检查

包括透视和摄影。

（1）透视：是比较常用的检查方法，其优点是可以从不同的角度动态观察人体器官的活动；缺点是不能显示微细病变，也不能留下永久记录，不利于复查对比。

（2）摄影：是常用的 X 线检查方法，优点是影像清晰，对比度及清晰度均较好，并可留作客观记录，便于复查对比；缺点为不能动态观察，并且检查范围受胶片大小的局限。与普通 X 线成像不同，目前主要采用数字 X 线成像（DR）技术，它在图像质量、成像速度、拍摄条件的宽容度以及照射剂量等方面均较其他技术有明显的优势。

2. 特殊检查

包括体层摄影、软线摄影、间接摄影、高千伏线摄影等。体层摄影多用于明确平片上难以显示、重叠较多和处于较深的病变，常用于显示病变内部结构有无破坏、空洞和钙化，边缘是否锐利以及病变的确切部位及范围，显示气管、支气管腔有无狭窄、阻塞或扩张等，目前广泛使用电子计算机体层成像（CT）。

3. 造影检查

造影检查是将造影剂引入器官内或其周围，使其产生明显对比以显示其形态与功能的方法。造影剂分高密度造影剂和低密度造影剂。常用的高密度造影剂有钡剂和碘剂，钡剂主要用于食管及胃肠道造影，有机碘水剂一般用于血管、胆道和泌尿系造影，碘化钠溶液仅用于泌尿系和胆道的逆行造影，碘化油常用于支气管、瘘道、子宫、输卵管造影。低密度造影剂，如空气、氧气、二氧化碳等，常用于蛛网膜下腔、关节囊、胸腔等的造影。

要点三　X线计算机体层成像（CT）的临床应用

1. 中枢神经系统疾病的诊断。CT对中枢神经系统疾病，如脑出血、脑肿瘤、脑外伤、脑梗死、脑脓肿、椎管内肿瘤、椎间盘突出等具有很高的诊断价值。

2. 头颈部疾病（如眶内占位性病变、鼻窦癌、鼻咽部肿瘤等五官科病变）的早期发现与诊断。

3. 对肺、纵隔疾病尤其是肿瘤的早期发现、诊断与鉴别诊断有重要价值，对肺间质病变、胸膜疾病的诊断也有重要价值。

4. 螺旋CT结合心血管造影可用于心脏、大血管病变的诊断与辅助诊断。

5. 用于腹部肝、胆、胰及腹腔前后间隙及各种软组织构成的器官（包括泌尿生殖系统疾病及占位等）的检查，辅助临床诊断。

6. 骨质破坏、骨质增生的诊断等。

要点四　呼吸系统常见疾病的X线及CT表现

1. 慢性支气管炎

早期X线可无异常发现。典型慢支表现为两肺纹理增多、增粗、紊乱，肺纹理伸展至肺野外带。

2. 支气管扩张症

确诊主要靠胸部CT检查，尤其是高分辨力CT（HRCT）。柱状扩张时可见"轨道征"或"戒指征"；囊状扩张时可见葡萄串样改变；扩张的支气管腔内充满黏液栓时，可见"指状征"。

3. 大叶性肺炎

充血期X线无明显变化，或仅可见肺纹理增粗；实变期肺野出现均匀性密度增高的片状阴影，病变范围呈肺段性或大叶性分布，在大片密实阴影中常可见到透亮的含气支气管影，即支气管充气征。消散期X线可见实变区密度逐渐减退，表现为散在性的斑片状影，大小不等，继而可见到增粗的肺纹理，最后可完全恢复正常。CT在充血期即可见病变区磨玻璃样阴影，边缘模糊。实变期可见呈肺段性或大叶性分布的密实阴影，支气管充气征较 X 线检查更为清楚。

4. 支气管肺炎（小叶性肺炎）

常见于两中下肺野的中、内带，X 线表现为沿肺纹理分布的、散在密度不均的小斑片状阴影，边界模糊。CT 见两中下肺支气管血管束增粗，有大小不等的结节状及片状阴影，边缘模糊。

5. 间质性肺炎

病变常同时累及两肺，以中、下肺最显著。X 线表现为两肺门及两中下肺纹理增粗、模糊，可呈网状，并伴有小点状影，肺门影轻度增大，轮廓模糊，密度增高。病变早期 HRCT 可见两侧支气管血管束增粗、不规则，伴有磨玻璃样阴影。较重者可有小叶性实变导致的小斑片影，肺门、纵隔淋巴结可增大。

6. 肺脓肿

急性肺脓肿 X 线可见肺内大片致密影，边缘模糊，密度较均匀，可侵及一个肺段或一叶的大部。在致密的实变区中可见含有液面的空洞，内壁不规整。慢性肺脓肿可见空洞壁变薄，周围有较多紊乱的纤维条索状阴影。多房性空洞则显示为多个大小不等的透亮区。CT 较平片能更早、更清楚地显示肺脓肿，因此，有利于早期诊断和指导治疗。

7. 肺结核

（1）原发性肺结核：表现为原发综合征及胸内淋巴结结核。①原发综合征：是由肺内原发灶、淋巴管炎及淋巴结炎三者组成的哑铃状双极现象。②胸内淋巴结结核：表现为肺门和（或）纵隔淋巴结肿大突向肺野。

（2）血行播散型肺结核：①急性粟粒型肺结核：X 线可见两肺大小、密度、分布都均匀一致的粟粒状阴影，正常肺纹理显示不清。②亚急性与慢性血行播散型肺结核：X 线可见以两上、中肺野为主的大小不一、密度不同、分布不均的多种性质（渗出、增殖、钙化、纤维化、空洞等）的病灶。

（3）继发性肺结核：包括浸润型肺结核（成人最常见）、慢性纤维空洞型肺结核。病变多在肺尖和锁骨下区开始，X 线可见渗出、增殖、播散、纤维和空洞等多种性质的病灶同时存在。慢性纤维空洞型肺结核的 X 线主要表现为两肺上部多发厚壁的慢性纤维病变及空洞，周围有广泛的纤维索条影及散在的新老病灶，常伴有明显的胸膜肥厚，病变的肺因纤维化而萎缩，出现肺不张征象，上叶萎缩使肺门影向上移位，下肺野血管纹理牵引向上及下肺叶的代偿性肺气肿，使膈肌下降、平坦，肺纹理被拉长呈垂柳状。

（4）结核性胸膜炎：多见于儿童与青少年，可单独存在，或与肺结核同时出现。少量积液时 X 线可见患侧肋膈角变钝，大量积液时 X 线可见患侧均匀的密度增高阴影，阴影上方呈外高内低状，积液随体位的变化而改变。后期可引起胸膜肥厚、粘连、钙化。

肺结核 CT 表现与平片相似，但可更早、更细微地显示病变情况，发现平片难以发现的病变，有助于鉴别诊断。

8. 肺肿瘤

分原发性与转移性两类。原发性肿瘤有良性与恶性之分。良性少见，恶性中 98% 为原发性支气管肺癌，少数为肺肉瘤。

（1）原发性支气管肺癌（肺癌）：按发生部位可分3型。①中心型：早期局限于黏膜内时X线无异常发现，引起管腔狭窄时可出现阻塞性肺气肿、阻塞性肺炎、阻塞性肺不张3种肺癌的间接征象；肿瘤同时向腔外生长或（和）伴肺门淋巴结转移时形成肺门肿块影，肺门肿块影是肺癌的直接征象。发生于右上叶的肺癌，肺门肿块及右肺上叶不张连在一起可形成横行"S"状下缘。有时肺癌发展迅速，中心可坏死形成内壁不规则的偏心性空洞。CT可见支气管壁不规则增厚，管腔狭窄；分叶状或不规则的肺门肿块，可同时伴有阻塞性肺炎、肺不张；肺门、纵隔淋巴结肿大等。②周围型：X线表现为密度增高、轮廓模糊的结节状或球形病灶，逐渐发展可形成分叶状肿块；发生于肺尖的癌称为肺沟癌。HRCT有利于显示结节或肿块的形态、边缘、周围状况以及内部结构等，可见分叶征、毛刺征、胸膜凹陷征、空泡征或支气管充气征（直径小于3cm以下的癌，肿块内见到的小圆形或管状低密度影），同时发现肺门或纵隔淋巴结肿大则更有助于肺癌的诊断。增强CT能更早地发现肺门、纵隔淋巴结转移。③细支气管肺泡癌（弥漫性肺癌）：表现为两肺广泛的细小结节，边界不清，分布不对称，进一步发展可融合成大片肿块，形成癌性实变。CT可见两肺不规则分布的1cm以下结节，边缘模糊，常伴有肺门、纵隔淋巴结转移；融合后的大片实变影中靠近肺门处可见支气管充气征，实变区密度较低呈毛玻璃样，其中可见到高密度的隐约血管影是其重要特征。

（2）转移性肿瘤：X线可见两肺中、下肺野外带，出现密度均匀、大小不一、轮廓清楚的棉絮样低密度影。血供丰富的肿瘤发生粟粒状转移时，可见两中、下肺野轮廓光滑，密度均匀的粟粒影。淋巴转移至肺的肿瘤，则主要表现为肺门和（或）纵隔淋巴结肿大。CT发现肺部转移较平片敏感；HRCT对淋巴转移的诊断具有优势，可见肺门、纵隔淋巴结肿大、支气管血管束增粗、小叶间隔增厚以及沿两者分布的细小结节影。

要点五　循环系统常见疾病的 X 线表现

1. 风湿性心脏病

（1）单纯二尖瓣狭窄：X线表现为左心房及右心室增大，左心耳部凸出，肺动脉段突出，主动脉结及左心室变小，心脏外形呈鸭梨状。

（2）二尖瓣关闭不全：典型患者的X线表现是左心房和左心室明显增大。

（3）主动脉瓣狭窄：X线可见左心室增大，或伴左心房增大，升主动脉中段局限性扩张，主动脉瓣区可见钙化。

（4）主动脉瓣关闭不全：左心室明显增大，升主动脉、主动脉弓普遍扩张，心脏呈靴形。

2. 高血压性心脏病

X线表现为左心室扩大，主动脉增宽、延长、迂曲，心脏呈靴形。

3. 慢性肺源性心脏病

X线表现为肺气肿征象，右下肺动脉增宽≥15mm，右心室增大。

4. 心包积液

心包积液在300ml以下者，X线难以发现。中等量积液时，后前位可见心脏形态呈烧瓶形，上腔静脉增宽，心缘搏动减弱或消失等。

要点六 消化系统疾病的 X 线检查方法

1. 普通检查

包括透视和腹部平片，常用于急腹症的诊断。

2. 造影

①食道吞钡，观察食道黏膜、轮廓、蠕动和食道扩张度及通畅性。②上消化道钡餐（气钡双重造影）检查：包括食道、胃、十二指肠和上段空肠。③小肠系钡剂造影。④结肠钡剂灌肠造影等。

3. 肝、胆、胰的影像检查方法

（1）肝脏：①CT 平扫。②CT 增强扫描：增加正常肝组织与病灶之间的密度差，显示平扫不能发现的或可疑的病灶，帮助鉴别病灶的性质。

（2）胆道系统：①X 线平片检查：可观察有无不透 X 线的结石、胆囊壁钙化或异常的气体影。②造影检查：如口服胆囊造影、静脉胆道造影以及内镜逆行性胆胰管造影（ERCP）。③CT 检查。

（3）胰腺检查：①X 线平片可了解胰腺有无钙化、结石。ERCP 对诊断慢性胰腺炎、胰头癌和壶腹癌有一定的帮助。②CT 检查可显示胰腺的大小、形态、密度和结构，区分病变属囊性或实性，是胰腺疾病最重要的影像学检查方法。

要点七 消化系统常见疾病的 X 线表现

1. 食管静脉曲张

X 线钡剂造影可见食管中、下段的黏膜皱襞明显增宽、迂曲，呈蚯蚓状或串珠状充盈缺损，管壁边缘呈锯齿状。

2. 食管癌

X 线钡剂造影可见：①黏膜皱襞改变：由于肿瘤破坏黏膜层，使正常皱襞消失、中断、破坏，形成表面杂乱的不规则影像。②管腔狭窄。③腔内充盈缺损。④不规则的龛影，早期较浅小，较大者表现为长径与食管长轴一致的长形龛影。⑤受累食管呈局限性僵硬。

3. 消化性溃疡

（1）胃溃疡：上消化道钡剂造影检查的直接征象是龛影，多见于胃小弯；龛影口周围有一圈黏膜水肿造成的透明带，这种黏膜水肿带是良性溃疡的特征性表现。胃溃疡引起的功能性改变包括：①痉挛性改变。②分泌增加。③胃蠕动增强或减弱。

（2）十二指肠溃疡：绝大部分发生在球部，溃疡易造成球部变形；球部龛影或球部变形是十二指肠溃疡的直接征象。间接征象有：①激惹征。②幽门痉挛，开放延迟。③胃分泌增多和胃张力及蠕动方面的改变。④球部固定压痛。

4. 胃癌

上消化道钡剂造影检查可见：①胃内形态不规则的充盈缺损，多见于蕈伞型癌。②胃

腔狭窄，胃壁僵硬，多见于浸润型癌。③形状不规则、位于胃轮廓之内的龛影，多见于溃疡型癌。④黏膜皱襞破坏、消失或中断。⑤肿瘤区蠕动消失。

5. 溃疡性结肠炎

结肠气钡双重对比造影检查可见病变肠管结肠袋变浅、消失，黏膜皱襞多紊乱，粗细不一，其中可见溃疡龛影。晚期病例的 X 线表现为肠管从下向上呈连续性的向心性狭窄，边缘僵直，同时肠管明显缩短，肠腔舒张或收缩受限，形如硬管状。

6. 结肠癌

结肠气钡双重对比造影可见：①肠腔内肿块，形态不规则，黏膜皱襞消失。病变处肠壁僵硬，结肠袋消失。②较大的龛影，形状不规则，边缘不整齐，周围有不同程度的充盈缺损和狭窄，肠壁僵硬，结肠袋消失。③肠管狭窄，肠壁僵硬。

7. 胃肠道穿孔

最多见于胃或十二指肠穿孔，立位 X 线透视或腹部平片可见两侧膈下有弧形或半月形透亮气体影。若并发急性腹膜炎则可见肠管充气、积液、膨胀，肠壁间隔增宽，在腹平片上可见腹部肌肉与脂肪层分界不清。

8. 肠梗阻

典型的 X 线表现为梗阻上段肠管扩张，积气、积液，立位或侧位水平位摄片可见肠管扩张，呈阶梯状气液平，梗阻以下的肠管闭合，无气或仅有少量气体。

要点八　泌尿系统常见疾病的 X 线表现

1. 泌尿系结石

X 线平片可显示的结石称为阳性结石，约占 90%。疑为肾或输尿管结石时，首选腹部平片检查。

（1）肾结石：发生于单侧或双侧，可单个或多个，主要位于肾盂或肾盏内。阳性结石 X 线平片可见圆形、卵圆形或桑椹状致密影，密度高而均匀或浓淡不等或呈分层状。阴性结石平片不能显影，造影可见肾盂内圆形或卵圆形密度减低影或充盈缺损，还可引起肾盂、肾盏积水扩张等。阳性结石需与腹腔内淋巴结钙化、肠内粪石、胆囊或胰腺结石相鉴别，肾结石时腹部侧位片上结石与脊柱影重叠。

（2）输尿管结石：阳性结石平片可见输尿管走行区域内米粒大小的高密度影；静脉肾盂造影可见造影剂中止在结石处，其上方尿路扩张。

（3）膀胱结石：多为阳性，X 线平片可见耻骨联合上方圆形或卵圆形致密影，边缘光滑或毛糙，密度均匀或不均匀，可呈层状，大小不一。结石可随体位而改变位置，但总是在膀胱最低处。阴性结石排泄性尿路造影可见充盈缺损影。

2. 肾癌

较大肾癌的 X 线平片可见肾轮廓局限性外突；尿路造影可见肾盏伸长、狭窄、受压变形，或肾盏封闭、扩张。

要点九　骨与关节常见疾病的 X 线表现

1. 长骨骨折

X 线检查是诊断骨折最常用、最基本的方法，可见骨皮质连续性中断、骨小梁断裂和歪曲，有边缘光滑锐利的线状透亮阴影，即骨折线。根据骨折程度把骨折分为完全性骨折和不完全性骨折。完全性骨折时骨折线贯穿骨全径；不完全性骨折的骨折线不贯穿骨全径。根据骨折线的形状和走行，将骨折分为横行、斜行和螺旋形。

2. 脊柱骨折

主要发生在胸椎下段和腰椎上段，以单个椎体损伤多见。多因受到纵轴性暴力冲击而发生椎体压缩性骨折。X 线可见骨折椎体压缩呈楔形，前缘骨皮质嵌压。由于断端嵌入，所以不仅不见骨折线，反而可见横行不规则的线状致密影。有时椎体前上方可见分离的骨碎片，上、下椎间隙保持正常。严重时并发脊椎后突成角、侧移，甚至发生椎体错位，压迫脊髓而引起截瘫；常并发棘突间韧带撕裂，使棘突间隙增宽，或并发棘突撕脱骨折，也可发生横突骨折。

3. 椎间盘突出

青壮年多发，下段腰椎最容易发生。X 线平片可见：①椎间隙变窄或前窄后宽。②椎体后缘唇样肥大增生、骨桥形成或游离骨块。③脊柱生理曲度变直或侧弯。Schmorl 结节表现为椎体上面或下面的圆形或半圆形凹陷，其边缘有硬化线，常对称见于相邻椎体的上、下面且常累及数个椎体。

4. 骨肿瘤

分为原发性和转移性两种，转移性骨肿瘤在恶性骨肿瘤中最为常见。原发性骨肿瘤分为良性与恶性。X 线检查不仅可以发现骨肿瘤，还可帮助鉴别肿瘤的良恶以及是原发还是转移。一般原发性骨肿瘤好发于长骨；转移性骨肿瘤好发于躯干骨与四肢骨近侧的近端。原发性骨肿瘤多为单发；转移性骨肿瘤常为多发。良性骨肿瘤多无骨膜增生；恶性骨肿瘤常有骨膜增生，并且骨膜新生骨可被肿瘤破坏，形成恶性骨肿瘤的特征性 X 线表现——Codman 三角。

（1）骨巨细胞瘤（破骨细胞瘤）：多见于 20～40 岁的青壮年，股骨下端、胫骨上端以及桡骨远端多发，良性多见。X 线平片：在长骨干骺端可见到偏侧性的膨胀性骨质破坏透亮区，边界清楚。多数病例破坏区内可见数量不等的骨嵴，将破坏区分隔成大小不一的小房征，称为分房型；少数破坏区无骨嵴，称为溶骨型。当肿瘤边缘出现筛孔状或虫蚀状骨破坏，骨嵴残缺紊乱，环绕骨干出现软组织肿块影时，提示恶性骨巨细胞瘤。

（2）转移性骨肿瘤：乳癌、甲状腺癌、前列腺癌、肾癌、肺癌及鼻咽癌等癌细胞通过血性可转移至胸椎、腰椎、肋骨、股骨上段，以及髋骨、颅骨和肱骨等处。根据 X 线表现的不同将其分为溶骨型、成骨型和混合型 3 种，以溶骨型最为多见。

5. 颈椎病

X 线表现为颈椎生理曲度变直或向后反向成角，椎体前缘唇样骨质增生或后缘骨质增生、后翘，相对关节面致密，椎间隙变窄，椎间孔变小，钩突关节增生、肥大、变尖，前、后纵韧带及项韧带钙化。

6. 类风湿性关节炎

X 线表现为早期手足小关节多发对称性梭形软组织肿胀，关节间隙可因积液而增宽，出现软骨破坏后关节间隙变窄；发生在关节边缘的关节面骨质侵蚀（边缘性侵蚀）是类风湿性关节炎的重要早期征象；进一步发展可见骨性关节面模糊、中断，常有软骨下囊性病灶，呈多发、边缘不清楚的小透亮区（血管翳侵入所致）；骨质疏松早期发生在受累关节周围，以后可累及全身骨骼；晚期可见四肢肌肉萎缩，关节半脱位或脱位，指间、掌指间关节半脱位明显，常造成手指向尺侧偏斜畸形。

7. 退行性骨关节病

普通平片即可诊断。

（1）四肢关节（髋与膝关节）退行性骨关节病的 X 线表现：由于关节软骨破坏，使关节间隙变窄，关节面变平，边缘锐利或有骨赘突出。软骨下骨质致密，关节面下方骨内出现圆形或不规整形透明区。晚期还可见关节半脱位和关节内游离骨体，但多不造成关节强直。

（2）脊椎关节病（脊椎小关节和椎间盘退行性变）的 X 线表现：脊椎小关节改变包括上下关节突变尖、关节面骨质硬化和关节间隙变窄。椎间盘退行性变表现为椎体边缘出现骨赘，相对之骨赘可连成骨桥；椎间隙前方可见小骨片，但不与椎体相连，为纤维环及邻近软组织骨化后形成；髓核退行性变则出现椎间隙变窄，椎体上、下骨缘硬化。

要点十　中枢神经系统常见疾病的 CT 表现

1. 脑出血

高血压性脑出血是最常见的病因，出血部位多为基底节、丘脑、脑桥和小脑。根据血肿演变分为急性期、吸收期和囊变期。CT 表现：①急性期血肿呈圆形、椭圆形或不规则形均匀密度增高影，边界清楚；周围有环形密度减低影（水肿带）；局部脑室受压移位；血液进入脑室或蛛网膜下腔时，可见脑室或蛛网膜下腔内有积血影。②吸收期（发病后 3 ~ 7 天）可见血肿缩小、密度降低，小的血肿可以完全吸收，血肿周围变模糊，水肿带增宽。③发病 2 个月后进入囊变期，较大的血肿吸收后常留下大小不等的囊腔，同时伴有不同程度的脑萎缩。

2. 蛛网膜下腔出血

CT 表现为脑沟、脑池、脑裂内密度增高影，脑沟、脑裂、脑池增大，少数严重病例周围脑组织受压移位。出血一般 7 天左右吸收，此时 CT 检查无异常发现。

3. 脑梗死

常见的原因有脑血栓形成、脑栓塞、低血压和凝血状态等。病理上分为缺血性脑梗死、出血性脑梗死、腔隙性脑梗死。CT 表现：①缺血性脑梗死：发病 12 ~ 24 小时之内，CT 无异常所见；少数病例在血管闭塞 6 小时即可显示大范围低密度区，其部位、范围与闭塞血管供血区一致，皮质与髓质同时受累，多呈三角形或扇形，边界不清，密度不均，在等密度区内散在较高密度的斑点影，代表梗死区内脑质的相对无损害区；2 ~ 3 周后，病变处的密度越来越低，最后变为等密度而不可见；1~2个月后可见边界清楚的低密度囊腔。②出血性脑梗死：在密度减低的脑梗死灶内，见到不规则斑点状或片状高密度出血灶影；由于占位，脑室轻度受压，中线轻度移位；2~3周后，病变处密度逐渐变低。③腔隙性脑梗死：发病12~24小时之内，CT无异常所见；典型者可见小片状密度减低影，边缘模糊，无占位效应。

要点十一　冠状动脉造影检查的临床意义

冠状动脉造影是检查冠状动脉分布情况、有无冠状动脉缺血及缺血部位、范围、程度的最客观的方法，对一些心血管疾病的诊断和鉴别诊断有重要意义，也是冠状动脉搭桥术或血管形成术前做必须的检查。

细目三　放射性核素诊断

要点一　甲状腺吸^{131}碘功能测定

1. 参考值

正常情况下，甲状腺吸^{131}碘的百分率为2~3小时15%~25%；4~6小时20%~30%；24小时30%~50%，吸^{131}碘高峰出现在24小时。

2. 影响因素

（1）地域因素：甲状腺吸^{131}碘率正常值受不同地域中食物及水中含碘多少不同而有差异，但共同的规律是随着时间的增加，吸碘率逐渐增高，吸碘高峰在24小时。

（2）年龄、性别：儿童、青春期少年甲状腺吸^{131}碘率较成年人高，女性高于男性，但差异均无显著性。

（3）食物、药物：含碘食物如海带、紫菜，一些药物如海藻、昆布、乙胺碘呋酮等对甲状腺吸碘率有抑制作用。

3. 临床意义

（1）甲状腺吸^{131}碘功能测定可用于甲亢、亚急性甲状腺炎、甲状腺功能减低以及地方性甲状腺肿的辅助诊断或鉴别诊断。此项检查对成人身体几乎无害，因此安全可靠。但为了防止射线损伤胎儿，禁用于妊娠及哺乳期妇女。

（2）吸碘率增高见于：①甲状腺功能亢进：此时不仅有吸^{131}碘率增高，而且吸^{131}碘高峰前移，但吸^{131}碘率的高低与甲亢病情的严重程度不成正比关系。②地方性缺碘性甲状腺肿：虽然吸^{131}碘率增高，但无高峰前移。

（3）吸碘率降低见于：①原发性或继发性甲状腺功能减低。②亚急性甲状腺炎、慢性淋巴性甲状腺炎。

要点二　血清甲状腺素和促甲状腺激素测定

1. 甲状腺素测定

主要是测定血液中有活性的四碘甲状腺原氨酸（T_4）和三碘甲状腺原氨酸（T_3）。正常情况下，血液循环中的 T_4 绝大部分与蛋白相结合，只有 0.04% 呈游离状态，称为游离 T_4（FT_4），血液中总的 T_4 含量称为总 T_4（TT_4）。血液中 T_4 均是由甲状腺分泌而来，其浓度比 T_3 大 60～80 倍，但生物活性较 T_3 低。血液中 T_3 只有 20% 是甲状腺分泌的，其余 80% 是由 T_4 转化而来。与 T_4 一样，血液循环中绝大部分 T_3 与蛋白结合，只有 0.3%～0.5% 呈游离状态，称为游离 T_3（FT_3）。只有游离的甲状腺素才能在靶细胞中发挥生物效应。因此，测定 FT_3、FT_4 能更准确地反映甲状腺的功能。

2. 甲状腺素测定的临床意义

TT_3、TT_4 联合测定对甲状腺功能判定有重要意义。FT_3、FT_4 对诊断甲亢或甲减更加准确和敏感，其诊断价值依次是 $FT_3 > FT_4 > TT_3 > TT_4$。

3. 血清促甲状腺激素（TSH）测定的临床意义

TSH 增高见于甲状腺功能减退症；TSH 降低主要见于甲状腺功能亢进症。

（张永涛）

中医养生康复学

第一单元　中医养生康复学理论基础

细目一　养生康复观念：顺应自然

要点一　天人相应

1. 适应季节

四季的气候变化对人体的影响最大。春夏阳气发泄，气血易趋向于表，故皮肤松弛，疏泄多汗；秋冬阳气收藏，气血易趋向于里，表现为皮肤致密，少汗多溺。因此，中医养生康复非常强调四时之不同，即一年四季分别有不同的应对方法。

2. 把握时间

中医发现机体应激能力（阳气）与昼夜时间节律有着极为相似的规律，联系到"生物钟"现象，创造了时间医学。

3. 顺从地理

我国的地理环境具有东方多湿，南方多热，西方多燥，北方多寒的特点。地域不同，人的体质和易患疾病也不一样。因此，要根据日常养生、疾病康复的具体情况，做出不同的处理。

4. 适应社会

社会是随着时代的发展而不断变化的。中医养生康复学是一门古老的学科，它也必须在理论上、技术上不断进步，在传统学术基础上有所提高和超越。

因此，我们既要坚持中医养生康复学术的传统理论，也要突破传统方法给我们造成的思想藩篱。

要点二　形神合一

1. 形为基础

"形"是"神"的物质基础，中医的"五神"（神、魂、魄、志、意）、"五志"（怒、喜、思、忧、恐），分别由五脏（心、肝、脾、肺、肾）所生成。"神"需要大量的气血精微濡养，如果神志方面出现疾患，要从五脏论治，这就是中医形神统一、形为基础观的具体体现。

2. 神为统帅

人体起统帅和协调作用的是心神。生命活动表现出的整体特性、整体功能、整体行为、整体规律，都由神志管理、协调、统一。因此，养生时要以"养性"、"调神"为先，而情志康复法也可以用于形体功能障碍以及生理疾病的治疗。

3. 形神共养

形神共养，即不仅要注意形体的保养和复健，而且还要注意精神的摄养和康复，两者相辅相成，相得益彰，身体和精神都得到均衡统一的发展。

要点三　动静互涵

1. 阳动阴静

脏腑器官属阴，以静为特征；功能活动属阳，以动为特征。

2. 动静相济

动静兼修，动静适宜，运动和静养并重，是中国传统养生和康复的重要原则。

3. 用进废退

生命体的一切活动（包括自身的功能活动和对外界刺激的各种反应），其变动范围、速度等因素，如果波动在生物体本身适应程度之内，则该活动对生命具有促进作用。中医的养生康复理论和技术，是对用进废退理论的补充和提高。

要点四　协调平衡

1. 中和是养生康复的最高准则

人体是由以五脏为中心的五大系统所组成，这五个系统中各具阴阳二气，五脏又分阴阳，不同脏腑的不同特性，它们之间的矛盾运动，才能表现为整体的中和状态。

2. 祛邪是平衡协调的重要环节

中医治疗学上非常重视"祛邪"，而养生康复学则更重视鼓舞体内正气来祛除病邪，这实际上也是调节平衡思想的反映。

3. 中医常用的协调平衡方式

（1）元素平衡：阴阳、五行、脏腑、气血等中医认识论、方法论中各种元素的"生克制化"，维持着自然界的生态平衡和人体生理的协调平衡。人体还必须与自然界化学元素平衡协调。

（2）调节平衡：中医养生学和康复技术手段中有调节平衡的理论和方法，如针灸、推拿中的"上病下取"、"下病上取"、"左病右取"、"右病左取"等方法，养生学中的"体脑交替"、"动静交替"等。

要点五　正气为本

1. 心要"恒动"

滋养全身之血液，皆由心气的推动方可在脉中周流不息。心之动，体现为"温"的作用，这里的"温"有两个含义：一是在"动"的作用上对全身的温煦功能；一是心气需要一种温煦的环境。在病理情况下心易受寒邪侵犯，形成心气耗损，心血凝聚的病理变化，故"喜温"亦为心之特性。

2. 肺宜"宣肃"

肺属金，通于秋气，主肃杀收敛。"宣降"与"清肃"互为前提，是肺一切功能的生理基础。"肺主治节"、"肺朝百脉"则是这一特性的总结。"养肺"或肺系病证的康复，必须注重"宣降"的特性。

3. 肝须"舒发"

肝在气、血、水、精、神诸方面具有舒畅、开展、调达、宣散、流通等综合功能，这些功能趋向是多方面的，上下纵横，前后左右，无所不达，恰合"木曰曲直"和"肝欲散"之性。"养肝"或肝系病证的康复，应该注重"舒发"的特性。

4. 脾当"枢转"

脾位处中焦，职司运化。"养脾"或脾系病证的康复，应当发扬其"运转"的特性。

5. 肾以"蒸渗"

肾聚藏先后天之精，故肾之"体"为精之"库"，"封藏"是其特性。肾的特性除了"封藏"之外，"主蒸主渗"亦是其功能本质。"养肾"或肾系病证的康复，要时时不忘"蒸渗"特性。

可见，正气为本的观念，在养生康复领域包含着补益正气、发扬正气、顺应正气、激发正气等多方面的含义。

细目二　养生康复原则：整体辨证

要点一　整体原则

1. 充分利用自然环境：
（1）顺应和利用自然气候的变化。
（2）利用自然环境和地域条件。
2. 适应和改造社会环境。
3. 形神兼顾，全面康复：
（1）养生要坚持形神共养。
（2）康复须注重整体功能。

要点二　辨证原则

1. 体质异同，辨质养生。
2. 病症结合，辨证康复。
3. 杂合以治，疗养兼顾。"杂合以治"，要求养生、康复的措施要以辨证论治为基础，针对不同的体质和病情，采取综合性的养生、康复手段。
（1）"杂合以治"有利于整体养生康复。
（2）"杂合以治"更切合个体实际状态。
（3）"杂合以治"最便于疗与养的结合。

要点三　功能原则

1. 维护或恢复脏腑组织功能。
2. 增强或恢复生活及职业能力。
3. 功能补偿。常用的补偿方法有：装配和使用假肢、矫形器、轮椅、手杖和生活辅助器等。

要点四　社区化、家庭化原则

养生康复服务社区化、家庭化是中医养生康复学的优势之一，同时也是人类养生保健、疾病康复所追求的发展趋势。

1. 能充分利用社区及家庭人力资源。
2. 能大量节省社会和家庭医疗费用。
3. 有利于增强养生和康复的效果。
4. 能缓解保健和康复机构不足的现状。
5. 有利于功能障碍者早期适应社会。

要点五　病残预防原则

1. 预防先天胎病致残。
2. 防止后天因病致残。对于易致残疾病的预防是防止后天残疾发生的关键。当致残疾病、损伤发生后，要及时采取预防性康复措施，以防止残疾的发生，或将残疾限制在最低程度。
3. 防止病残发展及再次致残。当病残尚未发生之前，要采取一定的措施，防止病残的发生；病残发生之后，要早期诊断，并尽早介入康复措施，以防止病残的恶化、蔓延和再次发生。

（王征美）

第二单元　养生、康复的自然方法

细目一　环境、起居、服饰法

要点一　环境

1. 自然环境与健康

（1）人类适宜的自然环境：中医历来强调和谐的"天人关系"就是适于生存，宜于健康，便于长寿的理想环境。

（2）不良的自然环境因素：

①不良的地理条件：地理环境中某些微量元素的缺乏或过剩可以引起地方病，所以地

方病又称生物地球化学性疾病。

②大气污染：大气污染包括生产性污染、交通运输性污染和生活性污染。

③水源污染：又称水体污染。

（2）预防保健措施：

①生活环境的选择。

②地方病的防治。

③社会防护，综合治理。

2. 居住环境与健康

（1）绿化环境。

（2）搞好环境卫生。

（3）治理污染。

3. 室内环境与健康

（1）改良房屋结构。

（2）加强自然通风。

（3）防治室内污染。

（4）美化居室环境。

要点二　起居

1. 起居有常。

2. 劳逸适度。

3. 合理睡眠。

要点三　服饰

1. 冷暖适宜。

2. 清洁适体。

3. 服饰增减宜忌。

要点四　排便

1. 大便须通畅。

2. 小便宜清利。

细目二　食养食疗法

要点一　饮食养生的作用

1. 滋养作用。

2. 调整作用。

3. 预防作用。

4. 延缓衰老作用。

5. 治疗与辅助治疗作用。

要点二　饮食康复的原则

1. 平衡阴阳调整体的原则。

2. 协调脏腑重脾肾的原则。

3. 辨证辨病相结合的原则。

4. 注重三因制宜的原则。

要点三　饮食保健

1. 饮食有节，适量定时。

2. 合理搭配，切忌偏食。

3. 顾护脾胃，寒温适度。

4. 饮食宜忌，趋利避害。

细目三　性生活保健法

要点一　性保健措施

1. 做好事前准备。

2. 选择合适体位。

3. 把握需求信号。由于性过程需要双方的共同配合，只有男女双方同时达到性兴奋高潮，才能完成双方心理上的平衡。

4. 结合身心导引。"七损八益"的内容原来是古代关于性行为过程中应提倡的各种性保健措施和性禁忌。其中所谓"八益"，是在性行为中应该尽力施行有益于身体的八种措施。这八种措施综合了性心理保健、性生理保健、性行为规范等多方面的内容，而形体导引和精神导引是其主要的形式。

5. 做好睡眠养精。同房结束后，男女双方均进入一种松快的疲乏状态。由于体力消耗过大，也损耗了不少精华物质，因此需要得到很好的休息以恢复。

6. 做到性交有度。

要点二　性生活禁忌

1. 忌逆情而交。

2. 忌强力交合。

3. 忌酒后入房。

4. 忌带病交合。

5. 忌忍尿入房。

6. 忌经期同房。

7. 忌产褥交合。

8. 忌以药助兴。

细目四　沐浴疗法

要点一　药浴

药浴可应用于高血压、局部软组织损伤、神经官能症、风湿性关节炎、类风湿性关节炎、腰腿痛、坐骨神经痛、脑血管意外后遗症、肥胖病、银屑病、皮肤瘙痒等疾病的治疗。

药浴形式多种多样，常用的有浸浴、熏蒸、烫敷三种。浸浴是最常用的一种。

1. 浸浴

浸浴是先将药物浸泡半小时以上，煎煮成药汁，再兑入洗澡水中，水温约在 40℃ ~ 50℃，每次浸浴约 15 ~ 20 分钟（手足癣等传染性皮肤病只浸泡患处）。

2. 熏蒸

熏蒸是将药物置纱布袋中，放入较大容器中煎煮，用煎煮时产生的热气熏蒸局部，或用蒸气室作全身浴疗。

3. 烫敷

烫敷是将药物分别放入两个纱布袋中上笼屉或蒸锅内蒸透，趁热交替放在局部烫贴，可配合按摩，效果更好。

药浴需要注意的是：温度不可过高，以耐受为度，以免烫伤；药物不能选择对皮肤有刺激和腐蚀性的；老、幼、病重者药浴需他人护理，避免意外；皮肤破损、饥饱过度、月经期、妊娠期不宜药浴。

要点二　泉水浴、热水浴

温泉对人体的作用机理有两个方面：一是物理效应，二是化学效应。物理效应指水和水温对人体的作用。

要点三　其他沐浴疗法

1. 泥浆浴

泥浆浴是用矿泉周围的矿泥、井底泥或沼泽地里的腐泥进行全身或局部浸埋浴、涂擦浴的沐浴方式。

2. 沙浴

沙浴就是以沙子为媒介，与身体接触，向体内传热，以达到养生康复目的的方法。

此外还有海水浴、冷水浴、空气浴、日光浴等。

（王征美）

第三单元　养生、康复的医学技术

细目一　现代康复技术

要点一　物理疗法

（一）运动疗法

使用器械、徒手手法或患者自身力量，通过某些方式（主动或被动运动等）使患者运动，从而获得全身或局部的各项功能恢复的训练方法，称为运动疗法。

1. 关节功能训练

即关节活动范围训练，主要分为主动运动训练、助力运动训练与被动运动训练、关节松动技术训练四种。

（1）主动运动训练：主要为徒手体操，也可借助一些设备进行运动。

（2）助力运动训练：用于患肢不能充分完成主动运动者，先做辅助下的助动性关节活动度训练，逐步过渡到主动性训练。

（3）被动运动训练：由治疗师或家属对患者进行操作，中国传统的推拿手法治疗中，摇法、抖法、扳法等也属于被动活动训练。

（4）关节松动技术：关节运动包括骨运动和关节囊内运动两种。

2. 肌力和耐力训练

（1）肌力训练：

1）肌力训练的内容：

①等张性训练：等张性训练是在肌肉收缩做功时，通过关节可动范围抵抗持续不变的阻力或负荷而进行的。

②等长性训练：等长性训练是对抗一定负荷下不产生关节活动时的肌肉收缩，常应用于关节疼痛和关节不允许活动的情况下的肌力训练，且每次收缩应保持若干秒。等长性训练主要是手法施加阻力，阻力的大小以和所收缩肌肉抗衡而不产生关节活动为准。

③等速性训练：又称等动性训练。需在等动训练器上进行。它的主要特点是由仪器限定肌肉收缩时肢体的运动速度，使其始终保持角速度相等，并使运动中的每一点的肌收缩达到最大，而得到更有效的锻炼。

2）肌力训练方法的选择原则：进行肌力训练时要根据肌力测定的结果来选择不同的方法。

①被动运动：用于0级肌力的患者，包括采用低频脉冲电刺激、推拿、针灸等方法。

②助动运动：用于1级及2级肌力的患者，方法是在患者进行自发肌肉收缩的同时，由治疗师辅助或借助器具引起关节活动。

③主动运动：用于3级肌力，要使主要训练的肌肉置于抗重力位，其运动的速度、次

数、间隔时间，均需根据患者的具体情况进行。

④抗阻练习：用于4级及5级肌力的患者，多用沙袋、哑铃或弹簧、橡皮条给予一定负荷，或由治疗师或患者本人徒手施加抵抗，使患者主动做肌肉收缩，抵抗负荷，以增强肌力。

3）肌力训练常用方法：

①渐增抵抗训练（渐进抗阻训练）：其特点是逐步增加负荷量，直至最大的等张抵抗。这种训练对于提高肌力和耐力均有效。

②短暂等长训练（等长抵抗训练）：给肢体以最大抵抗，使承受抵抗的肌群以等长收缩形式，这种训练是短期内最高效的获得肌力增强效果的办法。

③短暂最大负荷训练：给肢体以从0～5kg起达最大抵抗，使肌肉先完成关节运动（等张收缩），并继而即刻维持等长收缩5～10秒，只练1遍，每天1次。每天可稍增加负荷量，使所获肌力保持较长时间。

④等速训练（等动训练）：采用等速训练器进行训练，可达到用力愈大，阻力愈大，用力愈小，阻力也愈小，始终保持运动的角速度相等。

（2）耐力训练：耐力是指肌肉持续完成某种收缩运动的能力。耐力训练是指全身大肌群重复完成并达到中等运动量的周期性运动训练。耐力训练不仅对负重肌群，同时也对内脏各系统有较好的增强耐受力效果。

①耐力训练的原则：耐力训练的原则是中等负荷量、多次重复，并与肌力增强训练同时进行。耐力训练的强度约为最大耗氧量的40%～70%（为中等强度），此时体内能量代谢主要以有氧形式进行，故又称为有氧训练法。

②耐力训练的方法：耐力训练的项目有行走、健身跑、游泳、划船、骑车、爬楼梯等。

③运动处方的制定：运动处方主要包括：选择运动项目，确定运动强度、运动维持时间与运动频度（也称每周运动次数）等内容。

（二）物理因子治疗

应用电、光、声、磁、温热等物理因子的疗法称为物理因子治疗。本法具有无痛苦、不良反应少、操作简便等特点，对某些急性炎症和许多慢性疾病的康复疗效较好，常与其他疗法联合应用。

恶性肿瘤、发热、活动性肺结核、出血性疾病、孕妇等禁用物理因子治疗，体内有导热的金属物的患者也不能运用物理因子治疗（除光疗外）。物理因子治疗时一般须避开眼睛与生殖器部位。

1. 电疗法

（1）直流电疗法：能扩张毛细血管和促进局部血液循环，加速代谢致炎物质的消散和吸收；通过节段反射使相应节段深部脏器的血循环加速，从而有利于改善器官的活动能力。

（2）直流电药物离子导入疗法：通过直流电将药物离子导入体内治疗疾病的方法，称直流电药物离子导入法。直流电药物离子导入疗法的适应证：周围神经性麻痹或损伤，植物神经失调性疾病，软组织、关节疼痛等疾病，以及深部脏器性疾患，如肠炎、慢性鼻炎、中耳炎、咽炎、附件炎等。

（3）低频脉冲电疗法：用每秒钟频率1000Hz以下的脉冲电流治疗疾病，称为低频脉冲电疗法。电流的种类有：感应电流、三角波、梯形波、方波、锯齿波、脉冲减幅正弦电流和调制电流。

2. 光疗法

光疗法是指利用各种光辐射能作用于机体，以达到治疗和预防疾病的方法。

（1）红外线疗法：应用波长范围为 76～1000nm，取其温热效应，以改善局部血液循环，促进机体代谢和局部渗出物的吸收，止痛及缓解肌紧张。适用于各种软组织损伤修复期、末梢神经炎、非炎性创面等。

（2）见光疗法：用波长范围为 400～760m 的可见光，其生物学特性、治疗作用及方法、临床适应证基本同红外线疗法。

（3）激光疗法：目前临床使用的激光器有气体激光器、固体激光器（半导体）和液体激光器三种。分为强激光和弱激光，康复治疗主要用弱激光，又称低能量激光。

3. 超声波疗法

利用频率 2000Hz 以上超声波的物理能，以各种方式作用于人体，达到治疗疾病目的的方法，称为超声波疗法。

4. 磁场疗法

康复医学采用的磁疗法有两类：①恒磁疗法：主要为磁片贴整法、直流电磁法、磁针法。②动磁疗法：包括旋磁疗法、交变磁疗法、磁按摩、电磁等。

5. 石蜡疗法

石蜡疗法以传导热的方式直接作用于人体，借蜡温热的刺激达到治疗疾病的目的。临床上应用半固体的蜡饼或液蜡浸泡局部病变区。同时由于石蜡在冷却过程中体积逐渐紧缩，因而有收缩性的机械作用。

石蜡疗法的注意事项：①液蜡中不能混有水分。②蜡因其热容量大，易引起烫伤，所以在盘蜡法中应掌握好蜡的凝固程度，如果内有液体在治疗过程中易发生烫伤。

要点二　作业疗法

作业疗法（occupational therapy，OT）是应用有目的的，经过选择的作业活动，包括日常生活活动与部分劳动技能活动，对康复对象进行评估和治疗，以便使患者掌握良好的生活能力、劳动技能和职业能力，预防病残发展，帮助患者回归社会。作业疗法是康复治疗的重要手段之一。作业疗法的主要内容有：

1. 日常生活活动

包括穿脱衣服、厨房操作和盥洗室使用。

2. 工艺活动

手工操作及工艺品制造，如拼图、插片、编织、刺绣、泥塑、黏贴、剪贴、木刻、园艺、制作电子贺卡等，可帮助患者练习工作能力，加强手及上肢的肌力，关节活动度，手的精细动作和操作准确度，双手协调性及手眼协调性，上肢耐力，坐位平衡等，可对运动功能障碍起到有效的治疗作用。

3. 教育性活动

如科学、历史、绘画、外语学习等，可采取游戏或竞赛形式。

4. 职业训练及与职业有关的活动

如打字、钟表修理、缝纫、金工、木工等。可购置与以上工作有关的工具及材料，根据患者自身的功能及将来拟做的工作，进行有针对性的从易到难的训练，以达到重返社会的目的。

5. 娱乐活动

在节假日前组织一些娱乐活动，鼓励患者参加准备工作（如会场布置、节目准备、奖品制作）及娱乐活动中，有利于改善情绪，促进患者间交流，接触社会，提高患者的社会活动能力。

要点三　语言疗法

1. 失语症的治疗

一般认为正规的语言训练应在疾病的急性期过后，患者身体及精神状态稳定，至少能耐受集中训练 30 分钟以上时开始。

（1）失语症训练目标的制定：依据失语症评价的结果，结合患者的欲望等条件制定训练目标和计划。

（2）失语症的训练形式：

①个别训练：即在一个安静稳定的环境中由治疗师以刺激法为中心内容有针对性地进行一对一的训练。

②自主训练：患者已充分了解语言训练的方法与要求后，进行自主训练。

③集体训练：是个人训练效果实用化的训练。治疗师可根据患者的不同情况把患者分成小组，开展有针对性的多种活动。

④家庭训练：即治疗师把有关的治疗计划、训练技术等教会患者家属，在家属帮助下在家庭进行训练，治疗师定期评价指导。

（3）失语症的训练方法：

①Schuell 刺激法：是语言治疗中最常用的方法，通过反复的语言刺激促进脑内语言模式的组织、储存和提取。

②阻断去除法（deblocking method）：损伤造成某种语言功能的障碍即"阻断"，并发现用其他一种语言材料进行练习，不仅可使患者对该语言材料出现正确反应（恢复），而且可使患者对相似内容或结构的语言材料做出正确的反应。因此可以利用未受阻断的较好的语言形式中的语言材料作为"前刺激"，来引出对另一语言形式中有语义关联的语言材料（被阻断者）的正确反应，从而去除阻断。

③功能重组法（reorganization）：Luria 所提倡的功能重组法系试图通过对功能系统残存成分的重新组织或再加上新的成分，以便产生出一个适合于操作的新的功能系统，从而达到语言能力改善的目的。

④补偿技术：失语症的恢复是有限度的，为使失语症患者具有日常生活中所必需的实用的交流能力，必须让患者充分利用残存的语言功能并结合日常生活反复操作，反复强化，学会一些实用的、基本的、适合自身水平的交流技术。

2. 构音障碍的治疗

首先要通过了解病史、查体、构音障碍评价等，明确构音障碍的病因、类型、程度等，以便选择有针对性的训练方法。部分患者需配合应用药物及手术治疗等方法。

（1）放松训练：目的是通过随意肌群的放松，使非随意的咽喉肌群的肌紧张松弛。

（2）呼吸训练：目的是改善呼气的气流量和气流的控制。

（3）发音训练：目的是改善声带和软腭等的运动。

（4）发音器官的运动功能训练：目的是改善发音器官的肌肉力量、张力、协调性及速度等。

（5）韵律训练：目的是改善说话时的速度、抑扬顿挫、重音等韵律，使言语更自然，更清晰。

要点四　心理疗法

1. 遏止疗法

又作节制，就是节制情感，遏止过极的情志，达到心理平衡。这是运用于日常生活中的自我心理调节方法，是心理养生的基本方法。

2. 发泄疗法

又作宣泄，是排除不良情绪，恢复正常情志的方法。在遭遇挫折，或蒙受冤屈，或遇见烦闷、悲愤之事时，应采取适当的方式发泄不良情绪。

3. 疏导疗法

疏导是指通过交谈，用浅显明白的道理，分析病因，解释病情，诱导患者发泄心中委屈或怨愤，以此来缓解或解除不良心理状态的一种疗法。

4. 顺情疗法

又作顺情从欲，是指顺从患者的某些意愿，满足其一定的心身需求，以改善其不良情感状态，纠正心身异常的一类疗法。

5. 移情疗法

移情即通过一定的方法和措施改变人的思想观点，改变情绪的指向性，或改变其周围环境，使其与不良刺激因素脱离接触，从情感纠葛中解放出来，或转移到另外的事物上去。

6. 运动疗法

运动不仅可以增强生命的活力，而且能改善不良情绪，因为运动也是一种紧张，是以体力上的紧张状态，转移或分散精神上的紧张状态。

7. 暗示疗法

指采用含蓄、间接的方法，对患者的心理状态施加影响，诱导患者不经理智考虑和判断，直觉地接受医生的治疗性意见，主动树立某种信念，或改变其情绪和行为，从而达到治疗的目的。暗示疗法包括以下几种类型：

（1）语言暗示：语言暗示不仅包括词句语言，而且还包括行为语言。

（2）借物暗示：借物暗示指借助于一定的药物或物品，暗示出某些现象或事物，以解除患者心理症结的方法。

（3）古代祝由术：这是中国古代特有的治疗方法。是指由一定权威性的人物，在祈祷神灵等的仪式中，讲述患者发病的缘由，使患者绝对信从，以致精神内守，情感改善，病态得以调整。

（4）转移注意疗法：是暗示疗法的另一种形式。借助转移注意疗法，有意识地转移患者的病理性注意中心，以消除或减弱它的劣性刺激作用。

（5）催眠疗法：是应用一定的催眠技术使人进入催眠状态，并用积极的暗示控制患者的心身状态和行为，以解除和治愈患者躯体疾病或心理疾病的一种心理治疗方法。

8. 色彩疗法

又称颜色疗法，是利用不同的色彩，通过人的视觉器官，从主观上改变居处环境，对人体起一定的调节作用，进而促进人体健康或促使患者身心康复的一种方法。

9. 以情制情疗法

采取激起一种情志以针对性地抑制某种致病性的异常情志，从而改善或克服这种异常情志所导致或将会导致的心身障碍。

10. 行为疗法

行为疗法就是以心理学中关于学习的理论、巴甫洛夫的经典反射学说、斯金纳的操作条件刺激强化学说和实验心理学为基础，采用经典的或操作的条件反射方法，使患者通过某些特殊的治疗，形成新的条件反射，改变旧的行为反应，以此消除或纠正患者不良或反常的行为和心理活动，从而建立新的健康的行为反应的一种治疗技术。

（1）系统脱敏疗法：此疗法是 Wolpe 建立的，Wolpe 将条件反射的方法与逐步肌肉放松技术相结合，建立了系统的脱敏疗法。借助逐步脱敏的方法，即在肌肉松弛状态下，首先只在数秒钟内呈现或让患者回忆引起焦虑或恐惧的事件，使患者只感到轻度焦虑或恐惧，通过此种强度刺激的多次呈现与肌肉松弛状态相结合，以消除任何焦虑或恐惧反应；然后逐步增加现实的或想象的刺激强度，直到极强刺激亦不引起焦虑反应为止；再转移到现实生活中，达到焦虑和恐怖症状的临床治愈。最后随访观察，以巩固疗效。

（2）厌恶疗法：是把患者以前形成的不良行为或习惯的条件反应与某些恶性条件刺激，如电击、催吐、致痛等多次结合，逐步使患者对不良的条件刺激形成厌恶反应，进而起到治疗作用。

（3）阳性强化疗法（奖励法）：阳性强化疗法的目的是要训练与建立某种良好的行为。它利用操作性条件反射原理，在患者出现"合法"行为时给予一种"标记"（筹码、记分等），以后可兑换奖品，给予奖励。而"不合法"行为出现时则给予某种"惩罚"，借此以达到合法行为的强化。因此，此疗法对于强化某些良好的行为，纠正那些不良行为具有重要的治疗学意义。

（4）自我训练法：是一种自我催眠法。令患者按一定的暗示公式进行自我暗示，通过练习，可使患者导入纯粹恍惚或中性催眠状态而达到治疗目的。

（5）示范方法（行为指导法）：这是 Bandura 于 1967 年建立的，特别适用于集体治疗，也可用于纠正儿童的不良行为。

（6）刺激疗法：此疗法是让受了精神创伤或有病理性持久悲哀反应的患者，主动、反复地回忆那些可怕的经历、刺激性情境或失去亲人的痛苦场面，重新引起强烈的情绪反应，按照治疗程序一次又一次地重复，如重播哀乐，重述事故经过等等，务必使患者听

（看、想）得习惯了，甚至厌烦了，不再伴有强烈情绪反应为止。与此近似的还有暴露疗法和逆转意图疗法。

（7）其他：如消退性实践疗法、放松法、模拟法、效应预防法、调整认识法、恐怖情境法、婚姻协约法和默想敏感法等，并在不断地增添和发展。

11. 生物反馈疗法

又称生物回馈，是通过现代电子仪器，将生物体内的生理功能予以描记，并转换为声、光等反馈信号，使受试者根据反馈信号来学习调节自己体内不随意的内脏功能及其他躯体功能，达到防治疾病的目的。因此，它实际上也属于行为疗法之一，与东方气功、瑜伽有某些相似之处。

常用的生物反馈仪器有肌电反馈、温度反馈、皮电反馈、脑波反馈和血压脉搏反馈装置等。

要点五　康复工程

对于训练后仍不能恢复正常功能的肢体（尤指上肢及手），则需采用矫形器、支具来代偿其功能，用生活辅助用具来协助或代替完成一些日常生活动作。

1. 假肢

假肢是为了恢复原有四肢的形态或功能，以补偿截肢造成的肢体部分残损而装配的人工肢体，使截肢者恢复一定的生活自理和工作能力。

2. 助行器

助行器是辅助人体稳定站立和行走的工具。

3. 矫形器

矫形器是为提高运动功能和减轻疼痛，从外部支持身体某一部位的器具。

细目二　针灸疗法

要点一　针灸的养生机理

针灸的养生作用是通过经络系统和腧穴来实现的：①通经络。②理脏腑。③调虚实。④扶正祛邪。⑤调和阴阳。

现代研究：针灸可对人体的多种生理功能起到调节作用，使之得到改善，向健康的方向转化，起到保健防衰的作用：①调节免疫功能。②提高新陈代谢。③改善血液循环。④加强微量元素吸收。⑤改善内分泌功能。⑥改善神经功能。⑦影响血液成分。

要点二　针灸康复机理

1. 通畅经络功能。
2. 调节脏腑功能。
3. 恢复肢体功能。
4. 康健神志功能。

现代研究：针灸疗法是现代康复医学中一门公认的有效技术，针灸可从多方面改善机体环境，恢复残障功能。

要点三　针灸方法

常用有针灸方法有：

1. 毫针法。
2. 灸法。
3. 拔罐法。
4. 三棱针法。
5. 皮肤针。
6. 耳针。
7. 头针。
8. 火针。
9. 电针。
10. 水针。
11. 指针。
12. 杵针。

要点四　常用养生康复腧穴

1. 关元（RN4）

养生康复作用：具有培补元阴元阳、回阳救逆、培元固本、调理冲任的作用，为全身强壮保健要穴，是古代养生家意守之处。可用于日常养生保健，能防治脏腑虚损诸疾，经常灸关元，则可补肾壮阳，抗衰延年。也可用于各种虚弱及生殖、泌尿系疾病的康复治疗，如心悸、阳痿、泻下、月经不调、小便失禁等。

2. 气海（RN6）

养生康复作用：具有培补元气、补益强壮的功效。为元气之海，是全身强壮保健要穴。可用于日常养生保健，以及因元气虚弱出现的各种疾病，如咳喘、呃逆，以及生殖、泌尿系疾病的康复治疗。

3. 神阙（RN8）

养生康复作用：为先天之结缔，后天之气舍，为人身之要处。为全身强壮和回阳救逆之要穴。具有培补元气、回阳固脱、健运脾胃之功。常用于养生保健，老年元气虚弱、中气不足所致诸症，止汗止泻，以及生殖、泌尿、消化系疾病的康复治疗。

4. 中脘（RN12）

养生康复作用：具有调理脾胃、补益中气之功。可用于脾胃病的预防保健，以及各种脾胃病，如腹胀、食欲减退、纳呆、腹泻等病的康复治疗。

5. 膻中（RN17）

养生康复作用：为气会穴，是人身理气要穴，可调理气机。临床上多用于气病或气机逆乱所致病证的康复，如咳喘、胸闷、呃逆、噎膈等。

6. 命门（DU4）

养生康复作用：具有补肾壮阳、强腰健肾之功，为生命之门。可用于腰、肾的养生保健，以及各种虚寒证，虚损证，生殖、泌尿系疾病的康复治疗，如夜尿多、手足逆冷、肾虚腰痛、遗精、阳痿等。

7. 至阳（DU9）

养生康复作用：具有宽胸理气、通络止痛、调理中焦脾胃的作用。可用于心胸和脾胃的养生保健，以及心胸、脾胃、脊背功能失调的康复治疗，如心痛、胃痛、黄疸、脊背痛等。

8. 大椎（DU14）

养生康复作用：为诸阳经之交会处。具有振奋人身阳气、强壮保健、清热解表、镇静安神之功。可用于日常养生保健、预防疾病；也可用于各种虚寒之证、虚损之证、体虚感冒、流感、发热、骨蒸潮热、颈椎病等的康复治疗。

9. 风府（DU16）

养生康复作用：具有祛风解表、泄热和醒脑开窍的作用。主要用于各种表证、神志病的康复治疗，如中风不语、痴呆、眩晕、感冒、颈项强痛等。

10. 百会（DU20）

养生康复作用：具有升阳举陷、醒脑开窍、通络止痛的作用。可用于日常养生保健，以及头痛、脑病、高血压、眩晕、失眠健忘、痴呆、瘫痪、内脏脱垂等病的康复治疗。

11. 上星（DU23）

养生康复作用：具有镇静安神、醒脑开窍、通经活络的作用。常用于鼻病、头痛目眩、失眠健忘、痴呆、小儿脑瘫等的康复治疗。

12. 孔最（LU6）

养生康复作用：具有宣肃肺气、解表泄热、通经活络的作用。常用于中风上肢不遂、痹证、咳喘、鼻塞、痔疮的康复治疗。

13. 鱼际（LU10）

养生康复作用：肺经荥穴，可调理肺气，清泄肺热。多用于咽喉肿痛、咳喘、鼻衄、失音等肺脏病变的康复治疗。

14. 合谷（LI4）

养生康复作用：为大肠经原穴，能调理大肠经气，具有通经活络、镇静安神、泄热止痛、祛风消疹等作用，是临床退热要穴。多用于诸多疾病的康复，如面瘫、牙痛、面痛、痛经、发热、中风偏瘫、癫痫抽搐、荨麻疹、便秘等。

15. 曲池（LI11）

养生康复作用：大肠经合穴，可调节大肠腑气和大肠经气。具有祛风泄热、通经活络及降压等作用，是临床退热要穴。主要用于多种疾病的康复治疗，如外感发热、半身不遂、肩臂疼痛、皮肤病、高血压、肠痈等。

16. 肩髃（LI15）

养生康复作用：具有泄热、调理大肠腑气、通经活络的功能。常用于肩臂疼痛、上肢不举、半身不遂、项背强痛、风热皮肤病等病证的康复治疗。

17. 地仓（ST4）

养生康复作用：具有通经活络的近治作用。主要用于面口的功能康复，如面瘫、流涎等，也可用于面部美容保健。

18. 下关（ST7）

养生康复作用：以祛风止痛、通经活络的近治作用为主。多用于面部病变、牙病、耳病、下颌关节病变的康复治疗，也可用于面部美容保健。

19. 天枢（ST25）

养生康复作用：大肠募穴。具有通调大肠腑气、调理气血的作用。主要用于腹胀、便秘、泄泻、月经病、肥胖症的康复治疗；对胃肠可起到养生保健作用。

20. 髀关（ST31）

养生康复作用：以舒筋活络、通经止痛作用为主。多用于下肢功能障碍的康复治疗，如下肢麻木、疼痛、不遂、肌肉萎缩等。

21. 足三里（ST36）

养生康复作用：为养生保健、全身强壮要穴。具有调理脾胃、补益气血、通经活络等作用；灸足三里可使元气充盈不衰，延年益寿。可用于日常养生保健防衰，以增强体质，预防疾病，如中风的发生；也可用于各种虚证、脾胃功能失调、下肢功能障碍、高血压、皮肤病等病的康复治疗。

22. 丰隆（ST40）

养生康复作用：为祛痰要穴。具有调理脾胃功能，运化水湿的作用。可用于痰湿体质的养生调理，也常用于因痰湿所致各种病证的康复治疗，如高血压、高脂血症、肥胖、心悸、咳喘、失眠等。

23. 三阴交（SP6）

养生康复作用：为肝脾肾三经交会穴，可调理脾经和足三阳经经气，具有健脾除湿、调理冲任、补肝益肾、调和营血及降压的作用。常用于对生殖系统的保健养生，以及因脾胃功能失调所致的生殖系、泌尿系及风疹、湿疹、高血压、失眠、心悸等病证的康复治疗。

24. 血海（SP10）

养生康复作用：具有健脾除湿、调理营血、通利小便的作用。可用于日常膝关节的养生保健，月经病、生殖系病、泌尿系病和皮肤病的康复治疗，如月经不调、带下、小便不利、湿疹、膝关节退行性改变等。

25. 少海（HT3）

养生康复作用：为心经之合穴。具有降压及通调心脉、宁心安神的作用。可用于心脏病患者的日常保健和自我护理，以及冠心病、风心病、失眠、健忘、痴呆、癫狂等病证的康复治疗。

26. 后溪（SI3）

养生康复作用：属八脉交会穴，通于督脉。以通经活络止痛的作用为主。多用于肢体痛证的康复治疗，如中风偏瘫、颈项强痛、耳鸣耳聋、腰痛、手指挛急等。

27. 肩贞（SI9）

养生康复作用：以通经活络止痛的作用为主。多用于肩臂功能障碍的康复治疗，如肩关节疼痛、中风偏瘫、耳鸣耳聋等。

28. 颧髎（SI18）

养生康复作用：以局部通经活络的作用为主。常用于面部养颜防衰；面部肌肉功能失调的康复治疗，如面瘫、面痛、面肌痉挛等。

29. 攒竹（BL2）

养生康复作用：具有降压明目和通经活络的作用。常用于眼目和眼睑的日常保养；也用于眼及眼睑功能障碍的康复治疗，如眼睑下垂、目赤肿痛、近视、视物不清等。

30. 肺俞（BL13）

养生康复作用：为肺之背俞穴，有调理肺气、通经活络、泄热止痛的作用。可用于对肺脏的调养；肺功能失调的康复治疗，如咳嗽气喘、胸闷喉痹、骨蒸潮热、痤疮、背脊疼痛等。

31. 心俞（BL15）

养生康复作用：为心之背俞穴，具有调理心脉、宁心安神、通经活络的作用。可用于心脏的日常调护；心脏功能失调的康复治疗，如心痛、心悸、癫狂、痴呆、失眠、健忘等。

32. 膈俞（BL17）

养生康复作用：为血会穴。具有调理心脉和脾胃功能的作用。可用于各种血虚、血瘀和出血证的调养康复，以及心、脾胃功能失调的康复，如心痛、呃逆、呕吐、胃痛、食欲不振等。

33. 肝俞（BL18）

养生康复作用：肝脏之背俞穴。具有调理肝胆、疏肝理气的作用。可用于肝脏的调护保养；以及肝胆功能失调所致的各种病证的康复治疗，如肝炎、胆囊炎、胁痛、黄疸、目视不明等。常灸肝俞穴可使身体健壮，改善贫血症状，使血足眼亮。

34. 脾俞（BL20）

养生康复作用：为脾脏之背俞穴。具有调脾胃、补气血的作用。可用于日常对脾胃的保健调养，振奋精神，提高记忆力；也常用于因脾胃功能失调出现的各种疾病的康复治疗，如食欲不振、黄疸、腹泻、便溏、水肿等。

35. 肾俞（BL23）

养生康复作用：为肾脏之背俞穴。具有补肾益精、强腰健肾、通经活络的作用。可用于日常养生保健，增强肾气。也可用于因肾虚出现的诸多病证的康复治疗，如遗精、阳痿、月经不调、不孕不育、腰膝酸软、水肿、小便不调等。

36. 膏肓（BL43）

养生康复作用：为全身强壮穴之一。具有补虚益损、止咳平喘、通经活络的作用。可用于日常养生健体，增强体质；也可用于咳嗽气喘、吐血盗汗、遗精健忘、肩背疼痛等病证的康复治疗。三伏灸膏肓可预防哮喘的发生。

37. 承山（BL57）

养生康复作用：具有通经活络、通便止血的作用。常用于大便难、痔疮、转筋、下肢病变的康复治疗。

38. 昆仑（BL60）

养生康复作用：具有调理膀胱经经气、镇静等作用。常用于中风偏瘫、下肢活动障碍、头痛、腰背痛。

39. 涌泉（KI1）

养生康复作用：具有补肾填精、回阳救逆、泄热开窍的作用。是养生保健的常用腧穴，多用按摩或灸法；也可用于肾精不足所致的多种虚证，四肢逆冷，热厥，头晕头痛等的康复治疗。

40. 太溪（KI3）

养生康复作用：具有补益肾气、清虚热、调经血之功。临床上多用于肾虚所致的多种病证的康复治疗，如遗精阳痿、耳鸣耳聋、咽喉疼痛、牙痛、头晕疼痛、腰腿痛、跟骨骨刺等。

41. 内关（PC6）

养生康复作用：具有通调心脉、宁心安神、醒脑开窍、调理三焦气机、止呕的作用。可用于心脏的养生保健；也可用于心脏病、心神病和胃气上逆之证的康复治疗，如各种心脏病、心绞痛、呃逆、呕吐、失眠、健忘等的康复治疗。

42. 支沟（SJ6）

养生康复作用：长于通便，具有调理三焦经气、泄三焦热邪和通经活络的作用。常用于热病、便秘、胁痛、呃逆、耳鸣耳聋、上肢不遂等的康复治疗。

43. 风池（GB20）

养生康复作用：是祛内外风之要穴，具有祛风解表、醒脑开窍、镇静安神、通经活络等作用。可用于外感风邪、中风、发热、失眠、健忘、痴呆、偏瘫、面瘫、五官功能障碍、吞咽困难等病证的康复治疗。按摩风池可起到健脑的作用。

44. 肩井（GB21）

养生康复作用：具有强壮补益、通经活络的作用。可用于诸虚百损之症，如"堕胎后手足逆冷，灸此穴立愈"，以及"失精劳伤"。多用灸法起补益作用，也常用于疲劳后的恢复及颈肩病变、上肢病变的康复治疗。

45. 日月（GB24）

养生康复作用：具有疏肝利胆、和中降逆的作用。主要用于肝胆病变的康复治疗，如胆囊炎、胁痛、呕逆、黄疸等。

46. 环跳（GB30）

养生康复作用：具有通经活络、祛风止痛的作用。主要用于腰腿病变的康复治疗，如中风偏瘫下肢不遂、坐骨神经痛、下肢痿证、腰腿痛等。

47. 阳陵泉（GB34）

养生康复作用：为胆经合穴、筋会穴。具有疏肝利胆、舒筋活络的作用。主要用于下肢病变、经筋病、肝胆病的康复治疗。

48. 悬钟（GB39）

养生康复作用：为髓会穴。具有填精补髓、疏肝利胆、通经活络的作用。可用于髓海空虚所致的头目疾病的康复，以及肝胆病变、下肢功能障碍的康复。

49. 太冲（LR3）

养生康复作用：具有疏肝理气、调补肝血、镇静息风的作用。多用于肝胆病变、头目病变和内风所致抽搐病变的康复，如头痛眩晕、高血压、胁痛、肝炎、胆囊炎等。也可用于美容，治疗面黑。

50. 期门（LR14）

养生康复作用：具有疏肝利胆、理气止痛的作用。多用于肝胆病变的康复治疗，如胁痛、呕逆等。

51. 四神聪（EX - HN1）

养生康复作用：具有镇静安神、通络止痛的作用。主要用于头部病变、神志病的康复治疗，如小儿脑瘫、脑积水、大脑发育不全、痴呆、头痛、眩晕、中风、失眠健忘等。

细目三　推拿疗法

要点一　推拿养生康复机理

1. 活血化瘀，通经活络。
2. 调和营卫，预防疾病。
3. 舒筋活络，缓急止痛。
4. 调理五脏，强化功能。
5. 平衡阴阳，双向调节。

现代研究：对推拿原理的现代研究，发现不少养生康复机理，可调节免疫，增强抗病能力，还有抗炎、退热等作用。

要点二　常用养生康复推拿法

1. 头面部

具有通经活络、行气止痛、醒脑开窍、镇静安神、美容乌发、健脑益智的作用。可用于用脑过度、头痛头晕、失眠健忘及预防头发早白、面容衰老和脑力衰退等。

2. 颈肩部

颈肩部推拿有助于缓解疲劳，预防和治疗颈、肩部的劳损和颈肩部疾病，同时也有助于缓解头部、面部、上肢部、背部的疲劳。推拿重点是放松颈肩部的肌肉，特别是斜方肌、头夹肌、肩胛提肌等。

3. 腰背部

腰背部较容易劳损和发生功能障碍。推拿可缓解腰背的劳损、解除疲劳、强腰壮肾、调节脏腑功能。推拿重点是放松竖脊肌、背阔肌、斜方肌下部的肌肉。受术者均采用俯卧位。

4. 胸腹部

通过手法施术于胸腹部而起到调节脏腑功能的作用。该法可宽胸理气、健运脾胃、疏肝理气、温暖下元、通调腑气，适用于对脏腑的保健。

5. 上肢部

上肢部推拿可改善末梢血液循环，缓解上肢的疲劳和肌肉痉挛疼痛。

6. 下肢部

下肢部推拿可改善下肢远端血液循环，加快下肢静脉血液回流速度，润滑关节，缓解下肢疲劳，保持关节的正常活动。

7. 全身推拿

操作时本着从上至下、从头至足、先阳后阴的顺序施行推拿手法。

要点三　自我保健推拿

1. 头部。常用方法有：推摩面额、拿头、击头、推眼眶、揉按穴位。
2. 面部。
3. 颈项部。
4. 胸部。
5. 腹部。
6. 腰部。
7. 上肢部。
8. 下肢部。

细目四　方药疗法

要点　方药保健的应用原则

1. 预防为先，治未病。
2. 补虚泻实，重扶正。
3. 调整阴阳，期平衡。
4. 兼顾三因相宜。
5. 药补最重脾胃：
（1）五脏皆虚，补脾为主。
（2）虚不受补，运脾为先。
（3）补药防滞，调脾为佐。

6. 药补忌偏。忌滥用中药养生，重点在于补虚，无虚无病者不提倡使用药物，而是以非药物养生法为主。但即便体质虚损，必须服用中药调理体内阴阳气血，也不能偏执一端，盲目滥补，唯补是务，而应该中和平稳，忌偏忌滥。

用药的目的在于协调阴阳，凡药必有偏性，太偏就容易出现过犹不及的后果。因此，药物养生疗虚，一方面要辨明虚损病位，熟悉药物偏性，另一方面则要防范可能出现的副作用。

（王征美）

第四单元　　康复评定

细目一　　四诊评定法

要点一　　问诊

通过问诊对康复对象进行病史调查。重点是调查患者的功能障碍情况、生活自理能力、工作能力、职业能力和心理状态、社会价值以及自我评价等问题。

1. 主诉

包括主要症状、功能障碍的部位及程度。

2. 现病史

除疾病发展过程外，应包括发病前机体功能情况，按时间顺序记录病情症状发生的先后和功能丧失（或缺损）的时间过程、状态和心理感受。

3. 既往史

重点记录与现在病情特别是功能障碍有关的病史，并注意患者对以往疾病压力的反应。如既往的外伤、疾病或手术等可能给患者留下后遗症，也可以被现在疾病重新激发或合并发作。重点了解前后疾病的相关程度。

4. 心理社会史

主要收集有关患者环境的信息，包括民族习惯、婚姻状况、经济状态、家庭关系、居住条件、社会地位变化，以及家庭、单位、社会能否提供足够的精神上和经济上的支持等，从而确定社会因素对患者的影响，同时注意患者以前的社会适应能力，以利于预测患者对当前残疾的应对情况。

5. 职业史

应包括文化程度、职业特长、技能类型、生病前后的职业及身体条件能否胜任本职工作等情况。

6. 业余爱好

了解患者的业余爱好，确定其适宜参加的业余活动。这对已经离退休的患者以及暂不能参加工作的患者显得尤为重要。

医学心理学的测定、语言能力测定应包括在问诊的范围之内。

要点二　望诊

康复评定中的望诊重点是望眼神和面部形态、肢体、畸形、肌肉和关节活动等情况。

1. 望眼神和面部神态

两眼灵活，目光明亮有神，是正气来复、脏腑功能逐渐恢复正常的表现。目光晦暗，精神不振，提示脏腑虚弱，正气不足。瞳仁呆滞，反应迟钝，或紧张、恐惧、忧郁、悲伤等，多是精神障碍或心理障碍的表现。

2. 望肢体

包括身高与肢体发育是否对称、肌肉有无萎缩、身体姿势及肢体残缺等情况。

3. 望畸形

包括肢体的长短、周径的大小，脊柱的侧弯，斜颈，鸡胸，驼背，关节内翻或外翻等情况。

4. 望肌肉和关节活动

主要观察各关节活动范围是否正常，运动时相互之间是否协调以及有无跛行等异常步态。

运动学的有关测定、常规功能检查、日常生活能力测定，一般都要通过望诊来进行。

要点三　切诊

中医的脉诊是切诊最主要的内容，可以通过脉诊来确定脏腑功能、气血津液的盛衰，痰湿瘀血的有无，以及疼痛、酸胀、麻木、肢体残障的中医属性。此外，康复学的切诊还包括用手触摸或按压残损肢体、脏器或肿块，以了解其病理特征。

1. 皮肤冷热

肢体残端皮肤变热为局部有瘀热，皮肤变冷为气血虚弱或有失血。

2. 肌肉张力

此项评定标准可结合运动学的肌力测定。其结果是相对的，必须与健侧对比。

3. 摩擦感

在关节病变及骨折患者中，由于关节面不平滑或骨折端摩擦，常能触及摩擦感。

4. 压痛

应检查疼痛的部位、范围、性质。如四肢伤残者，压痛面积小，多为骨伤成残；压痛面积较大而程度相仿，多为伤筋成残。

5. 肿胀或肿块

注意其部位、深浅、形状、软硬、活动度、光滑度、有无波动等。

要点四　闻诊

除嗅气味以外，重点是听声音，包括听患者语音的高低、语言的逻辑、呼吸的声音、体内脏器如心肺等器官发出的声音以及骨关节的摩擦音等，以此来推测患者正气的强弱，脏腑组织功能障碍的状况。

医学心理学测定、语言能力测定、心肺功能测定、生活能力测定、职业能力测定，可结合中医的问诊技术来进行。

细目二　现代康复评定技术

要点一　关节活动度评定

使用皮尺、量角器等简单工具，测量肢体的长度和周径、关节活动范围等，并与健侧作比较，以评定肢体残损情况。

要点二　肌力评定

康复对象的肌力水平与其日常生活能力有因果联系，测定肌力对其功能判断具有重要意义。

0 级（0%）：全瘫。肌肉完全无收缩，患者企图用力收缩肌肉以完成动作，但看不到，也触不到肌肉收缩。

Ⅰ级（10%）：差。肌肉稍微有收缩，患者力图做肌肉收缩以完成一定的动作时，检查者可以看到或摸到肌肉收缩，但不能使关节活动。

Ⅱ级（25%）：较差。在排除肢体重力时，肌肉收缩可以使关节活动，即顺着地心引力时运动，但不能对抗肢体重量而活动。

Ⅲ级（50%）：尚可。仅能有抗地心引力收缩而使关节主动活动到正常范围，但要同时加上阻力，则不能运动该肢体或关节。

Ⅳ级（75%）：良好。肌肉收缩不仅能对抗地心引力，同时能对抗一定阻力，关节活动到正常范围。

Ⅴ级（100%）：正常。有对抗阻力的肌肉收缩，能对抗较大阻力完成运动，与健侧相同。

要点三　平衡功能评定

1. 平衡功能

平衡功能是人体保持身体稳定的一种能力。正常的平衡功能需要有健全的骨骼系统、协调的肌力以及正常的姿势反射系统，包括小脑、前庭系统、脑干网状结构、本体感受能力、肌张力、视觉和大脑皮质综合能力的共同参与。

2. 评定方法

平衡功能分静态平衡功能和动态平衡功能。静态平衡功能评定包括能否完成有靠斜坐、有靠直坐、低靠直坐、无靠直坐、扶墙站立、双腿站立和单腿站立。动态平衡功能测试方法有：

（1）测出单腿站立位时另一足尖可触及的范围，范围越大，动态平衡能力越大。

（2）测出坐位或站位时双手触及的范围，范围越大，动态平衡能力越大。

（3）测出坐位或站位时抵抗来自外界各个方向的推力，如果同一被测者能抵抗的推力增大，说明他的动态平衡能力进步。

（4）嘱被测试者沿一直线行走，视其踩线或远离直线的情况确定其动态平衡能力。

（5）沿一直线每隔1m插上一面小旗，嘱被测者顺次绕过小旗6~8面，数共计碰倒小旗的次数。

（6）平衡功能测定仪的临床应用，为平衡功能测定提供了更多科学的量化资料。

要点四　日常生活活动能力（ADL）评定

日常生活能力指衣、食、住、行、个人卫生等必需的基本动作和技巧。

一级：依赖。患者不能完成日常生活活动，即使有适当的设备或别人的帮助也不能自己活动，全部功能都由他人代劳。

二级：需要帮助。患者自己能做一部分，但需要别人不同程度的帮助才能完成。

三级：需要监护。患者需要别人的语言指导或在一旁照看去完成日常生活活动。

四级：基本自理。能独立完成，但较慢，或需使用辅助器具帮助其完成。

五级：自理。能自己独立完成活动，无需别人语言或体力上的帮助。

要点五　感觉功能评定

1. 感觉障碍的临床表现

（1）抑制性症状：感觉径路被破坏或机能受抑时，出现感觉缺失或感觉减退。

（2）刺激性症状：感觉径路受到刺激或兴奋性增高时，出现以下症状：

①感觉过敏：指轻微刺激引起强烈感觉。

②感觉倒错：指刺激诱发出感觉与该刺激不相称，甚至相反。

③感觉过度：为各种刺激引起的过于强烈难受的感觉，见于灼性神经痛、带状疱疹后的疼痛、丘脑的血管性病变（脑出血等）、周围神经外伤的恢复期等。

④感觉异常：有麻感、木感、痒感、发重感、针刺感、冷或热感、蚁走感、肿胀感、电击感、束带感等，总称为感觉异常。

⑤疼痛：探索疼痛的来源时，必须注意疼痛的分布、性质、程度、是发作性还是持续性，以及加重和减轻疼痛的因素。临床上疼痛可分为局部疼痛、放射性疼痛、灼性神经痛、扩散性疼痛、牵涉性疼痛等。

2. 感觉障碍的检查方法

检查时患者宜闭目，忌用暗示性提问，注意左右侧、远近端的对比。一般从感觉缺失部位查至正常区。

（1）浅感觉：痛觉用不同粗细针的针尖轻刺皮肤；温度觉用装有冷水（5℃～10℃）及热水（40℃～45℃）的试管交替接触皮肤；触觉用棉花束轻触皮肤。如有感觉缺失、减退、消失、过敏，应绘图标出感觉障碍的范围部位。

（2）深感觉：

①运动觉：患者闭目，检查者轻轻夹住患者手指和足趾两侧，上下移动5°左右。询问患者手指或足趾的位置。

②位置觉：患者闭目，检查者将其肢体放在一定位置，嘱患者说出所在位置，或用另一肢体模仿。

③振动觉：用振动着的音叉置于骨突起处，如足趾、内外踝、胫骨、膝盖、手指、桡尺骨茎突、锁骨等处，询问有无振动感觉，并注意感受时间。

（3）复合感觉（皮质觉）：

①形体觉：嘱患者闭目，将物件如钢笔、钥匙 、硬币等置患者手中，让其用单手触摸后说出物件名称。

②定位觉：患者闭目，检查者用手指或棉签等轻触患者皮肤后，嘱其指出刺激部位。

③两点辨别觉：患者闭目，用特制的钝角两角规，将其两角分开到一定距离，接触患者皮肤，如患者感到两点时，再缩小距离，至两接触点被感觉到一点为止。两点必须同时刺激，用力相等。

要点六　认知功能评定

认知是认识和知晓事物过程的总称，包括感知、识别、记忆、概念形成、思维、推理及表象过程。

1. 认知功能评定

（1）记忆：记忆是过去的经验和事物在人脑中重现，是一个复杂的心理过程，包括识记、保持、回忆和再认四个基本环节。记忆分为形象记忆、逻辑记忆、情绪记忆和运动记忆。

康复医学上有关记忆功能的测量方法有修订韦氏成人智力测验中一般知识分测验、韦氏记忆测验、Rivermead 行为记忆测验等。

（2）注意力：注意是心理活动对一定事物的指向与集中，反映心理活动具有明确的指向性，由于这种指向与集中，人们才能够清晰地对周围现实中某一特定的对象作出正确的反应。

注意力测验一般采用专用量表，常用的有韦氏记忆测验中的数字长度分测验，韦氏智力测验中的算术测验，数字广度测验，数字符号测验。

（3）抽象思维和逻辑推理思维：思维与感觉、知觉都是人脑对客观现实的反应。但是感觉和知觉是对客观现实的直接反应，而思维是对客观事物间接的、概括的反应。它所反映的是客观事物共同的、本质的特征和内在联系。所谓间接性，即思维是借助已掌握的知识经验来理解、分析感知到的事物的内涵与暂时还没有感知过的事物的属性。所谓概括性，即思维是对一类事物共同的本质特征的反映。人类思维过程表现为分析与综合、比较、抽象和概括，以及具体化。其中分析与综合是思维的基本过程。比较是在分析综合的基础上把事物进行对比，通过逻辑推理找出其间的异同点。抽象和概括是把抽取的事物的特殊性和一般性加以处理的思维过程。具体化是将通过抽象和概括而获得的概念、原理、理论返回到具体实际，以加深、加宽对某种事物的认识。

2. 简易认知功能测量方法

（1）认知功能测量表：根据残疾患者的认知缺陷设计一些实用的认知测量表运用于临床，既能对患者的认知功能作等级量化的分析，又能直接为治疗提供依据和指导。

（2）简易智力状态检查表（minimental state examination，MMSE）：适合于流行病学调查筛选和社区中确定残疾及其分级。

（王征美）

第五单元　慢性病与老年病

细目一　冠心病

要点一　康复适应证

1. 急性心肌梗死无心脏并发症，或心脏并发症得到控制并稳定后。
2. 稳定性心绞痛或心电图改变的冠心病患者。
3. 冠状动脉搭桥术后。
4. 心肌梗死后伴室壁瘤，病程大于 3 个月，瘤体在增大者。

要点二　康复方案

1. 饮食

冠心病患者的饮食宜忌范围与高脂血症相近。

2. 运动

主要适用于慢性冠心病康复患者。运动处方包括运动方式、强度、时间、频率、注意事项。制订运动处方时，要考虑以下 3 个因素：年龄越大，危险性愈高；心脏病情越严重，危险性愈大；运动强度越大，危险性愈大。

3. 理疗

可采用矿泉浴、热水浴或日光浴。

4. 心理与娱乐

以说理开导的方式使患者消除顾虑，振作精神，树立信心。亦可用色彩疗法，使患者处于冷色环境中。抑郁者则可在室内放置具有解郁作用的鲜花，必要时也可结合暗示及行为疗法。

娱乐疗法则以欣赏音乐、观赏书画、种花养鸟、游园钓鱼等静态娱乐活动为主，可以增加生活乐趣，消除不良情志反应。在选择音乐时，如患者以精神焦虑为主，可选"宁心安神"类乐曲；若患者以抑郁为主，则可选"抒情开郁"类乐曲。

5. 针灸推拿

（1）体针：主穴取内关、心俞、膻中、鸠尾。痰湿，加丰隆、足三里；血瘀，加心俞、神门；气滞，加肝俞、间使；寒凝，加通里、郄门；阴虚，加脾俞、三阴交；阳虚，加肾俞、足三里；气虚，加心俞、神门；阳脱，加百会、关元、气海、神阙（灸）。

（2）水针：心俞、厥阴俞、内关。

（3）耳针：针刺：心、皮质下、交感、神门、肾、内分泌区；王不留行子敷贴：心、小肠区。

（4）推拿：取穴：膻中、心俞、厥阴俞、足三里、内关、膈俞、心前区阿是穴。

6. 药物

康复治疗中运用西药的原则为：改善冠脉循环和心肌缺血；减少或防治冠脉痉挛；对高血压、高血脂、高血糖、高血黏患者给予降压、降脂、降糖、降黏治疗；防治心律失常；预防心肌梗死及猝死。其中抗心肌缺血药物是冠心病药物治疗的基础，主要包括硝酸酯类、β 受体阻滞剂和钙拮抗剂 3 大类。稳定期应以中药为主。

（1）气虚血瘀型：宜益气活血，化瘀通络。补阳还五汤加减。

（2）心阳虚衰型：宜益气温阳，活血通络。保元汤、右归饮加减。

（3）心阴亏损型：宜滋阴养心，活血清热。左归饮、天王补心丹加减。

（4）痰浊闭阻型：宜宣痹通阳，祛痰化浊。瓜蒌薤白半夏汤合桃红四物汤加减。

（5）气滞血瘀型：宜疏肝理气，活血化瘀。血府逐瘀汤、冠心Ⅱ号方加减。

中药注射液：葛根素注射液、复方丹参注射液、生脉注射液、参麦注射液。

7. 护理

（1）起居护理：保持环境安静，睡眠充分，午间适当休息。防寒保暖，特别是严冬季节，清晨起床或夜间如厕时更要多加小心，动作宜慢。此外，大便时不可屏气或过分用力，若有便秘者可适当服用通便药物。

（2）饮食护理：饮食宜清淡而富于营养，多食瓜果、蔬菜，忌肥甘厚味、烟酒浓茶及暴饮暴食，只可适当饮淡茶及低度酒。

（3）保健护理：康复期患者应随身携带保健药盒，盒内置应急中、西药品。

（4）情志护理：避免一切精神刺激，切勿大怒、大恐、大喜。观看电视、电影和小说书刊，需要加以选择，否则可致病情突变而发生意外。

细目二　慢性阻塞性肺疾病

要点一　康复适应证

慢性阻塞性肺疾患的临床缓解期。

要点二　康复方案

1. 康复教育

讲解疾病知识，提高患者自我保护和防治疾病的能力，明确康复医疗对自己的好处，解除对疾病的忧虑。要充分发挥患者的主观能动性。

2. 饮食

一般应给予低脂、复合碳水化合物饮食。伴有高碳酸血症者则应予低碳水化合物饮食、高脂肪饮食，以减少二氧化碳产量。控制液体入量，维持电解质平衡。

3. 运动

运动方式有行走、慢跑、登楼、游泳、踏车、做呼吸操、打太极拳、练气功等。

4. 理疗

沐浴疗法比较适合本病康复。

5. 心理和娱乐

对患者及时有效地进行心理疏导，有助于病情的康复和生活质量的提高。娱乐疗法可选用歌咏疗法，其机理类似于深腹式呼吸法。

6. 中药

（1）痰浊壅肺型：宜化痰降气，健脾益肺。苏子降气汤、三子养亲汤、六君子汤加减。

（2）痰热郁肺型：宜清肺化痰，降逆平喘。越婢加半夏汤、桑白皮汤加减。

（3）痰蒙神窍型：宜涤痰、开窍、息风。涤痰汤加减。另服安宫牛黄丸或至宝丹。出现痰蒙神窍，神志昏乱证候时，已不适宜进行康复医疗，应送医院相关科室就诊。

（4）肺肾气虚型：宜补肺纳肾，降气平喘。平喘固本汤、补肺汤加减。

（5）阳虚水泛型：宜温肾健脾，化饮利水。真武汤合五苓散加减。

7. 针灸推拿

（1）体针：肺俞、脾俞、肾俞、膏肓、气海、足三里、太渊、太溪、命门等穴。

（2）水针：取胸 1～6 夹脊穴，亦可取肺俞、天突、定喘穴等。

（3）头针：取双侧胸腔区。

（4）梅花针：取尺泽至鱼际手太阴肺经循行部、第 1～12 胸椎两侧足太阳膀胱经循行部、颈前两侧足阳明胃经循行部。

（5）耳针：肺、脾、肾、心、气管、咽喉、神门、三焦、内分泌等。

（6）灸法：取大椎、风门、肺俞、膻中、肾俞、气海等。

（7）推拿：一般可用背脊拿提、束胸、摩按季肋下、揉风池、揉命门、捏合谷、揉血海等法。

胸穴按压有一定效果，以第 1～5 胸肋关节的下缘各一对穴为常用穴（相当于膻中、神藏、灵墟、神封、步廊），其他胸部敏感压痛点为配用穴。

8. 护理

（1）戒烟。

（2）预防感染。

（3）吸氧。

细目三　糖尿病

要点一　康复适应证

1. 糖尿病经临床治疗，症状减轻，血糖相对稳定。
2. 糖尿病的并发症。

要点二　康复方案

1. 康复教育。康复教育的主要内容有：

（1）向康复对象介绍有关知识，包括症状、诱发因素、危害性、血糖控制的重要性及患者应采取的态度。

（2）糖尿病基本饮食原则，包括标准热量的计算，食物成分的选择，定时定量进食的重要性，加餐的时间和必要性。

（3）运动的重要性，何时活动有助于康复，运动量的掌握。

（4）口服降糖药物的种类、作用原理和时间、如何选择、服用方法。

（5）胰岛素的种类、使用方法等。

（6）自我监测，分段尿留取和尿糖测试方法，微量血糖测定方法，定期检查并发症。

（7）掌握情绪、饮食、运动和药物之间的关系。

（8）掌握特殊情况下的对策，如发热、感染、低血糖、情绪波动时的应对措施。

（9）糖尿病足的自我保健。

（10）什么情况下应去急诊，糖尿病酮症酸中毒及高渗昏迷综合征的先兆；便秘与视网膜病变、心脑血管病变危险性的关系；其他药物对胰岛素敏感性的影响。

2. 饮食。

3. 运动。运动为糖尿病的次选康复措施，原则为因人而异，循序渐进，持之以恒。

（1）活动强度：最佳的活动强度为：主观感觉微微出汗，全身轻松，食欲不减为合适。客观指标为活动时的最快心率 = 170 - 年龄。

（2）运动方式：散步、做健身操、打太极拳、练气功、骑自行车、打台球和滑冰、游泳等均可。

（3）气功：常规功法有放松功、内养功两种。

4. 沐浴：

（1）温水浴。

（2）矿泉浴。

（3）空气浴、森林浴、日光浴：根据患者具体情况选用。

5. 心理。改善患者的情绪状态，是糖尿病康复的重点之一。

（1）心理支持。

（2）认知疗法。

（3）行为疗法。

（4）娱乐疗法。

6. 中药：

（1）辨证处方：

①肺胃燥热型：宜清热生津止渴。白虎加人参汤合益胃汤加减。

②脾胃气虚型：宜益气健脾，生津止渴。七味白术散加减。

③肾阴亏损型：宜滋阴补肾。六味地黄丸加减。

④阴阳两虚型：宜滋肾温阳。金匮肾气丸加减。

（2）中成药：治疗糖尿病的中成药品种繁多，选介如下：

①消渴丸。

②降糖舒。

③玉泉丸。

④地黄丸系列。

⑤石斛夜光丸。

另外，本病也可采用中药外治。

7. 针灸推拿：

（1）体针：主穴：脾俞、膈俞、胰俞、足三里、三阴交。多饮烦渴加肺俞、意舍、承浆；多食易饥、便秘加胃俞、丰隆；多尿、腰疼、耳鸣加肾俞、关元、复溜；神倦乏力、少气懒言、腹泻加胃俞、三阴交、阴陵泉。

并发眼目病证者，取承泣、四白、巨髎、三阴交、足三里、内庭。并发痈疽者，取曲池、尺泽、三阴交、足三里等穴。

（2）水针：取肺俞、脾俞、胰俞、肾俞、三焦俞、曲池、足三里、三阴交等。

（3）耳针：主穴为胰、内分泌，辅穴为肾、三焦、耳迷根、神门、心、肝等。或在眼、肝、肾、肾上腺、心、交感诸穴中找敏感点贴王不留行子。

（4）梅花针：取胸6~12夹脊，腰1~6夹脊部，用梅花针轻叩或中等强度叩刺。

（5）艾灸：①承浆、意舍、关冲、然谷。②水沟、承浆、金津、玉液、曲池、劳宫、太冲、行间、商丘、然谷、隐白。③承浆、太溪、支正、阳池、照海、肾俞、小肠俞、手足小指（趾）尖。

下列情况下不宜针灸：①合并皮肤感染、溃疡者。②孕妇糖尿病患者。

（6）推拿：一般可推脊椎两侧，并由上而下摩擦背部，揉背部俞穴，捏捻脚趾。并发眼疾者，则可按、推、摩上丹田，点按双眼内眦部，轻揉上下眼睑。

8. 护理：

（1）禁烟酒。

（2）防止低血糖。

（3）预防感染。

（4）病情监测。

①自我监测：尿糖测定，每日测4段尿糖（上午、下午、睡前、夜间）；定期自测微量血糖，每周1~2次测空腹及三餐后2小时血糖；定期自测体重、血压、心率；经常检查皮肤尤其是足部皮肤颜色，有无破溃、感染；自测足背动脉的搏动。

②定期就诊：每月1次常规门诊。若尿蛋白始终阴性，可半年查1次尿微量蛋白排泄率。3个月化验1次肝肾功能；半年做1次血脂分析；每年检查1次眼底、皮肤微循环、四肢血流图、周围神经传导速度、胸片、心电图。

细目四　老年性痴呆

要点一　康复适应证

凡确诊为老年性痴呆的各类患者，整个病程都是康复的适应对象。

要点二　康复方案

中医药学在健脑、促进大脑血液循环、改善脑功能方面有突出的效果，可以用来对轻度老年性痴呆（以记忆力下降为主）和中度老年性痴呆（严重记忆力障碍、脑电图改变）的患者进行康复。

1. 饮食

益智健脑的食物有利于改善患者的智能。

2. 运动

手部的运动对本病有特殊意义。双手在大脑的投射面积很大，手运动可以给大脑更多的刺激。

3. 心理与娱乐

痴呆患者的大部分时间是在家庭和社区中度过的，家庭、社区所作出的心理道德上的支持、科学护理，提供的娱乐活动，是对痴呆患者的最好照顾。

4. 中药

在药物治疗中，尚无疗效确实的西药，而中药辨证论治亦只是对早期、中期有一定疗效。

（1）辨证处方：

①肾虚髓减型：宜滋补肝肾，填髓健脑。七福饮加减。

②心肝阴虚型：宜滋阴养血，宁心疏肝。天王补心丹合一贯煎加减。

③痰浊阻窍型：宜涤痰开窍。指迷茯苓丸或涤痰汤加减。

④心脾两虚型：宜健脾利湿，养心安神。归脾汤合养心汤。

⑤气滞血瘀型：宜活血化瘀，开窍通络。通窍活血汤或复元活血汤加减。

（2）中成药：

①银杏制剂。

②川芎嗪。

③清开灵。

5. 针灸推拿

主要以醒脑开窍为主，结合辨证，辅以滋补肝肾，平肝潜阳，化痰祛瘀，行气活血等方法。

（1）体针：第一组穴取大椎、安眠、足三里；第二组穴取哑门、安眠、内关。备用穴取肾俞、血海、丰隆。

（2）音乐穴位电刺激：在聆听音乐的同时，将音乐声波转换成电信号，对穴位进行刺激，是一种简单有效的治疗方法。

（3）头针：额中线、额旁1线、顶中线。髓海不足加额旁3线、顶颞前斜线；肝肾亏虚者加额旁2线、额旁3线；痰浊阻窍者加额旁2线。采用平针刺，顶中线可用扬刺法，集中向顶中线透刺。虚证为主用进气法，实证为主用抽气法。

（4）耳针：脑点、神门、皮质下、肾、心、枕等穴。

（5）水针：肾俞、足三里、哑门、风池。

（6）刺血：中冲或大椎穴。

（7）梅花针：循经叩刺督脉（长强～大椎）、任脉（曲骨～天突）及足阳明胃经（髀关～内庭）。

（8）磁疗：常配合针灸康复法，取穴按体针治疗穴位。

（9）按摩法：手法包括按摩头颅、干洗脸、摩颈项、梳头发等。

6. 护理

（1）环境：尽量使环境安静，以利养神。注意调节情志，避免精神刺激。

（2）起居：重症患者的饮食、洗漱、二便需有人护理。防止褥疮及感染。防止食物或药物中毒。

（3）安全：痴呆患者的认知功能受损严重，但运动功能保持完好，可能出现无目的的日夜闲荡，要注意门窗安全，可设置一个"安全区"，让他们在里面自由走动，防止外出后迷失归途。

细目五　退行性骨关节病

要点一　康复适应证

1. 关节疼痛。
2. 关节肿胀。
3. 关节僵硬。
4. 活动障碍。

要点二　康复方案

康复目标是有效地控制症状（如疼痛和僵硬），改善或维持患者的生活自理能力。

1. 饮食

根据体质和疾病的寒热属性来选择。

2. 运动

运动康复既可增加关节的活动度，防止关节粘连、僵硬，又能避免由运动产生的关节软骨受压。老年人要避免过度运动造成损伤。

3. 理疗

（1）热疗：如红外线、神灯、超短波、热敷、蜡疗等均可采用。

（2）电离子透入：选择适当的中药，用电离子药物导入仪导入体内。

（3）温泉浴：多采用浸浴法，泉水温度以34℃～43℃为宜。

4. 心理与娱乐

可采用与心理医生交谈、创建良好的生活环境、养花、色彩疗法、听轻松愉快的音乐、交朋友、下棋、书法、绘画等方式。

5. 中药

（1）辨证处方：

①血虚风痹型：宜养血祛风，通经活络。四物汤加味。

②阳虚寒湿痹阻型：宜温补肾阳，散寒除湿，舒筋活络。乌头汤合薏苡仁汤加减，或金匮肾气丸加减。

③湿痰痹阻型：宜运脾除湿，化痰通络，消肿止痛。薏苡仁汤加减。

④湿热痹阻型：宜祛风清热，除湿通痹。白虎加桂枝汤加减。

⑤肝肾阴虚型：宜补益肝肾，舒筋活络，强健筋肉。六味地黄汤加味。

（2）中药外治：

①中药熏洗。

②药物贴敷。

③热熨。

6. 针灸推拿

（1）体针：各部骨关节病常用腧穴如下：

颈椎：颈百劳、风池、天牖、肩中俞、肩井、风门。

肩关节：肩三针、天宗、曲池、肩井。

肘关节：曲池、少海、肩髃、外关、手三里。

腕关节：外关、大陵、阳池、阳溪。

手指关节：八邪、中渚、合谷、后溪、支沟。

腰椎：肾俞、气海俞、夹脊、阿是穴、命门、腰阳关。

髋关节：肾俞、腰阳关、环跳、殷门、白环俞。

膝关节：足三里、血海、阴陵泉、阳陵泉、膝阳关、委中、照海。

踝关节：昆仑、太溪、悬钟、三阴交、解溪。

跟骨：太溪、昆仑、申脉、仆参、照海。

趾关节：八风、太冲、地五会。

辨证配穴如下：①湿邪重：足三里、三阴交、脾俞。②湿热：合谷、大椎、曲池、丰隆、三阴交、肩髃。③虚寒：命门、至阳、大椎、关元、神阙。④肾气虚：太溪、肾俞、关元、神阙、涌泉。⑤气血虚：脾俞、膈俞、足三里、公孙、血海。

（2）艾灸：局部可采用多种灸法。

（3）水针：常用药物：①维生素 B_1、B_6、B_{12}、AD、K、E。②中药：当归、黄芪、川芎、丹参、红花、雷公藤等注射液。③其他：生理盐水、654－2注射液。

（4）梅花针：对热证关节肿胀者在肿胀局部用皮肤针叩刺出血，有泄热消肿、活血化瘀的作用。

（5）火罐：有邪气阻滞者，可在病变附近或背部腧穴拔罐，以通经活络，祛邪止痛。

（6）耳针：选与病变相应的耳穴肾上腺、内分泌、肾、脾、神门等。

（7）推拿：以舒筋活络，行气止痛，通利关节为基本原则，重在帮助病变关节恢复功能，多采用推、㨰、摩、擦、搓、拿、捏、揉、按、摇、扳、拔伸等手法。

（8）自我按摩：适用于手法能及的部位。

7. 护理

（1）劳逸结合。

（2）消除关节劳损因素。

（3）减轻体重。

（王征美）

第六单元　病残、伤残的康复

细目一　偏瘫

要点一　临床表现和康复预测

偏瘫运动功能的康复受多种因素的影响，如偏瘫的发病原因、发病部位，患者的年龄、职业、性格、既往身体状况、并发症、康复开始时间等。

1. 步行功能

偏瘫发病初期，当意识清醒后，通过对下肢简单的运动功能检测，可大体判断将来是否能恢复步行功能。

2. 手功能

临床可根据手指运动出现的时间，预测手功能可大体恢复到何种程度。

3. 影响运动功能恢复的主要因素

运动功能的恢复主要取决于脑组织和脑血管损伤的原因、部位及程度。此外，运动功能的恢复还与下列因素有关：

（1）年龄。

（2）既往的运动障碍。

（3）内科并发症。

（4）康复开始时间。

（5）恢复欲望。

（6）失认症。

（7）失语症。

（8）视野缺损。

4. 运动功能恢复过程

（1）弛缓性完全瘫痪期：在中风偏瘫早期（约数日到2周内），患侧上下肢肌肉均呈弛缓状态，完全无收缩能力，不能进行任何的随意运动。

（2）联合反应和随意收缩期：联合反应是通过机体左右侧联络引起的反应。上肢主要为胸大肌和胸锁乳头肌的上部，下肢主要为髋关节的内收肌群。

随意收缩是指患侧肌肉的随意收缩。这种收缩可引起最小限度的随意运动，但不能引起肢体关节的运动。

（3）共同运动期：共同运动是偏瘫患者期望完成某项动作时引发的一种随意运动。由于这种运动只能按照一定的固定模式进行，没有选择性运动，因此称为共同运动。此期上下肢均可随意引发共同运动，并可带动一定的关节运动，且痉挛逐渐加重。

（4）分离度较低的运动：共同运动的支配力逐渐减弱，痉挛亦开始减弱。可进行一些脱离共同运动模式的简单的分离运动。

（5）分离度较高的运动：随着共同运动的支配力和痉挛的不断减弱，基本脱离共同运动的支配，可逐渐进行较为复杂的、分离度较高的运动。

（6）随意运动：几乎完全脱离共同运动的支配，痉挛基本消失，可完成各种自由的、随意的运动。同时在运动速度和运动的协调性、技巧性方面亦接近正常水平。

要点二　康复辨证

1. 中医对本病的认识

中风偏瘫患者多因素体亏虚，或年老精气亏损，阴阳失衡，气血逆乱，或素有痰瘀内阻，经脉不利，再加上忧思恼怒，或情志不畅，嗜食甘肥醇酒，或房室劳累而诱发。其虚者，多为气虚、阴虚；其实者，多为瘀血、痰浊。其气阴不足为致病之本，风、痰、瘀为发病之标。中风偏瘫早期的主要病机是阴阳失调，气血逆乱，风痰瘀血蒙蔽清窍，横窜经络，阻塞于脑。而偏瘫恢复期则为虚实夹杂病机：虚，多为气虚、阴虚，而阴虚又主要为肝肾阴虚；实，则多为瘀血、痰浊。

2. 辨证分型

（1）中风偏瘫早期有中脏腑与中经络之别：

①中经络型：病情较轻，病邪较浅，可见头痛烦乱，眩晕，舌强不语，半身瘫痪，肌肤麻木，口眼歪斜，可伴有耳鸣、腰膝酸软，脉弦或浮数。

②中脏腑型：病情较重，有精神或意识障碍。除半身不遂，肌肤麻木，口眼歪斜，言语謇涩等症状外，常有猝然昏倒，不省人事，口噤不开，牙关紧闭，两手握固，便闭，肢体强直或痉挛，脉弦滑有力等症。

（2）中风偏瘫恢复期常见证型有：

①气虚血瘀型：偏瘫兼见面色苍白，形体虚羸，半身麻木，肌肤甲错，舌有瘀斑瘀点，脉细涩。

②肝肾阴虚型：偏瘫兼见腰酸腿软，耳鸣健忘，眩晕，视物模糊，或筋脉拘急，屈伸不利，神情呆滞，舌红苔薄，脉弦细。

③脾虚痰湿型：偏瘫兼见肢体软弱无力，感觉迟钝，食欲不振，倦怠乏力，形体肥胖，面黄唇淡，或语言不利，舌体胖大，舌淡苔腻，脉滑。

要点三　康复适应证

偏瘫发生的急性期，患者多表现为一侧上下肢瘫痪，不能随意运动，可伴有口眼歪斜、语言不利等。此时，要尽早介入康复治疗措施。但是由于发病初期，患者多有脑水肿，并可能伴有昏迷、高烧，生命体征如血压、呼吸、脉搏等尚不稳定，病情还有可能进一步恶化。因此，应以临床抢救为主。虽然尽早介入康复治疗措施对于减轻偏瘫程度具有重要的作用，但总体应以不影响临床抢救为前提。

至康复期，一侧上下肢瘫痪，不能随意运动，可伴有肢体强直、拘急，或肌肤麻木，口眼歪斜，言语謇涩等。此时患者血压、脉搏、呼吸等生命体征已基本稳定，意识清醒，多数患者能够理解医护人员的语言，并能配合康复治疗。因此应鼓励患者发挥自身的主观能动作用，积极参与康复治疗和功能训练。

要点四 康复方案

1. 早期康复

在偏瘫发病的早期（通常指发病后的 1~3 周以内），应尽早介入康复治疗措施。康复重点在于协助治疗原发病，防止病情恶化，预防继发性功能障碍。其主要方法为药物、针灸等。体位疗法和运动疗法对防止继发性功能障碍，如关节挛缩、疼痛、肌肉萎缩具有重要作用。

（1）药物：

①中经络型：宜平肝息风，兼顾肝肾之阴。镇肝熄风汤加减。

②中脏腑型：宜开窍息风。先灌服或鼻饲安宫牛黄丸或至宝丹，同时服用羚羊角汤加天麻钩藤汤。

（2）针灸：

①中经络型：如以半身不遂、头晕头痛、耳鸣腰酸为主，取风池、肝俞、肾俞、太溪、阳陵泉；以半身不遂、痰多胸闷、便干等为主，取风池、风府、大椎、肺俞、天突、中府、丰隆、曲池、足三里、肾俞、膻中、天枢、三阴交。

②中脏腑型：先开关醒神志，可取十二井穴放血，人中穴大幅度捻转提插，待患者稍微神清后，可取百会、内关、外关、风池、太冲、足三里、合谷。若出现脱证，可急刺人中醒神，同时温灸百会、神阙、中极、关元、气海；神清后用补法针刺足三里、太溪、膻中、中脘、内关。

（3）体位疗法：

①保持正确体位。

②定时变换体位。

（4）运动疗法：通过被动运动，即借助治疗者手法进行的运动来保持关节活动度，主要在四肢进行。用于意识不清，或不能进行自我被动运动者。

（5）护理：在急性期，特别是在发病后的最初几天，患者常伴有昏迷、意识障碍，病情不稳定，应绝对卧床休息，避免不必要的搬动。同时要注意保持室内安静，空气新鲜，避免对流风和噪音对患者的刺激。早期偏瘫患者很容易继发呼吸道和肺部的感染，而受凉往往为其诱因，因此要注意保暖。要注意保持口腔清洁，经常用淡盐水清洗口腔，以防止发病菌的滋生。

2. 恢复期康复

从急性期到恢复期需要的时间，因人、因病的性质和轻重而有较大差异。一般而言，缺血性中风在发病后1周、脑部手术后2~3周内即进入卧床恢复期。此期重点在于补虚、祛瘀、化痰，主要手段为药物、针灸、推拿等。某些运动疗法可降低肌张力，促进神经-肌肉的功能恢复；作业疗法可促进日常生活能力的提高；轮椅、矫形器可补充、强化或替代部分残损功能。

（1）中药：

①气虚血瘀型：宜益气活血。补阳还五汤加减。

②肝肾阴亏型：宜滋补肝肾。杞菊地黄丸加减。

③痰湿阻滞型：宜化痰祛湿。半夏白术天麻汤加减。

若偏瘫日久，恢复较慢，可兼用中药熏洗法。

（2）针灸推拿：

①体针：上肢取肩髃、曲池、外关、合谷、天泉、少海、内关；下肢取环跳、风市、阳陵泉、足三里、悬钟、三阴交、解溪、昆仑。

②头针：可取顶颞后斜线，取患肢对侧。

③耳针：可取神门、脑干、枕、颞、肝、肾，或用王不留行子贴敷。

④推拿：可结合运动疗法同时进行。

（3）运动：

①自我被动运动：即患者利用健侧的力量活动患侧肢体。

②主动运动：即依靠患侧肢体自身力量进行的运动。

③床上基本动作训练：指卧床期的翻身和卧位移动动作。

④起坐与跪立训练：在病情允许的情况下，应让患者尽早进行起坐训练。并随着症状的不断改善及体力的增强，逐步过渡到跪立位训练。

⑤站立与步行：站立和步行是独立完成各种日常生活活动的最基本需求。当坐位平衡功能基本恢复，患侧髋、膝关节能主动屈曲，说明该侧肢体已有下床站立、步行的能力，应及时进行站立训练。并随着站立稳定性的提高，逐步过渡到步行训练。

⑥上肢功能训练：上肢功能障碍常表现为肩关节外展、前屈、外旋的运动受限及挛缩和疼痛；肘、腕关节的伸展受限；掌指关节的伸展位、拇指的内收位挛缩等。这些均可在发病初期通过关节活动度的训练加以预防。在恢复期，充分利用模具推拉训练及积木、各种插件的抓握等作业疗法的训练，既可进一步维持和扩大各上肢关节的活动范围，又可抑制异常的病理运动模式，促进分离运动的早日完成。

⑦气功：偏瘫后期，可选择强壮功、站桩功、松静功等气功方法。

（4）作业：内容包括日常生活运动的训练、技巧训练、自助具使用训练、精神心理的改善、痴呆的预防等，重点是日常生活动作训练。日常生活动作训练主要包括饮食、穿衣、洗漱、如厕、个人卫生等各种基本运动和技巧。

（5）轮椅、矫形器：

①轮椅的移乘及使用：训练内容主要包括：从床（椅）向轮椅的移动、从轮椅向床（椅）的移动以及轮椅的驱动。

②矫形器的应用：偏瘫患者主要使用下肢矫形器，可有效地预防下肢的挛缩畸形，特别是踝关节的畸形，使站立行走稳定，步态接近正常。另外，在站立位和步行训练过程中，要适时选用各类手杖。

（6）护理：

①起居护理：偏瘫患者应预防"复中"。应注意保证充分的休息。要注意适寒温，特别要注意避寒保暖；要保持大便通畅，应养成定时排便的良好习惯。

②饮食护理：饮食应以清淡为主，多食蔬菜瓜果、豆类或豆制品、鱼类、奶类，要注意适当饮水，戒除烟酒。

③要加强患肢护理，注意局部保暖。应用热水袋或局部烫洗时要注意防止烫伤。要尽可能避免在患肢进行注射。应在医生的指导下坚持服用适当的药物。

（7）偏瘫的恢复期较长，且常伴有语言、心理等方面的机能障碍，需要多种康复疗法综合应用，如语言疗法、心理疗法、饮食疗法、气功疗法、沐浴疗法和职业训练等。

细目二 截瘫

要点一 临床表现和康复预测

1. 临床表现

两下肢运动功能部分或完全性丧失称为截瘫。中医学又称之为"痿证"、"痿"、"瘫痪"等。可伴有程度不同的下半身感觉障碍，或兼见大小便失禁、尿潴留，或下肢肢体水肿、挛缩，或关节肿胀、肢体疼痛等，有的亦可累及双侧上肢。

2. 康复预测

截瘫患者的症状和恢复前景与脊髓受损部位及损害程度密切相关。受损部位愈高，预后愈差；损害程度愈重，预后愈差。

（1）脊髓损害程度的确定以最低骶节有无残留功能为标准。残留感觉功能时，刺激肛门皮肤与黏膜交界处有反应，或刺激肛门深部时有反应；残留运动功能时，肛门指诊时肛门括约肌有随意收缩。若既无感觉也无运动功能，为完全性损伤；若有感觉和（或）运动功能，则为不完全性损伤。完全性损伤预后较差，不完全性损伤预后较好。

（2）脊髓损伤部位与功能恢复预测：颈髓3以上部位损伤者难以存活，因此康复对象主要为颈髓4以下的损伤。由于损伤部位不同，临床表现不一，康复预后将有较大的差别：位置越高，瘫痪部位越多，预后越差。以脊髓完全性损伤为例，颈髓4损伤，生活完全不能自理；颈髓5损伤，生活基本不能自理；颈髓6损伤，生活能部分自理；颈髓7损伤，生活基本上能够自理；颈髓8～胸髓2损伤，生活能自理，在轮椅上能独立，步行的可能性极小；胸髓3～12损伤，生活能自理，在轮椅上能独立，能完成治疗性步行；骶1～2损伤，生活能自理，在轮椅上能独立，能完成家庭功能性步行；骶2～5损伤，生活能自理，在轮椅上能独立，能完成社区功能性步行。

要点二 康复辨证

1. 中医对本病的认识

截瘫为跌仆外伤所导致的后遗症，病程迁延，日久难愈，体内形成瘀血痰浊，阻滞经络运行。截瘫的病位主要在脊柱和脊髓，故导致肝肾功能的损害，特别是经过早期治疗肢体仍瘫痪者，大多表现为肝肾不足，痰瘀阻滞，肌肉筋骨失却濡养的状态。

2. 辨证分型

截瘫病机多属虚实夹杂。虚为肝肾不足或气血两虚；实为瘀血或痰浊阻滞经络。

（1）肝肾亏虚型：症见双下肢痿废不用，二便排泄失常和性功能异常，脉沉细等。

（2）脾胃虚弱型：由于患者情志忧郁，运动量减少而导致脾胃功能下降，气血两虚，症见下肢肌肉萎缩，消瘦，面色萎黄，脉虚弱。

（3）痰瘀阻络型：主要阻滞督脉，症见双下肢瘫痪，拘急难伸，肢体疼痛，关节肿胀，舌质暗红，或有瘀斑瘀点，脉细涩等。

要点三　康复适应证

当脊髓急性损伤后的特异性治疗如脊柱复位、固定、手术解除压迫等已经结束，无心力衰竭、呼吸衰竭、肾功能衰竭等严重的并发症，但见下肢功能部分或完全丧失，且伴有下半身感觉障碍，二便排泄功能失常等，应尽早介入康复治疗。重点在于恢复日常生活能力和预防继发性残损。

要点四　康复方案

截瘫患者除了运动功能障碍外，往往伴有较多并发症，如感觉障碍、排尿功能紊乱、尿路感染、疼痛、褥疮、心理障碍、性功能不全，甚至呼吸功能障碍等。因此康复过程较为复杂，常要求跨学科协作，由康复、泌尿、骨科、内科等医师，加上理疗师、体疗师、作业治疗师、心理治疗师、矫形器装配师等共同协作，以促进患者最大限度的康复。中医则以扶正固本、强壮筋骨、活血祛痰、疏通经络为基本大法。

1. 饮食

可食用补益脾肾、强壮筋骨、温通督脉的饮食，多用血肉有情之品。适量饮用十全大补酒、五加皮酒、史国公酒等。

2. 运动

运动疗法应从卧床期开始。只要伤情允许，应鼓励患者尽早进行主动运动。这对防止褥疮、肺内感染、泌尿系感染、关节僵硬、肌肉萎缩等并发症起着非常重要的作用。

（1）卧位训练：在床上挪动身体，练习翻身，从俯卧位→侧卧→仰卧位。

（2）坐起训练：在脊柱骨折愈合后，或在穿戴脊柱辅助支具保护下，训练患者从仰卧位坐起。顺序步骤为：靠坐→扶坐→自坐→床边垂足坐。

（3）坐位平衡训练：当患者能借助床架上的把手自行直腿坐起，可开始坐位稳定性训练。对截瘫平面较高而躯干肌有瘫痪者，可让患者用一副短拐脚撑在床面，练习维持躯干平衡，逐渐令其将双臂向前平举，维持坐位姿势。随着平衡功能的恢复，可对患者身躯某一部位施以少许推力，促使其用力维持坐位平衡；也可在坐位状态下与同伴或治疗师传球，或用两手轮流向前击拳；再后，可使用哑铃或扩胸器在床上锻炼。

（4）翻身训练：患者先自行坐起。如向左侧翻身，用手将右腿放在左腿上，然后向左侧翻转上身，带动臀部，呈俯卧位。往回翻转时，则先翻转上半身及臀部，然后坐起，两手撑床微提臀部，即坐稳，再用手摆正双腿，即呈仰卧。如此反复练习即可达翻身自理。

（5）站立位训练：只要病情允许应尽早离床站立，但必须要有人照顾和指导，必要时膝关节需要穿戴矫形器，以保持伸直位制动，并预防髋关节屈曲性挛缩。站立训练顺序为：扶床站立→靠墙站立→扶双杠站立→扶拐站立→扶人站立→自己站立。开始站立每次5～10分钟，每日2～4次，以后逐渐延长站立时间，增长腰部及下肢的耐力和协调能力。对高位截瘫患者，可使用斜板训练，即让患者仰靠固定于平板上，一般由20°～30°开始，逐渐增加斜板的倾斜度和竖立时间，数周内使患者能达到每日站立至少半小时。训练中一旦发现有体位性低血压现象，应马上将斜板放平。

（6）步行训练：顺序为：扶双杠走→扶行走车（或轮椅）走→扶双拐走（需有人保护）→扶双杖走→扶单杖走→自走。具体训练要求与患者截瘫平面有关。腰5以下，一般勿需用辅助矫形器；腰3、腰4，用踝固定矫形器；胸12～腰2，用长下肢矫形器或护膝矫形器；胸10～12，用长下肢矫形器加骨盆矫形器；胸1～10用长下肢矫形器加脊柱矫形器。

（7）气功：以练卧位放松功为主，后期可练内养功、站桩功、强壮功等。

3. 理疗

截瘫早期理疗的目的在于促进渗出液的吸收，消除局部水肿，以减轻对脊髓的压迫，改善局部的营养状态，促进神经组织的再生，减少粘连或瘢痕的形成。常用的疗法有：超短波疗法、药物直流电导入疗法、短波疗法。当并发盆腔器官功能障碍，出现尿潴留与便秘时，可采用低频脉冲电刺激疗法、调制中频电疗法、干扰电疗法等。

恢复期理疗的目的在于软化瘢痕、减轻粘连、防止肌纤维萎缩及变性等。常用的疗法有：痉挛肌电刺激疗法、肌电生物反馈疗法、大脑皮质与肢体通电疗法、低频脉冲电刺激疗法、超短波疗法、电水浴疗法等。

沐浴疗法中较简单的方法是温水浴。此外，还可用药浴、沙浴，或用坎离砂疗法、蚕砂炒热外熨法、酒醋浴、日光浴等，均有助于肢体经络的疏通和气血的运行。

4. 心理

应及时提供心理咨询，尤其对伤后并发焦虑、抑郁等症状的患者，要通过心理咨询、文娱治疗、放松疗法或气功等进行治疗，使患者尽量保持良好的情绪，积极配合康复治疗，适应残废条件下的生活和工作。

5. 作业

四肢全瘫或部分瘫痪的患者，往往需要各种矫形器或特殊的辅助装置，才能完成穿衣、进食、个人清洁卫生和利用家庭电器设备等活动，均需经过作业治疗训练以掌握使用技巧。

6. 中药

中药治疗以丸剂为宜。

（1）肝肾亏虚型：宜补益肝肾。虎潜丸或六味地黄丸。

（2）脾胃虚弱型：宜补气养血。十全大补丸合虎潜丸。

（3）痰瘀阻络型：宜化痰逐瘀通络。大活络丹或接骨丹。

以上诸型，若以水煎剂治疗，则用虎潜丸加减。

7. 针灸推拿

（1）电针：以督脉电针为主，可配合与损伤平面相应的夹脊穴，以及环跳、承扶、委中、承山、三阴交等穴，上肢瘫者可选用肩髃、臂臑、曲池、手五里、内关、外关、合谷、后溪等。温针对膀胱功能障碍有一定的治疗作用，可取气海、石门、关元、中极等穴位。

（2）推拿按摩：具体手法可酌情选用掌摩法、鱼际揉法、搓法、拿法等。

8. 轮椅、矫形器

轮椅是截瘫患者最重要的代步工具。

9. 职业康复

截瘫患者大都是青壮年人，其中有些经过职业技术训练后，能够恢复或参加一些技能工作和社会服务工作。

10. 护理

截瘫早期，患者应卧于平整而柔软有衬垫的硬板床上，至少每隔2小时翻身1次，以避免褥疮发生。不能自动翻身者，由护士协助。翻身时要注意检查受压部位的皮肤，如发现有变红或擦损，应避免使该部位受压直至以上征象消失。此外，还应检查下肢周径围度有无变化，以便及时发现存在的血栓性脉管炎和异位骨质形成。两侧踝关节要使用沙袋或软枕垫靠，或用踏足板、石骨托等，以保持90°屈曲位；避免被褥直接压迫足趾，以防止足下垂畸形。

截瘫康复期，为防止泌尿系统感染，要动员患者多喝开水，一般每日喝1200～1800ml；要指导患者用手压迫膀胱区，促使尿液及时从膀胱排出，以减少膀胱残余尿量；尿失禁者，应留置导尿管定时排尿，或训练定时自行插置导尿管。为防止发生褥疮，卧床者应定时翻身、转体，坐轮椅者应经常撑起身体，定时用温肥皂水清洁局部皮肤，清洗后抹干，用消毒滑石粉撒抹。

要加强下肢护理，注意局部保暖；局部烫洗时要注意防止烫伤。

细目三　脑瘫

要点一　临床表现和康复预测

1. 临床表现

非进行性、中枢性运动功能障碍性疾病，以瘫痪为主症。多在出生后或婴幼儿时期发病，临床可表现为偏瘫、截瘫、单瘫或四肢瘫，肌张力增高，肌力减退，腱反射亢进；或肌肉痉挛，手足徐动；或共济失调；有的可伴有生长发育迟缓、智能低下、癫痫发作，或视、听、语言功能障碍等。

2. 康复预测

脑瘫的康复效果受多种因素的影响，如患儿原发病的轻重及治疗情况、大脑损伤的程度、康复治疗开始的时间、康复治疗持续的时间，以及周围人群对待患儿的态度等。由于脑和神经系统的发育在3岁以前最快，6岁前基本完成。所以越早康复，可塑性也就越大。最好在脑发育最旺盛的时期内（0～3岁）抓紧康复治疗。否则，会形成不良姿势，进一步肢体变形，无法行动而致终生残疾。

在出生后6个月以前开始的康复训练，称乳儿初期的训练，也称超早期训练，由于脑瘫的症状尚未完全出现，故可期待完全康复。在出生后6个月至3岁以前开始的康复训练，称为乳儿后期至幼儿期的训练，也称早期训练，此时脑瘫症状已有表现，但挛缩畸形等并发症尚未形成，因此康复训练可使运动功能有大幅度的改善。学龄前期的训练，也称功能性训练，此时脑瘫的症状已经固定，挛缩畸形已基本形成，功能障碍已确定，因此只能借助于矫形器、拐杖、轮椅等提高运动能力和生活能力，机体自身的功能已难以提高。年长儿的康复训练，也称为社会适应期训练，其目的只是为了提高社会适应能力而接受教育与职业训练，对于运动能力的恢复已无明显意义。

要点二　康复辨证

1. 中医对本病的认识

本病属中医"痿证"、"五软"、"五迟"、"痴呆"等病证的范畴。多因母体虚弱多病，感受邪毒，以致小儿先天禀赋不足，或因难产、外伤等引起后天损伤而致。病机要点为筋脉失养，肢体不用，脑髓空虚，神气不充，涉及肝、心、脾、肾等多脏的功能失调。本病以虚证为主，日久不愈可兼夹瘀血实邪。

2. 辨证分型

（1）先天亏损，肾精不足型：肢体痿弱，颈软无力，站立、步行困难，囟门迟闭，毛发枯槁，智能低下，精神萎靡，面色无华，舌淡，脉沉细弱。

（2）肝肾阴虚，风气内动型：肢体瘫痪不用，筋脉拘急，肌肉萎缩，或手足不自主动作，时有抽搐，语言不清，耳目不聪，手足心热，潮热盗汗，舌红少苔，脉弦细数。

（3）后天失养，脾胃虚弱型：肢体痿废不用，身体消瘦，面色萎黄，食少纳呆，腹胀便溏，神疲倦怠，咀嚼无力，涎出不禁，或智力低下，舌淡，脉虚弱。

（4）气虚血瘀，筋脉失养型：肢体瘫痪不用，筋脉拘急，或有四肢刺痛、麻木，肌肤甲错，毛发枯槁，智力低下，神疲自汗，舌晦滞或有瘀斑瘀点，脉细涩。

要点三　康复适应证

患儿在出生前后或出生过程中，母体或患儿有与本病相关的病史；患儿在出生后或在婴幼儿期出现中枢性神经瘫痪症状，或运动发育迟缓，在婴儿期出现抬头、坐立、移步困难；或在扶持站立时，两下肢痉挛性内收，用双侧足尖着地；或不自主异常动作，如手足徐动、舞蹈样动作、肌痉挛；或伴有不同程度的语言和智力障碍、癫痫发作、视听功能障碍，或吞咽困难、语言不清，或面肌、眼肌麻痹等。

脑瘫的康复治疗越早越好，一旦确定诊断，就应及时介入。特别是后天性脑瘫，多因脑部感染、脑血管疾病或脑部外伤等引起。因此，发病早期，只要生命体征基本稳定，就要在治疗其主病的同时积极介入康复治疗措施。

要点四　康复方案

1. 饮食

保证充足的营养。

2. 运动

头部控制功能训练的重点，在于纠正头颈部的异常姿势，诸如后仰、偏斜等，使其恢复并保持正常的位置。上肢功能训练的重点，在于纠正上肢的原始姿势，诸如肩关节内旋、肘关节屈曲、前臂内旋、腕关节屈曲、手掌朝向外下方、拇指内收其余四指紧握等。下肢功能训练的重点，在于纠正下肢的剪刀样姿势，诸如髋关节伸展内收、两膝伸展等，为站立、行走奠定基础。

训练时要根据不同的障碍，按照小儿运动发育顺序，从头部的控制到翻身、坐位、爬行、跪立位、站立位、步行等顺序先后训练。同时，还要遵循小儿神经发育的顺序，由头到足、由近到远、由粗到细、由简到繁。

3. 理疗

水疗是古老的物理疗法，水的温热刺激和机械刺激有利于缓解脑瘫患者全身的痉挛状态，改善肌张力。另外，水的浮力减轻了体重负荷，故在水中容易完成各种姿势的训练。

4. 中药

（1）先天亏损，肾精不足型：宜益肾填精，健脑壮骨。河车大造丸加减。

（2）肝肾阴虚，风气内动型：宜滋补肝肾，息风解痉。大定风珠汤加减。

（3）后天失养，脾胃虚弱型：宜健脾益气，培补后天。补中益气汤加减。

（4）气虚血瘀，筋脉失养型：宜补气养血，活血通络。补阳还五汤加减。

上述诸方亦可制成散剂或丸剂，以便坚持长期服用。

5. 针灸推拿

（1）体针：上肢瘫痪者，取肩髃、曲池、外关、合谷；下肢瘫痪者，取环跳、髀关、伏兔、足三里；腰部软瘫者，取肾俞、腰阳关；颈项软瘫者，取天柱、大椎；足内翻者，取绝骨、昆仑；足外翻者，取三阴交、太溪、照海；智力低下者，取百会、风池、四神聪；语言功能障碍者，取通里、廉泉、金津、玉液。

（2）头针：主选运动区，酌情配取语言二区、语言三区、视区、平衡区、舞蹈震颤区等。

（3）推拿：患儿取俯卧位，沿脊柱点、按督脉诸穴；按揉膀胱经诸腧穴。再取仰卧位，按、揉、捏、拿四肢。痉挛型多用揉法、摩法；迟缓型用拿、提以及按、叩打法；僵直、震颤、共济失调等用揉摩法。伴癫痫者，重按耳后、枕部、肝俞；失语重按哑门、天柱；斜视重按太阳、睛明。

6. 作业

就大多数脑瘫患儿而言，吃饭、穿脱衣服、大小便、洗漱等日常生活问题，都是迫切需要解决的问题，必须尽早经过作业训练，改善患儿生活自理能力。内容包括进食训练、大小便训练、更衣训练、洗漱训练等。另外，在训练过程中，要注意适当应用矫形器及辅助装置，以补偿或替代患儿残障丧失的部分功能，提高生活自理水平。

7. 矫形器、辅助器

常用的有短下肢矫形器、长下肢矫形器、骨盆矫形器等。辅助器是指各种功能补偿或替代的器具，包括步行器、手杖，能保持坐位的特制椅子、特制轮椅等。

8. 护理

平素要注意保持适宜的温度、湿度，避免受寒。要注意环境卫生，保持室内清洁，空气新鲜。患儿大多长期卧床，易生褥疮，因此要勤翻身，并要注意保持皮肤干燥、清洁，床铺要平整、柔软，必要时可加垫绵圈。

9. 其他

脑瘫患者多伴有智力低下、语言障碍，故要进行语言或心理康复治疗；对关节挛缩、肢体变形等症状较严重的患者，可以配合手术疗法，以缓解痉挛、解除挛缩、矫正变形、整复脱臼；对具有一定能力的大龄脑瘫患者要进行职业能力训练，使之具有就业能力，促进其更好地参与社会生活。

细目四 骨折

要点一 临床表现和康复预测

骨折经过复位、固定或手术后，要达到临床愈合一般需要一至数月，其间最容易发生各种并发症。如患肢制动引起的废用性肌萎缩、肌张力减退、骨质脱钙、关节僵硬，甚至挛缩，严重者可遗留残疾。另外，长期卧床还可以并发血栓形成、肺炎、尿路感染等。所有这些都会直接影响康复治疗效果，或延长康复治疗所需要的时间。

骨折后肢体功能康复的优劣，除了与损伤的部位、程度，早期复位、固定或手术治疗情况，以及患者的年龄、体质等密切相关外，关键还在于对常见并发症的预防和处理。

要点二 康复辨证

1. 中医对本病的认识

中医学认为，外来暴力导致骨折的同时，常常伴有筋脉、肌肉的损伤以及脏腑气血的异常变化，或血离经脉，气随血脱；或瘀血内阻，气行不畅；或气机失常，闭滞不通；或内损脏腑，伤及神明。因此，早期常常出现局部肿胀、疼痛、畸形和功能障碍，严重者可出现晕厥、昏迷、发热、血压下降等全身症状。

筋骨为肝肾所主，气血所养。若素有肝肾不足，气血亏虚，或瘀血内阻，加之骨折损伤气血，以及早期治疗的错误或固定失当，就会出现迟缓愈合，或骨不连接，或关节粘连、拘挛；或废用性肌萎缩、骨质疏松和循环机能障碍等。

2. 辨证分型

骨折辨证应注意创伤的新久、病证的缓急、损伤的部位以及病证的虚实情况。骨折初期，主要表现为气血瘀滞不通；若发生骨折迟缓愈合，或骨不连接，或关节僵直、粘连等，则往往表现为肝肾不足、气血亏损，或兼夹瘀血、痰浊等。临床常见的证型有：

（1）气血瘀滞型：主要发生在骨折早期。局部肿胀、疼痛，呈尖锐性刺痛、压痛，稍后肿胀范围可因瘀血蔓延而逐渐扩大、变硬，并引起伤处远侧肢体肿胀，皮肤可起水疱、瘀斑。

（2）肝肾不足型：骨折愈合迟缓，或骨不连接，骨折处附近关节僵硬、挛缩、屈伸不利，兼见头晕耳鸣，腰膝酸软，五心烦热，舌红少苔，脉细数。

（3）气血亏损型：骨折愈合迟缓，或骨不连接，骨折处附近关节僵硬、挛缩、屈伸不利，或伴有肌肉萎缩，可兼见倦怠乏力，头晕目眩，面色少华，少气懒言，心悸怔忡，舌淡苔白，脉细弱无力。

（4）痰瘀阻络型：骨折处附近关节僵硬、挛缩、屈伸活动障碍，可伴有局部肌肉萎缩，皮肤色暗，无光泽，或有局部肌肤甲错，舌质暗红或有紫斑，脉细涩。

要点三　康复适应证

1. 骨折经过整复、固定或手术治疗后，生命体征稳定，损伤反应开始消退，肿胀与疼痛逐渐减轻。

2. 骨折后经过整复、固定或手术治疗后，已经超过平均愈合时间，骨折仍无连接现象，骨折端形成假关节；或伤肢不能正常负重，断端可查到轻微的活动和压痛。

3. 骨折虽经治疗已愈合，但出现患肢废用性肌萎缩，或关节僵硬，甚至挛缩等。

要点四　康复方案

骨折的急症期由于疼痛刺激、出血、内脏损伤等原因，可出现气闭或气脱，因此应以中西医临床抢救为主。一旦经妥善处理，全身症状基本改善，骨折局部经过整复、固定或手术治疗后，就应尽早介入康复治疗。

1. 饮食

按照中医"以脏补脏"的食疗原理，骨折患者宜多食动物骨骼类食品以及滋补肝肾的药食。

2. 运动

为了预防骨折部的肌肉萎缩和强化肌力，防止关节僵硬、挛缩，尽早恢复功能活动，就必须在骨折愈合之前进行适当的运动。

3. 理疗

常用的有：蜡疗、泥疗、温水浴、红外线、音频、直流电药物离子导入等。

4. 作业

当关节活动度和肌力恢复到一定程度时，应适时进行作业疗法，开始实用技能的训练，如书写、进餐、取物、穿脱衣着、洗漱等，以促进运动技能的恢复。

5. 心理与娱乐

康复期可指导患者参加多种娱乐活动，一方面可以调摄情志，另一方面又有助于肢体功能的恢复，其中以书画、舞蹈、风筝、钓鱼等疗法效果较好。

6. 中药

（1）气血瘀滞型：宜活血化瘀止痛。复元活血汤加减。

（2）肝肾不足型：宜补益肝肾。虎潜丸加减。

（3）气血亏损型：宜补益气血。八珍汤加减。

（4）痰瘀阻络型：宜活血通络。跌打丸加减。

7. 针灸推拿

（1）体针：骨折早期，取穴以局部为主，选择骨折附近的穴位。同时结合循经取穴，适当配合四肢远端的穴位。

骨折恢复期，除了局部取穴和循经取穴外，适当配以扶正补虚的穴位。

对于骨折后期及愈合后产生的一系列后遗症，如患处附近的肌肉萎缩或关节僵直等，多从局部取穴，并配用灸法。

（2）耳针：骨折发生后，在耳廓上会出现相应部位的压痛点，可进行按压、针刺，以减轻疼痛。亦可配合神门、交感、皮质下等穴，以加强止痛、消肿和促进骨骼愈合的作用。

（3）推拿：骨折早期，手法应以按揉为主，要轻柔、沉稳，不能造成骨折移位和局部的再度损伤，也不应加重患者的疼痛。对恢复期肌肉萎缩及关节功能障碍者，手法以揉、推、按为主，结合分筋法。开始时手法要缓慢，活动范围应逐渐增大，避免造成局部的损伤。

8. 护理

长时间卧床及年老体弱患者，要注意预防褥疮、肺炎等并发症。

（王征美）

第七单元 其他

细目一 亚健康状态

要点一 病因

1. 社会因素

现代社会竞争激烈，生存压力增加，自然环境污染恶化，人的精神压力过大，体力透支，生活方式急剧变化。宗教信仰、传统文化、社会习俗与经济迅速发展之间的尖锐矛盾，常常使人们陷入困惑、烦恼之中，长此以往，生理、心理疲累，超出自我调节范围，形成亚健康状态。

2. 心理因素

不同性格的人，对于生活事件的易感程度不同，争胜好强的 A 型性格和压抑内向的 C

型性格最易出现亚健康状态。

3. 生活因素

烟酒过度、膳食不平衡（营养过盛、营养缺乏、饮食结构不合理、暴饮暴食、进餐不规律等）、缺乏运动、生活不规律、睡眠不足等，均是亚健康状态的发生原因。

4. 环境污染

主要是水源污染、空气污染、噪声污染、电磁波辐射污染。

5. 生物因素

卫生习惯不良或抵抗力下降，致使病毒、细菌等微生物感染，也是引起亚健康状态的常见原因。人体处于内分泌功能的波动期，如青春期、月经期、妊娠期、更年期等，亦可因生理性的内分泌功能紊乱而表现出亚健康状态。

要点二　亚健康状态的表现

以植物神经功能紊乱、内分泌功能紊乱和器官功能性改变为主，常见精神、胃肠道、心血管、肌肉、社会适应能力不足等几方面的症状。理化检查往往没有异常发现或仅有轻度波动。

富裕阶层的亚健康状态者，大多有体重、血压、血脂、血黏度、血糖偏高现象，普遍存在代谢综合征、慢性疲劳综合征、更年期综合征、神经衰弱、消化功能紊乱等。而在广大的农村和城市相对贫困阶层中，亚健康状态则以慢性疲劳、肌肉关节病变和疼痛、营养不良、慢性感染为主。

亚健康状态主要表现为"五高三易"，即体重、血压、血糖、血黏度、血脂偏高（在正常高限上下波动），易疲劳，易感冒，易有这样那样的不适。

要点三　康复预测

1. 向愈

在身体素质较好，关注自身健康，有良好的自我约束能力的人群中，每当发现身体有不适症状，能够及时通过心理、饮食、运动、药物等进行养生保健，往往经过一段时间的调养就可以向健康方向发展。

2. 向恶

身体素质差（虚弱、多痰多瘀等）、生活不规律、缺乏自制力或长期处于紧张焦虑的工作生活状态中，又不关注自身健康的人群，其亚健康状态向疾病转化的趋势为：

（1）特异性疾病的临界状态：亚健康者自觉有某些疾病的症状，实验室检查及物理检查可能有部分指标的波动和变化，但是又达不到某种疾病的诊断标准。

（2）非特异性疾病的临界状态：表现为非特异性的疾病前状态，如抵抗力低下，容易疲劳，出现多系统症状等，可以向多种疾病转化，比如消化系统疾病、呼吸系统疾病、心脑血管系统疾病、肿瘤等。

（3）慢性疲劳综合征：若不及时治疗，进一步恶化，就可能转化为过劳死。过劳死是一种未老先衰、猝然死亡的现象。

要点四　康复辨证

1. 中医对亚健康状态的认识

七情不调，饮食不节，起居无常，劳逸无度是亚健康状态的主要原因，这些原因导致脏腑、气血、阴阳失调，肝、脾、肾三脏功能紊乱。

饮食无规律，节食过度，暴饮暴食，饮食结构不合理者，多从脾胃而来；性格敏感多疑，压力大，精神紧张者，多从心肝而来；禀赋不足，素体虚弱者，多与肾脏有关；缺乏锻炼者，多与肺、脾、心三脏相关。

2. 康复辨证

亚健康状态并非实质性疾病，临床表现复杂多端，因人而异，无基本规律。

亚健康状态常见的病机是肝郁气滞，气滞血瘀；脾失健运，内生痰湿；思虑过度，劳伤心脾；肝肾阴虚，阴虚火旺；脾肾阳虚，下焦虚寒。

要点五　康复方案

中医对亚健康状态的调节，应遵循四大原则：心理调适、饮食调养、运动锻炼、药物干预。

1. 基础养生。基础养生是预防亚健康状态和促进亚健康状态向愈的基本要求，适合所有人群。

（1）起居：按时起居、工作、进餐。

（2）营养：保持营养平衡，多吃粗粮、杂粮和新鲜水果蔬菜以及含不饱和脂肪酸的食物，减少动物脂肪和甜食的摄入。每天摄入盐 6g 以下。

（3）锻炼：根据自己的健康状况和条件，选择一两种适合的方式进行锻炼并持之以恒。

（4）喝水：每天要喝足够量的清洁水，最好养成清晨喝 1 杯凉开水的习惯。

（5）阳光：经常到户外活动，接受自然光线的照射。

（6）节欲：节制物欲和色欲，抵制金钱、美色的诱惑；不抽烟，少喝酒，不赌博。

（7）空气：到大自然中尽情地呼吸新鲜空气。

（8）休息：要有充足的睡眠，脑力劳动者要有一定的体力劳动和体育锻炼。

（9）信念：要树立正确的人生观，乐观勇敢地面对困难，面对生活。

（10）卫生习惯：勤洗手，勤剪指甲，勤洗澡，勤换衣服，不随地吐痰，不乱丢垃圾。

2. 健康教育。

3. 不同类型亚健康状态的养生康复：

（1）慢性疲劳综合征：由长期紧张压抑，工作不胜负荷，压力过大，生活起居饮食不规律等原因所致。是亚健康状态中最具代表性的表现形式，也是中医"生病起于过用"的典型代表。以持续疲劳，肢体软弱无力，病程较长，反复发作为证候特点。有低热，咽喉疼痛，淋巴结反复肿大，体力下降，肌肉关节疼痛，头痛，虚汗，失眠健忘，记忆力下降，神思恍惚，注意力不集中等症状，但是经有关医学检查不能发现器质性病变。

①饮食：以清淡而富于营养的饮食为主，采用炖、焖、煲、蒸等烹调方式。

②运动：脑力劳动者要长期坚持适合自己身体素质的运动锻炼。

③心理：慢性疲劳综合征患者最重要的就是客观评价自己的能力，不胜负荷时应该马上进行心理调适、目标调整。

④中药：慢性疲劳综合征可以适当用中药补益正气，消除疲劳。

⑤针灸推拿：针刺百会、印堂、内关、足三里，对头颈部、背部膀胱经及督脉、脚部按摩等。

（2）便秘：便秘是亚健康状态的典型症状之一，在部分人中则是长期无法解决的主要困扰。多因缺乏运动，腹壁松弛无力；或精神长期处于紧张状态；或进餐速度过快，食量过大或过小，进餐时间不规律，过食辛辣煎炸燥热食物，或食物过于精细，或长期饮浓茶所致。主要表现为：大便经常干硬难解，或大便黏滞，后重不爽，大便困难。

①饮食：进食宜细嚼慢咽，按时就餐，食量不过大或过小。增加蔬菜、水果、粗粮等食物纤维的摄入。避免食用辛辣煎炸燥热饮食以及容易引起便秘的食物，避免冰冻饮食。

②运动：不可久坐少动，应加强运动，增强腹肌锻炼。

③心理与娱乐：避免长期注意力高度集中，思虑过度，或情志长期压抑。音乐、书法、唱歌、跳舞、交流、旅游、垂钓、养花种草、饲养宠物等均是很好的心理调节方法。

④中药：内热所致大便燥结者，可以用麻子仁、番泻叶、芦荟、玄参、决明子、生地等组方；阴血不足者，用当归、柏子仁、黑芝麻、麦冬、松子仁、何首乌等药物；阳虚气虚者，用核桃仁、肉苁蓉、当归、牛膝、白术、黄芪之类。

⑤推拿按摩：取中脘、天枢、大横、肾俞、大肠俞等。

⑥起居：养成定时大便的习惯。晨醒后，先按摩腹部，起床后空腹饮 1 杯凉开水或淡盐水，然后慢跑、散步，长期坚持。

（3）功能性消化不良：多由进食不规律，暴饮暴食，过食寒凉，过度思虑，七情郁结，缺乏运动等原因导致。主要表现为腹部胀满，嗳气，口臭，大便不调，后重不爽，矢气恶臭，舌苔经常厚腻。

①饮食：饮食宜温、热、熟、软，按时进食。切忌寒凉、收涩、油腻食物。

②运动：慢跑、爬山、游泳、散步、太极拳等有利于促进脾胃运化功能。

③心理：功能性消化不良往往与长期不良情绪有关，因此应避免思虑过度和情绪郁结。

④中药：香砂养胃丸、陈夏六君丸、平胃散、保和丸、逍遥丸等中成药可以在辨证的基础上选用。

⑤推拿按摩：揉按中脘、气海、天枢、足三里穴；沿脊柱两侧膀胱经自上而下推、按、揉至三焦俞，重点在肝俞、脾俞、胃俞、三焦俞；或取肩井、手三里、内关、合谷及两胁部，用拿、搓、按、抹的手法；或腹部按摩。舌苔白厚腻者可以配合艾灸足三里、气海、关元、脾俞、胃俞。

⑥起居：作息规律，不熬夜，饮食定时定量。养生重点在春季和夏季，因为春季容易肝木克脾土，夏季易受暑湿与生冷之害。

（4）失眠：常见于中老年人，尤其是更年期妇女。多因性格敏感多疑，焦虑紧张，消沉悲观，思想压力大，饮食不规律，晚餐过饱，暴饮暴食或饮食燥热，经常用兴奋性饮料提神，夜生活频繁，手淫，缺乏运动等原因所致。主要表现为：入睡困难，或多梦易醒，醒后疲乏不解，头昏头痛，甚至彻夜不眠。

①饮食：饮食不可大辛大热或大寒大凉，避免辣椒、烟酒、咖啡、可可等兴奋以及不易消化的食物，食性平和为佳。

②运动：体质偏虚者宜进行非竞技类、不剧烈的运动项目。

③心理：从紧张的工作中、高度专注的思虑中、压抑焦虑的心态中解脱出来，是防治失眠的重要措施。

④中药：天王补心丹、酸枣仁汤、黄连阿胶汤、温胆汤等方剂均可辨证选用。

⑤推拿按摩：揉按印堂、睛明、攒竹、太阳、风池、肩井等穴；按揉腹部的中脘、气海、关元穴，然后顺时针方向摩腹；最后进行脚部按摩。

⑥起居：作息规律，不熬夜。中午以后即不宜喝浓茶、咖啡、可乐等兴奋性饮料。晚上不做剧烈运动，睡前温水洗脚。不看引起情绪波动的电视节目、书报等。

（5）空调使用不适：因长期在空调环境中生活、工作，空调温度不当，环境密闭，通风不良，缺乏正常汗出等。常表现为反复感冒，咽喉不适，食欲不振，头晕头痛，关节疼痛，身体发胀，舌苔白厚。

①饮食：适当食用陈皮、杏仁、莲藕、薏苡仁、赤小豆、扁豆、生姜、山药、鲫鱼等。

②运动：早晚应保证充分的运动，每次运动要做到汗出，以促进血脉通畅，脾胃健运。

③中药：以消化道症状为主者可以选用平胃散、藿香正气散、不换金正气散等；以呼吸道症状为主者可以选用香薷散、加味香薷散、紫苏散等；以肢体关节症状为主者可以选用大活络丹、羌活胜湿汤等；以头痛为主者可以选用川芎茶调散、九味羌活汤等。

④推拿按摩：重点按摩颈肩、腰部、下肢，以㨰、揉、摩、擦、推等可以产生透热作用的手法为主，如果肌肉关节疼痛明显，按摩后可以加热敷。

⑤起居：夏季夜晚入睡温度应控制在 26℃ ~ 28℃ 之间。工作环境的温度宜控制在 25℃ 以上，保证空气流通。每天应有一定时间的户外活动。勤洗澡。

（6）阳痿遗精：多因精神心理因素（性格、压力、紧张），躯体疲劳，手淫，长期失眠，缺乏运动，酗酒等原因导致。亚健康状态者大多夜间熟睡时勃起正常，清醒状态下有选择性地出现阳痿；遗精则属于性功能心理障碍。

①饮食：偏于阳虚宜食韭菜、核桃、鹌鹑肉、雀肉、羊肉、狗肉、莲子、虾、海马等食物，不宜冰冻、寒凉、清热的食品；偏于阴虚者宜食黑芝麻、鲍鱼、甲鱼肉、瘦肉、桑椹、鸭肉等食物，不宜温肾壮阳之品；湿热下注者宜食土茯苓、灯心草、鸡内金、薏苡仁、水芹菜、赤小豆等药食，不宜进补。阳痿遗精者不可酗酒。

②运动：旅游、登山、游泳、垂钓等都有利于转移注意力，分散不安的情绪和对躯体不适的过分关注，从而减轻和消除性功能障碍的心理因素，强壮体力。

③心理与娱乐：忌脑力、精神过度疲劳，避免在不愉快或紧张状态下过性生活。不要过于关注性生活的失败。可以通过听音乐、下棋、练书法、旅游等转移注意力，调节心情。必要时心理咨询。

④中药：肾阳不足者以右归丸加减；肾阴不足者以左归丸加减；湿热下注者以草薢分清饮加减。

⑤推拿按摩：揉按腰眼，以酸胀透热为度；两手掌根紧按腰部，用力上下推擦，动作要快速有力，以透热为度；摩、擦、揉、搓大腿内侧，至微微发热发红为宜。抹额，抹颞，按揉脑后风池、脑空等穴位，振耳，搓手浴面。

⑥起居：青年男性不要穿紧身的底裤、裤子；性生活不宜过于频繁；在无条件进行性生活时，不宜看与性有关的刺激性图片、书籍和影视作品。控制手淫。不熬夜，保证睡眠，睡觉前温水泡浴。作息规律。

（7）口臭：是指口中出气有异味。分自觉口臭、他觉口臭及兼而有之三种。多因失眠熬夜，便秘，紧张焦虑，消化不良，月经期，慢性扁桃体炎，慢性鼻炎，龋齿，食大蒜、葱、榴莲、咸鱼等原因，致使消化道中食物的消化腐败过程异常，产生腐朽气体，以及化学物质经消化道黏膜吸收后由肺呼出所致。名曰口臭，实为肺臭，源为肠臭。

祛除口臭，除治疗口、鼻及其他比较明确的原发病之外，还可通过改善阴虚体质、燥热体质、阳热体质、痰湿体质，调整消化道功能，保证大便畅通等措施治疗口臭。

①饮食：饮食需清淡，不宜煎炸。

②运动：口臭期间不论寒热均要加强运动，促进消化、代谢、循环，但运动后须及时补充水分。

③心理：避免压抑、焦虑、紧张的情绪，及时释放压抑的心情。保证睡眠，不可熬夜。

④中药：胃热用升麻黄连丸；心肝火旺用丹栀逍遥丸合导赤散；寒湿内蕴用理中丸。

⑤推拿按摩：寒湿内蕴者，腹部按摩至透热，灸中脘、气海、足三里、阴陵泉；胃肠湿热者，宜头部、脚部按摩。

⑥起居：作息规律，按时进餐；注意口腔卫生，饭后刷牙，睡前不吃甜食及刺激性食物。

（8）咽喉干痛：饮水过少，过食辛辣燥热，紧张焦虑，气候燥热，失眠熬夜，过度疲劳，过用空调，空气污染等，均是导致咽喉干痛的原因。主要表现为：咽喉干燥，疼痛，长期轻度充血或无充血，无表证。有偏热偏寒的不同，多属于少阴咽痛。

①饮食：不论寒热，饮食均不宜大寒大热，禁忌烟酒。

②运动：适量运动，无特殊要求。

③心理：咽喉长期疼痛往往和情绪有关。要避免压抑、抑郁等收而不展及紧张、焦虑等易五志化火的不良情绪。

④中药：热证者方如麦冬汤；寒证者方如半夏散。

⑤推拿按摩：取风池、风府、天突、曲池、合谷、肩井。

⑥起居：忌熬夜，保证充分睡眠。晨起用淡盐水漱咽。

（9）临界高血压：血压经常波动在 130 ~ 139/85 ~ 89mmHg。多因饮食肥甘厚腻、过咸（每天摄盐超 10g 以上），肥胖，缺乏运动，遗传，长期紧张焦虑，生活起居不规律，失眠等原因导致。

①饮食：一是低盐（每天 6g 以下）饮食，二是少吃肥甘厚腻，三是戒烟限酒，四是不饮浓茶、咖啡等。

②运动：最好进行形神兼调的传统健身运动，如太极拳（剑）、八段锦、五禽戏、气功、钓鱼等。不宜进行剧烈、竞争性强的运动项目。

③心理与娱乐：心理调适非常重要，尤其是 A 型性格的人，要尽量避免争胜好强、自我要求过高、不满足现状、嫉妒猜忌的心态。佛教文化、音乐、书画、气功、旅游、收藏玩赏均利于临界高血压患者的心理调节。

④中药：肝火旺盛者，龙胆泻肝汤加减；肝阳上亢者，天麻钩藤饮加减；痰湿壅盛者，半夏白术天麻汤加减。

⑤推拿按摩：取桥弓（耳后翳风 – 缺盆成一线）、印堂、太阳、百会、风池、头维、三阴交、涌泉等穴。

⑥起居：起居作息要规律，切忌熬夜。

（10）糖耐量异常：空腹血糖在 6.1 ~ 7.0mmol/L 之间称为葡萄糖耐量减退（IGT）；餐后 2 小时血糖应低于 11.1mmol/L。糖耐量异常应视为亚健康状态，其发生糖尿病的几率是正常值人群的 100 倍。糖耐量异常一般没有症状，只是在体检时才发现。多因遗传、饮食肥甘厚腻、缺乏运动、长期工作紧张、压力过大等原因导致。

①饮食：适宜食品为豆类、玉米、燕麦、苦瓜、香菇、木耳、鸡肉、菠菜、山药、荸荠、豆腐、海蜇、黄瓜、冬瓜、南瓜、丝瓜等。少吃高糖、高脂肪类食物、饮料、糕点、果酱等。但不宜过分强调饮食避忌，关键是饮食均衡，什么都可以吃，什么都不要过量。

②运动：增强运动，尤其应加强肌肉训练，如游泳、跑步、爬山、健美操等有氧运动，能增加肌肉组织对于血糖的利用率。严格控制体重，不要超重。

③心理：避免紧张焦虑，情绪稳定，心情平和，充足睡眠。对于生活方式的改变必须有足够的耐心和恒心。

④中药：葛根、山药、玉米须、玄参、黄芪、黄精、何首乌、白术、绞股蓝、玉竹、山楂等。

⑤起居：起居规律，避免夜生活，忌性生活过度。注意个人卫生，预防各种感染。

细目二　单纯性肥胖

要点一　病因

1. 遗传
本病患者大部分有明显家族史，其发病率明显高于无家族肥胖史者。

2. 饮食
饮食结构不合理，如长期高脂肪饮食，或喜甜食者均易发生本病。

3. 生活方式
单纯性肥胖为典型的生活方式疾病，除饮食结构外，运动过少、作息无常、劳逸不当等，均是导致脂肪代谢失调的原因。

4. 药物
部分化学合成药、生物制品药，如糖皮质激素、避孕药物等，会造成脂质代谢紊乱而发生本病。

要点二　类型和临床表现

单纯性肥胖是由于摄入的热量过多，消耗的热量较少，过多的热量转变为脂肪在体内贮存而引起的疾病，最明显的病理改变是皮下、大网膜、肠系膜等处脂肪蓄积过多。本病又分成体质性肥胖与获得性肥胖两类。

1. 体质性肥胖

往往出生后半年左右开始表现出食欲良好，营养过剩现象，体内的合成代谢超过分解代谢，脂肪细胞增生肥大，脂肪分布全身，故称之为脂肪细胞增生肥大型肥胖病。因童年起就比较肥胖，亦称为幼年起病型肥胖病。体质性肥胖者具有家族遗传倾向，采用饮食控制等措施不易见效，对胰岛素亦不甚敏感。

2. 获得性肥胖

与饮食因素密切相关，患者有意无意地饮食过多。获得性肥胖往往发生在成年以后，亦称为成年型肥胖病或过食性肥胖。此种肥胖与遗传因素也有一定关系，饮食控制效果较好，对胰岛素较敏感。

当单纯性肥胖继发心、脑、血管疾病时，则可出现相关的病理改变。

要点三　康复预测

目前减肥的方法繁杂众多，但缺乏疗效肯定而持久的单项技术。而化学药物减肥导致的新的代谢失调、内分泌紊乱，以及药物毒副作用的严重后果，使单纯性肥胖的康复变得得不偿失。综合疗法是本病康复的基础，自然疗法是本病康复的首选。综合各种符合脂肪代谢规律而又没有毒副作用的疗法，并长期坚持，对单纯性肥胖的康复效果较好，对获得性肥胖更可以收到满意的减肥疗效。

要点四　康复辨证

1. 中医对本病的认识

中医认为，本病是由饮食不节及脏腑功能失调所致，脾运失常是发病的关键，所涉及的脏腑是脾、肾。脾虚为肥胖的主要病理基础，是因其职司消化吸收、血液生成、内分泌功能、免疫功能及植物神经调节等，是全身代谢的中心环节。

（1）饮食不节。

（2）脾肺气虚。

（3）肾阳不足。

（4）胃肠实热。

本病与体质遗传有较为密切的关系，阳虚、痰湿、实热体质的人较易发胖。肥胖是在正虚（脾虚、肾虚）的基础上，因生活安逸、心情舒畅、焦虑忧郁、暴饮暴食、恣食肥甘、好静好坐等因素，体内化生痰、浊、瘀，诱发或加重肥胖，是本虚标实之证。青少年的肥胖偏于实，中老年肥胖多虚中夹实。

2. 辨证分型

（1）脾胃积热型：常见于青少年。形体肥胖健壮，面色红润，精神饱满，食欲亢进，大便秘结，小便黄赤，易于上火，口疮口臭，体味较大，舌红苔黄，脉象有力。

（2）痰湿内盛型：多见于中年女性。有暴饮暴食史，形体肥胖，面目浮胀，腹部松软肥厚，肌肉无力下坠，四肢沉重，身困懒动，多睡，喝水较少，口不渴，咽喉痰多，白带量较多，大便不调，舌体胖大色淡，舌苔白厚腻，脉濡缓。

（3）气滞血瘀型：多见于女性。身体肥胖，经常有头痛、胸痛、胁痛等，月经不调，性情急躁易怒，食欲亢进，大便秘结，舌质瘀暗或有瘀斑瘀点，脉涩。

（4）脾肾阳虚型：形体肥胖，肌肉松软无力，肤色白，精神萎靡不振，形寒怕冷，腰膝冷痛，小便清长，大便溏烂，白带清稀，缺乏性欲，舌质胖嫩，舌苔润白，脉沉迟。

要点五　康复适应证

获得性肥胖症，无论有无自觉症状，均可作为康复对象。

体质性肥胖症，见有头痛头晕，气短乏力，腰膝酸软，性功能减退等脾肾不足证候者，则以解除症状为目的。

要点六　康复方案

单纯性肥胖的康复是一个系统的行为心理调理过程，患者的主动积极参与，是取得疗效的关键。因此，七分养生，三分康复；养生靠自己，康复凭医生，是肥胖康复的特点。

1. 饮食

科学的饮食结构（摄入平衡膳食或增加低热量减肥食品）是单纯性肥胖康复的基础，也是最重要的方法。

2. 运动

肥胖的康复治疗，运动锻炼的重要性仅次于饮食控制。

（1）耐力性运动：有步行、爬坡步行、慢跑、骑自行车、游泳、划船等。

（2）力量性运动。

（3）球类运动：球类运动结合了耐力和力量的特点，运动量比较大。

（4）气功：气功是适合所有肥胖患者锻炼的运动方式。但运动量也要根据个体特点随时变化。

3. 理疗

沐浴疗法能作用于全身各部，是肥胖康复较为理想的方法。

4. 心理与娱乐

（1）夜间进食综合征：患者多为女性。白天感到烦躁，进食少，甚至厌食，但夜间失眠，并大量进食。

（2）饕餮综合征（bingeating syndrome）：患者多食，但并无饥饿感，而是进食冲动所致，食后又往往后悔。

严重的心理障碍，需要专科心理医师的治疗。一般的心理问题，可以通过运动、娱乐等方式，转移其进食的欲望。多种运动、娱乐方式均可选用，但必须注意不断变换，不断给以新的刺激形式。

5. 中药

（1）脾胃积热型：宜清热泻火。可用中成药防风通圣丸，亦可汤药煎服。

（2）痰湿内盛型：宜化痰利湿。防己黄芪汤合二陈汤加减。

（3）气滞血瘀型：宜活血化瘀。逍遥散加味。

（4）脾肾阳虚型：宜温肾健脾。肾气丸加味。

6. 针灸推拿

（1）体针：主穴：脾俞、胃俞。配穴：脾胃积热型加曲池、合谷、内庭、三阴交、天枢；痰湿内盛型加足三里、中脘、阴陵泉、丰隆；气滞血瘀型加血海、阴陵泉、胆囊、太冲；脾肾阳虚型加肾俞、命门、三阴交、太溪、关元、阳陵泉。

（2）梅花针：脊柱两侧、上下腹部及小腿前部和内侧。配足三里、三阴交、中脘、内关、大椎、阳性物处。随症加减：性腺机能不足为主者加胸部、腰部、小腿内侧；肝脏疾患引起者加后颈、骶部、肝区、上腹部；妇科病引起者加腰、骶部、腹股沟、带脉区。

方法：较重或重度刺激。叩打腹部时，让患者站立，作深吸气动作。

（3）耳针：是针灸减肥疗法中最常用的方法。

①脾胃积热型：取胃、大肠、三焦、外鼻（饥点）、口、食道、内分泌。

②痰湿内盛型：取肺、脾、肾、三焦、膀胱、内分泌、皮质下。

③气滞血瘀型：耳尖放血；取肝、脾、内分泌、饥点、皮质下、交感、内生殖器。

④脾肾阳虚型：取脾、肾、三焦、肾上腺、皮质下、内分泌。

（4）推拿按摩：

①脾胃积热型：以按摩膏作为按摩介质，顺时针方向以脐部为中心按摩腹部 10 ~ 15 分钟；背部足太阳膀胱经从肺俞至膀胱俞，用按、推、提捏的方法循经按摩，其中重点揉按肺俞、胆俞、胃俞、三焦俞、大肠俞、膀胱俞；循经按摩胃经、大肠经、三焦经。

②痰湿内盛型：足太阳膀胱经背俞穴（脾俞→膀胱俞），下肢脾经，任脉（中脘→中极）；腹部按摩同上。

③气滞血瘀型：脚部，下肢肝经、胆经。同时配合腹部按摩以及擦胁。

④脾肾阳虚型：推擦督脉（大椎→命门）；推擦任脉（膻中→中极）；循经按摩下肢脾经、肾经。

（5）刮痧：刮痧疗法对肥胖有较好疗效，可随证选用。

①脾胃积热型：中脘至中极，双侧天枢至水道。用刮痧加拔罐法。先刮中线，再刮侧线，均刮至出现痧痕为止。

②痰湿内盛型：穴位分为三组：一为肺俞、脾俞、肾俞；二为中脘、关元、腹结；三为足三里、三阴交、丰隆。

③气滞血瘀型：第一组：期门、京门、章门、带脉；第二组：肝俞、胆俞、膈俞；第三组：血海、三阴交、太冲。

7. 注意事项

（1）不宜快速减肥。

（2）减肥应持之以恒。

（王征美）

传染病学

第一单元　传染病学总论

细目一　传染病流行过程与特征

要点一　传染病的流行过程

有传染源、传播途径、易感人群三个基本条件（环节）。

要点二　传染病的特征

1. 基本特征

有病原体、有传染性、有流行病学特征、有感染后免疫等特征。

2. 临床特征

（1）根据病程发展的阶段性，分为潜伏期、前驱期、症状明显期、恢复期、复发与再燃、后遗症期等。

（2）常见的症状和体征：发热、发疹、毒血症、单核－巨噬细胞系统反应等。

细目二　传染病的诊治与预防

要点一　传染病的诊断

1. 西医诊断

（1）流行病学资料：包括发病地区、发病季节、接触史、预防接种史、既往患传染病情况，还包括年龄、籍贯、职业、流行地区旅居史等。

（2）临床资料：包括详询病史及全面体格检查的发现，并加以综合分析。

（3）实验室检查及其他检查　应重视有诊断和鉴别诊断意义的病原学检查。

2. 中医治疗辨证及诊法

（1）中医辨证：分卫气营血辨证、三焦辨证、六经辨证（太阳病证、阳明病证、少阳病证、太阴病证、少阴病证、厥阴病证）等。

（2）中医诊法：根据望、闻、问、切四诊，掌握病邪的消长，尤其是舌象、脉象的变化与主病主证密切相关，是辨证的重要依据。同时，应注意外感病具有起病急、多有发热、病情变化快等特点。

要点二　传染病的治疗

1. 西医治疗

（1）治疗原则：对传染病患者的治疗，不仅为了促进其康复，还在于控制传染源。要坚持治疗、护理与隔离、消毒并重，一般治疗、对症治疗与特效治疗并重的原则。

（2）治疗方法：包括一般及支持疗法，病原或特效疗法，对症疗法（如降温、给氧、解痉止痛、抗惊厥、补液、纠正酸中毒、抗休克、抗呼吸衰竭等），康复疗法等。

2. 中医治疗

（1）治疗原则：审证求因，审因论治；分析病机，确定治法；辨证与辨病相结合等。

（2）治疗方法：常用解表法、清气法、和解法、化湿法、通下逐邪法、清营凉血法、开窍法、息风法、滋阴生津法、固脱法等。另外，还有外洗、灌肠、针灸等疗法。

要点三　传染病的预防

应当遵循以下两者相结合的原则：针对传染病流行过程三环节采取综合性措施，根据各个传染病的特点采取起主导作用的措施。

1. 管理传染源

对患者和病原体携带者实施管理，要求早发现、早诊断、早报告、早隔离，积极治疗患者。传染病报告制度是早发现传染病的重要措施。

2. 切断传播途径

对于消化道传染病、虫媒传染病以及许多寄生虫病来说，切断传播途径通常是起主导作用的预防措施。

3. 保护易感人群

主要是提高人体免疫力。

要点四　近几年所发传染病的中医认识

传染病属于中医"瘟疫"范畴，长久以来中医药在防治"瘟疫"方面积累了丰富的经验。近年来新发传染病层出不穷，已经列入我国传染病法的有传染性非典型肺炎、人感染高致病性禽流感、手足口病、甲型 H1N1 流感。中医药在诊治上述新发传染病中取得了成功经验。中医理论认为，传染病的发生是由气候环境因素、人体内在因素和戾气、时行之气共同作用的结果。中医、中西医结合治疗可改善患者的发热等症状、缩短病程、减少合并用药、降低病死率。中医药预防可以提高易感人群免疫力，减少或减轻发病，特别是新发传染病没有疫苗预防时，中医药是预防的重要措施。

（李秀惠）

第二单元　常见传染病

细目一　病毒性肝炎

要点一　病原学

病毒性肝炎的病原体是肝炎病毒，目前已证实甲、乙、丙、丁、戊五型肝炎病毒是病毒性肝炎的致病因子，但不除外仍有未发现的肝炎病毒存在。

要点二　流行病学

1. 传染源

甲型、戊型肝炎的传染源为急性患者和隐性感染者，乙型、丙型、丁型肝炎的传染源为急、慢性患者和病毒携带者。

2. 传播途径

（1）甲型肝炎、戊型肝炎经粪口途径传播。

（2）乙型肝炎、丁型肝炎主要经母婴传播和血液、体液传播。

（3）丙型肝炎主要通过输血和注射传播，也可通过母婴传播。

3. 易感人群

（1）甲型肝炎：抗 HAV 阴性者。

（2）乙型肝炎：抗 HBs 阴性者。

（3）丙型肝炎：普遍易感。

（4）丁型肝炎：与 HBV 同时感染或在慢性 HBV 感染基础上感染。

（5）戊型肝炎：青壮年多见，男性多于女性。

4. 流行特征

甲型肝炎、戊型肝炎多呈散发、暴发交替出现。乙型肝炎有明显的地域、性别差异，有家庭聚集现象。丙型肝炎与乙型肝炎类似，但主要与手术及输血等有关。丁型肝炎的流行特征与乙型肝炎相似。

要点三　病机病理

1. 西医发病机制及病理

（1）甲肝病毒在肝细胞的内质网增殖，早期主要是 HAV 本身的致病作用，随后是一种免疫病理损害。其主要病理改变是点状分布的肝细胞变性、液化坏死，并有一部分细胞浆脱水、紧缩、形成嗜酸小体。

（2）乙肝病毒进入人体，通过血液到肝脏，进入肝细胞内复制。肝细胞病变主要取决于机体的免疫应答。

（3）丙肝病毒感染机体主要是通过激活病毒特异性细胞毒性 T 细胞，引发肝损伤。

（4）丁肝病毒通过对肝细胞直接损害引起肝脏病变。

（5）戊肝病毒主要由免疫应答介导，可诱发肝脏的坏死。

2. 中医病因病机

病毒性肝炎属中医"黄疸"、"胁痛"等范畴。急性肝炎多是在饮食不洁（节），或劳累过度，或嗜酒过度等因素下，"湿热疫毒"入侵而发病。湿热疫毒郁于中焦脾胃，交蒸于肝胆，以致肝失疏泄，胆汁外溢，发为黄疸。慢性肝炎是由于湿热缠绵，邪正相争，日久则"湿热毒瘀邪未尽，肝郁脾肾气血虚"，病程迁延不愈。病位在肝、胆、脾胃。

要点四 临床表现

1. 急性肝炎

病程在 6 个月内，包括急性黄疸型肝炎和急性无黄疸型肝炎。

2. 慢性肝炎

仅见于乙、丙、丁型肝炎。病程超过 6 个月，依病情轻重可分轻、中、重度。

3. 重型肝炎

发病率低，但病死率较高。根据病理组织学特征和病情发展速度，可分为急性重型肝炎、亚急性重型肝炎、慢性重型肝炎。其中 2010 年病毒性肝炎指南将慢性重型肝炎分为慢加急性肝衰竭和慢性肝衰竭。

4. 淤胆型肝炎

黄疸深，且持续时间长，皮肤瘙痒，大便灰白，可有肝脾肿大等。

5. 肝炎肝硬化

根据肝脏炎症情况，分为活动性与静止性两型；根据肝脏组织病理及临床表现，分为代偿性肝硬化和失代偿性肝硬化。

要点五 实验室及其他检查

1. 血常规

部分慢性肝炎患者可有血小板、白细胞、红细胞的减少。

2. 肝功能检查

可有血清转氨酶、白蛋白、球蛋白、胆红素、凝血酶原时间、凝血酶原活动度等不同程度的异常。

3. 病原学检查

（1）甲型肝炎：抗 – HAV IgM 是近期感染的标志，有早期诊断价值。

（2）乙型肝炎：HBsAg 阳性是现症感染标志，HBeAg、HBcAg、抗 – HBc IgM、HBV – DNA 阳性均为病毒复制活跃指标，抗 – HBs 为保护性抗体。

（3）丙型肝炎：抗 – HCV 为非保护性抗体，是病毒感染的标志。HCV – RNA 阳性是

HCV 感染及复制活跃的标志。

（4）丁型肝炎：HDAg 是 HDV 感染的直接标志。

（5）戊型肝炎：抗 – HEV IgM 是 HEV 近期感染的标志，有早期诊断价值。

4. 肝组织病理检查

是确定诊断的标准，是判定炎症和纤维化程度及评估疗效的指标。

5. 影像学检查

B 型超声检查对肝硬化、脂肪肝及肝内占位病变的诊断、阻塞性黄疸的鉴别诊断有意义。

要点六 诊断与鉴别诊断

1. 诊断

有流行病学史、相应的临床表现及实验室病原学检查阳性可予诊断。慢性乙型肝炎根据 HBeAg 诊断为 HBeAg 阳性慢性乙型肝炎和 HBeAg 阴性慢性乙型肝炎。

2. 鉴别诊断

（1）急、慢性肝炎出现黄疸者，要与溶血性黄疸、肝外阻塞性黄疸等相鉴别，后两者都有诱发因素。

（2）需要与其他原因引起的肝炎如中毒性肝炎、药物性肝炎、酒精性肝炎、自身免疫性肝炎和脂肪肝等鉴别。

要点七 治疗

1. 治疗原则

急性肝炎以保证足够的休息、合理营养为主，一般具有自限性，不需病原治疗；慢性肝炎目前一般认为应以抗病毒治疗为主，辅以适当药物，避免饮酒、过劳和应用损害肝脏的药物。

2. 中医辨证论治

（1）急性肝炎

①阳黄证：湿热蕴蒸型，治疗原则为清热解毒，利湿退黄。方药用茵陈蒿汤加减。湿重于热，可用茵陈五苓散加减。

②阴黄证：寒湿阻遏型，治疗原则为健脾和胃，温中化湿。方药用茵陈术附汤加减。

③无黄证：肝郁气滞型，治疗原则为疏肝理气。方药用柴胡疏肝散加减或逍遥散加减。

（2）慢性肝炎

①肝胆湿热型，治疗原则为清利湿热，凉血解毒。方药用茵陈蒿汤加凉血解毒药。

②肝郁脾虚型，治疗原则为疏肝和胃。方药用逍遥散加减。

③肝肾阴虚型，治疗原则为养血柔肝，滋阴补肾。方药用一贯煎或滋水清肝饮化裁。

④瘀血阻络型，治疗原则为活血化瘀，散结通络。方药用血府逐瘀汤，或膈下逐瘀汤，或鳖甲煎丸化裁。

⑤脾肾阳虚型，治疗原则为健脾益气，温肾扶阳。方药用附子理中汤合五苓散或四君子汤合肾气丸加减。

（3）重型肝炎

①毒热炽盛型，治疗原则为清热解毒，凉血救阴。方药用神犀丹加减。

②脾肾阳虚、痰湿蒙闭型，治疗原则为健脾温肾，行气利水，化痰开窍。方药用茵陈四逆汤合菖蒲郁金汤加减。

③气阴两虚、脉络瘀阻型，治疗原则为益气救阴，活血化瘀。方药用生脉饮合桃红四物汤加减。

要点八　预防

1. 控制传染源

肝炎患者和病毒携带者是本病的传染源。急性患者应隔离治疗至病毒消失。慢性患者和病毒携带者应养成良好卫生习惯，防止经血液、体液传染他人。

2. 切断传播途径

（1）甲型和戊型肝炎：重点在搞好卫生防护，防止"病从口入"。

（2）乙、丙、丁型肝炎：重点在于防止通过血液和体液传播。

3. 保护易感人群

（1）甲型肝炎：在甲型肝炎流行期间，易感人群应注射甲肝疫苗。

（2）乙型肝炎：接种乙肝疫苗是我国预防和控制乙型肝炎流行的最关键措施。意外暴露于 HBV 的易感者及 HBeAg 阳性母亲所生的新生儿可尽早注射乙肝免疫球蛋白，获得被动免疫。

（3）目前对丙、丁、戊型肝炎尚缺乏特异性免疫预防措施。

细目二　肾综合征出血热

要点一　病原学

肾综合征出血热（HFRS）是由汉坦病毒引起的，以鼠类为主要传染源的一种自然疫源性疾病。我国流行的主要是 I 型汉滩病毒（野鼠型）及 II 型汉城病毒（家鼠型）。

要点二　流行病学

1. 传染源

我国黑线姬鼠、褐家鼠为主要宿主动物及传染源。患者不是本病的主要传染源。

2. 传播途径

病毒可通过呼吸道、消化道、接触、虫媒、母婴等多种途径传播。

3. 易感性

人群普遍易感。

4. 流行特征

（1）地区性：本病主要分布在亚洲，我国疫情严重。

（2）季节性和周期性：野鼠型发病高峰多在秋冬季，家鼠型主要发生在春季和夏初。

（3）人群分布：以男性青壮年发病率高。

要点三　病机病理

1. 西医发病机制

汉坦病毒对人体呈泛嗜性感染，引起机体多器官损伤的机制包括病毒直接作用、免疫作用及各种细胞因子和介质的作用。

2. 中医病因病机

本病属中医"瘟疫"、"疫斑"、"疫疹"等范畴。由疫疠之气所致，主要病机是热毒侵袭卫表，邪正相争，之后迅速传气入营而导致气营两燔，变证丛生。

要点四　临床表现

典型临床病例病程中有发热期、低血压休克期、少尿期、多尿期和恢复期五期经过。根据发热、中毒症状和出血、休克、肾功能损害的严重程度，可分为轻型、中型、重型、危重型和非典型型 5 型。

1. 发热期

主要表现为全身中毒症状、毛细血管损伤和肾损害等。全身中毒症状表现为头痛、腰痛、眼眶痛（三痛症），出现中毒性神经精神症状者多数可发展为重型。毛细血管损伤表现为充血、出血和渗出水肿征。皮肤充血表现为颜面、颈、胸背潮红（三红征），重者呈醉酒貌，黏膜充血见于眼结膜、软腭和咽部。皮肤出血常见于腋下和胸背部。黏膜出血常见于软腭、眼结膜。渗出水肿征表现在球结膜。肾损害表现在蛋白尿和尿镜检发现管型。热退后病情反而加重是本期的特点。

2. 低血压休克期

主要为中毒性低血容量性休克的表现，于病程 3~7 天发生的低血压休克称为原发性休克，少尿期以后发生的休克称为继发性休克。

3. 少尿期

主要表现为尿毒症，酸中毒和水、电解质紊乱。严重者出现高血容量综合征和肺水肿。

4. 多尿期

每日尿量显著增多至 2000ml 即进入多尿期。根据尿量和氮质血症情况可以分为以下三期：移行期、多尿早期、多尿后期。

5. 恢复期

经过多尿期后，血尿素氮、肌酐降至正常，为进入此期的标志。

要点五　实验室检查

1. 血常规

早期出现血小板降低，白细胞升高，以中性粒细胞为主，病后 4 ~ 5 日开始有淋巴细胞增多。

2. 尿常规

早期出现尿蛋白，尿镜检发现管型和红细胞。

3. 血液生化检查

在低血压休克期即开始有血尿素氮和肌酐升高，少尿期及多尿期达高峰以后逐渐下降；少尿期血钾多升高。

4. 凝血功能检查

若出现 DIC，高凝期凝血时间缩短，低凝期凝血酶原时间延长，纤维蛋白原降低。纤溶亢进期则纤维蛋白降解产物（FDP）升高，血浆鱼精蛋白副凝试验（3P 试验）阳性。

5. 免疫学检查

（1）特异性抗原检查：早期患者的血清、外周血白细胞及尿沉渣细胞内可检测出抗原。

（2）特异性抗体检测：血清特异性抗体 IgM 在第 1 病日即可阳性，第 3 病日阳性率接近 100%，故有早期诊断意义。发病早期和恢复期血清特异性抗体 IgG 双份血清滴度呈 4 倍以上升高有诊断价值。

6. PCR 技术

可检测出病毒 RNA，具有较高的特异性和敏感性。

要点六　诊断和鉴别诊断

1. 诊断

主要依靠流行病学史、临床症状和体征，结合实验室检查进行诊断。

2. 鉴别诊断

发热期应与上呼吸道感染、急性胃肠炎、菌痢、败血症等疾病相鉴别。休克期应与其他感染性休克鉴别。少尿期与急性肾小球肾炎及其他原因引起的肾功能衰竭相鉴别。出血倾向明显者，应与血小板减少性紫癜、伤寒肠出血等相鉴别。

要点七　治疗

目前尚无特效疗法，仍以综合疗法为主。总的原则是"三早一就"，即"早发现、早休息、早治疗及就近治疗"，防治休克、出血、肾功能衰竭和继发感染。

1. 发热期

（1）治疗原则：控制感染，减轻外渗，改善中毒症状，预防 DIC 等。

（2）中医辨证论治

①邪袭表卫型，治疗原则为清热解毒，透表散邪。方药用银翘散加减。

②热燔阳明型，治疗原则为清气泄热，解毒透邪。方药用白虎汤合银翘散加减。

③热入营血型，治疗原则为清营凉血。方药用清瘟败毒饮加减。

2. 低血压休克期

（1）治疗原则：补充血容量，纠正酸中毒，改善微循环，维护重要脏器功能等。

（2）中医辨证论治

①热厥证，治疗原则为清热凉血解毒，益气养阴救脱。方药用清营汤合生脉散加减。

②寒厥证，治疗原则为回阳救逆。方药用参附汤或参附龙牡汤。

3. 少尿期

（1）治疗原则：稳定内环境，利尿，导泻和透析治疗等。

（2）中医辨证论治

①肾阴亏虚型，治疗原则为滋阴生津，凉血化瘀，清热解毒。方药用犀角地黄汤合增液承气汤加减。

②阴虚热结型，治疗原则为滋阴利水，清热散结。方药用导赤散合知柏地黄丸加减。

4. 多尿期

（1）治疗原则：维持水和电解质平衡，防治继发感染。

（2）中医辨证论治

肾气不固型，治疗原则为补肾益气，育阴生津。方药用左归丸合生脉散加减。

5. 恢复期

（1）治疗原则：注意休息，加强营养，逐渐增加活动量。

（2）中医辨证论治

气阴两虚型，治疗原则为益气养阴。方药用生脉散加减。

6. 并发症治疗

积极防治消化道出血、脑水肿、肺水肿、ARDS 等严重并发症。

要点八 预防

积极做好疫情监测、防鼠灭鼠、食品卫生和个人卫生、疫苗注射等。

细目三 艾滋病

艾滋病全称为获得性免疫缺陷综合征（AIDS），是由人类免疫缺陷病毒（HIV）感染引起的、主要经性接触和体液传播的慢性传染病。

要点一 病原学

HIV 分为 HIV-1 和 HIV-2 两个亚型。目前全球流行的多为 HIV-1。HIV-2 毒力较弱，临床上潜伏期较长，进展为艾滋病所需时间也较久，该亚型主要在非洲局部流行。

要点二　流行病学

1. 传染源

艾滋病病人和 HIV 感染者是传染源。病毒主要存在于血液、精液、子宫和阴道分泌物、唾液、泪液、乳汁等体液中。

2. 传播途径

主要有性接触传播、血液传播和母婴传播。

3. 易感人群

人群普遍易感。高危人群包括：同性恋者、性乱者、性病病人、静脉药瘾者、艾滋病病人所生婴儿。

要点三　病机病理

1. 西医发病机制和病理

HIV 进入机体，主要与辅助 T 淋巴细胞 CD4＋分子结合而进入靶细胞进行复制，使细胞死亡。也能感染 B 淋巴细胞、巨噬细胞等，使这些细胞的数量减少或功能受损，致细胞免疫缺陷，最终并发严重机会性感染和肿瘤。主要病变在淋巴结、胸腺等免疫器官及神经系统。

2. 中医病因病机

本病的病因病机为"正虚邪侵"。"正虚"主要指肺脾肾气血亏虚。邪侵是指"疫毒"秽邪循精室、血液等乘虚而入，伏于血络而致脏腑功能失调，病情日渐深重，致脏腑气血亏虚，甚至衰竭而亡。

要点四　临床表现

1. I 期（急性感染期）

多发生在接触 HIV 后 2~6 周，约 50%~70% 的感染者可出现 HIV 病毒血症和免疫系统急性损伤，主要表现为发热、乏力、咽痛等类上呼吸道感染的症状。从感染 HIV 到出现 HIV 抗体之前或者检测不到抗体的这段时期，称为"窗口期"。

2. II 期（无症状感染期）

一般无特殊临床表现，部分患者可出现淋巴结肿大。血液中可检出 HIV 及 HIV 抗体。此期短则数月，长可 20 年，平均 8~10 年。

3. III 期（艾滋病前期）

主要表现为持续性全身淋巴结肿大综合征，指腹股沟淋巴结以外的两处以上淋巴结肿大，直径 1cm 以上，且持续 3 个月以上。

4. IV 期（艾滋病期）

主要表现为由细胞免疫缺陷引起的各种机会性感染及恶性肿瘤。常见 5 种表现是体质性疾病、神经系统症状、严重的临床免疫缺陷、继发肿瘤、免疫缺陷并发的其他疾病。

要点五　实验室检查及其他检查

1. HIV 检查

包括抗体检测、病毒载量检测等，其中 HIV 抗体检测是最常用的方法，分为初筛试验和确证试验。

2. 免疫学检查

T 细胞绝对数下降，包括 CD4＋T 淋巴细胞计数下降、CD4/CD8＜1.0，其中 CD4＋T 淋巴细胞计数是评价机体免疫功能和判断抗病毒疗效的重要指标。

3. 常规检查

血常规、肝肾功能检查，可正常或异常。

要点六　诊断

1. HIV 感染

受检血液 HIV 抗体初筛试验阳性，确证试验阳性。

2. 艾滋病病人

HIV 抗体阳性，具有以下任何一项者：① CD4＋T 细胞计数＜0.2×10^9/L。②6 个月内体重减轻 10％以上。③原因不明的持续发热，体温在 38℃以上，超过 1 个月。④慢性腹泻次数多于 3 次/日，超过 1 个月。⑤反复发生的细菌、真菌、病毒感染或条件致病菌感染。⑥卡波西肉瘤。

要点七　治疗

1. 抗病毒治疗

目前国际上有四类药物，分为核苷类反转录酶抑制剂、非核苷酸类反转录酶抑制剂、蛋白酶抑制剂、进入和融合抑制剂。前三类药物目前已在国内应用。目前多主张联合用药，合理且有效的联合抗病毒治疗被称之为高效抗反转录病毒疗法（HAART）。

2. 免疫治疗

采用白细胞介素 2，与抗病毒药物同时应用有助于改善患者免疫功能。

3. 并发症治疗

肺孢子虫肺炎应用复方磺胺甲噁唑。隐孢子虫感染应用螺旋霉素。弓形虫病应用螺旋霉素或克林霉素。隐球菌脑膜炎应用氟康唑或两性霉素 B 等。

4. 支持及对症治疗

输血及营养支持疗法，补充维生素等。

5. 预防性治疗

CD4＋T 淋巴细胞计数低于 0.2×10^9/L 者，应接受预防治疗，口服复方磺胺甲噁唑。

6. 中医药治疗

（1）急性感染期

① 风热表实证，治疗原则为辛凉解表，疏散风热。方药用银翘散加减。

② 风寒表实证，治疗原则为辛温解表，宣肺散寒。方药用荆防败毒散加减。

（2）HIV 无症状感染期

治疗原则为扶正祛邪，健脾益气，清热解毒化湿。方药用归脾汤、甘露消毒丸加减。

（3）艾滋病前期

① 脾肺亏虚证，治疗原则为健脾益气和胃。方药用补中益气汤、参苓白术散加减。

② 肺肾亏虚证，治疗原则为滋补肺肾。方药用沙参麦门冬汤、百合固金汤等。

（4）艾滋病期

①毒热蕴肺证，治疗原则为清热解毒，化痰止咳。方药用千金苇茎汤、竹叶石膏汤等。

②热入营血证，治疗原则为清热凉血，解毒息风。方药用清瘟败毒饮、羚角钩藤汤、安宫牛黄丸等。

③湿热中阻证，治疗原则为清热利湿。方药用葛根芩连汤、霍朴夏苓汤。

④邪毒阻络证，治疗原则为凉血解毒，化瘀散结。方药用血府逐瘀汤加减。

要点八　预防

预防的关键在于改变高危行为。

1. 普及艾滋病、性病的预防知识。

2. 确保血液安全，防止经血液制品传播 HIV。

3. 禁止静脉药瘾者共用注射器及针头。

4. 提倡安全性行为，推广使用安全套。

5. HIV 感染的女性避免妊娠。如妊娠，要进行母婴阻断，所生婴儿避免母乳喂养。

6. 防止医源性感染，使用一次性注射器，严格消毒制度。

细目四　流行性感冒

流行性感冒是由流行性感冒病毒引起的急性呼吸道传染病。

要点一　病原学

流感病毒属正黏液病毒科，分为甲、乙、丙三型。甲型流感病毒抗原变异性极强，已经引起多次世界性大流行。

要点二　流行病学

1. 传染源

病人和隐性感染者是主要传染源。发病 3 日内传染性最强。

2. 传播途径

主要在人与人之间经飞沫直接传播。

3. 人群易感性

人群普遍易感。

4. 流行特征

一般多发生在冬季，突然发生，迅速蔓延。

要点三 病机病理

1. 西医发病机制及病理

流感病毒依靠血凝素与呼吸道纤毛柱状上皮细胞受体结合，病毒进入细胞内进行复制，新增殖的病毒颗粒借神经氨酸酶的作用释放并播散。

2. 中医病因病机

一般认为本病相当于中医"外感病"、"时行感冒"的范畴。多因正气不足，卫外功能低下，感受时行疫疠毒邪。毒邪常随风邪时气，自口鼻、皮毛侵入人体，先犯肺卫，致卫外失司，肺气失宣。

要点四 临床表现

典型流感突起高热、寒战、头痛等全身症状较重，上呼吸道卡他症状相对较轻。轻型流感全身症状及呼吸道症状轻，2～3日自愈。幼年和老年、原有基础疾病或免疫受抑制的患者感染，可见肺炎型流感，出现高热、咳嗽、呼吸困难及发绀。X线胸片示肺部阴影，可于5～10日发生呼吸循环衰竭，预后较差。部分患者伴呕吐、腹泻等消化道症状的称胃肠型流感。脑膜脑炎型表现为意识障碍、脑膜刺激征等神经系统症状体征阳性。

要点五 实验室检查

1. 血常规

白细胞计数正常或减少，中性粒细胞显著减少，淋巴细胞相对增多。

2. 其他

如病毒分离、血清学检查、免疫荧光法检测抗原等。确定诊断流感主要靠病毒分离阳性。

要点六 诊断及鉴别诊断

1. 诊断

冬春季节在同一地区、短时间内（1～3日）有大量流感样病人出现，应考虑流感。散发病例须结合流行病学、临床表现、病毒分离及血清学检查结果综合判断。

2. 鉴别诊断

本病应与其他病原体所致的上呼吸道感染相鉴别。

要点七 治疗

1. 对症治疗时儿童患者应避免应用阿司匹林，以免诱发 Reye 综合征。抗流感病毒药物可选用金刚烷胺、甲基金刚烷胺等。

2. 中医辨证论治

（1）邪袭卫表

①外感风热型，治疗原则为辛凉解表。方药用银翘散加减。

②外感风寒型，治疗原则为辛温解表。方药用荆防败毒散加减。

③外感暑湿型，治疗原则为祛暑化湿解表。方药用藿香正气散加减或新加香薷饮加减。

④外感燥邪型，治疗原则为解表清肺润燥。方药用桑杏汤加减。

（2）热郁气分

①肺热壅盛型，治疗原则为辛凉宣肺，清热平喘。方药用麻杏石甘汤加减。。

②热灼肺胃型，治疗原则为清气泄热，除烦生津。方药用白虎汤加减。

③肺热及肠型，治疗原则为解肌清热。方药用葛根芩连汤加减。

（3）邪犯营血

①热入心营型，治疗原则为透营泄热，清心醒神。方药用犀角地黄汤加味。

②热动肝风型，治疗原则为凉肝息风。方药用羚角钩藤汤加减。

（4）余热伤阴，治疗原则为益气养阴。方药用沙参麦冬汤加减。

要点八　预防

疫苗注射是预防流感的最基本措施。每年应根据流行病学调查结果，补充或更换疫苗的抗原组成。接种时间一般在每年流行前的秋季进行。

细目五　流行性脑脊髓膜炎

流行性脑脊髓膜炎是由脑膜炎球菌引起的一种化脓性脑膜炎。

要点一　病原学

脑膜炎球菌属奈瑟菌属，可从带菌者及患者的鼻咽部、血液、脑脊液、皮肤瘀点中检出。

要点二　流行病学

1. 传染源

带菌者及流脑患者是本病的传染源。带菌者不易被发现，是更重要的传染源。

2. 传播途径

主要借飞沫经呼吸道直接传播。

3. 易感人群

普遍易感，隐性感染率高。

4. 流行特征

冬春季高发，5岁以下儿童发病率高。

要点三　病机病理

1. 西医发病机制及病理

病原菌自鼻咽部侵入人体，病毒和宿主间的相互作用最终决定是否发病以及病情的轻重。主要病理改变是血管内皮损害，血管壁炎症、坏死及血栓形成。

2. 中医病因病机

本病主要是冬春季节感受瘟疫毒邪，若人体正气不足，难以抗御，即可发病。温邪自口鼻而入，犯于肺经，导致卫分证。化热入里，气营两燔，热入营分，则发斑疹。甚者邪陷血分，或热闭心包，神昏谵语，出现危候。

要点四　临床表现

根据临床表现的不同可分为 4 型：

1. 普通型

占全部病例的90%以上，按病情的进展可分为前驱期、败血症期、脑膜炎期、恢复期四期。

2. 暴发型

起病急骤，24 小时内出现意识障碍，病势凶险，死亡率高，儿童多见。根据临床表现的不同可分为休克型、脑膜脑炎型、混合型。

3. 轻型

病变轻微，可有低热、皮肤黏膜少数出血点和脑膜刺激征。脑脊液多无明显改变，咽拭子培养可有病原菌。

4. 慢性败血症型

不多见，主要见于成人，病程迁延数周或数月。反复出现寒战、高热、皮肤瘀点、瘀斑等。

要点五　实验室检查

1. 血常规

白细胞总数多在 $20 \times 10^9/L$ 以上，中性粒细胞占90%以上。

2. 脑脊液检查

是明确诊断的重要方法。颅内压增高，脑脊液外观混浊，白细胞数升高 $1.0 \times 10^9/L$ 以上，以多核细胞增多为主。蛋白增高，糖及氯化物明显减低。对颅内压明显增高的患者，腰穿时要注意防止发生脑疝。

3. 细菌学检查

（1）涂片　脑脊液沉淀物或皮肤瘀点涂片染色，可见革兰染色阴性双球菌。
（2）细菌培养　血培养或脑脊液培养可获阳性结果。是临床诊断的金标准。

4. 免疫学检查

抗原测定可用于早期诊断。

要点六　诊断与鉴别诊断

1. 诊断

有流行病学史、典型的临床表现（起病急，突发发热、剧烈头痛，喷射性呕吐，皮肤黏膜瘀点，脑膜刺激征阳性等）及实验室病原学检查阳性可予诊断。

2. 鉴别诊断

应与其他非化脓性脑膜炎、结核性脑膜炎、流行性乙型脑炎、败血症、肾综合征出血热等进行鉴别。

要点七　治疗

1. 治疗原则

就地隔离，保证足够液体入量；病原治疗首选有效抗菌药物，如青霉素 G；对症治疗，积极处理并发症等。

2. 中医辨证论治

（1）邪犯肺卫型：治疗原则为辛凉解表，泄热解毒。方药用银翘散加减。
（2）卫气同病型：治疗原则为清热解毒，泄卫清气。方药用银翘散合白虎汤加减。
（3）气营两燔型：治疗原则为清气凉血，泄热解毒。方药用清瘟败毒饮加减。
（4）内闭外脱型：治疗原则为扶正固脱。方药用生脉散合参附汤。
（5）气阴两虚型：治疗原则为养阴益气，兼以清热。方药用青蒿鳖甲汤加减。

要点八　预防

1. 管理传染源

早发现、早诊断、早隔离、早治疗，加强监测和报告。

2. 切断传播途径

保持空气流通，减少飞沫传播。

3. 保护易感人群

对易感人群，可注射 A 群或 A、C 群联合菌苗预防；对密切接触者，可服用利福平等抗菌药物预防。

细目六　伤寒

伤寒是由伤寒杆菌引起的一种急性肠道传染病。

要点一　病原学

伤寒杆菌属沙门菌属中的 D 群，革兰染色阴性，不产生外毒素，其菌体破裂所释放的内毒素在发病中起重要作用。

要点二　流行病学

1. 传染源

带菌者或患者是唯一传染源。

2. 传播途径

主要经粪 – 口途径传播。

3. 易感人群

普遍易感。病后可以获得较稳固的免疫力，第二次发病少见。

4. 流行特征

夏秋多发，水源污染可导致暴发流行。

要点三　病机病理

1. 西医发病机制和病理

人体感染伤寒杆菌后是否发病取决于所摄入细菌的数量、致病性以及宿主的防御能力。主要病理改变为全身单核吞噬细胞系统的炎性增生反应。病变部位主要在回肠下段的集合淋巴结和孤立淋巴滤泡。

2. 中医病因病机

本病属中医"湿温"、"暑温"的范畴。主要与外感湿热或暑湿有关。夏秋季节，湿易困脾，加上饮食不节或不洁，湿热疫毒之邪阻滞中焦。上阻清阳见发热，热炽肠络则便血，蒙蔽清窍则神昏谵语，疾病后期多有余邪未尽，气阴两虚。

要点四　临床表现

1. 典型伤寒的临床表现分为 4 期。

（1）初期：病程第 1 周。多数患者起病较缓，体温呈阶梯升高，病情逐渐加重。

（2）极期：病程第 2~3 周。出现伤寒典型临床表现：持续发热，食欲减退等消化系统症状，表情淡漠、听力减退等神经系统症状，相对缓脉等循环系统症状，以及玫瑰疹、肝脾肿大等。

（3）缓解期：病程第 4 周。体温逐渐下降，各种症状逐渐好转。

（4）恢复期：病程第 5 周。体温正常，神经、消化系统症状消失，肝脾恢复正常。

2. 临床类型

临床分为普通型、轻型、迁延型、逍遥型、暴发型等。

3. 常见并发症

可见肠出血、肠穿孔、中毒性肝炎、中毒性心肌炎、支气管炎及肺炎、溶血性尿毒综合征等多种并发症。其中肠穿孔是最严重的并发症。

要点五　实验室检查

1. 血常规检查

白细胞总数在 $3 \times 10^9/L \sim 5 \times 10^9/L$，中性粒细胞减少，嗜酸性粒细胞减少或消失。

2. 细菌培养

（1）血培养：是确诊的依据，病程 1~2 周阳性率最高。

（2）骨髓培养：阳性率比血培养高。对病程较长，已经应用抗菌素或血培养阴性的疑似病例尤为适用。

（3）其他：粪便培养、尿培养、十二指肠引流液培养等。

3. 肥达反应

第 2 周开始增高，第 3~4 周阳性率最高。肥达反应在病程中效价呈 4 倍以上增高有助于诊断。

要点六　诊断与鉴别诊断

1. 诊断

根据流行病学史、典型的临床表现及实验室检查阳性可予诊断。

2. 鉴别诊断

需与发热伴肝脾肿大的疾病鉴别，如病毒性呼吸道感染、疟疾、革兰阴性杆菌败血症、血行播散性结核病等。

要点七　治疗

1. 一般治疗

消毒隔离，进易消化或无渣饮食，卧床休息等。一般退热后 2 周才可恢复正常饮食。

2. 对症治疗

高热者给予物理降温。腹胀明显者用肛管排气，禁用新斯的明类药物。便秘者可用高渗盐水灌肠，禁用泻药。腹泻者可用收敛药，忌用鸦片制剂。

3. 病原治疗

首选第三代喹诺酮类药物，儿童和孕妇患者宜首选第三代头孢菌素。

4. 带菌者的治疗

可以选用喹诺酮类药物。

5. 对症治疗

积极治疗肠出血、肠穿孔等严重并发症。

6. 中医辨证论治

（1）湿遏卫气型：治疗原则为清热透表，芳香化湿。方药用藿朴夏苓汤加减。

（2）湿热中阻型：治疗原则为清热化湿，理气和中。方药用王氏连朴饮加减。

（3）热重湿轻型：治疗原则为清热解毒，佐以化湿。方药用白虎加苍术汤加减。

（4）湿热蒙蔽心包：治疗原则为清热化湿，芳香开窍。方药用菖蒲郁金汤加减。

（5）湿热化燥，伤络便血：治疗原则为清热解毒，凉血止血。方药用犀角地黄汤加减。

（6）余邪留恋，气阴两虚：治疗原则为益气养阴，泻除余邪。方药用竹叶石膏汤加减。

要点八　预防

1. 控制传染源

患者需按消化道传染病隔离至体温正常后 15 天。带菌者不能从事餐饮、托幼工作。

2. 切断传播途径

做好水源、饮食、粪便管理及消灭苍蝇等卫生工作。

3. 保护易感人群

可进行疫苗接种。

细目七　细菌性痢疾

细菌性痢疾是志贺菌属细菌引起的肠道传染病。终年散发，夏秋季可引起流行。

要点一　病原学

痢疾杆菌为肠杆菌科志贺菌属，分为 4 群：痢疾志贺菌 A 群、福氏志贺菌 B 群、鲍氏志贺菌 C 群、宋内志贺菌 D 群。目前我国多数地区 B 群占据首位，其次是 D 群，再其次是 C 群。

要点二　流行病学

1. 传染源

急、慢性菌痢患者及带菌者。非典型患者、慢性患者及带菌者在流行病学中有重要意义。

2. 传播途径

主要为粪 – 口途径传播。

3. 人群易感性

人群普遍易感，不同菌群间无交叉免疫。

4. 流行特征

全年散发，夏秋呈季节性高峰。

要点三　病机病理

1. 西医发病机制及病理

痢疾杆菌进入机体后是否发病与细菌的数量、致病力及人体的抵抗力有关。菌痢的主要病变部位为乙状结肠和直肠，严重者波及整个结肠和回肠末端。基本病理变化为肠黏膜的弥漫性纤维蛋白渗出性炎症。

2. 中医辨证论治

本病属中医"痢疾"范畴。多是由于外感时邪或饮食不节，湿热疫毒内蕴肠腑，血败化为脓血而赤白下痢。急性期多属实证，慢性期多属本虚标实证。病位主要在大肠，与脾胃关系密切，并可涉及肝肾。

要点四　临床表现

1. 急性菌痢

根据毒血症及肠道症状轻重，可分为普通型（典型）、轻型（非典型）、重型、中毒型四型。普通型起病急，有畏寒、发热、腹痛、腹泻黏液脓血便和里急后重等症状。中毒型多见于 2～7 岁体质健壮儿童，起病急骤，见高热、精神萎靡、四肢厥冷等，可迅速发生循环衰竭和/或呼吸衰竭，临床上以全身毒血症、休克和/或中毒性脑炎为主要表现，初起可无腹痛、腹泻症状。根据临床表现，分为休克型（周围循环衰竭型）、脑型（呼吸衰竭型）和混合型等。

2. 慢性菌痢

急性菌痢病程迁延超过 2 个月以上不愈者，为慢性菌痢。根据临床表现，可分为慢性迁延型、急性发作型和慢性隐匿型 3 型。

要点五　实验室检查

1. 一般检查

血常规检查，急性菌痢白细胞总数及中性粒细胞计数可增加，慢性患者可有贫血。粪便常规检查，外观为黏液脓血便，镜下可见大量白细胞、红细胞。

2. 病原学检查

（1）细菌培养：粪便细菌培养阳性即可确诊。

（2）免疫学和核酸检测：具有早期、快速的优点。目前尚未在临床推广应用。

要点六　诊断与鉴别诊断

1. 诊断

依据流行病学史、症状体征及实验室检查进行综合诊断。确诊须依赖于病原学检查。

2. 鉴别诊断

菌痢应与霍乱等感染性腹泻相鉴别。中毒型菌痢应与乙脑、疟疾等疾病相鉴别。

要点七　治疗

1. 西医治疗原则

急性菌痢中普通型病原治疗首选喹诺酮类药物，儿童和孕妇患者如非必要不宜使用。

中毒型菌痢应针对病情，采用改善微循环、解痉、纠正休克、降低颅内压等救治措施。慢性菌痢还应注意改善胃肠功能等。

2. 中医辨证论治

（1）湿热痢：治疗原则为清利湿热，调气行血。方药用芍药汤加减。

（2）疫毒痢：治疗原则为清热解毒，凉血理气。方药用白头翁汤加减。

（3）寒湿痢：治疗原则为散寒除湿，调气行血。方药用胃苓汤加减，或平胃散加减。

（4）阴虚痢：治疗原则为养阴清肠。方药用驻车丸加减。

（5）虚寒痢：治疗原则为温补脾肾，涩肠固脱。方药用真人养脏汤加减。

（6）休息痢：治疗原则为温中清肠，调气化滞。方药用连理汤加减，或四君子汤合香连丸加减。

要点八　预防

管理传染源，急慢性病人和带菌者应隔离或定期访视，彻底治疗。切断传播途径，搞好个人和环境卫生。易感人群可口服疫苗。

细目八　近年新发、多发传染病概况

要点一　近年新发的传染病概况

近年新发传染病的出现和流行严重威胁人们的生命健康。为有效防控传染病疫情和积极采取救治措施，我国《传染病防治法》新增加了 3 种传染病。规定传染性非典型肺炎和人感染高致病性禽流感为乙类法定传染病，同时采取甲类传染病的预防、控制措施。手足口病为丙类法定传染病。

1. 传染性非典型肺炎

WHO 命名为严重呼吸窘迫综合症（SARS），2003 年曾在我国 26 个省流行。该病传染性极强，病情进展快速，病死率高。属于中医学"瘟疫"、"热病"的范畴。其病因为疫毒之邪由口鼻而入，主要病位在肺，基本病机为邪毒壅肺、湿痰瘀阻、肺气郁闭、气阴亏虚（热、毒、湿、瘀、虚）。中西医结合治疗能够有效改善患者症状，降低病死率。同时，实践证明中医药有积极的预防作用。

2. 人感染高致病性禽流感

本病是由禽甲型流感病毒某些亚型中具有高致病性的毒株引起的急性呼吸道传染病，在我国散在发生。本病死亡率极高，中医药尚无系统认识和成熟的治疗经验。

3. 甲型 H1N1 流感

其病原体是一种新型的甲型 H1N1 流感病毒，2009 年开始，在包括我国在内的全球大部分地区大规模流行。本病属于中医"疫毒"、"戾气"致病，病位在肺。中医药早期治疗可以取得较好疗效，可以降低重症病例病死率。

要点二　近年多发的传染病概况

手足口病是由肠道病毒引起的急性传染病，在全球多个国家和地区流行，多发生于学龄前儿童。近年在我国出现的重型病例多由 EV71 病毒感染引起，可以出现死亡病例。本病属于中医"温病"范畴，病因为感染疫毒时邪，湿热蕴结，心火炽盛等，病位在肺、脾、心、肝脏。初步临床观察发现，中医药治疗普通型可以减轻发热、皮疹等症状，治疗重型可以改善症状和降低危重症死亡率。

（李秀惠）

第三单元　医院感染

细目一　消毒与隔离

要点一　消毒

消毒是用物理或化学方法消灭停留在不同的传播媒介物上的病原体，藉以切断传播途径，阻止和控制传染的发生。消毒种类：疫源地消毒和预防性消毒。消毒方法分为高效消毒法、中效消毒法、低效消毒法等。

要点二　隔离

隔离是指把传染期内的患者或病原携带者置于不能传染给他人的条件之下，防止病原体向外扩散，便于管理、消毒和治疗。隔离种类：严密隔离、呼吸道隔离、消化道隔离、接触隔离、昆虫隔离等。

要点三　医院感染的预防

医院感染预防的基本特点：①既要防止血源性疾病的传播，也要防止非血源性疾病的传播；②强调双向防护，既防止疾病从患者传至医务人员，又防止疾病从医务人员传至患者；③根据疾病的主要传播途径，采取相应的隔离措施，包括接触隔离、空气隔离和微粒隔离。

（李秀惠）

医学心理学及精神卫生

第一单元　心理学基础知识

细目　人的心理现象

要点一　心理学的内容

心理学是研究心理现象发生、发展规律的科学。心理现象是心理活动的表现形式，心理活动包括心理过程和个性心理。它们是两个不可分割的部分。科学的心理观认为，人的心理其实质可以理解为以下三个方面：脑是心理的器官，心理是脑的机能；心理是客观现实的反映；人的心理是对客观现实主观的、能动的反映。

要点二　认识过程：感觉、知觉、记忆、想象和注意

1. 感觉

感觉是直接作用于感觉器官的客观事物的个别属性的反映。人主要的感觉分为外部感觉和内部感觉。

（1）几种感觉的现象

①适应：是指当刺激连续作用时，感觉随时间延续逐渐发生变化，感受性降低甚至消失的现象。

②联觉：一种感觉引起另一种感觉的现象。如颜色可以引起温度觉。

③补偿：当某种感觉受损或缺失后，其他感觉会过度进行补偿。例如，失明的人触觉一般都很灵敏。

④掩蔽：是当不同感觉器官同时接受刺激时，一种感觉使另一种感觉感受性减低的现象。如一些牙科诊所利用音乐镇痛。

⑤后像：是刺激消失之后感觉暂时存留的现象。如在夜晚关灯之后，视觉仍然能暂时存留灯亮时的形象。

2. 知觉

知觉是人脑对直接作用于感觉器官的客观事物的各个部分和属性的整体反映。知觉是以感觉为基础的，同时是感觉的深入和发展，是一种纯粹的心理现象。

（1）知觉的基本特征

①知觉的选择性：作用于人的感官刺激丰富多彩，但人并非对所有刺激作出反应，而只选取其中少数刺激进一步加工，并做出反应，这种特性称为知觉的选择性。

②知觉的理解性：根据已有的知识经验，对感知的事物进行加工处理，并用语词加以概括、赋予说明的组织加工过程。知觉的理解性主要受到个人的知识经验、言语指导、实

践活动以及兴趣爱好等多种因素的影响。

③知觉的整体性：人根据知识经验把直接作用于感官的客观事物的多种属性整合为统一整体的组织加工过程。

④知觉的恒常性：当客观事物的物理特性在一定范围内已发生变化，而知觉仍保持相对稳定特性的组织加工过程，称为知觉的恒常性。

（2）几种主要的知觉

①空间知觉：对物体距离、形状、大小、方位等空间特性的知觉称为空间知觉。空间知觉包括距离知觉、形状知觉和方位知觉。

②时间知觉：人对客观现象的延续性和顺序性的感知称为时间知觉。

③运动知觉：人对物体在空间位移的知觉称为运动知觉。运动知觉是视觉、动觉、平衡觉等多种感官协同活动的结果，其中视觉起着重要的作用。运动知觉包括真正运动知觉和似动知觉。似动指在一定时间和空间条件下，人们在静止物体间看到移动，或者在没有连续移动时看到连续移动。

④错觉：指人对客观事物不正确的知觉。错觉现象十分普遍，几乎在各种知觉中都可以发生。视错觉在各种错觉中表现得最为明显，研究得也最多，如图形错觉、大小错觉等。

3. 记忆

记忆是人脑对过去经验的保持和再现。

（1）记忆的分类：根据记忆的内容分为形象记忆、逻辑记忆、情绪记忆和运动记忆4种。根据输入信息编码加工方式的不同和储存时间的长短分为瞬时记忆、短时记忆和长时记忆3种。其中，瞬时记忆又叫感觉记忆，是记忆的开始。保持时间短，为0.25~2秒，有鲜明的形象性。短时记忆是瞬时和长时记忆的中间阶段，此阶段储存的时间稍长，但不超过1分钟，其容量相当有限。短时记忆的信息经过复述成为长时记忆。长时记忆保持在1分钟以上直到许多年，甚至终生的记忆。

（2）记忆系统：在记忆过程中，由于从信息的输入到提取经过的时间间隔不同，对信息的编码方式也不同，可以把记忆分为3种系统，即感觉记忆系统、短时记忆系统和长时记忆系统。

①感觉记忆：感觉刺激作用后仍在脑中继续短暂保持其映象的记忆，是信息加工的第一阶段。感觉记忆的特点是：信息保持的时间短，图像记忆约1秒左右，听觉稍长，但不超过4秒；信息完全按照物理特性编码，并以感知的顺序被登记，具有鲜明的形象性；记忆信息容量由感受器的解剖生理特点所决定，几乎进入感官的信息都能被登记，但感觉记忆痕迹很容易衰退，只有受到注意的信息才能转入短时记忆。

②短时记忆：短时记忆是指脑中的信息在1分钟之内的加工编码记忆，又称为工作记忆。短时记忆的基本特征：信息在无复述的情况下一般只有5~20秒，最长也不超过1分钟；短时记忆的容量有限，记忆广度为7±2组块；信息易受干扰，很难恢复，复述是使短时记忆的信息转入长时记忆的关键；短时记忆的信息编码主要采用语言听觉形式编码，少量的是视觉或语义编码。

③长时记忆：是指信息在人脑中长久保持的记忆，又称为永久性记忆。长时记忆的特点：长时记忆容量无限；信息保持时间长，理论上认为是永久存在的；信息编码以意义编

码为主，包括语义编码和表象编码；长时记忆的储存有两种，包括程序性记忆和陈述性记忆。程序性记忆是一种技能记忆，是个人对具有先后顺序的活动的记忆。陈述性记忆是个人对事实性信息的记忆。

（3）记忆过程：记忆的三个基本环节是识记、保持和遗忘、回忆和再认。

①识记：记忆过程从识记开始，它是保持、回忆和再认的必要前提。根据识记有无明确的目的，可将识记分为无意识记和有意识记。无意识记是指事先没有预定目的，不需要任何有助于识记的方法，也不需意志努力而进行的识记。有意识记是指具有明确的识记目的，并通过一定意志努力，采取一定方法进行的识记。在其他条件相同的情况下，有意识记的记忆效果比无意识记好。

识记还可根据识记材料有无意义或识记者是否了解其意义分为意义识记和机械识记。

②保持和遗忘：保持以识记为前提，在再认或回忆中得到体现。对识记过的材料不能再认或回忆，若表现为错误的再认或回忆称为遗忘。

德国心理学家艾宾浩斯首先对遗忘做了系统的研究，提出著名的艾宾浩斯遗忘曲线，也称保持曲线。曲线表明了遗忘发展的规律：遗忘进程不是均衡的。遗忘的发展，时间上看是"先快后慢"，数量上是"先多后少"。

③回忆和再认：回忆是把以前经历过的事物在头脑中重新呈现并加以确认的心理过程。回忆常常以联想的形式出现，联想的种类有接近联想、类似联想、对比联想和因果联想。再认是当经验过的事物再次出现时能够识别确认的过程。

4. 想象

想象是人脑中对已有表象进行加工改造而创造新形象的过程。想象促进智力发展，想象力的发展是智力发展的一个极为重要的方面。

根据想象时有无目的性和计划性可以把想象分为有意想象和无意想象。有意想象是有预定的目的，自觉地进行的想象。无意想象是没有预定目的和计划而产生的想象。根据创造性程度的不同，可以把想象分为再造想象和创造想象。

5. 注意

注意是心理活动对某种事物的指向和集中，它本身并不是独立的心理活动过程，而是伴随心理过程并在其中起指向作用的心理活动。指向性和集中性是注意的两个特点。

要点三　情感过程：情绪和情感的定义、分类和作用

（一）情绪和情感的定义

情绪和情感是人对客观事物的态度的体验，是人的需要是否获得满足的反映。情绪和情感是人类心理生活的一个重要方面，也是人对客观现实的一种反映形式。

（二）情绪和情感的分类和作用

1. 情绪的分类和作用

情绪是多种多样的，种类划分很难有明确的界定，一般认为快乐、愤怒、恐惧和悲哀是最基本、最原始的 4 种情绪。

情绪状态是指在某种事件或情境的影响下，在一定时间内所产生的一定情绪状况。最

典型的情绪状态有心境、激情和应激 3 种。

（1）心境：心境是一种深入的、比较微弱的、持久的、影响人的整个精神活动的情绪状态，如得意、忧虑。心境具有弥散性，它不是关于某一事物的特定体验，而是由一定情境唤起后在一段时间内影响各种事物的态度体验。

（2）激情：激情是一种强烈的、短暂的、爆发性的情绪状态。激情通常由一个人生活中具有重大意义的事件所引发。激情发生时有明显的外部表现，如面红耳赤、咬牙切齿等。激情状态下，人的认识活动范围缩小，控制力减弱，对自己的行为后果不能做出适当的估价。

（3）应激：应激是在出乎意料的紧急情况下所引起的情绪状态，是人对某种意外的环境刺激作出的适应性反应。应激状态有时使人做出平时不可能做出的大胆判断和行为，所谓急中生智；另一些时候可能使人知觉狭隘，注意局限，思维迟滞，行动刻板，正常能力也得不到发挥。

2. 情感的分类和作用

情感是指与人的社会性需要相联系的主观体验。人类高级的社会性情感主要有道德感、理智感和美感。

（1）道德感：道德感是个体根据一定社会政治道德标准，评价自己或他人的行为、举止、思想、意图时产生的情感体验。当个体自身的言行符合基本道德准则时，就会产生幸福感、自豪感，否则就会产生自责、内疚、不安等。当别人的言行符合基本道德准则时，人们就会对他产生尊敬、钦佩、爱慕感，对那些违背了基本道德标准的思想和行为，人们就会产生厌恶感、鄙视感等。

道德感是在人的社会实践中发生和发展的，不同的历史时期、不同的社会制度、不同阶级具有不同的道德标准。所以道德感具有社会性、历史性和阶级性。

（2）理智感：理智感是人在智力活动过程中认识和追求真理的需要是否满足而产生的情感体验。这类情感和人的认识活动、求知欲望、认识兴趣以及对客观规律的探求有着密切联系。人们在认识世界和改造世界的过程中，形成并发展了认识和追求真理的需要，形成了理智感。认识活动越深入，求知欲越强，追求真理的兴趣越浓厚，理智感也就越深厚。

理智感是人们认识世界和改造世界的动力之一，对人们学习知识、认识事物、发现规律和追求真理的活动具有积极的推动作用。理智感的表现形式有探索未知事件时所表现出的求知感、获得新知识时的喜悦感、对新异事物的好奇心和新异感、对奇异现象的惊奇感、对某种理论的怀疑感和确信感、对真理的热爱感、对谬误和迷信的鄙视和憎恶感等。

（3）美感：美感是客观事物是否符合个人审美需要而产生的个人体验，根据对象可以分为自然美感、社会美感和艺术美感三类。美感受个人的审美观、审美能力、社会性、历史性等诸多因素的影响。人的审美标准既反映了事物的客观属性，又受到个人的思想观点和价值观念的影响。在不同的文化背景下，不同民族、不同阶级的人对事物美的评价可能有所不同。"桂林山水甲天下"就是对自然美的感悟。

要点四　个性的定义、内容和个性心理特征

1. 个性的定义、内容

在心理学中个性可以理解为一个人的整个心理面貌，即具有一定倾向性的各种心理特征的总和。部分心理学书籍，也把个性翻译为人格。个性是复杂的，是多侧面、多层次的统一体。个性的心理结构包括个性倾向性和个性心理特征两大部分。

2. 个性的心理特征

个性的心理特征包括能力、气质和性格。

（1）能力：能力是直接影响活动的效率，使活动顺利完成的个性心理特征。能力在活动中形成和发展，并且在活动中表现出来。能力可以分为一般能力和特殊能力。一般能力包括观察力、记忆力、注意力、思维能力、想象力，也就是通常说的智力，它们适用于广泛的活动范围，并保证人们较容易和有效地掌握知识，与认识活动密切联系。特殊能力只在特殊活动领域内发生作用，如音乐能力、色彩鉴别能力、图画能力等。为了顺利完成某种活动而形成的多种能力的完备结合称为才能。才能的高度发展就是天才。能力是在遗传和环境两大因素支配下由成熟和学习交互作用的结果。个体在能力上存在着个别差异。

（2）气质：气质是个体心理活动稳定的动力特征。所谓心理活动的动力特征主要指心理过程的速度和稳定性、心理过程的强度以及心理活动的指向性等方面的特点。

（3）性格：性格是一个人在现实的稳定态度下和习惯化了的行为方式中所表现出来的个性心理特征。性格的个体差异很大，性格一经形成就比较稳固，并且贯穿于全部行动之中。个体一时的偶然表现，不能认为是其性格特征，只有经常性、习惯性的表现才能认为是个体的性格特征。

（孔军辉）

第二单元　心理应激

细目　应激反应

要点一　应激、应激源及种类

应激是个体觉察环境刺激对生理、心理及社会系统造成负担过重时的整体现象，所引起的反应可以是适应的，也可以是适应不良的。引起一定反应并产生结果的刺激就是应激源。

心理应激源可分为以下 4 类：

1. 躯体性应激源

是指引起生理反应的直接作用于人体的各种物理、化学和生物学刺激，如冷、热、噪音、病毒、损伤等，这些刺激会导致心理反应。过度的疲劳也属于躯体性应激源。

2. 心理性应激源

挫折和心理冲突是最重要的两种心理性应激源。个人需求强烈或对自己的要求过高，凡事要求完美，而能力限制或信息不够都会导致心理的反应。人际关系的冲突往往是很大的心理性应激源。

3. 社会性应激源

社会性应激源的范围很广，生活中的很多事件都可能成为应激源。生活事件也称生活变化，主要是指可以造成个人的生活风格和行为方式改变，并要求个体去适应或应对的社会生活情境和事件。

4. 文化性应激源

产生文化性应激源的主要原因是社会文化环境的改变，如迁居异地，文化、语言等环境的变化给人带来的不适应。社会的巨变同样可带来对个体的持久影响。

要点二　中介机制和应激反应

1. 应激的心理中介机制

心理中介机制主要是指对应激源的觉察和评价。中介机制中以心理的作用最为重要，心理的变化影响着脑－内分泌－免疫系统的变化。

2. 应激的生理中介机制

对于生理中介的因素虽尚未全部探明其细微的机理，但脑的作用与行为的关系，心理、神经、内分泌、免疫领域的研究已有许多资料。

3. 应激反应

应激的心身反应包括心理反应和生理反应。应激的心理反应存在很大的个体差异，但是从心理反应的性质来看，一类是积极的心理反应，一类是消极的心理反应。

积极的心理反应可以引起适度的皮层唤醒水平和情绪唤醒，注意力集中，思维敏锐和动机调整适宜。消极的心理反应常常是过度唤醒，通常会产生不良情绪，导致认知能力降低，甚至自我概念模糊。

要点三　应对与心理防御机制

1. 应对

应对是个体对因生活事件而出现自身不平衡状态所采取的认知和行为措施。

2. 心理防御机制

精神分析学说通过自我的无意识过程来探讨个体如何应付外界压力，认为在面临挫折或冲突时，个体会不自觉地运用防御机制来改变对现实的感知，从而维护理性的自我形象，使情绪得到调节，而不是客观地面对并解决问题。

（孔军辉）

第三单元　心身疾病

细目一　心身疾病的概述

要点一　心身疾病的特点

心身疾病又称心理生理疾患，是一类在发病、发展、转归和防治等方面都与心理－社会因素密切相关的躯体疾病。

心身疾病有以下主要特征：主要是由心理－社会因素刺激，通过情绪和人格特征等作用而发病；必须具有躯体症状和与症状相关的体征，有明确的器质性损害；损害往往涉及的是植物神经所支配的组织或器官；区别于神经症和精神病；大多数病人不了解心理－社会因素在自身发病中的作用。

要点二　心身疾病的诊断要点

对心身疾病的诊断要重视病因中的心理社会因素，对心身疾病的诊断不仅要通过体格检查做出躯体诊断，还要尽量发现病人的心理社会因素刺激，根据心身相关的概念，作出全面正确的诊断。心身疾病的诊断包括躯体诊断和心理诊断两个方面。

要点三　心身疾病的治疗原则

心身疾病的治疗要兼顾病人的生物学和心理－社会诸方面，不仅要采用有效的生物医学手段在躯体水平上处理实在的病理过程，而且必须在心理和社会水平上加以干预或治疗。治疗达到消除心理－社会刺激因素、消除心理学病因和消除生物学症状三个目标。

细目二　临床心身相关问题

要点一　临床典型的心身疾病

1. 消化性溃疡。
2. 神经性厌食。
3. 原发性高血压。
4. 冠心病。
5. 肥胖症。
6. 支气管哮喘。
7. 偏头痛。
8. 肿瘤。

要点二　睡眠障碍与疼痛心理

1. 睡眠障碍

睡眠障碍既可见于正常人，也可以是各种疾病的伴随症状。睡眠障碍分为4大类：入睡和维持睡眠障碍（主要指失眠）、白天过度瞌睡、睡眠中的行为异常和睡眠节律紊乱。

（1）失眠：失眠分为入睡困难型、保持睡眠困难型和早醒型。造成失眠的原因主要有心理－社会因素、环境与外在因素、疾病及药物因素。

失眠的治疗有药物治疗、针对原发病治疗和心理治疗。心理治疗包括：①端正对睡眠的认识；②养成良好的睡眠习惯；③创造美好环境；④安抚扰乱心理。

（2）其他睡眠障碍

①白天过多瞌睡：主要表现为白天出现无法克制的睡意，可有无意识动作、认知功能降低等表现。

②睡眠中的异常行为：主要是指与睡眠有关的发作性躯体异常和行为异常，如梦游症、梦呓、睡行症、夜惊、梦魇、磨牙和机体不自主跳动等。

③睡眠节律紊乱：患者的睡眠模式与常规的作息不同，表现为入睡和觉醒时间后移。治疗都应当首先排除精神性疾病和癫痫等器质性病变，然后针对不同情况采取相应措施，消除影响睡眠的不良因素。

2. 疼痛心理

疼痛是一种复杂的心理、生理现象，疼痛的程度与损害程度不一定一致，心理－社会因素对疼痛的影响较大。

（1）社会学习：疼痛从某种意义上与社会学习过程相关。

（2）对处境的认知评价：对疼痛刺激的含义理解不同，疼痛体验也不同。

（3）注意力：如果把注意力集中在自己的痛觉上，疼痛就会更加剧烈。相反，把注意力集中在疼痛以外的事物上，对疼痛的感觉就会处于抑制状态。

（4）情绪状态：恐惧、生气、内疚等情绪是疼痛的催化剂，人的情绪状态在痛知觉中起到重要作用。

（5）人格特征：自尊心强的人常常表现出较高的疼痛耐受性，具有疑病、抑郁、癔症、紧张等特征的人对疼痛更敏感。

（6）暗示：暗示对疼痛影响很大。

此外，宗教、文化、信仰等因素也能影响疼痛的感受和耐受。

要点三　妇科和儿科心身疾病

1. 妇科心身疾病

心理－社会因素在妇科疾病发病、发展中起到重要作用。妇科病人的心理问题许多是由月经、妊娠、分娩等这些女性特有的生理现象所引起的。这些心理问题有时候还会引起强烈的心身反应，转化为心身障碍。妇科常见的心理问题干预有以下几方面：

（1）大力开展健康教育，普及医疗卫生知识，向广大妇女宣讲月经、妊娠、分娩等生理卫生、心理健康科学知识，改变不良认识，从而改善不良心理刺激的影响。

（2）对不良情绪严重的病人，可通过心理支持疗法、认知心理疗法改善不良认知和不良情绪。

（3）通过心理指导，帮助患者改善不良个性，提高心理素质，从而改善心身反应，促进心身健康。

2. 儿科心身疾病

儿童期个体的生理和心理处于快速发展阶段，由于大脑结构和相关功能的发育正在完善之中，大脑缺乏对植物神经和情绪活动的有效调节，极易受到体内外各种因素的影响从而导致心身疾病。儿科心身疾病的心理干预包括心理护理和心理治疗两方面。

（孔军辉）

第四单元　心理障碍

细目一　心理障碍的概述

要点一　心理障碍的判断标准

1. 内省的经验标准
内省的经验是通过患者自己的主观经验和观察者根据自身的活动经验来判别的。

2. 社会适应的标准
是指在社会常模的基础上来衡量行为顺应是否完善，人的行为是否与环境协调一致。一个人成长的过程是不断适应社会的过程，使其从一个自然人转变成为一个社会人。若一个人成人后不能适应它所处的社会环境，则其有心理障碍。如人格障碍就形成了某些整体适应能力受损的人格特点。主要考察患者对人对己的态度、在群体中的表现、与他人交往和处理人际关系是否恰当、对社会实践和社会关系的看法是否适应社会的要求等。

一般认为，社会适应能力包括4个方面：①自理生活的能力；②人际交往与沟通能力；③工作、学习和操持家务的能力；④遵守道德、行政、法律和习俗等社会规则的能力。

3. 医学标准
该标准是将心理变态当作躯体疾病一样看待。有些异常的心理现象或致病因素在正常人的身上不一定存在，若在某人身上发现这些致病因素或疾病的症状则被判断为异常。这个标准比较客观，但是运用的范围比较窄。

4. 统计学标准
该标准有两个假设，一是人群中某一心理现象或行为方式的程度是正态分布的；二是评价是正常的，统计学检验有显著性差异的，即是有障碍的。凡是符合这两个标准的心理现象和行为方式才可以用统计学方式来衡量。但是统计学标准也不是普遍适用的。

要点二　心理障碍的分类

心理障碍的表现有：神经症性障碍、人格障碍和其他类型心理障碍。

细目二　神经症性障碍

要点一　神经症性障碍的临床特征与常见症状

1. 临床特征

神经症性障碍主要临床表现为烦恼、焦虑、紧张、恐怖、强迫、疑病、抑郁等，患者有严重的痛苦体验，一般无幻觉、妄想等精神病性症状；患者自知力良好，往往主动求医；患者往往有大量的躯体症状主诉，却无法查明器质性病变；同时生活自理能力、社会适应能力和工作能力基本没有缺损。病程多迁延不愈。

2. 常见症状

（1）精神易兴奋、易疲劳。

（2）情绪症状：主要表现为焦虑、恐惧、抑郁及情绪易激惹。

（3）强迫症状：在强迫性神经症中表现最为明显。

（4）疑病观念：在疑病性神经症中疑病观念表现得最为突出。

（5）慢性疼痛。

（6）头痛。

（7）心慌。

（8）植物神经症状群。

（9）睡眠障碍。

（10）性功能障碍。

要点二　临床常见神经症性障碍：焦虑症、抑郁症、恐惧症、强迫症、神经衰弱

1. 焦虑症

焦虑是一切神经症性障碍表现的基础，也是所有神经症性障碍的一个共同症状。但在焦虑性神经症中，患者对焦虑的体验要显著得多，弥漫性也大得多，每时每刻都会感到很高程度的恐惧，同时伴有显著的植物神经症状和肌肉紧张，以及运动性不安。焦虑可继发于多种神经症性障碍，但只有原发性焦虑症状可视为焦虑性神经症。焦虑性神经症有两种主要的临床形式，即惊恐障碍和广泛性焦虑。

2. 抑郁症

抑郁性神经症是一种以心境低落为主要临床表现的神经症性障碍，其特征是有强烈的、强迫性的、弥漫性的和持续的抑郁情绪。在抑郁性神经症患者的生活中，每天都充满不快和悲伤，并常伴有焦虑、躯体不适和睡眠障碍。由于迁延不愈，患者感到内心痛苦，

常主动求治。

3. 恐惧症

该症是指与现实根本不对应的完全耗费性恐惧。恐惧症的恐惧都有某种具体的对象，如某些事物或特殊的情境，与在焦虑中体验到的泛化恐惧不同。患者明知自己的恐惧是过分的、不合理的和不必要的，但仍然成为它们的囚徒，即这种认知并不能防止恐怖发生。由于患者不能自我控制，因而极为回避所害怕的事物或情境。

4. 强迫症

临床表现以强迫症状为特征。强迫症的特点是有意识的自我强迫和自我反强迫同时存在，二者的尖锐冲突使患者异常焦虑和痛苦。患者体验到，观念或冲动来源于自身，但违反自己的意愿，遂极力抵抗和排斥，却无法控制。患者认识到强迫症状是异常的，但无法摆脱。本病常发生于青年期。

5. 神经衰弱

神经衰弱的主要表现是与精神易兴奋相联系的精神易疲劳、心情紧张、烦恼和易激惹等情绪症状，伴随肌肉紧张性疼痛和睡眠障碍等生理功能紊乱症状。

细目三　　其他类型的心理障碍

要点一　人格障碍及类型

人格障碍是指人格特征明显偏离正常，从而使患者形成特有的行为模式，对环境适应不良，明显影响社会功能和职业功能，或者患者自己感到精神痛苦。人格障碍一般早年开始，不存在智能障碍，对自己的行为和问题具有自知力，但是人格明显偏离正常，常常发生动机不明的行为。

人格障碍分为以下 6 种类型：

1. 偏执型人格障碍。
2. 分裂型人格障碍。
3. 反社会型人格障碍。
4. 冲动型人格障碍。
5. 表演型人格障碍。
6. 强迫型人格障碍。

要点二　行为不良

不良行为包括酒瘾、烟瘾、药物依赖、贪食与厌食等。

（孔军辉）

第五单元　心理健康

细目一　心理健康概述

要点一　心理健康的意义

1948 年，世界卫生组织（WHO）为健康提出的定义是："健康，不仅仅是没有疾病和身体的虚弱现象，而是身体上、心理上和社会上的完满状态。"1990 年进一步对健康的定义作了补充，即健康是指一个人身体健康、心理健康、社会适应健康和道德健康四个方面。一般认为，心理健康就是以积极的、有效的心理活动，平稳的、正常的心理状态，对当前和发展着的社会、自然环境以及自我变化有良好的适应能力；并由此不断地发展健全的人格，提高生活质量，保持旺盛的精力和愉快的情绪。

心理健康的意义有三个方面：一是有助于群体心理疾病的防治；二是有助于个体心理健康的发展；三是有助于社会精神文明的建设。

要点二　心理健康的标准

心理健康的标准具有相对性，许多心理学家提出了自己的观点，其中马斯洛的 10 项标准得到了较多认可。10 项标准是：①有充分的适应能力；②充分了解自己，并对自己的能力作恰当的估计；③生活目标能切合实际；④与现实环境保持接触；⑤能保持人格的完整和谐；⑥有从经验中学习的能力；⑦能保持良好的人际关系；⑧适度的情绪发泄与控制；⑨在不违背集体利益的前提下，有限度地发挥个性；⑩在不违背社会规范的情况下，个人基本需求能恰当满足。

我国心理学家从适应能力、耐受力、控制力、意识水平、社会交往能力、康复力、愉快胜于痛苦的道德感等方面阐述了心理健康的标准。其中有智力正常、情绪良好、人际和谐、社会适应和人格完整 5 条标准值得重视。

细目二　心理健康的发展

要点一　不同年龄的心理健康：婴幼儿、儿童期、青春期、中年期和老年期

1. 婴儿期

婴儿时期的心理健康，不仅影响婴儿的生长发育，对其今后的成长都有着重要的影响。婴儿期的心理健康被认为是心理健康的起点，如儿童期出现的心理疾病包括发育迟缓、情绪不稳定等多数是因为婴儿时期抚养不当。

该时期的关键问题包括：①母乳喂养的重要性；②增进母爱，帮助婴儿建立依恋关系，减少分离焦虑；③保证充足的睡眠；④促进运动与智力的发展。

2. 幼儿期（3～6 岁）

幼儿期心理健康应注意的是：①促进幼儿语言的发展；②对幼儿的独立愿望因势利导；③玩耍与游戏是幼儿的主导活动，应帮助幼儿走出自我中心，学会与人交往，建立合作伙伴关系；④正确对待孩子的无理取闹和过失；⑤父母的言行举止注意起到表率作用。

3. 儿童期（6～12 岁）

儿童期也称学龄期。该阶段心理健康应注意的是：①科学、合理地安排学习，帮助小学生入学的适应，培养正确的学习动机和学习习惯；②组织社会劳动，在集体活动中发展友谊感和责任心；③培养开拓创造性思维；④注意情商的培养，帮助其建立良好的道德情操，积极、乐观、豁达的品性，持之以恒的韧性，同情和关心他人的品质，并善于调控自己的情感。

4. 青少年期

青少年心身发展快，达到一生的高峰，也是为中年打基础的时期。该期心理健康的常见问题包括：①学习问题，是家长关注的焦点问题；②情绪、情感问题；③恋爱与性的问题。

针对容易出现的心身问题，父母应为青少年健康成长创造良好的家庭氛围，学校和社会应对青少年健康成长提供良好的环境。

5. 中年期

中年期是一生中发展最成熟、精力最充沛、工作能力最强的阶段，中年人是整个社会的中坚力量。中年人的心身特点是：①生理从成熟走向衰退；②智力发展到最佳状态；③个性成熟与稳定。

中年人心理发展中常出现的问题有：①反应速度与记忆能力下降；②渴望健康与追求成就的矛盾；③人际关系错综复杂；④家庭与事业的双趋冲突。

心理保健方面要建立可行的保健与监测体系，加强自我心理保健。

6. 老年期

老年期生理和心理功能都已经过了鼎盛时期，心身发展的特点是：各个器官生理功能逐渐衰退，认知能力和应变能力下降；智力水平开始下降，容易产生孤独心理和恐惧心理。老年人心理发展中常出现的问题有：①不适应退休生活；②主观健康评价差；③性生活问题；④对死亡的恐惧。

老年人心理保健的目标是提高生活质量，渡过一个愉快的晚年。

要点二 不同群体的心理健康：家庭、学校和职业

1. 家庭

家庭环境对个体心理健康具有重要意义。家庭内部平等、民主、相互尊重，才能有温馨和幸福的生活。家庭心理问题主要反映为代际之间及夫妻之间的关系问题。家庭崩溃和家庭冲突及家庭教育子女的方式也会带来很多心理问题。加强家庭成员的沟通，增进相互间的理解，互相关心、帮助和尊重，避免家庭的破裂，采用正确的教育子女的方式方法，及增强家庭成员对家庭的责任感等均是增进和维护家庭心理健康的重要措施。

2. 学校

学校是现代社会中个体社会化的重要场所，学校生活构成了个体发展的重要环节。学校环境对学生心理健康状态的维系甚为重要。在学习负担和升学的压力下，导致学生紧张、焦虑情绪的产生。长此以往，势必严重影响青少年的心理健康和发展。

3. 职业群体

职业活动是人们实现自我价值，寻求社会与他人尊重，谋求生活经费来源的主要渠道。职业性质和职业环境是社会生活和社会环境中最重要的部分，这是因为它在很大程度上决定着人们的安宁、幸福、前途等问题。工作环境、工作安排、人际关系等都会直接影响每个工作人员的身心健康。职业群体的心理健康主要是通过提高职业满意度、促进人际关系和谐、实现工作环境优化及劳动组织合理化来达到的。

（孔军辉）

第六单元　病人心理与医患关系

细目一　病人的心理问题

要点一　病人角色

病人角色是以社会角色为基础的，社会角色是社会规定的用于表现社会地位的行为模式。病人角色有以下特点：减免平日"正常"的社会责任；有接受帮助的义务；有恢复健康的责任；有寻求医疗帮助的责任。

要点二　病人的心理需要

病人除了具有一般人所共有的多种心理需要外，还具有在疾病状态下的特殊心理需要。主要表现在以下 4 个方面：

1. 接纳的需要。
2. 尊重的需要。
3. 提供诊疗信息的需要。
4. 安全的需要。

要点三　病人的一般心理问题

病人身体上的损伤会直接或者间接造成其心理变化，主要表现为焦虑、行为退化、愤怒、抑郁和猜疑。

要点四　各类病人的心理特点：门诊、住院和手术病人

1. 门诊病人

门诊病人的心理要求主要有以下三点：

（1）希望能及时就诊，并得到良好的医护对待。

（2）期盼明确的诊断，以妥善治疗。

（3）急诊病人较普通门诊病人心理反应更强烈。

2. 住院病人

住院无疑对疾病的诊断和治疗都会带来好处，然而住院又是疾病较为严重的标志，它会让病人产生心理－社会应激。

（1）环境突变增加了病人的负性心理。

（2）生活方式的不适应。

（3）工作及家庭生活中断易产生自我认同迷失，带来心理压力。

3. 手术病人

（1）手术病人的一般心理：手术往往被人们认为是重大的生活事件，病人的心理压力很大。求生的欲望使他们对医务人员产生依赖心理。

（2）手术前病人的心理：手术都具有一定的危险性和不可预期性，病人的心理负担很重。

（3）术前心理准备：术前心理准备可以调整病人对手术和麻醉的认识，缓解心理冲突，使之更容易配合手术，同时也能减轻病人术中的痛苦，促进术后恢复。

4. 手术后病人的心理问题

手术前的心理问题通过实施手术而大都解决，或已时过境迁，手术后的各种实际问题便在较长的恢复期内不时出现，如手术之后的疼痛。如果术后疼痛持续时间较长，应考虑是否为术后抑郁或心理退化所致。

细目二　医患关系

要点一　医患关系的模式与重要性

1. 医患关系的定义

医患关系是人际关系的一种，是人际关系在医疗情境中的一种具体化形式。医患关系有狭义与广义之分。狭义的医患关系是特指医生与患者关系的一个专门术语，广义的医患关系指以医生为主体的人群与以患者为中心的人群的关系。

2. 医患关系的模式

医患关系常常用医患关系模式来描述。此模式根据医生的地位、患者的地位、主动性的程度将医患关系分为 3 种类型：主动－被动型、指导－合作型和共同参与型。

（1）主动－被动型：这是一种具有悠久历史的医患关系模型。医务人员处于完全主动

的地位，患者处于完全被动的地位。这种模式在现代医学实践中普遍存在。

（2）指导－合作型：这是一种构成现代医疗实践医患关系基础的模型，医患间存在着相互作用。在这种关系中，虽然患者有一定的地位和主动性，但在总体上医患的权利是不平等的。按照这个模式，在临床实践中医生的作用占优势，同时又在一定程度上调动了患者的主动性。在这种模式中，医生是主角，患者是配角。目前临床上的医患关系多属于此种模式。

（3）共同参与型：在这种模式的医患关系中，医务人员和患者有近似相等的权利和地位，医生帮助患者进行自疗。几乎所有的心理治疗均属于这种模式。在这个模式中，医生和患者都是主动的，患者的主观能动作用得以充分发挥。

要点二　医务人员的心理素质培养

医务人员应当有较强的自我控制能力，保持稳定的情绪，不把工作及个人生活中的不愉快发泄到患者身上，这不仅是一种职业的道德要求，也是医务人员保持心身健康的一个重要途径。医务人员应注意培养良好的性格特征，善于使用安慰性、鼓励性和劝说性的语言，对病痛之中的患者进行安慰，这样会使他们感到温暖，心情愉快。医务人员对患者的鼓励实际上是对患者的心理支持。

要点三　医务人员与患者的沟通技巧

1. 语言交流的要领

语言交流的要领是：尊重患者、遵循一定社会语言规范、及时反馈。

2. 语言交流的技巧

语言交流的技巧有：倾听、同感反应、控制谈话方向、及时恰当反应、沉默技巧。

（孔军辉）

第七单元　精神卫生

细目　精神卫生总论

要点一　精神卫生及主要表现

1. 精神卫生的概念

精神卫生又称心理卫生，有狭义与广义之分。狭义的精神卫生是指研究精神疾病的预防、医疗和康复，即预防精神疾病的发生；发病后的早期发现、早期治疗；促使治疗后精神疾病患者的康复，帮助他们重返正常社会生活。广义的精神卫生是指保障和提高人们的精神健康水平。

心理问题又称精神问题，一般包括精神疾病和心理障碍两个方面。人们对精神疾病，尤其是精神分裂症等重症精神疾病的认识较多，且就诊率较高。但是对短时的、程度较轻的焦虑、恐惧、情绪问题等心理障碍人们还没有引起足够的重视。

2. 目前存在的问题

（1）精神疾患方面存在的问题及其程度：据世界卫生组织估计，全世界至少有数千万人患严重的精神病和颅脑疾病，如精神分裂症、痴呆、大脑疾病和损伤的患者至少为 2.5 亿人；患轻度精神障碍，如神经症、轻中度智力低下再加上心理障碍者，总患病人数高达 10 亿之多。我国人口众多，从绝对数据上看，精神疾病患者众多，精神卫生是一项繁重、艰巨而又紧急迫切的工作。

（2）烟草和酒精依赖的精神问题：烟草依赖已被列入精神卫生调查范围，而且达到相当惊人的地步。研究显示，酒精依赖者的人均寿命大约缩短 10 年。

（3）儿童行为问题：儿童问题历来都是必须关注的问题。调查显示，一部分独生子女中出现了一些行为问题，如乱花钱、不合群、自我为中心等。与此同时，人口流动引起的"留守儿童"问题已经摆在社会的面前。

（4）老龄化的问题：老年人在人群中的比例，发达国家已达 15% 左右，我国在向 10% 迈进。老龄化的进程带来了一系列经济、社会和精神方面的问题。这不仅是老年人自身的心理和身体健康问题，而且是整个社会所面临的社会保健问题。

（5）残疾人的精神卫生问题：据世界卫生组织调查，世界将面临残疾人口的增长。其主要原因是人类文明已经进步到了足以使绝大多数残疾人免于自然淘汰，但又不足以治愈的水平。也就是说，残疾人的平均寿命在增长，而有效的治疗技术又无突破性进展。由于对精神卫生知识缺乏足够的了解，导致残疾人在躯体或心理方面的困难增加。

要点二　社区精神卫生服务内容

1. 健康人群与卫生保健

预防保健工作的主要对象是人群与环境，表现为健康、群体、环境之间的社会关系。因为健康在预防医学中具有双重含义：一是预防医学的目的是促进和保持健康；二是预防医学的对象主要是健康人群，而不是个体。社区和医院的不同之处就是，社区卫生工作以预防为主，社区医院的医务人员在诊病的同时，还要以居民的公共卫生和保健为己任；社区医院的服务对象不仅是病人，健康人群也是其服务对象，这也是它跟综合医院的最大不同。在社区除了基础的预防保健以外，更需要包括心理、行为保健在内的预防医学保健。

（1）预防保健工作的特点

①社会性：预防保健工作的面很广，服务对象主要是人群，不是个体病人。预防保健工作者除认真履行职责以外，必须争取全社会的支持，在工作中要充分考虑涉及工作关系和人际关系等方面的道德要求，同时要避免急功近利的短期行为。

②多学科性：预防保健医学是自然科学与社会科学相互渗透的一门边缘学科，涉及生态学、地质学、遗传学、社会学、管理学和伦理学等多门学科。

③群体性：预防保健工作区别于临床医学的特点之一是群体性。它的服务对象在多数情况下是健康人或受感染威胁的人；服务对象不只是个别患者，而是整个社会群体。

（2）初级卫生保健的主要内容

初级卫生保健是指为病人提供初诊和复诊机会的方式。它是国家卫生保健中最基本、最基层的卫生保健，是个人和家庭及居民团体与国家卫生服务体系发生联系的最初形式。其主要内容有：

①改善食品的供应。

②保持基本的卫生环境。

③主要传染病的预防和免疫接种。

④妇幼保健和计划生育。

⑤地方病和流行病的预防和控制。

⑥常见病的妥善处理。

⑦基本药物的供应。

⑧培养形成个人保健能力。

⑨建立合理、全面的心理保健计划。

2. 心理健康与行为问题

（1）心理健康的概念：心理健康是指生活在一定社会环境中的个体，在高级神经功能和智力正常的情况下情绪稳定、行为适度，具有协调关系和适应环境的能力，以及在本身及环境条件许可的范围内所能达到的心理最佳功能状态。

（2）心理健康的意义

①对于预防精神疾病、心身疾病和恶性事故的发生有重要的意义。重视心理健康问题，可以使人们很好地处理各种矛盾，提高心理承受能力，在挫折面前采取有效措施，积极预防精神疾病的发生。重视心理健康问题，可以使人有效地抵御各种不良诱因，矫正不良的心理反应，有效地预防心身疾病的发生。提高心理健康水平可以预防由于无法控制愤怒情绪所致的严重越轨或反社会行为。

②心理健康是提高生活质量的重要保证。健康的心理是人们接受思想政治教育、学习科学文化知识、处理好人际关系、预防各类躯体疾病的前提，是正常学习、交往、生活、发展的基本保证。

③心理健康对于建设社会主义精神文明有着重要的意义。心理健康有助于克服人的消极心理状态，振奋民族精神；有助于缓解人际冲突，改善交往环境，增进社会稳定；有助于塑造良好的个性，发展健全的人格，提高人们的道德水平；有助于人们的积极性和创造力的提高，推动社会主义现代化建设的进程。

3. 心理健康与行为的关系

行为是心理的外在表现之一，它们之间是有联系的。如心身疾病中的高血压，从心理学评估，患者往往负性情绪体验比较多，具有所谓的"高血压人格"。这就是敌意、好胜、没有耐性、急躁、易怒，而且压抑负性情绪。所以从外在的行为来进行评估、干预、预防，也是预防精神疾病、心身疾病、提高生活质量的重要途径之一。还有一些与精神问题相关的行为表现就是对精神活性物质的依赖。这是严重的行为问题，多数还伴有精神障碍。因此，心理与行为之间的关系无论是在常态还是所谓的病态都密不可分。

4. 精神健康的社区服务

社区精神卫生的对象至少有两大部分，其一是针对少数的精神障碍患者；其二是占大部分的健康人群。

社区精神卫生服务对出院后及离开门诊的精神病人进行的服务包括：①巩固疗效；②预防复发；③促进康复；④准备回到社会生活中去。

社区精神卫生服务对健康人群的服务就是做好心理卫生保健工作，开展全社区的预防心理疾病的健康宣传和健康促进。

目前，我国社区精神卫生工作多限于第一部分。它的主要任务是：

①对社区人群开展精神卫生健康教育和精神卫生健康促进；②对社区精神障碍患者进行长期监护与管理；③对社区精神障碍患者进行巩固治疗；④促使社区精神障碍患者社会功能的恢复。

社区精神卫生服务的具体工作内容应包括：

①开展全社区的预防心理疾病的健康宣传和健康促进；②组织患者每天到社区精神卫生服务站来；③督促患者继续服用抗精神病药物，并适当调整；④进行心理治疗；⑤指导家庭治疗；⑥组织实施各种工作娱乐治疗，帮助患者接触社会；⑦帮助患者建立回到社会的各项准备、学习专业知识等。

（孔军辉）

第八单元　常见精神疾病与处理

细目一　概述

精神疾病是心理功能相对持久而严重的紊乱。在疾病的形成和变化过程中，心理－社会因素的影响越大，其表现越难以符合固定的病程特点，也就是不太符合严格的疾病定义。因此，有些精神疾病现象也被称为心理障碍。

要点一　精神疾病的病因

极少数为单一的，常常是多种因素的综合与共同作用的结果。

（1）生物学因素

①遗传因素：包括家系调查、双生子研究、寄养子研究、细胞遗传学研究和分子遗传学研究。

②器质性因素：包括感染，中毒，颅脑外伤，内分泌、代谢及营养障碍，脑肿瘤和退行性疾病。

（2）心身素质因素

①躯体素质：包括体型大小、体型类型、体力强弱、营养状况、健康水平、疾病抵抗能力、损伤的恢复或代偿能力、对体力和精力消耗的耐受性等。

②心理素质：包括气质和性格。

（3）社会因素

①自然和社会灾难；②生活事件；③家庭结构的关系；④社会环境因素；⑤文化和种

族因素。

（4）中医对精神疾病病因的认识

①七情内伤；②六淫侵袭；③不内外因。

要点二　精神疾病的症状与诊断

（1）感知觉障碍

①感觉障碍：表现为感觉过敏、感觉减退、感觉倒错和内感性不适（体感异常）。

②知觉障碍

错觉：是歪曲的知觉，也就是把实际存在的事物歪曲地感知为与实际完全不相符合的事物。

感知综合障碍：它是一类较常见的感知觉障碍，病人在感知某一现实事物时，作为一个客观存在的整体来说是正确的，但是对这一事物的某些个别属性，却产生与该事物的实际情况不相符合的感知。

幻觉：作为一种精神病性症状，在精神分裂症中十分常见。幻觉是一种主观体验，这种体验过程是将表象确信或误以为知觉，是一种异常现象，有听幻觉、视幻觉、嗅幻觉、味幻觉、触幻觉、内脏性幻觉、运动性幻觉和性幻觉。

（2）思维与思维障碍：思维障碍的临床表现多种多样，大致分为：

①思维形式障碍：表现为思维不连贯、思维破裂、思维散漫、思维中断、言语云集、赘述、思维奔逸、思维迟缓、思维贫乏、象征性思维、持续言语、重复言语、刻板言语和模仿言语。

②思维内容障碍：表现为被害妄想、关系妄想、嫉妒妄想、影响妄想、钟情妄想、特殊意义妄想、夸大妄想、非血统妄想、内心被揭露感和其他妄想。

（3）注意和注意障碍

表现为：①注意增强；②注意减弱；③随境转移；④注意范围缩小。

（4）记忆与记忆障碍

表现为：①病理性记忆增强；②记忆衰退；③界限性遗忘；④顺行性遗忘与逆行性遗忘；⑤近事遗忘与远事遗忘；⑥错构与虚构。

（5）情感与情感障碍

表现为：①焦虑；②抑郁；③易激惹与情感高涨；④情感爆发；⑤病理性激情；⑥强制性苦笑；⑦病理性心境恶劣；⑧矛盾情感；⑨情感倒错；⑩表情倒错等。

（6）意志与意志障碍

表现为：①意志缺乏；②意志减退；③意志增强。

（7）行为障碍

表现为：①兴奋状态；②木僵状态；③违拗症；④被动服从；⑤刻板动作；⑥模仿动作；⑦作态；⑧离奇行动、古怪动作；⑨持续动作；⑩强制性动作等。

（8）自知力：就是对自身精神状态的认识。精神疾病的一个重要特点就是病人对自身的精神状态缺乏认识。与其他非精神性疾病不同，对自身疾病状态缺乏认识是某些精神疾病的基本属性。自知力状态不仅是评价精神分裂症病情转变的一个十分重要的方面，而且可能直接影响对疾病的治疗。

要点三 精神疾病的处理原则

（1）紧急处理原则。
（2）药物治疗与心理治疗相结合原则。
（3）治疗与预防相延续原则。
（4）中西医结合原则。
（5）个体化原则。
（6）性价比原则。

细目二 社区常见精神疾病

要点一 精神分裂症

1. 概述

精神分裂症是一组病因未明的精神病，多始于青壮年，常有感知、思维、情感、行为等多方面的障碍和精神活动的不协调，一般为无意识障碍和智能障碍，病程多迁延。这一疾病名称是1911年由E·布鲁勒提出的，他把精神分裂症的特征性症状归纳为4A症状，即联想障碍、情感障碍、矛盾意向和内向性。

中医癫狂症包括了本病。癫症所概括的症状比较多，包括思维紊乱、妄想幻觉、情感及行为障碍等。狂症主要表现为兴奋、动作言语增多。

2. 病因及发病机制

①遗传因素；②素质因素；③心理－社会因素；④神经生化病理假说；⑤神经解剖的病因学研究。

3. 临床表现

①思维障碍；②幻觉；③情感障碍；④意志活动减退或缺乏；⑤行为与动作障碍；⑥缺乏自知力。

4. 临床分型

（1）单纯型：发病多在少年期，缓慢进行，主要表现为兴趣及活动逐渐减退，生活懒散，学习成绩下降。早期不易发现，就诊时往往已有数年病史。主要症状为情感淡漠、思维贫乏、行为退缩，幻觉、妄想较少见。

（2）青春型：多发病于青春期，起病急，进展快。主要表现为联想散漫，内容荒谬，并伴有各种幻觉及行为紊乱。情感喜怒无常，可伴有意向倒错。

（3）紧张型：多在青壮年发病，起病较快，以木僵状态多见，可表现为紧张性兴奋，或两者交替出现。急性者的兴奋常带有冲动性，可以伤人毁物；持续兴奋则表现为各种刻板行为。

（4）偏执型：发病年龄多在青壮年和中年，起病缓慢。主要表现为妄想。初期患者先有一些环境异样的感觉，然后逐步产生牵连观念、被害妄想等。

（5）其他类型：临床上述各型部分症状同时存在，难以分型者称未定型。此外，还有精神分裂症后抑郁、残留型等。

5. 诊断要点

①具有特征性的思维和知觉障碍，情感平淡及意志活动缺乏。

②病程有缓慢发展迁延的趋势。

③无特殊阳性体征，绝大多数患者没有意识及智能障碍。

要点二　偏执性精神障碍

1. 概述

偏执性精神障碍又称妄想型精神障碍，是一组以系统妄想为主要症状，而病因不明的精神障碍，可有或无幻觉，若有幻觉则历时短暂且不突出。在不涉及妄想的情况下，无明显的其他心理方面异常，人格常保持完整，并有一定的工作及社会适应能力。30 岁以后发病者较多，主要包括偏执狂、偏执状态和更年期偏执状态。属于中医学癫疾的范畴。

2. 临床表现

偏执狂是一种罕见的精神病。病程发展缓慢，以持久、不可动摇和高度系统化的妄想为突出特征。偏执状态是另一种形式，女性多见，以妄想为主，主要因对现实生活中某一事件的曲解而引起。

3. 诊断

（1）症状标准：以系统妄想为主要症状，内容较固定，并有一定的现实性，不经了解，难辨真伪。主要表现为被害、嫉妒、夸大、疑病或钟情妄想等。

（2）严重标准：社会功能严重受损和自知力障碍。

（3）病程标准：符合症状标准和严重标准至少已持续 3 个月。

（4）排除标准：排除器质性精神障碍、精神活性物质和非成瘾物质所致精神障碍、精神分裂症或情感性精神障碍。

要点三　心境障碍

一、躁狂症

1. 概述

躁狂症以情感高涨、思维奔逸、活动增多、精神运动性兴奋为特征。当病情较轻，未造成工作严重受损或未引起社会拒绝，且不伴幻觉、妄想，称为轻躁狂。躁狂症属于中医"狂病"范畴。

2. 临床表现

典型的躁狂发作以"三高"症状，即情感高涨、思维奔逸和活动增多为基本特征。

（1）一般表现：有些躁狂病人衣着华丽，色彩鲜艳，佩戴较多的装饰品等，这与其情感高涨的心境密切相关。

（2）情感高涨：是本病的原发性障碍。

（3）思维奔逸：临床表现为引经据典，高谈阔论，滔滔不绝。

（4）思维内容障碍：在心境高涨的背景下，患者经常出现夸大观念，自我评价高，自命不凡，盛气凌人。

（5）精神运动性兴奋：躁狂发作时患者的精力异常旺盛，活动明显增多且耐性不住，故而整日忙碌不停，但做任何事往往虎头蛇尾，有始无终。

（6）躯体症状：患者常面色红润，双目有神，且有心率加快、瞳孔轻度扩大和便秘等交感神经功能兴奋症状。

3. 诊断要点

以情感高涨或易激惹为主，并至少有下列 8 项中的 3 项：

（1）注意力不集中或随景转移。

（2）语量增多。

（3）思维奔逸（语速增快，言语急促），联想加快或有意念飘忽的体验。

（4）自我评价过高或夸大。

（5）精力充沛，活动增多，难以安静，不感疲乏；或不间断改变计划和活动。

（6）行为鲁莽（挥霍，不负责任，不计后果的行为等）。

（7）睡眠减少。

（8）性欲亢奋。

二、抑郁症

1. 概述

抑郁症是以情绪低落、兴趣和愉快感缺乏为主要特征的心境障碍。其患病率男性为 2%～3%，女性为 5%～9%。一生中患病危险率男性为 5%～12%，女性为 10%～25%。抑郁症属于中医"郁证"范畴。

郁证是由于情志不舒、气机郁滞所引起的一类病证，主要表现为心情抑郁、情绪不宁、胁肋胀痛，或易怒、善哭，以及咽中如有异物梗阻、失眠等各种复杂症状。

2. 病因与发病机制

（1）遗传因素。

（2）生物化学因素。

（3）环境因素和应激。

（4）性格因素。

3. 临床表现

典型的抑郁发作以"三低"症状为基本特征，即情绪低落、思维迟缓和思维内容障碍、意志活动减退，多数病例还存在各种躯体症状。

（1）抑郁心境。

（2）思维迟缓。

（3）思维内容障碍。

（4）意志活动减退。

（5）躯体和生物学症状：食欲减退、体重减轻、性功能减退、睡眠障碍、情绪掩盖症状。

4. 诊断要点

以心境低落为主，并至少有下列 9 项中的 4 项：

（1）兴趣丧失，无愉快感。

（2）精神减退或疲乏感。

（3）精神运动型迟滞或激惹。

（4）自我评价过低，自责或有内疚感。

（5）联想困难或自觉思考能力下降。

（6）反复出现想死的念头或有自杀、自伤行为。

（7）睡眠障碍，如失眠、早醒或睡眠过多。

（8）食欲降低或体重明显减轻。

（9）性欲减退。

三、双相心境障碍

1. 概述

双相心境障碍也称躁狂抑郁症，这是躁狂发作和抑郁发作在同一患者身上发生的疾病。本病临床表现为躁狂和抑郁交替发作。

2. 临床表现

取决于它所处的时相，可以是躁狂发作的表现，也可以是抑郁发作的表现。因此，在分类中主要有躁狂发作、抑郁发作，以及混合发作和快速循环发作几种。

根据临床表现不同，将反复躁狂与抑郁交替发作或者躁狂与抑郁混合发作称为双相 I 型，将反复抑郁发作伴有轻躁狂发作称为双相 II 型。

3. 诊断要点

（1）目前发作符合某一型躁狂或抑郁标准，以前有相反的临床相或混合发作，如躁狂发作之后又有抑郁发作。

（2）双相障碍混合发作的诊断是：目前发作以躁狂与抑郁混合或迅速交替（即在数小时内）为特征，至少持续两周躁狂或抑郁症状均很突出；以前至少有一次发作符合抑郁标准或躁狂标准。

（3）双相障碍快速循环发作的诊断为过去 12 个月中至少有 4 次情感障碍发作，每次发作符合躁狂（轻躁狂）或抑郁或混合发作。

（4）双相障碍的诊断对过去病史的采集应该更详尽，特别是对过去轻躁狂或轻度抑郁的询问不可漏掉。

（5）心境图是一种比较好的协助诊断方法。

要点四　神经症

一、焦虑症

1. 概述

焦虑症是一种以持续性紧张、担心、恐惧或发作性惊恐为特征的情绪障碍，伴有植物神经系统症状、肌肉紧张和运动不安等行为特征，包括广泛性焦虑障碍和惊恐障碍。本病常于青年期起病，男女之比为1：2，终生发病率为5%左右。病程长短不一，部分患者病程持续时间较长，经适当治疗大多预后良好。中医学中并无"焦虑症"之名，从临床症状看，属于情志病、心病范畴，与"郁证"、"惊"、"惊悸"等病证有关。

2. 临床表现

（1）广泛性焦虑障碍：焦虑和烦恼、运动性不安、植物神经功能兴奋、过分警觉。

（2）惊恐障碍：典型的表现是患者在日常活动时突然感觉心悸，胸闷，胸痛，或呼吸困难，好像透不过气来，即将窒息。同时出现强烈的恐惧感，好像即将死去。患者难以忍受，因而惊叫、呼救。有的也可出现植物神经过度兴奋症状和运动性不安。发作历时很短，一般5～20分钟即可自行缓解。

二、强迫症

1. 概述

强迫症是以反复出现强迫观念和强迫动作为特征的神经功能性疾病。患者在主观上感到有某种不可抗拒和被迫无奈的观念、情绪、意向或行为的存在。强迫症属于中医"郁证"、"失眠"、"头痛"范畴，主要为人体气机功能失调所致。

2. 临床表现

特点是强迫和反强迫同时存在，两者尖锐的冲突导致患者精神上痛苦，主要分为强迫观念和强迫行为。

3. 诊断标准

（1）强迫观念

①反复出现持久的思想、冲动、意象，在病程中的某些时间体验为闯入的和不适当的并引起显著的焦虑或苦恼。

②思想、冲动、意象不只是对现实生活的过度忧虑。

③患者企图不理会或压抑这些思想、冲动、意象，或以其他思想或行动来中和它们。

④患者认识到这些思想、冲动、意象是自己头脑的产物。

（2）强迫行为

①患者感到作为强迫观念的反应或按照必须严格遵守的规则而被迫做出的重复行为或精神运作。

②这些行为或精神运作的目的在于预防或减少苦恼或预防出现某种可怕的事件或情境。但是这些行为或精神运作与打算中和或预防的事件或情境缺乏现实的联系或显然是过分的。

（3）在病程中的某些时间患者认识到这些强迫观念或强迫行为是过分的和不合情理的。

（4）这些强迫观念或强迫行为引起了显著的苦恼。或者显著地干扰了病人的日常生活、工作、学习功能、社交活动或人际关系。

（5）障碍不是由于物质（例如成瘾药物、处方药物）或一般躯体状况的直接生理效应所致。

4. 量表筛查与问诊要点

使用 Yale – Brown 强迫量表，对强迫症诊断有很大的帮助。筛查提问应包括以下要点：

你有一些无法摆脱的令人不愉快的想法吗？

你担心你有可能冲动伤害某个人吗？

你必须反复计算东西、或洗手，或检查物品吗？

你对你是否正确地做宗教仪式，或对做过违背道德的事有太多的担忧吗？

你对性问题有烦恼吗？

你需要把物品摆放得整整齐齐或以十分精确的顺序排列吗？

你对丢弃一些东西烦恼，以至于你的屋子非常杂乱吗？

这些担忧和行为影响你的工作、家庭或社会活动功能吗？

三、恐惧症

1. 概述

恐惧症又名恐怖症，是一种以过分和不合理的惧怕外界客体或情境为主的神经症。患者明知没有必要，但仍不能防止恐惧发作。本病分为三类：广场恐惧症、社交恐惧症和特定恐惧症。

2. 临床表现

特点是某种客体或情境引起恐惧，伴有植物神经症状，如心悸、心慌、出汗等；患者对恐惧的客体或情境极力回避，且知道这种恐惧是不必要的，但是无法控制。

3. 诊断要点

以恐惧为主，同时有以下 4 项：

①对某些客体或情境有强烈恐惧，恐惧的程度与实际危险不相称。

②发作时有焦虑和自主神经症状。

③有反复或持续的回避行为。

④知道恐惧过分、不合理或不必要，但无法控制。

对恐惧情境和事物的回避必须是或曾经是突出症状。

排除焦虑症、精神分裂症、疑病症等。

四、躯体形式障碍

1. 概述

躯体形式障碍是一种以持久地担心或相信各种躯体症状存在的优势观念为特征的神经症。患者因这些症状反复而就医，各种医学检查呈阴性以及医生的解释均不能打消其疑虑。即使有时存在某种躯体障碍，也不能解释所诉症状的性质、程度或其痛苦与优势观念。经常伴有焦虑或抑郁情绪。尽管症状的发生和持续与不愉快的生活事件、困难或冲突密切相关，但病人常否认心理因素的存在。

2. 临床表现

临床表现为躯体化障碍、疑病症、躯体形式自主神经紊乱、躯体形式的疼痛障碍。

3. **诊断要点**

以一种或多种躯体不适症状为主要表现，但医学检查不能发现相应的器质性病变，或虽有躯体症状存在，却与其症状的严重程度或持续时间不相称；患者对躯体疾病高度关注和痛苦，社会功能常因而受损；有证据表明，躯体症状的发生与心理因素有关。出现以上情况时就要考虑躯体形式障碍的可能性。

要点五　脑器质性精神障碍

一、概述

脑器质性精神障碍是由脑血管疾病、颅脑外伤、颅内感染、癫痫、脑变性等因素直接损害脑部所致的精神障碍。脑器质性精神障碍均存在中枢神经系统功能或形态学方面的异常，其预后与脑病变的部位、范围、性质等诸多因素有关。

二、种类

（一）脑血管病相关精神障碍

1. **概述**

脑血管病相关精神障碍是指各种脑血管疾病导致脑组织血流供应异常所产生的精神障碍，临床以血管性痴呆和急性脑血管病所致精神障碍常见。

血管性痴呆是指由脑内多发的梗死及软化灶引起，常有短暂脑缺血发作史，阶梯式发展的进行性认知功能障碍，以痴呆最常见，患病率男性略高于女性。

急性脑血管病所致精神障碍是指在多次脑卒中后发生的精神障碍，或由一次大量脑出血或大面积梗死导致精神障碍，表现为抑郁、意识障碍、幻觉或强哭强笑等精神病性症状。

中医学有关本病的论述见于"呆病"、"文痴"、"郁证"、"癫狂"等病证。

2. **临床表现**

（1）血管性痴呆

①临床表现其一是阶梯性进展的痴呆：中老年急性起病，阶梯样加重，病史中有高血压、动脉硬化、中风史。早期表现为情绪改变或人格改变，逐渐出现记忆和智能障碍，不能记起不久前发生的事情，而后远期记忆也减退，计算能力较差，反应迟钝，思维减慢，概括能力明显下降等。

②临床表现其二是神经系统的症状：常有眩晕、头痛、耳鸣等，发生脑梗死后有明显的局灶性神经系统症状和体征，如失语、肢体瘫痪、一侧性面神经麻痹、共济失调、假性球麻痹等。

（2）急性脑血管病所致精神障碍

①临床表现其一是急性脑血管病的表现：

（a）脑梗死：中年以上突然发病，出现脑局灶性损害症状体征，头颅 CT 发病后 24 小时逐渐显示低密度梗死灶。

（b）脑出血：中老年高血压患者，活动中或情绪激动时突然发病，迅速出现偏瘫、失语、头痛、呕吐、意识障碍等局灶性或全脑性神经功能缺失症状，头颅 CT 检查显示圆形或卵圆形高密度血肿，边界清楚。

②临床表现其二是精神障碍：表现多样，主要有抑郁、强哭强笑等情绪障碍，或猜疑、幻觉等精神病性症状；意识障碍及意识障碍改善后的遗忘综合征；或失用症、失语症等认知缺损、人格改变等，重者发展为痴呆。

3. 诊断要点

（1）血管性痴呆

①符合脑血管病所致精神障碍的诊断标准。

②有脑血管病的证据，如多次缺血性卒中发作，局限性神经系统损害及脑影像检查，如 CT、MRI 检查有阳性所见。

③在数次脑实质的小缺血性发作后，逐渐发生智能损害。

④起病缓慢，病程波动或呈阶梯性，可有临床改善期，通常 6 个月内发展为痴呆。

（2）急性脑血管病所致精神障碍

①符合脑器质性精神障碍的诊断标准。

②精神障碍出现在一次或连续多次卒中发作后。

③没有痴呆或只有轻度痴呆。

④临床上主要有意识障碍、遗忘综合征。

4. 治疗

（1）血管性痴呆：治疗原则是预防脑梗死复发，改善脑血流，促进脑代谢，尽力缓解症状。具体方法是针对躯体症状、精神症状的治疗。

（2）急性脑血管病所致精神障碍：治疗原则是脑出血急性期或脑梗死症状重者以抢救生命为主，转上级医院治疗。脑梗死急性期溶栓、抗血小板、活血化瘀等是治疗缺血性脑卒中的有效方法，脑出血宜采取清除血肿、脱水降颅压等治疗，脑出血病所致精神障碍宜早发现，早治疗。

5. 脑血管病相关精神障碍的中医治疗

（1）痰浊阻窍证：健脾益气，化痰开窍。指迷汤加减。

（2）气虚血瘀证：益气养血，活血通络。补阳还五汤加减。

（3）肝肾阴虚证：滋补肝肾，安神定志。左归丸合定志丸加减。

（4）肝郁气滞证：疏肝解郁，理气安神。柴胡疏肝散加减。

（5）心肝火旺证：清热泻火，镇静安神。龙胆泻肝汤加减。

（6）针灸治疗：体针、头针和穴位注射。

（二）脑外伤所致精神障碍

1. 概述

脑外伤所致精神障碍是指头部直接或者间接地受到外力作用，造成脑组织损伤所致的精神障碍。中医将脑外伤所致精神障碍的表现按"痴呆"、"癫证"、"狂证"、"破脑"等进行论治。

2. 临床表现

（1）急性精神障碍：发生意识障碍，意识恢复后常出现记忆障碍；严重者出现意识错乱，伴有幻觉、妄想、定向障碍、行为紊乱等急性外伤后精神病。

（2）慢性精神障碍：脑震荡后综合征、脑挫裂伤后综合征、脑外伤性癫痫。

3. 诊断要点

（1）有明确的脑外伤伴不同程度的意识障碍病史，且精神障碍的发生与外伤紧密相连，病程与损伤程度相关。

（2）常见急、慢性精神障碍，常有持久的社会功能下降，症状持续 3 个月以上，其严重程度常与脑组织损伤轻重呈正比。如发现痴呆与损伤严重程度不相符，要考虑硬膜下血肿、正常颅压脑积水。

（3）X 线检查可显示颅脑骨折，脑 CT 或 MRI 检查可发现弥漫性或局灶性损伤征象，继发性蛛网膜下腔出血、颅内血肿。

4. 治疗

（1）脑外伤早期，生命体征的监测及颅内压的控制尤为重要，宜转院或转脑外科治疗。

（2）脑外伤精神障碍者需评估患者躯体及社会功能残缺的程度，给予药物和心理等治疗。

5. 脑外伤所致精神障碍的中医治疗

（1）肝郁气滞证：疏肝解郁，理气安神。柴胡疏肝散加减。

（2）瘀血阻络证：活血化瘀，通络醒神。逐瘀醒神汤加减。

（3）心脾两虚证：养心健脾，补气益血。方选归脾汤加减。

（4）其他治疗：针灸取穴和推拿疗法。

（三）脑炎相关精神障碍

1. 概述

脑炎相关精神障碍是由病毒、细菌、真菌、螺旋体、寄生虫等病原体直接侵袭脑组织，使脑实质发生炎性改变，引起精神障碍，以单纯疱疹病毒性脑炎等精神障碍最为常见。

中医学根据本病临床表现各异归属于"温病"、"癫狂"、"痫证"、"痉证"等范畴。

2. 临床表现

本病任何年龄均可发病，急性起病，部分患者病前有口唇疱疹病史，发病后体温达 38.0℃~40.0℃。精神症状或意识障碍为首发症状，意识障碍表现为嗜睡、昏睡、昏迷或去皮状态。精神症状表现为精神萎靡，反应迟钝，情感淡漠，表现呆滞，定向力障碍，神志恍惚，言语减少或缄默不语；病人呆坐或卧床，大小便失禁，行动懒散，甚至呈木僵状态。或为精神运动性兴奋，如躁动、言语增多、行为紊乱、欣快、无敌苦笑或痴笑等；有的出现幻觉、妄想状态。颅内高压与局灶性神经系统症状，如眼肌麻痹、面肌瘫痪、吞咽困难、舌下神经麻痹、痫性发作、肢体瘫痪、舞蹈样动作、震颤、共济失调、腱反射亢进、锥体束征、脑膜刺激征阳性等。脑炎后期，记忆减退、注意力不集中、学习困难；或出现思维、理解、计算、判断等认知功能障碍，人格改变及不同程度的神经功能障碍。

3. 诊断要点

（1）符合颅内感染所致精神障碍的诊断标准。

（2）出现意识障碍前，常有呼吸道或消化道感染史，可有明显的精神运动型紊乱。

（3）至少有下列1项智能损害或神经系统症状：肌张力增高、偏瘫、腱反射亢进、病理反射阳性、脑膜刺激症状、植物神经症状、颞叶或额叶损害。

（4）EEG 或颅脑 CT 检查异常。

（5）实验室检查：病毒分离、聚合酶链反应或病毒抗体测定阳性。

严重标准：疾病导致日常生活或社会功能受损。

4. 治疗

（1）治疗原则：早期治疗是降低本病死亡率的关键，以病因治疗为主，给予积极的对症治疗、支持治疗、护理及康复治疗。起病急骤、病情危重、变化迅速者，宜尽快转院治疗。

（2）一般治疗：抗病毒治疗和免疫治疗。

5. 脑炎相关精神障碍的中医治疗

（1）邪袭肺卫证：辛凉透邪，清热解毒。银翘散加减。

（2）气营两燔证：清气凉营，泄热解毒。白虎汤合清营汤加减。

（3）痰浊闭窍证：豁痰开窍，息风止痉。涤痰汤加减。

（4）痰热内扰证：清热涤痰，开窍醒神。菖蒲郁金汤加减。

（5）针灸治疗。

（四）癫痫相关精神障碍

1. 概述

癫痫相关精神障碍是指一组反复发作的脑异常放电所致的癫痫发作特殊形式，临床表现以精神症状为主。由于累及部位及病理、生理改变的不同，临床症状表现各异。中医学可归为"痫证"、"癫疾"等范畴。

2. 临床表现

癫痫相关精神障碍临床表现复杂，按照精神障碍所处的不同阶段分为发作前、发作时、发作后和发作间精神障碍。

（1）发作时精神障碍：表现有精神性发作、自动症和朦胧状态。

（2）发作后精神障碍：表现有意识模糊、自动症、朦胧状态或产生短暂的偏执、幻觉等症状；可有惊恐、易激惹、攻击破坏行为，通常持续数分钟至数小时不等。

（3）发作间精神障碍：表现有癫痫性精神病、智能障碍及人格改变。

3. 诊断要点

（1）有癫痫史或癫痫发作的证据。

（2）呈发作性精神障碍者，一般历时短暂，有不同程度的意识障碍，事后不能完全回忆。

（3）持续性精神障碍，如慢性癫痫性精神病、智能障碍和人格改变等，见于发作间期。

（4）脑电图检查可证实癫痫，但阴性结果不能排除。除标准检查外，尚可用脑电图特殊检查技术提高阳性率。

（5）根据癫痫的证据，其精神障碍的发作、病程与癫痫的关系，结合实验室结果可作诊断。

4. 治疗

治疗原则：明确病因，针对病因进行治疗；抗癫痫与抗精神障碍药联合使用；配合心理治疗；若持续发作者宜及时转院治疗。

5. 癫痫相关精神障碍的中医治疗

（1）发作期

①实热阳痫证：急以开窍醒神，继以泻热涤痰息风。使用清开灵注射液静脉滴注，或灌服黄连解毒汤，可加定痫丸；配合针刺人中、十宣、合谷等穴以醒神开窍。

②虚寒阴痫证：急以开窍醒神，继以温化痰涎。使用参附注射液静脉滴注，或灌服五生饮合二陈汤健脾除痰。配合针刺人中、十宣开窍醒神。

（2）间歇期

①风痰闭窍证：涤痰息风镇痫。方选定痫丸加减。

②痰火扰神证：治宜清肝泻火，化痰宁神。方选当归龙荟丸加减。

③心脾两虚证：治宜补益心脾。方选六君子汤合温胆汤。

④肝肾阴虚证：治宜滋养肝肾。方选大补元煎。

（3）针灸治疗：体针和耳针。

（五）老年性痴呆

1. 概述

老年性痴呆又称阿尔茨海默病，是一种病因未明的原发性脑变性疾病。本病起病隐匿，以早期突出的近记忆障碍和进行性全面智能衰退及人格改变为特征，皮质弥漫性萎缩、老年斑及神经原纤维缠结为病理学改变。本病属于中医学的"呆病"、"癫证"、"健忘"等病证。

2. 临床表现

表现为记忆障碍、定向障碍、言语障碍、失用及失认、智能障碍、人格改变、精神症状、神经系统症状和体征。

3. 诊断要点

（1）符合器质性精神障碍的诊断标准。

（2）全面性智能损害。

（3）无突然的卒中样发作，疾病早期无局灶神经系统损害的体征。

（4）无临床或特殊检查提示智能损害是由其他躯体或脑的疾病所致。

（5）下列特征可支持诊断，但不是必备条件：高级皮层功能受损，可有失语、失认或失用；淡漠、缺乏主动性活动，或易激惹和社会行为失控；晚期重症病例可能出现帕金森症状和癫痫发作；躯体、神经系统，或实验室检查证明有脑萎缩。

严重标准：日常生活和社会功能明显受损。

4. 治疗

（1）治疗原则

①延缓病情进展，改善精神障碍，减轻心理–社会不良后果，减少伴发疾病的患病率

及死亡率。

②提倡早期发现，早期全面治疗。

③针对该病的慢性、进行性特点，宜采用长期的全程综合性治疗和护理。

（2）一般治疗：社会－心理治疗，胆碱能药物、非胆碱能抗痴呆药物和脑代谢改善药物治疗。

5. 老年性痴呆的中医治疗

（1）髓海不足证：补肾益髓，填精养神。七福饮或补脑丸加减。

（2）脾肾两虚证：补肾健脾，益气生精。还少丹加减。

（3）痰浊蒙窍证：健脾化浊，豁痰开窍。洗心汤加减。

（4）瘀血内阻证：活血化瘀，开窍醒脑。通窍活血汤加减。

（六）老年性谵妄

1. 概述

老年性谵妄是指发生于老年期的急性意识模糊状态，伴有注意力、认知能力、精神运动和睡眠周期障碍的短暂性器质性脑综合征。该病对生命构成威胁，如治疗不及时，预后很差。老年性谵妄与中医的"神昏谵语"、"昏谵"、"谵妄"、"郑声"、"如丧神守"等证候相似。

2. 临床表现

广泛的认知功能障碍是谵妄的核心症状，临床特征为谵妄病程具有波动性，临床表现与精神状态的易变性，且症状以夜间较严重。多为一过性的，随着原发病的减轻和脑缺氧的改善，症状可以得到缓解。此外，还可表现为知觉障碍与行为障碍、情感与思维障碍、记忆与注意障碍、睡眠－觉醒周期与植物神经功能障碍。

3. 诊断要点

（1）具有对环境认识清晰度降低为主的意识障碍，伴有注意力的指向、集中、保持及转换目标能力减退。

（2）有记忆缺陷、定向不全、言语障碍为主的认知障碍，不能用已有的痴呆解释。

（3）出现白天困倦或嗜睡，夜晚兴奋躁动以及完全不眠的睡眠－觉醒周期紊乱。

（4）谵妄患者头颅 CT 扫描可见低信号区域，也常提示有脑室扩张和皮质萎缩。

4. 治疗

治疗原则：病情危重时及时对症救治或转院治疗；针对导致谵妄的不同原发病进行治疗。

5. 老年性谵妄的中医治疗

（1）阳明腑实证：通腑泄热。大承气汤。

（2）热毒炽盛证：清热解毒。清瘟败毒饮。

（3）瘀血阻滞证：活血化瘀。通窍活血汤。

（4）热扰厥阴证：清肝泄热。柴胡加龙骨牡蛎汤。

（5）阴伤阳亡证：滋阴回阳。救逆汤。

（6）血气亏虚证：补气益血。七福饮。

可配合针灸治疗。

要点六 精神发育迟滞

1. 定义

精神发育迟滞（MR）是指精神发育不全或受阻，在发育阶段的认知、语言、运动和社会能力等技能不同程度的受损，表现为总的智力水平明显低于同龄儿童，是智力低下和社会适应不良的疾病。智商测评对诊断本症有重要参考价值。精神发育迟滞属中医的"五迟"、"五软"、"解颅"等范畴。

2. 临床表现

主要是智力低下和社会适应能力低下，认知、语言、运动和社会适应能力等不同程度受损。轻、中度患者一般无躯体或神经系统异常，某些疾病所致者，有特殊的躯体、颜面五官、皮肤、指、趾甚至内脏异常，并合并其他精神障碍。

要点七 儿童孤独症

1. 定义

儿童孤独症是起病于婴幼儿期特有的、严重的精神障碍，属于广泛发育障碍中的一种类型。本病的特点为：极端孤僻不能与他人发展人际关系；语言发育迟滞，失去用语言进行交往的能力，重复简单的游戏活动，并渴望保持原样不变；缺乏对物体的想象以及灵巧运用它们的能力，如缺乏想象性游戏，特别喜欢刻板地摆放物体的活动。

2. 临床表现

大多数儿童起病于出生后的 36 个月内，部分儿童 2 ~ 3 岁时基本正常，3 岁后才起病。临床特征主要为 Kanner 三联征，即社会交往障碍、语言发育障碍、兴趣狭窄、行为刻板。除此以外，还表现有感知觉反应异常以及智力和认知损害。

（孔军辉）

第九单元　社区常见精神疾病相关问题

细目一　精神疾病的管理与治疗

要点一 个案管理

1. 概念

精神疾病个案管理是一种由团队共同完成、精神疾病患者（案主）主动参与的社区服务设计，旨在帮助解决患者疾病问题的过程。个案管理的服务是个体化的，通过工作人员与患者建立融洽关系、个别评估和制订计划来提供大部分的治疗、康复及支持性服务，以满足患者达到其个人目标的需求。每位个案管理员承担的服务对象以 8~15 人为宜。

2. 个案管理的团队

常见的有家访小组、监护小组、看护小组等。社区中通常由精神疾病患者的家属、社区全科医生、社区公共卫生医生和社区管理的相关人员组成。此外，精神科医生、警察、民政协调员、残联助残员也参与团队的工作。心理咨询师和心理治疗师也介入此类社区服务。

3. 社区个案管理的对象

①各类功能性精神病：精神分裂症、心境障碍、分裂情感性精神病、偏执性精神病等。

②器质性精神疾病：慢性脑器质性疾病与躯体疾病所致的精神障碍、癫痫所致的精神障碍、吸毒及其所致的精神障碍、酒精所致的精神障碍、其他精神活性物质与非依赖性活性物质所致的精神障碍。

③精神发育迟滞：中度及中度以上精神发育迟滞、精神发育迟滞并发精神障碍。

④其他有必要纳入管理的精神疾病。

要点二　维持治疗

1. 引起疾病复发的原因

①停药：精神病人可能因为药物不良反应重、或认为长期服药麻烦、或害怕服药会影响生育等原因拒绝服药。所以患者对服药的态度很重要。应对患者及其家属进行必要的健康教育，使他们认识到服药的必要性，明白任何药物不良反应都不如由疾病的复发带来的危害更大。医生在为患者选择用药时，也应考虑到药物不良反应，考虑是否适合该患者。

②社会－心理因素：社会－心理因素、生活事件对患者的打击也会诱使疾病复发。

2. 抗精神病药物的选择

①对于反复发作的精神分裂症的治疗，用药首先应根据治疗经验，选取疗效好的药物。

②对于服药依从性差的患者，可以给予长效抗精神病药物合并短效抗精神病药物治疗。

③对于合并情绪障碍的患者，可以使用治疗情绪问题的药物。

3. 维持治疗

（1）维持治疗的时间：精神病人的维持治疗是通过较大药量控制其精神症状之后，在一定时间内，根据病情继续服用适量的药物巩固疗效，以防止疾病复发。维持治疗至少要坚持 3~5 年，部分患者需长期用药至终生。

（2）患者对服药的态度：精神病患者在疾病状态中不能自知疾病，使维持治疗成了一个棘手的问题。即使患者承认有精神病，也认识不到药物治疗的重要性；患者对长年服药还会产生各种各样的疑虑和担心，也会影响其坚持治疗的信心。

（3）解决患者服药的问题：让患者承认其精神病，并认识维持治疗的重要性，才能保证维持治疗的进行。

（4）暂时停药和换药的风险：某种特殊情况，如女性怀孕、哺乳期，为避免药物对后代的影响，患者或家属会考虑停药。但停药有复发的风险，应在医生的指导下，保证患者精神康复较好的前提下进行。

（5）患者拒绝服药是复发的先兆：患者在不经医生同意的情况下，突然拒绝服药，不承认自己曾患有精神疾病，往往是疾病复发的表现。家属要格外注意，并尽快陪伴患者就诊或加大服药量。

要点三　康复

1. 精神康复的概念

世界卫生组织 1969 年提出了康复的定义，是指"综合地、协调地应用医学的、社会的、教育的、职业的和其他的措施，对残疾者进行反复训练，减轻致残因素造成的后果，以尽量提高其活动功能，改善生活自理能力，重新参加社会活动。"精神康复是指由于精神疾病造成精神残疾者在抗精神病药物的控制下，调整精神残疾带来的限制，重新获得自理及社会功能。

2. 基本原则

①功能训练：通过心理活动、躯体活动、语言交流、日常生活、职业活动和社会活动训练，恢复人的基本功能。

②全面康复：指在心理上、生理上及社会生活上的全面的、整体的恢复。

③重返社区：康复的最终目标是通过精神康复，使精神疾病患者在心理上、社会功能和地位上、躯体上和经济上恢复到最好状态，能平等参与社会生活。

3. 康复机构

①住院康复；②建立过渡性的家庭化管理式病房；③建立过渡性就业设施；④建设康复行为治疗中心。

4. 康复管理的组织

①城市社区康复机构；②农村社区精神卫生机构；③企业精神卫生保健机构；④学校精神卫生保健机构。

5. 康复内容

①生活行为技能训练；②学习训练；③就业行为训练；④社交技能训练。

细目二　精神疾病的应急处置

要点一　精神病人出现的紧急情况

病人出现的紧急情况：①精神疾病本身引起的冲动及伤害性行为；②精神症状控制后产生心理问题后出现的继发行为；③精神疾病治疗过程中药物引起的毒副作用。

要点二　精神病人发病的应急处置

1. 应急处置的范围

①现场处理有暴力攻击行为的患者，对患者提供紧急药物治疗和保护性约束等。

②药物治疗的患者出现与抗精神病药相关的急性毒副作用。

③需要紧急住院治疗的患者。

2. 暴力攻击行为处置原则

①评估：根据病史及目前的状况，评估冲动和暴力行为发生的可能性，以及可能带来的不良后果。

②非药物性干预措施。

③药物干预措施。

④其他。

3. 药物急性不良反应的应急处置

①锥体外系反应：服用抗胆碱能药物盐酸苯海索。使用抗精神病药时，应缓慢加量或使用最低有效量。

②恶性综合征：立即停用抗精神病药，给予支持性治疗。可以使用肌肉松弛剂硝苯呋海因和多巴胺激动剂溴隐亭等治疗。

③体位性低血压：让患者以头低脚高位卧床；严重病例应输液，并给予去甲肾上腺素、阿拉明等升压药，禁用肾上腺素。

④过量中毒：早发现、早诊断、洗胃和支持治疗，以及对症治疗。

（孔军辉）

医学伦理学

第一单元　医学的道德传统

细目一　中国医学的道德传统

要点一　中国医学道德规范

1. 对待患者——至亲之想

中国古代医家认为，医生应从患者的痛苦出发，把患者当做亲人来对待。"不得问其贵贱贫富，长幼妍媸，怨亲善友，华夷愚智，普同一等，皆如至亲之想。""凡病家大小贫富人等，请视者便可往之，勿得迟延厌弃，欲往而不往，不为平易。"

2. 治学态度——至精至微

中国古代医家注重道德的一个重要特征是精于医术。"博极医源，精勤不倦。"省疾问病，要"至意深心，详察形候，纤毫勿失，处判汤药，无得参差"。

3. 服务态度——一心赴救

中国古代医家把及时地抢救患者作为自己的天职。"见彼苦恼，若己有之，深心凄怆，勿避崄巇、昼夜、寒暑、饥渴、疲劳，一心赴救。"

4. 医疗作风——端正淳良

中国古代医家十分重视医生的作风和仪表。医生要"正己正物"。"正己"指精通医理，严肃医风；"正物"指诊断正确，用药恰当。

5. 对待同道——谦和谨慎

谦和谨慎是古代医家处理同道关系的道德原则。"道说是非，议论人物，炫耀声名，訾毁诸医，自矜己德。偶然治瘥一病，则昂首戴面而有自许之貌，谓天下无双，此医人之膏肓也。"

要点二　中国古代医学家的道德风范

1. 张仲景

张仲景（公元150~219年）名机，东汉医学家。东汉末年，战乱频仍，疾疫流行，人多病死。张仲景深为感慨，发愤精研古代医经，广收各家方书，著成《伤寒杂病论》16卷。张仲景以"仁爱救人"为准则，以"救人活命"为己任，行医治病，从不分贵贱贫富，"上以疗君亲之疾，下以救贫贱之厄"，受到人民群众的爱戴。

2. 孙思邈

孙思邈（公元581~682年），唐代医学家。他医术精湛，医德高尚，在《备急千金要方》的"大医精诚"中对医生在为患者诊治疾病中的道德要求做出了详细的说明，成为规范后世医家行为、激励后人高尚医德的精神力量。

3. 钱乙

钱乙（1035～1117年），北宋医学家。他医术精湛，屡愈危证，名震朝野。他为人治病不分贵贱。"自是戚里贵室，逮士庶之家，愿致之，无虚日"。钱乙70多岁时回到故乡，虽然手挛痛，坐卧不起，但登门求医者仍"扶携襁负，累累满前，近自邻井，远或百数十里，皆授之药"。

4. 陈实功

陈实功（1555～1636年），明代医学家。他医术高明，医德高尚，深得病家信任。他提出"遇贫难者，当量力微赠，方为仁术"。他在《外科正宗》一书中提出了医生的"十要"和"五戒"。对医生的学习、知识结构、药物的选择和配制、对同道的态度、防治疾病、医生对患者家庭和社会的责任、对待患者馈赠等都做出了详细的规定。

5. 徐大椿

徐大椿（1693～1771年），清代医学家，著有《内经诠释》、《慎疾刍言》、《洄溪脉学》、《医学源流论》、《伤寒约编》等。他医风严谨，待人诚朴，关心贫苦百姓疾苦，认为"医者能正其心术，虽学不足，犹不至于害人。况果能虚心笃学则学日近，学日近则治必愈。"

细目二　外国医学的道德传统

要点一　外国医学道德规范

1. 救死扶伤，尽职尽责

要求医务人员把维护患者的生命、增进人类健康看做是最崇高的职责。

2. 平等待人，一视同仁

指医务人员尊重和关心患者的权利、利益，强调医务人员与患者、患者与患者之间在人格上的平等。

3. 医行庄重，语言和蔼

目的在于调动患者的积极性，使其密切配合治疗，以及帮助患者建立良好的心理素质。

4. 慎言守密，尊重患者

要求医务人员要全力解除患者痛苦，尽量给予其精神安慰，使之对生活充满希望，并为其保守秘密。

5. 尊重同仁，团结协作

要求医务人员在协调好医患关系的同时，还要处理好医务人员之间的关系。

要点二　外国医学家的道德风范

1. 希波克拉底

希波克拉底（约公元前460～371年）古希腊医学家，为后世留下了十分丰富的医学著作《希波克拉底文集》共70卷，流传至今的有60卷，涉及面很广。希波克拉底堪称"西方医学之父"。"西方医学史上最早的一位巨人"。他认为，医生对一切患者不论穷人与富人都应尽职尽责，一切为患者利益着想。他的医德理论和实践也为西方医学道德的发展奠定了基础。

2. 阿维森纳

阿维森纳（公元980～1037年），阿拉伯医学全盛时期最杰出的医学家。他对穷人体贴入微，立志习医免费为患者治病。除免费施诊外，还出钱救济穷人。他临终前将家奴全部解放，把余下的钱全部分给贫民。

3. 塞尔维特

塞尔维特（1511～1553年），西班牙著名的医生和学者。他提出血液循环理论，坚信科学，反对迷信，为医学事业献出了宝贵的生命。

4. 南丁格尔

南丁格尔（1820～1910年），近代护理学和护士教育的创始人。她主张从人道主义出发，帮助患者完成疾病的"修复过程"。注意患者护理过程的自然环境和生理因素，对患者的饮食起居，空气、阳光、通风、环境等都提出了具体的要求。创办了世界上第一所护士学校，注重学生道德品质的培养。

5. 野口英世

野口英世日本明治时期著名的传染病学家和医生。20世纪初，拉丁美洲各国流行黄热病，许多人死亡。他亲赴病区，在拉丁美洲的厄瓜多尔热带丛林中，对死亡率极高的传染病——黄热病的病因进行了4个月的潜心研究，终于找到了黄热病的病原体，又冒着生命危险奔赴非洲黄热病疫区，以身殉职。

（张金钟）

第二单元　医学伦理学的基本原则与范畴

细目一　医学伦理学的基本原则

要点一　不伤害原则

1. 概念

不伤害原则是指在医学服务中不使患者受到不应有的伤害。损伤是医学实践中客观存在的现象。不伤害原则强调医务人员对患者高度负责、保护患者健康和生命，努力使患者免受不应有的伤害。

2. 医疗伤害的分类

（1）有意伤害与无意伤害：有意伤害是由于医务人员极其不负责任，拒绝给患者必要的诊治、抢救，或者出于增加收入等私利，为患者滥施不必要的诊治手段所直接造成的故意伤害。无意伤害是指医务人员实施正常诊治中导致的间接伤害。

（2）可知伤害与意外伤害：可知伤害是指医务人员知晓的不可避免的伤害。意外伤害是指医务人员无法预先知晓的对患者的伤害。

（3）可控伤害与不可控伤害：可控伤害是指医务人员经过努力可以降低、甚至可以避免的伤害。不可控伤害是指超出医务人员控制能力的伤害。

（4）责任伤害与非责任伤害：责任伤害是指有意伤害以及虽然无意但属可知、可控而未加认真预防与控制的伤害。不伤害原则就是针对责任伤害提出的。非责任伤害是指意外伤害或虽可知但不可控的伤害。

3. 不伤害原则的具体要求

强化以患者为中心和维护患者利益的动机和意识，坚决杜绝有意和责任伤害；恪尽职守，千方百计防范无意的但可知的伤害以及意外伤害出现，不给患者造成本可避免的身体上、精神上的伤害和经济上的损失；正确处理审慎与胆识的关系，经过风险/治疗、伤害/受益的比较评价，选择最佳诊治方案，并在实施中尽最大努力把可控伤害控制在最低限度之内。

要点二　有利原则

1. 概念

有利原则是指把有利于患者健康放在第一位，切实为患者谋利益，亦称行善原则。

2. 有利原则与不伤害原则的关系

有利原则与不伤害原则有着密切关系。有利包含不伤害；不伤害是有利的起码要求和体现，是有利的一个方面。有利原则由两个层次构成，低层次是不伤害患者，高层次是为患者谋利益。不伤害原则为有利原则规定底线，奠定了基础。

3. 有利原则的具体要求

（1）科学、全面地思考以患者健康利益为核心的患者利益，如挽救生命、止痛、康复、治愈、节省医疗费用等正当心理需求和社会学需求。

（2）提供最优服务，努力使患者受益，包括预防疾病和损伤、促进和维持健康，照料那些不能治愈的患者，提高患者的生活质量，追求安详死亡。

（3）努力预防或减少难以避免的伤害。

（4）全面权衡利害得失，选择受益最大、伤害最小的医学决策。

（5）坚持公益原则，将有利于患者与有利于社会健康公益有机地统一起来。

要点三　尊重原则

1. 概念

尊重原则是指医患交往时应该真诚地相互尊重，并强调医务人员尊重患者及其家属。

2. 狭义的尊重原则与广义的尊重原则

（1）狭义的尊重原则：狭义的尊重原则要求尊重患者的人格，尊重患者独立的平等的人格尊严，不允许"重病不重人"，不允许做有损患者人格的事。人格权是一个人生下来即享有并受到法律、道德肯定和保护的权利。在我国，依据现行法律和伦理传统，每一位公民都享有生命权、健康权、身体权、姓名权、肖像权、名誉权、荣誉权、人格尊严权、人身自由权等；隐私权或者其他人格利益；人去世后仍享有的姓名权、肖像权、名誉权、荣誉权、隐私权、遗体权等；具有人格象征意义的特定纪念物品的财产权。其中，自然人的生命权、健康权、身体权及其死后的遗体权等属于物质性人格权，其余的属于精神性人格权。

（2）广义的尊重原则：广义的尊重原则还包括尊重患者的自主性，保证患者在能够理性地选择诊治决策时的自主选择。患者的自主权并不因其罹患疾病、处于弱势地位而降低和丧失。相反，正因其身心在承受病痛折磨，更应得到医务人员的尊重。尊重患者自主性的伦理价值在于从根本上体现和保障患者的健康权益。

3. 坚持尊重原则的意义

尊重原则是医学人道主义基本精神的必然要求和具体体现，也是现代生物－心理－社会医学模式的必然要求和具体体现。实现尊重原则是建立和谐医患关系的必要条件和可靠基础，是保障患者根本权益的必要条件和可靠基础。

要点四 公正原则

1. 概念

公正原则是指在医学服务中公平地对待每一位患者。

2. 形式公正与内容公正

公正由形式层面的公正和内容层面的公正组成。形式公正是指同样的人给予相同的待遇，不同的人给予不同的待遇。内容公正是指不同个体的地位、能力、贡献、需要等决定其承担的社会义务和权利。

3. 医疗服务公正观

医疗服务公正观是形式公正与内容公正的有机统一，即做出同样社会贡献具有相同条件的患者，应得到同样的医疗待遇，贡献和条件不同的患者则享受有差别的医疗待遇；在基本医疗保健需求上要求做到绝对公正，即人人同样享有；在特殊医疗保健需求上要求做到相对公正，即为具有同样条件的患者提供同样的服务。

4. 医疗公正原则

（1）政府在宏观管理上全面负起医疗公正的职责，建立以广大群众基本医疗保健机制和家庭经济困难人群医疗救助机制为基础的完善的公正医疗制度和规则，当好医疗公正的"守门人"。

（2）医疗卫生机构直接负起医疗公正的职责，以全面覆盖、功能互补、结构合理的医疗保健格局为依托，为广大人民群众提供人人享受得起、数量充足、质价相称的医疗保健服务。

（3）医务人员具有公正素质，恪尽职守，平等地对待每一位患者，合理地使用稀有卫生资源。

细目二 医学伦理学的基本范畴

要点一 权利与义务

1. 权利

（1）患者的权利

①患者权利的概念：患者权利是指患者在患病就医期间所拥有的而且能够行使的权力和应该享受的利益，也称患者权益。患者权利包括法律层面的权利和道德层面的权利。

②患者道德权利的内容：

第一，平等医疗权。公民人人享有平等的生命健康权；所有患者在社会地位、人格尊严等方面都是相互平等的；患者与医务人员双方的社会地位、人格尊严是相互平等的。

医务人员在与患者及其家属交往时平等相处，一视同仁地对待不同患者；医务人员在满足患者基本医疗保健需求时体现和保证公平，在满足患者不同层次尤其是特殊医疗保健需求时体现和保证公平。不尊重患者平等医疗权必然受到社会的谴责，造成严重后果的，要受到法律的制裁。

第二，自主权。患者享有经过深思熟虑以后做出的自主的、合乎理性的选择和决定，以及改变这些选择和决定的权利，包括有权选择医院、医生，有权自主决定采取合理的诊治决策，有权放弃或拒绝诊治。

医务人员要尊重和保障患者或其家属的自主决定；慎重、负责任地处理患者自主放弃或终止治疗的决定。

第三，知情同意权。患者有权获悉与自己疾病诊治相关的一切信息，并根据自己的利益做出选择。不经患者或者其家属知情同意而实施的诊治是不道德的，甚至是违法的。

医务人员要以口头或书面的形式为患者及其家属提供关于患者疾病的医学信息，使患者及家属全面了解诊治决策的利与弊，包括诊治的性质、作用、依据、损伤、风险、意外等，鼓励患者及其家属提出他们所关心的任何问题，以及患者在完全知情后，自主、理性地做出的负责任的承诺。患者或者家属做出同意的必要条件是：具备自主选择的合法身份，具备认知理解能力，具备理性的决策能力。

第四，保密和隐私权。患者享有要求医务人员为其隐私、疾病信息的保守秘密的权利。医务人员要自觉地尊重患者的隐私，为患者的隐私和诊疗信息保密。

（2）医务人员的权利

①医务人员权利的概念：医务人员的权力是维护和保证患者普遍、平等医疗权利的实现，促进患者的身心健康。所以，医务人员的权力必须服从患者的权利。

②医务人员权力的内容：

第一，有权对患者的疾病作出判断，并根据自己的临床经验采取必要的治疗措施。

第二，有权根据病情需要开具诊断证明，证明患者是否需要休息，甚至是否承担某些社会或法律责任。

第三，有权要求患者或家属配合诊治。

第四，有权干涉对自主选择意向违背社会利益、他人利益、自身根本利益患者的行为。

2. 义务

（1）医务人员的道德义务

①医务人员道德义务的特点：医务人员的道德义务具有不以享有某种权利为前提和自觉自愿履行的特点。道德义务没有相应的权利获得，它的履行全凭自己的使命感、内心信念和意志。

②医务人员道德义务的内容

第一，为患者治疗疾病是医师基本的道德义务，包括为患者诊断治疗的义务、为患者解除痛苦的义务、对患者及其家属解释说明的义务。医务人员要以维护患者健康为己任，全身心为患者诊治疾病；抢救危重患者时，要处置果断、敢于承担风险；尽可能为患者、患者家庭、社会减少治病费用，减轻大病造成的经济负担。

第二，对社会负责的义务。出现疫情和突发灾难，医务人员要毫不犹豫的进入疫区、灾区，控制和消灭疫情，救治伤员。患者是社会的一员，对患者负责与对社会负责是一致的。在个别患者利益与社会利益发生矛盾时，医务人员应坚持社会利益为重。

（2）患者的道德义务

①保持健康和恢复健康。②积极配合医生治疗。③支持医学科学研究。

要点二　情感、良心

1. 医德情感

（1）医德情感的概念：医德情感是指医务人员对医疗卫生工作及患者的职业态度和内心体验，它是建立在对患者的生命和健康高度负责基础上的崇高道德情感。

（2）医德情感的特点：①具有医学职业的特殊性。②具有理智性。③具有纯洁性。

（3）医德情感的内容

①同情感：同情感是医务人员对患者的遭遇和不幸在自己的情感上发生共鸣，并以相应的态度表现出来的怜悯情感。医务人员面对受疾病折磨、盼望救治的患者，思想上自然产生一种痛苦的感觉。

②责任感：责任感是建立在为患者解除病痛神圣职责基础上的，对医务人员的行为起主导作用的情感。

③事业感：事业感是医务人员积极探索疾病、勇于追求真理的道德情感。

2. 医德良心

（1）医德良心的概念：医德良心是指医务人员对医德义务和医德责任的自觉认识，是医务人员在自我意识中按照一定的医德准则进行的自我评价能力。

（2）医德良心的特点

①存在于医务人员意识之中的对患者和社会负责的道德责任感，是在学习医学知识和从事医疗活动中，认识到自身的使命、职责和任务而产生的对患者和社会应尽道德义务的强烈而持久的愿望。

②医师在内心深处进行自我评价的能力，是医师在深刻理解职业道德原则和道德规范的基础上，以高度负责的态度对自己行为进行自我判断和评价的心理过程。

（3）医德良心的作用

①医疗行为前的选择作用：医务人员在做诊疗准备时，职业良心会促使他根据自己的道德义务作出正确的抉择，避免失误，防止医疗差错。

②医疗行为过程中的监督作用：职业良心对符合医德要求的诊断、治疗给予肯定和鼓励，对不符合医德要求的给予抑制和克服，促使医务人员以良心发现的形式随时主动调节自己的行为。

③医疗行为结束后的评价作用：诊疗工作完成后，医务人员对履行了道德义务的操作感到满足和欣慰；对没有履行道德义务或造成的不良后果和影响感到内疚、惭愧和悔恨，自我谴责，主动反省自己的缺陷和不足。

要点三　审慎、保密

1. 审慎

（1）审慎的概念：审慎即周密谨慎，是指医务人员在医疗行为之前的周密思考和医疗过程中的谨慎认真。审慎既是医务人员内心信念和良心的具体表现，又是医务人员对患者和社会的义务感、责任感、同情感的总体表现。

（2）审慎的道德要求

①在医疗实践的各个环节，应自觉地做到认真负责，谨慎小心，兢兢业业，一丝不苟。李时珍在《本草纲目》中把"用药"比喻成"用刑"，"谈即便隔生死"。

②不断地提高自己的业务水平，在技术上做到精益求精。

2. 保密

（1）保密的概念：保密是指医务人员在防病治病的医疗活动中应当保守医疗秘密，不得对外泄露。医疗秘密包括患者及其家庭生活、个人隐私，独特的体征及畸形、"不名誉"的疾病（性病、精神病、妇科病）以及不良诊断的和预后。

（2）保密的内容

①为患者保密：医生无权泄露由于执行医疗任务而获知的有关患者的疾病、隐私及家庭生活的情况。这是对患者人格的尊重。

②对患者保密：征得患者家属同意，医生不告诉患者所患危重疾病的病情。这是为加强疗效、提高患者治疗疾病的信心而采取的一种保护性的医疗措施。

（3）保密的道德要求

①询问病史、查体从疾病诊断的需要出发，不有意探听患者的隐私。对在诊疗中知晓的患者的隐私进行保密。

②对某些可能给患者带来精神打击的诊断和预后，应对患者保密。

③医务人员在向家属交代病情时，应选择合适的时机和场合，并嘱咐家属不宜将危重病情过多地向亲友泄露，不要在患者面前过分悲伤，以免引起患者猜测，增加患者的疑虑和心理负担。

要点四　荣誉与幸福

1. 荣誉

（1）医务人员的荣誉观：医务人员的荣誉是建立在全心全意为人民健康服务基础之上

的。医务人员热爱医学事业，全心全意为人民的健康服务，并在自己的岗位上作出贡献，获得社会的褒奖，因而产生荣誉感。

（2）医务人员的荣誉是个人荣誉与集体荣誉的统一。个人荣誉中包含着集体的智慧和力量，集体荣誉也离不开每个医务人员辛勤工作作出的贡献。集体荣誉是个人荣誉的基础和归宿，个人荣誉是集体荣誉的体现和组成部分。

（3）荣誉的作用：荣誉对医务人员的行为起评价和激励作用，促使医务人员严格要求自己，力争使自己的行为获得社会的肯定和赞许，并努力保持自己的荣誉，不断进步。

2. 幸福

（1）医务人员幸福观的特点

①物质生活和精神生活的统一：既包含物质生活的改善和提高，在职业服务中获得应有的物质报酬；又包含精神生活的充实，从患者的康复中获得其精神上的满足，从而感受幸福和快乐。

②个人幸福和集体幸福的统一：国家富强和集体幸福是个人幸福的基础，离开集体幸福，医务人员的个人幸福是无法实现的。在强调集体幸福高于个人幸福的前提下，积极关心和维护医务人员的幸福是必要的。

③创造幸福和享受幸福的统一：医务人员只有在为患者的服务之中，通过辛勤劳动、精心治疗、使患者恢复健康、得到社会的肯定，才能获得物质上和精神上的利益和享受。因此，医务人员的幸福寓于职业劳动和创造之中，是创造与享受的统一。

（2）医务人员幸福观的作用

①促使医务人员将个人幸福建立在崇高的职业生活和职业理想的追求上，体现在救死扶伤、防治疾病的平凡而又伟大的医疗工作中，从集体幸福和患者康复的欢乐中获得幸福。

②促使医务人员认识到没有苦就没有乐，没有辛勤的耕耘就难以体会收获的欣慰和欢乐，感受到自身价值的实现和工作意义，更加热爱自己的专业，努力地工作，将自己毕生的精力献给医疗卫生事业。

（张金钟）

第三单元　临床诊疗的道德要求

细目一　临床诊断的道德要求

要点一　询问病史的道德要求

1. 举止端庄，态度热情

医生举止端庄、态度热情，可以使患者、患者家属产生信赖感和亲切感，能缓解患者的紧张心理，有利于患者倾诉病情、告知与疾病有关的隐私，从而获得全面而可靠的病史资料，避免漏诊、误诊。

2. 全神贯注，语言得当

医生要精神集中、冷静，语言温馨、通俗，避免使用专业性强、难以理解的术语，避免使用惊叹、惋惜、埋怨的语言。这样既有利于正确的诊断，又可减轻患者的心理负担。

3. 耐心倾听，正确引导

医生要耐心地倾听患者及其家属的述说，并善于整理、分析、综合，引导患者及其家属介绍有关病情的重要信息。要避免机械地听记，避免对疾病的主观臆断，避免误导。

要点二　体格检查的道德要求

1. 全面系统，认真细致

医生要按照一定的顺序检查，不遗漏部位和内容，不放过任何疑点，做到一丝不苟。对难以确定的体征要反复检查或请上级医生核查。对于危重患者，特别是昏迷患者，为了不耽误抢救，可以扼要、重点检查，但病情缓解后，必须充分检查。

2. 关心体贴，减少痛苦

在体格检查过程中，要根据患者的病情选择舒适的体位，动作要敏捷，手法要轻柔，要用语言转移患者的注意力，不要让患者频繁的改变体位，更不能动作粗暴，以免增加患者的痛苦。

3. 尊重患者，心正无私

始终保持对被检查的尊重，要根据体检的需要依次暴露和检查各部位。检查异性、畸形者时，态度要庄重。遇到难以合作者，要讲清体检对诊断、治疗的重要性，不可勉强，待做好工作再查，或先查容易检查的部位。男医生为女性体检，要有女护士在场。

要点三　辅助检查的道德要求

1. 从诊断要求出发，目的纯正

辅助检查要从患者所患疾病诊查的实际出发。简单检查能解决问题的，不得作复杂而危险的检查；少数几项检查能得出结论的，不得做更多的检查。怕麻烦、图省事，需要做的检查项目不做是失职行为；出于"经济效益"的需要进行"大撒网"式的、与疾病无关的检查同样是失职行为。

2. 知情同意，尽职尽责

确定了辅助检查项目后，要向患者和家属讲清楚检查的目的和意义，得到同意后再行检查。特别是一些比较复杂、费用比较昂贵或危险较大的检查，更应得到患者的理解和同意。有些患者对某些检查，如腰穿、骨穿、内镜等，因惧怕痛苦而拒绝检查，医生应尽职尽责地向患者解释，讲清辅助检查对尽早确定诊断和进行治疗的意义，不能不做解释听其自然，也不能强行实施检查而剥夺患者的自主权。

3. 综合分析，切忌片面

辅助检查能够使医务人员更深入、更细致、更准确地认识疾病，为疾病的诊断提供重要依据。但是由于辅助检查受各种条件的严格限制，有些结果反映的又是局部表现或瞬间状态，存在一定的局限性，因此，要注意将辅助检查的结果与病史、体格检查资料综合分析，防止片面夸大辅助检查在诊断中的作用。

4. 密切联系，加强协作

辅助检查分别在不同的医技科室或研究室进行，而各医技科室和研究室都有自己的专业特长。医技人员要利用自己的特长主动地开展工作，在自己的专业领域不断进取，更好地为患者服务。临床医生与医技人员既要承认对方工作的相对独立性和重要性，又要相互协作、共同完成对患者的诊断任务。

要点四 会诊的道德要求

1. 一切从维护患者利益出发

会诊的目的是分析病情，做出正确的诊疗决策，维护患者的身心健康。

2. 经治医生应客观陈述患者的状况

经治医生对患者的病情及信息掌握比较全面，必须客观介绍情况，虚心求教，不得夸大病情及其复杂程度，不得推卸责任。

3. 尊重科学，学术面前人人平等

无论什么级别的医生在参与会诊时都应具有严谨的科学精神，实事求是的作风，不能碍于情面不发表意见，也不得指责、挑剔，提出不切实际的意见。

细目二 临床治疗的道德要求

要点一 药物治疗的道德要求

1. 对症用药，剂量适宜

医生必须明确疾病的诊断和药物的性能、适应证和禁忌证，根据患者的病情选择药物，确定适宜的剂量。

2. 合理配伍

在联合用药时，合理配伍可以提高患者抵御疾病的能力，也可以克服或对抗一些药物的副作用，使药物发挥更大的疗效，减少毒副作用。要掌握药物的配伍禁忌，预防药源性疾病。

3. 节约费用

在确保疗效的前提下，尽量节约患者的费用。常用药、国内生产的药物能达到疗效时，不用贵重药、进口药；不开大处方。

4. 严守法规

按国家法规处方用药。

要点二　非药物治疗的道德要求

1. 手术治疗的道德要求

（1）术前：严格掌握指征，对手术效果与代价要进行全面的权衡，提出手术方案，充分考虑麻醉和手术中可能发生的意外，并制定出相应的对策。得到患者及家属对手术的真正理解和同意，签订患者及家属知情同意协议书。帮助患者在心理上、躯体上做好接受手术治疗的准备。

（2）术中：认真操作，一丝不苟。一旦手术上遇到问题，要大胆、果断、及时地处理。对意识清醒的手术患者，医务人员还要给予安慰，告知手术进展情况，缓解患者的紧张情绪。

（3）术后：密切观察病情，理解并帮助患者减轻痛苦，发现异常，及时处理，尽可能减少或消除意外情况。

2. 针灸推拿治疗的道德要求

（1）尊重患者。在针灸推拿治疗中，多数情况是一位医生为一位患者服务，医生要尊重患者的隐私。

（2）耐心体贴。针灸推拿在非麻醉条件下进行，由于病情不同，患者对疼痛感知的个体差异大，医生在操作中态度要和蔼，手法要精细，动作要轻，尽量减轻患者痛苦。

3. 心理治疗的道德要求

尊重和满足患者的心理需要，建立良好的医患关系。从患者的具体情况出发，选择适当的治疗方法，保证治疗效果。尊重患者的隐私，采取必要的安全保护措施。帮助患者建立和谐的亲属关系。

4. 饮食治疗中的道德要求

①保证饮食营养的科学性和安全性。②创造良好的进餐环境和条件。③尽量满足患者的饮食习惯和营养要求。

（张金钟）

第四单元　疾病预防的道德要求

细目一　卫生防疫道德

要点一　卫生防疫的道德内涵

预防疾病是最经济、最积极的医学服务，反映着社会道德进步。预防医学的工作效果直接关系到整个民族的健康素质和国家的繁荣昌盛，关系到人类的命运和前途。

要点二　卫生防疫的道德要求

1. 坚持群众受益，维护公益

预防医学实践的目的和根本宗旨是维护和改善人们的生产、生活环境，保护生产力，提高社会成员的整体健康水平，促进社会的繁荣和发展。

2. 坚持"预防为主"

以饱满的工作热情，积极、主动地采取各种措施维护和改善环境，消灭可能引发疾病的各种因素，充分发挥第一级预防的作用。面对已经出现的疫情要积极采取措施，隔离传染源，切断传染渠道，保护易感人群，有效地控制疫情的发展。

3. 严谨求实，秉公执法

要坚持原则，不徇私情，秉公执法。依法打击损害他人健康、破坏自然和社会环境的行为。

4. 文明礼貌，团结协作

要互相支持，齐心协力；要深入群众，虚心听取群众意见，取得全社会的支持和配合。

细目二　中医 "治未病" 理论的道德内涵

要点一　"治未病" 理论

"上医治未病"是中国传统医学的重要思想，养生、防病为历代医家所重视。"养生"中的"生"包括生命、生存、生长；"养"包括保养、调养、补养、护养。"养生"的内涵，一是延长生命的时限，二是提高生活的质量。构建中医特色明显、技术适宜、形式多样、服务规范的预防保健服务体系是"治未病"健康工程的目标。不断提高中医预防保健服务的能力和水平，满足人民群众日益增长的多层次、多样化的中医预防保健服务需求是"治未病"健康工程的目的。以"治未病"理念为指导，融健康文化、健康管理、健康保险为一体是"治未病"健康工程的服务模式。

要点二　"治未病" 实践的道德准则

1. 以提高人民群众健康水平为目的

自觉树立为提高人民群众健康水平服务的意识，在临床实践中普及"治未病"理念和方法。将中医学强调的心理健康、饮食养生、运动养生、气功养生、药物养生等方法传达给患者及其家属。

2. 发掘和整理"治未病"理念和方法

整理、研究包括道家、儒家在内的中国传统"治未病"理念和方法。道家的养生思想强调"清静无为"，"保养精气、顺乎自然、气功修炼"，"恬淡虚无，真气从之，精神内守，病安从来。"儒家的养生思想强调"天行健，君子以自强不息"。"仁者寿"、"智者寿"、"欲而不贪"是儒家在养生道德理念上的重要思想。这两种思想形成了一个静动结合的思维方式，贯穿在中医养生学发展过程中。

（张金钟）

第五单元　医学研究道德

细目一　人体试验的道德准则

要点一　有利于医学和社会发展

医学研究的主要目的是改善预防、诊断和治疗的方法，提高对疾病病源和疾病发生因素的认识。人体试验的根本目的在于研究人体的生理机制，探索疾病的病因和发病机理，改进疾病的诊断、治疗和预防措施，维护和促进人类的健康水平以及促进医学的发展。人体试验必须做到有利于医学发展，有利于社会的文明进步。背离这一根本目的，为个人私利或小团体利益的试验是不道德的行为。

要点二　维护受试者利益

任何生命科学研究都必须保护受试者的利益，做到受试者利益第一，医学利益第二。在人体研究之前，首先预测试验过程中的风险，如可能对受试者造成身体上或精神上的严重伤害，无论这项研究的科学价值有多大，也无论对医学的发展和人类的健康具有多么重要的意义，都不得实施。

要点三　受试者知情同意

受试者知情是同意的前提和必要条件。同意的基本条件包括：受试者处于能够自由选择的地位、受试者有正常的理解力、受试者具备必要的知识。受试者做出同意决定后，经过思考撤销原来的决定，研究者必须给予理解和支持。

要点四　严谨的科学态度

研究者要细心观察，精确测量，深思熟虑。人体试验必须建立在基础实验、动物实验等前期试验基础之上。人体试验前，必须周密思考该试验的目的、要解决的问题、预期的治疗效果及可能产生的危害，预期的受益必须超过可能出现的损害。所选择的临床试验方法必须符合科学标准和伦理标准。试验方案的设计须经过严密的科学论证，有极高的可信度和可靠性，以确保试验中不发生意外。严谨的科学态度是人体试验顺利进行的重要保障。

细目二　医学研究的伦理审查

要点一　伦理审查程序

（1）研究前必需提交伦理委员会审查：所有以人为实验对象的科研项目都要向伦理审查委员会提交伦理审查申请报告。

（2）获得伦理委员会批准后方可开始研究。

（3）研究开展后，接受伦理委员会的全过程监督。

要点二　利益冲突的预防

1. 切实保障受试者利益

人体试验要充分考虑并切实保障受试者利益，最大限度地避免人体试验中发生意外事件，使人体试验的风险降低到最小。

2. 妥善处理对受试者的意外伤害

人体试验中发生意外事故造成对受试者的伤害时，要立即采取措施救护受试者，并按受试者受伤害情况给予相应的赔偿。

（张金钟）

第六单元　医德修养与评价

细目一　医德修养

医德修养是医务人员在医德方面通过自我教育、自我塑造，把医德理论、原则和规范转化为个人的医德品质的过程，是经过学习和实践所达到的医德境界。它包括两个方面：一是医务人员按照社会主义医德原则和规范磨炼意志、实践医德的过程；二是医务人员在医德实践中经过长期努力所达到的医德境界或医德水平。

要点一　医德修养的含义

1. 医德认识的提高

医德认识是医务人员医德品质形成的基础。医务人员只有认识自己医德行为的意义、个人和他人相互间的道德义务，掌握医德原则和规范，才能产生一定的思想感情，才能具有对自己行为的道德判断力，才能增强履行医德义务的自觉性。

2. 医德感情的丰富

医德情感是激发人们进行自我反省的动力。医德情感是在长期的医德实践中形成的。随着医德情感的不断深化，医务人员的事业心和责任感在日益增强，以高度的同情心和责任感为患者解除痛苦，履行医德义务。

3. 医德意志的形成

医德意志是指发自内心地对自己应尽义务的坚定信心和强烈责任心。锻炼医德意志，树立医德信念，关系到医德修养的形成和完善，是调节医德行为的精神力量。有了这种意志和精神，就能在疑难患者和危重患者面前敢担风险，知难而进。

4. 医德行为和习惯的养成

良好的医德行为和习惯是医德修养的目的，也是衡量医务人员医德水平的客观标志。

要点二　医德修养的途径、方法

1. 在医疗实践中加强医德修养

医学实践是医德修养的最根本方法和途径。医务人员只有投身于道德实践中，才能真正理解医学道德的内涵，才能培养医学道德情感，坚定医学道德信念，养成医学道德习惯，提高医德境界。

2. 努力做到"慎独"

慎独既是道德修养的一种方法，也是道德修养所要达到的无私奉献的医德境界。

第一，确立医德理想，增强医德修养的主动性和自觉性，持之以恒，坚持不懈。

第二，必须防微杜渐，在思想和行为的隐蔽和微小处下工夫。

第三，必须打消一切侥幸、省事的念头，在劳累过度、工作压力大的情况下，尤其要严格要求自己。

3. 勇于自我批评，自觉抵制违反医德的行为

自觉地进行自我批评是医德修养的一种方法。只有经常反省自己，敢于自我批评，才能与违反医德的行为作斗争。

细目二　医德评价

要点一　医德评价及标准

1. 医德评价的含义

医德评价是指人们根据一定的医德标准，对他人或自己的医德行为所作的善恶判断。医德评价有两种类型：一种是社会评价，即医德行为当事人之外的组织或个人通过各种形式对医务人员的职业行为进行善恶判断并表明倾向性态度；另一种是自我评价，即医务人员对自己的行为在内心深处进行的善恶判断。

2. 医德评价的标准

（1）疗效标准：即指医疗行为是否有利于患者疾病的缓解和根除。

（2）科学标准：即指医疗行为是否有利于医学科学的发展。

（3）社会标准：即指医疗行为是否有利于人类的健康、长寿、优生和人类生存环境的改善。

这三条标准是一个统一整体，其基本点在于维护患者的医疗利益和健康利益，总的目的是为了人类的健康和幸福。

要点二　医德评价方式

1. 社会舆论

社会舆论是医德评价中最普遍、最重要的一种方式。

2. 内心信念

内心信念是指医务人员发自内心地对医德义务的深刻认识和强烈的责任感，是把医德原则内化为高度自觉的思想品质，是医务人员对自己进行善恶评价的精神力量。内心信念具有深刻性、稳定性和自我监督性。

3. 传统习俗

传统习俗是人们在长期社会生活中形成的稳定的、习以为常的行为倾向和行为规范。

第七单元　医疗机构从业人员行为规范

细目一　医疗机构从业人员行为规范总则

要点　总则

1. 为规范医疗机构从业人员行为，根据医疗卫生有关法律法规、规章制度，结合医疗机构实际，制定本规范。

2. 本规范适用于各级各类医疗机构内所有从业人员，包括：

（1）管理人员。指在医疗机构及其内设各部门、科室从事计划、组织、协调、控制、决策等管理工作的人员。

（2）医师。指依法取得执业医师资格或执业助理医师资格，经注册在医疗机构从事医疗、预防、保健及临床科研教学等工作的人员。

（3）护士。指经执业注册取得护士执业证书，依法在医疗机构从事护理工作的人员。

（4）医技人员。指医疗技术人员，主要包括医疗机构内各种检验检查科室技术人员、口腔技师、康复理疗师、医学物理工程师和医疗器械检验、维护人员等。

（5）药学技术人员。指依法取得药学专业技术职称，在医疗机构从事药学工作的药师及技术人员。

（6）其他人员。指除以上五类人员外，在医疗机构从业的其他人员，主要包括物资、总务、设备、信息、统计、财务、基本建设、后勤等部门工作人员。

3. 医疗机构从业人员，既要遵守本文件所列基本行为规范，又要遵守与职业相对应的分类行为规范。

细目二　医疗机构从业人员基本行为规范

要点　基本行为规范

1. 以人为本，践行宗旨。坚持救死扶伤、防病治病的宗旨，以病人为中心，全心全意为人民健康服务。

2. 遵纪守法，依法执业。自觉遵守国家法律法规，遵守医疗卫生行业规章和纪律，严格执行所在医疗机构各项制度规定。

3. 尊重患者，关爱生命。遵守医学伦理道德，尊重患者的知情同意权和隐私权，为患者保守医疗秘密，维护患者合法权益；尊重患者被救治的权利，不因种族、宗教、地域、贫富、地位、残疾、疾病等歧视患者。

4. 优质服务，医患和谐。言语文明，举止端庄，认真践行医疗服务承诺，加强与患者的交流与沟通，自觉维护行业形象。

5. 廉洁自律，恪守医德。弘扬高尚医德，严格自律，不索取和非法收受患者财物，不利用执业之便谋取不正当利益；不收受医疗器械、药品、试剂等生产、销售企业或人员以各种名义、形式给予的回扣、提成，不参与其提供的各类娱乐活动；不违规参与医疗广告宣传和药品医疗器械促销，不倒卖号源。

6. 严谨求实，精益求精。热爱学习，钻研业务，努力提高专业素养，抵制学术不端行为。

7. 爱岗敬业，团结协作。忠诚职业，尽职尽责，正确处理同行同事间关系，互相尊重，互相配合，和谐共事。

8. 乐于奉献，热心公益。积极参加上级安排的指令性医疗任务和社会公益性的扶贫、义诊、助残、支农、援外等活动，主动开展公众健康教育。

细目三　医师行为规范

要点　具体行为规范

1. 遵循医学科学规律，不断更新医学理念和知识，保证医疗技术应用的科学性、合理性。

2. 规范行医，严格遵循临床诊疗规范和技术操作规范，使用适宜诊疗技术和药物，因病施治，合理医疗，不隐瞒、误导或夸大病情，不过度医疗。

3. 认真执行医疗文书制度，规范书写、妥善保存病历材料，不隐匿、伪造或违规涂改、销毁医学文书及有关资料，不违规签署医学证明文件。

4. 按规定履行医疗事故、传染病疫情和涉嫌伤害事件或非正常死亡报告职责。

5. 认真履行医师职责，强化责任安全意识，积极防范和控制医疗责任差错事件。

6. 开展医疗新技术时，保障患者及家属在充分知情条件下对诊疗决策的决定权，不违规进行试验性医疗。

（张金钟）

卫 生 法 规

第一单元　卫生法中的法律责任

卫生法律责任分为民事责任、行政责任和刑事责任三种。

细目一　卫生法中的民事责任

要点一　民事责任的概念及其特征

1. 概念

卫生法中的民事责任主要是指医疗机构和卫生工作人员或从事与卫生事业有关的机构违反法律规定侵害公民的健康权利时，应向受害人承担损害赔偿的责任。

2. 特征

（1）主要是财产责任；
（2）是一方当事人对另一方的责任；
（3）是补偿当事人的损失；
（4）在法律允许的条件下，民事责任可以由当事人协商解决。

要点二　民事责任的构成

构成损害赔偿的民事责任要同时具备下列四个条件：
（1）损害的事实存在；
（2）行为的违法性；
（3）行为人有过错；
（4）损害事实与行为人的过错有直接的因果关系。

要点三　承担民事责任的方式

《民法通则》规定，承担民事责任的方式有：停止侵害；排除妨碍；消除危险；返还财产；恢复原状；修理、重作、更换；赔偿损失；支付违约金；消除影响、恢复名誉；赔礼道歉。
卫生法所涉及的民事责任以赔偿损失为主要形式。

细目二　卫生法中的行政责任

要点一　行政责任的概念及其特征

1. 概念

卫生行政责任，是指卫生行政法律关系主体违反卫生行政法律规范，尚未构成犯罪所应承担的法律后果。

2. 特征

行政责任具有以下特征：

（1）行政责任依据行政管理法规而产生。只有违反了行政管理法规所规定的义务，才需承担行政责任。

（2）行政责任多发生在纵向的卫生管理方面，其责任形式是对实施违反行政法规的卫生工作人员、公民或法人给予行政制裁，其行政行为具有强制性。

（3）行政责任的追究机关只能是国家行政机关或国家授权的企事业单位的行政领导机关。

要点二　行政责任的构成

行政责任的构成，必须同时具备以下三方面的条件：

（1）违反卫生法中行政管理方面法律规定的义务。

（2）行为人必须有过错，即主观上的故意或过失。

（3）违法失职行为已经超过了批评教育的限度。

要点三　行政责任的形式

1. 行政处分

行政处分是指有管辖权的国家机关或企事业单位的行政领导对所属一般违法失职人员给予的一种行政制裁。行政处分的种类主要有警告、记过、记大过、降级、降职、撤职、留用察看、开除等形式。

2. 行政处罚

行政处罚是指卫生行政机关或者法律法规授权组织在职权范围内对违反卫生行政管理秩序而尚未构成犯罪的公民、法人和其他组织实施的一种卫生行政制裁。行政处罚的种类主要有警告，罚款，没收违法所得、没收非法财物，责令停产停业，暂扣或者吊销许可证、暂扣或者吊销执照等。

细目三　卫生法中的刑事责任

要点一　刑事责任的概念及特征

1. 概念

卫生刑事责任是指违反卫生法的行为，侵害了《刑法》所保护的社会关系构成犯罪所应承担的法律后果。

我国《刑法》规定了十余个与违反卫生法有关的罪名：

（1）生产、销售假药、劣药罪；

（2）生产、销售不符合卫生标准食品的犯罪；

（3）生产、销售不符合卫生标准医疗器械、医用卫生材料的犯罪；

（4）非法行医情节严重的犯罪；

（5）违反《传染病防治法》的规定，引起甲类传染病传播或者有传播严重危险的犯罪；

（6）非法采集、供应血液罪或者制作、供应血液制品罪；

（7）违反国境卫生检疫罪；

（8）违反规定造成病菌种、毒种扩散罪；

（9）医务人员严重不负责任造成严重后果的犯罪；

另外，法律还规定了玩忽职守的犯罪、危害环境的犯罪等。

2. 特征

（1）刑事责任是最严厉的一种法律责任。它不仅可以剥夺犯罪行为人的财产和其他权利，而且可以剥夺其人身自由，甚至可以剥夺其生命。

（2）刑事责任只能由犯罪行为人承担，具有不可转移性。

（3）刑事责任只能由司法机关代表国家依法定程序予以追究。

要点二　刑事责任的构成

每一个犯罪构成必须同时具备四个要件：

（1）犯罪客体：是指我国刑法所保护而为犯罪行为所侵害的社会关系或各种合法权益。

（2）犯罪客观方面：是指犯罪活动的客观外在表现。

（3）犯罪主体：是指实施犯罪行为，依法应负刑事责任的自然人或法人。

（4）犯罪主观方面：指犯罪主体对自己实施的犯罪行为及危害结果所持的心理状态。

根据我国《刑法》规定，实现刑事责任的方式是刑罚。刑罚包括主刑和附加刑。主刑有管制、拘役、有期徒刑、无期徒刑、死刑。它们只能单独适用。附加刑有罚金、剥夺政治权利、没收财产。附加刑是补充主刑适用的刑罚方法，既可以独立适用，也可以附加适用。

（杨建红）

第二单元　相关卫生法律法规

细目一　《中华人民共和国执业医师法》

《中华人民共和国执业医师法》（以下简称《执业医师法》）对医师在执业活动中享有的权利和履行的义务做了明确的规定。

要点一　执业医师享有的权利

1. 在注册的执业范围内进行医学诊查、疾病调查、医学处置、出具相应的医学证明文件，选择合理的医疗、预防、保健方案；

2. 按照国务院卫生行政部门规定的标准，获得与本人执业活动相当的医疗设备基本条件；

3. 从事医学研究、学术交流，参加专业学术团体；

4. 参加专业培训，接受继续医学教育；

5. 在执业活动中，人格尊严、人身安全不受侵犯；

6. 获取工资报酬和津贴，享受国家规定的福利待遇；

7. 对所在机构的医疗、预防、保健工作和卫生行政部门的工作提出意见和建议，依法参与所在机构的民主管理。

要点二　执业医师在执业活动中应履行的义务

1. 遵守法律、法规，遵守技术操作规范；

2. 树立敬业精神，遵守职业道德，履行医师职责，尽职尽责为患者服务；

3. 关心、爱护、尊重患者，保护患者的隐私；

4. 努力钻研业务，更新知识，提高专业技术水平；

5. 宣传卫生保健知识，对患者进行健康教育。

要点三　《执业医师法》对医师在执业活动中提出的法定要求

1. 医师实施医疗、预防、保健措施，签署有关医学证明文件，必须亲自诊查、调查，并按照规定及时填写医学文书，不得隐匿、伪造或者销毁医学文书及有关资料。

医师不得出具与自己执业范围无关或者与执业类别不相符的医学证明文件。

2. 对急危患者，医师应当采取紧急措施进行诊治；不得拒绝急救处置。

3. 医师应当使用经国家有关部门批准使用的药品、消毒药剂和医疗器械。

除正当诊断治疗外，不得使用麻醉药品、医疗用毒性药品、精神药品和放射性药品。

4. 医师应当如实向患者或者其家属介绍病情，但应注意避免对患者产生不利后果。

医师进行实验性临床医疗，应当经医院批准并征得患者本人或者其家属同意。

5. 医师不得利用职务之便，索取、非法收受患者财物或者牟取其他不正当利益。

6. 遇有自然灾害、传染病流行、突发重大伤亡事故及其他严重威胁人民生命健康的紧急情况时，医师应当服从县级以上人民政府卫生行政部门的调遣。

7. 医师发生医疗事故或者发现传染病疫情时，应当依照有关规定及时向所在机构或者卫生行政部门报告。医师发现患者涉嫌伤害事件或者非正常死亡时，应当按照有关规定向有关部门报告。

8. 执业助理医师应当在执业医师的指导下，在医疗、预防、保健机构中按照其执业类别执业。在乡、民族乡、镇的医疗、预防、保健机构中工作的执业助理医师，可以根据医疗诊治的情况和需要，独立从事一般的执业活动。

要点四　《执业医师法》规定的法律责任

1. 医师在医疗、预防、保健工作中造成事故的，依照法律或者国家有关规定处理。未经批准擅自开办医疗机构行医或者非医师行医的，除按规定承担行政责任外，给患者造成损害的，依法承担赔偿责任。

2. 以不正当手段取得医师执业证书的，由发给证书的卫生行政部门予以吊销；对负有直接责任的主管人员和其他直接责任人员，依法给予行政处分。

3. 医师在执业活动中有下列行为之一的，由县级以上人民政府卫生行政部门给予警告或者责令暂停 6 个月以上 1 年以下执业活动；情节严重的，吊销其执业证书：

(1) 违反卫生行政规章制度或者技术操作规范造成严重后果的；

(2) 由于不负责任延误急危患者的抢救和诊治造成严重后果的；

(3) 造成医疗责任事故的；

(4) 未经亲自诊查、调查，签署诊断、治疗、流行病学等证明文件或者有关出生、死亡等证明文件的；

(5) 隐匿、伪造或者擅自销毁医学文书及有关资料的；

(6) 使用未经批准使用的药品、消毒药剂和医疗器械的；

(7) 不按照规定使用麻醉药品、医疗用毒性药品、精神药品和放射性药品的；

(8) 未经患者或者其家属同意，对患者进行实验性临床医疗的；

(9) 泄露患者隐私，造成严重后果的；

(10) 利用职务之便，索取、非法收受患者财物或者牟取其他不正当利益的；

(11) 发生自然灾害、传染病流行、突发重大伤亡事故以及其他严重威胁人民生命健康的紧急情况时，不服从卫生行政部门调遣的；

(12) 发生医疗事故或者发现传染病疫情、患者涉嫌伤害事件或者非正常死亡，不按照规定报告的。

4. 未经批准擅自开办医疗机构行医或者非医师行医的，由县级以上人民政府卫生行政部门予以取缔，没收其违法所得及其药品、器械，并处 10 万元以下的罚款；对医师吊销其执业证书；构成犯罪的，依照刑法追究刑事责任。

5. 卫生行政部门工作人员或者医疗、预防、保健机构工作人员违反《执业医师法》有关规定，弄虚作假、玩忽职守、滥用职权、徇私舞弊，尚不构成犯罪的，依法给予行政处分；构成犯罪的，依照刑法追究刑事责任。

6. 医务人员由于严重不负责任，造成就诊人死亡或者严重损害就诊人身体健康的，处 3 年以下有期徒刑或者拘役。

细目二　　《中华人民共和国药品管理法》

要点一　药品必须符合法定要求

1. 必须是《中华人民共和国药品管理法》(以下简称《药品管理法》) 明确规定的药品含义中所包括的内容。

2. 必须符合《药品管理法》有关规定要求：

(1) 药品生产、经营企业是合法的生产、经营企业。药品生产企业、药品经营企业必须持有药品监督管理部门批准发给的《药品生产许可证》、《药品经营许可证》和工商管理机关核发的《营业执照》。

(2) 生产药品须经国务院药品监督管理部门批准并发给药品批准文号。

（3）药品必须符合国家药品标准。国务院药品监督管理部门颁布的《中华人民共和国药典》和药品标准为国家药品标准。

要点二　假药和劣药

1. 禁止生产（包括配制）、销售假药

有下列情形之一的为假药：

（1）药品所含成份与国家药品标准规定的成份不符的；

（2）以非药品冒充药品或者以他种药品冒充此种药品的。

有下列情形之一的药品按假药论处：

（1）国务院药品监督管理部门规定禁止使用的；

（2）依照本法必须批准而未经批准生产、进口，或者依照本法必须检验而未经检验即销售的；

（3）变质的；

（4）被污染的；

（5）使用依照本法必须取得批准文号而未取得批准文号的原料药生产的；

（6）所标明的适应症或者功能主治超出规定范围的。

2. 禁止生产、销售劣药

药品成份的含量不符合国家药品标准的，为劣药。

有下列情形之一的药品按劣药论处：

（1）未标明有效期或者更改有效期的；

（2）不注明或者更改生产批号的；

（3）超过有效期的；

（4）直接接触药品的包装材料和容器未经批准的；

（5）擅自添加着色剂、防腐剂、香料、矫味剂及辅料的；

（6）其他不符合药品标准规定的。

要点三　特殊管理的药品

国家对麻醉药品、精神药品、医疗用毒性药品、放射性药品实行特殊管理。

1. 麻醉药品和精神药品管理的相关规定

（1）《麻醉药品和精神药品管理条例》的相关规定

《麻醉药品和精神药品管理条例》第四条规定，国家对麻醉药品药用原植物以及麻醉药品和精神药品实行管制。

第三十条规定，麻醉药品和第一类精神药品不得零售。禁止使用现金进行麻醉药品和精神药品交易，但是个人合法购买麻醉药品和精神药品的除外。

第三十二条规定，第二类精神药品零售企业应当凭执业医师出具的处方，按规定剂量销售第二类精神药品，并将处方保存 2 年备查；禁止超剂量或者无处方销售第二类精神药品；不得向未成年人销售第二类精神药品。

（2）《处方管理办法》的相关规定

《处方管理办法》第二十三条规定，为门（急）诊患者开具的麻醉药品注射剂，每张处方为一次常用量；控缓释制剂，每张处方不得超过 7 日常用量；其他剂型，每张处方不得超过 3 日常用量。

第一类精神药品注射剂，每张处方为一次常用量；控缓释制剂，每张处方不得超过 7 日常用量；其他剂型，每张处方不得超过 3 日常用量。哌甲酯用于治疗儿童多动症时，每张处方不得超过 15 日常用量。

第二类精神药品一般每张处方不得超过 7 日常用量；对于慢性病或某些特殊情况的患者，处方用量可以适当延长，医师应当注明理由。

第二十四条规定，为门（急）诊癌症疼痛患者和中、重度慢性疼痛患者开具的麻醉药品、第一类精神药品注射剂，每张处方不得超过 3 日常用量；控缓释制剂，每张处方不得超过 15 日常用量；其他剂型，每张处方不得超过 7 日常用量。

第二十六条规定，对于需要特别加强管制的麻醉药品，盐酸二氢埃托啡处方为一次常用量，仅限于二级以上医院内使用；盐酸哌替啶处方为一次常用量，仅限于医疗机构内使用。

第五十条规定，处方由调剂处方药品的医疗机构妥善保存。普通处方、急诊处方、儿科处方保存期限为 1 年，医疗用毒性药品、第二类精神药品处方保存期限为 2 年，麻醉药品和第一类精神药品处方保存期限为 3 年。

2. 医疗用毒性药品管理的有关规定

《医疗用毒性药品管理办法》第九条规定：医疗单位供应和调配毒性药品，凭医师签名的正式处方。每次处方剂量不得超过 2 日极量。

要点四 《药品管理法》及相关法规、规章对医疗机构及其人员的有关规定

1. 医疗机构药品使用的管理规定

《药品管理法》第二十五条规定，医疗机构配制的制剂应当是本单位临床需要而市场上没有供应的品种，并须经所在地省、自治区、直辖市人民政府药品监督管理部门批准后方可配制。配制的制剂必须按照规定进行质量检验；合格的凭医师处方在本医疗机构使用。

医疗机构配制的制剂不得在市场销售。

《药品管理法》第二十六条规定，医疗机构购进药品，必须建立并执行进货检查验收制度；必须有真实、完整的药品购进记录。

《药品管理法实施条例》第二十七条规定，医疗机构向患者提供的药品应当与诊疗范围相适应，并凭执业医师或者执业助理医师的处方调配。计划生育技术服务机构采购和向患者提供药品，其范围应当与经批准的服务范围相一致，并凭执业医师或执业助理医师的处方调配。个人设置的门诊部、诊所等医疗机构不得配备常用药品和急救药品以外的其他药品。常用药品和急救药品的范围和品种，由所在地的省、自治区、直辖市人民政府卫生行政部门会同同级人民政府药品监督管理部门规定。

2. 处方的管理规定

《处方管理办法》第二条规定，处方是指由注册的执业医师和执业助理医师（以下简称医师）在诊疗活动中为患者开具的、由取得药学专业技术职务任职资格的药学专业技术

人员（以下简称药师）审核、调配、核对，并作为患者用药凭证的医疗文书。处方包括医疗机构病区用药医嘱单。

第四条规定，医师开具处方和药师调剂处方应当遵循安全、有效、经济的原则。处方药应当凭医师处方销售、调剂和使用。

第十七条规定，医师开具处方应当使用经药品监督管理部门批准并公布的药品通用名称、新活性化合物的专利药品名称和复方制剂药品名称。医师开具院内制剂处方时应当使用经省级卫生行政部门审核、药品监督管理部门批准的名称。医师可以使用由卫生部公布的药品习惯名称开具处方。

第十九条规定，处方一般不得超过 7 日用量；急诊处方一般不得超过 3 日用量；对于某些慢性病、老年病或特殊情况，处方用量可适当延长，但医师应当注明理由。

第三十七条规定，药师调剂处方时必须做到"四查十对"：查处方，对科别、姓名、年龄；查药品，对药名、剂型、规格、数量；查配伍禁忌，对药品性状、用法用量；查用药合理性，对临床诊断。

3. 关于禁止药品购销中账外暗中给予、收受回扣或者其他利益的规定

《药品管理法》第五十九条规定，禁止药品的生产企业、经营企业和医疗机构在药品购销中账外暗中给予、收受回扣或者其他利益。

禁止药品的生产企业、经营企业或者其代理人以任何名义给予使用其药品的医疗机构的负责人、药品采购人员、医师等有关人员以财物或者其他利益。禁止医疗机构的负责人、药品采购人员、医师等有关人员以任何名义收受药品的生产企业、经营企业或者其代理人给予的财物或者其他利益。

要点五　《药品管理法》规定的法律责任

违反《药品管理法》规定，应承担的法律责任有行政责任、民事责任和刑事责任。

1. 药品的生产企业、经营企业、医疗机构违反本法规定，给药品使用者造成损害的，依法承担赔偿责任。

2. 生产、销售假药的，没收违法生产、销售的药品和违法所得，并处违法生产、销售药品货值金额两倍以上五倍以下的罚款；有药品批准证明文件的予以撤销，并责令停产、停业整顿；情节严重的，吊销有关许可证；构成犯罪的，依法追究刑事责任。

3. 生产、销售劣药的，没收违法生产、销售的药品和违法所得，并处违法生产、销售药品货值金额一倍以上三倍以下的罚款；情节严重的，责令停产、停业整顿或者撤销药品批准证明文件、吊销有关许可证；构成犯罪的，依法追究刑事责任。

4. 医疗机构将其配制的制剂在市场销售的，责令改正，没收违法销售的制剂，并处违法销售制剂货值金额一倍以上三倍以下的罚款；有违法所得的，没收违法所得。

5. 有关单位或者个人在药品购销中违法给予、收受回扣应承担的法律责任：

（1）医疗单位的有关人员在药品购销中，收受给予财物或者其他利益，由卫生行政部门或者本单位给予处分，没收违法所得；对违法行为情节严重的执业医师，由卫生行政部门吊销其执业证书；构成犯罪的，依法追究刑事责任。

（2）《中华人民共和国刑法修正案（六）》第七条将《刑法》第一百六十三条修改为：公司、企业或者其他单位的工作人员利用职务上的便利，索取他人财物或者非法收受他人财物，为他人谋取利益，数额较大的，处五年以下有期徒刑或者拘役；数额巨大的，处五年以上有期徒刑，可以并处没收财产。

公司、企业或者其他单位的工作人员在经济往来中利用职务上的便利，违反国家规定，收受各种名义的回扣、手续费，归个人所有的，依照前款的规定处罚。

细目三 《中华人民共和国传染病防治法》

要点一 法定传染病的分类

《中华人民共和国传染病防治法》(以下简称《传染病防治法》) 将 37 种急、慢性传染病列为法定管理的传染病，并根据其传播方式、速度及对人类危害程度的不同，分为甲类、乙类和丙类三类。

（1）甲类传染病：是指鼠疫、霍乱。

（2）乙类传染病：是指传染性非典型肺炎、艾滋病、病毒性肝炎、脊髓灰质炎、人感染高致病性禽流感、麻疹、流行性出血热、狂犬病、流行性乙型脑炎、登革热、炭疽、细菌性和阿米巴性痢疾、肺结核、伤寒和副伤寒、流行性脑脊髓膜炎、百日咳、白喉、新生儿破伤风、猩红热、布鲁氏菌病、淋病、梅毒、钩端螺旋体病、血吸虫病、疟疾。

（3）丙类传染病：是指流行性感冒、流行性腮腺炎、风疹、急性出血性结膜炎、麻风病、流行性和地方性斑疹伤寒、黑热病、包虫病、丝虫病，除霍乱、细菌性和阿米巴性痢疾、伤寒和副伤寒以外的感染性腹泻病。

上述规定以外的其他传染病，根据其暴发、流行情况和危害程度，需要列入乙类、丙类传染病的，由国务院卫生行政部门决定并予以公布。

对乙类传染病中传染性非典型肺炎、炭疽中的肺炭疽和人感染高致病性禽流感采取本法所称甲类传染病的预防、控制措施。其他乙类传染病和突发原因不明的传染病需要采取本法所称甲类传染病的预防、控制措施的，由国务院卫生行政部门及时报经国务院批准后予以公布、实施。

要点二 传染病防治方针与管理原则

国家对传染病防治实行预防为主的方针。

传染病防治管理原则是"防治结合、分类管理、依靠科学、依靠群众。"

要点三 传染病预防与疫情报告

1. 国家建立传染病预防的相关制度

（1）国家实行有计划的预防接种制度。用于预防接种的疫苗必须符合国家质量标准。国家对儿童实行预防接种证制度。国家免疫规划项目的预防接种实行免费。

（2）国家建立传染病监测制度。各级疾病预防控制机构对传染病的发生、流行以及影响其发生、流行的因素进行监测

（3）国家建立传染病预警制度。国务院卫生行政部门和省、自治区、直辖市人民政府根据传染病发生、流行趋势的预测，及时发出传染病预警，根据情况予以公布。

（4）县级以上地方人民政府应当制定传染病预防控制预案，报上一级人民政府备案。

（5）国家建立传染病菌种、毒种库。对可能导致甲类传染病传播的以及国务院卫生行政部门规定的菌种、毒种和传染病检测样本，确需采集、保藏、携带、运输和使用的，须经省级以上人民政府卫生行政部门批准。

2. 医疗机构和疾病预防控制机构在传染病预防控制中的职责

各级医疗机构必须严格执行国务院卫生行政部门规定的管理制度、操作规范，防止传染病的医源性感染和医院感染。应当确定专门的部门或者人员，承担传染病疫情报告、本单位的传染病预防、控制以及责任区域内的传染病预防工作；承担医疗活动中与医院感染有关的危险因素监测、安全防护、消毒、隔离和医疗废物处置工作。

疾病预防控制机构应当指定专门人员负责对医疗机构内传染病预防工作进行指导、考核，开展流行病学调查。

疾病预防控制机构、医疗机构的实验室和从事病原微生物实验的单位应当符合国家规定的条件和技术标准，建立严格的监督管理制度，对传染病病原体样本按照规定的措施实行严格监督管理，严防传染病病原体的实验室感染和病原微生物的扩散。

疾病预防控制机构、医疗机构使用血液和血液制品必须遵守国家有关规定，防止因输入血液、使用血液制品引起经血液传播疾病的发生。

3. 传染病疫情报告

（1）疾病预防控制机构、医疗机构和采供血机构及其执行职务的人员发现本法规定的传染病疫情或者发现其他传染病暴发、流行以及突发原因不明的传染病时，应当遵循疫情报告属地管理原则，按照国务院规定的或者国务院卫生行政部门规定的内容、程序、方式和时限报告。

任何单位和个人发现传染病病人或者疑似传染病病人时，应当及时向附近的疾病预防控制机构或者医疗机构报告。

（2）国家建立传染病疫情信息公布制度。

国务院卫生行政部门定期公布全国传染病疫情信息。省、自治区、直辖市人民政府卫生行政部门定期公布本行政区域的传染病疫情信息。

传染病暴发、流行时，国务院卫生行政部门负责向社会公布传染病疫情信息，并可以授权省、自治区、直辖市人民政府卫生行政部门向社会公布本行政区域的传染病疫情信息。

公布传染病疫情信息应当及时、准确。

要点四　传染病疫情控制措施及医疗救治

1. 医疗机构发现传染病时应采取的措施

（1）医疗机构发现甲类传染病时，应当及时采取下列措施：

①对病人、病原携带者予以隔离治疗，隔离期限根据医学检查结果确定；

②对疑似病人，确诊前在指定场所单独隔离治疗；

③对医疗机构内的病人、病原携带者、疑似病人的密切接触者，在指定场所进行医学观察和采取其他必要的预防措施。

拒绝隔离治疗或者隔离期未满擅自脱离隔离治疗的，可以由公安机关协助医疗机构采取强制隔离治疗措施。

（2）医疗机构发现乙类或者丙类传染病病人，应当根据病情采取必要的治疗和控制传播措施。

（3）医疗机构对本单位内被传染病病原体污染的场所、物品以及医疗废物，必须依照法律、法规的规定实施消毒和无害化处置。

2. 疾病预防控制机构发现或接到传染病疫情时应采取的措施

（1）对传染病疫情进行流行病学调查，根据调查情况提出划定疫点、疫区的建议，对被污染的场所进行卫生处理，对密切接触者，在指定场所进行医学观察和采取其他必要的预防措施，并向卫生行政部门提出疫情控制方案；

（2）传染病暴发、流行时，对疫点、疫区进行卫生处理，向卫生行政部门提出疫情控制方案，并按照卫生行政部门的要求采取措施；

（3）指导下级疾病预防控制机构实施传染病预防、控制措施，组织、指导有关单位对传染病疫情的处理。

3. 各级政府部门在传染病发生时应采取的紧急措施

（1）传染病暴发、流行时，县级以上地方人民政府应当立即组织力量，按照预防、控制预案进行防治，切断传染病的传播途径，必要时，报经上一级人民政府决定，可以采取下列紧急措施并予以公告：

①限制或者停止集市、影剧院演出或者其他人群聚集的活动；

②停工、停业、停课；

③封闭或者封存被传染病病原体污染的公共饮用水源、食品以及相关物品；

④控制或者扑杀染疫野生动物、家畜家禽；

⑤封闭可能造成传染病扩散的场所。

上级人民政府接到下级人民政府关于采取前款所列紧急措施的报告时，应当即时作出决定。

紧急措施的解除，由原决定机关决定并宣布。

（2）甲类、乙类传染病暴发、流行时，县级以上地方人民政府报经上一级人民政府决定，可以宣布本行政区域部分或者全部为疫区；国务院可以决定并宣布跨省、自治区、直辖市的疫区。

4. 医疗救治

医疗机构应当对传染病病人或者疑似传染病病人提供医疗救护、现场救援和接诊治疗，实行传染病预检、分诊制度；对传染病病人、疑似传染病病人，应当引导至相对隔离的分诊点进行初诊；书写病历记录以及其他有关资料，并妥善保管。

医疗机构不具备相应救治能力的，应当将患者及其病历记录复印件一并转至具备相应救治能力的医疗机构。

要点五　相关机构及其人员违反《传染病防治法》有关规定应承担的法律责任

1.《传染病防治法》规定：单位和个人违反本法，导致传染病传播、流行，给他人人身、财产造成损害的，应依法承担民事责任。

2. 医疗机构违反本法规定的下列情形之一的，由县级以上人民政府卫生行政部门责令改正，通报批评，给予警告；造成传染病传播、流行或者其他严重后果的，对负有责任的主管人员和其他直接责任人员，依法给予降级、撤职、开除的处分，并可以依法吊销有关责任人员的执业证书；构成犯罪的，依法追究刑事责任：

（1）未按照规定承担本单位的传染病预防、控制工作、医院感染控制任务和责任区域内的传染病预防工作的；

（2）未按照规定报告传染病疫情，或者隐瞒、谎报、缓报传染病疫情的；

（3）发现传染病疫情时，未按照规定对传染病病人、疑似传染病病人提供医疗救护、现场救援、接诊、转诊的，或者拒绝接受转诊的；

（4）未按照规定对本单位内被传染病病原体污染的场所、物品以及医疗废物实施消毒或者无害化处置的；

（5）未按照规定对医疗器械进行消毒，或者对按照规定一次使用的医疗器具未予销毁，再次使用的；

（6）在医疗救治过程中未按照规定保管医学记录资料的；

（7）故意泄露传染病病人、病原携带者、疑似传染病病人、密切接触者涉及个人隐私的有关信息、资料的。

细目四　《突发公共卫生事件应急条例》

要点一　突发公共卫生事件的预防与应急准备

1. 突发事件应急预案的制定与预案的主要内容

（1）突发事件应急预案的制定：国务院卫生行政主管部门按照分类指导、快速反应的要求，制定全国突发事件应急预案，报请国务院批准。

省、自治区、直辖市人民政府根据全国突发事件应急预案，结合本地实际情况，制定本行政区域的突发事件应急预案。

（2）全国突发事件应急预案应包括的主要内容：

①突发事件应急处理指挥部的组成和相关部门的职责；

②突发事件的监测与预警；

③突发事件信息的收集、分析、报告、通报制度；

④突发事件应急处理技术和监测机构及其任务；

⑤突发事件的分级和应急处理工作方案；

⑥突发事件预防、现场控制，应急设施、设备、救治药品和医疗器械以及其他物资和技术的储备与调度；

⑦突发事件应急处理专业队伍的建设和培训。

2. 突发事件预防控制体系

（1）国家建立统一的突发事件预防控制体系。

（2）县级以上人民政府建立和完善突发事件监测与预警系统。

（3）县级以上人民政府卫生行政主管部门指定机构负责开展突发事件的日常监测。

要点二　突发公共卫生事件的报告与信息发布

1. 突发事件应急报告制度与报告情形

（1）国家建立突发事件应急报告制度

国务院卫生行政主管部门制定突发事件应急报告规范，建立重大、紧急疫情信息报告系统。

（2）突发事件的报告情形和报告时限要求

突发事件监测机构、医疗卫生机构和有关单位发现有下列情形之一的，应当在 2 小时内向所在地县级人民政府卫生行政主管部门报告；接到报告的卫生行政主管部门应当在 2 小时内向本级人民政府报告，并同时向上级人民政府卫生行政主管部门和国务院卫生行政主管部门报告：

①发生或者可能发生传染病暴发、流行的；

②发生或者发现不明原因的群体性疾病的；

③发生传染病菌种、毒种丢失的；

④发生或者可能发生重大食物和职业中毒事件的。

任何单位和个人对突发事件不得隐瞒、缓报、谎报或者授意他人隐瞒、缓报、谎报。

2. 突发事件的信息发布

国家建立突发事件的信息发布制度。国务院卫生行政主管部门负责向社会发布突发事件的信息。必要时，可以授权省、自治区、直辖市人民政府卫生行政主管部门向社会发布本行政区域内突发事件的信息。

信息发布应当及时、准确、全面。

要点三　突发公共卫生事件的应急处理

1. 应急预案的启动与实施

（1）预案启动：在全国范围内或者跨省、自治区、直辖市范围内启动全国突发事件应急预案，由国务院卫生行政主管部门报国务院批准后实施。省、自治区、直辖市启动突发事件应急预案，由省、自治区、直辖市人民政府决定，并向国务院报告。

（2）预案实施

①医疗卫生机构、监测机构和科学研究机构应当服从突发事件应急处理指挥部的统一指挥，相互配合、协作，集中力量开展相关的科学研究工作；

②根据突发事件应急处理的需要，突发事件应急处理指挥部有权紧急调集人员、储备的物资、交通工具以及相关设施、设备；必要时，对人员进行疏散或者隔离，并可以依法对传染病疫区实行封锁；

③参加突发事件应急处理的工作人员，应当按照预案的规定，采取卫生防护措施，并在专业人员的指导下进行工作；

④医疗卫生机构应采取的措施：医疗卫生机构应当对因突发事件致病的人员提供医疗

救护和现场救援，对就诊病人必须接诊治疗，并书写详细、完整的病历记录；对需要转送的病人，应当按照规定将病人及其病历记录的复印件转送至接诊的或者指定的医疗机构。

医疗卫生机构内应当采取卫生防护措施，防止交叉感染和污染。

医疗卫生机构应当对传染病病人密切接触者采取医学观察措施。

医疗机构收治传染病病人、疑似传染病病人，应当依法报告所在地的疾病预防控制机构。

⑤有关部门、医疗卫生机构应当对传染病做到早发现、早报告、早隔离、早治疗，切断传播途径，防止扩散。

要点四　《突发公共卫生事件应急条例》规定的法律责任

1. 医疗机构违反条例规定应追究的法律责任

医疗卫生机构有下列行为之一的，由卫生行政主管部门责令改正、通报批评、给予警告；情节严重的，吊销《医疗机构执业许可证》；对主要负责人、负有责任的主管人员和其他直接责任人员依法给予降级或者撤职的纪律处分；造成传染病传播、流行或者对社会公众健康造成其他严重危害后果，构成犯罪的，依法追究刑事责任：

（1）未依照本条例的规定履行报告职责，隐瞒、缓报或者谎报的；

（2）未依照本条例的规定及时采取控制措施的；

（3）未依照本条例的规定履行突发事件监测职责的；

（4）拒绝接诊病人的；

（5）拒不服从突发事件应急处理指挥部调度的。

2. 在突发事件处理工作中有关单位和个人未履行职责应承担的法律责任

在突发事件应急处理工作中，有关单位和个人未依照本条例的规定履行报告职责，隐瞒、缓报或者谎报，阻碍突发事件应急处理工作人员执行职务，拒绝国务院卫生行政主管部门或者其他有关部门指定的专业技术机构进入突发事件现场，或者不配合调查、采样、技术分析和检验的，对有关责任人员依法给予行政处分或者纪律处分；触犯《中华人民共和国治安管理处罚条例》，构成违反治安管理行为的，由公安机关依法予以处罚；构成犯罪的，依法追究刑事责任。

3. 在突发事件发生期间扰乱公共秩序应追究的法律责任

在突发事件发生期间，散布谣言、哄抬物价、欺骗消费者，扰乱社会秩序、市场秩序的，由公安机关或者工商行政管理部门依法给予行政处罚；构成犯罪的，依法追究刑事责任。

细目五　《医疗事故处理条例》

要点一　医疗事故的处理原则与分级

1. 医疗事故的处理原则

处理医疗事故应当遵循公开、公平、公正、及时、便民的原则，坚持实事求是的科学态度，做到事实清楚、定性准确、责任明确、处理恰当。

2. 医疗事故的分级

根据对患者人身造成的损害程度，医疗事故分为四级：

一级医疗事故：造成患者死亡、重度残疾的；

二级医疗事故：造成患者中度残疾、器官组织损伤导致严重功能障碍的；

三级医疗事故：造成患者轻度残疾、器官组织损伤导致一般功能障碍的；

四级医疗事故：造成患者明显人身损害的其他后果的。

3.《条例》第三十三条规定，有下列情形之一的，不属于医疗事故

（1）在紧急情况下为抢救垂危患者生命而采取紧急医学措施造成不良后果的；

（2）在医疗活动中由于患者病情异常或者患者体质特殊而发生医疗意外的；

（3）在现有医学科学技术条件下，发生无法预料或者不能防范的不良后果的；

（4）无过错输血感染造成不良后果的；

（5）因患方原因延误诊疗导致不良后果的；

（6）因不可抗力造成不良后果的。

要点二 医疗事故的预防与处置

1. 医疗事故的预防

（1）医疗机构及其医务人员在医疗活动中，必须严格遵守医疗卫生管理法律、行政法规、部门规章和诊疗护理规范、常规，恪守医疗服务职业道德。

（2）医疗机构应当对其医务人员进行医疗卫生管理法律、行政法规、部门规章和诊疗护理规范、常规的培训和医疗服务职业道德教育。

（3）医疗机构应当设置医疗服务质量监控部门或者配备专（兼）职人员。

（4）医疗机构应当按照国务院卫生行政部门规定的要求，书写并妥善保管病历资料。

（5）在医疗活动中，医疗机构及其医务人员应当将患者的病情、医疗措施、医疗风险等如实告知患者，及时解答其咨询；但是应当避免对患者产生不利后果。

（6）医疗机构应当制定防范、处理医疗事故的预案，预防医疗事故的发生，减轻医疗事故的损害。

2. 医疗事故预防与处置中患者的权利

患者有权复印或者复制其门诊病历、住院志、体温单、医嘱单、化验单（检验报告）、医学影像检查资料、特殊检查同意书、手术同意书、手术及麻醉记录单、病理资料、护理记录以及国务院卫生行政部门规定的其他病历资料。

3. 发生医疗事故后的报告与处置

（1）发生医疗事故后的报告

医务人员在医疗活动中发生或者发现医疗事故、可能引起医疗事故的医疗过失行为或者发生医疗事故争议的，应立即向所在科室负责人报告，科室负责人应及时向本医疗机构负责医疗服务质量监控的部门或者专（兼）职人员报告；负责医疗服务质量监控的部门或者专（兼）职人员接到报告后，应立即进行调查、核实，将有关情况如实向本医疗机构的

负责人报告，并向患者通报、解释。

发生医疗事故的医疗机构应当按照规定向所在地卫生行政部门报告。

（2）发生医疗事故的处置

①发生或者发现医疗过失行为，医疗机构及其医务人员应立即采取有效措施，避免或者减轻对患者身体健康的损害，防止损害扩大；

②发生医疗事故争议时，死亡病例讨论记录、疑难病例讨论记录、上级医师查房记录、会诊意见、病程记录应在医患双方在场的情况下封存和启封。

要点三　医疗事故的处理

（1）发生医疗事故争议，可以由医患双方当事人以互解互谅的精神自行协商解决。

（2）医疗事故争议协商不成的，当事人自知道或者应当知道其身体健康受到损害之日起1年内，可以向卫生行政部门提出医疗事故争议处理申请，也可以直接向人民法院提起民事诉讼。

卫生行政部门应当自收到医疗事故争议处理申请之日起10日内进行审查，作出是否受理的决定。

（3）已确定为医疗事故的，由卫生行政部门根据医疗事故等级和情节给予警告；情节严重的，责令限期停业整顿直至由原发证部门吊销执业许可证，对负有责任的医务人员依照《刑法》关于医疗事故罪的规定，依法追究刑事责任；尚不够刑事处罚的，依法给予行政处分或者纪律处分。

对发生医疗事故的有关医务人员，除依照前款处罚外，卫生行政部门并可以责令暂停6个月以上1年以下执业活动；情节严重的，吊销其执业证书。

细目六　《中华人民共和国中医药条例》

要点一　《中医药条例》制定目的与适用范围

1. 制定目的

为了继承和发展中医药学，保障和促进中医药事业的发展，保护人体健康。

2. 适用范围

在中华人民共和国境内从事中医医疗、预防、保健、康复服务和中医药教育、科研、对外交流以及中医药事业管理活动的单位或者个人，应当遵守本条例。

要点二　国家发展中医药的方针、政策

国家保护、扶持、发展中医药事业，实行中西医并重的方针，鼓励中西医相互学习、相互补充、共同提高，推动中医、西医两种医学体系的有机结合，全面发展我国中医药事业。

要点三　发展中医药事业的原则与中医药现代化

发展中医药事业应当遵循继承与创新相结合的原则，保持和发扬中医药特色和优势，

积极利用现代科学技术，促进中医药理论和实践的发展，推进中医药现代化。

要点四　中医医疗机构与从业人员

1. 对中医医疗机构的相关规定

（1）开办中医医疗机构，应当符合国务院卫生行政部门制定的中医医疗机构设置标准和当地区域卫生规划，并按照《医疗机构管理条例》的规定办理审批手续，取得医疗机构执业许可证后，方可从事中医医疗活动。

（2）中医医疗机构从事医疗服务活动，应当充分发挥中医药特色和优势，遵循中医药自身发展规律，运用传统理论和方法，结合现代科学技术手段，发挥中医药在防治疾病、保健、康复中的作用，为群众提供价格合理、质量优良的中医药服务。

（3）依法设立的社区卫生服务中心（站）、乡镇卫生院等城乡基层卫生服务机构，应当能够提供中医医疗服务。

2. 对中医从业人员的相关规定

（1）中医从业人员应当依照有关卫生管理的法律、行政法规、部门规章的规定，通过资格考试，并经注册取得执业证书后，方可从事中医服务活动。

（2）以师承方式学习中医学的人员以及确有专长的人员，应当按照国务院卫生行政部门的规定，通过执业医师或者执业助理医师资格考核考试，并经注册取得医师执业证书后，方可从事中医医疗活动。

（3）中医从业人员应当遵守相应的中医诊断治疗原则、医疗技术标准和技术操作规范。

全科医师和乡村医生应当具备中医药基本知识以及运用中医诊疗知识、技术，处理常见病和多发病的基本技能。

要点五　中医药教育与科研

1. 《中医药条例》对中医药教育、科研的相关规定

（1）各类中医药教育机构应当加强中医药基础理论教学，重视中医药基础理论与中医药临床实践相结合，推进素质教育。

（2）设立各类中医药教育机构应当符合国家规定的设置标准，并建立符合国家规定标准的临床教学基地。

中医药教育机构的设置标准，由国务院卫生行政部门会同国务院教育行政部门制定；中医药教育机构临床教学基地标准，由国务院卫生行政部门制定。

（3）省、自治区、直辖市人民政府负责中医药管理的部门应当依据国家有关规定，完善本地区中医药人员继续教育制度，制定中医药人员培训规划。

（4）国家发展中医药科学技术，将其纳入科学技术发展规划，加强重点中医药科研机构建设。

县级以上地方人民政府应当充分利用中医药资源，重视中医药科学研究和技术开发，采取措施开发、推广、应用中医药技术成果，促进中医药科学技术发展。

（5）中医药科学研究应当注重运用传统方法和现代方法开展中医药基础理论研究和临

床研究，运用中医药理论和现代科学技术开展对常见病、多发病和疑难病的防治研究。

2.《中医药条例》对中医药学术经验和技术专长继承工作的相关规定

（1）承担中医药专家学术经验和技术专长继承工作的指导老师应当具备下列条件：

①具有较高学术水平和丰富的实践经验、技术专长和良好的职业品德；

②从事中医药专业工作 30 年以上，并担任高级专业技术职务 10 年以上。

（2）中医药专家学术经验和技术专长继承工作的继承人应当具备下列条件：

①具有大学本科以上学历和良好的职业品德；

②受聘于医疗卫生机构或者医学教育、科研机构从事中医药工作，并担任中级以上专业技术职务。

要点六　中医药发展的保障措施

1. 政府、单位、组织和个人的作用

（1）国家支持、鼓励各种方式发展中医药事业

县级以上地方人民政府应当根据中医药事业发展的需要以及本地区国民经济和社会发展状况，逐步增加对中医药事业的投入，扶持中医药事业的发展。

任何单位和个人不得将中医药事业经费挪作他用。

国家鼓励境内外组织和个人通过捐资、投资等方式扶持中医药事业发展。

非营利性中医医疗机构，依照国家有关规定享受财政补贴、税收减免等优惠政策。

县级以上地方人民政府劳动保障行政部门确定的城镇职工基本医疗保险定点医疗机构，应当包括符合条件的中医医疗机构。

获得定点资格的中医医疗机构，应当按照规定向参保人员提供基本医疗服务。

（2）加强对中医药文献的整理、研究与保护工作

县级以上各级人民政府应当采取措施加强对中医药文献的收集、整理、研究和保护工作。有关单位和中医医疗机构应当加强重要中医药文献资料的管理、保护和利用。

2. 加强中医药资源管理

国家保护野生中药材资源，扶持濒危动植物中药材人工代用品的研究和开发利用。

县级以上地方人民政府应当加强中药材的合理开发和利用，鼓励建立中药材种植、培育基地，促进短缺中药材的开发、生产。

（杨建红）

中 医 内 科 学

第一章 中医常见病证

第一单元 感冒

细目一 病因病机

要点 病因病机

感冒的发生主要是由于六淫之邪、时行疫毒等因素侵袭肺卫，致使卫表不和，肺失宣肃而为病。

1. 外感六淫，时行疫毒

六淫、时行疫毒侵袭人体，客于肺卫而致病。六淫之中以风为主因，流动于四时之中，夹寒、夹热、夹湿、夹燥而为患。时行疫毒多因四时之令不正，天时疫气流行而成。

2. 劳逸失当，正气亏虚

起居失常、冷暖不均、劳逸失当、体质虚弱，卫表不固，易于感邪，或感冒之后，迁延难愈，而成为体虚感冒。

外邪侵袭人体是否发病，关键在于卫气之强弱，同时与感邪的轻重有关。《灵枢·百病始生》曰："风雨寒热不得虚，邪不能独伤人。"外邪侵犯肺卫的途径有二，或从口鼻而入，或从皮毛内侵。风性轻扬，为病多犯上焦。肺卫首当其冲，感邪之后，随即出现卫表不和及上焦肺系症状。因病邪在外、在表，故尤以卫表不和为主。由于四时六气不同，以及体质的差异，临床常见风寒、风热、暑湿三证。若感受风寒湿邪，则皮毛闭塞，邪郁于肺，肺气失宣；感受风热暑燥，则皮毛疏泄不畅，邪热犯肺，肺失清肃。如感受时行病毒则病情多重，甚或变生他病。在病程中亦可见寒与热的转化或错杂。

一般而言，感冒预后良好，病程较短而易愈，少数可因感冒诱发其他宿疾而使病情恶化。对老年、婴幼儿、体弱患者以及时感重症，必须加以重视，防止发生传变，或同时夹杂其他疾病。

细目二 诊断、类证鉴别和鉴别诊断

要点一 诊断

1. 临证以卫表及鼻咽症状为主，可见鼻塞、流涕、多涕、咽痒、咽痛、周身酸楚不

适、恶风或恶寒，或有发热等。由于风邪有夹暑、夹湿、夹燥的不同，还可见有相关的症状。

2. 时行感冒多呈流行性，在同一时期发病人数剧增，且病证相似，多突然起病，恶寒，发热（多为高热），周身酸痛，疲乏无力，病情一般较普通感冒为重。

3. 病程一般 3~7 日，普通感冒一般不传变，少数时行感冒可传变入里，变生他病。

4. 四季皆可发病，而以冬春两季为多。

要点二　类证鉴别

1. 感冒与风温

风热感冒与风温初起相似。风温病势急骤，寒战发热甚至高热，汗出后热虽暂降，但脉数不静，身热旋即复起，咳嗽胸痛较剧，甚至神昏、谵妄、惊厥等传变入里的证候。而感冒发热多不高或不发热，病势轻，病程短，多不传变，多能汗出脉静身凉，预后良好。

2. 普通感冒与时行感冒

普通感冒病情轻，全身症状不重，少有传变，在气候变化时发病率可以升高，但无明显流行特点。时行感冒病情较重，发病急，全身症状显著，可以发生传变，继发或合并他病，具有广泛的传染性、流行性。

要点三　鉴别诊断

若感冒 1 周以上不愈，发热不退或反见加重者，应考虑感冒继发他病。

1. 高热不退，伴咳嗽胸痛，咯痰黄浊或铁锈色，可见于肺炎。

2. 感冒后伴有胸闷胸痛，心悸乏力，甚则脉结代者，可见于病毒性心肌炎。

细目三　治疗

要点一　辨证论治

（一）辨证要点

1. 风寒与风热

风寒：恶寒重，发热轻，鼻塞流清涕，咳嗽痰稀薄，咽不痛，苔薄白，脉浮紧。

风热：发热重，恶寒轻，鼻塞流浊涕，咳嗽痰黏稠，咽痛，苔薄黄，脉浮数。

2. 邪实与正虚

邪实：恶寒发热，头痛身疼，咳嗽喷嚏等肺卫症状较突出者，属邪实为主，正虚为次。

正虚：气短乏力，头昏，面色无华，脉细无力等症状较突出，而外感症状不显著者，属正虚为主，邪实为次。

（二）治疗原则

感冒的治疗应因势利导，从表而解，遵《素问·阴阳应象大论》"其在皮者，汗而发之"，采用解表达邪，宣通肺气的基本治疗原则。

（三）证治分类

1. 风寒束表证

证候：恶寒发热，无汗，头痛身疼，鼻塞流清涕，喷嚏。舌淡，苔薄白，脉浮紧。

治法：辛温解表，宣肺散寒。

方药：荆防败毒散。荆芥、防风、羌活、独活、柴胡、前胡、川芎、枳壳、茯苓、桔梗、甘草。

加减：若表寒重，头痛身痛，憎寒发热无汗者，配麻黄、桂枝以增强发表散寒之功；表湿较重，肢体酸痛，头重头胀，身热不扬者，可用羌活胜湿汤加减；头痛甚，配白芷散寒止痛。

2. 风热犯表证

证候：发热恶风，头胀痛，鼻塞流浊涕，咽红肿痛，咳嗽。舌边尖红，苔白或微黄，脉浮数。

治法：辛凉解表，宣肺清热。

方药：银翘散。金银花、连翘、豆豉、牛蒡子、薄荷、荆芥、桔梗、生甘草、竹叶、芦根。

加减：若风热上壅，头胀痛较甚，加桑叶、菊花以清利头目；痰阻于肺，咳嗽痰多，加贝母、前胡、杏仁化痰止咳；热毒壅阻咽喉，乳蛾红肿疼痛，加一枝黄花、土牛膝、玄参清热解毒利咽；时行感冒热毒较盛，壮热恶寒，头痛身痛，咽喉肿痛，咳嗽气粗，配大青叶、蒲公英、草河车等清热解毒；若风寒外束，入里化热，热为寒遏，烦热恶寒，少汗，咳嗽气急，痰稠，声哑，苔黄白相兼，可用石膏合麻黄内清肺热，外散表寒；秋令感受温燥之邪，伴有呛咳痰少，口、咽、唇、鼻干燥，苔薄，舌红少津等燥象者，可酌配南沙参、天花粉、梨皮清肺润燥，不宜再伍辛温之品。

3. 暑湿伤表证

证候：发热，汗出不解，鼻塞流浊涕，头昏胀痛，身重倦怠，心烦口渴，胸闷欲呕。苔黄腻，脉濡数。

治法：清暑祛湿解表。

方药：新加香薷饮。香薷、鲜扁豆花、厚朴、银花、连翘。

加减：若暑热偏盛，可加黄连、山栀、黄芩、青蒿清暑泄热；湿困卫表，肢体酸重疼痛较甚，加豆卷、藿香、佩兰等芳化宣表；里湿偏盛，口中黏腻，胸闷脘痞，泛恶，腹胀，便溏，加苍术、白蔻仁、半夏、陈皮和中化湿；小便短赤加滑石、甘草、赤茯苓清热利湿。

4. 气虚感冒

证候：反复感冒，恶寒较甚，发热，无汗或自汗，身楚倦怠，咳嗽，咯痰无力。舌淡，苔白，脉浮无力。

治法：益气解表。

方药：参苏饮。党参、苏叶、葛根、制半夏、前胡、茯苓、枳壳、桔梗、木香、陈皮、生姜、大枣。

加减：若表虚自汗，易伤风邪者，可常服玉屏风散益气固表，以防感冒；若见恶寒重，发热轻，四肢欠温，语音低微，舌质淡胖，脉沉细无力，为阳虚外感，当助阳解表，用再造散加减，药用党参、黄芪、桂枝、附子、炙甘草温阳益气，细辛、防风、羌活解表散寒。

5. 阴虚感冒

证候：身热，微恶风寒，少汗，头昏，心烦口干，干咳痰少。舌红，苔少，脉细数。

治法：滋阴解表。

方药：加减葳蕤汤。玉竹、白薇、葱白、桔梗、豆豉、薄荷、甘草、大枣。

加减：阴伤较重，口渴、咽干明显，加沙参、麦冬以养阴生津。

要点二　常用中成药

1. 川芎茶调散

口服。每次 3~6g，1 日 2 次，饭后清茶冲服。用于风寒束表证。

2. 感冒退热冲剂

口服。每袋 10g，每次 1 袋，1 日 2~3 次。6 岁以上儿童用 1/2 袋，1 日 2 次；6 岁以下儿童用 1/3 袋，1 日 2 次，温开水冲服。用于风热犯表证。

3. 藿香正气片/软胶囊/水

口服。藿香正气片，每次 4~8 片，1 日 2 次。藿香正气软胶囊，每次 2~4 粒，1 日 2 次。藿香正气水，每次 0.5~1 支，1 日 2 次，用于暑湿袭表证。

4. 玉屏风（颗粒）冲剂

口服。每袋 5g，每次 1 袋，1 日 2~3 次冲服。用于气虚感冒。

要点三　其他疗法

1. 验方

（1）豆豉 6g，白芷 9g，生甘草 3g，生姜 3 片，葱白 3 根，红枣 3 枚，水 2 碗，煎服。此方发散风寒，解毒止痛，用于风寒束表证，能发汗最佳，无汗可再服。

（2）蒲公英 15g，羌活 9g，大青叶 15g，水煎服。此方可用于风热表证。

2. 刮痧

用边缘光滑的小瓷碗、小汤匙或硬币，洗净，蘸盐水（使用于风热感冒）或姜汁（适用于风寒感冒），在前额、太阳穴、脊柱两侧、肘窝、腘窝等处，沿同一方向轻轻向下或向内、向外反复刮动，至出现紫红斑点或斑块为度，一般持续约 20 分钟，具有发汗解表、退热止痛、辟秽祛浊之功。忌用于危重病人及局部皮肤溃疡、损伤者。

3. 涂擦法

取鲜薄荷叶适量，将其揉成团，在迎香、合谷穴各擦 1~2 分钟，每日 4 次，3 日为 1 疗程，适于感冒鼻塞者。

细目四 转诊原则及预防调护

要点一 转诊原则

1. 感冒若出现高热动风、邪陷心包、合并或并发其他疾病者。
2. 经治疗，症状未控制或反加重者。

要点二 养生与康复

1. 食疗：银花豆豉粥：银花 9g，豆豉 9g，桑叶 9g，水煎去渣，加入粳米 60g，白糖适量，煮粥食。可用于暑湿夹杂者。
2. 生活上应慎起居，适寒温，在冬春季节尤当注意防寒保暖，盛夏亦不可贪凉露宿。

要点三 健康教育

1. 感冒时应注意休息，保暖，多饮水，宜食清淡，忌服补品。
2. 平时应注意锻炼，增强体质，以御外邪。
3. 易患感冒者，可坚持每日按摩迎香穴，用手掌揉搓颈后风池、风府穴，皆可预防感冒。
4. 如时邪毒胜，流行广泛，可用贯众、板蓝根、生甘草煎服。
5. 在流行季节，须积极预防，少去人口密集的公共场所，防止交叉感染，室内可用食醋熏蒸，做空气消毒，以预防感染。

第二单元 咳嗽

细目一 病因病机

要点一 病因病机

外邪内侵，或脏腑功能失调，邪犯于肺，肺失宣降，肺气上逆而致咳嗽。主要病机为邪犯于肺，肺气上逆。然心、肝、脾、肾等其他脏腑病变累及于肺时，也会引起咳嗽。

1. 外感犯肺

外感六淫，由口鼻皮毛而入，侵袭肺系，肺失宣肃，上逆而咳。

2. 痰浊阻肺

饮食不节，或脾虚失运，痰湿内生，上蕴于肺，肺气不宣，咳嗽痰多。

3. 气火逆肺

情志不遂，肝失调达，气郁化火，木火刑金，循经上逆，咳嗽胁胀。

4. 肺虚气逆

久病迁延，耗伤气阴，虚火、寒痰内生，肃降无权，咳嗽声低气短。

影响本病转归及预后的因素较多。一般而言，外感咳嗽病浅而易治，但燥与湿二者较为缠绵。因湿邪困脾，久则脾虚而致积湿生痰，转为内伤之痰湿咳嗽。燥伤肺津，久则肺阴亏耗，成为内伤阴虚肺燥之咳嗽，故有"燥咳每成痨"之说。内伤咳嗽多呈慢性反复发作过程，其病较深，治疗难取速效。如痰湿咳嗽之部分老年患者，由于反复病久，肺脾两伤，可出现痰从寒化为饮，病延及肾的转归，表现为"寒饮伏肺"或"肺气虚寒"证候，成为痰饮咳喘。至于肺阴亏虚咳嗽，虽然初起轻微，但如延误失治，则往往逐渐加重，成为劳损。部分患者病情逐渐加重，甚至累及于心，最终导致肺、脾、肾诸脏皆虚，痰浊、水饮、气滞、血瘀互结而演变成为肺胀。

要点二　《内经》对于咳嗽的论述

咳嗽病名最早见于《内经》，该书对咳嗽的成因、症状、证候分类、病理转归及治疗等问题作了较系统的论述。如《素问·宣明五气》篇说"五气所病……肺为咳"，指出咳嗽的病位在肺。对咳嗽病因的认识，《素问·咳论》篇指出咳嗽系由"皮毛先受邪气，邪气以从其合也"，"五脏六腑，皆令人咳，非独肺也"。五脏六腑之咳"皆聚于胃，关于肺"，说明外邪犯肺可以致咳，其他脏腑受邪，功能失调而影响于肺者亦可致咳，咳嗽不只限于肺，也不离乎肺。该篇依据咳嗽的不同表现，将其分为肺、肝、心、脾、肾、胃、大肠、小肠、胆、膀胱、三焦诸咳，从而确立了以脏腑分类的方法，为后世医家对咳嗽病证的研究奠定了理论基础。

细目二　诊断、类证鉴别和鉴别诊断

要点一　诊断

临床以咳嗽、咯痰为主要表现。应询查病史的新久，起病的缓急，是否兼有表证，判断外感和内伤。外感咳嗽，起病急，病程短，常伴有肺卫表证。内伤咳嗽，常反复发作，病程长，多伴有其他兼证。

要点二　类证鉴别

1. 咳嗽与喘证、哮病

均为肺气上逆之病证。哮病和喘证可兼有咳嗽。喘证以呼吸急促，张口抬肩，摇身撷肚，不能平卧为主。哮病以痰气交阻，气道壅塞，呼吸不利，喉间痰鸣气吼反复发作为主。

2. 咳嗽与肺痨

两者均有咳嗽症状。肺痨为感染"瘵虫"所致，有传染性，除咳嗽外，常以咯血、胸痛、盗汗、消瘦为主要症状。胸部 X 线检查、实验室检查可以确诊。

要点三 鉴别诊断

咳嗽既是独立的病证，又是肺系多种疾病的一个症状，也是人体祛邪外达的一种表现，在治疗时不能单纯的见咳止咳，应按照不同病因分别处理。

病程短的咳嗽，多因外感而诱发或加重，常见于急性支气管炎、上呼吸道感染、肺炎、花粉等异物过敏、慢性支气管炎急性发作等疾病。

慢性咳嗽者，常可反复迁延发作，见于慢性支气管炎、慢性咽炎。

咳嗽见痰血胸痛者，见于支气管扩张、肺结核、肺癌等疾病。

因此，对于咳嗽病人，可结合病史、体检情况，以及胸部 X 线、血液常规、血沉、生化、痰液等相关检查，必要时建议行胸部 CT、支气管镜、过敏源等检测，或转入上级医院进一步检查以明确诊断，以免延误病情。

细目三 治疗

要点一 辨证论治

（一）辨证要点

1. 辨外感与内伤

外感咳嗽，特点是发病急，病程短，常伴有外感症状，多属实证。内伤咳嗽，其特点是病情缓，病程长，常伴脏腑功能失调的症状，多属邪实正虚。

2. 辨证候虚实

外感咳嗽以风寒、风热、风燥为主，一般均属邪实。而内伤咳嗽多为虚实夹杂，本虚标实，其中痰湿、痰热、肝火多为邪实正虚；肺阴亏耗则属正虚，或虚中夹实。应分清标本主次缓急。

3. 辨咳嗽的特点

干咳多见于风燥、阴虚等咳嗽；咳嗽连声重浊，痰出咳减者，多见于痰湿或痰热咳嗽；咳嗽声低气怯属虚；声洪亮属实；声重见于风寒；声浊见于风热。

4. 辨痰的性质

包括痰的色、质、量、味。色白，质稀，量多，无味多属风、寒、湿；色黄，质黏，量少，多属热、燥、阴虚。

（二）治疗原则

外感咳嗽在治疗上多采用宣通肺气，疏散外邪的方法，因势利导，不可早用收涩之剂，以免闭门留寇；内伤咳嗽须从调护正气着手，除治肺外，还应注意治脾、治肝、治肾等整体治疗。

（三）证治分类

1. 外感咳嗽

（1）风寒袭肺证

证候：咳痰稀薄色白，常伴鼻塞、恶寒、发热。舌苔薄白，脉浮紧。

治则：疏风散寒，宣肺止咳。

方药：三拗汤合止嗽散加减。生麻黄、杏仁、生甘草、荆芥、桔梗、紫菀、百部、白前、陈皮、甘草。

加减：若胸闷、气急等肺气闭实之象不著，而外有表证者，可去麻黄之辛散，加苏叶、生姜以疏风解表；若夹痰湿，咳而痰黏，胸闷，苔腻，加半夏、川朴、茯苓以燥湿化痰；咳嗽迁延不已，选用止嗽散疏风润肺为主，避免过于温燥辛散伤肺。

（2）风热犯肺证

证候：咳痰黏稠色黄或黄白，常伴咽痛、涕黄、发热。苔薄白或薄黄，脉浮数。

治则：疏风清热，肃肺化痰。

方药：桑菊饮加减。桑叶、菊花、连翘、薄荷、杏仁、桔梗、芦根、生甘草。

加减：肺热内盛，身热较著，恶风不显，口渴喜饮，加黄芩、知母清肺泄热；热邪上壅，咽痛，加射干、山豆根、挂金灯、赤芍清热利咽；热伤肺津，咽燥口干，舌质红，加南沙参、天花粉、芦根清热生津。

（3）风燥伤肺证

证候：干咳少痰，或痰中带血丝，常伴喉间作痒、口干鼻燥。苔薄少津，脉浮数。

治则：疏风清肺，润燥止咳。

方药：桑杏汤加减。桑叶、杏仁、南沙参、象贝、山栀、豆豉、梨皮。

津伤较甚，干咳，咳痰不多，舌干红少苔，配麦冬、北沙参滋养肺阴；肺络受损，痰中夹血，配白茅根清热止血。

另有凉燥证，乃燥证与风寒并见，表现干咳少痰或无痰，咽干鼻燥；兼有恶寒发热，头痛无汗，舌苔薄白而干等症。用药当以温而不燥，润而不凉为原则。方取杏苏散加减。药用苏叶、杏仁、前胡辛以宣散；紫菀、款冬花、百部、甘草温润止咳。

2. 内伤咳嗽

（1）痰湿阻肺证

证候：反复咳嗽，痰多色白，胸脘作闷，食少便溏。舌苔白腻，脉滑。

治则：燥湿理气，化痰止咳。

方药：二陈平胃散或三子养亲汤加减。陈皮、半夏、茯苓、苍术、川朴、杏仁、甘草、紫菀、款冬花。

加减：咳逆气急，痰多胸闷，加白前、苏子、莱菔子化痰降气；寒痰较重，痰黏白如沫，怯寒背冷，加干姜、细辛、白芥子温肺化痰；久病脾虚，神疲，加党参、白术、炙甘草。症状平稳后，可服六君子丸以资调理。

（2）痰热壅肺证

证候：咳嗽气粗，痰黄黏稠，胸闷口干，大便秘结。舌苔黄腻，脉滑数。

治则：清热肃肺，豁痰止咳。

方药：清金化痰汤。黄芩、山栀、桔梗、麦冬、桑白皮、贝母、知母、瓜蒌仁、陈皮、茯苓、甘草。

加减：痰热郁蒸，痰黄如脓或有热腥味，加鱼腥草、金荞麦根、浙贝母、冬瓜子、苡仁等清热化痰；痰热壅盛，腑气不通，胸满咳逆，痰涌，便秘，配葶苈子、大黄、风化硝泻肺通腑逐痰；痰热伤津，口干，舌红少津，配北沙参、天冬、花粉养阴生津。

（3）肝火犯肺证

证候：咳嗽阵作，面红目赤，胸胁胀痛，性急易怒。舌红，苔薄黄，脉弦数。

治则：清肺泻肝，顺气降火。

方药：黛蛤散合泻白散加减。青黛粉、蛤壳粉、桑白皮、地骨皮、山栀、丹皮。

加减：肺气郁滞，胸闷气逆，加瓜蒌、桔梗、枳壳、旋覆花利气降逆；胸痛，加郁金、丝瓜络理气和络；痰黏难咯，加海浮石、知母、贝母清热豁痰；火郁伤津，咽燥口干，咳嗽日久不减，酌加北沙参、麦冬、天花粉、诃子养阴生津敛肺。

（4）肺阴亏耗证

证候：干咳少痰，痰中夹血，夜寐盗汗，消瘦乏力。舌红少苔，脉细数。

治则：滋阴润肺，化痰止咳。

方药：沙参麦冬汤加减。沙参、麦门冬、桑叶、玉竹、天花粉、枇杷叶、百部、甘草。

加减：肺气不敛，咳而气促，加五味子、诃子以敛肺气；阴虚盗汗，加乌梅、瘪桃干、浮小麦收敛止汗；热伤血络，痰中带血，加丹皮、山栀、藕节清热止血。

（5）肺气虚弱证

证候：病久咳声低微，咳痰清稀色白，或伴气喘，乏力，自汗畏寒。舌淡苔白，脉弱。

治则：补肺益气，止咳化痰。

方药：甘草干姜汤合补肺汤加减。甘草、干姜、党参、肉桂、半夏、陈皮、木香、钟乳石。

加减：自汗畏寒易感冒者，可加黄芪、防风、白术。

要点二　常用中成药

1. 镇咳宁糖浆

口服。每次5～10ml，1日3次。用于风寒袭肺证。

2. 通宣理肺片

口服。每次4片，1日2～3次。用于风寒袭肺证。

3. 银翘解毒片

口服。每次4片，1日2～3次。用于风热犯肺证。

4. 急支糖浆

口服。每次20～30ml，1日3～4次。用于风热犯肺证。

5. 蜜炼川贝枇杷膏

口服。每次15ml，1日3次。用于风燥伤肺证。

6. 半夏露

口服。每次15ml，1日4次。用于痰湿阻肺证。

7. 桂龙咳喘宁胶囊

口服。每次5粒，1日3次。用于痰湿阻肺证。

8. 六君子丸

口服。每次 9 克，1 日 2 次，用于痰湿阻肺证。病情平稳后，可常服。

9. 杏苏二陈丸

口服。每次 6～9g，1 日 2～3 次，空腹温开水送服。用于凉燥咳嗽。

10. 十味龙胆花颗粒

口服。每次 3g，1 日 3 次，开水冲服。用于痰热壅肺证。

11. 二母宁嗽丸

口服。每次 9g，1 日 2 次。用于风燥伤肺证。

12. 清肺抑火丸

口服。水丸每次 6g，大蜜丸每次 1 丸，1 日 2～3 次。用于痰热壅肺证。

13. 贝羚胶囊

口服。每次 0.6g，1 日 3 次；小儿 1 次 0.15～0.6g，周岁以内酌减，1 日 2 次。用于痰热壅肺证。

14. 养阴清肺丸

口服。水蜜丸，每次 6g，1 日 2 次。用于肺阴亏耗证。

15. 百合固金丸

口服。水蜜丸，每次 6g，1 日 2 次。用于肺阴亏耗证。

16. 固本咳喘片

口服。每次 3 片，1 日 3 次。用于肺气虚弱证。

17. 百令胶囊

口服。每次 5 粒，1 日 3 次。用于肺肾两虚证。

18. 玉屏风颗粒

口服。每次 1 包，1 日 3 次。用于肺气虚弱证。

要点三　其他疗法

（一）验方

党参 60g，冬虫夏草 30g，五味子 15g，蛤蚧 1 对，共为细末，每次 9g。适用于慢性气虚咳嗽。

（二）药茶

银花 9g，胖大海 3 枚，用沸水冲泡 15 分钟，代茶饮，适用于风热犯肺证；菊花 10g，白茅根 30g，绿茶 10g，水煎后代茶饮，适用于肝火犯肺证。

（三）针灸

1. 风寒袭肺证

太渊、列缺、中府、肺俞、偏历，用毫针，行泻法，留针 30 分钟，1 日 1 次。另可拔罐：取肺俞、风门、膏肓穴。用闪火法，留罐 10 ~ 15 分钟，1 日 1 次。

2. 风热犯肺证

取太渊、尺泽、鱼际、中府、肺俞、合谷，行泻法，留针 30 分钟，1 日 1 次。

3. 风燥伤肺证

取鱼际、尺泽、太溪、照海、肺俞，用毫针，行泻法，留针 30 分钟，1 日 1 次。

4. 痰湿阻肺证

取肺俞、脾俞、丰隆、足三里穴，用毫针，行平补平泻法，留针 30 分钟，隔日 1 次。

5. 痰热壅肺证

取尺泽、丰隆、膻中、曲池穴，用毫针，行泻法，留针 30 分钟，隔日 1 次。

6. 肝火犯肺证

取列缺、太冲、天突等穴，用毫针，行泻法，留针 30 分钟，1 日 1 次。

7. 肺阴亏虚证

取太渊、太溪、定喘等穴，用毫针，行平补平泻法，留针 30 分钟，隔日 1 次。

8. 肺气虚弱证

取肺俞、脾俞、肾俞、足三里、阴陵泉等穴，艾柱灸，每穴 3 壮，隔日 1 次。

（四）推拿

患者取坐位，用手掌横擦患者前胸部，往返 3 次。一指禅推肺经太渊至尺泽穴段，掐按列缺，拿合谷。最后，按揉天突、中府、膻中、丰隆。

（五）穴位敷贴

取温阳散寒药物敷贴于背俞穴，此法适用于虚寒证患者。

细目四　转诊原则及预防调护

要点一　转诊原则

1. 诊断不明者，需到上级医院行 CT、增强 CT、纤维支气管镜等检查。
2. 有不明原因发热，长期吸烟伴明显消瘦者。
3. 常规治疗无效或病情加重者。

要点二　养生与康复

1. 食疗

（1）生梨 1 只，去核，加冰糖适量，隔水蒸 15 分钟，代点心食用，1 日 1 次，适用于风燥咳嗽。

（2）鲜萝卜 1 个，蜂蜜 30g，水煎服，适用于风寒咳嗽。

（3）生梨 1 只，去核，百合 30g，川贝母 9g，加冰糖适量，炖汤服食，适用于阴虚咳嗽。

（4）白果5~7粒，用猪肉蒸食3~5次，治疗久咳不愈。

2. 适当参加体育锻炼，增强体质，提高机体卫外功能。

3. 避免接触粉尘、花粉、虫螨及宠物等，以防过敏，戒除吸烟、酗酒等不良生活习惯，规律饮食及睡眠。

4. 缓解期，应坚持补虚固本以防发作；反复发作时，应规范用药，不可滥用抗生素、激素等药物，以免加重病情。

要点三　健康教育

1. 注意气候变化，防寒保暖；避免吸入花粉、烟尘等，以防过敏；戒烟。

2. 注意参加适当的体育锻炼，增强体质，提高抗病能力。

3. 外感咳嗽伴有发热时，应注意休息，多饮水，饮食宜清淡。

4. 内伤咳嗽反复迁延时，应注意饮食起居的调护。

第三单元　哮病

细目一　病因病机

要点　病因病机

哮病的发生，以痰为内因之主，每因外感、饮食、情志、劳倦等引动而触发，以致痰壅气道，肺气宣降功能失常。而肺脾肾虚损，功能失常，气不化津，痰饮内生是哮病反复发作的"夙根"。

1. 外邪侵袭

外感风寒或风热之邪，失于表散，邪蕴于肺；或吸入烟尘、花粉、动物毛发等导致肺气宣降失常，痰阻气逆，而发为哮病。

2. 饮食不节

恣食酸咸甘肥、生冷海腥，损伤脾胃，脾失健运，积湿成痰，上干于肺，而诱发哮病。

3. 情志失畅

愤怒忧思不断，气机郁滞，肝失调达，气逆上冲于肺，引动伏痰，而诱发哮病。

4. 体虚病后

素体本虚，肾气不足，或病后体弱，肺气受损，气不化津，痰饮内生；或耗伤肺阴，阴虚火旺，热蒸液聚，痰热伏肺。

总之，哮病是一种反复发作，缠绵难愈的疾病。部分青少年患者，随着年龄的增长，正气渐充，肾气日盛，再辅以药物治疗，可以终止发作；而中老年及体弱患者，肾气渐衰，发作频繁，则不易根除。或在平时亦有轻度哮鸣气喘，若大发作时持续不已，可出现喘急鼻煽，胸高气促，张口抬肩，汗出肢冷，面色青紫，肢体浮肿，烦躁昏昧等喘脱危候。如长期不愈，反复发作，病由肺脏影响及脾、肾、心，可导致肺气胀满，不能敛降之肺胀重证。

细目二　诊断、类证鉴别和鉴别诊断

要点一　诊断

1. 呈反复发作性。发时常多突然，可见鼻痒、喷嚏、咳嗽、胸闷等先兆。喉中有明显哮鸣声，呼吸困难，不能平卧，甚至面色苍白，唇甲青紫，约数分钟、数小时后缓解。

2. 平时可一如常人，或稍感疲劳、纳差。但病程日久，反复发作，导致正气亏虚，可常有轻度哮鸣，甚则在大发作时持续难平，出现喘脱。

3. 多与先天禀赋有关，家族中可有哮病史。常由气候突变，饮食不当，情志失调，劳累等诱发。

要点二　类证鉴别

喘证：喘证以气息喘急迫促为主要表现，喘不必兼哮，多并发于多种急慢性疾病过程中。而哮病是一个独立的疾病，除了气息喘促外，以发作时喉中有哮鸣声为其特点。"喘以气息言，哮以声响言"，二者以此为辨。

要点三　鉴别诊断

1. 骤然发生的吸气性喘鸣音伴呼吸困难，尤其在进食时说话或大笑后，则高度提示存在异物误吸入上呼吸道。

2. 哮鸣伴有慢性肺部疾患者，考虑原发病急性加重。

3. 哮鸣伴大量粉红色泡沫样痰，可见于急性肺水肿。

细目三　治疗

要点一　辨证论治

1. 辨证要点

（1）辨发作期与缓解期

发作期：起病较急，哮喘气促，喉中痰鸣有声。

缓解期：病延日久，痰鸣已减轻或消失，以气短息促、体质亏虚为主要症状。

（2）辨冷哮与热哮

冷哮：寒饮伏肺，遇感触发，形寒怕冷，呼吸气促，喉中哮鸣，痰白清稀多泡沫。

热哮：痰热蕴肺，遇感诱发，身热面赤，气粗息涌，痰鸣如吼，痰黄稠厚，咯吐不利。

（3）辨肺脾肾虚

肺虚：自汗畏风，少气乏力。

脾虚：食少便溏，痰多。

肾虚：腰酸耳鸣，短气，动则喘甚。

（二）治疗原则

1. 发则治标，宣肺豁痰

痰浊为本病之宿根，故发时以宣肺豁痰为重点，并根据证候之寒热属性，或宣肺散寒，或宣肺清热。

2. 平时治本，分补肺脾肾

缓解期以正虚为主，审阴阳之偏。阳虚者予以温补，阴虚者予以滋养，并区别肺脾肾之轻重主次，分别采用补肺、健脾、益肾等法。

（三）证治分类

1. 发作期

（1）冷哮

证候：喉中哮鸣有声，胸膈满闷，咳痰稀白，形寒怕冷，面色青晦，口不渴，或渴喜热饮，或有恶寒、发热、身痛。舌淡，苔白滑，脉浮紧。

治法：温肺散寒，化痰平喘。

方药：射干麻黄汤。射干、麻黄、细辛、制半夏、紫菀、款冬花、五味子、大枣、生姜。

加减：表寒明显，寒热身疼，配桂枝辛散风寒；痰涌气逆，不得平卧，加葶苈子、苏子泻肺降逆，并酌加杏仁、白前、橘皮等化痰利气。

（2）热哮

证候：喉中哮鸣如吼，气粗息涌，胸膈烦闷，呛咳阵作，痰黄黏稠，面红，伴有发热、心烦口渴。舌红，苔黄腻，脉滑数或弦滑。

治法：清热宣肺，化痰定喘。

方药：定喘汤。白果、麻黄、杏仁、制半夏、款冬花、苏子、桑白皮、黄芩、生甘草。

加减：若表寒外束，肺热内郁，加石膏配麻黄解表清里；肺气壅实，痰鸣息涌，不得平卧，加葶苈子、广地龙泻肺平喘；肺热壅盛，痰吐稠黄，加海蛤壳、射干、知母、鱼腥草以清热化痰；兼有大便秘结者，可用大黄、芒硝、全瓜蒌、枳实通腑以利肺；病久热盛伤阴，气急难续，痰少质黏，口咽干燥，舌红少苔，脉细数者，当养阴清热化痰，加沙参、知母、天花粉。

2. 缓解期

（1）肺气亏虚证

证候：平素自汗，怕风，常易感冒，每因天气变化而诱发，发前喷嚏频作，鼻塞流清涕。舌淡，苔薄白，脉细弱。

治法：补肺固卫。

方药：玉屏风散。黄芪、白术、防风。

加减：怕冷，畏风，易感冒，可加桂枝、白芍、附片；痰多者加前胡、杏仁。

（2）脾气亏虚证

证候：平素痰多，倦怠无力，食少便溏，每因饮食不当而诱发，面色萎黄。舌淡，苔薄腻或白滑，脉细缓。

治法：健脾化痰。

方药：六君子汤。党参、白术、茯苓、炙甘草、陈皮、制半夏、大枣、生姜。

加减：表虚自汗加炙黄芪、浮小麦。

（3）肾气亏虚证

证候：平素气息短促，动则尤甚，脑转耳鸣，腰酸腿软，不耐劳累。或畏寒，肢冷，形寒，面色苍白，舌胖嫩，苔淡白，脉沉细；或颧红，烦热，汗出粘手，舌红，少苔，脉细数。

治法：补肾摄纳。

方药：金匮肾气丸或七味都气丸。肾阳虚者：炮附子、肉桂、熟地、山茱萸、山药、茯苓、泽泻、丹皮。肾阴虚者：熟地、山茱萸、山药、茯苓、泽泻、丹皮、五味子。

加减：肺气阴两虚者，加黄芪、沙参、百合；肾阳虚者，酌加补骨脂、仙灵脾、鹿角片；肾阴虚者，酌加生地、冬虫夏草。另常服紫河车粉补益肾精。

要点二　常用中成药

1. 小青龙口服液

口服。每次 10ml，1 日 3 次。用于冷哮。

2. 哮喘宁颗粒

口服。每次 20g，1 日 2 次。用于热哮。

3. 玉屏风散冲剂

口服。每次 1 包，1 日 3 次。用于肺虚证。

4. 六君子丸

口服，每次 1 包，1 日 3 次。用于脾虚证。

5. 紫河车胶囊

口服。每次 10 粒，1 日 2 次。用于肾虚证。

6. 金匮肾气丸

口服。每次 3～5 粒，1 日 3 次。用于肾阳虚证。

7. 六味地黄丸

口服。每次 6～8 粒，1 日 3 次。用于肾阴虚证。

要点三　其他疗法

（一）验方

杏仁、胡桃仁各 120g，研成细末，炼蜜为丸，每丸重 3g，每服 3g，姜汤送下，可用于缓解期，发作期也有一定效果。

（二）针灸

1. 冷哮

取肺俞、天突、尺泽、风门，用毫针，行泻法，留针 30 分钟，1 日 1 次。

2. 热哮

取大椎、膻中、合谷、孔最，用毫针，行泻法，留针 20 分钟，1 日 1 次。

（三）穴位敷贴（冬病夏治）

白芥子 20g，延胡索 20g，细辛 12g，甘遂 12g，冰片 1g，共研细末，以生姜汁调为膏状，在夏季三伏天贴于背部肺俞（双）、膏肓（双）、百劳（双），外盖纱布，胶布固定，每日 1 换，每次 2 小时，3 日为 1 疗程。连续 3 疗程，共三年。用于哮病缓解期。

细目四　　转诊原则及预防调护

要点一　　转诊原则

如果症状发作严重，出现呼吸困难、大汗淋漓、口唇紫绀、持续不解时，应及时转入上级医院治疗，以免延误治疗时机。

要点二　　养生与康复

1. 食疗：茯苓大枣粥：茯苓（粉）80g，红枣 10 枚，粳米 150g。将红枣、粳米洗净，加入茯苓粉，同煮成粥，适量加调料，常服。本法健脾化痰，扶正止哮，适用于脾虚者。

2. 注意保暖，避免吸入花粉、尘螨、动物毛屑、油漆异味等。对某些食物过敏者，应避免食用。

3. 加强体育锻炼，增强体质。

要点三　　健康教育

1. 哮病发作与特应性病体质有关，应教育患者不要受一些"特效药"宣传的误导，应该接受正规治疗，了解哮病治疗是一个长期过程，通过正规治疗后，完全可以有效控制其发作。

2. 保持良好适宜的生活环境。

（1）室内不应铺地毯，被褥应经常晒，减少尘土、螨、真菌等致敏物，室内不养花草，更不养动物。

（2）哮病病人对寒冷的敏感性很高，在气温骤变和换季时，应特别注意保暖。

（3）不吸烟，避免成为被动吸烟者（吸烟是哮病久治不愈的原因之一）。

（4）新装修过的房间不适合哮病病人居住，待甲醛等有害物质挥发后才能入住。

（5）有条件的家庭可建造无烟厨房，防止油烟刺激而诱发哮病。

3. 嘱患者进食清淡易消化的食物，若已查明引起过敏的食物应避免食用。如果无法查明，就尽量避免食用易引起致敏的食物，如牛奶、蛋类、核桃、腰果、鱼虾、豆类、花生、贝类等。

4. 患者及家属应学会自我监测病情变化。

（1）患者应备一些应急的平喘药物，最好是气雾剂（如 β_2 受体激动剂），应随身携带。若出现哮喘先兆症状，可立即吸入气雾剂，并脱离致病环境。

（2）如出现睡眠不良、活动能力下降、支气管扩张剂治疗效果下降和需要量增加等信号时，应及时到医院就医。

第四单元　喘证

细目一　病因病机

要点一　病因病机

喘证的发生，主要是由于外邪侵袭、饮食失节、情志失调和久病劳欲等因素导致肺失宣降，引发肺气上逆而作喘，或肺不主气，肾失摄纳，少气不足以息而为喘。

1. 外邪侵袭

外邪侵入，或自口鼻入肺，或袭表犯肺，使肺气壅塞，宣降失常，因而气逆为喘。

2. 饮食不节

恣食肥甘，或饮食生冷，或酒食伤中，致脾失健运，蕴生痰浊，上干于肺，壅阻肺气，气机不利，升降失常，发为喘促。

3. 情致失调

忧郁伤肝，肝失调达，气失疏泄，肺气闭阻；或郁怒伤肝，肝气上逆乘肺，肺失肃降，升多降少，气逆而喘。

4. 久病劳欲

久病肺弱，咳伤肺气；或中气虚弱，肺气失于充养，肺之气阴不足，则气失所主而发生喘促。

喘证的发病机理主要在肺和肾，涉及肝脾。喘证的病理性质有虚实之分。实喘在肺，为外邪、痰浊、肝郁气逆，邪壅肺气，宣降不利所致；虚喘责之肺、肾两脏，因阳气不足，阴精亏耗，而致肺肾出纳失常，且尤以气虚为主。实喘病久伤正，由肺及肾；或虚喘复感外邪，或夹痰浊，则病情虚实错杂，每多表现为邪气壅阻于上，肾气亏虚于下的上盛下虚证候。

要点二　喘脱的病机

喘证的严重阶段，不但肺肾俱虚，在孤阳欲脱之时，每多影响到心。因心脉上通于肺，肺气治理调节心血的运行，宗气贯心肺而行呼吸；肾脉上络于心，心肾相互既济，心阳根于命门之火，心脏阳气的盛衰，与先天肾气及后天呼吸之气皆有密切关系。故肺肾俱虚，亦可导致心气、心阳衰惫，鼓动血脉无力，血行瘀滞，面色、唇舌、指甲青紫，甚至出现喘汗致脱及亡阴、亡阳的危重局面。

细目二　诊断、类证鉴别和鉴别诊断

要点一　诊断

1. 以喘促气短，呼吸困难，甚至张口抬肩，鼻翼煽动，不能平卧，口唇发绀为特征。
2. 多有哮病、咳嗽、肺痨、心悸等病史，每遇外感及劳累而诱发。

要点二　类证鉴别

1. 气短

气短亦即少气，呼吸微弱而喘促，或短气不足以息，似喘而无声，亦不抬肩，但卧为快。

2. 哮病

哮指声响言，为喉中有哮鸣音，是一种反复发作的独立性疾病。一般来说，哮必兼喘，喘未必兼哮。

3. 肺胀

肺胀为多种慢性肺部疾病长期反复发作，迁延不愈而致肺体胀满，肺不敛降的一种病症，以胸部膨满、憋闷如塞、喘促、咳嗽、咯痰等为其临床特征，而喘促仅是肺胀的一个症状。

要点三　鉴别诊断

引起喘息的原因很多，大多来自呼吸系统疾病，其他疾病亦可引起，不同疾病除可引起喘息外，亦有各自的临床表现及特点，鉴别如下：

1. 喘息伴反复咳嗽、咳痰、胸闷等症

常见喘息性支气管炎、支气管哮喘、慢性阻塞性肺疾病。

2. 喘息伴高热、咳嗽、咳痰

常见于各型肺炎。

3. 喘息伴胸痛

常见于肺栓塞、矽肺。

4. 喘息伴咳粉红色泡沫样痰

常见于心源性哮喘。

5. 喘息伴潮热、盗汗

常见于重症肺结核。

应该通过仔细询问病史，并结合体格检查和必要的实验室检查，以明确喘息发生的原因。如胸片、肺功能等检查，可鉴别喘息性支气管炎、支气管哮喘、慢性阻塞性肺疾病。胸片、胸部 CT 及血常规、痰培养等检查可鉴别各型肺炎、肺结核、肺栓塞、矽肺等疾病。

心电图、心超等检查可与心源性哮喘作鉴别。

细目三 治疗

要点一 辨证论治

（一）辨证要点

1. 虚实

实喘：呼吸深长有余，呼出为快，气粗声高，伴有痰鸣咳嗽，脉数有力，病势多急。

虚喘：呼吸短促难续，深吸为快，气怯声低，少有痰鸣咳嗽，脉沉细或浮大无力。病势徐缓，时轻时重，遇劳则甚。

2. 寒热

寒证：痰清稀如水或痰白有沫，面色青灰，口不渴或渴喜热饮，或四肢不温，小便清冷，或恶寒无汗，全身酸楚，舌质淡，苔白滑，脉象浮紧或弦迟。

热证：痰色黄、黏稠或色白而黏，咯吐不利，身热面赤，口渴饮冷，便干尿黄，或颧红唇赤，烦热，或发热微恶风，汗出，舌质红或干红，苔黄腻或黄燥，或少苔，脉象滑数或浮数或细数。

3. 病位

在肺：因外邪、痰浊、肝郁气逆等致邪壅肺气，宣降不利而喘者均属实。

在肺肾：久病劳欲，肺肾摄纳失常而致喘者多属虚，或虚实夹杂。

（二）治疗原则

1. 治疗以虚实为纲，实喘治在肺，虚喘治在肺肾。实喘以祛邪利气为法，虚喘以培补摄纳为法。

2. 祛邪利气应区别寒、热、痰、气之不同而分别采用温宣、清肃、祛痰、降气等法。培补摄纳应根据病因病机之不同，采用补肺、纳肾、温阳、益气、养阴、固脱等法。

3. 证属虚实夹杂，下虚上实者，需祛邪与扶正并举，分清主次，权衡标本，有所侧重，辨证选方用药。

（三）证治分类

1. 实喘

（1）风寒闭肺证

证候：以喘息、呼吸急促、胸部胀闷为主症。或兼有咳嗽、痰稀薄色白，头痛、鼻塞流涕、无汗、恶寒或伴发热，口不渴。舌苔薄白滑，脉浮紧。

治法：宣肺散寒。

方药：麻黄汤合华盖散加减。麻黄、紫苏、半夏、橘红、杏仁、苏子、紫菀、白前。

加减：若咳喘重，胸满气逆者，加射干、前胡、厚朴宣肺降气化痰；如寒饮伏肺，复感客寒而引发者，可用小青龙汤发表温里。

（2）表寒里热证

证候：以咳逆上气，胸胀或痛，息粗，鼻煽为主症。可兼有咳痰不爽，质黏稠，形寒，身热，烦闷，身痛，有汗或无汗，口渴，溲黄，便干。舌质红，苔薄白或黄。

治法：宣肺泄热。

方药：麻杏石甘汤加减。麻黄、生石膏、杏仁、甘草、苏子、半夏、款冬花。

加减：表寒重，加桂枝解表散寒；痰热重，痰黄黏稠量多，加瓜蒌、贝母清化痰热；痰鸣息涌，加葶苈子、射干泻肺消痰。

（3）痰热郁肺证

证候：喘咳气涌，胸部胀痛，痰多黏稠色黄，或夹血色。伴胸中烦热，身热有汗，渴喜冷饮，面红，咽干，尿赤，便秘。舌红苔黄或黄腻，脉滑数。

治法：清热化痰。

方药：桑白皮汤。桑白皮、黄芩、黄连、栀子、杏仁、贝母、半夏、苏子。

加减：身热重，加石膏辛寒清气；喘甚痰多，黏稠色黄，可加葶苈子、海蛤壳、鱼腥草、冬瓜仁、苡仁清热泻肺，化痰泄浊；腑气不通，痰涌便秘，加瓜蒌仁、大黄或风化硝，通腑清肺泻壅。

（4）痰浊阻肺证

证候：喘而胸满闷窒，甚则胸盈仰息，咳嗽痰多，黏腻色白，咯吐不利。兼有呕恶纳呆，口黏不渴。苔厚腻色白，脉滑。

治法：化痰降逆。

方药：二陈汤合三子养亲汤。半夏、茯苓、陈皮、甘草、苏子、白芥子、莱菔子。

加减：痰湿较重，舌苔厚腻，可加苍术、厚朴燥湿理气，以助化痰定喘；脾虚，纳少，神疲，便溏，加党参、白术健脾益气；痰从寒化，色白清稀，畏寒，加干姜、细辛。

（5）肝气乘肺证

证候：每遇情志刺激而诱发，发时突然呼吸短促、息粗气憋、胸闷胸痛、咽中如窒。或失眠、心悸，平素常多忧思抑郁，不思饮食。苔薄，脉弦。

方药：五磨饮子。沉香、槟榔、乌药、木香、枳实。

加减：肝郁气滞较著，加柴胡、郁金、青皮疏理肝气；若有心悸、失眠者，加百合、合欢皮、酸枣仁、远志等宁心安神；若气滞腹胀，大便秘结，可加大黄以降气通腑，即六磨汤之意。在本证治疗中，宜劝慰病人心情开朗，配合治疗。

2. 虚喘

（1）肺气虚证

证候：喘促气短，咳声低弱，痰吐稀薄，自汗畏风，容易感冒。舌淡红，脉软弱。

治法：补肺益气。

方药：补肺汤合玉屏风散。党参、黄芪、熟地、五味子、紫菀、桑白皮、白术、防风。

咳逆，咳痰稀薄者，合紫菀、款冬花、苏子、钟乳石等温肺止咳定喘；偏阴虚者加沙参、麦冬、玉竹、百合、诃子补肺养阴；咳痰稠黏，合川贝母、百部、桑白皮化痰肃肺。

（2）肾气虚证

证候：喘促日久，气息短促，动则喘甚，或面青肢冷，或肢体浮肿，或面红烦躁。舌淡苔薄，脉弦细。

治法：补肾纳气。

方药：金匮肾气丸合参蛤散。制附子、熟地、山茱萸、山药、茯苓、泽泻、丹皮、桂枝、人参、蛤蚧。

加减：若脐下筑筑跳动，气从少腹上冲胸咽，为肾失潜纳，加紫石英、磁石、沉香等镇纳之；肾阴虚者，不宜辛燥，宜用七味都气丸合生脉散加减以滋阴纳气。药用生地、天门冬、麦门冬、龟板胶、当归养阴；五味子、诃子敛肺纳气。

要点二 常用中成药

1. 小青龙口服液
口服。每次 10ml，1 日 3 次。用于风寒闭肺证。

2. 消咳喘糖浆
口服。每次 10ml，1 日 3 次。用于表寒里热证。

3. 清肺消炎丸
口服。每次 60 粒，1 日 3 次。用于痰热郁肺证。

4. 贝羚胶囊
口服。每次 0.6g，1 日 3 次。用于痰热郁肺证。

5. 痰饮丸
口服。每次 14 丸，1 日 2 次。用于痰浊阻肺证。

6. 逍遥丸
口服。每次 9g，1 日 2 次。用于肝气乘肺证。

7. 玉屏风颗粒
口服。每次 1 包，1 日 3 次。用于肺气虚证。

8. 金匮肾气丸
口服。每次 3~5 粒，1 日 3 次。用于肾气虚证。

要点三 其他疗法

1. 验方
黄芪 40g，党参 30g，山药 30g，半夏 10g，白糖 10g，粳米 150g。先将黄芪、党参、半夏煎汁去渣代水，与山药、粳米同煮为粥，加入白糖，连服数月，治疗肺虚喘证。

2. 温灸
取肺俞、膏肓俞、脾俞、肾俞、足三里、膻中等穴，在三伏天，用直接灸法或隔姜灸，艾柱如麦粒大，每穴 3~4 壮。温灸次序，先背部，后胸部，再四肢，治疗肺虚喘证。

3. 敷脐法
将补骨脂研为细末，每次用 10g，用生姜汁调为膏状，敷于脐窝，用纱布与胶布固定。

每日换药 1 次。此法适用于喘息性支气管炎缓解期属肾阳不足的患者。

细目四　转诊原则及预防调护

要点一　转诊原则

1. 诊断不明者，需转到上级医院行胸片、肺部 CT、肺功能、痰培养等检查。
2. 如血压、脉搏等发生变化，有喘脱危象前驱症状者。
3. 常规治疗无效或病情加重者。

要点二　养生与康复

1. 食疗：风寒闭肺证，食用杏仁粥，可止咳平喘，健脾养胃；痰热遏肺证，可食用贝母粥、杏仁饼、丝瓜花饮；肝气乘肺证，可选用柚子皮茶、橘络茶；肺气虚者可选用参枣汤补益肺气；肾虚气喘者可服用人参胡桃汤补气益肾，定喘止咳。
2. 对于情致因素导致喘促者，需多加心理疏导，使其心情舒畅，避免不良刺激。

要点三　健康教育

1. 起居有常，并注意四时气候变化，防寒保暖，避免烟尘异味及过敏原等诱发因素刺激和外邪侵袭。
2. 饮食有节，宜食清淡、富营养易消化的食物，忌肥甘厚味和烟酒，以免邪从内生。
3. 调畅情志，保持情绪稳定和乐观。忌郁、怒、忧等，防止七情内伤。
4. 加强体育锻炼，提高御寒和抗病能力，如适当打太极拳，做气功、散步、呼吸操等。
5. 患者若为慢性缺氧状态，应予家庭氧疗（给予低流量医用氧气，每日吸氧 15 小时以上）。

第五单元　心悸

细目一　病因病机

要点　病因病机

心悸的发生主要由于体虚久病，情志刺激和感受外邪，导致心神失养，心神被扰或心脉闭阻所致。

1. 体虚久病，心失所养

临床常见的有气血不足，心失所养；肾阴不足，水不济火，虚火扰心；阳气虚弱，不能温养心脉，发为心悸。

2. 情志刺激，损伤心脾

忧思过度，劳伤心脾，阴血暗耗，心失所养；或心脾气机郁结，气结津聚为痰，痰郁化火，上扰于心；或心虚胆怯之人，卒受惊恐，心神被扰，发为心悸。

3. 感受外邪，损伤心脉

感受温热之邪或时行病毒，病邪内传扰心，心失所养；或风寒湿邪由表传里，内犯于心，痹阻心脉，发为心悸。

心悸的病因虽有上述诸端，然病机不外乎气血阴阳亏虚，心失所养；或邪扰心神，心神不宁。其病位在心，而与肝、脾、肾、肺四脏密切相关。心悸的病理性质主要有虚实两方面。虚者为气、血、阴、阳亏损，使心失滋养，而致心悸；实者多由痰火扰心，水饮上凌或心血瘀阻，气血运行不畅所致。虚实之间可以相互夹杂或转化。

心悸预后转归主要取决于本虚标实的程度、邪实轻重、脏损多少、治疗当否及脉象变化惰况。如患者气血阴阳虚损程度较轻，未见瘀血、痰饮之标证，病损脏腑单一，呈偶发、短暂、阵发，治疗及时得当，脉象变化不显著者，病证多能痊愈；反之，脉象过数、过迟、频繁结代或乍疏乍数，反复发作或长时间持续发作者，治疗颇为棘手，预后较差；甚至出现喘促、水肿、胸痹心痛、厥证、脱证等变证，若不及时抢救治疗，预后极差，甚至猝死。

细目二　诊断、类证鉴别和鉴别诊断

要点一　诊断

1. 自觉心搏异常，或快速，或缓慢，或跳动剧烈，或忽跳忽止呈阵发性或持续不解。
2. 伴有胸闷不舒，易激动，心烦寐差，颤抖乏力，头晕。
3. 可见数、促、结、代、缓、沉、迟等脉象。
4. 常由情志刺激、劳倦、饮酒及饱食等诱发。

要点二　类证鉴别

奔豚：二者都有心悸易惊，烦躁不安的症状。但奔豚是发作性少腹气上冲胸，直达咽喉部，同时还可伴有胸闷、头晕、目眩等症状。奔豚源于小腹的肾脏寒气或肝脏气火上下冲逆所致。心悸为心中剧烈跳动，发自于心。

要点三　鉴别诊断

中医所谓的心悸指的是自觉心中跳动，心慌不安，相当于西医的心律失常。引起心律失常的病因很多，常见于：

1. 各种器质性或功能性心血管疾病，如：冠状动脉粥样硬化性心脏病、风湿性心脏病、病毒性心肌炎、先天性心脏病、心肌病、高血压性心脏病、肺源性心脏病、心脏神经官能症等。

2. 心外因素，如运动、甲状腺功能亢进或减退、电解质紊乱、药物不良反应等。

细目三　治疗

要点一　辨证论治

（一）辨证要点

1. 辨病机的虚实

实证：一般起病较急或突然加重，发病时间相对较短，或发作时间短，或偶发，由饮食、情志或外邪等因素引发。多因痰火扰心，惊恐日久，心失所主或外邪内传扰心，痹阻心脉所致。

虚证：起病缓慢，发病时间较长，或发作持续时间较长，或经常发病，往往在五脏虚损基础上逐渐产生或因外来因素诱发加重者。多因气血阴阳不足导致心失所养。

2. 辨惊悸与怔忡

惊悸发病多与情绪波动、精神受刺激有关，心悸多呈阵发性，时作时至，病来虽速，但病势较轻浅，全身情况较好。

怔忡多由心脏较严重损害所致，心悸常持续存在，或稍劳即发作，病势较深重，全身情况较差。

3. 辨别脉象变化

心悸病人的脉象较为复杂，可见数脉、促脉、疾脉、结脉、代脉、迟脉、涩脉、弱脉、滑脉、浮脉等。

脉细数者，为心阴血不足之证；兼滑者，为夹痰之兆；脉迟者，多由心肾阳虚，无力鼓动心脉所致；其脉参差不齐者，常为气血两亏，阴阳俱虚之候；若见浮脉，综合临床当虑及六淫之邪侵及心脏。

4. 辨证结合临床辅助检查

心悸患者无论虚实均宜做心电图及 24 小时动态心电图检查。新病之年轻患者，可行心肌抗体、病毒标志物等检查以排除心肌炎，同时可了解外邪情况。病久者，则应行胸部 X 线片、心超、抗 "O" 等以排除慢性器质性心脏损害。其他如心肌酶谱等，是了解新近急性心肌损害的重要指标，可助辨别病势深浅和活动与否。

（二）治疗原则

1. 治疗大法：虚证分别予以补气、养血、滋阴、温阳。实证予以清热化痰，解表祛邪，活血化瘀。

2. 分清痰、火、饮、瘀。有痰者化痰，有火者分清虚实或清或降，有饮者涤饮，有瘀者活血化瘀。

3. 心悸的特点是心神不宁，故应酌情配合安神宁心或镇心法。

（三）证治分类

1. 心虚胆怯证

证候：心悸，善惊易恐，坐卧不安，少寐多梦。舌苔薄白，脉数或虚弦。

治则：镇静定志，养心安神。

方药：安神定志丸加味。茯苓、茯神、远志、人参、石菖蒲、龙齿、琥珀、磁石。

加减：气短乏力，头晕目眩，动则为甚，静则悸缓，为心气虚损明显，重用人参，加黄芪以加强益气之功；兼见心阳不振，用肉桂易桂枝，加附子，以温通心阳；兼心血不足，加阿胶、首乌、龙眼肉以滋养心血；兼心气郁结，心悸烦闷，精神抑郁，加柴胡、郁金、合欢皮、绿萼梅以疏肝解郁；气虚夹湿，加泽泻，重用白术、茯苓；气虚夹瘀，加丹参、川芎、红花、郁金。

2. 气血不足证

证候：心悸，劳累后易发，休息后减轻，气短，自汗，神倦，头晕，面色无华。舌质淡苔红，脉细弱。

治则：补气益血，养心安神。

方药：归脾汤加减。党参、黄芪、白术、茯神、酸枣仁、龙眼、炙甘草、当归、远志、生姜、大枣。

加减：若失眠多梦，加合欢皮、夜交藤、五味子、柏子仁、莲子心等养心安神；兼见五心烦热，自汗盗汗，胸闷心烦，舌淡红少津，苔少或无，脉细数或结代，为气阴两虚，治以益气养血，滋阴安神，用炙甘草汤加减以益气滋阴，补血复脉；兼阳虚而汗出肢冷，加附子、黄芪、煅龙骨、煅牡蛎；兼阴虚，重用麦冬、地黄、阿胶，加沙参、玉竹、石斛。

3. 阴虚火旺证

证候：心悸，思虑劳心尤甚，心烦少寐，头晕目眩，手足心热，腰膝酸软，耳鸣。舌质红，少苔或无苔，脉细数。

治则：滋阴降火，养心安神。

方药：天王补心丹或朱砂安神丸。党参、玄参、丹参、茯苓、五味子、远志、桔梗、当归、麦冬、柏子仁、酸枣仁、生地。

加减：若阴虚而火热不明显者，可单用天王补心丹；肾阴亏虚，虚火妄动，遗精腰酸者，加龟板、熟地、知母、黄柏，或加服知柏地黄丸；若阴虚兼有瘀热者，加赤芍、丹皮、桃仁、红花、郁金等清热凉血，活血化瘀。

4. 心阳不振证

证候：心悸，动则喘促难卧，面色苍白，形寒肢冷。舌质淡或淡紫，苔白，脉沉细无力或沉细而数。

治则：温阳益气，宁心安神。

方药：桂枝甘草龙骨牡蛎汤合参附汤。桂枝、龙骨、牡蛎、炙甘草、人参、附子、生姜、大枣。

加减：形寒肢冷者，重用人参、黄芪、附子、肉桂温阳散寒；大汗出者重用人参、黄芪、煅龙骨、煅牡蛎、山萸肉益气敛汗，或用独参汤煎服；兼见水饮内停者，加葶苈子、五加皮、车前子、泽泻等利水化饮；夹瘀血者，加丹参、赤芍、川芎、桃仁、红花；若心阳不振，以致心动过缓者，酌加炙麻黄、补骨脂，重用桂枝以温通心阳。

5. 痰火扰心证

证候：心悸时发时止，受惊易作，胸闷，痰多稠黏，头昏，烦躁，失眠，口干而苦。舌偏红，苔黄腻，脉弦滑数。

治则：清热化痰，镇心安神。

方药：黄连温胆汤。半夏、陈皮、茯苓、甘草、枳实、竹茹、黄连、大枣。

加减：痰热互结，大便秘结者，加生大黄；心悸重者，加珍珠母、石决明、磁石重镇安神；火郁伤阴，加麦冬、玉竹、天冬、生地养阴清热。

6. 风热扰心证

证候：心悸，胸闷，左胸部或胸骨柄后隐痛，身热，或微恶风寒，咽痛，四肢肌肉酸痛，乏力，心烦，或咳嗽咳痰。舌偏红，苔薄白或薄黄，脉浮数。

治则：疏风清热，通络宁心。

方药：银翘散。金银花、连翘、牛蒡子、薄荷、荆芥、桔梗、甘草、竹叶、芦根。

加减：心悸胸闷，加丹参、玉竹、太子参、苦参护阴宁心；若表邪深入气分，热毒炽盛，酌加石膏、知母、黄连、板蓝根、七叶一枝花，加强清热解毒之力；热毒渐清，气阴两虚明显，症见乏力汗出、心烦少寐、手足心热，可酌加北沙参、麦冬、百合、枣仁、远志以益气养阴，宁心安神。

7. 心血瘀阻证

证候：心悸，胸闷不舒，心痛时作，面唇紫黯。舌质紫黯或有瘀斑，脉涩或结代。

治则：活血化瘀，理气通络。

方药：桃仁红花煎。丹参、赤芍、桃仁、红花、制香附、延胡索、青皮、当归、川芎、生地。

加减：气滞血瘀，加用柴胡、枳壳；络脉痹阻，胸部窒闷，加沉香、檀香、降香；夹痰浊，胸满闷痛，苔浊腻，加瓜蒌、薤白、半夏、广陈皮；胸痛甚，加乳香、没药、五灵脂、蒲黄、三七粉等祛瘀止痛。

要点二　常用中成药

1. 归脾丸

口服。浓缩丸，每次8～10丸，1日3次；大蜜丸，用温开水或生姜汤送服，每次1丸，1日3次。用于气血不足证。

2. 天王补心丹

口服。每次1丸，1日2次，用于阴虚火旺证。

3. 参松养心胶囊

口服。每次2～4粒，1日3次。四周为一疗程。用于气阴两虚，心络瘀阻证。

要点三　其他疗法

1. 针灸治疗

取手少阴、厥阴经穴、俞募穴为主。取郄门、神门、心俞、巨阙。心血不足加膈俞、脾俞、足三里；痰火内动加尺泽、内关、丰隆；水饮内停加脾俞、胃俞、三焦俞。

2. 推拿治疗

取穴：郄门、心俞、厥阴俞、神门、内关。

细目四 转诊原则及预防调护

要点一 转诊原则

1. 对于原因不明、不能明确诊断的心悸者。
2. 经常规处理心悸仍无缓解者。
3. 心悸持续存在，或稍劳即发作，病势较深重，全身情况较差者。

要点二 养生与康复

丹参酒：将丹参45g研粗末，放入高粱酒500ml中浸泡，1周后即可食用。

要点三 健康教育

1. 重视精神调摄，保持精神愉快，性格开朗，劳逸结合。
2. 饮食起居有节，不可过度劳累或过食肥甘厚味及烟酒等刺激性食物。伴有水肿者，当限制水量和盐的摄入量。
3. 转证患者宜适当参加运动，有利于调畅气机，怡神养心。但重症患者以休息为主，避免过劳耗损心气。

第六单元 胸痹

细目一 病因病机

要点 病因病机

胸痹的发生主要病因有年老体虚、饮食不当、情志失调、寒邪内侵，导致心肝脾肾功能失调，心脉痹阻。胸痹病位在心，但与肝、脾、肾三脏密切相关。其形成的病理基础是胸阳不振。病理因素主要为阴寒、痰浊、气滞、血瘀。本病的病机总有虚实二端，虚为心、脾、肝、肾亏虚；实为寒凝、气滞、血瘀、痰浊阻遏心阳，痹阻心脉。病理性质多为本虚标实，虚实夹杂。

1. 年老体虚，心肾亏虚

肾阳虚衰，不能鼓动五脏之阳；肾阴亏虚则不能滋养五脏之阴，血液滞行或心脉失于濡养发为胸痹。

2. 寒邪内侵，痹阻胸阳

胸阳被遏，气血运行不畅，心脉痹阻发为胸痹。

3. 饮食不节，脾胃受伤

湿聚为痰，上犯心胸，心脉痹阻遂成本病。

4. 情志失调，损伤肝脾

郁怒伤肝，气机郁滞或化火灼津为痰；忧思伤脾，脾失健运，痰浊内生，血行不畅以致气滞血瘀；或痰瘀交阻，胸阳不运而成胸痹。

本病多在中年以后发生，如治疗及时得当，可获较长时间稳定缓解；如反复发作，则病情较为顽固。病情进一步发展，可见心胸卒然大痛，出现真心痛证候，甚则可"旦发夕死，夕发旦死"。

细目二　诊断、类证鉴别和鉴别诊断

要点一　诊断

1. 心胸痛是真心痛最早出现、最为突出的症状，其疼痛剧烈，难以忍受，且范围广泛，持续时间长久，患者常有恐惧、濒死感。
2. 严重者面色苍白，唇甲青紫，心律失常，可发生猝死。
3. 多见于中年以上，常因操劳过度、抑郁恼怒或多饮多食、感受寒冷而诱发。

要点二　类证鉴别

1. 悬饮

胸痹与悬饮都可以有胸痛症状，但胸痹疼痛以胸骨左缘为主，可放射至左肩臂，为时较短，常有一定的诱发因素，休息或服药后可以缓解，常伴有心悸症状。而悬饮疼痛可一侧或两侧胁肋，常持续不解，多因咳嗽、深呼吸而使疼痛加重，常伴有咳嗽、咯痰等肺系症状。

2. 胃痛

胃痛的疼痛部位在剑突下胃脘部，局部常有压痛。疼痛的发生与进食有一定的关联，持续时间较长，疼痛性质以胀痛为主，常伴有纳呆、恶心、嗳气、泛酸等脾胃功能失调的症状。

要点三　鉴别诊断

胸部闷痛大多来自心血管疾病。但临床上除了心血管疾病外，胸壁疾病、呼吸系统与纵隔疾病、消化系统疾病等同样可引起胸部闷痛，应与胸痹相鉴别。

1. 胸壁疾病

肋间神经炎、带状疱疹、肋软骨炎、肋骨骨折等。

2. 呼吸系统与纵隔疾病

肺炎、支气管炎、肺肿瘤、肺梗塞、肺脓肿、纵隔炎、纵隔肿瘤等。

3. 心血管系统疾病

心绞痛、心肌梗死、心包炎、心包积液、主动脉夹层等。

4. 消化系统

食管炎、食管癌等。

细目三　治疗

要点一　辨证论治

（一）辨证要点

1. 辨标本虚实

胸痹总属本虚标实之证，辨证首先辨别虚实，分清标本。标实应区别气滞、痰浊、血瘀、寒凝的不同，本虚又应区别阴阳气血亏虚的不同。

标实者：闷重而痛轻，兼见胸胁胀满，善太息，憋气，苔薄白，脉弦者，多属气滞；胸部窒闷而痛，伴唾吐痰涎，苔腻，脉弦滑或弦数者，多属痰浊；胸痛如绞，遇寒则发，或得冷加剧，伴畏寒肢冷，舌淡苔白，脉细，为寒凝心脉所致；刺痛固定不移，痛有定处，夜间多发，舌紫暗或有瘀斑，脉结代或涩，由心脉瘀滞所致。

本虚者：心胸隐痛而闷，因劳累而发，伴心慌，气短、乏力，舌淡胖嫩，边有齿痕，脉沉细或结代者，多属心气不足；若绞痛兼见胸闷气短，四肢厥冷，神倦自汗，脉沉细，则为心阳不振；隐痛时作时止，缠绵不休，动则多发，伴口干，舌淡红而少苔，脉沉细而数，则属气阴两虚表现。

2. 辨病情轻重

疼痛持续时间短暂，瞬息即逝者多轻；持续时间长，反复发作者多重；若持续数小时甚至数日不休者常为重症或危候。疼痛遇劳发作，休息或服药后能缓解者为顺证；服药后难以缓解者常为危候。

（二）治疗原则

基于本病病机为本虚标实，虚实夹杂，发作期以标实为主，缓解期以本虚为主的特点。其治疗原则应先治其标，后治其本，先从祛邪入手，然后再予扶正，必要时可根据虚实标本的主次，兼顾同治。标实当泻，针对气滞、血瘀、寒凝、痰浊而疏理气机，活血化瘀，辛温通阳，泄浊豁痰，尤重活血通脉治法；本虚宜补，权衡心脏阴阳气血之不足，有无兼见肺、肝、脾、肾等脏之亏虚，补气温阳，滋阴益肾，纠正脏腑之偏衰，尤其重视补益心气之不足。

（三）证治分类

1. 寒凝心脉证

证候：卒然心痛如绞，形寒，甚至手足不温，冷汗自出，心悸气短，或心痛彻背，背痛彻心。多因气候骤冷或骤遇风寒而发病或症状加重。苔薄白，脉沉紧或沉迟。

治则：辛温散寒，宣通心阳。

方药：枳实薤白桂枝汤合当归四逆汤加减。枳实、薤白、桂枝、细辛、瓜蒌、厚朴、当归、芍药、甘草、大枣。

加减：阴寒极盛之胸痹重症，表现胸痛剧烈，痛无休止，伴身寒肢冷，气短喘息，脉沉紧或沉微者，当用温通散寒之法，予乌头赤石脂丸加荜茇、高良姜、细辛等；若痛剧而四肢不温，冷汗自出，即刻舌下含化苏合香丸或麝香保心丸，以芳香化浊，理气温通开窍。

2. 痰浊闭阻证

证候：胸闷如窒而痛，形体肥胖，肢体困重，痰多气短，遇阴雨天而易发作或加重，伴有倦怠乏力，纳呆便溏，口黏，恶心。苔白腻或白滑，脉滑。

治法：通阳泄浊，豁痰宣痹。

代表方：瓜蒌薤白半夏汤合涤痰汤加减。瓜蒌、薤白、半夏、胆南星、竹茹、人参、茯苓、甘草、石菖蒲、陈皮、枳实。

加减：痰浊郁而化热者，用黄连温胆汤加郁金，以清化痰热而理气活血；如痰热兼有郁火者，加海浮石、海蛤壳、黑山栀、天竺黄、竹沥化痰火之胶结；大便干结加桃仁、大黄；痰浊与瘀血往往同时并见，因此通阳豁痰和活血化瘀法亦经常并用，但必须根据两者的偏重而有所侧重。

3. 血瘀气滞证

证候：心胸疼痛剧烈，如刺如绞，痛有定处，甚则心痛彻背，背痛彻心，或痛引肩背；常伴有胸闷，经久不愈，可因暴怒而症状加重。舌质暗红，或紫暗，多见瘀斑，舌下可见络脉瘀曲，苔薄，脉弦涩或结、代、促。

治则：活血化瘀，行气通络。

方药：血府逐瘀汤加减。当归、生地黄、赤芍、川芎、桃仁、红花、柴胡、枳壳、甘草、桔梗、川牛膝。

加减：胸痛剧烈，可加乳香、没药、郁金、降香、丹参等，加强活血理气之功；若血瘀气滞并重，胸闷痛甚者，可加沉香、檀香、荜茇等辛香理气止痛之药；若寒凝血瘀或阳虚血瘀，伴畏寒肢冷，脉沉细或沉迟者，可加桂枝或肉桂、细辛、高良姜、薤白等温通散寒之品；若气虚血瘀，伴气短乏力，自汗，脉细弱或结代者，当益气活血，用人参养营汤合桃红四物汤加减；若卒然心痛发作，可含化复方丹参滴丸、速效救心丸等活血化瘀，芳香止痛之品。

4. 心肾阴虚证

证候：胸闷且痛，心悸盗汗，心烦不寐，腰膝酸软，耳鸣，头晕。舌红或有紫斑，脉细数或见结代。

治法：滋阴清火，养心和络。

代表方：天王补心丹合炙甘草汤加减。生地、玄参、天冬、麦冬、人参、炙甘草、茯苓、柏子仁、酸枣仁、五味子、远志、丹参、当归、芍药、阿胶。

加减：阴不敛阳，虚火内扰心神，虚烦不寐，舌尖红少津者，可用酸枣仁汤，清热除烦以养血安神；若兼见风阳上扰，加用珍珠母、灵磁石、石决明、琥珀等重镇潜阳之品。

5. 气阴两虚证

证候：胸闷隐痛，时作时止，心悸气短，倦怠懒言，面色少华，口舌偏燥，头晕目眩，遇劳则甚。舌偏红或有齿印，脉细弱无力，或结代。

治则：益气养阴，活血通络。

方药：生脉散合人参养营汤加减。党参、麦冬、五味子、黄芪、熟地黄、白术、茯苓、当归、白芍、远志、丹参、炙甘草、陈皮。

加减：兼有气滞血瘀者，可加川芎、郁金以行气活血；兼见纳呆、失眠等心脾两虚者，可加茯神、蔻仁、半夏曲健脾和胃，柏子仁、酸枣仁收敛心气，养心安神。

6. 阳气虚衰证

证候：胸闷气短，甚者胸痛彻背，心悸，汗出，畏寒，肢冷，腰酸乏力，面色苍白，唇甲淡白或青紫。舌淡或紫暗，脉沉细或沉微欲绝。

治法：温补阳气，振奋心阳。

代表方：参附汤合右归饮加减。人参、附子、肉桂、熟地、山茱萸、山药、枸杞子、当归、鹿角、杜仲、菟丝子、生姜、大枣。

加减：若肾阳虚衰，不能制水，水饮上凌心肺，症见水肿、喘促、心悸，用真武汤加黄芪、汉防己、猪苓、车前子温肾阳而化水饮；若阳虚欲脱厥逆者，用四逆加人参汤，温阳益气，回阳救逆；或参附注射液 40~60ml 加入 5% 葡萄糖注射液 250~500ml 中静滴，可增强疗效。

要点二　常用中成药

1. 麝香保心丸

口服，每次 1~2 丸，1 日 3 次；或症状发作时服用，芳香温通，益气强心。用于心肌缺血引起的心绞痛、胸闷及心肌梗死。

2. 复方丹参滴丸

口服或舌下含服，每次 10 丸，1 日 3 次，4 周为一个疗程；活血化瘀，理气止痛。用于胸中憋闷，心绞痛。

3. 通心络胶囊

口服，每次 2~4 粒，1 日 3 次；益气活血，通络止痛。用于冠心病心绞痛属心气虚乏，血瘀络阻证。

4. 生脉饮口服液

口服，每次 1 支，1 日 3 次。用于气阴两虚证。

要点三　其他疗法

1. 针灸治疗

取手厥阴、手少阴经穴及背俞穴为主。毫针刺，补虚泻实，可灸。处方配穴：内关、通里、心俞、厥阴俞、巨阙。

2. 推拿治疗

取穴：肺俞、心俞、厥阴俞、内关。手法：按法、揉法、擦法。

操作方法：患者坐位，施按揉法于肺俞、心俞、厥阴俞穴，手法宜轻柔缓慢，每穴 2 分钟。按揉内关穴，约 1 分钟。施擦法于背部膀胱经，重点在肺俞、心俞、厥阴俞穴，以透热为度。

要点四　《金匮要略》对胸痹的论述及治疗

汉代·张仲景《金匮要略》正式提出"胸痹"的名称，并进行了专门的论述。把病因病机归纳为"阳微阴弦"，即上焦阳气不足，下焦阴寒气盛，认为乃本虚标实之证。在治疗上，根据不同证候，制定了瓜蒌薤白白酒汤等方剂，以取温通散寒，宣痹化湿之效，体现了辨证论治的特点。

《金匮要略·胸痹心痛短气病脉证治》："胸痹，心中痞气，气结在胸，胸满，胁下逆抢心，枳实薤白桂枝汤主之，人参汤亦主之。""心痛彻背，背痛彻心，乌头赤石脂丸主之。""胸痹之病，喘息咳唾，胸背痛，短气，寸口脉沉而迟，关上紧数，瓜蒌薤白白酒汤主之。""胸痹，不得卧，心痛彻背者，瓜蒌薤白半夏汤主之。"

细目四　转诊原则及预防调护

要点一　转诊原则

1. 不能明确诊断，需要作进一步检查者。
2. 胸痹经常规处理无减轻或缓解者。
3. 胸痹进一步发展，疼痛剧烈，如榨如绞，自觉有濒死感，并伴有汗出、肢冷、面青、唇紫、喘促不得卧、脉微细或结代等危候者。
4. 随访过程中出现病情变化者。

要点二　养生与康复

1. 药茶

将苍术、荷叶、决明子煎汤代茶。

2. 敷贴

檀香、细辛研成细粉，加黄酒适量，调成糊状，敷在胸背疼痛处，胶布固定，每日换药。

要点三　健康教育

1. 重视精神调摄，保持精神愉快，性格开朗，劳逸结合。
2. 饮食起居有节，不可过度劳累或过食肥甘厚味及烟酒等刺激性食物。
3. 预防便秘，饮食中可增加蔬菜、水果，并养成定时排便习惯。
4. 久病体虚者，根据体力和病情，仍宜进行适当的体育锻炼。

5. 对于反复发作的患者，宜随身携带一些能迅速缓解症状的药物，如麝香保心丸、复方丹参滴丸等，防止胸痹发作时病情向真心痛发展或发生猝死。

第七单元 不寐

细目一 病因病机

要点一 病因病机

不寐的发生，主要由于饮食不节，情志失常，劳逸失调，病后体虚等因素影响了营卫阴阳的正常运作，导致阴阳失交，心神调节失常。其病位主要在心，与肝、脾、肾密切相关。

1. 饮食不节

暴饮暴食，宿食内停，酿生痰热，壅遏于中，痰热上扰，胃气失和而不寐。

2. 情志失常

情志不遂，暴怒伤肝，肝郁化火；或五志过极，心火内灼，或喜笑无度，或暴受惊恐，神魂不安而不寐。

3. 劳逸失调

劳倦太过，过逸少动致脾虚气弱；思虑过度，伤及心脾，营血亏虚，不能上奉于心而不寐。

4. 病后体虚

久病血虚，年迈血少，引起心血不足，心失所养，心神不安而不寐。亦可因年迈体虚，阴阳亏虚而致不寐。

不寐的预后一般较好，但因病情不一，预后亦各异。病程短，病情单纯者，治疗收效较快；病程较长，病情复杂者，治疗难以速效。且病因不除或治疗不当，易产生情志病变，使病情更加复杂，治疗难度增加。

要点二 《内经》对不寐的论述

不寐在《内经》称为"不得卧"、"目不瞑"。

《灵枢·邪客》曰："夫邪气之客人也，或令人目不瞑，不卧出者，何气使然？……今厥气客于五脏六腑，则卫气独卫其外，行于阳，不得入于阴。行于阳则阳气盛，阳气盛则阳蹻陷；不得入于阴，阴虚，故目不瞑。黄帝曰：善。治之奈何？伯高曰：补其不足，泻其有余，调其虚实，以通其道，而去其邪，饮以半夏汤一剂，阴阳已通，其卧立至。"

《素问·逆调论》曰"胃不和则卧不安"。

细目二　诊断、类证鉴别和鉴别诊断

要点一　诊断

1. 轻者入寐困难或寐而易醒，醒后不寐，连续3周以上，重者彻夜难眠。
2. 常伴有头痛、头昏、心悸、健忘、神疲乏力、心神不宁、多梦等症。
3. 本病证常有饮食不节，情志失常，劳倦、思虑过度，病后，体虚等病史。

要点二　类证鉴别

1. 不寐应与一时性失眠、生理上少寐相区别。若因一时性情志影响或生活环境改变引起的暂时性失眠不属病态。至于老年人少寐早醒，亦多属生理状态。
2. 因其他疾病痛苦引起失眠者，不属于不寐范畴，应以祛除有关病因为主。

要点三　鉴别诊断

不寐应与有碍睡眠的其他器质性病变引起的继发性失眠鉴别。
1. 脑器质性疾病，如脑梗死、脑动脉硬化症等可出现有失眠。
2. 躯体器质性疾病，如心力衰竭、支气管哮喘、甲状腺功能亢进症等可伴有失眠。
3. 精神疾病：大多数精神障碍患者有失眠症状，特别是焦虑症及抑郁症患者几乎均有失眠。
4. 身体的痛苦或不适，如皮肤疾病的痒痛、关节痛、神经痛、癌性疼痛等常造成失眠。
5. 酒、咖啡或药物长期饮酒和药物依赖是成年患者失眠的重要原因。只要临床表现（包括病史、体检、各种检查结果）足以诊断以上疾病之一者，原发性失眠诊断则不予考虑。

细目三　治疗

要点一　辨证论治

（一）辨证要点

1. 首分虚实

虚证多属阴血不足，心失所养。临床特点为体质瘦弱，面色无华，神疲懒言，心悸健忘。
实证为邪热扰心。临床特点为心烦易怒，口苦咽干，便秘溲赤。

2. 次辨病位，病位主要在心

由于心神的失养或不安，神不守舍而不寐，且与肝、胆、脾、胃、肾相关。如急躁易怒而不寐，多为肝火内扰；脘闷苔腻而不寐，多为胃腑宿食，痰热内盛；心烦心悸，头晕健忘而不寐，多为阴虚火旺，心肾不交；面色少华，肢倦神疲而不寐，多属脾虚不运，心神失养；心烦不寐，触事易惊，多属心胆气虚等。

（二）治疗原则

治疗当以补虚泻实，调整脏腑阴阳为原则。

实证泻其有余，如疏肝泻火、清化痰热、消导和中。

虚证补其不足，如益气养血、健脾补肝益肾。

在此基础上，安神定志，如养血安神、镇惊安神、清心安神。

（三）证治分类

1. 肝火扰心证

证候：不寐多梦，甚则彻夜不眠，急躁易怒，伴头晕头胀，目赤耳鸣，口干而苦，不思饮食，便秘溲赤。舌红苔黄，脉弦而数。

治法：疏肝泻火，镇心安神。

方药：龙胆泻肝汤加减。龙胆草、黄芩、栀子、泽泻、车前子、当归、生地、柴胡、甘草、生龙骨、生牡蛎、灵磁石。

加减：胸闷胁胀，善太息者，加香附、郁金、佛手、绿萼梅以疏肝解郁；若头晕目眩，头痛欲裂，不寐躁怒，大便秘结者，可用当归龙荟丸。

2. 痰热扰心证

证候：心烦不寐，胸闷脘痞，泛恶嗳气，伴口苦，头重，目眩。舌偏红，苔黄腻，脉滑数。

治法：清化痰热，和中安神。

方药：黄连温胆汤加减。半夏、陈皮、茯苓、枳实、黄连、竹茹、龙齿、珍珠母、磁石。

加减：伴胸闷嗳气，脘腹胀满，大便不爽，苔腻脉滑，加用半夏秫米汤和胃健脾，交通阴阳，和胃降气。

3. 心脾两虚证

证候：不易入睡，多梦易醒，心悸健忘，神疲食少，面色少华。舌淡苔薄，脉细无力。

治法：补养心脾，养血安神。

方药：归脾汤加减。党参、白术、甘草、当归、黄芪、远志、酸枣仁、茯神、龙眼肉、木香。

加减：心血不足较甚者，加熟地、芍药、阿胶以养心血；不寐较重者，加五味子、夜交藤、合欢皮、柏子仁养心安神，或加生龙骨、生牡蛎、琥珀末以镇静安神；若产后虚烦不寐，或老人夜寐早醒而无虚烦者，多属气血不足，亦可用本方。

4. 心肾不交证

证候：心烦不寐，入睡困难，心悸多梦；伴头晕耳鸣，腰膝酸软，潮热盗汗，五心烦热，咽干少津，男子遗精，女子月经不调。舌红少苔，脉细数。

治法：滋阴降火，交通心肾。

方药：六味地黄丸合交泰丸。熟地黄、山萸肉、山药、泽泻、茯苓、丹皮、黄连、肉桂。

加减：心阴不足为主者，可用天王补心丹以滋阴养血，补心安神；心烦不寐，彻夜不眠者，加朱砂、磁石、龙骨、龙齿重镇安神。

5. 心胆气虚证

证候：虚烦不寐，触事易惊，终日惕惕，胆怯心悸；伴气短自汗，倦怠乏力。舌淡，脉弦细。

治法：益气镇惊，安神定志。

方药：安神定志丸合酸枣仁汤。人参、茯苓、甘草、茯神、远志、龙齿、石菖蒲、川芎、酸枣仁、知母。

加减：心肝血虚，惊悸汗出者，重用人参，加白芍、当归、黄芪以补养肝血；肝不疏土，胸闷，善太息，纳呆腹胀者，加柴胡、陈皮、山药、白术以疏肝健脾；心悸甚，惊惕不安者，加生龙骨、生牡蛎、朱砂以重镇安神。

要点二　常用中成药

1. 龙胆泻肝丸

口服。每次 3~6g，1 日 2 次。用于肝火扰心证。

2. 礞石滚痰丸

口服。每次 6~12g，1 日 1 次。用于痰热扰心证。

3. 柏子养心丸

口服。每次 6g，1 日 2 次。用于心脾两虚证。

4. 归脾丸

口服。浓缩丸，每次 8~10 丸，1 日 3 次。大蜜丸，用温开水或生姜汤送服，每次 1 丸，1 日 3 次。用于心脾两虚证。

5. 天王补心丹

口服，每次 8 丸，1 日 3 次；用于心肾不交证。

6. 酸枣仁合剂

口服。每次 10ml，1 日 3 次。用于心胆气虚证。

要点三　其他疗法

1. 针灸疗法

主穴神门、内关、三阴交、足三里、安眠、心俞，每次取 2~3 穴，捻转中、强刺激，留针 20 分钟。

2. 单验方

炒枣仁 10~15g，炒香，捣碎，晚上临睡前温开水调服。

核桃仁 30g，黑芝麻 30g，桑椹子 30g，共捣为泥，做成丸，每丸 3g，每次 9g，1 日 3 次。

3. 推拿疗法

每晚临睡前，温水泡脚 30 分钟，揉两侧涌泉穴各 30 次。

4. 食疗

龙眼肉 500g，白糖 50g。将龙眼肉放碗中加白糖，反复蒸、晾 3 次，使色泽变黑，将龙眼肉再拌入少许白糖，装瓶备用。每日 2 次，每次 4~5 颗，连服 7~8 天。上法适用于心脾亏虚之失眠证。

细目四   转诊原则及预防调护

要点一   转诊原则

1. 长期睡眠不足，经治疗效果不佳，显著影响生活质量。
2. 不寐伴有焦虑、抑郁等较严重的精神症状。
3. 不寐伴有神经系统症状和体征，需排除脑器质性病变者。
4. 需进一步排除躯体器质性病变者。

要点二   养生与康复

1. 注意精神方面的调摄，由于不寐为心脑神志的病变，故应调摄精神，喜怒有节，心情舒畅；避免脑力劳动过度，精神紧张，保持良好的精神状态。
2. 注意居处环境的安静。居室或周围环境应安静，设法尽量避免和消除周围的噪音，睡前不宜过多吸烟或过饮浓茶及听音乐，以免引起兴奋而难以入睡。
3. 生活规律，按时作息，养成良好的睡眠习惯。
4. 节制房事，以免房劳过度损伤肾精，使脑海空虚，导致失眠。

要点三   健康教育

1. 养成良好的生活习惯，避免精神刺激，定时休息，睡前不饮酒、浓茶、咖啡。
2. 睡眠前抛开杂念，调畅情志，放松心情，保持平稳的心态，对睡眠大有帮助。
3. 正确对待失眠，消除对失眠的恐惧心理，树立"少睡一晚也无碍"的观念。
4. 寻找失眠的原因，去除因脑或全身疾病引起不寐的各种继发性因素。
5. 在医生指导下，合理使用药物治疗。既不能长期依赖镇静催眠药，但也不可恐惧用药。
6. 注意锻炼身体，参加体育活动。

第八单元   呕吐

细目一   病因病机

呕吐的发生主要由于外感时邪、饮食不节、情志失调、病后胃弱等因素，导致胃失和降，胃气上逆，发生呕吐。

1. 外感时邪

邪气犯胃，胃失和降，胃气上逆而呕。

2. 饮食不节

损伤脾胃，食积中阻，胃气壅滞，胃气不能下降，上逆而为呕吐。

3. 情志失调

肝气横逆犯胃或忧思伤脾，升降失常，胃气上逆出现呕吐。

4. 久病脾胃虚弱

脾的运化升清和胃的受纳和降功能减退，和降无权，上逆成呕。

暴病呕吐一般多属邪实，治疗较易，预后良好。惟痰饮与肝气犯胃之呕吐，每易复发。久病呕吐，多属正虚，故虚证或虚实夹杂者，病程较长，且易反复发作，较为难治。若呕吐不止，饮食难进，易变生他证，预后不良。如久病、大病之中，出现呕吐，食不能入，面色㿠白，肢厥不回，脉微细欲绝，此为阴损及阳，脾胃之气衰败，真阳欲脱之危证。

细目二　诊断、类证鉴别和鉴别诊断

要点一　诊断

1. 初起呕吐量多，吐出物多有酸腐气味，久病呕吐，时作时止，吐出物不多，酸臭气味不甚。

2. 新病邪实，呕吐频频，常伴有恶寒，发热，脉实有力；久病正虚，呕吐无力，常伴有精神萎靡，面色萎黄，脉弱无力。

3. 本病常有饮食不节，过食生冷，恼怒气郁，或久病不愈等病史。

要点二　类证鉴别

1. 反胃

反胃的特点是进食后停一段时间发生呕吐，所谓"朝食暮吐，暮食朝吐"，终至完谷尽吐而出，方感舒适。常见于幽门梗阻、胃癌一类疾病。

2. 噎膈

噎膈是进食时吞咽梗阻不畅，或食不得入，强行下咽时旋即吐出。所以病人感到进食很痛苦，故有"因噎废食"之谓。多见于食道癌。

要点三　鉴别诊断

临床上多种疾病都可出现呕吐这一症状，反射性呕吐和中枢性呕吐皆可发生。注意掌握特点进行鉴别。

1. 细菌性食物中毒的呕吐常有不洁饮食史，发病急骤，呕吐较重。

2. 晨间呕吐可见于妊娠呕吐，以干呕为主，有停经史及早孕证据。

3. 呕吐呈喷射状，不伴有恶心，与饮食无关，吐后头痛可暂时缓解，常见于颅内肿瘤。

4. 呕吐量大、呈喷射状者，可见于幽门梗阻合并胃扩张与胃潴留。

5. 呕吐物含大量胆汁者，可见于高位小肠梗阻、胆囊炎、胆石症、晕动病等。

6. 呕吐物带有粪臭气味者，常提示小肠下段的肠梗阻。

7. 吐泻交作，并很快出现脱水征象者，可见于急性胃肠炎或霍乱。

8. 呕吐伴耳鸣、眩晕者，常见于内耳性眩晕、晕动病等。

9. 呕吐频繁发生，与情绪及精神因素有关者，在排除器质性疾病的基础上，可考虑神经性呕吐。

临床上出现呕吐症状时，应该通过仔细询问病史，并结合体格检查和必要的实验室检查，以明确诊断。如胃镜、上消化道钡餐造影等检查，可鉴别急、慢性胃炎、幽门梗阻等疾病。B 超、CT 等检查可与肝、胆、胰疾病作鉴别，CT 对颅内肿瘤的诊断意义较大。另外，一些生化检查对上述疾病亦有一定的鉴别意义。

细目三　治疗

要点一　辨证论治

（一）辨证要点

应辨虚实。实证多发病急，病程短，呕吐物量多，呕物多酸腐，可伴寒热表证及实证表现，脉实有力。虚证多发病缓慢，病程长，呕吐时作时止，吐出物少，酸臭不甚，伴虚证表现，脉弱。

（二）治疗原则

1. 治疗大法：和胃降逆止呕。

2. 实证宜祛邪为主，分别采取解表、消食、化痰、解郁等法；虚证宜扶正为主，采用健运脾胃、益气养阴等法。

3. 根据胃气以和降为顺的特点，用药宜通宜降，不宜敛涩呆补。

（三）证治分类

1. 外邪犯胃证

证候：突然呕吐，胸脘满闷，伴发热恶寒、头身疼痛等表证。舌苔白腻，脉濡缓。

治法：疏邪解表，和胃降逆。

方药：藿香正气散加减。藿香、紫苏、白芷、半夏、陈皮、大腹皮、厚朴、茯苓、白术、桔梗、甘草。

加减：伴见脘痞嗳腐，饮食停滞者，可去白术，加鸡内金、神曲以消食导滞；如风寒偏重，症见寒热无汗，头痛身楚，加荆芥、防风、羌活祛风寒，解表邪；兼气机阻滞，脘闷腹胀者，可酌加木香、枳壳行气消胀。

2. 食滞内停证

证候：呕吐酸腐，嗳气厌食，脘腹胀满，大便或溏或结，或泻下不爽。舌苔厚腻，脉滑实。

治法：消食化滞，和胃降逆。

方药：保和丸加减。山楂、神曲、莱菔子、半夏、陈皮、茯苓、连翘、枳壳、竹茹、生姜。

加减：若因肉食而吐者，重用山楂；因米食而吐者，加谷芽；因面食而吐者，重用莱菔子，加麦芽；因酒食而吐者，加蔻仁、葛花，重用神曲；因食鱼、蟹而吐者，加苏叶、生姜；因豆制品而吐者，加生萝卜汁；若食物中毒呕吐者，用盐方探吐，防止腐败毒物被吸收。

3. 痰饮内阻证

证候：呕吐清水痰涎，胃中辘辘有声，心悸头眩。舌苔白腻，脉滑。

治法：温化痰饮，和胃降逆。

方药：小半夏汤合苓桂术甘汤。半夏、生姜、茯苓、白术、甘草、桂枝、陈皮、竹茹。

加减：脘腹胀满，舌苔厚腻者，可去白术，加苍术、厚朴以行气除满；脘闷不食者，加白蔻仁、砂仁化浊开胃；胸膈烦闷，口苦，失眠，恶心呕吐者，可去桂枝，加黄连、陈皮化痰泄热，和胃止呕。

4. 肝气犯胃证

证候：呕吐吞酸，嗳气频繁，胸胁胀痛，每因情志不畅而呕吐吞酸更甚。舌苔薄腻，脉弦。

治法：疏肝理气，降逆和胃。

方药：四七汤加减。苏叶、厚朴、半夏、茯苓、枳壳、竹茹、沉香、旋覆花、代赭石、生姜。

加减：若胸胁胀满疼痛较甚，加川楝子、郁金、香附、柴胡疏肝解郁；如呕吐酸水，心烦口渴，宜清肝和胃，辛开苦降，加左金丸及山栀、黄芩等；若兼见胸胁刺痛，或呕吐不止，舌有瘀斑者，可酌加桃仁、红花等活血化瘀。

5. 脾胃气虚证

证候：饮食稍有不慎，即易恶心呕吐，食欲不振，脘部痞闷，面色少华，倦怠乏力。舌苔薄，脉虚弦。

治法：健脾益气，和胃降逆。

方药：香砂六君子汤加减。木香、砂仁、党参、白术、茯苓、甘草、半夏、陈皮、生姜、焦三仙。

加减：若呕吐频作，噫气脘痞，可酌加旋覆花、代赭石以镇逆止呕；若呕吐清水较多，脘冷肢凉者，可加附子、肉桂、吴茱萸以温中降逆止呕。

6. 脾胃阳虚证

证候：饮食稍多即呕吐，胃脘发凉，喜温暖，面色苍白，倦怠乏力，大便溏薄，畏寒喜暖，四肢不温。舌淡，脉濡。

治法：温中健脾，和胃降逆。

方药：理中汤加减。人参、白术、干姜、炙甘草、砂仁、高良姜、茯苓、陈皮、姜半夏。

加减：若呕吐甚者，加砂仁、半夏等理气降逆止呕；若呕吐清水不止，可加吴茱萸、生姜以温中降逆止呃；若久呕不止，呕吐之物完谷不化，汗出肢冷，腰膝酸软，舌质淡胖，脉沉细，可加制附子、肉桂等温补脾肾之阳。

7. 胃阴不足证

证候：呕吐反复发作，或时作干呕，呕吐量少，胃脘嘈杂，似饥而不欲食，口干。舌红少津，脉细数。

治法：滋养胃阴，降逆止呕。

方药：麦门冬汤加减。人参、麦冬、半夏、石斛、沙参、炙甘草、粳米、生姜、大枣。

加减：若呕吐较剧者，可加竹茹、枇杷叶以和降胃气；大便干结者，加瓜蒌仁、火麻仁、白蜜以润肠通便。

要点二　常用中成药

1. 藿香正气片/软胶囊/水

口服。藿香正气片，每次4~8片，1日2次；藿香正气软胶囊，每次2~4粒，1日2次；藿香正气水，每次0.5~1支，1日2次。用于外邪犯胃证。

2. 保和丸

口服。每次8丸，1日3次。用于食滞内停证。

3. 健胃消食片

口服，可以咀嚼，每次3片，1日3次。小儿酌减。用于食滞内停证。

4. 大山楂丸

口服。每次1~2丸，1日1~3次。用于食滞内停证。

5. 六君子丸

口服。每次9g，1日2次。用于脾胃气虚证。

6. 人参健脾丸

口服。每次2袋，1日2次。用于脾胃气虚证。

7. 香砂六君子丸

口服。温开水送服。每次6~9g，1日3次。用于脾胃气虚证。

8. 香砂养胃丸

口服。每次8丸，1日3次。用于脾胃虚寒证。

9. 附子理中丸

口服。水蜜丸，每次6g，1日2~3次。用于脾胃阳虚证。

要点三　其他疗法

1. 验方

苏叶 10g，藿香 10g，良姜 6g，水泡代茶，频频服之。治疗外感寒邪，呕吐不止者。

2. 针灸

针灸止呕效果佳。治疗呕吐可配合针灸及穴位封闭，可以取得更好的效果。体针多选用具有止呕作用的内关、足三里、中脘、公孙。耳针应配选胃、肝、交感、皮质下、神门。每日取 2~3 穴，强刺激，留针 30 分钟，每日或隔日 1 次，用于神经性呕吐。

3. 穴位注射

选穴参照刺灸穴位。用维生素 B_1 或维生素 B_{12} 注射液，每穴注射 0.5ml，每日 1~2 次，各穴交替应用。

4. 耳针

选穴：胃、贲门、食道、交感等。方法：毫针刺，每日 1 次，每次留针 30 分钟。或用皮内针埋藏或王不留行籽贴压，每 3~5 日更换 1 次。

要点四　《金匮要略》对呕吐的论述及治疗

张仲景在《金匮要略》中，对呕吐的脉证治疗阐述详尽，制定了行之有效的方剂。《金匮要略·呕吐哕下利病脉证治》："呕而胸满者，茱萸汤主之。""呕而肠鸣，心下痞者，半夏泻心汤主之。""诸呕吐，谷不得下者，小半夏汤主之。""呕而发热者，小柴胡汤主之。""胃反呕吐者，大半夏汤主之。""胃反，吐而渴欲饮水者，茯苓泽泻汤主之。"

张仲景认识到呕吐有时是人体排出胃中有害物质的保护性反应，不应止呕，当因势利导，驱邪外出。如《金匮要略·呕吐哕下利病脉证治》篇说："夫呕家有痈脓，不可治呕，脓尽自愈。"

细目四　转诊原则及预防调护

要点一　转诊原则

1. 若诊断不明，需转到上级医院行钡餐、胃镜、CT 等检查。
2. 若呕吐频繁出现脱水等重症表现者应及时转诊。
3. 常规治疗无效或病情加重者。

要点二　养生与康复

1. 食疗：脾胃阳虚者，平时可食用羊肉、肉桂、桂圆、姜茶等温性食品以温中和胃；胃阴不足者可用枸杞、石斛泡茶，或新鲜芦根粥益胃养阴；食后饱胀疼痛可食用山楂消食和胃。

2. 穴位敷贴：足三里、中脘、内关等穴位用中成药丸或绿豆压在穴位上，然后用伤湿止痛膏或胶布固定。此法对于晕车晕船的呕吐还有预防作用。

3. 服用汤剂中药，以浓煎为宜，并少量多次频服，以防吐出。对食入即吐者，可于药液中放入少许姜汁，或根据病情采用冷服或热服，以防病邪与药物格拒，汤液难下。

要点三　健康教育

1. 重视精神调摄，保持精神愉快，性格开朗，劳逸结合。

2. 饮食要有规律，切忌暴饮暴食或饥饱无常，尤其是节假日；避免各种刺激性食物，如烈性酒、浓咖啡、烧烤等。同时避免吃过硬、过酸、过辣、过咸、过热、过冷及过分粗糙的食物。

第九单元　胃痛

细目一　病因病机

要点　病因病机

胃痛的发生主要是由于外感寒邪、饮食不节、七情失和、久病体虚等因素，影响了胃气的和降，导致胃气郁滞，不通则通。

1. 寒邪客胃

外感寒邪，客于胃腑，气机不畅，胃络拘急，胃痛暴作。

2. 饮食不节

暴饮暴食，或恣食生冷、肥甘辛辣，或饥饱失常，损伤脾胃，气机不和，遂成胃痛。

3. 情志失调

抑郁恼怒，情志不畅，肝失疏泄，横逆犯胃，气机阻滞，而成胃痛。

4. 体虚久病

禀赋不足、久病或劳倦过度，导致脾胃受损。或中阳虚衰，失于温煦；或胃阴亏虚，胃失濡养，而致胃痛。

胃痛的病变部位在胃，但与肝、脾的关系极为密切。其病机可分虚实两类，实者主要是胃气郁滞，不通则痛；虚者是胃络失养，不荣则痛。其病理性质有寒热、虚实、在气、在血的区别。

此外，胃痛还可以衍生变证。如胃热炽盛，迫血妄行，或瘀血阻滞，血不循经，或脾气虚弱，不能统血，而致便血、呕血。大量出血，可致气随血脱，危及生命。若脾胃运化失职，湿浊内生，郁而化热，火热内结，腑气不通，腹痛剧烈拒按，导致大汗淋漓、四肢厥逆的厥脱危证。或日久成瘀，气机壅塞，胃失和降，胃气上逆，致呕吐反胃。若胃痛日久，痰瘀互结，壅塞胃脘，可形成噎膈。

细目二　诊断、类证鉴别和鉴别诊断

要点一　诊断

1. 上腹近心窝处胃脘部发生疼痛为特征，其疼痛有胀痛、刺痛、隐痛、剧痛等不同性质。
2. 常伴食欲不振，恶心呕吐，嘈杂泛酸，嗳气吞腐等上消化道症状。
3. 以中青年居多，多有反复发作病史，发病前多有明显的诱因。

要点二　类证鉴别

1. 真心痛

真心痛为当胸而痛，多为刺痛、紧缩样痛、压榨样痛，动辄加重，痛引肩臂；常伴心悸、气短、汗出肢冷，病情危急，多见于老年人。临床上多为冠心病（心肌梗死）。

2. 胁痛

胁痛部位以胁肋部疼痛为主症；可伴发热恶寒，或目黄肤黄，或胸闷太息，口苦。临床上以肝胆疾患为多。

3. 腹痛

腹痛部位是胃脘以下，耻骨毛际以上发生疼痛。

要点三　鉴别诊断

胃脘部的疼痛大多来自胃及十二指肠疾病。此外，胆囊、胰腺、肝左叶、胆总管，以及心脏等器官都紧贴或临近心窝部。这些脏器出现病变，同样可引起中上腹部疼痛，应与胃痛相鉴别。

1. 中上腹部疼痛伴泛酸、嗳气

常见于慢性胃炎或消化性溃疡。

2. 中上腹部疼痛伴呕吐

常见于腹腔脏器炎症（如急性胃炎、胆囊炎），幽门梗阻，胆道梗阻等。

3. 中上腹部疼痛伴黑便或呕血

见于胃炎、消化性溃疡、胃癌等引起的上消化道出血。

4. 中上腹部疼痛伴黄疸

常见于肝胆炎症、胆石症、胰腺炎、胰头癌等。

应该通过仔细询问病史，并结合体格检查和必要的实验室检查，以明确中上腹部疼痛发生的原因。如胃镜、上消化道钡餐造影等检查可鉴别急慢性胃炎、胃十二指肠溃疡、胃黏膜脱垂、胃癌等疾病。血常规、胆红素、转氨酶、淀粉酶化验和 B 超、CT 等检查可与肝、胆、胰疾病作鉴别。心肌酶谱、肌钙蛋白、心电图等检查可与冠心病、心绞痛、心肌梗死等作鉴别。

细目三 治疗

要点一 辨证论治

(一)辨证要点

1. 虚实

实证：多为新病，起病急，病程短，有明显诱因，疼痛拒按，食后痛甚。

虚证：多为久病，起病缓，病程长，无明显诱因，痛徐而缓，喜按，空腹痛甚。

2. 寒热

寒证：胃脘冷痛，饮冷受寒引发或加重，得热则减。

热证：胃脘灼热疼痛，食辛辣燥热引发或加重，口渴喜冷饮。

3. 气血

气滞：多为初病，胀痛伴嗳气，攻窜不定，每因情绪波动诱发或加重。

血瘀：多为久病，痛如针刺或刀割，固定不移，入夜更甚。

(二)治疗原则

1. 理气和胃止痛为基本治疗法则。

2. 应当审证求因，辨证施治。邪盛者以祛邪为急，正虚者以扶正为先。临证虽有"通则不痛"之说，但应根据病因分别采用温散、消食、疏肝、清热、化湿、活血、养阴、温阳等法，实者祛邪，虚者补之。

(三)证治分类

1. 寒邪客胃证

证候：胃痛暴作，恶寒喜暖，得温痛减，遇寒加剧。苔白，脉弦紧。

治法：温中散寒，行气止痛。

方药：良附丸合香苏散加减。高良姜、香附、苏叶、陈皮、甘草、砂仁、干姜、延胡索、木香、荜茇。

加减：若兼见胸脘痞闷，胃纳呆滞，嗳气或呕吐者，是为寒夹食滞，可加枳实、神曲、鸡内金、制半夏、生姜等以消食导滞，降逆止呕。若寒邪郁久化热，寒热错杂，可用半夏泻心汤辛开苦降，寒热并调。

2. 饮食伤胃证

证候：食后胃痛胀满拒按，嗳腐吞酸，呕吐不消化食物，其味腐臭，吐后痛减，不饥不食。苔厚腻，脉滑。

治法：消食导滞，和胃止痛。

方药：保和丸加减。山楂、神曲、半夏、茯苓、陈皮、连翘、莱菔子、枳壳、川楝子、延胡索、炒麦芽、甘草。

加减：若脘腹胀甚者，可加枳实、砂仁、槟榔等以行气消滞；若胃脘胀痛而便闭者，可合用小承气汤或改用枳实导滞丸以通腑行气；胃痛急剧而拒按，伴见苔黄燥，便秘者，为食积化热成燥，则合用大承气汤以泄热解燥，通腑荡积。

3. 肝气犯胃证

证候：胃脘胀痛连及两胁，攻窜不定，嗳气频频，每因情志不遂而加重。苔薄白，脉弦。

治法：疏肝理气，和胃止痛。

方药：柴胡疏肝散加减。柴胡、枳壳、芍药、川芎、香附、陈皮、佛手、郁金、台乌药、炙甘草。

加减：如胃痛较甚者，可加川楝子、延胡索以加强理气止痛；嗳气较频者，可加沉香、旋覆花以顺气降逆；泛酸者，加乌贼骨、煅瓦楞子中和胃酸。痛势急迫，嘈杂吐酸，口干口苦，舌红苔黄，脉弦或数，乃肝胃郁热之证，改用化肝煎或丹栀逍遥散加黄连、吴茱萸以疏肝泄热和胃。

4. 瘀血停胃证

证候：久病，胃痛如针刺或刀割样，痛有定处，拒按，入夜尤甚。舌质紫暗或有瘀斑，脉涩。

治法：活血化瘀，理气止痛。

方药：失笑散合丹参饮加减。五灵脂、炒蒲黄、丹参、檀香、砂仁、川芎、桃仁、红花、炙甘草。

加减：若胃痛甚者，可加延胡索、木香、郁金、枳壳以加强活血行气止痛之功；若四肢不温，舌淡脉弱者，当为气虚无以行血，加党参、黄芪等以益气活血；便黑可加三七、白及化瘀止血，出血不止应参考血证有关内容辨证论治。

5. 湿热中阻证

证候：胃脘灼热疼痛，胀满痞塞，嘈杂泛恶，口干口苦，身困。苔黄腻，脉滑数。

治法：清热化湿，和胃止痛。

方药：清中汤加减。黄连、栀子、陈皮、半夏、茯苓、白豆蔻、黄芩、乌贼骨、川楝子、延胡索、甘草。

加减：湿偏重者，加苍术、藿香燥湿醒脾；热偏重者，加蒲公英、黄芩清胃泄热；伴恶心呕吐者，加竹茹、橘皮以清胃降逆；大便秘结不通者，可加大黄通下导滞；气滞腹胀者，加厚朴、枳实以理气消胀。

6. 胃阴亏虚证

证候：胃痛隐隐，口燥咽干，五心烦热，消瘦乏力，大便干结。舌红少津，脉细数。

治法：滋阴益胃，和中止痛。

方药：一贯煎合芍药甘草汤加减。北沙参、麦冬、当归、生地、枸杞子、川楝子、白芍、石斛、延胡索、炙甘草。

加减：若见胃脘灼痛、嘈杂泛酸者，可加珍珠层粉、牡蛎、海螵蛸，或配用左金丸以制酸；胃脘胀痛较剧，兼有气滞，宜加厚朴花、玫瑰花、佛手等行气止痛；大便干燥难解，宜加火麻仁、瓜蒌仁等润肠通便。

7. 脾胃虚寒证

证候：胃中隐痛，喜温喜按，神疲倦怠，手足不温，大便溏薄，舌淡苔白，脉虚弱。

治法：温中健脾，和胃止痛。

方药：黄芪建中汤。黄芪、芍药、桂枝、茯苓、党参、炒白术、干姜、炙甘草、大枣、饴糖。

加减：泛酸，可去饴糖，加黄连、炒吴茱萸、乌贼骨、煅瓦楞子等以制酸和胃；胃脘冷痛，里寒较甚，呕吐，肢冷，可加理中丸以温中散寒；若兼有形寒肢冷，腰膝酸软，可用附子理中汤温肾暖脾，和胃止痛。

要点二　常用中成药

1. 保和丸

口服，每次 8 丸，1 日 3 次。用于饮食伤胃证。

2. 气滞胃痛冲剂

口服，每次 1 包，1 日 3 次。用于肝气犯胃证。

3. 安胃颗粒

口服，每次 1 袋，1 日 3 ~ 4 次。用于瘀血停胃证。

4. 三九胃泰颗粒

开水冲服，每次 1 袋，1 日 2 次。用于湿热中阻证。

5. 养胃舒胶囊

口服，每次 3 粒，1 日 2 次。用于胃阴亏虚证。

6. 香砂养胃丸

口服，每次 8 丸，1 日 3 次。用于胃阳不足，湿阻气滞证。

7. 温胃舒胶囊

口服，每次 3 粒，1 日 2 次。用于脾胃虚寒证。

要点三　其他疗法

1. 验方

（1）苍术 60g，吴茱萸 6g，炒研末，每次用开水冲服 6g，每日 2 次，治疗寒湿胃痛。

（2）乌贝散：乌贼骨 30g，浙贝母 12g，白及 30g，共为细粉，每次 6g，每日 3 ~ 4 次，适用于十二指肠溃疡胃酸过多者。

（3）干姜 30g，白蔻仁 10g，共研细粉，每次服 3g，每日 3 次。治寒凝气滞胃痛。

2. 针灸

取中脘、内关、足三里、内关、大椎、脾俞、神阙等穴，寒证和脾胃虚寒证用补法与温灸结合，热证和肝气犯胃证用泻法。

3. 穴位敷贴

将盐炒热外敷于中脘处，此法适用于虚寒证患者。

细目四　转诊原则及预防调护

要点一　转诊原则

1. 胃痛诊断不明，需转上级医院行钡餐、胃镜、CT 等检查者。
2. 出现吐血、黑便等并发症，或伴进行性消瘦者。
3. 常规治疗无效或病情加重者。

要点二　养生与康复

1. 食疗：脾胃虚寒者，平时可食用羊肉、姜茶等温性食品以温中和胃；胃阴不足者，可用石斛泡茶，或新鲜芦根粥以益胃养阴；湿热中阻者，可食用薏苡仁粥、马兰菜或荠菜清热利湿；食后饱胀疼痛者，可食用山楂消食和胃。
2. 对于脾胃虚寒者，可用热水袋敷胃脘部以温中散寒。
3. 对于情志因素导致胃痛者，需多加心理疏导，解除影响因素。对于工作压力过大引发胃痛者，应设法释放压力，改变生活习惯。

要点三　健康教育

1. 重视精神调摄，保持心情愉快，性格开朗，劳逸结合。
2. 饮食要有规律，切忌暴饮暴食或饥饱无常，避免各种刺激性食物，如烈性酒、浓咖啡、烧烤等，同时避免吃过硬、过酸、过辣、过咸、过热、过冷及过分粗糙的饮食。
3. 慎用损伤胃黏膜的药物，如非甾体类抗炎药等。

第十单元　胁痛

细目一　病因病机

要点　病因病机

胁痛的发生，有诸多原因。如情志不遂、跌仆损伤、饮食所伤、外感湿热、劳欲久病等因素导致肝气郁滞、胁络不畅时，皆可导致胁痛。

1. 情志失调

情志不畅或抑郁忧思，肝失条达，气机不利，气阻络痹，可发为肝郁胁痛。

2. 跌仆损伤

跌仆外伤，瘀血停留于胁络，不通则痛。

3. 饮食所伤

饮食不节，损伤脾胃，脾失健运，痰湿内聚，聚而化热，郁于肝胆，肝失疏泄，发为胁痛。

4. 外感湿热

外感湿热郁结于少阳，肝胆疏泄失常，可以导致胁痛。

5. 劳欲久病

久病耗阴，肝阴不足，脉络失养拘急而发生胁痛。

各种因素皆可导致胁痛，其病机有虚实之分，实者不通则痛，虚者不荣则痛。其病理因素主要为湿热、血瘀、气滞，治疗时注意审证求因。

胁痛的病变脏腑主要在肝胆，又与脾胃及肾有关。因肝居胁下，经脉布于两胁，胆附于肝，其脉亦循于胁，故胁痛之病，当主要责之肝胆。脾胃居于中焦，主受纳水谷，运化水湿，若因饮食所伤，脾失健运，湿热内生，郁遏肝胆，疏泄不畅，亦可发为胁痛。肝肾同源，精血互生，若因肝肾阴虚，精亏血少，肝脉失于濡养，则胁肋隐隐作痛。

细目二 诊断、类证鉴别和鉴别诊断

要点一 诊断

1. 以一侧或两侧胁肋部疼痛为主要表现者，可以诊断为胁痛。胁痛的性质可以表现为刺痛、胀痛、灼痛、隐痛、钝痛等不同特点。
2. 部分病人可伴见胸闷、腹胀、嗳气呃逆、急躁易怒、口苦纳呆、厌食恶心等症。
3. 常有饮食不节、情志内伤、感受外湿、跌仆闪挫或劳欲久病等病史。

要点二 类证鉴别

悬饮：表现为饮留胁下，胸胁胀痛，持续不已；伴见咳嗽，咯痰，呼吸时疼痛加重；常喜向病侧卧位，患侧肋间饱满，叩诊呈浊音，或兼见发热。多见于渗出性胸膜炎。

要点三 鉴别诊断

多种疾病都可出现胁痛症状。因此，临床上必须中西医合参，详加鉴别：

1. 右胁疼痛，且伴有全身乏力、厌油腻、恶心、腹胀、失眠、低热。体征：颜面可见灰暗，巩膜黄染，可见蜘蛛痣及肝掌，肝大，质地中等或充实感，有压痛及叩击痛，可有脾大，严重者有腹水、下肢浮肿。肝脏病实验室检查异常，多见于病毒性肝炎、肝硬化。
2. 右胁隐痛不适、饱胀，伴嗳气、呃逆等，尤其是进食之后，疼痛呈绞痛，向肩胛部和背部放射，墨菲征阳性。多见于胆囊结石，胆囊炎。
3. 突发性右胁或剑突下阵发性钻顶样剧烈疼痛，且向右肩背放射。疼痛发作使患者辗转不安，呻吟不止，大汗淋漓，可伴有恶心、呕吐或呕吐蛔虫等症。疼痛可突然缓解，间歇期一如常人。多见胆道蛔虫病。
4. 由用力不当，或暴力扭转、闪挫，或外力击打等引起的胁肋疼痛，多属于肋间软组织损伤。

应通过仔细询问病史，并结合体格检查和必要的实验室检查，以明确诊断。B 超、CT 等检查，可与肝、胆、胰疾病作鉴别。

细目三　治疗

要点一　辨证论治

（一）辨证要点

1. 辨虚实

实证多病程短，病势急，疼痛较重而拒按，脉实有力，以气滞、血瘀、湿热为主。虚证多病程长，病势缓，疼痛隐隐而喜按，并伴见全身阴血亏耗的表现。

2. 辨气滞、血瘀

疼痛呈胀痛，游走不定，时轻时重，多与情绪变化有关，多属气滞；疼痛呈刺痛，固定不移，持续不已，局部拒按，入夜尤甚，多属血瘀。

（二）治疗原则

1. 治疗大法：疏肝和络止痛。
2. 实证宜用理气、活血、清利湿热之法；虚证宜补中寓通，采用滋阴、养血、柔肝之法。

（三）证治分类

1. 肝郁气滞证

证候：胁肋胀痛，走窜不定，胸闷嗳气，纳少口苦，病情随情绪变化增减。舌苔薄白，脉弦。

治法：疏肝理气。

方药：柴胡疏肝散加减。柴胡、枳壳、香附、川芎、陈皮、白芍、甘草、川楝子、延胡索、郁金、青皮。

加减：若气郁化火，胁肋掣痛，口干口苦，烦躁易怒，溲黄便秘，舌红苔黄者，可去方中辛温之川芎，加山栀、丹皮、黄芩、夏枯草；若肝气横逆犯脾，肠鸣，腹泻，腹胀者，可酌加茯苓、白术；若肝郁化火，耗伤阴津，胁肋隐痛不休，眩晕少寐，舌红少津，脉细者，可去方中川芎，配枸杞、菊花、首乌、丹皮、栀子。

2. 肝胆湿热证

证候：胁肋胀痛，口苦口黏，厌油腻，恶心，纳呆，身目发黄，身重乏力，小便短赤。舌红苔黄腻，脉弦滑数。

治法：清热利湿。

方药：龙胆泻肝汤加减。龙胆草、山栀、黄芩、当归、生地、泽泻、柴胡、甘草、车前子。

加减：若兼见发热，黄疸者，加茵陈、黄柏以清热利湿退黄；若肠胃积热，大便不通，腹胀满者，加大黄、芒硝；若湿热煎熬，结成砂石，阻滞胆道，胁肋剧痛，连及肩背者，可加金钱草、海金沙、郁金、川楝子，或酌配硝石矾石散；胁肋剧痛，呕吐蛔虫者，先以乌梅丸安蛔，再予驱蛔。

3. 瘀血阻络证

证候：胁肋刺痛，痛有定处，拒按，入夜为甚，可有外伤史或久病不愈转瘀的过程。舌质紫暗，脉象沉弦。

治法：祛瘀通络。

方药：血府逐瘀汤加减。当归、川芎、桃仁、红花、柴胡、枳壳、生地、赤芍、桔梗、牛膝、甘草。

加减：若因跌打损伤而致胁痛，局部积瘀肿痛者，可酌加穿山甲、酒军、瓜蒌根破瘀散结，通络止痛；若胁下有癥块，而正气未衰者，可酌加三棱、莪术、地鳖虫以增加破瘀散结消坚之力，或配合服用鳖甲煎丸。

4. 肝络失养证

证候：胁肋隐痛，悠悠不休，遇劳加重，口干咽燥，心中烦热，头晕目眩，舌红少苔，脉细弦而数。

治法：养阴柔肝。

方药：一贯煎加减。生地、枸杞、沙参、麦冬、当归、白芍、川楝子、甘草。

加减：若阴亏过甚，舌红而干，可酌加石斛、玄参、天冬；若肝肾阴虚，头目失养，而见头晕目眩者，可加菊花、女贞子、熟地等；若阴虚火旺，可酌配黄柏、知母、地骨皮等。

要点二　常用中成药

1. 逍遥丸

口服，每次 6~9g，1 日 1~2 次，用于肝郁气滞证。

2. 龙胆泻肝丸

口服，每次 3~6g，1 日 2 次，用于肝胆湿热证。

3. 血府逐瘀胶囊

口服，每次 6 粒，1 日 2 次，用于瘀血阻络证。

4. 胆宁片

口服，每次 2~3 片，1 日 3~4 次，用于急慢性胆囊炎、胆道感染、胆结石等肝胆湿热证。

5. 消炎利胆片

口服，每次 6 片，1 日 3 次，用于急性胆囊炎、胆管炎等肝胆湿热证。

要点三　其他疗法

1. 验方

（1）金钱草 60g，水煎服，每日 1 剂，治疗胆囊炎、胆囊结石所致胁痛。

（2）瓜蒌 1 个，没药或红花 3g，甘草 6g，水煎服。

（3）香附根 60g，白酒 250ml，以酒水各半浸 4 天去渣，频饮之。

2. 针灸

（1）针刺：取内关、阳陵泉压痛点，针刺内关以针感向上臂掌内侧传导为佳。采用平补平泻手法，应用 2 寸毫针刺入阳陵泉，针感向下肢放射。

（2）皮肤针：用皮肤针轻轻叩刺胁肋部痛点及胸 7～10 夹脊穴，并加拔火罐。适用于瘀血疼痛。

（3）耳针：取肝、胆、胸、神门。毫针浅刺；也可用王不留行籽贴压。

（4）穴位注射：用 10% 葡萄糖注射液 10ml，或加维生素 B_{12} 注射液 1ml，在相应节段的夹脊穴行常规穴位封闭。

3. 刮痧

背部：膀胱经双侧肝俞、胆俞、脾俞；胆经患侧京门。

胸部：肝经患侧期门、胆经患侧日月、阿是穴（胁肋部疼痛处）。采取由内向外、由上向下的次序轻刮。

细目四　转诊原则及预防调护

要点一　转诊原则

1. 诊断不明者，需转到上级医院行 CT 等检查。
2. 若疼痛剧烈无休止，出现胆绞痛等重症表现者，应及时转诊。
3. 胁痛并发黄疸、积聚、鼓胀者，需进行专科诊治并采取特殊措施（如隔离）时。
4. 常规治疗无效或病情加重者。

要点二　养生与康复

1. 平素保持情绪稳定，心情舒畅，避免过怒、过悲、过劳及过度紧张。
2. 同时注意饮食清淡，切忌过度饮酒或嗜食辛辣肥甘，以防湿热内生。
3. 注意起居有常，防止劳逸失度、饥饱无常等。

要点三　健康教育

1. 重视精神调摄，保持精神愉快，性格开朗，劳逸结合。
2. 饮食要有规律，切忌暴饮暴食或饥饱无常；避免各种刺激性食物。
3. 忌食肥甘辛辣及嗜酒过度，饮食宜食用水果、蔬菜及豆制品等清淡食物。

第十一单元 泄泻

细目一 病因病机

要点 病因病机

泄泻的发生主要由于感受外邪、饮食所伤、情志失调、脾胃虚弱、命门火衰等因素导致脾胃受损，运化失司，小肠无以分清别浊，大肠传化失司，水反为湿，谷反为滞，合污而下，发为泄泻。

1. 外感时邪

寒、暑、湿、热等外邪，侵犯脾胃，尤以湿邪为多，湿邪困脾，脾失健运，清浊混杂而下，以致发生泄泻。

2. 饮食所伤

饮食不节、不洁，损伤脾胃，脾失健运，湿从内生，湿困脾土而发生泄泻。

3. 情志失调

情志失调，肝气郁结，横逆乘脾犯胃，脾胃运化失常而成泄泻。

4. 脾胃虚弱

长期饮食不节、劳倦内伤或久病缠绵，损伤脾胃，导致脾胃虚弱，脾失健运，不能运化水谷精微，以致水反为湿，谷反为滞，湿滞内停，清浊不分，混杂而下，遂成泄泻。

5. 命门火衰

年老体弱或久病损伤肾阳，肾阳不足，不能温煦脾土，运化失常，而成泄泻。

本病其病位虽表现在肠，但病变脏腑主要在脾胃，与肝、肾密切相关；病理因素以湿为主；病机关键为脾虚湿盛；病理性质有虚实两大类。急性泄泻，经及时治疗，绝大多数在短期内痊愈，有少数病人，暴泄不止，损气伤津耗液，可成痉、厥、闭、脱等危证，特别是伴有高热、呕吐、热毒甚者的患者。急性泄泻因失治或误治，可迁延日久，由实转虚，转为慢性泄泻。日久脾病及肾，肾阳亏虚，脾失温煦，不能腐熟水谷，可成命门火衰之五更泄泻。

细目二 诊断、类证鉴别和鉴别诊断

要点一 诊断

1. 以大便粪质稀溏为诊断的主要依据，或完谷不化，或粪如水样，大便次数增多，每日3~5次，甚至10次以上。

2. 常兼有腹胀、腹痛、肠鸣、纳呆。

3. 起病或急或缓。暴泻者多有暴饮暴食或误食不洁之物的病史。若病情迁延日久，时发时止者，常由外邪、饮食或情志等因素诱发。

要点二　类证鉴别

1. 痢疾

急性发病者常有发热，大便次数增多但量少，痢下赤白脓血或黏液黏冻，腹痛，泻下不爽，里急后重。疫毒痢者，还有神昏、谵语、抽搐。

2. 霍乱

发病急骤，变化迅速，病情凶险，吐泻交作，有挥霍缭乱之势。常见腹中绞痛，转筋，面色苍白，目眶凹陷，汗出肢冷等津竭阳衰之危象。

要点三　鉴别诊断

泄泻是消化系统疾病的常见症状，急性腹泻和慢性腹泻所见疾病各有不同。

1. 泄泻大便呈稀糊样或水样时，考虑细菌性食物中毒。

2. 泄泻伴里急后重，粪质中血性黏液或脓血，考虑急性细菌性痢疾。

3. 泄泻粪便有恶臭味，伴有血样便，考虑急性出血性坏死性肠炎、阿米巴痢疾、结肠或直肠癌。

4. 泻下急迫，如米泔水或洗肉水样便，可见于霍乱。

5. 排便次数多可为经常性或间歇性，粪便呈灰白色油脂样或泡沫样，浮于水面，量多而臭，贫血，恶病质，可见于原发性吸收不良综合征。

6. 泻下次数多，多在餐后发作，粪便呈糊样或水样，无黏液、脓血，可伴有发热、盗汗、消瘦，或腹泻与便秘交替发作，考虑溃疡型肠结核。

7. 中年以上（甚至较年轻的）患者，慢性腹泻出现血性粪便，应考虑结肠癌的可能性。

8. 腹泻、发热、腹痛、腹部肿块，且腹痛多位于上腹部或脐周，考虑小肠恶性淋巴瘤。

应该通过仔细询问病史，并结合体格检查和必要的实验室检查，以明确泄泻原发病的诊断。如大便常规检查与培养对急、慢性肠炎诊断意义较大。胃镜、消化道钡餐造影、肠镜对慢性胃炎、结肠炎、肠道肿瘤诊断意义较大。X线、CT可对肠结核、肠道肿瘤等疾病意义较大。

细目三　治疗

要点一　辨证论治

（一）辨证要点

1. 辨虚实

实证：发病急，病程短，脘腹胀满，腹痛，大便次数明显增多，泻下稀水或黄褐而臭，泻后痛减，小便不利。

虚证：发病缓，病程长，腹部隐痛，喜按，泄泻时轻时重，大便稀溏或完谷不化，小便利，口不渴，食少，消瘦，面黄，乏力。

2. 辨寒热

寒证：粪质清稀如水，腹痛喜温，肠鸣，畏寒，完谷不化。

热证：粪便黄褐，味臭较重，泻下急迫，肛门灼热，小变短赤，口渴喜冷饮。

3. 辨轻重

轻证：泄泻而饮食如常。

重症：泻而不能食，形体消瘦；暴泻无度，致津液耗竭，出现亡阴、亡阳之变；久泻滑脱不禁者。

4. 辨脏腑

脾虚：久泻迁延不愈，倦怠乏力，稍有饮食不当，或劳倦过度即复发。

肝郁乘脾：泄泻反复不愈，每因情志不遂而复发。

肾阳不足：五更泄泻，完谷不化，腰酸肢冷。

（二）治疗原则

1. 治疗大法：运脾化湿。

2. 急性泄泻，重在化湿，佐以分利，参以淡渗。应根据证属寒湿、湿热、食滞的不同，分别采取温化寒湿、清利湿热、消食化滞的方法；慢性久泻，以健脾为主，也要根据证属肝郁、气虚、阳虚的不同，分别采取抑肝扶脾、益气健脾、温肾健脾等方法。

（三）证治分类

1. 寒湿内盛证

证候：泄泻清稀，甚至如水样，腹痛肠鸣，恶寒，发热，头痛，肢体酸痛。苔白腻，脉濡缓。

治法：散寒化湿。

方药：藿香正气散加减。藿香、紫苏、白芷、半夏、陈皮、大腹皮、厚朴、茯苓、白术、桔梗、甘草、大枣、生姜。

加减：若表寒重者，可加荆芥、防风疏风散寒；若外感寒湿，饮食生冷，腹痛，泻下清稀，可用纯阳正气丸温中散寒，理气化湿；若湿邪偏重，腹满肠鸣，小便不利，可改用胃苓汤健脾行气祛湿。

2. 湿热伤中证

证候：泻下急迫，势如水注，泻而不爽，粪色黄褐，气味臭秽，肛门灼热。舌质红，苔黄腻，脉滑数或濡数。

治法：清热利湿。

方药：葛根芩连汤加减。黄芩、黄连、葛根、炙甘草、穿心莲、蒲公英、黄柏、地锦草。

加减：若夹食滞者，加神曲、山楂、麦芽消食导滞；若在夏暑之间，发热头重，烦渴自汗，小便短赤，脉濡数者，可用新加香薷饮合六一散表里同治，解暑清热，利湿止泻。

3. 食滞肠胃证

证候：腹痛肠鸣，脘腹胀满，粪便臭如败卵，伴有不消化食物、泻后痛减。舌苔垢浊或厚腻，脉滑。

治法：消食导滞。

方药：保和丸加减。神曲、山楂、莱菔子、半夏、茯苓、陈皮、连翘、枳壳、黄连、黄芩、甘草。

加减：若食积较重，脘腹胀满，可因势利导，根据"通因通用"的原则，用枳实导滞丸，用大黄、枳实推荡积滞，使邪去则正自安；食积化热可加黄连清热燥湿止泻。

4. 脾胃虚弱证

证候：大便时溏时泻，完谷不化，迁延反复，饮食稍有不慎即泄泻，食少，神疲倦怠，面黄，消瘦。舌质淡，苔薄白，脉细弱。

治法：健脾益气，化湿止泻。

方药：参苓白术散加减。莲子肉、炒薏苡仁、砂仁、桔梗、茯苓、党参、炒白术、炒山药、炒扁豆、甘草。

加减：若脾阳虚衰，阴寒内盛，可用理中丸以温中散寒；若久泻不止，中气下陷，或兼有脱肛者，可用补中益气汤以益气健脾，升阳止泻。

5. 肾阳虚衰证

证候：黎明之前，腹痛、肠鸣即泻，完谷不化，腹部喜温，形寒肢冷，腰膝酸软。舌淡苔白，脉沉细。

治法：温肾健脾，固涩止泻。

方药：四神丸加减。补骨脂、肉豆蔻、吴茱萸、五味子、生姜、大枣。

加减：若脐腹冷痛，可加附子理中丸温中健脾。若年老体衰，久泻不止，脱肛，为中气下陷，可加黄芪、党参、白术、升麻益气升阳。若泻下滑脱不禁，或虚坐努责者，可改用真人养脏汤涩肠止泻。

6. 肝气乘脾证

证候：平素多有胸胁胀闷，每因抑郁恼怒或肠鸣攻痛，腹痛即泻，泻后痛减。舌淡红，脉弦。

治法：抑肝扶脾。

方药：痛泻要方加减。炒白术、炒白芍、防风、陈皮、茯苓、炒枳壳、柴胡、生姜、炙甘草。

加减：若胸胁脘腹胀满疼痛，嗳气者，可加柴胡、木香、郁金、香附疏肝理气止痛；若兼神疲乏力，纳呆，脾虚甚者，加党参、茯苓、扁豆、鸡内金等益气健脾开胃；久泻反复发作者，可加乌梅、焦山楂、甘草酸甘敛肝，收涩止泻。

要点二　常用中成药

1. 藿香正气片/软胶囊/水

口服。藿香正气片，每次 4~8 片，1 日 2 次；藿香正气软胶囊，每次 2~4 粒，1 日 2

次；藿香正气水，每次 0.5~1 支，1 日 2 次。用于寒湿泄泻证。

2. 保和丸

口服，每次 8 丸，1 日 3 次。用于食滞肠胃证。

3. 参苓白术片（丸）

口服，每次 6g，1 日 3 次。用于脾胃虚弱证。

4. 固肠止泻丸

口服，每次 4g（浓缩丸）或 5g（水丸），1 日 3 次。用于脾胃虚弱证。

5. 补脾益肠丸

口服，每次 6g，1 日 3 次。用于脾胃虚弱证。

6. 四神丸

口服，每次 9g，1 日 1~2 次。用于肾阳虚衰证。

7. 固本益肠片

口服，每次 8 片，1 日 3 次。脾虚或脾肾阳虚所致慢性泄泻。

要点三 其他疗法

1. 验方

（1）五味子 60g，吴茱萸 15g。将吴茱萸用水泡 7 天，晾干后同五味子炒，研细末，每次服 6g，每日 3 次，温开水冲服。治疗五更泻。

（2）石榴皮 1 个，红糖 30g，水煎温服，每日 1 次。治疗脾虚久泄。

2. 针灸

（1）急性泄泻：取穴天枢、上巨虚、阴陵泉、水分。毫针泻法。

（2）慢性泄泻：取穴神阙、天枢、足三里、公孙。神阙用灸法，天枢用平补平泻，足三里、公孙用补法。

（3）耳针：大肠、胃、脾、肝、肾、交感。每次 3~4 穴，毫针刺，中等刺激。

（4）穴位注射：足三里、上巨虚。用黄芪注射液，每穴每次注射 0.5~1ml，每日或隔日 1 次，用于慢性泄泻。

细目四 转诊原则及预防调护

要点一 转诊原则

（1）诊断不明者，需进一步到上级医院行钡剂灌肠、肠镜、CT 等检查。

（2）若泄泻频繁，来势迅猛，出现脱水等危重表现者，应及时转诊。

（3）常规治疗无效或病情加重者。

要点二 养生与康复

（1）起居有常，调畅情志，保持乐观情绪。

（2）饮食有节，饮食卫生，勿食腐败变质及不洁食物。饭前便后养成洗手习惯。

（3）平时加强体育锻炼，增强体质，以提高抗病能力。

要点三　健康教育

（1）起居有常，注意调畅情志，保持乐观心态，慎防风寒湿邪侵袭。

（2）饮食有节，宜清淡、富营养、易消化食物为主。避免进食生冷不洁及忌食难消化或清肠润滑食物。

（3）急性泄泻病人要给予流质或半流质饮食，忌食辛辣厚味油腻食物。有些对牛奶、面筋等不耐受者宜禁食。若泄泻而耗伤胃气，可给予米粥以养胃气。若虚寒泄泻，可给予淡姜汤饮用，以振奋脾阳。

第十二单元　便秘

细目一　病因病机

要点　病因病机

便秘发病的原因归纳起来有饮食不节、情志失调、外邪犯胃、禀赋不足等。病机主要是热结、气滞、寒凝、气血阴阳亏虚引起肠道传导失司所致。便秘的基本病变属大肠传导失常，同时与肺、脾、胃、肝、肾等脏腑的功能失调有关。

1. 素体阳盛，肠道积热

素体阳盛或嗜食辛辣厚味之品，损伤脾胃，以致胃肠积热，或于伤寒热病之后，余热留恋，热耗津液，肠道传导失润，以致大便干结，难以排出。

2. 情志失调

情志不舒，忧愁思虑过度，气机不畅，传导失职，糟粕内停，不得下行而成便秘。

3. 体虚久病

产后或饮食劳倦，年老体虚，导致气血双亏，气虚则大肠传导无力，血虚则津枯不能滋润大肠，以致大肠秘结。

4. 阳虚内寒

凡阳虚体弱或年高体虚，阴寒内生，留于胃肠，寒性收引，以致阳气不通，津液不行，故肠道艰于传送，从而引起便秘。

关于本病的预后：单纯性便秘，只需用心调治，则其愈较易，预后较佳。若属他病兼便秘者，则须察病情的新久轻重。若热病之后，余热未清，伤津耗液而大便秘结者，若调治得法，热去津复，预后易佳。噎膈重症，常兼便秘，甚则粪质坚硬如羊屎，预后甚差。此外，老年性便秘和产后便秘，多属虚证，因气血不复，大便难畅，阳气不通，阴寒不散，便秘难除，难求速效。

细目二 诊断、类证鉴别和鉴别诊断

要点一 诊断

1. 排便间隔时间超过自己的习惯 1 天以上，或两次排便时间间隔 3 天以上。
2. 大便粪质干结，排出艰难，或欲大便而艰涩不畅。
3. 常伴腹胀、腹痛、口臭、纳差及神疲乏力、头晕心悸等症。
4. 本病常有饮食不节、情志内伤、劳倦过度等病史。

要点二 类证鉴别

肠结：因大肠通降受阻所致，发病急，腹部疼痛拒按，大便完全不通，无矢气和肠鸣，严重者可吐出粪便。相当于西医的急性肠梗阻。

要点三 鉴别诊断

便秘可由诸多原因导致，如动力因素、梗阻因素、内分泌因素、肛门疾病、精神因素等。下列情况在鉴别时可供参考：

1. 便秘反复加重及缓解，可见于肠道易激综合征。
2. 急性便秘伴有剧烈腹痛，多见于肠梗阻、肠套叠、铅中毒、急性腹膜炎等。
3. 便秘伴有便血、肛门疼痛，或可触及痔核者，多与肛肠疾患有关。
4. 中老年人近期发生便秘，呈进行性加重，应考虑结肠癌的可能。
5. 便秘伴有贫血，多见于结肠癌、肠套叠。

对于便秘的诊断，直肠指诊检查可以诊断痔、肛裂、肛管狭窄及外来压迫、肛门括约肌痉挛；腹部平片是诊断肠梗阻的依据；结肠钡透对巨结肠症、结肠肿瘤诊断价值较大；直肠镜、结肠镜对黏膜病变诊断价值较大，如炎症、溃疡、出血、息肉、肿瘤等。

细目三 治疗

要点一 辨证论治

（一）辨证要点

1. 实证

大便干结，腹胀，胸胁痞满，口臭口糜，面赤身热，舌苔黄燥，脉实有力。

2. 虚证

大便干硬，甚至干如羊屎，伴有气虚、血虚、阴虚、阳虚的表现，脉弱。

（二）治疗原则

1. 治疗大法：通下导滞。
2. 实证当用清热润肠、顺气导滞；虚证当用益气养血、滋阴温阳、润肠通便。

（三）证治分类

1. 热秘

证候：大便干结，腹胀按之疼痛，小便短赤，面红身热，口舌生疮，口干口臭，口渴心烦。舌质红，苔黄燥，脉滑数。

治法：清热润肠。

方药：麻子仁丸加减。麻子仁、芍药、枳实、大黄、厚朴、杏仁、黄连、生地、元明粉（烊化）。

加减：若津液已伤，可加生地、玄参、麦冬以滋阴生津；若兼痔疮、便血，可加槐花、地榆以清肠止血；若热势较盛，痞满燥实坚者，可用大承气汤急下存阴。

2. 气秘

证候：大便秘结，欲便不得，嗳气频作，胸胁痞满，腹胀，纳呆。苔薄腻，脉弦。

治法：顺气导滞。

方药：六磨汤加减。沉香、木香、槟榔、乌药、枳实、大黄、大腹皮。

加减：若腹部胀痛甚，可加厚朴、柴胡、莱菔子以助理气；若便秘腹痛，舌红苔黄，气郁化火，可加黄芩、栀子、龙胆草清肝泻火；若七情郁结，忧郁寡言者，加白芍、柴胡、合欢皮疏肝解郁；若跌仆损伤，腹部术后，便秘不通，属气滞血瘀者，可加红花、赤芍、桃仁等药活血化瘀。

3. 气虚秘

证候：大便不干硬或先干后溏，虽有便意，但临厕努挣乏力，难以排出，易出汗，气短，乏力。舌淡，苔白，脉虚。

治法：补气健脾。

方药：黄芪汤加减。黄芪、陈皮、火麻仁、白蜜、党参、生白术、当归、郁李仁、炙甘草。

加减：若排便困难，腹部坠胀者，可合用补中益气汤升提阳气；若脘腹痞满，舌苔白腻者，可加白扁豆、生薏苡仁健脾祛湿；若脘胀纳少者，可加炒麦芽、砂仁以和胃消导。

4. 血虚秘

证候：大便干结如栗，头晕目眩，面黄少华，舌淡苔少，脉细涩。

治法：养血润燥。

方药：润肠丸加减。生地、当归、麻仁、桃仁、枳壳、当归、桑椹、熟地、生白芍、玄参。

加减：若面白，眩晕甚，加玄参、何首乌、枸杞子养血润肠；若阴血已复，便仍干燥，可用五仁丸润滑肠道。

5. 阳虚秘

证候：大便艰涩不畅，腹中冷痛，小便清长，四肢欠温，舌淡苔白，脉沉迟。

治法：温阳通便。

方药：济川煎加减。当归、牛膝、肉苁蓉、泽泻、升麻、枳壳。

加减：若寒凝气滞、腹痛较甚，加肉桂、木香温中行气止痛。

要点二 常用的中成药

1. 三黄片

口服，每次 4 片，1 日 2 次；用于热秘。

2. 麻子仁丸

口服，每次 9g，1 日 1~2 次，温开水送服。用于虚人及老人肠燥便秘、产后便秘、痔疮术后便秘等属胃肠燥热者。

3. 五仁润肠丸

口服，每次 1 丸，1 日 2 次。用于老年体弱便秘。

4. 苁蓉口服液

口服，每次 10ml，1 日 1 次，睡前或清晨服用。主治中老年人、病后产后等虚性便秘及习惯性便秘。

要点三 其他疗法

1. 验方

（1）当归 15g，火麻仁 20g，水煎服。适用于老年津亏血虚便秘。

（2）莱菔子 6g，皂角末 1.5g，共研细末，开水冲服，1 日 1 次。适用于气滞痰浊之便秘。

（3）番泻叶 10~30g，泡茶服。

（4）当归、火麻仁、郁李仁、桃仁、松子仁各 15g，水煎服，主治老年或产后血亏阴伤便秘。

（5）决明子研粉，每服 10g，1 日 1 次。治疗体胖或患高血压病的便秘。

（6）蜂蜜、麻油各等分合炼，每服 1~2 匙，1 日 1 次。主治老年人便秘。

2. 针灸治疗

取穴：足三里、天枢、支沟等穴，1 日 1 次；或针刺承山（双），每日 1 次。

3. 外用法

开塞露纳入肛门，使大便容易排出。

细目四 转诊原则及预防调护

要点一 转诊原则

1. 诊断不明者，需转到上级医院行钡餐、肠镜、CT 等检查。
2. 常规治疗无效或病情加重者。

要点二 养生与康复

1. 食疗：饮食宜清淡，平时多食粗粮及蔬菜，多饮水。

2. 适当运动，避免久坐少动，养成定时登厕习惯。

3. 保持情绪舒畅。

要点三　健康教育

1. 重视精神调摄，保持心情舒畅，性格开朗，劳逸结合。

2. 饮食要有规律，多吃蔬菜，尤其纤维性丰富的食物。

3. 适当运动，定时如厕。

第十三单元　淋证

细目一　病因病机

要点　病因病机

淋证的病因可归结为外感湿热、饮食不节、情志失调、禀赋不足或劳伤久病四个方面。其主要病机为湿热蕴结下焦，肾与膀胱气化不利。其病位在膀胱与肾。淋证多以肾虚为本，膀胱湿热为标。

1. 外感湿热

因下阴不洁，秽浊之邪从下侵入机体，上犯膀胱；或可由小肠邪热、心经火热、下肢丹毒等他脏外感之热邪传入膀胱，发为淋证。

2. 饮食不节

多食辛热肥甘之品，或嗜酒太过，脾胃运化失常，积湿生热，下注膀胱，乃成淋证。

3. 情志失调

情志不遂，肝气郁结，膀胱气滞，或气郁化火，气火郁于膀胱，导致淋证。

4. 体虚久病

禀赋不足，肾与膀胱先天畸形，或久病缠身，劳伤过度，房事不节，多产多育或久淋不愈，耗伤正气，或妊娠、产后脾肾气虚，膀胱容易感受外邪，而致本病。

淋证的预后往往与其类型及病情轻重有关。初起者，病情尚轻，治疗得当，多易治愈。但热淋、血淋有时可发生热毒入血，出现高热神昏等重笃证候。若病久不愈，或反复发作，不仅可转为劳淋，甚则转变成水肿、癃闭、关格等证；或肾虚肝旺，成为头痛、眩晕。石淋因结石过大，阻塞水道亦可成水肿、癃闭、关格。膏淋日久，精微外泄，可致消瘦乏力，气血大亏，终成虚劳病证。

细目二 诊断、类证鉴别和鉴别诊断

要点一 诊断

1. 小便频数，淋沥涩痛，小腹拘急引痛，为各种淋证的主症，是诊断淋证的主要依据。
2. 病久或反复发作后，常伴低热、腰痛、小腹坠胀等。
3. 多见于已婚女性，每因疲劳、情志变化、不洁房事而诱发。

要点二 类证鉴别

淋证要与癃闭相鉴别。二者都有小便量少，排尿困难之症状，但淋证尿频而尿痛，且每日排尿总量多为正常；癃闭则无尿痛，每日排尿量少于正常，严重时甚至无尿。

要点三 鉴别诊断

1. 急性尿路感染

有发热、尿路刺激证等全身及局部感染症状，尿中大量白细胞，甚至白细胞管型，尿细菌培养阳性。抗感染治疗有效。

2. 慢性肾盂肾炎

多见于女性。有反复发作的尿路感染病史，多次尿沉渣试验或尿细菌培养阳性，肾功能损害以肾小管为主。可有高氯酸中毒，低磷性肾性骨病。氮质血症和尿毒症较轻，且进展缓慢。静脉肾盂造影和核素检查有助于诊断。

3. 肾结核

可见于慢性膀胱刺激征，经抗生素常规抗感染治疗无效，呈进行性加重；脓尿、酸性尿，普通细菌学检查阴性；有肾外结核史，尿沉渣检查有红细胞者；附睾、精索或前列腺结核；尿路感染经有效的抗菌治疗，细菌转阴，脓尿持续存在者。

细目三 治疗

要点一 辨证论治

(一) 辨证要点

1. 辨类别

六淋除小便频涩、滴沥刺痛、小腹拘急引痛的共同症状外，各具特征。以小便灼热刺痛者为热淋；尿中夹血或夹血丝、血块者为血淋；尿中有细小沙石排出者为石淋；尿液浑浊、乳白或夹凝块，或伴血液、血块者为膏淋；少腹坠胀，尿出不畅，或尿有余沥者为气淋；小便淋沥不尽，遇劳即发者为劳淋。

2. 辨虚实

实证病程较短，主要表现为小便涩痛不利，苔黄舌红，脉实数；虚证病程长，主要表现为小便频急，痛涩不甚，苔薄舌淡，脉细软。

（二）治疗原则

1. 实证者，治以清热利湿通淋；虚证宜培补脾肾。并根据六淋的不同，配用止血、排石、行气、活血、泄浊等法。

2. 标急者，先以治标；标证缓解，转以治本；若标邪不著，则标本兼顾。

（三）证治分类

1. 热淋

证候：小便频数短涩，灼热刺痛，溺色黄赤，少腹拘急胀痛，或有寒热，或有腰痛。舌质红，苔黄腻，脉滑数。

治法：清热利湿通淋。

方药：八正散。车前子、瞿麦、通草、滑石、萹蓄、生大黄、甘草、灯心草。

加减：伴寒热、口苦、呕恶者，可加黄芩、柴胡以和解少阳；若大便秘结、腹胀者，可重用生大黄、枳实以通腑泄热；若热毒弥漫三焦，用黄连解毒汤合五味消毒饮以清热泻火解毒；若湿热伤阴者去大黄，加生地黄、知母、白茅根以养阴清热。

2. 石淋

证候：尿中夹砂石，排尿涩痛，或排尿时突然中断，尿道窘迫疼痛，腰腹绞痛难忍，甚则牵及外阴，尿中带血。舌红，苔薄黄，脉弦或带数。

治法：清热利湿、排石通淋。

方药：石韦散。瞿麦、萹蓄、通草、滑石、金钱草、海金沙、鸡内金、石韦、穿山甲、虎杖、王不留行、川牛膝、青皮、乌药、沉香。

加减：腰腹绞痛者，加芍药、甘草以缓急止痛；若尿中带血，可加小蓟草、生地黄、藕节以凉血止血，去山甲、王不留行；小腹胀痛加木香、乌药行气通淋；伴有瘀滞，舌质紫者，加桃仁、红花、皂角刺，加强破气活血，化瘀散结作用。石淋日久，神疲乏力，少腹坠胀者，为虚实夹杂，当标本兼顾，补中益气汤加金钱草、海金沙、冬葵子益气通淋；腰膝酸软，腰部隐痛者，加杜仲、续断、补骨脂补肾益气。

3. 血淋

证候：小便热涩刺痛，尿色深红，或夹有血块，小腹或尿道疼痛满急加剧，或见心烦，口干。舌尖红，苔黄，脉滑数。

治法：清热通淋，凉血止血。

方药：小蓟饮子。生地、小蓟、滑石、通草、蒲黄、淡竹叶、当归、山栀、炙甘草。

加减：有瘀血征象，加三七、牛膝、桃仁以化瘀止血；若出血不止，可加仙鹤草、琥珀粉以收敛止血；若久病肾阴不足，虚火扰动阴血，尿色淡红，尿痛涩滞不显著，腰膝酸软，神疲乏力者，宜滋阴清热，补虚止血，用知柏地黄丸加减；若久病脾虚气不摄血，神疲乏力，面色少华者，用归脾汤加仙鹤草、泽泻、滑石益气养血通淋。

4. 气淋

证候：郁怒之后，小便涩滞，淋沥不畅，少腹胀满疼痛，心烦易怒。舌苔薄白，脉弦。

治法：理气疏导，通淋利尿。

方药：沉香散。沉香、青皮、乌药、香附、石韦、滑石、冬葵子、车前子。

加减：少腹胀满，上及于胁者，加川楝子、小茴香、广郁金以疏肝理气；兼有瘀滞者，加红花、赤芍、益母草活血化瘀行水。

5. 膏淋

证候：小便浑浊呈乳白色或如米泔水，上有浮油，置之沉淀；或伴有絮状凝块物，或混有血液、血块，尿道热涩疼痛。舌质红，苔黄腻，脉濡数。

治法：清热利湿，分清泄浊。

方药：程氏萆薢分清饮。萆薢、石菖蒲、黄柏、车前子、飞廉、水蜈蚣、向日葵心、莲子心、连翘心、丹皮、灯心草。

加减：小腹胀，尿涩不畅，加台乌药、青皮疏利肝气；伴有血尿，加小蓟、藕节、白茅根凉血止血；病久湿热伤阴，加生地、麦冬、知母滋养肾阴。

6. 劳淋

证候：小便不甚赤涩，溺痛不甚，但淋沥不已，时作时止，遇劳即发，腰膝酸软，神疲乏力。舌质淡，脉细弱。

治法：补脾益肾。

方药：无比山药丸。山药、茯苓、泽泻、熟地、山茱萸、巴戟天、菟丝子、杜仲、牛膝、五味子、肉苁蓉。

加减：中气下陷，少腹坠胀，尿频涩滞，余沥难尽，不耐劳累，面色㿠白，少气懒言，舌淡，脉细无力，可用补中益气汤加减。若肾阴虚，舌红苔少，加生熟地黄、龟板滋养肾阴；肾阳虚，加附子、肉桂、鹿角片、巴戟天等温补肾阳。

要点二　常用的中成药

1. 三金片

口服，小片，每次5片；大片，每次3片，1日3~4次。用于热淋。

2. 排石冲剂

口服，每次1袋，1日3次，开水冲服，服药宜多饮水。用于石淋。

3. 复方金钱草冲剂

口服，每次1袋，1日3~4次。用于石淋。

4. 十灰散

口服，每次3~9g，1日1~2次，温开水冲服。用于血淋。

5. 知柏地黄丸

口服，每次6g，1日2次。用于血淋。

6. 逍遥丸

口服，每次 9g，1 日 2 次。用于气淋。

7. 水蜈蚣颗粒

口服，每次 20g，1 日 3 次，一疗程为 1～2 月。用于膏淋。

8. 补中益气丸

口服，每次 1 袋（6g），1 日 2～3 次。用于劳淋气虚证。

9. 六味地黄丸

口服，小蜜丸，每次 9g，1 日 2 次。用于劳淋肾虚证。

要点三　其他疗法

1. 验方

（1）地锦草、车前子、蒲公英、紫花地丁、白花蛇舌草、薏苡仁、栀子。任选 1～2 味，每味 30～60g，水煎服，每日 1 剂。适用于热淋。

（2）乌蔹莓、血见愁、仙鹤草、白茅根等。任选 1～2 味，每味 30g，水煎服，每日 1 剂。适用于血淋。

（3）猫须草全草（干燥品）60g，水煎服，每日 1 剂。用于尿路结石。

（4）鸡内金、芒硝等量，共研极细末，每次取药粉 6g，用金钱草 60g，煎汤送服。每日 1～2 次。用于泌尿系统结石难以排出者。

（5）飞廉、荠菜花、糯稻根、芹菜根、水蜈蚣、玉米须。任选 1～2 味，每味 30～60g，水煎服，每日 1 剂，适用于膏淋。

（6）菟丝子 10g，水煎服，每日 3 次，适用于劳淋。

2. 针灸治疗

取膀胱俞、中极、阴陵泉、行间、太溪、曲泉穴，针刺，或加灸法。隔日 1 次。适用于气淋。

3. 推拿治疗

取腰部、背部阿是穴，以右手拇指按压敏感点，由轻到重，一般揉按 3～5 分钟；再用拳或手掌叩击背部华佗夹脊穴 2～3 次，然后再以掌按摩敏感点。用于淋证小便不畅者。

细目四　转诊原则及预防调护

要点一　转诊原则

1. 反复泌尿系感染不易控制者。
2. 尿路结石引起肾绞痛不能缓解者。
3. 尿血量多难止者。
4. 小便量少，甚至无尿者。
5. 诊断不明者，需转到上级医院进一步检查。

要点二　养生与康复

1. 黄芪茅根饮：生黄芪 30g，白茅根 30g，肉苁蓉 20g，西瓜皮 60g。上 4 味洗净放在砂锅中，加水适量煎煮成浓汁，加适量白糖调味。每日 1 剂，分 2 次服用。功效益脾温肾，利尿通淋。用于淋证脾肾两虚者。

2. 藕节冬瓜汤：藕节 100g，带皮冬瓜 200g。冬瓜切块，与藕节同放入锅内，加水适量，煎煮 20 分钟，取汁即可。每日 1 剂，分 3 次服完。功效清热通淋，利湿止血。清热凉血，利尿通淋。用于淋证小便有血者。

3. 猕猴桃 250g，白酒 500ml。猕猴桃去皮洗净，装入酒坛或罐头瓶中，将酒倒入，密闭。每 3 天搅拌 1 次，浸泡 20~30 天即成。每日 2 次，每次 3~15ml。功效利尿通淋，用于泌尿系结石。

4. 淋证患者应禁房事，注意休息，保持心情舒畅。饮食宜清淡，忌肥腻辛辣、酒醇之品，避免纵欲过劳，妇女在月经期、妊娠期、产后更应注意外阴卫生，以免虚体受邪。

要点三　健康教育

1. 淋证患者应多饮水，不憋尿，每 2~3 小时排尿 1 次，保持尿液对泌尿道的冲洗。特别是房事后即行排尿。

2. 注意外阴清洁，多洗淋浴，防止秽浊之邪从下阴上犯膀胱。

3. 积极治疗消渴、肺痨等疾患，以减少淋证发生。

第十四单元　水肿

细目一　病因病机

要点　病因病机

水肿的形成是因风邪袭表、疮毒内犯、外感水湿、饮食不节及禀赋不足、久病劳倦等导致肺失通调，脾失转输，肾失开合，三焦气化不利，水液潴留，泛滥肌肤。其病位在肺、脾、肾，而关键在肾。

1. 风邪袭表

风为六淫之首，每夹寒夹热，风寒或风热之邪，侵袭肺卫，肺失通调，风水相搏，发为水肿。

2. 疮毒内犯

肌肤患痈疡疮毒，火热内攻，损伤肺脾，致津液气化失常，发为水肿。

3. 外感水湿

久居湿地，冒雨涉水，湿衣裹身时间过久，水湿内侵，困遏脾阳，脾胃失其升清降浊之能，水无所制，发为水肿。

4. 饮食不节

过食肥甘，嗜食辛辣，久则湿热中阻，损伤脾胃；生活饥馑，饮食不足；或饮食失于调摄，脾气失养，以致脾运不健，脾失转输，水湿壅滞，发为水肿。

5. 禀赋不足，久病劳倦

先天禀赋薄弱，肾气亏虚，膀胱开合不利，气化失常，水泛肌肤，发为水肿；或因劳倦过度、纵欲无节、生育过多、久病产后，损伤脾肾，水湿输布失常，溢于肌肤，发为水肿。

水肿转归，一般而言，阳水易消，阴水难治。阳水患者如属初发年少，体质尚好，脏气未损，治疗及时，则病可向愈。此外，因生活饥馑、饮食不足所致水肿，在饮食条件改善后，水肿也可望治愈。若先天禀赋不足，或他病久病，或得病之后拖延失治，导致正气大亏，肺、脾、肾三脏功能严重受损，后期还可影响到心、肝，则难向愈。若水邪壅盛或阴水日久，脾肾衰微，水气上泛，则可出现水邪凌心犯肺之重证。若病变后期，肾阳衰败，气化不行，浊毒内闭，是由水肿发展为关格。若肺失通调，脾失健运，肾失开阖，致膀胱气化无权，可见小便点滴或闭塞不通，则水肿转为癃闭。若阳损及阴，造成肝肾阴虚，肝阳上亢，则可兼见眩晕之证。

细目二　诊断、类证鉴别和鉴别诊断

要点一　诊断

1. 水肿先从眼睑或下肢开始，继及四肢全身。
2. 轻者仅眼睑或足胫浮肿，重者全身皆肿；甚则腹大胀满，气喘不能平卧；更严重者可见尿闭或尿少，恶心呕吐，口有秽味，头痛，抽搐，神昏谵语等危象。
3. 可有乳蛾、心悸、疮毒、紫癜，以及久病体虚病史。

要点二　类证鉴别

水肿须与鼓胀相鉴别。鼓胀的主症是单腹胀大，面色苍黄，腹壁青筋暴露，四肢多不肿，反见瘦削，后期或可伴见轻度肢体浮肿。而水肿则以头面或下肢先肿，继及全身，腹壁亦无青筋暴露。

要点三　鉴别诊断

1. 急性肾小球肾炎

发病前1~3周有上呼吸道或皮肤感染史，突然出现血尿或水肿，晨起眼睑水肿，重者水肿波及全身。部分患者有头晕、食欲减退、疲乏、恶心呕吐及腰部钝痛。尿检有蛋白、红细胞。

2. 慢性肾小球肾炎

起病缓慢，病情迁延，时轻时重，肾功能逐步减退，后期可出现贫血、视网膜病变及尿毒症。有不同程度的蛋白尿、血尿、水肿及高血压等表现，轻重不一。病程中可因呼吸道感染等原因诱发，出现类似急性肾炎的表现。部分病例有自动缓解期。

3. 肾病综合征

主要表现是大量蛋白尿、高度水肿、低蛋白血症和高脂血症。

4. 狼疮性肾炎

女性好发，伴有发热、皮疹、关节炎等。血细胞下降，免疫球蛋白增加，可查到狼疮细胞，抗核抗体阳性。血清补体水平下降。

5. 原发性高血压肾损害

先有较长期高血压，其后再出现肾损害，远曲小管功能损伤较肾小球功能损伤早，如尿浓缩功能减退、夜尿增多。尿改变轻微，微量至轻度蛋白尿，常有高血压的其他靶器官并发症。

6. 心源性水肿

多有心脏病病史，水肿首先发生于身体的下垂部位，从下肢逐渐遍及全身，严重时可出现腹水或胸水。水肿常在午后加重，平卧后或晨起时可减轻。伴有心脏病的征象，如心脏瓣膜杂音等。

7. 营养不良性水肿

有缺乏蛋白质的病史和营养不良症，同时心脏、肝脏方面并无病态，尿检查正常，血浆白蛋白减低，且在高蛋白饮食治疗后迅速生效。

8. 特发性水肿

是因内分泌、血管、神经等诸多系统失调而导致的一种水盐代谢紊乱综合征。多见于20～50岁生育期伴肥胖的妇女，以水肿与月经周期及体重增加密切相关为主要临床特征。

9. 黏液性水肿

全身性浮肿，用手指按压后不出现凹陷性改变，水肿处皮肤苍白或蜡黄色，伴见表情淡漠、呆板，鼻宽唇厚，发音不清，言语缓慢费力。

细目三 治疗

要点一 辨证论治

（一）辨证要点

1. 辨阳水和阴水

阳水病因多为风邪、疮毒、水湿。阴水病因多为饮食劳倦，先天或后天因素所致的脏腑亏损。阳水发病较急，一般病程较短，属表、属实。阴水发病缓慢，病程较长，属里、属虚或虚实夹杂。阳水肿多由面目开始，自上而下，继及全身，肿处皮肤绷急光亮，按之凹陷即起，兼有寒热等表证。阴水肿多由足踝开始，自下而上，继及全身，肿处皮肤松弛，按之凹陷不易恢复，甚则按之如泥。

2. 辨水肿之病因

一般而言，水肿头面为主，恶风头痛者，多属风；水肿下肢为主，纳呆身重者，多属湿；水肿而伴有咽痛溲赤者，多属热；因疮疡、猩红赤斑而致水肿者，多属疮毒。

3. 辨病变之脏腑

若水肿较甚，咳喘较急，不能平卧者，病变部位多在肺；若水肿日久，纳食不佳，四肢无力，身重，苔腻，病变部位多在脾；若水肿反复，腰膝酸软，耳鸣眼花者，病变部位多在肾；若水肿下肢明显，心悸怔忡，胸闷烦躁，甚则不能平卧，病变部位多在心。

（二）治疗原则

1. 发汗、利尿、泻下逐水为治疗水肿的三条基本原则。

2. 阳水应以驱邪为主，发汗、利水、解毒或攻逐。同时配合清热化湿，健脾理气等法。攻逐当慎用。

3. 阴水当扶正祛邪，以扶正为主，温肾健脾。同时，配以利水，养阴，活血，祛瘀等法。

（三）证治分类

1. 风水泛滥证

证候：水肿突然发作或加重，恶寒发热，肢体酸痛，咳嗽气粗，尿少，咽部发红或疼痛。舌苔薄黄，舌质偏红，脉浮数。

治法：疏风解表，宣肺利水。

方药：越婢加术汤合麻黄连轺赤小豆汤。石膏、麻黄、生姜、杏仁、生梓白皮、连翘、赤小豆、生甘草。

加减：风寒偏盛，去石膏，加苏叶、桂枝、防风祛风散寒；若风热偏盛，可加连翘、桔梗、板蓝根、鲜芦根，以清热利咽，解毒散结；若咳喘较甚，可加杏仁、前胡，以降气定喘。

2. 湿热壅盛证

证候：全身水肿，皮肤绷急光亮，胸脘痞闷，呼吸气粗，烦热口干，小便短赤，大便干结。舌质红，苔黄腻，脉沉数。

治法：清热利湿，疏理气机。

方药：疏凿饮子。商陆、泽泻、赤小豆、椒目、木通、茯苓皮、大腹皮、槟榔。

加减：腹满不减，大便不通者，可合己椒苈黄丸，以助攻泻之力，使水从大便而泄；若肿势严重，兼见喘促不得平卧者，加葶苈子、桑白皮泻肺利水；若湿热久羁，亦可化燥伤阴，口燥咽干，可加白茅根、芦根，不宜过用苦温燥湿、攻逐伤阴之品。

3. 水湿浸渍证

证候：四肢或全身水肿，以下肢为明显，按之凹陷，小便短少，身重困倦，胸闷，纳谷减少，腹胀，泛恶。舌苔薄白，脉濡缓。

治法：化湿健脾，通阳利水。

方药：五皮饮合胃苓汤。桑白皮、橘皮、生姜皮、大腹皮、茯苓皮、苍术、厚朴、桂枝、泽泻、猪苓。

加减：外感风邪，肿甚而喘者，可加麻黄、杏仁宣肺平喘；面肿，胸满，不得卧，加苏子、葶苈子降气行水；若湿困中焦，脘腹胀满者，可加川椒目、大腹皮、干姜温脾化湿。

4. 脾虚湿阻证

证候：肌肤水肿持续较久，身重肢沉，倦怠乏力，纳呆，腹胀，尿少，面色萎黄。舌淡胖，苔薄白，脉濡。

治法：益气健脾利水。

方药：五苓散合防己黄芪汤。桂枝、白术、茯苓、猪苓、泽泻、黄芪、防己、大枣。

加减：浮肿甚，大便溏薄，可加参苓白术散加强益气健脾、利水渗湿之功。脾肾气虚加补骨脂、附子温肾助阳。

5. 脾肾阳虚证

证候：面色发白或萎黄或灰黯，怯寒肢冷，食欲不振，大便稀溏，腰膝酸软，小便量少，周身浮肿，尤以两足跗为甚，按之凹陷，久久不起。舌质淡胖，苔薄白或白腻而滑，脉沉细。

治法：温补脾肾。

方药：实脾饮合肾气丸。熟附子、肉桂、干姜、白术、厚朴、木香、草果、槟榔、木瓜、茯苓、泽泻。

加减：小便清长量多，去泽泻、车前子，加菟丝子、补骨脂以温固下元。若症见面部浮肿为主，表情淡漠，动作迟缓，形寒肢冷。治以温补肾阳为主，方用右归丸加减。

6. 肾阴亏虚证

证候：水肿日久，肿势不甚，腰膝酸软，手足心热，口咽干燥，头晕耳鸣。舌红少苔，脉象沉细或弦细。

治法：滋养肾阴。

方药：六味地黄丸合大补阴丸。熟地黄、山药、山萸肉、茯苓、丹皮、泽泻、山茱萸、知母、黄柏。

加减：肾虚肝旺，头昏头痛，心慌腿软，肢瞤者，加鳖甲、牡蛎、杜仲、桑寄生、野菊花、夏枯草。

7. 瘀血内阻证

证候：水肿日久不退，腰痛固定不移，舌质紫黯或有瘀点，脉细涩。

治法：活血化瘀。

方药：桃红四物汤。桃仁、当归、熟地、白芍、红花、川芎。

加减：全身肿甚，气喘烦闷，小便不利，为血瘀水盛，肺气上逆，可加葶苈子、川椒目、泽兰以逐瘀泻肺；如见腰膝酸软，神疲乏力，乃为脾肾亏虚之象，可合用济生肾气丸以温补脾肾，利水肿；对气阳虚者，可配黄芪、附子益气温阳以助化瘀行水之功。

对于久病水肿者，虽无明显瘀阻之象，临床上亦常合用益母草、泽兰、桃仁、红花等药，以加强利尿消肿的效果。

要点二 常用中成药

1. 肾炎片

口服，每次5片，1日3次，10天为1个疗程，连服2~3个疗程。用于风水泛滥证。

2. 肾炎消肿片

口服，每次5片，1日3次，20天为1个疗程，连服3个疗程。用于脾虚湿困证。

3. 五苓散

口服，每次6~9g，1日2次。用于脾虚湿阻证。

4. 金匮肾气丸

口服，每次3~5粒，1日2~3次。用于脾肾阳虚证。

5. 六味地黄丸

口服，每次3~5粒，1日2~3次。用于肾阴亏虚证。

6. 血府逐瘀胶囊

口服，每次6粒，1日2次。用于瘀血内阻证。

要点三 其他疗法

1. 验方

（1）蟋蟀、蝼蛄各3只，研末，用蝉蜕10g，浮萍9g，煎汤冲服。适用于水肿、尿少者。

（2）黄芪30g，山药30g，炙龟板30g，先煎龟板1小时后，加入黄芪、山药，再煎40分钟，每日1剂，分2次口服。适用于脾肾两虚水肿者。

（3）玉米须60g，洗净，水煎服。适用于慢性肾炎之水肿、蛋白尿。

2. 灌肠

大黄（后下）10g，牡蛎30g，蒲公英30g，水煎取汁200ml左右，保留灌肠，每日1次。主治慢性肾炎肾功能不全。

3. 外敷

田螺肉4个，大蒜（去皮）5瓣，车前子（包煎）10g，共捣如泥，作饼敷脐，每日1次。主治慢性肾炎水肿明显者。

要点四 《金匮要略》对水肿的论述及治疗

《金匮要略·水气病脉证并治》以表里上下为纲，将水肿分为风水、皮水、正水、石水、黄汗五种类型。曰："风水，其脉自浮，外证骨节疼痛，恶风；皮水，其脉亦浮，外证跗肿，按之没指，不恶风，其腹如鼓，不渴，当发其汗；正水，其脉沉迟，外证自喘；石水，其脉自沉，外证腹满不喘。"

"风水，脉浮身重，汗出，恶风者，防己黄芪汤主之。腹痛加芍药。"

"风水恶风，一身悉肿，脉浮不渴，续自汗出，无大热，越婢汤主之。"

"皮水为病，四肢肿，水气在皮肤中，四肢聂聂动者，防己茯苓汤主之。"

《金匮要略》又根据五脏发病的机制及证候将水肿分为心水、肝水、肺水、脾水、肾水。在治疗上还提出了发汗、利尿两大原则："诸有水者，腰以下肿，当利小便；腰以上肿，当发汗乃愈。"

细目四 转诊原则及预防调护

要点一 转诊原则

1. 水肿病因不明者，需转入上级医院做有关检查以明确诊断。
2. 水肿明显，全身水肿，并有胸水、腹水者。
3. 肾功能不全致水肿者。
4. 水肿顽固不退者。

要点二 养生与康复

1. 芹菜煲淡菜：淡菜 15g，鲜芹菜 60g。淡菜加少量水先煮熟，然后加入芹菜共煲，食时加入调味即可，佐餐食用。功效养阴平肝，清热利水。用于水肿病人血压升高者。
2. 泥鳅炖大蒜：泥鳅、大蒜适量，炖食。用于营养不良性水肿。
3. 花生蚕豆红糖汤：花生、蚕豆、红糖适量，煮汤。用于慢性肾炎水肿。
4. 病人应注意保暖，参加体育锻炼，常服玉屏风散等，提高机体抗病能力。
5. 居处潮湿者，宜迁居高处；应避免阴雨及潮湿天气外出，避免冒雨涉水，汗出遇水，或穿潮湿衣服等。
6. 水肿明显、尿量减少者，应限制蛋白质摄入。当肾功能受损，呈氮质血症时，饮食中的蛋白质应限制在每日 0.5g/kg。蛋白质以乳类、蛋类等优质蛋白为好。

要点三 健康教育

1. 水肿急性期应注意休息，慢性期应避免剧烈活动。
2. 保持皮肤清洁，避免抓破皮肤，在洗澡时防止擦伤皮肤。对长期卧床者，皮肤外涂滑石粉，经常保持干燥，并定时翻身，以免褥疮发生，加重水肿的病情。
3. 水肿期间，应严格记录每日水分的出入量，每日测量体重，以了解水肿的进退消长。若每日尿量少于 500ml 时，要警惕癃闭的发生。
4. 水肿病人应忌盐，肿势重者应予无盐饮食，轻者予低盐饮食（每日食盐量 3~4g），肿退之后，亦应注意饮食不可过咸。若因营养障碍而致水肿者，不必过于忌盐。
5. 水肿消退后，要注意调摄，防止复发。要坚持治疗，定期随访。心情舒畅，调畅情志。避免过度劳累，节制房事。
6. 尿少尿闭时，应限制食用含钾高的食物，如土豆、花生、红薯、油菜、蘑菇、海带、橘子、大枣、香蕉等。

第十五单元　痹证

细目一　病因病机

要点一　病因病机

痹证的发生是由于风寒湿热之邪，侵袭肢体经络，引起气血运行不畅，经络阻滞所致。

1. 外邪侵袭

居处、劳动环境寒冷潮湿，或阴雨潮湿季节，感受风寒湿邪则成风寒湿痹。风寒湿痹，郁久化热，而致风湿热合邪，亦可痹阻经络为患。

2. 正气不足

素体虚弱，或病后、产后气血，或劳倦过度，正气不足，卫外不固，外邪乘虚而入致病。

病初以邪实为主，邪在经脉，累及筋骨、肌肉、关节。邪痹经脉，络道阻滞，影响气血津液运行输布，血滞为瘀，津停为痰，痰浊瘀血在疾病的发展过程中起着重要作用。痹病日久，耗伤气血，损及肝肾，病理性质虚实相兼；部分患者肝肾气血大伤，而筋骨肌肉疼痛酸楚症状较轻，呈现以正虚为主的虚痹。此外，风寒湿热之邪也可由经络内舍脏腑，出现相应的脏腑病变。

要点二　《内经》对痹证的论述

《内经》不仅提出了痹之病名，而且对其病因病机、证候分类，以及转归、预后等均作了较详细的论述。如《素问·痹论》指出："风、寒、湿三气杂至，合而为痹。其风气胜者为行痹，寒气胜者为痛痹，湿气胜者为着痹也。"《素问·四时刺逆从论》云："厥阴有余病阴痹，不足病热痹。"因感邪季节、患病部位及临床症状的不同，《内经》又有五痹之分。《素问·痹论》曰："以冬遇此者为骨痹，以春遇此者为筋痹，以夏遇此者为脉痹，以至阴遇此者为肌痹，以秋遇此者为皮痹。"《素问·长刺节论》："病在筋，筋挛节痛，不可以行，名曰筋痹；病在肌肤，肌肤尽痛，名曰肌痹；病在骨，骨重不可举，骨髓酸痛，寒气至，名曰骨痹。"《素问·痹论》还以整体观阐述了痹与五脏的关系："五脏皆有合，病久而不去者，内舍于其合也。故骨痹不已，复感于邪，内舍于肾。筋痹不已，复感于邪，内舍于肝。脉痹不已，复感于邪，内舍于心。肌痹不已，复感于邪，内舍于脾。皮痹不已，复感于邪，内舍于肺。"并在预后方面指出："其入脏者死，其留连筋骨者痛久，其留连皮肤者易已。"

细目二 诊断、类证鉴别和鉴别诊断

要点一 诊断

1. 临床表现突然或缓慢地自觉肢体关节肌肉疼痛、屈伸不利为肢节痹证的症状学特征。或游走不定,恶风寒;或痛剧,遇寒则甚,得热则缓;或重着而痛,手足笨重,活动不灵,肌肤麻木不仁;或肢体关节疼痛,痛处焮红灼热,筋脉拘急;或关节剧痛,肿大变形;也有绵绵而痛,麻木尤甚,伴心悸、乏力者。

2. 发病及病情的轻重常与劳累及季节、气候的寒冷、潮湿等天气变化有关,某些痹证的发生和加重可与饮食不当有关。

3. 发病特点为本病不分年龄、性别,但青壮年和体力劳动者、运动员,以及体育爱好者易于罹患。同时,发病及病情的轻重与寒冷、潮湿、劳累,以及天气变化、节气等有关。

要点二 类证鉴别

痹证要与痿证相鉴别。鉴别要点首先在于痛与不痛,痹证以关节疼痛为主,而痿证则为肢体力弱,无疼痛症状;其次要观察肢体的活动障碍,痿证是无力运动,痹证是因痛而影响活动。

要点三 鉴别诊断

痹证以肢体关节疼痛为主症,常见于西医学的风湿热的多发性关节炎、类风湿关节炎、骨关节炎、痛风性关节炎。

1. 风湿热的多发性关节炎

主要累及肘、腕、膝等大关节,呈多发性和游走性,关节局部红肿热痛。实验室检查血沉加快、C-反应蛋白阳性。

2. 类风湿关节炎

以对称性小关节肿痛、晨僵、功能受限为主要特征,晚期关节畸形。实验室检查血沉加快、类风湿因子阳性,X线检查有助于诊断。

3. 痛风性关节炎

常因暴食、酗酒后夜间突然发作,足(拇)趾的跖趾关节常为首发,局部红肿热痛,血尿酸升高。X线摄片可见受累关节骨质有虫蚀样、穿凿样透亮缺损。

4. 骨关节炎

起病缓慢,多见于老年人。以膝、髋等负重关节肿胀、疼痛为主,活动时疼痛加重,休息时缓解。X线检查可提示骨质增生等退行性变。

细目三　治疗

要点一　辨证论治

（一）辨证要点

1. 辨寒热类别

以关节有无关节红肿热痛为辨证要点，风湿热痹多见关节红肿灼热疼痛，恶冷恶热；而风寒湿痹以关节肿痛为主，无红肿灼热，喜热恶冷。

2. 辨病邪偏盛

痹痛游走不定者，为风邪偏盛的行痹；痛势较甚，痛有定处，遇寒加重者，为寒邪偏盛的痛痹；关节酸痛、重着、漫肿者，为湿邪偏盛的热痹；关节肿胀，肌肤焮红，灼热疼痛者，为热邪偏盛的热痹；关节疼痛日久，肿胀局限，或见皮下结节者，为内夹痰邪；关节肿胀，僵硬，疼痛不移，肌肤紫暗或瘀斑者，为瘀血阻络。

3. 辨证候虚实

一般而言，新病多实，久病多虚。实者，发病较急，痛势较剧，脉实有力；虚者，发病较缓，痛势绵绵，脉虚无力。

（二）治疗原则

痹证的治疗应以祛邪通络为基本原则，并根据邪气的偏盛，分别予以祛风、散寒、胜湿、清热、祛痰、化瘀。

痹证的治疗，还宜重视养血活血，即所谓"治风先治血，血行风自灭"；治寒宜结合温阳补火；治湿宜结合健脾益气。久痹正虚者，应重视扶正，补肝肾、益气血是常用之法。

（三）证治分类

1. 风寒湿痹

证候：肢体关节、肌肉疼痛酸楚疼痛，遇寒则痛甚，得热则痛缓，阴雨天加重，怕冷。舌苔薄白，脉浮或浮缓。

治法：祛风散寒，除湿通络。

方药：蠲痹汤。羌活、独活、桂枝、秦艽、海风藤、当归、川芎、木香、乳香。

加减：风盛加防风、白芷；湿盛加防己、苍术、薏苡仁；寒盛加麻黄、附子、细辛。邪有化热之象者，宜寒热并用，投桂枝芍药知母汤加减。

2. 风湿热痹

证候：关节疼痛，局部灼热红肿，痛不可触，得冷则舒。舌质红，舌苔黄或黄腻，脉滑数或浮数。

治法：清热通络，祛风除湿。

方药：白虎加桂枝汤、宣痹汤。石膏、知母、桂枝、苍术、黄柏、忍冬藤、秦艽、桑枝、生薏苡仁、络石藤。

加减：皮肤有红斑者，加丹皮、赤芍、生地、紫草以清热凉血，活血化瘀；发热、恶风、咽痛者，加荆芥、薄荷、牛蒡子、桔梗疏风清热，解毒利咽；热毒炽盛，化火伤津，深入骨节，而见关节红肿、触之灼热、疼痛剧烈如刀割、筋脉拘急抽挛、入夜尤甚、壮热烦渴、舌红少津、脉弦数。宜清热解毒，凉血止痛。可选用五味消毒饮合犀黄丸。

3. 痰瘀痹阻证

证候：关节肿大、僵硬、变形、刺痛。舌质紫暗或有瘀斑，舌苔白腻，脉弦涩。

治法：化痰行瘀，蠲痹通络。

方药：桃红饮。当归、桃仁、红花、熟地、川芎、赤芍、制南星、白芥子、炙僵蚕、地龙、露蜂房、威灵仙、路路通。

加减：痰浊滞留，皮下有结节者，加胆南星、天竺黄；瘀血明显，关节疼痛、肿大、强直、畸形，活动不利，舌质紫暗，脉涩，可加莪术、三七、地鳖虫；痰瘀交结，疼痛不已者，加穿山甲、白花蛇、全蝎、蜈蚣、地龙搜剔络道；有痰瘀化热之象者，加黄柏、丹皮。

4. 正虚邪恋证

证候：痹证日久不愈，肌肉瘦削，腰膝酸软。舌质淡红，舌苔薄白或少津，脉沉细弱或细数。

治法：培补肝肾，舒筋止痛。

方药：独活寄生汤。独活、桑寄生、秦艽、防风、川芎、当归、白芍、熟地、党参、杜仲、牛膝、鸡血藤、千年健。

加减：肾气虚，腰膝酸软，乏力较著，加鹿角霜、续断、狗脊；阳虚，畏寒肢冷，关节疼痛拘急，加附子、干姜、巴戟天，或合用阳和汤加减；肝肾阴亏，腰膝疼痛，低热心烦，或午后潮热，加龟板、熟地、女贞子，或合用河车大造丸加减。痹久内舍于心，心悸短气，动则尤甚，面色少华，舌质淡，脉虚数或结代，可用炙甘草汤加减。

要点二　常用中成药

1. 祖师麻片

口服，每次 3 片，1 日 3 次。坐骨神经痛、肩周炎疗程 4 周。

2. 风湿骨痛丸

口服，每次 10 ~ 15 粒，1 日 2 次。用于风寒湿痹。

3. 正清风痛宁片

口服，每次 1 ~ 4 片，1 日 3 ~ 12 片，饭前服或遵医嘱。用于风湿热痹。

4. 三妙丸

口服，每次 6 ~ 9g，1 日 2 ~ 3 次。用于风湿热痹。

5. 小活络丹

口服，用陈酒或温开水送服，每次 1 丸，1 日 2 次。用于痰瘀痹阻证。

6. 尪痹颗粒

开水冲服，每次 6g，1 日 3 次。用于正虚邪恋证。

要点三　其他疗法

1. 验方

（1）徐长卿根 24~30g，猪瘦肉 200g，白酒 60ml，水煎服，1 日 2 次。适用于风寒湿痹证。

（2）桑枝 30~60g，虎杖根 15g，金雀根 30g，臭梧桐根 30g，红枣 10 枚，每日 1 剂，水煎分 2 次服。适用于风湿热痹证。

（3）风湿酒：制川乌、制草乌、金银花、乌梅、甘草、大青盐各 6g。将上药浸于白酒 250ml 内，密封 48 小时，过滤备用。每次 5ml，1 日 3 次。适用于风寒湿痹证。

2. 针灸

根据发病部位局部取穴。肩部：肩髃、肩髎；肘部：曲池、天井；腕部：外关、阳池；背腰部：身柱、腰阳关；股部：承扶、风市；膝部：犊鼻、鹤顶；踝部：丘墟、申脉。毫针刺，用平补平泻法，风寒湿痹可配合艾灸，热痹针用泻法，或点刺出血。

3. 外洗法

取樟树枝、桑树枝、柳树枝、艾叶各 120g，加水 5000ml，放入大锅内煎煮 10 分钟，倒入大缸内。患者赤身入缸，以厚布将患者颈部以下和缸周围覆盖熏之。主治周身风湿痛。

细目四　转诊原则及预防调护

要点一　转诊原则

1. 病因不明，需做免疫学等特殊检查，以进一步检查明确诊断者。
2. 关节肿痛明显，经常规中西药处理效果不好者。
3. 有发热等全身症状者。
4. 有内脏损害者。

要点二　养生与康复

1. 注意防寒保暖，关节可使用手套、护膝及药物衣裤等防护工具，以加强局部保暖。寒冷时尽量不用冷水洗涤衣物。出汗过多时，须用毛巾擦汗，衣服汗湿后应及时更换。

2. 本病患者宜适当多食具有祛风湿功用的食物，如蛇肉、狗肉、鳝鱼、鳗鱼、苡米、樱桃、菱角等。如寒邪偏盛者，尚可选用羊肉、生姜、茴香、辣椒、花椒等；热邪偏盛者，可常食荸荠、芹菜、马兰头、菊花脑、梨、苹果等；湿盛脾虚者，可选苡米、扁豆、山药、赤小豆、莲子等食物。若为痛风性关节炎，则应少食豆制品、动物内脏、海鲜、啤酒等，多饮水。

3. 本病稳定期可根据受累关节的不同，选用一些运动疗法。如手捏核桃或弹力健身圈以锻炼手指活动功能；两手握转环旋转，锻炼手腕关节功能；脚踏自行车，锻炼膝关节；滚圆木，踏空缝纫机，锻炼踝关节等。

要点三 健康教育

1. 本病急性期、活动期，应以肢体休息为主，受累关节不宜过度活动，缓解期可做关节功能锻炼，维持肌肉张力，防止肌肉萎缩。

2. 注意劳逸适度，促进机体康复。一俟疼痛肿胀明显缓解，即可适量活动，防止关节致残。

3. 注意有无药物的毒副反应。非甾体类药和部分中药可引起胃肠道的反应，附子、乌头过量可出现心动过缓，雷公藤可引起肝功能异常、闭经等副作用。要定期复查血常规、肝功能、肾功能。

第十六单元 眩晕

细目一 病因病机

要点 病因病机

眩晕的发生，以内伤为主，尤以肝阳上亢、气血不足、痰湿中阻为常见，前人所谓"诸风掉眩，皆属于肝"、"无痰则不作眩"、"无虚不能作眩"，皆是临床实践经验的总结，从不同方面揭示了该病的发病特点。

1. 情志不遂

忧郁恼怒太过，肝失条达，肝气郁结，气郁化火，肝阴耗伤，风阳易动，上扰头目，发为眩晕。

2. 病后体虚

脾胃为后天之本，气血生化之源。若久病体虚，脾胃虚弱，或失血之后，耗伤气血或饮食不节，忧思劳倦，均可导致气血两虚。气虚则清阳不升，血虚则清窍失养，故而发为眩晕。

3. 年高肾亏

肾为先天之本，主藏精生髓，脑为髓之海。若年高肾精亏虚，髓海不足，无以充盈于脑；或体虚多病，损伤肾精肾气；或房劳过度，阴精亏虚，均可导致髓海空虚，发为眩晕。

4. 饮食不节

嗜酒无度，过食肥甘，损伤脾胃，以致健运失司，水湿内停，积聚生痰，痰阻中焦，清阳不升，头窍失养，故发为眩晕。

5. 跌仆损伤，瘀血内阻

头部外伤，瘀血停留，阻滞脉络，气血不能通达头部，故发生眩晕。

　　眩晕之病因虽有上述多种，但其基本病理变化，不外虚实两端。虚者为髓海不足，或气血亏虚，清窍失养；实者为风、火、痰、瘀扰乱清空。本病的病位在于头窍，其病变脏腑与肝、脾、肾三脏相关。

细目二　诊断、类证鉴别和鉴别诊断

要点一　诊断

　　1. 头晕目眩，视物旋转，轻者闭目即止，重者如坐车船，甚则仆倒。
　　2. 严重者，可伴有头痛、项强、恶心、呕吐、眼球震颤、耳鸣耳聋、汗出、面色苍白等表现。
　　3. 多有情志不遂、年老体虚、饮食不节、跌仆损伤等病史。

要点二　类证鉴别

1. 中风

　　中风以卒然昏仆，不省人事，伴口舌歪斜，半身不遂，语言不利，或不经昏仆，仅以㖞僻不遂为特征。眩晕之甚者亦可仆倒，但无不省人事及半身不遂、口舌歪斜等后遗征象。眩晕可发展成中风。

2. 厥证

　　厥证以突然昏仆，不省人事，四肢厥冷为特征。发作后可在短时间内苏醒，严重者可一厥不复而死亡。眩晕严重者，也有欲仆或晕旋仆倒的表现，但无昏迷、不省人事。

要点三　鉴别诊断

　　眩晕可见于以下多种疾病。

1. 梅尼埃病

　　为眩晕的最常见病因之一，以反复发作眩晕伴耳鸣、波动性听力下降及眼球震颤为特点。突然发作，呈旋转性眩晕，常伴恶心、呕吐、面色苍白等自主神经症状。持续时间为数十分钟至数小时，易反复发作，眩晕发作时无意识丧失，不伴其他中枢神经系统症状和体征。

2. 脑血管病

　　以椎–基底动脉供血不足最常见。眩晕突然发生，为旋转性或摆动性，伴一过性黑蒙、视野缺损或复视，共济失调、平衡障碍、双下肢无力和延髓麻痹等。

3. 颈性眩晕

　　也称椎动脉压迫综合征。因颈椎退行性变、颅底畸形等压迫椎动脉而发生缺血，导致眩晕。其发生与头部突然转动有明显关系，常伴有恶心、呕吐、共济失调等。

4. 良性位置性眩晕

　　当病人处于某种头位或某一特定位置时突然发生旋转性眩晕，持续数秒至30秒，伴有短时的水平性或旋转性眼震，无听力障碍，重复该种头位时眩晕可再现。

5. 耳药物中毒性眩晕

常见的有氨基糖苷类抗生素、某些抗肿瘤药、袢利尿剂、水杨酸制剂等。急性中毒常在用药后数日出现眩晕和平衡障碍，恶心、呕吐，停药后症状可缓解。慢性中毒多在用药后 2 ~ 4 周发生眩晕，逐渐加重，严重者伴有恶心、呕吐，常伴有听力减退、耳鸣，眩晕出现前可有唇周及面颊发麻感。

细目三　治疗

要点一　辨证论治

（一）辨证要点

1. 辨虚实

实证：为风、火、痰、瘀扰乱清空，往往病程短，或突然发作，眩晕重，视物旋转；伴呕恶痰涎，头痛，面赤，形体壮实。

虚证：为髓海不足或气血亏虚致清窍失养，往往病程较长，反复发作，遇劳即发；伴腰膝酸软，神疲乏力，脉细或弱者。

2. 辨脏腑

肝阳上亢：头胀痛，面色潮红，急躁易怒，口苦脉弦。

脾胃虚弱，气血亏虚：兼有纳呆、乏力、面色㿠白等症。

肾精不足：多兼有腰酸腿软、耳鸣如蝉等症。

脾失健运，痰湿中阻：兼见纳呆呕恶、头痛、苔腻诸症。

（二）治疗原则

1. 眩晕的治疗原则是补虚泻实，调整阴阳。

2. 重视从肝论治：因肝肾阴亏，肝阳上亢而致的眩晕最为常见，且此型易发展为中风。临床必须严密监测血压、神志、肢体肌力、感觉等方面的变化，以防病情变化。

3. 配合手法治疗：部分眩晕病人被诊断为椎 - 基底动脉供血不足，检查多发现有颈椎病的表现。临证除药物治疗外，还可适当配合手法治疗，以缓解颈椎病的症状。

（三）证治分类

1. 肝阳上亢证

证候：眩晕，耳鸣，头目胀痛，口苦，失眠多梦，遇烦劳郁怒而加重，甚则仆倒，颜面潮红，急躁易怒，肢麻震颤。舌红苔黄，脉弦或数。

治法：平肝潜阳，清火息风。

方药：天麻钩藤饮加减。天麻、石决明、钩藤、川牛膝、杜仲、桑寄生、黄芩、山栀、菊花、白芍。

加减：若肝火上炎，口苦目赤，烦躁易怒者，酌加龙胆草、丹皮、夏枯草；若肝肾阴虚较甚，目涩耳鸣，腰酸膝软，舌红少苔，脉弦细数者，可酌加枸杞子、首乌、生地、麦冬、玄参；若眩晕剧烈，兼见手足麻木或震颤者，加羚羊角、石决明、生龙骨、生牡蛎、全蝎、蜈蚣等镇肝息风，清热止痉。

2. 气血亏虚证

证候：眩晕动则加剧，劳累即发，面色㿠白，神疲乏力，倦怠懒言，唇甲不华，发色不泽，心悸少寐，纳少腹胀。舌淡苔薄白，脉细弱。

治法：补益气血，调养心脾。

方药：归脾汤加减。党参、白术、黄芪、当归、熟地、龙眼肉、大枣、茯苓、炒扁豆、远志、酸枣仁。

加减：若中气不足，清阳不升，兼见气短乏力、纳少神疲、便溏下坠、脉象无力者，可合用补中益气汤；若脾虚湿盛，腹泻或便溏，腹胀纳呆，舌淡舌胖，边有齿痕，可酌加薏苡仁、炒扁豆、泽泻等，当归宜炒用；若血虚较甚，面色㿠白，唇舌色淡者，可加阿胶、紫河车粉；兼见心悸怔忡，少寐健忘者，可加柏子仁、合欢皮、夜交藤养心安神。

3. 肾精不足证

证候：眩晕日久不愈，精神萎靡，腰酸膝软，少寐多梦，健忘，两目干涩，视力减退；或遗精滑泄，耳鸣齿摇；或颧红咽干，五心烦热，舌红少苔，脉细数；或面色㿠白，形寒肢冷。舌淡嫩，苔白，脉弱尺甚。

治法：滋养肝肾，益精填髓。

方药：左归丸加减。熟地、山萸肉、山药、龟板、鹿角胶、紫河车、杜仲、枸杞子、菟丝子、牛膝。

加减：若阴虚火旺，五心烦热，潮热颧红，舌红少苔，脉细数者，可选加鳖甲、知母、黄柏、丹皮、地骨皮等；若肾失封藏固摄，遗精滑泄者，可酌加芡实、莲须、桑螵蛸等；若兼失眠，多梦，健忘诸症，加阿胶、鸡子黄、酸枣仁、柏子仁等交通心肾，养心安神。

若阴损及阳，肾阳虚明显，四肢不温，形寒怕冷，精神萎靡，舌淡脉沉者，或予右归丸温补肾阳，填精补髓，或酌配巴戟天、仙灵脾、肉桂。若兼见下肢浮肿、尿少等症，可加桂枝、茯苓、泽泻等温肾利水；若兼见便溏，腹胀少食，可加白术、茯苓以健脾止泻。

4. 痰湿中阻证

证候：眩晕，头重昏蒙，或伴视物旋转，胸闷恶心，呕吐痰涎，食少多寐。舌苔白腻，脉濡滑。

治法：化痰祛湿，健脾和胃。

方药：半夏白术天麻汤加减。半夏、陈皮、白术、薏苡仁、茯苓、天麻。

加减：若眩晕较甚，呕吐频作，视物旋转，可酌加代赭石、竹茹、生姜、旋覆花以镇逆止呕；若脘闷纳呆，加砂仁、白蔻仁等芳香和胃；若兼见耳鸣重听，可酌加郁金、菖蒲、葱白以通阳开窍；若痰郁化火，头痛头胀，心烦口苦，渴不欲饮，舌红苔黄腻，脉弦滑者，宜用黄连温胆汤清化痰热。

5. 瘀血阻窍证

证候：眩晕，头痛，兼见健忘，失眠，心悸，精神不振，耳鸣耳聋，面唇紫暗。舌暗有瘀斑，脉涩或细涩。

治法：祛瘀生新，活血通窍。

方药：通窍活血汤加减。川芎、赤芍、桃仁、红花、白芷、菖蒲、当归、地龙、全蝎、老葱。

加减：若兼见神疲乏力、少气自汗等症，加入黄芪、党参益气行血；若兼畏寒肢冷，感寒加重，可加附子、桂枝温经活血。

要点二 常用中成药

1. 天麻首乌片

口服，每次6片，1日3次。用于肝阳上亢证。

2. 归脾丸

口服，每日3次，每次9g，每日3次。用于气血亏虚证。

3. 杞菊地黄丸

口服，每次6~8粒（水蜜丸），1日3次。用于肾精不足证。

4. 眩晕宁冲剂

口服，每次8g，1日3~4次。用于痰湿中阻证。

5. 晕痛定片

口服，每次4片，1日3次，用于瘀血阻窍证。

要点三 其他疗法

1. 针灸

（1）针刺

肝阳上亢型：泻风池、太冲、侠溪、肝俞，补肾俞、太溪。气血亏虚型：补百会、足三里、气海、脾俞、肾俞。肾精不足型：补肾俞、太溪、命门、肝俞、足三里。痰浊中阻型：补中脘、内关、脾俞、足三里，泻丰隆、头维。瘀血阻窍型：泻头维、上星、膈俞、血海。

（2）耳针：选取肾、神门、枕、内耳、皮质下、脑。每次任选2~3穴，留针15~30分钟，每日1次。或埋针5~10天为1疗程。

2. 按摩

（1）实证：取穴涌泉、大椎、囟会。用泻法：涌泉穴掐（用手指在空处用力掐压）、擦（用手指或手掌在皮肤穴位处摩擦，其方向是从太溪到涌泉）各100次；大椎穴（从大椎向胸道方向）、囟会穴（从上星向囟会方向）分别掐、擦各60次。

（2）虚证：取穴百会、囟会。用补法：百会穴（从哑门到大椎方向）掐、擦100次；囟会穴（从囟会到上星方向）掐、擦60次。

3. 验方

（1）夏枯草30g，水煎服，每日2次。适用于肝阳上亢眩晕。

（2）草决明30g，海带2尺，适用于肝阳上亢眩晕。

（3）芹菜根不拘多少，洗净捣取汁，每次服 3~4 匙，每日 3 次。适用于肝阳上亢眩晕。

细目四　转诊原则及预防调护

要点一　转诊原则

1. 突发眩晕伴平衡障碍、共济失调、复视、构音困难或意识障碍等神经系统体征者。
2. 频繁发作短暂性眩晕，伴局灶性神经功能缺失的症状、体征者。
3. 诊断不明确者，需转上级医院进一步查找病因。

要点二　养生与康复

1. 应嘱病人注意锻炼颈肩部肌肉，避免突然、剧烈地改变头部体位。
2. 适当锻炼，增强体质，劳逸结合，以太极拳、气功、慢跑、散步等对预防眩晕的发生较佳，并且避免体力和脑力的过度劳累。
3. 注意节制房事，防止精伤髓亏，脑海失养。
4. 调畅情志，保持心情乐观，忌暴怒、惊恐等刺激，以防七情内伤而诱发眩晕。
5. 饮食忌暴饮、暴食及过食肥甘，以免脾胃虚弱，气血不足，或酿生痰浊，而发眩晕。

要点三　健康教育

1. 注意劳逸结合，不要过度疲劳，避免情绪波动，保证充足睡眠时间。
2. 膳食合理，低脂低盐低糖，多食蔬菜水果，保持二便通畅，避免用力排便。
3. 避免高空作业。
4. 定期测量血压，发现高血压时，应坚持服用降压药。
5. 从事久坐低头的工作者要经常适时活动头颈部，预防颈椎病。
6. 如有耳部疾病应积极治疗。
7. 在发作期间应卧床休息。
8. 老年人突发眩晕可能是中风先兆，应及时就医。

第十七单元　头痛

细目一　病因病机

要点　病因病机

头为"诸阳之会"，"清阳之府"，又为髓海之所在，居于人体之最高位，五脏精华之血，六腑清阳之气皆上注于头，手足三阳经亦上会于头。若六淫之邪上犯清空，阻遏清阳；或痰浊、瘀血痹阻经络，壅遏经气；或肝阴不足，肝阳偏亢；或气虚清阳不升，或血虚头窍失养；或肾精不足，髓海空虚，均可导致头痛的发生。

1. 感受外邪

起居不慎，感受风、寒、湿、热之邪，邪气上犯巅顶，清阳之气受阻，气血凝滞，而发为头痛。因风为百病之长，故六淫之中，以风邪为主要病因，多夹寒、湿、热邪而发病。

2. 诸损内伤，情志失调

情志不遂，肝气郁滞；或肝郁化火，阳亢火生，上扰清窍，可发为头痛。或肝火伤阴，肝肾亏虚，精血不能上承，清窍失养，亦可引发头痛。

3. 先天不足或房事不节

肾主骨生髓，髓上通于脑，脑髓有赖于肾精的不断化生。禀赋不足，或房劳过度，使肾精久亏，脑髓空虚，则会发生头痛。若阴损及阳，肾阳虚弱，清阳不展，亦可发为头痛。

4. 饮食劳倦或体虚久病

脾胃为后天之本，气血生化之源。若脾胃虚弱，气血化源不足；或病后正气受损，营血亏虚，不能上荣于脑髓脉络，可致头痛的发生。若因饮食不节，嗜酒太过，或过食辛辣肥甘，脾失健运，痰湿内生，上蒙清窍而为痰浊头痛。

5. 头部外伤或久病入络

跌仆闪挫、头部外伤，或久病入络，气血滞涩，瘀血阻于脑络，不通则痛，发为头痛。

头痛可分为外感和内伤两大类。外感头痛之病性属表属实，病因是以风邪为主的六淫邪气，一般病程较短，预后较好。内伤头痛大多起病较缓，病程较长，病性较为复杂。一般来说，气血亏虚、肾精不足之头痛属虚证，肝阳、痰浊、瘀血所致之头痛多属实证。虚实在一定条件下可以相互转化。例如痰浊中阻日久，脾胃受损，气血生化不足，营血亏虚，不荣头窍，可转为气血亏虚之头痛。肝阳、肝火日久，阳热伤阴，肾虚阴亏，可转为肾精亏虚的头痛；或阴虚阳亢，虚实夹杂之头痛。各种头痛迁延不愈，病久入络，又可转变为瘀血头痛。

细目二　诊断、类证鉴别和鉴别诊断

要点一　诊断

1. 发病特点

以头痛为主症，可发生在前额、额颞、巅顶、顶枕部或全头部。有突然发作，或缓慢起病，也有反复发作，久治不愈，时痛时止者。头痛持续时间可长可短，可数分钟、数小时、数天或数周，甚则长期疼痛不已。

2. 病史与发作诱因

有反复发作的病史，常因外感、内伤等因素而诱发。

要点二　类证鉴别

1. 头痛与眩晕

二者病位皆在脑，临床可单独出现，亦可同时并见。眩晕以头晕眼花为主，头痛以头部疼痛为主。在临床上，头痛实证较多，眩晕虚证较多。

2. 真头痛与一般头痛

真头痛多为突然剧烈头痛，呈持续痛而阵发加剧，甚至呕吐如喷，以至肢厥、抽搐。病情凶险，应与一般头痛区别。

要点三　鉴别诊断

头痛是临床最常见的症状之一，病因十分复杂，既可由颅内外器质性病变引起，也可因全身疾病和精神因素所致。尤其某些反复发作性、持续性、进行性头痛，可能是严重疾病的信号，应认真检查，明确诊断，及时治疗。

1. 颅脑病变

（1）脑血管病：突发性头痛伴神经系统局灶体征是急性脑血管病的特点之一，见于脑出血、脑梗死；伴脑膜刺激征见于蛛网膜下腔出血。

（2）感染：急性头痛伴发热、脑膜刺激征，多见于脑膜炎、脑炎、脑脓肿等。

（3）占位性病变：常见慢性进行性头痛伴神经系统症状和恶心、呕吐、意识障碍等颅内压增高征。

（4）偏头痛、紧张型头痛：典型偏头痛为局限于一侧或双侧的反复发作性头痛，呈搏动性，发作前多有视觉先兆，如闪光性暗点和偏盲等，可伴畏声、畏光、恶心、呕吐；紧张型头痛是最常见的慢性头痛，通常为双侧枕颈部、额颞部持续性钝痛，有压迫感、沉重感，无先兆症状，可持续数周至数月。

（5）颅脑损伤：有明确颅脑外伤史，常伴急性颅内压增高的症状。

2. 颅外病变

（1）三叉神经痛：为三叉神经分布区突然发作、突然停止的电击样、刀割样剧痛，为时短暂，数秒至1~2分钟，多为单侧性。

（2）颞动脉炎：多见于老年人，为一侧额颞部搏动性剧痛。

（3）头面部器官引起的头痛：青光眼、鼻窦炎、鼻炎、牙疾患等。

3. 全身性疾病

约80%高血压患者有不同程度的头痛，多为全头痛，可为间歇性或持续性；全身性急性感染、中毒（一氧化碳、酒精、药物等）、中暑、低血糖、尿毒症等均可引起头痛。

4. 精神性疾病

神经衰弱、癔病、抑郁症等常引起头痛，通常为钝痛或胀痛，头痛与情绪、脑力活动、睡眠等因素密切相关。

细目三 治疗

要点一 辨证论治

（一）辨证要点

1. 真头痛与一般头痛

真头痛为头痛的一种特殊重症。其特点为起病急骤，多表现为突发的剧烈头痛，持续不解，阵发加重；常伴呕吐如喷，肢厥、抽搐。本病凶险，若抢救不及时，可迅速死亡。

2. 外感与内伤

外感头痛：起病较急，一般疼痛较剧，多表现为掣痛、跳痛、灼痛、胀痛、重痛，痛无休止，多属实证，常伴有表证。

内伤头痛：起病缓慢，一般疼痛较轻，反复发作，多表现为隐痛、空痛、昏痛，痛势悠悠，遇劳则剧，多属虚证。

3. 头痛的归经

太阳经：痛在头后部下连于项。

阳明经：痛在前额部及眉棱骨处。

少阳经：痛在头两侧，并连及于耳。

厥阴经：痛在巅顶部位，或连目系。

（二）治疗原则

1. 外感头痛属实证，治宜疏散祛邪为主；内伤头痛，多属虚证或虚实夹杂证。虚者以滋阴养血为要，实证当平肝、化痰、通瘀；虚实夹杂者，酌情兼顾并治。

2. 随经选用不同的引经药：如太阳头痛用羌活、蔓荆子、川芎；阳明头痛选葛根、白芷、知母；少阳头痛选柴胡、黄芩、川芎；厥阴头痛，选用吴萸、干姜、藁本。

3. 久病不愈，应考虑久痛入络，在辨证论治的基础上，酌情加虫类之品（全蝎、蜈蚣、僵蚕、地龙、地鳖虫等药），以搜风活络，化瘀止痛，可获良效。

4. 如突发剧烈头痛，临证应注意西医辨病，明确诊断，积极抢救处理。

（三）证治分类

1. 外感头痛

（1）风寒头痛

证候：头痛连及项背，常有拘急收紧感；或伴恶风畏寒，遇风尤剧，口不渴。苔薄白，脉浮紧。

治法：疏风散寒止痛。

方药：川芎茶调散加减。川芎、白芷、藁本、羌活、细辛、荆芥、防风。

加减：若恶寒明显者，酌加麻黄、桂枝、制川乌等温经散寒。若寒邪侵于厥阴经脉，巅顶头痛，干呕，吐涎沫，四肢厥冷，苔白，脉弦者，方用吴茱萸汤去人参，加藁本、川芎、细辛、法半夏，以温散寒邪，降逆止痛。若寒邪客于少阴经脉，头痛，足寒，气逆，背冷，脉沉细，方用麻黄附子细辛汤加白芷、川芎以温经散寒止痛。

（2）风热头痛

证候：头痛而胀，甚则头胀如裂，发热或恶风，面红目赤，口渴喜饮，大便不畅，或便秘，尿赤。舌尖红，苔薄黄，脉浮数。

治法：疏风清热和络。

方药：芎芷石膏汤加减。菊花、桑叶、薄荷、蔓荆子、川芎、白芷、羌活、生石膏。

加减：烦热口渴，舌红少津者，可重用石膏，配知母、天花粉清热生津，黄芩、山栀清热泻火；大便秘结，腑气不通，口舌生疮者，可用黄连上清丸泄热通腑。

（3）风湿头痛

证候：头痛如裹，肢体困重，胸闷纳呆，大便或溏。苔白腻，脉濡。

治法：祛风胜湿通窍。

方药：羌活胜湿汤加减。羌活、独活、藁本、白芷、防风、细辛、蔓荆子、川芎。

加减：若胸闷脘痞、腹胀便溏显著者，可加苍术、厚朴、陈皮、藿梗以燥湿宽中，理气消胀；恶心、呕吐者，可加半夏、生姜以降逆止呕；纳呆食少者，加麦芽、神曲健胃助运。

2. 内伤头痛

（1）肝阳头痛

证候：头昏胀痛，两侧为重，心烦易怒，夜寐不宁，口苦面红，或兼胁痛。舌红苔黄，脉弦数。

治法：平肝潜阳息风。

方药：天麻钩藤饮加减。天麻、钩藤、石决明、山栀、黄芩、丹皮、桑寄生、杜仲、牛膝、益母草、白芍、夜交藤。

加减：若因肝郁化火，肝火炎上，头痛剧烈，目赤口苦，急躁，便秘溲黄者，加夏枯草、龙胆草、大黄。若兼肝肾亏虚，水不涵木，头晕目涩，视物不明，遇劳加重，腰膝酸软者，可选加枸杞、白芍、山萸肉。

（2）血虚头痛

证候：头痛隐隐，时时昏晕，心悸失眠，面色少华，神疲乏力，遇劳加重。舌质淡，苔薄白，脉细弱。

治法：养血滋阴，和络止痛。

方药：加味四物汤加减。当归、生地、白芍、首乌、川芎、菊花、蔓荆、五味子、远志、枣仁。

加减：若因血虚气弱兼见乏力气短，神疲懒言，汗出恶风者，可选加党参、黄芪、白术；若阴血亏虚，阴不敛阳，肝阳上扰者，可加入天麻、钩藤、石决明、菊花等。

（3）痰浊头痛

证候：头痛昏蒙，胸脘满闷，纳呆呕恶。舌苔白腻，脉滑或弦滑。

治法：健脾燥湿，化痰降逆。

方药：半夏白术天麻汤加减。半夏、陈皮、白术、茯苓、天麻、白蒺藜。

加减：若痰湿久郁化热，口苦便秘，舌红苔黄腻，脉滑数者，可加黄芩、竹茹、枳实、胆星。若胸闷、呕恶明显，加厚朴、枳壳、生姜和中降逆。

（4）肾虚头痛

证候：头痛且空，眩晕耳鸣，腰膝酸软，神疲乏力，滑精带下。舌红少苔，脉细无力。

治法：养阴补肾，填精生髓。

方药：大补元煎加减。熟地、枸杞、女贞子、杜仲、川断、龟板、山萸肉、山药、人参、当归、白芍。

加减：若头痛而晕，头面烘热，面颊红赤，时伴汗出属肾阴亏虚，虚火上炎者，去人参，加知母、黄柏，以滋阴泄火，或方用知柏地黄丸。若头痛畏寒，面色㿠白，四肢不温，腰膝无力，舌淡，脉细无力属肾阳不足者，当温补肾阳，选用右归丸或金匮肾气丸加减。

（5）瘀血头痛

证候：头痛经久不愈，痛处固定不移，痛如锥刺，或有头部外伤史。舌紫暗，或有瘀斑、瘀点，苔薄白，脉细或细涩。

治法：活血化瘀，通窍止痛。

方药：通窍活血汤加减。川芎、赤芍、桃仁、益母草、当归、白芷、细辛。

加减：若头痛较剧，久痛不已，可加全蝎、蜈蚣、地鳖虫等搜风剔络止痛。

要点二 常用中成药

1. 川芎茶调袋泡剂

口服，每次2袋，1日2~3次。用于风寒头痛。

2. 银翘解毒丸

口服，每次1丸，1日2~3次。用于风热头痛。

3. 正天丸

口服，每次6g，1日2~3次，15天为一个疗程。用于风湿头痛。

4. 全天麻胶囊

口服，每次2~6粒，1日3次。用于肝阳头痛。

5. 阿胶补血膏

口服，每次20g，早晚各1次。用于血虚头痛。

6. 头痛定糖浆

口服，每次15~20ml，1日2~3次。用于痰浊头痛。

7. 镇脑宁胶囊

口服。每次4~5粒，1日3次。用于肾虚头痛。

8. 元胡止痛片

口服。每次4~6片，1日3次。用于瘀血头痛。

要点三　其他疗法

1. 针灸治疗

（1）外感头痛

泻风池、太阳、合谷、外关等穴。按部分经取穴：

前额痛（阳明经）：近取印堂、攒竹；远取合谷、内庭。

侧头痛（少阳经）：近取太阳、悬颅；远取外关、足临泣。

后头痛（太阳经）：近取天柱；远取后溪、申脉。

头顶痛（厥阴经）：近取百会；远取太冲、内关、涌泉。

（2）内伤头痛

肝阳头痛：毫针刺泻悬颅、颔厌、太冲、太溪、行间、率谷、风池。

血虚头痛：补血海、足三里、肝俞、脾俞、肾俞。

痰浊头痛：取内关、合谷、中脘、攒竹、列缺、丰隆、气海、大椎。

瘀血头痛：取合谷、三阴交、阿是穴。

（3）耳针：选枕、额、脑、神门。每次取 2～3 穴，留针 20～30 分钟，间隔 5 分钟捻转 1 次，或埋针 3～7 天，顽固性头痛可用耳背静脉放血法。

2. 按摩治疗

选印堂、头维、太阳、鱼腰、百会、风池、风府、天柱、合谷、风门等穴用推、拿、按、拳等手法，每日 1 次，5～7 次为一疗程。

3. 磁疗

用小块磁片贴在曲池、足三里等穴，治肝阳头痛。

细目四　转诊原则及预防调护

要点一　转诊原则

1. 病因不明者，需转到上级医院行 CT、MRI、脑电图等检查明确诊断。
2. 突发头痛伴神经系统局灶症状、体征或脑膜刺激征。
3. 进行性头痛伴恶心、呕吐等颅内压增高的表现。
4. 头痛、发热伴脑膜刺激征或精神异常、意识障碍、抽搐等。
5. 治疗效果不良，需调整治疗方案。

要点二　养生与康复

1. 生活规律，起居有定时。
2. 宜在空气新鲜、环境幽静的地方散步，慢跑，打太极拳，增强体质，抵御外邪侵袭。
3. 应保持情绪舒畅，避免精神刺激。
4. 清淡饮食，忌肥甘厚味。

要点三　健康教育

1. 头痛可因多种疾病引起，也可无特殊原因。常见病因有神经系统、眼、耳、鼻、牙或某些全身性疾病。

2. 头痛患者要寻找病因，病因一时未查明时，可观察其变化。若头痛明显加重，或出现眩晕、发热、癫痫，或精神、意识、视力障碍时，应及早就医。

3. 一旦查出病因，应积极治疗原发疾病。

4. 头痛发作时，宜卧床休息，环境清静，光线不宜过强。

5. 合理使用药物。

6. 除药物治疗外，可配合使用头部按摩，常获良效。

7. 避免受凉感冒，戒除烟酒，忌刺激性食物。

8. 保持心情开朗，避免情绪激动，注意劳逸结合，坚持生活规律。

第十八单元　中风

细目一　病因病机

要点　病因病机

本病多是在内伤积损的基础上，复因劳逸失度、情志不遂、饮酒饱食或外邪侵袭等原因，引起脑脉痹阻或血溢脑脉之外，最终导致脑髓神机受损，从而发生卒然昏仆、半身不遂诸症。

1. 内伤积损

素体阴亏血虚，阳盛火旺，风火易炽，或年老体衰，肝肾阴虚，肝阳偏亢，复因将息失宜，致使本病突发。

2. 劳欲过度

烦劳过度，阳气暴涨，引动风阳上旋；或因房事不节，纵欲过度，亦能引动心火，耗伤肾水，水不制火，则阳亢风动，气血随风阳上逆，痹阻脑脉或血溢脉外。

3. 饮食不节

嗜食肥甘厚味或饮酒过度，致使脾失健运，聚湿生痰，上蒙络脉，痹阻清窍；或痰湿生热，热极生风，终致风火痰热内盛，血溢脉外。

4. 情志所伤

忧郁恼怒，情志不畅，导致肝阳暴亢，心火暴甚，气血上冲于脑，脑髓神机受损，遂致卒倒无知。

5. 气虚邪中

气血不足，脉络空虚，尤其在气候突变之际，风邪乘虚入中，气血痹阻。

中风的形成虽有上述各种原因，但其基本病机总属阴阳失调，气血逆乱。病位在心脑，与肝肾密切相关。病理性质多属本虚标实。肝肾阴虚，气血衰少为致病之本，风、火、痰、气、瘀为发病之标，两者可互为因果。

由于病位浅深、病情轻重的不同，中风又有中经络和中脏腑之别。轻者中经络，重者中脏腑。恢复期因气血失调，血脉不畅而后遗经络形证。中脏腑者病情危重，但经积极抢救治疗，往往可使病人脱离危险，神志渐趋清醒。但因肝肾阴虚，气血亏损未复，风、火、痰、瘀之邪留滞经络，气血运行不畅，而仍留有半身不遂、口歪或不语等后遗症，一般恢复较难。

细目二　诊断、类证鉴别和鉴别诊断

要点一　诊断

1. 具有突然昏仆，不省人事，半身不遂，偏身麻木，口舌歪邪，言语謇涩等特定的临床表现。轻证仅见眩晕，偏身麻木，口眼歪斜，半身不遂等。

2. 多急性起病，好发于 40 岁以上年龄。

3. 发病之前多有头晕、头痛、肢体一侧麻木等先兆症状，常有眩晕、头痛、心悸等病史，病发多有情志失调、饮食不当或劳累等诱因。

要点二　类证鉴别

1. 厥证

厥证有突然昏仆、不省人事之表现，发作时常伴有四肢逆冷，发作后可在短时间内苏醒，严重者可一厥不复而死亡。但与中风之区别是醒后无半身不遂、口眼歪斜、言语不利等表现。

2. 痫病

痫病有突然昏仆、不省人事之表现，但卒发仆地时常口中作声，如猪羊啼叫，四肢频抽而口吐白沫，移时可自行苏醒，醒后仅觉疲乏头痛，没有中风之半身不遂、口眼歪斜、言语不利等表现。

3. 痉证

痉证以四肢抽搐、项背强直，甚至角弓反张为主症，发病时也可伴有神昏，需与中风中脏腑之闭证相鉴别。但痉证之神昏多出现在抽搐之后，而中风多在起病时即有神昏，而后出现抽搐，且痉证患者无半身不遂、口眼歪斜等症状。

4. 口僻

口僻俗称吊线风，主要症状是口眼歪斜，但常伴耳后疼痛，口角流涎，言语不清，而无半身不遂或意识障碍等表现。

5. 痿证

痿证可以有肢体瘫痪、活动无力等类似中风之中经络表现；但痿证一般起病缓慢，以双下肢瘫痪或四肢瘫痪，或肌肉萎缩，筋惕肉瞤为多见；而中风的肢体瘫痪多起病急骤，且以偏瘫不遂为主。

要点三 鉴别诊断

1. 梅尼埃征

发病年龄较轻，表现为发作性恶心、呕吐伴耳鸣，除眼球震颤外，无神经系统定位体征，症状持续多超过 24 小时。

2. 颅内占位性病变

慢性病程，进行性颅内压增高和局灶性神经系统损害体征，头颅 CT、MRI 可发现占位病灶。

3. 颅内炎症

常先有发热，脑脊液检查提示炎性改变，头颅 CT 无出血、梗死改变。

4. 颅脑外伤

多有外伤史，头颅 CT 可发现脑损伤或血肿。

5. 全身疾病引起的昏迷

酒精、药物、CO 中毒，以及糖尿病、低血糖、肝性脑病、尿毒症性昏迷等均有相关疾病的病史，无神经系统缺损定位体征，相关实验室检查异常，头颅 CT 无出血。

细目三 治疗

要点一 辨证论治

（一）辨证要点

1. 中经络、中脏腑

中经络者，意识清楚；中脏腑者，昏不知人。

2. 闭证与脱证

闭证：属实，症见神志昏迷、牙关紧闭、口噤不开、两手握固、肢体强痉等。

脱证：属虚，症见神志昏迷、目合口开、四肢松懈瘫软、手撒肢冷汗多、二便自遗、鼻息低微等。

3. 阳闭和阴闭

阳闭：有热象，如身热面赤、气粗鼻鼾、痰声如拽锯、便秘溲黄、舌苔黄腻、舌绛干，甚则舌体蜷缩，脉弦滑而数。

阴闭：有寒象，如面白唇紫、痰涎壅盛、四肢不温、舌苔白腻、脉沉滑等。闭证常骤起，脱证则由闭证恶变转化而成，并可见内闭外脱之候。

4. 辨病期

根据病程长短，分为三期。急性期为发病后两周以内，中脏腑可至一个月；恢复期指发病两周后或一个月至半年内；后遗症期指发病半年以上。

（二）治疗原则

1. 中经络以平肝息风，化痰祛瘀通络为主。中脏腑闭证，治当熄风清火，豁痰开窍，通腑泄热；脱证急宜救阴回阳固脱；对内闭外脱之证，则须醒神开窍与扶正固脱兼用。恢复期及后遗症期，多为虚实兼夹，当扶正祛邪，标本兼顾，平肝息风，化痰祛瘀与滋养肝肾，益气养血并用。

2. 结合辨病，掌握其预后。脑出血急性期，多表现为中脏腑；脑梗死、脑血管痉挛多表现为中经络。仍应防其病情恶化，临证时须严密观察。

3. 正确使用通下之法、凉血化瘀法，但应注意活血而不破血、动血。

4. 中风后遗症，可配合针灸及康复治疗。

（三）证治分类

1. 中经络

（1）风痰入络证

证候：肌肤不仁，手足麻木；突发口眼歪斜，语言不利，口角流涎，舌强语謇，甚则半身不遂，或兼见手足拘挛，关节酸痛等症。舌苔薄白，脉浮数。

治法：祛风化痰通络。

方药：真方白丸子加减。半夏、南星、白附子、天麻、全蝎、当归、白芍、鸡血藤。

加减：语言不清者，加菖蒲、远志祛痰宣窍；痰瘀交阻，舌紫有瘀斑，脉细涩者，可酌加丹参、桃仁、红花、赤芍等活血化瘀。

（2）风阳上扰证

证候：平素头晕头痛，耳鸣目眩；突发口眼歪斜，舌强语謇或手足重滞，甚则半身不遂等症。舌质红苔黄，脉弦。

治法：平肝潜阳，活血通络。

方药：天麻钩藤饮加减。天麻、钩藤、珍珠母、石决明、桑叶、菊花、黄芩、山栀、牛膝。

加减：夹有痰浊，胸闷，恶心，苔腻，加陈胆星、郁金；头痛较重，加羚羊角、夏枯草以清肝息风；腿足重滞，加杜仲、寄生补益肝肾。

（3）阴虚风动

证候：平素头晕耳鸣，腰酸；突然发生口眼歪斜，言语不利，手指瞤动或半身不遂。舌质红，苔腻，脉弦细数。

治法：滋阴潜阳，息风通络。

方药：镇肝息风汤加减。白芍、天冬、玄参、枸杞、生龙骨、生牡蛎、龟板、代赭石、牛膝、当归、天麻、钩藤。

加减：痰热较重，苔黄腻，泛恶，加胆星、竹沥、川贝母清热化痰；阴虚阳亢，肝火偏旺，心中烦热，加栀子、黄芩清热除烦。

2. 中脏腑

（1）闭证

闭证的主要证候特点是突然昏仆，不省人事，牙关紧闭，口噤不开，两手握固，肢体强痉。

①痰热腑实

证候：素有头痛眩晕，心烦易怒；突然发病，半身不遂，口舌歪斜，舌强语謇或不语，神识欠清或昏糊，肢体强急，痰多而黏；伴腹胀，便秘。舌质暗红，或有瘀点瘀斑，苔黄腻，脉弦滑或弦涩。

治法：通腑泄热，息风化痰。

方药：桃仁承气汤加减。桃仁、大黄、芒硝、枳实、陈胆星、黄芩、全瓜蒌、桃仁、赤芍、丹皮、牛膝。

加减：头痛，眩晕严重者，加钩藤、菊花、珍珠母平肝降逆；烦躁不安，彻夜不眠，口干舌红，加生地、沙参、夜交藤养阴安神。

②痰火瘀闭

证候：除上述闭证的症状外，还有面赤身热，气粗口臭，躁扰不宁。苔黄腻，脉弦滑而数。

治法：息风清火，豁痰开窍。

方药：羚角钩藤汤加减。另可服至宝丹或安宫牛黄丸以清心开窍。山羊角、钩藤、珍珠母、石决明、胆星、竹沥、半夏、天竺黄、黄连、菖蒲、郁金。

加减：若痰热阻于气道，喉间痰鸣辘辘，可服竹沥水、猴枣散以豁痰镇惊；肝火旺盛，面红目赤，脉弦劲有力，宜加龙胆草、山栀、夏枯草、代赭石等清肝镇摄之品；腑实热结，腹胀便秘，苔黄厚，宜加生大黄、元明粉、枳实。

③痰浊瘀闭

证候：除上述闭证的症状外，还有面白唇暗，静卧不烦，四肢不温，痰涎壅盛。苔白腻，脉滑缓。

治法：化痰息风，宣郁开窍。

方药：涤痰汤加减。另可用苏合香丸宣郁开窍。半夏、茯苓、橘红、竹茹、郁金、菖蒲、胆星、天麻、钩藤、僵蚕。

加减：兼有动风者，加天麻、钩藤平息内风；有化热之象者，加黄芩、黄连。

（2）脱证（阴竭阳亡）

证候：突然昏仆，不省人事，目合口张，鼻鼾息微，手撒肢冷，汗多，大小便自遗，肢体软瘫。舌痿，脉细弱或脉微欲绝。

治法：回阳救阴，益气固脱。

方药：参附汤合生脉散加味。或用参麦注射液、生脉注射液静脉滴注。人参，附子（先煎），麦冬，五味子，山萸肉。

加减：阴不敛阳，阳浮于外，津液不能内守，汗泄过多者，加龙骨、牡蛎敛汗回阳；阴津耗伤，舌干，脉微者，加玉竹、黄精以救阴护津。

3. 恢复期

（1）风痰瘀阻证

证候：口眼歪斜，舌强语謇或失语，半身不遂，肢体麻木。苔滑腻，舌暗紫，脉弦滑。

治法：搜风化痰，行瘀通络。

方药：解语丹加减。天麻、胆星、天竺黄、半夏、陈皮、地龙、僵蚕、全蝎、远志、菖蒲、桑枝、鸡血藤、丹参、红花。

加减：痰热偏盛者，加全瓜蒌、竹茹、川贝母清化痰热；兼有肝阳上亢，头晕头痛，苔黄舌红，脉弦有力，加钩藤、石决明、夏枯草平肝息风潜阳；咽干口燥，加天花粉、天冬养阴润燥。

（2）气虚络瘀证

证候：肢体偏枯不用，肢软无力，面色萎黄。舌质淡紫或有瘀斑，苔薄白，脉细涩或细弱。

治法：益气养血，化瘀通络。

方药：补阳还五汤。黄芪、桃仁、红花、赤芍、归尾、川芎、地龙、牛膝。

加减：血虚甚，加枸杞、首乌藤以和血；阳失温煦，加桂枝温通经脉；腰膝酸软，加川断、桑寄生、杜仲以壮筋骨，强腰膝。

（3）肝肾亏虚证

证候：半身不遂，患肢僵硬，拘挛变形，舌强不语，或偏瘫，肢体肌肉萎缩。舌红脉细，或舌淡红，脉沉细。

治法：滋养肝肾。

方药：左归丸合地黄饮子加减。干地黄、首乌、枸杞、山萸肉、麦冬、石斛、当归、鸡血藤。

加减：若腰酸腿软较甚，加杜仲、桑寄生、牛膝补肾壮腰；肾阳虚，加巴戟天、苁蓉补肾益精，附子、肉桂温补肾阳；夹有痰浊，加菖蒲、远志、茯苓化痰开窍。

要点二　常用中成药

1. **大活络丸**

口服，每次 1～2 丸，1 日 2 次。用于风痰入络证。

2. **小活络丸**

口服，每次 1 丸，1 日 2 次。用于风痰入络证。

3. **全天麻胶囊**

口服，每次 2～6 粒，1 日 3 次。用于风阳上扰证。

4. **牛黄清心丸**

口服，每次 1 丸，1 日 1 次。用于痰热腑实证。

5. **安宫牛黄丸**

口服，大丸重 3g，小丸重 1.5g，金箔为衣（现有不用者），蜡护。大丸每次 1 丸，小丸每次 2 丸，病重者每日 2～3 次。用于痰火瘀闭证。

6. **苏合香丸**

口服，每次 1 丸，1 日 1～2 次。用于痰浊瘀闭证。

7. **华佗再造丸**

口服，每次 4～8g，1 日 2～3 次。重症每次 8～16g。用于气虚络瘀证。

要点三　其他疗法

1. 针灸疗法

（1）体针

急救：多取人中、百会、内关、涌泉等穴位。属闭证，多用泻法；属脱证，多用补法。可结合其他抢救措施进行。

恢复期：运用体针则疗效更为优越，取阳明经穴为主，配合阴经穴以阴中求阳。每日1次，10~15次为一疗程。

（2）头针：主要是针刺皮层功能区的相应头皮，浅刺，快速捻转。

（3）灸法：中风脱证与恢复期常用灸法，穴位可同体针选穴。多灸患肢，以增进血液循环。

（4）耳针

多选肾上腺、心、肝、脑干、皮质下、神门等部位。虚证多埋针，实证用强刺激。

2. 按摩疗法

依据经络学说，循经取穴进行按摩。可分别运用"一指禅"拇指推法，或伸屈法、揉法、搓法等，主要于局部按摩，亦可配合全身按摩。

细目四　转诊原则及预防调护

要点一　转诊原则

中风是临床严重的脑血管事件，对疑诊的急性患者或疑难患者，应及时转诊，为患者赢得抢救治疗时机。病人出现以下情况时及时转诊：

1. 突然出现严重的头痛、呕吐伴意识水平下降。
2. 突然出现一侧肢体麻木或无力。
3. 突然出现表达困难、理解困难或言语含糊不清。
4. 突然出现眩晕、行走不稳、平衡失调。
5. 突然出现单眼或双眼视觉障碍。

要点二　养生与康复

1. 加强心理调护，保持心情舒畅，避免悲观、失望、烦躁等情绪，生活有规律，起居有常，不过度劳累，避免七情太过，减少性生活。

2. 膳食调理是中医治疗中不可或缺的措施之一，应遵循"五味入胃各归其所喜"的原则。中风病人应选葱、大豆、乌鸡、苡仁等食品，对脑病均有食疗意义。平时在饮食上宜食清淡易消化之物，忌肥甘厚味、辛辣刺激之品，并禁烟酒，以防止卒中发生。

3. 选择适合自己的运动方式，如长距离散步、打太极拳等，不宜剧烈运动。

要点三　健康教育

1. 中老年人要积极消除导致中风的危险因素，如对高血压、糖尿病、高脂血症、心脏病（尤其是心房颤动）、动脉粥样硬化、肥胖等疾病应积极控制和治疗。

2. 有中风病危险因素，在某些诱因下，突然出现严重或持续的眩晕、头痛、一过性偏侧肢体麻木无力、言语不利、视觉障碍等，多为中风先兆，应及时就诊。

3. 恢复期患者要加强偏瘫肢体的被动活动，进行各种功能锻炼，并配合针灸、推拿、理疗、按摩等。偏瘫严重者，防止患肢受压而发生变形。语言不利者，宜加强语言训练。长期卧床者，保护局部皮肤，防止发生褥疮。

4. 忌烟，饮酒要适度。

5. 保持心情愉快，性格开朗，劳逸结合，在日常活动中规律参加患者所喜欢的体育活动。

6. 饮食结构合理，提倡低盐低脂饮食。保持膳食平衡，充分的水果、蔬菜、谷类，适量蛋白质。保持大便通畅。

第十九单元　消渴

细目一　病因病机

要点　病因病机

消渴病的病因复杂，先天禀赋不足、饮食不节、情志失调、劳欲过度等均可导致消渴。消渴病变的脏腑主要在肺、脾（胃）、肾。其病机主要在于阴津亏损，燥热偏胜。阴虚为本，燥热为标，两者互为因果而发生消渴。

1. 禀赋不足

这是引起消渴病的重要内在因素。

2. 饮食失节

过食肥甘厚味，损伤脾胃，积热内蕴，化燥伤津，发为消渴。

3. 情志失调

郁怒伤肝，劳心竭虑，郁久化火，火热内燔，消灼肺胃阴津，发为消渴。

4. 劳欲过度

肾精亏损，虚火内生，终致肾虚肺燥胃热俱现，发为消渴。

5. 久病失治

调摄不当，变证百出。

（1）痈疽：燥热内结，营阴被灼，络脉瘀阻，蕴毒成脓，发为痈疽。另外，在外科痈疽证中，久治难愈者，应考虑是否有本病的可能。

（2）白内障、雀目、耳聋：消渴日久，耗血伤精，肝肾亏虚，肝开窍于目，肾开窍于耳，精血不能上承，以致耳目失养。

（3）肺痨：本病患者燥热素盛，熏灼于肺，耗气伤阴，正气虚衰，易感痨虫。

（4）水肿：消渴后期，脾肾俱虚，水液失于输布，以致水饮内停，泛溢肌肤，而成水肿。

（5）血瘀证：消渴久病入络，瘀血阻滞；或燥热日久，耗气伤阴，气虚则无力行血；或阴虚燥热，耗伤津液，血行不畅而成瘀；或阴损及阳，阳虚寒凝，血液凝滞成瘀。临床所表现的血瘀证候变化多端，常见的有胸痹、心悸、眩晕、中风、肢体麻木等。

（6）厥脱：阴津极度耗损，以致虚阳浮越。症见恶心呕吐，烦躁，目眶内陷，唇舌干红，息深而长等，最终因阴竭阳亡而见昏迷，四肢厥冷，脉微细数欲绝等厥脱危象。

6. 病理涉及多脏，以肾为本

消渴病病位在肺、脾（胃）、肾，且常常相互影响。肾为先天之本，主藏精，寓元阴元阳，他脏虚弱日久，最终无不损及肾之阴阳。

细目二　诊断、类证鉴别和鉴别诊断

要点一　诊断

1. 口渴多饮、多食易饥、尿频量多、形体消瘦或尿有甜味等具有特征性的临床症状，是诊断消渴病的主要依据。

2. 有的患者"三多"症状不著，但若于中年之后发病，且嗜食膏粱厚味、醇酒，以及病久并发眩晕、肺痨、胸痹心痛、中风、雀目、疮痈等病症者，应考虑消渴的可能性。

3. 由于本病的发生与禀赋不足有较为密切的关系，故消渴病的家族史可供诊断参考。

要点二　类证鉴别

1. 口渴症

口渴症是指口渴饮水的临床症状，可以出现于多种疾病过程中，尤其以外感热病多见。但这类口渴无多食、多尿、尿甜、消瘦并见的特点。

2. 瘿病

瘿病中气郁化火、阴虚火旺的类型。以颈部一侧或两侧肿大，眼球突出，心悸，情绪激动，多食易饥，形体日渐消瘦为特征。其中的多食易饥、消瘦，类似消渴病的中消，但无消渴病的多饮、多尿、尿甜等症。

要点三　鉴别诊断

1. 查 T_3、T_4、TSH 等有助于瘿病的鉴别诊断。

2. 查抗 SS-A、抗 SS-B、RF，以及滤纸试验、含糖试验等，有助于干燥综合征的鉴别诊断。

细目三　治疗

要点一　辨证论治

（一）辨证要点

1. 辨病位

上消：肺燥为主，多饮为著。

中消：胃热为主，多食为著。

下消：肾虚为主，多尿为著。

但临床之际，三消往往并见，单见者少。

2. 辨标本

标为燥热，本为阴虚，两者互为因果。一般初病多以燥热为主，病程日久则以阴虚为主，终则阴损及阳而阴阳俱虚。

3. 辨本证与变证

本证为多饮、多食、多尿和消瘦。变证有痈疽、白内障、雀目、耳聋、肺痨、水肿、血瘀证、厥脱等。两者互现，一般以本证为主，变证为次。但临床以变证为首诊而发现本病者也屡见不鲜。

4. 辨证结合临床辅助检查

查空腹、餐后2小时血糖及尿糖，口服葡萄糖耐量试验（OGTT），胰岛素，C肽释放实验、糖化血红蛋白（HbA1c）等，有助于明确辨病诊断。查甲状腺功能有助于瘿病的鉴别诊断。病程较长或病情较重时，尚需查24小时尿微量白蛋白、尿蛋白、血尿素氮、肌酐，以了解肾功能情况；查血尿酮、血浆渗透压等，以了解有无酮症酸中毒、高渗性昏迷等；查二氧化碳结合力及血钾、钠、钙、氯化物等，以了解酸碱平衡及电解质情况。

（二）治疗原则

1. 清热润燥、养阴生津为基本治疗法则。
2. 常用清热润燥、养阴生津，慎用攻伐苦寒之品。
3. 益气养阴，扶正固本。
4. 治分三消，立足于肾。
5. 活血化瘀，贯穿始终。

（三）证治分类

1. 肺胃燥热证

证候：烦渴引饮，消谷善饥，小便频数量多，尿浑而黄，形体消瘦。舌红苔薄黄，脉数。

治法：清热生津止渴。

方药：消渴方、白虎加人参汤加减。黄连、天花粉、生地、藕汁、生石膏、知母、人参、粳米、甘草。

2. 脾胃气虚证

证候：口渴引饮，能食与便溏并见，或饮食减少，精神不振，四肢乏力。舌淡，苔白而干，脉细弱无力。

治法：健脾益气，生津止渴。

方药：七味白术散加减。党参、白术、茯苓、甘草、葛根、木香、藿香。

3. 肾阴亏虚证

证候：尿频量多，浑浊如脂膏，或尿甜，腰膝酸软，乏力，头晕耳鸣，多梦遗精，皮肤干燥。舌红少苔，脉细数。

治法：滋养肾阴，益精补血，润燥止渴。

方药：六味地黄丸或左归丸加减。熟地、山茱萸、山药、泽泻、丹皮、茯苓、枸杞子、菟丝子、鹿角胶、川牛膝、龟板胶。

4. 阴阳两虚证

证候：小便频数，浑浊如膏，甚至饮一溲一，手足心热，咽干舌燥，面容憔悴，耳轮干枯，面色黧黑，腰膝酸软，四肢欠温，畏寒怕冷，甚至阳痿。舌淡苔白而干，脉沉细无力。

治法：温阳滋阴补肾。

方药：金匮肾气丸或右归丸加减。桂枝、附子、熟地黄、山茱萸、山药、泽泻、丹皮、茯苓、枸杞子、杜仲、菟丝子、肉桂、附子、当归、鹿角胶。

要点二　常用中成药

1. 金芪降糖片

口服，每次7~10片，1日3次。用于肺胃燥热证。

2. 生脉口服液

口服，每次1支，1日3次。用于肺胃燥热证。

3. 香砂养胃丸

口服，每次9g或8丸，1日3次。用于脾胃气虚证。

4. 四君子颗粒

口服，每次15g，1日3次。用于脾胃气虚证。

5. 六味地黄丸

口服，每次8片，1日3次。用于肾阴亏虚证。

6. 左归丸

口服，每次8片，1日3次。用于肾阴亏虚证。

7. 金匮肾气丸

口服，每次1丸，1日2次。用于阴阳两虚证。

8. 右归丸

口服，每次 8 片，1 日 3 次。用于阴阳两虚证。

要点三　其他疗法

对于有肢端感觉异常，如麻木、刺痛或烧灼样痛等糖尿病周围神经病变者，可用以下三法治疗。

1. 中药熏洗

以活血化瘀中药熏洗手足三里、八风、八邪等穴，并施行按摩。

2. 穴位敷贴

用活血通络中成药敷在手足三里、八风、八邪等穴上，然后用胶布固定。

3. 穴位注射法

选穴参照刺灸穴位。用维生素 B_1 或维生素 B_{12} 注射液，每穴注射 0.5ml，每日 1～2 次，各穴交替应用。

细目四　　转诊原则及预防调护

要点一　转诊原则

1. 对于不明原因的消渴，社区医院不能明确诊断者，当转上一级医院进一步检查以明确诊断。
2. 经常规处理血糖仍未达标者。
3. 消渴伴胸闷胸痛、口眼歪斜、肢体欠利、恶心呕吐、脱水表现，甚至意识障碍等。

要点二　养生与康复

1. 食疗

阴虚燥热者，平时可食用玉米须、苦瓜、葛根、枸杞子、菊花等煎汤代茶以清热生津；气阴两虚者，可选用黄芪、生晒参、枸杞子泡茶，或食用怀山药、葛根等以益气养阴；气虚血瘀者，可选用白萝卜、陈皮、佛手、桃仁、当归等以益气活血；阳气亏虚者，可用红参、羊肉、龙眼肉、干姜、韭菜籽等以益气温阳；面浮肢肿者，可食用冬瓜皮、赤小豆、玉米须等以利水消肿。

2. 足浴

中药辨证处方，水煎后趁热泡脚。

要点三　健康教育

本病除药物治疗外，注意生活调摄具有十分重要的意义。
1. 帮助患者提高对糖尿病及其并发症的认识，如低血糖的临床表现和处理。
2. 重视饮食治疗的作用。在合理控制总热量的基础上，采用合理搭配，即碳水化合物、蛋白质、脂肪三大营养物质按一定比例进食，并富含膳食纤维和维生素。其中碳水化合物所提供的热量应占总热量的55%～65%，蛋白质所提供的热量应小于总热量的15%，脂肪所提供的热量应占总热量的20%～30%。同时应戒烟酒、浓茶及咖啡等。

3. 坚持体育锻炼，可根据年龄、血糖、体质不同而制定适合个人的运动方式和运动量。

4. 保持情志平和，制定并实施有规律的生活起居制度。

（余小萍）

第二章　西医常见疾病

第一单元　慢性支气管炎

细目一　诊断

要点一　诊断要点

1. 咳嗽、咳痰或伴喘息，每年发病持续三个月，并连续两年或以上，排除其他心、肺疾病（例如肺结核、尘肺、支气管哮喘、支气管扩张症、肺癌、肺脓肿、心功能不全等）之后，即可作出慢性支气管炎（简称慢支）诊断。

2. 如每年发病持续时间虽不足三个月，但有明确的客观检查依据（如 X 线检查）支持，亦可诊断。

要点二　临床分型

可分为单纯型和喘息型。单纯型患者表现咳嗽、咳痰两项症状；喘息型慢支除咳嗽、咳痰外，尚有喘息症状，并经常或多次出现哮鸣音。

要点三　临床分期

1. 急性发作期

指在一周内出现脓性或黏液脓性痰，痰量明显增加，或伴有发热、白细胞计数增高等炎症表现，或一周内咳嗽、咳痰、喘息中任何一项症状明显加剧。

2. 慢性迁延期

指不同程度的咳嗽、咳痰或喘息症状迁延不愈一个月以上者。

3. 临床缓解期

指经治疗后或自然缓解，症状基本消失，或偶有轻微咳嗽和少量咳痰，保持两个月以上者。

细目二　鉴别诊断

要点一　支气管哮喘

单纯型慢支与支气管哮喘的鉴别比较容易，支气管哮喘在没有发展到具有不可逆性气流受限之前，其临床特点比较鲜明，常于幼年和青年突然起病，一般无慢性咳嗽、咳痰史。喘息呈发作性，发作时两肺布满哮鸣音，缓解后可无症状，常有个人或家族过敏性疾病史等，不难与慢支区别。咳嗽变异型哮喘须注意与慢支鉴别，前者多为阵发性干咳，无痰，夜间症状较重，X 线胸片无异常改变，支气管激发试验阳性。

要点二　支气管扩张症

此病与慢支相似，也有慢性反复咳嗽、咳痰，但痰量常较慢支多，痰性质多为脓性；合并感染时可有发热、大量脓痰，常反复咳血。肺部听诊以湿性啰音为主，部位与病灶位置吻合，较固定。病程长的患者可见消瘦、杵状指（趾）。X 线检查常见病变部位纹理粗乱，严重者呈卷发状或蜂窝状，受累肺叶常见容积缩小，易合并肺炎。胸部 CT 检查（尤其是高分辨率薄层 CT）多可明确诊断。

要点三　肺结核

肺结核患者多有发热、乏力、盗汗及消瘦、咯血等症状，但老年性肺结核患者的上述症状多不显著，易与慢支相混淆。经痰结核菌检查及胸部 X 线检查可帮助明确诊断。

要点四　间质性肺疾病

应详细询问病史和职业史。间质性肺疾病临床表现多样，早期可只有咳嗽、咳痰，偶感气短。部分病人肺部听诊可闻及爆裂音（Velcro 啰音），亦可发生杵状指；肺功能呈限制性功能障碍；动脉血氧分压降低；X 线胸片和胸部 CT 见间质性结节影和／或间质性网格影等，均有助于鉴别。

要点五　肺癌

肺癌起病隐袭，早期没有特异性临床表现，如医生认识不足可误诊为慢支。对慢性咳嗽、咯痰者，都应注意排除肺癌。肺癌患者可有多年吸烟史，咳嗽可为刺激性，可有痰中带血。对于以往已经明确诊断为慢支的患者，并不能据此即除外患肺癌的可能性，仍应定期行胸部 X 检查，以免漏诊。对慢支患者慢性咳嗽性质发生改变，或胸部 X 线检查发现有块状阴影或结节状阴影，或肺炎经抗生素治疗未能完全消散，尤应提高警惕。胸部 CT、纤维支气管镜、痰脱落细胞学等检查有助于明确诊断。

细目三　转诊原则

要点　转诊原则

1. 需到上级医院行 CT 等其他检查以协助诊断者。
2. 经抗感染治疗，病情未见明显好转或加重者。
3. 出现呼吸衰竭者。

细目四　基本用药

要点一　急性发作期的基本用药

1. 控制感染

根据临床经验和本地区病原菌耐药性流行病学监测结果选用抗生素。常用有青霉素 G 类抗生素，首先应该做青霉素皮试，阴性者方可使用。如成人轻度感染时用青霉素 G 钾，每日 80 万～240 万单位，分 2～4 次肌注；中度感染时，用青霉素 G 钾，每日 240 万～1000 万单位，分 2～4 次静滴；或大环内酯类抗生素：阿奇霉素，第一天 500mg，以后每日 250mg，每日 1 次，口服，共服 5 天；克拉霉素，每次 250～500mg，每日 2 次，餐前口服，共服 7～14 天；或氨基糖苷类抗生素阿米卡星，每日 15～20mg/kg，分 2～3 次肌注或静滴；喹诺酮类抗生素左氧氟沙星，每次 100mg，每日 3 次，空腹口服；莫西沙星，每次 400mg，每日 1 次，口服，共服 5～10 天；或头孢菌素类抗生素头孢克洛，每次 0.25～1.0g，每日 3 次，口服；严重感染时，头孢拉定，每次 2.0g，每日 2 次，静滴。

2. 止咳、祛痰

常用溴己新（必嗽平），每次 8～16mg，每日 3 次，口服；乙酰半胱氨酸（痰易净），每次 200mg，每日 3 次，口服；盐酸氨溴索（沐舒坦），每次 30mg，每日 3 次，口服等。

3. 解痉、平喘

抗胆碱药：异丙托溴铵气雾剂，每次 40～80μg，每日 3～4 次；β_2 - 肾上腺素受体激动剂：沙丁胺醇气雾剂，每次 100～200μg，每日不超过 8～12 喷；特布他林气雾剂，每次 1～2 喷，一日 3～4 次，严重的病人每次可增加到 6 喷，最大剂量不超过 24 喷/24 小时；茶碱类：茶碱缓释剂或控释片，每次 0.2g，早晚各一次；氨茶碱，每次 0.1g，每日 3 次。

4. 雾化治疗

可选用抗生素、祛痰药、解痉平喘药等进行雾化吸入治疗。

要点二　缓解期治疗原则

注意避免各种致病因素，吸烟者必须戒烟。加强锻炼，增强体质，提高机体抵抗力。可试用免疫调节剂如核酪注射液、卡介苗多糖核酸注射液等，对预防继发感染、减少复发可能有一定效果。

第二单元　肺炎

细目一　概述

要点一　常见病因

肺炎是指包括终末气道、肺泡腔及肺间质等在内的肺实质炎症，病因以感染为最常见，如细菌、病毒、真菌、寄生虫等；其他也可因理化因素、免疫损伤、过敏及药物所致。

要点二　肺炎的分类

感染性肺炎最多见。按病原体分类为细菌性肺炎、病毒性肺炎、支原体肺炎、真菌性肺炎和其他病原体所致肺炎，其中以细菌感染最为常见。按解剖分为大叶性（肺泡性）肺炎、小叶性（支气管性）肺炎、间质性肺炎。按发病场所和宿主状态分为社区获得性肺炎、医院获得性肺炎、免疫损害宿主肺炎、老年人肺炎，其中以社区获得性肺炎最为常见。

要点三　社区获得性肺炎的概述

社区获得性肺炎（CAP）亦称院外肺炎，是指在社区环境中机体受微生物感染而发生的肺炎，包括在社区感染，尚在潜伏期，因其他原因住院后而发病的肺炎，并排除在医院内感染而于出院后发病的肺炎。其致病菌目前仍为肺炎球菌最多见（约占40%），革兰阴性杆菌约占20%，其中最常见的是肺炎克雷白杆菌。本节主要讨论社区获得性肺炎。

细目二　诊断

要点　诊断要点

1. 新出现或进展性肺部浸润性病变。
2. 发热≥38℃。
3. 新出现的咳嗽、咳痰，或原有呼吸道症状加重，并出现脓性痰；伴或不伴胸痛。
4. 肺实变体征和（或）湿性啰音。
5. 白细胞 $> 10 \times 10^9$/L 或 $< 4 \times 10^9$/L 伴或不伴核左移。

以上 1+2~5 中任何一项，并除外肺结核、肺部肿瘤、非感染性间质病、肺水肿、肺不张、肺栓塞、肺嗜酸性粒细胞浸润、肺血管炎等，可确立社区获得性肺炎的临床诊断。

细目三　鉴别诊断

要点一　肺结核

肺结核患者多有发热、乏力、盗汗及消瘦、咯血等症状。痰中易找到结核菌，X 线显示病变多在肺尖或锁骨上下，密度不均，消散缓慢，且可形成空洞或肺内播散。一般抗炎治疗无效。浸润、干酪样变和空洞形成，考虑为活动性病灶。

要点二　急性肺脓肿

早期临床表现与肺炎球菌肺炎相似，但随病程进展，咳出大量脓臭痰为肺脓肿特征。致病菌多为金黄色葡萄球菌、肺炎克雷白杆菌或其他革兰阴性杆菌、厌氧菌。X 线可显示脓腔及液平。

要点三　肺癌

肺癌早期没有特异性临床表现。患者可有多年吸烟史，咳嗽可为刺激性，可有痰中带血。少数周围型肺癌的 X 线影像与肺炎相似。但通常无显著急性感染中毒症状，血白细胞计数不高，若痰中发现癌细胞可以确诊。若某一肺段反复发生炎症且不易消散，应警惕肺癌的发生，可行胸部 CT 检查、纤维支气管镜、反复痰脱落细胞学检查等以明确诊断。

细目四　转诊原则

要点　转诊原则

1. 需到上级医院行 CT 等协助诊断者。
2. 经抗感染治疗后，症情未见明显好转或加重者。
3. 出现呼吸衰竭者。

细目五　基本用药

要点一　无心肺基础疾病和附加危险因素患者的基本用药

常见病原体为肺炎链球菌、肺炎支原体、肺炎衣原体（单独或作为复合感染）、流感嗜血杆菌等。推荐抗感染治疗药物为新大环内酯类抗生素：如阿奇霉素，第一天 500mg，以后每次 250mg，每日 1 次，口服 4 天，共服 5 天；克拉霉素，每次 250～500mg，每日 2 次，餐前口服，共服 7～14 天。或根据本地区耐药情况选择 β - 内酰胺类抗生素，如青霉素 G 类抗生素，首先做青霉素皮试，阴性者方可使用，如成人轻度感染时用青霉素 G 钾，每日 80 万～240 万单位，分 2～4 次，肌注；中度感染时用青霉素 G 钾，每日 240 万～1000 万单位，分 2～4 次，静滴。如果青霉素皮试阳性，可用第一代或第二代头孢菌素，如头孢氨苄，每次 0.25 ~ 1.0g，每日 3 次，口服；头孢拉定，每次 0.25 ~ 1.0g，每日 3 次，口服；或头孢拉定，每次 2.0g，每日 2 次，静滴；头孢克洛，每次 0.25 ~ 1.0g，每日 3 次，口服；必要时联合大环内酯类抗生素。

要点二　伴心肺基础疾病和（或）附加危险因素患者的基本用药

此类患者常见病原体为肺炎链球菌、肺炎支原体、肺炎衣原体、复合感染（细菌 + 非典型性病原体）、流感嗜血杆菌、肠道革兰阴性杆菌等。推荐抗感染治疗：β - 内酰胺类（二、三代头孢菌素：头孢克洛，每次 0.25 ~ 1.0g，每日 3 次，口服；或头孢拉定，每次 2.0g，每日 2 次，静滴；青霉素皮试阴性者可用阿莫西林，每次 0.5 ~ 1.0g，每日 3 次，口服；阿莫西林或克拉维酸钾，每次 375 ~ 750mg，每日 3 次，口服等）联合大环内酯类（阿奇霉素，第一天 500mg，以后每次 250mg，每日 1 次，口服 4 天，共服 5 天；克拉霉素，每次 250 ~ 500mg，每日 2 次，餐前口服，共服 7 ~ 14 天），或具有显著抗肺炎链球菌活性的喹诺酮类（左氧氟沙星，每次 100mg，每日 3 次，空腹口服；莫西沙星，每次 400mg，每日 1 次，口服，共服 5 ~ 10 天；加替沙星，每次 400mg，每日 1 次，口服，共服 5 ~ 10 天）单用。

要点三　附加危险因素

1. 肺炎链球菌耐药危险性

包括年龄 >65 岁、近 3 个月内接受 β - 内酰胺类抗生素治疗、免疫低下、酗酒、多种内科合并症、托幼机构生活的儿童或密切接触的家长。

2. 感染肠道革兰阴性杆菌危险性

包括护理院内生活、基础心肺疾病、多种内科合并症、近期接受过抗生素治疗。

第三单元　慢性胃炎

细目一　诊断

要点一　诊断要点

1. 慢性不规则的上腹隐痛、腹胀、嗳气等，尤以饮食不当时明显，部分患者可有泛酸，少数可有上消化道出血（糜烂性及疣状胃炎多见）。萎缩性胃炎可伴有贫血、厌食、体重减轻。

2. 上腹部轻压痛，但大多数慢性胃炎患者无明显体征。

3. 辅助检查：胃镜及活组织检查；X 线钡餐检查；胃液分析；血液胃泌素测定；幽门螺杆菌（Hp）检测可明确诊断。

要点二　临床分型

慢性胃炎可分为浅表性、萎缩性和特殊类型三大类。

细目二　鉴别诊断

要点一　消化性溃疡

主要指发生在胃和十二指肠的慢性溃疡，一般表现为发作性上腹部疼痛，并有周期性及节律性，多好发于秋冬和冬春之交。X 线检查可见到溃疡龛影，胃镜检查可见到活动性溃疡。

要点二　慢性胆道疾病

慢性胆囊炎、胆石症多表现为发作性右上腹隐痛，进食油脂食物后加剧。X 线静脉胆道造影显示：胆囊显影淡薄或不显影。超声波检查多见胆囊或胆管内有结石。

要点三　胃癌

胃癌多表现为上腹部隐痛、腹胀、嗳气、痞满不适、食欲减退等，与慢性胃炎很相似。但胃癌多为持续性疼痛，制酸药疗效差。并可出现消瘦、体重下降、隐性胃肠道出血等，中老年多见。X 线钡餐检查可见胃黏膜皱襞排列紊乱和病变处充盈缺损，胃镜检查可见到癌肿病灶。

细目三　转诊原则

要点　转诊原则

1. 需到上级医院行胃镜、CT 等协助诊断者。
2. 出现上消化道出血者。
3. 常规治疗 2 周后，症状无改善者。
4. 合并恶性贫血和伴有维生素 B_{12} 缺乏的其他临床表现。

细目四　基本用药

要点一　保护胃黏膜的治疗

枸橼酸铋钾（丽珠得乐），每次 0.3g，每日 2 次，口服。

要点二　伴反流的治疗

可选用胃复安，每次 5mg，每日 3 次，口服；吗丁啉，每次 10mg，每日 3 次；西沙比利，每次 5mg，每日 3 次，口服。

要点三　胃酸过多的治疗

法莫替丁，每次 20mg，每日 3 次，口服；或奥美拉唑，每次 20mg，每日 1 次，口服。

要点四　萎缩性胃炎的治疗

叶酸，每次 5~10mg，每日 3 次，口服；贫血者，给予维生素 B_{12}；缺铁者，给予补铁及维生素 C。

要点五　根除幽门螺杆菌的治疗

具体见消化性溃疡治疗。

第四单元　消化性溃疡

细目一　诊断

要点一　诊断要点

1. 长期反复发生的周期性、节律性上腹部疼痛，可被制酸剂或进食后缓解。十二指肠溃疡患者约有 2/3 的疼痛呈节律性：早餐后 1~3 小时开始出现上腹痛，若不进食或服药则要持续到午餐才能缓解。餐后 2~4 小时后又出现疼痛，也须进餐来缓解。约半数有午夜痛，病人常被痛醒。胃溃疡疼痛也有节律性，但餐后出现较早，约在餐后 1/2~1 小时出现，在下次餐前自行消失。上腹部痛多好发于秋冬和冬春之交。

2. 发作时，于剑突下有一固定而局限性压痛点，缓解时无明显体征。

3. 胃镜检查可见活动期溃疡；X 线钡餐造影检查可见溃疡龛影。

要点二　临床分类

1. 胃溃疡（GU）

多发于胃小弯，疼痛部位多见于中上腹部或偏左，疼痛不甚规则，常在餐后 1 小时内发生，至下次餐前自行消失。

2. 十二指肠溃疡

多发于十二指肠球部，疼痛多位于中上腹部偏右侧。疼痛呈反复周期性发作，饥饿时疼痛，多在餐后 3 小时左右出现，饮食后缓解，部分十二指肠溃疡患者有午夜痛，常被痛醒。

3. 无症状性溃疡

无任何症状，占消化性溃疡患者的 15%~30%，多见于老年人，一般因其他疾病行胃镜或 X 钡餐造影或并发穿孔、出血时才被发现。

4. 老年人消化性溃疡

多表现为无症状性溃疡，或症状不典型，如食欲不振、贫血及体重减轻较突出。胃溃疡等于或多于十二指肠溃疡，溃疡多发生于胃体上部或小弯，以巨大溃疡多见，易并发大出血。

5. 复合型溃疡

指胃和十二指肠同时发生的溃疡，约占消化性溃疡的 5%，一般十二指肠溃疡先于胃溃疡发生，易发生幽门梗阻。

6. 幽门管溃疡

较少见。常伴胃酸过多，缺乏典型溃疡的周期性和节律性疼痛，餐后即出现剧烈疼痛，制酸剂疗效差，易出现呕吐或幽门梗阻，易穿孔或出血。

7. 球后溃疡

球后溃疡多发于十二指肠乳头的近端。夜间疼痛和背部放射痛更为多见，内科治疗效果差，易并发出血。

细目二　鉴别诊断

要点一　功能性消化不良

主要表现为餐后上腹饱胀、嗳气、泛酸、恶心和无食欲，但无溃疡及其他器质性疾病，X 线与胃镜可资鉴别。

要点二　胃癌

年龄 50 岁以上才出现上腹不适或胃痛，进食后加剧，须进行 X 线钡餐造影或胃镜检查及组织病理检查，以资鉴别。

要点三　胃泌素瘤

多数发生于胰腺的非 β 细胞瘤所致，肿瘤可位于胃窦部、十二指肠、大网膜、横结肠系膜及腹腔其他部位。表现为上腹不适或胃痛，内科治疗效果不佳，具有难治性特点，X 线钡餐造影显示在不典型部位的多发性穿透性溃疡，有大量胃酸分泌，空腹血清胃泌素 >200pg/ml（常 >500pg/ml），CT 检查有助于诊断，胰泌素刺激试验可以确诊。

细目三　转诊原则

要点　转诊原则

1. 需到上级医院行胃镜、CT 等协助诊断者。
2. 大量出血经内科治疗无效。
3. 急性穿孔。

4. 瘢痕性幽门梗阻。
5. 胃溃疡疑有癌变。
6. 正规内科治疗无效的顽固性溃疡。

细目四 基本用药

要点一 根除幽门螺杆菌的治疗

采用一种质子泵抑制剂加上两种抗生素组成三联疗法进行治疗。

质子泵抑制剂可选用下列药物之一：①奥美拉唑，每次 20mg，每日 2 次，口服；②兰索拉唑，每次 30mg 每日 2 次，口服；③泮托拉唑，每次 40mg，每日 2 次，口服；④雷贝拉唑，每次 10mg，每日 2 次，口服。

抗生素可从下列组合方案中选择一种使用：①甲硝唑每次 0.4g，合克拉霉素每次 0.25～0.5g，每日 2 次，口服；②阿莫西林每次 1g，合克拉霉素每次 0.25g，每日 2 次，口服；③阿莫西林每次 0.5g，合用甲硝唑每次 0.4g，每日 2 次，口服。疗程一般为 7 天。

要点二 降低胃内酸度的药物

1. 抗酸药

常用药物有胃速乐（胃得乐），每次 2 片，每日 3 次，口服；复方铝酸铋（胃必治），每次 1～2 片，每日 3 次，口服；复方鼠李皮（乐得胃），每次 2 片，每日 3 次，口服；复方氢氧化铝（胃舒平），每次 2 片，每日 3 次，口服；铝碳酸镁（胃达喜），每次 500～1000mg，每日 3 次，口服。此类药物还有胃铋镁、胃仙、立愈胃等。

2. H_2受体拮抗剂

常用药物有西咪替丁（甲氰咪胍、泰胃美），每次 0.4g，每日 2～3 次，口服；雷尼替丁（善胃得），每次 0.15g，每日 2 次，口服；法莫替丁，每次 20mg，每日 2 次，口服；尼扎替丁，每晚临睡前 300mg，或每次 150mg，每日 2 次，口服。

3. 质子泵抑制剂

常用药物有奥美拉唑（洛赛克、奥克），每次 20mg，每日 1 次，口服；兰索拉唑，每次 30mg，每日 1 次，口服；泮托拉唑（泰美尼克），每次 40mg，每日 1 次，口服。

要点三 保护胃黏膜的药物

常用药物有枸橼酸铋钾（丽珠得乐），每次 0.3g，每日 2 次，口服；硫糖铝，每次 1g，每日 3 次，口服；替普瑞酮，每次 50mg，每日 3 次，口服；曲昔派特，每次 80mg，每日 3 次，口服；麦滋林-S 颗粒，每次 1 包，每日 3～4 次，口服。

要点四 对症处理

呕吐频繁者，用吗丁林、胃复安等；疼痛较著者，可用颠茄片、阿托品、东莨菪碱（654-2）等。

第五单元　高血压病

细目一　诊断

高血压是以体循环动脉血压增高为主要特点的临床综合征。

要点　诊断标准血压水平定义和分类

目前，我国成年人（18 岁以上）高血压的诊断标准：在未服抗高血压药物情况下收缩压≥140mmHg 和/或舒张压≥90mmHg 时，即诊断为高血压。根据血压升高水平，又进一步将高血压分为 1～3 级。具体见下表。

血压的定义和分类（2004 年中国高血压防治指南）

类别	收缩压（mmHg）	舒张压（mmHg）
正常血压	<120	<80
正常高值	120～139	80～89
1 级高血压（轻度）	140～159	90～99
2 级高血压（中度）	160～179	100～109
3 级高血压（重度）	≥180	≥110
单纯收缩期高血压	≥140	<90

注：当收缩压和舒张压分属于不同分级时，以较高的级别作为标准。

高血压诊断采用经核准的水银柱或电子血压计测量值为标准方法。必须以安静休息、非药物状态下 2 次或 2 次以上非同日血压测定的平均值为依据，排除继发性高血压后，即可作出高血压病的诊断。

细目二　鉴别诊断

一旦诊断高血压，必需鉴别是原发性还是继发性。常见继发性高血压的病因和临床特征如下：

要点一　肾实质病变

如急、慢性肾小球肾炎、糖尿病肾病、多囊肾等多种肾脏病变引起的高血压，这些疾病早期均有明显的肾脏病变的表现（蛋白尿、血尿、贫血、浮肿），在病程中出现高血压，至终末期肾病阶段，高血压几乎都和肾功能不全相伴发。根据病史、肾穿刺病理检查，有助于鉴别。急性肾小球肾炎起病急骤，发病前 1～3 周多有链球菌感染史，有发热、水肿、血尿等表现，尿常规检查可见异常，血压为一过性升高，青少年多见。

要点二　肾动脉狭窄

可呈恶性高血压的表现（血压突然显著增高），药物治疗无效。大多有舒张压中、重度升高，在上腹部或脊肋角处可闻及血管杂音。大剂量快速静脉肾盂造影、多普勒超声、放射性核素肾图有助于诊断，肾动脉造影可明确诊断。

要点三　嗜铬细胞瘤

90%嗜铬细胞瘤位于肾上腺髓质。高血压可为持续性，亦可呈阵发性。典型表现为血压骤然增高伴头痛、心悸、多汗、面色苍白。发作间隙血压可正常。血压升高时，测血或尿中儿茶酚胺及其代谢产物显著增高。超声、放射性核素、CT、MRI 检查可显示肿瘤部位。

要点四　原发性醛固酮增多症

本病是肾上腺皮质增生或肿瘤分泌过多醛固酮所致，以长期高血压伴顽固性低血钾为特征。典型的症状和体征有：①血压轻、中度增高；②多尿尤其夜尿增多、口渴、尿比重下降、碱性尿和蛋白尿；③发作性肌无力或瘫痪、肌痛、手足麻木感等。实验室检查有低血钾、高血钠，血浆肾素活性降低，血、尿醛固酮增多。超声、放射性核素、CT、MRI 可确定病变性质和肿瘤部位。

要点五　其他

如白大衣性高血压、药物性高血压等。

细目三　转诊原则

要点　转诊原则

1. 高血压合并严重的临床情况或靶器官的损害。
2. 患病年龄小于 30 岁而血压水平已达 3 级。
3. 怀疑继发性高血压的患者。
4. 妊娠、哺乳期妇女。
5. 因诊断或调整治疗方案需要到上级医院进一步检查。
6. 按治疗方案用药 2~3 个月，血压仍不能达标。
7. 血压控制平稳的患者，再度出现血压升高并难以控制。
8. 服降压药后出现不能解释或难以处理的不良反应。

细目四　基本用药

当前常用的降压药物有以下五类，即利尿剂、β-受体阻滞剂、钙拮抗剂（CCB）、血管紧张素转换酶抑制剂（ACEI）、血管紧张素 II 受体阻滞剂（ARB）。

要点一　利尿剂

适用于轻、中度高血压，尤其适用于老年收缩期高血压及心力衰竭伴高血压的治疗。常用的有氢氯噻嗪，每次 12.5 ~ 25mg，每日 1 ~ 2 次，口服，痛风患者禁用，对伴糖尿病、高脂血症患者慎用；呋塞米，每次 20 ~ 40mg，每日 1 ~ 2 次，口服；螺内酯，每次 20mg，每日 1 ~ 2 次，口服；氨苯喋啶，每次 50mg，每日 1 ~ 2 次，口服，肾功能不全者慎用；吲哒帕胺，每次 2.5mg，每日 1 次，口服。

要点二　β - 受体阻滞剂

适用于轻、中度高血压，尤其是心率较快的中青年患者或合并心绞痛的高血压患者。常用的有美托洛尔，每次 25 ~ 50mg，每日 2 次，口服；阿替洛尔，每次 12.5 ~ 50mg，每日 1 次，口服；比索洛尔，每次 5 ~ 10mg，每日 1 次，口服。本药对支气管哮喘、病态窦房结综合征、房室传导阻滞、慢性阻塞性肺病患者禁用，糖尿病患者宜慎用。

要点三　钙拮抗剂

适用于中、重度高血压，尤适用于老年收缩期高血压的治疗。常用的有硝苯地平，每次 5 ~ 20mg，每日 3 次，口服；硝苯地平控释剂，每次 30 ~ 60mg，每日 1 次，口服；尼群地平，每次 10mg，每日 2 ~ 3 次，口服；氨氯地平，每次 5 ~ 10mg，每日 1 次，口服。

要点四　血管紧张素转换酶抑制剂

用于各类型及各种程度的高血压，尤其适宜于伴有心力衰竭、左室肥大、心肌梗死后、糖耐量减低、糖尿病肾病蛋白尿等合并症患者的治疗。妊娠高血压、肾动脉狭窄、严重肾衰竭、高血钾者禁用。常用的有卡托普利，每次 12.5 ~ 50mg，每日 2 ~ 3 次，口服；依那普利，每次 10 ~ 20mg，每日 2 次，口服；赖诺普利，每次 10 ~ 20mg，每日 1 次，口服；培哚普利，每次 4 ~ 8mg，每日 1 次，口服；福辛普利，每次 10mg，每日 1 次，口服；贝那普利，每次 10mg，每日 1 次，口服。常见的不良反应为干咳，停药后消失。

要点五　血管紧张素 II 受体阻滞剂

适应证及禁忌证与 ACEI 相同。常用的有氯沙坦，每次 50 ~ 100mg，每日 1 次，口服；缬沙坦，每次 80 ~ 160mg，每日 1 次，口服；伊贝沙坦，每次 150 ~ 300mg，每日 1 次，口服。本类药物降压平稳、不良反应少，不会引起刺激性咳嗽。

降压药物应用的原则：①从小剂量开始，根据血压下降情况逐步递增剂量，直到达到降压目标而无明显副作用为止，维持有效的最低剂量。②最好一天给药一次，使用有 24 小时持续作用的药物。③可采用两种或多种降压药物联合治疗，以达到更好的降压效果并减少不良反应。比较合理的两种降压药组合：利尿剂和 β - 受体阻滞剂；利尿剂和 ACEI 或 ARB；二氢吡啶类钙拮抗剂和 β - 受体阻滞剂；钙拮抗剂和 ACEI 或 ARB；钙拮抗剂和利尿剂。三种降压药联合使用，除禁忌证外，需包含利尿剂。

第六单元 冠状动脉粥样硬化性心脏病

细目一 诊断

要点一 心绞痛(稳定型)的诊断

1. 典型临床表现

多由体力劳动或情绪激动诱发,多表现为胸骨体上段或中段之后压迫、憋闷、紧缩感,常放射至左肩背或左臂内侧达无名指和小指,或至咽、颈及下颌部,一般持续 3~5 分钟,很少超过 15 分钟,去除诱因或含用硝酸甘油后缓解。

2. 体征

发作时常有心率增快、血压升高、皮肤湿冷、出汗等。有时可出现第四心音或第三心音奔马律;暂时性心尖部收缩期杂音,第二心音分裂及交替脉。

3. 辅助检查

(1) 心电图:可见 ST 段移位(下移)或 T 改变(倒置),各种早搏、房室或束支传导阻滞等心律失常。

(2) 平板运动试验:ST 段水平型或下斜型压低 ≥0.1mV 并持续 2 分钟时,判断为阳性。

(3) 冠状动脉造影:发现冠状动脉存在不同程度狭窄。

要点二 急性心肌梗死的诊断

1. 诱因及先兆

本病在春秋季发病较多,与气候寒冷、气温变化有有关。发病时大多无明显诱因,常在安静和睡眠时发病。部分则发于剧烈体力劳动、精神紧张或饱餐之后。此外,休克、出血与心动过速、用力大便亦可诱发。近 2/3 患者在发病前数日有胸骨后或心前区疼痛,胸部不适,活动时心悸、憋气,上腹部疼痛,头晕,烦躁等前驱症状。

2. 临床表现

心绞痛较以往发作频繁、性质较剧、持续较久、休息和含用硝酸甘油不能缓解、诱发因素不明显,疼痛为最先出现的症状,时伴有发热、心动过速、恶心、呕吐、大汗、烦躁不安及各种类型心律失常。

3. 体征

心脏浊音界可轻至中度增大;心率可增快,也可减慢;心尖区第一心音减弱;可出现第四心音及第三心音奔马律;10%~20% 的患者第 2~3 天出现心包摩擦音;心尖区可出现粗糙的收缩期杂音或伴有收缩中晚期喀喇音,可有各种心律失常。早期血压可增高,以后几乎均降低。

4. 理化检查

（1）心电图：特征性心电图改变（病理性 Q 波、ST 段弓背样抬高和 T 波倒置）；动态性心电图改变（起病数小时内，可无异常或出现高耸的 T 波；数小时后，ST 段明显抬高，弓背向上；数小时至 2 天内出现病理性 Q 波，为急性期改变。）

（2）心肌酶谱：肌酸激酶（CK）、肌酸激酶同工酶（CK－MB）、乳酸脱氢酶（LDH）、天门冬酸氨基转移酶（AST）等不同程度异常升高，肌钙蛋白（TNI 或 TNT）阳性。

（3）超声心动图：可见室壁运动异常。

细目二　鉴别诊断

要点一　心脏神经症

痛为短暂（几秒钟）的刺痛或持续（几小时）的隐痛，部位多在左胸乳房下或常有变动，多出现于劳累过后而不在当时，轻体力活动反觉舒服，有时可耐受较重劳动而不发生胸痛或胸闷；常伴有叹息性呼吸，发作时无心电图改变，含硝酸甘油不能缓解；常伴有心悸、乏力、失眠等症状。

要点二　肋间神经痛

疼痛常沿肋间分布，不一定局限在前胸，为刺痛或灼痛，多为持续性，用力呼吸、咳嗽、转动身体可加重疼痛。

细目三　转诊原则

要点　转诊原则

1. 对于不明原因的胸痛，当转上级医院进一步检查以明确诊断。

2. 经常规治疗，胸痛不能缓解或缓解不明显者。

3. 对于心绞痛较以往发作频繁、性质较剧、持续较久、休息和含用硝酸甘油不能缓解、诱发因素不明显，疼痛时伴有恶心、呕吐、大汗和各种类型心律失常，特征性心电图改变（病理性 Q 波、ST 段弓背样抬高和 T 波倒置）及心肌酶谱异常升高者，需立即转上一级医院抢救。

细目四　基本用药

要点一　发作时用药（稳定型心绞痛）

目的为迅速终止发作。

（1）休息：立即停止活动，去除诱因。

（2）药物治疗：主要使用硝酸酯制剂。常用制剂：硝酸甘油，每次 0.3 ~ 0.6mg，舌下含化，必要时可重复使用；硝酸异山梨酯（消心痛），每次 5 ~ 10mg，舌下含化。

要点二　缓解期用药

主要目的是预防心肌梗死和猝死，改善生存质量；减轻症状和缺血发作，改善生活质量。

1. 改善预后的药物

（1）阿司匹林：阿司匹林 0.1 ~ 0.3g，每日 1 次，口服；最佳剂量范围为 75 ~ 150mg/d。胃肠道活动性出血、阿司匹林过敏或不耐受的患者禁用。

（2）氯批格雷（波立维）：作为不能耐受阿司匹林患者的替代治疗，常用维持剂量为 75mg，每日 1 次，口服。

（3）β - 受体阻滞剂：常用的有美托洛尔（倍他乐克），每次 25 ~ 50mg，每日 2 次，口服；比索洛尔（康忻），每次 2.5 ~ 5mg，每日 1 次，口服。β - 受体阻滞剂的使用剂量应个体化，从较小剂量开始，逐渐增加剂量，以能缓解症状、心率不低于 50 次/分为宜。有严重心动过缓和高度房室传导阻滞、窦房结功能紊乱、明显支气管痉挛或支气管哮喘的患者禁用。

（4）调脂治疗：常用的他汀类药物有洛伐他汀，每次 20 ~ 40mg，每晚 1 次，口服；辛伐他汀，每次 20 ~ 40mg，每晚 1 次，口服；阿托伐他汀，每次 10 ~ 20mg，每日 1 次，口服；普伐他汀，每次 20 ~ 40mg，每晚 1 次，口服；血脂康，每次 600mg，每日 2 次，口服。LDL ~ C 的目标值 < 2.60mmol/L（100mg/dl）。用药时，应严密监测转氨酶及肌酸激酶等生化指标。

（5）血管紧张素转换酶抑制剂：常用的有卡托普利（开搏通），每次 12.5 ~ 50mg，每日 3 次，口服；贝那普利（洛汀新），每次 10 ~ 20mg，每日 1 次，口服；培哚普利（雅施达），每次 4 ~ 8mg，每日 1 次，口服；赖诺普利，每次 10 ~ 20mg，每日 1 次，口服。建议所有合并糖尿病、心力衰竭、左心室收缩功能不全、高血压、心肌梗死后左室功能不全的患者使用血管紧张素转换酶抑制剂（ACEI）。

2. 减轻症状、改善缺血的药物

（1）β - 受体阻滞剂：常用药及剂量同上。更倾向于使用选择性 β₁ - 受体阻滞剂，如美托洛尔、阿替洛尔及比索洛尔。同时具有 α 和 β - 受体阻滞的药物，在慢性稳定性心绞痛的治疗中也有效。

（2）硝酸酯类：常用的有硝酸异山梨酯普通片（消心痛），每次 5 ~ 20mg，每日 3 次，口服；单硝酸异山梨酯缓释片或胶囊，每次 40 ~ 60mg，每日 1 次，口服。

（3）钙拮抗剂：钙拮抗剂对变异性心绞痛或以冠状动脉痉挛为主的心绞痛是一线药物。常用的有硝苯地平控释片，每次 30 ~ 60mg，每日 1 次，口服；氨氯地平，每次 5 ~ 10mg，每日 1 次，口服；非洛地平，每次 5 ~ 10mg，每日 1 次，口服；地尔硫䓬普通片，每次 30 ~ 90mg，每日 3 次，口服；地尔硫䓬缓释片或胶囊，每次 90 ~ 180mg，每日 1 次，口服；维拉帕米普通片，每次 40 ~ 80mg，每日 3 次，口服；维拉帕米缓释片，每次 120 ~

240mg，每日 1 次，口服。稳定性心绞痛合并心力衰竭必须应用长效钙拮抗剂时，可选择氨氯地平或非洛地平。与 β - 受体阻滞剂联合用药比单用一种药物更有效。但非二氢吡啶类钙拮抗剂和 β - 受体阻滞剂的联合用药能使传导阻滞和心肌收缩力的减弱更明显，应特别引起警惕。老年人、已有心动过缓或左室功能不良的患者应避免合用。

第七单元　急性脑血管病

急性脑血管病是指因急性脑血循环障碍迅速导致局灶性或弥漫性神经功能缺损的一组病。依据神经功能缺失持续时间，不足 24 小时者称为短暂性脑缺血发作（TIA），超过 24 小时者称为脑卒中；依据病理性质可分为缺血性卒中和出血性卒中，前者又称为脑梗死，包括脑血栓形成和脑栓塞，后者包括脑出血和蛛网膜下腔出血。本组疾病是具高发病率、高致残率、高死亡率的严重疾病，是目前人类疾病三大死亡原因之一。

细目一　短暂性脑缺血发作

要点一　概述

短暂性脑缺血发作（Transient Ischemic Attack，TIA）是指由于某种因素造成的脑动脉一过性或短暂性供血障碍，导致相应供血区局灶性神经功能缺损或视网膜功能障碍。发作一般持续数分钟到数小时，临床症状通常在 24 小时内完全消失，可反复发作，不遗留神经功能缺损症状和体征。TIA 是缺血性卒中独立的危险因素，近期内频繁发作的 TIA 是脑梗死的紧急预警。TIA 患者发生卒中的几率明显高于一般人群，一次 TIA 发作后 1 个月内发生脑卒中的几率是 4% ~ 8%，1 年内为 12% ~ 13%，5 年内高达 24% ~ 29%。TIA 患者在第一年内的卒中发病率较一般人群高 13 ~ 16 倍，5 年内仍高 7 倍有余。

要点二　诊断要点

一、临床症状及体征

好发于 50 ~ 70 岁的中老年人，多有高血压、糖尿病、心脏病、血脂异常等病史。突然起病，出现局灶性脑或视网膜功能障碍的症状；持续时间短暂，一般 10 ~ 15 分钟，多在 1 小时内缓解，最长不超过 24 小时。恢复快，一般不遗留后遗症。但可反复发作，每次发作症状相对恒定。

二、根据病变部位的不同可分为颈内动脉系统和椎基底动脉系统的 TIA 表现

1. 颈内动脉系统 TIA

最常见症状为轻偏瘫，表现为对侧单肢无力、麻木和（或）对侧面部轻瘫。特征性体征有眼动脉交叉瘫（病侧一过性黑蒙或失明、视野模糊、对侧偏瘫及感觉障碍）和 Horner 征交叉瘫（病侧 Horner 征、对侧偏瘫）；优势半球受累出现暂时性失语。

2. 椎 - 基底动脉系统 TIA

最常见症状为一过性眩晕、共济失调，特征性症状有转头或仰头时下肢突然失去张力而跌倒，称跌倒发作。还可出现复视、吞咽困难和构音不清，脑干的交叉瘫、一侧视力障碍伴对侧局限性肢体无力等。

三、辅助检查

一般头部 CT 和 MRI 检查可正常。在 TIA 发作时，MRI 弥散加权成像（DWI）和灌注加权成像（PWI）可显示脑局部缺血性改变。血常规、血流变和血脂等指标虽对 TIA 的诊断意义不大，但对于查找病因及判断预后是十分必要的。经颅多普勒（TCD）、数字减影血管造影（DSA）及磁共振血管造影（MRA）等可协助寻找 TIA 的病因。

要点三 鉴别诊断

1. 单纯部分性癫痫发作

表现为单个或一侧肢体抽搐而非瘫痪，有视幻觉，无视力障碍。多由脑部局灶性病变引起，CT 或 MRI 可发现病灶。脑电图可有局限性异常或痫样放电。

2. 梅尼埃综合征

好发于中年人，表现为发作性眩晕、恶心、呕吐伴耳鸣，症状持续多超过 24 小时。除眼球震颤外，无神经系统定位体征，冷热水试验可见前庭功能减退或消失。

3. 阿 - 斯（Adams - Stokes）综合征

即心源性脑缺血综合征。表现为突然晕厥，轻者只有眩晕、意识丧失，重者意识完全丧失。常伴有抽搐及大小便失禁、面色苍白，进而青紫，但通常缺乏局灶性神经症状和体征，心电图、心脏超声等可有异常。

要点四 转诊原则

1. 新近发生（48 小时内）的 TIA，短期内具有发生缺血性卒中的高度风险，尽早转上级医院。
2. 近期内频繁发作的 TIA，亦是脑缺血紧急预警，经抗血小板治疗无效，应及时转诊。
3. 既往或近期发生的 TIA，需到上级医院进一步作病因检查。

要点五 基本用药

1. 首选抗血小板药物

对 TIA 尤其是反复发生 TIA 的患者应首先考虑选用抗血小板药物。①阿司匹林，每次 50～150mg，每日 1 次，口服，长期服用对消化道有刺激性，严重时可致消化道出血。②潘生丁 25～50mg，每日 3 次，口服；③噻氯匹定，每次 125～250mg，每日 1～2 次，口服，可发生中性粒细胞减少症，应定期复查血象；④氯吡格雷，每次 75mg，每日 1 次，口服；⑤TIA 频繁发作时，可静脉滴注奥扎格雷，每次 80～160mg，每日 1 次。

2. 抗凝药物

抗凝治疗不应作为 TIA 患者的常规治疗，对于伴发心房颤动、冠心病及抗血小板治疗后症状仍频繁发作的 TIA 患者，可选用抗凝治疗。有出血倾向、溃疡病、严重高血压及肝肾疾病的患者禁用抗凝治疗。①肝素 100mg，静脉滴注，20～30 滴/分，每日至少测定一次部分凝血活酶时间（APTT），根据 APTT 值调整剂量，维持治疗前 APTT 值 1.5 倍以内。②也可选用低分子肝素，每次 4000～5000IU，每日 2 次，连用 7～10 天。③华法令：每次 6～12mg，每晚一次口服，3～5 天改为 2～6mg 维持，剂量调整至国际标准化比值（INR）在 2.0～3.0。

3. 钙拮抗剂

能防止血管痉挛，增加血流量，改善微循环。尼莫地平，每次 20～40mg，每日 3 次，口服；盐酸氟桂嗪，每次 5mg，每日睡前 1 次，口服。

4. 降纤药物

TIA 患者有时存在血液成分的改变，血浆纤维蛋白含量明显增高时，可考虑降纤治疗，如巴曲酶，首剂 10BU，以后隔日 5BU，共 3～4 次，静脉点滴。另外，还有安克洛酶和蚓激酶等，需检测血浆纤维蛋白含量。

细目二　脑梗死

要点一　概述

脑梗死（cerebral infarction，CI）又称缺血性卒中，是指各种原因引起的脑局部供血障碍引起脑组织缺血、缺氧，导致局限性脑组织缺血性坏死或脑软化，出现相应的脑功能缺损的症状和体征。脑梗死包括动脉血栓性脑梗死、腔隙性梗死和脑栓塞，约占全部脑卒中的 70%。

要点二　诊断要点

一、临床表现

多数有高血压、心脏病、糖尿病、TIA 史。动脉血栓性脑梗死常在安静或者睡眠中发病。起病较缓，症状在数小时或 1～2 天内发展达高峰。脑栓塞可在数秒钟达高峰，且局灶性神经缺失症状与栓塞动脉的供血区的功能对应，有明显的定位症状和体征，可在 24 小时至 3 天内逐渐加重。脑梗死多数无头痛、呕吐、昏迷等全脑症状，少数起病即有昏迷、抽搐、类似脑出血，多为脑干梗死。腔隙性梗死往往不引起症状，或部分渐进性或亚急性起病，其症状较轻，体征单一，多无头痛、颅内压增高和意识障碍。

二、脑的局灶性症状根据受累血管而异，常见的各型脑动脉病变表现

1. 颈内动脉闭塞综合征

主要出现大脑中动脉供血区的部分或全部症状。可有视力减退或失明、一过性黑蒙（特征性表现）、Horner 综合征；病变对侧偏瘫（面部、上肢重于下肢）、皮质感觉障碍；优势半球受累可出现失语、失读、失写和失认。

2. 大脑中动脉

主干闭塞出现典型的"三偏征"，即病变对侧偏瘫、偏身感觉障碍和同向偏盲，优势

半球病变伴失语。

3. 大脑前动脉

主要表现为病变对侧中枢性面、舌瘫；下肢重于上肢的偏瘫；对侧足、小腿运动和感觉障碍等。

4. 大脑后动脉

主要表现为对侧同向偏盲及丘脑综合征（对侧偏身感觉减退及异常、共济失调、不自主运动、手足徐动和震颤）。

5. 椎 - 基底动脉

主干闭塞引起广泛的桥脑梗死。可突发眩晕、呕吐、共济失调，并迅速出现昏迷、面瘫、四肢瘫痪、去脑强直、眼球固定、瞳孔缩小、高热等。

6. 小脑后下动脉或椎动脉

表现为脑干或小脑水平的各种综合征。

（1）延髓背外侧综合征：最为常见，表现为突发头晕、呕吐、眼震；同侧面部痛温觉丧失，吞咽困难，共济失调，Horner 征；对侧躯干痛温觉丧失。

（2）中脑腹侧综合征：表现为病侧动眼神经麻痹、对侧偏瘫。

（3）桥脑腹外侧综合征：表现为病侧展神经和面神经麻痹，对侧偏瘫。

（4）闭锁综合征：表现为意识清楚，四肢瘫痪，不能说话和吞咽。

7. 小脑梗死

常有眩晕、恶心、呕吐、眼球震颤、共济失调，可有脑干受压及颅内高压症状。

8. 腔隙综合征

可见纯运动性轻偏瘫，以同侧的面部、肩和腿完全或不完全的瘫痪为主，不伴有其他缺失体征；纯感觉性卒中以偏侧感觉减退和（或）感觉异常为主要表现；感觉运动性卒中出现偏身感觉障碍合并轻偏瘫。

三、影像学检查

1. 头颅 CT 平扫

通常在起病 24 小时后，逐渐可见与闭塞血管供血区一致的低密度灶，并能显示周围水肿的程度、有无合并出血和脑疝等。在超早期阶段（发病 6 小时内），CT 可以发现一些早期征象：如大脑中动脉（MCA）高密度征，皮层边缘，尤其在岛叶外侧缘，以及豆状核区灰白质分解不清楚；脑沟效应等。这些改变的出现提示病变较大，预后较差，选择溶栓治疗应慎重。但 CT 有时对脑干、小脑较小的梗死灶显示不佳。

2. 头颅 MRI

可清晰显示早期梗死，特别是小脑及脑干的病灶，以及腔隙梗死。梗死数小时即可出现 T_1 低信号、T_2 高信号病灶；功能 MRI 弥散加权像（DWI）在发病 2 小时内即显示缺血病变，为早期治疗提供重要信息。

要点三　鉴别诊断

1. 与脑出血鉴别见下表。

2. 与颅内占位性病变鉴别：颅内肿瘤、硬膜下血肿和脑脓肿等占位病变病程长，有进行性颅高压和局限性神经体征，类似于脑梗死。脑脓肿可有身体其他部位感染或全身性感染的病史。造影可有脑血管移位，CT、MRI 可发现占位病灶。

脑血栓形成、脑栓塞、脑出血、蛛网膜下腔出血的鉴别

	缺血性脑血管病		出血性脑血管病	
	脑血栓形成	脑栓塞	脑出血	蛛网膜下腔出血
发病年龄	老年人（60岁以上）多见	青壮年多见	中老年（50~65岁）多见	各年龄组均见，以青壮年多
常见病因	动脉粥样硬化	各种心脏病	高血压及动脉硬化	动脉瘤（先天性、动脉硬化性）、血管畸形
TIA史	较多见	少见	少见	无
起病时状态	多在静态时	不定，多由静态到动态时	多在动态（激动、活动）时	多在动态（激动、活动）时
起病缓急	较缓（以时、日计）	最急（以秒、分计）	急（以分、时计）	急骤（以分计）
意识障碍	无或轻度	少见、短暂	多见、持续	少见、短暂
头痛	多无	少有	多有	剧烈
呕吐	少见	少见	多见	最多见
瞳孔	多正常	多正常	患侧有时大	多正常
眼底	动脉硬化	可见动脉栓塞	动脉硬化，可见视网膜出血	可见玻璃体膜下出血
偏瘫	多见	多见	多见	无
脑膜刺激征	无	无	可有	明显
脑脊液	多正常	多正常	压力增高，含血	压力增高、血性
CT检查	脑内低密度灶	脑内低密度灶	脑内高密度灶	蛛网膜下腔高密度影

要点四　转诊原则

1. 急性脑梗死患者应及时转入上级医院诊治，为患者赢得治疗时机，最大限度地提高治愈率，降低致残率和死亡率。

2. 对发病在6小时以内、高度怀疑脑梗死的病例，应快速转入能在到达后1小时内进行溶栓治疗的医院。

3. 出现下列情况时要及时转诊：①突然出现一侧肢体麻木或无力。②突然出现表达困难、理解困难或言语含糊不清。③突然出现眩晕、行走不稳、平衡失调。④突然出现的单眼或双眼视觉障碍。

要点五 基本用药

1. 对症治疗

（1）合理使用降压药：病后 24~48 小时收缩压＞220mmHg、舒张压＞120mmHg 或平均动脉压＞130mmHg 时，给予缓慢降血压治疗，如卡托普利，每次 6.25~12.5mg，每日 2~3 次，含服；依那普利，每次 5~10mg，每日 1~2 次，口服。

（2）控制脑水肿：根据病情酌情选用 20% 甘露醇，每次 125~250ml，每 6~8 小时 1 次，快速静脉滴注；速尿，每次 20~40mg，每日 2~3 次，静脉注射；10% 白蛋白，每次 10g，每日 1~2 次，静脉滴注。

（3）控制血糖：随机血糖＞10mmol/L 时，宜给予胰岛素治疗，使血糖水平控制在 6~9mmol/L。

（4）卧床病人可用低分子肝素 4000IU 皮下注射，每日 1~2 次，防止肺栓塞和深静脉血栓形成。

（5）有感染证据者，适当使用抗生素。

（6）维持水、电解质及热量平衡，主要有低钾血症、低钠血症和高钠血症。

（7）预防和治疗消化道出血：预防出血可用雷尼替丁，每次 150mg，每日 1~2 次，口服。发生上消化道出血时，用奥美拉唑，每次 40mg，每日 1~2 次，静脉注射；去甲肾上腺素，每次 4~8mg 加入冰盐水 80~100ml 中口服。

2. 溶栓治疗

急性脑梗死发病 3~6 小时内，大脑中动脉主干及基底动脉闭塞，且 CT 排除颅内出血，低密度梗死灶尚未出现。符合上述溶栓条件者，应立即转往有溶栓条件的医院进行溶栓治疗，目前常用重组组织型纤溶酶原激活剂（γt－PA）、尿激酶（UK）。

3. 抗凝治疗

对脑栓塞病患者，如无出血倾向，可考虑抗凝治疗。选用低分子肝素，每次 4000IU，每日 1~2 次，皮下注射。密切监测出凝血时间，相应调整剂量。一般急性脑梗死患者不推荐常规立即使用抗凝剂，也不主张在溶栓 24 小时内使用抗凝剂。

4. 降纤治疗

脑梗死早期（特别是 12 小时以内）可选用，更适用于高纤维蛋白原血症的患者。巴曲酶，首剂 10BU，以后隔日 5BU，用 2~3 次。用药期间，监测血浆纤维蛋白水平，其值不低于 130mg/dl。

5. 抗血小板治疗

无禁忌证溶栓患者应尽早（48 小时内）开始使用阿司匹林（溶栓的患者在溶栓 24 小时后使用），每日 150~300mg，口服。2~4 周后改为预防剂量，每日 50~150mg，口服。

6. 脑保护治疗

目前常用的药物有胞二磷胆碱，每次 0.5~1.0g，每日 1 次，静脉滴注；新型自由基清除剂依达拉奉，每次 30mg，每日 1~2 次，静脉滴注等。

细目三　脑出血

要点一　概述

脑出血（intracerebral hemorrhage，ICH）是指原发性非外伤性脑实质内的出血，占急性脑血管病的 20%~30%，是死亡率最高的卒中类型。在脑出血中，70% 发生于大脑半球基底节区，脑叶、脑干和小脑约各占 10% 左右。高血压性动脉硬化是脑出血最常见的病因，长期高血压可伴发引起脑内小动脉壁纤维素样坏死或脂质透明样变性，易形成微动脉夹层动脉瘤，在血压骤然升高时使动脉破裂所致。其他病因包括血液病、动脉瘤、脑血管畸形、脑动脉炎、脑肿瘤、抗凝或溶栓治疗后等。

要点二　诊断要点

一、临床表现

1. 多数为 50 岁以上高血压患者。
2. 多在活动中或情绪激动时突然起病，少数在安静状态下发病。
3. 常有头痛、呕吐、肢体瘫痪、意识障碍、脑膜刺激征和痫性发作等全脑症状，发病后血压明显增高。
4. 迅速出现局灶性神经功能缺损的症状和体征。

二、根据出血部位和出血量，可有不同的临床类型

1. 基底节区出血

其中壳核是高血压脑出血最常见的出血部位，占 50%~60%，丘脑出血约占 24%，尾状核出血少见。壳核出血损伤内囊（内囊外侧型）引起的典型表现可见"三偏征"：病灶对侧偏瘫、偏身感觉障碍和同向性偏盲；优势半球可有失语；大量出血可出现意识障碍。丘脑出血（内囊内侧型）也具有内囊出血"三偏征"，但以深感觉障碍明显。

2. 脑叶出血

占脑出血的 5%~10%，一般以顶叶最多见，其次为颞叶、枕叶及额叶。常见头痛、呕吐、脑膜刺激征和出血脑叶定位症状。顶叶出血可见偏身感觉障碍、空间构象障碍；额叶出血可见偏瘫、运动性失语、摸索、强握；颞叶出血可见感觉性失语、精神异常；枕叶出血表现为视野缺损。

3. 脑桥出血

占脑出血的 5%~10%。一侧小量出血，可表现为交叉瘫痪（如病侧周围性面瘫，对侧肢体中枢性瘫痪），双眼向病灶侧凝视麻痹等；大多累积两侧桥脑，出血破入第四脑室，迅速出现昏迷、针尖样瞳孔、四肢瘫痪和中枢性高热（持续 39℃ 以上，躯干热而四肢不热）、去大脑强直、高热、中枢性呼吸障碍，多迅速死亡。

4. 小脑出血

约占脑出血的 10%。发病突然，眩晕和共济失调明显，可伴有频繁呕吐及枕部疼痛

等。当出血量不大时，主要表现为小脑症状，如病变侧共济失调、眼球震颤、构音障碍和吟诗样语言、无偏瘫。出血量增加时，还可表现有脑桥受压体征，如外展神经麻痹、侧视麻痹、周围性面瘫、吞咽困难及肢体瘫痪和（或）椎体束征等。大量出血时，患者很快进入昏迷、中枢性呼吸困难，常因急性枕骨大孔疝而死亡。

5. 脑室出血

占脑出血的3%~5%。分为原发性和继发性脑室出血。原发性脑室出血量较少时，表现为突然头痛、呕吐、项强、凯尔尼格征阳性，一般意识清楚，有血性脑脊液，应与蛛网膜下腔出血鉴别，预后良好。出血量大时，很快进入昏迷或昏迷逐渐加深，双侧瞳孔缩小呈针尖样，病理反射阳性，早期出现去脑强直发作，常出现丘脑下部受损的症状及体征，如上消化道出血、中枢性高热、大汗、血糖增高、尿崩症，预后差，多迅速死亡。

三、影像学检查

1. 头颅 CT

是诊断脑出血最有效最迅速的首选检查方法。清楚显示血肿部位为高密度影，并可显示出血量、血肿大小变化、血肿周围的低密度水肿带、脑组织移位和梗阻性脑积水、是否破入脑室或蛛网膜下腔及周围脑组织受损情况，对进展型脑出血病例可进行动态观察。

2. 头颅 MRI

急性期脑出血不如 CT 敏感，但能更准确地显示血肿演变过程。MRI 比 CT 更易发现脑血管畸形肿瘤及血管瘤等病变。

要点三　鉴别诊断

1. 与脑梗死、脑栓塞、蛛网膜下腔出血相鉴别，见表2-2。
2. 与引起昏迷的全身性及代谢性疾病相鉴别，如酒精、药物及 CO 中毒，低血糖、肝性脑病及尿毒症性昏迷。应仔细询问病史，并进行相关实验室检查异常，头颅 CT 能除外脑出血。

要点四　转诊原则

1. 疑诊脑出血的患者应及时转入上级医院，为患者赢得抢救时机。
2. 突然出现严重的头痛、呕吐伴意识障碍。
3. 突然出现一侧肢体麻木或无力。
4. 突然出现表达困难、理解困难或言语含糊不清。
5. 突然出现眩晕、行走不稳、平衡失调。
6. 重症患者危及生命时，应紧急给予降颅压、维持生命体征等处理后，再转诊。

要点五　基本用药

1. 一般治疗

保持安静，避免不必要搬动，一般应卧床休息2~4周。保持呼吸道通畅；有意识障碍、血氧饱和度下降或有缺氧现象的患者应给予吸氧；建立静脉通路，保持营养和水、电解质平衡。注意纠正高血糖和高热。有昏迷者，在禁食 2~3 天后，应酌情鼻饲营养。加强护理，防止泌尿道感染、肺炎和褥疮等。

2. 控制脑水肿，降低颅内压

可用 20% 甘露醇 125~250ml，30 分钟内滴完，每 6~8 小时一次；速尿 20~40mg，8~12 小时一次，静脉注射；甘油果糖 250~500ml，每日 1~2 次，静脉滴注；白蛋白 50ml，每日 1~2 次，静脉滴注。

3. 调控血压

收缩压 ≥200mmHg 或舒张压 ≥100mmHg 时，可能诱发再出血，加重脑水肿，在降颅压的同时慎重平稳降血压。可选血管紧张素转换酶抑制剂，如依那普利，每次 5~10mg，每日 2 次，口服；或卡托普利，每次 25mg，每日 2~3 次，口服。收缩压 <180mmHg 或舒张压 <105mmHg 时，可不必使用降压药。

4. 防治并发症

（1）感染：可根据经验或药物敏感试验选择抗生素。

（2）应激性溃疡：预防出血时，可用雷尼替丁，每次 150mg，每日 1~2 次，口服；发生上消化道出血时，可给奥美拉唑，每次 40mg，每日 1~2 次，静脉注射；去甲肾上腺素 4~8mg 加入冰盐水 80~100ml 中口服。

（3）痫性发作：可静脉推注安定 10~20mg 以控制发作，不需长期用药。

细目四　　蛛网膜下腔出血

要点一　概述

蛛网膜下腔出血（subarachnoid hemorrhage，SAH）是指脑底或脑表面血管破裂后，血液直接注入蛛网膜下腔而引起相应临床症状的一种脑卒中，又称自发性 SAH。脑实质或脑室出血、硬膜外或硬膜下血管破裂，使血液流入蛛网膜下腔时，称为继发性 SAH。SAH 约占急性脑卒中的 10%，常见病因为颅内动脉瘤，其次为脑血管畸形，还有脑底异常血管网病、颅内肿瘤、脑血管炎、血液病及抗凝治疗并发症等。

要点二　诊断要点

1. 起病形式

任何年龄均可发病，但脑底动脉瘤和动静脉畸形多数于青壮年起病，动脉硬化性动脉瘤老年人多见。常在剧烈运动和活动中突然起病。

2. 主要症状

突然发生剧烈头痛，呈胀痛或暴裂样疼痛，难以忍受。可为局限性或全头痛，有时上颈段也可出现疼痛。持续不能缓解或进行性加重的剧烈头痛；多伴有恶心呕吐；可有短暂的意识障碍及烦躁、谵妄等精神症状，少数出现部分性或全面性癫痫发作；也可以头昏、眩晕等症状起病。

3. 主要体征

发病数小时后，可见脑膜刺激征阳性，眼底可见玻璃体膜下出血、视乳头水肿或视网膜出血；可出现局灶性神经缺损症状和体征，如动眼神经麻痹、轻偏瘫、失语等。

4. 主要并发症

包括再出血、脑血管痉挛、急性梗阻性脑积水和正常颅压脑积水等。

（1）再出血：发病后 24 小时内再出血的风险最大，表现在经治疗病情好转的情况下，突然发生剧烈头痛、恶心呕吐、意识障碍加重加深、抽搐、原有局灶症状和体征重新出现等。CT 显示原有出血的增加或腰穿脑脊液含血量增多等。

（2）脑血管痉挛：常发生在出血后 3 ~ 5 天开始，5 ~ 14 天为高峰，2 ~ 4 周后逐渐减少。表现为意识改变、局灶性神经功能损害体征（如偏瘫）或二者均有。

（3）急性梗阻性脑积水：多发于 SAH 后 1 周内，轻者表现为嗜睡、精神运动迟缓和近记忆损害。重者出现剧烈头痛、呕吐、意识障碍等。复查头颅 CT 显示脑室扩大。

（4）其他：SHA 后，有 5% ~ 10% 的患者出现癫痫发作，其中 2/3 发生于 1 个月内，其余发生于 1 年内。

5. 辅助检查

（1）头颅 CT 检查：是诊断 SAH 的首选方法，CT 平扫最常表现为基底池弥散性高密度影像。

（2）头颅 MRI 可作为诊断蛛网膜下腔出血和了解破裂动脉瘤部位的重要方法。

（3）脑脊液检查：通常 CT 检查已确诊者，腰穿不作为临床常规检查。若出血量少或距起病时间较长，CT 检查无阳性发现时，如果临床疑为蛛网膜下腔出血且病情允许时，则需行腰椎穿刺检查脑脊液。脑脊液呈均匀一致血性、压力增高。

（4）脑血管影像学检查：有助于发现颅内动脉瘤和发育异常的血管。

要点三　鉴别诊断

1. 脑出血

见脑梗死。

2. 颅内感染

结核性、真菌性、细菌性和病毒性脑膜炎等可有头痛、呕吐、脑膜刺激征，但常先有发热，脑脊液检查提示炎性改变，且头颅 CT 无出血改变。

3. 瘤卒中或颅内转移瘤

依据详细病史及脑脊液、CT 扫描可以鉴别。

要点四　转诊原则

1. 骤然发生的剧烈头痛、呕吐伴脑膜刺激征，应疑诊 SAH 并紧急转诊。
2. 尽可能保持安静，平稳转运，防止再出血。

要点五　基本用药

1. 一般处理

绝对卧床 4~6 周，避免一切可能引起血压和颅压增高的诱因，头痛、烦躁者使用止痛、镇静药物，如强痛定 30mg，肌内注射；安定 10mg，肌内注射；鲁米那 0.2g，肌内注射。不宜用影响呼吸的麻醉止痛药。

2. 降颅压治疗

常用的有 20% 甘露醇，每次 125~250ml，30 分钟内滴完，每 6~8 小时一次；速尿，每次 20~40mg，8~12 小时一次，静脉注射；白蛋白，每次 10g，每日 1~2 次，静脉滴注。

3. 防治再出血

（1）调控血压：如果平均动脉压 >125mmHg 或收缩压 >180mmHg 时，可以使用降压药物，保持血压稳定在正常或起病前水平，可选硝苯地平控释片，每次 30mg，每日 1 次，口服；依那普利，每次 10mg，每日 2 次，口服；卡托普利，每次 12.5~25mg，每日 2~3 次，口服。

（2）抗纤溶药物：常用 6 - 氨基己酸，每次 4~6g 溶于 0.9% 生理盐水中静滴（15~30 分钟），再以 1g/h 剂量静滴 12~24 小时；之后 24g/d，持续 1 周，逐渐减量至 8~12g/d，维持 2~3 周。氨甲苯酸，也称止血芳酸（PAMBA），0.1~0.2g 加入生理盐水或 5% 葡萄糖液 100ml 中，每日 2~3 次，静脉滴注，共用 2~3 周。

4. 防治迟发性血管痉挛

尽早使用尼莫地平，常用剂量每日 10~20mg，静脉滴注，1mg/h，连续用 10~14 天。静脉治疗后可以口服尼莫地平片，每次 60mg，每 4~6 小时一次，共 7 天。

第八单元　糖尿病

细目一　概述

要点一　基本病理

糖尿病是由遗传和环境因素共同作用而引起的一组以糖代谢紊乱为主要表现的临床综合征。胰岛素分泌、胰岛素作用或两者同时存在的缺陷引起碳水化合物、脂肪、蛋白质、水和电解质等代谢紊乱，临床以慢性（长期）高血糖为主要的共同特征。1 型糖尿病是指由于胰岛 B 细胞破坏导致胰岛素绝对缺乏引起的糖尿病，2 型糖尿病是因胰岛素抵抗和 B 细胞胰岛素分泌缺陷导致。

要点二　常见并发症

最严重的急性并发症是糖尿病酮症酸中毒、非酮症高渗性昏迷或乳酸性酸中毒。长期糖尿病可引起多个系统器官的慢性并发症，包括：糖尿病肾病、糖尿病视网膜病变、糖尿病性心脏病变、糖尿病性脑血管病变、糖尿病性神经病变、糖尿病足等，导致功能障碍和衰竭，成为致残或病死的主要原因。

细目二　诊断要点

要点一　诊断标准

（1）糖尿病（DM）

空腹血糖≥7.0mmol/L（≥126mg/dl），或者 OGTT 餐后 2 小时血糖或随机血糖[*]≥11.1mmol/L（≥200mg/dl）

（2）空腹血糖减损（IFG）[**]

空腹血糖≥6.1mmol/L（≥110mg/dl），且＜7.0mmol/L（＜126mg/dl），餐后 2 小时血糖＜7.8mmol/L（＜140mg/dl）

（3）糖耐量减低（IGT）[**]

空腹血糖＜7.0mmol/L（＜126mg/dl），OGTT 餐后 2 小时血糖≥7.8mmol/L（≥140mg/dl）且＜11.1mmol/L（＜200mg/dl）

注：[*] 随机指餐后任何时间；[**] 注意随机血糖不能用于诊断 IFG 和 IGT。如无症状者，必须有两次血糖异常才能诊断。

要点二　临床表现

1. 典型症状"三多一少"，即多尿、多饮、多食和体重减轻。亦可伴有皮肤瘙痒，尤其是外阴瘙痒；视力模糊；女性月经失调、男性阳痿等。

2. 反应性低血糖。

要点三　辅助检查

尿糖可呈阳性，但非诊断依据；血葡萄糖测定（参考诊断标准）；糖化血红蛋白、口服葡萄糖耐量试验（OGTT）可高于正常值；血浆胰岛素、C 肽分泌异常；自身免疫反应标志性抗体可呈阳性。

细目三　鉴别诊断

主要与其他原因引起的尿糖阳性、血糖增高和特殊类型糖尿病相鉴别。

要点一　肾性糖尿

因肾糖阈降低所致，虽尿糖阳性，但血糖及 OGTT 正常。

要点二　继发性糖尿病

肢端肥大症（或巨人症）、库欣综合征、嗜铬细胞瘤可分别因生长激素、皮质醇、儿茶酚胺分泌过多，对抗胰岛素而引起继发性糖尿病或糖耐量异常。

要点三　药物引起的高血糖

糖皮质激素、噻嗪类利尿剂、水杨酸制剂、磺胺类、利血平、β-受体阻滞剂、口服避孕药等都可抑制胰岛素释放或对抗胰岛素的作用，引起糖耐量减低，血糖升高，尿糖阳性。

要点四　其他

甲状腺功能亢进症、胃空肠吻合术后，因碳水化合物在肠道吸收快，可引起餐后1/2~1小时血糖过高，出现糖尿，但空腹、餐后2小时血糖正常。弥漫性肝病患者，葡萄糖转化为肝糖原功能减弱，肝糖原贮存减少，可在进食后1/2~1小时血糖高于正常，出现糖尿，但空腹、餐后2小时血糖正常。急性应激状态时，出现一过性血糖升高，尿糖阳性。

细目四　转诊原则

要点　转诊原则

1. 需到上级医院行胰岛素、C肽释放实验、胰岛细胞自身抗体等协助诊断者。
2. 出现糖尿病急性并发症，如糖尿病酮症酸中毒、高渗性非酮症性昏迷、感染等。
3. 常规治疗血糖仍未达标者。
4. 合并严重心脑血管及肾脏并发症，如急性心肌梗死、急性脑血管意外、慢性肾衰竭者。

细目五　基本用药

要点一　口服降糖药物

1. 磺脲类

主要有格列本脲（优降糖），每次2.5~7.5mg，每日1~2次，口服；格列吡嗪（优达灵），每次2.5~10mg，每日2~3次，口服；格列齐特（达美康），每日80~320mg，分2次口服；格列喹酮（糖适平），每日30~180mg，分2~3次口服；格列苯脲（亚莫利）每日1~6mg，分1~2次口服。餐前半小时服药。

2. 非磺脲类促胰岛素分泌剂

主要有瑞格列奈（诺和龙），每日0.5~12mg，分1~2次口服；那格列奈（唐力），每次120mg，每日3次，口服。每餐前15分钟内服用。轻中度肾功能不全者不必调整剂量。

3. 双胍类

二甲双胍，每日500~1500mg，分2~3次口服。如疗效不理想时，可适当增加剂量至每日1.5~2.0g。进餐时或餐后半小时服用。

4. α - 葡萄糖苷酶抑制剂

主要有阿卡波糖（拜唐苹），每日 50~300mg，分 1~3 次口服；伏格列波糖（倍欣），每日 0.2~0.6mg，分 1~3 次口服。进食前或与第一口食物一起服用。

5. 噻唑烷二酮

主要有罗格列酮（文迪雅），每日 4~8mg，分 1~2 次，口服；吡格列酮（艾汀），每日 15~30mg，每日 1 次，口服。

要点二　胰岛素

根据胰岛素的作用时间，主要分为速（短）效、中效和长（慢）效三种，目前另有超短效、超长效胰岛素类似物及预混人胰岛素。因患者的病情及对胰岛素的敏感性不同，故胰岛素的用量、用法必须个体化。为避免低血糖反应，可先从小剂量开始，需及时稳步调整剂量。可与口服降糖药合用，以减少胰岛素用量，减轻不良反应。

要点三　其他

1. 糖尿病健康宣教

糖尿病需终生治疗，其治疗效果在很大程度上取决于患者的主动性。糖尿病健康宣教包括对病人及其家属进行宣传教育，将科学的糖尿病知识、自我保健技能深入浅出地传授给病人，使病人了解治疗不达标的危害，只要医患长期密切合作，完全可以达到正常的生活质量。

2. 饮食治疗

饮食治疗是糖尿病治疗的基础，应严格和长期执行。1 型糖尿病病人，在合适的总热量、食物成分、规律的餐次等要求基础上，配合胰岛素治疗，有利于控制高血糖和防止低血糖的发生。2 型糖尿病病人，尤其是超重或肥胖者，饮食治疗有利于减轻体重，改善高血糖、脂代谢紊乱、高血压和胰岛素抵抗，减少降糖药物的用量。

第九单元　泌尿系感染

细目一　概述

要点　概述

泌尿系感染是常见的感染性疾病，指病原体在泌尿系统中生长繁殖并侵犯泌尿道黏膜或组织而引起的炎症。临床分为上泌尿道感染（输尿管炎和肾盂肾炎）和下泌尿道感染（膀胱炎和尿道炎）。下泌尿道感染可单独存在，上泌尿道感染则多伴发下泌尿道炎性症状，临床上不易严格区分。临床发病以女性为多，男女之比为 1:10。肾盂肾炎又分为急性肾盂肾炎和慢性肾盂肾炎，多由下尿道感染引起。慢性肾盂肾炎是导致慢性肾功能不全的一个重要原因。

细目二　诊断

要点一　急性下尿路感染

症状：主要表现为尿频、尿急、尿痛，以及向阴部下传的腹痛。

体征：可仅有耻骨上区域压痛。

尿常规示大量白细胞，或可见脓尿，高倍镜下每视野白细胞数常在 5 个以上。尿细菌培养（清洁中段尿培养）阳性，即可确诊，此检查是诊断尿路感染的金指标。

要点二　急性肾盂肾炎

症状：除尿频、尿急、尿痛症状外，还可出现腰痛、寒战、发热、头痛、乏力、食欲不振、恶心等全身症状。

体征：上尿路感染时体温升高，可出现肋脊点（十二肋与腰大肌外缘交叉点）、季肋点及输尿管点压痛，肾区叩击痛阳性。

上尿路感染除尿常规可见白细胞外，还可出现白细胞管型、尿细菌培养（清洁中段尿培养）阳性。此外，血常规可见白细胞增高，尿 β_2 – 微球蛋白（β_2 – MG）升高。

要点三　慢性肾盂肾炎

有尿感反复发作史。平日也常有尿频、尿急、尿痛、腰痛等不适症状，只是相对较为轻缓。慢性期急性发作时，全身症状可与急性期一样剧烈。

尿检白细胞增多，尿浓缩功能下降，尿细菌培养阳性。影像学检查，可见单侧肾脏缩小，肾盂形状异常。

细目三　鉴别诊断

要点一　肾结核

急性期除尿频、尿急、尿痛外，可有发热（低热）、盗汗、乏力、腰痛，血尿等症状，少数病例可无临床表现。尿液检查有血尿（镜下血尿或肉眼血尿）、脓尿，晨尿中可检出结核菌。静脉肾盂造影可发现肾结核 X 线征象，结核菌素皮肤试验（PPD）阳性。肺结核、前列腺、副睾、盆腔结核的检出有助于诊断。肾结核可与尿路感染并存，如经积极抗菌治疗后，仍有尿感症状或尿沉渣异常者，应考虑肾结核。

要点二　慢性肾小球肾炎

主要表现为浮肿、血尿、蛋白尿及高血压，随着病情进展可出现肾功能下降及肾性贫血，易与下尿路感染鉴别。但慢性肾盂肾炎患者晚期也可出现浮肿、蛋白尿、高血压及肾功能下降，难与慢性肾小球肾炎鉴别。应从以下几点给予鉴别：①仔细询问病史，有反复尿路感染病史，经常检出尿白细胞增多，尿细菌培养（清洁中段尿培养）阳性，有助于慢性肾盂肾炎的诊断。②24 小时尿蛋白 >1.5g，尿蛋白圆盘电泳示尿蛋白为中、高分子者，考虑为慢性肾小球肾炎。③如肾小管功能受损先于肾小球功能受损，可助肾盂肾炎的诊断。④B 超显示两侧肾脏损害不对称，有助于慢性肾盂肾炎的诊断。⑤必要时可做肾活检予以鉴别。

要点三　前列腺炎

急性前列腺炎患者除畏寒发热、血白细胞总数升高外，因腰骶和会阴部疼痛而致坐立不安，尿频、尿痛，尿液检查有脓细胞。慢性前列腺炎除尿检异常外，临床症状多不明显。前列腺按摩得到的前列腺液检查，示白细胞数 >10 个/HP，卵磷脂小体减少；前列腺 B 超检查有助于鉴别诊断。

细目四　转诊原则

要点　转诊原则

1. 感染控制不理想，病情反复发作者。
2. 需进一步明确病菌，需做药物敏感试验者。
3. 恶寒、发热、腰痛等全身症状突出者。
4. 其他疾病合并尿路感染者。

细目五　基本用药

要点一　急性尿路感染的治疗

对于单纯下尿路感染首次发作患者，选用单剂疗法。可选用 STS 方案，即磺胺甲恶唑（SMZ）2.0g、甲氧苄啶（TMP）0.4g、碳酸氢钠1.0g，一次顿服；或选用阿莫西林3.0g，或氧氟沙星0.4g，一次顿服。

对于下尿路感染反复发作患者，选用三日疗法：复方新诺明（每片含磺胺甲恶唑0.4g 和甲氧苄啶0.08g），每次 2 片，每日 2 次；或阿莫西林，每次 0.5g，每日 4 次；或氧氟沙星，每次 0.2g，每日 2 次。均连续口服 3 天。

合并妊娠或糖尿病的患者，应持续抗生素治疗 7 天。妊娠时首选阿莫西林，也可选用二、三代头孢菌素治疗，但禁用喹诺酮类药物，分娩前禁用磺胺类药物。

要点二　急性肾盂肾炎的治疗

全身症状严重患者，应选择静脉给药：第二代头孢菌素如头孢呋辛钠，每次 1.5g，每12 小时一次，静滴；或头孢西丁，每次1g，每 12 小时一次，静滴。均治疗 7 天。喹诺酮类抗生素，如左氧氟沙星（可乐必妥、来立信等），每次 0.5g，每日 1 次，静滴，治疗 7天，但注意儿童患者禁用；氨基糖苷类抗生素如丁胺卡那霉素，每次 0.5g，每日 2 次，静滴，治疗 7 天，注意其有肾毒性，故肾功能损害者禁用。如症情好转则口服以上药物 1~2 周，如无效则根据清洁中段尿细菌培养药敏结果选择用药，并排除复杂性尿路感染的存在。

要点三　慢性肾盂肾炎的治疗

急性发作者按急性尿路感染治疗，反复发作者应通过尿细菌培养并确定菌落计数，明确此次再发是复发或重新感染，并按药敏选择用药，治疗 4 周。1 年内如尿感发作在 3 次或 3 次以上者，可考虑长程低剂量治疗，一般选用毒性低的抗菌药物，如复方磺胺甲恶唑，每次 1 粒，每晚 1 次，口服，服用半年到 1 年。

第十单元　急性肾小球肾炎

细目一　诊断

要点　诊断要点

1. 病前 1~3 周常有呼吸道或皮肤的链球菌感染史，如猩红热、扁桃体炎、中耳炎、脓疱疮等。

2. 起病急，出现浮肿、少尿、血尿、蛋白尿、高血压症状。浮肿表现为晨起眼睑浮肿，数日内发展至下肢及全身水肿，呈紧张性水肿。

3. 血尿为急性肾炎重要表现，呈肉眼血尿或镜下血尿；有时尿常规可见尿蛋白，也可见透明管型和颗粒管型。抗链球菌溶血素"O"抗体滴度升高；血清总补体及 C_3 一过性下降，多于 6~8 周恢复正常。肾功能一过性下降。

细目二　鉴别诊断

要点一　急性泌尿系感染

有时亦可见尿检有少量蛋白或大量红细胞，易与肾小球肾炎相混淆。但本病以尿频、尿急、尿痛及下腹部疼痛为主要症状，或伴发热、寒战等全身感染症状；体检可出现耻骨上区域压痛，上尿路感染时体温升高，可出现肾区叩击痛、肋脊点、季肋点及输尿管点压痛阳性；尿常规示大量白细胞，甚至白细胞管型；中段尿细菌培养阳性，菌落计数 $\geq 10^5/$ ml；抗感染治疗有效。

要点二　急性全身性感染发热疾病

感染、高热时可出现一过性蛋白尿及镜下血尿，热退后尿检恢复正常；不伴水肿、高血压等表现。

要点三 IgA 肾病

前驱感染至发病潜伏期较短（数小时至数天），可呈急性肾病综合征（急性起病，症状为水肿、高血压、血尿、蛋白尿）；血清补体 C_3 正常，血清 IgA 可升高；病程可呈反复发作。必要时行肾活检可资鉴别。

要点四 急进性肾小球肾炎

早期出现少尿、无尿；急骤发展的肾功能衰竭，终至尿毒症；血清抗肾小球基膜抗体阳性，或中性粒细胞胞浆抗体阳性。鉴别困难时，应及时行肾活检以明确诊断。

要点五 狼疮性肾炎

临床亦可见浮肿、血尿、蛋白尿，应与急性肾小球肾炎鉴别。但本病多见于青年女性，持续进展，反复发作；临床可伴有发热、皮疹、关节炎等全身多系统受累；抗核抗体、抗双链 DNA（ds－DNA 抗体）、抗 SM 抗体阳性。必要时行肾活检可资鉴别。

细目三 转诊原则

要点 转诊原则

1. 病情较重，持续性高血压，大量蛋白尿者。
2. 合并心力衰竭者。
3. 合并急性肾衰竭者。
4. 感染病灶不能有效控制，需进行病灶细菌培养而调整抗生素者。

细目四 基本用药

要点一 抗生素

对于有咽部、皮肤感染灶者，应给予青霉素或其他敏感药物治疗 7 ~ 10 天。使用青霉素 G 类抗生素，首先应该做青霉素皮试，阴性者方可使用。成人每日使用青霉素 G 钾 80万 ~ 240 万单位，分 2 ~ 4 次肌注。

要点二 利尿剂

凡经控制水、盐而仍尿少、水肿、血压高者，均应给予利尿剂。可用氢氯噻嗪片，每次 25mg，每日 3 次，口服；或速尿片，每次 20mg，每日 2 ~ 3 次，口服。

要点三 对症治疗

如经休息、限水盐、利尿而血压仍高者，应给予降压药（参见高血压病的治疗）。

第十一单元　慢性肾小球肾炎

细目一　诊断

要点　诊断要点

1. 起病缓慢，病情迁延，时轻时重。表现为不同程度的蛋白尿、血尿、水肿、高血压。

2. 病程中可因呼吸道感染等原因诱发，出现类似急性肾炎的表现。部分病例有自动缓解期。

3. 随病情发展，可逐渐出现贫血、肾功能减退，最后进入终末期肾衰竭。

4. 排除继发性肾小球疾病，如狼疮性肾炎、糖尿病肾病和高血压肾损害等，必要时进行肾活检以明确诊断。

细目二　鉴别诊断

要点一　原发性高血压继发肾损害

多见于中老年患者；有多年高血压病史，高血压病在先，继而出现蛋白尿，且尿蛋白量常较少（尿蛋白常＜1.5g/24 小时）；罕见持续性血尿和红细胞管型；肾小管功能损害早于肾小球；同时多伴有高血压其他靶器官损害，如心脏与眼底改变，肾活检有助于鉴别诊断。

要点二　慢性肾盂肾炎

多见于女性；有反复发作的尿路感染病史，多次尿沉渣试验或尿细菌培养阳性，肾功能损害以肾小管为主。可有高氯酸中毒，低磷性肾性骨病；氮质血症和尿毒症症状较轻，且进展缓慢；肾脏 B 超、静脉肾盂造影和核素检查可资鉴别。

要点三　狼疮性肾炎

好发于女性；为系统性疾病，可伴有发热、皮疹、关节炎等多系统受损表现；血细胞下降，免疫球蛋白增加，可查到狼疮细胞，抗核抗体阳性，血清补体水平下降；肾组织学检查有特异性改变。

细目三 转诊原则

要点 转诊原则

1. 持续存在大量蛋白尿和持续出现血尿者。
2. 血压较高而且控制不理想者。
3. 出现肾性贫血、夜尿增多、肾性失钠、血钙降低、酸中毒等征象者。
4. 呼吸道或全身感染、劳累等因素影响，短期内出现类似急性肾小球肾炎的临床表现者。
5. 病情无变化或恶化，需进一步明确诊断者。

细目四 基本用药

要点一 利尿药

氢氯噻嗪，每次 25mg，每日 3 次，口服；呋塞米，每次 20mg，每日 2~3 次，口服。

要点二 降压药

氯沙坦，每次 50mg，每日 1 次，口服；卡托普利，每次 12.5~25mg，每日 2~3 次，口服；贝那普利，每次 10~20mg，每日 1~2 次，口服；当肾小球滤过率 <30ml/（min·1.73m^2）时，则应停用血管紧张素转换酶抑制剂及血管紧张素受体阻滞剂；硝苯地平，每次 10~20mg，每日 3 次，口服；非洛地平，每次 2.5~10mg，每日 1~2 次，口服；氨氯地平，每次 5~10mg，每日 1 次，口服。美托洛尔，每次 12.5~25mg，每日 1~2 次，口服。

要点三 血小板解聚药物

双嘧达莫，每次 25~75mg，每日 3 次，口服；阿司匹林，每次 50mg，每日 1 次，口服。

要点四 糖皮质激素

糖皮质激素的使用原则为：
1. 起始剂量足，常用泼尼松 1.0~1.5mg/（kg·d）。
2. 疗程足够长，初始剂量连用 8 周，部分病人可根据具体情况延长至 12 周。
3. 减量要慢，每 1~2 周减原剂量的 10%。
4. 小剂量维持。当用药剂量减至 0.4~0.5mg/（kg·d）时，则将两日剂量激素隔日早晨顿服，维持 6~12 个月，然后再逐渐减量。

（周家俊）

第三章　常见肿瘤

第一单元　肺癌

细目一　病因病机

要点　病因病机

肺癌病位在肺，与脾肾密切相关，或因禀赋、六淫、饮食、邪毒等导致肺气失宣，气机不利，血行瘀滞，痰浊内生，毒邪积聚而成。

1. 外邪犯肺

感受外邪六淫，或长期吸烟、或有废气、矿尘、石棉和放射性物质等邪毒袭肺，致肺之宣降失司，肺气郁滞不行，气滞血瘀，毒瘀积聚，日久形成肺积。

2. 痰湿内阻

饮食不节，劳倦过度，情志不调，致使脾运失健，聚湿生痰，痰凝毒聚，阻滞肺络，久之而成肺积。

3. 正气虚损

禀赋不足，或后天失养，脾肺肾三脏虚弱，致邪毒乘虚而入，客邪留滞，络脉受阻，痰瘀互阻，而成肺积。

细目二　诊断和鉴别诊断

要点一　临床表现

肺癌的临床表现多样，虽然呼吸道症状是主要的，但全身表现有时可以出现在局部症状之前。中心型肺癌占 60% ~ 70%，周围型肺癌约占 30%。X 线、CT 等可以早期发现，但大部分病人早期无明显症状。

咳嗽：多为肺癌首发症状，干咳少痰或剧咳。继发感染时可有脓痰。

痰血：是肺癌首发症状之一。呈间断或持续少量血痰，偶见大咯血。

胸痛：早期出现不规则胸闷、钝痛或压迫感。

气短：主要表现为活动后气急，晚期肿瘤及淋巴结压迫气管、弥漫性肺泡癌、恶性心包腔或胸腔积液时气短、气促更明显。

发热：最常见的是伴随感染或兼夹肿瘤热。

肺癌晚期症状：主要由于肿块压迫、侵犯临近组织及气管、远处转移及副癌综合征。如颈部痰核（锁骨上淋巴结转移）；声音嘶哑（肿瘤或淋巴结压迫喉返神经）；头颈肿胀、睛赤唇紫、头晕目眩、胸闷等（上腔静脉综合征）；吞咽困难、呼吸不畅（纵隔淋巴结压迫）；胸闷气急、气促心悸（膈神经麻痹或心包受侵）；悬饮（恶性胸腔积液、胸膜转移）；上肢烧灼样疼痛、Horner 征（颈交神经丛和臂丛神经受侵）；"类癌综合征"（表现为皮肤潮红、腹泻、浮肿、喘息、心悸阵作等）；"库欣综合征"；"异位生长激素综合征"；"异位甲状旁腺综合征"；"异位促性腺激素综合征"等等。

肺癌脏器转移：肺癌发生脏器转移者多为晚期，病情危重。易发生骨转移、肝转移、肾上腺转移、脑转移，预后较差。

要点二　辅助检查

1. 组织学诊断

痰细胞学检查、穿刺活组织检查、纤维支气管镜、胸腔镜检查以获取肺癌组织细胞学诊断。

2. 肿瘤标志物

与肺癌相关的血清肿瘤标志物检查。

3. 影像学检查

X 线检查为发现肺癌的常规方法。CT 检查在肺癌诊断和筛查中占有重要地位，对原发肿瘤的局部诊断和发现转移性病变都有重要意义。MRI、PETCT 检查有助于肺癌的诊断。

要点三　鉴别诊断

1. 肺癌与肺痨

肺痨与肺癌均有咳嗽、咯血、胸痛、发热、消瘦等症状，两者很容易混淆，应注意鉴别。肺痨多发生于青壮年，经抗痨治疗有效。而肺癌好发于 40 岁以上的中老年男性。部分肺痨患者已愈合的结核病灶所引起的肺部瘢痕可恶变为肺癌。肺部 X 线检查、CT 检查、痰结核菌检查、痰脱落细胞学检查、纤维支气管镜检查等，有助于两者的鉴别。

2. 肺癌与肺痈

肺痈为急性发病，高热，寒战，咳嗽，咳吐大量脓臭痰，痰中可带血，伴有胸痛；肺癌发病较缓，热势一般不高，呛咳，咳痰不爽或痰中带血，伴见神疲乏力、消瘦等全身症状。肺癌患者在感受外邪时，也可出现高热、咳嗽加剧等症，此时应详细询问病史，四诊合参，并借助肺部 X 线或 CT 检查、痰和血的病原体检查、痰脱落细胞学检查等实验室检查加以鉴别。

细目三　治疗

要点一　中医治疗原则

肺癌的发生与痰、热、虚密切相关，早期以肺之气阴不足为主，后期肺脾肾三脏俱虚，痰热互结。临证应辨明标本，分而治之。治疗时注意以下原则：

1. 肃肺化痰为主

本病为各种原因致肺失宣肃，气机不利，痰浊内生而成。因此，肃肺化痰为治疗的基本原则。

2. 治痰勿忘健脾

肺为贮痰之器，脾为生痰之器，故治痰常需健脾。

3. 益气养阴勿忘滋肾

本病病久，伤及气阴，穷必及肾，引起肾阴亏损，肺叶失润，肺叶干焦，故益气养阴勿忘滋肾。

要点二　中医证治分类

1. 瘀阻肺络证

证候：咳嗽不畅，胸闷气憋，胸痛有定处，如锥如刺，或痰血暗红，口唇紫暗。舌质暗或有瘀点、瘀斑，苔薄，脉细弦或细涩。

治法：行气活血，散瘀消结。

方药：血府逐瘀汤加减。桃仁、红花、川芎、赤芍、牛膝、当归、熟地、柴胡、枳壳、甘草。

加减：胸痛明显者，可配伍延胡索、郁金等活血定痛，加贝母、山慈菇、猫爪草化痰散结。若反复咯血，血色暗红者，可去桃仁、红花，加蒲黄、三七、藕节祛瘀止血；瘀滞化热，耗伤气津，口干舌燥者，加沙参、天花粉、玄参等清热养阴生津；食少、乏力、气短者，加黄芪、党参、白术益气健脾。

2. 痰湿蕴肺证

证候：咳嗽咳痰，气憋，痰质稠黏，痰白或黄白相兼，胸闷胸痛，纳呆便溏，神疲乏力。舌质淡，苔白腻，脉滑。

治法：健脾燥湿，行气祛痰。

方药：二陈汤合瓜蒌薤白半夏汤加减。陈皮、法半夏、茯苓、瓜蒌、薤白、紫菀、款冬花、贝母、山慈菇。

加减：胸脘胀闷、饮停胸胁、喘咳较甚者，可加用葶苈大枣泻肺汤以泻肺行水；痰郁化热，痰黄稠黏难出者，加海蛤壳、金荞麦根、黄芩清化痰热；胸痛甚，且瘀象明显者，加郁金、延胡索行瘀止痛；神疲、纳呆者，加党参、白术、鸡内金健运脾气。

3. 阴虚毒热证

证候：咳嗽无痰或少痰，或痰中带血，甚则咯血不止，胸痛，心烦寐差，低热盗汗，或热势壮盛，久稽不退，口渴，大便干结。舌质红，舌苔黄，脉细数或数大。

治法：养阴清热，解毒散结。

方药：沙参麦冬汤合五味消毒饮加减。沙参、玉竹、麦冬、甘草、桑叶、天花粉、金银花、蒲公英、紫花地丁、紫背天葵、石上柏、猫爪草。

加减：若见咯血不止，可加白及、仙鹤草、茜草根、三七凉血止血，收敛止血；低热盗汗，加地骨皮、白薇、五味子育阴清热敛汗；大便干结，加全瓜蒌、火麻仁润燥通便。

4. 气阴两虚证

证候：咳嗽痰少，或痰稀，咳声低弱，气短喘促，神疲乏力，面色㿠白，形瘦恶风，自汗或盗汗，口干少饮。舌质红或淡，脉细弱。

治法：益气养阴。

方药：生脉散合百合固金汤加减。人参、麦冬、五味子、生地、熟地、玄参、当归、芍药、百合、猫爪草、桔梗、贝母、甘草。

加减：气虚症状明显者，加生黄芪、太子参、白术等益气补肺健脾；咳痰不利，痰少而黏者，加贝母、山慈菇、百部、杏仁利肺化痰。若肺肾同病，阴损及阳，出现以阳气虚衰为突出表现时，可选用右归丸温补肾阳。

患者在放疗期间，以益气养阴润燥为治疗原则，方选沙参麦冬汤加减。在化疗期间，血细胞下降明显者，根据辨证论治，给予补气血、益肝肾治疗，方选八珍汤、四物汤加二至丸，或当归补血汤加二仙汤加减；呃逆呕吐明显者，治以降逆止呕，用温胆汤或旋覆代赭汤加减等。

要点三　其他疗法

一、中成药

1. 参一胶囊

饭前空腹口服。每次2粒，每日2次，连续2月为一疗程。有培元固本、补益气血的功效。与化疗配合用药，有助于提高疗效。有出血倾向者忌用。火热证及阴虚内热者慎用。

2. 鹤蟾片

口服。每次6片，每日3次。具有解毒除痰，凉血祛瘀，消癥散结之功效。适用于原发性肺癌、肺部转移癌。

3. 参莲胶囊

口服。每次6粒，每日3次。清热解毒，活血化瘀，软坚散结。用于气血瘀滞、热毒内阻而致的中晚期肺癌、胃癌患者。

二、食疗

1. 薏米汤：薏米60g，大枣5枚，煮食。具有健脾益胃，祛湿散结抗癌之功。

2. 薏米粥：薏米100g，莲子30枚（去心），粳米100g，白糖适量，煮食。具有健脾益胃，补肺益肾，养心安神之功。

3. 龙井鲫鱼汤：龙井茶30g，鲫鱼1条（半斤）。除去内脏，茶叶放在鱼腹中加水炖服，不加任何佐料，每日1次。有益气养阴利水，补充蛋白质作用。适于胸水伴低蛋白血症者疗效佳。

4. 肺癌气喘、咳嗽者，可选择萝卜、枇杷或生梨；咯血者，可选藕、芥菜或香杏、无花果等配合治疗。

要点四　西医治疗原则

1. 小细胞肺癌

诊断时局限期约占1/3，广泛期约占2/3。小细胞肺癌对化疗较敏感，因此化疗是最基础的治疗手段，放疗也是重要的治疗方法，起到巩固治疗作用。仅有少数早期患者可以手术治疗。

2. 非小细胞肺癌

（1）手术：对于可切除的非小细胞肺癌，手术是最重要的治疗手段。即使完全切除仍有部分患者死于复发转移。1997年有学者就肺癌TNM分期系统分析，完全切除的5年生存率为：I_A期67%，I_B期57%，II_A期55%，II_B期39%，III_A期23%。

（2）化疗：术后化疗一般要求4~6个周期。因毒副作用较多，注意给予预防用药和后续治疗。有学者荟萃分析DDP为基础的辅助化疗方案，能提高非小细胞肺癌的5年生存率。

（3）放疗：疗效次于手术治疗。可以对手术不完全的患者和不能手术者进行局部控制治疗。

（4）生物治疗：包括白介素、干扰素等。

细目四　转诊原则及预防调护

要点一　转诊原则

1. 发现可疑肺癌病人随时转送上级医院进行检查，以明确诊断。做到早发现，早诊断，早治疗。

2. 放化疗后在社区康复期间，若出现中性粒细胞低于2.0×10^9/L、血色素低于8g/L、血小板低于80×10^9/L时，需转送上级医院肿瘤内科治疗。

3. 出现下列情况者，也需转上级医院进一步治疗：肺部出现中度以上的感染；发热38.5℃以上经治疗无好转；食欲明显减退；咯血；恶病质等。

要点二　养生与康复

1. 养生保健

对肺癌患者应注意心理、饮食、生活习惯等方面的护理与调摄；放化疗期间注意预防感染。要调畅情志，增强信心，保持乐观向上的心理，有利于疾病的治疗和抗病能力的增强。在生活习惯上，应劳逸结合，加强锻炼，呼吸新鲜空气。

2. 气功保健

肺癌患者于术后及放化疗后，可根据自身情况适当锻炼，如五禽戏、八段锦、气功、太极拳等以增强体质，缩短恢复过程。

3. 饮食指导

饮食宜选用易消化和高营养的食品，多食新鲜蔬菜，忌食辛辣、肥腻腥滑、生痰之物。戒烟酒。

要点三　健康教育

现代研究认为：87%的肺癌发病与吸烟有关，约6%的肺癌发病与氡气相关。石棉裸露吸入、慢性肺病、结核等肺瘢痕会增加肺癌的发生。家族史与遗传基因易感性、其他化学物质和稀有元素或金属等等，为肺癌发生的相关因素。

预防措施：应积极治疗肺部慢性疾病，减少或戒除吸烟，拒绝二手烟，远离辐射环境和物质，改善环境卫生，畅达情志，调节饮食，积极锻炼身体，增强防病抗病能力，定期开展肺癌的预防性检查，做到早发现、早诊断、早治疗。

第二单元　原发性肝癌

细目一　病因病机

要点　病因病机

肝癌是由于外感时邪、七情内伤、饮食劳倦，致脏腑气血亏虚，脾虚不运，气滞、血瘀、湿热、痰毒等互结于肝所致。

1. 外感时邪

时邪外感，侵犯机体，致脏腑失和，气血运行不畅，变生积块；或邪郁日久，化毒成瘀，毒瘀内聚，终成癥积。

2. 酒食不节

嗜酒过度，或饮食不洁，或恣食肥甘厚味，均可损伤脾胃，致湿浊内生，痰热互结，阻塞肝络，湿、痰、瘀、毒等蕴结于肝络而成癥积。

3. 情志郁怒

郁怒伤肝，疏泄失职，气机不利，可致气滞血瘀；结于腹中，久结成块。

4. 正气亏虚

先天不足，禀赋薄弱；或后天失养，正气亏损，不能抵御外邪；或他病日久，耗伤正气，致阴阳失调，气血逆乱，脏腑功能紊乱，日久变生癥积。

肝癌病位在肝，与脾、胃、肾、胆密切相关。病性本虚属实，虚实夹杂，早期以实证为主；晚期，邪侵日深，耗伤气血，肝肾不足，脾肾亏虚，则以虚证为主。

细目二　诊断和鉴别诊断

要点一　临床表现

肝癌早期症状不典型，表现为上腹部不适、腹胀、纳呆、乏力、时有腹痛、胁痛等。晚期肝癌症状则多种多样，表现为肝区疼痛、腹胀加重、恶心呕吐、呃逆腹泻、发热黄疸、消瘦乏力、鼻衄及黑便等。肝癌晚期可转移至肺、骨、脑等，引起相应症状。晚期患者还可出现肿瘤破裂出血、肝昏迷、消化道出血等并发症，危及生命。

1. 胁痛

大多数中晚期肝癌患者以胁痛为首发症状，发生率超过50%。以右胁剑突下为主，呈间歇性或持续性隐痛、钝痛或刺痛，可以自行缓解。

2. 消化道症状

食欲下降、饭后上腹饱胀、嗳气、消化不良、恶心、腹泻等是肝癌常见的消化道症状。其中以食欲减退和腹胀最常见。

3. 消瘦乏力

乏力明显，随病情发展，严重时可以出现恶病质。

4. 发热

多为中低度发热，少数可见高热，多为癌性发热。

5. 出血倾向

由肝脏功能受损后的凝血功能异常所致，在肝癌合并肝硬化的患者中更为常见，常常牙龈出血、皮下瘀斑、消化道出血，是肝癌死亡的重要原因之一。

6. 急腹症

癌结节破裂可以引起肝区疼痛，出现肝包膜刺激征。部分患者可出现急性腹痛，伴有腹膜刺激征。可伴有血压下降，甚至休克等。

7. 体征

肝肿大、腹水、黄疸、脾大，是肝癌常见的体征。

8. 癌旁综合征

可出现低血糖、红细胞增多症、血小板增多症、高血钙症、男性乳房发育等多种情况。

临床分期：Ⅰ期：无明确肝癌症状和体征；Ⅱ期：超过Ⅰ期标准而无Ⅲ期证据；Ⅲ期：有明确恶病质，黄疸，腹水或远处转移之一。

要点二　辅助检查

1. 组织病理细胞学

对诊断不清者，可行肝穿刺以明确细胞学或病理诊断。

2. 肿瘤标志物检查

（1）免疫学检查：甲胎蛋白（AFP）增高对肝癌的诊断有特异性。AFP > 400μg/L，持续 4 周，在除外妊娠、生殖腺胚胎源性肿瘤及活动性肝病的情况下，或 AFP 在 200 ~ 400μg/L，持续 8 周，结合肝脏定位检查，即可作出肝癌的诊断。

（2）酶学检查：血清 γ-谷氨酰转肽酶（γ-GT）约 90% 的原发性或转移性肝癌患者中，呈中度或高度升高。碱性磷酸酶（AKP）约半数病人可升高。

3. 影像学检查

首选 B 超检查或超声造影检查，进一步可行 CT 增强扫描及 MRI 检查。

要点三　鉴别诊断

原发性肝癌主要与转移性肝癌鉴别。转移性肝癌常有胃、肠、胰腺、乳腺、肺或恶性黑色素瘤等原发癌的病史或表现。B 超见肝内多个大小不等的结节，AFP 可正常或轻度增高。肝癌也要与肝脏的良性肿瘤肝血管瘤、肝囊肿等鉴别，后者一般状况好，AFP 及肝功能均正常，影像学上亦有其特点，较易鉴别。

细目三　治疗

要点一　中医治疗原则

肝癌属本虚标实之证，发病之初多为肝郁脾虚，气滞血瘀；日久则气郁化火，湿热内生，瘀毒互结；临床则见积块，黄疸，鼓胀，疼痛等症。晚期由于邪毒耗气伤阴，正气大损，致肝肾阴虚，气虚不摄，血动窍闭；临床见吐血、便血、神昏等症。在治疗时注意以下原则。

1. 健脾补中应贯穿治疗始终

张仲景曰"见肝之病，知肝传脾，先当实脾"。脾为后天之本，"脾旺不受邪"，健脾对扶持正气、延缓肝癌进程有重要作用。

2. 调理气机为先

肝主疏泄，具有调节人体气机的作用，脾乃中土，为气机升降之枢纽，故治肝以调理气机为先，气行则血行瘀消、水行湿化。

3. 清热解毒适时适量

肝癌发病过程中，多见化热之象，并且病情发展较速，故清热解毒为常用治法之一，但用之要适时适量，不可过于苦寒，以防妨碍脾胃，影响气机，有可能加速病情。

要点二　中医证治分类

1. 肝气郁结证

证候：右胁部胀痛，右胁下肿块，胸闷不舒，善太息，纳呆食少，时有腹泻，月经不调。舌苔薄腻，脉弦。

治法：疏肝健脾，活血化瘀。

方药：柴胡疏肝散加减。柴胡、枳壳、香附、陈皮、川芎、赤芍、甘草。

加减：疼痛较明显者，可加郁金、延胡索以活血定痛。已出现胁下肿块者，加莪术、桃仁、半夏、浙贝母、干蟾等破血逐瘀，软坚散结。纳呆食少者，加党参、白术、薏苡仁、神曲等开胃健脾。

2. 气滞血瘀证

证候：右胁疼痛较剧，如锥如刺，入夜更甚，甚至痛引肩背，右胁下结块较大，质硬拒按，或同时见左胁下肿块，面色萎黄而暗，倦怠乏力，脘腹胀满，甚至腹胀大，皮色苍黄，脉络暴露，食欲不振，大便溏结不调，月经不调。舌质紫暗，有瘀点瘀斑，脉弦涩。

治法：行气活血，化瘀消积。

方药：复元活血汤加减。桃仁、红花、大黄、当归、三棱、莪术、延胡索、郁金、柴胡、甘草。

加减：胁下结块较大、疼痛者，加水蛭、穿山甲，也可配用鳖甲煎丸或大黄䗪虫丸，以消癥化积。若转为鼓胀之腹胀大，皮色苍黄，脉络暴露者，改用调营饮活血化瘀，行气利水。

3. 湿热聚毒证

证候：右胁疼痛，甚至痛引肩背，右胁部结块，身黄目黄，口干口苦，心烦易怒，食少厌油，腹胀满，便干溲赤。舌质红，苔黄腻，脉弦滑或滑数。

治法：清热利胆，泻火解毒。

方药：茵陈蒿汤加减。茵陈、栀子、大黄、白花蛇舌草、半枝莲、黄芩、蒲公英。

加减：疼痛明显者，加柴胡、香附、延胡索、五灵脂、土鳖虫疏肝理气，活血止痛。

4. 脾虚肝郁证

证候：形体消瘦，腹大如鼓，腹胀纳差，大便溏泄，神疲乏力，胁下积块疼痛。舌质淡黯，边有齿痕，苔薄白，脉濡。

治法：健脾益气，疏肝解郁。

方药：参苓白术散合逍遥散加减。党参、焦白术、猪苓、茯苓、山药、生薏苡仁、砂仁、柴胡、当归、炙甘草。

加减：积块疼痛者，加延胡索、乳香、没药，亦可选择鳖甲煎丸，每次1丸，每日2次，软坚活血止痛；腹胀纳差加鸡内金、焦山楂、枳实、乌药消食导滞；大便溏泄加真人养脏汤，温中补虚，涩肠固脱。

5. 肝阴亏虚

胁肋疼痛，胁下结块，质硬拒按，五心烦热，潮热盗汗，头晕目眩，纳差食少，腹胀大，甚则呕血、便血、皮下出血。舌红少苔，脉细而数。

治法：养血柔肝，凉血解毒。

方药：一贯煎加减。生地、当归、枸杞、沙参、麦冬、川楝子。

加减：出血者，加仙鹤草、白茅根、牡丹皮清热凉血止血。出现黄疸者，可合茵陈蒿汤清热利胆退黄。阴虚症状明显者，加生鳖甲、生龟板、女贞子、旱莲草滋肾阴，清虚热。阴损及阳而见阴阳两虚，临床见形寒怯冷、腹胀大、水肿、腰酸膝软等症，可用金匮肾气丸温补肾阳为主方加减化裁。

肝癌患者手术前可予健脾柔肝，佐以理气化湿解毒。药用炒白术、生薏苡仁、茯苓、黄芩、当归、柴胡、白芍、郁金、炙甘草、半夏、鸡内金、焦三仙。手术后给予健脾补肾，佐以理气化瘀消食，解毒抗癌。药用炒白术、党参、黄芪、茯苓、制黄精、枸杞子、菟丝子、香附、莪术、半枝莲、生薏苡仁、柴胡、焦三仙、鸡内金。

肝癌患者化疗期间血象下降者，宜补肾健脾，活血养血。药用芍药、补骨脂、女贞子、夏枯草、当归、黄芪、鸡血藤、何首乌、蜂房；恶心呕吐明显者，宜降逆止呕，用温胆汤加旋覆花、代赭石。

要点三　其他疗法

一、外治法

1. 以缩瘤为主要目的者，可选阳和解凝膏或阿魏化坚膏掺黑退消贴敷。

2. 以止癌痛为主要目的者，可选宝珍膏经烘热软化后，以白酒1份、冰片2份调匀涂膏中，外敷肝区。亦可选蟾乌巴布膏外敷肿块处。

二、中成药

1. 养正清积胶囊

口服。每次4粒，每日3次。健脾益肾，化瘀解毒作用。用于辅助治疗脾肾两虚，瘀毒内阻型原发性肝癌。

2. 西黄丸

口服。每次3g，每日2次。清热解毒，和营消肿。用于各种癌肿，如乳腺癌、宫颈癌、膀胱癌、肝癌、肺癌、食道癌、胃癌、甲状腺癌、淋巴癌、直肠癌、白血病等。

三、验方

退黄消胀方：主要组成有石见穿、白花蛇舌草、丹参、八月札、垂盆草、郁金、小金钱草、半枝莲。用法：水煎服，每日1剂。主治：肝癌出现黄疸，肝区胀痛者。

四、针灸疗法

取肝俞、内关、外关、足三里、公孙、三阴交、肾俞、大椎等穴。

五、饮食疗法

肝癌患者常服口蘑炖鸡、黄芪炖白肉、石斛生地饮、黄芪山药饭、当归黄花瘦肉汤、蕺菜鲤鱼汤等。肝癌腹水者，可常服赤小豆鲤鱼汤、茴香花生饮等；有出血者，可服用荷叶藕节汁、黄芪粥等。

六、气功疗法

肝癌患者情绪易波动，易焦虑，练功旨在稳定情绪，减轻焦虑，舒畅气机，缓解疼痛，宜选坐功、卧功。肝癌术后，体质恢复者，可选站功、十二段锦、太极拳及气功。

要点四　西医治疗原则

1. 手术：对于肝癌Ⅰ期的病人尽可能手术切除；Ⅱ期病人应手术和放疗、动脉内等综合治疗，选择病例行二期手术切除；Ⅲ期病人应以生物治疗、靶向治疗或中医药治疗为主。

2. 放疗：放疗技术的进步，如采用X刀、适形放疗及调强放疗等，可以取得较好的近期疗效。

3. 局部消融、无水酒精局部注射、微波固化、激光消融、氩氦刀等对于肿瘤小于5cm的肝癌是一种较好的选择。

4. 动脉介入治疗：化疗栓塞、同位素介入、生物靶向药物的应用都有较好的前景。

细目四　转诊原则及预防调护

要点一　转诊原则

1. 发现可疑肝癌病人随时转送上级医院进行检查，以明确诊断。做到早发现，早诊断，早治疗。

2. 放化疗后在社区康复期间，若出现中性粒细胞低于 2.0×10^9/L、血色素低于8g/L、血小板低于 80×10^9/L 时，需转送上级医院治疗。

3. 出现下列情况者也需转上级医院进一步治疗：出现中度以上的感染；发热 $38.5℃$ 以上经治疗无好转；食欲明显减退；腹部突发剧烈疼痛；呕血、黑便；黄疸、腹水、恶病质等。

要点二　养生与康复

1. 养生保健

肝癌患者应注意心理、饮食、生活习惯等方面的护理与调摄；介入化疗期间，需注意预防感染。应特别注意情志舒畅，增强信心，保持乐观向上的心理，生活上应注意劳逸结合，有利于疾病的治疗和抗病能力的增强。

2. 气功保健

可以适当练习五禽戏、八段锦、太极拳等以增强体质。

3. 饮食指导

饮食宜选用营养丰富易消化的食品，戒烟酒，多食新鲜蔬菜，避免辛辣、肥腻腥滑之品。

4. 调护

肝癌患者日常活动要缓慢，防止外伤造成肿瘤破裂出血。饮食要少渣，易消化，防止粗硬食物划破曲张的食管胃底静脉丛而出现上消化道大出血。晚期病人要慎用镇静剂及利尿剂等，避免加重肝脏负担，引起肝昏迷。肝癌术后应每2~3月复查一次，一般病人应每月复查一次。

要点三　健康教育

肝癌的发病与黄曲霉素、蓝绿藻、肝炎病毒等有密切相关。平时应注意以下几点：

1. 落实新生儿乙肝疫苗注射，以及改水、改厕等预防措施的实施，防止粮食作物中黄曲霉素污染、水中蓝绿藻的污染及防治病毒性肝炎，是预防肝癌发生的根本措施。

2. 重视乙型肝炎病人的治疗，防止其转变为慢性迁延性肝炎，尤其对肝硬化病人要定期检查、积极治疗，防止癌变。

3. 对甲胎蛋白（AFP）≥50μg/L、<200μg/L，并超过 2 个月以上者，应注意密切观察和随访。

第三单元　胃癌

细目一　病因病机

要点　病因病机

中医学认为，胃癌的发病与外邪侵袭、情志失调、饮食不节、正气不足等因素有关，使胃失和降，气滞血瘀痰结，最终聚而成形，导致胃癌。

1. **感受外邪**

外邪通过肌表侵及脏腑，导致气机阻滞，瘀血、痰浊内生，积而成块。

2. **内伤七情**

情志不遂，肝气郁结，气滞血瘀致胃脘胀满或痛如针刺；胃失和降致朝食暮吐，暮食朝吐。

3. **饮食不节**

饮食失当，或饥饱失调，或恣食肥甘厚味，损伤脾胃，运化功能失常，饮食停留，或与痰瘀互结，或尽吐而出。《素问·痹论》曰："饮食自倍，肠胃乃伤。"

4. **正气虚弱**

素体虚弱，脾胃虚寒；或劳倦过度，久病伤正；均可导致中焦受纳运化无权，气滞血瘀、痰浊食积共同为患。

上述病理过程经常互相交织，共同作用，从而导致胃癌的发生。胃癌的病位在胃，与肝脾肾关系密切；病性本虚标实，以标实为主；病机特点是气滞血瘀，痰浊互结。

细目二　诊断和鉴别诊断

要点一　临床表现

早期胃癌一般症状不明显或轻微，多表现为非特异性的消化道症状，如上腹部胀满不适或隐痛、食欲下降、嗳气等，常常被误诊为胃炎或其他消化系统良性疾病，特别是青年人更易被误诊。据统计，在我国约80%的胃癌病人就诊时已经是进展期。以下是胃癌的一些常见症状：

1. 上腹部疼痛

有70%~80%的患者可见疼痛症状。早期多为隐痛；进展期则疼痛呈进行性加重，服药后疼痛不缓解，可伴有胀满、嗳气等症状；中后期上腹部出现剧痛，并放射至腰背部。

2. 恶心、呕吐

当病灶引起幽门梗阻时，可出现频繁的恶心、呕吐腐败臭味的宿食。当病灶位于贲门部，可出现则食入即吐，并常伴有吞咽困难、胸骨后疼痛等症状。

3. 呕血、便血

侵及黏膜下层的早期胃癌可出现消化道出血。疾病进展多表现为呕血、黑便，出血量通常不多。当侵及较大血管或侵犯范围较大时，会出现大出血。

4. 食欲不振、消瘦乏力

是胃癌常见的非特异性症状并逐渐加重，最终导致恶病质出现。

5. 其他症状

可出现腹水引起腹胀、腹痛；肝、肺、脑、卵巢、前列腺、骨髓等器官转移时，会引发相应的症状。

6. 体征

早期胃癌多数无明显体征，可有上腹部轻度压痛、上腹部饱满，若有幽门梗阻时可闻及震水音。位于胃窦部的肿瘤可触及包块，质硬，呈结节状。当肿瘤侵及周围脏器或组织时，肿块固定而不能推动。当肝转移时，可发生梗阻性黄疸。卵巢转移、盆腔转移、腹膜转移、癌性穿孔可导致弥漫性腹膜炎、完全性肠梗阻。

要点二　辅助检查

1. 胃镜活体病理检查

胃镜检查结合黏膜活检是目前胃癌的诊断方法中最直观、最可靠的方法。胃镜对胃癌诊断的特异性为99.4%，与活检联合应用，其准确率可达97.4%，敏感性为93.8%，特异性为99.6%。

2. X线检查

X线钡餐检查可以对胃进行整体观察，特别是对病变部位的判断要优于内镜，可为进一步内镜诊断和活检提供准确的部位导向。胸部 X 线及 CT 检查有助于发现肺部的转移癌。

3. 超声检查

腹部 B 超有助于发现腹腔淋巴结和脏器，特别是肝脏的转移。

4. CT检查

CT 能准确显示胃癌部位、大小、形态及其与周围脏器的关系，对其他脏器转移有重要意义。

5. 实验室检查

与胃癌有关的肿瘤标志物有 CEA、CA19 – 9、CA_{125} 等。肿瘤标志物在术后可降低，若再次升高提示肿瘤复发。部分病人大便潜血阳性，约 50% 患者可出现贫血。

要点三　鉴别诊断

需与胃溃疡、胃息肉、胃平滑肌瘤、原发性恶性淋巴瘤、胃平滑肌肉瘤、慢性胃炎等疾病相鉴别，胃癌转移还应该与相应部位的原发肿瘤相鉴别。

细目三　治疗

要点一　中医治疗原则

由于胃癌的临床表现复杂，所以治疗应根据病人的不同临床表现和病情的不同阶段，采取不同的阶段性的治疗策略。

1. 中医中药治疗可贯穿于胃癌治疗的全过程。治疗以辨病治疗与辨证治疗相结合、局部治疗与整体治疗相结合、扶正治疗与祛邪治疗相结合为原则。
2. 常用扶正培本、活血化瘀、清热解毒等治法。
3. 治疗时，应注意疏肝理气和健脾益气。

要点二　中医证治分类

1. 瘀毒内阻证

证候：胃脘疼痛，痛有定处，心下痞硬，呕血或便血，肌肤甲错。舌黯紫，脉沉细涩。

治法：解毒祛瘀，活血止痛。

方药：失笑散合膈下逐瘀汤加减。五灵脂、蒲黄、当归、川芎、桃仁、丹皮、赤芍、乌药、延胡索、甘草、香附、红花、枳壳。

加减：热毒明显，加藤梨根、野葡萄根清热解毒；腹块明显，加夏枯草、生牡蛎、海藻软坚散结；呕血便血，去桃仁、红花、赤芍、五灵脂，加生地榆、侧柏叶、三七粉化瘀止血。

2. 脾虚痰湿证

证候：脘腹痞闷，呕吐痰涎，乏力纳呆，大便溏薄。舌淡红，苔白腻，脉濡滑。

治法：健脾燥湿，化痰散结。

方药：香砂六君子汤加减。党参、白术、茯苓、陈皮、半夏、木香、砂仁、山楂、鸡内金、神曲、甘草。

加减：胃脘胀痛，加枳壳、延胡索；呕吐明显，加姜竹茹、枇杷叶。

3. 脾肾阳虚证

证候：胃脘隐痛，喜温喜按，朝食暮吐，或暮食朝吐，泛吐清水，形寒肢冷，大便溏薄，或五更泄泻，小便清长。舌质暗淡而胖，有齿印，苔白滑润，脉沉细或濡细。

治法：温中补肾，健脾益气。

方药：附子理中汤合吴茱萸汤加减。人参、白术、茯苓、干姜、炮附子、炙甘草、吴茱萸。

加减：气虚明显，加黄芪；脘胀呕恶，苔白厚腻加藿香、草果、苍术；阳虚明显，大便水样，加赤石脂、禹余粮、补骨脂等。

4. 气血两亏证

证候：面色无华，唇甲色淡，自汗盗汗，或见低热，纳呆食少，全身乏力，心悸气短，形体消瘦。舌淡或舌质暗淡，脉虚或沉细。

治法：益气养血，健脾和营。

方药：八珍汤加减。人参、白术、茯苓、当归、川芎、白芍、熟地、炙甘草。

加减：胃脘作胀，加半夏、砂仁；畏寒肢冷，面浮肢肿，加桂枝、泽泻。

5. 胃热阴伤证

证候：胃脘灼热，嘈杂隐痛，食欲减退，口干咽燥，形体消瘦，五心烦热，大便干燥。舌质红少津，苔薄，脉细数。

治法：清热和胃，养阴润燥。

方药：益胃汤加减。沙参、麦冬、玉竹、生地、石斛、天花粉。

加减：不思饮食加生山楂、谷麦芽、鸡内金消食开胃；大便干结加火麻仁、柏子仁润肠通便；热重加藤梨根、七叶一枝花清热解毒。

要点三　其他疗法

一、中成药

1. 平消胶囊

口服。每次 4~6 片，每日 3 次。具有活血化瘀、止痛散结、清热解毒、扶正祛邪功效。用于治疗胃癌、肺癌、肝癌、食管癌、宫颈癌、乳腺癌等多种恶性肿瘤。

2. 西黄丸

口服。每次 3g，每日 2 次。清热解毒，和营消肿。用于各类癌肿，如乳腺癌、宫颈癌、膀胱癌、肝癌、肺癌、食道癌、胃癌、甲状腺癌、淋巴癌、直肠癌、白血病等。

3. 参莲胶囊

口服。每次 6 粒，每日 3 次。清热解毒、活血化瘀、软坚散结。用于由气血瘀滞、热毒内阻而致的中晚期肺癌、胃癌患者。

二、食疗

1. 蔗姜饮

甘蔗、生姜各适量。取甘蔗压汁半杯，生姜汁1匙和匀炖即成。每周2次，炖温后服用，具有和中健胃作用，适宜胃癌初期用。

2. 红糖煲豆腐

豆腐100g，红糖60g，清水1碗。红糖用清水冲开，加入豆腐，煮10分钟后即成。经常服食，具有和胃止血作用。

3. 陈皮红枣饮

橘子皮1块，红枣3枚。红枣去核与橘子皮共煎即成。每日1次，具有行气健脾、降逆止呕作用，适用于虚寒呕吐。

4. 莱菔粥

莱菔子30g，粳米适量。先将莱菔子炒熟后，与粳米共煮成粥。每日1次，早餐服食，有消积除胀作用，腹胀明显者可选用。

要点四 西医治疗原则

1. 手术

外科手术是治疗胃癌的主要手段，只要患者体质条件许可、又无远处转移时，皆应予以剖腹检查，力争切除。晚期胃癌有幽门梗阻而不能作姑息性切除者，可行短路手术，以解决梗阻症状。

2. 化疗

主要用于胃癌患者术前、术中及术后和晚期不能手术者。多采用联合化疗，可增强抗癌效果，但不增加药物的毒性。

3. 放疗

对胃癌有一定的疗效，多用于综合治疗，可延长患者存活时间。

细目四 转诊原则及预防调护

要点一 转诊原则

1. 对有可疑胃癌病人随时转送上级医院进行检查，以明确诊断，做到早发现、早诊断、早治疗。

2. 化疗后社区康复期间，出现中性粒细胞低于 $2.0 \times 10^9/L$，血色素低于8g/dl，血小板低于 $80 \times 10^9/L$ 需转送上级医院肿瘤内科治疗。

3. 出现下列情况者，也需转上级医院进一步治疗。如术后复发、消化道穿孔、食欲明显减退、恶病质等，需要进一步处理者，均可转诊。

要点二　养生与康复

1. 心理保健

应鼓励患者增强自信，正确对待病情，不消极等待，保持良好的精神状态，从心理和生理上提高免疫系统的功能，使癌细胞在药物及其他治疗手段和良好精神状态的共同作用下逐渐被消灭。

2. 饮食保健

对于胃癌术后病人，应避免进食刺激性食物，不过快进食，不生气进食，少食腌制食物，少饮酒，多食新鲜蔬菜、水果，饮食规律适度，应注意少食多餐，饮食应清淡、易消化，并富于营养。此外，胃癌术后病人易见贫血，应注意补充叶酸及维生素 B_{12}。

要点三　健康教育

纠正不良的生活习惯，特别是饮食习惯，避免进食生、冷、硬、烫、油炸、烟熏、烧烤等食物，不过快进食，不生气进食，少食盐腌食物，不抽烟，不饮或少饮酒。多食新鲜蔬菜、水果、豆制品，多饮鲜牛奶，常饮绿茶。饮食规律适度，保持乐观豁达的情绪，这些皆有助于预防胃癌的发生。

第四单元　大肠癌

细目一　病因病机

要点　病因病机

各种致病因素影响大肠正常的传导功能，湿热瘀毒蕴结于肠内，瘀结不通，日久变生本病。本病病位在大肠，与肝、脾密切相关。

1. 外因

主要是寒气客于肠外，或久坐湿地，或寒温失节，损伤肠胃，导致运化失司，湿热内生，热毒蕴结，流注大肠与肛门，结而为肿。

2. 内因

恣食肥甘厚味及滋腻之品；或长期忧思抑郁，思伤脾，怒伤肝，肝脾不和；或久病年老，五脏亏虚，正气内损，肠胃失调而致湿热邪毒蕴结，乘虚下注，浸淫肠道，气滞血瘀，邪毒留滞，聚而成肿瘤。

细目二 诊断和鉴别诊断

要点一 临床表现

早期无明显的症状，有时可多年无症状。临床表现与肿瘤的部位、大小，以及肿瘤继发性变化相关。

1. 便血

左半大肠癌出血较多，常为肉眼血便，直肠癌由于常因肿瘤表面继发感染而见大便脓血；右半结肠大便有时呈果酱状，肉眼血便较少见，大多数患者为潜血阳性。

2. 腹痛

腹痛早期可为隐痛，容易被忽视。直至肠管狭窄引起肠梗阻后，可出现阵发性腹部绞痛，并伴有肠梗阻症状。肛门剧痛可由直肠癌侵犯肛管引起，少数患者因肿瘤出现穿孔而引起急性腹膜炎，晚期患者侵犯后腹壁而引起相应部位的疼痛。

3. 排便习惯的改变

排便习惯的改变是最常出现的症状，排便次数增多，粪便不成型或稀便。病灶越低，症状越明显，排便前可有轻度的腹痛，常被误诊为肠炎及痢疾而延误治疗。引起轻度肠梗阻时，可稀便和便秘交替出现。

4. 腹部肿块与梗阻

有部分结肠癌病人可触及腹部肿块。位于盲肠及升结肠附近感染者，可被误诊为阑尾脓肿。肿瘤生长致肠腔狭窄，甚至完全堵塞时，可引起肠梗阻表现。

5. 贫血

贫血的原因主要是肿瘤消耗、慢性失血所致。此时，病人伴有消瘦乏力、低蛋白血症等衰弱表现。

要点二 辅助检查

1. 直肠指诊

简单易行，是早期发现直肠癌的关键性检查方法。可发现距肛门 7 ~ 8cm 之内的直肠肿物。

2. 直肠镜检查

可以观察肿瘤位置，侵犯范围，瘤缘与肛缘的距离，并可做活体组织检查，确定肿瘤的类型。

3. X 线检查

目前结肠双重对比造影是诊断大肠癌的首选方法。

4. CT 检查

CT 检查可判断病期，了解周围组织转移情况，为制定治疗计划和判断预后提供依据。

5. MRI（磁共振）检查

具有较高的对比分辨率，清楚显示周围组织结构和脏器的比邻关系，对直肠癌分期，指导手术方案和放疗计划有一定作用。

6. B 型超声波检查

直肠腔内超声检查可以观察肿瘤的侵犯深度、周围淋巴结转移情况；低位早期直肠癌在选择保肛手术前，可以行腔内超声检查以筛选病例。

7. 实验室检查

（1）大便潜血试验：此种方法简单易行，可作为大肠癌普查初筛方法和诊断的辅助检查。

（2）血清癌胚抗原（CEA）检查：血清 CEA 水平与病变范围呈正相关，对大肠癌手术后监测提供手段。

（3）其他血清相关抗原检查：血清 CA19-9、CA242 等亦已应用于大肠癌的检查。

要点三　鉴别诊断

由于大肠癌的临床表现并无特异性，许多非肿瘤性疾病均可出现类似大肠癌的症状和体征。

右半结肠癌可有右下腹痛、腹部包块等，需与阑尾炎、阑尾脓肿、肠结核、Crohn 病相鉴别。一部分结肠癌病人，多见于右半结肠癌，以贫血为首发症状，由于慢性失血、贫血为小细胞低色素性，对于原因不明贫血者，特别是年龄较大者，应做粪潜血检查，必要时做肠镜检查。

直肠癌及乙状结肠癌常有脓血便及里急后重，有相当部分患者因误诊为痢疾、肠炎，甚至延误诊断达数月之久。对于有脓血便患者，遇下列情况应做进一步检查：①非传染病流行季节；②粪便中血多于脓；③按炎症治疗效果不佳或见效后又复发；④患者年龄较大者；⑤粪便潜血持续阳性。

便血是直肠癌最常见的症状，很容易误诊为痔疮，误诊的原因包括：①以往有痔疮病史，病人及医生均满足此诊断；②因痔疮是多发病，接诊医生凭主观诊断，而不做必要检查；③部分患者不愿意接受肛门指诊及直肠镜检查。

细目三　治疗

要点一　中医治疗原则

大肠癌为本虚标实之证，在初期阶段多呈湿热内蕴，继则气滞血瘀的病理表现，故当据证采用不同的治法。

1. 正气尚存时，应以清热利湿、行气活血、祛瘀解毒为主。注意理气通腑。

2. 病至后期，可出现脾肾阳虚、气血亏虚的表现，治疗应以扶正为主，祛邪为辅，以温补脾肾、补益气血为基本法则。

要点二　中医证治分类

1. 湿热郁毒证

证候：腹部阵痛，便中带血或黏液脓血便，里急后重，或大便干稀不调，肛门灼热，或有发热，恶心，胸闷，口干，小便黄等症。舌质红，苔黄腻，脉滑数。

治法：清热利湿，化瘀解毒。

方药：槐角丸加减。槐角、地榆、侧柏叶、黄芩、黄连、黄柏、荆芥炭、防风炭、枳壳、当归。

加减：腹痛较著者，可加香附、郁金行气活血定痛；大便脓血黏液，泻下臭秽，为热毒炽盛，加白头翁、败酱草、马齿苋清热解毒，散血消肿。

2. 瘀毒内阻证

证候：腹部拒按，或腹内结块，里急后重，大便脓血，色紫暗，量多，烦热口渴，面色晦暗，或有肌肤甲错。舌质紫暗或有瘀点、瘀斑，脉涩。

治法：活血化瘀，清热解毒。

方药：膈下逐瘀汤加减。桃仁、红花、五灵脂、延胡索、丹皮、赤芍、当归、川芎、香附、乌药、枳壳、甘草。

加减：热毒重，加黄连、黄柏、败酱草清热解毒。

3. 脾肾双亏证

证候：腹痛喜温喜按，或腹内结块，下利清谷或五更泄泻，或见大便带血，面色苍白，少气无力，畏寒肢冷，腰酸膝冷。苔薄白，舌质淡胖，有齿痕，脉沉细弱。

治法：温阳益精。

代表方：大补元煎加减。人参、山药、黄芪、熟地、杜仲、枸杞子、山茱萸、肉苁蓉、巴戟天。

加减：下利清谷、腰酸膝冷突出，可配四神丸以温补脾肾，涩肠止泻。

4. 肝肾阴虚证

证候：腹痛隐隐，或腹内结块，便秘，大便带血，腰膝酸软，头晕耳鸣，视物昏花，五心烦热，口咽干燥，盗汗，形瘦纳差。舌红少苔，脉弦细数。

治法：滋肾养肝。

代表方：知柏地黄丸加减。熟地、山茱萸、山药、泽泻、丹皮、茯苓、知母、黄柏。

加减：便秘者，加火麻仁、郁李仁润肠通便；大便带血，加三七、茜草、仙鹤草化瘀止血。

要点三　其他疗法

1. 中成药

常用华蟾素片、平消胶囊、西黄丸等，临证时可辨证选用。

华蟾素片：口服，每次 3～4 片，每日 3～4 次。有解毒，消肿，止痛作用。用于中、晚期肿瘤等症。

2. 外用

九华膏：滑石、硼砂、龙骨、川贝母、冰片、朱砂。上药共研细末，用凡士林调匀成20%的软膏，冬季可适量加入香油。外涂患处。有消肿止痛，生肌收口作用。用于肛管癌局部肿痛、溃破者。

要点四　西医治疗原则

1. 结肠癌

0 期：术后定期观察，不需要辅助治疗。

Ⅰ期：术后一般不需要辅助化疗，但有血管或淋巴管侵犯（脉管瘤栓）者，应行辅助化疗。

Ⅱ期：有下列因素之一者，应行术后辅助化疗：①淋巴结取样不足，<14 个；②T_4（ⅡB 期）；③淋巴管或血管侵犯（脉管瘤栓）；④病理分化程度差；⑤分子生物学检测（免疫组化等）有预后不良因素；⑥术前有穿孔或/和肠梗阻。

Ⅲ期：术后常规行辅助化疗。

Ⅳ期：以全身化疗为主，必要时辅以其他治疗手段，如分子靶向治疗等。

2. 直肠癌

0 期：术后定期观察，不需要辅助治疗。

Ⅰ期：术后一般不需要辅助化疗，但有血管/淋巴管侵犯（脉管瘤栓）者，应行术后辅助化疗，视情况亦可同步放化疗或放疗。

ⅡA 期：有血管/淋巴管侵犯（脉管瘤栓）者，应行术后同步放化疗或放疗，随后行辅助化疗。分化差及分子生物学检测有预后不良因素者，行术后辅助化疗。

ⅡB 期及Ⅲ期：可行术前同步放化疗或放疗，如术前未做者应行术后同步放化疗或放疗，术后常规行辅助化疗。

Ⅳ期：以全身化疗为主，必要时辅以其他局部治疗手段。

细目四　转诊原则及预防调护

要点一　转诊原则

1. 对怀疑大肠癌病人随时转送上级医院进行检查，以明确诊断。做到早发现，早诊断，早治疗。

2. 放化疗后社区康复期间，出现中性粒细胞 $<2.0 \times 10^9/L$，血色素低于 8g/dl，血小板低于 $80 \times 10^9/L$ 需转送上级医院肿瘤内科治疗。

3. 出现下列情况者也需转上级医院进一步治疗：大量便血、剧烈腹痛可能提示出现穿孔、肠梗阻等急腹症，应尽快转入上级医院救治。发热、黄疸、腹水、恶病质等情况均提示病情进展，需要转诊。

要点二　养生与康复

1. 心理保健

增强自信心，要为恢复健康做不屈不挠的斗争，创造良好的生活氛围，不消极等待；保持良好的精神状态，从心理和生理上提高免疫系统的功能，使癌细胞在药物及其他治疗手段和良好精神状态的共同作用下逐渐被消灭。

2. 饮食保健

肿瘤患者在康复期的饮食以"四高一低"为原则，即高热量、高维生素、高蛋白、高无机盐和低脂肪。对于大肠癌患者，宜进食含钾丰富的食物，如橘子、玉米、瘦肉等，还应食用各种含维生素、纤维素的新鲜蔬菜和水果，如芦笋、白菜、萝卜等。少吃油腻和含有较多饱和脂肪的食物。

要点三　健康教育

目前认为，大肠癌的发病是遗传、环境、生活方式等因素共同作用的结果。流行病学研究已证明，饮食因素与大肠癌的发病关系密切，长期进食高脂肪食品与纤维素不足是重要因素；大肠腺瘤性息肉、炎性肠病等疾病也是大肠癌的高危因素。

预防措施：一级预防的目的是防止大肠癌的发病，主要措施包括改变不良生活方式，如控制脂肪摄入、增加纤维素摄入，同时积极防治癌前病变。对于大肠腺瘤应及时治疗并定期复查。二级预防主要是早发现、早治疗，对高危人群进行监测有利于降低大肠癌的发病率和死亡率，高危人群包括有肠道症状者、大肠癌高发区的中老年人群、大肠腺瘤患者、大肠癌患者的家庭成员、家族性大肠腺瘤病患者、炎性肠病患者和盆腔接收过放疗者。监测的项目包括定期大便潜血检查、直肠钡剂造影检查和结肠镜检查等。

第五单元　食管癌

细目一　病因病机

要点　病因病机

本病的发生与饮食和情志因素有密切关系。以气滞痰阴、血瘀为标实，津枯血燥为本虚，在病理性质上表现为本虚标实。

1. 七情内伤

忧思伤脾，脾伤则气结，运化失司，水湿内停，滋生痰浊，痰气相搏，阻于食道；恼怒伤肝，肝伤则气郁，气郁则血停，瘀血阻滞食道，致使气滞、痰阻、血瘀郁结食道，饮食噎塞难下而成噎膈。

2. 酒食所伤

嗜酒无度、过食肥甘、恣食辛辣，可助湿生热，酿成痰浊，阻塞食道；或津伤血燥，失于濡润，食道干涩，均可引起咽下噎塞而成噎膈。另外，饮食过热、食物粗糙、食物发霉既可损伤食道脉络，又可损伤胃气，气滞血瘀于食道而成噎膈。

食管癌病位在食管，属胃气所主，所以其病变脏腑关键在胃，又与肝、脾、肾密切相关。肝脾肾功能失调导致气、血、痰互结，使津枯血燥而致食管狭窄、食管干涩是本病的基本病机。

细目二 诊断和鉴别诊断

要点一 临床表现

一、早期症状

症状一般较轻，持续时间较短，常反复出现，时轻时重，可有无症状的间歇期，持续时间可达 1～2 年，甚至更长。主要症状为胸骨后不适、烧灼感或疼痛，食物通过时局部有异物感或摩擦感，有时吞咽食物在某一部位有停滞感或轻度梗阻感。下段癌还可引起剑突下或上腹部不适、呃逆、嗳气。

二、后期症状

1. 吞咽困难

这是食管癌的典型症状。吞咽困难在开始时常为间歇性，呈持续性存在，进行性加重，由不能咽下固体食物发展至液体食物亦不能下咽。有约 10% 的病人就诊时可无明显吞咽困难。

2. 反流

病人可以表现为频吐黏液，所吐黏液中可混杂宿食，可呈血性，或可见坏死脱落组织块。反流还可引起呛咳，甚至吸入性肺炎。

3. 疼痛

胸骨后或背部肩胛间区持续性疼痛，常提示食管癌已向外浸润；下胸段或贲门部肿瘤引起的疼痛可位于上腹部。疼痛在进食时，尤以进食热或酸性食物后更明显。

4. 其他

肿瘤侵犯大血管，特别是胸主动脉而造成致死性大出血；肿瘤压迫喉返神经可致声音嘶哑，侵犯膈神经可致呃逆；压迫气管或支气管可致气急或干咳；并发食管-气管或食管-支气管瘘或肿瘤位于食管上段时，吞咽食物时常可发生呼吸困难或呛咳。

三、体征

早期体征不明显。晚期营养状况日趋恶化，病人可出现消瘦、贫血、营养不良、失水和恶病质。当癌肿转移时，可触及肿大而坚硬的浅表淋巴结，或肿大而有结节的肝脏。

要点二　辅助检查

1. 影像学检查

（1）钡餐检查：低张双重造影对早期食管癌的检出较常规造影更有效。

（2）CT检查：可显示食管癌病灶大小、肿瘤外侵范围及程度，有助于确定手术方式、制定放疗计划等。但对食管颈段或食管胃交界处的癌肿则效果欠佳，对早期食管癌的发现价值有限。

食管癌的CT分期：Ⅰ期：肿瘤局限于食管腔内，食管壁厚度≤5mm；Ⅱ期：食管壁厚度 >5mm；Ⅲ期：食管壁厚度增厚，同时肿瘤向邻近器官扩展，如气管、支气管、主动脉或心房；Ⅳ期：肿瘤有远隔转移。

2. 内镜检查

这是最可靠的食管癌诊断方法。

3. 脱落细胞学检查

这是食管癌高发区现场普查的重要手段，准确率可达90%以上，常能发现一些早期病例。

要点三　鉴别诊断

1. 食管 - 贲门失弛缓症

吞咽困难也是本病的明显症状之一，当其达到一定程度后即不再加重，情绪波动可诱发症状的发作。食管钡餐检查时，可见食管下端呈光滑的漏斗状或鸟嘴状狭窄；食管测压对本病的诊断有重要价值。

2. 食管良性狭窄

可由误吞腐蚀剂、食管灼伤、异物损伤、慢性溃疡引起的瘢痕所致，食管钡餐检查可见食管狭窄、黏膜消失、管壁僵硬、狭窄与正常食管段逐渐过渡。内镜直视下活检可明确诊断。

3. 食管周围器官病变

如纵隔肿瘤、主动脉瘤、甲状腺肿大、心脏增大等均可造成食管不同程度的狭窄，食管钡餐等检查有助于鉴别。

4. 癔症球

又称梅核气。多见于青年女性，时有咽部异物感，但对进食无妨碍。其发病常与精神因素有关。

细目三　治疗

要点一　中医治疗原则

1. 宜权衡标本

初起以标实为主，重在治标，以理气、化痰、消瘀为法，并可少佐滋阴养血润燥之品。后期以正虚为主，重在扶正，以滋阴养血、益气温阳为法，也可少佐理气、化痰、消瘀之药。

2. 注意护津液保胃气

治标当顾护津液，不可过用辛散香燥之品；治本应保护胃气，不宜多用滋腻之品。

要点二　中医证治分类

1. 痰气交阻证

证候：吞咽梗阻，胸膈痞满，甚则疼痛，情志舒畅时稍可减轻，情志抑郁时则加重，嗳气呃逆，呕吐痰涎，口干咽燥，大便艰涩。舌质红，苔薄腻，脉弦滑。

治法：开郁化痰，润燥降气。

方药：启膈散加减。郁金、砂仁壳、丹参、沙参、贝母、茯苓、杵头糠、荷叶蒂。

加减：嗳气呕吐明显者，酌加旋覆花、代赭石，以增降逆和胃之力；泛吐痰涎甚多者，加半夏、陈皮，以加强化痰之功，或含化玉枢丹；大便不通，加生大黄、莱菔子，便通即止，防止伤阴；若心烦口干，气郁化火者，加山豆根、栀子、金果榄，以增清热解毒之效。

2. 瘀血内结证

证候：饮食难下，或虽下而复吐出，甚或呕出物如赤豆汁，胸膈疼痛，固着不移，肌肤枯燥，形体消瘦。舌质紫暗，脉细涩。

治法：滋阴养血，破血行瘀。

方药：通幽汤加减。生地、熟地、当归、桃仁、红花、丹参、三七、五灵脂、乳香、没药、蜣螂虫、海藻、昆布、贝母。

加减：瘀阻显著者，酌加三棱、莪术、炙穿山甲以增强其破结消癥之力；呕吐较甚，痰涎较多者，加海蛤粉、法半夏、瓜蒌等以化痰止呕；呕吐物如赤豆汁者，另服云南白药化瘀止血；如服药即吐，难以下咽，可含化玉枢丹以开膈降逆，随后再服汤药。

3. 津亏热结证

证候：食入格拒不下，入而复出，甚则水饮难进，心烦口干，胃脘灼热，大便干结如羊屎，形体消瘦，皮肤干枯，小便短赤。舌质光红，干裂少津，脉细数。

治法：滋阴养血，润燥生津。

方药：沙参麦冬汤加减。沙参、麦冬、天花粉、玉竹、乌梅、芦根、白蜜、竹茹、生姜汁、半枝莲。

加减：胃火偏盛者，加山栀、黄连清胃中之火；肠腑失润，大便干结，坚如羊屎者，宜加火麻仁、全瓜蒌润肠通便；烦渴咽燥，噎食不下，或食入即吐，吐物酸热者，改用竹叶石膏汤加大黄泻热存阴。

4. 气虚阳微证

证候：水饮不下，泛吐多量黏液白沫，面浮足肿，面色㿠白，形寒气短，精神疲惫，腹胀，形寒气短。舌质淡，苔白，脉细弱。

治法：温补脾肾。

方药：补气运脾汤加减。黄芪、党参、白术、砂仁、茯苓、甘草、陈皮、半夏、生姜、大枣。

加减：胃虚气逆，呕吐不止者，可加旋覆花、代赭石和胃降逆；阳伤及阴，口干咽燥，形体消瘦，大便干燥者，可加石斛、麦冬、沙参滋养津液；泛吐白沫者，加吴萸、丁香、白蔻仁温胃降逆；阳虚明显者，加附子、肉桂、鹿角胶、苁蓉温补肾阳。

要点三　其他疗法（中成药）

1. 安替可胶囊

口服。每次2粒，1日3次，饭后服用，疗程5周。有软坚散结，解毒定痛，养血活血作用。用于食管癌瘀毒症，与放疗合用可增强对食管癌的疗效。

2. 增生平

口服。每次8片，1日2次，疗程6个月。有清热解毒，化瘀散结作用。适用于食管和贲门上皮增生，热瘀内结者。

3. 平消胶囊（见胃癌中成药治疗）

要点四　西医治疗原则

0期、Ⅰ期、ⅡA期：首选手术。手术切缘不净者，术后做放疗加化疗。

ⅡB期、Ⅲ期、ⅣA期：尚有争议。目前推荐先行同步化放疗，有效或病情无进展者做手术切除；病情进展或有远处转移者，行姑息性化疗。不能耐受化放疗者，做最好的支持治疗。

ⅣB期：主要行化疗，不能耐受化放疗者，可做最好的支持治疗，必要时做姑息性手术或放疗等。

细目四　转诊原则及预防调护

要点一　转诊原则

1. 对有可疑食管癌病人随时转送上级医院进行检查，以明确诊断，做到早发现、早诊断、早治疗。

2. 放化疗后社区康复期间，出现中性粒细胞低于 $2.0 \times 10^9/L$，血色素低于8g/L，血小板低于 $80 \times 10^9/L$ 需转送上级医院肿瘤内科治疗。

3. 出现下列情况者，也需转上级医院进一步治疗：如吻合口狭窄需器械扩张治疗、严重食管–气管瘘、食管穿孔、食欲明显减退、咯血、恶病质等需要进一步转送专科处理者。

要点二　养生与康复

1. 不食过热、过粗、过硬、辛辣、黏腻及发霉变质食物，吃饭应细嚼慢咽，尤其不可过快咽下粗糙食物。

2. 保持心情舒畅和乐观情绪。

要点三　健康教育

我国不少地区特别在食管癌高发区建立了防治基地，进行肿瘤的预防。一级预防即病因学预防，包括改变不良饮食习惯，不吃霉变食物，少吃或不吃酸菜；改良水质，减少饮水中亚硝酸盐含量；推广微量元素肥料，纠正土壤缺乏硒、钼等微量元素的状况等。二级预防即发病学预防（或称化学预防），包括积极治疗反流性食管炎、食管－贲门失弛缓症、Barrett食管等与食管癌相关的疾病，同时积极应用维生素 E、C、B_2、叶酸等治疗食管上皮增生以阻断癌前病变过程；对食管癌高发地区进行普查，对高危人群进行化学药物干预治疗。

第六单元　膀胱癌

细目一　病因病机

要点　病因病机

膀胱癌的病因不外内、外两个方面。外受湿热邪毒，或风邪入于少阴；内则肾虚不固，湿热下注膀胱。瘀毒内阻，湿热瘀毒，蕴结膀胱为其基本病机。

1. 外因

外感六淫，长期接触邪毒物质，恣嗜肥甘厚味、醇酒烟毒、滥用药物等诸多有害因素，导致湿热瘀毒蕴结于膀胱所致。

2. 内因

禀赋不足，肾气不足，气化不利，水湿内停，日久生热，湿热下注，瘀毒内阻，湿热瘀毒，蕴结膀胱。

细目二　诊断和鉴别诊断

要点一　临床表现

膀胱癌的临床表现随肿瘤的分类和病期的早晚而多种多样，间歇性肉眼血尿为膀胱癌早期症状，膀胱癌可出现尿频、尿急、尿痛等膀胱刺激症状，以及排尿困难、尿潴留，晚期转移可出现相应症状。

1. 血尿

无痛性和间歇性血尿是膀胱癌的主要症状。临床上出现血尿者在90%以上，早期出现血尿者占60%。

2. 尿频尿急

为膀胱癌的主要症状之一，约15%患者早期即可出现。

3. 排尿困难

癌肿位于膀胱颈、尿道内口处时，可导致尿道梗塞，出现排尿困难。严重时可出现急性尿潴留。

4. 其他

可出现腹部肿块、腰骶部或会阴部疼痛及贫血等症。

5. 膀胱癌转移

晚期膀胱癌可因肺、肝等内脏转移，以及骨转移等出现相应症状。

要点二　辅助检查

1. 超声检查

超声检查可以发现膀胱肿块，可作为膀胱肿瘤的初筛。

2. 膀胱镜检查

在膀胱癌的诊断中占最重要的地位。通过膀胱镜检查，可了解肿瘤所在部位、大小、形态、数目等，并可取活组织检查。

3. 尿细胞学检查

收集新鲜尿液的标本，查找癌细胞，细胞学阳性率达70%～80%。

4. 肿瘤标志物

CEA、CA125、CA199、NMP、BTA 等，对于监测病情复发以及预后评估有一定的临床意义。

5. 泌尿系造影及 X 线检查

可全面了解肾盂、输尿管和膀胱整个泌尿系的情况。

6. 其他影像学检查

盆腔 CT/MRI 检查，主要用于浸润性癌，以了解膀胱癌浸润深度，以及局部淋巴结有无转移、邻近器官受侵等情况；胸 CT/腹 CT 检查可以了解是否存在远处转移的情况。

要点三　鉴别诊断

膀胱癌引起的血尿应与泌尿系统其他疾病所引起的血尿相鉴别。一般说来，急、慢性肾炎会有血尿，但它多见于幼儿和青年人，同时伴有浮肿、高血压、蛋白尿等表现。泌尿系统感染会有血尿，但都伴有尿频、尿急、尿痛及发热等感染症状。泌尿系统结石发作时，除有血尿外，多有从腰部到小腹部的剧烈疼痛甚至绞痛。外伤性血尿则有外伤史。

肾脏肿瘤也多表现为无痛性血尿，通过进一步的影像学检查，如超声、CT 等有利于发现病变所在。

细目三　治疗

要点一　中医治疗原则

临证辨清虚实，扶正祛邪，根据不同临床表现分而治之。

1. 无痛性血尿多为肾虚不固，治在益气滋肾，收敛摄血。
2. 血尿伴尿频尿急、尿道疼痛，多属湿热下注，重在清热利湿，解毒通淋。
3. 尿血成块，尿中腐肉、恶臭，排尿困难或癃闭，舌暗，属瘀毒内结。治以化瘀解毒，清热通淋。

要点二　中医证治分类

1. 肾虚证

证候：无痛性血尿，呈间歇性；伴腰酸腿软，神疲乏力，头昏眼花。舌淡红，脉沉细，尺弱。

治法：益气滋肾，收敛摄血。

方药：大补元煎合二至丸加减。熟地黄、山萸肉、怀山药、杞子、当归、党参、女贞子、旱莲草、甘草。

加减：肝肾不足，虚火内生，五心烦热，小便红赤，予知柏地黄丸加减；尿血加三七、茜草、仙鹤草化瘀止血。

2. 湿热证

证候：血尿伴尿频尿急，尿道疼痛，少腹作胀，纳呆，或有低热。舌苔白腻或黄腻，脉滑数。

治法：清热利湿，解毒通淋。

方药：八正散加减。萹蓄、瞿麦、黄柏、栀子、大黄、小蓟、车前子、甘草。

加减：尿血多加大蓟、白茅根、仙鹤草，清热凉血止血；小便热涩加龙葵、白英、蛇莓、海金沙清热解毒通淋；发热者，加丹皮、赤芍清热凉血。

3. 瘀毒证

证候：尿血成块，尿中腐肉，恶臭，排尿困难或癃闭，少腹坠胀疼痛。舌暗有瘀斑或瘀点，脉沉弦。

治法：活血化瘀，理气散结。

方药：桃红四物汤加减。桃仁、红花、川芎、当归、白芍、熟地、香附、木香、枳壳。

加减：血尿较著者，酌减破血逐瘀的桃仁、红花，加三七、花蕊石化瘀止血；尿臭者，加白英、龙葵、蛇莓、土茯苓、半枝莲、苦参等清热解毒。排尿困难，加冬葵子、车前草、川楝子理气通淋。

膀胱癌化疗期间血象下降明显，可给予补养气血、健脾补肾，方用八珍汤加减。膀胱灌注化疗期间，有的患者出现血尿伴尿频、尿急、尿痛等膀胱刺激症状时，可给予清热利湿止血，八正散加减。

要点三　其他疗法

1. 白英猪瘦肉汤

白英（鲜品）30g（干品20g），猪苓20g，赤小豆50g，红枣30g，猪瘦肉150g。将猪瘦肉去油脂，洗净，切块；赤小豆用清水浸渍半天，至发胀为度，洗净备用；其他用料洗净。将全部用料放入锅内，加清水适量，文火煮1.5～2小时即成，调味食用。功效清利湿毒。适用于膀胱癌尿血，血色鲜红属湿热浊毒内侵，迫血妄行者。

2. 膀胱癌血尿方

白花蛇舌草（鲜品）30g，小蓟（鲜品）30g，薏苡仁100g，兔肉150g，蜜枣5枚。将兔肉去油脂，切块；薏苡仁用水浸软；其他用料洗净。将全部用料（小蓟除外）放入锅内，加清水适量，文火煮1.5～2小时；再放入小蓟，再煮30分钟，调味食用。有清利热毒，凉血止血之功效。适用于膀胱癌属于热毒内侵，迫血妄行者。症见血尿反复发作，血色鲜红；伴小便短赤灼痛，尿频尿急者。

3. 膀胱癌莪术汤

莪术9g，三七9g，当归10g，红枣10枚，猪肉150g。将猪肉去油脂，洗净，切块；三七切片；其他用料洗净。将全部用料放入锅内，加清水适量，文火煮1.5～2小时。有祛瘀止血，散结消癥之功效。适用于膀胱癌尿血暗红，有血块，属于血瘀内结者。

要点四　西医治疗原则

根据膀胱癌病变浸润程度、治疗及预后，可将膀胱癌分为三类：非浸润性病变、浸润性病变和转移性病变，其治疗措施明显不同。

非浸润性病变（0、Ⅰ期）：行保留膀胱的治疗。一般先行尿道膀胱肿瘤切除术（TUR–BT），联合局部灌注化疗药物治疗。

浸润性病变（Ⅱ、Ⅲ期）：此类病人的标准治疗为根治性膀胱切除术。有高危复发危险的病人如T_3病变或T_2病变伴分化差、病变浸透膀胱壁、有脉管瘤栓的应考虑术后辅助化疗。

转移性病变（Ⅳ期）：放射治疗和化疗为主。

细目四　转诊原则及预防调护

要点一　转诊原则

1. 对于因血尿就诊而可疑膀胱癌的病人，应建议转送上级医院进一步检查，以明确诊断。做到早发现、早诊断、早治疗。

2. 膀胱癌放化疗期间，患者常需监测化验血常规、肝肾功能、电解质等，若发现Ⅱ度以上骨髓抑制，以及严重的肝肾功能异常，需转送上级医院治疗。

3. 出现下列情况者也需转上级医院进一步治疗：放化疗期间合并肺部感染或泌尿系感染；发热38.5℃以上经治疗无好转；食欲明显减退；严重腹泻；恶病质等。

要点二　养生与康复

1. 康复保健

膀胱癌患者应注意心理、饮食、生活习惯等方面的护理与调摄。树立坚定的信心，保持乐观的情绪是膀胱癌自我调养和康复的关键。首先要树立战胜癌症的信心，和具备同癌症作斗争的毅力，保持乐观豁达的心态，有利于增强自身的抗病能力和疾病的康复。

2. 气功保健

膀胱癌患者于手术、放化疗后，根据个人体力状态，可适当进行锻炼，如五禽戏、气功、太极拳等，以增强体质，修身养性，颐养性情。

3. 饮食健康指导

饮食宜以清淡、易消化、富含营养为主，多食新鲜蔬菜水果，避免辛辣肥腻之品，少吃牛羊肉、无鳞鱼、虾蟹等发物。戒除不良生活习惯，生活规律，适度锻炼，避免主动吸烟和被动吸烟，烈酒应戒除。

要点三　健康教育

现代研究认为膀胱癌病因与以下因素有关：①长期接触芳香族类物质的工种，如染料、皮革、橡胶、油漆工等，可有膀胱肿瘤的高发生率；②吸烟；③膀胱黏膜局部长期遭受刺激。膀胱壁长期慢性的局部刺激，如长期慢性感染、膀胱结石的长期刺激以及尿路梗阻，均可能是诱发癌肿的因素。腺性膀胱炎、黏膜白斑被认为是癌前期病变，可诱致癌变；④药物因素，如大量服用非那西汀类药物已证实可致膀胱癌；⑤寄生虫病。

预防措施：首先应针对病因采取预防措施，如改善染料、橡胶、皮革等工业的生产条件，提倡禁止吸烟，避免大量、长期服用可致癌的药物等。开展群众性的普查工作，尤其对高发人群的普查。膀胱癌的早期表现是无痛性血尿，临床若见无痛性血尿时，须进一步检查，以便早期诊断和治疗。研究表明，多饮水可以减少膀胱癌的危险。

（花宝金）

第四章 急诊与急救

第一单元 常见急诊病证

细目一 厥脱

要点一 概述

厥脱是因邪毒侵扰，脏腑败伤，气血受损，阴阳互不维系而导致的以突然汗出、目合口开、四肢厥冷，甚者神昏为主要临床表现的临床急危重症。西医各类休克均可参考本证救治。

休克（shock）是由各种严重致病因素（创伤、感染、低血容量等）引起有效血量不足，致使急性微循环障碍，组织和脏器灌注不足，组织与细胞缺血、缺氧、代谢障碍和器官功能受损为特征的临床综合征。

要点二 中医诊断要点

1. 疾病诊断要点

（1）起病急骤，每见于久病体虚，亡血脱液，暴吐暴泻，热毒内陷，严重烧伤者。

（2）神情淡漠或烦躁，面色苍白或灰白或紫赤，语声低弱，息微而促，大汗淋漓，尿少或无尿，舌淡白而干，脉沉细数，甚则卒然昏仆，目合口开，二便自遗，手撒肢冷，脉芤或伏。

2. 证类诊断要点

在诊断为脱证的基础上，进一步明确中医证候类别。脱证常用证类诊断如下：

（1）气脱：神志淡漠，声低息微，倦怠乏力，汗漏不止，四肢微冷，舌淡，苔白润，脉微弱。其余同脱证。

（2）血脱：常见于大出血后，神志淡漠或恍惚或烦躁，面色苍白，头昏目暗，心悸气短，乏力汗出，舌淡少津，脉芤或细微欲绝。

（3）阴脱：神情恍惚，面色潮红，口干欲饮，皮肤干燥而皱，舌红而干，脉微细数。

（4）阳脱：神志淡漠或恍惚，声低息微，四肢逆冷，汗漏不止或汗出如油，心慌气促，口唇爪甲青紫，二便失禁，舌淡而润，脉微欲绝。

（5）阴阳俱脱：神志昏迷，目呆口张，瞳仁散大，气少息促，周身俱冷，身出冷汗，汗出如油，二便失禁或无尿，舌蜷囊缩，脉微欲绝或不应指。

（6）热厥（阳厥）：发热或高热，烦躁不安，神志淡漠，甚至昏馈，手足厥冷而胸腹灼热，口渴，小便赤涩短少，大便燥结，舌红，苔黄燥、干黑，脉沉数或细数。

（7）寒厥（阴厥）：不发热，畏寒，体温过低或不升，肢体厥冷，冷汗淋漓，面色苍白，唇绀，气息浅促，蜷卧，神志淡漠或昏昧，小便自利或少尿，大便溏或完谷不化，舌质淡白，脉微细或沉伏。

要点三　西医诊断要点

1. 一般情况

神志状态不安、忧虑、躁动、抑郁。皮肤温度、湿度、充实感。黏膜颜色、潮湿度。甲床颜色、毛细血管再充盈情况。周围静脉塌陷或充盈。颈静脉塌陷或充盈。脉搏脉率、充盈度、搏动强度。呼吸次数与深度。尿量记录每小时量。

从以上检查，可发现休克的早期临床特征并对病情作出判断。

2. 病情线索

四肢湿冷——周围阻力线索；中心静脉压——血容量线索；脉压——心排血量线索；尿量——内脏灌注线索。

3. 休克病情的判断

（1）休克早期——微血管痉挛期：①面色苍白，皮肤厥冷，口唇或四肢末梢轻度发绀；②神志清楚，伴有轻度兴奋、烦躁与不安；③血压大多正常，脉快、脉压较小；④呼吸深而快；⑤尿量较少；⑥眼底动脉痉挛。

（2）严重休克——微血管扩张期：①全身皮肤淡红、湿润，四肢温暖；②烦躁不安，神志有些不清；③体温正常或升高；④脉细弱、收缩压可下降至 $60 \sim 80mmHg$；⑤出现呼吸衰竭；⑥尿量明显减少（$<20ml/h$）；⑦眼底动脉扩张。

（3）顽固性体克——微循环衰竭期：①全身皮肤/黏膜紫绀、紫斑，四肢厥冷，冷汗淋漓；②意识不清；③体温不升；④脉细弱，血压甚低或测不到，心音呈单音；⑤呼吸衰竭，严重低氧血症，酸中毒；⑥无尿；⑦全身有出血倾向。

4. 动脉血气分析

动脉血酸碱度（pH 值）、二氧化碳分压（PCO_2）、氧分压（PO_2）、血浆实际重碳酸盐（AB）、标准重碳酸盐（SB）、血浆缓碱（BB）、剩余碱（BE）及血液氧饱和度（SaO_2）等，可为休克患者的酸碱失衡和组织供氧水平等作出判断。

5. 血流动力学变化

（1）动脉血压与脉压：桡动脉或股动脉插管直接测压法，当收缩压下降到80mmHg以下，或原有高血压者下降30%，即病人的基础血压值降低超过60mmHg，脉压 <20mmHg者，临床上可诊断休克。脉压大小与组织血流灌注紧密相关，加大脉压有利改善组织供血供氧。一般要求收缩压维持在80mmHg，脉压 >30mmHg以上。

（2）中心静脉压（CVP）：主要反映回心血量与右心室搏血能力，有助于鉴别是心功能不全还是血容量不足引起的休克，对决定输液的量和质以及选用强心、利尿或血管扩张剂有较大指导意义。正常 CVP 为 $0.58 \sim 1.18kPa$（$6 \sim 12cmH_2O$）。

6. 休克的分类

（1）按病因分类：失血性休克、创伤性休克、感染性休克、心源性休克、神经源性休克和内分泌性休克等。

（2）按血流动力学分类：低血容量性休克、心源性休克、分布性休克、梗阻性休克等，目前得到了国内外的广泛使用。但由于休克病因不同，可同时具有数种血流动力学的变化，如严重创伤的失血和剧烈疼痛，可同时引起血流分布性及低血容量性休克，且在休克进一步发展时很难鉴别。

要点四　治疗原则

（一）中医治疗原则

厥脱的治疗原则为益气回阳救阴，急固其本。中医药治疗厥脱也强调采取综合治疗手段，防止病情发展。急救时，可以采用中药静脉制剂、针灸、鼻饲或口服中药汤剂。

1. 气脱阳伤证

证候：神识淡漠，面白，气微，汗出，身微冷，唇微绀，四肢不温或厥冷。舌质淡红或舌淡胖，脉微欲绝或沉浮不能及。

治法：益气回阳固脱。

方药：参附汤加味。红参、制附片、干姜、炙甘草、山萸肉。

常用中成药：参附注射液。

2. 气脱阴损证

证候：神识昏蒙，面色潮红，汗出黏而身微热，口渴欲饮，唇绀心烦，身热肢冷。舌质光枯而无苔，舌体上卷或短缩，脉虚数或结、代。

治法：益气救阴固脱。

方药：生脉散加味。人参、麦冬、五味子、山萸肉、煅龙牡。

常用中成药：参麦注射液。

3. 热毒内陷证

证候：神昏，壮热，烦渴，便闭不通，汗出淋漓，身烦热而肢冷，烦躁不宁，肌肤紫斑。舌质红绛或上卷，苔黄厚燥或有芒刺，脉沉细而数。

治法：解毒清热，醒神固脱。

方药：清瘟败毒饮加减。生石膏、银花、连翘、水牛角、赤芍、丹皮、生大黄、知母。

常用中成药：清开灵注射液。

4. 瘀血内阻证

证候：神识淡漠或朦胧，口唇青紫，皮肤紫斑，吐血，便血，肢冷或厥冷。

治法：活血化瘀，调畅气机。

方药：血府逐瘀汤加减。桃仁、红花、川芎、当归、生地、柴胡、枳壳、牛膝、桔梗、生甘草。

常用中成药：血必净注射液。

（二）西医治疗原则

休克的治疗原则是采取综合性治疗措施以稳定生命体征，保持重要脏器的微循环灌注和改善细胞代谢，并在此基础上进行病因治疗。休克治疗越早越好，最好在血压降低出现前即开始治疗和预防，目标是改善全身组织的血流灌注，恢复并维护正常的代谢和脏器功能，而不是单纯升高血压。

1. 一般治疗

（1）畅通气道：迅速保持呼吸道通畅，鼻导管、面罩吸氧，必要时气管插管或切开机械通气。

（2）早期容量复苏是抢救休克成功的关键。补液的种类（晶体与胶体）按休克类型和临床表现有所不同。血细胞比容低时宜补全血，血液浓缩时宜补等渗晶液体，血液稀释宜补胶体。液体复苏以 CVP 和动脉压为指导。

（3）血管活性药物：血管活性药物的使用原则是在积极地早期容量复苏后，低血压状态仍没有恢复，则首选多巴胺（$5 \sim 20\mu g/kg \cdot min$），感染性休克首选去甲肾上腺素。如果低血压状态已经影响到重要脏器的供血，生命体征严重异常时，应该在应用升血压药物的同时，积极地液体复苏。对于难治性休克的患者，推荐使用血管加压素，推荐剂量为 $0.01 \sim 0.04 IU/min$。

（4）糖皮质激素：各类休克救治中都可应用。尤其对于感染性休克，选用氢化考的松，每日的剂量不能超过 300mg，连续使用 7 天。

（5）酸中毒纠正：代谢性酸中毒主要是乳酸性酸中毒，原则是"宁酸勿碱"，动脉血 pH ≥ 7.15，不主张补充碱性药物。

（6）血液制品的使用：输注红细胞悬液的标准是血红蛋白 < 70g/L，红细胞比积 < 30%，血红蛋白维持在 70 ~ 90g/L 较为适宜。血小板计数 $< 5 \times 10^9/L$ 时，无论有无出血，均要输注血小板；血小板计数 $> 30 \times 10^9/L$，没有明显出血倾向者，可不输注血小板。手术或有创伤治疗时，血小板计数必须 $> 50 \times 10^9/L$。

（7）防止静脉血栓：主要选用普通肝素或低分子肝素，也可用物理的方法如弹力袜、足底泵等。

2. 病因治疗

（1）低血容量休克治疗的关键是早期的容量复苏，尤其对于创伤性休克。

①容量复苏液体的选择

晶体溶液：最常用的是乳酸钠林格液（含钠 130mmol/L，乳酸 28mmol/L），钠和碳酸氢根的浓度与细胞外液几乎相同。生理盐水能补充功能钠，但含氯过多可引起酸中毒。创伤休克病人血糖常升高，不宜过多补糖，注意血糖监测。

胶体溶液：常用的有羟乙基淀粉（706 代血浆）、右旋糖酐 70、全血、血浆等。输入量一般勿超过 1500 ~ 2000ml。中度和重度休克时，应输一部分全血。

②液体复苏的量及速度

补液的量：不能失多少补多少。晶体与胶体比例为 3∶1，中度休克宜输全血600 ~ 800ml。当红细胞比积低于 0.25 或血红蛋白 < 60g/L 时，应补充全血。一般红细胞比积为 0.3 时，尚能完成红细胞的携氧功能。输血量还应根据当时血源的条件，有条件时，也可

用全血而不用或少用胶体制剂。

补液速度：原则是先快后慢。第一个半小时输入平衡液1500ml，右旋糖酐500ml。如休克缓解，可减慢输液速度；如血压不回升，可再快速输注平衡液1000ml；如仍无反应，可输全血600~800ml，或用7.5%盐水250ml，其余液体可在6~8小时内输完。输液的速度和量必须依临床监测结果及时调整。

（2）感染性休克

①抗生素的使用要遵循早期经验性适当抗生素与目标抗生素续贯的选择原则，抗生素要早期使用，一旦诊断明确，应在1小时内使用抗生素。

②病原体的诊断非常重要，在使用抗生素之前，如有足够的条件，应查找病原体，并进行药物敏感性试验，为进一步选择窄谱抗生素提供有利的条件。

③感染灶的治疗，有明确的感染灶如腹腔脓肿等，要积极处理感染灶，也是治疗感染性休克的重要内容。

④补充能量，注意营养支持，每日热卡不低于2000cal。

⑤莨菪类药，常用654-2、常托宁等。

（3）心源性休克

①病因治疗：急性心肌梗死可采用溶栓、冠脉介入术等治疗。心包压塞者，及时行心包穿刺放液或切开引流；心脏肿瘤者，宜尽早切除。严重心律失常者，应迅速予以控制。

②控制补液量，注意输液速度。

③强心药：原则上不主张在急性心肌梗死发病24小时以内使用。但出现心力衰竭、肺水肿时，主张小剂量分次应用。

④机械辅助循环。

（4）分布性休克：是由血管舒缩功能调节异常而引起的循环衰竭，如神经源性休克、过敏性休克等。

过敏性休克的诊断及抢救：过敏性休克的临床诊断一般并不困难，绝大部分患者常有明确的药物应用、接触史或某些动植物接触或叮咬史，发病突然，临床症状迅速发生且严重，即可考虑本症成立。特别是药物注射过程中即刻发生的全身反应，同时又难以用该药的药理作用及不良反应进行解释时，就应高度怀疑为过敏性休克。抢救时应首先脱离过敏原。首选抢救药物：立即皮下或肌内注射1%肾上腺素0.5~1mg，给予吸氧、建立抢救通道，同时选用肾上腺皮质激素、抗组胺药物、钙剂等。

在应用肾上腺素静脉注射进行抢救时，必须稀释，1mg直接静脉注射可诱发室颤，教训颇多，应警惕。配制方法：可用NE1mg+0.9%NS100ml，这样1ml盐水内NE含量为10μg，首剂给予50~100μg静脉注射，也就是给予5~10ml静脉注射，余下液体滴注；或者NE5mg+0.9%NS500ml，先予1~2ml，余下液体10ml/h滴注。

要点五 转诊原则

凡出现厥脱的患者，在积极救治的情况下，必须转上级医院进一步诊断治疗。但在转诊前，必须立即抢救，积极稳定生命体征，防止病情迅速恶化，同时为转诊做好诊断、抢救、病人交接等方面的准备工作。

过敏性休克来势凶猛，必须立即就地抢救，若抢救及时则病情可迅速缓解。不能因为安排转诊而耽误抢救时机。

细目二　昏迷

要点一　概述

昏迷指因多种病证导致心脑受邪，窍络不通，神明被蒙或神机失用，以神识不清为特征的急危重症。昏迷不是一个独立的疾病，是多种急慢性疾病危重阶段常见的临床症状之一，突发或在疾病发展过程中逐渐出现。

昏迷可见于现代医学的多种疾病过程中，西医学中的昏迷可参照本病进行救治。

要点二　中医诊断要点

1. 疾病诊断要点

（1）病史：患者常有外感热病及内伤杂病史（如高热、急黄、中暑、中风、肺衰、消渴、鼓胀、痫证、中毒等）。

（2）发病特点：多出现在多种疾病的危重阶段，突发或在疾病发展过程中逐渐出现。

（3）症状特点：神识不清，可伴见抽搐，喉中痰鸣，瞳仁或小或大，口唇紫绀，舌质红或紫暗，苔黄焦燥起刺，或白腻，或见少苔，脉象以沉实、弦滑、数为主，或大而无力、细弱。

2. 证候诊断要点

（1）邪毒内闭：神昏，高热，烦躁，二便秘结，舌红或绛，苔厚腻或黄或白，脉沉实有力。

（2）内闭外脱：神昏，面色苍白，身热肢厥，呼吸气粗，目闭口开，撒手遗尿，汗出黏冷，舌红或淡红，脉沉伏，虚数无力，或脉微欲绝。

（3）脱证

亡阴：神志不清，皮肤干皱，口唇无华，面色苍白，或面红身热，目陷睛迷，自汗肤冷，气息低微，舌淡或绛，少苔，脉芤或细数或结代。

亡阳：昏愦不语，面白唇紫，气息微弱，冷汗淋漓，四肢厥逆，二便失禁，舌淡润暗，脉微细欲绝。

要点三　西医诊断要点

昏迷即严重的意识障碍，是高级神经活动的高度抑制状态。在医学上不是一个独立性疾病，而是脑功能严重障碍的一种临床症状。颅内病变和代谢性脑病是其常见的两大类病因。按反应程度可分为浅昏迷、深昏迷和极度昏迷。

1. 浅昏迷

随意活动消失，对疼痛刺激有反应，各种生理反射（吞咽、咳嗽、角膜反射、瞳孔对光反应等）存在，体温、呼吸、脉搏多无明显改变，可伴谵妄或躁动。

2. 深昏迷

随意活动完全消失，对各种刺激皆无反应，各种生理反射消失，可有呼吸不规则、血压下降、大小便失禁、全身肌肉松弛、去大脑强直等表现。

3. 极度昏迷

又称脑死亡。病人处于濒死状态，无自主呼吸，各种反射消失，脑电图呈病理性电静息，脑功能丧失持续在 24 小时以上，排除了药物因素的影响。

要点四　治疗原则

（一）中医治疗原则

昏迷属重危之候，一旦发生，当以开窍醒神为治则。属于闭证，以开闭通窍法为主，阳闭用凉开法，阴闭用温开法。此外，在辨证时必须掌握闭脱的主次。以闭证为主而兼见脱证者，当以祛邪开窍为主，兼以扶正，注意祛邪而不伤正；若以脱证为主，兼见闭证者当以扶正固脱为主，兼以祛邪。

1. 邪毒内闭证

证候：神昏，高热或身热不扬，烦躁，谵语，二便闭结。舌红或绛，苔厚腻或黄或白，脉沉实有力或弦滑数。

治法：祛邪解毒，清热化痰，开闭醒神。

方药：菖蒲郁金汤加减。石菖蒲、炒山栀、郁金、丹皮、连翘、竹沥。

常用中成药：安宫牛黄丸、紫雪丹、西黄散；清开灵注射液、醒脑静注射液、痰热清注射液。

针灸：针刺内关、人中、百会、涌泉、大椎，用泻法，十宣穴点刺放血。

搐鼻取嚏法：用通关散少许，以纸筒吹鼻取嚏。适用于实证神昏。

2. 脱证

（1）亡阴证

证候：神志不清，皮肤干皱，口唇无华，面色苍白，或面红身热，目陷睛迷，自汗肤冷，气息低微。舌淡或绛，少苔，脉芤或细数或结代。

治法：救阴敛阳，回阳固脱。

方药：生脉散加减。人参、麦冬、五味子、山萸肉。

常用中成药：生脉饮口服液、生脉注射液或参麦注射液。

针灸：针刺人中、关元、涌泉、绝骨，灸神阙。

（2）亡阳证

证候：昏愦不语，面目唇紫，气息微弱，冷汗淋漓，四肢厥逆，二便失禁。舌淡润暗，脉微细欲绝。

治法：回阳固脱。

方药：参附汤。红参、制附片、山萸肉。

常用中成药：参附注射液。

针灸：针刺人中，用泻法，关元、神阙重灸，涌泉、足三里用烧山火手法。

3. 内闭外脱证

证候：神昏，面色苍白，身热，肢厥，呼吸气粗，目闭口开，撒手遗尿，汗出黏冷。舌红或淡红，脉沉伏，虚数无力，或脉微欲绝。

治法：开窍通闭，回阳固脱。

方药：回阳救逆汤加减。制附片、红参、肉桂、干姜。

常用中成药：参附注射液、生脉注射液或参麦注射液，或参附注射液与生脉注射液联用。

针灸：涌泉、三阴交、百会、人中，用温针灸；内关、中脘、关元、神阙重灸。

（二）西医急救处理原则

急救处理以稳定生命体征，针对病因治疗，抢救并发症，改善脑代谢、恢复脑功能为原则。

1. 常规处理

（1）生命体征监护：应将患者安置在重症监护室，以便于严密观察生命体征，随时抢救治疗。

（2）建立静脉通道，保持呼吸道通畅，控制体温，吸氧：立即建立静脉通道，根据不同的原发病予以不同流量吸氧；高热需要戴冰帽、用冰毯；舌后坠者，放置口咽管，取侧卧位，以利口腔分泌物的引流，防止误吸或窒息。

（3）支持疗法：急性期常先短时间禁食，静脉补液，补充营养。在生命体征稳定后，依病情给予鼻饲易消化、高蛋白、富含维生素、有一定热量的流质饮食。

2. 病因治疗和对症治疗

（1）感染性疾病给予敏感抗生素。

（2）化学性中毒应减少毒物吸收，促进排泄，及时应用特效解毒药。

（3）低血糖昏迷及时纠正低血糖状态。

（4）肺性脑病应保持呼吸道通畅，改善通气。

（5）肝性脑病注意抑制肠道菌群，减少毒物生成与吸收，降低血氨浓度。

要点五　转诊原则

凡出现昏迷患者，在积极救治的情况下，必须转上级医院进一步诊治。如有条件，可先稳定病情，再转院。

细目三　猝死

要点一　概述

猝死是指患者突然意识丧失，呼吸微弱或停止，脉搏消失。本病相当于西医的心脏骤停。

猝死是目前最急最危重的病证，治疗原则以"急救护命为主"，可采用一切措施综合救治。现代研究揭示，在应用西医急救常规处理的同时加入中医处理，能够明显提高抢救成功率。心肺复苏（cardiopulmonary resuscitation，CPR）是抢救生命最基本的医疗技术和方法，包括开放气道、人工通气、胸外按压、电除颤救治室颤和室速，以及药物治疗等。其目的是使患者尽早恢复自主循环和自主呼吸。掌握心肺复苏技术，对于猝死的抢救成功率有很重要的意义。

要点二　西医诊断要点

猝死的临床过程一般分为四个时期：前驱期、发病期、心脏骤停和生物学死亡期。

1. 前驱期

一般患者在心脏骤停前数天、数周甚至数月所出现的前驱症状，如气短、胸闷、心前区疼痛、极度疲乏无力、头晕、晕厥等症，其中的心前区疼痛和晕厥常见，但以上症状缺乏特异性。

2. 发病期

通常表现为持续而严重的心绞痛、呼吸困难、突然发生的心动过速、头晕及黑矇等症。此类症状发生至心脏骤停通常不超过1小时。此期经动态心电图证实的心律失常有严重的缓慢性心律失常、室性早搏的恶化升级、持续或非持续性室速。

3. 心脏骤停期

指呼吸、心跳突然停止，如不立即心肺复苏，则数分钟内进入生物学死亡期。

（1）心脏骤停的指征

①意识突然丧失，面色苍白或迅速呈现紫绀。

②心音消失，大动脉搏动消失，触摸不到颈动脉、股动脉、桡动脉搏动，血压测不出。

③呼吸停止或开始叹息样呼吸，继而停止。

④瞳孔散大，对光反射减弱以至消失。

⑤可伴有短暂抽搐和大小便失禁，随即全身松软。

（2）心电图表现

①心室颤动或扑动：在猝死中约占90%，心肌发生不协调、快速而紊乱的连续颤动。QRS波群与T波均不能辨别，代之以连续不定型心室颤动波。

②心电-机械分离：常是心脏处于"极度泵衰竭"状态，心脏已无收缩能力。心电图表现为宽而畸形、低振幅的QRS波群，频率20~30次/分。

③心室停搏：心肌完全失去电活动能力，呈无电波的一条直线，或仅见心房波。心室颤动超过4分钟仍未复律，几乎均转为心室静止。

4. 生物学死亡期

心脏骤停如不立即进行抢救，一般数分钟即可进入生物学死亡期，为不可逆的细胞死亡。

要点三　心室颤动的处理

引起心脏骤停最常见的心律失常是心室颤动，在发生心脏骤停的患者中约80%为室颤。室颤最有效的治疗是电除颤，时间是治疗室颤的关键，除颤每延迟1分钟，复苏成功率将下降 7% ~ 10%。室颤可能在数分钟内转为心脏停搏。因此，应尽早快速除颤是生存链中最关键的一环，一旦心电监测显示为心室颤动，应立即予以除颤。

1. 电极板安放位置

常用胸前左右法，即一个电极板置于右锁骨下胸骨右侧第二肋间，另一个电极板置于左侧锁骨中线第五肋间（心尖处），左右两个电极板相距应在 10cm 以上。电极板面要涂以导电糊，电击时要提示在场的所有人员不要接触患者身体。

2. 除颤波形及能量

除颤器波形有双向波和单向波，临床上一般使用双向波除颤器时能量应选择 150 ~ 200J，单向波除颤器一般选择 300J。

3. 除颤方案

单次电击除颤方案可显著提高存活率。临床上如发现心室颤动，应立即予以电除颤 1 次（单向波除颤器 300J 除颤一次，或双向波除颤器 150 ~ 200J 除颤一次），之后做 5 组 CPR，再检查心律。

如室颤为细颤，除颤前应给予 0.1% 肾上腺素 1ml，使之转为粗颤后再行电除颤。

要点四　心脏停搏的急救原则

心脏骤停的生存率很低，急救的原则是争分夺秒，就地抢救。抢救成功的关键是尽早进行初级心肺复苏（cardiopulmonary resuscitation，CPR）和尽早进行除颤复律治疗。成人初级心肺复苏程序为 C – A – B（胸外按压、开放气道、人工呼吸）。强调早期进行单纯胸外按压。

1. 判断意识

通过动作或声音刺激判断患者的意识，如轻拍病人肩部并大声呼叫，问："喂，你怎么啦？"如认识，可直呼其名，观察患者有无语音或动作反应。确定其是否有呼吸或呼吸是否正常。如果患者没有呼吸或不能正常呼吸（即仅仅是喘息），则施救者应怀疑发生心脏骤停，应立即开始心肺复苏。

2. 启动 EMSS 系统

一旦确定患者意识丧失、心跳呼吸骤停，应立刻启动急救医疗服务系统呼救，同时立即进行抢救。

3. 患者的体位

将病人放置适当体位，即头、颈、躯干在同一个轴面的仰卧位，双上肢放置于躯干两侧。

4. 人工循环支持（circulation，C）

（1）判断有无脉搏：通过感觉颈动脉搏动来评估循环体征，如果没有动脉搏动，则立即进行胸外按压。

颈动脉触摸法：患者仰卧位，头部保持后仰，男性喉结部位旁 2 ~ 3cm 处。注意：触摸颈动脉一定要准确轻柔，气道要保持开放，时间要小于 10 秒钟，不可因为寻找颈动脉搏动而丧失抢救时机。

（2）胸外按压：使患者平卧于硬板床或平地上，注意保暖，急救者以一手掌根置于患者胸骨中下1/3处或剑突上二横指上方处，手掌根部长轴与胸骨长轴保持一致，另一手掌根重叠于右手背上，两手指交叉扣紧进行按压；使身体稍前倾，使肩、肘、腕位于同一轴线上，与患者身体平面垂直，用上身的重力按压，按压幅度至少5cm，按压速率至少100次/分，按压与放松时间相等，放松时手掌不脱离胸壁。

高质量的心肺复苏，包括以足够的速率和幅度进行按压，保证每次按压后胸廓回弹，尽可能减少按压中断并避免过度通气。

快速定位法：①首先以食指、中指沿病人肋弓处向中间滑动。②在两侧肋弓交点处寻找胸骨下切迹，以切迹为定位标志，不应以剑突下定位。③然后将食指及中指的两横指放在胸骨下切迹上，食指上方的胸骨正中部即为按压部位；以另一手的掌根部紧贴食指上方。④再将定位之手取下，以掌根叠放在另一手背上，使手指脱离胸壁。应"快速、用力、不间断"按压，但不得使用冲击式按压。

5. 开放气道（airway，A）

意识丧失的病人气道多被后坠的舌或者异物阻塞，应立即畅通气道，清除口腔异物。将患者头偏向外侧，用手指抠出患者口中的异物，如溺水患者口中的泥沙、土块、痰、呕吐物、义齿等。打开气道通常有两种方法：

（1）仰头抬颏法：如患者无明显头、颈部受伤时，可使用此法。患者取仰卧位。急救者位于患者一侧，将一只手小鱼际放在患者前额用力向下压使头部后仰，另一只手指放在患者下颏部向上抬颏，使下颌尖、耳垂连线与地面垂直。

（2）托颌法：当高度怀疑有颈椎受伤时使用。患者平卧，急救者位于患者头侧，两手拇指置于患者口角旁，余四指托住患者下颌部位，在保证患者头部和颈部固定的前提下，用力将患者下颌向上抬起。

6. 人工呼吸（breathing，B）

施救者在检查反应以发觉心脏骤停症状时会快速检查呼吸。在进行30次按压后，单人施救者开放患者的气道并进行2次人工呼吸。

（1）口对口人工呼吸：是一种快捷有效的通气方法，具体方法：急救者一手拇指和食指捏闭患者鼻孔，另一手食指和中指仍抬举下颏，深吸一口气后用口唇包住患者口唇后吹气，持续2秒钟，可见患者胸部上抬，然后放松患者鼻孔，使胸部及肺能自行回缩，将气体排出，然后重复进行。无论是两人或一人进行CPR（复苏）胸外按压与人工呼吸的比例均为30：2。

（2）口对鼻人工呼吸法：主要用于牙关紧闭或口腔有严重损伤者，急救者稍用力上抬患者下颌，使口闭合，将口罩住患者鼻孔，将气体吹入患者鼻中。

（3）口对口鼻人工呼吸：适应于婴幼儿。

（4）口对气管套管呼吸：气管插管或气管切开的患者进行人工通气时可采用口对套管呼吸。

（5）口对面罩呼吸：用透明有单向阀门的面罩罩住患者的口鼻，通过连接管将气吹入患者肺内，此法可避免与患者口唇直接接触。

（6）球囊面罩装置：使用球囊面罩可提供正压通气，一般球囊充气容量约为1000ml，足以使肺充分膨胀，双人操作时，一人压紧面罩，一人挤压皮囊通气。

判断人工通气的有效标志：①随被动人工呼吸运动可见胸廓规律有效起伏；②听到或感知被抢救者气道有气流呼出；③人为吹入气体时可感觉到被抢救者气道阻力规律性升高；④发绀状态缓解。

7. 早期除颤

在给予高质量心肺复苏的同时进行早期除颤是提高心脏骤停存活率的关键。

施救者应从胸外按压开始心肺复苏，并尽快使用 AED（自动体外除颤器）或除颤仪。如果没有除颤器，应立即进行心肺复苏，然后再尝试除颤。

对于院内心脏骤停，在除颤之前进行心肺复苏。但对于有心电监护的患者，从心室颤动到给予电击的时间不应超过 3 分钟，并且应在等待除颤器就绪时进行心肺复苏。

除颤部位、波形、能量的选择同心室颤动的处理。

细目四　真心痛

要点一　概述

真心痛是包含于卒心痛中的一种病证。卒心痛是指发作突然，以胸骨后或左胸前区发作性憋闷、压迫性钝痛，向左肩背或左前臂内侧放射为特点，为心系急症。疼痛剧烈，多伴汗出、焦虑，持续时间较长，超过 15 分钟以上，经休息及口服药物治疗亦不缓解者称真心痛；疼痛程度较轻，持续时间较短，在 3～5 分钟以内者称厥心痛。本病多发生于中老年人，男性多发，四季均可发病，但以冬春季为多见。

老年病人和糖尿病病人发生真心痛时常常表现为无痛以及疼痛部位、性质不典型。因此，临床上一定要结合心电图、心肌酶学检查等理化手段来明确诊断，以防漏诊、误诊。

真心痛相当于现代医学的急性心肌梗死（AMI），本病临床病情危重，变化快，并发症多，应十分重视。

要点二　西医诊断要点

1. 病史

约 2/3 病人发病前有心绞痛病史，大部分病人首发症状即为心肌梗死。

2. 临床表现

剧烈心绞痛、持续时间超过半小时、含服硝酸甘油不缓解。约 1/5 病人胸痛不明显或无胸痛。其他症状：心悸、胸闷、气短、多汗、恶心、晕厥及猝死等。有些患者可合并心功能不全或各种心律失常。

3. 心电图检查

（1）超急性损伤期：指发病数分钟至数小时，此期极易发生室颤。

ST 段呈斜形上升，伴有高而尖的巨大 T 波，若能极早发现，立即给予快速溶栓治疗，可以减轻甚至避免 AMI 的发生。

（2）梗塞发展期：典型心电图变化为 ST 段呈弓背形抬高，表示心肌损伤电流，对早期 AMI 的诊断最有价值。在 ST 段抬高的导联，T 波出现对称性倒置，表示心肌缺血。宽大的 Q 波出现（病理性 Q 波）。以上是典型的心电图表现，诊断不困难。若无病理性 Q 波，当连续观察心电图的演变，才能做出诊断。

（3）陈旧梗死期：心电图无动态改变，遗留病理性 Q 波。

AMI 早期诊断的关键在于识别超急性损伤期，此时无病理性 Q 波，易误诊，死亡率极高。

4. 相关检查

（1）血清标志物：心肌酶血清肌酸磷酸激酶、谷草转氨酶、乳酸脱氢酶、肌红蛋白、肌钙蛋白动态性升高 2 倍以上，大多在起病 3 ~ 6 小时开始，24 ~ 48 小时达高峰，持续数天。

（2）血象变化：发病 24 ~ 48 小时后，白细胞总数可增加至（10 ~ 20）×10^9/L，中性粒细胞增多，嗜酸性粒细胞减少或消失；血沉增快，可持续 1 ~ 3 周。

（3）超声心动图：超声心动图检查可通过观察心室壁的运动、心室的射血分数等来判断心肌缺血。

要点三　基本处理

以胸痛为主要临床症状的患者来诊后，应争分夺秒地对临床和实验室证据进行评估、明确诊断、早期危险程度分级，并依据病情及医院条件选择最优化的初始治疗方案，进行急性心肌梗死溶栓治疗或为冠脉介入治疗做好积极准备。

1. 一般治疗

（1）持续心电图及血压等监护，吸氧，开放补液通路，备好除颤器等心肺复苏抢救器械及药品。

（2）若无禁忌证，如低血压等，可静滴硝酸甘油 15μg/min，每 5 ~ 15 分钟增加 5 ~ 10μg/min 至满意剂量。

（3）合用镇静、止痛药：可选用哌替啶（度冷丁）50 ~ 100mg 肌内注射，或吗啡 5 ~ 10mg 皮下注射，必要时 1 ~ 2 小时后再次注射，以后每 4 ~ 6 小时注射 1 次。应用吗啡时，应注意其对呼吸功能的抑制。

2. 有条件单位可选择运用再灌注治疗

（1）静脉溶栓治疗

①适应证

·持续胸痛半小时以上，经用硝酸甘油不能缓解，心电图相邻两个或两个以上导联 ST 段抬高≥0.1mV（胸导≥0.2mV）。

·发病时间 <6 小时，6 ~ 12 小时仍有明显 ST 段抬高，伴或不伴有缺血性胸痛者。

·年龄 <70 岁。70 岁以上 AMI 病人因人而异，可以放宽上限。

·血压 <180/100mmHg。

②禁忌证

·既往有出血性卒中，半年内有缺血性脑卒中史。

·已知的颅内肿瘤或恶性肿瘤患者。

· 两周内有活动性内脏出血（月经除外）。

· 可疑的主动脉夹层瘤。

· 严重的肝肾功能不全。

· 各种血液病、出血性疾病。

· 高血压 > 180/100mmHg，不能控制。

· 不能压迫的血管穿刺。

· 对溶栓药过敏者。

③溶栓药物：常用药物有链激酶（SK）、尿激酶（UK）、重组链激酶（γ - SK）、重组组织型纤溶酶原激活素（γ - tPA）等。

④静脉溶栓方案实施

药物及用法：a. 尿激酶100万~200万单位，于半小时内静脉滴注完。b. 重组链激酶150万单位，于60分钟内静脉注射完。c. 重组组织型纤溶酶原激活素目前有几种用药方法；d. 辅助药物：溶栓前口服阿司匹林每日0.3g，3天后改为100mg长期服用。e. 肝素：根据溶栓药物来决定用量及时间，用尿激酶则从溶栓后6~8小时开始用低分子肝素5~7天。使用重组链激酶时，溶栓前先用5000单位肝素静推，溶栓后每小时静滴肝素800~1200单位，共8小时，监测ACT/APTT，使增长值在1.5~2.5倍内，然后继用肝素钙皮下注射5~7天。

⑤血管再通评价

· 溶栓后2小时内胸痛明显缓解。

· 溶栓后2小时内心电图ST段抬高最明显的导联ST段迅速下降50%。

· 溶栓2小时内出现短暂的再灌注心律失常。

· CK/CK~MB等高峰前移，分别至发病后16和14小时以内。伴有≥2项上述指标者（仅1、3除外）判为再通。

如前三项发生在3小时以内者，判定为延迟再通。

（2）急诊冠脉介入治疗（PCI）或搭桥术（CABG）

用于溶栓禁忌、失败或心源性休克。条件好的单位对合适病人可首选直接PCI治疗12小时内的急性心肌梗死。

3. 药物治疗

（1）阿司匹林150mg/d，溶栓或PCI治疗前即嚼服150~300mg。

（2）尽早用β - 受体阻滞剂，剂量个体化，将心率及血压维持至理想水平，长期服用。

（3）口服他汀脂类调脂药。

（4）选用ACEI类药物。

（5）并发症治疗，治疗心源性休克、急性肺水肿及各种较严重的心律失常。

（6）控制各种危险因素，如高血压、高血脂、糖尿病及吸烟等。

要点四　转诊原则

流行病学调查发现，急性ST段抬高心肌梗死（STEMI）死亡患者中，约50%在发病后1小时内死于院外，多为可救治的致命性心律失常，如室颤所致。STEMI发病12小时内、持续 ST 段抬高或新发生左束支传导阻滞者，早期药物或机械性再灌注治疗获益明确。应该强调："时间就是心肌，时间就是生命"，尽量缩短发病至入院和再灌注治疗的时间。在转诊前应该注意以下几方面：

1. 迅速明确患者诊断及危险程度分级，根据 STEMI、非 ST 段抬高心肌梗死（NSTE-MI）选择冠脉再灌注的策略，并及时、准确地向患者亲属说明病情、拟采取的治疗策略，以及"时间就是心肌，时间就是生命"的理念，争取患者家属对治疗的积极配合，减少患者家属进行 PCI 或溶栓治疗前签署手术同意书时的犹豫和延误。

2. 持续心电图和血压监测、吸氧、建立静脉通道和使用急救药物，预防并处理恶性心律失常，防止猝死发生，做好除颤和心肺复苏的准备。及时、准确地将患者病情向院前急救系统取得沟通，并要求其做好转诊准备。

3. 对有适应证的 STEMI 患者，院前溶栓效果优于入院后溶栓。对发病 3 小时内的患者，溶栓治疗的即刻疗效与直接 PCI 基本相似，有条件时可就地开始溶栓治疗。

4. 应将适于转运的高危 STEMI 患者，溶栓治疗出血风险高、症状发作 4 小时后就诊的患者，低危但溶栓后症状持续、怀疑溶栓失败的患者，在静脉溶栓后应尽快转运至可行急诊 PCI 的医院，在转运至导管室之前，可进行标准抗血小板和抗凝治疗。

细目五　心衰

要点一　概述

心衰是指心系疾病日久或他脏累心，使心体受损，脏真受伤，心脉"气力衰竭"而致心脉瘀滞。临床上以心悸、喘憋、咳嗽或咯粉红色泡沫样痰，或伴有水肿、胁下痞块等为主证的危重病症。西医学的急慢性心力衰竭可参照本病救治。

要点二　西医诊断要点

1. 急性左心衰（心源性肺水肿）

（1）病史：有心脏病史，如心肌梗死、心肌炎及高血压等疾病史。近期有劳力性呼吸困难、夜间阵发性呼吸困难史。

（2）临床表现：突发呼吸窘迫、频咳、喘息、咯白色或粉红色泡沫痰。病人被迫坐起，颜面发绀，两肺内早期可闻及哮鸣音、稍晚出现湿啰音。可有第三、第四心音。心率加快，呈奔马律，可有心房颤动或室性期前收缩等心律失常。初期血压可升高，可扪及交替脉。

（3）X 线胸片：有房或室的扩大及肺淤血、肺水肿的表现，早期肺门血管影模糊、纹理粗乱，后期可见典型蝶形阴影，由肺门向周围扩散。

2. 右心衰

有导致右心负荷过重的临床证据，或由左心衰发展而来，主要表现为体循环淤血，症状包括厌食、恶心、腹胀、肝区疼痛或沉重感；体征有颈静脉充盈、曲张、肝颈静脉回流征阳性、肝肿大、体重增加、双下肢凹陷性水肿或腹水等。临床多表现为全心衰。

3. 全心衰

兼有左心衰及右心衰的表现。

要点三　类证鉴别

1. 暴喘

有感染疫疠之毒或六淫邪气史，或有严重的创伤、烧伤史。以呼吸急促窘迫，不咳或干咳为主症，起病急骤，病情危重。无左心房压力增高的证据，现代医学相关检查可鉴别。

2. 哮病

多有反复发作史，喉中哮鸣如吼，以喉中哮鸣如水鸡声、咳痰不爽、胸胁窒闷为主症，心脏多正常，两肺满布哮鸣音，青年人多发。其病位主要在肺而非心，无咯粉红色泡沫样痰、尿少水肿等表现。心衰常有头痛、眩晕、心脏病等病史，夜间多发，难以平卧。胸透、心脏体征、心功能检查有助鉴别。

要点四　治疗原则

（一）中医治疗原则

心衰的治疗当以温阳益气为首要，使正气来复，气充血行。在此基础上，根据标实的轻重主次缓急，适当配合化瘀、利水、温饮、行气之法，寓通于补中，祛邪而不伤正，不可滥用攻伐，徒伤正气。正气越虚，则气血越难恢复。

1. 痰瘀内阻证

证候：心中澹澹而动，咳嗽痰多，胸闷喘促，倚息不得卧，汗出淋漓，甚则如油，声低气怯，面色晦暗或青紫，口唇爪甲青紫，肢厥尿少。舌紫黯或有瘀斑，苔腻，脉弦细数，或沉数疾而无力，或结，或促代，也有雀啄、鱼翔之象。

治法：益气温阳，活血利水。

方药：血府逐瘀汤合苓桂术甘汤加减。桃仁、红花、当归、川芎、生地、枳壳、牛膝、柴胡、桔梗、生甘草、茯苓、桂枝、白术。

常用中成药：复方丹参滴丸、麝香保心丹、参芍片、三七片等。

2. 痰水凌心证

证候：心悸喘促，倚息不得卧，咳吐痰涎或痰中带血，喉中痰鸣，胸脘痞满，渴不欲饮，尿少浮肿。舌黯苔白滑，脉弦滑数急，或结代，或雀啄。

治法：豁痰利水。

方药：葶苈大枣泻肺汤合五苓散加减。痰多者加皂荚丸或合小陷胸汤。全瓜蒌、葶苈子、大枣、茯苓、猪茯苓、白术、泽泻、桂枝。

3. 营卫受邪证

证候：发热，身微恶寒，肢节不舒，头眩胀，心下逆满，心悸喘促难安，肢厥，尿少，面红颧赤。舌红，苔薄白或薄黄，脉浮或结代。

治法：调和营卫，泻肺化痰。

方药：热者以麻杏石甘汤加减；寒者以桂枝去芍药加附子汤加减。麻黄、杏仁、石膏；桂枝、甘草、大枣、生姜、炮附子。

常用中成药：感冒清热冲剂或正柴胡饮冲剂。

4. 心肾阳虚或气阴两虚证

证候：心悸喘促，不能平卧，稍劳遇寒加剧，面色青紫，形寒肢冷，尿少浮肿，脘腹胀满；舌淡体大，苔白润，脉沉细无力。或怔忡不宁，心慌神乱，烦而盗汗，口干咽燥，头晕目眩，少寐多梦，面色潮红，气短喘促。舌红少苔，脉沉细数或虚弦。

治法：温通心肾，利水消肿；或滋阴敛阳，补益心气。

方药：阳虚者，真武汤合五苓散加减；气阴虚者，生脉散加减。炮附子、茯苓、白芍、白术、生姜、猪茯苓、泽泻、桂枝；人参、麦冬、五味子、当归。

常用中成药：参附注射液或生脉注射液，或两者合用。

（二）西医治疗原则

1. 氧疗，以保证动脉血氧饱和度达95%以上。
2. 患者呈端坐位，双腿自然下垂。
3. 测生命体征及尿量。
4. 镇静，肌内或静脉注射吗啡。
5. 应用利尿、扩血管药物及洋地黄类药物。
6. 抗心律失常。
7. 对气管痉挛者，可用解痉药，如氨茶碱。

要点五　转诊原则

凡心衰患者为急危重病人，必须迅速转往上级医院救治。如条件允许，可作基本处理，病情稳定后转诊。

第二单元　急性中毒

细目一　中毒概论

要点一　概述

中毒指毒物经人体食道、气道、皮肤、血脉侵入体内，致使气血失调，津液、水精输布机能受阻，甚则损伤脏器的急性病证。相当于西医急性中毒。

要点二　中毒原因和分类

1. 原因

（1）误食：是引起中毒的最常见原因，以误食不洁有毒之食物尤为多见，如误食蕈菌和腐败食物等。

（2）误用：多由于不懂医术和药性之人，用剧毒之品治病防病，结果酿成药物中毒，如钩吻、斑蝥中毒。

（3）过量：服用或配酒同服有小毒之食物或药物，从而出现中毒症状。

（4）虫兽意外之伤：如蛇咬伤、蜂刺伤等。

2. 分类

根据历代文献记载和当前临床实际情况，可分为食物中毒、药物中毒、虫兽伤中毒、秽浊之气中毒、有机磷农药中毒、酒精中毒等六类。

要点三　诊断

1. 病史

（1）了解毒物种类或名称，进入的剂量、途径、时间，出现中毒症状的时间或发现病人的时间及经过。

（2）发病的现场情况，有无残余可疑毒物等。

（3）有服毒可能者，应了解患者的生活情况、精神状态、经常服用药物的种类、身边有无药瓶、家中的药物有无缺少、服药剂量的估计等。

（4）可疑为食物中毒者，应调查同餐进食者有无同样症状发生。

（5）对可疑 CO 气体中毒者，应了解室内炉火、烟囱及同室其他人员的情况。

2. 临床表现

由于毒物品种繁多，症状表现取决于毒物本身的特性，故各类中毒的临床表现差异很大。体格检查时，一般按各系统逐项检查，避免遗漏一些常见症状、体征与提示的可能毒物。对于诊断怀疑的某些毒物症状应作重点检查。生命体征及心、脑、肾等主要器官功能受损常提示中毒病情严重。

（1）消化系统：在急性中毒时，胃肠道症状通常最为显著。毒物大多数均为食入中毒，少数为非食入中毒。毒物进入消化道后，因其对肠道的直接刺激，以及破坏消化道局部组织，而引起腹痛、恶心、呕吐和腹泻等症状。毒物吸收后，也可通过神经反射及全身作用，引起同样症状。因此，对于病人不明原因下突然出现急性消化道症状，应注意鉴别是否存在中毒。消化道症状严重者，常会伴随发生脱水、酸中毒、电解质紊乱等症状。肝脏是毒物代谢转化的主要场所，由消化道进入的毒物，大多经肝脏代谢后，毒性下降或失去毒性。肝脏受到毒物侵犯后，可发生不同程度的损害出现黄疸、肝炎症状。原先有肝功能障碍者，可因解毒功能下降而使中毒症状加重。

（2）循环系统：部分中毒病人会出现循环系统症状，如心动过速、周围循环灌注不良等。其中部分病人在急性中毒时出现致死性的心力衰竭和休克，原因有两种：一种为毒物直接作用于心肌，引起心肌功能障碍和心力衰竭；另一种为毒物通过对血管及神经系统的作用抑制氧摄取和氧代谢，导致严重心律失常、低血压、或电解质代谢紊乱，最终引起继发性心力衰竭。具有交感神经激动作用的毒物可使血压升高，引起快速心律失常，而拟副交感神经毒物则会引起缓慢性心律失常。

（3）呼吸系统：许多毒物（包括吸入有毒气体）会损害呼吸系统功能。中毒病人可出现刺激性呛咳、呼吸困难、发绀、肺水肿及呼吸节律不整，严重者导致呼吸中枢抑制或呼吸肌麻痹，以及呼吸衰竭。有机磷中毒者的呼出气体中，可闻及蒜臭味。

（4）泌尿系统：肾脏是毒物和毒物代谢产物排泄的主要器官。中毒后，循环、呼吸障碍导致的肾脏缺血缺氧可引起不同程度的肾脏损害，表现为血尿、蛋白尿、水肿、尿量减少等。部分毒物还具有选择性的肾脏毒性，可直接损害肾脏。肾脏损害中，以急性肾衰竭最为严重，后者通常表现为短期内出现少尿或无尿、高血压、氮质血症，重者还可出现意识改变、抽搐和急性肺水肿。

（5）神经系统：中枢神经系统是人体高级生命活动器官和调节机体生理功能的重要器官。当神经系统受到毒素直接损害或中毒后的缺血缺氧损伤后，可继而发生神经功能失调，严重者出现脑器质性破坏和功能衰竭。临床相关症状有烦躁惊厥、瘫痪、昏迷、去大脑强直，以及中枢性呼吸衰竭和神经源性休克。

（6）其他：有些毒物能抑制骨髓造血功能，破坏红细胞，引起贫血、溶血等应激反应。休克和缺氧还可诱发 DIC 引起皮肤、消化道等部位广泛出血。腐蚀性毒物可引起皮肤、五官、消化道及呼吸道黏膜损伤。细胞呼吸抑制剂，可引起细胞能量代谢障碍而死亡（如氰化物）。

3. 体格检查

（1）神志：是清醒、朦胧、谵妄，还是昏迷。表情是痛苦，还是烦躁。

（2）血压、脉搏、心率与心律、呼吸频率与节律，肺部有无啰音，呼出的气体有无特殊气味，如有机磷中毒有蒜臭味、乙醇中毒有酒味、硫化氢类中毒有蛋臭味等。

（3）瞳孔大小及对光反射情况。瞳孔扩大见于阿托品、苯丙胺等中毒；瞳孔缩小见于有机磷、吗啡、麻醉剂等中毒。

（4）皮肤、口唇颜色（发绀、樱红、苍白或灰白）；口唇周围及口腔内有无腐蚀痕迹；有无药渍及气味；皮肤有无炎性损害、创口及注射痕迹；体表温度及湿度；皮肤干燥及脱水程度。

（5）有无肌肉抽搐及痉挛，腹部有无压痛。

（6）呕吐物及排泄物（尿、粪）的颜色，有无特殊气味。

4. 实验检查

（1）毒物鉴定：将呕吐物、洗胃液、尿、粪、血液等进行毒物分析。

（2）根据病情需做血胆碱酯酶（CHE）测定，血液生化，血气分析，肝、肾功能，脑脊液，X 线，心电图，脑电图等检查。

5. 鉴别诊断

对诊断一时不能明确且伴昏迷者，应与下列疾病进行鉴别：低血糖、酮症酸中毒、颅内出血、中枢感染、肝性脑病、尿毒症、电解质紊乱。

6. 病情危重信号

急性中毒伴有下列表现时，提示病情危重：深昏迷；休克或血压不稳定；高热或体温不升；呼吸衰竭；心力衰竭或严重心律失常；惊厥持续状态；肾衰竭；DIC；血钠高于 150mmol/L 或低于 120mmol/L。

对于这些患者，应常规监测肝、肾等脏器功能，为病情判断和支持处理提供依据。

要点四　急救处理

（一）处理原则

1. 立即脱离中毒现场。
2. 清除进入人体内已被吸收或尚未被吸收的毒物。
3. 如有可能，选用特效解毒药。
4. 对症支持治疗。

（二）治疗方法

1. 立即脱离中毒现场

（1）如为接触或吸入性中毒，应立即将中毒者搬离中毒场所，脱去污染衣服，以温开水洗净皮肤表面的毒物。

（2）如有创面，应将创面洗净，敷药、包扎。

2. 清除体内尚未吸收的毒物

（1）清除胃肠道尚未被吸收的毒物

①催吐

适应证：神志清楚而能合作者。

禁忌证：昏迷、惊厥、进食强腐蚀剂、煤油、汽油等患者忌用；年老体弱、妊娠、高血压、心脏病、门脉高压等患者慎用。

方法：用 500ml 凉开水加食盐 60g，灌服，连服 3～4 次，服后用手指或压舌板等刺激咽后壁，使患者呕吐，反复多次。亦可用急救稀涎散（白矾 10g，皂角 9g）煎水至 250ml，口服；或用 0.2%～0.5% 硫酸铜 100～200ml，口服。

②洗胃

适应证：昏迷和不合作者，应尽早进行，一般服毒后 6 小时内有效。

禁忌证：腐蚀性毒物（如强酸或强碱）中毒者忌用。

方法：有胃管法、注射器法和洗胃机洗胃法。

洗胃液可用绿豆（打碎）150g，甘草 60g，煎水至 1000ml，加凉开水至 2000ml，亦可用温开水、0.02%～0.05% 高锰酸钾溶液（有机磷农药中毒者忌用）、生理盐水、茶叶水、1% 碳酸氢钠（敌百虫中毒者禁用）。如毒物不清，多用清水洗胃。洗胃液应反复洗出至液体清亮、无味为止。

③导泻

适应证：适用于服毒超过 4 小时及洗胃后。

方法：导泻可用明矾 6g（先煎），大黄 6g（后下），煎水 250ml，冲服风化硝 6g；或番泻叶 30g 泡水冲服。亦可用芒硝或硫酸镁 20～30g，溶于温开水中顿服，或洗胃后从胃管灌入。一般禁用油类导泻，以免促进脂溶性毒物的吸收。中枢神经系统严重抑制的昏迷患者，禁用硫酸镁导泻。

④灌肠

适应证：除腐蚀性毒物中毒外，适用于口服毒物超过 6 小时以上、导泻无效者及抑制肠蠕动的药物（如巴比妥类、颠茄类、阿片类）。

禁忌证：因腐蚀性毒物引起食道及胃肠道损伤等患者，均禁用本法。

方法：用1%的肥皂水5000ml，高位连续多次灌肠。或用大黄，水煎200～300ml，灌肠；大承气汤（大黄、厚朴、枳实、芒硝），水煎300～500ml，灌肠。

（2）清除皮肤、眼内及伤口的毒物：用清水冲洗患者的皮肤和毛发；毒物溅入眼内，立即用清水冲洗；毒蛇咬伤者，应迅速捆扎伤口近心端，并彻底冲洗伤口及周围皮肤，清除伤口内可能存留的毒牙，反复冲洗，挤出伤口中残存的毒液。

3. 促进已吸收毒物的排出

（1）利尿：大量饮水或静脉输液（用5%葡萄糖生理盐水和5%葡萄糖液交替使用，每小时200～400ml）可稀释毒物的浓度，增加尿量，加速毒物的排出。同时亦可用渗透性利尿剂，如20%的甘露醇125～250ml，快速静脉滴注；或速尿20～40mg，静脉注射。

（2）吸氧：一氧化碳中毒时，吸氧可促使碳氧血红蛋白离解，加速一氧化碳排出。高压氧治疗是一氧化碳中毒的特效疗法。

（3）透析疗法

①腹膜透析：可用于清除血液中的苯巴比妥、水杨酸盐类、甲醇、茶碱、乙二醇、锂等。

②血液透析：氯酸盐、重铬酸盐能损害肾脏引起急性肾衰，是血液透析的首选指征。

③血液灌流：血液流过装有活性炭或树脂的灌流柱，毒物被吸附后，血液再输回患者体内。此法能吸附脂溶性或与蛋白质结合的化学物，能清除血液中巴比妥类、百草枯等。应注意血液在灌流中，其正常成分如血小板、白细胞、凝血因子、葡萄糖及二价阳离子也能被吸附排出，因而需要监测和补充。

4. 解毒剂的应用

（1）一般解毒剂：如强酸口服中毒者，可服氧化镁、镁乳、氢氧化铝凝胶等；强碱口服中毒者，可服1%醋酸、稀释的食醋、柠檬水、橘子水。用0.2%～0.5%活性炭混悬液（为强吸附剂），结合催吐、洗胃，可阻滞毒物吸收，适用于有机物及无机物中毒，但对氰化物中毒无效。

（2）特殊解毒剂

①金属中毒解毒药

依地酸二钠：用于治疗铅中毒。用法：每日1g加至5%葡萄糖250ml中，稀释后静脉滴注。3天为一疗程，休息3～4天后可重复使用。

二巯丙醇：用于治疗砷、汞中毒。用法：急性砷中毒，第1～2天时的用量为2～3mg/kg，每4～6小时1次，肌内注射；第3～10天内，则每日2次。

二巯丁二钠：用于治疗锑、铅、砷、汞、铜中毒。用法：每日1～2g静脉滴注或肌内注射，连用3天，停药4天为一疗程。

②高铁血红蛋白血症解毒药：用于治疗亚硝酸盐、苯胺、硝基苯等中毒引起的高铁血红蛋白血症。方法：用1%亚甲蓝5～10ml（1～2mg/kg）静脉注射，如有必要，可重复使用。注意：药液注射外渗时，易引起坏死。而使用大剂量时（10mg/kg）效果却相反，可产生高铁血红蛋白。

③氰化物中毒解毒药（亚硝酸盐－硫代硫酸钠法）

机理：适量的亚硝酸盐使血红蛋白氧化，产生一定量的高铁血红蛋白；后者与血液中氰化物形成氰化高铁血红蛋白，高铁血红蛋白还能夺取已与氧化型细胞色素氧化酶结合的氰离子；氰离子与硫代硫酸钠作用，转变为毒性低的硫氰酸盐排出体外。

用法：立即给亚硝酸异戊酯吸入，3%亚硝酸钠溶液 10ml 缓慢静脉注射。随即用 25% 硫代硫酸钠 50ml 缓慢静脉注射。

④有机磷农药中毒解毒药：用阿托品，氯磷啶或解磷啶。

⑤中枢神经抑制剂解毒药

纳洛酮：纳洛酮为吗啡受体拮抗剂，是阿片类麻醉药的解毒药，对麻醉镇痛药引起的呼吸抑制有特异的拮抗作用。近来发现，其对急性酒精中毒有催醒作用，有人试用于其他镇静催眠药安定等中毒，亦取得一定效果。

氟马西尼 ：氟马西尼是苯二氮䓬类中毒的拮抗药。

5. 对症支持治疗

很多急性中毒并无特殊解毒疗法，对症支持治疗很重要，可帮助危重患者渡过难关，重要的在于保护生命脏器，使其恢复功能。急性中毒患者应卧床休息，保暖；密切观察患者的神志、呼吸、循环等情况，给予相应处理。

要点五　常用解毒中药

古代关于中毒的解救资料较为丰富，并很早就强调以催吐等方法将毒物排出，如《太平圣惠方·解诸药毒诸方》："解中毒……宜速吐之。"而关于通用解毒药，则强调甘草、绿豆的作用，而在《普济方》有瓜蒌粉专解酒毒的记载。

现在研究中毒救治主要是如何快速清除未吸收的毒物，常用方法有催吐、洗胃、灌肠等，努力寻找特效的解毒药物。中医药治疗研究，主要在于增加排毒效能，减少毒物的毒性作用。

近年来，固定方药及验方研究也取得了一定的进展，特别是对有毒中药的处理方面，如乌头类、斑蝥等中毒，应用中医中药治疗，取得满意的效果。

1. 常用的催吐方

（1）三圣散：藜芦、防风、瓜蒂，水煎顿服，探吐。

（2）催吐解毒汤：甘草、瓜蒂、玄参、地榆，水煎顿服，探吐。

（3）生鸡蛋 10～20 个，取其蛋清，加明矾，搅匀，口服或灌胃，吐后再灌；白矾或胆矾，温水冲服，或以手指、压舌板探吐。

2. 常用解毒方剂

（1）生黄豆、生绿豆，煎汁服。用于各种食物及药物中毒。

（2）兴国解毒药：鸡血藤、田七、青木香、茜草、香附、冰片、小叶凤尾草，水煎服。用于乌头、苍耳子、马钱子、野毒蕈、氰化物、亚硝酸盐及有机磷杀虫药中毒。

（3）绿豆甘草解毒汤：绿豆、生甘草、丹参、连翘、石斛、大黄，水煎服，1 日 2 剂。

细目二　急性有机磷中毒

要点一　概述

有机磷农药具有杀虫效力高、对植物药害小等优点，是目前我国应用范围最广的一类农药。根据其毒力大小可分为剧毒类，如对硫磷（1605）、内吸磷（1059）、甲胺磷；高毒类，如敌敌畏、乙硫磷；低毒类，如敌百虫、马拉硫磷。在生产和使用过程中常因操作不当或防护不周，能经皮肤、呼吸道和消化道侵入人体而引起中毒；生活中，常见于误服或自杀。

有机磷农药是一种神经毒物，吸收后在体内广泛抑制神经系统胆碱酯酶的活力，使乙酰胆碱不能被分解而大量积累，引起神经生理紊乱，出现一系列中毒症状和体征。根据其作用部位，可出现 M 样作用，出现毒蕈碱样症状：恶心、呕吐、腹痛、腹泻、流涎、多汗、支气管分泌物增多、肺水肿、瞳孔缩小等；N 样作用，出现烟碱样症状：肌束震颤、肌肉痉挛、肌力减退；中枢神经系统症状：疲乏、烦躁不安、头晕、头痛、发热、言语障碍、精神恍惚，病情较重者可出现意识障碍、阵发性惊厥，甚至昏迷。

若患者在度过胆碱能危象的急性期，迟发性周围神经病发生之前，出现的一组以部分颅神经（以第9、10神经为主）支配的肌肉、屈颈肌肉和肢体近端肌肉及呼吸肌的肌力减弱或麻痹为临床表现，称中间综合征。临床表现有睑下垂、眼外展障碍、面瘫，甚至呼吸肌麻痹。发病机制尚不清楚，较为公认的是神经肌肉接头障碍学说。

要点二　诊断

1. 发病特点

（1）病史：有机磷农药接触史或吞服史。

（2）特异症状：呼气、呕吐物、体表有大蒜样臭味。

2. 临床表现

具有瞳仁缩小、肌肉震颤、流涎、大汗、气促，甚则惊厥、神昏等表现。实验室检查血液胆碱酯酶活性降低及尿中代谢产物的测定；阿托品试验阳性，静脉注射阿托品 1~2mg，10 分钟后未出现颜面潮红、口干、皮肤干燥、心动过速、瞳孔散大等反应时，则提示有机磷中毒的可能。反之，则表明并非有机磷中毒。

要点三　急救处理原则

1. 脱离污染源

立即将患者移离中毒现场，更换衣服，除敌百虫中毒外，受污皮肤均可用冷肥皂水或 2%~5% 碳酸氢钠溶液彻底冲洗。敌百虫中毒可用温开水冲洗。

2. 催吐

一般可用手指、羽毛在咽部探吐。在误食后即刻或 1~2 小时内催吐，较洗胃效果好。

3. 洗胃

常用 2% ~4% 碳酸氢钠溶液或生理盐水，如是敌百虫中毒则忌用碳酸氢钠。每次洗胃液一般不超过 500ml，以防胃内容物进入肠道。洗胃必须反复彻底，直至洗出液无农药气味为止。

急性有机磷农药中毒的临床病情危急，必须紧急处理，特别是中、重度中毒的病人，变化快，一般当中西医结合救治。

4. 应用解毒剂

（1）阿托品的应用：阿托品具有阻断乙酰胆碱对副交感神经和中枢神经系统毒蕈碱受体的作用，对缓解毒蕈碱样症状和对抗呼吸中枢抑制有效，但对烟碱样症状和恢复胆碱酯酶活力没有作用。可肌内或静脉注射、静脉滴注，根据病情轻重使用不同剂量。轻度中毒首剂可用 0.5 ~1mg 皮下注射；中度中毒首剂 2 ~4mg、重度中毒首剂 5 ~10mg 静脉注射，每 15 ~30 分钟注射一次，直至出现"阿托品化"，然后减量为 0.5 ~1mg 皮下或肌内注射。阿托品化即临床出现瞳孔较前扩大、口干、皮肤干燥和颜面潮红、肺湿啰音消失及心率加快。如出现神志模糊、烦躁不安、抽搐、昏迷和尿滞留等，提示阿托品中毒，应停用阿托品。中、重度中毒一般与胆碱酯酶复活剂合用。

（2）胆碱酯酶复活剂的应用：常用解磷啶、氯磷啶，主要用于解烟碱样症状。使用原则是早期、足量、酌情重复用药及合理伍用阿托品。解磷啶用法：轻度中毒，首剂 0.4g 稀释后缓慢静脉注射；中度中毒，首剂 0.8 ~1.2g，稀释后缓慢静脉注射，必要时 2 小时后重复 1 次；重度中毒，首剂 1.0 ~1.6g，稀释后缓慢静脉注射，半小时后可视情况重复 1 次，剂量为 0.6 ~0.8g。氯磷啶用法：轻度中毒，首剂 0.25 ~0.5g，稀释后缓慢静脉注射，必要时每 2 小时重复 1 次；中度中毒，首剂 0.5 ~0.75g，稀释后缓慢静脉注射，必要时 2 小时后重复使用 0.5g，共 3 次；重毒中毒，首剂 0.75 ~1g，稀释后缓慢静脉注射，半小时后可重复 1 次，必要时每小时静脉滴注 0.5g，共 6 小时。

5. 对症治疗

中毒过程中出现的喘促、厥脱、神昏、抽搐等，处理原则参见本书相关章节。

若出现中间综合征，治疗在解毒的基础上给予气管插管、呼吸机辅助通气，直至自主呼吸恢复，同时注意防治并发症，维持水电解质及酸碱平衡。

细目三　急性酒精中毒

要点一　概述

急性酒精中毒，是由于饮入过量的酒精或酒类饮料后所引起兴奋或抑制状态，俗称醉酒。

要点二　诊断

1. 病史

发病前有饮酒史。

2. 临床表现

中毒者发病前往往有明确的饮酒过程，呼气和呕吐物有酒精的气味。中毒的表现大致可分为三期：

（1）兴奋期：眼睛发红（即结膜充血），脸色潮红或苍白，轻微眩晕，语言增多，逞强好胜，口若悬河，夸夸其谈，举止轻浮。有的表现粗鲁、无礼，感情用事，打人毁物，喜怒无常。绝大多数人在此期都自认没有醉，继续举杯，不知节制。

（2）共济失调期：动作笨拙，步态蹒跚，语无伦次，发音含糊。

（3）昏睡期：血中酒精含量达 3000mg/L 以上。患者沉睡，颜面苍白，体温降低，皮肤湿冷，口唇微绀，严重者昏迷，出现陈 – 施呼吸、心跳加快、二便失禁，因呼吸衰竭死亡。也有因咽部反射减弱，饱餐后呕吐，导致吸入性肺炎或窒息而死亡。也有继发腔隙性脑梗死和急性酒精中毒性肌病（肌痛、触痛、肌肿胀、肌无力等）的报道。酒精因抑制糖原异生，使肝糖原明显下降，引起低血糖，可加重昏迷。

3. 相关检查

血、尿均可测出含有乙醇。

要点三　急救处理原则

1. 轻症病人一般不需要治疗，应静卧，保温。

2. 烦躁不安者，慎用镇静剂，禁用麻醉剂；过度兴奋者，可用氯丙嗪 12.5～25mg 或副醛 6～8ml 灌肠。

3. 较重病人：①应迅速催吐（禁用去水吗啡）：中毒后的短时间内，可用 1% 碳酸氢钠或 0.5% 活性炭混悬液或清水反复洗胃，继则胃管内注入浓茶或咖啡。②立即补液：用 50% 葡萄糖液 100ml 加入普通胰岛素，静脉滴注；同时，应用维生素 B_1、维生素 B_6 及烟酸各 100mg，肌内注射，加速酒精在体内氧化。

4. 昏迷或昏睡者，用苯甲酸钠咖啡因 0.5g 或戊四氮溶液 0.1～0.2g，每 2 小时肌内或静脉注射 1 次；或利他林 20mg，或回苏灵 8mg，肌内注射。或用纳洛酮，0.4～0.8mg 加生理盐水 10～20ml，静脉注射。若昏迷时，则用 1.2mg 加生理盐水 30ml，静脉注射，用药后 30 分钟未苏醒者，可重复 1 次；或 2mg 加入 5% 葡萄糖水 500ml 内，以 0.4mg/h 速度静脉滴注，直至神志清醒为止。

5. 呼吸衰竭者，用可拉明 0.375g，或洛贝林 9mg，肌内注射；同时吸入含 5% 二氧化碳的氧气。必要时进行气管插管和人工呼吸。

6. 脑水肿者，给予脱水剂，并限制入液量。

7. 维持水、电解质、酸碱平衡，血镁低时补镁。

8. 必要时透析治疗，迅速降低血中酒精浓度。

第三单元　急救基本知识

细目一　常用急救技术

要点一　注射技术

1. 皮内注射（id）

皮内注射是将小量药液注入皮内（表皮与真皮之间），主要用于药物过敏试验和预防接种。

（1）部位：药物过敏试验多在前臂曲侧下 1/3 处，预防接种多在上臂三角肌下缘处。

（2）操作方法：用 1ml 注射器及针头，抽取药液，排尽空气。用 70% 酒精棉签消毒注射部位（皮试严禁用碘酒，因碘酒的棕色不易消除，影响药物过敏试验的观察）。酒精干后，左手绷紧注射部位皮肤，右手持注射器，使针头斜面向上，与皮肤成 5°～15°角刺入皮内，注入药液 0.1ml，使局部形成一圆形隆起的皮丘。注射完毕后，快速拔出针头，切勿按揉，清理用物。药物过敏试验在注射后 20 分钟观察反应。

2. 皮下注射（ih）

皮下注射是将小量药液注入皮下组织，主要用于治疗的给药途径和预防接种。

（1）部位：多用于上臂三角肌下缘、股外侧、腹部、后背、腰部。

（2）操作方法：抽取药液，排尽空气，用碘伏消毒注射部位皮肤。左手绷紧注射部位皮肤，右手持注射器，食指固定针栓，使针头斜面向上，与皮肤成 30°～40°角。过瘦者，可捏起注射部位，快速刺入皮下约至针头的 2/3 或 1/2，放开左手固定针栓，反抽无回血时即可缓慢推注药液。注射完毕后，用消毒棉签轻压针刺处，快速拔出针头，清理用物。

3. 肌内注射（im）

肌内注射是将药液注入肌肉组织内，主要适用于不宜或不能做静脉注射者；需要比皮下注射更迅速发生药效；注射刺激性较强的药物。

（1）部位：一般选用肌肉较厚，远离大神经、大血管的部位，最常用的注射部分为臀大肌，其次为三角肌和股外侧肌。

臀大肌注射定位采用连线法，即取髂前上棘和尾骨联线的外上 1/3 处为注射部位。

（2）操作方法：患者一般取侧卧位，上腿伸直，放松，下腿稍弯曲；坐位亦可。暴露注射部位，用碘伏消毒皮肤。抽取药液后排尽空气，左手绷紧注射部位皮肤，右手持注射器，将针头垂直，快速刺入约至针头的 2/3 处时，固定针头。反抽无回血时，即可将缓慢推注药液。注射完毕后，用消毒棉签轻压针刺处，快速拔出针头至无血渗出，清理用物。

4. 静脉注射（iv）

静脉注射是将血液、药液、营养液等液体物质注入静脉中，主要适用于需迅速发生药效；药液浓度高、刺激性大、量多而不适于其他注射方法；输血；静脉营养治疗。

（1）部位：身体各部较显露的表浅静脉均可。常用肘窝处的贵要、正中、头静脉。小儿常用头皮静脉或股静脉。需多次静脉注射的病人，应从远端静脉开始，以保护血管。

（2）操作方法：常规核对无误后抽吸药液，选择合适的注射静脉，在其上方（近心端）6cm 处扎紧止血带。用 2% 碘伏消毒皮肤，干后以 75% 乙醇脱碘，嘱病人握拳，使静脉充盈。取已吸好药液的注射器，再重新核对无误后，排尽空气。左手绷紧注射部位皮肤，右手持注射器，使针头斜面向上，与皮肤约成 15°角，沿静脉走向刺入皮下，再刺入静脉内。见回血时，松开止血带，嘱病人松拳，固定针头，缓慢推注药液。注射完毕后，用消毒棉签轻压针刺处，快速拔出针头，用消毒棉签再按压至无血渗出，清理用物。

5. 静脉输液（iv gtt）

静脉输液是将大量无菌溶液或药物由静脉输入体内，主要用于补充体内水分、营养，冲淡或排除毒素，维持电解质平衡，供给药物等。

（1）部位：同静脉注射（iv）。

（2）操作方法（密闭式输液法）：核对医嘱，检查药名、浓度、剂量和有效期，液体有无变质、浑浊、沉淀，瓶口有无松动，瓶身有无裂痕。无误后，撬开铝盖中间部分，套好瓶套，消毒瓶塞，插入输液器。输液前，嘱病人排便后取舒适卧位。排尽输液器内空气，嘱病人握拳，在注射部位上 6cm 处扎紧止血带，选择静脉（由远端静脉开始），松开止血带，用 2% 碘伏消毒皮肤，待干；备胶条，扎紧止血带，以 75% 乙醇脱碘。再次检查输液管路内是否已排尽空气，左手绷紧注射部位皮肤，右手持针柄，使针头斜面向上，见回血后将针头再沿静脉进针少许，松开止血带，并嘱病人松拳，以胶布固定针头，无菌棉覆盖穿刺处。根据病人情况调整输液速度，一般成人 40 ~ 60 滴/分，儿童 20 ~ 40 滴/分。脱水病人心肺功能尚好者滴速稍快，老年人或心肺功能较差者滴速宜缓。

要点二　吸氧术

吸氧术是临床上针对缺氧的一种治疗方法，即给缺氧病人吸入氧气，目的在于提高病人肺泡内的氧分压，从而提高动脉血氧分压（PaO_2）和动脉血氧饱和度（SaO_2），纠正低氧血症及其带来的危害，挽救病人的生命。

1. 适应证

氧疗之前必须首先对缺氧进行评估，以便决定给氧方式。判断缺氧程度，除病史、临床表现外，主要根据动脉血氧分压（PaO_2）和动脉血氧饱和度（SaO_2）作出判断。

轻度缺氧：$PaO_2 > 6.65kPa$（50mmHg），$SaO_2 > 80\%$，神志清楚，无紫绀，呼吸困难不明显，一般不需氧疗。

中度缺氧：$PaO_2 = 4 \sim 6.65kPa$（30 ~ 50mmHg），$SaO_2 = 60\% \sim 80\%$，神志正常或烦躁不安，紫绀，呼吸困难，需要氧疗。

重度缺氧：$PaO_2 < 4$（30mmHg），$SaO_2 < 60\%$，神志昏迷或半昏迷，明显紫绀，呼吸极度困难，出现三凹征，必须氧疗。

2. 吸氧方法

吸氧方法有鼻导管法、鼻塞法、漏斗法、面罩法、氧气头罩法、氧气枕法、氧气帐法。以氧气筒吸氧为例：首先湿润棉签，清洁鼻孔，连接鼻导管，检查氧气流出是否通畅。根据缺氧程度，调节氧流量。湿润鼻导管，轻插至鼻咽部，插管深度约为鼻尖至耳垂2/3 长度。用胶布将鼻导管固定并记录用氧开始时间及氧流量。

氧流量：一般轻度缺氧者，氧流量应调至 1～2 升/分；中度缺氧者，氧流量应调至2～4升/分；重度缺氧者，氧流量应调至 4～6 升/分。

氧流量与吸氧浓度的换算公式：吸氧浓度% = 21 + 4 × 氧流量（升/分）

3. 副作用

当吸氧浓度高于60%、持续时间超过 24 小时时，即可出现氧疗的副作用。常见的副作用如下：

（1）氧中毒：机体长时间吸入高浓度的氧气后，可出现肺泡壁增厚、出血。

（2）肺不张：当吸入高浓度氧气后，肺泡内大量氮气被置换，此时，一旦发生支气管阻塞，氧气被血液充分吸收后，引起吸入性肺不张。

（3）晶状体后纤维组织增生：常见于新生儿。当新生儿吸氧浓度过高时，可使婴儿视网膜血管收缩，而后发生视网膜组织纤维化，导致永久性失明。

（4）呼吸道分泌物干燥：常见于气管插管或气管切开的患者，由于其上呼吸道失去了对吸入气体的加强湿化作用，如果持续吸入未经湿化的高浓度氧气超过 48 小时后，支气管可因干燥气体的直接刺激产生损害。

（5）呼吸抑制：常见于低氧血症并伴有二氧化碳潴留的病人，由于此类病人的通气调节主要依靠缺氧的刺激来调节呼吸，如果吸入高浓度氧气，就解除了缺氧对化学感受器的刺激，使呼吸中枢受到抑制，甚至会出现呼吸停止。

4. 注意事项

（1）安全用氧，做好四防，即防火、防热、防油、防震。

（2）湿化给氧，可减轻氧气的干燥及对呼吸道的刺激作用。

（3）用氧过程中注意氧疗的监护：评价缺氧症状有无改善，如心率减慢、血压上升、呼吸平稳、紫绀减轻、精神状态好转、动脉血气改善（PaO_2 正常值 95～100mmHg、SaO_2 正常值95%、$PaCO_2$正常值35～45mmHg）等均说明缺氧症状改善；评价氧气装置有无漏气，是否通畅；评价是否出现氧疗的副作用。

（4）防止交叉感染：氧疗装置中的导管、湿化瓶、面罩等，应定时更换，并清洁消毒，一次性物品用后应废弃。

（5）氧气筒内的氧气不可用尽，当压力降至 5kg/cm² 时，应停止使用，以防外界灰尘进入氧气筒内，再次充气时引起爆炸。对未使用或已用尽的氧气筒应分别悬挂"满"或"空"的标志，便于急用时搬运，提高抢救速度。

要点三　吸痰术

吸痰术是指经口腔、鼻腔或人工气道，将呼吸道内的分泌物吸出，以保持呼吸道通畅的方法。

1. 适应证

适用于危重、老年、昏迷及麻醉后未清醒的病人，因咳嗽无力、咳嗽反射迟钝或会厌功能不全，不能自行清除呼吸道分泌物者，或将呕吐物误吸入气管。

2. 目的

清除患者呼吸道分泌物，保持呼吸道通畅，预防吸入性肺炎、肺不张、窒息等并发症。

3. 操作方法

（1）导管吸痰法

①备齐用物，携至床旁，并检查吸引器的性能是否良好、连接是否正确、导管是否通畅。

②向病人解释，以获取合作，将患者的头侧转，并略向后仰，面向护士。

③连接吸痰管，润滑后，试吸生理盐水，检查管道是否通畅。

④插管时，一手将吸痰管末端（连接玻璃接管处）折叠，以免负压吸附黏膜引起损伤；另一手用无菌血管钳持吸痰管插入鼻孔或口腔，经过咽部进入气管。吸痰时，动作要轻柔，从深部向上提拉，左右旋转，吸净痰液。一次吸痰不应超过15秒，痰多者应间隔3~5分钟再吸。拔管时，反折吸痰管末端，将吸痰管向上提出。

⑤痰液黏稠，可配合叩击、超声雾化吸入等方法，使痰液稀释，便于吸出。

⑥每次吸痰完毕，应用无菌生理盐水抽吸冲洗，以防导管被痰液阻塞，并将吸痰管重新消毒或废弃，最后将吸痰玻璃接管插入盛有消毒液的试管中浸泡。

⑦擦净病人面部的分泌物，清理用物。

（2）注射器吸痰法：常用于紧急、无吸引装置的情况。可用50ml或100ml的注射器连接吸痰管，直接抽吸出痰液或呕吐物。

（3）口对口吸痰法：常用于现场急救，而又无其他辅助设备时，救护者直接用口吸出患者呼吸道的分泌物，以保持其呼吸道的通畅。操作时，救护者一手托起患者下颌，使其头后仰，另一手捏住患者的鼻孔，再进行口对口吸痰。

4. 注意事项

（1）严格执行无菌操作，避免感染。

（2）动作应轻、稳。吸痰管不宜插入过深，以防引起剧烈咳嗽。

（3）吸引过程中，注意观察病情变化和吸出物的性状及量。

（4）若痰液黏稠，可配合拍背、雾化吸入等。

要点四 雾化吸入

雾化吸入疗法是将药物或水经吸入装置分散成悬浮于气体中的雾粒或微粒，通过吸入的方法沉积于呼吸道和（或）肺部，从而达到呼吸道局部治疗的作用。主要适用于呼吸道疾病的治疗。由于此种方法为局部用药，起效快，药物用量小，副作用少，被临床广泛应用。

1. 目的

（1）治疗呼吸道感染，消除炎症，减轻咳嗽，稀化痰液，帮助祛痰。

（2）改善通气，解除支气管痉挛。

（3）胸部手术前后，预防呼吸道感染。

（4）湿化呼吸道。

（5）应用抗癌药物治疗肺癌。

2. 雾化类型及使用方法

（1）喷射式雾化器：借助高速流过毛细管孔并在管口产生负压，使液体由邻近另一管道吸出，液体冲出前方阻挡口被撞击成雾滴。一般气体的压力需 3～5kg，用氧气做气源时氧流量 6～10 升/分，这种雾化器最常用。

（2）喷粉器：病人口含喷粉器的一端进行深吸气，带动风扇样装置，将药粉喷出吸入，如吸入色甘酸钠等。

（3）雾化器的类型还有手压式雾化器、超声波雾化器等，如有条件应参照说明书来使用。

3. 常用药物（见下表）

常用药物

药物		用法及用量
化痰祛痰	3%盐水	10ml，每次 10～15 分钟
痰易净	10%～20%溶液喷雾，每次 1～3ml，每日 2～3 次	
支气管舒张药	异丙肾上腺素	0.25%气雾吸入，每次吸入 1～2 下，每日 2～4 次
异丙阿托品	0.25%气雾吸入，每日 3～6 次	
舒喘灵	0.1～0.2mg（即喷 1～2 次），必要时每 4 小时 1 次（24 小时内不超过 8 次）	
非特异性抗炎药及抗过敏雾化剂	色甘酸钠	特制吸入器吸入，每次吸入 20mg，每日 3～4 次
倍氯米松	每次吸入 100～200μg，每日 2～3 次	
除泡沫剂	1%二甲基硅油	间断雾化，每次喷吸 15～45ml
抗菌药	庆大霉素 8 万单位	气雾吸入

4. 注意事项

（1）药物的雾滴进入支气管后，可引起支气管痉挛，一旦发生可给予支气管扩张剂。

（2）雾化吸入后，气道内分泌物膨胀，使原来部分阻塞的支气管有时完全阻塞，不能咳出者，应及时拍背，吸痰进行清理。

（3）用于呼吸道感染时，要求严格执行无菌操作，定期消毒雾化器，防止继发呼吸道感染。

要点五 胃管洗胃法

洗胃术是用洗胃管经鼻或口腔插入胃内，先吸出毒物后注入洗胃液，再从胃中将其排出，以达到清洗毒物的目的。因此法并发症少，排毒效果好，应列为首选方法。

1. **适应证**

（1）凡经口服毒物，又无禁忌症者。

（2）在服毒后 6 小时内最有效，有机磷中毒不受时间限制，都应洗胃。

（3）幽门梗阻病人、催吐无效者。

（4）外科胃部手术前准备。

2. **禁忌证**

（1）食入腐蚀性毒物（如强酸、强碱）。

（2）吞食煤油、石油中毒者。

（3）伴有上消化道出血、食管胃底静脉曲张、胸主动脉瘤、胃穿孔、胃癌、严重心脏疾病等患者。

（4）老年、小儿慎用。

3. **操作方法**

（1）洗胃前评估病人的病情，如意识状态、生命体征；中毒者评估毒物性质、途径、中毒时间；评估病人的心理状态和合作程度及环境情况等。

（2）将胃管前段涂润滑油后，左手持纱布托住胃管，右手持镊子夹住胃管前段，沿一侧鼻孔或口腔缓缓插入至咽部，嘱病人头稍向前倾并作吞咽动作，顺势将胃管送下，插入深度为 45～55cm（即从耳垂至鼻尖，再至剑突的长度），确认胃管位置正确后，即可洗胃。

（3）洗胃：患者取坐位或半坐位，中毒较重者取左侧卧位，昏迷患者可取平卧位头偏向一侧，以免洗液流入气管内，取下活动义齿。毒物种类不明时，洗胃液一般用生理盐水，已知毒物种类时，应用相应的解毒剂，然后用 50～100ml 注射器注入洗胃液，每次注入量为 300～500ml，再抽吸弃去。必要时留胃内容物备检。如此反复冲洗，直到澄清为止。冲洗完毕，如需保留胃管，将胃管端反折用夹子夹住，固定在面颊部。

4. **注意事项**

（1）洗胃中，监测面色、呼吸、脉搏、血压、抽出液的性质及有无腹痛等。如患者感到腹痛，灌洗出的液体呈血性或出现休克现象，应立即停止洗胃，采取相应急救措施。

（2）洗胃过程中，洗胃液的温度应保持在 37℃～38℃。注入量与抽出量保持基本平衡。

（3）幽门梗阻病人洗胃后，记录胃内储留量，供静脉补液时参考。

（4）凡心跳呼吸停止者，应先行心肺复苏术，再行胃管洗胃术。

要点六　催吐术

催吐是急救中简便易行的排除胃内毒物的重要方法。

1. **适应证**

（1）清醒而能合作的病人。

（2）毒物进入胃内 4 小时最佳。

2. **禁忌证**

（1）昏迷者。

（2）食入腐蚀性毒物（如强酸、强碱）。

（3）吞食煤油、石油中毒者。

（4）伴有上消化道出血、食管胃底静脉曲张、胸主动脉瘤、胃穿孔、胃癌等患者。

（5）老年、小儿慎用。

3. 操作方法

（1）向病人说明目的，解除患者的紧张情绪，要求配合。

（2）给患者戴好围裙，预备污物桶。

（3）嘱患者服大量洗胃液，温度 25℃ ~ 38℃，以便引发呕吐，至吐出灌洗液清澈为止。

（4）催吐常用两种方法：①用棉棒或压舌板包裹纱布，刺激咽后壁或压舌根，引起反射性呕吐；②口服吐根糖浆，每次 30ml。

4. 注意事项

（1）注意保持饮入量和吐出量大体相等。

（2）注意防止剧烈呕吐致食道黏膜撕裂与出血。

（3）催吐无效或不宜催吐患者，应迅速送至医院进行胃管洗胃。

要点七　胃肠减压术

1. 适应证

急性胃扩张、胃肠道手术前后、肠梗阻、胃及十二指肠穿孔、腹膜炎、急性胆囊炎、胰腺炎。

2. 操作方法

（1）依病情取半卧位或平卧位，颌下铺毛巾，清洁鼻孔。胃管前段涂润滑油后，左手持纱布托住胃管，右手持镊子夹住胃管前段，沿一侧鼻孔缓缓插入至咽部，嘱病人头稍向前倾并作吞咽动作，顺势将胃管送下，插入深度为 45 ~ 55cm（即从耳垂到鼻尖，再从鼻尖到剑突的长度），确认胃管位置正确后，用胶布固定胃管于鼻翼处，并接胃肠减压装置持续减压。

（2）检查胃管是否插入胃内有三种方法：①胃管末端连接注射器抽吸，如抽取胃液，表示胃管已插入胃内；②用注射器向胃管注入空气，同时置听诊器于胃部听诊，如闻及气过水声，表示胃管已插入胃内；③将胃管末端置于盛水碗内，若无气泡出现，表示胃管已插入胃内。

3. 注意事项

（1）随时检查胃管是否通畅，减压装置是否密闭，吸引管与排水管连接是否准确等，以防引起事故。

（2）如病人在插管过程中有恶心、呕吐时应暂停片刻，让病人做深呼吸，以减轻不适。如病人在插管发生呛咳、呼吸困难、发绀等情况，表示误入气管，应立即拔出，休息片刻后重插。

（3）胃肠减压期间应禁食水，如必须经口服药者，应在服药后停止减压 1 ~ 2 小时。

（4）胃肠减压期间要做好口腔护理。

要点八　鼻饲法

1. 适应证

适用于昏迷、口腔疾患、食管狭窄、食管气管瘘、拒绝进食者，以及早产儿和病情危重的婴幼儿、某些术后或肿瘤病人，补充必要的营养物质、水和电解质。

2. 操作方法

将管轻轻由鼻孔插至胃内，确认胃管位置正确后（同胃肠减压术），注入少许温开水，然后缓慢注入流质饮食。每次注入量为 250～300ml，速度以 15～20 分钟为宜。注完后，再注入 20～50ml 温开水冲洗胃管，防止阻塞。术毕，夹闭胃管，固定于病人衣服上。

3. 注意事项

（1）上消化道出血、食管静脉曲张或梗阻，以及鼻腔手术后的病人不宜插管。
（2）长期鼻饲的病人，应每日进行口腔护理，胃管每周更换。
（3）拔管动作要迅速，以免引起病人恶心。

要点九　灌肠术

灌肠术是将液体通过导管从肛门灌入肠内的方法。常用于给药、补充营养和液体，清洁肠道以排泄毒素，或配合结肠镜检查等。灌肠术分为保留灌肠和不保留灌肠（又分为小量不保留灌汤、大量不保留灌和清洁灌肠）。

1. 适应证和目的

（1）不保留灌肠：刺激肠蠕动，排除肠积气，软化及清除粪便，减轻腹胀。常用 0.1% 肥皂水 1000ml。小量不保留灌肠，常选用 1、2、3 灌肠剂，即由 50% 硫酸镁 30ml、甘油 60ml、温开水 90ml 配成，温度 38℃。
（2）保留灌肠：用于给药，治疗肠道疾病或从直肠给患者营养剂。
（3）清洁灌肠：用于直肠、结肠检查前的准备或脏器造影及肠道手术前准备。

2. 操作方法

（1）向病人说明灌肠目的，获取病人配合。令病人取左侧卧位，右腿屈曲向前，左腿伸直，将橡皮单和治疗巾置于病人臀下，以避免污染床褥。灌肠液的温度以 38℃ 左右为宜。
（2）用凡士林润滑肛管头，排出管内气体。将肛管慢慢插入肛门达 10～15cm 后，抬高灌肠筒至离肛门高 50～60cm 处，使溶液缓缓流入直肠。灌液量一般成人 500～1000ml，儿童 200～500ml。经 5～10 分钟，灌肠液流尽时，将肛管在近肛门处双折拔出。嘱病人排便，起清洁灌肠的作用。
（3）便秘患者可采用小量不保留灌肠法，催产时采用大量不保留灌肠法。
（4）补充营养及液体或给药时，用静脉输液器连接在插入肠内的导管上即可。一般为 40～50 滴/分，滴后令病人仰卧以助吸收。
（5）如为清洁灌肠，需反复多次灌肠直至流出物无粪便为止。做保留灌肠时，事先需排便，垫高臀部 10cm，灌入速度宜慢。

3. 注意事项

（1）灌液速度、温度要适宜，降温灌肠使用28℃～32℃等渗盐水，保留30分钟后排出，便后隔半小时复测体温。

（2）注意观察灌洗出来液体的颜色、量、坚硬度、有无脓血等。

（3）妊娠急腹症、消化道出血时，不宜做清洁灌肠。

（4）肛、直肠、结肠术后及大便失禁者，不宜保留灌肠。

（5）在灌肠过程中，如病人有腹胀和便意，可让病人做深呼吸或暂停片刻，以缓解症状。

要点十　导尿术

1. 适应证

主要用于解除尿潴留，尿细菌培养，测量残余尿，测定膀胱的冷热感及容量，膀胱减压及昏迷、休克、烧伤患者需准确记录尿量。

2. 操作方法

病人仰卧，两腿屈膝外展，臀下垫橡皮单及治疗巾，并置一便盆。用肥皂水棉球和温水清洗外阴及尿道口。术者戴消毒手套，站在病人右侧，患者阴部盖无菌洞巾，男病人以左手用无菌纱布裹住阴茎，将包皮向后推，右手持无菌镊夹碘伏棉球消毒，自尿道口向外旋转擦拭，注意擦净包皮及冠状沟。女病人左手拇、示指分开并固定小阴唇，以碘伏棉球自上而下、由内向外分别消毒尿道口及小阴唇（尿道口须消毒两次），每个棉球限用一次。将前端涂有润滑剂的无菌导尿管轻轻插入尿道，男性为20～22cm，女性4～6cm，见尿液流出时再插入1cm左右，松开左手，固定导尿管，将尿引入弯盘中。导尿完毕后，将尿管拔出。如需做尿培养者，则留取中段尿，放入无菌试管中送检；如需留置导尿，应将导尿管妥善固定，接上贮尿袋，悬于床旁，定时记录尿量。

3. 注意事项

（1）严格执行无菌操作，防止尿路感染。

（2）插导尿管时，动作宜轻柔缓慢，以免损伤尿道。

（3）选择导尿管的粗细要适宜，对小儿或疑有尿道狭窄者，尿管宜细。

（4）成人男性因尿道有耻骨前弯，因此，将尿管插入时要将阴茎提起使其和腹壁成60°角，使导尿管能顺利插入。

（5）为女病人导尿时，如误入阴道，应立即更换导尿管，重新插入。

（6）膀胱过度膨胀时，不宜一次排空，以免引起膀胱黏膜急性出血，一次放尿不超过1000ml。

（7）留置导尿时，每24小时更换一次引流袋。

要点十一　心电图

1. 普通心电图应用范围

（1）对心律失常和传导障碍具有重要的诊断价值。

（2）对心肌梗死诊断的准确性很高，它不仅能确定有无心肌梗死，而且还可确定梗死的病变期、部位范围及演变过程。

（3）对房室肌大、心肌炎、心肌病、冠状动脉供血不足和心包炎的诊断有较大帮助。

（4）能够帮助了解某些药物（如洋地黄、奎尼丁）和电解质紊乱对心肌的影响。

2. 操作方法

（1）患者皮肤的准备：局部涂导电膏，或用棉签蘸酒精替代。

（2）心电图机的准备：严格按照国际统一标准，准确安放常规 12 导联心电图电极，具体电极的位置、标识和颜色见下表。

电极的位置、标志及色码的配置

导联电极位置	电极标志符号	色码	在人体表面的位置
肢体	R	红	右臂
	L	黄	左臂
	F	绿	左腿
	BF	黑	右腿
胸部	V1	白	胸骨右缘第四肋间
	V2	白/红	胸骨左缘第四肋间
	V3	白/绿	V2 和 V4 中间
	V4	白/棕	左锁骨中线第五肋间
	V5	白/黑	左腋前线上与 V4 同一水平
	V6	白/紫	左腋中线上与 V4 同一水平

3. 描记心电图

（1）用手动方式记录心电图时，每次切换导联后，必须等到基线稳定后再启动记录纸，每个导联记录的长度不应少于 3~4 个完整的心动周期（即需记录 4~5 个 QRS 综合波）。

（2）对疑有或有急性心肌梗死患者做常规心电图检查时，必须加做 V7、V8、V9（V7 位于左腋后线 V4 水平；V8 位于左肩胛骨线 V4 水平；V9 位于左脊旁线 V4 水平），并在胸壁各导联部位用有色笔、龙胆紫或反射治疗标记用的皮肤墨水做标记，使电极定位准确，以便以后动态比较。

（3）对疑有右位心肌梗死者，应加做 V_2R、V_3R、V_4R 导联。

4. 完成心电图报告

（1）正确填写患者相关情况：姓名，性别，年龄，病室，床号，住院号等。

（2）心电图解说内容的填写

①心律情况

根据 P 波的有无及其规律性，判断主要的基本心律是窦性的、房性的、室性的。

心率的计算：心率 =60/P－P 或 R－R 间期（秒）。正常应在 60~100 次/分之间。

P－R 间期：P 波起点至 QRS 波起点。正常心率范围时，P－R 间期为 0.12~0.20s。

QRS 波群时间：QRS 波群开始至终末。正常成年人 QRS 时间为 $0.06 \sim 0.10s$。

QT 间期：QRS 波群的起点到 T 波的终点。QT 间期的正常范围为 $0.32 \sim 0.44s$。

②心电图特征

P 波：P 波为心房除极波。形小而圆钝，随各导联而稍有不同。P 波的宽度一般不超过 0.11 秒，电压（高度）不超过 0.25mV。

ST 段：测量各个导联 ST 的有无、上抬或者压低，如有则应注明导联及其形态特点和偏移幅度。

T 波：填写 T 波的形态特点和方向，如有低平、双向等异常 T 波改变时，应当注明导联。

U 波：应当注明导联及有无振幅和形态异常。

③心电图诊断：通常心电图诊断包括以下四个方面。

心律诊断：如窦性心律、房性心律等。

心电轴偏转情况：如电轴不偏、电轴右偏等。

钟向转位情况：如顺钟向转位、逆钟向转位、或无钟向转位。

根据心电图的特点进行最后判断，如正常心电图、急性下壁心肌梗死等。

细目二　　现场心肺复苏的操作方法

要点一　呼吸心脏骤停的判断

呼吸心脏骤停的典型表现包括意识突然丧失、呼吸停止和大动脉搏动消失的"三联征"。其诊断要点如下：

1. 意识突然丧失，面色苍白或迅速呈现紫绀。

2. 心音消失，大动脉搏动消失，触摸不到颈动脉、股动脉、桡动脉搏动，血压测不出。

3. 呼吸停止或开始叹息样呼吸，继而停止。

4. 瞳孔散大，对光反射减弱以至消失。

5. 可伴有短暂抽搐和大小便失禁，伴有口眼歪斜，随即全身松软。

6. 心电图表现：①心室颤动或扑动：在猝死中约占 90%，心肌发生不协调、快速而紊乱的连续颤动。QRS 波群与 T 波均不能辨别，代之以连续不定型心室颤动波。②心电 - 机械分离：常是心脏处于"极度泵衰竭"状态，心脏已无收缩能力。心电图表现为宽而畸形、低振幅的 QRS 波群，频率 $20 \sim 30$ 次/分。③心室停搏：心肌完全失去电活动能力，呈无电波的一条直线，或仅见心房波。

要点二　基础生命支持

基本生命支持（basic life support，BLS）包括人工呼吸、胸外按压等基本抢救技术和方法，BLS 用于发病和（或）致伤现场，包括对病情的判断评估和采用的其他抢救措施，目的是迅速建立有效的人工循环，维持脑组织及其他重要脏器的血供。基础生命支持是心脏呼吸骤停后有效复苏的基础。

具体内容参见"猝死"心脏停搏的急救。

要点三　进一步生命支持

进一步生命支持（advanced life support, ALS）是指在初步 CPR 基本生命支持基础上，迅速采用必要的辅助设备及特殊技术来巩固、维持有效通气和血液循环的救治过程，此过程需在医院内进行，其中包括呼吸、循环支持，心电监测、电除颤和复苏药物的应用等。

1. 改善通气和给氧

在缺乏气道保证的复苏时，尽可能进行气管插管。气管插管是一种保持呼吸道通畅，保证有效通气及防止胃胀气、胃液反流入气道的有效方法。气管插管前，应先给患者给氧。如果患者存在自主呼吸，应先让患者吸高浓度氧 3 分钟，如自主呼吸不足，应使用呼吸球——面罩辅助呼吸。

方法：成人常选 7 ~ 8 号气管导管，插入深度 22 ~ 24cm。

有效通气：在通畅气道情况下，可选用各种人工通气的机械设备。如简易呼吸器辅助呼吸、呼吸机控制通气或辅助通气。

2. 心肺复苏时的药物治疗

（1）给药途径

①静脉给药：静脉为首选的给药途径，常选用上腔静脉系统给药，包括外周静脉和中心静脉两种。颈内静脉和锁骨下静脉为最佳给药途径，外周静脉可首选肘正中静脉，给药后抬高静脉给药一侧肢体或用大量液体冲击能加快药物到达中心循环。肢体远端及下腔静脉系统给药，效果不好。

②气管内给药：已行气管插管或气管切开而静脉通路尚未建立时，肾上腺素、利多卡因、阿托品可以气管内给药。气管内给药剂量比静脉给药剂量大 2 ~ 3 倍，并用生理盐水或注射用水稀释，给药时应将一导管放置超过气管内插管的尖端，此时，应停止胸部按压，药物溶液应快速沿气管内导管喷入，并迅速向肺内吹气几次，以使药物雾化而加快吸收。

③经骨髓给药：由于骨髓腔有不会塌陷的血管丛，是另外一种可供选择的给药途径，其效果相当于中心静脉通道，如果无法建立静脉通道的话，可建立经骨髓给药通道。

（2）复苏常用药物

①肾上腺素：为 α、β - 肾上腺素能受体激动剂，复苏时主要利用其 α - 受体作用，可使全身外周血管收缩（不包括冠状血管及脑血管），进而增加主动脉舒张压，增加冠状动脉的血流量，增加血管紧张度，改善心肌及脑的血液灌注，促进自主心搏的恢复。用于室颤时，可表现为细颤、心室停搏、无脉搏电活动。用法：1mg 静注，按 3mg、5mg，每 3 ~ 5 分钟重复给药 1 次。无效时可渐增大至 0.1mg/kg。

②阿托品：阿托品为 M - 受体阻滞剂，能解除迷走神经对窦房结和房室结的抑制，加快冲动频率的发放和传导，可用于心脏停搏和缓慢性无脉电活动。用法：每次 1mg，静脉注射，3 ~ 5 分钟可重复 1 次，最大剂量为 3mg。

③利多卡因：是治疗室性心律失常的药物，尤其对 AMI 患者可能更为有效。适用于电除颤和肾上腺素治疗后顽固性心室颤动、血流动力学稳定性室性心动过速及血流动力学有改变的室性早搏。心肺复苏时，利多卡因只作为其他药物（如胺碘酮）无效时的第二线药

物。用法：负荷量 1 ~ 1.5mg/kg，静注。顽固性 VT/VF 时，可酌情再予 1 次 0.5 ~ 0.75 mg/kg 的冲击量，3 ~ 5 分钟给药完毕。总剂量不超过 3mg/kg（或 > 200 ~ 300mg/h）。只有在心脏骤停时才采取冲击疗法，但对心律转复成功后是否应给予维持用药尚有异议。有较确切资料支持在循环恢复后预防性给予抗心律失常药，持续用药维持心律的稳定是合理的，静脉滴注速度最初应为 1 ~ 4mg/min。若再次出现心律失常时，应小剂量冲击性给药（0.5mg/kg），并加快静滴速度（最快为 4mg/min）。

④胺碘酮：胺碘酮的药理作用复杂，既可作用于心肌细胞膜上的钠、钾、钙通道，延长复极，同时又有 α、β - 受体阻滞作用，负性肌力作用和利多卡因类似。主要不良反应为低血压和心动过缓。可用于房性、室性心律失常。心肺复苏时，在电除颤和使用肾上腺素后，建议使用胺碘酮；也可用于血流动力学稳定的室性心动过速、多形性室性心动过速、不明原因的多种复杂的心动过速及心房纤颤的药物转复。用法：首剂 150mg 用 5% 葡萄糖稀释后，10 分钟内缓慢静注完，然后按 1mg/min 剂量静滴维持，6 小时后改为 0.5mg/min 静滴维持，每日最大剂量不超过 2g。

⑤碳酸氢钠：目前无证据支持复苏过程中应用碳酸氢钠对患者有益处。在心跳骤停的早期，主要是二氧化碳潴留引起呼吸性酸中毒，这时控制酸碱平衡的关键是进行足够的肺泡通气和血流灌注，而不是积极用碳酸氢钠等缓冲剂。过多地积极应用碳酸氢钠，可导致碱中毒，使氧解离曲线左移，加重组织缺氧。应用碳酸氢钠对心脏停搏时间较长或已存在代谢性酸中毒、高钾血症或三环类、巴比妥类药物中毒等可能有效。用法：起始剂量 1mmol/kg 静脉注射，有条件时，应根据血气分析结果来指导用药。5% 碳酸氢钠 1mmol = 1.6ml。

⑥多巴胺：多巴胺是一种内源性儿茶酚胺类药物，具有 α、β - 受体激动作用，又有多巴胺受体激动作用。随着剂量的不同，多巴胺的效应亦不同。小剂量：2 ~ 4μg/（kg·min）主要兴奋多巴胺受体，使肾、肠系膜、冠脉及脑血管扩张。中剂量：5 ~ 10μg/（kg·min）主要激动 β 受体，使心肌收缩力增强，增加新排血量及冠脉流量，可使血压轻度升高、心率轻度增快。大剂量：> 10μg/（kg·min）主要兴奋 α 受体，外周血管收缩，肾血流量减少，收缩压和舒张压均升高。因此，在复苏过程中，多巴胺要依据不同需要来决定具体用量。

⑦生脉注射液、参附注射液：在心肺脑复苏中对维持有效灌注压非常重要，可以持续静脉滴注。

3. 电除颤

心搏骤停时，最常见的心律失常是心室颤动，而终止心室颤动的最有效办法是电除颤。但成功的机会瞬间即逝，心室颤动数分钟后可能转为心电静止。如能在发生心搏骤停后 6 ~ 10 分钟内进行电除颤，许多患者将不会造成脑损害。方法：对于心室颤动（粗颤）患者，选择非同步直流电除颤时，先将两个电极涂好导电糊，分别将其放在心底部（右侧锁骨中线第二肋间处）和心尖部（左腋前线第五肋间处），两电极相距 10cm 以上，将电极紧压与患者胸壁皮肤上，选择 200J（双向电极板时可选取 150J）充电后，放电。除颤完成后，立即给予心肺复苏，进行 5 个周期的 CPR 后再进行循环评估。如果患者心电示波为细颤波，可首选肾上腺素静注，同时持续胸外按压，待转为粗颤后再进行电除颤，如在按压的过程中，心电示波为室性心动过速、室上性心动过速时，可停止按压。

4. 复苏后支持治疗

复苏后支持治疗对由血流动力学不稳定、多脏器衰竭引起的早期死亡，以及由脑损伤引起的晚期死亡有重要的意义。复苏后治疗的目标主要是如何完全地恢复器官和组织的血液再灌注，维持内环境和生命体征稳定，积极预防和处理多器官功能衰竭。

（1）保持稳定、有效的循环功能：通过无创血压、心电图、呼吸、脉搏等床旁常规项目的监测，观察自主循环下生命体征的稳定程度，同时进行病因学治疗。对于血流动力学不稳定的患者应进行血流动力学监测，以评估全身循环血容量和心室功能状态。对于心源性休克经积极治疗后未得到显著改善的患者，可考虑进行主动脉内气囊反搏术。

（2）保持有效呼吸：自主循环恢复后，部分患者可能有不同程度的呼吸功能障碍存在，并且仍然需要机械通气和吸氧治疗。为保障有效通气，在抢救期间带有的面罩或气管插管等人工气道不可马上撤除。在后期的通气过程中，加强相关的管理是维持有效呼吸的必要保证。

根据血气分析的结果，调节机械辅助通气的模式和参数及维持患者机体酸碱平衡。加强气道管理，保持气道湿化及通畅。

（3）脑复苏：脑复苏是心肺复苏最后成功的关键，对于昏迷患者应维持正常的或者轻微增高的平均动脉压。主要措施包括：

①尽早实施头部降温，降低脑代谢，可用冰帽、冰袋物理降温。

②脱水降低颅内压：20%甘露醇、速尿、白蛋白均可酌情给予。

③脑细胞营养、促醒：维生素 E、胞二磷胆碱等药物。

④防治抽搐：缺氧性脑损害，引起患者四肢抽搐，需及时给予治疗。可用安定 10mg 静脉注射后持续静脉内泵入，或与鲁米那交替使用。待 48 小时后仍没有再抽搐，可逐渐减少药量至停药。

⑤高压氧治疗：通过增加血氧含量及弥散，提高脑组织氧分压，改善脑缺氧，降低颅内压。有条件者应早期应用。

⑥促进早期脑血流灌注：抗凝以疏通微循环，用钙拮抗剂解除脑血管痉挛。

（4）防治急性肾衰竭：心脏骤停后，肾脏组织的缺血、复苏过程中较长时间的低血压、休克状态及抢救中大剂量缩血管药物的应用均可诱发急性肾衰竭。对自主循环恢复后，少尿者应排除肾前性因素。防治急性肾衰竭时，应注意维持有效的心脏和循环功能，避免使用对肾脏有损害的药物，尽可能缩短缩血管药物的应用时间，加强肾功能监测，跟踪血尿素氮、肌酐、离子等生化结果，记录尿量。

（5）其他：预防应激性溃疡，及时发现和纠正水电解质紊乱和酸碱失衡，同时防治继发感染，加强复苏后的护理。

细目三　中医常用急救技术

要点　针刺治疗

1. 脱证

针刺主穴：关元、气海、内关；用补法。阴脱加肾俞、三阴交，阳脱加艾灸涌泉、关元。

2. 神昏

针刺主穴：人中、内关、百会、涌泉、大椎；用泻法，人中穴向上斜刺 0.3～0.5 寸，用雀啄泻法。阳闭者，可配合十宣、陶道、中冲点刺放血；阴闭痰多者，可加足三里、丰隆、合谷；神昏伴脱证者，可艾灸关元、中脘、足三里、重灸神阙。

3. 心衰

针刺主穴：实证取列缺、内关，用泻法；虚证艾灸神阙、关元。

4. 肺衰

针刺主穴：实证取大椎、曲池、肺俞，用点刺法。痰多者，加天突、膻中，针用泻法；喘而欲脱者，加内关、三阴交，用平补平泻法。虚证取肺俞、内关、足三里、丰隆，用补法。喘而欲脱者，加心俞、三阴交，用平补平泻法。

5. 肾衰

针刺主穴：实证取中极、膀胱俞、阴陵泉，用泻法；虚证艾灸神阙、关元。

6. 高热

针刺主穴：头部取大椎、风池，上肢取合谷、曲池，下肢取足三里、三阴交、阳陵泉，用泻法；可配合十宣、大椎穴点刺放血。

7. 头痛

针刺主穴：偏头痛取太阳、风池、外关、太冲、足临泣；前额痛取印堂、攒竹、合谷、内庭；巅顶痛取百会、内关、太冲；头枕痛取天柱、后溪。用泻法。

8. 眩晕

针刺主穴：肝阳上亢取风池、行间、侠溪，用泻法；气血不足取足三里、百会、气海、脾俞，用补法或加灸；伴恶心呕吐者，加内关、足三里、丰隆、中脘；伴头痛者，加太冲、曲池。

9. 癫痫发作

针刺主穴：内关、人中、百会、后溪、涌泉；行捻转泻法，强刺激，人中穴向上斜刺 0.3～0.5 寸，用雀啄泻法，以眼球冲泪为度。痰多者，加天突、丰隆，或灸百会、气海、足三里。

10. 急性胸痛

针刺主穴：膻中、内关透外关、心俞、足三里。用泻法。

11. 心悸

针刺主穴：实证取神门、心俞，用泻法；虚证取神门、内关、丰隆，用补法。

12. 哮喘

针刺主穴：定喘、天突、大椎、风门、曲池、肺俞，用点刺法。痰多者，加膻中、足三里、丰隆，用泻法，定喘穴刺络拔罐；喘而欲脱者，加内关、三阴交，用平补平泻法。缓解期虚证，多用灸法，取穴肺俞、肾俞、三阴交、关元、气海。

13. 呃逆

针刺主穴：内关、膈俞、足三里、中脘、太冲，用泻法。

14. 腹痛

针刺主穴：内关、足三里；胃脘痛加中脘、上脘；积食痛加梁门、内庭；胆绞痛加期门、阳陵泉、太冲；脐周痛加天枢、大横、阴陵泉、公孙；腹胀痛加支沟、太白、公孙、丰隆；各种腹痛因虚寒所致可加用灸法，取胃俞、脾俞、肾俞、大肠俞、中脘、神阙、关元、气海等。

15. 肾绞痛

针刺主穴：肾俞、三焦俞、关元、阳陵泉、三阴交，各穴强刺激不留针。血尿者，加血海、太冲；湿热重者，加委阳、合谷。

16. 痛经

针刺主穴：实证取气海、太冲、足三里、三阴交，中强刺激，配穴取中极、血海、阴陵泉。虚证取脾俞、肾俞、足三里、三阴交、关元、气海。寒凝腹痛或气血虚弱腹痛者，可用艾灸法，取神阙、关元、气海、中极、命门、膈俞、脾俞、肾俞、大肠俞、足三里、八髎穴等交替使用。

17. 缠腰火丹

针刺主穴：外关、曲泉、太冲、血海、足三里、阴陵泉，用泻法；可配合阿是穴刺络拔罐。

18. 急喉风

针刺主穴：合谷、少商、商阳、尺泽、曲池、丰隆、天鼎、扶突，用泻法不留针；可配合少商、商阳点刺放血。

（刘金民）

中 医 外 科 学

第一单元　疮疡

细目一　疮疡概论

要点一　病因病机

疮疡的致病因素无外乎外感与内伤两大类。外感因素包括外感六淫邪毒、感受特殊之毒、外来伤害等。内伤主要包括情志内伤、饮食不节、劳伤虚损等因素。疮疡，特别是急性发生的，以"热毒"、"火毒"最为常见，《医宗金鉴》概括为"痈疽原是火毒生"。无论外因或内因，作用于人体后，通过化火化毒的病理过程外发为疮疡，其最终表现，大多为火毒、热毒之象。但由内伤，尤其是五脏不调所致者，大多由虚致病，且慢性者居多。

疮疡的各种致病因素侵入人体，均可引起一系列局部和全身病理反应，且以局部为主。一般表现为营卫不和，气血凝滞，经络阻隔；若不能及时内消外解，则热毒壅盛，化腐为脓；然后脓腐脱尽，新肉渐生，收口而愈。这是疮疡发展过程中的必然病理变化。

要点二　病机转化

疮疡发生以后，正邪交争决定着疮疡的发展、转化和结局。疮疡初期，若正能胜邪，可拒邪于外，热壅于表，使邪热不能鸱张，渐而肿势限局，疮疡消散，乃至无形，即形成疮疡初期（肿疡期）尚未化脓的消散阶段；若正不胜邪，热毒深壅，滞而不散，久则热胜肉腐酿脓，导致脓肿形成，即为疮疡中期（成脓期）阶段。此时如治疗得当，及时切开引流，脓液畅泄，毒从外解，形成溃疡，腐肉渐脱，新肉生长，最后疮口愈合；或正气旺盛，聚毒出脓，可使脓肿自溃，脓毒外泄，同样使溃疡腐脱新生而愈，即为疮疡后期（溃疡期）。在疮疡的初、中期，若邪毒炽盛，又未能得到及时处理，可使邪毒走散，内攻脏腑，形成走黄；若人体气血虚弱，不能托毒外达，可致疮形平塌，肿势不能局限，难溃、难腐等，如病情进一步发展，正不胜邪，内犯脏腑，则形成内陷。疮疡后期，毒从外解，病邪衰退，理应渐趋痊愈，若由于气血大伤，脾胃生化功能不能恢复，加之肾阳亦衰，可致生化乏源，阴阳两竭，同样可使毒邪内陷，危及生命。

要点三　诊断

红、肿、热、痛、溃脓及功能障碍，这是疮疡共同的局部症状。但这些症状并非一定全部出现，而随受邪性质、病程迟早、病变范围和病位深浅而异。在疮疡发病过程中，由于病理变化造成的特殊形态，或由于功能障碍产生的特殊体形，对诊断有一定帮助。若颜面疔疮患者步态蹒跚，局部疮口凹陷，皮色暗红，常是走黄的征象；蛇头疔若有损骨，其溃后每多形如蛇头；髂窝流注常使患肢屈曲难伸等。由于疮毒可通过经络的传导，由表传里，或由里及表，或郁于经络，或直入营血，或内犯脏腑，而可出现轻重不一的全身症状。轻证小恙可无全身症状，火毒、热毒较重的常有发热、头痛、全身不适、乏力、食欲减退、大便秘结、小便短赤等；严重的可发生疮毒内陷，可见烦躁不安、神昏谵语、四肢厥冷等症；病程长的，还可出现气血虚损，脏腑不足的表现。

细目二　疖

要点一　特点

疖是一种生于肌肤浅表部位，以局部红、肿、热、痛，突起根浅，肿势限局，脓出即愈为主要表现的急性化脓性疾病。四季皆可发生，尤多发于酷热夏（暑）秋季节。随处可生，尤以头、面、颈、背、臀等处多见。发于暑天的称暑疖或热疖，其他统称疖。一般症状轻而易治，亦有因治疗或护理不当形成的蝼蛄疖，或遍体或特定部位反复发作、缠绵难愈的疖病。其生于发际处又称"发际疮"，生于臀部又称"坐板疮"，一般较难治。相当于西医的"疖"、"皮肤脓肿"、"头皮穿凿性脓肿"及"疖病"。

要点二　诊断

局部皮肤红、肿、热、痛，根脚很浅，范围局限，多在 3cm 以内，可伴有发热，口干，便秘等症状。

1. 暑疖

发病于夏秋之间，常见于小儿及新产妇，多发于头面部。包括有头疖、无头疖、珠疖。有头疖又称石疖，患处皮肤上有一红色肿块，中心有黄白色脓头，灼热疼痛，突起根浅，出脓即愈。无头疖又称软疖，皮肤上有一红色肿块，上无脓头，表面灼热，触之疼痛，肿势高突，2~3 日化脓变软，溃后多迅速愈合。珠疖为暑毒重者，多因痱子搔抓引起，可遍体发生，少则几个，多则数十个，或有簇生在一起，状如满天星布，破流脓水成片，局部潮红胀痛。

2. 蝼蛄疖

多发于儿童头部，临床常见两种类型：

（1）坚硬型：肿势虽小，但根脚坚硬，溃破出脓而坚硬不退，疮口愈合后还会复发，常为一处未愈，他处又生。

（2）多发型：疮大如梅李，相连三五枚，溃破脓出，不易愈合，日久头皮串空，如蝼蛄串穴之状。

3. 疖病

好发于项后发际、背部、臀部。几个到几十个，反复发作，缠绵不愈。也可在全身各处散发疖肿，一处将愈，他处续发，或间隔周余、月余再发。患消渴病、习惯性便秘或营养不良者易患本病。

要点三　鉴别诊断

1. 痈

常为单发，较少发生于头面部，初起无头，肿势范围较大，约6~9cm，一般7~10天成脓，初起即伴有明显全身症状。

2. 颜面疔疮

初起有粟粒脓头，根脚较深，肿势散漫，出脓较疖晚而有脓栓，大多数初起即有明显全身症状。

3. 囊肿型粉刺

好发于面颊部和背部皮肤，伴有丘疹和黑头，挤之有米粒样白色粉样物质。

要点四　治疗

1. 辨证论治

（1）内治

①热毒蕴结证：好发于项后发际、背部、臀部。轻者疖肿只有1~2个，多则可散发全身，或簇集一处，或此愈彼起，伴发热，口渴，溲赤，便秘。舌苔黄，脉数。治宜清热解毒。方用五味消毒饮加减。热毒盛者，加黄连、山栀；小便短赤者，加生薏苡仁、泽泻、赤茯苓；大便秘结者，加生大黄、芒硝、枳实；脓成溃迟，加皂角刺、僵蚕、川芎；疖肿难化，加僵蚕、浙贝母。

②暑热浸淫证：夏秋多见，小儿及产妇多发，局部皮肤红肿结块，灼热疼痛，根脚浅，范围局限，伴发热，口干，便秘，溲赤等症状。舌苔薄腻，脉滑数。治宜清暑化湿解毒。方用清暑汤加减。

③阴虚内热、体虚毒恋证：疖肿常此愈彼起，不断发生。散发全身各处或固在一处，疖肿较大，易转变成有头疽，常有口干唇燥，舌质红，舌苔薄，脉细数。治宜养阴清热解毒。方用防风通圣散合增液汤加减。

④脾胃气虚、体虚毒恋证：疖肿泛发全身，成脓及收口时间均较长，脓水稀薄，伴面色萎黄，神疲乏力，纳少便溏。舌质淡或边有齿痕，苔薄，脉濡。治宜健脾和胃，清化湿热。方用防风通圣散合参苓白术散加减。

（2）外治

①初起：小者用千捶膏盖贴或三黄洗剂外搽；大者用金黄散或玉露散，以金银花露或菊花露调成糊状，敷于患处；珠疖，用青黛散麻油调敷，或金黄散、玉露散用麻油调敷；也可用鲜野菊花叶、蒲公英、芙蓉叶、马齿苋、鲜丝瓜叶等取其一种，捣烂外敷，每日1~2次。

②成脓：宜及时切开排脓。

③溃后：用九一丹掺太乙膏盖贴，疮口久不收敛，或虽经收口，不日又高肿者，可用九一丹或八二丹药线引流；脓尽，用生肌散掺白玉膏收口；若有袋脓或相互串通成空壳者，宜作"十"字形切口，并将串通的空壳全部打开。如遇出血，可用垫棉法缚扎以压迫止血；如有死骨者，可待松动时用镊子钳出。

2. 其他疗法

可选用六应丸或六神丸等中成药，也可配合耳针疗法。病情较重者，应使用有效抗生素治疗。有糖尿病者，必须口服降血糖药物或注射胰岛素治疗。

要点五　转诊原则

疖病或蝼蛄疖患者治疗效果不理想，或需手术扩创，应及时转诊。

要点六　养生与康复

1. 以清淡饮食为佳，慎食辛辣刺激及鱼腥发物。
2. 多饮清凉饮料，如金银花露、地骨皮露、菊花茶、西瓜汁、绿豆米仁汤等。
3. 疖病局部尽量少用油膏类药物敷贴，并在病灶周围经常用75%酒精搽涂。

要点七　健康教育

1. 重视皮肤日常清洁，勤洗澡，勤换衣服，勤修指甲。
2. 暑季是疖的高发季节，应做好防暑降温工作，多饮清凉饮料，预防痱子。
3. 积极治疗糖尿病，体虚者积极进行体育锻炼，增强体质。

细目三　痈

要点一　特点

痈是指发生于体表皮肉之间的急性化脓性疾病。其特点是局部光软无头，红肿疼痛（少数初起皮色不变），结块范围在 6～9cm，发病迅速，易肿、易脓、易溃、易敛，或伴恶寒、发热、口渴等全身症状，一般不会损筋伤骨，也不易造成内陷。相当于西医的皮肤浅表脓肿、急性化脓性淋巴结炎等。

要点二　诊断

初起　可发生于体表的任何部位。初起患处皮肉之间突然肿胀，光软无头，迅速结块，红肿灼热疼痛，日后逐渐扩大，变成高肿坚硬。

成脓　成脓期约在病起后 7 天左右，即使体质较差，气血虚弱不易托毒外出成脓者，亦不超过 2 周。化脓之际，肿势逐渐高突，疼痛加剧，痛如鸡啄。若按之中软有波动感者，为内脓已成熟。

溃后　溃后出脓，脓液多数呈稠厚、黄白色；若有夹杂赤紫色血块的，为外伤血瘀之兆。溃而脓出不尽，收口迟缓者，多为疮口过小或袋脓，而致脓流不畅所致，若气血虚者，则脓水稀薄，疮面新肉不生。

全身症状　轻者，无全身症状；重者，可有恶寒发热，头痛，泛恶，口渴，舌苔薄白，脉象滑数；化脓时则有发热持续不退，口渴，便秘溲赤，舌苔转黄腻，脉洪数等症状，溃后大多消失。

要点三 鉴别诊断

1. 疖

与无头疽鉴别，病小而位浅，范围多在 3cm 左右，2～3 天化脓，溃脓后 3～4 天即能愈合，无明显全身症状，易脓、易溃、易敛。

2. 脂瘤染毒

患处平时已有结块，与表皮粘连，但基底部推之可动，其中心表面皮肤常可发现粗大黑色毛孔，挤之有脂浆样物溢出，且有臭味，染毒后红肿较局限，化脓约 10 天左右，脓出夹有粉渣样物，并有白色包囊，愈合较为缓慢，全身症状较轻。

3. 有头疽

发于肌肉之间，初起即有多个粟米状脓头，红肿范围多超过 9～12cm 以上，溃后状如蜂窝，全身症状明显，病程较长。

4. 发

在皮肤疏松部位，突然局部红肿蔓延成片，灼热疼痛，红肿以中心明显，四周较淡，边界不清，范围约 10cm，3～5 日皮肤湿烂，随即腐溃，色黑，或中软而不溃，并伴有明显全身症状。

要点四 治疗

1. 辨证论治

（1）内治

①火毒凝结证：局部突然肿胀，光软无头，迅速结块，表皮焮红，少数病例皮色不变，到酿脓时才转为红色，灼热疼痛。日后逐渐扩大，变成高肿发硬。轻者，无全身症状，经治疗后，肿消痛减，变软而消散；重者，可有恶寒发热，头痛，泛恶，口渴，舌苔黄腻，脉象弦滑，洪数等症状。治宜疏风清热，行瘀活血为主。方用仙方活命饮加减。发于上部，宜散风清热，用牛蒡解肌汤或银翘散；发于中部，宜清肝解郁，用柴胡清肝汤；发于下部，宜清热利湿，用五神汤或萆薢化毒汤。

②热盛肉腐证：红肿明显，肿势逐渐高突，疼痛剧烈，痛如鸡啄，溃后脓出肿痛消退。舌质红，舌苔黄，脉数。治宜和营清热，透脓托毒。方用仙方活命饮合透脓散加减。

③气血两虚证：脓水稀薄，疮面新肉不生，新肌色淡红而不鲜或暗红，愈合缓慢。伴面色㿠白，神疲乏力，纳差食少，舌质淡胖，舌苔少，脉沉细无力。治宜气血双补，托毒生肌。方用托里消毒散加减。

（2）外治

①初起：金黄膏、玉露膏外敷，或金黄散、玉露散冷开水或醋、蜜、饴糖等调成糊状外敷；或太乙膏，掺红灵丹或阳毒内消散外贴。

②成脓：切开排脓。

③溃后：初起宜提脓祛腐，用八二丹或九一丹，并用药线引流，外盖金黄膏或玉露膏；脓腐已尽，宜生肌收敛，用生肌散掺疮上，外以太乙膏或生肌白玉膏、生肌玉红膏盖

贴；若脓出不畅，宜垫棉法或手术扩创引流。

2. 其他疗法

（1）中成药：六应丸或六神丸，成人每次 10 粒，每日 3 次吞服。

（2）降血糖药物：如有糖尿病者，必须使用口服降血糖药物或胰岛素治疗迅速控制血糖。

（3）抗生素：病情严重者可口服或注射抗生素治疗。

（4）支持疗法：全身情况较差者，应予以支持疗法，如补液、纠正电解质紊乱等。

要点五　转诊原则

发热不退，皮色渐红，肿块高突，痛如鸡啄，按之有波动感者，是欲成脓，应及时切开引流。如若条件有限，不能彻底切开引流，应及时转诊。

要点六　养生与康复

1. 早期忌过用苦寒之剂治疗，不宜挤压，时时湿润箍围药，使药力易于透达。
2. 高热时应卧床休息，多饮水。
3. 饮食宜清淡。

要点七　健康教育

1. 注意气候变化，适寒温，防止感受风热、暑热之邪。
2. 及时治疗乳蛾、龋齿、口腔溃疡及疖。

细目四　有头疽

要点一　特点

有头疽是发生于肌肤间的急性化脓性疾病。其特点是初起皮肤上即有粟粒样脓头，焮热红肿热痛，迅速向深部及周围扩散，脓头相继增多，溃后状如莲蓬、蜂窝，范围常超过 9~12cm，大者可至 30cm 以上。好发于项后、背部等皮肤厚韧之处，多见于中老年人，尤其兼有消渴证者，易出现"陷证"。相当于西医的痈。西医认为本病是多个相邻的毛囊及其所属皮脂腺或汗腺的急性化脓性感染，或由多个疖融合而成。常见致病菌为金黄色葡萄球菌。

要点二　诊断

初起　局部红肿结块，肿块上有粟粒状脓头，作痒作痛，向周围扩散，脓头增多，色红，灼热疼痛，历时约近 1 周。

脓成　肿块增大，疮面渐渐腐烂，形似蜂窝，大小常超过 10cm。

收口期　脓腐渐尽，新肉生长，肉色红活，以后逐渐收口而愈。

全身症状　初起有恶寒，发热，头痛，食欲不振，口渴，舌苔多白腻或黄腻，脉多滑数或洪数等明显的全身症状。化脓时症状明显，伴高热口渴，便秘溲赤；溃后逐渐减轻或消失。

并发症 若兼见神昏谵语，气息急促，恶心呕吐，腰痛尿少，尿赤，发斑等严重全身症状者，为合并内陷；若在收口期疮口四周皮肤突然焮红色赤，状如涂丹，系并发丹毒。

整个病程，以实证、顺证计，约 1 个月左右。病变初起在第 1 周，溃脓期在第 2~3 周，收口期在第 4 周。《疡科心得集》云："对疽、发背必以候数为期，七日成形，二候成脓，三候脱腐，四候生肌。"每候约 7~10 天。

要点三 鉴别诊断

1. 发际疮

生于项后部，病小而位浅，范围多在 3cm 以内，无明显全身症状，易脓、易溃、易敛，但易反复发作。

2. 脂瘤染毒

患处平时已有结块，与表皮粘连，但基底部推之可动，其中心表面皮肤常可发现粗大黑色毛孔，挤之有脂浆样物溢出，且有臭味，染毒后红肿较局限，脓出夹有粉渣样物，全身症状较轻。

要点四 治疗

1. 辨证论治

（1）内治

①火毒凝结证：局部红肿高突，灼热疼痛，根脚收束，脓液稠黄，能迅速化脓脱腐。全身发热，口渴，尿赤。舌苔黄，脉数有力。治宜清热泻火，和营托毒。方用黄连解毒汤合仙方活命饮加减。

②湿热壅滞证：局部症状与火毒凝结相同。全身壮热，朝轻暮重，胸闷呕恶。舌苔白腻或黄腻，脉濡数。治宜清热化湿，和营托毒。方用仙方活命饮加减。

③阴虚火炽证：多见于消渴病患者。肿势平塌，根脚散漫，皮色紫滞，脓腐难化，脓水稀少或带血水，疼痛剧烈；伴全身发热烦躁，口渴多饮，饮食少思，大便燥结，小便短赤。舌质红，舌苔黄燥，脉细弦数。治宜滋阴生津，清热托毒。方用竹叶黄芪汤加减。

④气虚毒滞证：多见于年迈体虚、气血不足患者。肿势平塌，根脚散漫，皮色灰暗不泽，化脓迟缓，腐肉难脱，脓液稀少，色带灰绿，闷肿胀痛，易成空腔。高热，或身热不扬，小便频数，口渴喜热饮，精神萎靡，面色少华。舌质淡红，舌苔白或微黄，脉数无力。治宜扶正托毒。方用托里消毒散加减。

（2）外治

①初起：火毒凝结证、湿热壅滞证，用金黄膏或千捶膏外敷；阴虚火炽证、气虚毒滞证，用冲和膏外敷。

②成脓：八二丹掺疮口，如脓水稀薄而带灰绿色者，改用七三丹，外敷金黄膏；若脓腐阻塞疮口，脓液蓄积，引流不畅，可用药线蘸五五丹或药线蘸八二丹插入多个溃口，蚀脓引流；若疮肿有明显波动，可作"十"字形切开手术；如大块坏死组织难以脱落，可蚕蚀清疮。脓腐大部脱落，疮面渐洁，改用九一丹外掺，外敷红油膏。

③收口：疮面脓腐已净，新肉渐生，以生肌散掺疮口，外敷白玉膏。若疮口有空腔，皮肤与新肉一时不能黏合者，可用垫棉法，加压包扎；如无效时，则应采取手术扩创。

2. 其他疗法

（1）中成药：六神丸，成人每次 10 粒，每日 3 次吞服；儿童减半量。

（2）降血糖药物：如有糖尿病者，必须使用口服降血糖药物或注射胰岛素治疗迅速控制血糖。

（3）抗生素：病情严重者应及时选用抗生素治疗。根据病情及脓液分泌物培养结果选用敏感抗生素治疗。

（4）支持疗法：全身情况较差者，应予以支持疗法，如吸氧、补液、输血，纠正电解质紊乱及低蛋白血症等。

要点五　转诊原则

有头疽脓已成者，需及时切开引流，应及时转诊。

要点六　养生与康复

1. 注意个人卫生。患病后经常保持疮周皮肤清洁，可用 2% ~ 10% 黄柏溶液或生理盐水洗涤拭净，以免脓水浸淫。

2. 切忌挤压，患在项部者可用四头带包扎；若患背疽，睡时宜侧卧；患在上肢者宜用三角巾悬吊；在下肢者宜抬高患肢，减少活动。

3. 高热时应卧床休息，并多饮开水。

要点七　健康教育

1. 注意饮食清淡，忌辛辣炙煿食品。
2. 糖尿病患者注意控制血糖。
3. 保持皮肤清洁。

细目五　丹毒

要点一　特点

丹毒是患部皮肤突然发红、色如涂丹的急性感染性疾病。本病发无定处，根据其发病部位的不同有不同病名，生于躯干部，称内发丹毒；发于头面者，称抱头火丹；发于小腿足部者，称流火；新生儿多生于臀部，称赤游丹毒。其特点是突然起病，恶寒壮热，局部皮肤忽然变赤，色如丹涂脂染，焮热肿胀，迅速扩大，边界清楚，发无定处，数日内可逐渐痊愈，但容易复发。本病西医也称丹毒，相当于急性网状淋巴管炎。

要点二　诊断

多发于小腿、颜面部。新生儿丹毒，常为游走性。发病前可有皮肤或黏膜破损、足癣等病史。

起病急，开始即有畏寒、发热、头痛、全身不适等。病变多见于下肢，表现为片状皮肤红斑、微隆起、色鲜红、中间稍淡、边界较清楚。局部有烧灼样疼痛，病变范围向外周扩展时，中央红肿消退转变为棕黄色。有的可起水疱，附近淋巴结常肿大、有触痛，但皮肤和淋巴结少见化脓破溃。病情加重时全身性脓毒症加重。

此外，丹毒经治疗好转后，可因病变复发而导致淋巴管阻塞、淋巴淤滞。下肢丹毒反复发作导致淋巴水肿，在含高蛋白淋巴液刺激下局部皮肤粗厚，肢体肿胀，甚至发展成"象皮肿"。

要点三　鉴别诊断

1. 发

局部虽红肿，但中间隆起而色深，四周较淡，边界不清，胀痛呈持续性，化脓时跳痛，大多可坏死、溃烂；全身症状没有丹毒严重，不会反复发作。

2. 接触性皮炎

有过敏物接触史。皮损以红肿、水疱、丘疹为主，伴焮热、瘙痒，多无疼痛，一般无明显全身症状。

3. 类丹毒

多发于手部，与职业有关，来势慢，范围小，症状轻，无明显全身症状。

要点四　治疗

以凉血清热、解毒化瘀为基本原则。发于头面者，需兼散风清火；发于胸腹腰胯者，需兼清肝泻脾；发于下肢者，需兼利湿清热。在内服同时应结合外敷、熏洗、砭镰等外治法。

1. 辨证论治

（1）内治

①风热毒蕴证：发于头面部，皮肤焮红灼热，肿胀疼痛，甚则发生水疱，眼胞肿胀难睁，伴恶寒发热，头痛。舌质红，舌苔薄黄，脉浮数。治宜疏风清热解毒。方用普济消毒饮加减。

②肝脾湿火证：发于胸腹腰胯部，皮肤红肿蔓延，摸之灼手，肿胀胁痛，伴口干口苦。舌质红，舌苔黄腻，脉弦滑数。治宜清肝泻火利湿。方用柴胡清肝汤、龙胆泻肝汤或化斑解毒汤加减。

③湿热毒蕴证：发于下肢，局部红赤肿胀、灼热疼痛，或见水疱、紫斑，甚至结毒化脓或皮肤坏死，可伴轻度发热，胃纳不香。舌质红，舌苔黄腻，脉滑数。反复发作，可形成大脚风。治宜利湿清热解毒。方用五神汤合萆薢渗湿汤加减。肿胀甚，或形成大脚风者，加赤小豆、丝瓜络、鸡血藤以利湿通络。

④胎火蕴毒证：发生于新生儿，多见臀部，局部红肿灼热，常呈游走性；或伴壮热烦躁，甚则神昏谵语、恶心呕吐。治宜凉血清热解毒。方用犀角地黄汤合黄连解毒汤加减。壮热烦躁，甚则神昏谵语者，加服安宫牛黄丸或紫雪丹以清心开窍。

（2）外治

①外敷：用玉露散或金黄散，以冷开水或鲜丝瓜叶捣汁或金银花露调敷，并时时湿润之。或鲜荷花叶、鲜蒲公英、鲜地丁全草、鲜马齿苋、鲜冬青树叶、绿豆芽菜等捣烂湿敷，干后调换，或以冷开水时时湿润。

②砭镰法：患处消毒后，用七星针或三棱针叩刺患部皮肤，放血泄毒，或配合拔火罐，令出恶血，任其自流，待自止后，外敷红灵丹、玉露膏。此法只适宜于下肢复发性丹毒，禁用于抱头火丹、赤游丹患者。

③切开引流：若流火结毒成脓者，可在坏死部分作小切口引流，外掺九一丹，敷红油膏。

2. 其他疗法

病情严重者可应用抗生素治疗，首选青霉素，也可选用头孢类、磺胺类、红霉素等。

要点五　转诊原则

若症状加重，高热不退，导致毒邪内陷者，应及时转诊。

要点六　养生与康复

1. 患者应卧床休息，多饮水，床边隔离。
2. 流火患者应抬高患肢30°~40°。
3. 多走、多站及劳累后容易复发，应加以注意。

要点七　健康教育

有肌肤破损者，应及时治疗，以免感染毒邪而发病。如因脚湿气导致下肢复发性丹毒者，应彻底治愈脚湿气，可减少复发。

细目六　褥疮

要点一　特点

褥疮是一种多因长期卧床，躯体重压或长期摩擦，导致皮肤破损而形成的溃疡。其特点是好发于尾骶、足跟、肘、踝、髂、肩胛等易受压和摩擦的部位，皮肤破损，疮口经久不愈。多见于半身不遂、瘫痪、长时间昏迷等久病卧床患者，尤其是伴有消渴者。西医亦称褥疮，认为其疮面多为革兰阴性菌、绿脓杆菌、大肠杆菌、厌氧菌感染所致。

要点二　诊断

多见于长时间昏迷、瘫痪、半身不遂、骨折、大面积烧伤等久病卧床患者，好发于骶尾、足跟、肘、踝、髂、肩胛等易受压和摩擦的部位。

1. 初期（红斑期）

局部持续受压部位皮肤出现红斑，暗红色，渐趋暗紫。

2. 中期（水疱期）

出现水疱或皮损，皮下组织肿胀，暗红皮肤随着继续受压范围而增大，局部出现硬结块。

3. 后期（溃疡期）

迅速变成黑色坏死皮肤，与周围形成明显分界，周围肿势平塌散漫，少有滋水，坏死皮肤与正常皮肤分界处渐液化溃烂，形成环状溃烂区，滋水、腐烂自环周向坏死皮肤下方扩大，使死皮脱落，形成巨大溃疡面。溃疡初呈腐烂状，有脓液，可深及筋膜、肌层、骨膜、关节，出现广泛的皮下组织潜行腔隙和窦道，后腐烂组织渐渐脱落，出现红色肉芽。若染毒成脓，则组织坏死迅速，脓水淋漓，相应部位并发臖核疼痛，诱发内陷而危及生命。

随着病情进展，可出现精神萎靡、神疲体倦、饮食不思等全身症状。

要点三　鉴别诊断

1. 痈

是一种发生于皮肉之间的急性化脓性疾患，多发生于颈部、腋下、脐部、臀部等不同部位，但并非是易压迫及受摩擦的部位。

2. 丹毒

起病突然，局部皮肤变赤，色如涂丹，焮热肿胀，并迅速向周围蔓延，伴有高热、寒战等全身症状。

要点四　治疗

以补益气血，和营托毒为原则。

1. 辨证论治

（1）内治

①气滞血瘀证：褥疮早期，局部皮肤出现褐色红斑，继而紫暗红肿或有破损，苔脉随原发疾病而异。治宜理气活血，疏通经络。方用血府逐瘀汤加减。气虚者，加党参、黄芪；气滞者，加玄胡索、枳壳。

②蕴毒腐溃证：褥疮溃烂，腐肉及脓水较多，或有恶臭，重者溃烂可深及筋骨，四周漫肿，伴有发热或低热，口苦且干，形神萎靡，不思饮食等。舌质红，舌苔少，脉细数。治宜益气养阴，利湿托毒。方用生脉散、透脓散合萆薢渗湿汤加减。脓腐较多者，加银花、败酱草、浙贝母。

③气血两虚证：疮口腐肉难脱，或腐肉虽脱，但新肉不生，或新肌色淡不红，愈合迟缓。伴面色㿠白，精神萎靡，神疲乏力，纳差食少。舌质淡，苔少，脉沉细无力。治宜大补气血，托毒生肌。方用托里消毒散加减。腐肉未清或低热，口干等余毒未清者，加夏枯草、金银花、连翘等；若阴虚内热者，加麦门冬、玄参、地骨皮、鳖甲等。

（2）外治

①初起：红斑未溃者，外搽红灵酒或4%红花酊，或外扑三石散或滑石粉，局部按摩，或红外线照射，每天2次。

②溃后：创面撒九一丹，外盖红油膏纱布，腐尽后用白玉膏掺生肌散外敷。如有坏死组织，可适当修除；如渗液较多者，可用10%黄柏溶液湿敷。

2. 其他疗法

病情较重者，可根据创面分泌物培养结果选用敏感有效抗生素治疗。

要点五　转诊原则

创面未愈者要及时转诊。

要点六　养生与康复

1. 注意保持皮肤清洁、干燥。
2. 加强饮食营养，促进创面愈合。

要点七　健康教育

对截瘫、中风、大面积烧伤、重病久病卧床不起的患者，应加强受压部位的皮肤护理，注意保护皮肤清洁及干燥，定时更换体位。明显消瘦者，臀部、肢体接触处以及其他骨骼隆起易受压处，应垫以棉垫或棉圈，避免受压。

（陈红风）

第二单元　常见乳房疾病

细目一　常见乳房疾病概论

要点一　病因病机

乳房疾病的发生，主要由于肝气郁结，或胃热壅滞，或肝肾不足，或乳汁蓄积，或痰瘀凝结，或外邪侵袭等，影响相关脏腑、经脉的生理功能而产生病变。

化脓性乳房疾病，多由乳头破碎或凹陷畸形、感染邪毒；或嗜食厚味、脾胃积热；或情志内伤、肝气不舒，以致乳汁郁滞，排泄障碍，或痰浊壅滞，郁久化热，热盛肉腐而成脓肿。

肿块性乳房疾病，多因忧思郁怒，肝脾受损，气滞痰凝；或肝肾不足，冲任失调，气血运行失常，导致气滞、血瘀、痰凝，阻滞乳络而成。

要点二　乳房肿块的检查方法

乳房检查的体位可采用坐位或仰卧位。

1. 望诊

病员端坐，将两侧乳房完全显露。注意乳房的形状、大小是否对称；乳房表面有无突起或凹陷；乳头的位置有无内缩或抬高；乳房皮肤有无发红、水肿，或橘皮样、湿疹样改变等；乳房浅表筋脉是否怒张；乳房皮肤如果有凹陷可让病人两臂高举过头，或用手抬高整个乳房，则可使凹陷部分更为明显。

2. 触诊

坐位与卧位相结合，根据需要选择。应先检查健侧乳房，再检查患侧，以便对比。正确的检查方法是四指并拢，用指腹平放在乳房上轻柔触摸，切勿用手指去抓捏，否则会将捏起的腺体组织错误地认为是乳腺肿块。其顺序是先触按整个乳房，然后按照一定次序触摸乳房的四个象限：内上、外上（不要遗漏腺尾部）、外下、内下象限，继而触摸乳晕部，挤压乳头注意有无液体从乳窍溢出。最后触摸腋窝、锁骨下及锁骨上区域。

3. 触诊时应注意几个问题

（1）发现乳房内有肿块时，应注意肿块的位置、数目、形状、大小、质地、边界、表面情况、活动度及有无压痛。

（2）肿块是否与皮肤粘连。

（3）检查乳房的时间，最好选择在月经来潮的第 7 ~ 10 天。

（4）确定一个肿块的性质，还需要结合年龄、病史及其他辅助检查结果。触诊的准确性取决于经验、手感、正确的检查方法等。

要点三　常用的辅助检查项目

1. X 线检查

常用钼靶 X 线摄片。典型乳腺癌 X 线表现为密度增高的肿块影，边界不规则，或有毛刺征；颗粒细小、密集的钙化点也是乳腺癌的可疑征象之一。

2. B 超检查

属无损伤性检查，可反复应用，主要鉴别肿块是囊性还是实质性。观察肿块及周围血流情况，有助于判断肿块的性质。

3. 病理检查

肿块可用细针穿刺细胞学检查。对疑为乳腺癌者，也可将肿块连同周围乳腺组织一并切除，作快速冰冻切片，或 X 线或 B 超引导下空心针定位穿刺活检，而不主张作肿瘤切取活检。有乳头溢液者，可作溢液涂片细胞学检查。乳头糜烂疑为湿疹样乳腺癌时，可作乳头糜烂部刮片或印片细胞学检查。

细 目 二　乳 癖

要点一　特点

乳癖是乳腺组织的既非炎症也非肿瘤的良性增生性疾病。相当于西医的乳腺增生病。其特点是单侧或双侧乳房疼痛并出现肿块，乳痛和肿块与月经周期及情志变化密切相关。乳房肿块大小不等，形态不一，边界不清，质地不硬，推之活动。

要点二　诊断

多发生于 25 ~ 45 岁妇女。

乳房疼痛以胀痛为主，或为刺痛或牵拉痛。疼痛常在月经前加剧，月经后减轻，或随情绪波动而变化，痛甚者不可触碰，行走或活动时也有乳痛。乳痛主要以乳房肿块处为甚，常涉及胸胁部或肩背部。可伴有乳头疼痛或瘙痒。

乳房肿块可发生于单侧或双侧，大多位于乳房的外上象限，也可见于其他象限。肿块的大小不一，肿块的质地中等或质硬不坚，表面光滑或颗粒状，推之活动，大多伴有压痛。

乳房肿块可于经前期增大变硬，经后稍见缩小变软。个别患者挤压乳头可有多孔溢出浆液样或乳汁样或清水样的液体。

常可伴有月经失调，心烦易怒等。

要点三　鉴别诊断

乳岩

常无意中发现肿块，按压不痛，肿块质地坚硬如石，表面高低不平，边缘不规整，常与皮肤粘连，活动度差，患侧淋巴结可肿大，后期肿块溃破呈菜花样。

要点四　治疗

1. 辨证论治

（1）内治

①肝郁痰凝证：多见于青壮年妇女。乳房肿块随喜怒消长，伴有胸闷胁胀，善郁易怒，失眠多梦，心烦口苦。苔薄黄，脉弦滑。治宜疏肝解郁，化痰散结。方用逍遥蒌贝散加减。

②冲任失调证：多见于中年妇女。乳房肿块月经前加重，经后缓减。伴有腰痠乏力，神疲倦怠，月经失调，量少色淡，或闭经。舌淡，苔白，脉沉细。治宜调摄冲任。方用二仙汤合四物汤加减。

（2）外治

中药局部外敷于乳房肿块处，如用阳和解凝膏掺黑退消或桂麝散盖贴，或以生白附子或鲜蟾蜍皮外敷，或用大黄粉以醋调敷。若对外敷药过敏者应忌用。

要点五　转诊原则

如诊断不明确，或怀疑有恶变倾向者，需及时转诊。

要点六　养生与康复

1. 应保持心情舒畅，情绪稳定。
2. 应适当控制脂肪类食物的摄入。
3. 及时治疗月经失调等妇科疾患和其他内分泌疾病。

要点七　健康教育

1. 定期进行乳房检查，必要时配合辅助检查。

2. 避免进食含有雌激素的保健品。

细目三 乳核

要点一 特点

乳核是发生在乳房部最常见的良性肿瘤。相当于西医的乳腺纤维腺瘤。其特点是好发于 20～25 岁青年妇女，乳中结核，形如丸卵，边界清楚，表面光滑，推之活动。

要点二 诊断

多发于 20～25 岁女性，其次是 15～20 岁和 20～30 岁。肿块常单个发生，也可见多个在单侧或双侧乳房内同时或先后出现。形状呈圆形或椭圆形，直径大多在 0.5～5cm 之间，边界清楚，质地坚实，表面光滑，按之有硬橡皮球之弹性，活动度大，触诊常有滑脱感。肿块一般无疼痛感，少数可有轻微胀痛，但与月经无关。一般生长缓慢，妊娠期可迅速增大，应排除恶变可能。

要点三 鉴别诊断

本病当与乳岩、乳癖相鉴别，参见相应章节。

要点四 治疗

对单发纤维腺瘤的治疗以手术切除为宜，对多发或复发性纤维腺瘤可试用中药治疗，可起到控制肿瘤生长，减少肿瘤复发，甚至消除肿块的作用。

1. **辨证论治**

（1）内治

①肝气郁结证：肿块较小发展缓慢，不红不热，不觉疼痛，推之可移，伴胸闷叹息。舌质正常，苔薄白，脉弦。治宜疏肝解郁，化痰散结。方用逍遥散加减。

②血瘀痰凝证：肿块较大，坚硬木实，重坠不适，伴胸闷牵痛，烦闷急躁，或月经不调、痛经等。舌质暗红，苔薄腻，脉弦滑或弦细。治宜疏肝活血，化痰散结。方用逍遥散合桃红四物汤加山慈菇、海藻。月经不调兼以调摄冲任。

（2）外治

阳和解凝膏掺黑退消外贴，7 天换药 1 次。

2. **其他疗法**

一般应作手术切除，尤其是绝经后或妊娠前发现肿块者，或服药治疗期间肿块继续增大者。术后均需作病理检查，有条件应及时做冰冻切片检查。

要点五 转诊原则

建议手术者应及时转诊。

要点六　养生与康复

1. 调摄情志，避免郁怒。
2. 定期检查，发现肿块及时诊治。

要点七　健康教育

适当控制厚味炙煿食物。

细目四　乳痈

要点一　特点

乳痈是发生在乳房的最常见的急性化脓性疾病。相当于西医的急性化脓性乳腺炎。其临床特点是乳房结块，红肿热痛，溃后脓出稠厚，伴恶寒发热等全身症状。好发于产后1个月以内的哺乳妇女，尤以初产妇为多见。发生于哺乳期的称"外吹乳痈"，占到全部病例的90%以上；发生于妊娠期的称"内吹乳痈"，临床上较为少见；不论男女老少，在非哺乳期和非妊娠期发生的称为"不乳儿乳痈"，则更少见。

要点二　诊断

1. 外吹乳痈

多见于产后未满月的哺乳期妇女，尤其是初产妇。

初起　常先有乳头皲裂，哺乳时乳头刺痛；或有乳管阻塞，乳汁排出不畅，导致乳汁郁积，发生乳房局部肿胀疼痛，结块或有或无，皮色微红或不红，皮肤微热或不热。常伴有恶寒发热，头痛骨楚，或胸闷不舒，纳少呕吐，大便干结等。此时若治疗适当，2～3日内乳汁排出通畅，热退肿消痛减，可获消散。

成脓　乳房结块逐渐增大，局部疼痛加重，或有鸡啄样疼痛，焮红灼热，伴同侧腋窝淋巴结肿大压痛。伴壮热不退，口渴喜饮，大便秘结，小便短赤，舌质红，舌苔黄腻，脉洪数，势在酿脓。约至第10天左右，结块中央变软，按之应指；若病位深在，常需穿刺确诊；若脓蚀乳管，乳窍可有脓液流出。

溃后　脓出通畅，多能肿消痛减，身热渐退，疮口逐渐愈合。若治疗不当可能形成袋脓，或传囊乳痈。亦有溃后乳汁从疮口溢出，形成乳漏。

2. 内吹乳痈

多见于妊娠后期。初起乳房结块肿痛，皮色不变，病情较外吹乳痈轻，但不易消散，化脓亦慢，约需1个月左右。病程较长，有时须待分娩后才能收口。

3. 不乳儿乳痈

大多与外吹乳痈临床表现相似，但发生于非哺乳期、非妊娠期，相对而言病情最轻，易消、易脓、易敛。

要点三　鉴别诊断

1. 粉刺性乳痈

多发生于非哺乳期及非妊娠期，大部分患者伴有先天性乳头凹陷畸形，乳头常有白色脂质样分泌物溢出。初起肿块多位于乳晕部，红肿热痛程度较轻，溃后脓液中夹有粉渣样物质，不易收口，可反复发作，形成乳漏。全身症状亦较乳痈为轻。

2. 乳岩（炎性乳腺癌）

多见于中青年妇女，尤其是在妊娠期或哺乳期。患乳迅速肿胀变硬，常累及整个乳房的1/3以上，尤以乳房下半部为甚。病变局部皮肤呈暗红或紫红色，毛孔深陷呈橘皮样，局部不痛或轻度压痛。同侧腋窝淋巴结明显肿大，质硬固定。一般无恶寒发热等全身症状，抗炎治疗无效。本病进展较快，预后不良。

要点四　治疗

1. 辨证论治

（1）内治

①气滞热壅证：乳房肿胀疼痛，结块或有或无，皮色不变或微红，排乳不畅。伴有恶寒发热，头痛骨楚，胸闷泛恶，食欲不振，大便秘结等。舌质正常或红，苔薄白或薄黄，脉浮数或弦数。治宜疏肝清胃，通乳消肿。方用瓜蒌牛蒡汤加减。

②热毒炽盛证：乳房肿痛加重，结块增大，皮肤焮红灼热，继之结块中软应指；或切开排脓后引流不畅，红肿热痛不消，有"传囊"现象，伴壮热不退，口渴喜饮。舌质红，苔黄腻，脉洪数。治宜清热解毒，托里透脓。方用五味消毒饮或瓜蒌牛蒡汤合透脓散加减。

③正虚毒恋证：溃脓后乳房肿痛虽轻，但疮口流脓清稀，淋漓不尽，日久不愈；或乳汁从疮口溢出，形成乳漏。伴面色少华，神疲乏力，或低热不退，食欲不振。舌质淡，苔薄，脉弱无力。治宜益气和营，托毒生肌。方用托里消毒散加减。

④胎旺郁热证：发生于妊娠期，乳房肿痛结块，皮色不红或微红，可伴恶寒发热，头痛骨楚，胸闷不舒，纳少呕吐，大便干结。舌质红，苔薄白或薄黄，脉弦数。治宜疏肝清胃，理气安胎。方用偏于热盛者，方用橘叶散加苏梗、苎麻根等；偏于气滞胎旺者，方用逍遥散加橘叶、蒲公英、苏梗等。

⑤气血凝滞证：大量使用抗生素或过用寒凉中药后，乳房结块，质硬不消，微痛不热，皮色不变或暗红，日久不消。无明显全身症状。舌质正常或瘀紫，苔薄白，脉弦涩。治宜疏肝活血，温阳散结。方用四逆散加鹿角片、桃仁、白芷、丹参等。

（2）外治

①初起：外吹乳痈初起因乳汁淤积而局部肿痛者，可用按摩法。若乳房焮红漫肿者，或已成脓者禁用。也可用公丁香研细末，用棉球包好塞鼻；或鲜芫花根皮洗净捣烂，搓成细长条塞鼻。乳房红肿之处可用金黄散或玉露散或双柏散，用冷开水或金银花露或鲜菊花叶、鲜蒲公英等捣汁调敷；或金黄膏或玉露膏外敷；或仙人掌适量去刺捣烂外敷。皮色微红或不红者，可用冲和膏外敷。

②成脓：宜切开排脓。在乳房部切口宜循乳络方向呈放射状，在乳晕部宜在乳晕旁作弧形切口，以免损伤乳络而形成乳漏；切口位置宜取低位，以免袋脓。也可用针吸穿刺抽脓或用火针放脓。

③溃后：药线蘸八二丹或九一丹引流，外敷金黄膏。袋脓者或乳汁溢出者宜用垫棉法。脓腔较大，或切开创口渗血较多时，可用红油膏纱布填塞脓腔，1～2 天后改用药线引流。待脓净仅流黄稠滋水时，改用生肌散、红油膏盖贴。

④传囊：若红肿疼痛按初起处理。若局部已成脓应指，宜再作一辅助切口或拖线引流。

2. 其他疗法

（1）抗生素：出现热毒内攻脏腑之危象时可加用，首选青霉素类，或根据细菌培养结果选用。

（2）针灸：适用于乳痈初起。取肩井、膻中、足三里、列缺、膈俞、血海等穴，用泻法，留针 15～20 分钟，每日 1 次。

（3）回奶：用麦芽、山楂各 60g，或生枇杷叶 15g（包）煎汤代茶，外敷皮硝。酌情使用苯甲酸雌二醇 2mg，肌肉注射，每日 2 次，连续 3 天；或溴隐亭 2.5 mg，口服，每日 2 次，连续 3～7 天。

要点五　转诊原则

若溃后形成袋脓者需要切开扩创者，或出现热毒内攻脏腑的危象者，需及时转诊。

要点六　养生与康复

1. 妊娠后期常用温水清洗乳头，或用 75% 酒精擦洗乳头，并及早纠正乳头内陷。

2. 培养良好的哺乳习惯，注意乳头清洁。每次哺乳后排空乳汁，防止淤积。如有乳房结块，应顺乳络方向按摩，或配合理疗，促进结块消散。

3. 及时治疗乳头破碎及身体其他部位的化脓性疾病，并保持乳儿口腔清洁，积极防治口腔炎。

4. 保持心情舒畅。忌食辛辣炙煿之品，不过食膏粱厚味。

5. 患乳用三角巾或乳罩托起，减少疼痛，防止袋脓。

6. 若体温过高（≥38.0℃），或乳汁色黄，应停止哺乳，但必须用吸奶器吸尽乳汁。

要点七　健康教育

断奶时应先减少哺乳次数，使泌乳量逐渐减少。

细目五　乳岩

要点一　特点

乳岩是指乳房部的恶性肿瘤。相当于西医的乳腺癌。其特点是乳房部出现无痛，无热，皮色不变，而质地坚硬的肿块，推之不移，表面不光滑，凹凸不平，或乳头溢血，晚期溃烂，凹如泛莲。是女性最常见的恶性肿瘤之一。无生育史或无哺乳史的妇女、月经过早来潮或绝经期愈晚的妇女、有乳腺癌家族史的妇女，乳腺癌的发病率相对较高。

要点二 诊断

发病多见于 40~60 岁妇女。

1. 一般类型乳腺癌

常为乳房内无痛肿块，边界不清，质地坚硬，表面不光滑，不易推动，常与皮肤粘连，出现病灶中心酒窝征，个别可伴乳头溢液。后期随着癌肿逐渐增大，产生不同程度疼痛，皮肤可呈橘皮样水肿、变色；病变周围可出现散在的小肿块，状如堆栗；乳头内缩或抬高，偶可见到皮肤溃疡。晚期，乳房肿块溃烂，疮口边缘不整齐，中央凹陷似岩穴，有时外翻似菜花，时渗紫红血水，恶臭难闻。癌肿转移至腋下及锁骨上时，可触及散在、数目少、质硬无痛的肿物，以后渐大，互相粘连，融合成团，继而形体消瘦，面色苍白，憔悴等恶病质貌。

2. 特殊类型乳腺癌

（1）炎性癌：临床少见，多发于青年妇女，半数发生在妊娠或哺乳期。起病急骤，乳房迅速增大，皮肤水肿、充血，发红或紫红色、发热，但没有明显的肿块可扪查到。较早出现腋窝部、锁骨上淋巴结肿大，对侧乳房易被侵及。预后多不良。

（2）湿疹样癌：临床较少见，临床表现像慢性湿疹，乳头和乳晕的皮肤发红，轻度糜烂、潮湿，有时覆盖着黄褐色的鳞屑状痂皮。病变的皮肤甚硬，与周围分界清楚。多数患者感到奇痒，或有轻微灼痛。以后病变蔓延到乳晕以外皮肤，色紫而硬，乳头凹陷。甚至溃破出血，乳头蚀落，乳房内可出现坚硬的肿块。

要点三 鉴别诊断

1. 乳癖

好发于 25~45 岁女性。月经期乳房疼痛，胀大，有大小不等的结节状或片块状肿块，边界不清，质地柔韧，常为双侧性。肿块和皮肤不粘连。

2. 乳核

多见于 20~25 岁的女性，肿块多发生于一侧，形如丸卵，表面坚实光滑，边界清楚，活动度好，可推移。病程进展缓慢。

3. 乳痨

好发于 20~40 岁女性，肿块可 1 个或数个，质坚实，边界不清，和皮肤粘连，肿块成脓时变软，溃破后形成瘘管，经久不愈。

要点四 治疗

早期诊断是乳岩治疗的关键。原则上以手术治疗为主。中医药治疗多用于手术后患者或晚期患者，对放、化疗等有减毒增效作用，可提高病人生存质量，或延长生存期。

1. 辨证论治

（1）内治

①肝郁痰凝证：情志抑郁，或性情急躁，胸闷胁胀，或伴经前乳房作胀或少腹作胀。乳房部肿块皮色不变，质硬而边界不清。苔薄，脉弦。治宜疏肝解郁，化痰散结。方用神效瓜蒌散合开郁散加减。

②冲任失调证：经事紊乱，素有经前期乳房胀痛。或婚后从未生育，或有多次流产史。乳房结块坚硬。舌淡，苔薄，脉弦细。治宜调摄冲任，理气散结。方用二仙汤合开郁散加减。

③正虚毒炽证：乳房肿块扩大，溃后愈坚，渗流血水，不痛或剧痛。精神萎靡，面色晦暗或苍白，饮食少进，心悸失眠。舌紫或有瘀斑，苔黄，脉弱无力。治宜调补气血，清热解毒。方用八珍汤加半枝莲、白花蛇舌草、石见穿、露蜂房等清热解毒之品。

④气血两亏证：多见于癌肿晚期或手术、放化疗后，病人形体消瘦，面色萎黄或㿠白，头晕目眩，神倦乏力，少气懒言，术后切口皮瓣坏死糜烂，时流渗液，皮肤灰白，腐肉色暗不鲜。舌质淡，苔薄白，脉沉细。治宜补益气血，养心安神。方用香贝养荣汤加味。

⑤脾虚胃弱证：手术或放化疗后，食欲不振，神疲肢软，恶心欲呕，肢肿怠倦。治宜健脾和胃，方用参苓白术散或理中汤加减。

⑥气阴两虚证：多见于手术、放疗或化疗后，形体消瘦，气短自汗或潮热盗汗，口干欲饮，纳谷不馨，夜寐易醒。舌红少苔，脉细或细数。治宜益气健脾，养阴清热。方用生脉散加减。

⑦邪毒旁窜证：多见于晚期或手术、放疗或化疗后，形体消瘦，神疲乏力。局部或对侧乳房皮肤结节，质硬不移；或骨骼持续性疼痛，如针扎锥刺，行动不便；或胸痛，咳嗽，痰中带血或咯血；或腹胀，面目俱黄，胁痛腹胀，纳少呕恶，溲赤便结；或头痛，呕吐，神昏目糊，抽搐甚者昏迷。治宜扶正祛邪，化浊解毒。方用随证选用调元肾气丸加减；六味地黄汤合百合固金汤加减；茵陈汤合当归芍六君汤加减；羚羊钩藤饮加减。常加半枝莲、蛇舌草、蛇六谷、龙葵、干蟾皮等。

（2）外治

适用于不适宜手术者。初起用阿魏消痞膏外贴；溃后用海浮散或冰狮散、红油膏外敷；坏死组织脱落后，改用生肌玉红膏、生肌散外敷。

2. 其他疗法

（1）西医西药：可根据病情配合化疗、放疗、内分泌治疗。或采用新辅助化疗、放疗、内分泌治疗。

（2）中成药：西黄丸，每次3克，每日2次；小金丹，每次0.6克，每日2次。

要点五　转诊原则

本病属于恶性肿瘤，一旦发现，需及时转诊，使患者早日接受系统规范治疗。

要点六　养生与康复

1. 普及防癌知识宣传，推广和普及乳房自我检查。

2. 重视乳腺癌高危人群的定期检查。

3. 积极治疗乳腺良性疾病。

要点七　健康教育

1. 保持心情舒畅，注意劳逸结合。

2. 注意饮食清淡，减少摄入高脂肪食物。

3. 避免进食含雌激素的保健品。

（裴晓华）

第三单元　泌尿男科疾病

细目一　泌尿男科疾病概论

要点一　病因病机

泌尿男科疾病的产生，是因各种致病因素导致脏腑功能失常，以及气血凝滞、经络阻隔、痰浊结聚而引起的。以下仅简述其病机变化。

1. 六淫之邪

以湿、热、寒邪较为多见，而且常相兼为患。

（1）湿：邪壅肝络，或湿热下注则可壅滞成痈，或湿浊下注膀胱，则生尿浊，内留滞络成水疝。

（2）热：如外感热邪，热灼膀胱，血络受损，则血尿而痛。

（3）寒：若寒滞肝经，经脉气血运行受阻，轻则可出现少腹胀痛，睾丸坠胀，重则可致寒疝阴冷、阴缩等症。

2. 脏腑功能失调

（1）心：心火亢盛，移热小肠，表现为心烦舌糜，小便短赤，发为热淋；心火亢盛，灼伤血络，迫血妄行，下出阴窍，则为血淋、尿血；若心火下劫，肾水妄动，或心火亢旺，肾水不济，心肾不交，可出现精浊、血精等。

（2）肝：玉茎为宗筋所聚，若肝郁疏泄失职，筋失其养，可发生阳痿。肝脉络阴器，肝失疏泄，气滞血瘀，水液不行，湿热浊精阻于肝经，可致子痈、囊痈、水疝、癃闭等。

（3）脾：脾虚不能运化水液，水液积聚，可形成水疝；湿聚成痰，滞于阴茎，则发为阴茎痰核；蓄于膀胱，则为癃闭。脾虚不摄，水精下流，则发为尿浊；脾不统血，可致血尿。

（4）肺：若肺失宣降，影响水液代谢，水道不利，可发生癃闭。肺气虚弱，不能制下，可发生小便失禁或遗尿。

（5）肾：肾精亏损，阴虚生内热，故见遗精早泄；火扰精室而为精浊，灼伤血络可出现血精、尿血；肾阳不足，精关不固，可致白浊、遗精、早泄。

3. 邪毒内侵

若房事不洁，湿热毒邪内侵，可致梅毒、淋证等病。

4. 药物损害

若药物使用不当，或长期大量使用，也可导致男性生殖系疾病。

5. 跌仆损伤

外阴受伤，瘀血阻络，气血痹阻，阴茎失养可造成阳痿；或络损血溢，聚于阴囊、肾子，则成血疝。

要点二　男性疾病的检查方法

1. 阴茎检查

主要是观察阴茎的大小、形态，有无畸形，包皮的长短，有无包皮垢积留和包茎，有无外伤、炎症、肿物；尿道口位置、大小数目，有无异位排尿口，尿道口有无分泌物、出血，尿道有无压痛、肿块、硬结等。

2. 阴囊及其内容物检查

应注意阴囊大小、皮色、形状，有无空虚，有无水肿、血肿、阴囊肿大，有无溃疡、窦道、肿物、尿外渗等情况。检查阴囊宜采取立位，使精索静脉曲张、交通性鞘膜积液和疝气易于显现。触诊时应面对患者，四指在后，拇指在前，将阴囊内容物置于中间进行触摸。

正常睾丸左侧略低于右侧，光滑，有弹性，轻压之有酸痛感。睾丸体积正常为 12 ~ 25ml，小于 12ml 表示睾丸体积变小。肿块在睾丸内，质硬，用手托起较对侧沉重，应怀疑睾丸肿瘤。急性睾丸炎时，睾丸明显肿大并有压痛。

附睾附于睾丸内后侧，上端为附睾头，下端为附睾尾，中间为附睾体。急性附睾炎，附睾肿大、疼痛，伴高热。慢性附睾炎，附睾增粗或触及结节，有轻度触痛，但无全身症状。附睾结核多在附睾尾部，少数在附睾头部，触及不规则硬结，严重者，病变累及整个附睾，也可延及睾丸或阴囊皮肤。附睾硬结肿物，在头部多为精液囊肿，在尾部多为附睾炎、结核，附睾肿瘤罕见。

精索、输精管应检查其有无增粗、结节或触痛。

3. 前列腺和精囊检查

检查前列腺的大小、形态、硬度，表面是否光滑，有无结节或压痛。正常精囊一般不易被触及。如有急性炎症时，则精囊肿大，有压痛。精囊前列腺结核时，精囊可触及结节。前列腺癌累及精囊时，精囊可触到肿物或硬块。

前列腺、精囊检查需经肛门指诊进行。排空尿液后，采用膝胸位，或侧卧位和仰卧位检查。先检查前列腺、精囊，然后手指旋转 360°，检查直肠和肛门。还应检查直肠内有无炎症或肿瘤。最后检查肛门括约肌张力有无减低。

细目二　慢性前列腺炎

要点一　特点

慢性前列腺炎是临床常见病、多发病，其特点是发病缓慢、病情顽固、反复发作、缠绵难愈。中医称之为"精浊"。

要点二　诊断

1. 临床表现

（1）排尿症状：尿频、尿急、尿痛，排尿时尿道灼热或不适。晨起时尿道口有少量稀薄乳白色分泌物，排尿终末或大便时尿道排出乳白色液体（精浊）。合并精囊炎时，可有血精。

（2）骨盆区疼痛：会阴部、下腹部、外阴部隐痛不适，有时腰骶部、耻骨上区、腹股沟区等也有隐痛不适。

（3）性功能减退：可有遗精、早泄、阳痿或射精痛。

（4）精神神经症状：出现头晕、头胀、乏力、疲惫、失眠、情绪低落、疑虑焦急等。

2. 直肠指诊

前列腺呈饱满、增大、质软、轻度压痛。病程长者，前列腺缩小、质硬、不均匀、有小硬结。

3. 实验室检查

前列腺按摩液（EPS）镜检白细胞增多，卵磷脂小体减少或消失。前列腺液培养可能有致病菌生长。

要点三　鉴别诊断

1. 慢性子痈

阴囊、腹股沟部隐痛不适，类似慢性前列腺炎。但慢性子痈附睾部可扪及增粗的结节。

2. 精癃

仅在老年人群中发病，尿频且伴排尿困难，残留尿增多。B超、肛门指诊检查可进行鉴别。

3. 血精

慢性精囊炎可伴有慢性前列腺炎，除有类似前列腺炎症状外，还有血精及射精疼痛的特点。

要点四　治疗

1. 辨证论治

（1）内治

①湿热蕴结证：尿频，尿急，尿痛，尿道有灼热感，排尿或大便时尿道有白浊溢出，会阴、腰骶、睾丸、少腹坠胀疼痛。苔黄腻，脉滑数。治宜清热利湿。方用八正散或龙胆泻肝汤加减。

②气滞血瘀证：病程较长，少腹、会阴、睾丸、腰骶部坠胀不适、疼痛，有排尿不净之感；或有血尿、血精。舌暗或有瘀斑、瘀点，苔白或薄黄，脉沉涩。治宜活血祛瘀，行气止痛。方用前列腺汤加减。

③阴虚火旺证：排尿或大便时尿道有白浊滴出，尿道不适，遗精或血精，阳事易兴；腰膝酸软，头昏眼花，五心烦热，失眠多梦。舌红少苔，脉细数。治宜滋阴降火。方用知柏地黄汤加减。

④寒凝肝脉证：会阴、腰骶部坠胀酸痛，少腹及睾丸抽痛，阴囊湿冷，尿后余沥或有白色分泌物滴出，或见阳痿、早泄、遗精、射精困难或难射精，前列腺硬小，前列腺液不易取出；伴手足不温，腰膝酸软，小便频数。舌淡，苔薄白，脉沉细。治宜温肝散寒，活血通滞。方用暖肝煎、天台乌药散加减。

⑤肾阳虚损证：多见于中年人，排尿淋漓，腰膝酸痛无力，甚或稍劳后即尿道有白浊溢出；阳痿早泄，头昏神疲，形寒肢冷。舌淡胖，苔白，脉沉细。治宜温肾固精。方用济生肾气丸或金锁固精丸合右归丸加减。

（2）外治

①灌肠：湿热蕴结或气滞血瘀证者，可采用金黄散 15～30g，山芋粉或藕粉适量，水 200ml，调煮成薄糊状，微冷后（43℃）保留灌肠，每日 1 次。

②坐浴：葱归溻肿汤坐浴，每次 20 分钟，每日 2～3 次；亦可用温水坐浴，每次 20 分钟，每日 2 次。

③栓剂：野菊花栓或前列安栓或解毒活血栓，塞入肛门内约 3～4cm，每次 1 枚，每日 2 次。

2. 其他疗法

（1）西药：可酌情选用抗生素、α-受体阻滞剂和非甾体类消炎药。

（2）理疗：局部超短波透热，或局部有效抗生素离子透入治疗，有生育要求者慎用。

要点五　转诊原则

急性前列腺炎发生脓毒败血症或前列腺脓肿形成时及时转诊。

要点六　养生与康复

1. 有急性炎症表现时禁忌前列腺按摩，以免炎症扩散。

2. 急性期忌房事，慢性者建议合理的性生活。

3. 禁酒，忌过食肥甘及辛辣炙煿食物。

4. 保持乐观情绪，树立起战胜疾病的信心。

要点七　健康教育

1. 慢性前列腺炎是男性常见疾病，应以预防为主。
2. 生活规律，劳逸结合，多参加体育锻炼，但不要久坐或骑车时间过长。
3. 平时多饮水，形成健康的生活习惯。

细目三　前列腺增生症

要点一　特点

前列腺增大伴有下尿路症状及膀胱出口梗阻者称为良性前列腺增生症。是一种发生在男子的前列腺异常增生的疾病，过去曾经称为"良性前列腺肥大"。其特点是尿频、夜尿次数增多，伴见不同程度的排尿困难，可发生尿潴留。属中医"癃闭"范畴，也称之为"精癃"。

要点二　诊断

1. 症状

多见于 55 岁以上老年男性患者。逐渐出现进行性尿频，以夜间为明显，并伴有排尿困难，尿线变细。部分患者由于尿液长期不能排尽，致膀胱残留余尿增多而出现假性尿失禁。在病变过程中，常因受寒、劳累、房室过度、过食辛辣刺激、憋尿、便秘等，而突然发生排尿困难，甚至尿闭，膀胱胀痛，辗转不安。严重者可引起双肾积水而出现肾功不全的一系列症状。有的患者可并发尿路感染、膀胱结石、疝气或脱肛等。

2. 直肠指诊

前列腺有不同程度的增大，表面光滑而无结节，边缘清楚，中等硬度而富有弹性，中央沟变浅或消失。

3. 实验室及其他检查

包括尿常规、血清 PSA、超声及尿流率检查。

要点三　鉴别诊断

1. 前列腺癌

两者发病年龄相似，且可同时存在。前列腺癌发病部位多在前列腺后叶，故早期下尿路梗阻症状不明显。后期其膀胱出口阻塞症状与前列腺增生症几乎无差别。前列腺癌直肠指诊前列腺早期扪得不规则、无弹性的硬结；前列腺特异抗原（PSA）等出现异常；可同时有骨转移、淋巴转移及全身恶病质等症状。最后还须前列腺穿刺活体组织检查证实。

2. 神经源性膀胱功能障碍常有与神经系统有关的疾病

如脑血管疾病、糖尿病、帕金森病等，以及曾长期应用与排尿有关的药物的病史；除排尿功能障碍外，常有大便功能及性生活方面的异常；神经系统检查常有会阴部感觉减退，咳嗽时肛门括约肌无收缩，肛门括约肌张力减退或不能随意收缩，球海绵体肌反射消失。尿流动力学及膀胱尿道镜检查对鉴别很有帮助。

要点四　治疗

以活血利尿为基本治法。病情加重或出现并发症时，应采用中西医综合疗法。

1. 辨证论治

（1）内治

①湿热下注证：小便频数黄赤，尿道灼热或涩痛，排尿不畅，甚或点滴不通，小腹胀满，或大便干燥，口苦口黏。舌质暗红，苔黄腻，脉滑数或弦数。治宜清热利湿，消癃通闭。方用八正散加减。

②脾肾气虚证：尿频，滴沥不畅，尿线细甚或夜间遗尿或尿闭不通，小腹坠胀，神疲乏力，少气懒言，纳谷不香，面色无华，便溏脱肛。舌淡，苔白，脉细无力。治宜补脾益气，温肾利尿。方用补中益气汤加菟丝子、肉苁蓉、补骨脂、车前子等。

③气滞血瘀证：小便不畅，尿线变细或点滴而下，或尿道涩痛，或小便闭塞不通，努责方出或点滴全无，小腹胀满隐痛，偶有血尿。舌质黯或有瘀点瘀斑，苔白或薄黄，脉弦或涩。治宜行气活血，通窍利尿。方用沉香散加减。伴血尿者，酌加大蓟、小蓟、参三七；瘀甚者，可加蛴螂虫。或用代抵当汤或桂枝茯苓丸加瞿麦、萹蓄、川木通等治疗。

④肾阴亏虚证：小便频数不爽，尿少热赤，或闭塞不通，头晕目眩耳鸣，腰膝酸软，失眠多梦，咽干，五心烦热，大便秘结。舌红少津，苔少或黄，脉细数。治宜滋补肾阴，通窍利尿。方用知柏地黄丸加丹参、琥珀、王不留行、地龙等。

⑤肾阳不足证：小便频数，夜间尤甚，尿线变细，余沥不尽，尿程缩短，排尿无力，失禁或遗尿，或点滴不爽，甚则尿闭不通，精神萎靡，面色无华，腰膝酸软无力，畏寒肢冷。舌质淡润，苔薄白，脉沉细。治宜温补肾阳，通窍利尿。方用济生肾气丸加减。尿失禁或遗尿者，加桑螵蛸丸。

⑥肺热失宣证：小便不畅或点滴不通，咽干口燥，胸闷，呼吸不利，咳嗽咯痰。舌红，苔薄黄，脉数。治宜清热宣肺，通调水道。方用黄芩清肺饮加减。

（2）外治

主要针对急性尿潴留进行处理。

①取独头蒜1个，生栀子3枚，盐少许，捣烂如泥敷脐部。

②葱白适量捣烂如泥加少许麝香和匀敷脐部，外用胶布固定。

③必要时，可行导尿术，在无菌操作下，置入导尿管引流尿液。

2. 其他疗法

（1）西药：常用的α-受体阻滞剂，5α-还原酶抑制剂，生长因子抑制剂等。常用药物有非那雄胺、特拉唑嗪等。

（2）理疗：如微波、射频、激光治疗。

（3）针灸：针刺中极、归来、三阴交、膀胱俞等穴，灸气海、关元、水道等穴。

（4）手术：非手术治疗无效，残余尿在60ml以上，或反复出现尿潴留、尿血、泌尿系统感染，或出现膀胱结石、肾积水等并发症者，可根据患者的全身情况选择经尿道电切术或前列腺摘除术。

要点五　转诊原则

药物治疗效果不好，身体能耐受手术者，应建议患者转诊行手术治疗。

要点六　养生与康复

1. 慎起居，避风寒，忌饮酒、喝浓茶及食辛辣刺激食物。
2. 保持大便通畅，忌憋尿，保持阴部清洁卫生。

要点七　健康教育

注意及时排尿，避免膀胱过度充盈。

（贾玉森）

第四单元　肛肠疾病

细目一　常见肛肠疾病概论

肛门直肠疾病是指发生于肛门直肠部位的疾病。常见病有痔、肛隐窝炎、肛裂、肛痈、肛瘘、脱肛、息肉痔、锁肛痔等。

要点一　病因病机

肛门疾病的致病因素主要有风、湿、燥、热、气虚、血虚等。

风性善行数变，多易夹热，热伤肠络，血不循经，故风引起的便血其色鲜、出血暴急。湿性重浊，常先伤于下，湿与热结，肛门局部气血纵横、筋脉交错，发为痔，湿热蕴阻、经络阻隔、气血凝滞，热盛肉腐成脓，形成脓肿，湿热下注大肠，气机不利、淤血凝聚，易成息肉；热易伤津动血，热积肠道，大便秘结不通，局部气血不畅，淤滞不散而为痔，或迫血妄行便血。燥热内结，耗伤津液，则便秘，或素有血虚肠燥，排便努挣而致便血等。气虚常因脾胃失运、中气不足，如此则气虚下陷，无以摄纳引起直肠脱垂、内痔脱出不纳；气虚正不胜邪，不能托毒外出，故脓肿时难消难溃，溃后脓水稀薄；血虚常因失血过多或脾虚生血乏源，血虚则气虚，气虚则无以摄血而下血，形成恶性循环；血虚生燥，大便秘结，损伤肛门成裂，创口赖血濡养，血虚则难以愈合，易成痈成瘘。

要点二　常见症状

肛肠疾病常见症状有便血、疼痛、肿痛、脱垂、流脓、便秘、分泌物等。

便血是最常见症状，或一线如箭或点滴而下，多见于痔、肛裂、直肠息肉、锁肛痔等。肿痛是肛周脓肿、痔嵌顿、外痔水肿、血栓外痔的常见表现，根据肿势的情况结合舌脉等可以进行辨证论治。脱垂是痔及息肉痔、直肠脱垂的常见症状。内痔脱出则红肿疼痛，部分患者复位困难，若复染毒则局部糜烂坏死；若气虚下陷则易反复脱出。流脓多见于肛瘘、肛痈，脓出黄稠者，多湿热蕴阻；脓出稀薄不臭者，或创口凹陷者，多气阴亏虚。便秘是肛裂、痔、肛痈等疾病的常见疾病的症状，伴口臭、身热、小便赤、舌红、苔黄、脉数者，多为燥热内结，伴面色㿠白、神疲乏力、舌淡、脉细无力，多为血虚肠燥。分泌物常见于痔脱出、直肠脱垂、肛瘘等，湿热下注或热毒蕴结所致者多伴有局部肿痛、口干、身热、小便赤、食欲不振、胸闷不舒、舌红、苔黄腻、脉弦数等，分泌物若清稀，多为气虚脱肛、虚证肛瘘等。

要点三　常用检查方法

肛门疾病常以膀胱截石位表示，以时钟面 12 等分标记，血栓好发于 3、9 点，肛裂好发于 6、12 点，内痔好发于 3、7、11 点，赘皮外痔多发于 6、12 点。一般肛瘘外口距肛缘较远者，其内口多位于截石位 6 点，距离较近者多位于外口相应点位附近。常见检查和治疗体位有截石位、膝胸位、侧卧位、蹲位、弯腰扶椅位等。

肛肠疾病检查须在询问病史基础上进行。常见检查方法有肛门视诊、肛门直肠指诊、窥肛器（肛门镜）、结肠镜检查等。肛门直肠指诊最为常见。即在患者局部松弛情况下，指套涂抹润滑剂，先将指尖接触肛缘，再深入肛门内部，过程循序渐进，不要遗漏，并按照顺时针、逆时针方向分别触摸检查至少 2 圈，检查有无肿块、溃疡、狭窄、裂口等，查看指套有无染血、分泌物等。

细目二　痔

要点一　特点

痔是直肠末端黏膜下和肛管皮肤下的静脉丛充血、曲张所形成的柔软静脉团。痔分为内痔、外痔和混合痔。临床症状和体征主要有大便出血，便后肛门内块物脱出，脱出物难以回纳，肛门坠胀、疼痛、瘙痒，肛门分泌物渗出等。

要点二　诊断

1. 内痔

内痔的主要临床表现是出血和脱出，可并发血栓、嵌顿、绞窄及排便困难。

内痔根据其症状的严重程度分为 4 度。

Ⅰ度：便时带血、滴血，便后出血可自行停止；无痔脱出。肛门镜检查见齿线上有黏膜隆起，表面色淡红。

Ⅱ度：常有便血；排便时有痔脱出，便后可自行还纳。肛门镜检查见齿线上方有黏膜隆起，表面色暗红。

Ⅲ度：可有便血；排便或久站及咳嗽、劳累、负重时有痔脱出，需用手还纳。肛门镜检查见齿线上方有黏膜隆起，表面多有纤维化。

Ⅳ度：可有便血；痔持续脱出或还纳后易脱出。

2. 外痔

根据组织的病理特点，外痔分为结缔组织性外痔、血栓性外痔、静脉曲张性外痔和炎性外痔四类。其主要临床表现为肛门部软组织团块，肛门不适、潮湿瘙痒、异物感，如发生血栓及炎症可有疼痛。

3. 混合痔

主要临床表现是兼有内痔和外痔的症状同时存在，严重时表现为环状痔脱出。

要点三　鉴别诊断

1. 肛管直肠癌

不明原因的贫血、大便混有血液、排便习惯和粪便形状的突然变化，便秘和腹泻交替，腹痛和腹块等，肛管直肠指诊和肛门直肠镜检查可以排除肛门直肠肿瘤和其他疾病；大便隐血试验是排除全消化道肿瘤的常用筛查手段；以便血就诊者、有消化道肿瘤家族史或本人有息肉病史者、年龄超过 50 岁者、大便隐血试验阳性以及缺铁性贫血的痔患者，建议行全结肠镜检查。

2. 肛裂

便时疼痛为主、出血少量、肛裂底部常伴赘物。

3. 直肠脱垂

脱出物粉红色或鲜红色、呈环状、有皱襞、质柔软，一般不出血，轻者便后可以缩回，严重时需用手推压才能还纳，有环状黏膜沟，而痔脱垂则是放射状黏膜沟。

4. 肛乳头肥大

排便时脱出，脱出物表面为移行肛管上皮，常有蒂，表面很少出血。但有肛门部不适，无压痛，可以是一个，也可以是数个。

5. 直肠息肉

排便时脱出，能自行回纳，表面为黏膜，黏膜发炎时呈草莓状，有些有蒂，有些无蒂，常伴有出血症状。儿童直肠息肉可见肛门部或粪便上有血，有一个红色圆形小瘤脱在肛门外。

要点四　治疗

1. 辨证论治

（1）内治

①风伤肠燥证：大便滴血、射血或带血，血色鲜红，大便干结，肛门瘙痒，口干咽燥。舌红，苔黄，脉浮数。治宜清肠疏风，凉血止血。方用槐角丸加减。

②湿热下注证：便血色鲜红，量较多。肛门肿物外脱、肿胀、灼热疼痛或有滋水。便干或溏，小便短赤。舌质红，苔黄腻，脉弦滑。治宜清肠止血。方用脏连丸加减。

③脾虚气陷证：肿物脱出肛外，不易复位，肛门坠胀，排便乏力，便血色淡。面色少华，头晕神疲，食少乏力，少气懒言。舌淡胖，苔薄白，脉细。治宜益气升提。方用补中

益气汤加减。

④气滞血瘀证：肿物脱出肛外、水肿，内有血栓形成，或有嵌顿，表面紫暗、糜烂、渗液，疼痛剧烈，触痛明显，肛管紧缩。大便秘结，小便不利。舌质紫暗或有瘀斑，脉弦或涩。治宜活血消肿。方用止痛如神汤。

（2）外治

①熏洗法：常用五倍子汤、苦参汤、痔疾洗液等。

②外敷法：常用消痔膏、五倍子散等。

③塞药法：如复方消痔栓。

2. 其他疗法

（1）手术：主要用于Ⅲ、Ⅳ度内痔及混合痔，手术时应尽量保护肛垫，保留肛门的功能，以避免术后出血、肛门狭窄等并发症的发生。主要有结扎疗法、胶圈套扎疗法、硬化剂注射疗法、枯痔钉疗法、痔切除术、痔上黏膜环切钉合术、多普勒引导下的痔动脉结扎术等。

（2）针灸：采用针刺龈交、二白、白环俞或肛周电刺激治疗以活血消肿止痛。如发生术后尿潴留可，采用针刺关元、三阴交、至阴穴，还可用耳压治疗。

（3）理疗：适应于Ⅰ、Ⅱ、Ⅲ度内痔。包括激光治疗、冷冻疗法、铜离子电化学疗法、微波热凝疗法和红外线凝固治疗等。

要点五　转诊原则

诊断不明需进一步行肠镜检查者，或常规治疗无效或病情加重并发贫血者，或急性嵌顿痔手法复位失败者，或需要手术治疗者，应及时转诊。

要点六　养生与康复

1. 注意局部卫生，温水坐浴，保持会阴部清洁、干燥。
2. 改变饮食结构，多吃蔬菜、瓜果、粗粮，多喝开水，少食辛辣食物。
3. 养成定时大便的良好习惯，保持大便通畅，控制每次排便时间。
4. 内痔结扎或注射术后 7~14 天为痔核脱落阶段，宜少活动，防止出血。

要点七　健康教育

避免久坐、久立、过劳，进行适当的体育活动。

细目三　肛裂

要点一　特点

肛裂是齿状线下肛管皮肤纵形全层裂开后形成的缺血性溃疡。症状以疼痛为主症。典型肛裂通常伴有周期性疼痛和出血。患者多为青年和中年，女性多于男性。其发病部位在肛管的前中、后中位置，在两侧较少。

要点二 诊断

1. 症状

肛门排便时和便后周期性剧烈锐痛，少量便血，色鲜红，可伴有大便秘结，肛门分泌物、瘙痒等。

2. 体征

好发于肛管后正中或前位溃疡，慢性肛裂可伴有哨兵痔、肛乳头肥大、肛窦炎、潜行瘘。

3. 分类

（1）Ⅰ期肛裂：肛管皮肤浅表纵裂溃疡，创缘整齐，基底新鲜、色红，触痛明显。

（2）Ⅱ期肛裂：有肛裂反复发作史。创缘不规则、增厚、弹性差、溃疡基底部常呈灰白色，有分泌物。

（3）Ⅲ期肛裂：肛管紧缩，溃疡基底部呈现纤维化，伴有肛乳头肥大，溃疡临近有哨兵痔，或有潜行瘘形成。

要点三 鉴别诊断

1. 肛管结核性溃疡

溃疡的形状不规则，边缘不整齐，有潜行，底部呈暗灰色并可见干酪样坏死组织，有脓性分泌物，疼痛不明显，无裂痔形成，溃疡可发生在肛管任何部位，多有结核病史，分泌物培养可发现结核杆菌，活组织病理检查可以明确诊断。

2. 肛门轶裂

可发生于肛管任何部位，裂口表浅，仅限于皮下，常见多个裂口同时存在，疼痛轻，偶有少量出血，瘙痒症状明显，无溃疡、裂痔和肛乳头肥大等并发症，多因肛周皮肤病引起，如肛周湿疹、皮炎等。

3. 克罗恩病肛管溃疡

克罗恩病肛管皮肤可发生溃疡，位置可在肛管任何位置，特点是溃疡形状不规则，底深，边缘潜行，常并存肛瘘。同时伴有贫血、腹痛、腹泻、间歇性低热和体重减轻等克罗恩病的特征。

4. 梅毒性溃疡

常见于女性患者，初期为肛门部的发痒刺痛，抓破后，脱痂形成溃疡。溃疡色红，不痛，底灰色常有少量脓性分泌物，呈椭圆形或梭形，常位于肛门两侧的皱折中，质地较硬，边缘微微凸起，双侧腹股沟淋巴结肿大。患者有性病史，分泌物涂片可发现梅毒螺旋体，Wasserman 试验阳性。

要点四　治疗

1. 辨证论治

（1）内治

①血热肠燥证：大便二三日一行，质干硬，便时肛门疼痛，便时滴血或手纸染血，裂口色红，腹部胀满，溲黄。舌偏红，脉弦数。治宜清热润肠通便。方用凉血地黄汤合脾约麻仁丸。

②阴虚津亏证：大便干结，数日一行，便时疼痛点滴下血，裂口深红。口干咽燥，五心烦热。舌红，苔少或无苔，脉细数。治宜养阴清热润肠。方用润肠汤。

③气滞血瘀证：肛门刺痛明显，便时便后尤甚。肛门紧缩，裂口色紫暗，舌紫黯，脉弦或涩。治宜理气活血，润肠通便。方用六磨汤加红花、桃仁、赤芍等。

（2）外治

①坐浴法：常用五倍子汤、苦参汤、痔疾洗液等。

②敷药法：可敷 0.2% 硝酸甘油膏、马应龙痔疮膏等。

③塞药法：如普济痔疮栓。

2. 其他治疗

根据病情选用肛裂切除术、括约肌松解术、移动皮瓣成形术、肛裂挂线等。此外还有扩肛疗法、表面麻醉法、局部封闭法、腐蚀法、烧灼法等。

要点五　转诊原则

诊断不明，或常规治疗无效或病情加重者，或需要手术治疗者，应及时转诊。

要点六　养生与康复

1. 保持大便通畅，多饮水、多运动可刺激胃肠蠕动。

2. 多食新鲜瓜果和蔬菜等含纤维素较多的食物。

3. 患肛裂后宜及早治疗，防止继发其他肛门疾病。

要点七　健康教育

1. 注意局部卫生，温水坐浴，保持会阴部清洁。

2. 养成定时大便的良好习惯。不要临厕努责，尽可能避免蹲位排便，每次大便时间不要超过 5 分钟。

细目四　肛痈

要点一　特点

肛痈是肛门直肠周围间隙发生急性、慢性感染而形成的脓肿。又称"脏毒"、"悬痈"、"坐马痈"、"跨马痈"。其特点是发病急骤，疼痛剧烈，伴高热，破溃后多形成肛瘘。青壮年居多，尤以男性为多见。

要点二　诊断

1. 症状

本病临床特征一是肛门直肠处疼痛、沉坠感等局部症状，肛门局部红肿热痛，或溃破流脓，或有脓自肛门流出。一是周身有与肛门局部症状相应的全身症状，脓毒症状全身不适，恶寒、低热，寒热交作，食欲欠佳，大便秘结，小便短赤等，但一般单纯、低位脓肿局部症状较重。齿线下的脓肿肛周剧痛，坠胀不适；齿线上的脓肿局部疼痛不明显，多为直肠、会阴、骶尾部坠胀感，而寒战、高热等全身中毒症状较重。

2. 体征

在肛缘周围出现局限性红肿热痛的炎性病灶多半可以确认为肛门周围脓肿，但位置较高的肌间脓肿皮肤表面炎症不甚明显，常需肛指检查，少数情况需要穿刺抽吸脓液。齿线下脓肿肛周红肿，可触及炎性包块伴明显触痛，或有波动感；齿线上脓肿的肛周体征不明显，直肠指检可发现直肠壁有压痛性肿块，此时在肛门外进行双合诊，容易发现病灶。直肠黏膜下脓肿，常在指检时脓腔壁被触破而有脓液溢出。

血常规检查可明示感染程度，超声波检查有助于了解肛痈的大小、位置及与肛门括约肌和肛提肌的关系。

要点三　鉴别诊断

1. 肛门周围皮肤感染

肛门周围毛囊炎和疖肿等皮肤感染范围局限，顶端有脓栓，容易识别。较大皮下脓肿局部疼痛虽然很明显，但与肛门直肠无关，破溃后不形成肛瘘。

2. 骶前囊肿和囊性畸胎瘤感染

指诊直肠后有肿块，光滑、分叶，无明显压痛，有囊性感；X线检查，将直肠推向前方或一侧，可见骶骨与直肠之间的组织增厚和肿瘤，内有不定型的散布不均钙化阴影和尾骨移位。

3. 骶髂关节结核性脓肿

病程长，可有结核病史，可见骨蒸盗汗，倦怠乏力，咳嗽咳血，纳呆，大便干结。或无全身症状，仅见溃口较宽，呈潜行，脓水稀薄。X线检查可见骨质改变。

要点四　治疗

1. 辨证论治

（1）内治

①热毒蕴结证：肛周突然肿痛，持续加重，伴有恶寒，发热，便秘，尿赤。肛周红肿，触痛明显，质硬，表面焮热。舌红，苔薄黄，脉数。治宜清热解毒。方用仙方活命饮或黄连解毒汤加减。

②热毒炽盛证：肛门肿痛剧烈，持续数日，痛如鸡啄，难以入寐，伴有恶寒发热，口

干便秘，小便困难。肛周红肿，按之有波动感或穿刺有脓。舌红，苔黄，脉弦滑。治宜清热解毒透脓。方用透脓散加减。

③阴虚毒恋证：肛门肿痛，皮色暗红，成脓时间长，溃后脓出稀薄，疮口难敛，伴有午后潮热，心烦口干，夜间盗汗。舌红，苔少，脉细数。治宜养阴清热解毒。方用青蒿鳖甲汤合三妙丸加减。

④正虚邪伏证：素体虚弱或气血亏虚，疮形平塌，皮色紫滞不鲜，按之不热，触之痛轻，脓成缓慢，或溃后久不收口，脓水轻稀，纳食不香，腹胀便溏。舌质淡，苔薄白或白厚，脉沉细。治宜益气补血，托毒敛疮。方用托里消毒散加减。

⑤湿痰凝结证：结块散漫，绵软无头，不红不热，肛门酸胀不适；日久暗红微热成脓，溃后脓水稀薄如败絮淋漓不尽，疮面灰白潜行不敛，伴有潮热盗汗，形体消瘦，痰中带血。舌红苔少或厚白，脉细数或滑数。治宜补益脾肺，燥湿化痰消肿。方用二陈汤合百合固金汤加减。

（2）外治

①外敷法：初期实证者用金黄膏、黄连膏外敷，位置深隐者可用金黄散调糊灌肠；虚证者用冲和膏或阳和解凝膏。溃后期用提毒散或九一丹油纱条引流。后期脓尽时用生肌散或珍珠散纱条。

②切开法：脓已成宜早期切开引流，并根据脓肿部位深浅和病情缓急选择手术方法。浅部脓肿可用一次切开法；高位脓肿需行一次切开挂线法；深部脓肿大多采用分次手术。

③熏洗法：脓肿溃后用中药熏洗治疗。常用苦参汤、五倍子汤、痔疾洗液等。坐浴后用药膏外敷。

要点五　转诊原则

诊断不明者，或需要切开引流或手术治疗者，应及时转诊。

要点六　养生与康复

1. 生活起居规律，坚持锻炼身体，增强抗病能力。
2. 防止多食辛辣、油炙煎炒、肥腻、酒醴等刺激性食物及发物，防止便秘和腹泻。
3. 保持衣裤透气，注意肛门清洁，避免局部潮湿。

要点七　健康教育

1. 积极防治肛门病变，如肛隐窝炎、肛腺炎、肛乳头炎、直肠炎、内外痔等，以防感染形成脓肿。
2. 如有肛门坠胀、疼痛不适、分泌物等症状，可能患病，应及时检查，早期治疗。
3. 肛门会阴部损伤应及时给予妥当处理。

细目五　肛瘘

要点一　特点

肛瘘是指直肠或肛管与周围皮肤相通所形成的瘘管，也称肛漏。一般由原发性内口、瘘管和继发性外口三部分组成，也有仅具内口或外口者。内口为原发性，绝大多数在肛管齿线处的肛隐窝内；外口是继发的，在肛门周围皮肤上，常不止一个。肛瘘多是肛痈的后遗症。临床上分为化脓性或结核性两类。其临床特点是以局部反复流脓、疼痛、瘙痒等，并可触及或探及瘘管通到直肠。本病好发于婴幼儿及 20～40 岁的成年人，以男性多见。

要点二　诊断

1. 症状

反复发作的肛周肿痛、流脓，急性炎症期可发热。

2. 局部检查

视诊可见外口形态、位置和分泌物。浅部肛瘘肛门周围可触及条索状硬结及其行径。直肠指诊可触及内口、凹陷及结节；可大体评估肛门括约肌功能。

3. 辅助检查

（1）探针检查：初步探查瘘道的情况。

（2）肛门直肠镜检查：与双氧水或亚甲蓝配合使用，可初步确定内口位置。

（3）瘘道造影：可采用泛影葡胺等造影剂，尤其对于复杂性肛瘘的诊断有参考价值。

（4）直肠腔内超声：观察肛瘘瘘管的走向、内口以及判断瘘管与括约肌的关系。

（5）CT 或磁共振成像：用于复杂性肛瘘的诊断，能较好地显示瘘管与括约肌的关系。

4. 肛瘘的分类

（1）国内分类

①低位肛瘘

低位单纯性肛瘘：内口在肛隐窝，仅有一个瘘道通过外括约肌皮下部或浅部，与皮肤相通。

低位复杂性肛瘘：有两个以上内口或外口，肛瘘瘘道在外括约肌皮下部和浅部。

②高位肛瘘

高位单纯性肛瘘：内口在肛隐窝，仅有一个瘘道，走行在外括约肌深层以上。

高位复杂性肛瘘：有两个以上外口，通过瘘管与内口相连或并有支管空腔，其主管通过外括约肌深层以上。

（2）Parks 分类

肛瘘的分类取决于瘘管与肛门括约肌的关系，分为：括约肌间型、经括约肌型、括约肌上方型、括约肌外型。当瘘管穿越外括约肌的 30%～50% 以上（高位括约肌间、括约肌上方、括约肌外方），女性前侧瘘管，多个瘘管，复发性瘘管，或伴有肛门失禁，治疗后可能引起肛门失禁的肛瘘均认为复杂性肛瘘。

要点三　鉴别诊断

肛瘘需与骶骨前窦道、骶骨部脓肿破溃、骶尾骨骨髓炎破溃、骶尾部畸胎瘤和骶尾部囊肿继发感染向外破溃、会阴尿道瘘、骶尾部骨结核、化脓性汗腺炎等病鉴别。肛瘘和肛周脓肿是一个疾病发展的两个阶段，肛周脓肿是肛瘘的早期阶段，是急性发作期；肛瘘是肛门周围脓肿的后期，是炎症的慢性化阶段。因此肛瘘的鉴别诊断可参考肛周脓肿。

要点四　治疗

1. 辨证论治

（1）内治

①湿热下注证：肛周流脓液，脓质稠厚，肛门胀痛，局部红肿灼热，渴不欲饮，大便不爽，小便短赤，形体困重。舌红苔黄腻，脉弦数。治宜清热解毒，除湿消肿。方用萆薢渗湿汤合五味消毒饮加减。

②火毒蕴结证：肛门周围突然肿痛，持续加剧，伴恶寒、发热，便秘、小便短赤。肛周红肿，触痛明显，质硬，表面灼热。舌红，苔薄黄，脉数。治宜泻火解毒，祛瘀散结。方用五味消毒饮合仙方活命饮加减。

③正虚邪恋证：肛周间断流脓水，脓水稀薄，外口皮色暗淡，瘘口时溃时愈，肛门隐隐疼痛，可伴有神疲乏力。舌淡苔薄，脉濡。治宜补益气血，托里透毒。方用托里消毒散加减。

④阴液亏损证：肛周溃口，外口凹陷，瘘管潜行，局部常无硬索状物可扪及，脓出稀薄，可伴有潮热盗汗，心烦口干。舌红，少苔，脉细数。治宜养阴清热。方用青蒿鳖甲汤加减。

2. 外治

①熏洗法：常用五倍子汤、苦参汤、痔疾洗液等。伤口愈合后可用10%盐水加入少量花椒水坐浴。

②敷药法：选用九一丹、红油膏、青黛散、生肌散等于各期创面。

3. 其他疗法

（1）手术疗法：应视肛瘘的不同类型和严重程度而选用不同的手术方法。正确处理感染内口是手术成功与否的关键。术后每天换药时要认真观察伤口，检查有无窦道死腔，分泌物性状，引流是否通畅，肉芽生长情况等。

（2）特殊患者的处理

①克罗恩病肛瘘：在全身治疗的同时尽量以保守治疗为主。

②结核性肛瘘：需配合全身抗结核治疗（异烟肼、利福平、乙胺丁醇、链霉素等）。

要点五　转诊原则

1. 诊断不明，需进一步到上级医院作瘘道造影、直肠腔内超声、CT或磁共振成像检查者，应及时转诊。

2. 需治疗手术者，应及时转诊。

要点六　养生与康复

1. 生活起居规律，坚持锻炼身体，增强抗病能力。

2. 防止多食辛辣、油炙煎炒、肥腻、饮酒等刺激性食物及发物，防止便秘和腹泻。

3. 保持衣裤透气，避免局部潮湿。

4. 注意肛门清洁，养成良好的卫生习惯。

要点七 健康教育

1. 发现肛痈宜早期治疗，可以防止后遗肛瘘。
2. 肛瘘患者应及早治疗，避免外口堵塞而引起脓液集聚，排脓不畅，引发新的支管。
3. 积极治疗原发疾病，如炎症性肠病、结核等。

（贾建东）

第五单元 皮肤病

细目一 癣

要点一 特点

癣是指发生在表皮、毛发、指（趾）甲的浅部真菌性皮肤病。癣都具有传染性、长期性和广泛性的特征。发于头部的白秃疮、肥疮；发于手部的鹅掌风；发于足部的脚湿气；发于面、颈、躯干、四肢的圆癣、紫白癜风等。

要点二 诊断

1. 白秃疮

相当于西医的白癣。

多见于学龄儿童，男性多于女性。皮损特征是在头皮有圆形或不规则的覆盖灰白鳞屑的斑片。病损区毛发干枯无泽，常在距头皮 0.3~0.8cm 处折断而呈参差不齐。头发易于拔落且不疼痛，病发根部包绕有白色鳞屑形成的菌鞘。自觉瘙痒。发病部位以头顶、枕部居多，但发缘处一般不被累及。青春期可自愈，秃发也能再生，不遗留疤痕。

2. 肥疮

相当于西医的黄癣。

最常见，多见于农村，好发于儿童。皮损特征是有黄癣痂堆积，癣痂呈蜡黄色，肥厚，富黏性，边缘翘起，中心微凹，上有毛发贯穿，质脆易粉碎，有特殊的鼠尿臭。除去黄癣痂，其下为鲜红湿润的糜烂面。病变区头发干燥，失去光泽，久之毛囊被破坏而成永久性脱发。当病变痊愈后，则在头皮留下广泛、光滑的萎缩性疤痕。病变四周约 1cm 左右头皮不易受损。

3. 鹅掌风

相当于西医的手癣。

本病以成年人多见，男女老幼均可染病。多数为单侧发病，也可波及双手。夏天起水疱病情加重，冬天则枯裂疼痛明显。

皮疹特点是初起为掌心或指缝水疱或掌部皮肤角化脱屑、水疱，水疱多透明如晶，散在或簇集，瘙痒难忍。水疱破后干涸，叠起白屑，中心向愈，四周继发疱疹，并可延及手背、腕部。若反复发作后，致手掌皮肤肥厚，枯槁干裂，疼痛，屈伸不利，宛如鹅掌。损害若侵及指甲，可使甲板被蛀蚀变形，甲板增厚或萎缩翘起，色灰白而成灰指甲（甲癣）。鹅掌风病程为慢性，反复发作。

4. 脚湿气

相当于西医的脚癣。

我国南方地区气温高，潮湿，发病率高。多发于成年人，儿童少见。夏秋病重，多起水疱、糜烂；冬春病减，多干燥裂口。

脚湿气主要发生在趾缝，也见于足底。以皮下水疱、趾间浸渍糜烂、渗流滋水、角化过度、脱屑、瘙痒等为特征。分为水疱型、糜烂型、脱屑型，但常以 1 ~ 2 种皮肤损害为主。

5. 圆癣

相当于西医的体癣。

本病因皮损多呈钱币状、圆形，故名圆癣，亦称铜钱癣。发于股胯、外阴等处者，称阴癣（股癣）。以青壮年男性多见，多发于夏季，好发于面部、颈部、躯干及四肢近端。

圆癣的皮损特征为环形或多环形、边界清楚、中心消退、外围扩张的斑块。斑块一般为钱币大或更大，多发时可相互融合形成连环形。若发于腰间，常沿扎裤带处皮肤多汗潮湿而传播，形成带形损害。阴癣发于胯间与阴部相连的皱褶处，向下可蔓延到阴囊，向后至臀间沟，向上可蔓延至下腹部。

6. 紫白癜风

相当于西医的花斑癣，俗称汗斑。

本病常发于多汗体质青年，可在家庭中互相传染。皮损好发于颈项、躯干，尤其是多汗部位以及四肢近心端，为大小不一、边界清楚的圆形或不规则的无炎症性斑块，色淡褐、灰褐至深褐色，或轻度色素减退，或附少许糠秕状细鳞屑，常融合成片。有轻微痒感，常夏发冬愈，复发率高。

要点三　鉴别诊断

1. 白屑风

须与白秃疮相鉴别。白屑风多见于青年人，症见病变部位白色鳞屑堆叠，梳抓时纷纷脱落，脱发而不断发，无传染性。

2. 白疕

须与白秃疮相鉴别。白疕皮损为较厚的银白色鳞屑性斑片，头发呈束状，刮去鳞屑可见渗血点，无断发现象。

3. 头部湿疹

须与肥疮相鉴别。头部湿疹有丘疱疹、糜烂、流滋、结痂等多形性损害，瘙痒，一般不脱发。

4. 手部湿疹

须与鹅掌风相鉴别。手部湿疹常对称发生，皮损多形性，边界不明显，痒剧，可反复发作。

5. 掌跖角化病

须与鹅掌风、脚湿气脱屑型相鉴别。本病多自幼年即发病；手掌、足底有对称性的角化和皲裂，无水疱等炎症反应。

6. 白癜风

须与紫白癜风相鉴别。白癜风皮损为纯白的色素脱失斑，白斑中毛发也白，边界明显，无痛痒，也不传染。

7. 风热疮

须与紫白癜风相鉴别。风热疮有母斑存在，然后继发子斑，皮疹淡红色，皮损长轴沿肋骨方向排列，瘙痒剧烈，有自限性。

要点四　治疗

1. 辨证论治

（1）内治

①风湿毒聚证：白秃疮、肥疮、鹅掌风、脚湿气，症见皮损泛发，蔓延浸淫，或大部头皮毛发受累，断发参差，白屑斑驳；或黄痂堆积，毛发秃落，或手如鹅掌，皮粗剥裂，或皮下水疱，或趾间糜烂，浸痒难忍等。苔薄腻，脉濡。治宜清热除湿，消风止痒。方用消风散、苦参汤。

②湿热下注证：脚湿气伴发感染，症见足丫糜烂，渗流臭水或化脓，肿连足背，或见红丝上窜，胯下臖核肿痛，甚或形寒高热。舌红，苔黄腻，脉滑数。治宜清热化湿，解毒消肿。湿重于热者，方用萆薢渗湿汤；湿热兼瘀者，方用五神汤；湿热并重者，方用龙胆泻肝汤。

（2）外治

①白秃疮、肥疮小片病灶者：可采取拔发疗法，剪发后每天以0.5%明矾水或热肥皂水洗头，然后在病灶敷药（敷药宜厚）用薄膜盖上，包扎或戴帽固定。每天如上法换药1次。敷药1周头发比较松动时，即用镊子将病发连根拔除（争取在3天内拔完）。拔发后继续薄涂原用药膏，每天1次，连续2~3周。

②鹅掌风、湿脚气

水疱型：可选用1号癣药水、2号癣药水、复方土槿皮酊外搽；二矾汤熏洗；鹅掌风浸泡方或藿黄浸剂（藿香30g，黄精、大黄、皂矾各12g，醋1kg）浸泡。

糜烂型：可选1∶5000高锰酸钾溶液、3%硼酸溶液、二矾汤，或半边莲60g煎汤浸泡15分钟，次以皮脂膏或雄黄膏外搽。

脱屑型：选用以上软膏外搽，浸泡剂浸泡。

灰指甲：棉花蘸2号癣药水或3%冰醋酸浸涂。或鹅掌风浸泡方浸泡，白凤仙花捣烂敷病甲上；或采用拔甲方法。

③圆癣：可选1号癣药水、2号癣药水、复方土槿皮酊等外搽。阴癣由于患部皮肤薄嫩，不宜选用刺激性过强的外用药，若皮损有糜烂疼痛者，宜用青黛膏。

④紫白癜风：用密陀僧散外用干扑，或用2号癣药水，或10%土槿皮酊外搽，每天2~3次。治愈后，要继续用药1~2周，以防复发。

要点五　养生与康复

1. 早发现，早治疗，坚持治疗，巩固疗效。

2. 各种癣病如手脚癣、甲癣、体癣、股癣、花斑癣等，均十分顽固，容易复发，真菌最适宜的生长温度为25℃以上，夏天及炎热时易发病。

要点六　健康教育

1. 注意个人、家庭及集体卫生。

2. 要针对不同癣病传染途径做好消毒灭菌工作。白秃疮、肥疮患者要注意理发工具及患者梳、帽、枕巾等的灭菌；脚湿气患者要注意保持足部干燥，勿与他人共用洗脚盆、浴巾、鞋袜等，鞋袜宜干爽透风，并经常洗涤、曝晒；圆癣、阴癣、紫白癜风患者的内衣、裤、床单等要常洗换、曝晒，并宜煮沸消毒。

细目二　湿疹

要点一　特点

湿疹是一种过敏性炎症性皮肤病。其特点是皮损对称分布，多形损害，剧烈瘙痒，有湿润倾向，反复发作，易成慢性等。根据病程可分为急性、亚急性、慢性三类。急性湿疹以丘疱疹为主，有渗出倾向；慢性湿疹以苔藓样变为主，易反复发作。本病男女老幼皆可发病，但以先天禀赋不耐者为多，无明显季节性，但冬季常复发。

要点二　诊断

1. 急性湿疹

本病起病较快，皮损常为对称性、原发性和多形性（常有红斑、潮红、丘疹、丘疱疹、水疱、脓疱、流滋、结痂并存）。可发于身体的任何部位，亦可泛发全身，但常发于头面、耳后、手足、阴囊、外阴、肛门等，多呈对称分布。病变常为片状或弥漫性，无明显边界。自觉瘙痒剧烈，搔抓、肥皂热水烫洗、饮酒、食辛辣发物均可使皮损加重，瘙痒加剧，重者影响睡眠。搔抓染毒多致糜烂、渗液、化脓，并可发疖、臖核肿大等。

2. 亚急性湿疹

常由急性湿疹未能及时治疗，或处理失当，病程迁延所致。亦可初发即呈亚急性湿疹。皮损较急性湿疹轻，以丘疹、结痂、鳞屑为主，仅有少量水疱及轻度糜烂。自觉剧烈瘙痒，夜间尤甚。

3. 慢性湿疹

常由急性和亚急性湿疹处理不当，长期不愈，或反复发作而成。部分病人一开始即表现为慢性湿疹的症状。

皮损局限于某一部位，如小腿、手足、肘窝、膝窝、外阴、肛门等处。表现为皮肤肥厚粗糙，触之较硬，色暗红或紫褐，皮纹显著或呈苔藓样变。皮损表面常附有鳞屑，伴抓痕、血痂、色素沉着，部分皮损可出现新的丘疹或水疱，抓破后有少量流滋。患者自觉瘙痒，呈阵发性，夜间或精神紧张、饮酒、食辛辣发物时瘙痒加剧。病程较长，反复发作，时轻时重。

要点三　鉴别诊断

1. 接触性皮炎

与急性湿疹相鉴别。本病有接触过敏物病史。常见于暴露部位或接触部位，皮损以红斑、水疱或大疱为主，边界清楚，去除病因后很易痊愈，不复发。

2. 牛皮癣（神经性皮炎）

与慢性湿疹相鉴别。本病多发于颈、肘、尾骶部，常不对称，有典型苔藓样变，无多形性皮损，无流滋。

要点四　治疗

以清热利湿止痒为主要治法。急性者以清热利湿为主；慢性者以养血润肤为主。外治宜用温和的药物，以免加重病情。

1. 辨证论治

（1）内治

①湿热蕴肤证：发病快，病程短，皮损潮红，有丘疱疹，灼热瘙痒无休，抓破渗液流滋水，伴心烦口渴，大便干，小便短赤。舌红，苔薄白或黄，脉滑或数。治宜清热利湿止痒。方用龙胆泻肝汤合萆薢渗湿汤加减。

②湿热浸淫证：发病时间短，皮损面积大，色红灼热，丘疱疹密集，瘙痒剧烈，抓破滋水淋漓，浸淫成片，伴胸闷纳呆，腹胀便溏，小便黄。舌红，苔黄腻，脉滑数。治宜清热利湿，解毒止痒。方用龙胆泻肝汤合五味消毒饮加减。

③脾虚湿蕴证：发病较缓，皮损潮红，瘙痒，抓后糜烂渗出，可见鳞屑，伴有纳少，神疲，腹胀便溏。舌淡胖，苔白或腻，脉弦缓。治宜健脾利湿。方用除湿胃苓汤或参苓白术散加减。

④血虚风燥证：病久，反复发作，皮损色暗或色素沉着，或浸润肥厚，或呈苔藓样变，剧痒难忍，伴有口干不欲饮，纳差，腹胀。舌淡，苔白，脉弦细。治宜养血润肤，祛风止痒。方用当归饮子或四物消风饮加减。

（2）外治

①急性湿疹：仅有潮红、丘疹，或少数水疱而无渗液时，可选用炉甘石洗剂外搽；若水疱糜烂、渗出明显时可选用黄柏、生地榆、马齿苋、野菊花等煎汤，或10%黄柏溶液、三黄洗剂等外洗并湿敷，或2%~3%硼酸水、0.5%醋酸铅外洗。滋水减少时再用青黛散麻油调搽，或黄连软膏、青黛膏外搽。

②亚急性湿疹：选用三黄洗剂、氧化锌油剂、3%黑豆馏油、10%生地榆氧化锌油、

2%冰片，5%黑豆馏油泥膏外搽。

③慢性湿疹：可选用各种软膏剂、乳剂。一般可外搽青黛膏、5%硫黄软膏、5%~10%复方松馏油软膏，2%冰片、10%~20%黑豆馏油软膏、皮质类固醇激素软膏。

2. 其他疗法

（1）内服西药：以抗炎、止痒为目的，选用抗组胺药、镇静剂。

（2）外用西药：急性期无渗液者用氧化锌油，渗出多者用3%硼酸溶液湿敷，当渗出减少时，可用糖皮质激素霜剂，可与油剂交替使用；亚急性期用糖皮质激素乳剂、糊剂；慢性期选用软膏、硬膏、涂膜剂。对顽固局限肥厚性损害可用糖皮质激素作局部皮内注射，每周1次，4~6次为1个疗程。

要点五　转诊原则

如病情严重或反复发作者需及时转诊。

要点六　养生与康复

1. 应避免搔抓，急性湿疹忌用热水烫洗或接触肥皂等刺激物。
2. 忌食辛辣、刺激之品。
3. 急性湿疹或慢性湿疹急性发作期间，应暂缓预防注射各种疫苗和接种牛痘。

要点七　健康教育

加强体育锻炼，提高身体素质。

细目三　接触性皮炎

要点一　特点

接触性皮炎是指因皮肤或黏膜接触某些外界致病物质所引起的皮肤急性或慢性炎症反应。其特点是发病前均有明显的接触某种物质的病史，好发于接触部位，皮疹上有红斑、丘疹、水疱、糜烂、渗出、结痂等。在中医文献中没有一个统一的病名来概括接触性皮炎，根据接触物质的不同及其引起的症状特点而有不同的名称，如因漆刺激而引起者，称为漆疮。

要点二　诊断

本病发生前有明显的接触史。好发于露出部位或与致敏物相接触的部位，如头面、手、足、前臂、小腿等处。皮损有红斑、丘疹、水疱、大疱、糜烂、渗出、脱屑，甚至坏死。边界清楚，多局限于接触部位，形态与接触物大抵一致。剧痒，常伴有烧灼感，重者疼痛。少数患者伴有怕冷，发热，头痛，恶心等全身症状。

要点三　鉴别诊断

颜面丹毒

无异物接触史；全身症状严重，常有寒战、高热、头痛、恶心等症状；皮疹以水肿性红斑为主，形如云片，色若涂丹；自感灼热、疼痛而无瘙痒。

要点四　治疗

1. 辨证论治

（1）内治

①风热蕴肤证：起病较急，好发于头面部，皮损色红，肿胀轻，其上为红斑或丘疹，自觉瘙痒，灼热，心烦，口干，小便微黄。舌红，苔薄白或薄黄，脉浮数。治宜疏风清热止痒。方用消风散加紫荆皮（花）、僵蚕。

②湿热毒蕴证：起病急骤，皮损面积较广泛，其色鲜红肿胀，上有水疱或大疱，水疱破后则糜烂渗液，自觉灼热瘙痒，伴发热，口渴，大便干，小便短黄。舌红，苔黄，脉弦滑数。治宜清热法湿，凉血解毒。方用龙胆泻肝汤合化斑解毒汤加减。

③血虚风燥证：病程长，病情反复发作，皮损肥厚干燥有鳞屑，或呈苔藓样变，瘙痒剧烈，有抓痕及结痂。舌淡红，苔薄，脉弦细。治宜养血润燥，祛风止痒。方用当归饮子合消风散加减。瘙痒甚者，加僵蚕、紫荆皮、徐长卿。

（2）外治

用药宜简单、温和、无刺激性。找出致病原因，去除刺激物质，避免再接触。

①皮损以红斑、丘疹为主者，选用三黄洗剂或炉甘石洗剂外搽，或选用青黛散冷开水调涂，或1%～2%樟脑、5%薄荷脑粉剂外涂。若有大量渗出、糜烂，选用绿茶、马齿苋、黄柏、羊蹄草、石韦、蒲公英、桑叶等组方煎水湿敷，或用3%硼酸溶液、10%黄柏溶液湿敷。

②糜烂、结痂者，选用青黛膏、清凉油乳剂或2%雷锁辛硫黄糊剂等外搽。

③皮损肥厚粗糙，有鳞屑，或呈苔藓样者，选用软膏或霜剂，如3%黑豆馏油、糠馏油或皮质类固醇激素类软膏。

2. 其他疗法

可选用扑尔敏、赛庚定、非那更或氯雷他定、西替利嗪、咪唑斯汀等抗组胺药。

要点五　转诊原则

1. 如为强酸、强碱及放射线等意外事故造成严重皮肤接触伤害者，要及时转上级医院或职业防护机构做专业处理。

2. 由于接触有毒有害物质造成毁容，甚至危及生命者，要及时转诊。

要点六　养生与康复

1. 不宜用热水或肥皂水洗澡，避免磨擦搔抓，禁用刺激性强的外用药物。

2. 多饮水，并给予易消化的饮食，忌食辛辣、油腻、鱼腥等发物。

要点七　健康教育

避免继续接触过敏物质。

细目四　瘾疹

要点一　特点

瘾疹是一种以皮肤出现红色或苍白色风团，时隐时现为特征的瘙痒性、过敏性皮肤病。俗称"风疹块"。相当于西医的荨麻疹。其特点是风团突然发生，发无定处，瘙痒剧烈，迅速消退，不留任何痕迹。如发生在眼睑、口唇等组织疏松部位，水肿特别明显，则称"游风"。

要点二　诊断

本病可发生任何年龄和季节。突然发病，先有皮肤瘙痒，皮损为大小不等、形状不一的水肿性斑块（即风团），苍白或肤色境界清楚，数目不定，融合成大片，亦可泛发全身。皮疹时起时落，发无定处，退后不留痕迹。自觉灼热、剧烈瘙痒。部分患者可有怕冷、发热等症状。累及胃肠可有腹痛腹泻，或有发热、关节痛等症；累及咽喉可有呼吸困难，甚至窒息。

要点三　鉴别诊断

丘疹性荨麻疹

夏季儿童多见，为风团性丘疹或小水疱，性质坚硬，搔破后结痂；好发于四肢、臀、腰等处，数日后才消退。

要点四　治疗

1. 辨证论治

（1）内治

①风寒束表证：风团色白，遇寒加重，得暖则缓；恶寒怕冷，口不渴。舌淡红，苔薄白，脉浮紧。治宜疏风散寒止痒。方用麻黄桂枝各半汤加减。

②风热犯表证：风团鲜红，灼热剧痒，遇热加重，得冷则缓，伴有发热，恶寒，咽喉肿痛。舌质红，苔薄白或薄黄，脉浮数。治宜疏风清热止痒。方用消风散加减。

③肠胃湿热证：风团片大，色红，瘙痒剧烈，伴有脘腹疼痛，恶心呕吐，神疲纳呆，大便秘结或泄泻。舌质红，苔黄腻，脉滑数。治宜疏风解表，通腑泄热。方用防风通圣散合茵陈蒿汤加减。

④气血两虚证：皮疹色淡红，反复发作，迁延日久，日轻夜重，或疲劳时加重，伴神疲乏力。舌质淡，苔薄，脉沉细。治宜调补气血，熄风潜阳。方用八珍汤加减。

⑤冲任不调证：风团色淡红，常于经前 2～3 天出现，经净后渐轻或消失，以少腹腰

骶大腿内侧为多。下次经来临前又发作，如此反复，常伴有月经不调或痛经。舌紫苔薄白，脉弦细。治宜调摄冲任。方用四物汤合二仙汤加减。

（2）外治

①皮损潮红无渗液者，用马齿苋或大青叶煎汤外洗，或炉甘石洗剂外涂。

②皮损潮红肿胀、糜烂渗出者，用马齿苋或黄柏煎汤冷湿敷，青黛散麻油调敷。

③皮损脱屑干燥，用麻油或甘草油外擦；皮损结痂，用棉签蘸麻油或甘草油揸痂皮。

2. 其他疗法

（1）西医：急性者可选用抗组织胺制剂、钙剂、硫代硫酸钠等。严重者，尤其是并发喉头水肿或晕厥者，需在短期内应用皮质类固醇激素。窒息严重者，必要时行气管切开术。

（2）针刺：皮疹发于上半身者，取穴曲池、内关；发于下半身者，取穴血海、足三里、三阴交；发于全身者，配风市、风池、大椎、大肠俞等。耳针取穴肝区、脾区、肾上腺、皮质下、神门等。

（3）拔罐：神阙穴，每日1次，每次10~15分钟。

要点五　转诊原则

1. 有严重胃肠道症状或呼吸困难者要及时对症处理，同时要及时转诊。
2. 反复发生，缠绵难愈者，要转上级医院寻找致敏原和进一步治疗。

要点六　养生与康复

1. 禁用或禁食对机体过敏的药物或食物，避免接触致敏物品，积极防治某些肠道寄生虫病。
2. 忌食鱼腥虾蟹、牛羊肉、葱、蒜，忌饮酒等。

要点七　健康教育

1. 注意气温变化，及时加减衣服。
2. 加强体育锻炼，提高身体素质。

细目五　痱子

要点一　特点

痱子是在湿热环境中汗孔堵塞而迅速发生的丘疹和水疱性皮肤病。特点为有痒刺感，皮损周围红晕。

要点二　诊断

多发于暑湿季节或湿热地区，或高温工作环境中。多见于面部及躯干部，尤易发于颈项、肘窝、腋窝、乳房下、腰部等处，但不发于手掌及足底。皮损为米粒大的红色小丘疹，或丘疱疹密集分布，一般不扩大融合，水疱清液，周围有红晕。经过数日后，水疱干枯而留细薄鳞屑，终于完全脱落。亦可反复发生，延续数周至月余。伴有刺痒或灼热感。

脓疱性痱子多发生于四肢屈侧、阴囊等皮肤皱褶处，皮损为浅小脓疱，无刺痒感。

要点三　鉴别诊断

急性湿疹

皮损常为对称性、原发性和多形性，常有红斑、潮红、丘疹、丘疱疹、水疱、脓疱、流滋、结痂并存。

要点四　治疗

痱子属皮肤浅表性疾病，一般外治即可获效。外治以洁肤、清爽、干燥为宜。如感受暑湿之邪，全身症状较重，可酌服解暑利湿之品治疗。

1. 辨证论治

（1）内治

①暑湿犯表证：头面部红色小丘疹密集或散在，有刺痒感。伴发热，恶寒，无汗，头痛，心烦面赤，口渴。舌红，苔薄白，脉浮数。治宜疏表解暑化湿。方用新加香薷饮。

②暑侵三焦证：皮肤潮红，丘疹和水疱夹杂密布。伴发热，面红耳赤，胸闷脘痞，下利稀水，小便短赤，渴不欲饮。舌红，苔黄腻，脉滑数。治宜清热利湿。方用三石汤加减。

（2）外治

外扑六一散或痱子粉，外搽炉甘石洗剂（或1%薄荷炉甘石洗剂、1%冰片炉甘石洗剂）或三黄洗剂。

2. 其他疗法

如发生继发感染可使用抗生素。

要点五　转诊原则

如为婴幼儿或老年人患脓疱性痱子，伴有眩晕、心悸、恶心、呕吐、谵语等严重症状者，要及时转诊。

要点六　养生与康复

1. 暑湿季节或湿热地区，要保持居住和工作环境通风降温，衣着宜轻薄宽松，经常洗浴洁肤，加速汗液排泄。一旦患病，应尽早脱离高温湿热环境，保持通风凉爽。

2. 皮损处勿过度搔抓或用刺激性洗涤剂洗浴皮肤。

要点七　健康教育

1. 在暑湿季节或湿热地区工作和生活，应注意通风降温，加强职业防护。

2. 暑湿季节应清淡饮食，多饮水和吃水果，忌辛辣醇酒厚味。

3. 在炎热季节应勤洗澡，勤换衣服，保持皮肤清洁凉爽。

细目六　疥疮

要点一　特点

疥疮是由疥虫（疥螨）寄生在人体皮肤所引起的一种接触传染性皮肤病。其特点是：夜间剧痒，在皮损处有灰白色、浅黑色或普通皮色的隧道，可找到疥虫。俗称虫疥、癞疥、干疤疥等。继发感染者，称脓窝疥。

要点二　诊断

本病传染性极强，冬春季多见。易在集体生活的人群中和家庭内流行。

1. 皮损部位

好发于皮肤薄嫩和皱褶处，如手指侧、指缝、腕肘关节屈侧、腋窝前缘、女性乳房下、少腹、外阴、腹股沟、大腿内侧等处。头面部和头皮、掌跖一般不易累及，但婴幼儿例外。

2. 基本损害

主要为红色小丘疹、丘疱疹、小水疱、隧道、结节和结痂。水疱常见于指缝。结节常见于阴囊、少腹等处。隧道为疥疮的特异性皮疹，长约 0.5cm，弯曲，微隆起，呈淡灰色或皮色，在隧道末端有 1 个针头大的灰白色或微红的小点，为疥虫隐藏的地方。

3. 伴发症状

患者常有奇痒，遇热或夜间尤甚，常影响睡眠。病久则出现遍身抓痕、结痂、黑色斑点及湿疹样变，甚至继发脓疱、毛囊炎、疖、淋巴结炎、急性肾炎等。

4. 疥疮结节

常发于外生殖器、股内侧等处，黄豆至花生米大的半球形炎性硬结，伴奇痒。疥疮治愈后，结节仍经久不消。

要点三　鉴别诊断

1. 寻常痒疹

好发于四肢伸侧。丘疹较大，多数自幼童开始发病，常并发腹股沟淋巴结肿大。

2. 皮肤瘙痒症

好发于四肢，重者可延及全身。皮损主要为抓痕、血痂和脱屑，无疥疮特有的丘疹、水疱和隧道。

3. 丘疹性荨麻疹

多见于儿童。好发于躯干与四肢。皮疹主要表现为红斑与风团，皮疹似梭形，顶部有小丘疹或小水疱。

4. 虱病

主要表现为躯干或会阴部位皮肤瘙痒及血痂，指缝无皮疹。在衣缝处或毛发部位常可找到虱子或虫卵。

要点四　治疗

以杀虫止痒为主要治法，以外治为主。必须隔离治疗。

1. 辨证论治

（1）内治

湿热蕴结证：皮损以水疱为多，丘疱疹泛发，壁薄液多，破流脂水，浸淫糜烂，或脓疱多，或起红丝走窜，臀核肿痛。舌红，苔黄腻，脉滑数。治宜清热化湿，解毒杀虫。方用黄连解毒汤合三妙丸加地肤子、白鲜皮、百部、苦参。

（2）外治

硫黄为杀虫特效药物。临床常用5%～20%的硫黄软膏，小儿用5%～10%、成人用10%～15%的浓度；亦可用含水银的制剂一扫光或雄黄软膏等外搽。

涂药方法为先以花椒9g、地肤子30g煎汤外洗，或用温水肥皂洗涤全身后，再擦药。一般先擦好发部位，再涂全身。每天早、晚各涂1次，连续3天，第4天洗澡，换洗衣被，此为1个疗程。一般治1～2个疗程，停药后观察1周左右，如无新皮损出现，即为痊愈。因为疥虫卵在产生后1周左右才能发育为成虫。

2. 其他疗法

常用优力肤、疥灵霜等外搽，每日1次。

要点五　转诊原则

如果疥疮并发脓疱疮、疖、淋巴结炎等，或继发急性肾炎者，要及时转诊。

要点六　养生与康复

1. 要对患者隔离，对其污染的衣物及床上用品要予以煮沸或曝晒消毒处理，同时要对密切接触者检查治疗，彻底消灭传染源。
2. 要避免过度搔抓，以免损伤皮肤造成自身广泛传播和继发感染。
3. 忌食辛辣、醇酒及腥膻发物。

要点七　健康教育

1. 要加强个人卫生习惯，养成勤洗澡、勤换衣、勤晒衣被的卫生习惯。
2. 在集体生活场所，个人生活用品应独自使用，不得相互共用，以免染病。
3. 要注意改善生活环境，保持室内清洁干燥，避免潮湿污浊。

细目七　蛇串疮

要点一　特点

蛇串疮是一种皮肤上出现成簇水疱，呈身体单侧带状分布，痛如火燎的急性疱疹性皮肤病。相当于西医的带状疱疹。其特点是皮肤上出现红斑、水疱或丘疱疹，累累如串珠，排列成带状，沿一侧周围神经分布区出现，局部刺痛或伴臖核肿大。本病好发于胸胁部，故又名缠腰火丹。

要点二　诊断

本病多发于春秋季节，以成年患者居多。发病前局部皮肤常有感觉过敏，皮肤灼热疼痛，或伴轻度发热，全身不适等。皮损为成片的红色丘疹，绿豆至黄豆大小簇集成群的水疱，聚集排列成带状，疱群之间皮肤正常，疱液透明，重者有出血点，血疱或坏死。好发于腰胁、胸胁或头面部，以身体一侧多见，不超过正中线。发于头面部者，尤其是眼部和耳部者，病情较重，疼痛剧烈，甚至可影响视力和听觉。疼痛可在皮疹前或伴随皮疹，或在皮损后。皮肤刺痛轻重不等，以灼痛为主，年老体弱者疼痛剧烈，部分中、老年患者在皮损消退后可遗留顽固性疼痛。常持续较久。愈后极少复发，以成年患者居多。

要点三　鉴别诊断

1. 热疮

多发生于皮肤黏膜交界处；皮疹为针头大小到绿豆大小的水疱，常为一群；1周左右痊愈，但易复发。

2. 接触性皮炎

皮疹潮红、肿胀，有水疱，边界清楚，局限于接触部位，有明显的接触过敏物质史。

要点四　治疗

1. 辨证论治

（1）内治

①肝经郁热证：皮损鲜红，灼热刺痛，疱壁紧张；口苦咽干，心烦易怒，大便干燥或小便黄。舌质红，苔薄黄或黄厚，脉弦滑数。治宜清泄肝火，解毒止痛。方用龙胆泻肝汤加减。

②脾虚湿蕴证：皮损色淡，疼痛不显，疱壁松弛；口不渴，食少腹胀，大便时溏。舌淡或正常，苔白或白腻，脉沉缓或滑。治宜健脾利湿，解毒止痛。方用除湿胃苓汤加减。

③气滞血瘀证：皮疹减轻或消退后局部疼痛不止，放射到附近部位，痛不可忍，坐卧不安，重者可持续数月或更长时间。舌黯，苔白，脉弦细。治宜理气活血，通络止痛。方用柴胡疏肝散合桃红四物汤加减。

（2）外治

①初起用二味拔毒散调浓茶水外涂；或外敷玉露膏；或外搽双柏散、三黄洗剂、清凉油乳剂，每天3次；或鲜马齿苋、野菊花叶、玉簪花叶捣烂外敷。

②水疱破后，用黄连膏、青黛膏外涂；有坏死者，用九一丹或海浮散换药。

③若水疱不破或水疱较大者，可用三棱针或消毒空针刺破，吸尽疱液或使疱液流出，以减轻胀痛不适感。

2. 其他疗法

（1）西医：可选用抗病毒药物、糖皮质激素、止痛药物等。

（2）针刺：取穴内关、阳陵泉、足三里。局部周围卧针平刺，留针 30 分钟，每日 1 次。疼痛日久者加支沟，或加耳针刺肝区，埋针 3 天。或阿是穴强刺激。

要点五　转诊原则

1. 如皮损在头面的眼部或耳部，病情严重，可能影响患者视力或听觉者，要及时转上级医院治疗。

2. 年老体弱患者，皮损消退后，如遗留严重疼痛者，要及时转上级医院进一步检查，排除其他疾病。

要点六　养生与康复

1. 应保持心情舒畅，以免肝郁气滞化火加重病情。

2. 生病期间忌食肥甘厚味和鱼腥海物，饮食宜清淡，多吃蔬菜、水果。

3. 忌用热水烫洗患处，内衣宜柔软宽松，以减少磨擦。

4. 皮损局部保持干燥、清洁，忌用刺激性强的软膏涂敷，以防皮损范围扩大或加重病情。

要点七　健康教育

1. 避免过度劳累。

2. 加强锻炼，提高身体素质。

3. 患病后及时就诊，以免发生并发症或后遗神经痛。

细目八　痤疮

要点一　特点

痤疮是一种颜面、胸背等处毛囊与皮脂腺的慢性炎症性皮肤病。其特点是皮损丘疹如刺，可挤出白色碎米粉汁。中医称之为"粉刺"。

要点二　诊断

本病好发于颜面、颈、胸背部或臀部。多发于青春发育期，皮疹易反复发生，常在饮食不节、月经前后加重。皮损初起为针头大小的毛囊性丘疹，或为白头粉刺、黑头粉刺，可挤出白色或淡黄色脂栓，因感染而成红色小丘疹，顶端可出现小脓疱。愈后可留有暂时性色素沉着或轻度凹陷性疤痕。严重者西医称聚合型痤疮，病程长，不易治愈，男子多见，多感染部位较深，出现紫红色丘疹、结节、脓肿、囊肿，甚至破溃形成窦道和疤痕，或呈橘皮样改变，常伴皮脂溢出，穿通性脓肿和不规则疤痕同时存在是此型的特征。

要点三　鉴别诊断

1. 酒皶鼻

多见于壮年。皮损分布以鼻准、鼻翼为主，两颊前额也可发生，绝不累及其他部位。无黑头粉刺，患部潮红、充血，常伴有毛细血管扩张。

2. 职业性痤疮

常发生于接触沥青、煤焦油及石油制品的工人。同工种的人往往多发生同样损害。丘疹密集，伴毛囊角化，除面部外，其他接触部位如手背、前臂、肘部亦有发生。

3. 颜面播散性粟粒性狼疮

多见于成年人。损害为粟粒大小淡红色、紫红色结节，表面光滑，对称分布于颊部、眼睑、鼻唇沟等处。以玻片压之可呈苹果酱色。

要点四　治疗

1. 辨证治疗

（1）内治

①肺经风热证：丘疹色红，或有痒痛，或有脓疱，伴口渴喜饮，大便秘结，小便短赤。舌质红，苔薄黄，脉弦滑。治宜疏风清肺。方用枇杷清肺饮加减。

②肠胃湿热证：颜面、胸背部皮肤油腻，皮疹红肿疼痛，或有脓疱，伴口臭、便溏黄。舌红，苔黄腻，脉滑数。治宜茵陈蒿汤加减。

③痰湿瘀滞证：皮疹颜色暗红，以结节、脓肿、囊肿、疤痕为主，或见窦道，经久难愈，伴纳呆腹胀。舌质暗红，苔黄腻，脉弦滑。治宜除湿化痰，活血散结。方用二陈汤和桃红四物汤加减。

（2）外治

①皮疹较多者，可用颠倒散茶调涂患处，每日2次，或每晚涂1次，次日洗去。

②脓肿、囊肿、结节较甚者，可外敷金黄膏，每日1~2次。

2. 其他疗法

（1）西医：内服抗生素类、维生素B族、维生素A、维甲酸类、锌制剂等。配合外用0.05%维甲酸霜，每天1~2次，以及2%红霉素软膏、5%硫黄霜，持续使用1~2个月。

（2）针灸

①体针：多取穴大椎、合谷、四白、太白、太阳、下关、颊车。中等刺激，留针30分钟，每日1次，10次为1个疗程。

②耳穴压豆：取肺、内分泌、交感、脑点、面颊、额区。每次取穴4~5个，2~3天换豆1次，5次为1个疗程。

要点五　转诊原则

病情严重或治疗效果不理想者需转诊。

要点六 养生与康复

禁止用手挤压粉刺，以免炎症扩散，愈后遗留凹陷疤痕。

要点七 健康教育

1. 养成用温水洗脸的习惯；皮脂较多时，可用硫黄皂洗面，每天 3～4 次。
2. 忌食辛辣刺激性食物；少食油类、甜食；多食新鲜蔬菜、水果，保持大便通畅。
3. 不要乱用化妆品，尤其粉质化妆品易堵塞毛孔，造成皮脂淤积而成粉刺。

细目九 药毒

要点一 特点

药毒是指通过口服、注射或皮肤黏膜直接用药等途径，进入人体内所引起的皮肤黏膜的急性炎症反应。亦称药疹。相当于西医的药物性皮炎。其特点是发病前有用药史，并有一定的潜伏期，皮损形态多样，可泛发或仅局限于局部。

要点二 诊断

药毒症状多样，表现复杂，临床上常根据用药史，皮损特点及其伴随症状等加以诊断。

本病发病前有用药史，本人或直系亲属有过敏史。有一定的潜伏期，重复用药常复发或病情加重。发病突然，自觉灼热瘙痒，重者伴发热头痛，纳差乏力，便干尿赤等全身症状。重症患者可伴内脏损害。皮疹多对称分布，进展较快，形态多样，如荨麻疹样、麻疹样、猩红热样、多形红斑样、固定红斑型、大疱性表皮坏死松解症样等。

本病大多呈急性经过，轻症一般在病因除去后即可治愈。根据病情轻重不同，病程可在几天或几周甚至几个月不等。重症的药毒，如重症多形性红斑、剥脱性皮炎型和大疱性表皮松解型，由于同时伴有多个系统损害，往往预后较差，少数可因感染或全身衰竭而死亡。

要点三 鉴别诊断

1. 麻疹

发病前有上呼吸道卡他症状，如鼻流清涕、眼结膜充血、怕光、发热等，2～3 天后口腔颊黏膜上可以见到白色科泼力克斑。

2. 猩红热

皮疹出现前全身症状明显，有怕冷、高热、头痛、咽干、喉痛等；典型者有杨梅舌、口周苍白圈等。

要点四　治疗

1. 辨证论治

（1）内治

①风热侵袭证：皮损为红斑、丘疹、风团，来势快，多在上半身，分布稀疏或密集，局部焮热剧痒，伴恶寒发热、头痛鼻塞等。舌红，苔薄白或黄，脉浮数。治宜疏风清热解毒。方用消风散加减。

②湿毒蕴肤证：皮疹为红斑、水疱，甚则糜烂，渗液，表皮剥脱，伴剧痒，烦躁，口干，大便燥结，小便黄赤，或有发热。舌红，苔薄白或黄，脉滑或数。治宜清热利湿，解毒止痒。方用萆薢渗湿汤加减。

③热毒入营证：皮疹鲜红或紫红，甚则为紫斑、血疱，灼热痒痛，伴高热，神志不清，口唇焦燥，口渴不欲饮，大便干结，小便短赤。舌红绛，苔少或镜面舌，脉洪数。治宜清营解毒凉血。方用清营汤加减。

④气阴两虚证：皮疹消退，伴低热，神疲乏力，气短，口干欲饮，舌红少苔，脉细数。治宜益气养阴清热。方用增液汤合益胃汤加减。

（2）外治

①皮损潮红无渗液者，用马齿苋或大青叶煎汤外洗，或炉甘石洗剂外涂。

②皮损潮红肿胀、糜烂渗出者，用马齿苋或黄柏煎汤冷湿敷，青黛散麻油调敷。皮损脱屑干燥，用麻油或甘草油外擦；皮损结痂，用棉签蘸麻油或甘草油揩痂皮。

2. 其他疗法

（1）轻型药毒：使用抗组织胺药物、维生素 C 和钙剂。

（2）重症药毒：宜采用中西医结合疗法，除上述内治、外治方法外，宜早期足量使用皮质类固醇激素，必要时配合使用抗生素以防继发感染。

要点五　转诊原则

1. 如为剥脱性皮炎型药毒或大疱性表皮松解型等严重药毒，需立即转往上级医院诊断和治疗。

2. 在药毒治疗过程中，如患者伴有严重全身症状，有脏器功能衰竭表现者要及时转往上级医院进一步诊治。

要点六　养生与康复

1. 轻型药毒，鼓励病人多饮开水，宜食清淡，忌食辛辣鱼腥发物。重型药毒，应按危重患者进行护理。

2. 皮疹忌用水洗或搔抓。局部用药宜缓和对症，禁用性质剧烈或浓度过大的药剂。

3. 对药物性皮炎必须尽力追查致敏药物，并告知患者，同时在病历上记明，发给病人药物禁忌卡，避免再次应用。

要点七　健康教育

1. 合理用药，避免滥用药物。用药前必须询问患者有无过敏史。

2. 用药过程中要注意观察用药后的反应，遇到皮肤有皮疹或原有皮肤症状加剧，或局部全身感觉剧痒，应立即停药，及时诊断，及时处置。

（陈红风）

第六单元　常见性病

细目一　淋病

要点一　特点

淋病是由淋病双球菌（简称淋球菌）所引起的泌尿生殖系感染的性传播疾病。其临床特点是以尿道刺痛、尿道口排出脓性分泌物为主症。主要通过性交传染，极少数也可通过污染的衣物等间接传染。

要点二　诊断

有不洁性交或间接接触传染史。潜伏期一般为 2 ~ 10 天，平均 3 ~ 5 天。

1. 男性淋病

一般症状和体征较明显。

（1）急性淋病：尿道口红肿发痒及轻度刺痛，继而有稀薄黏液流出，引起排尿不适，24 小时后症状加剧。部分病人可有尿频、尿急、夜尿增多。当病变上行蔓延至后尿道时，可出现终末血尿、血精、会阴部轻度坠胀等现象。

（2）慢性淋病：尿痛轻微，排尿时仅感尿道灼热或轻度刺痛，常可见终末血尿。尿道外口不见排脓，挤压阴茎根部或用手指压迫会阴部，尿道外口仅见少量稀薄浆液性分泌物。

2. 女性淋病

大多数患者可无症状，有症状者往往不太明显，多在出现严重病变，或娩出感染淋病的新生儿时才被发现。

（1）急性淋病

①淋菌性宫颈炎：表现为大量脓性白带，宫颈充血、触痛，若阴道脓性分泌物较多者，常有外阴刺痒和烧灼感。因常与尿道炎并见，故也可有尿频、尿急等症状。

②淋菌性尿道炎：表现为尿道口充血、压痛，并有脓性分泌物，轻度尿频、尿急、尿痛，排尿时有烧灼感，挤压尿道旁腺有脓性分泌物。

③淋菌性前庭大腺炎：表现有前庭大腺红、肿、热、痛，严重时形成脓肿，触痛明显。全身症状有高热、畏寒等。

（2）慢性淋病

常由急性转变而来。一般症状较轻，部分患者有下腹坠胀，腰酸背痛，白带较多，下腹疼痛，月经过多，少数可引起不孕、宫外孕等。常见下列情况：

①幼女淋菌性外阴阴道炎则表现为外阴红肿、灼痛，阴道及尿道有黄绿色脓性分泌物等。

②女性淋病若炎症波及盆腔等处，则易并发盆腔炎、输卵管炎、子宫内膜炎等，偶可继发卵巢脓肿、盆腔脓肿、腹膜炎等。

③播散性淋病常出现淋菌性关节炎、淋菌性败血症、脑膜炎、心内膜炎及心包炎等。

④其他部位的淋病主要有新生儿淋菌性结膜炎、咽炎、直肠炎等。

要点三　鉴别诊断

1. 非淋菌性尿道炎

主要由沙眼衣原体和解脲支原体感染所引起。其潜伏期较长，尿道炎症较轻，尿道分泌物少，分泌物查不到淋球菌，有条件的可作衣原体、支原体检测。

2. 念珠菌性尿道炎

病史较长，多有反复感染史。尿道口、龟头、包皮潮红，可有白色垢物，明显痛痒。实验室检查可见念珠菌丝。

要点四　治疗

西医以抗生素治疗为主，按规范方案及时、足量用药。中西医结合治疗淋病，特别是对慢性淋病和有合并症状淋病的治疗，有一定的优势。

1. 辨证论治

（1）内治

①湿热毒蕴（急性淋病）证：尿道口红肿，尿液混浊如脂，尿道口溢脓，尿急，尿频，尿痛，淋沥不止，严重者尿道黏膜水肿，附近淋巴结红肿疼痛，女性宫颈充血、触痛，并有脓性分泌物，可有前庭大腺红肿热痛等；可伴有发热等全身症状；舌红，苔黄腻，脉滑数。治宜清热利湿，解毒化浊。方用龙胆泻肝汤加减。

②阴虚毒恋（慢性淋病）证：小便不畅、短涩，淋沥不尽，女性带下多，或尿道口见少许黏液，酒后或疲劳易复发，腰酸腿软，五心烦热，食少纳差。舌红，苔少，脉细数。治宜滋阴降火，利湿祛浊。方用知柏地黄丸加减。

（2）外治

可选用土茯苓、地肤子、苦参、芒硝各30g，煎水外洗局部，每天3次。

2. 其他疗法

临床应早期足量使用抗生素治疗。如普鲁卡因青霉素、氨苄西林等，壮观霉素（淋必治）或头孢三嗪（菌必治），诺氟沙星或氧氟沙星等。

要点五　转诊原则

新生儿淋菌性结膜炎、咽炎、直肠炎等，或播散性淋病者，或治疗效果不好者，应及时转诊。

要点六　养生与康复

1. 杜绝不洁性交，提倡性交时使用避孕套。
2. 及时规范治疗，并同时治疗性伴侣。
3. 患病期间暂停性行为，并注意个人卫生。
4. 忌烟酒、辛辣刺激性食物。

要点七　健康教育

1. 注意个人卫生，避免接触污染的衣物。
2. 饮食宜清淡。

细目二　梅毒

要点一　特点

梅毒是由梅毒螺旋体所引起的一种全身性、慢性性传播疾病。几乎可侵犯全身各组织与器官。早期主要表现为皮肤黏膜损害，晚期可造成骨骼及眼部、心血管、中枢神经系统等多器官组织的病变。临床表现多种多样，病程较长。另一方面，梅毒又可能多年无症状而呈潜伏状态。梅毒主要通过性交传染，也可通过胎盘传给下一代发生先天梅毒。偶尔也通过接吻、哺乳，或接触患者污染的衣物、输血等途径间接传染，亦可通过母婴传播。

要点二　诊断

一般有不洁性交史，或性伴侣有梅毒病史。

（1）一期梅毒：主要表现为疳疮（硬下疳），发生于不洁性交后约 2~4 周，常发生在外生殖器部位，少数发生在唇、咽、宫颈等处。硬下疳常为单个，初为丘疹或浸润性红斑，继之轻度糜烂或成浅表性溃疡，其上有少量黏液性分泌物或覆盖灰色薄痂，边缘隆起，边缘及基底部呈软骨样硬度，无痛无痒，直径 1~2cm，圆形，呈牛肉色，局部淋巴结肿大。疳疮不经治疗，可在 3~8 周内自然消失，而淋巴结肿大持续较久。

（2）二期梅毒：主要表现为杨梅疮，一般发生在感染后 7~10 周或硬下疳出现后 6~8 周。早期症状有流感样综合征，表现为头痛，恶寒，低热，食欲差，乏力，肌肉及骨关节疼痛，全身淋巴结肿大，继而出现皮肤黏膜损害、骨损害、眼梅毒、神经梅毒等。

（3）三期梅毒：亦称晚期梅毒，主要表现为杨梅结毒。此期特点为病程长，易复发，除皮肤黏膜损害如结节性梅毒疹、树胶样肿、近关节结节外，常侵犯多个脏器。

（4）潜伏梅毒（隐性梅毒）：梅毒未经治疗或用药剂量不足，无临床症状，血清反应阳性，排除其他可引起血清反应阳性的疾病存在，脑脊液正常，这类病人称为潜伏梅毒。若感染期限在 2 年以内者称为早期潜伏梅毒，早期潜伏梅毒随时可发生二期复发损害，有传染性；病期在 2 年以上者称为晚期潜伏梅毒，少有复发，少有传染性，但女病人仍可经过胎盘而传给胎儿，发生胎传梅毒。

（5）胎传梅毒（先天梅毒）：胎传梅毒是母体内的梅毒螺旋体由血液通过胎盘传入到

胎儿血液中，导致胎儿感染的梅毒。多发生在妊娠4个月后。发病小于2岁者称早期胎传梅毒，大于2岁者称晚期胎传梅毒。胎传梅毒不发生硬下疳，常有严重的内脏损害，对患儿的健康影响很大，病死率高。

要点三 鉴别诊断

1. 软下疳

与硬下疳鉴别。病原菌为杜克雷嗜血杆菌，潜伏期短，发病急，炎症明显，基底柔软，溃疡较深，表面有脓性分泌物，疼痛剧烈，常多发。

2. 风热疮 (玫瑰糠疹)

与梅毒玫瑰疹鉴别。皮损为椭圆形，红色或紫红色斑，其长轴与皮纹平行，附有糠状鳞屑，常可见较大母斑，自觉瘙痒，淋巴结无肿大，梅毒血清反应阴性。

3. 尖锐湿疣

与梅毒扁平湿疣鉴别。疣状赘生物呈菜花状或乳头状隆起，基底较细，呈淡红色，梅毒血清反应阴性。

要点四 治疗

1. 辨证论治

（1）内治

①肝经湿热证：多见于一期梅毒。外生殖器疳疮质硬而润，或伴有横痃，杨梅疮多在下肢、腹部、阴部，兼见口苦口干，小便黄赤，大便秘结。舌质红，苔黄腻，脉弦滑。治宜清热利湿，解毒驱梅。方用龙胆泻肝汤加减。

②血热蕴毒证：多见于二期梅毒。周身起杨梅疮，色如玫瑰，不痛不痒，或见丘疹、脓疱、鳞屑，兼见口干咽燥，口舌生疮，大便秘结。舌质红绛，苔薄黄或少苔，脉细滑或细数。治宜凉血解毒，泻热散瘀。方用清营汤合桃红四物汤加减。

③毒结筋骨证：见于杨梅结毒。患病日久，在四肢、头面、鼻咽部出现树胶肿，伴关节、骨筋作痛，行走不便，肌肉消瘦，疼痛夜甚。舌质暗，苔薄白或灰或黄，脉沉细涩。治宜活血解毒，通络止痛。方用五虎汤加减。

④肝肾亏损证：见于三期梅毒脊髓痨者。患病可达数十年之久，逐渐两足瘫痪或痿弱不行，肌肤麻木或虫行作痒，筋骨串痛，腰膝酸软，小便困难。舌质淡，苔薄白，脉沉细弱。治宜滋补肝肾，填髓熄风。方用地黄饮子加减。

⑤心肾亏虚证：见于心血管梅毒患者。症见心慌气短，神疲乏力，下肢浮肿，唇甲青紫，腰膝酸软，动则气喘。舌质淡有齿痕，苔薄白而润，脉沉弱或结代。治宜养心补肾，祛瘀通阳。方用苓桂术甘汤加减。

（2）外治

①疳疮可选用鹅黄散或珍珠散敷于患处，每日3次。

②横痃、杨梅结毒未溃时，选用冲和膏，醋、酒各半调成糊状外敷；溃破时，先用五五丹掺在疮面上，外敷玉红膏，每日1次；待其腐脓除尽，再用生肌散掺在疮面上，外敷玉红膏，每日1次。

③杨梅疮可用蛇床子、川椒、蒲公英、莱菔子、白鲜皮煎汤外洗，每日 1 次。

2. 其他疗法

一旦确诊为梅毒，应及早实施西医驱梅疗法，并足量、规范用药。可选用普鲁卡因青霉素、苄星青霉素等，对青霉素过敏者，可选用四环素或红霉素。

要点五　转诊原则

一旦确诊为梅毒患者或疑似患者，应立即转诊。

要点六　养生与康复

1. 本病明确诊断后应及早、及时进行系统规范治疗，否则将贻误病情。
2. 治疗后要严格定期追踪观察。
3. 对晚期梅毒，强调预备治疗，防止吉海反应。

要点七　健康教育

1. 加强梅毒危害及其防治常识的宣传教育。
2. 严禁卖淫、嫖娼，对旅馆、浴池、游泳池等公共场所加强卫生管理和性病监测。
3. 做好孕妇胎前检查工作，对梅毒患者要避孕，或及早中止妊娠。
4. 坚持查出必治、治必彻底的原则，建立随访追踪制度。
5. 夫妇双方共同治疗。

细目三　尖锐湿疣

要点一　特点

尖锐湿疣是由人类乳头瘤病毒所引起的一种良性赘生物。其特点是以皮肤黏膜交界处，尤其是外阴、肛周出现淡红色或污秽色表皮赘生物为主要表现。

要点二　诊断

基本损害为淡红色或污秽色、柔软的表皮赘生物，表面分叶或呈棘刺状，湿润，基底较窄或有蒂，但在阴茎体部可出现基底较宽的"无蒂疣"。由于皮损排列分布不同，外观上常表现为点状、线状、重叠状、乳头瘤状、鸡冠状、菜花状、蕈状等不同形态。本病常无自觉症状，部分病人可出现局部疼痛或瘙痒。疣体易擦烂出血，若继发感染，分泌物增多，可伴恶臭。巨大的尖锐湿疣多见于男性，且好发于阴茎和肛门附近，女性则见于外阴部，偶尔可转化为鳞状细胞癌。

要点三　鉴别诊断

1. 假性湿疣

又名绒毛状小阴唇，多发生于 20～30 岁的女性外阴，特别是小阴唇内侧和阴道前庭；

皮损为直径 1~2mm 大小的白色或淡红色小丘疹，表面光滑如鱼子状，群集分布；无自觉症状。

2. 阴茎珍珠状丘疹

多见于青壮年；皮损为冠状沟部珍珠样半透明小丘疹，呈半球状、圆锥状或不规则状，色白或淡黄、淡红，沿冠状沟排列成一行或数行，或包绕一周，无自觉症状。

3. 扁平湿疣

为梅毒常见的皮肤损害，皮损为扁平而湿润的丘疹，表面光滑，成片或成簇分布；损害内可找到梅毒螺旋体；梅毒血清反应强阳性。

要点四　治疗

以清热解毒、燥湿除疣为主要治法。临床常用中西医结合治疗去除疣体，并针对病原体进行治疗。

1. 辨证论治

（1）内治

①湿毒下注证：外生殖器或肛门等处出现疣状赘生物，色灰或褐或淡红，质软，表面秽浊潮湿，触之易出血，恶臭，伴小便黄或不畅。苔黄腻，脉滑或弦数。治宜利湿化浊，清热解毒。方用萆薢化毒汤加减。

②湿热毒蕴证：外生殖器或肛门等处出现疣状赘生物，色淡红，易出血，表面有大量秽浊分泌物，色淡黄，恶臭，瘙痒，疼痛；伴小便色黄量少，口渴欲饮，大便干燥。舌红，苔黄腻，脉滑数。治宜清热解毒，化浊利湿。方用黄连解毒汤加减。

（2）外治

①熏洗法：板蓝根、山豆根、木贼草、香附各 30g；或白矾、皂矾各 120g，侧柏叶 250g，生薏苡仁 50g，孩儿茶 15g。煎水先熏后洗，每天 1~2 次。

②点涂法：五妙水仙膏点涂疣体；或鸦胆子仁捣烂涂敷或鸦胆子油点涂患处包扎，3~5 天换药 1 次。适用于疣体小而少者。

2. 其他疗法

（1）西药内服或注射，可选用无环鸟苷、病毒唑、聚肌胞、干扰素等抗病毒药物和免疫增强剂。

（2）西药外涂可根据病情选用足叶草酯素（疣脱欣）、1.5%~5% 氟脲嘧啶、30%~50% 三氯醋酸或 3%~5% 酞丁胺等涂敷于疣体表面。

（3）使用激光、冷冻、电灼疗法。

（4）疣体较大者可手术切除。

要点五　转诊原则

疣体较大因条件所限无法行手术者，应及时转诊；疣体擦烂出血，继发感染，分泌物增多，应及时转诊。

要点六　养生与康复

1. 部分病人皮损可较快生长，形成巨大型尖锐湿疣，可发生坏死和感染。
2. 本病极易复发，部分患者可呈亚临床感染。
3. 有报告尖锐湿疣经 5~20 年后可能会转化为鳞状细胞癌，部分阴茎癌、女阴癌及肛门癌是在尖锐湿疣基础上发生的，特别是宫颈癌与 HPV 感染有关。

要点七　健康教育

1. 禁止不洁性交，必要时使用避孕套。
2. 注意洗浴用具及内衣裤的清洁卫生，保持阴部清洁。
3. 积极治疗性伴侣，避免交叉感染。

细目四　艾滋病

要点一　特点

艾滋病全称是获得性免疫缺陷综合征，是由人类免疫缺陷病毒（简称 HIV）所致的传染病。主要通过性接触及血液、血液制品和母婴传播传染。HIV 能特异性侵犯 T_4 淋巴细胞（CD_4）引起机体细胞免疫系统严重缺陷，导致各种机会性顽固感染、恶性肿瘤的发生，并对机体各系统尤其是神经系统造成致命的损害，传染性强，死亡率高，已引起全人类的高度重视。

要点二　诊断

潜伏期长短不一，可由 6 个月至 5 年或更久。感染 HIV 后，由于细胞免疫缺陷的程度不同，临床症状可分为 3 个阶段。

（1）艾滋病病毒感染：新近感染的患者约 90% 可完全没有症状，即病毒的携带者，是艾滋病的传染源。有的早期出现类似传染性单核细胞增多症的症状，有的发展为慢性淋巴结综合征，表现为除腹股沟部位外，全身淋巴结至少有 2 处以上持续肿大 3 个月以上。

（2）艾滋病相关综合征：约占患病人数的 10%，患者有一定程度的 T 细胞免疫功能缺陷所致的临床症状和慢性淋巴结综合征，有较长期的发热（38℃3 个月以上），体重减轻 10% 以上，疲乏，夜间盗汗及持续腹泻等，同时常有非致命性的真菌、病毒或细菌性感染，如口腔白色念珠菌病、皮肤单纯疱疹、带状疱疹和脓皮病等。

（3）艾滋病：约 1% 的 HIV 感染者可发展为艾滋病，其临床表现为严重的细胞免疫缺陷而致的条件性病原体感染和少见的恶性肿瘤，较常见的有卡氏肺囊虫肺炎和卡波济肉瘤。

要点三　鉴别诊断

必须与原发性免疫缺陷病，继发性免疫缺陷病如长期服用皮质激素、化疗、放疗或并发恶性肿瘤以及严重的蛋白热量性营养不良、血液病、传染性单核细胞增多症和中枢神经系统疾病相鉴别。

要点四　治疗

1. 辨证论治

（1）肺卫受邪证：见于急性感染期。发热，微畏寒，微咳，身痛，乏力，咽痛。舌质淡红，苔薄白或薄黄，脉浮。治宜宣肺祛风，清热解毒。方用银翘散加减。

（2）肺肾阴虚证：多见于以呼吸系统症状为主的早、中期患者，尤以卡氏肺囊虫肺炎、肺孢子肺炎、肺结核较多见。发热，咳嗽，无痰或少量黏痰，或痰中带血，气短胸痛，动则气喘，全身乏力，消瘦，口干咽痛，盗汗，周身可见淡红色皮疹，伴轻度瘙痒。舌红，少苔，脉沉细数。治宜滋补肺肾，解毒化痰。方用百合固金汤合瓜蒌贝母汤加减。

（3）脾胃虚弱证：多见于以消化系统症状为主者。腹泻久治不愈，腹泻呈稀水状便，少数夹有脓血和黏液，里急后重不明显，可有腹痛；兼见发热，消瘦，全身乏力，食欲不振，恶心呕吐，吞咽困难，或腹胀肠鸣，口腔内生鹅口疮。舌质淡有齿痕，苔白腻，脉濡细。治宜扶正祛邪，培补脾胃。方用补中益气汤合参苓白术散加减。方中酌加土茯苓、田基黄、猫爪草等。

（4）脾肾亏虚证：多见于晚期患者，预后较差。发热或低热，形体极度消瘦，神情倦怠，心悸气短，头晕目眩，腰膝酸痛，四肢厥逆，食欲不振，恶心，呃逆频作，腹泻剧烈，五更泄泻，毛发枯槁，面色苍白。舌质淡或胖，苔白，脉细无力。治宜温补脾肾，益气回阳。方用肾气丸合四神丸加减。方中酌加猪苓、炙甘草等。

（5）气虚血瘀证：以卡波济肉瘤多见。周身乏力，气短懒言，面色苍白，饮食不香，四肢、躯干部出现多发性肿瘤，瘤色紫暗，易于出血，淋巴结肿大。舌质暗，脉沉细无力。治宜补气化瘀，活血清热。方用补阳还五汤、犀角地黄汤合消瘰丸加减。

（6）窍闭痰蒙证：多见于出现中枢神经病症的晚期患者。发热，头痛，恶心呕吐，神志不清，或神昏谵语，项强惊厥，四肢抽搐，或伴癫痫或痴呆。舌质暗或胖，或干枯，苔黄腻，脉细数或滑。治宜清热化痰，开窍通闭。方用安宫牛黄丸、紫雪丹、至宝丹加减。若为寒甚者，用苏合香丸豁痰开窍。痰闭清除后，缓则治其本，可用生脉散益气养阴。

2. 其他疗法

（1）针刺：可以调动机体的免疫系统，提高抗病能力。可选关元、命门、腰俞、脾俞、足三里、内关、合谷、曲池、百会、阴陵泉、阳陵泉、风池、委中、列缺等穴位。

（2）抗 HIV 西药：至今为止尚无特效药物。现首推叠氮胸苷（AZT），其次可用 2′-3′双脱氧肌苷（DDI）、2′-3′双脱氧胞嘧啶核苷（DDC）。主张联合用药。此外，还有苏拉明、三氮唑核苷等。

（3）免疫调节剂：可选用白细胞介素-2、干扰素、丙种球蛋白、转移因子、香菇多糖、异丙肌苷等。

（4）合并条件性感染和恶性肿瘤，可采取对症处理。

要点五　转诊原则

一旦发现艾滋病患者或疑似患者，立即转诊。

要点六　养生与康复

1. 典型艾滋病在 HIV 感染后 3~5 年，免疫系统受到严重破坏，出现多种机会性感染及卡波济肉瘤。

2. 随着急性感染症状的消失，感染者转入无症状 HIV 感染，除了少数感染者可查到"持续性全身性淋巴腺病"外，没有其他任何临床症状或体征。成年人无症状感染期的时间往往较长，一般为 7~10 年，平均为 8 年。

3. 部分病人由于 HIV 感染，使机体细胞免疫功能部分或完全丧失，继而发生条件致病性感染、恶性肿瘤等而死亡。

要点七　健康教育

1. 加强对艾滋病防治知识的宣传普及。

2. 禁止静脉吸毒者共用注射器，严格加强普通人群注射消毒管理，提倡使用一次性用品。

3. 使用进口血液、血液成分制品时一定要进行 HIV 检测。

4. 严格选择供血者，HIV 检测应作为供血者的常规检查项目，防止血源传染。

5. 艾滋病病人或 HIV 阳性者应避孕，已出生婴儿不用母乳喂养。

细目五　非淋菌性尿道炎

要点一　特点

非淋菌性尿道炎是一种由淋球菌以外的多种病原微生物引起的泌尿生殖器黏膜非化脓性炎症。主要通过性接触传播，以性活跃期的中青年多见。属中医淋证、淋浊的范畴。

要点二　诊断

本病临床表现似淋病而症轻。

男性主要表现为尿道炎，可有尿频、尿急、尿痛、尿道刺痒、尿道口潮红，有清稀的黏液性分泌物，亦可并发附睾炎和前列腺炎。

女性尿道炎症状常轻微，甚至无症状，可有宫颈炎，宫颈充血、水肿、糜烂、分泌物增多，还可并发前庭大腺炎、阴道炎、子宫内膜炎等。

如治疗不当、反复发作可导致不育症，部分患者可发生 Reiter 征（其特征为非化脓性关节炎、尿道炎及结膜炎）。

要点三　鉴别诊断

1. 淋病

发病急，尿道分泌物及排尿困难等症状较重，分泌物涂片检查见革兰阴性双球菌，培养检出淋球菌，而未检查出支原体和（或）衣原体。

2. 泌尿系感染

一般感染的尿路感染如前列腺炎、尿路结石等，进行相应检查可资鉴别。

要点四　治疗

1. 辨证论治

（1）内治

①湿热阻滞证：治宜清热利湿、化浊通淋，方用萆薢分清饮或八正散加减。

②肝郁气滞证：治宜疏肝解郁、理气通淋，方用橘核丸加减。

③阴虚湿热证：治宜滋阴补肾、清热利湿，方用知柏地黄丸加减。

（2）外治

可选用蚤休、贯众、败酱草、蒲公英等煎水外洗。

2. 其他疗法

抗生素可酌情选用红霉素、强力霉素、美满霉素、阿奇霉素、氧氟沙星、环丙沙星等内服。

要点五　转诊原则

发生非化脓性关节炎、尿道炎及结膜炎等，及时转诊；需要进一步做分泌物培养检查衣原体、支原体，应及时转诊。

要点六　养生与康复

1. 及时规范治疗。

2. 忌烟酒、辛辣刺激性食物。

3. 患病期间暂停性行为，并注意个人卫生。

细目六　生殖器疱疹

要点一　特点

生殖器疱疹是由单纯疱疹病毒感染所引起的一种性传播疾病。主要损害男女生殖器的皮肤黏膜处，其特点是以局部出现群集小疱、糜烂，自觉灼痛为主要表现。

要点二　诊断

（1）原发性生殖器疱疹：潜伏期 2~7 天。原发损害为 1 个或多个小而瘙痒的红斑、丘疹，迅速变成小水疱，3~5 天后可形成脓疱破溃后表面糜烂、溃疡、结痂，伴有疼痛。男性好发于包皮、龟头、冠状沟、阴茎，偶可见于尿道，女性常发生于外阴、大小阴唇、阴蒂、阴道、宫颈。常伴有发热、头痛、乏力、肌痛及腹股沟淋巴结肿大压痛等全身症状。若出现在尿道，可致排尿困难；发生在肛门、直肠，可出现腹痛、便秘、里急后重和肛门瘙痒等。

（2）复发性生殖器疱疹：多在原发皮疹后 1 年内复发，一般复发间歇期 3~4 周至 3~4 个月。发热、受凉、早产、精神因素、消化不良、慢性病、疲劳等导致抵抗力低下常成为诱发的因素。临床表现类似原发性生殖器疱疹，且较原发性者无论局部还是全身症状都轻。50% 的患者在复发部位出现局部瘙痒、烧灼感及刺痛等前驱症状，一般 7~10 日皮损可消退愈合。

（3）并发症：常见的并发症有脑膜炎、脑炎、骶神经根炎及脊髓脊膜炎、疱疹性指头炎以及泌尿生殖系统广泛感染等。

要点三　鉴别诊断

1. 硬下疳

无痛性溃疡与无痛性腹股沟淋巴结肿大有时易与生殖器疱疹的溃疡和淋巴结肿大混淆，但硬下疳溃疡基底较硬；可检到梅毒螺旋体，梅毒血清反应阳性。

2. 软下疳

溃疡较深，疼痛，未经治疗不会自行消退；淋巴结肿大疼痛，可穿破；溃疡分泌物量较多，呈灰黄色或脓样；可检查到软下疳菌。

3. 接触性皮炎

有接触过敏史，无不洁性交史，在接触部位发生红肿、丘疹、丘疱疹、水疱，甚至大疱和糜烂；去除病因，处理得当，1~2 周可痊愈。

要点四　治疗

1. 辨证论治

（1）内治

①肝经湿热证：生殖器部位出现红斑、群集小疱、糜烂或溃疡，甚至出现脓疱，灼热，轻痒或疼痛，伴口干口苦，小便黄，大便秘结，或腹股沟淋巴结肿痛。舌质红，苔黄腻，脉弦数。治宜清热利湿，化浊解毒。方用龙胆泻肝汤加减。

②阴虚邪恋证：外生殖器反复出现潮红、水疱、糜烂、溃疡、灼痛，日久不愈，遇劳复发或加重，伴神疲乏力，腰膝酸软，心烦口干，五心烦热，失眠多梦。舌质红，苔少或薄腻，脉弦细数。治宜滋阴降火，解毒除湿。方用知柏地黄丸加减。

（2）外治

马齿苋、野菊花、地榆、苦参各 30g，水煎外洗，每日 2~3 次；洗后外涂青黛散。

2. 其他疗法

（1）内服西药：无环鸟苷、万乃洛韦或泛昔洛韦，此外，尚可选用其他抗病毒药，如阿糖腺苷、聚肌胞、左旋咪唑或干扰素等。

（2）外用西药：一般多用 0.25%~1% 疱疹净软膏或 5%~30% 疱疹净溶液、3%~5% 无环鸟苷软膏、0.5%~3% 酞丁胺溶液、5% 阿昔洛韦霜、0.5%~1% 新霉素软膏等外搽患部。

要点五　转诊原则

并发脑膜炎、脑炎、骶神经根炎及脊髓脊膜炎、疱疹性指头炎以及泌尿生殖系统广泛感染等，应及时转诊。

要点六　养生与康复

1. 本病难以用一般的隔离消毒方法来控制感染，免疫功能低下、新生儿等应尽可能避免与本病患者接触。
2. 感染静止期性交时使用避孕套，感染活动期禁止性交。
3. 早期妊娠妇女患生殖器疱疹应中止妊娠，晚期感染者宜进行剖宫产。
4. 患者应注意局部清洁卫生。

要点七　健康教育

1. 保持心情舒畅，注意预防感冒、着凉、劳累等；禁酒，少食辛辣刺激之品。
2. 积极治疗其他疾病，加强营养，增强体质，提高机体抗病能力。

（陈红风）

第七单元　腹部外科疾病

细目一　肠痈

要点一　特点

肠痈是发生于肠道的痈肿，属"内痈"范畴。该病可发于任何年龄，以青壮年为多见，男性多于女性。本病的特点是转移性右下腹疼痛，伴恶心、呕吐、发热，右下腹局限性压痛或拒按。相当于西医的急性阑尾炎。

要点二　诊断

1. 初期

腹部疼痛开始多起于脐周或上腹部，呈阵发性疼痛或隐痛，数小时后，腹痛转移并固定在右下腹部，呈持续性、进行性加重。右下腹压痛是本病常见的重要体征，压痛点通常在麦氏点（右髂前上棘与脐连线的中外1/3交界处）。可伴轻度发热，恶心纳减。

2. 酿脓期

若病情发展，则腹痛加剧，右下腹明显压痛、反跳痛，局限性腹皮挛急拒按，或右下腹可触及包块，甚或壮热不退，恶心呕吐，纳呆，便秘或腹泻。

3. 溃脓期

腹痛扩展至全腹，腹皮挛急，全腹压痛、反跳痛，恶心呕吐，大便秘结或似痢不爽，壮热自汗，口干唇燥，舌红苔黄燥，脉洪数或细数。B超检查对诊断有一定帮助。

要点三　鉴别诊断

1. 胃、十二指肠溃疡穿孔

穿孔后消化液可沿升结肠旁沟流至右下腹部，似急性阑尾炎的转移性右下腹痛。病人既往多有溃疡病史，突发上腹部剧痛，迅速蔓延至全腹，可出现休克，腹肌紧张，压痛明显，肠鸣音消失，多有肝浊音界消失，X线透视多有膈下游离气体。诊断性腹腔穿刺可抽出混浊液体，伴有食物残渣。

2. 右侧输尿管结石

为突发性绞痛，并向腰部或大腿内侧放射，伴有肉眼血尿或镜下血尿，肾区叩痛。B超检查可发现结石声影或肾积水；X线摄片约有90%可显示结石影。

3. 妇产科疾病

如宫外孕、卵巢滤泡或黄体破裂、卵巢囊肿扭转、急性输卵管炎等。

要点四　治疗

六腑以通为用，通腑泻热是治疗肠痈的关键。

1. 辨证论治

（1）内治

①气血瘀滞证：转移性右下腹痛，呈持续性、进行性加剧，右下腹局限性压痛或拒按，伴恶心纳差，可有轻度发热。苔白腻，脉弦滑或弦紧。治宜行气活血，通腑泻热。方用大黄牡丹汤合红藤煎剂加减。

②湿热壅滞证：腹痛加剧，右下腹或全腹压痛、反跳痛，腹皮挛急，右下腹可摸及包块，壮热，恶心纳差，便秘或腹泻。舌红苔黄腻，脉弦数或滑数。治宜通腑泻热，利湿解毒。方用大柴胡汤或薏苡仁附子败酱散加减。

③热毒伤阴证：腹痛剧烈，全腹压痛、反跳痛，腹皮挛急，高热不退或恶寒发热，恶心纳差，便秘或腹泻。舌红绛而干，苔黄厚干燥，脉洪数或细数。治宜通腑排毒，养阴清热。方用大黄牡丹汤合增液汤加减。

（2）外治

①外敷：常用双柏散（大黄、侧柏叶各2份，黄柏、泽兰、薄荷各1份，研成细末），以水蜜调成糊状热敷右下腹，每日1次。

②灌肠：采用通里攻下、清热化瘀的中草药煎剂200ml或通腑泻热灌肠合剂（大黄、龙胆草、山栀子、芒硝、莱菔子、忍冬藤、虎杖）250ml作保留灌肠，每日2次。

2. 其他疗法

（1）手术：早期行阑尾切除术。

（2）一般疗法：输液，胃肠减压，使用抗生素。

（3）针刺：取足三里、上巨虚、阑尾穴，配合右下腹压痛最明显处的阿是穴，每日2次，强刺激，每次留针30分钟。加用电针可提高疗效。

要点五　转诊原则

1. 对诊断明确的急性阑尾炎，一般主张尽早手术治疗，如手术条件有限，应及时转诊。

2. 如症状体征加重，尤其出现高热、腹膜炎征象者，应及时转诊。

要点六　养生与康复

1. 注意饮食调护，发病期采取清淡半流质饮食或禁食。

2. 半卧位，以利于炎症局限。手术后应及早下床活动，防止肠粘连综合征的发生。

3. 及时诊治，防止变证发生。

要点七　健康教育

1. 避免饮食不节和食后剧烈运动。

2. 本病易于秋冬季节及劳累、紧张时发作，注意情志调节和避免劳累。

细目二　胆道感染及胆石病

要点一　特点

胆道感染大部分合并有结石存在，一般认为急性胆道感染的重要病因就是结石所导致的梗阻。本病属于中医学"胁痛"、"腹痛"、"黄疸"等范畴。其特点是右上腹部疼痛，向右肩背部放射，伴恶心、呕吐、发热等。

要点二　诊断

1. 急性胆囊炎

表现为右上腹部持续性痉挛性疼痛，可向右肩胛部放射，常发作于饱餐后的夜间。右上腹可有压痛和肌紧张，墨菲征阳性。常伴恶心、呕吐，发热，体温多在38.5℃以上，一般无寒战，少数病人可有轻度黄疸。当胆囊化脓或坏疽时，病情明显加重，腹痛剧烈而持续，发热、寒战、脉数，烦躁不安，腹部压痛和腹肌紧张程度加重、范围扩大。

2. 慢性胆囊炎

约70%以上病人并有胆囊结石，多数病人有反复发作的胆绞痛病史，平素常有餐后上腹胀满、嗳气、呃逆等消化道症状，部分病人食欲不佳，不能耐受高脂肪饮食，右上腹痛，右季肋区或右腰背疼痛，一般较轻微，胆囊区可有轻压痛或不适感。也有部分病人无明显不适，查体时发现有慢性胆囊炎。

3. 胆石病

约半数以上的单纯性胆囊结石患者可无症状。有症状的胆囊结石和肝外胆管结石主要表现为胆绞痛，高脂肪餐、暴饮暴食、过度疲劳可诱发。胆绞痛发作时多伴有恶心、呕吐，或呈钝痛，甚至引起黄疸、寒战、发热。重症胆道感染累及肝脏可引起肝痈（肝脓肿）。

在胆石的发作间歇期，实验室检查多无阳性结果。急性发作期，血象增高，结石造成梗阻时，可出现血清胆红素、碱性磷酸酶和 γ - 谷胺酰转肽酶升高，肝功能异常等。

超声波、X 线腹部平片、CT、核磁共振等均有助于诊断。

要点三　鉴别诊断

1. 胃、十二指肠溃疡穿孔

突发上腹部剧烈疼痛，迅速蔓延到全腹，范围较广。腹部平片可见膈下游离气体，腹腔穿刺有黄色混浊液体或食物残渣。

2. 急性胰腺炎

脘腹持续剧痛，偏左尤甚，范围较广，伴恶心、呕吐，血、尿淀粉酶升高。重症胰腺炎多有移动性浊音，腹腔穿刺有血性液体。B 超检查提示胰腺肿胀，周围有渗出。

3. 输尿管结石

腰腹部阵发性剧烈疼痛，伴汗出，肉眼血尿或镜下血尿，腹部平片或 B 超检查可发现结石影。

4. 胆道蛔虫病

自觉症状严重而检查时体征轻微，腹痛发作时呈"钻顶样"，病人辗转不安，大汗淋漓或四肢厥冷，腹痛缓解时一如常人。常有吐蛔史。一般无感染症状。

5. 急性阑尾炎

高位阑尾炎可误诊为胆囊炎。阑尾炎一般有转移性疼痛过程，初期很少有发热，结肠充气试验有助于鉴别。

要点四　治疗

1. 辨证论治

（1）内治

①肝胆气郁证：右上腹隐痛，胀闷不适，伴纳差，口苦。舌淡，苔薄白或微黄，脉弦。治宜疏肝利胆，健脾和胃，佐以排石。方用柴胡疏肝散加减。

②肝阴不足证：胁下胀满或隐痛，头目眩晕，咽干欲饮，纳谷不香，妇女可见经少、经淡。舌尖红或有裂纹，脉细弦。治宜养阴柔肝，疏肝利胆。方用一贯煎加减。

③肝胆蕴热证：胁脘急痛、闷胀痛或窜痛，痛引肩背，咽干口苦，食少腹胀，便结，或有低热。舌红，苔薄黄微腻，脉弦。治宜疏肝清热，通下利胆。方用大柴胡汤合金铃子散加减。

④脓毒内攻证：脘胁痛重，痛引肩背，腹肌强直，拒按，或有包块，伴高热，口干，面赤或全身深黄色，便结，溲赤，甚则神昏谵语，皮肤瘀斑，鼻衄、齿衄，或四肢厥冷，脉微欲绝。舌红绛或有瘀斑，苔黄而干或灰黑或无苔，脉弦涩。治宜泻火解毒，养阴利胆。方用茵陈蒿汤合黄连解毒汤加减。

（2）外治

①敷贴疗法：先将白芷 10g、花椒 15g 研成细末，再将韭菜兜、葱白各 20g，苦楝子

50g，捣烂如泥，用白醋 50ml 把上药搅拌均匀调成糊状，贴敷于中脘穴周围。24 小时更换 1 次，可连贴 2～4 次。具有解痉止痛作用，用于脘腹绞痛者。

②直肠给药：用大承气汤加莱菔子、延胡索、郁金、金银花、蒲公英、茵陈、金钱草、柴胡。浓煎，取 200ml，导尿管插入直肠内 10cm，以每分钟 20～30 滴的速度缓慢滴入。用于胆石症，有促进肠蠕动，清除肠道毒物，预防和治疗败血症、内毒素血症及肝肾功能障碍的作用。

2. 其他疗法

（1）针灸：有止痛、止呕、退热、退黄和排石等作用。

①体针：取穴胆俞、中脘、足三里、胆囊穴、阳陵泉等。绞痛加合谷；高热加曲池；呕吐加内关；黄疸加至阳。选以上穴位 2～4 个，深刺，持续捻针 30 分钟，每日 2 次。

②电针：取右胆俞穴，接阴极；右胆囊穴或日月或梁门、太冲，接阳极。进针得气后接电针仪，持续 20～30 分钟，每日 2 次。

③耳针：取神门、交感，配肝、胆、十二指肠穴或耳廓探测敏感区，选反应明显的 2～3 个穴位，重刺激，留针 30 分钟，每日 2 次。

（2）溶石疗法：可口服鹅去氧胆酸、熊去氧胆酸、牛磺酸等。

（3）内镜治疗：胆总管结石可采取电子十二指肠镜取石。

（4）手术：病情危重，或非手术疗法效果不理想者，应及时采取手术疗法。

要点五　转诊原则

1. 肝胆管结石有严重梗阻或感染，并发中毒性休克者。

2. 胆系感染和胆石症长期反复发作，经积极非手术疗法无效者。

3. 胆囊结石症状发作频繁，或有胆囊积脓，或急性坏疽性胆囊炎、胆囊穿孔等。

要点六　养生与康复

1. 病人宜清淡饮食，呕吐、腹胀者应暂禁食，可行静脉补液，维持水电解质及酸碱平衡。

2. 胆石症已排石的病人，虽然症状体征消失，应继续服用半个月疏肝利胆药物，以巩固疗效，防止结石复发。

要点七　健康教育

1. 提倡合理膳食，注意饮食卫生，防止寄生虫感染。

2. 加强锻炼，适当运动，以促进体内胆固醇代谢。

细目三　肠梗阻

要点一　特点

肠梗阻是以肠内容物不能正常顺利通过肠道为特征的疾病。是外科常见急腹症之一，是由多种原因引起的一组临床症候群，具有病因复杂、病情严重、发展迅速等特点，并可引起一系列局部和全身的病理变化，若处理不当可危及生命。属中医"关格"、"腹痛"、"肠结"的范畴。

要点二　诊断

1. 症状

痛、吐、胀、闭四大症状是急性机械性肠梗阻的典型症状。

（1）腹痛：腹痛呈阵发性绞痛，逐渐加重，

（2）呕吐：高位梗阻时呕吐症状出现早而频繁，呕吐物为食物、胆汁、胰液等；低位梗阻时则呕吐发生迟，次数少，呕吐物呈粪臭。如呕吐物呈咖啡色或血性，常表示肠管有血运障碍。

（3）腹胀：高位肠梗阻因呕吐频繁，腹胀不明显，或仅能见到胃型；低位肠梗阻则腹胀明显，呈全腹膨胀；闭襻性肠梗阻呈不对称的腹部膨胀。

（4）停止排便排气：完全梗阻时则肛门排气排便完全停止，不完全性肠梗阻可有少量排气或排便。

2. 体征

腹部膨隆，可呈全腹性或不对称性。机械性梗阻在腹痛发作时可见到肠蠕动波和肠型，肠鸣音亢进，有气过水声或金属音。麻痹性肠梗阻则肠鸣音减弱或消失。单纯性肠梗阻可有腹部压痛，无腹肌紧张；绞窄性肠梗阻可出现腹肌紧张、压痛等腹膜刺激征。

肠扭转可在腹部触及痛性包块，蛔虫性肠梗阻可触及绳索状团块，随体位、按揉等可改变位置和形状。腹外疝引起的肠梗阻可在腹股沟部或股部发现肿物。

3. 辅助检查

X线腹部透视或摄片，可见肠管明显胀气，并有多个阶梯状气液平面。血常规化验可显示血红蛋白及红细胞升高等脱水征象。

要点三　鉴别诊断

1. 胃、十二指肠溃疡穿孔

有溃疡病史，腹痛骤发，上腹部呈剧烈刀割样疼痛，迅速漫及全腹，腹肌紧张，甚至呈板状腹，压痛，肠鸣音消失。腹部X线透视膈下有游离气体。

2. 急性胰腺炎

发病前多有暴饮暴食，上腹部疼痛，频繁呕吐，无肠型，肠鸣音减弱或消失，血、尿淀粉酶增高。

要点四　治疗

1. 辨证论治

（1）内治

①痞结型：腹痛阵发或持续胀痛，腹胀，呕吐，肛门停止排便排气，不发热或低热，小便少或黄。舌淡苔薄白，脉弦。治宜通里攻下，行气开郁。方用复方大承气汤。

②瘀结型：多有腹部手术史，腹痛剧烈，部位固定，腹胀，或可触及痛性包块，压痛，伴倦怠乏力，口干舌燥。舌暗红，苔黄腻，脉弦或沉细。治宜通里攻下，行气活血。方用大承气汤加味。

③疽结型：脘腹胀满痛、痞满，腹胀如鼓，全腹压痛，肠鸣音减弱或消失，发热，口渴，小便短赤，甚或四肢逆冷。舌质红赤或紫绛，苔黄腻，脉沉细。治宜通里攻下，清热解毒。方用大承气汤加味。

（2）灌肠

①复方大承气汤水煎浓缩至 300ml，从肛管缓慢注入或滴入做保留灌肠，每日1～2次。

②皂角 30g、细辛 10g，煎取 200～300ml，从肛管缓慢注入或滴入做保留灌肠，每日1～2次。

③生理盐水 500ml，加入阿托品 1～2mg，保留灌肠，对解除肠痉挛有一定的作用，适用于痉挛性肠梗阻、肠腔内粪便堵塞所致肠梗阻，以及早期肠套叠。

2. 其他疗法

（1）针刺：主穴取足三里、天枢、大肠俞。配穴取中脘、内关、曲池、合谷。用强刺激，或接电针仪通电刺激，留针 10～30 分钟。

（2）穴位注射：于双侧足三里穴位各注射新斯的明 0.25mg，每日 1～2 次，对麻痹性肠梗阻有一定疗效。或阿托品 0.25mg，足三里穴位注射，可缓解机械性肠梗阻的阵发性腹痛。

（3）禁食和胃肠减压、补液作为肠梗阻的一般治疗。

（4）推拿：可用于肠扭转的辅助治疗。

（5）手术：症状逐渐加重，疑有肠绞窄，或肿瘤性梗阻等，应及时手术探查。

要点五　转诊原则

1. 腹痛逐渐加重，尤其出现腹膜炎者。
2. 伴有脱水、电解质紊乱等表现，全身情况恶化者。
3. 怀疑肿瘤所致梗阻者。
4. 经非手术疗法 2 天，效果不明显者。

要点六　养生与康复

1. 避免饱食后强力劳动和奔跑，可减少肠扭转发生机会。
2. 积极预防和治疗肠蛔虫病是预防蛔虫性肠梗阻的有效措施。
3. 腹部手术后应早期下地活动，防止肠粘连的发生。
4. 发病时应禁食，梗阻缓解后逐渐进食流质或半流质清淡饮食。

要点七　健康教育

1. 避免暴饮暴食。及时消除引起肠梗阻的因素，预防肠梗阻的发生。
2. 保持排便规律。

（贾建东）

第八单元　其他外科疾病

细目一　烧伤

要点一　特点

烧伤是指因火焰、灼热的气体、液体或固体等热力作用于人体而引起的一种急性损伤性疾病。还有化学烧伤、火器伤、放射性烧伤、电击伤等，以水火烫伤为多见。古代又称汤火伤、汤泼火伤、汤火疮、火烧疮、火疮等。烧伤病损虽在体表或开放性黏膜，其病理变化常常波及全身，甚至出现严重的全身性并发症。

要点二　诊断

（1）局部症状

①Ⅰ度烧伤：累及表皮浅层（角质层），亦可波及透明层、颗粒层，甚至棘细胞层和基底细胞层。烧伤局部红肿热痛，感觉过敏，表面干燥，全身反应极少。一般经过2~3天后症状消失，出现皮肤脱屑，不产生疤痕，有时局部可有轻度色素沉着。

②浅Ⅱ度烧伤：累及表皮全层及真皮浅层。烧伤局部有明显的水肿，剧痛，水疱形成，疮面色红，经常有液体渗出。在3~4天后结成一层棕色较薄的干痂，一般在2周左右愈合，愈合后不留疤痕，但有色素沉着或减退。

③深Ⅱ度烧伤：损伤已达真皮深层，但有皮肤附件残留。表现为痛觉迟钝，有水疱，疮面颜色苍白，间有不同密度的猩红色小点，较易继发感染。一般需3~4周愈合，可留有疤痕。

④Ⅲ度烧伤：累及全层皮肤，甚至深达脂肪、肌肉与骨骼。表现为痛觉丧失，皮肤颜色为苍白、棕褐色或焦黑色，皮肤失去弹性，触之坚硬，表面干燥，但皮下组织间隙中则有大量液体渗出而水肿。2~3周后发生焦痂下液化，易发生感染，焦痂脱落后露出肉芽创面。小面积Ⅲ度烧伤可由创面边缘上皮长入而愈合，但愈合极慢，愈后引起严重的疤痕挛缩。

（2）全身症状

①轻度烧伤：Ⅱ度烧伤面积10%以下。一般无全身症状。

②中度烧伤：Ⅱ度烧伤面积10%~30%，或Ⅲ度烧伤面积不足10%。一般可出现发热、口渴、食欲减退、大便秘结、小便短赤等症状。

③重度烧伤：烧伤总面积31%~50%；或Ⅲ度烧伤面积10%~20%；或Ⅱ度、Ⅲ度烧伤面积虽不到上述百分比，但已发生休克等并发症、呼吸道烧伤或有较重的复合伤。

④特重烧伤：烧伤总面积50%以上；或Ⅲ度烧伤20%以上；或已出现呼吸气微、大汗淋漓、神昏谵语等重症，甚至危及生命。

要点三　鉴别诊断

1. 冻伤

有明显的受寒史。轻者初起在受冻部位皮肤苍白，继则红肿，自觉灼痛或瘙痒，或有麻木之感；重者受冻部位皮肤灰白或暗红或紫色，并有大小不等的水疱或紫血疱，疼痛剧烈，可出现腐烂坏死，收口较慢。

2. 接触性皮炎

一般均有明显的接触史。皮损大多为红斑、水肿、丘疹、水疱或大疱、糜烂、渗出等，皮损部位局限，边界清晰，形状与所接触的物质外形大致相同。

要点四　治疗

1. 辨证论治

轻证一般无须内治；对于重证必须内外治并重。治疗原则以清热解毒、益气养阴为主。

（1）内治

①火热伤津证：发热，口干引饮，便秘，尿短赤，唇红而干；舌苔黄或黄腻糙，或舌光无苔、舌质红而干，脉洪数或弦细而数。治宜养阴清热。方用黄连解毒汤、银花甘草汤、清营汤、犀角地黄汤加减。

②阴伤阳脱证：体温不升，呼吸气微，表情淡漠，神志恍惚，嗜睡，语言含糊不清，四肢厥冷，汗出淋漓，舌面光剥无苔或舌灰黑，舌质红绛或紫黯，脉微欲绝，或脉伏不起。治宜扶阳救逆，固护阴液。方用参附汤合生脉散、四逆汤加减。若冷汗淋漓者加煅龙骨、煅牡蛎。

③火毒内陷证：壮热烦渴，躁动不安，口干唇焦，大便秘结，小便短赤；舌苔黄或黄糙，或焦干起刺，舌质红或红绛而干，脉弦数等。治宜清营凉血解毒。方用清营汤、黄连解毒汤合犀角地黄汤、清瘟败毒饮加减。

④气血两虚证：低热或不发热，形体消瘦，面色无华，神疲乏力，食欲不振，夜卧不宁，自汗、盗汗，创面皮肉难生；苔薄白或薄黄，舌淡红或胖嫩，舌边有齿印，脉细数或濡缓等。治宜调补气血。方用八珍汤加黄芪或托里消毒散加减。

⑤脾胃虚弱证：口舌生糜，口干津少，嗳气呃逆，纳呆食少，腹胀便溏；舌光剥无苔，或舌质淡胖、苔白，脉细数或细弱等。治宜调理脾胃。方用益胃汤或参苓白术散加减。

（2）外治

①初期：清洁创面后用清凉膏、万花油外搽；或地榆、大黄粉各等份研末，麻油调敷；也可用虎地酊。

②中期：创面有感染者用黄连膏、红油膏、生肌玉红膏外敷；渗液多时用2%黄连液、2%黄柏液或银花甘草液湿敷。

③后期：腐脱生新时用生肌白玉膏、生肌散外敷；疤痕疙瘩形成者用黑布膏药外敷。

2. 其他疗法

（1）抗生素：创面总面积较大或并发严重感染时可加用抗生素，首选青霉素类，或根据细菌培养结果选用。

（2）植皮：创面面积较大，肉色鲜活，感染已控制者，可选择自体皮肤移植。

要点五　转诊原则

1. 重度烧伤和特重度烧伤病情危重，甚至危及生命者。
2. 特殊部位的烧伤。
3. 深Ⅱ度烧伤及Ⅲ度烧伤合并严重感染者。
4. 较大的Ⅲ度烧伤创面愈合后需要矫形者。
5. 特殊的化学性烧伤、放射性烧伤。

要点六　养生与康复

1. 烧伤后要保持创面清洁，不去污染或风尘多的场所。大面积烧伤患者住院后实施无菌隔离 1~2 周，病室要定时通风，保持干燥，限制人员进出，接触患者的敷料、被单、物品等注意灭菌。

2. 精心护理，勤翻身，防止创面长期受压，保持痂皮干燥和完整。

3. 伤后要多饮水，可以绿豆汤、西瓜汁、水果露、银花甘草汤等代茶频服；多食新鲜蔬菜、水果、禽蛋、瘦肉之品。忌食辛辣、肥腻、鱼腥之品。

要点七　健康教育

1. 加强劳动保护，开展防火宣传教育。
2. 在家庭或幼儿园，开水、热粥、热汤要放好，以免烫伤小孩；教育小孩不要玩火。

要点八　烧伤面积计算

1. 手掌法

伤员本人五指并拢时，一只手掌的面积占体表面积的 1%。此法常用于小面积或散在烧伤的计算。

2. 中国九分法

将全身体表面积分为 11 个 9 等份。成人头、面、颈部为 9%；双上肢为 2×9%；躯干前后包括外阴部为 3×9%；双下肢包括臀部为 5×9% +1% =46%。

3. 儿童烧伤面积计算法

小儿的躯干和双上肢的体表面积所占百分比与成人相似。特点是头大，下肢小，随着年龄的增长，其比例也不同。计算公式如下：

头颈面部：9 +（12 - 年龄）= ?%

双下肢：46 -（12 - 年龄）= ?%

细目二　冻疮

要点一　特点

冻疮是人体遭受寒邪侵袭所引起的局部性或全身性损伤。临床上以暴露部位的局部性冻疮为最常见，常根据受冻部位的不同，分别称为"水浸足"、"水浸手"、"冻烂疮"等。局部性冻疮以局部肿胀发凉、瘙痒、疼痛、皮肤紫斑，或起水疱、溃烂为主要表现；全身性冻疮以体温下降，四肢僵硬，甚则阳气亡绝为主要表现，若不及时救治，可危及生命。

要点二　诊断

以儿童、妇女为多见。有在低温环境下长时间停留史。

（1）局部性冻疮：主要发生在手足、耳廓、面颊等暴露部位，多呈对称性。轻者受冻部位先有寒冷感和针刺样疼痛，皮肤呈苍白、发凉，继则出现红肿硬结或斑块，自觉灼痛、麻木、瘙痒；重者受冻部位皮肤呈灰白、暗红或紫色，并有大小不等的水疱或肿块，疼痛剧烈，或局部感觉消失。如果出现紫血疱，势将腐烂，溃后流脓、流水，甚至形成溃疡。严重的可导致肌肉、筋骨损伤。冻疮轻症一般经10天左右痊愈，愈后不留瘢痕。重症患者往往需经1~2个月，或气温转暖时方能痊愈。

根据冻疮复温解冻后的损伤程度，可将其分为3度。

Ⅰ度（红斑性冻疮）：损伤在表皮层。局部皮肤红斑、水肿，自觉发热、瘙痒或灼痛，约在5~7天后开始干燥脱皮，愈后不留瘢痕。

Ⅱ度（水疱性冻疮）：损伤达真皮层。皮肤红肿更加显著，有水疱或大疱形成，疱内液体色黄或呈血性。疼痛较剧烈，对冷、热、针刺感觉不敏感。若无感染，局部干燥结痂，经2~3周脱痂愈合，少有瘢痕；若并发感染，愈合后有瘢痕。

Ⅲ度（坏死性冻疮）：损伤累及全层皮肤，并可延及皮下组织。在伤后5~7天出现水疱，可延及整个肢体或全身，活动受限制，病变部位呈紫红色，周围水肿，并有明显疼痛。重者损伤累及肌肉、骨骼，局部组织发生坏死。如感染毒邪可呈湿性坏疽，出现发热、寒战等全身症状，甚至合并内陷而危及生命。

（2）全身性冻疮：开始时全身血管收缩，发生寒战，随着体温的下降，患者出现疼痛性发冷、发绀、知觉迟钝、头晕、四肢无力、昏昏欲睡等表现。继而出现肢体麻木、僵硬，幻觉，视力或听力减退，意识模糊，呼吸浅快，脉搏细弱，知觉消失甚至昏迷，如不及时抢救，可导致死亡。

要点三　鉴别诊断

1. 类丹毒

多发生于接触鱼类和猪肉的手部，手指和手背出现局限性深红色或青紫色斑，肿胀明显，阵发性疼痛和瘙痒，有游走性，很少超越腕部。一般2周内自愈，不会溃烂。

2. 多形性红斑

多发于春、秋两季，以手、足、面部、颈旁多见，皮损为风团样丘疹或红斑，颜色鲜红或紫暗，典型者中心部常发生重叠水疱，形成特殊的虹膜状。常伴有发热、关节疼痛等症状。

3. 坏疽期血栓闭塞性脉管炎

其局部表现与冻伤所致肢体末端坏疽溃疡虽有相似，但前者在肢体坏死脱落或溃疡形成之前有典型的间歇性跛行史，且伴剧烈疼痛，体查足背、胫后动脉搏动减弱或消失。

要点四　治疗

1. 辨证论治

（1）内治

①寒凝血瘀证：局部麻木冷痛，肤色青紫或暗红，肿胀结块，或有水疱，发痒，手足清冷。舌淡苔白，脉沉或沉细。治宜温经散寒，养血通脉。方用当归四逆汤或桂枝加当归汤加减。可加黄芪、丹参、红花。

②寒盛阳衰证：时时寒战，四肢厥冷，感觉麻木，幻觉幻视，意识模糊，蜷卧嗜睡，呼吸微弱，甚则神志不清。舌淡紫苔白，脉微欲绝。治宜回阳救脱，散寒通脉。方用四逆加人参汤或参附汤加味。

③瘀凝化热证：冻伤后局部坏死，疮面溃烂流脓，四周红肿色暗，疼痛加重；伴发热口干。舌红苔黄，脉数。治宜清热解毒，活血止痛。方用四妙勇安汤加味。热盛加蒲公英、地丁；气虚加黄芪；疼痛甚者加延胡索、炙乳香、炙没药等。

④气虚血瘀证：神疲体倦，气短懒言，面色少华，疮面不敛，疮周暗红漫肿，麻木。舌淡，苔白，脉细弱或虚大无力。治宜益气养血，祛瘀通脉。方用人参养荣汤或八珍汤合桂枝汤加减。

（2）外治

①Ⅰ、Ⅱ度冻疮：用10%胡椒酒精浸液外涂，每日数次；或以红灵酒或生姜辣椒酊外擦，轻揉按摩患处，每天2~3次，用于红肿痛痒未溃者；或用冻疮膏或阳和解凝膏外涂。有水疱的Ⅱ度冻疮应在局部消毒后，用无菌注射器抽出疱液，或用无菌剪刀在水疱低位剪小口放出疱液，外涂冻疮膏、红油膏或生肌白玉膏等。

②Ⅲ度冻疮：用75%酒精或碘伏液消毒患处及周围皮肤，有水疱或血疱者，用注射器抽液后用红油膏纱布包扎保暖；有溃烂时用红油膏掺八二丹外敷；腐脱新生时，用红油膏掺生肌散外敷；局部坏死严重骨脱筋连者，可配合手术治疗；肢端全部坏死者待界限清楚后或湿性坏疽威胁生命时，可行截肢（趾、指）术。

2. 其他疗法

（1）急救和复温：严重的全身性冻疮患者，必须立即采取急救措施。迅速使患者脱离寒冷环境，首先脱去冰冷潮湿的衣服、鞋袜。如衣服、鞋袜连同肢体冻结者，不可勉强，以免造成皮肤撕脱，可立即浸入40℃左右温水中，待融化后脱下或剪开。可给予姜汤、糖水等温热饮料，亦可少量饮酒及含酒饮料，以促进血液循环，扩张周围血管。必要时静脉输入加温（不超过37℃）的葡萄糖溶液、低分子右旋糖酐、能量合剂等。早期复温过程中，严禁用雪搓、用火烤或冷水浴等。在急救时，如一时无法获得热水，可将冻肢置于救护者怀中或腋下复温。

（2）西医治疗：全身性冻疮复温后出现休克者，给予人工呼吸、心脏按压、抗休克治疗。并根据情况给予输液、吸氧（或应用高压氧）、纠正酸碱失衡和电解质紊乱、维持营养、选用改善血循环药物等。Ⅲ度以上冻疮注射破伤风抗毒素，并应用抗生素防治感染。严重冻伤有肌肤坏死者，多采用暴露疗法，待界限清楚后，切除坏死组织，较大创面可植皮，严重肢体坏疽者行截肢术。

要点五 转诊原则

1. 合并休克或重度冻伤和特重度冻伤病情危重，甚至危及生命者。
2. 特殊部位的冻伤。
3. 合并严重局部及全身感染者。
4. 大面积冻伤创面愈合后需要矫形者。

要点六 养生与康复

1. 冻疮未溃发痒时，切忌用力搔抓，防止皮肤破伤感染。
2. 受冻后，不宜立即用火烤，防止溃烂成疮。
3. 增强体质，加强耐寒锻炼。

要点七 健康教育

1. 在寒冷环境下工作的人员注意防寒保暖。尤其对手、足、耳、鼻等暴露部位的保护。
2. 在严寒环境中要适当活动，避免久站或蹲地不动，要适当活动，以促进血液循环。
3. 进入低温环境工作以前不宜饮酒，因为饮酒后常不注意防寒，而且可能增加散热。
4. 应保持服装鞋袜干燥，脚汗多者，可涂3%~5%甲醛液。

细目三 破伤风

要点一 特点

破伤风是指皮肉破伤，风毒邪气乘虚侵入而引起发痉的一种急性疾病。因外伤引起者又称金创痉；产后发生者称产后痉；新生儿断脐所致者称小儿脐风或脐风撮口。临床上多见因外伤所致者。本病的临床特点是有皮肉破伤史；有一定的潜伏期，发作时全身或局部肌肉强直性痉挛和阵发性抽搐；间歇期全身肌肉仍持续性紧张收缩。可伴有发热，但神志始终清楚。多因并发症而导致死亡。

要点二 诊断

1. 临床表现

（1）潜伏期：一般为4~14天，短至24小时或长达数月、数年不等。潜伏期的长短与创伤性质、部位和伤口的早期处理方式以及是否接受过预防注射等因素有关。

（2）前驱期：一般1~2天，患者常感头痛、头晕、乏力、多汗、烦躁不安、打呵欠，下颌微感紧张酸胀，咀嚼无力，张口略感不便；伤口往往干陷无脓，周围皮肤暗红，创口疼痛并有紧张牵制感。

（3）发作期：典型的发作症状是全身或局部肌肉强直性痉挛和阵发性抽搐。肌肉强直性痉挛首先从头面部开始，进而延展至躯干四肢。其顺序为咀嚼肌、面肌、颈项肌、背腹肌、四肢肌群、膈肌和肋间肌。阵发性抽搐是在肌肉持续痉挛的基础上发生的，轻微的刺激如声音、光亮、震动、饮水、注射等均诱发强烈的阵发性抽搐。

（4）后期：因长期肌肉痉挛和频繁抽搐，大量体力消耗，发生水、电解质紊乱，可致全身衰竭而死亡。或因呼吸肌麻痹引起窒息，心肌麻痹甚至休克、心跳骤停而危及生命。病程一般 3～4 周。

2. 实验室和其他辅助检查

脓液培养可有破伤风杆菌生长。血常规检查初期白细胞计数一般正常或偏高，发作期白细胞总数及中性粒细胞比例增加。合并肺部感染时，白细胞总数常在 15×10^9/L 以上，中性粒细胞达到 80% 以上。

要点三　鉴别诊断

1. 化脓性脑膜炎

可出现与破伤风相同的颈项强直、角弓反张等症状，但无阵发性肌肉痉挛。患者常有高热、嗜睡、剧烈头痛、喷射性呕吐等。脑脊液检查有压力增高、白细胞计数增多等。

2. 狂犬病

有被疯狗、猫咬伤史，潜伏期较长，以吞咽肌肉抽搐为主，病人呈兴奋、恐惧状，听到流水声或看到水便发生咽肌痉挛，称之为"恐水症"。可因膈肌收缩产生大声呃逆，如犬吠声。很少出现牙关紧闭。脑脊液中淋巴细胞增高。

3. 下颌关节炎、齿龈炎、咽喉炎、腮腺炎等

早期可有张口困难，但无颈项强直，并且局部炎症表现显著。

4. 士的宁中毒

症状与破伤风很相像，但在抽搐的间歇期肌肉松弛；而破伤风在发作间歇期肌肉收缩始终存在。

要点四　治疗

破伤风是一种严重的全身性感染，发生和发展过程甚为迅速，必须坚持中西医结合综合治疗。中医治疗以熄风、镇痉、解毒为原则。西医治疗应尽快消除毒素来源和中和体内毒素，有效地控制和解除痉挛，保持呼吸道畅通，积极防治并发症等。

1. 辨证论治

（1）内治

①风毒在表证：轻度吞咽困难和牙关紧闭，周身拘急，抽搐较轻，发作期短，间歇期长。舌苔薄白，脉数。治宜祛风镇痉。方用玉真散合五虎追风散加减。抽搐重者加蜈蚣、地龙、葛根、钩藤。

②风毒入里证：角弓反张，全身肌肉痉挛、抽搐，频繁发作，间歇期短；高热，大汗淋漓，面色青紫，呼吸急促，痰涎壅盛，或伴胸闷腹泻、大便秘结，溲赤或尿闭。舌红或红绛，苔黄或黄糙，脉弦数。治宜祛风止痉，清热解毒。方用木萸散加减。可去桂枝、藁本、刺蒺藜，加钩藤、白芍、蜈蚣。

③阴虚邪留证：疾病后期抽搐停止，乏力倦怠，骨节酸胀，偶发拘急，或肌肤有蚁走感，伴头晕、口渴，时时汗出。舌淡红，脉细弱无力。治宜养阴生津，疏通经络。方用沙参麦冬汤加减。可加葛根、木瓜、丝瓜络、忍冬藤等。

（2）外治

在控制痉挛和应用破伤风抗毒素（或清创前在伤口周围注射破伤风抗毒素 5000 ~ 10000IU）后，进行彻底清创术，以消除毒素来源，清除坏死组织和异物。开放创口，用 3% 过氧化氢溶液冲洗伤口和湿敷；亦可用蝉衣、金银花、防风煎汤，反复冲洗，然后敷玉真散。创面有残余坏死组织时，可外用七三丹、红油膏；脓腐脱净后可用生肌散、生肌白玉膏。

2. 其他疗法

（1）一般处理：将患者隔离于安静的暗室，保持呼吸道通畅。及时吸出口、鼻、咽腔的分泌物。

（2）西医治疗：

①中和游离毒素：确诊后首次用破伤风抗毒素 2 万 ~ 5 万 IU，皮试后静脉滴入。

②控制和解除痉挛：病情较轻时可用镇静剂和安眠药物，用安定 5mg 口服或 10mg 静脉注射；鲁米那钠 0.1 ~ 0.2g 肌肉注射；10% 水合氯醛 15ml 口服或 20 ~ 40ml 直肠灌注。以上 3 种药物可 6 小时交替应用 1 次。

③防治并发症：补充水和电解质，以纠正水、电解质代谢失调，必要时可输全血或血浆。应用抗生素抑制破伤风杆菌和其他细菌感染，首选青霉素和甲硝唑。

（3）中成药：新生儿破伤风内服撮风散 0.3 ~ 0.6g，每日 3 ~ 4 次。

（4）针刺：牙关紧闭者取下关、颊车、合谷、内庭；角弓反张取风池、风府、大椎、长强、承山、昆仑；四肢抽搐取曲池、外关、合谷、后溪、风市、阳陵泉、太冲、申脉。采用泻法，留针 15 ~ 20 分钟。

要点五 转诊原则

1. 有明显全身肌肉痉挛及通气障碍甚至休克者。
2. 发作期常规治疗不能缓解。
3. 合并严重的局部及全身感染者。

要点六 养生与康复

1. 保持环境安静，避免声、光、风等外界刺激，必要的治疗应争取在安静下进行。
2. 专人护理，防止发生窒息，严重患者在上、下牙之间放置橡皮开口器，防止舌咬伤；抽搐发作时防止摔伤和骨折；吸痰器放在床边，随时吸出口腔分泌物；注意口腔及皮肤护理。

要点七　健康教育

1. 注意安全，减少受伤。
2. 外伤后，尤其是污染的或较深的创口，要常规使用破伤风抗毒素。
3. 患者用过的器具要严格消毒，敷料予以烧毁。

（贾建东）

第九单元　外科诊疗技术

细目一　常用中医外治疗法

要点一　药物外治

1. 膏药

膏药古代称薄贴，现称硬膏。膏药总的作用是因其富有黏性，敷贴患处能固定患部，使患部减少活动；保护溃疡疮面，可以避免外来刺激或毒邪感染。一切外科病初起、已成、溃后各个阶段，均可应用。太乙膏性偏清凉，功能消肿、清火、解毒、生肌；千捶膏性偏寒凉，功能消肿、解毒、提脓、祛腐、止痛；阳和解凝膏性偏温热，功能温经和阳，祛风散寒，调气活血，化痰通络，适用于疮形不红不热、漫肿无头之阴证疮疡未溃者；咬头膏具有腐蚀性，功能蚀破疮头，适用于肿疡脓成，不能自破，以及患者不愿接受手术切开排脓者。

2. 油膏

是将药物和油类煎熬或捣匀成膏的制剂，现称软膏。目前，油膏的基质有猪脂、羊脂、松脂、麻油、黄蜡、白蜡以及凡士林等。在应用上，其优点有柔软、滑润、无板硬黏着不舒的感觉，尤其对病灶凹陷折缝之处，或大面积的溃疡，使用油膏更为适宜，故近代常用油膏来代替膏药。适用于肿疡、溃疡，皮肤病糜烂、结痂、渗液不多者，以及肛门病等。如金黄油膏、玉露油膏适用于阳证肿疡、肛门周围痈疽等病；冲和膏适用于半阴半阳证；回阳玉龙油膏适用于阴证；生肌玉红膏功能活血祛腐，解毒止痛，润肤生肌收口，适用于一切溃疡，腐肉未脱，新肉未生之时，或日久不能收口者；红油膏功能防腐生肌，适用于一切溃疡；生肌白玉膏功能润肤生肌收敛，适用于溃疡腐肉已净，疮口不敛者，以及乳头皲裂、肛裂等病；青黛散油膏功能收湿止痒，清热解毒，适用于蛇串疮、急慢性湿疹等皮肤焮肿痒痛，渗液不多之症；消痔膏功能消痔退肿止痛，适用于内痔、赘皮外痔、血栓痔等出血、水肿、疼痛之症。

3. 箍围药

箍围药古称敷贴，它是借药粉具有箍集围聚、收束疮毒的作用，从而促使肿疡初起轻的可以消散；即使毒已结聚，也能促使疮形缩小，趋于限局，达到早日成脓和破溃；即使破溃后余肿未消者，也可用它来消肿，截其余毒。凡外疡不论初起、成脓及溃后，肿势散漫不聚，而无集中之硬块者，均可使用本法。如金黄散、玉露散药性寒凉，功能清热消肿，散瘀化痰，适用于红、肿、热、痛的一切阳证；玉露散对焮红、灼热、漫肿无块，如丹毒等病效果更佳；回阳玉龙膏药性温热，功能温经活血，散寒化痰，适用于不红不热的一切阴证；冲和膏药性平和，功能行气疏风，活血定痛，散瘀消肿，适用于疮形肿而不高，痛而不甚，微红微热，介于阴阳之间的半阴半阳证。临床应根据疾病的性质与阶段不同，正确选择调制液体，阳证多用菊花汁、银花露或冷茶汁调制；半阴半阳证多用葱、姜、韭捣汁或用蜂蜜调；阴证多用醋、酒调敷。

4. 掺药

将各种不同的药物研成粉末，根据制方规律，并按其不同的作用，配伍成方，用时掺布于膏药或油膏上或直接掺布于病变部位，故谓之掺药。即古称散剂，现称粉剂。掺药的种类很多，治疗外科疾患范围很广，不论溃疡和肿疡均可应用。具体分为：

（1）消散药：适用于肿疡初起，而肿势局限于一处者。如阳毒内消散、红灵丹有活血止痛，消肿化痰之功，适用于一切阳证；阴毒内消散、桂麝散、黑退消有温经活血，破坚化痰，散风逐寒之功，适用于一切阴证。

（2）提脓祛腐药：溃疡初期，脓栓未溶，腐肉未脱，或脓水不净，新肉未生的阶段，均可使用。常用的如九一丹、八二丹、七三丹、五五丹、九黄丹等。此外，尚有不含升丹的提脓祛腐药，如黑虎丹，可用于对升丹有过敏者。

（3）腐蚀药与平胬药：凡肿疡在脓未溃时，或痔疮、瘰疬、赘疣、息肉等病；或溃疡破溃以后，疮口太小，引流不畅；或疮口僵硬，或胬肉突出，或腐肉不脱等妨碍收口时，均可使用。如白降丹，适用于溃疡疮口太小，脓腐难去；枯痔散一般涂敷于痔核表面，使其焦枯脱落；三品一条枪插入患处，能腐蚀漏管，也可以蚀去内痔，攻溃瘰疬；平胬丹适用于疮面胬肉突出，掺药其上，能使胬肉平复。腐蚀药一般含有汞、砒成分，在应用时必须谨慎。

（4）生肌收口药：凡溃疡腐肉已脱，脓水将尽时可以使用。常用的生肌收口药，如生肌散、八宝丹等，不论阴证、阳证，均可掺布于疮面上应用。

（5）止血药：适用于溃疡或创伤出血，凡属于小的络脉损伤而出血者，可以使用。如桃花散适用于溃疡出血；圣金刀散适用于创伤性出血。其他如参三七粉调成糊状，涂敷局部，也有止血作用。

（6）清热收涩药：适用于一切皮肤病急性或亚急性皮炎而渗液不多者。常用的有青黛散，用于皮肤病大片潮红丘疹而无渗液者；三石散收涩生肌作用较好，故用于皮肤糜烂，稍有渗液而无红热之时。

5. 洗剂

洗剂是将各种不同的方药，先研成细末，然后与水溶液混合在一起而成，呈混悬状，用时须加以振荡、摇匀，故也称混合振荡剂或振荡洗剂。一般用于急性、过敏性皮肤病，酒皶鼻和粉刺等。三黄洗剂用于一切急性皮肤病，如湿疹、接触性皮炎，皮损为潮红、肿胀、丘疹等。颠倒散洗剂可用于酒皶鼻、粉刺。

6. 酊剂

是将各种不同的药物，根据制方规律，浸泡于乙醇溶液内，最后倾取其药液，即为酊剂。一般用于疮疡未溃及皮肤病等。如红灵酒用于冻疮、脱疽未溃之时；10% 土槿皮酊、复方土槿皮酊用于鹅掌风、灰指甲、脚湿气等；白屑风酊适用于面游风。

7. 草药捣敷法

是将新鲜采集的草药洗净后捣烂，直接敷于患处。适用于一切外科病之肿疡，具有红肿热痛的阳证、创伤浅表出血、皮肤病的止痒、毒蛇咬伤等均可应用。如蒲公英、紫花地丁、马齿苋、仙人掌、芦荟、独角莲、芙蓉花叶、野菊花叶、七叶一枝花、丝瓜叶等，有清热解毒消肿之功，适用于阳证肿疡，捣烂敷患处；旱莲草、白茅花、丝瓜叶等，有止血之功，适用于浅表创伤之止血，捣烂后敷出血处加压包扎；徐长卿、蛇床子、地肤子、泽漆、羊蹄根等有止痒作用，适用于急慢性皮肤病，凡无渗液者可煎汤熏洗，有渗液者捣汁或煎汤冷却后作湿敷；半边莲捣汁内服，药渣外敷伤口周围治毒蛇咬伤等。

要点二　其他疗法

1. 引流法

脓肿切开或自行溃破后，需用各种方法引流，使脓液畅流，腐脱新生，防止毒邪扩散，促使溃疡早日愈合。包括药线引流、导管引流、扩创术等。药线引流适用于溃疡疮口过小，脓水不易排出者，或已成瘘管、窦道者。导管引流适用于附骨疽、流痰、流注等，脓腔较深，脓液不易畅流者。扩创引流是采用手术的方法来进行引流，大多应用于脓肿溃破后有袋脓现象，经其他引流、垫棉法等无效的情况下才采用之。

2. 垫棉法

是用棉花或纱布折叠成块以衬垫疮部的一种辅助疗法。它是借助加压的力量，使溃疡的脓液不致下袋而潴留，或使过大的溃疡空腔皮肤与新肉得以黏合而达到愈合的目的。适用于溃疡脓出不畅有袋脓者；或疮孔窦道形成脓水不易排尽者；或溃疡脓腐已尽，新肉一时不能黏合者。

3. 药筒拔法

药筒拔法是采用一定的药物与竹筒若干个同煎，乘热急合疮上，以吸取脓液毒水的方法。它是借着药筒具有宣通气血、拔毒泄热的作用，从而达到脓毒自出、毒尽疮愈的目的。

4. 针灸法

包括针法与灸法，两者各有其适应证。在外科方面，古代则多采用灸法，但近年来针法较灸法应用广泛，很多疾病均可配合针刺治疗而提高临床疗效。针刺适用于瘰疬、乳痈、乳癖、湿疹、瘾疹、蛇串疮、脱疽、内痔术后疼痛、排尿困难等。灸法适用于肿疡初起坚肿，特别是阴寒毒邪凝滞筋骨，而正气虚弱，难以起发，不能托毒外达者；或溃疡久不愈合，脓水稀薄，肌肉僵化，新肉生长迟缓者。

5. 熏法

是用药物燃烧后，取其烟气上熏，借着药力与热力的作用，使腠理疏通，气血流畅而达到治疗的目的。如神灯照法、烟熏法、桑柴烘法等，肿疡、溃疡均可应用。

6. 熨法

是用药物加酒、醋炒热，布包熨摩患处，可使腠理疏通，气血流畅，达到治疗的目的。

7. 热烘疗法

是在病变部位涂药后，再加热烘的一种疗法。通过热力的作用，使局部气血流畅，腠理开疏，药物渗入，达到活血祛风以减轻或消除痒感，活血化瘀以消除皮肤肥厚等治疗目的。

8. 浸渍法

浸渍法古称渍渍法，是用药物煎汤淋洗患部的方法。它能使疮口洁净，祛除病邪等，从而达到治疗的目的。

细目二　中医外科术后康复指导

要点一　康复治疗原则

1. 消除或缓解疾病或术后并发症及后遗症症状

疾病的慢性期以及由手术并发症、后遗症所引起的各种症状给病人带来长期的痛苦，影响了患者功能恢复的效果，同时也影响着患者的心理。所以康复的目标首先应该是消除或缓解各种症状，为病人进一步的康复奠定基础。

2. 功能恢复

在通过各种手段消除病痛症状的同时，还应注意开始功能恢复的训练，长期被动的休养将导致肢体功能的用进废退，最后因肌肉萎缩、关节变形而失去康复机会。

3. 心身康复

某些慢性疾病和手术后或外伤所致残的患者，或多或少地存在着心身上的损伤，例如乳腺癌乳房切除术、直肠癌根治术安装假肛以及各种截肢术安装假肢患者，由于身体部分的残缺或变形、使其感到自惭形秽，丧失了积极进取之心，甚至有轻生意念。

要点二　康复治疗方法

1. 药物康复法

（1）辨证内治：中医康复首要的方法是辨证内治，通过中草药不同的性味归经及功用，来祛邪扶正，平衡阴阳，调理气机，使外科疾病得以康复。

（2）外用药物：外用药物治疗是中医外科的特色，可分为局部用药及全身用药，全身用药又可归于浴疗。局部用药包括膏药、油膏、箍围药、掺药及草药煎汤外洗。用时根据局部阴阳辨证及病期的不同，予以消肿、止痛、提脓祛腐、生新长肉等治疗。

（3）药浴：是用中草药煎煮液或提取液加水后浸泡全身的一种常用的浴疗。

2. 调摄情志康复法

调摄情志康复法，是康复工作者根据康复计划，通过语言或非语言因素，影响和改变伤病和残疾患者的感受、认识、情绪和行为，减轻和改善患者的异常情志反应，或消除导致心身功能障碍的情志因素，使其形神调和，达到减轻功能障碍和促使患者康复的一类方法。具体包括说理开导法、情志相胜法、暗示疗法、行为疗法、色彩疗法等。

3. 娱乐康复法

娱乐康复法，是应用多种娱乐方式，通过对人体形神的影响而促使身心康复的一类方法。娱乐康复活动内容丰富多彩，诸如音乐歌舞、琴棋书画、风筝钓鱼、戏剧游戏等，具有泊心志，畅神明，练形体，通气血之功效。

4. 传统体育康复法

传统体育康复法内容丰富，形式多样，如放松功、内养功、强壮功、五禽戏、易筋经、八段锦、太极拳、保健功等。该法强调动静结合，形神共养，通过锻炼可内养精气神、外练筋骨皮，达到燮理阴阳，流通气血，协调脏腑，扶正祛邪的功效。

5. 自然沐浴康复法

自然沐浴康复法是在整体康复观指导下，通过自然界水、日光、空气、泥沙等因素对人体的沐浴而促使患者身心康复的方法。

6. 针灸推拿康复法

针灸推拿康复法是以经络的调整作用为基础，通过对一定腧穴经络进行适当的刺激，以激发经络气血的运行，进而宣通经脉，调和阴阳，协调脏腑，补虚泻实，从而达到扶正祛邪、身心康复的目的。

7. 饮食康复法

饮食康复法指根据食物的性味、归经、升降浮沉等不同特点，有针对性地选择并合理调配和烹饪，同时调节饮食的质、量，以促进人体身心康复的方法。

（陈红风）

中 医 妇 科 学

第一单元　概论

细目一　女性解剖与生理特点

要点一　女性生殖解剖特点

阴户，即女性外阴，包括阴道前庭及其两侧的大阴唇和小阴唇、阴蒂和阴唇系带、会阴。

阴道，位于子宫与外阴之间，上端包绕子宫颈，下端开口于阴道前庭。阴道是性交器官，是月经血排出及胎儿娩出的通道。环绕子宫颈的部分称为阴道穹隆。阴道口位于尿道口下方、前庭的后部，其形状、大小常不规则。阴道口周缘附有一层薄膜，称处女膜。

子宫，又称女子胞、胞宫，位于小腹正中，前为膀胱，后为直肠，下接阴道。是女性主要生殖器官。其形态如倒置的梨形，下为子宫颈，底部两侧为子宫角，连接两条输卵管。子宫的主要功能是排出月经和孕育胎儿，具有定期藏泻的特点。

输卵管为精子与卵子相遇的场所，也是向宫腔运送受精卵的管道。卵巢位于输卵管的后下方，为女性生殖腺，左右各一，具有排卵和产生女性激素的内分泌功能。

要点二　女性生理特点

月经是指有规律的、周期性的子宫出血。一般以一个阴历月为一个周期，经常不变，信而有期。故又称"月事"、"月水"。

月经初潮一般在 11～16 岁，平均 14 岁左右。

月经周期一般为 28～30 天，出血的第 1 天为月经周期的开始，两次月经第 1 天的间隔时间为一个月经周期。周期提前或延后不超过 7 天者仍可算正常范畴。

每次月经的持续时间称为经期。正常为 3～7 天，月经量约 30～80ml。

少女在月经初潮后周期可不规律，一般在 1～2 年内逐渐形成正常周期。妊娠期和哺乳期月经停闭，属于生理性停经。

妇女一般在 45～55 岁绝经，平均 49 岁左右。妇女一生中最后一次行经后，停闭一年以上，称为绝经。绝经后一般不具备生育能力。

带下是润泽阴户和阴道内部的无色无臭、黏而不稠的液体，也称白带。在月经初潮后开始有带下分泌，其量不多，无色透明，黏而不稠，无特殊气味。月经前、经间期和妊娠早期带下稍有增加，绝经后减少。

妊娠是指从受孕到分娩的过程。妊娠后，首先是月经停止来潮，在妊娠早期可出现晨起头晕、择食或恶心欲吐等症状，属于妊娠反应，一般在妊娠 3 个月后自然缓解。妊娠脉象为六脉平和滑利，按之不绝，尺脉尤甚。孕后子宫增大、变软。妊娠 3 个月末，可从腹部扪及增大的子宫。妊娠 4～5 个月，小腹逐渐膨隆，孕妇可自觉胎动。预产期的推算，是从末次月经的首日算起，月数加 9（或减 3），日数加 7（阴历则加 14）。

分娩后半小时即可开始哺乳。产后 1 周内分泌的乳汁称为初乳，有助于提高新生儿的抵抗力。

细目二　女性疾病的诊法

要点　诊法

妇科疾病的诊断，是以望、闻、问、切四诊为基础，结合女性解剖与生理特点，诊察月经、带下、胎孕、产育等情况，以辨别病性、病位，从而得出正确的诊断。

主要通过询问病人或其亲友，了解疾病的发生、发展、治疗经过。应依次询问年龄、主证、现病史，月经初潮年龄、周期、经期、经量、经色、经质和末次月经，带下情况，婚育情况，既往病史等。注意全身状态、神态、面色、舌脉的诊察。

细目三　妇科检查方法

要点　检查方法

检查前先排尿，让患者躺在妇科检查床上，取膀胱截石位。患者臀部下置一次性垫单。月经期或有阴道流血时一般不做盆腔检查，若因病情需要必须检查时，应先消毒外阴，并使用无菌手套。对于无性生活史患者禁做阴道检查，只能做肛腹诊。如病情需要做阴道检查，必须告知病人和家属，签知情同意书。男医生检查时，应有女护士在场。

1. 外阴检查

观察外阴的发育、阴毛分布，外阴和尿道有无红肿或慢性炎症，前庭大腺是否肿大，外阴有无畸形或肿瘤，有无会阴裂伤、阴道前后壁膨出及子宫脱垂等。

2. 阴道检查

用生理盐水润湿阴道窥器，将窥器两叶合拢，沿阴道侧后壁轻轻插入，转成正位，张开窥器两叶暴露宫颈。观察阴道有无畸形、隔膜、结节、出血、溃疡或肿物；分泌物的量、色、质；宫颈的形状、色泽，有无糜烂、裂伤、息肉或肿物。需行宫颈刮片或阴道涂片时，应于此时进行。

3. 双合诊

检查者两指进入阴道内，另一手在腹部配合检查。扪清阴道、子宫颈、子宫体、输卵管、卵巢及宫旁结缔组织等情况。触知子宫的大小、位置、形态、软硬度、活动度，以及有无压痛。检查附件应注意有无肿块、增厚或压痛，如扪及肿块要了解其大小、形状、软硬度、活动度、有无压痛，以及和子宫的关系。

4. 肛腹诊

一手食指蘸肥皂水伸入直肠，另一手在腹部配合检查。适用于未婚妇女、处女膜闭锁或经期不宜行双合诊者。

（王阿丽）

第二单元　预防与保健

细目　妇女保健

要点一　青春期保健

1. 进行卫生宣教

使少女了解女性生殖器官的解剖特点和生理卫生知识。了解性的发育、月经等生理现象。

2. 普及性教育

使青少年认识到性的自然发展规律，懂得并能自觉遵守社会关于性的道德规范和法制规范。通过科学的性教育，消除他们对性的神秘感，避免不良影视书刊的影响。

3. 注意个人卫生

内裤勤换勤洗。增加营养，以满足身体正常发育的需要。积极参加各种体育活动，促进新陈代谢，强健体魄。

4. 定期体检

及早发现及处理少女月经病，及早发现并处理极少数少女的妊娠和性传播疾病等。

要点二　月经期保健

1. 保持外阴清洁

卫生垫要清洁消毒。禁止盆浴、游泳、房事和阴道灌洗。经期一般不行妇科检查，如病情需要必须严格消毒外阴，用消毒手套，动作轻柔，勿用力挤压子宫。

2. 运动适度

不宜参加剧烈运动和重体力劳动，以免导致月经过多或崩漏。也不宜久坐久卧，以免引起痛经或经期延长。

3. 注意保暖

避免受寒，不宜洗冷水浴，避免淋雨涉水，以免发生月经不调、痛经等疾病。

4. 饮食有节

不宜过食辛辣燥热及寒凉生冷之品，以免发生月经过多、痛经等月经疾病。

5. 保持心情舒畅

月经期阴血偏虚，肝气偏旺，情绪容易波动，应保持心情舒畅，以免加重经期的不适或导致月经失调。

要点三　新婚期保健

1. 婚前检查

婚前检查可以发现一些异常情况和疾病。通过病史及家族史的询问，可以发现一些遗传病，有助于决定婚育的决策，减少不适当的婚配和遗传病儿的产生，提高人口素质。如发现生殖器官发育缺陷或疾病，还可得到及时处理和治疗。

2. 婚前指导

对男女双方进行性生理和性知识的教育，讲授有关孕育的生理知识，指导计划生育，协助避孕方法的选择。

3. 新婚卫生

初次同房，处女膜破裂会引起轻微疼痛和少量出血，一般无需特殊处理。同房前后要注意清洗外阴，防止感受外邪。欲受孕者，忌酒后同房。新婚也应节制房事。

要点四　妊娠期保健

妊娠以后，由于生理上的特殊情况，应注意摄生，以保障孕妇的健康和胎儿的正常发育，对优生优育及预防产科病证的发生都具有重要意义。

1. 生活规律

不宜过度劳累或负重、攀高，慎防跌仆，以免伤胎。但也要适当活动，以免气滞难产。

2. 饮食健康

饮食宜清淡平和而富于营养，勿令过饥过饱，致伤脾胃。妊娠 7 个月后，饮食不宜过咸，以防子肿、子满。

3. 注意胎教

妇人怀孕，其思想、视听、言行均应端正。

4. 节制房事

妊娠 3 个月以内和 7 个月以后，必须避免房事，以防引起流产或早产。如有流产史，尤其是反复自然流产史，整个孕期均应禁房事。

5. 定期检查

可以及时发现妊娠合并症及胎儿发育异常或畸形，并适时纠正异常胎位。指导孕妇乳头清洁护理方法。

要点五　产褥期保健

1. 充分休息

不宜过早及过度操劳，以免产后血崩、子宫脱垂等。但亦应适当活动，促进身体的恢复。居室应注意保暖和空气流通，不可当风坐卧，衣着厚薄适中，以防感冒。夏季室温不宜过高或过加衣被，以免中暑。饮食要富于营养而易消化，慎食生冷、肥甘、辛辣之品。保持心情愉快，以免气结血滞，引起腹痛、缺乳等病变。

2. 保持清洁

可用温开水擦洗外阴，勤换内裤和卫生垫。产后汗出较多，要经常擦浴及换洗内衣。

3. 严禁房事

《千金要方》强调"产后满百日，乃可合会"是合理的，可减少产后病的发生。

4. 定期检查

产后 42 天时应进行较详细的检查。包括饮食、睡眠、大小便、全身感觉等；体温、体重的变化；乳房、乳头的情况及生殖器官的恢复情况。及早防治有关乳房、会阴、剖宫产腹部伤口及子宫恢复等的异常情况，以保证产妇健康的恢复。

要点六　哺乳期保健

哺乳期是指产妇用自己的乳汁喂养婴儿的时期，通常为 10 个月。母乳营养丰富，最适合婴儿的营养、消化与吸收，而且含多种免疫物质，能增强婴儿的抗病能力，故应鼓励母乳喂养，提倡科学哺乳。

每次哺乳前要用温开水清洗乳房、乳头，母亲也要洗手，避免婴儿吮入不洁之物。蒸乳时，可热敷或用吸奶器将乳汁吸空，以免壅积成痈。如出现乳头皲裂或已成乳痈，应及时处理。

产后半小时后即可哺乳，一般每隔 3～4 小时 1 次，喂乳期为 6～10 个月。

乳母要保持情志舒畅，睡眠充足，劳逸适度，饮食营养丰富，饮量充足，以保证乳汁正常分泌。用药要慎重，避免有毒性的药物通过乳汁进入婴儿体内。

要落实避孕措施，不宜服用避孕药物。

要点七　绝经期保健

绝经期前后肾气渐衰，天癸将竭，冲任二脉虚惫，每可致阴阳不相协调。此时应注意调护，使妇女顺利度过这一时期，从而健康地进入老年期。

1. 宣传绝经期卫生

宣传绝经期卫生知识，使绝经期妇女消除不必要的思想顾虑，同时关心她们的工作和生活。

2. 定期查体及防癌普查

绝经期妇女要定期查体及进行防癌普查，治疗绝经前后诸证等，提高生活质量。

3. 注意劳逸结合

参加适当的劳动和活动，注意盆底肌肉的锻炼，打太极拳、练气功等以锻炼身体，分散注意力，顺利度过绝经期。

4. 生活起居规律

避免外邪侵袭。调节饮食，少食动物脂肪和内脏。调理心态，勿使大怒，勿令忧思。节制房事，以养精神。

要点八　老年期保健

随着年龄的增长，从体型、步态至生理功能、内部器官都逐渐衰老，整个机体均发生衰退变化，这时妇女要了解和适应这些变化，注意卫生保健，防病治病，延缓衰老。

1. 保持良好心态

应该平静而乐观地看待社会和家庭，保持自信心，力所能及地做些社会工作，不但有利于国家社会，还有利于自身的健康。

2. 重视饮食调理

多吃粗粮饮食，可适当吃些补品。进行体育运动时要轻、慢、稳，要避免碰撞骨折。

3. 定期健康普查

以便早期发现宫颈癌、子宫内膜癌、卵巢癌等疾病。发生阴道流血、异常带下等情况，要早诊断、早治疗。

4. 劳逸、体位相宜

避免过重的体力劳动或不适宜的体位，保持大便通畅，以免发生子宫脱垂。注意外阴清洁，防治阴道和泌尿系感染。

（王阿丽）

第三单元　常见月经病

细目一　月经不调

要点一　特点

月经不调是指月经的周期、经期、经量异常，包括月经先期、月经后期、月经先后无定期、经期延长、月经过多、月经过少等。若月经周期、经期或经量严重紊乱，可进一步发展为崩漏或闭经。

西医学的排卵性功能失调性子宫出血可参照月经不调治疗。

要点二　病因病机

月经失调的主要病因是气虚、血热、血寒、血瘀、血虚、肾虚、肝郁、痰湿；病机是冲任气血失调，胞宫藏泻失常。

月经先期、月经过多、经期延长的病机主要是气虚冲任不固、血热迫血妄行或瘀血内阻，以致新血不得归经。

月经后期、月经过少的病机主要有虚实两端。实者有寒凝、气滞、血瘀、痰湿、冲任阻滞；虚者有血虚、肾虚、冲任不足。

月经先后无定期的主要病机是肝失疏泄或肾失封藏，以致胞宫藏泻失常。

要点三 类证鉴别和鉴别诊断

（一）类证鉴别

1. 月经先期是指周期缩短，月经提前 7 天以上，甚至半个月一行者。又称"经期超前"、"经行先期"、"经早"、"经水不及期"等。

2. 月经后期是指周期延长，月经延后 7 天以上，甚至 3 ~ 5 个月一行者。又称"经行后期"、"经期错后"、"经迟"等。

3. 月经先后无定期是指月经周期时或提前、时或错后 7 天以上者。又称"经水先后无定期"、"月经愆期"、"经乱"等。

4. 月经过多是指周期基本正常，每次行经血量较平常明显增多者。又称"经水过多"。

5. 月经过少是指周期基本正常，经量明显减少，或行经时间缩短至 1 ~ 2 天，经量亦少，甚至点滴即止者。

6. 经期延长是指月经周期基本正常，经行持续时间达 7 天以上，甚至淋漓不净达半月之久者。又称"月水不断"、"经事延长"。

7. 崩漏是月经周期、经期、经量同时严重紊乱的月经病。是指经血非时暴下不止或淋漓不尽，前者称崩中，后者称漏下，由于崩与漏二者常相互转化，故概称崩漏。

8. 闭经是指女子年满 16 周岁，月经从未来潮，或已正常行经后又中断达 6 个月以上者。

9. 月经先期当与经间期出血相鉴别，经间期出血常发生在月经周期的第 12 ~ 16 天，出血量较少，出血常持续数小时以至 2 ~ 7 天自行停止。结合 BBT 测定，即可确诊。

10. 月经后期，首先要与妊娠相鉴别。凡是有性行为者，月经过期不至或停经后有阴道流血，当首先诊断是否妊娠。尿妊娠试验及 B 超检查即可鉴别。

11. 月经过少当与激经相鉴别，激经是妊娠早期仍按月经周期有少量阴道流血，但无损于胎儿，可伴有早孕反应，妊娠试验阳性，B 超检查可见子宫腔内有孕囊、胚芽或胎心搏动等。

（二）鉴别诊断

1. 排卵性功能失调性子宫出血

多发生于生育期妇女，主要是黄体功能异常，有以下两种类型：

（1）黄体功能不足：表现为月经周期缩短，基础体温显示黄体期不足 11 天，主要病理改变为子宫内膜分泌反应至少落后 2 日。

（2）子宫内膜不规则脱落：临床表现为月经期延长，且出血量多，或淋漓不止达十余天。主要是黄体萎缩过程延长。

2. 无排卵性功能失调性子宫出血

多发生于青春期和围绝经期妇女，占功血的80%。表现为月经周期紊乱，经期长短不一，多为延长，经量不定，常为增多，甚至大量出血。常常是先有数周或数月停经，然后有大量阴道不规则流血，持续 2 ~ 3 周或更长时间，不易自止。出血期一般无下腹痛或其他不适。出血多或时间长者，常伴贫血。大量出血可导致休克。

要点四　治疗

一、辨证论治

（一）辨证要点

月经不调的辨证，主要根据月经的周期、经期、经量、经色、经质，并结合全身症状、舌脉辨其寒热虚实。一般而言，经血量多，色淡，质清稀，多为气虚；量少，色淡红，质清稀，多为血虚；经血量少，色鲜红，质黏，多为虚热；量多，色深红，质稠，多为实热；量少，色淡暗，质清稀，多为虚寒；经量多少不定，色紫暗有块，多为血瘀。

（二）治疗原则

月经先期、月经过多、经期延长的治疗原则重在调经止血，本着虚者补之，热者清之，活血调经的原则；月经后期、月经过少的治疗原则应根据辨证，虚者补之，实者泻之，寒者温之，痰者化之，滞者行之，瘀者通之，通调冲任以调经；月经先后无定期的治疗原则以疏肝补肾调冲任为主。

（三）证治分类

1. 月经先期、月经过多

（1）气虚证

证候：月经周期提前，经行量多，色淡，质清稀。神疲乏力，倦怠嗜卧，气短懒言，小腹空坠，面色㿠白，食少纳呆，便溏。舌淡，苔薄白，脉缓弱。

治法：益气固冲，摄血调经。

方药：补中益气汤或举元煎。

①月经先期选用补中益气汤

人参（可改党参）、黄芪、白术、当归、陈皮、升麻、柴胡、炙甘草。

加减：若经血量多者，经期去当归之辛温行血，重用党参、黄芪以益气摄血；酌加煅龙骨、煅牡蛎、棕榈炭以固涩止血。食少便溏者，酌加砂仁、山药、茯苓以健脾和胃利湿。若经血量少，色暗淡，质稀薄，腰骶酸痛者，为脾肾气虚，又宜脾肾双补。可予补中益气汤去升麻、柴胡，加鹿角胶、菟丝子、杜仲以温肾阳，益精气。

②月经过多选用举元煎

人参（可改党参）、炙黄芪、炒白术、炒升麻、炙甘草。

加减：若正值经期，血量多者，酌加阿胶、艾炭、炮姜、乌贼骨以固涩止血。如经行有块或伴下腹痛，酌加益母草、三七、蒲黄、五灵脂以化瘀止血止痛。若兼见腰骶冷痛，大便溏薄，为脾肾双亏，酌加补骨脂、炒续断、炒杜仲、炒艾叶以温补脾肾，固冲止血。

常用中成药：补中益气丸、归脾丸。

（2）血热证

①阳盛血热证

证候：经行提前，经来量多，色紫红或深红，质稠黏。心烦口渴、尿黄、便结。舌红，苔黄，脉滑数。

治法：清热凉血，止血调经。

方药：清经散或保阴煎。

a. 月经先期选用清经散

丹皮、地骨皮、白芍、熟地、青蒿、茯苓、黄柏。

加减：若经量甚多者，去茯苓以免渗利伤阴，酌加地榆、茜草以凉血止血。若兼见倦怠乏力，气短懒言等，为失血伤气，血热兼气虚，酌加党参、黄芪以健脾益气。若经行腹痛，经血夹瘀块者，为血热而兼有瘀滞，酌加益母草、蒲黄、三七以化瘀止血。

b. 月经过多选用保阴煎

生地、熟地、黄芩、黄柏、白芍、山药、续断、甘草。

加减：若兼见气短懒言，倦怠乏力，或心悸少寐者，乃失血伤气，气虚血热之象，酌加黄芪、党参、白术以健脾益气。若外感热邪化火成毒，兼见发热恶寒，少腹硬痛拒按，酌加金银花、败酱草、红藤以清热解毒。口渴甚者，加玄参、麦冬、天花粉以养阴生津止渴。

常用中成药：崩漏丸。

②肝郁血热证

证候：月经提前，经量或多或少，色紫红，有小血块。乳房、胸胁、少腹胀满疼痛，烦躁易怒，口苦咽干。舌红，苔薄黄，脉弦数。

治法：疏肝解郁，清热调经。

方药：丹栀逍遥散。

丹皮、栀子、柴胡、当归、茯苓、白芍、白术、炙甘草、煨姜、薄荷。

加减：若经量过多，经期去当归，酌加茜草、地榆、牡蛎以清热固冲止血。经行不畅，夹有血块者，酌加泽兰、益母草以活血化瘀。胸胁乳房胀痛者，酌加香附、元胡、川楝子以解郁行滞止痛。

常用中成药：逍遥丸。

③阴虚内热证（月经先期）

证候：月经提前，经量少，色红。形体瘦弱，潮热颧红，咽干，五心烦热。舌体瘦红，少苔，脉细数。

治法：滋阴清热，养血调经。

方药：两地汤。

生地、地骨皮、玄参、白芍、阿胶、麦冬。

加减：若阴虚阳亢，兼见头晕耳鸣者，酌加钩藤、石决明、龙骨、牡蛎以平肝潜阳。若手足心热甚者，加白薇、生龟板育阴潜阳以清虚热。若经来量少者，加山药、枸杞子、何首乌滋肾以生精血。

常用中成药：知柏地黄丸、大补阴丸。

（3）血瘀证（月经过多）

证候：经行量多，或持续时间延长，经色紫暗，有血块，小腹疼痛，拒按，经行后痛减。舌质紫暗，或有瘀斑、瘀点，脉沉涩。

治法：活血化瘀，止血调经。

方药：失笑散加味。

蒲黄、五灵脂、益母草、三七、茜草。

加减：若经行腹痛甚者，加元胡、香附、血竭以理气化瘀止痛。兼口渴心烦者，酌加麦冬、五味子、旱莲草以养阴生津止血。

常用中成药：益母草膏、调经活血片。

2. 月经后期、月经过少

（1）血寒证（月经后期）

①虚寒证

证候：月经延后，量少，色淡红，质清稀，小腹隐痛，喜暖喜按；腰酸无力，小便清长，大便稀溏，舌淡，苔白，脉沉迟或细弱。

治法：扶阳祛寒调经。

方药：温经汤。

当归、吴茱萸、桂枝、白芍、川芎、生姜、丹皮、法半夏、麦冬、人参（可改党参）、阿胶、甘草。

加减：若阳虚甚，症见形寒肢冷，腰膝冷痛者，酌加补骨脂、巴戟天、仙灵脾等以温肾助阳。

②实寒证

证候：经期延后，量少，色暗有血块，小腹冷痛，畏寒肢冷，面色苍白，小便清长。舌暗红，苔白，脉沉紧或沉迟。

治法：温经散寒调经。

方药：温经汤。

人参（可改党参）、当归、川芎、白芍、桂心、莪术、丹皮、甘草、牛膝。

加减：若经量多，则去莪术、牛膝等活血祛瘀之品，酌加炮姜、艾叶炭以温经止血。若经量少，酌加丹参、益母草、鸡血藤养血活血调经。若腹痛拒按，时下血块，加蒲黄、五灵脂以化瘀止痛。

常用中成药：右归丸、艾附暖宫丸。

（2）血虚证

证候：经行错后，月经量少或点滴即净，色淡，质稀，无块。头晕眼花，心悸气短，面色萎黄。舌质淡，脉细弱。

治法：养血益气调经。

方药：大补元煎或滋血汤。

①月经后期选用大补元煎

人参（可改党参）、山药、山茱萸、枸杞子、当归、熟地、杜仲、甘草。

加减：若脾虚不运，食少便溏者，去当归，酌加白术、扁豆、砂仁以增强健脾和胃之力。心悸少寐者，加远志、五味子以交通心肾，宁心安神。如血虚阴亏，兼潮热、盗汗、心烦者，加女贞子、旱莲草、地骨皮以养阴清虚热。

②月经过少选用滋血汤

人参（可改党参）、山药、黄芪、白茯苓、川芎、当归、白芍、熟地。

加减：如经来点滴即止，属精血亏少，乃闭经之先兆，宜加枸杞、山茱萸、制首乌以滋养肝肾，填精益血。若脾胃虚弱，食少纳呆，宜加砂仁、陈皮以醒脾健胃。

常用中成药：八珍丸、当归丸。

（3）肾虚证

证候：经期延后，或月经量少，色淡，质稀，腰膝酸软，性欲淡漠，头晕耳鸣，小便清冷，或夜尿多，大便溏泻。舌淡，脉沉弱或沉迟。

治法：补肾填精，温肾助阳，养血调经。

方药：归肾丸或温胞饮。

①月经过少选用归肾丸

菟丝子、杜仲、枸杞、山茱萸、当归、熟地、山药。

加减：若形寒肢冷者酌加仙灵脾、巴戟天、肉桂以温肾助阳。如经色红，手足心热，咽干口燥，舌红，苔少，脉细数则为肾阴不足，虚热内生，宜加生地、玄参、丹皮之类以滋阴清热。

②月经后期选用温胞饮

附子、肉桂、巴戟天、菟丝子、补骨脂、杜仲、人参（可改党参）、白术、山药、芡实。

加减：若子宫发育不良，应积极早治，加入血肉有情之品，如紫河车、鹿角片及桃仁、丹参、茺蔚子补肾活血，通补奇经以助子宫发育。若性欲淡漠者，加淫羊藿、仙茅、石楠藤、肉苁蓉温肾填精。

常用中成药：乌鸡白凤丸。

（4）气滞证（月经后期）

证候：月经周期延后，经行量少，色暗红，或有血块，小腹胀痛，精神抑郁，胸胁乳房胀痛。舌质正常或红，苔薄白或微黄，脉弦或弦数。

治法：理气行滞调经。

方药：乌药汤。

乌药、香附、木香、当归、甘草。

加减：若经量过少、有块者加川芎、丹参以活血调经。若小腹胀痛甚者，加莪术、延胡索以理气行滞止痛。胸胁、乳房胀痛明显者，酌加柴胡、郁金、川楝子、王不留行以疏肝解郁，理气通络止痛。若月经量多，色红，心烦者，为肝郁化火，行经期酌加茜草炭、地榆、焦栀子以清热止血。

常用中成药：逍遥丸。

（5）血瘀证（月经过少）

证候：经行量少，色紫暗，有血块，小腹疼痛，拒按，经行后痛减。舌质紫暗，或有瘀斑、瘀点，脉沉涩。

治法：活血化瘀，养血调经。

方药：桃红四物汤。

桃仁、红花、川芎、当归、白芍、熟地。

加减：如小腹胀痛甚，或兼胸胁胀痛者，为气滞血瘀，酌加香附、乌药以理气行滞。若小腹冷痛，得热痛减，为寒凝血瘀，酌加肉桂、吴茱萸以温通血脉。

常用中成药：调经活血片。

（6）痰湿证

证候：经量减少，或经行延后，色淡红，质黏稠或夹杂黏液，形体肥胖，胸脘满闷，倦怠乏力，或带下量多。舌体胖大，边有齿痕，苔白腻，脉弦滑。

治法：燥湿化痰，活血调经。

方药：二陈加芎归汤。

陈皮、茯苓、当归、川芎、香附、枳壳、半夏、甘草、滑石。

加减：亦可酌加桃仁、鸡血藤以活血养血通络，川牛膝引血下行。若伴见腰膝酸软者，酌加川断、杜仲、菟丝子等以补肾气，强腰膝。

常用中成药：二陈丸、越鞠丸。

3. 月经先后无定期

（1）肝郁证

证候：月经周期不定，或提前，或推后，经量或多或少，色暗红有块。伴胸胁、乳房、少腹胀痛，脘闷不舒，时叹息，嗳气食少。苔薄白或薄黄，脉弦。

治法：疏肝解郁，和血调经。

方药：逍遥散。

柴胡、当归、白芍、茯苓、白术、炙甘草、煨姜、薄荷。

加减：若经行少腹胀痛，经血有块者，酌加丹参、益母草、香附、元胡以理气化瘀止痛。肝郁化热，经量增多，色红质稠者，去当归、煨姜之辛温行血，加丹皮、栀子、茜草以清热凉血止血。肝郁克脾，纳呆脘闷者，加厚朴、陈皮理气和胃。

常用中成药：逍遥丸、七制香附丸。

（2）肾虚证

证候：经行或先或后，量少，色淡，质清稀。伴面色晦暗，头晕耳鸣，腰膝酸痛，小腹空坠，小便频数。舌淡，苔薄，脉沉细弱。

治法：补肾益气，固冲调经。

方药：固阴煎。

人参（可改党参）、熟地、山药、山茱萸、远志、炙甘草、五味子、菟丝子。

加减：若腰骶酸痛甚者，酌加杜仲、续断以补肾强腰。带下量多者，酌加鹿角霜、金樱子以补肾固涩止带。若肝郁肾虚者，症见月经先后无定期，经量或多或少，色暗红或暗淡，或有块，经行乳房胀痛，腰膝酸软，或精神疲惫，舌淡苔白，脉弦细。治宜补肾疏肝调经，方用定经汤，药用：柴胡、炒荆芥、当归、白芍、山药、茯苓、菟丝子、熟地。

常用中成药：乌鸡白凤丸。

4. 经期延长

（1）血瘀证

证候：经行时间延长，经色紫暗，有块，经行涩滞不畅，小腹疼痛。舌质紫暗，或有瘀斑、瘀点，脉沉涩。

治法：活血化瘀，止血调经。

方药：桃红四物汤合失笑散。

桃仁、红花、川芎、当归、白芍、熟地、蒲黄（包煎）、五灵脂。

加减：若兼见口渴心烦，大便干结，舌暗红，苔薄黄者，为瘀热之征，酌加生地、黄芩、马齿苋、藕节炭以清热化瘀止血。

常用中成药：益母草膏、调经活血片。

（2）虚热证

证候：经行时间延长，量不多，色鲜红，形体消瘦，颧红潮热，咽干口燥，五心烦热，大便干，小便黄，脉细数。

治法：滋阴养血，清热调经。

方药：两地汤合二至丸。

生地、地骨皮、玄参、白芍、阿胶、麦冬、女贞子、旱莲草。

加减：若阴虚阳亢，兼见头晕耳鸣者，酌加钩藤、石决明、龙骨、牡蛎以平肝潜阳。若手足心热甚者，加白薇、生龟板育阴潜阳以清虚热。若经来量少者，加山药、枸杞子、何首乌滋肾以生精血。

（3）湿热证

证候：经行时间延长，量不多，或色暗如败酱，质黏腻，或带下量多，色赤白或黄，或下腹灼痛，舌红，苔黄腻，脉濡数。

治法：清热祛湿，化瘀止血。

方药：固经丸加败酱草、鱼腥草。

龟板、白芍、黄芩、椿根皮、黄柏、香附。

常用中成药：知柏地黄丸。

（4）气虚证

证候：经行时间延长，经量多，色淡红，质清稀，面色无华，神疲乏力，气短懒言，头晕眼花，心悸失眠，食少纳呆。舌淡红，苔薄白，脉沉细弱。

治法：补气健脾，止血调经。

方药：归脾汤加味。

人参（可改党参）、黄芪、当归、白术、茯神、龙眼肉、远志、枣仁、木香、甘草、乌贼骨、棕榈炭、仙鹤草。

加减：若伴有经行腹痛、有块者，酌加三七、茜草、益母草以化瘀止血止痛。若脾肾同病，兼见腰膝酸痛，头晕耳鸣者，酌加炒川断、杜仲、熟地以补肾益精。

常用中成药：归脾丸。

二、其他疗法

1. 益母草30~60g，红糖适量，水煎服。适用于月经后期者。

2. 当归9g、益母草30g，水煎服。适用于月经过少者。

3. 黄芪20g、五味子15g，水煎服。适用于月经过多者。

要点五　转诊原则

1. 月经过多，经常规治疗3天出血仍不减少，失血性贫血，全身症状加重者。

2. 月经过多，子宫增大，考虑为子宫肌瘤所致，需要手术治疗者。

3. 月经过多，无血块，疑有凝血障碍性疾病，需进一步检查以诊断治疗者。

4. 月经后期，经期延长，未排除妊娠病，如胎漏、异位妊娠者，需进一步检查以明确诊断。

5. 月经过少，伴有贫血，气血虚弱症状较重，疑有血液病者。

要点六　养生与康复

1. 节饮食，经期不宜过食肥甘滋腻、生冷寒凉、辛烈香燥之品，以免损伤脾胃，或生热灼血。

2. 调情志，宽心胸，乐观向上，保持心情舒畅，避免忧思郁怒，损伤肝脾，因郁气滞，或七情过极，五志化火，冲任蕴热。

3. 适劳逸，经期不宜过度劳累，不宜剧烈运动和重体力劳动，以免耗气。

4. 节房事和节制生育，避免生育过多、过频，经期禁止性生活。

5. 适寒温，经期身体卫外能力差，宜适当增减衣被，以免受寒，经期避免淋雨、冷水浴、游泳。

6. 经期应加强营养，不宜节食，保持大小便通畅。

要点七　健康教育

1. 加强锻炼，增强体质，注意经期卫生，避免过度疲劳，合理安排休息，保证充足睡眠。

2. 重视精神心理调护，改善情绪，保持身心健康。给青春期少女讲解月经生理，首先让其认识月经是一种生理现象，解除不必要的思想顾虑。

3. 经期应注意外阴卫生，保持外阴清洁，勤换卫生垫及内裤。

4. 营养均衡，勿因瘦身节食，而致气血亏虚，经血化源不足，致月经不调。

细目二　崩漏

要点一　特点

崩漏是指经血非时暴下不止或淋漓不尽，前者称崩中，后者称漏下，由于崩与漏二者常相互转化，故概称崩漏。崩漏是月经周期、经期、经量严重紊乱的月经病。

西医学的无排卵性功能失调性子宫出血可参照本病辨证论治。

要点二　病因病机

崩漏的病因是肾虚、脾虚、血热、血瘀；病机是劳伤血气，脏腑损伤，血海蓄溢失常，冲任二脉不能制约经血，以致经血非时而下。

要点三　类证鉴别和鉴别诊断

（一）类证鉴别

1. 月经不调

是指月经周期、经期、经量的某一方面异常，包括月经先期、月经后期、月经先后无定期、经期延长、月经过多、月经过少等。崩漏是指月经周期、经期或经量同时严重紊乱。

2. 胎漏

妊娠期间阴道有少量出血或出血淋漓不断，应按妊娠病进行保胎治疗。

3. 赤带

指带下色赤，质黏，多见于未行经之时，月经多属正常。

4. 产后恶露不绝

产后恶露持续3周以上仍然淋漓不断者，有分娩、引产、堕胎、小产病史。

（二）鉴别诊断

1. 无排卵性功能失调性子宫出血

多发生于青春期和围绝经期，约占功血的80%。表现为月经周期紊乱，经期长短不一，多为延长，经量不定，常为增多，甚至大量出血。常常是先有数周或数月停经，然后有大量阴道不规则流血，持续2~3周或更长时间，不易自止。出血期一般无下腹痛或其他不适。出血多或时间长者常伴贫血。大量出血可导致休克。盆腔检查子宫附件正常。

2. 先兆流产

指停经后阴道少量流血，色红，无或伴轻微下腹痛或腰痛。妇科检查：子宫颈口闭，子宫大小与停经月份相符。经过治疗及休息后，症状消失可继续妊娠；如阴道流血增多或腹痛加剧，可发展为难免流产。

3. 异位妊娠

临床表现为停经后突然发生下腹撕裂样疼痛，阴道流血量少，早孕试验弱阳性或血清HCG水平偏低，B超检查提示宫内无孕囊而附件有小包块。阴道后穹隆穿刺抽出不凝固的血液。应紧急抢救，准备手术、输血。

4. 葡萄胎

妊娠后阴道反复流血或夹有水泡状胎块，妊娠反应较重，子宫异常增大，血清HCG水平较高，B超检查提示子宫内大量落雪样斑点。可发生大出血，需输液、备血并行清宫手术，一般在一周后应再次清宫，术后需随访观察2年，复查HCG。

要点四　治疗

一、辨证论治

（一）辨证要点

崩漏的主证是血证，故辨证应根据出血的量、色、质变化，参合舌脉以辨其虚、实、寒、热。经血非时崩下，量多势急，继而淋漓不止，色淡，质稀，多属虚；经血非时暴下，血色鲜红或深红，质黏稠，多属实热；经血淋漓漏下，色红质稠，多属虚热；经来无期，时来时止，时多时少，或久漏不止，色暗夹血块，多属瘀滞。

一般而言，崩漏虚证多而实证少，热证多而寒证少。

（二）治疗原则

应本着"急则治其标，缓则治其本"的原则，灵活掌握塞流、澄源、复旧三法。塞流，即是止血。暴崩之际，急当止血防脱。澄源，即正本清源，求因治本，根据不同证型辨证论治。复旧，即固本善后，恢复月经周期。

（三）证治分类

1. 血热证

（1）实热证

证候：经血非时暴下，或淋漓不净又时而增多，血色深红，口干喜饮，唇红面赤，烦躁不寐，小便黄，大便干结。舌红，苔黄，脉滑数

治法：清热养阴，凉血止血。

方药：清热固经汤。

生黄芩、焦栀子、生地、地骨皮、地榆、阿胶、生藕节、陈棕炭、炙龟板、牡蛎粉、生甘草。

加减：若兼见心烦易怒，胸胁胀痛，口干苦，脉弦数，为肝郁化热或肝经火炽之证，治宜清肝泄热止血，上方加柴胡疏肝，夏枯草、龙胆草清泄肝热。若兼见少腹或小腹疼痛，或灼热不适，苔黄腻者，为湿热阻滞冲任，上方加黄柏、银花藤、连翘、茵陈清热利湿，去阿胶之滋腻。

常用中成药：固经丸。

（2）虚热证

证候：经血非时而下，量少淋漓，经色鲜红，质稠，心烦潮热，小便黄，大便燥结。舌红，苔薄黄，脉细数。

治法：养阴清热，止血调经。

方药：加减一阴煎或上下相资汤。

①加减一阴煎

生地、熟地、麦冬、白芍、知母、地骨皮、甘草。

加减：出血淋漓不止，久漏必有瘀，选加失笑散、田七、益母草之类化瘀止血。若阴虚阳亢，烘热汗出，加龟甲、珍珠母滋阴潜阳。

②上下相资汤

人参（可改党参）、沙参、玄参、麦冬、玉竹、五味子、熟地、山萸肉、车前子（包煎）、牛膝。

常用中成药：大补阴丸、六味地黄丸。

2. 肾虚证

（1）肾阴虚证

证候：经乱无期，出血量少或淋漓不断，色鲜红，质稠，头晕耳鸣，五心烦热，失眠盗汗，腰膝酸软。舌质红，少苔或无苔，脉细数无力。

治法：滋肾养阴，固冲止血。

方药：左归丸或滋阴固气汤。

①左归丸

熟地、山药、枸杞、山茱萸、菟丝子、鹿角胶、龟板胶、川牛膝。

加减：如肾阴虚不能上济心火，或阴虚火旺，烦躁失眠，心悸怔忡，可加生脉散，加

强益气养阴，宁心止血之功。

②滋阴固气汤

菟丝子、山萸肉、党参、黄芪、白术、炙甘草、阿胶、鹿角霜、何首乌、白芍、川断。

常用中成药：左归丸、六味地黄丸。

（2）肾阳虚证

证候：经来无期，出血量多或淋漓不断，色淡红，质清稀，畏寒肢冷，面色晦暗，小便清长，大便溏薄。舌淡，苔薄白，脉沉细。

治法：温补肾阳，固冲止血。

方药：右归丸。

熟地、山药、山茱萸、枸杞、杜仲、菟丝子、鹿角胶、附子（先煎）、当归、肉桂（焗服）。

常用中成药：右归丸、金匮肾气丸。

（3）肾气虚证

证候：多见于青春期少女或绝经前后妇女，出现经乱无期，出血量多，势急如崩，或淋漓日久不净，或由崩而漏，由漏而崩，反复发作，血色淡红或淡暗，质清稀，面色晦暗，小腹空坠，腰脊酸软，舌淡暗，苔白润，脉沉弱。

治法：补肾益气，固冲止血。

方药：加减苁蓉菟丝子丸加党参、黄芪、阿胶。

熟地黄、肉苁蓉、覆盆子、当归、枸杞子、桑寄生、菟丝子、艾叶、党参、黄芪、阿胶。

加减：当归辛温行血，走而不守，出血过多时可去当归。

3. 脾虚证

证候：经血非时而至，崩中暴下继而淋漓，血色淡而质薄，气短神疲，面色㿠白，或面浮肢肿，手足不温。舌质淡，苔薄白，脉弱或沉细。

治法：补气摄血，止血调经。

方药：固本止崩汤。

人参（可改党参）、黄芪、白术、熟地、当归、黑姜。

加减：气虚运血无力易于停留成瘀，常加田七、益母草或失笑散化瘀止血。

常用中成药：归脾丸、补中益气丸。

4. 血瘀证

证候：经血非时而下，时下时止，或淋漓不净，或停闭日久又突然崩中下血，继而淋漓不断，色紫黑有块，小腹疼痛或胀痛，块下痛减。舌质紫暗，舌尖边有瘀点，脉涩。

治法：活血化瘀，止血调经。

方药：逐瘀止血汤或将军斩关汤。

（1）逐瘀止血汤

生地、大黄、赤芍、丹皮、当归尾、枳壳、龟甲、桃仁。

加减：临证中常加田七、益母草加强化瘀止血之功。

（2）将军斩关汤

蒲黄炭、炒五灵脂、将军炭、炮姜炭、茜草、益母草、仙鹤草、桑螵蛸、三七粉、萆薢、薏苡仁、黄柏、赤茯苓、丹皮、泽泻、通草、滑石。

常用中成药：益母草膏。

二、其他疗法

1. 验方

（1）仙鹤草、血见愁、旱莲草各 30g，水煎服。

（2）马鞭草 30g，鹿衔草 30g，茜草 15g，益母草 15g，水煎服。

2. 针灸

（1）体针：神阙、隐白，艾灸 20 分钟。

（2）耳针：取子宫、内分泌、皮质下穴针刺，留针 15～20 分钟。

要点五　转诊原则

1. 阴道流血量多，经常规治疗 24 小时出血未减，严重贫血，血压下降，有失血性休克倾向者。

2. 阴道流血量多，子宫增大，考虑为子宫肌瘤，需要手术治疗者。

3. 阴道流血量多，色鲜红，疑有生殖道损伤，需要手术修补治疗者。

4. 阴道流血时间较长，曾有停经史，HCG 阳性，子宫增大，疑为滋养细胞疾病，诊断未明确者。

5. 出血量多，无血块，疑有凝血障碍，需进一步检查以明确诊断者。

6. 未排除胎漏、异位妊娠、产后出血、绒毛膜癌等病证，需进一步检查治疗者。

要点六　养生与康复

1. 有阴道出血时，应卧床休息，并应避免性生活，以免邪入血室。

2. 宜调情志，慎起居，适寒温。

要点七　健康教育

1. 注意保持外阴清洁，及时更换卫生垫。

2. 应适当休息，不宜过度劳累、过度站立、持重。

3. 饮食要营养均衡，不宜过于寒凉或温热。

4. 如无虚证，不宜乱用温补之药，以免燥热动血。

细目三　闭经

要点一　特点

女子年逾 16 周岁月经尚未初潮，或已行经而又中断达 6 个月以上者，称为闭经。妊娠期、哺乳期暂时性的停经，绝经期的月经闭止，或有些少女初潮后，一段时间内有停经现象等，均属生理现象，不作闭经论。

西医学的多囊卵巢综合征、闭经泌乳综合征、卵巢早衰、子宫内膜炎及因精神、营养、剧烈运动等引起的闭经可参照其辨证论治。闭经原因较复杂，因先天性生殖器官缺如或畸形，或后天器质性损伤无月经者，药物常不能奏效。

要点二　病因病机

本病的病因是肝肾不足、气血虚弱、阴虚血燥、气滞血瘀、痰湿阻滞。病机可分为虚、实两端。虚者多为精血不足，血海空虚，无血下行；实者多为冲任胞宫阻滞，脉道不通，经血不得下行。

要点三　类证鉴别和鉴别诊断

（一）类证鉴别

1. 早孕

以往月经正常而突然停经，常伴厌食、恶心、喜食酸味等早孕反应。

2. 月经后期

月经后期是指周期延长，月经延后 7 天以上，甚至 3～5 个月一行者；闭经指月经停闭达 6 个月以上者。

（二）鉴别诊断

1. 多囊卵巢综合征

多为下丘脑功能失调所致。临床表现为闭经、不孕、多毛、肥胖、双侧卵巢增大，其中以闭经、不孕最为常见。

2. 避孕药引起的闭经

避孕药的成分是雌激素和孕激素。在两种激素的作用下，下丘脑、垂体对卵巢的调节功能受到抑制。长期应用避孕药物后，会使子宫内膜萎缩或子宫内膜对激素刺激失去反应。一般避孕药物引起的闭经在停用药物后半年内多可自行恢复正常。如果停药半年后仍未恢复，则需要进一步检查。

3. 席汉综合征

席汉综合征是产后大出血导致失血性休克，造成腺垂体细胞缺血、坏死，引起腺垂体功能低下而出现一系列临床症状，如闭经、性欲减退、毛发脱落、第二性征衰退、生殖器官萎缩，以及肾上腺皮质和甲状腺功能减退，出现畏寒、嗜睡、低血压等症状及基础代谢率降低等临床征象。

4. 卵巢早衰

女性 40 岁前由于卵巢内卵泡耗竭或因医源性损伤而发生的卵巢功能衰竭，称卵巢早衰。可由遗传因素、自身免疫性疾病、医源性损伤（放疗、化疗或手术所致的卵巢血供受影响）或特发性原因引起，以低雌激素及高促性腺激素为特征，表现为继发性闭经，常伴围绝经期症状。

要点四　治疗

一、辨证论治

（一）辨证要点

闭经的辨证，首当分清虚实。一般而论，已逾 16 周岁尚未行经或月经逐渐稀发而停闭者，多属虚证。如以往月经尚属正常而突然停闭，或伴有痰饮、瘀血等征象者，多属实证。

（二）治疗原则

根据辨证，虚者补而通之，或补益肝肾，或调养气血；实者泻而通之，或活血化瘀，或理气行滞，或化痰调经。切不可不分虚实，滥用攻破方药，亦不可一味峻补，反而涩血留邪。

（三）证治分类

1. 肝肾不足证

证候：年逾 16 周岁尚未行经，或由月经后期量少逐渐至经闭。头晕耳鸣，腰酸腿软。舌淡红，苔少，脉沉弱或细涩。

治法：补肾养肝调经。

方药：归肾丸。

菟丝子、杜仲、枸杞、山茱萸、当归、熟地、山药、茯苓。

加减：若形寒肢冷者酌加仙灵脾、巴戟天、肉桂以温肾助阳。

常用中成药：乌鸡白凤丸。

2. 气血虚弱证

证候：月经逐渐延后，量少，经色淡而质薄，继而停闭不行。头晕眼花，心悸气短，神疲肢倦，食欲不振，毛发不泽，羸瘦萎黄。舌淡，苔少或白薄，脉沉缓或虚数。

治法：补气养血调经。

方药：人参养荣汤。

人参（可改党参）、黄芪、煨白术、茯苓、远志、陈皮、五味子、当归、白芍、熟地、桂心、炙甘草。

加减：若除气血虚弱之症外，还伴有性欲淡漠，全身毛发脱落，阴道干涩，无白带，生殖器官萎缩，此为精血不足，营血亏损，冲任虚衰，加紫河车、鹿角霜、鹿茸等血肉有情之品。若见畏寒肢冷，加仙茅、炮姜。若见食欲不振，脘腹胀闷，大便溏薄，面色淡黄，舌淡胖有齿痕，苔白腻，脉缓弱，宜健脾益气，养血调经。方用参苓白术散（方见经行腹泻）加当归、川牛膝。若见营阴暗耗，心火偏亢，兼见心悸失眠，多梦，宜养心阴，和血脉，方用柏子仁丸。

常用中成药：人参养荣丸。

3. 阴虚血燥证

证候：经血量少而渐至停闭。五心烦热，两颧潮红，交睫盗汗，咳嗽唾血。舌红，苔少，脉细数。

治法：养阴清热调经。

方药：加减一阴煎。

生地、熟地、白芍、麦冬、知母、地骨皮、炙甘草。

加减：若汗多加沙参、浮小麦、煅龙骨、牡蛎；心烦心悸加柏子仁、珍珠母；失眠加五味子、夜交藤。

常用中成药：大补阴丸、知柏地黄丸。

4. 气滞血瘀证

证候：月经数月不行。精神抑郁，烦躁易怒，胸胁胀满，少腹胀痛或拒按。舌边紫暗，或有瘀点，脉沉弦或沉涩。

治法：理气活血，祛瘀通经。

方药：血府逐瘀汤。

桃仁、红花、当归、生地黄、川芎、赤芍、牛膝、桔梗、柴胡、枳壳、甘草。

加减：若烦躁胁痛者，酌加柴胡、郁金、栀子以疏肝清热；口干、便结、脉数者，酌加黄柏、知母、大黄以清热泻火通便。

常用中成药：逍遥丸、血府逐瘀丸、少腹逐瘀丸。

5. 痰湿阻滞证

证候：月经停闭，形体肥胖，胸胁满闷，呕恶痰多，神疲倦怠，面浮足肿，带下量多，色白。苔腻，脉滑。

治法：豁痰除湿，调气活血通经。

方药：苍附导痰丸合佛手散或四君子汤合苍附导痰丸。

茯苓、法半夏、陈皮、甘草、苍术、香附、胆南星、枳壳、生姜、神曲、当归、川芎。

加减：若胸脘满闷者，酌加瓜蒌、枳壳以宽胸理气；肢体浮肿明显者，酌加益母草、泽泻、泽兰以除湿化瘀；腰膝酸软者，酌加川断、菟丝子、杜仲，以补肾气，强腰膝。

常用中成药：二陈丸、越鞠丸。

二、其他疗法

1. 验方

（1）益母草30~60g，红糖适量，水煎服。

（2）红花9g、黑豆90g、红糖60g，水煎服。

（3）当归9g、益母草30g，水煎服。

2. 针灸

（1）体针：取三阴交、关元。虚证，配足三里、血海、肾俞；实证，配太冲、中极。

（2）耳针：取子宫、内分泌、卵巢、皮质下、神门、交感等穴。

要点五　转诊原则

1. 闭经由垂体肿瘤、卵巢肿瘤等器质性疾病引起，需手术治疗者。

2. 闭经由甲状腺、肾上腺等内分泌器官功能异常引起者，需结合内科或到上级医院治疗。

要点六　养生与康复

1. 虚证闭经，应多服血肉有情之品以滋补，如紫河车、鹿茸、阿胶、羊肉等。
2. 保持情志舒畅，心胸豁达，避免因郁而滞，致经血阻滞不通。

要点七　健康教育

1. 正常月经每 28 天一行，偶因地域、环境改变或工作紧张，提前或推后 3～5 日者，不作病论，一般可自动恢复正常。
2. 如育龄期妇女，未避孕而月经推后者，应排除早孕。
3. 加强营养，增强体质，适当锻炼身体，提高健康水平。
4. 积极治疗全身性疾病，同时积极治疗内分泌疾病。因子宫内膜结核导致闭经者，应该积极抗结核治疗。
5. 进行心理治疗，消除焦虑心理，保持心情舒畅。

细目四　痛经

要点一　特点

妇女正值经期或经行前后，出现周期性小腹疼痛，或痛引腰骶，甚则剧痛昏厥者，称为"痛经"。若经前或经期仅有轻微的小腹或腰部胀痛不适，不影响日常工作和生活，则属经期常见生理现象，不作病论。

痛经分原发性和继发性。原发性痛经常见于年轻未产女性。继发性痛经为盆腔炎、子宫内膜异位症、子宫腺肌病、宫腔粘连、宫颈狭窄、宫腔异物等引起的月经期疼痛，多发于育龄期妇女。

要点二　病因病机

痛经的主要病因为气滞血瘀、寒湿凝滞、阳虚内寒、湿热瘀阻、气血虚弱、肝肾虚损；发病机理是在经期受到致病因素的影响，导致冲任、胞宫气血阻滞，"不通则痛"，或冲任胞宫失于濡养，"不荣而痛"。其病位在冲任、胞宫，变化在气血，表现为痛证。

要点三　类证鉴别和鉴别诊断

（一）类证鉴别

1. 异位妊娠

突然下腹一侧撕裂样疼痛，甚至晕厥或休克，多有停经或不孕史，阴道不规则出血，HCG 阳性或弱阳性。

2. 胎动不安

妊娠期间出现腰酸，腹痛，小腹下坠，或伴有少量阴道出血，HCG 阳性。

3. 堕胎

妊娠12周内，胚胎自然殒堕。多有反复阴道流血，量多，腹痛加剧，排出胚胎组织物。如排出少许胚胎组织仍阴道流血持续不止，多为堕胎不全，需行清宫术。

4. 小产

妊娠12~28周内，胎儿已成形而自然殒堕。一般先出现小腹阵发性疼痛，继而阴道出血，或羊水流出，并娩出胎儿。

（二）鉴别诊断

1. 异位妊娠（宫外孕）

有停经史，突然发生下腹撕裂样疼痛，阴道流血量少但出现明显贫血，阴道后穹隆抽出不凝固的血液，提示异位妊娠破裂。早孕检测弱阳性或血清HCG水平偏低。B超检查提示：宫内无孕囊而附件有小包块。应紧急抢救，准备手术、输血。

2. 卵巢囊肿蒂扭转

有卵巢肿瘤病史，常感腹胀，下腹扪及肿块，边界清楚。若瘤蒂长，瘤体大，在患者突然改变体位或向同一方向连续扭转时发生蒂扭转，瘤内高度充血，易破裂或继发感染。典型症状为突然发生一侧下腹剧痛，常伴恶心、呕吐，甚至休克，一旦确诊，应立即手术治疗。

要点四　治疗

一、辨证论治

（一）辨证要点

痛经辨证首先当识别痛证的属性。根据疼痛发生的时间、性质、部位，以及痛的程度，结合月经的期、量、色、质及兼证、舌脉，并根据素体情况等，辨其寒、热、虚、实。一般痛在经前、经期多属实，痛在经后多属虚；疼痛剧烈拒按多属实，隐隐作痛喜揉喜按多属虚；得热痛减多为寒，得热痛增多为热；痛甚于胀，血块排出则疼痛减轻或刺痛者多为血瘀；胀甚于痛者多为气滞；绞痛、冷痛者属寒，灼痛者属热；痛在两侧少腹病多在肝，痛连腰际病多在肾。

（二）治疗原则

痛经的治疗原则，以调理冲任气血为主，又须根据不同的证候，或行气，或活血，或散寒，或清热，或补虚，或泻实。治法分两步：月经期调血止痛以治标；平时辨证求因而治本。同时应因时制宜，实证着重在经前5~10天，以疏通气血为主；虚证着重在行经末期和经后3~7天，以养血益精为主。

（三）证治分类

1. 气滞血瘀证

证候：每于经前一两日或经期小腹胀痛，拒按，经量少或经行不畅，经色紫暗有块，血块排出后痛减，经净疼痛消失，或伴胸胁乳房作胀。舌紫暗或有瘀点，脉弦或弦滑。

治法：理气化瘀止痛。

方药：膈下逐瘀汤。

当归、川芎、赤芍、桃仁、红花、枳壳、延胡索、五灵脂、丹皮、乌药、香附、甘草。

加减：若痛经剧烈，伴有恶心呕吐者，加吴茱萸、半夏、陈皮降逆和胃止呕；小腹胀坠或二阴坠胀不适，加柴胡、升麻行气升阳；郁而化热，心烦口苦，舌红苔黄，脉数者，加栀子、黄柏、夏枯草以清热泻火。

常用中成药：元胡止痛片、延胡索片。

2. 寒湿凝滞证

证候：经前或经期小腹冷痛，得热痛减，按之痛甚，经量少，经色暗黑有块。形寒肢冷，小便清长。苔白腻，脉沉紧。

治法：温经散寒除湿，化瘀止痛。

方药：少腹逐瘀汤。

小茴香、干姜、延胡索、没药、当归、川芎、肉桂（焗服）、赤芍、蒲黄、五灵脂。

加减：寒凝气闭，痛甚而厥，四肢冰凉，冷汗淋漓，加附子、细辛、巴戟回阳散寒；冷痛较甚，加艾叶、吴茱萸；痛而胀者，酌加乌药、香附、九香虫；若伴肢体酸重不适，苔白腻，或有冒雨、涉水、久居阴湿之地史，乃寒湿为患，宜加苍术、茯苓、苡仁、羌活，以散寒除湿。

常用中成药：少腹逐瘀丸。

3. 阳虚内寒证

证候：经期或经后小腹冷痛，喜按，得热则舒，经量少，经色暗淡，腰腿酸软，小便清长。苔白润，脉沉。

治法：温经暖宫止痛。

方药：温经汤。

吴茱萸、当归、芍药、川芎、人参、生姜、麦门冬、制半夏、牡丹皮、甘草、桂枝。

加减：若阳虚甚，症见形寒肢冷，腰膝冷痛者，酌加补骨脂、巴戟天、仙灵脾等以温肾助阳。

常用中成药：温经丸、右归丸、艾附暖宫丸。

4. 湿热瘀阻证

证候：经前小腹疼痛拒按，有灼热感，或伴腰骶胀痛，或平时少腹时痛，经来疼痛加剧，低热起伏，经色暗红，质稠有块，带下黄稠，小便短黄。舌红，苔黄而腻，脉弦数或濡数。

治法：清热除湿，化瘀止痛。

方药：清热调血汤。

牡丹皮、黄连、生地、当归、白芍、川芎、红花、桃仁、莪术、香附、延胡索。

加减：若痛连腰骶，加续断、狗脊、秦艽清热除湿止痛。伴见月经量多或经期长，酌加地榆、槐花、马齿苋、黄芩凉血止血。带下异常者，加黄柏、土茯苓、椿根白皮除湿止带。

常用中成药：痛经丸。

5. 气血虚弱证

证候：经后一两日或经期小腹隐隐作痛，或小腹及阴部空坠，喜揉按，月经量少，色淡质薄，神疲乏力，面色不华，纳少便溏。舌质淡，脉细弱。

治法：益气补血止痛。

方药：圣愈汤。

人参（可改党参）、黄芪、当归、川芎、熟地、生地。

加减：可酌加鸡血藤、桂枝、艾叶、炙甘草养血缓痛。伴腰酸不适，加菟丝子、杜仲补肾壮腰。

常用中成药：八珍丸。

6. 肝肾虚损证

证候：经行后一两日内小腹绵绵作痛，经色暗淡，量少，质稀薄，腰膝酸软，头晕耳鸣。舌淡红，苔薄白，脉沉细。

治法：益肾养肝，缓急止痛。

方药：调肝汤或益肾调经汤。

（1）调肝汤

当归、白芍、山茱萸、巴戟天、阿胶、山药、甘草。

加减：腰骶酸痛，加菟丝子、桑寄生；经血量少、色暗，加鹿角胶、山茱萸、淫羊藿；头晕耳鸣、健忘失眠，酌加枸杞子、制何首乌、酸枣仁、柏子仁；夜尿多，小便清长者，加益智仁、桑螵蛸、补骨脂。

（2）益肾调经汤

巴戟天、杜仲、川断、乌药、艾叶、当归、熟地、白芍、益母草。

常用中成药：乌鸡白凤丸。

二、其他疗法

1. 单方验方

（1）云南白药，按说明服。

（2）伤科七厘散，每次一支，每日 2~3 次。于经前及痛经时温开水送服。

（3）田七末 2~3g，经前及痛经时温开水送服，每日 1~2 次。

2. 针灸

（1）体针：针刺中极、次髎、地机，或双侧足三里、双侧三阴交。实证用泻法，留针 15~20 分钟。

（2）耳针：子宫、内分泌、交感、肾，每次选 2~4 穴，用中、强刺激，留针 10~15 分钟，也可用耳穴埋针。

要点五 转诊原则

1. 腹痛剧烈，经常规治疗 3 天疼痛仍不能缓解者。

2. 若小腹疼痛剧烈甚至晕厥，应详细询问月经史，疑有异位妊娠者，需立即转院检查处理。

3. 若小腹疼痛伴恶心纳差，应仔细询问有无停经，做妊娠试验。疑有胎动不安者，需进一步检查，进行保胎治疗。

4. 未排除卵巢囊肿蒂扭转、膀胱炎、结肠炎、急性阑尾炎等所致腹痛者，需进一步检查、鉴别、治疗。

要点六　养生与康复

1. 经期应适当休息，保持半卧位，有利于经血排出。
2. 经期下腹、腰部应保暖，寒冷季节可用暖水袋温暖小腹、腰部，有助经血畅行。
3. 经期禁用寒凉泻火药物，以免引起下血过多。

要点七　健康教育

1. 正确认识月经生理，经前或经期仅有小腹或腰部轻微不适，属正常现象。
2. 经期避免剧烈运动和过度体力劳动，勿久站、持重，以免耗气伤血。
3. 经期避免涉水、冒雨，饮食勿过寒凉或辛辣，以免寒凝滞血或辛温动血。
4. 经期应禁止性生活，以免邪入血室。

细目五　月经前后诸证

要点一　特点

月经前后诸证是指经行前后及经期出现的一些症状，如乳房胀痛、头痛、身痛、头晕、肿胀、泄泻、吐血衄血、烦躁易怒、失眠、情志异常、发热等。上述症状可单独出现，也可两三个症状同见，多在月经前 1 ~ 2 周出现，月经来潮后症状即减轻或消失。

西医学的经前期综合征、倒经等可参照本病论治。

要点二　病因病机

本病的发生与经期的生理变化、患者情志因素和体质因素有密切关系。与肝、脾、肾三脏紧密相关。女子以血为用，肝藏血，肾藏精，精化血，脾生血、统血，肝、脾、肾功能失调，气血失和，是月经前后诸证的主要病机。

要点三　类证鉴别和鉴别诊断

（一）类证鉴别

1. 乳癖

乳癖患者可出现经前乳房胀痛，检查多见乳房有包块。经行乳房胀痛随月经周期而发，经后消失，检查多无器质性改变。乳房 B 超或红外线扫描有助于鉴别诊断。

2. 外感头痛

经期偶感风寒或风热以致头痛者，常伴表证，如恶寒发热、鼻塞、流涕、咽痒、脉浮等。无月经周期性发病特点。

3. 脏躁

妇人无故悲伤，不能控制，甚或哭笑无常，呵欠频作者，称为脏躁。虽与经行情志异常都有情志改变，但脏躁无月经周期性发作，而经行情志异常则伴随月经周期而发作。

（二）鉴别诊断

1. 乳腺癌

初起也可有乳房胀痛，但无经行乳房胀痛并随月经周期而发的特点，乳房可扪及结块，有压痛，病变晚期可伴有乳头凹陷、溢血，表皮呈橘皮样改变。

2. 内科泄泻

常伴有发热、恶心呕吐，多因饮食内伤或感寒，偶可正值经期发病，但无随月经周期反复发作的特点。

3. 内科吐血、衄血

多有消化性溃疡、肝硬化、支气管扩张、肺结核等病史，吐血、衄血可在非经期发生，胸片、纤维内窥镜等检查有助于鉴别。

要点四　治疗

一、辨证论治

（一）辨证要点

本病症状复杂，应根据主证的性质、部位、特点，参考月经的期、量、色、质，结合全身症状及舌脉，综合分析。

（二）治疗原则

本病的治疗重在补肾、健脾、疏肝、调理气血。治疗分两步，经前、经期重在辨证基础上控制症状，平时辨证论治以治本。

（三）证治分类

1. 经行乳房胀痛

（1）肝气郁滞证

证候：经前或经行乳房胀满疼痛，或乳头痒痛，甚至不能触衣，小腹胀痛，胸胁胀满，精神抑郁，时叹息，月经先后不定期，经量或多或少，经行不畅。舌苔薄白，脉弦。

治法：疏肝解郁，理气止痛。

方药：柴胡疏肝散加郁金、川楝子或逍遥散加麦芽、鸡内金。

①柴胡疏肝散

柴胡、枳壳、香附、陈皮、白芍、川芎、炙甘草。

加减：若乳房胀硬，结节成块者，加夏枯草、青橘叶、橘核、王不留行以通络散结。情绪忧郁、闷闷不乐者，加醋香附、合欢皮、娑罗子、郁金。少腹胀痛者加川楝子、延胡索、台乌药。若见心烦易怒，口苦口干，尿黄便结，舌苔薄黄，脉弦数者，乃肝郁化热之象，治以疏肝清热，方用丹栀逍遥散（方见月经先期）。

②逍遥散

柴胡、当归、白芍、茯苓、白术、甘草、薄荷、煨姜。

常用中成药：逍遥丸、延胡止痛片。

（2）肝肾阴虚证

证候：经行或经后乳房胀痛，乳房柔软无块，月经量少，色淡，耳鸣，目涩，咽干，五心烦热。舌红，少苔，脉细数。

治法：滋肾养肝，通络止痛。

方药：一贯煎加味。

沙参、麦冬、当归、生地、川楝子、枸杞子、麦芽、鸡内金。

常用中成药：乌鸡白凤丸。

2. 经行头痛

（1）血虚证

证候：经期或经后，头部绵绵作痛，头晕眼花，心悸少寐，神疲乏力，月经量少，色淡质稀。舌淡，苔薄，脉虚细。

治法：养血益气，通络止痛。

方药：八珍汤加味。

熟地、当归、川芎、白芍、人参（可改党参）、茯苓、白术、炙甘草、首乌、蔓荆子、鸡血藤。

加减：头痛日久，加鹿角片、炙龟甲以填精益髓。

常用中成药：八珍颗粒。

（2）阴虚阳亢证

证候：经前或经期头痛，甚或巅顶掣痛，头晕目眩，烦躁易怒，腰膝酸软，五心烦热，月经量少，色鲜红。舌红，少苔，脉细数。

治法：滋阴潜阳，平肝止痛。

方药：杞菊地黄丸加味。

熟地、山茱萸、山药、茯苓、丹皮、泽泻、枸杞子、菊花、钩藤、石决明。

加减：若肝火旺，头痛剧烈者，加龙胆草以清泄泻火。若腰骶酸痛明显者，酌加川断、桑寄生以补肾强腰。

常用中成药：杞菊地黄丸。

（3）血瘀证

证候：经前或经期头痛剧烈，痛如锥刺，或经行不畅，色紫暗有块，小腹疼痛拒按，舌暗或边尖有瘀点，脉细涩或弦涩。

治法：活血化瘀，通窍止痛。

方药：通窍活血汤。

赤芍、川芎、桃仁、红花、老葱、麝香、生姜、红枣。

常用中成药：复方丹参片、三七片。

（4）痰浊上扰证

证候：经前或经期头痛头重，眩晕，胸闷泛恶，少食多寐，口黏。舌淡胖，苔厚腻，脉弦滑。

治法：健脾化湿除痰。

方药：半夏白术天麻汤加减。

制半夏、白术、天麻、陈皮、橘红、炙甘草、蔓荆子、生姜。

常用中成药：天麻丸。

（5）肝火证

证候：经行头痛，甚或巅顶掣痛，头晕目眩，月经量稍多，色鲜红，烦躁易怒，口苦咽干。舌质红，苔薄黄，脉弦细数。

治法：清热平肝息风。

方药：羚角钩藤汤。

羚羊角、钩藤、桑叶、菊花、贝母、竹茹、生地、白芍、茯神、甘草。

加减：若肝火旺，头痛剧烈者，加龙胆草、石决明以清泄肝火。

3. 经行吐衄

（1）肝经郁火证

证候：经前或经期吐血、衄血，量较多，色鲜红，月经量可提前，量少，或无月经，胸闷胁胀，尿黄便结，口苦咽干，头晕耳鸣。舌红，苔黄，脉弦数。

治法：疏肝清热，引血下行。

方药：清肝引经汤。

当归、白芍、生地、丹皮、栀子、黄芩、川楝子、茜草、牛膝、白茅根、甘草。

加减：若兼小腹疼痛，经行不畅有血块者，为瘀阻胞中，于上方加桃仁、红花以活血祛瘀止痛。

常用中成药：龙胆泻肝丸。

（2）肺肾阴虚证

证候：经前或经期吐血、衄血，量少，色暗红。月经先期，量少，色鲜红，头晕耳鸣，手足心热，两颧潮红，咽干口渴。舌红，少苔或无苔，脉细数。

治法：滋阴润肺，引血下行。

方药：顺经汤加味。

熟地、当归、沙参、茯苓、白芍、丹皮、黑荆芥、牛膝。

常用中成药：知柏地黄丸。

4. 经行泄泻

（1）脾虚证

证候：经前或经期大便泄泻，脘腹胀满，神疲肢软，或面浮肢肿，经行量多，色淡质稀。舌淡胖，边有齿痕，苔白，脉濡缓。

治法：健脾益气，除湿止泻。

方药：参苓白术散。

人参（可改党参）、茯苓、白术、甘草、扁豆、山药、莲肉、桔梗、薏苡仁、砂仁。

加减：若脾虚肝木乘之，则经行之际，腹痛即泻，泻后痛止，兼胸胁痞闷，嗳气不舒。治宜柔肝扶脾，理气止泻，用痛泻要方。

白术、白芍、陈皮、防风。

常用中成药：参苓白术散，归脾丸。

（2）肾阳虚证

证候：经前或经行前后大便泄泻，或五更泄泻，腰膝酸软，畏寒肢冷，头晕耳鸣，月经量少，色淡，质稀。舌淡，苔白，脉沉迟。

治法：温肾健脾，除湿止泻。

方药：健固汤合四神丸。

人参（可改党参）、白术、茯苓、薏苡仁、巴戟天、补骨脂、吴茱萸、肉豆蔻、五味子、生姜、大枣。

常用中成药：参苓白术散，四神丸。

5. 经行情志异常

（1）肝气郁结证

证候：经前、经期抑郁不乐，情绪不宁，失眠，烦躁易怒，甚至怒而发狂，经后症状逐渐减轻，复如常人。经期提前，量多，色红，胸闷胁胀，不思饮食。苔薄白，脉弦细。

治法：疏肝解郁，养血调经。

方药：逍遥散（见经行乳房胀痛）。

加减：若肝郁化火，躁动不安，舌红苔黄燥，脉弦滑者，用龙胆泻肝汤。

龙胆草、柴胡、栀子、黄芩、车前子、木通、泽泻、生地、当归、甘草。

常用中成药：逍遥丸，龙胆泻肝丸。

（2）痰火上扰证

证候：经行狂躁不安，头痛失眠，经后复如常人。面红目赤，心胸烦闷，尿黄便结。舌红，苔黄厚或腻，脉弦滑而数。

治法：清热化痰，宁心安神。

方药：生铁落饮加味。

天冬、麦冬、贝母、橘红、远志、连翘、茯苓、茯神、玄参、钩藤、丹参、辰砂、石菖蒲、生铁落、郁金、黄连。

加减：大便秘结者，加生大黄、礞石；痰多者加天竺黄。

常用中成药：黄连上清丸。

二、其他疗法

1. 衄血多时可口服田七粉、云南白药，外用纱条压迫鼻腔部止血。

2. 针灸治疗：经行情志异常可选用三阴交、合谷、内关等穴。

要点五　转诊原则

1. 若经常规治疗疼痛不减轻，乳房可触及肿块，或乳头有溢液、溢血者，应到上级医院进一步检查，排除器质性病变。

2. 经行头痛剧烈，经常规治疗痛未止，与月经周期无明显关系，疑为内科疾病或头部占位性病变者。

3. 衄血量多，止血无效或由内科疾病引起者。

要点六 养生与康复

1. 本病的发生，多与精神因素有关，故应重视情志调节，尤其在经期，应保持心情舒畅，避免情绪紧张及恼怒，使气血调和，减少本病发生。
2. 均衡饮食，经前经期勿过食寒凉，以免损伤脾阳。勿过食辛辣，以免伤阴。
3. 经期不宜过度消耗脑力或体力，以免耗气伤血，劳伤心脾。

要点七 健康教育

1. 经行泄泻者，饮食宜清淡，经期慎食生冷瓜果之类。
2. 经行吐衄者，尤其应保持大便通畅，饮食宜清淡，忌食辛辣，如椒、姜、葱之类。
3. 经行情志异常者除药物治疗外，必须进行心理疏导，解释安慰。

细目六 绝经前后诸证

要点一 特点

妇女在绝经期前后，出现烘热汗出，烦躁易怒，头晕耳鸣，心悸失眠，或浮肿，便溏，纳呆，倦怠乏力，或伴月经紊乱等与绝经有关的症状，称为绝经前后诸证。这些证候常参差出现，发作次数和时间无规律性，病程长短不一，短者数月，长者可迁延数年。

本病相当于西医学的围绝经期综合征。

要点二 病因病机

本病以肾虚为主，或偏于阴虚或偏于阳虚，或阴阳两虚而出现不同证候，并可累及心、肝、脾。

要点三 类证鉴别和鉴别诊断

（一）类证鉴别

1. 癥瘕

绝经前后为癥瘕的好发期，常伴月经过多或经断复来，或身体明显消瘦。表现为妇女下腹胞中结块，伴有或胀，或痛，或满，或异常出血。

2. 眩晕

眩是指眼花或眼前发黑，晕是指头晕甚或感觉自身或外界景物旋转。二者常同时并见，故统称为"眩晕"。轻者闭目即止；重者如坐车船，旋转不定，不能站立，或伴有恶心、呕吐、汗出，甚则昏倒等症状。导致眩晕的原因复杂，应检查血压、血糖、血脂及颈椎等情况以明确诊断。

3. 心悸

心悸是指病人自觉心中悸动，惊惕不安，甚则不能自主的一种病证，常伴胸闷、气短、眩晕等症，是内科心血管疾病的常见症状。应做心电图检查等明确诊断。

4. 水肿

水肿是体内水液潴留，泛滥肌肤，表现为以头面、眼睑、四肢，甚至全身浮肿为特征的一类病证。应注意诊察心、肝、肾的功能与器质性病变。

（二）鉴别诊断

1. 围绝经期抑郁症

一般起病缓慢，早期有围绝经期综合征的表现，主要为内分泌及自主神经系统功能不稳定，以及类似神经衰弱症状。患者有头痛、头晕、失眠、手抖、对声光刺激敏感、情绪不稳、烦躁、易激惹等症状。此外，有心悸、血压波动、憋气、阵发性面部潮红、多汗、四肢麻木等症状。病程较长，临床以焦虑、抑郁、紧张不安等情绪障碍为主要症状。表现为情绪忧郁，坐卧不宁，搓手顿足，终日惶惶不安，如大祸临头，对躯体变化十分敏感，认为自己得了重病，危在旦夕，可出现消极观念和自伤行为。

2. 子宫肌瘤

是妇科最常见的子宫良性肿瘤，根据肌瘤与子宫肌壁的关系，分肌壁间肌瘤、浆膜下肌瘤、黏膜下肌瘤。临床表现为月经改变，白带增多，腹痛，腰酸，下腹坠胀等。围绝经期患者，肌瘤小而无症状者，每 3 ~ 6 个月检查随访 1 次，药物治疗用雄激素、促性腺激素释放激素类似物。如肌瘤增大，怀疑有恶变，症状明显而药物治疗无效者，可采用手术治疗。

要点四　治疗

一、辨证论治

（一）辨证要点

本病以肾虚为主，可根据月经情况、全身症状及舌脉辨证。经量少，经色鲜红，烘热汗出，五心烦热，舌红，苔少，脉细数，属肾阴虚；月经量多，色淡，质稀，形寒肢冷，纳呆便溏，尿频，舌淡，苔薄白，脉沉细无力，属肾阳虚。

（二）治疗原则

以补肾气，调冲任为主，注意调理肾阴肾阳，使阴阳恢复平衡。

（三）证治分类

1. 肾阴虚证

证候：经断前后，头晕耳鸣，头部面颊阵发性烘热汗出，五心烦热，腰膝酸软，皮肤干燥瘙痒，月经周期紊乱，量少或多，经色鲜红。舌红，苔少，脉细数。

治法：滋养肾阴，佐以潜阳。

方药：左归丸合二至丸。

熟地、山药、山茱萸、川牛膝、枸杞、菟丝子、鹿角胶、龟甲胶、女贞子、旱莲草。

加减：若出现双目干涩等肝肾阴虚证，宜滋肾养肝，平肝潜阳，以杞菊地黄丸加减。若头痛、眩晕较甚者，加天麻、钩藤、珍珠母以增平肝息风潜镇之效。若心肾不交，并见心烦不宁，失眠多梦，甚至情志异常，舌红少苔或苔薄，脉细数，治宜滋肾宁心安神，方用百合地黄汤合甘麦大枣汤合黄连阿胶汤加减。若头晕目眩、耳鸣严重，加首乌、黄精、肉苁蓉滋肾填精益髓。

常用中成药：左归丸、杞菊地黄丸、天王补心丹。

2. 肾阳虚证

证候：经断前后，头晕耳鸣，形寒肢冷，腰膝酸冷，面色晦暗，精神萎靡，纳呆腹胀，大便溏薄，月经量多，色淡，质稀，带下量多，夜尿多或尿频失禁。舌淡，或胖嫩边有齿印，苔薄白，脉沉细无力。

治法：温肾扶阳，佐以温中健脾。

方药：右归丸。

熟地、山药、山茱萸、枸杞、杜仲、菟丝子、鹿角胶、附子（先煎）、当归、肉桂（焗服）。

加减：若月经量多或崩中漏下者，加赤石脂、补骨脂，以增温肾固冲止崩之功效。若腰背冷痛明显者，加川椒、鹿角片，以增补肾扶阳，温补督脉之效。若胸闷痰多，加瓜蒌、丹参、法夏以化痰祛瘀。肌肤面目浮肿，酌加茯苓、泽泻、冬瓜皮。

常用中成药：右归丸、金匮肾气丸。

3. 肾阴阳两虚证

证候：经断前后，时而畏寒恶风，时而潮热汗出，腰酸乏力，头晕耳鸣，五心烦热，月经紊乱，量少或多。舌红，苔薄，脉沉细。

治法：补肾扶阳，滋肾养血。

方药：二仙汤合二至丸。

仙茅、仙灵脾、当归、巴戟天、黄柏、知母、女贞子、旱莲草。

加减：若便溏者，去润肠之当归，加茯苓、炒白术以健脾止泻。

常用中成药：左归丸、右归丸。

二、其他疗法

1. 单方验方

甘草10g、浮小麦10g、大枣6枚、夜交藤10g、白芍10g、酸枣仁10g、麦冬10g、生龙牡各15g，水煎服，日一剂。

2. 针灸治疗

（1）体针：肾阴虚：肾俞、心俞、太溪、三阴交、太冲；肾阳虚：关元、肾俞、脾俞、章门、足三里。

（2）耳针：取卵巢、内分泌、神门、交感、皮质下、心、肝、脾等穴。

3. 心理治疗

通过心理疏导，解除疑惑。

要点五 转诊原则

1. 如出现月经过多或经断复来，或有腹痛、五色带下、身体明显消瘦者，应首先考虑子宫内膜不典型增生、子宫内膜癌、子宫颈癌等，应行专科检查，明确诊断。

2. 眩晕、心悸、水肿等症状较重者，应进一步检查，与内科疾病相鉴别。

要点六　养生与康复

1. 食补：偏于阴虚者，选西洋参、麦冬、沙参、冰糖、枸杞子泡茶，多食木耳、银耳、山药等。偏于阳虚者，选红参、枸杞子泡茶，药食选用当归生姜羊肉汤。

2. 多参加有益的集体活动、勤锻炼，有利于身心健康。

要点七　健康教育

1. 饮食勿过于辛辣刺激或生冷寒凉，以免耗阴或伤阳。

2. 正确对待围绝经期所出现的症状，提高自我调节和控制能力，建立良好的心理状态。

3. 如症状较重，或出血较多，应及时进行检查，及早排除器质性疾病及恶性肿瘤。

4. 应该重视患者的心理问题，指导患者正确服用激素类药物或镇静剂。

（王阿丽）

第四单元　带下病

要点一　特点

带下病是指带下量明显增多，色、质、气味发生异常，或伴有全身或局部症状者。

西医学的各类阴道炎、子宫颈炎、盆腔炎、妇科肿瘤、内分泌功能失调等疾病引起的阴道分泌物异常与中医学带下过多的临床表现相类似，可以参照本病治疗。

要点二　病因病机

湿是带下病的主要病因，包括湿邪外侵和湿浊内生。脾虚、肾虚致湿浊内生，湿热下注、热毒蕴结属湿邪外侵。主要病机是任脉不固，带脉失约。

要点三　类证鉴别和鉴别诊断

（一）类证鉴别

1. 白浊

白浊是指尿窍流出混浊如米泔样物的一种疾患，色白者谓之白浊。多随小便排出，可伴有小便淋漓涩痛，属泌尿系疾病。而带下秽物出自阴道。

2. 白淫

白淫指因欲念过度，心愿不遂，或纵欲过度，房事频繁，从阴道内流出的白液，一般无臭味，有的偶然发作，有的反复发生，与男子遗精相类。

3. 漏下

经血非时而下，量少淋漓不断，以血液为主，一般无臭味，易与赤带相混。赤带者，月经正常，非经期不时从阴道流出少许赤白黏液，似血非血，绵绵不断，以黏液为主，夹少量血液。

4. 经间期出血

经间期出血是指在两次月经之间（排卵期）的少量阴道出血，有周期性，一般无臭味。而赤带则绵绵不断，无周期性。

（二）鉴别诊断

1. 阴道炎

常见的阴道炎有细菌性阴道病、特异性阴道炎（包括滴虫阴道炎及霉菌阴道炎）、老年性阴道炎及婴幼儿阴道炎。

（1）细菌性阴道病：多发于生育年龄，阴道下壁有灼热感，或伴有外阴瘙痒，白带呈黄白色，有恶臭味，阴道黏膜充血，可有浅表小溃疡，宫颈肿胀，阴道口有触痛，取白带镜检可找到线索细胞，阴道 pH > 4.5，胺臭味试验阳性。

（2）滴虫阴道炎：多发于生育年龄，外阴瘙痒，白带呈灰黄色或黄绿色脓性稀薄的液体，呈泡沫状，有臭味，阴道黏膜及宫颈充血，常有散在红色斑点如草莓状，取阴道分泌物镜检可找到滴虫。

（3）霉菌阴道炎：外阴瘙痒，白带呈凝乳状或呈豆腐渣样，含有白色片状物，外阴及阴道前庭黏膜充血水肿，表面有白色分泌物，可见黏膜红肿或浅溃疡，取阴道分泌物镜检可见霉菌。

（4）老年性阴道炎：多发于 45～65 岁的绝经后妇女，外阴瘙痒及干痛，阴道有老年性改变，黏膜充血，有针尖状出血点，阴道 pH 值上升，取阴道分泌物镜检可见大量脓细胞。

（5）婴幼儿阴道炎：多见于 1～5 岁的幼女，白带呈脓性，外阴痛痒，患儿哭闹不安或用手抓外阴，外阴及前庭黏膜充血，阴道口见到脓性分泌物，严重的见外阴皮肤溃疡，尿道口黏膜充血、水肿，小阴唇或有粘连，取阴道分泌物进行涂片检查或送培养，查找病原体，必要时行药物敏感试验。

2. 宫颈炎

子宫颈炎是子宫颈的急、慢性炎症病变，为育龄妇女的常见病。急性宫颈炎多发生于产褥感染、感染性流产，或与阴道炎、宫内膜炎并存。慢性宫颈炎可由急性期转变而来，或因经期、性生活不洁引起。部分患者因淋病、HPV 病毒感染，后者与宫颈癌关系密切。慢性宫颈炎可有宫颈糜烂、肥大、息肉、腺体囊肿及宫颈管炎等病理变化。

3. 宫颈癌

多数宫颈癌患者有不同程度的白带增多，初期量不多，晚期可出现大量脓性或米汤样恶臭白带，或早期为少量血性白带及接触性出血，或排便后阴道少量出血，晚期癌肿侵蚀大血管后可引起大量阴道出血。临床仅以肉眼有时难以鉴别早期宫颈癌，故应常规作宫颈细胞刮片或涂片查癌细胞，必要时行阴道镜检及宫颈活检以明确诊断。

要点四　治疗

一、辨证论治

（一）辨证要点

首先根据带下的量、色、质、气味，辨别寒热虚实，其次注重兼证舌脉，结合体质、病程等进行综合分析。

（二）治疗原则

祛湿为治带之首。湿热的宜清、宜利。脾肾两虚的，以调补脾肾为主。治脾宜升、宜燥，治肾宜补、宜涩。同时应结合使用外治法。

（三）证治分类

1. 脾虚证

证候：带下量多，色白或淡黄，质黏稠，无臭气，如涕如唾，绵绵不断，神疲倦怠，四肢不温，纳少便溏，两足浮肿，面色㿠白。舌质淡，苔白腻，脉缓弱。

治法：健脾益气，升阳除湿。

方药：完带汤。

山药、白术、党参、苍术、柴胡、陈皮、车前子（包煎）、黑芥穗、甘草、白芍。

加减：若气虚重者加黄芪；兼肾虚腰酸者加杜仲、续断、菟丝子；寒凝腹痛者加香附、艾叶；纳呆加砂仁、厚朴；带多日久，滑脱不止者加固涩止带药，如金樱子、芡实、乌贼骨、白果之类。

若脾虚湿蕴化热，症见带下量多，色黄，黏稠，有臭味者，治宜健脾祛湿，清热止带，方用易黄汤。

山药、芡实、白果、车前子（包煎）、黄柏。

常用中成药：补中益气丸、乌鸡白凤丸。

2. 肾阳虚证

证候：带下量多，色白清冷，稀薄如水，淋漓不断，头晕耳鸣，腰痛如折，畏寒肢冷，小腹冷感，小便频数清长，夜间尤甚，大便溏薄，面色晦暗。舌质淡润，苔薄白，脉沉迟。

治法：温肾培元，固涩止带。

方药：内补丸。

鹿茸、菟丝子、潼蒺藜、黄芪、白蒺藜、肉桂（焗服）、紫菀茸、桑螵蛸、肉苁蓉、制附子（先煎）。

加减：若便溏者去肉苁蓉，加补骨脂、肉豆蔻；小便清长或夜尿频多者加益智仁、覆盆子；若带下如崩，加鹿角霜、莲子、白芷、金樱子，加强补肾固涩止带之功。

常用中成药：右归丸。

3. 阴虚夹湿证

证候：带下量多，色黄或赤白相兼，质稠或有臭气，腰膝酸软，头晕耳鸣，颧赤唇红，五心烦热，失眠多梦。舌红，苔少或黄腻，脉细数。

治法：益肾滋阴，清热祛湿。

方药：知柏地黄汤加味。

知母、黄柏、生地、山药、山茱萸、茯苓、泽泻、丹皮、芡实、金樱子。

加减：失眠多梦者加柏子仁、酸枣仁；咽干口燥甚者加沙参、麦冬；五心烦热甚者，加地骨皮、银柴胡；头晕目眩者加女贞子、旱莲草、白菊花、钩藤；舌苔厚腻者，加薏苡仁、扁豆、车前草。

常用中成药：知柏地黄丸。

4. 湿热下注证

证候：带下量多，色黄，黏稠，有臭气，或伴阴部瘙痒，胸闷心烦，口苦咽干，纳差，小腹或少腹作痛，小便短赤。舌红，苔黄腻，脉濡数。

治法：清热利湿止带。

方药：止带方。

猪苓、茯苓、车前子（包煎）、泽泻、茵陈、赤芍、丹皮、黄柏、栀子、牛膝。

加减：若腹痛加川楝子、延胡。若带下有臭味者加土茯苓、苦参。若肝经湿热下注，症见带下量多色黄或黄绿，质黏稠，或呈泡沫状，有臭气，阴痒。烦躁易怒，口苦咽干，头晕头痛，舌边红，苔黄腻，脉弦滑，治宜清肝利湿止带，方用龙胆泻肝汤。

常用中成药：四妙丸。

5. 湿毒蕴结证

证候：带下量多，黄绿如脓，或赤白相兼，或五色杂下，状如米泔，臭秽难闻，小腹疼痛，腰骶酸痛，口苦咽干，小便短赤。舌红，苔黄腻，脉滑数。

治法：清热解毒除湿。

方药：五味消毒饮加味。

蒲公英、金银花、野菊花、紫花地丁、天葵子、土茯苓、薏苡仁。

加减：若腰骶酸痛，带下恶臭难闻者，加半枝莲、穿心莲、白花蛇舌草、椿根白皮以清热解毒除秽。

二、其他疗法

1. 外洗法

用洁尔阴、洁身纯、肤阴洁、舒乐宁、红核妇洁洗液、苦参洗液等，稀释后坐浴。亦可选清热利湿解毒中药组方，煎煮后滤去药渣，先熏后洗。

2. 阴道及宫颈上药

洁尔阴泡腾片、保妇康栓、妇炎栓等用于各种阴道炎；双料喉风散、珍珠层粉、外用溃疡散等用于宫颈糜烂。

3. 物理治疗

电熨法、冷冻疗法、激光治疗、火熨等，治疗宫颈炎。

4. 手术治疗

宫颈息肉者应行息肉摘除术。宫颈细胞检查发现异常（TBS 诊断为 ASC 及以上，或巴氏染色Ⅲ级及Ⅲ级以上），宫颈上皮内瘤变或可疑早期宫颈癌者，应在阴道镜下行宫颈活组织检查，并根据病情行手术治疗，如宫颈锥形切除、子宫切除。

要点五　转诊原则

1. 疗效不佳或反复感染，或未能排除性传播疾病者，应与配偶同时进行专科检查和治疗。

2. 对中老年患者，应了解有无糖尿病等全身疾患，行尿糖、血糖等检查，进一步诊治。

3. 宫颈细胞检查发现异常（TBS诊断ASC及以上，或巴氏染色Ⅲ级及Ⅲ级以上），宫颈上皮内瘤变或早期宫颈癌者，需进行宫颈活组织检查或宫颈锥形切除术、子宫切除术。

要点六　养生与康复

1. 食疗方：木棉花粥（木棉花30g，大米适量，用于湿热型），白果薏苡仁猪肚汤（白果10个，生薏苡仁30g，猪小肚3个，用于脾虚型）。

2. 饮食宜清淡，以免辛辣油腻滋生湿热。

3. 经期产后避免水中作业及生冷饮食，以免外湿内侵。

要点七　健康教育

1. 保持外阴清洁，提倡淋浴及蹲式厕所。

2. 做好计划生育工作，定期进行妇科普查，发现病变，及时治疗。

3. 阴道分泌物中找到滴虫或霉菌者，应禁止游泳，专盆自用，浴巾及内裤应于日光下曝晒，治疗期间应避免性生活。夫妇双方应同时进行治疗。

4. 加强卫生宣传教育，注意阴部卫生，尤其是经期、产褥期及性生活卫生。提倡晚婚晚育和计划生育。

5. 避免过度阴道冲洗，以免破坏阴道的正常防御功能。

6. 医务人员行妇科检查及手术操作时应严格执行无菌操作，防止交叉感染。

要点八　常用西药参考

1. 滴虫阴道炎

（1）全身用药：甲硝唑2g，单次口服；或甲硝唑400mg，每日2～3次，连服7日。

（2）局部用药：甲硝唑泡腾片，200mg，每晚1次，连用7日。

2. 霉菌阴道炎

（1）全身用药：氟康唑150mg，顿服；或伊曲康唑每次200mg，每日1次，连用3～5日。

（2）局部用药：克霉唑栓剂，每晚1粒（150mg），塞入阴道深部，连用7日，或每日早、晚各用1粒（150mg），连用3日。

（王阿丽）

第五单元　常见妊娠病

细目一　概论

要点一　特点

妊娠期间，发生与妊娠有关的疾病，称为妊娠病。妊娠病既影响孕妇的身体健康，又可能妨碍胎儿的发育，甚至危及生命，因此必须重视平时的预防和发病后的调治。

要点二　临床表现

妊娠的临床表现首先是月经停止来潮，部分孕妇可有恶心、食欲下降、头晕等早孕反应，并自觉乳房胀满，有乳晕着色，脉滑利等。

要点三　早孕诊断方法

早孕诊断主要根据停经和妊娠试验。一般可在月经过期 3~7 天时用早孕试纸测定晨尿，或检查血清 HCG，如停经 6 周以上，B 超检查可在宫腔内测出孕囊和胚芽，妊娠 6~8 周可测出原始胎心搏动。

要点四　妊娠病治疗原则

以胎元的正常与否为前提。胎元正常者，治病与安胎并举，安胎之法，以补肾培脾、调理气血为主，补肾为固胎之本，培脾为益血之源，理气以通调气机，理血以养血清热，使脾肾健强，本固血充，则胎元可安。若母体有病，则当先去病，或辅以补肾培脾，使病去则胎可安。若胎元不正，胎堕难留，或胎死不下，则宜从速下胎以益母体健康。

要点五　妊娠期用药原则

凡峻下、滑利、祛瘀、破血、耗气、散气及一切有毒药品，都应慎用或禁用。

细目二　妊娠恶阻

要点一　特点

妊娠早期出现恶心呕吐，头晕厌食，甚则食入即吐者，称为"恶阻"，又称"子病"、"病儿"、"阻病"。轻者一般对生活和工作影响不大，不需要特殊治疗，多在妊娠 12 周前后自然消失。

西医的妊娠剧吐可以参照本病辨治。

要点二　病因病机

恶阻的主要病因是脾胃虚弱，肝胃不和；主要病机是冲气上逆，胃失和降。

要点三　鉴别诊断

1. 葡萄胎

恶心呕吐较剧，阴道不规则出血，偶可见水疱状组织排出，子宫大小与停经月份不符，多数较停经月份大，质软，HCG 水平明显升高，B 超可见典型的蜂窝状回声，见不到明显胎儿及其附属物。

2. 妊娠合并急性胃肠炎或慢性胃炎急性发作

多有饮食不当或食物中毒史，除了恶心呕吐外，常伴有上腹部或全腹阵发性疼痛，肠道受累时伴腹泻，大便检查可见白细胞及脓细胞。

3. 妊娠合并肝炎

多有肝炎接触史。恶心呕吐，发热，皮肤、巩膜黄染。肝功能检查有助诊断。

4. 妊娠合并急性阑尾炎

急性阑尾炎典型的临床表现是疼痛开始于脐周或中上腹，伴恶心呕吐，随后腹痛转移至右下腹。体格检查见麦氏点压痛、反跳痛，伴腹肌紧张，可见体温升高和白细胞增高。

要点四　治疗

一、辨证论治

（一）辨证要点

恶阻的辨证主要根据呕吐物的性状和患者的口感，结合全身情况、舌脉综合分析，辨其虚实。口淡、呕吐清涎者，多为脾胃虚弱；口中淡腻、呕吐痰涎者，多为脾虚痰湿；口苦，呕吐酸水或苦水者，多为肝胃不和；干呕或呕吐血性物者，多为气阴两虚。

（二）治疗原则

恶阻的治疗以调气和中，降逆止呕为主。

（三）证治分类

1. 脾胃虚弱证

证候：妊娠早期，恶心，呕吐不食，恶闻食气，食入即吐，口淡，呕吐清涎或食糜，头晕，纳呆，神疲倦怠，嗜卧嗜睡。舌淡，苔白，脉缓滑无力。

治法：健脾和胃，降逆止呕。

方药：香砂六君子汤。

党参、白术、茯苓、砂仁（后下）、生姜、法半夏、陈皮、木香（后下）、炙甘草。

加减：若脾虚夹痰浊，症见胸闷泛恶，呕吐痰涎，舌淡苔厚腻，脉缓滑，原方加全瓜蒌及苏叶，橘红易陈皮，以宽胸理气，化痰止呕。若素有堕胎、小产、滑胎病史，或症见腰酸腹痛，或阴中下血者，宜去半夏，加杜仲、菟丝子、桑寄生等固肾安胎。若呕吐甚伤阴，症见口干便秘，去砂仁、茯苓、木香等温燥、淡渗之品，加玉竹、麦冬、石斛、胡麻仁等养阴和胃。

常用中成药：香砂六君子丸。

2. 肝胃不和证

证候：妊娠早期，恶心呕吐，恶闻食气，甚则食入即吐，口苦咽干，呕吐酸水或苦水，头晕而胀，胸胁胀痛，心烦躁急，嘈杂不安，溺黄，便结而臭。舌红，苔黄而干，脉弦滑数。

治法：调肝养胃，降逆止呕。

方药：橘皮竹茹汤或苏叶黄连汤加味。

（1）橘皮竹茹汤

橘皮、竹茹、大枣、人参、生姜、甘草。

（2）苏叶黄连汤加味

制半夏、竹茹、陈皮、乌梅、苏叶、黄连。

3. 气阴两亏证

证候：妊娠期呕吐频繁，而见精神萎靡，形体消瘦，双目无神，眼眶下陷，皮肤干燥，尿少，大便秘结，甚或发热，舌质红，苔少，脉细滑数无力。

治法：益气养阴，和胃止呕。

方药：生脉散合增液汤加味。

人参（可用太子参）、麦冬、五味子、生地、玄参、石斛、玉竹、芦根、代赭石。

若呕吐带血，加乌贼骨、乌梅炭、藕节。

常用中成药：生脉饮。

二、其他疗法

1. 针灸

（1）穴位注射：维生素 B_1 100mg，分别注射双侧内关穴或止呕穴（在乳突下缘，平耳垂后下缘处），每日 1 次，可用 2~3 日。

（2）艾灸：灸至阴，配中脘、足三里、内关。

2. 外治法

（1）点舌法：对妊娠呕吐不能进食者，用姜盐饮（生姜和食盐按 8:1 捣汁制成）滴于舌面，再服中药或进食。或单用生姜汁涂于舌面。

（2）敷脐法：半夏、丁香各 15g 共为细末，生姜 30g 捣碎煎浓汁，加入细末，调成糊，敷于脐，每日 1 次。

（3）负压吸引法：用穴位吸引器吸紧中脘穴后，嘱患者立即进食，食后 15~20 分钟放去负压，取下穴位吸引器，每次食前使用 1 次。

要点五 转诊原则

1. 轻症者可予维生素 B_6 10mg，每日 3 次，口服，维生素 C 100mg，每日 3 次，口服，以及中药辨证治疗。

2. 对中、重度患者，尿酮体阳性者，需采用中西医结合治疗，予输液，纠正酸中毒及电解质紊乱。

3. 经过治疗，病情不见好转，体温升高超过 38℃，心率超过 120 次/分，出现黄疸、谵妄或昏迷、视网膜出血等现象时，应及时考虑是否终止妊娠，以保母体安全。

要点六　养生与康复

1. 保持乐观愉快的情绪，解除思想顾虑，避免精神刺激。
2. 饮食宜清淡，易于消化，忌肥甘厚味及辛辣饮食，少吃多餐。
3. 起居有常，劳逸适度，以免损伤脾胃，呕吐频繁者更应卧床休息。

要点七　健康教育

1. 忌忧郁恼怒，保持乐观愉快的情绪，避免精神刺激。
2. 饮食以清淡喜食为主，宜少食多餐。
3. 中药宜分次呷服。

细目三　胎漏、胎动不安

要点一　特点

妊娠期间阴道有少量出血，时出时止，或淋漓不断，而无腰酸、腹痛、小腹下坠者，称为"胎漏"。妊娠期间出现腰酸，腹痛，小腹下坠，或伴有少量阴道出血者，称为"胎动不安"。胎漏、胎动不安常发生在妊娠早期或中期，尤以妊娠早期多见，是堕胎、小产的先兆。

西医学中的先兆流产可参照其辨治。

要点二　病因病机

主要病机是冲任损伤、胎元不固。包括母体与胎元两方面的因素。

1. 母体因素

（1）肾虚：孕产频多，或孕后房劳所伤，冲任不固。
（2）气血虚弱：饮食、劳倦所伤，或忧思伤脾，运化失常，胎元失养。
（3）血热：情志化火，或饮食辛燥，或感受热邪，热扰冲任。
（4）血瘀：宿有瘀血（子宫肌瘤等），或孕后外伤，瘀阻胞宫。

2. 胎元因素

父母精气薄弱，或孕后受病邪、毒物所伤，均可致胎元不健。

要点三　类证鉴别和鉴别诊断

（一）类证鉴别

1. 堕胎

妊娠 12 周内，胚胎自然殒堕。多有反复阴道出血，量多，腹痛加剧，排出胚胎组织物。如排出少许胚胎组织，阴道出血持续不止，多为堕胎不全，需行清宫术。

2. 小产

妊娠 12~28 周内，胎儿已成形而自然殒堕。一般先出现小腹阵发性疼痛，继而阴道出血，或羊水流出，并娩出胎儿。

3. 胎死不下

怀孕后可有少量阴道出血，下腹冷痛，早孕反应消失，B 超提示胚胎停止发育。

（二）鉴别诊断

1. 异位妊娠（宫外孕）

停经后下腹隐痛、阴道少许出血，与胎动不安症状相似。但早孕试验弱阳性或血清 HCG 水平偏低，B 超检查提示宫内无孕囊而附件有小包块。若突然发生下腹撕裂样疼痛，阴道流血量少但出现明显贫血，阴道后穹隆抽出不凝固的血液，则提示异位妊娠破裂，应紧急抢救，准备手术、输血。

2. 葡萄胎

妊娠后阴道反复出血或夹有水疱状胎块，妊娠反应较重，子宫异常增大，血清 HCG 水平较高，B 超检查提示子宫内大量落雪样斑点。可发生大出血。需输液、备血并行清宫手术，一般在一周后应再次清宫，术后需随访观察 2 年，复查 HCG 水平。

要点四　治疗

一、辨证论治

（一）辨证要点

胎漏的辨证主要根据阴道下血的量、色、质和持续时间，并结合全身脉症以辨虚实；胎动不安的辨证主要根据阴道下血、腰酸、小腹疼痛、腰腹下坠等四大症状的性质、轻重程度及全身脉症以辨虚实。

（二）治疗原则

以补肾安胎为大法，根据不同的证型辅以清热凉血、益气养血或化瘀固冲。

（三）证治分类

1. 肾虚证

证候：妊娠期阴道少量出血，色淡暗，腰酸，腹痛，下坠，或曾屡孕屡堕，头晕耳鸣，夜尿多，眼眶暗黑或有面部暗斑。舌淡暗，苔白，脉沉细滑，尺脉弱。
治法：补肾固冲，益气安胎。

方药: 寿胎丸加党参、白术或安奠二天汤或滋肾育胎丸。

(1) 寿胎丸

菟丝子、桑寄生、续断、阿胶。

加减: 加党参、白术健脾益气, 是以后天养先天, 生化气血以化精, 先后天同补, 加强安胎之功。若腰痛明显, 小便频数或夜尿多, 加杜仲、覆盆子、益智仁, 加强补肾安胎, 固摄缩泉之功。若小腹下坠明显, 加黄芪、升麻益气升提安胎, 或加高丽参另炖服。若阴道出血不止, 加山萸肉、地榆固冲止血。若大便秘结, 选加肉苁蓉、熟地、桑椹子滋肾增液润肠。

(2) 安奠二天汤

(3) 滋肾育胎丸

菟丝子、枸杞子、熟地、桑寄生、杜仲、艾叶、制首乌、砂仁、白术、巴戟天、人参、党参、阿胶 (烊化)、川断、鹿角霜。

常用中成药: 滋肾育胎丸、孕康口服液。

2. 气血虚弱证

证候: 妊娠期少量阴道出血, 色淡红, 质清稀, 或小腹空坠而痛, 腰酸, 面色㿠白, 心悸气短, 神疲肢倦。舌质淡, 苔薄白, 脉细弱略滑。

治法: 补气养血, 固肾安胎。

方药: 胎元饮。

党参、杜仲、白芍、熟地、白术、陈皮、炙甘草、当归。

加减: 若气虚明显, 小腹下坠, 加黄芪、升麻益气升提, 固摄胎元。或加高丽参另炖服, 每周1~3次, 连服1~2周, 以大补元气。若腰酸明显, 或有堕胎史, 亦可与寿胎丸合用, 加强补肾安胎之功。

常用中成药: 补中益气丸、归脾丸。

3. 血热证

证候: 妊娠期阴道少量下血, 色鲜红或深红, 质稠, 或腰酸, 口苦咽干, 心烦不安, 便结溺黄。舌质红, 苔黄, 脉滑数。

治法: 清热凉血, 养血安胎。

方药: 保阴煎或清热安胎饮或当归散。

(1) 保阴煎

生地、熟地、白芍、山药、川续断、黄芩、黄柏、甘草。

加减: 若出血较多者, 酌加旱莲草、阿胶、地榆炭以凉血止血。腰痛甚者, 酌加菟丝子、桑寄生固肾安胎。

(2) 清热安胎饮

(3) 当归散

4. 血瘀证

证候: 宿有癥积, 孕后常有腰酸腹痛下坠, 阴道不时下血, 色暗红, 或妊娠期跌仆闪挫, 继而小腹隐痛或阴道少量下血。舌暗红, 或有瘀斑, 脉弦滑或沉弦。

治法: 活血消癥, 固冲安胎。

方药：桂枝茯苓丸合寿胎丸。

桂枝、茯苓、丹皮、赤芍、桃仁、菟丝子、桑寄生、续断、阿胶。

加减：若妊娠期不慎跌仆伤胎，是气血失和或瘀滞为新病。治宜调气和血安胎，选圣愈汤。

常用中成药：桂枝茯苓胶囊。

二、其他疗法

验方：阿胶 10g 炖服或人参 6g 炖服。

要点五　转诊原则

1. 常规治疗 3 天阴道出血未止或下腹痛等症状加重者。

2. 阴道出血量增加，腹痛加重，考虑为难免流产或不全流产者。

3. 反复阴道出血，或 HCG 下降，可疑为胚胎停止发育，需手术处理者。

4. 有复发性流产病史，原因未明，需进一步到上级医院进行检查治疗者。

5. 未排除异位妊娠、葡萄胎等病证，需进一步检查和治疗者。

要点六　养生与康复

1. 食疗，可用桑寄生 30g、红枣 10 枚、鸡蛋 2 枚，煎水代茶。

2. 有阴道出血时，应卧床休息，并应避免性生活。

3. 饮食均衡，不宜食用辛燥刺激或生冷寒凉的药物或食物。

4. 情志安和，消除紧张、焦虑等情绪。

要点七　健康教育

1. 妊娠早期（12 周以内）和晚期（28 周以上）均不宜性生活，以免引起流产、早产或感染。

2. 妊娠期间应保持营养均衡，多进食肉类、奶类、五谷、蔬菜、水果，适当补充钙、铁、叶酸、维生素等。

3. 妊娠期应适当休息，不宜过度劳累，尤其应避免增加腹压的劳动或运动。

细目四　异位妊娠

要点一　特点

凡孕卵在子宫体腔以外着床发育，称为"异位妊娠"。其中以输卵管妊娠最常见，约占 95% 左右，俗称"宫外孕"。但异位妊娠的含义更广，还包括子宫颈妊娠等。

异位妊娠是妇产科常见急症，处理不当可危及生命，此处主要介绍输卵管妊娠。

要点二　诊断和鉴别诊断

（一）诊断

1. 病史

可有不孕、输卵管炎、盆腔炎、放置宫内节育环史，或有短期停经及点滴阴道流血史。

2. 临床表现

（1）症状：输卵管妊娠在流产或破裂之前，往往无其他不适。其典型临床症状有：①停经：一般在 6~8 周左右，有时无明显停经史。②阴道不规则出血：孕卵死亡后，蜕膜分离而表现为少量不规则阴道出血。出血时间与输卵管妊娠部位有关，在峡部者较早，在间质部者较晚。③腹痛：突然下腹一侧撕裂样疼痛，常伴有恶心呕吐。疼痛范围与出血量有关。④晕厥、休克：约 1/3 以上病例出现晕厥，休克者仅占少数，均为疼痛和低血容量所致。

（2）体征：急性出血者，往往有腹痛、贫血或休克状态。腹部压痛、反跳痛，以患侧为重。内出血较多者，叩诊有移动性浊音，血压下降，脉搏微弱。妇科检查可见后穹隆饱胀，宫颈举摆痛，一侧附件或盆腔压痛。内出血较多时，子宫有漂浮感，子宫稍增大、质软。输卵管妊娠破裂或流产形成血肿者（陈旧性输卵管妊娠），可在后穹隆或阔韧带部触及半实质感的压痛包块。

（3）辅助检查：医生可为患者行如下检查。①血象：失血初期血红蛋白和红细胞可在正常范围内，但有进行性贫血，白细胞正常或略偏高。②后穹隆穿刺：异位妊娠所致的盆腔积血，一般不凝。如抽出血液很快凝固，则表示为静脉血。但如抽不出任何液体，也不能排除输卵管妊娠的可能性。③妊娠试验：妊娠试验可为阳性或弱阳性。但妊娠试验阴性者，不能绝对排除异位妊娠。④超声检查：子宫略增大但宫腔内未见孕囊，宫旁出现低回声区，若见胚芽及原始心管搏动，即可诊断。输卵管妊娠流产或破裂后，腹腔或子宫直肠陷凹处见积液暗区。⑤诊断性刮宫：仅有蜕膜而未见绒毛，很可能为异位妊娠。⑥剖腹探查或腹腔镜检查：可以明确诊断和处理。

结合病史、临床表现及辅助检查，典型病例不难诊断。但在未破损前，诊断较困难，常易漏诊、误诊，须详问病史，严密观察病情变化。

（二）鉴别诊断

1. 黄体破裂

同样具有内出血症状及体征，但多发生在月经中后期，无停经及早孕反应，亦无阴道流血。但正常妊娠的黄体破裂则术前较难鉴别。

2. 急性输卵管炎

有急性腹痛，体温升高，腹肌紧张，压痛。但一般无停经及早孕反应（合并早孕者例外）。经后穹隆穿刺，能抽出脓液。但急性出血性输卵管炎，往往后穹隆穿刺能抽出不凝血，极易误诊。

3. 卵巢囊肿蒂扭转

常有腹痛发作或腹部包块史，无停经或早孕反应。

4. 早期妊娠流产

有停经、阴道出血及腹痛。但无腹肌紧张及压痛、反跳痛。血压变化与阴道出血量成正比。

5. 急性阑尾炎

腹痛由上腹部或脐周开始，然后局限于右下腹，常伴有发热、恶心、呕吐。麦氏点压痛、反跳痛。如已形成阑尾脓肿，脓肿部位较一般附件包块为高。

要点三　转诊原则

对于疑似输卵管妊娠者，未破损期应留院观察，已破损期应及时转院手术抢救。

要点四　养生与康复

1. 避免产后及流产后感染，注意卫生。
2. 积极治疗输卵管炎、盆腔炎、盆腔肿瘤等疾病。

要点五　健康教育

1. 曾有盆腔炎史、不孕史、放置宫内节育环史而停经者，应注意异位妊娠的发生。
2. 及早正确诊断，及时治疗，预后大多良好。
3. 术后仍应积极治疗炎症。

（王阿丽）

第六单元　常见产后病

细目一　概论

要点一　特点

产妇在新产后及产褥期内发生的与分娩或产褥有关的疾病，称为"产后病"。产褥期是指产妇分娩后除乳腺以外全身各器官恢复或接近正常未孕状态所需的时间，一般为6周。新产后指产后7天之内。

要点二　病因病机

产后病的病因病机一是亡血伤津，元气亏损，虚火易动；二是瘀血内阻，败血妄行；三为饮食劳倦，外邪所伤。产后病以正虚邪盛，多虚多瘀为特点。

要点三　诊断要点

产后病的诊断除以四诊八纲为基本方法外，尤其要注意"三审"：先审小腹痛与不痛，以辨有无恶露停滞；次审大便通与不通，以验津液之盛衰；再审乳汁的行与不行及饮食多少，以察胃气之强弱。

要点四　治疗原则

产后病的治疗应本着"勿拘于产后，亦勿忘于产后"的原则，注意补虚与祛邪的关系。产后用药有"三禁"：禁大汗、禁峻下、禁通利小便。

细目二　产后恶露不绝

要点一　特点

产后血性恶露持续3周以上仍然淋漓不断者，称为"产后恶露不绝"。

恶露指胎儿、胎盘娩出后，胞宫中遗留的余血浊液，随胞宫缩复而逐渐排出，总量约250~500ml。正常恶露约3周左右干净。若产后子宫复旧不全或宫腔内残留胎盘、胎膜或合并感染时，恶露时间会延长。

西医学的晚期产后出血，以及人工流产、药物流产后表现为恶露淋漓不净者可参照其辨治。

要点二　病因病机

产后恶露不绝的主要病因是气虚、血热、血瘀；主要病机是胞宫藏泻失度，冲任不固，血海不宁。

要点三　类证鉴别和鉴别诊断

（一）类证鉴别

1. 产后月经不调

部分产妇在产后一个月左右月经来潮，但周期不规则、经期较长或经量多少不定。多见于分娩后未哺乳或乳汁不足者。

2. 产后发热

以发热为主要症状，但可伴有恶露异常。

（二）鉴别诊断

1. 胎盘部位滋养细胞肿瘤

有足月产、流产、葡萄胎病史，表现为产后不规则阴道出血，子宫增大明显，血HCG、HPL升高，借助B超、诊断性刮宫即可确诊。

2. 生殖道损伤

有分娩产伤、手术或机械损伤、产褥期性交等病因，表现为阴道不规则出血，血色鲜红或暗红，妇科检查可发现阴道或宫颈裂伤。

3. 凝血障碍性疾病

阴道出血时间较长，血色淡红，无血块，或原有凝血障碍性疾病，如血小板减少症、白血病、再生障碍性贫血、重症肝炎等。通过血液检查可明确诊断。

要点四　治疗

一、辨证论治

（一）辨证要点

产后恶露不绝的辨证，应从恶露的量、色、质、气味等辨别寒、热、虚、实。量多、色淡红、质清稀、无臭气，多为气虚；色红或紫、质稠黏而臭秽，多为血热；色紫暗有块，多为血瘀。

（二）治疗原则

虚者补之，热者清之，瘀者攻之。

（三）证治分类

1. 气虚证

证候：产后恶露过期不止，量多，或淋漓不断，色淡红，质稀薄，无臭气。小腹空坠，神疲倦怠，气短懒言，面色㿠白。舌淡，苔白，脉缓弱。

治法：补气摄血。

方药：补中益气汤。

人参（可改党参）、黄芪、白术、当归、陈皮、升麻、柴胡、炙甘草。

加减：若症见恶露日久不止，腰酸肢软，头晕耳鸣者，加菟丝子、金樱子、川断、巴戟天补肝肾、固冲任。

常用中成药：补中益气丸、归脾丸。

2. 血热证

证候：恶露过期不止，量较多，色深红，质黏稠，有臭秽气，面色潮红，口燥咽干。舌质红，脉滑数或细数。

治法：养阴清热止血。

方药：保阴煎。

生地、熟地、黄芩、黄柏、白芍、山药、续断、甘草。

加减：若肝郁化热，症见恶露量多或少，色深红有块，两胁胀痛，心烦，口苦咽干，舌红苔黄，脉弦数者，治宜疏肝解郁，清热凉血。方用丹栀逍遥散（方见月经先期）加生地、旱莲草、茜草，以清热凉血止血。

常用中成药：固经丸、崩漏丸。

3. 血瘀证

证候：产后恶露过期不止，量时多时少，色紫暗有块，腹痛拒按，块下痛减。舌紫暗或边有瘀斑、瘀点，脉弦涩。

治法：活血化瘀止血。

方药：生化汤。

当归、川芎、桃仁、炮姜、炙甘草。

加减：若气虚明显，伴小腹空坠者，加党参、黄芪；若瘀久化热，恶露臭秽，兼口干咽燥，加马齿苋、蒲公英；若兼肝郁，症见腹胀、脉弦者，加郁金、川楝子、枳壳。

常用中成药：生化丸、益母草冲剂。

二、其他疗法

1. 验方

（1）马齿苋 30g，水煎服。

（2）益母草 30g，红糖适量，水煎服。

2. 腹带法

在腹壁上放棉花 4~5 层，用软布围而缚之。

要点五　转诊原则

1. 阴道出血量多，色鲜红，疑为产道损伤需要手术修补者。
2. 常规治疗 3 天出血未见减少，腹痛等全身症状加重者。
3. 阴道出血量增加，腹痛加重，考虑为胎盘、胎膜残留者。
4. 阴道出血时间较长，HCG 升高，子宫增大，疑为滋养细胞肿瘤者。
5. 出血量多，无血块，疑有凝血障碍性疾病，需进一步到上级医院进行检查治疗者。

要点六　养生与康复

1. 新产后尽量采取半卧位，有利于恶露排出。
2. 有阴道出血时，应卧床休息，避免性生活。
3. 饮食均衡，不宜过食生冷寒凉。
4. 宜调情志，慎起居，适寒温。

要点七　健康教育

1. 产褥期不宜性生活，以免邪入血室，感染邪毒。
2. 产褥期饮食要富有营养并易于消化，不要过于肥腻，亦不宜过于寒凉。
3. 注意保持外阴清洁，勤换内裤及卫生垫，用温水及时清洗外阴。
4. 产褥期应适当休息，不宜过度劳累、过度站立、持重。

细目三　产后身痛

要点一　特点

产妇在产褥期内，出现肢体或关节酸楚、疼痛、麻木、重着者，称为"产后身痛"。西医产褥期因风湿、类风湿引起的关节痛，产后坐骨神经痛，多发性肌炎，产后血栓性静脉炎出现类似症状者，可参照本病辨证论治。

要点二　病因病机

主要病因是血虚、风寒、血瘀、肾虚；主要病机是产后营血亏虚，经脉失养或风寒湿邪乘虚而入，稽留关节、经络，经脉阻滞。

要点三　类证鉴别和鉴别诊断

（一）类证鉴别

1. 痹证

本病外感风寒型与痹证的发病机理相近，临床表现也相类似。两者病位都在肢体关节。但痹证在任何时候均可发病。产后身痛只发生在产褥期，与产褥生理有关。若身痛日久不愈，迁延至产褥期后，当属痹证论治。

2. 痿证

两者症状均在肢体关节。痿证以肢体瘦弱不用、肌肉瘦削为特点，肢体关节一般不痛。产后身痛以肢体及关节疼痛、重着、屈伸不利为特点，有时亦兼麻木不仁或肿胀，但无瘫痪的表现。

（二）鉴别诊断

1. 风湿性关节痛

是风湿病的主要症状，主要表现有关节痛、颈肩痛、腰背痛、足跟痛，有时还伴有关节的肿胀。伴有发热，可为低热、中等度发热，也可为高热，抗生素无效，血沉加快。有些风湿病可有多个器官的损害。

2. 类风湿性关节炎

简称类风湿，其突出的临床表现为反复发作的对称性多发性小关节炎，以手、腕、足等关节最常受累。早期呈现红、肿、热、痛和功能障碍，晚期关节可出现不同程度的强硬和畸形，并有骨和骨骼肌萎缩，可有全身性表现，如发热、疲乏无力、体重减轻、皮下结节、心包炎、胸膜炎、周围神经病变、眼病变、动脉炎等。

要点四　治疗

一、辨证论治

（一）辨证要点

重在辨其疼痛的部位、性质，并结合全身症状和舌脉。肢体关节酸楚麻木多属血虚；疼痛较重，痛有定处，多属血瘀；腰酸，足跟疼痛，多属肾虚；疼痛走窜不定者多属风；冷痛而喜热者多属寒；重着而痛者多属湿。

（二）治疗原则

以养血益气补肾为主，兼活血通络，祛风止痛。

（三）证治分类

1. 血虚证

证候：产褥期中，遍身关节酸痛，麻木，面色萎黄，头晕心悸，气短乏力。舌淡红，苔薄白，脉细弱。

治法：养血益气，温经通络。

方药：黄芪桂枝五物汤加当归、秦艽、丹参、鸡血藤。

黄芪、桂枝、芍药、生姜、大枣。

加减：若关节疼痛较重兼有外邪者，酌加穿山龙、威灵仙、羌活、独活，以疏风活络止痛。

常用中成药：八珍益母丸。

2. 风寒证

证候：产后关节疼痛，屈伸不利，或痛无定处，或冷痛剧烈，或肢体关节肿胀、麻木、重着，恶风怕冷。舌淡，苔白或白腻，脉浮紧或濡细。

治法：养血祛风，散寒除湿。

方药：独活寄生汤或趁痛散、防风汤。

（1）独活寄生汤

独活、桑寄生、秦艽、防风、细辛、芍药、川芎、地黄、杜仲、牛膝、茯苓、桂心、当归、人参（可改党参）、甘草。

（2）趁痛散

当归、黄芪、白术、甘草、生姜、桂心、薤白、牛膝、独活。

（3）防风汤

人参（可用党参）、甘草、当归、白芍、防风、独活、葛根。

常用中成药：麝香追风膏。

3. 血瘀证

证候：产后遍身疼痛，或四肢关节刺痛，屈伸不利，小腿压痛，小腹疼痛拒按，恶露不畅，色暗红。舌质紫暗，苔白，脉弦涩。

治法：养血活血，通络止痛。

方药：身痛逐瘀汤或生化汤加味。

（1）身痛逐瘀汤

秦艽、川芎、桃仁、红花、甘草、羌活、没药、当归、五灵脂、香附、牛膝、地龙。

（2）生化汤加桂枝、牛膝

当归、川芎、桃仁、炮姜、炙甘草。

加减：若身痛较甚，脉络青紫者，酌加红花、鸡血藤，以增强活血行瘀，宣络止痛之效。若痛处不温，喜热熨者，酌加姜黄、川乌、草乌，以温经散寒止痛。

常用中成药：益母草冲剂。

4. 肾虚证

证候：产后腰背、膝关节、足跟疼痛，腿脚无力，头晕耳鸣，夜尿多。舌淡暗，脉沉细弦。

治法：补肾通络，温经止痛。

方药：养荣壮肾汤加秦艽、熟地。

桑寄生、川断、杜仲、独活、当归、防风、肉桂、川芎、生姜。

常用中成药：仙灵骨葆胶囊。

二、其他疗法

1. 食疗

羊肉 500g、莲藕 50g、山药 50g、黄芪 15g，黄酒、食盐适量。羊肉洗净切块，黄芪加水 3 碗，煎取汁 2 碗，将羊肉、莲藕、山药、黄芪、水与黄酒一同炖煮成汤，调入食盐即可服用，连服 5~7 日。功能补气血，适用于血虚证。

2. 针灸治疗

全身痛者，选合谷、足三里、三阴交；上肢痛选肩髃、曲池、合谷、外关；下肢痛选环跳、足三里、阳陵泉、三阴交、太冲。留针 20 分钟，虚证用补法，风寒湿证用平补平泻法。

要点五 转诊原则

1. 经常规治疗 3 天，疼痛未减轻者或伴随症状加重者。
2. 疑有风湿性关节炎、类风湿性关节炎，需进一步检查治疗者。

要点六 养生与康复

1. 产褥期要慎起居，避风寒，注意保暖，避免居住在寒冷潮湿的环境。
2. 加强营养，增强体质，适当活动，保持心情舒畅。

要点七 健康教育

1. 产后注意居所空气清新、流通、但又应注意保暖防寒，不过早接触冷水，暑热天气不能用空调或电扇直接吹身体。
2. 产后应适当活动，促进机体气血运行，帮助身体早日康复，不宜过度疲劳，以免损伤关节、韧带。
3. 产后应注意清洁外阴，严禁房事。

细目四 产后缺乳

要点一 特点

产后哺乳期内，产妇乳汁甚少或全无，不足以喂养婴儿者，称为"产后缺乳"。
西医学的产后泌乳过少可参照本病论治。

要点二 病因病机

本病主要病因是气血虚弱、肝郁、气滞、痰浊阻滞；主要病机为乳汁生化不足或乳络不畅。

要点三　类证鉴别和鉴别诊断

（一）类证鉴别

本病应与乳痈引起的缺乳相鉴别。乳痈为邪毒外侵，乳汁壅积成痈。初起时乳房局部红肿热痛，恶寒发热，乳汁排出不畅。一般单侧发病。

（二）鉴别诊断

1. 急性化脓性乳腺炎

是哺乳期常见的乳腺疾病，开始乳房肿胀疼痛，逐渐出现肿块，局部焮红，硬块中央渐软，按之有波动感，常伴高热。

2. 乳头皲裂

是引起乳痈的重要原因，多发生在乳头、乳晕部位，喂奶时痛如刀割。

3. 贫血

乳汁甚少或全无，面色苍白，头晕心悸，气短乏力。既往有贫血或产后大量失血病史，血液化验即可诊断。

要点四　治疗

一、辨证论治

（一）辨证要点

应根据乳汁和乳房的情况，结合舌脉及其他症状以辨虚实。乳汁甚少而清稀，乳房柔软，不胀不痛者，多为气血虚弱；乳汁较稠，乳房胀硬疼痛，胸胁胀满者，多为肝郁气滞；乳汁少或无，质不稠，乳房不胀满，形体肥胖，痰多胸闷者，多为痰浊阻滞。

（二）治疗原则

以调理气血，通络下乳为主。气血虚弱者应补气养血，肝郁气滞者应疏肝解郁。二者均应佐以通乳。

（三）证治分类

1. 气血虚弱证

证候：产后乳汁少或无，质清稀，乳房柔软无胀感，面色无华，倦怠乏力，食欲不振。舌淡，苔薄白，脉细弱。

治法：补气养血，佐以通乳。

方药：通乳丹。

人参、黄芪、当归、麦冬、木通（改通草）、桔梗、猪蹄。

加减：若纳少便溏者，酌加炒白术、茯苓、山药健脾止泻。

常用中成药：十全大补丸，归脾丸。

2. 肝郁气滞证

证候：乳汁少或无，质稠，乳房胀硬疼痛，或乳房局部发热，胸胁胀满，情志抑郁，食欲不振。舌苔薄黄，脉弦或弦数。

治法：疏肝解郁，通络下乳。

方药：下乳涌泉散。

当归、白芍、川芎、生地黄、柴胡、青皮、花粉、漏芦、通草、桔梗、白芷、穿山甲、王不留行、甘草。

加减：若乳房胀痛甚者，酌加橘络、丝瓜络、香附，以增理气通络之效；乳房胀硬热痛，触之有块者，加蒲公英、夏枯草、赤芍，以清热散结；若乳房掣痛，伴高热恶寒，或乳房结块有波动感者，应按"乳痈"诊治。

常用中成药：下乳涌泉散，逍遥丸。

3. 痰浊阻滞证

证候：乳汁少或无，质不稠，乳房硕大或下垂，不胀满。形体肥胖，胸闷痰多，纳少便溏。舌淡胖，苔腻，脉沉细。

治法：健脾化痰，通乳。

方药：苍附导痰丸合漏芦散。

茯苓、半夏、陈皮、甘草、苍术、香附、胆南星、枳壳、生姜、神曲、漏芦、蛇蜕、瓜蒌。

常用中成药：二陈丸。

二、其他疗法

1. 验方

（1）通草24g、猪蹄2只，同炖，去通草，食猪蹄饮汤。

（2）黄芪30g、当归9g，炖猪蹄。

（3）王不留行50g，研细末，取药末10g，黄酒调匀，猪蹄3～4只煮汤，冲入药末食用。

2. 针灸治疗

选膻中、乳根、少泽、足三里、太冲、脾俞、胃俞等穴，用补法，留针20分钟。

3. 推拿按摩

取乳根、膻中、期门、肝俞、少泽穴。取仰卧位，单掌和多指摩擦胸腹数分钟，以膻中和乳根、中脘部为主，捏拿背部脊柱两侧数十遍，拇指、食指由下向上施捏脊手法数遍，重提肝俞、三焦俞、脾俞，最后掐按少泽穴1～2分钟，捏提肩井穴多次。

要点五 转诊原则

1. 产后失血较多，贫血较严重，需进一步检查治疗者。
2. 乳房局部红肿热痛，伴发热，属急性化脓性乳腺炎，需专科治疗者。

要点六 养生与康复

1. 注意产后调理，饮食要富于营养，容易消化，不偏食。要有足够的营养和水分摄入。

2. 要保证产妇充分休息，避免劳逸过度。

3. 调理情志，保持心情舒畅，避免精神紧张及情绪抑郁。

要点七　健康教育

1. 产后半小时内开始哺乳，以刺激泌乳。

2. 注意乳房护理，哺乳前可用温毛巾擦拭乳头、乳房。

3. 每次让婴儿吸空一侧乳房后，再吸吮另一侧乳房。

4. 孕期做好乳头护理，产检时若发现乳头凹陷，要嘱孕妇经常把乳头向外拉，并要常用肥皂水擦洗乳头，防止乳头皲裂造成哺乳困难。

（王阿丽）

第七单元　常见妇科杂病

细目一　急性盆腔炎

要点一　特点

女性生殖器官及其周围结缔组织和腹膜的急性炎症，称"急性盆腔炎"。根据其发病部位的不同，可有急性子宫内膜炎、急性子宫肌炎、急性输卵管炎、输卵管积脓、输卵管卵巢脓肿、急性盆腔结缔组织炎、急性盆腔腹炎。严重时则产生败血症及脓毒血症、休克，危及生命。

要点二　诊断

1. 病史

可有经期性交、产褥期感染、宫腔手术创伤史，或盆腔炎症反复发作病史等。

2. 临床表现

高热寒战，腹痛拒按，带下增多，呈黄色脓样，秽臭，腰骶酸痛，月经期发病可出现月经过多，经期延长，伴腹膜炎时可有恶心呕吐，腹胀腹泻，炎性肿块形成时可有局部压迫刺激症状，或有尿频，尿痛，排便困难，里急后重等症状。

3. 体征

急性病容，下腹部肌紧张、压痛及反跳痛，肠鸣音减弱或消失。妇科检查见阴道黏膜充血，分泌物呈黄色脓性，宫颈充血水肿，举痛明显，穹隆部有明显触痛，宫体正常大小或略大，压痛明显，或活动受限，两侧附件压痛明显，可扪及增粗的输卵管，或可扪及炎性增厚，或可扪及炎性肿块，压痛明显，宫骶韧带水肿增粗，触痛。

4. 实验室检查与其他检查

（1）血常规：周围血白细胞明显升高，中性粒细胞升高，血沉加快。

（2）宫腔分泌物培养：可找到致病菌。

（3）后穹隆穿刺：可抽出炎性渗出液或脓液，经培养可找到致病菌。

（4）B超：提示子宫直肠凹陷积液、盆腔炎性包块或脓肿。

（5）血培养：菌血症时血培养可找到致病菌。

要点三 鉴别诊断

1. 急性阑尾炎

腹痛多由脐周开始后转移局限于右下腹，麦氏点压痛、反跳痛明显，妇科检查盆腔可正常。白细胞增高，妊娠试验阴性，后穹隆穿刺为阴性。

2. 异位妊娠

多有停经史，下腹部突然撕裂样剧痛，自下腹一侧开始向全腹扩散。可有不规则阴道出血。妇科检查：后穹隆饱胀，宫颈有抬举痛和摇摆痛，子宫大小正常，患侧附件可扪及包块，压痛明显。妊娠试验阳性，血红蛋白下降，后穹隆穿刺可抽出不凝固血液。

3. 卵巢囊肿蒂扭转

下腹一侧突然发作疼痛，疼痛与体位改变有关，无阴道出血，体温稍高，妇科检查有宫颈举痛，一侧宫旁包块边界清晰，蒂部触痛明显。B超提示附件有包块。

4. 黄体破裂

多发生在经前期，下腹一侧突发性疼痛，无发热，阴道分泌物无异常，妇科检查盆腔无肿块触及，一侧附件压痛，白细胞正常，血红蛋白下降，后穹隆穿刺可抽出不凝血，妊娠试验阴性。

要点四 治疗

一、中医辨证论治

急性盆腔炎发病急，病情重，病势凶险。临床以实证为主，病因以热毒为主，兼有湿、瘀，故以清热解毒为主，祛湿化瘀为辅。

1. 热毒炽盛证

证候：高热恶寒，甚或寒战，腹痛甚剧，拒按，腰骶胀痛，带下量多，色黄如脓，或夹杂血丝，气臭秽，伴见口渴喜冷饮，头痛烦躁，倦怠乏力，小便短赤，大便干结。舌质红，苔黄少津，脉滑数。

治法：清热解毒，化瘀止痛。

方药：五味消毒饮合大黄牡丹皮汤。

蒲公英、金银花、野菊花、紫花地丁、天葵子、大黄（后下）、丹皮、赤芍、桃仁、冬瓜仁、芒硝。

加减：若带下臭秽加椿根皮、黄柏、茵陈，腹胀满加厚朴、枳实，里急后重加槟榔、枳壳，月经量多不止加地榆、马齿苋，盆腔形成脓肿者加红藤、皂刺、白芷，腹痛加延胡索、川楝子，身热不退加柴胡、生甘草。若病在阳明，身热面红，恶热汗出，口渴，脉洪数，可选白虎汤加清热解毒之品。若热毒已入营血，高热神昏，烦躁谵语，下腹痛不减，斑疹隐隐，舌红绛，苔黄燥，脉弦细数，宜选清营汤加减。

2. 湿热瘀结证

证候：发热恶寒，或低热起伏，下腹胀坠，疼痛拒按，或灼热疼痛，带下量多，黄稠，有臭气，纳差食少，口干，大便不爽或便秘，小便频急涩痛。舌红，苔黄腻，脉弦数。

治法：清热利湿，活血止痛。

方药：仙方活命饮。

穿山甲、皂角刺、当归、甘草、金银花、赤芍、乳香、没药、天花粉、浙贝母、白芷、薏苡仁、冬瓜仁。

二、西医治疗

1. 一般治疗

卧床休息，取半卧位。给予充分营养，纠正电解质紊乱，体质虚弱者可多次少量输血，高热时采用物理降温，避免不必要的妇科检查，以免炎症扩散。

2. 抗生素治疗

根据病原体选用抗生素，在细菌培养结果不明或无培养条件时，则根据经验选用，力求彻底治愈，以免形成慢性盆腔炎。

常用联合用药方案：

（1）青霉素或红霉素与氨基糖苷类药物及甲硝唑联合方案：青霉素 320 万 ~ 960 万 U/d，分 3 ~ 4 次静滴，红霉素 1 ~ 2g/d，静滴，庆大霉素 16 万 ~ 24 万 U/d，静滴，甲硝唑 0.5g 或替硝唑 0.4g，静滴，每日 2 次。

（2）头孢菌素类抗生素：头孢唑林 2 ~ 4g/d 或头孢拉定 2 ~ 4g/d，分 2 ~ 4 次静注或静滴。与庆大霉素合用可增强抗菌活性，配合甲硝唑可治疗厌氧菌感染。头孢噻肟 2 ~ 6g/d（严重感染增至 12g/d）或头孢哌酮 2 ~ 4g/d（严重感染增至 6 ~ 8g/d），分 2 ~ 4 次静脉给药，头孢曲松钠 2 ~ 4g/d，分 2 ~ 4 次静滴，后者对淋球菌的抗菌活性为第三代头孢菌素中最强的，是治疗淋菌性盆腔炎的首选方案。若考虑衣原体或支原体感染，应同时加服强力霉素 100mg，每日 2 次，服用 1 ~ 2 周，或阿奇霉素 1g，顿服。

（3）喹诺酮类药物与甲硝唑联合应用：环丙沙星 200mg 或氧氟沙星 400mg，静滴，每日 2 次。甲硝唑 0.5g，静滴，每日 2 次。

（4）克林霉素与氨基糖苷类药物联合应用：克林霉素 0.6 ~ 1.2g/d，分 2 ~ 3 次静滴，联合阿米卡星 0.2g 静滴，每日 2 次。常用于治疗输卵管卵巢脓肿。

3. 手术治疗

（1）经药物治疗无效：凡有脓肿形成，经药物治疗 48 ~ 72 小时，体温持续不降，患者中毒症状加重或肿块增大者，应及时手术，以免发生脓肿破裂。

（2）输卵管脓肿或卵巢脓肿：经药物控制炎症数日后应手术切除。

（3）脓肿破裂：突然腹痛加剧，寒战、高热、恶心、呕吐、腹胀拒按，或有中毒性休克表现，需立即剖腹探查。

三、其他疗法

1. 中药外敷

双柏散（侧柏叶、大黄、黄柏、薄荷、泽兰共研细末）200g，以水、蜜调和外敷下腹部，每日 1 次，连用 2 周。经期停药。

2. 中药塞肛或保留灌肠

（1）野菊花栓剂，每晚睡前 30 分钟将药 1 枚纳入肛门内约 7～10cm 处，10 天为一疗程，一般 3～4 疗程有明显效果。

（2）红藤 30g、败酱草 30g、蒲公英 30g、三棱 10g、莪术 10g、延胡索 15g，加水浓煎成 100ml，保留灌肠，每日 1 次。

3. 针灸疗法

中极、关元、归来、三阴交、足三里、肾俞等穴，每次任选 2～3 穴，中刺激，隔日 1 次。

要点五　转诊原则

1. 高热不退，抗生素治疗未能有效控制病情，或有中毒性休克表现者。
2. 已形成输卵管卵巢脓肿或盆腔脓肿，应手术引流；若脓肿破裂，需立即剖腹探查。

要点六　养生与康复

1. 及时治疗、彻底治愈急性盆腔炎，防止转为慢性而反复发作，甚或导致不孕或异位妊娠等。
2. 注意性生活卫生，预防性传播疾病。
3. 饮食清淡，忌辛辣燥热之品。
4. 增强体质，提高机体抗病能力。

要点七　健康教育

1. 注意经期、孕期及产褥期卫生。
2. 妇科检查、手术操作应规范，严格遵守无菌操作规程，术后作好护理，预防感染。

细目二　慢性盆腔炎（盆腔炎后遗症）

要点一　特点

本病常为急性盆腔炎延误诊治，或治疗不彻底，或患者体质差，病程迁延所致，或无明显急性发作史，如沙眼衣原体感染所致的输卵管炎。炎症反复发作，严重影响妇女的身心健康。

要点二　诊断

1. 病史

有急性盆腔炎史，有产褥期、手术感染史，有产后、流产后、经期性生活史等诱因，以及邻近器官炎症病史。

2. 临床表现

全身症状可不明显，有时可有低热，易感疲乏；如病程长，部分患者可有神经衰弱症状，如精神不振、失眠等；下腹胀坠、疼痛及腰骶部酸痛，常在劳累时、性交后、排便时及月经前后加剧；月经过多或紊乱、痛经及带下增多；输卵管粘连堵塞时可致不孕。

3. 体征

子宫常呈后位、活动受限或粘连固定；若为输卵管炎，则在子宫一侧或两侧触及增粗的输卵管，呈条索状，并有轻度压痛；若为输卵管积水或输卵管卵巢囊肿，则在盆腔一侧或两侧扪及囊性肿物；若为盆腔结缔组织炎，子宫一侧或两侧有片状增厚、压痛；宫骶韧带增粗、变硬、有触痛。

4. 辅助检查

（1）血常规：外周血白细胞可轻度升高，或不高。

（2）B超检查：影像为边界不清，质地不均的暗区，内有较密的光点或液性暗区，有输卵管积水时为液性暗区。

（3）子宫输卵管造影：输卵管弯曲，部分或完全阻塞，或呈油滴状集聚。

要点三　鉴别诊断

1. 子宫内膜异位症

可有进行性痛经，体征可与慢性盆腔炎相似，但妇科检查可在宫体后壁、宫骶韧带处扪及触痛性结节。若伴有巧克力囊肿则可在一侧或双侧附件扪及囊性肿块。B超及腹腔镜检查可以鉴别。

2. 盆腔淤血综合征

临床表现与盆腔炎有相似之处，有长期慢性下腹坠胀，低位疼痛，但体征、妇科检查可无异常表现，有时亦可见宫颈紫暗，或有抬举痛，宫旁组织有压痛，但无明显增厚，腹腔镜检查可资鉴别。

要点四　治疗

一、中医辨证治疗

本病由湿热、湿毒之邪乘虚入侵，与气血互结，蕴积胞脉、胞络，气血瘀滞，或肝经积郁，气滞血瘀，不通为痛，久则内结成癥所致。病情缠绵难愈，重伤正气，故临床常见寒热错综、虚实夹杂之证。治疗除内服药外，还可结合保留灌肠、中药热敷、理疗等方法，以提高疗效。

1. 湿热蕴结证

证候：低热起伏，少腹隐痛或腹痛拒按，带下增多，色黄黏稠或有秽气，尿赤便秘，口干欲饮。舌红，苔黄腻，脉弦数。

治法：清热利湿，祛瘀止痛。

方药：银甲丸或清热调血汤。

（1）银甲丸

金银花、鳖甲（先煎）、连翘、升麻、红藤、蒲公英、紫花地丁、生蒲黄（包煎）、椿根皮、大青叶、茵陈、桔梗、琥珀末（冲服）。

加减：湿邪甚加茯苓、厚朴、大腹皮；便溏加白术、藿香。

（2）清热调血汤（见痛经）

2. 寒凝血滞证

证候：少腹冷痛，得温则舒，或坠胀疼痛，月经后期，量少色暗有块，白带增多。舌略胖，苔白腻，脉沉迟。

治法：温经散寒，活血祛瘀。

方药：少腹逐瘀汤或慢盆汤。

（1）少腹逐瘀汤

小茴香、干姜、延胡索、没药、当归、川芎、肉桂、赤芍、蒲黄、五灵脂。

加减：腹中结块加鸡内金、桃仁、莪术；四末不温加炙附子；小便短数加益智仁、乌药；带下量多加茯苓、苍术；腰骶痛加桑寄生、续断、牛膝。

（2）慢盆汤

红花、丹参、赤芍、葛根、香附、乌药、木香、延胡索、小茴香、桂枝、丹皮、泽泻。

3. 气滞血瘀证

证候：少腹胀痛、刺痛，白带增多，经行腹痛，量多有血块，瘀块排出则痛减，经前乳房胀痛，情志抑郁。舌暗，有瘀点或瘀斑，苔薄，脉弦涩。

治法：调气活血，消癥散结。

方药：膈下逐瘀汤或牡丹散。

（1）膈下逐瘀汤

当归、川芎、赤芍、桃仁、红花、枳壳、延胡、五灵脂、丹皮、乌药、香附、甘草。

加减：若因外感湿热滞留，冲任胞宫气机失畅而起，症见低热起伏，加败酱草、蒲公英、黄柏、土茯苓、柴胡；疲乏无力食少加人参、白术、焦山楂、鸡内金；有炎症结块者，加皂刺、三棱、莪术；胸胁乳房胀痛加郁金、川楝子；带下量多加薏苡仁、白芷。

（2）牡丹散

丹皮、桂心、当归、延胡索、莪术、牛膝、赤芍、三棱。

4. 肾虚瘀滞证

证候：少腹疼痛，绵绵不休，白带增多，腰脊酸楚，头晕目眩，神疲乏力。舌暗或有瘀点，苔薄，脉沉细。

治法：补益肝肾，和营祛瘀。

方药：左归丸加味。

熟地、山药、山萸肉、川牛膝、菟丝子、枸杞子、鹿角胶（烊化）、龟板胶（烊化）、丹参、当归、白芍、甘草、鸡血藤。

5. 气虚血瘀证

证候：少腹坠痛，疼痛，少气乏力，心悸怔忡，月经量少，甚或闭经，或月经失调。舌淡红或尖有瘀点、瘀斑，苔薄，脉细涩。

治法：益气化瘀，养血止痛。

方药：参苓白术散合桃红四物汤或理冲汤。

（1）参苓白术散合桃红四物汤

人参（可改党参）、白术、扁豆、茯苓、山药、莲子肉、薏苡仁、甘草、桔梗、砂仁（后下）、桃仁、红花、当归、川芎、地黄、赤芍。

（2）理冲汤

生黄芪、党参、白术、山药、天花粉、知母、三棱、莪术、生鸡内金。

加减：若腹痛不减加白芍、延胡索、蜈蚣；腹泻去知母，重用白术；虚热未清加生地、天门冬；无腹部结块者少用三棱、莪术。若久病及肾则肾气虚、血瘀，症见少腹疼痛，绵绵不休，腰脊酸痛，膝软乏力，白带量多，质稀，神疲，头晕目眩，性淡漠，舌暗苔白，脉细弱。治宜补肾活血，壮腰宽带，方选宽带汤。

二、西医治疗

1. 一般治疗

加强营养，增强体质，注意劳逸结合，提高机体抵抗力。

2. 物理疗法

温热这一良性刺激可促进盆腔局部血液循环、改善组织的营养状态、提高新陈代谢，以利炎症的吸收和消退。常用的有短波、超短波、离子透入等。

3. 手术治疗

经长期非手术治疗无效而症状明显或反复急性发作者，已形成较大炎性包块者，可采用手术治疗。

三、其他疗法

1. 常用中成药

妇乐冲剂、金刚藤胶囊、妇科千金片。

2. 中药保留灌肠

复方毛冬青灌肠液（毛冬青、败酱草、枳壳等）100ml，保留灌肠。

3. 中药外敷

（1）双柏散（侧柏叶、大黄、黄柏、薄荷、泽兰）的水蜜制剂200g，外敷下腹部，每日1~2次，7天为一疗程。

（2）四黄散（大黄、黄芩、黄柏、黄连）的水蜜制剂200g，外敷下腹部，每日1~2次，7天为一疗程。

4. 隔姜艾灸法

主穴取气海、中极、归来，配穴取大肠俞、次髎。用艾绒做成直径1.5cm、高1.8cm、重约800mg的圆柱，置于0.4cm厚的鲜姜片上（姜片放在所取穴位上），点燃灸之，每穴灸3壮，每壮6~7分钟。

要点五　转诊原则

1. 症状明显或反复发作，疗效不显著，需进一步检查和鉴别诊断者。
2. 已形成较大的炎性包块，需手术治疗者。
3. 因盆腔粘连、输卵管阻塞及积液，影响生育者。

要点六　养生与康复

1. 注意经期、产后保健，避免反复感染。
2. 饮食清淡，忌辛辣燥热之品。
3. 劳逸结合，加强体育锻炼，适当增加营养，增强体质，提高抗病能力。

要点七　健康教育

1. 普及妇女保健知识，尤其是月经期、产后及流产后的卫生保健。
2. 普及避孕知识，避免非意愿妊娠，减少宫腔手术。
3. 使患者了解生殖道感染途径与治疗方法，树立战胜疾病的信心。

（王阿丽）

中 医 儿 科 学

中国北方昆虫

第一单元　概论

细目一　小儿生长发育

要点一　小儿生长分期

胎儿期：从受孕直至分娩断脐，属于胎儿期。胎龄满 28 周至出生后 7 足天，为围生期。

新生儿期：从出生后脐带结扎开始，至生后满 28 天，称为新生儿期。

婴儿期：出生 28 天后至 1 周岁为婴儿期。

幼儿期：1 周岁后至 3 周岁为幼儿期。

学龄前期：3 周岁后到 6~7 周岁入小学前为学龄前期，也称幼童期。

学龄期：6~7 周岁入小学至青春期来临（一般为女 12 岁，男 13 岁）称学龄期。

青春期：一般女孩自 11~12 岁到 17~18 岁，男孩自 13~14 岁到 18~20 岁。

要点二　生理常数

1. 体重

出生时体重约为 3kg，出生后的前半年平均每月增长约 0.7kg，后半年平均每月增长约 0.5kg，1 周岁以后平均每年增加约 2kg。对于身高正常的儿童，可以用以下公式粗略估算体重：

<6 个月	体重（kg）=3（kg）+0.7（kg）×月龄
7~12 个月	体重（kg）=7（kg）+0.5（kg）×（月龄 -6）
1~12 岁	体重（kg）=8（kg）+2（kg）×年龄

2. 身高（长）

出生时身长约为 50cm。生后第 1 年身长增长最快，约 25cm，第 2 年身长增长速度减慢，约 10cm。2 周岁后至青春期身高增长平稳，每年约 7cm。临床可用以下公式估算 2 岁后至 12 岁儿童的身高：

身高（cm）=70（cm）+7（cm）×年龄

3. 囟门

前囟出生时约 1.5~2cm，至 12~18 个月闭合。后囟在部分小儿出生时就已闭合，未闭合者正常情况应在生后 2~4 个月内闭合。颅骨缝约于 3~4 个月闭合。

4. 头围

足月儿出生时头围约为 33~34cm，1 周岁时约为 46cm，2 周岁时约为 48cm，5 周岁时约增长至 50cm，15 岁时接近成人，约为 54~58cm。

5. 胸围

新生儿胸围约 32cm。1 岁时约 44cm，接近头围，2 岁后胸围渐大于头围。

6. 牙齿

乳牙出齐为 20 颗，恒牙出齐为 32 颗。生后 4~10 个月乳牙开始萌出，约在 2~2.5 岁出齐。6 岁左右开始萌出第 1 颗恒牙，自 7~8 岁开始，乳牙按萌出先后逐个脱落，代之以恒牙，最后一颗恒牙（第 3 磨牙）一般在 20~30 岁时出齐，也有终生不出者。

2 岁以内乳牙颗数可用以下公式推算：

乳牙数 = 月龄 - 4（或 6）

7. 呼吸、脉搏

各年龄组小儿呼吸、脉搏的正常值随着年龄的增长而降低，见下表。

各年龄组小儿呼吸、脉搏次数（次/分钟）

年龄	呼吸（次）	脉搏（次）	呼吸：脉搏
新生儿	45~40	140~120	1:3
≤1 岁	40~30	130~110	1:(3~4)
1⁺~3 岁	30~25	120~100	1:(3~4)
3⁺~7 岁	25~20	100~80	1:4
7⁺~14 岁	20~18	90~70	1:4

8. 血压

小儿血压的正常值随着年龄的增长而缓慢增高。

不同年龄小儿血压正常值可用公式推算：（注：1kPa = 7.5mmHg）

收缩压（mmHg）= 80 + 2 × 年龄

舒张压（mmHg）= 收缩压 × 2/3

细目二　　小儿生理病理特点

要点一　生理特点

（一）脏腑娇嫩，形气未充

脏腑娇嫩，形气未充，概括地说明小儿自出生开始，虽然五脏六腑形体已成，但全而未壮，处在不断的生长发育过程中，机体各系统和器官的形态发育未曾成熟、各种生理功能未曾健全，脏腑柔弱，对病邪侵袭、药物攻伐的抵抗和耐受能力都较低。如小儿与成人相比易于感受风寒或风热邪气，出现发热，鼻塞流涕，咳嗽等症；又如小儿若使用攻伐之品，与成人相比用量小、禁忌多。古人又将这一生理特点归纳为"稚阴稚阳"。

小儿脏腑娇嫩尤以肺、脾、肾三脏不足更为突出。"肺常不足"、"脾常不足"、"肾常虚"，是小儿脏腑娇嫩，形气未充的主要表现。

（二）生机蓬勃，发育迅速

生机蓬勃，发育迅速，指小儿在生长发育过程中，无论在机体的形态结构方面，还是在各种生理功能活动方面，都是在迅速地、不断地发育完善。如小儿的身长、胸围、头围随着年龄的增加而增长；小儿的思维、语言、动作能力随着年龄的增加而迅速地提高。小儿的年龄越小，这种蓬勃的生机、迅速的生长发育越显著。

要点二　病理特点

（一）发病容易，传变迅速

小儿脏腑娇嫩，形气未充，阴阳二气均属不足。因此，在病理上不仅发病容易，而且变化迅速，年龄越小，则脏腑娇嫩的表现越显得突出。小儿发病容易，突出表现在肺、脾、肾系疾病及外感时行疾病方面。

小儿"肺常不足"，肺气宣发肃降功能尚不完善，加之小儿冷暖不知自调，一旦护养失宜，易于感受外邪，导致肺的宣肃功能失常，在临床上出现感冒、咳嗽、肺炎喘嗽等肺系病证，使肺系疾病成为儿科发病率最高的一类疾病。

小儿"脾常不足"，脾胃之体成而未全、脾胃之气全而未壮，因而易于因家长喂养不当、小儿饮食失节，在临床上出现脾胃纳化功能紊乱的病证。所以，呕吐、泄泻、厌食、积滞、疳证等疾病为小儿时期的常见病多发病，并且互为因果，严重者可影响小儿生长发育。脾系疾病发病率在儿科仅次于肺系疾病而居第二位。

小儿"肾常虚"，若先天肾气虚弱，加上后天脾气失调，影响小儿的生长发育，可见解颅、五迟、五软等先天禀赋不足之病；若肾阳虚亏，下元虚寒，膀胱闭藏失职，不能制约小便，则发生遗尿、尿频等病证。

传变迅速的特点，主要表现为疾病的寒热虚实容易相互转化演变或同时并见，即具有"易虚易实，易寒易热"的特点。

（二）脏气清灵，易趋康复

小儿体禀纯阳，生机蓬勃，脏气清灵，活力充沛，对各种治疗反应灵敏；小儿宿疾较少，病因相对单纯，疾病过程中情志因素的干扰和影响相对较少。因此，只要辨证准确，治疗及时，护理适宜，病情好转的速度较成人为快，疾病治愈的可能也较成人为大。例如：小儿感冒、咳嗽、泄泻等病证多数发病快好转也快，小儿哮喘、癫痫、阴水等病证虽病情缠绵，但其预后较成人相对为好。

（汪受传　吴力群）

第二单元　预防与保健

细目　儿童保健

要点一　胎儿期保健

胎儿期保健分受孕、养胎、胎教三个方面。

（一）婚配受孕

胎儿保健，首先要从择偶婚配开始，近亲之间，血缘相近，不可通婚，否则会使后代体弱而且患遗传性疾病的机会增多。男女双方应在适当的年龄结婚生育，女子 23～28 岁，男子 25～30 岁是最佳婚育年龄，这个时期是身体最健壮，精力最旺盛的时期，对胚胎的形成和胎儿的生长发育都是最佳的孕育年龄。男女在婚前及孕前查明有无影响生育及子女健康的疾病，这是优生优育的重要前提。

（二）孕期养胎

孕妇当注重精神调摄，喜怒哀乐适可而止，避免强烈的精神刺激。重视饮食调养，对于胎儿正常生长发育所必需的营养素如蛋白质、矿物质和维生素必须保证供给。应戒除烟酒，禁忌过食生冷、辛辣、肥腻之品，以免酿生胎寒、胎热、胎肥等病证。妊娠早期，是胚胎形成、器官分化的阶段，最易受到损害，故要注意保护孕妇，调适寒温，防感外邪，谨慎用药，避免各种感染，尤其是病毒感染造成先天性畸形、流产或早产。

（三）胎教发蒙

胎教学说的中心思想是孕妇应当精神内守、畅情怡怀，并可聆听优雅的乐曲以塑造胎儿的先天素质。现代研究证实，胎儿具有听觉、感知和反应的能力，胎儿可以对音乐产生反应。胎教实际上是外界及孕母对胎儿感官施以良性刺激，以促进胎儿大脑的发育。

要点二　新生儿期保健

新生儿有几种特殊生理状态，不可误认为病态。新生儿两侧颊部各有一个脂肪垫隆起，称为"螳螂子"，有助吮乳，不能挑割。新生儿上腭中线和齿龈部位有散在黄白色、碎米大小隆起颗粒，称为"马牙"，会于数周或数月自行消失，不需挑刮。女婴生后 3～5 天乳房隆起如蚕豆到鸽蛋大小，可在 2～3 周后消退，不应处理或挤压。女婴生后 5～7 天阴道有少量流血，持续 1～3 天自止者，是为假月经，一般不必处理。还有新生儿生理性黄疸等，均属于新生儿的特殊生理状态。

（一）拭口洁眼

新生儿刚出生，在开始呼吸前，应清除口腔内黏液。可倒提婴儿片刻，让黏液、血液从口内流出，或用吸管清除，亦可用消毒纱布探入口内，轻轻拭去小儿口中秽浊污物，保证呼吸道通畅，以免啼哭时呛入气道。同时，要拭去眼睛、耳朵中的污物。新生儿皮肤表面附有一层厚薄不均的胎脂，对皮肤有一定的保护作用，不要马上拭去。但皮肤皱折处及前后二阴应当用纱布蘸消毒植物油轻轻擦拭，去除多余的污垢。

（二）断脐护脐

新生儿娩出 1 ~ 2 分钟，就要结扎脐带后剪断，处理时必须无菌操作，脐带残端要用干法无菌处理，然后用无菌敷料覆盖。若在特殊情况下未能保证无菌处理，则应在 24 小时内重新消毒、处理脐带残端，以防止感染及脐风。断脐后还需护脐。脐部要保持清洁、干燥，让脐带残端在数天后自然脱落。在此期间，要注意勿让脐部为污水、尿液及其他脏物所侵，沐浴时勿浸湿脐部，避免脐部污染，预防脐风、脐湿、脐疮等疾病。

（三）洗浴衣着

新生儿出生后，当时用消毒纱布将体表污物、血渍揩拭干净，稍后即可用温开水洗澡。新生儿的衣着应选择柔软、浅色、吸水性强的纯棉织物。衣服式样宜简单，容易穿脱，宽松而少接缝，不用纽扣、松紧带，以免损伤娇嫩的皮肤。新生儿体温调节功能较差，容易散热而不易保温，常出现体温下降，故必须特别注意保暖，尤其是寒冷季节更需做好防寒保暖。

（四）祛除胎毒

胎毒为胎中禀受之毒，主要指热毒。胎毒重者，初生时多有面红目赤眵多、烦闹多啼、大便秘结等表现，易发生丹毒、痈疖、湿疹、胎黄、胎热、口疮等病证。

临床常用的祛胎毒法有多种，可结合小儿体质情况选用。

（1）银花甘草法：金银花 6g，甘草 2g。煎汤。用此药液拭口，并以少量喂服初生儿。

（2）豆豉法：淡豆豉 10g。浓煎取汁。频频饮服。适用于胎弱之初生儿。

（3）黄连法：黄连 2g。用水浸泡令汁出。取汁滴入儿口中。黄连性寒，适用于热毒重者，胎禀气弱者勿用。

（4）大黄法：生大黄 3g。沸水适量浸泡或略煮。取汁滴入儿口中。胎粪通下后停服。脾虚气弱者勿用。

要点三　婴儿期保健

（一）喂养方法

1. 母乳喂养

婴儿出生后 6 个月之内以母乳为主要食品者，称为母乳喂养。母乳喂养的优点有：①母乳中含有最适合婴儿生长发育的各种营养素，易于消化和吸收，是婴儿期前 4 ~ 6 个月最理想的食物。另外，母乳含不饱和脂肪酸较多，有利于脑发育。②母乳中含有丰富的抗体、活性细胞和其他免疫活性物质，可增强婴儿抗感染能力。③母乳温度及泌乳速度适宜，新鲜无细菌污染，直接喂哺，简便经济。④母乳喂养有利于增进母子感情，又便于观察小儿变化，随时照料护理。⑤产后哺乳可促进子宫收缩复原，推迟月经复潮，不易怀孕，减少乳母患乳腺癌和卵巢肿瘤的可能性。

母乳喂养的方法，以按需喂给为原则。一般说来，第 1、2 个月不定时喂哺，完全按需哺乳。此后按照婴儿睡眠规律可从每 2~3 小时喂 1 次，逐步延长到 3~4 小时 1 次，夜间逐渐停 1 次。根据婴儿个体差异，可适当延长或缩短每次哺乳时间，以吃饱为度。

若母亲患有严重疾病，如急慢性传染病、活动性肺结核、慢性肾炎、糖尿病、恶性肿瘤、精神病、癫痫或心功能不全等，应停止哺乳。乳头皲裂、急性感染等可暂停哺乳，但要定时吸出乳汁，以免乳量减少。

断奶时间视母婴情况而定。小儿 4~6 个月起应逐渐添加辅食，8~12 个月时可以完全断乳。从添加辅食到完全断奶的一段时期称为转奶期，在此期间应逐渐减少哺乳次数，增加辅助食品，并试用奶瓶或杯匙喂食。不要骤然断奶，避免婴儿因食物的突然改变，消化功能不适应，而产生厌食、呕吐、泄泻等病证。若遇婴儿患病或正值酷暑、严冬，可延至婴儿病愈、秋凉或春暖季节断奶。

2. 人工喂养

4 个月以内的婴儿由于各种原因不能进行母乳喂养，完全采用配方乳或牛乳、羊乳等喂养婴儿，称为人工喂养。

人工喂养时常用牛乳。牛奶所含营养成分与人奶有差别：①乳糖含量低，故每 100ml 牛奶中可加蔗糖 5~8g。②所含蛋白质较人乳为高，但以酪蛋白为主，在胃内形成凝块较大，不易消化，故牛奶需加热煮沸，一可灭菌，二使蛋白质变性，使之容易消化。③牛奶所含矿物质比人乳多 3~3.5 倍，可增加婴儿肾脏的溶质负荷，故新生儿需适当加水以降低牛奶矿物质、蛋白质浓度，减轻婴儿消化道、肾负荷，满月后即可用全奶。④牛奶中缺乏免疫因子，故牛乳喂养的婴儿患感染性疾病的机会增加。

配方奶粉是以牛乳为基础改造的奶制品，目前市售的配方奶粉所含营养素的成分大都接近于人乳，适合于婴儿的消化能力和肾功能。生产配方奶粉都要降低其酪蛋白、减少无机盐含量；添加一些重要的营养素，如乳清蛋白、不饱和脂肪酸、乳糖；强化婴儿生长时所需要的微量营养素如核苷酸、维生素 A、维生素 D、β-胡萝卜素和微量元素铁、锌等。使用时最好按年龄选用。

3. 混合喂养

因母乳不足需添加牛、羊乳或其他代乳品时，称为混合喂养，亦称部分母乳喂养。混合喂养的方法有两种：补授法与代授法。补授时，每日母乳喂养的次数照常，每次先哺母乳，将两侧乳房吸空后，再补充一定量代乳品，"缺多少补多少"，直到婴儿吃饱。补授法可因经常吸吮刺激而维持母乳的分泌，因而较代授法为优。代授法是一日内有一至数次完全用乳品或代乳品代替母乳。使用代授法时，每日母乳哺喂次数应不少于 3 次，维持夜间喂乳，否则母乳分泌会很快减少。

4. 添加辅食

无论母乳喂养、人工喂养或混合喂养的婴儿，都应按时添加辅食，以便满足婴儿生长发育的需要，并使婴儿的脾胃功能逐渐增强以适应普通食品。添加辅助食品的原则：由少到多，由稀到稠，由细到粗，由一种到多种，在婴儿健康、消化功能正常时逐步添加。

（二）婴儿护养

婴儿期间要坚持带孩子到户外活动，享受阳光和新鲜空气，增强体质，增加对疾病的抵抗力。婴儿要有足够的睡眠，逐步形成夜间以睡眠为主、白天以活动为主的作息习惯。衣着要宽松，不可紧束而妨碍气血流通，影响骨骼发育。要避免与传染病患者接触，以减少感染机会。注意早期教育，婴儿期是感知觉发育的重要时期，要教育、训练他们由近及远认识生活环境，促进感知觉发展，培养他们的观察力。

（三）预防接种

婴儿时期对各种传染病都有较高的易感性，必须切实按照我国国家免疫规划，为各年龄儿童做好预防接种工作。卫生部 2008 年 2 月公布的《扩大国家免疫规划实施方案》的疫苗免疫程序见下表。

中国《扩大国家免疫规划实施方案》疫苗免疫程序

接种疫苗	接种时间
乙肝疫苗	接种 3 剂次，出生时、1 月龄、6 月龄各接种 1 剂次，第 1 剂在出生后 24 小时内尽早接种
卡介苗	接种 1 剂次，出生时接种
脊灰疫苗	接种 4 剂次，2 月龄、3 月龄、4 月龄和 4 周岁各接种 1 剂次
百白破疫苗	接种 4 剂次，3 月龄、4 月龄、5 月龄和 18～24 月龄各接种 1 剂次。无细胞百白破疫苗免疫程序与百白破疫苗程序相同。无细胞百白破疫苗供应不足阶段，按照第 4 剂次至第 1 剂次的顺序，用无细胞百白破疫苗替代百白破疫苗；不足部分继续使用百白破疫苗
白破疫苗	接种 1 剂次，6 周岁时接种
麻疹疫苗	满 8 月龄进行麻疹疫苗的基础免疫，1 岁半～2 岁复种 1 次
麻腮风疫苗（麻风、麻腮、麻疹疫苗）	麻腮风疫苗供应不足阶段，使用含麻疹成分疫苗的过渡期免疫程序。8 月龄接种 1 剂次麻风疫苗，麻风疫苗不足部分继续使用麻疹疫苗。18～24 月龄接种 1 剂次麻腮风疫苗，麻腮风疫苗不足部分使用麻腮疫苗替代，麻腮疫苗不足部分继续使用麻疹疫苗
流脑疫苗	接种 4 剂次，6～18 月龄接种 2 剂次 A 群流脑疫苗，3 周岁、6 周岁各接种 1 剂次 A＋C 群流脑疫苗
乙脑疫苗	乙脑减毒活疫苗接种 2 剂次，8 月龄和 2 周岁各接种 1 剂次。乙脑灭活疫苗接种 4 剂次，8 月龄接种 2 剂次，2 周岁和 6 周岁各接种 1 剂次
甲肝疫苗	甲肝减毒活疫苗接种 1 剂次，18 月龄接种。甲肝灭活疫苗接种 2 剂次，18 月龄和 24～30 月龄各接种 1 剂次

要点四　青春期保健

儿童进入青春期，生理、心理变化大，出现第二次生长发育高峰。做好青春期保健，对于顺利完成从儿童向成人过渡，使之身心健康地走向社会，有着重要的意义。

（一）生理保健

青春期"肾气盛，天癸至"，生殖系统发育趋于成熟，第二性征显现。女孩乳房隆起，月经来潮；男孩喉结显现，胡须长出，发生遗精等。一方面要进行青春期生理卫生知识教育，使其正确认识并从容应对身体的正常生理变化。另一方面要防治这一时期的好发疾病，如女孩常见的良性甲状腺肿大、月经不调、痛经等。青春期体格生长迅速，脑力劳动和体力运动消耗大，必须增加各种营养素的摄入，以满足成长的需求。

（二）心理保健

青春期由于神经内分泌调节不够稳定，常引起心理、行为、精神方面的不稳定。同时，生理的不断变化易造成内心的不安或冲动；周围环境的改变，现代社会多彩的生活也会给青少年带来适应社会的心理问题，容易冲动，喜欢冒险，可能产生自卑，甚至自杀等极端行为。因此，必须加强教育与引导，普及青春期保健知识，正确对待和处理青春期的生理和心理变化。增强识别能力，抵御社会不良风气的侵害，正确处理好人际关系，使之认识社会、适应社会、融入社会，成为健康乐观、积极向上的有用人才。

（汪受传　吴力群）

第三单元　儿科常见疾病

细目一　感冒

要点一　特点

感冒是感受外邪引起的一种常见的外感疾病，以发热、鼻塞流涕、喷嚏、咳嗽为主要临床特征。感冒又有"伤风"等名称。

本病的发病率占儿科疾病首位。任何年龄皆可发病，婴幼儿更为多见。本病一年四季均可发生，以气候骤变及冬春时节发病率较高。

感冒预后一般良好。但时疫感冒暴发时，迅速流行，感染者众多，病情严重者甚至导致死亡。因小儿肺脏娇嫩，脾常不足，神气怯弱，肝气未盛，感邪之后，易出现夹痰、夹滞、夹惊的兼夹证。感冒也是心悸、水肿、痹病等多种疾病发生和加重的因素。

要点二　病因病机

感冒的主要致病原因是感受风邪。风为百病之长，风邪又常兼夹寒、热、暑、湿等外邪同时侵袭机体而发病。故临床上常有风寒、风热、暑湿等不同的病因。

感冒的病变部位主要在肺，可累及肝脾。病机关键为肺卫失宣。肺主皮毛，司腠理开阖，开窍于鼻，外邪自口鼻或皮毛而入，客于肺卫，致表卫调节失司，卫阳受遏，肺气失宣，因而出现发热、恶风寒、鼻塞流涕、喷嚏、咳嗽等症。

由于小儿肺常不足，肺失清肃，气机不利，津液凝聚为痰，以致痰阻气道，则为感冒夹痰。小儿脾常不足，饮食不节，感冒之后，往往影响运化功能，再加之乳食未节，以致乳食停滞不化，阻滞中焦，则为感冒夹滞。小儿神气怯弱，肝气未盛，感邪之后，热扰心肝，引动肝风，扰乱心神，易致睡卧不宁，惊惕抽风，则为感冒夹惊。

要点三 诊断和鉴别诊断

（一）诊断要点

1. 有感受外邪病史。

2. 发热，恶风寒，鼻塞流涕，喷嚏，微咳等为主症。

3. 感冒伴兼夹证者，可见咳嗽加剧，喉间痰鸣；或脘腹胀满，不思饮食，呕吐酸腐，大便失调；或睡卧不宁，惊惕抽搐。

4. 血常规：病毒感染者白细胞总数正常或偏低；细菌感染者白细胞总数及中性粒细胞均增高。

5. 病原学检查：鼻咽或气管分泌物病毒分离或桥联酶标法检测，可作病毒学诊断。咽拭子培养可有病原菌生长。链球菌感染者，血中抗链球菌溶血素"O"（ASO）滴度增高。

（二）鉴别诊断

很多疾病的早期常常表现为上呼吸道感染症状，应注意鉴别，以防误诊。本病应与疱疹性咽峡炎、咽结合膜热、流行性感冒以及麻疹、猩红热、流行性脑脊髓膜炎、百日咳等急性传染病的早期症状相鉴别。

1. 疱疹性咽峡炎

由柯萨奇病毒所致，好发于夏秋季，多见于婴幼儿。表现为高热、流涎、咽痛，咽腭弓、悬雍垂、软腭等处可见 2~4mm 大小的疱疹，周围红晕，疱疹破溃后形成小溃疡，病程 1 周左右。

2. 咽 – 结合膜热

由腺病毒 3、7 型所致，好发于春夏季，以 2~3 岁幼儿多见。多呈高热，咽痛，咽部充血，眼部刺痛，一侧或两侧滤泡性眼结合膜炎，颈部、耳后淋巴结肿大，有时伴消化道症状，病程 1~2 周。

3. 流行性感冒

流行病史，发热、头痛、肌痛明显、呼吸道症状轻。病毒分离、病毒免疫荧光快速诊断、血凝抑制试验等有助于确诊。

4. 急性传染病早期

上呼吸道感染常为各种传染病的前驱症状，如麻疹、猩红热、流行性脑脊髓膜炎、百日咳等，应结合流行病学史、临床表现及实验室检查综合分析，并观察病情演变加以鉴别。

要点四 治疗

（一）辨证论治

1. 主证

（1）风寒感冒证

证候：发热轻，恶寒重，无汗，头痛，鼻流清涕，喷嚏，咳嗽，口不渴，咽部不红肿，舌淡红，苔薄白，脉浮紧或指纹浮红。

治法：疏风解表散寒。

主方：荆防败毒散加减。

常用药：荆芥、防风、羌活、苏叶、前胡、桔梗、甘草。

加减：头痛明显加葛根、白芷；恶寒无汗加桂枝、麻黄；咳声重浊加白前、紫菀；痰多加白前、陈皮；呕吐加半夏、生姜、竹茹；外寒里热证加黄芩、石膏、板蓝根等。

中药成药：感冒清热颗粒，每服 1/2 ~ 1 包，1 日 2 次。

（2）风热感冒证

证候：发热重，恶风，有汗或少汗，头痛，鼻塞，鼻流浊涕，喷嚏，咳嗽，痰稠色白或黄，咽红肿痛，口干渴，舌质红，苔薄黄，脉浮数或指纹浮紫。

治法：疏风解表清热。

主方：银翘散加减。

常用药：金银花、连翘、大青叶、薄荷、桔梗、牛蒡子、荆芥、豆豉、芦根、竹叶。

加减：高热加黄芩、栀子；咳嗽重，痰稠色黄加桑叶、瓜蒌皮、黛蛤散；咽红肿痛加蝉蜕、蒲公英、玄参；大便秘结加枳实、生大黄。

中药成药：小儿感冒颗粒，每服 1/2 ~ 2 包，1 日 2 次。

（3）暑邪感冒证

证候：发热，无汗或汗出热不解，头晕，头痛，鼻塞，身重困倦，胸闷泛恶，口渴心烦，食欲不振，或有呕吐、泄泻，小便短黄，舌质红，苔黄腻，脉数或指纹紫滞。

治法：清暑解表化湿。

主方：新加香薷饮加减。

常用药：香薷、金银花、连翘、淡豆豉、厚朴、扁豆、佩兰、六一散、荷叶。

加减：偏热重加栀子、黄连；偏湿重加苍术、藿香；呕吐加半夏、竹茹；泄泻加葛根、黄芩、黄连、苍术。

中药成药：藿香正气液：每服 1 岁以下 1ml、1 ~ 6 岁 2 ~ 3ml、7 ~ 14 岁 5 ~ 10ml，1 日 2 ~ 3 次。

（4）时疫感冒证

证候：起病急骤，全身症状重。高热，恶寒，无汗或汗出热不解，头痛，心烦，目赤咽红，肌肉酸痛，腹痛，或有恶心、呕吐，舌质红，舌苔黄，脉数。

治法：清瘟解表消毒。

主方：银翘散合普济消毒饮加减。

常用药：金银花、连翘、荆芥、羌活、栀子、黄芩、大青叶、桔梗、牛蒡子、薄荷、柴胡。

加减：高热加生石膏、知母、葛根；恶心、呕吐加竹茹、黄连。

中药成药：抗病毒口服液：每服 10ml，1 日 2 ~ 3 次。

2. 兼证

（1）感冒夹痰证

证候：感冒兼见咳嗽较剧，痰多，喉间痰鸣。

治法：风寒夹痰者，辛温解表，宣肺化痰；风热夹痰者，辛凉解表，清肺化痰。

主方：在疏风解表基础上，风寒夹痰者加用二陈汤、三拗汤加减；风热夹痰者加用桑菊饮、黛蛤散加减。

常用药：风寒夹痰者常加麻黄、苦杏仁、半夏、陈皮、白前；风热夹痰者常加桑叶、菊花、前胡、黛蛤散、浙贝母、瓜蒌皮、天竺黄。

（2）感冒夹滞证

证候：感冒兼见脘腹胀满，不思饮食，呕吐酸腐，口气秽浊，大便酸臭，或腹痛泄泻，或大便秘结，小便短黄，舌苔厚腻，脉滑。

治法：解表兼以消食导滞。

主方：在疏风解表基础上加用保和丸加减。

常用药：焦六神曲、焦山楂、炒麦芽、炒谷芽、鸡内金、莱菔子、槟榔、大黄、枳实。

中药成药：小儿豉翘清热颗粒：每服6月~1岁1~2g、1~3岁2~3g、4~6岁3~4g、7~9岁4~5g、10岁以上6g，1日3次。

（3）感冒夹惊证

证候：感冒兼见惊惕哭闹，睡卧不宁，甚至骤然抽风，舌质红，脉浮弦。

治法：解表兼以清热镇惊。

主方：在疏风解表基础上加用镇惊丸加减。

常用药：羚羊角粉、钩藤、防风、蝉蜕、僵蚕、蒺藜。另加服小儿金丹片或小儿回春丹。

（二）西医治疗

1. 一般治疗：注意休息，多饮水，注意隔离，防止并发症发生。

2. 病因治疗：如有细菌感染，可选用青霉素类、头孢菌素类、大环内酯类抗生素治疗。

3. 对症治疗：高热可给予物理降温，如头部冷敷，35%酒精擦浴，口服药可用对乙酰氨基酚或布洛芬。物理降温可用冷毛巾湿敷或退热贴敷前额、温水擦浴等。发生高热惊厥者可予以镇静、止惊等处理。

要点五 转诊原则

1. 高热不退，反复惊厥，诊断不明者，需转诊。
2. 皮肤出疹，诊断未明者，需转诊。
3. 出现中耳炎、鼻窦炎、咽后壁脓肿、喉炎、急性肾炎等并发症时，需转诊。

要点六 预防保健

1. 经常户外活动，多晒太阳，加强锻炼，增强体质。
2. 随气候变化，及时增减衣服。
3. 避免与感冒患者接触，感冒流行期间少去人多拥挤的公共场所。
4. 感冒流行期间可服中药预防。贯众10g，防风10g，板蓝根10g，生甘草5g，每日1剂，连服2~3天。

要点七　健康教育

1. 注意气候变化，尤其在秋冬季节，注意保暖，防止受凉感冒。
2. 改善居住环境，保持室内空气流通。
3. 注意合理喂养，加强户外锻炼，增强小儿抗病能力。
4. 保护易感儿，按时接种流感疫苗。

细目二　咳嗽

要点一　特点

咳嗽是小儿时期常见的一种肺系病证。本病以婴幼儿为多见，以冬春二季发病率高。小儿咳嗽有外感和内伤之分，临床上小儿的外感咳嗽多于内伤咳嗽。本病相当于西医学的支气管炎。

要点二　病因病机

小儿肺常不足，肌肤柔嫩，藩篱疏薄，肺脏尤娇，卫外不固，易为外邪所侵；小儿脾常不足，易为饮食所伤，脾虚易生痰湿，上贮于肺，皆易发生咳嗽。故小儿咳嗽的病因，主要外因为感受外邪，其中又以感受风邪为主，内因为肺脾虚弱。病变部位在肺，常涉及于脾，病理机制为肺失宣肃。

肺为娇脏，其性清宣肃降，上连咽喉，开窍于鼻，外合皮毛，主一身之气，司呼吸。外邪从口鼻或皮毛而入，邪侵于肺，肺气不宣，清肃失职而发生咳嗽。小儿脾常不足，脾虚生痰，上贮于肺，或咳嗽日久不愈，耗伤正气，可转为内伤咳嗽。

要点三　诊断和鉴别诊断

（一）诊断要点

1. 多有感冒病史。
2. 咳嗽为主要临床症状。
3. 肺部听诊：两肺呼吸音粗糙，或闻及干啰音。
4. X 线检查：胸片显示正常，或肺纹理增粗，肺门阴影增深。

（二）鉴别诊断

急性支气管炎以咳嗽、咳痰为主要症状，临床须与下列疾病相鉴别。

1. 肺炎

早期以发热、咳嗽、咳痰为主症，常有呼吸急促，鼻翼煽动，双肺可闻及固定中、细湿啰音，胸部 X 线检查可见斑片状阴影。

2. 咳嗽变异性哮喘

咳嗽持续 4 周以上，常在夜间和（或）清晨及运动后发作或加重，以干咳为主。临床上无感染征象，或经较长时间抗生素治疗无效。抗哮喘药物诊断性治疗有效。

3. 原发型肺结核

以低热，咳嗽，盗汗为主症。多有结核病接触史，结核菌素试验阳性，气道排出物中找到结核杆菌，胸部 X 线检查显示活动性原发型肺结核改变，纤维支气管镜检查可见明显的支气管结核病变。

要点四　治疗

（一）辨证论治

1. 外感咳嗽

（1）风寒袭肺证

证候：咳嗽频作，痰稀色白易咯，鼻塞，喷嚏，流清涕，恶寒，发热，无汗，咽痒声重，口不渴，头痛，全身酸痛，舌质淡红，苔薄白，脉浮紧或指纹浮红。

治法：疏风散寒，宣肺止咳。

主方：华盖散加减。

常用药：炙麻黄、苦杏仁、白前、紫苏子、桔梗、荆芥、防风、远志、甘草等。

加减：咳嗽重者，加紫菀、款冬花；痰多者，加橘红、清半夏；恶寒头痛者，加白芷、川芎、细辛。

中药成药：小儿宣肺止咳颗粒，口服，1 岁以内 1/3 袋、1～3 岁 2/3 袋、4～7 岁 1 袋、8～14 岁 1.5 袋，每日 3 次，3 天为 1 疗程。

（2）风热犯肺证

证候：咳嗽不爽，痰稠色黄难咯，鼻流浊涕，发热，恶风，有汗，咽痛，口渴，头痛，舌质红，苔薄黄，脉浮数或指纹浮紫。

治法：疏风清热，宣肺止咳。

主方：桑菊饮加减。

常用药：桑叶、菊花、薄荷、连翘、桔梗、苦杏仁、前胡、牛蒡子、甘草等。

加减：咽喉肿痛者，加板蓝根、玄参；咳重者，加枇杷叶、款冬花；痰多者，加浙贝母、瓜蒌皮。

中药成药：急支糖浆，口服，1 岁以内 5ml、1～3 岁 7ml、3⁺～7 岁 10ml、7 岁以上 15ml，每日 3～4 次。

（3）风燥伤肺证

证候：干咳无痰，或痰少难咯，或痰中带血，咽干鼻干，口干欲饮，咽痒咽痛，发热，大便干，舌红少津，苔薄而干，脉浮数或指纹浮紫。

治法：润燥止咳，疏风宣肺。

主方：桑杏汤加减。

常用药：桑叶、苦杏仁、浙贝母、北沙参、麦冬、淡豆豉、栀子、枇杷叶、甘草等。

加减：咳甚痰中带血者，加藕节炭、白茅根；口渴者，加天花粉、芦根；咽红咽痛者，加黄芩、板蓝根、玄参；大便干结者，加瓜蒌子、郁李仁。

中药成药：清燥润肺合剂，成人剂量：口服，每服 10～15ml，每日 3 次。儿童酌减或遵医嘱。

2. 内伤咳嗽

（1）痰热壅肺证

证候：咳嗽痰多，或痰稠色黄难咯，发热口渴，面赤心烦，或伴气促，小便短赤，大便干结，舌质红，苔黄腻，脉滑数或指纹紫滞。

治法：清肺化痰，肃肺止咳。

主方：清金化痰汤加减。

常用药：黄芩、栀子、桑白皮、知母、瓜蒌皮、浙贝母、麦冬、桔梗、黛蛤散、甘草等。

加减：痰多者，加竹茹、葶苈子；心烦口渴者，加石膏、天花粉、淡竹叶；大便干结者，加枳实、大黄。

中药成药：小儿清肺化痰口服液，口服，1 岁以内 3ml、1~5 岁 10ml、5 岁以上 15~20ml，每日 2~3 次。

（2）痰湿蕴肺证

证候：咳嗽声重，痰多色白而稀，喉间痰鸣，胸闷纳呆，口不渴，神疲肢倦，大便溏薄，舌质淡，苔白腻，脉滑或指纹紫滞。

治法：燥湿化痰，肃肺止咳。

主方：二陈汤合三子养亲汤加减。

常用药：清半夏、陈皮、茯苓、远志、白芥子、莱菔子、紫苏子、枳壳、甘草等。

加减：痰多者，加苍术、厚朴；咳重者，加款冬花、胆南星；纳呆食少者，加焦六神曲、炒麦芽、焦山楂。

中药成药：橘红痰咳液，成人剂量：口服，每服 10~20 ml，每日 3 次。儿童应在医师指导下服用。

（3）阴虚肺热证

证候：干咳无痰，或痰少难咯，或痰中带血，咽痛声嘶，口舌干燥，潮热盗汗，五心烦热，形体消瘦，大便干结，舌红少苔，脉细数或指纹紫。

治法：滋阴润燥，养阴清肺。

主方：沙参麦冬汤加减。

常用药：北沙参、麦冬、玉竹、白扁豆、天花粉、桑叶、知母、川贝母、甘草等。

加减：潮热盗汗者，加地骨皮、青蒿、五味子；久咳不愈者，加炙百部、炙枇杷叶、诃子；痰中带血者，加墨旱莲、白茅根、藕节炭。

中药成药：养阴清肺口服液，成人剂量：口服，每服 10ml，每日 2~3 次。儿童应在医师指导下服用。

（4）肺脾气虚证

证候：咳嗽无力，痰稀色白，久延难愈，神疲自汗，气短懒言，面白少华，少食纳呆，反复感冒，舌质淡，苔薄白，脉细无力或指纹淡。

治法：益气补肺，健脾化痰。

主方：六君子汤加减。

常用药：党参、白术、茯苓、陈皮、法半夏、远志、炙甘草等。

加减：气短懒言者，加黄芪、山药；咳重痰多者，加炙紫菀、款冬花；食少纳呆者，加焦山楂、焦六神曲、豆蔻。

中药成药：玉屏风口服液（颗粒），口服，小于 1 岁 3ml 或 2g、1～5 岁 5～10ml 或 2.5～5g、6～14 岁 10ml 或 5g，每日 3 次。

（二）西医治疗

1. 一般治疗：注意休息，多饮水，经常变换体位，以利痰液排除。

2. 病原治疗：病毒感染，采用中药治疗；考虑细菌感染者则可用青霉素类、头孢菌素类；如系支原体感染则予以大环内酯类抗生素。

3. 对症治疗：一般不用镇咳剂，以免抑制咳嗽反射，影响黏痰咳出。咳嗽痰多者可用祛痰药如氨溴索；喘憋严重者可使用支气管扩张剂，如沙丁胺醇雾化吸入。

要点五　转诊原则

1. 诊断不明或咳嗽持续 3 周以上不缓解，需转诊上级医院以明确诊断。

2. 出现胸部疼痛、心悸、乏力、长叹气等症状，考虑并发心肌炎时需转诊。

要点六　预防保健

1. 注意背、腹部保暖，积极预防感冒。

2. 经常变换体位及拍背部，以促进痰液排出。

3. 避免与烟尘、煤气等接触，减少不良刺激。

4. 饮食应给予营养丰富又易消化的半流饮食，限制香燥、炙煿、辛辣食品。

要点七　健康教育

1. 注意气候变化，及时增减衣服，防止感冒。

2. 保持室内空气流通，避免煤气、烟尘等刺激。

3. 经常到户外活动，加强锻炼，增强抗病能力。

细目三　肺炎喘嗽

要点一　特点

肺炎喘嗽是小儿时期常见的一种肺系疾病，临床以发热、咳嗽、痰壅、气喘、肺部闻及中、细湿啰音、X 线全胸片见炎性阴影为主要证候，重者可见张口抬肩，呼吸困难，面色苍白，口唇青紫等症。

本病相当于西医学小儿肺炎。小儿肺炎常用分类有：①病理分类：支气管肺炎、大叶性肺炎、间质性肺炎，其中支气管肺炎最常见。②病因分类：感染性肺炎（病毒性肺炎、细菌性肺炎、支原体肺炎、衣原体肺炎、真菌性肺炎、原虫性肺炎）和非感染性肺炎（吸入性肺炎、坠积性肺炎、嗜酸细胞性肺炎等），其中病毒性肺炎、支原体肺炎所占比例有上升趋势。

任何年龄小儿皆可患肺炎喘嗽，尤以婴幼儿为多发。年龄越小，病情重者越多。本病一年四季都可发生，以冬春季节及气候变化时发病率较高。

要点二　病因病机

本病外因责之于感受风邪，或由其他疾病传变而来；内因责之于小儿形气未充，肺脏娇嫩，卫外不固。肺炎喘嗽的病变部位主要在肺，病机关键为肺气郁闭，痰热是其病理产物。肺脏为娇脏，性喜清肃，外合皮毛，开窍于鼻。外感风邪由口鼻或皮毛而入，侵犯肺卫，致肺气失展，宣降失司，清肃之令不行，闭郁不宣，化热灼津，炼液成痰，阻于气道，肃降无权，从而出现咳嗽、气促、痰壅、鼻煽、发热等肺气郁闭的证候，发为肺炎喘嗽。

肺主气而朝百脉，若邪气壅盛或正气虚弱，病情进一步发展，可由肺而涉及到其他脏腑。若热毒之邪炽盛，热炽化火，内陷厥阴，引动肝风，可致神昏、抽搐之变证。若正不胜邪，气滞血瘀加重，可致心失所养，心气不足，甚而心阳虚衰，出现呼吸不利，或喘促息微，颜面唇甲发绀的变证。

要点三　诊断和鉴别诊断

（一）诊断要点

1. 临床表现

气喘，咳嗽，咳痰痰鸣，发热，肺部可闻及中、细湿啰音。

2. 实验室及特殊检查

（1）X线全胸片：小片状、斑片状阴影，也可出现不均匀的大片状阴影，或为肺纹理增多、紊乱，肺部透亮度增强或降低。

（2）病原学检查：细菌培养、病毒学检查、肺炎支原体检测等，可获得相应的病原学诊断。

（3）血常规：细菌性肺炎，白细胞总数可升高，中性粒细胞增多。病毒性肺炎，白细胞总数正常或偏低。

（二）鉴别诊断

本病临床主要需与哮喘（包括儿童哮喘和咳嗽变异型哮喘）鉴别。咳嗽变异型哮喘以咳嗽为主症，与本病明显不同。儿童哮喘呈反复发作的喘息、气促、胸闷或咳嗽，发作时双肺可闻及散在或弥漫性以呼气相为主的哮鸣音、呼气相延长，支气管舒张剂有显著疗效，也可与肺炎鉴别。值得注意的是，哮喘继发感染可出现肺炎表现；哮喘的易发诱因为病毒感染，尤其是呼吸道合胞病毒感染，也是病毒性肺炎最常见的病因。因此，两者同时发生也为目前临床常见。

要点四　治疗

（一）辨证论治

1. 风寒郁肺证

证候：恶寒发热，头身痛，无汗，鼻塞流清涕，喷嚏，咳嗽，气喘鼻煽，痰稀色白易咯，可见泡沫样痰，或闻喉间痰鸣，咽不红，口不渴，面色淡白，纳呆，小便清，舌淡红，苔薄白，脉浮紧，指纹浮红。

治法：辛温宣肺，止咳平喘。

主方：华盖散加减。

常用药：麻黄、苦杏仁、防风、桔梗、紫苏子、桑白皮、陈皮、制半夏、甘草。

加减：恶寒身痛加桂枝、白芷；咳嗽痰多加白前、远志；高热加生石膏、黄芩。

2. 风热郁肺证

证候：发热恶风，头痛有汗，鼻塞流清涕或黄涕，咳嗽，气喘，咯黄痰，或闻喉间痰嘶，鼻翼煽动，声高息涌，胸膈满闷，咽红肿，口渴欲饮，纳呆，便秘，小便黄少，面色红赤，烦躁不安，舌质红，苔薄黄，脉浮数，指纹浮紫。

治法：辛凉宣肺，清热化痰。

主方：偏表证，身热较甚而咳喘不剧，银翘散主之；偏里证，热邪偏重，频咳，气促，痰多，麻黄杏仁甘草石膏汤主之。

常用药：偏表证用金银花、连翘、淡竹叶、荆芥、淡豆豉、薄荷、桔梗、桑叶、牛蒡子、大青叶、甘草；偏里证用炙麻黄、苦杏仁、前胡、款冬花、浙贝母、生石膏、薄荷、黄芩、甘草。

加减：若壮热烦渴，重用生石膏，加知母；喘息痰鸣加葶苈子、瓜蒌皮、枳壳；咽喉红肿疼痛加射干、蝉蜕、板蓝根、芦根。

3. 痰热闭肺证

证候：发热，有汗，咳嗽，咳痰黄稠或喉间痰鸣，气急喘促，鼻翼煽动，声高息涌，呼吸困难，胸高胁满，张口抬肩，口唇紫绀，咽红肿，面色红，口渴欲饮，纳呆，便秘，小便黄少，烦躁不安，舌质红，苔黄腻，脉滑数，指纹紫滞。

治法：清热涤痰，开肺定喘。

主方：麻黄杏仁甘草石膏汤合葶苈大枣泻肺汤加减。

常用药：炙麻黄、生石膏、苦杏仁、葶苈子、紫苏子、桑白皮、黄芩、虎杖、天竺黄、甘草。

加减：热重加栀子、败酱草，伴大便干加用生大黄；伴痰壅喘急加用礞石滚痰丸；咳嗽重加前胡、款冬花；痰多加鲜竹沥、浙贝母、制胆南星、猴枣散。

4. 阴虚肺热证

证候：咳喘持久，时有低热，手足心热，干咳，痰量少或无痰，咳痰带血，面色潮红，口干、口渴欲饮，神疲倦怠，夜卧不安，形体消瘦，盗汗，便秘，小便黄少，病程迁延，舌红少津，苔少或花剥，脉细数，指纹淡红。

治法：养阴清肺，润肺止咳。

主方：沙参麦冬汤加减。

常用药：北沙参、麦冬、玉竹、桑白皮、百合、地骨皮、天花粉、生地黄、玄参、川贝母、甘草。

加减：低热加青蒿、知母、黄芩；咳甚加紫菀、百部、枇杷叶；干咳不止加五味子、乌梅；盗汗加煅龙骨、煅牡蛎、酸枣仁、五味子。

5. 肺脾气虚证

证候：久咳、咳痰无力，痰稀白易咯，气短，喘促乏力，动则喘甚，低热起伏，面白少华，神疲乏力，形体消瘦，自汗，纳差，口不渴，便溏，病程迁延，反复感冒，舌质淡红，舌体胖嫩，苔薄白，脉无力或细弱，指纹淡。

治法：补肺益气，健脾化痰。

主方：人参五味子汤加减。

常用药：党参（或人参）、白术、茯苓、炙黄芪、防风、半夏、陈皮、五味子、焦六神曲、甘草。

加减：多汗或动则汗出加煅龙骨、煅牡蛎，或加服桂枝龙骨牡蛎汤；咳嗽较甚加百部、紫菀、款冬花；纳谷不香加炒谷芽、炒麦芽。

（二）西医治疗

1. 病因治疗

（1）细菌感染：细菌感染或在病毒感染基础上合并细菌感染，采用抗生素治疗。使用原则：①根据病原菌选择敏感药物；②早期治疗；③联合用药；④选用渗入下呼吸道浓度高的药物；⑤足量、足疗程；⑥重症宜经静脉给药。我国卫生部对轻症肺炎推荐使用头孢氨苄。肺炎支原体、衣原体肺炎选用大环内酯类抗生素，如红霉素、柱晶白霉素、罗红霉素、阿奇霉素、交沙霉素等。用药时间应持续至体温正常后 5 ~ 7 天，临床症状基本消失后 3 天。支原体肺炎至少用药 2 ~ 3 周。葡萄球菌肺炎疗程宜长，一般于体温正常后继续用药 2 周，总疗程 6 周。

（2）病毒感染：目前无理想的抗病毒药，临床常用药物：三氮唑核苷（病毒唑）对呼吸道合胞病毒、腺病毒有效；干扰素抑制病毒在细胞内复制，早期使用疗效较好。

2. 对症治疗

（1）氧疗：凡具有低氧血症者，有呼吸困难、喘憋、口唇发绀、面色苍灰等症时应立即给氧。多采取鼻前庭给氧，氧流量为 0.5 ~ 1 L/分钟；氧浓度不超过40%；氧气宜湿化，以免损伤气道纤毛上皮细胞和痰液变黏稠。

（2）保持呼吸道通畅：包括使用祛痰剂，常用复方甘草合剂；雾化吸入 α 糜蛋白酶，可裂解痰液中的黏蛋白；喘憋严重者选用支气管解痉剂；保证液体摄入量，有利于痰液排除。

要点五　转诊原则

肺炎喘嗽患儿病情严重，出现下列情况需转诊。

1. 出现毒热闭肺之证，表现为高热不退，咳嗽剧烈，气急喘促，喘憋，呼吸困难，鼻翼煽动，口唇紫绀，烦躁不宁或嗜睡，提示病情严重，需要转诊上级医院。

2. 出现心阳虚衰或邪陷厥阴的变证，表现为喘促不安、烦躁不宁、面色苍白、口唇青紫、高热不退、甚至神昏抽搐时，应立即转诊。

3. 常规治疗症状无改善者。

要点六　预防保健

1. 注意环境卫生，保持室内空气新鲜，寒冷季节外出避免着凉。
2. 根据气温变化，及时增减衣服，感冒流行期间勿去人多拥挤的公共场所。
3. 尽可能避免接触呼吸道感染的病人，流行季节勿去公共场所。成人患感冒时应尽量减少与婴幼儿接触。
4. 饮食宜清淡富有营养，多饮水。

要点七　健康教育

1. 加强锻炼，适当运动，保证每天有一定时间的户外活动，接受日光照射，呼吸新鲜空气，居室定时开窗换气。
2. 注意饮食营养，增强抗病防病能力。
3. 注意做好计划免疫，预防容易引起肺炎的疾病，如百日咳、流感、麻疹等。积极治疗佝偻病，营养不良，贫血等疾病。

细目四　哮喘

要点一　特点

哮喘是由多种原因引起的小儿时期常见的肺系疾病。临床以反复发作，发作时喘促气急，喉间哮鸣，呼吸困难，张口抬肩，摇身撷肚为主要特征。

本病包括了西医学所称儿童哮喘、喘息性支气管炎等。其发作有明显的季节性，冬春二季及气候骤变时易于发作。发病年龄以 1~6 岁为多见。多数病儿可经治疗缓解或自行缓解，部分儿童哮喘在青春发育期可完全消失。接受正确治疗和调护的病儿，随年龄的增长，大都可以终生控制而不发作。但如治疗不当，长时间反复发作，会影响肺的功能，易造成肺肾两虚，喘息持续，难以缓解，甚至终生不得控制或危及生命。

要点二　病因病机

哮喘的病因有外因和内因两方面。内因责之于肺、脾、肾三脏功能不足，导致痰饮留伏，隐伏于肺窍，成为哮喘之夙根；外因责之于感受外邪，接触异物、异味以及嗜食咸酸等。内因是夙因，外因是诱发因素。哮喘的发病机制主要在于痰饮内伏，触遇诱因而发。当发作时，则痰随气升，气因痰阻，相互搏结，阻塞气道，宣降失常，而出现呼吸困难，气息喘促，同时，气体的出入，又复引触停积之痰，是以产生哮鸣之声。发作期以邪实为主，缓解期以正虚为主。若是外感风寒，内伤生冷，或素体阳虚、寒痰内伏者，则发为寒性哮喘；若是外感风热，或风寒化热，或素体阴虚、痰热内伏者，则发为热性哮喘。若是外寒未解，内热已起，可见外寒内热之证；若是痰饮壅肺未消，肾阳虚衰已显，又成肺实肾虚之证。

要点三　诊断和鉴别诊断

（一）诊断要点

1. 儿童支气管哮喘的诊断

（1）反复发作喘息、咳嗽、气促、胸闷，多与接触变应原、冷空气、物理、化学性刺激、呼吸道感染以及运动等有关，常在夜间和（或）清晨发作或加剧。

（2）发作时在双肺可闻及散在或弥漫性、以呼气相为主的哮鸣音，呼气相延长。

（3）上述症状和体征经抗哮喘治疗有效或自行缓解。

（4）除外其他疾病所引起的喘息、咳嗽、气促和胸闷。

（5）临床表现不典型者（如无明显喘息或哮鸣音），应至少具备以下 1 项：①支气管激发试验或运动激发试验阳性。②证实存在可逆性气流受限。a. 支气管舒张试验阳性：吸入速效 β_2 受体激动剂（如沙丁胺醇）后 15 分钟第一秒用力呼气容积（FEV1）增加 ≥12% 或 b. 抗哮喘治疗有效：使用支气管舒张剂和吸入（或口服）糖皮质激素治疗 1～2 周后，FEV1 增加 ≥12%。③最大呼气流量（PEF）每日变异率（连续监测 1～2 周）≥20%。

符合 1～4 条或 4、5 条者，可以诊断为哮喘。

2. 咳嗽变异性哮喘（CVA）的诊断

（1）咳嗽持续 >4 周，常在夜间和（或）清晨及运动后发作或加重，以干咳为主。

（2）临床上无感染征象，或经较长时间抗生素治疗无效。

（3）抗哮喘药物诊断性治疗有效。

（4）排除其他原因引起的慢性咳嗽。

（5）支气管激发试验阳性和（或）PEF 每日变异率（连续监测 1～2 周）≥20%。

（6）个人或一、二级亲属特应性疾病史，或变应原检测阳性。

以上（1）～（4）项为诊断基本条件。

（二）鉴别诊断

本病须与急性喉炎、支气管肺炎、毛细支气管炎、气管异物等相鉴别。

1. 急性喉炎（急喉风）

突然发作气急，咳嗽呈犬吠样，肺部听诊无明显改变。

2. 毛细支气管炎（喘憋性肺炎）

多由呼吸道合胞病毒感染所致。常见于 2 岁以下婴幼儿，尤以 2～6 个月婴儿最为多见。发病季节以寒冷时为多发。常于上呼吸道感染后 2～3 天出现咳嗽，发热，呼吸困难，喘憋来势凶猛，但中毒症状轻微。肺部听诊可闻及多量哮鸣音、呼气性喘鸣。胸部 X 线常见不同程度梗阻性肺气肿和支气管周围炎，有时可见小点片状阴影或肺不张。

3. 支气管肺炎（肺炎喘嗽）

以发热、咳嗽、痰壅、气急、鼻煽为主症。肺部听诊可闻及细湿啰音，以脊柱两旁及肺底部为多。胸部 X 线可见斑点状或片状阴影。

4. 气管异物

以突然呛咳为特征，有时出现持久的哮喘样呼吸困难，在体位变换时呼吸困难可以加重或减轻。气管异物以吸气困难为主，有异物吸入史，X 线检查可见一侧肺不张等。

要点四　治疗

（一）辨证论治

1. 发作期

（1）风寒束肺证

证候：气喘，喉间哮鸣，咳嗽，胸闷，痰稀色白、泡沫多、易咯，喷嚏，鼻塞，流清涕，唇青，形寒肢凉，无汗，口不渴，小便清长，大便溏薄，咽不红，舌质淡红，苔薄白或白滑，脉浮紧，指纹红。

治法：温肺散寒，涤痰定喘。

主方：小青龙汤合三子养亲汤加减。

常用药：炙麻黄、桂枝、细辛、干姜、法半夏、紫苏子、莱菔子、白芥子、五味子、白芍、炙甘草等。

加减：咳嗽甚者，加紫菀、款冬花、白前、旋覆花；哮吼甚者，加射干、僵蚕、地龙；喘促甚者，加赭石。若表寒不甚，寒饮阻肺者，可用射干麻黄汤加减。

（2）痰热阻肺证

证候：气喘，声高息涌，喉间哮鸣，咳嗽痰壅，痰黏、色黄、难咯，胸闷，呼吸困难，鼻塞，流涕黄稠，身热，面红唇干，夜卧不安，烦躁不宁，口渴，小便黄赤，大便干，咽红，舌质红，苔薄黄或黄腻，脉浮数或滑数，指纹紫。

治法：清肺涤痰，止咳平喘。

主方：麻黄杏仁甘草石膏汤合苏葶丸加减。

常用药：炙麻黄、苦杏仁、前胡、石膏、黄芩、葶苈子、紫苏子、虎杖、桑白皮、射干、瓜蒌皮、枳壳等。

加减：喘急者，加地龙、僵蚕；痰多者加胆南星、竹沥；咳甚者，加炙百部、炙款冬花；热重者，加栀子、鱼腥草；咽喉红肿者，加山豆根、板蓝根；便秘者，加瓜蒌子、枳实、大黄。若表证不著，喘息咳嗽，痰鸣，痰色微黄，可选用定喘汤加减。

（3）外寒内热证

证候：气喘，喉间哮鸣，咳嗽痰黏、色黄、难咯，胸闷，喷嚏，鼻塞，流清涕，恶寒，发热，面色红赤，夜卧不安，无汗，口渴，小便黄赤，大便干，咽红，舌质红，苔薄白或黄，脉浮紧或滑数，指纹浮红或沉紫。

治法：解表清里，止咳定喘。

主方：大青龙汤加减。

常用药：炙麻黄、桂枝、白芍、细辛、五味子、法半夏、石膏、黄芩、葶苈子、紫苏子、野菊花、炙甘草等。

加减：热重者，加栀子、鱼腥草、虎杖；咳嗽重者，加桑白皮、前胡、紫菀；喘促甚者，加射干、桑白皮；痰热重者，加地龙、黛蛤散、竹沥。

（4）肺实肾虚证

证候：气喘，喉间哮鸣，持续较久，喘促胸满，动则喘甚，咳嗽，痰稀、色白、易咯，形寒肢冷，面色苍白或晦滞少华，神疲倦怠，小便清长，舌质淡，苔薄白或白腻，脉细弱或沉迟，指纹淡滞。

治法：泻肺平喘，补肾纳气。

主方：偏于肺实者，用苏子降气汤加减。偏于肾虚者，用都气丸合射干麻黄汤加减。

常用药：偏于肺实者：紫苏子、苦杏仁、前胡、法半夏、陈皮、肉桂、丹参、紫菀、款冬花、炙麻黄、熟地黄、五味子等。偏于肾虚者：山茱萸、熟地黄、补骨脂、山药、茯苓、款冬花、紫菀、法半夏、细辛、核桃仁、五味子、炙麻黄、射干等。肺实肾虚并重时二方合用。

加减：动则气短难续者，加紫石英、诃子；畏寒肢冷者，加附子、淫羊藿；畏寒腹满者，加椒目、厚朴；痰多色白，屡吐不绝者，加白果、芡实；发热咳痰黄稠者，加黄芩、冬瓜子、金荞麦。

2. 缓解期

（1）肺脾气虚证

证候：反复感冒，气短自汗，咳嗽无力，形体消瘦，神疲懒言，面白少华或萎黄，纳差，便溏，舌质淡胖，苔薄白，脉细软，指纹淡。

治法：补肺固表，健脾益气。

主方：玉屏风散合人参五味子汤加减。

常用药：炙黄芪、白术、防风、党参、五味子、茯苓、法半夏、橘红、炙甘草等。

加减：汗出甚者，加煅龙骨、煅牡蛎；喷嚏频作者，加辛夷、蝉蜕；痰多者，加僵蚕、远志；腹胀者，加枳壳、槟榔、莱菔子；纳谷不香者，加焦六神曲、炒谷芽、焦山楂；便溏者，加山药、炒白扁豆。

（2）脾肾阳虚证

证候：喘促乏力，动则气喘，气短心悸，咳嗽无力，形体消瘦，形寒肢冷，腰膝酸软，面白少华，腹胀，纳差，夜尿多，便溏，发育迟缓，舌质淡，苔薄白，脉细弱，指纹淡。

治法：温补脾肾，固摄纳气。

主方：金匮肾气丸加减。

常用药：附子、肉桂、山茱萸、熟地黄、淫羊藿、山药、茯苓、白术、核桃仁、五味子等。

加减：虚喘明显者，加蛤蚧、冬虫夏草；咳甚者，加款冬花、紫菀；夜尿多者，加益智仁、菟丝子、补骨脂。

（3）肺肾阴虚证

证候：喘促乏力，动则气喘，干咳少痰，痰黏难咯，咳嗽无力，盗汗，形体消瘦，腰膝酸软，面色潮红，午后潮热，口咽干燥，手足心热，便秘，舌红少津，苔花剥，脉细数，指纹淡红。

治法：养阴清热，敛肺补肾。

主方：麦味地黄丸加减。

常用药：麦冬、北沙参、百合、五味子、山茱萸、熟地黄、枸杞子、山药、紫河车、牡丹皮等。

加减：盗汗甚者，加知母、黄柏；呛咳不爽者，加百部、款冬花；潮热者，加鳖甲、地骨皮。

（二）西医治疗

1. 去除病因

①避免接触过敏源；②及时治疗和清除感染病灶；③去除各种诱发因素（如烟尘、漆味、冰冷饮料、气候突变等）。

2. 控制发作

抗炎和解痉是控制发作的主要治疗原则。常用支气管扩张剂（如沙丁胺醇、特布他林）、肾上腺皮质激素（如吸入用丙酸倍氯米松气雾剂、吸入用布地奈德混悬液、泼尼松片）等药物缓解支气管平滑肌痉挛，减轻气道黏膜水肿和炎症，减少黏痰分泌。伴有呼吸道细菌感染时，需同时选用有效的抗生素。

要点五　转诊原则

1. 经治疗咳嗽、气喘得不到缓解，或病情加重者，需转诊上级医院进一步诊断和治疗。

2. 若哮喘发作时出现严重的呼吸困难，在合理应用拟交感神经药物和茶碱类药物仍不见缓解，考虑哮喘持续状态，应转诊上级医院或哮喘专科医院。

要点六　预防保健

1. 积极治疗和清除感染病灶，避免各种诱发因素如被动吸烟、花粉、动物皮毛、冰冷饮料、化学异味等。

2. 关注气温变化，注意防寒保暖，尤其在气候骤变或换季时，防止外感诱发哮喘。

3. 饮食宜清淡而富有营养，忌进生冷、辛辣、甜腻、海鲜等可能引起过敏的食物。

要点七　健康教育

1. 加强自我管理教育，将防治知识教给患儿及家属，调动他们的抗病积极性，鼓励患儿参加日常活动和体育锻炼，增强体质，减少感冒。

2. 居室宜空气流通，阳光充足。冬季要保暖，夏季要凉爽通风。避免接触过敏源。

细目五　反复呼吸道感染

要点一　特点

反复呼吸道感染是指上、下呼吸道感染次数频繁，单位时间内超过一定次数。以感冒、乳蛾、咳嗽、肺炎喘嗽在一段时间内反复感染经久不愈为主要临床特征。反复呼吸道感染患儿简称"复感儿"。

本病一年四季均可发生，以冬春气候变化剧烈时尤易反复不已，部分病儿夏天有自然缓解的趋势。发病年龄多见于 6 个月~6 岁的小儿，1~3 岁的婴幼儿最为常见。反复呼吸道感染经久不愈，可影响小儿的生长发育与身心健康。

要点二　病因病机

小儿反复呼吸道感染多因正气不足，卫外不固，造成屡感外邪，邪毒久恋，稍愈又作，反复不已之势。

小儿脏腑娇嫩，肌肤薄弱，藩篱疏松，阴阳二气均较稚弱，复感儿则肺、脾、肾三脏更为不足，卫外功能薄弱，对外邪的抵抗力差；加上寒暖不能自调，一旦偏颇，六淫之邪不论从皮毛而入，或从口鼻而受，均及于肺。正与邪的消长变化，导致小儿反复呼吸道感染的发生。由于正气虚弱，邪毒难以廓清，留伏于里，一旦受凉或疲劳后，新感易受，留邪内发；或虽无新感，旧病复燃，诸证又起。外邪侵袭之后，遇感乃发。故其病机主要在于正虚邪伏。

要点三　诊断和鉴别诊断

（一）诊断要点

反复呼吸道感染诊断条件（次/年）

年龄（岁）	上呼吸道感染	下呼吸道感染	
		气管支气管炎	肺炎
0~2	7	3	2
~5	6	2	2
~14	5	2	2

注：①两次感染间隔时间至少 7 日以上。②若上呼吸道感染次数不够，可以将上、下呼吸道感染次数相加，反之则不能。但若反复感染是以下呼吸道为主，则应定义为反复下呼吸道感染。③确定次数需连续观察 1 年。④肺炎需由肺部体征和影像学证实，两次肺炎诊断期间肺炎体征和影像学改变应完全消失。

（二）鉴别诊断

反复呼吸道感染易与变应性鼻炎、哮喘相混淆，应予鉴别。

1. 变应性鼻炎（鼻鼽）

可突然鼻塞，鼻及咽部发痒，多喷嚏，流清水样鼻涕。鼻黏膜苍白水肿，鼻分泌物涂片可见嗜酸性粒细胞。

2. 哮喘

反复发作，多由异物过敏或呼吸道感染而诱发，以喘憋，呼吸困难，呼气延长，伴有哮鸣音为特征。

要点四 治疗

(一) 辨证论治

1. 肺脾气虚证

证候：反复外感，面黄少华，形体消瘦，肌肉松软，少气懒言，气短，食少纳呆，口不渴，多汗，动则易汗，或大便溏薄，舌质淡，苔薄白，脉无力，指纹淡。

治法：补肺固表，健脾益气。

主方：玉屏风散合六君子汤加减。

常用药：党参、茯苓、白术、炙黄芪、防风、法半夏、橘红、五味子、甘草。

加减：汗多者，加浮小麦、碧桃干、煅牡蛎；纳呆者，加莱菔子、炒谷芽、焦山楂；余邪未清者，加黄芩、连翘；便溏者，加炒薏苡仁。

2. 营卫失调证

证候：反复外感，恶风、恶寒，面色少华，四肢不温，多汗易汗、汗出不温，舌淡红，苔薄白，脉无力，指纹淡红。

治法：调和营卫，益气固表。

主方：黄芪桂枝五物汤加减。

常用药：炙黄芪、桂枝、白芍、炙甘草、煅龙骨、煅牡蛎、大枣、生姜。

加减：兼有咳嗽者，加苦杏仁、炙款冬花；身热未清者，加青蒿、银柴胡；咽红、扁桃体肿大未消者，加玄参、射干、土牛膝根；畏风喷嚏流涕者，加辛夷、五味子。

3. 脾肾两虚证

证候：反复外感，面色萎黄或面白少华，形体消瘦，肌肉松软，鸡胸龟背，腰膝酸软，形寒肢冷，四肢不温，发育落后，喘促乏力，气短，动则喘甚，少气懒言，多汗易汗，食少纳呆，大便溏烂，或五更泄泻，夜尿多，舌质淡，苔薄白，脉沉细无力。

治法：温补肾阳，健脾益气。

主方：金匮肾气丸合理中丸加减。

常用药：熟地黄、山茱萸、山药、茯苓、牡丹皮、泽泻、附子、肉桂、白术、干姜、太子参。

加减：五迟者，加鹿角霜、补骨脂、桑寄生、牡蛎；汗多者，加炙黄芪、煅龙骨；低热者，加鳖甲、地骨皮；阳虚者，加巴戟天、紫河车、肉苁蓉。

4. 肺脾阴虚证

证候：反复外感，面白颧红少华，食少纳呆，口渴，盗汗自汗，手足心热，大便干结，舌质红，苔少或花剥，脉细数，指纹淡红。

治法：养阴润肺，益气健脾。

主方：生脉散合沙参麦冬汤加减。

常用药：太子参、五味子、麦冬、北沙参、玉竹、桑叶、天花粉、白扁豆、甘草。

加减：便秘者，加瓜蒌子、柏子仁、枳壳；虚热者，加地骨皮、银柴胡；盗汗者，加糯稻根、炙乌梅。

要点五　转诊原则

下呼吸道感染期，常规治疗无效，症状加重者应转诊。

要点六　预防保健

1. 居室空气流通，阳光充足，要注意环境清洁卫生。
2. 适当户外活动，多晒太阳，锻炼身体，按时预防接种，提高机体抗病能力。
3. 注意饮食卫生，膳食搭配合理，营养丰富，富含蛋白质。
4. 注意气温冷暖变化，穿着不宜过暖，也要避免受凉感冒。

要点七　健康教育

1. 让家长了解患儿因长期生病易产生焦虑、沮丧、孤独和恐惧心理，应及时给予心理支持，帮助树立战胜疾病的信心。
2. 介绍预防感染的卫生知识，指导合理的喂养，养成良好的生活习惯。

细目六　口疮

要点一　特点

口疮是以口颊、唇舌、齿龈、上腭等处出现黄白色溃疡，灼热疼痛，或伴发热、流涎等为特征的一种口腔疾患。溃疡只发生于口唇两侧者，称燕口疮；若满口糜烂，色红疼痛者，则称为口糜。本病相当于西医学疱疹性口炎、溃疡性口炎等疾病。

本病以婴幼儿多见，发病无明显季节性，临床既可单独发生，亦可伴发于外感热病或其他疾病过程中。小儿口疮以实证居多，一般预后良好，少数体质虚弱者，口疮可反复发生，迁延难愈。

要点二　病因病机

小儿口疮的病因主要有外感风热之邪，或饮食不节，蕴积生热，或禀赋不足，气阴两虚。其主要病变在心脾胃肾。因脾开窍于口、心开窍于舌、肾脉连舌本、胃经络齿龈，若风热乘脾，或心脾积热，或虚火上炎，均可熏蒸口舌而致口疮。

要点三　诊断和鉴别诊断

（一）诊断要点

1. 有喂养不当，过食炙煿，或有外感发热的病史。
2. 齿龈、舌体、两颊、上腭等处出现黄白色溃疡点，大小不等，甚则满口糜腐，疼痛流涎，可伴发热或颌下淋巴结肿大、疼痛。
3. 血常规：白细胞总数及中性粒细胞偏高或正常。

（二）鉴别诊断

本病需与鹅口疮、手足口病鉴别。鹅口疮多发生于初生婴儿及久病体弱的婴幼儿，以口腔及舌上、齿龈等处满布白屑，周围有红晕为特点，一般无疼痛、流涎。手足口病是主要由柯萨奇病毒感染引起的急性传染病，多见于4岁以内小儿，夏秋季节多见，幼托机构易造成流行，以发热，口腔黏膜疱疹、溃疡，伴手、足、臀部皮肤出现斑丘疹、疱疹为特征。

要点四 治疗

（一）辨证论治

1. 风热乘脾证

证候：口唇、颊内、齿龈、上腭等处出现疱疹、溃疡，周围黏膜掀红，灼热疼痛，流涎拒食，伴发热、恶风，咽喉红肿疼痛，舌质红，苔薄黄，脉浮数，指纹浮紫。

治法：疏风散火，清热解毒。

主方：银翘散加减。

常用药：金银花、连翘、板蓝根、薄荷、牛蒡子、荆芥、竹叶、芦根、甘草。

加减：高热加柴胡、葛根、生石膏；风热夹湿，舌苔厚腻，疮面糜烂、有黄色黏腻渗出物加滑石、佩兰、茵陈，或选用甘露消毒丹加减；大便秘结，加生大黄、玄明粉；咽喉红肿疼痛加山豆根、马勃；口干少津加天花粉。

2. 脾胃积热证

证候：颊内、齿龈、上腭、唇角等处溃疡较多，或满口糜烂，周围黏膜红赤灼热，疼重拒食，烦躁流涎，面赤唇红，或伴身热、口臭，小便短赤，大便干结，舌质红，苔黄厚，脉滑数，指纹紫滞。

治法：清热解毒，通腑泻火。

主方：凉膈散加减。

常用药：黄芩、连翘、栀子、大黄、芒硝、竹叶、薄荷、甘草。

加减：烦躁口干加生石膏、天花粉；小便短赤加生地黄、木通；舌苔厚腻，多涎，湿热重加石菖蒲、滑石、藿香；溃疡满布黄色渗出物者加金银花、连翘、蒲公英；食积内停，脘腹胀满加焦山楂、麦芽、枳实；溃烂不收口加人中白、五倍子；黏膜红赤、疼痛重加生地黄、牡丹皮。

3. 心火上炎证

证候：口舌溃疡或糜烂，舌尖边较多，色红赤灼热，疼痛烦躁，叫扰啼哭，面赤口渴，或伴发热，小便短赤，舌尖红赤，苔薄黄，脉细数，指纹紫。

治法：清心凉血，泻火解毒。

主方：泻心导赤散加减。

常用药：黄连、生地黄、竹叶、连翘、牡丹皮、甘草。

加减：热毒重者加生石膏、黄芩、栀子；口渴甚者，加芦根、天花粉；心烦尿赤，加灯心、赤茯苓、滑石。

4. 虚火上浮证

证候：口腔溃疡或糜烂，稀散，周围色红不著，疼痛不甚，反复发作或迁延不愈，神疲颧红，盗汗口干，手足心热，大便偏干，舌红，苔少或花剥，脉细数，指纹淡紫。

治法：滋阴降火，引火归原。

主方：六味地黄丸加肉桂。

常用药：熟地、山茱萸、山药、茯苓、牡丹皮、泽泻、肉桂。

加减：热病后伤阴重加玄参、麦冬、乌梅；低热或五心烦热加地骨皮、白薇，虚火盛者加知母、黄柏；大便秘结加蜂蜜、火麻仁。

（二）西医治疗

1. 控制感染：针对病因选用抗生素治疗。

2. 口腔护理：以 0.1% ~ 0.3% 利凡诺溶液漱口；5% 金霉素鱼肝油或锡类散外涂。

3. 对症治疗：补充足够的营养和液体，供给多种维生素；预防和纠正水、酸碱失衡。

要点五　转诊原则

1. 若口疮反复发作，久治不愈，或伴结膜炎、生殖器溃疡者，需转诊。

2. 若口疮严重，进食困难，出现脱水及酸中毒者，需转诊。

要点六　预防保健

1. 饮食宜清淡，多食新鲜蔬菜和水果，避免进食辛辣、坚硬、煎炸食品。

2. 给初生儿、小婴儿清洁口腔时，动作宜轻，避免损伤口腔黏膜。

要点七　健康教育

1. 保持口腔清洁，注意饮食卫生，餐具应经常消毒。

2. 食物宜新鲜、清洁，忌辛辣刺激、粗硬及过咸食品，忌饮食过烫。

3. 指导小儿正确刷牙方法，避免用力过猛损伤牙龈。吃饭时不说话，防止咬伤口腔黏膜和肌肉。

4. 多饮水，定时排便，保持大便通畅。

细目七　鹅口疮

要点一　特点

鹅口疮是以口腔、舌上漫生白屑，状如鹅口为特征的一种口腔疾患。因其色白似雪片，故又名"雪口"。本病由白色念珠菌感染所致，如产时感染，或喂奶器具不洁、乳品污染，或长期使用广谱抗生素菌群失调时易于发生。一年四季均可发生，多见于新生儿、久病体弱的婴幼儿，以及长期使用抗生素及免疫抑制剂患者。患者舌上、颊内、牙龈或上腭散布白屑，可融合成片。本病症状一般较轻，治疗及时，预后良好。若邪盛正虚，白屑堆积，蔓延至鼻腔、咽喉、气道、胃肠则可影响吮乳、呼吸、消化，甚或危及生命。

要点二　病因病机

鹅口疮的发病，可由胎热内蕴，口腔不洁，感受秽毒之邪所致。其主要病变在心脾，因舌为心之苗，口为脾之窍，脾脉络于舌，若感受秽毒之邪，循经上炎，则发为口舌白屑之症。

要点三　诊断和鉴别诊断

（一）诊断要点

1. 多见于新生儿，久病体弱者，或长期使用抗生素及激素患者。

2. 舌上、颊内、牙龈或上腭散布白屑，可融合成片。重者可向咽喉处蔓延，影响吸奶与呼吸，偶可累及食管、肠道、气管等。

3. 取白屑少许涂片，加 10% 氢氧化钠液，置显微镜下，可见白色念珠菌芽孢及菌丝。

（二）鉴别诊断

本病应与白喉鉴别。白喉是一种传染病，白喉伪膜多起于扁桃体，渐次蔓延于咽或鼻腔等处，其色灰白，不易擦去，若强力擦去则易出血，多有发热、喉痛、疲乏等症状，病情严重。

此外，残留奶块其状与鹅口疮相似，但以温开水或棉签轻拭，即可除去奶块，易于鉴别。

要点四　治疗

（一）辨证论治

1. 心脾积热证

证候：口腔舌面满布白屑，周围黏膜红赤较甚，面赤，唇红，烦躁不宁，或伴发热、吮乳多啼，口干或渴，小便黄赤，大便干结，舌质红，苔黄厚，脉滑数或指纹紫滞。

治法：清心泻脾。

主方：清热泻脾散加减。

常用药：黄芩、栀子、黄连、石膏、生地黄、竹叶、灯心草、甘草。

加减：大便秘结，口气臭秽加大黄、玄明粉，或选用凉膈散加减治疗；心烦叫扰啼哭可选用导赤散加黄连、灯心草；口干渴者，加石斛、玉竹；腹胀纳呆加焦山楂、麦芽、槟榔。

中药成药：清热解毒口服液，每服 5~10ml，1 日 2~3 次。

2. 湿热熏蒸证

证候：口腔黏膜、舌面、牙龈及上腭处均有白色点、片状物，拭之不去，舌质淡，苔白腻而黄，脉濡数，指纹紫。

治法：清化湿热。

主方：甘露消毒丹加减。

常用药：滑石、茵陈、黄芩、藿香、木通、白豆蔻、射干、薄荷、石菖蒲、连翘。

加减：湿重加苍术、佩兰；热重加黄连、栀子。

中药成药：导赤丹，每服 1~3g，1 日 2~3 次。

3. 虚火上炎证

证候：口腔舌上白屑稀散，周围黏膜红晕不著，形体消瘦，颧红盗汗，手足心热，口干不渴，可伴低热，虚烦不安，舌质红，苔少，脉细数或指纹淡紫。

治法：滋阴降火。

主方：知柏地黄丸加减。

常用药：知母、黄柏、熟地、山茱萸、山药、茯苓、牡丹皮、泽泻。

加减：阴虚口干舌燥加沙参、麦冬、石斛；低热加银柴胡、地骨皮；食欲不振者，加乌梅、麦芽、佛手；便秘者，加火麻仁、瓜蒌子；久病反复，虚火上浮者，少佐肉桂引火归原。

（二）西医治疗

制霉菌素鱼肝油或制霉菌素混悬液（10 万~20 万 U/ml）涂患处，1 日 2~3 次。症状重时，可口服制霉菌素，每次 5 万~10 万 U，1 日 3 次。加服维生素 B_2、维生素 C。

要点五　转诊原则

注意观察口腔黏膜白屑变化，如发现患儿吞咽或呼吸困难，应立即转诊。

要点六　预防保健

1. 母乳喂养时，应用温开水清洗奶头，喂奶后给服少量温开水，清洁婴儿口腔。
2. 用银花甘草水轻轻搽洗患儿口腔，每日 3 次。
3. 保持大便通畅，大便干结者，适当食用香蕉、蜂蜜。

要点七　健康教育

1. 孕妇注意个人卫生，患阴道霉菌病者要及时治愈。
2. 注意口腔清洁，婴儿奶具要消毒。
3. 避免过烫、过硬或刺激性食物，防止损伤口腔黏膜。
4. 注意患儿营养，积极治疗原发病。长期用抗生素或肾上腺皮质激素者，尽可能暂停使用。

细目八　积滞

要点一　特点

积滞是指小儿内伤乳食，停聚中脘，积而不化，气滞不行所形成的一种胃肠疾患。以不思乳食，食而不化，脘腹胀满，嗳气酸腐，大便酸臭为特征。

本病一年四季均可发生，以夏秋季节暑湿当令之时发病率较高。各种年龄均可发病，尤以婴幼儿最为多见。禀赋不足，脾胃素虚，人工喂养及病后失调者更易罹患。本病一般预后良好，少数患儿可因迁延失治，进一步损伤脾胃，致气血生化乏源，营养及生长发育障碍，而转化为疳证。

要点二　病因病机

积滞常由喂养不当，伤及脾胃；或脾胃虚损，复伤乳食所致，其病变脏腑在脾胃。因胃主受纳，脾主运化，一纳一化，饮食物得以消化。若脾胃受损，纳化失和，乳食停聚不消，积而不化，气滞不行，则成积滞。

要点三　诊断和鉴别诊断

（一）诊断要点

1. 有伤乳、伤食史。
2. 以不思乳食，食而不化，脘腹胀满，大便溏泄，臭如败卵或便秘为特征。
3. 可伴有烦躁不安，夜间哭闹或呕吐等症。
4. 粪常规：可见不消化食物残渣、脂肪滴。

（二）鉴别诊断

本病需要与厌食鉴别，厌食以长期食欲不振，厌恶进食为特征，一般无脘腹胀满、大便酸臭等症。

要点四　治疗

（一）辨证论治

1. 乳食内积证

证候：不思乳食，嗳腐酸馊或呕吐食物、乳片，脘腹胀满或疼痛拒按，大便酸臭，烦躁啼哭，夜眠不安，手足心热，舌质红，苔白厚或黄厚腻，脉象弦滑，指纹紫滞。

治法：消乳化食，和中导滞。

主方：乳积者，消乳丸加减。食积者，保和丸加减。

常用药：乳积者常用麦芽、砂仁、神曲、香附、陈皮、谷芽、茯苓。食积者：常用焦山楂、焦六神曲、鸡内金、莱菔子、香附、陈皮、砂仁、茯苓、半夏、连翘。

加减：腹胀明显加木香、厚朴、枳实；腹痛拒按，大便秘结加大黄、槟榔；恶心呕吐加竹茹、生姜；脘闷，苔厚腻加藿香、苍术、厚朴。

2. 食积化热证

证候：不思乳食，口干，脘腹胀满，腹部灼热，午后发热，心烦易怒，夜不安寐，小便黄，大便臭秽或秘结，舌红，苔黄腻，脉滑数，指纹紫。

治法：清热导滞，消积和中。

主方：枳实导滞丸加减。

常用药：大黄、枳实、焦六神曲、茯苓、黄芩、黄连、白术、泽泻。

加减：口渴气虚者加石斛、糯稻根；盗汗者加煅龙骨、煅牡蛎；潮热不退者加白薇、地骨皮；烦躁、夜啼难眠者加蝉蜕；腹部胀痛甚者加木香、槟榔；腹部胀满甚者加厚朴、青皮；泻下臭秽明显者加鸡内金、苍术；大便秘结者加火麻仁、玄明粉。

3. 脾虚夹积证

证候：面色萎黄，形体消瘦，神疲肢倦，不思乳食，食则饱胀，腹满喜按，大便稀溏酸腥，夹有乳片或不消化食物残渣，舌质淡，苔白腻，脉细滑，指纹淡滞。

治法：健脾助运，消食化滞。

主方：健脾丸加减。

常用药：人参、白术、茯苓、甘草、麦芽、焦山楂、焦六神曲、陈皮、枳实、砂仁。

加减：呕吐加生姜、丁香、半夏；大便稀溏加山药、薏苡仁、苍术；腹痛喜按加干姜、白芍、木香。

（二）推拿疗法

1. 清胃经，清大肠，揉板门，摩腹，分腹阴阳，揉按足三里，捏脊。用于乳食内积、食积化热证。

2. 补脾经，运内八卦，摩中脘，揉按足三里，捏脊。用于脾虚夹积证。

要点五　转诊原则

症状加重或诊断未明应转诊。

要点六　预防保健

1. 调节饮食，合理喂养，乳食宜定时定量，富含营养，易于消化，忌暴饮暴食、过食肥甘炙煿、生冷瓜果、偏食零食及妄加滋补。

2. 合理添加辅食，不可骤然添加过多，造成脾胃不能适应而积滞不化。

3. 定时进餐，适当运动。

4. 伤食呕吐者，可暂停进饮食，并给生姜汁数滴加少许糖水饮服；腹胀者，可揉摩腹部；便秘者，可予蜂蜜冲服，严重者可予开塞露外导；脾胃虚弱者，常按揉或灸足三里穴。

要点七　健康教育

1. 提倡母乳喂养，乳食宜定时定量，不宜过饥过饱或强迫进食，食物的选择应易于消化和富有营养。

2. 随年龄及生长发育的需要，遵循由细到粗，由稀到稠，由少到多的原则，逐渐添加各种辅食。

3. 饮食、起居有时，少吃零食、肥甘及甜腻食物，纠正偏食，更勿乱服滋补之品。

4. 发现有积滞者，应及时查明原因，暂时控制饮食，给予药物调理，积滞好转后，饮食要逐步恢复。

细目九　厌食

要点一　特点

厌食是小儿时期的一种常见病证，临床以较长时期厌恶进食，食量减少为特征。本病可发生于任何季节，但长夏暑湿当令之时，常使症状加重。各年龄儿童均可发病，临床尤以1~6岁儿童为多见。城市儿童发病率远高于农村。患儿除食欲不振外，一般无其他明显不适。病程迁延不愈者，可使气血生化不足，抗病能力下降，而易罹患他症，甚或影响生长发育，转化为疳证。

要点二　病因病机

本病病位在脾胃。脾胃为后天之本，胃司受纳，脾主运化，脾胃调和，则知饥欲食，食而能化。其病因常见者有喂养不当、脾胃湿热、他病伤脾、禀赋不足、情志失调、邪毒犯胃等均可损伤脾胃正常纳化功能，致脾胃失和，纳化失职，而成厌食。

要点三　诊断和鉴别诊断

（一）诊断要点

1. 有喂养不当、病后失调、先天不足或情志失调史。
2. 长期食欲不振，厌恶进食，食量明显少于正常同龄儿童。
3. 面色少华，形体偏瘦，但精神尚好，活动如常。
4. 除外其他外感、内伤慢性疾病。

（二）鉴别诊断

1. 积滞

有伤乳伤食史，除不思乳食外，应有脘腹胀满、嗳吐酸腐、大便酸臭等乳食停聚，积而不消，气滞不行之症。而厌食患儿，腹部坦然无所苦，可与之鉴别。

2. 疰夏

为季节性疾病，有"春夏剧，秋冬瘥"的发病特点。临床表现除食欲不振外，可见精神倦怠，大便不调，或有发热等症。

要点四　治疗

（一）辨证论治

1. 脾失健运证

证候：食欲不振，食而乏味，甚则厌恶进食，偶尔多食或强迫进食后可致脘腹饱胀或嗳气泛恶，大便不调，形体正常或偏瘦，精神正常，舌淡红，苔薄白或薄腻，脉尚有力。

治法：调和脾胃，运脾开胃。

主方：不换金正气散加减。

常用药：苍术、陈皮、枳壳、藿香、焦六神曲、炒麦芽、焦山楂。

加减：脘腹胀满加木香、厚朴、莱菔子；暑湿困阻，舌苔白腻加荷叶、佩兰、厚朴；嗳气泛恶加半夏、竹茹；大便偏干加枳实、莱菔子；大便偏稀加山药、薏苡仁；内有郁热，唇舌红赤加连翘、胡黄连。

2. 脾胃湿热证

证候：不思进食，厌恶进食甚至拒食，口渴不欲饮，肢体倦怠，口臭，时有恶心，甚则呕吐，大便干结或臭秽，小便黄少，舌红，苔薄黄腻，脉滑数，指纹紫滞。

治法：清热燥湿，健脾助运。

主方：藿朴三仁汤加味。

常用药：藿香、姜厚朴、姜半夏、茯苓、苦杏仁、薏苡仁、豆蔻、麸炒苍术、胡黄连、黄芩、槟榔、荷叶。

加减：大便不畅加枳实、莱菔子、瓜蒌子；小便黄少加滑石、甘草。

3. 脾胃气虚证

证候：不思进食，食而不化，大便偏稀夹不消化食物，面色少华，形体偏瘦，神倦乏力，舌质淡，苔薄白，脉缓无力。

治法：健脾益气，佐以助运。

主方：异功散加味。

常用药：党参、白术、茯苓、甘草、陈皮、佩兰、砂仁、焦六神曲、鸡内金。

加减：苔腻便稀者，去白术，加苍术、薏苡仁；大便溏薄加炮姜、肉豆蔻；饮食不化加焦山楂、炒谷芽、炒麦芽；腹胀者加木香、槟榔；汗多易感加黄芪、防风；情志抑郁加柴胡、佛手。

中药成药：醒脾养儿颗粒，口服，每服1岁以内2g，1日2次；1~2岁4g，1日2次；3~6岁4g，1日3次；7~14岁6~8g，1日2次。

4. 脾胃阴虚证

证候：不思进食，食少饮多，口舌干燥，皮肤欠润，形体偏瘦，小便短黄，大便干结，甚或烦躁少寐，手足心热，舌红少津，苔少或花剥，脉细数。

治法：滋脾养胃，佐以助运。

主方：养胃增液汤加减。

常用药：沙参、麦冬、玉竹、石斛、乌梅、白芍、甘草、焦山楂、炒麦芽。

加减：口渴引饮者，加天花粉、芦根；大便干结加火麻仁、郁李仁、瓜蒌子；夜寐不宁，手足心热加胡黄连、莲子心、酸枣仁；食少不化者，加谷芽、六神曲；兼脾气虚弱加山药、太子参。

（二）推拿疗法

1. 补脾经，运内八卦，清胃经，揉中脘，摩腹，揉足三里，捏脊。用于脾失健运、脾胃气虚证。

2. 揉板门，补脾经，补胃经，运内八卦，运内劳宫，清天河水，捏脊。用于脾胃阴虚证。

要点五　转诊原则

症状加重或诊断未明应转诊。

要点六　预防保健

1. 掌握正确的喂养方法，饮食起居按时、有度，饭前勿食糖果饮料，夏季勿贪凉饮冷。

2. 出现食欲不振症状时，要及时查明原因，采取针对性治疗措施。对病后胃气刚刚恢复者，要逐渐增加饮食，切勿暴饮暴食而致脾胃复伤。

3. 注意保持良好情绪，教育孩子要循循善诱，切勿训斥打骂，变换生活环境要逐步适应，防止惊恐恼怒损伤。

4. 遵照"胃以喜为补"的原则，先从小儿喜欢的食物着手，来诱导开胃，暂时不要考虑营养价值，待其食欲增进后，再按营养的需要供给食物。

要点七　健康教育

1. 根据不同年龄给予富含营养，易于消化，品种多样的食品。母乳喂养的婴儿4个月后应逐步添加辅食。

2. 注意生活起居，加强精神调摄，培养良好性格，饭菜宜多样化，讲究色香味俱全，以促进食欲。

3. 纠正不良饮食习惯，做到"乳贵有时，食贵有节"，不偏食、挑食，不强迫进食，饮食定时适量，荤素搭配，少食肥甘厚味、生冷坚硬等不易消化食物，鼓励多食蔬菜及粗粮。

细目十　疳证

要点一　特点

疳证是由喂养不当或多种疾病影响，使脾胃受损，气液耗伤而形成的一种慢性病证。临床以形体消瘦，面色无华，毛发干枯，精神委靡或烦躁，饮食异常，大便不调为特征。本病发病无明显季节性，以贫困地区发病率较高。各种年龄均可罹患，临床以5岁以下小儿为多见。因其起病缓慢，病程迁延，病情顽固复杂，易出现兼证，甚或导致阴竭阳脱而危及生命。本病经积极治疗，一般预后良好，大多可以治愈，仅少数重症或有严重兼症者，预后较差。

要点二　病因病机

小儿疳证的病因以饮食不节，喂养不当，营养失调，疾病影响，药物过伤以及先天禀赋不足为常见，主要病变脏腑在脾胃，脾胃受损，气血津液耗伤为其基本病理改变。脾胃为后天之本，气血生化之源。脾健胃和，纳化正常，则气血津液化生有源，五脏六腑、四肢肌肉、筋骨皮毛得以濡润滋养。若脾胃受损，纳化失健，生化乏源，气血津液亏耗，则脏腑、肌肉、筋骨、皮毛无以濡养，日久则形成疳证。

要点三　诊断和鉴别诊断

（一）诊断要点

1. 有喂养不当或病后失调，长期消瘦病史。

2. 形体消瘦，体重比正常同年龄儿童平均值低15%以上，面色不华，毛发稀疏枯黄；

严重者干枯羸瘦，体重可比正常平均值低 40% 以上。

3. 饮食异常，大便干稀不调，或脘腹膨胀等明显脾胃功能失调症状。

4. 兼有精神不振，或好发脾气，烦躁易怒，或喜揉眉擦眼，或吮指磨牙等症。

（二）鉴别诊断

1. 厌食

本病以较长时期厌恶进食，食量减少为特征，无明显消瘦，精神尚好，腹部多无所苦。

2. 积滞

本病以不思乳食，食而不化，脘腹胀满，大便酸臭为特征，无明显形体消瘦为与疳证的主要区别。

要点四　治疗

（一）辨证论治

1. 疳气证

证候：形体略瘦，体重不增，面色少华或微黄，毛发稀疏，食欲不振，或多食多便，精神正常或欠佳，易发脾气，大便干稀不调，舌质略淡，苔薄微腻，脉细有力。

治法：调脾健运。

主方：资生健脾丸加减。

常用药：党参、白术、山药、茯苓、薏苡仁、泽泻、藿香、砂仁、扁豆、麦芽、六神曲、山楂。

加减：性情急躁，夜卧不宁加钩藤、胡黄连；大便稀溏加炮姜、肉豆蔻；大便秘结加火麻仁、决明子；多汗易感加黄芪、防风、煅牡蛎；口干肤燥，舌红少津加沙参、石斛、白芍。

2. 疳积证

证候：形体明显消瘦，面色萎黄无华，肚腹膨胀，甚则青筋暴露，毛发稀疏结穗，困倦思睡或精神烦躁，夜卧不宁，或见揉眉挖鼻，吮指磨牙，动作异常，食欲不振，大便夹不化食物残渣、味酸臭，舌淡苔腻，脉沉细而滑。

治法：消积理脾。

主方：肥儿丸加减。

常用药：人参、白术、茯苓、六神曲、山楂、麦芽、鸡内金、大腹皮、槟榔、黄连、胡黄连、甘草。

加减：腹胀明显加枳实、木香；烦躁不安，揉眉挖鼻加栀子、莲子心、石决明；消谷善饥，嗜食异物加连翘、黄芩；潮热盗汗加地骨皮、银柴胡；恶心呕吐加竹茹、半夏；大便下虫加苦楝皮、雷丸、使君子、榧子。

3. 干疳证

证候：形体极度消瘦，皮肤干瘪起皱，大肉已脱，皮包骨头，面呈老人貌，毛发干枯，面色苍白，精神委靡，啼哭无力，腹凹如舟，不思饮食，大便稀溏或便秘，或伴低热，舌淡嫩，苔少，脉细弱。

治法：补益气血。

主方：八珍汤加减。

常用药：党参、黄芪、白术、茯苓、甘草、熟地、当归、白芍、川芎、陈皮、扁豆、砂仁、六神曲、麦芽。

加减：四肢欠温，大便稀溏去熟地、当归，加肉桂、炮姜；夜寐不安加五味子、夜交藤；舌红口干加石斛、乌梅生津敛阴。

（二）外治疗法

1. 敷贴疗法

焦山楂、炒六神曲、炒麦芽、炒鸡内金、炒莱菔子、生栀子各适量。共研末，加水调和成膏状敷脐。每日 1 次，连用 5 日为 1 疗程。用于疳积证。

2. 推拿疗法

（1）补脾经，补肾经，运内八卦，揉板门、足三里，揉胃俞，摩腹，捏脊。用于疳气证。

（2）补脾经，清胃经，清心经，清肝经，捣小天心，揉中脘，分推腹阴阳，捏脊。用于疳积证。

（3）补脾经，补肾经，运内八卦，揉足三里，揉中脘，揉胃俞，捏脊。用于干疳证。

要点五　转诊原则

1. 病情加重或诊断未明应转诊。
2. 出现眼疳、口疳、疳肿胀等兼证，需转诊。

要点六　预防保健

1. 提倡母乳喂养，乳食定时定量，按时按序添加辅食，供给多种营养物质，以满足小儿生长发育的需要。
2. 合理安排小儿生活起居，保证充足睡眠时间，经常户外活动，呼吸新鲜空气，多晒太阳，增强体质。
3. 纠正饮食偏嗜、过度肥甘滋补、贪吃零食、饥饱无常等不良饮食习惯。
4. 定期测量患儿的体重、身高，发现体重不增或减轻，食欲减退时，要尽快查明原因，及时加以治疗。

要点七　健康教育

1. 向家长介绍科学育儿知识，指导合理喂养，纠正不良的饮食习惯。
2. 合理安排生活作息制度，保证充足的睡眠，加强户外锻炼，增强抗病能力。
3. 预防感染，按时进行预防接种。

细目十一　泄泻

要点一　特点

泄泻是以大便次数增多，粪质稀薄或如水样为特征的小儿常见病。一年四季均可发生，以夏秋季节发病率为高，多见于 2 岁以下婴幼儿。轻者治疗得当，预后良好；重者下泄过度，易见气阴两伤，甚至阴竭阳脱；久泻迁延不愈者，则易转为疳证。

要点二　病因病机

泄泻的常见病因有感受外邪、伤于饮食、脾胃虚弱与脾肾阳虚。首先，小儿脏腑娇嫩，藩篱不密，易为外邪所侵，六淫之中的风、寒、暑、火以及疫疠等邪气，均可侵入人体，并常与湿邪相合致泻。其次，小儿脾常不足，运化功能尚未完善，而生长发育迅速，所需水谷精微较成人更为迫切。但小儿饮食不知自节，若调护失宜，喂养不当，饮食失节或不洁，过食生冷瓜果、污染食品或难以消化之食物，皆能损伤脾胃，发生泄泻。再者，如先天禀赋不足，脾肾未充；或婴儿出生后护理不当、营养失调、病后调护不周等后天调护失宜，均可导致脾胃损伤，继而脾损及肾；若久病迁延不愈，或脾胃病调治失宜，均可损阴伤阳、损脾伤肾，导致脾虚泻、脾肾阳虚泻。

泄泻的病位主要在脾胃，泄泻的发生皆与湿密切相关，外感之湿邪可为致病之因，而内生之湿邪常为脾病之果；内外之湿，乳食之滞，蕴蓄脾胃，是为泄泻病理的基本因素。

要点三　诊断和鉴别诊断

（一）诊断要点

1. 有乳食不节、饮食不洁，或受凉外感病史。
2. 大便次数较平时明显增多，重者达 10 次以上。粪呈淡黄色或清水样；或夹奶块、不消化物，如同蛋花汤；或黄绿稀溏，或色褐而臭，夹少量黏液。可伴有恶心、呕吐、腹痛、发热、口渴等症。
3. 重证泄泻，可见小便短少、高热烦渴、神疲委软、皮肤干瘪、囟门凹陷、目眶下陷、啼哭无泪等脱水征，以及口唇樱红、呼吸深长、腹胀等酸碱平衡失调和电解质紊乱的表现。
4. 大便镜检可有脂肪球或少量白细胞、红细胞。
5. 大便病原学检查：可有轮状病毒等病毒检测阳性，或致病性大肠杆菌等细菌培养阳性。

（二）鉴别诊断

1. 生理性腹泻

多见于 6 个月以内婴儿，外观虚胖，常有湿疹，生后不久即出现腹泻，除大便次数增多外，无其他症状，食欲好，不影响生长发育，待年龄稍长，添加辅食后，常可自愈。

2. 轮状病毒性肠炎

多发生于秋冬季节，6 个月～2 岁小儿多见，病初常伴呕吐、发热等症状，大便呈蛋花汤样，无腥臭味，有少量黏液，镜检有少量白细胞。病程 3~8 天，抗生素治疗无效。

3. 细菌性痢疾

急性起病，便次频多，大便稀，有黏冻脓血，腹痛明显，里急后重。大便常规检查见脓细胞、红细胞；大便培养有痢疾杆菌生长。

要点四　治疗

（一）辨证论治

1. 湿热泻

证候：大便水样，或如蛋花汤样，泻势急迫，量多次频，气味秽臭，或夹少许黏液，腹痛阵哭，发热烦闹，口渴喜饮，食欲不振，或伴呕恶，小便短黄，舌质红，苔黄腻，脉滑数，指纹紫。

治法：清肠解热，化湿止泻。

主方：葛根黄芩黄连汤加减。

常用药：葛根、黄芩、黄连、地锦草、辣蓼、车前子、甘草。

加减：发热口渴加鸡苏散、芦根；湿重水泻加苍术、豆卷；泛恶苔腻加藿香、佩兰；呕吐加竹茹、半夏；腹痛加木香；纳差加焦山楂、焦六神曲；大便夹乳片，不思吮乳加麦芽、谷芽。

中药成药：葛根芩连微丸，每服 1g，1 日 3 次；或遵医嘱。

苍苓止泻口服液，饭前口服，每服 6 个月以下 5ml、6 个月~1 岁 5~8ml、1~4 岁 8~10ml、4 岁以上 10~20ml，1 日 3 次。

2. 风寒泻

证候：大便清稀，夹有泡沫，臭气不甚，肠鸣腹痛，或伴恶寒发热、鼻流清涕、咳嗽，舌质淡，苔薄白，脉浮紧，指纹淡红。

治法：疏风散寒，化湿和中。

主方：藿香正气散加减。

常用药：藿香、苏叶、白芷、生姜、半夏、陈皮、苍术、茯苓、甘草、大枣。

加减：大便质稀色淡，泡沫多，加防风炭；腹痛甚，里寒重，加干姜、砂仁、木香；腹胀苔腻，加大腹皮、厚朴；小便短少加车前子、泽泻；恶寒鼻塞声重加荆芥、防风。

中药成药：藿香正气液，每服 5~10ml，1 日 2 次。

3. 伤食泻

证候：大便稀溏，夹有乳凝块或食物残渣，气味酸臭，或如败卵，脘腹胀满，便前腹痛，泻后痛减，腹部胀痛拒按，嗳气酸馊，或有呕吐，不思乳食，夜卧不安，舌苔厚腻，或微黄，脉滑实，指纹滞。

治法：运脾和胃，消食化滞。

主方：保和丸加减。

常用药：焦山楂、焦六神曲、鸡内金、陈皮、半夏、茯苓、连翘。

加减：哺乳婴儿大便夹乳片者加炒麦芽、炒谷芽，或用消乳丸加减；腹痛加木香、槟榔；腹胀加厚朴、莱菔子；呕吐加藿香、生姜。

4. 脾虚泻

证候：大便稀溏，色淡不臭，多于食后作泻，时轻时重，面色萎黄，形体消瘦，神疲倦怠，舌淡苔白，脉缓弱，指纹淡。

治法：健脾益气，助运止泻。

主方：参苓白术散加减。

常用药：党参、白术、茯苓、甘草、山药、莲子、扁豆、薏苡仁、砂仁、桔梗。

加减：胃纳呆滞，舌苔腻，加藿香、苍术、陈皮、焦山楂；腹胀不适加木香、乌药；腹冷舌淡，大便夹不消化物，加炮姜；久泻不止，内无积滞者，加煨益智仁、肉豆蔻、石榴皮。

5. 脾肾阳虚泻

证候：久泻不止，大便清稀，澄澈清冷，完谷不化，或见脱肛，形寒肢冷，面色苍白，精神委靡，寐时露睛，小便色清，舌淡苔白，脉细弱，指纹色淡。

治法：温补脾肾，固涩止泻。

主方：附子理中汤合四神丸加减。

常用药：党参、白术、甘草、干姜、吴茱萸、附子、补骨脂、肉豆蔻。

加减：脱肛加炙黄芪、升麻；久泻滑脱不禁加诃子、石榴皮、赤石脂。

（二）外治疗法

1. 敷脐法

丁香1份，肉桂2份，共研细末。每次1~2g，姜汁调成糊状，敷于脐部，外用胶布固定，每日1次。用于风寒泻、脾虚泻、脾肾阳虚泻。

2. 推拿疗法

（1）清补脾土，清大肠，清小肠，退六腑，揉小天心。用于湿热泻。

（2）揉外劳宫，推三关，揉腹，揉脐，揉龟尾。用于风寒泻。

（3）推板门，清大肠，补脾土，摩腹，逆运内八卦，点揉天突。用于伤食泻。

（4）推三关，补脾土，补大肠，摩腹，推上七节骨，捏脊，重按脾俞、胃俞、大肠俞。用于脾虚泻。

要点五　转诊原则

1. 常规治疗无效或病情加重者需转诊。

2. 出现气阴两伤、阴竭阳脱泄泻变证者（严重脱水、酸碱平衡失调和电解质紊乱者），表现为泻下不止，次频量多，精神委靡，目眶及囟门凹陷，皮肤干燥，啼哭无泪，口渴引饮，小便短少，甚至无尿，或哭声微弱，四肢厥冷者，需转诊。

要点六　预防保健

1. 提倡母乳喂养，不宜在夏季及小儿患病时断奶。注意科学喂养，按时按序添加辅食。

2. 搞好饮食卫生，食品应新鲜、清洁，不吃变质食品，不要暴饮暴食。忌食油腻、生冷及不易消化的食物。饭前、便后要洗手，餐具要卫生。

3. 适当控制饮食，减轻脾胃负担。对吐泻严重及伤食泄泻患儿暂时禁食，以后随着病情好转，逐渐增加饮食量。

4. 保持皮肤清洁干燥，勤换尿布。每次大便后，要用温水清洗臀部，并扑上爽身粉，防止发生红臀。

5. 密切观察病情变化，及早发现泄泻变证。

6. 婴幼儿可给予口服轮状病毒疫苗，预防轮状病毒肠炎。

要点七　健康教育

1. 宣传母乳喂养的好处，提倡母乳喂养，传授科学喂养知识，合理添加辅食。

2. 注意饮食卫生，饮用清洁水，对儿童餐具进行消毒，养成饭前便后用肥皂洗手的习惯。

3. 加强户外活动，注意气候变化，防止感受外邪，避免腹部受凉。

细目十二　急性肾小球肾炎

要点一　特点

急性肾小球肾炎简称急性肾炎，是儿科常见的免疫反应性肾小球疾病，临床以急性起病、浮肿、少尿、血尿、蛋白尿及高血压为主要特征。由于临床多见于溶血性链球菌感染之后，故又称为急性链球菌感染后肾炎。

本病多发生于3~12岁儿童，2岁以下少见，男女比例约2∶1。一年四季均可发病。发病后轻重悬殊，轻者除实验室检查异常外，临床无明显症状，重者可出现严重并发症如高血压脑病、急性循环充血及急性肾衰竭。本病预后良好，多数患儿于发病2~4周内水肿消失，尿量正常，肉眼血尿消失，血压正常。镜下血尿多于3~6个月内消失，少数可持续至1年或以上。急性链球菌感染后肾小球肾炎的痊愈率达95%，痊愈后一般不会复发。

要点二　病因病机

急性肾小球肾炎的主要病因为外感风邪、湿热、疮毒，导致肺脾肾三脏功能失调，其中以肺脾功能失调为主。病位主要在肺脾肾，涉及心肝。风、热、毒与水湿互结，通调、运化、开阖失司，水液代谢障碍而为肿；热伤下焦血络而致尿血。重证水邪泛滥可致邪陷心肝、水凌心肺、水毒内闭的变证。若湿热久恋，伤阴耗气，可致阴虚邪恋或气虚邪恋，使病程迁延；病久入络，致脉络阻滞，尚可出现尿血不止、面色晦滞、舌质紫暗等瘀血证候。

要点三　诊断和鉴别诊断

（一）诊断要点

1. 前驱感染

起病前1~4周有呼吸道感染或皮肤感染，如咽炎、扁桃体炎、猩红热、化脓性皮肤病等。

2. 临床表现

（1）急性起病：急性期一般为 2～4 周。

（2）浮肿及尿量减少：浮肿一般是最早发现的症状，轻者表现为晨起眼睑浮肿，重者逐渐加重并延及全身，呈非指凹性（紧张性）。水肿的同时尿量可明显减少，尿量与浮肿轻重有关。

（3）血尿：几乎每个患儿均可见血尿，呈肉眼血尿或镜下血尿。其中 30%～50% 为肉眼血尿，呈洗肉水样或浓茶样，肉眼血尿一般 1～2 周消失。

（4）高血压：1/3～2/3 患儿病初有高血压，常为 120～150/80～110mmHg。高血压的程度常常与水肿的程度平行。

（5）蛋白尿：可见有不同程度的蛋白尿，多数患儿尿蛋白定量低于肾病水平，并且先于尿红细胞消失。少数患儿尿蛋白可达肾病水平。

非典型病例可无水肿、高血压及肉眼血尿，仅发现镜下血尿。

3. 实验室检查

（1）血常规：红细胞计数和血红蛋白可稍低，因血容量扩大、血液被稀释所致。白细胞计数正常或增高，此与原发感染灶是否存在有关。

（2）尿常规：尿蛋白定性多在（＋）～（＋＋），少数可达（＋＋＋），红细胞（＋）～（＋＋＋＋）不等，多为变形红细胞。还可见白细胞及颗粒、透明和红细胞管型。

（3）血沉：血沉增快，常提示肾炎病变活动，可在 2～3 个月内恢复正常。

（4）血清学检查：咽炎后可见抗双磷酸吡啶核苷酸酶抗体、抗链球菌溶血素"O"（ASO）升高，后者通常于链球菌感染后 10～14 日出现，3～5 周达高峰，3～6 个月恢复正常。皮肤感染后可见抗脱氧核糖核酸酶抗体、抗透明质酸酶抗体升高，血清补体 C_3 早期下降，6～8 周时多恢复正常。血清补体 C_3 早期下降，6～8 周时多恢复正常。

（5）血生化及肾功能的检查：血尿素氮（BUN）、肌酐（SCr）升高，内生肌酐清除率（CCr）不同程度的降低。白蛋白、总蛋白、胆固醇、甘油三酯多在正常范围。可出现代谢性酸中毒和电解质紊乱。

（二）鉴别诊断

本病需要与 IgA 肾病、急进性肾小球肾炎、过敏性紫癜性肾炎、急性泌尿系感染等疾病相鉴别。

1. IgA 肾病

多于急性感染后 1～3 天内即发生血尿，有时伴蛋白尿。其病情常反复发作。部分病例鉴别困难时，需行肾活检。

2. 原发性急进性肾小球肾炎

起病与典型的急性肾炎很相似，但表现为进行性少尿、无尿，难以控制的高血压及迅速发展的肾衰竭，贫血明显，终至尿毒症。急性肾炎综合征表现持续一个月以上不缓解时，应及时行肾活检与本病相鉴别。

3. 过敏性紫癜性肾炎

过敏性紫癜肾炎也可以急性肾炎综合征起病。但其多伴有对称性皮肤紫癜、关节肿痛、腹痛、便血等全身及其他系统的典型症状。

4. 急性泌尿系感染

约10%患儿可有肉眼血尿，但多无浮肿及血压增高，有明显发热及全身感染症状，尿检有大量的白细胞及尿细菌培养阳性为确诊的条件。

要点四 治疗

（一）辨证论治

1. 急性期

（1）风水相搏证

证候：水肿自眼睑开始迅速波及全身，以头面部肿势为著，皮色光亮，按之随手而起，尿少色赤，微恶风寒或伴发热，咽红咽痛，骨节酸痛，鼻塞流涕，咳嗽，舌质淡，苔薄白或薄黄，脉浮。

治法：疏风宣肺，利水消肿。

主方：麻黄连翘赤小豆汤合五苓散加减。

常用药：麻黄、连翘、苦杏仁、赤小豆、茯苓、猪苓、泽泻、车前子、桑白皮、大腹皮、陈皮、生姜皮、甘草等。

加减：咳嗽气喘，加葶苈子、苏子、射干、桑白皮等；偏风寒，症见骨节酸楚疼痛者，加羌活、防己；偏风热，症见发热，汗出，口干或渴，苔薄黄者，加金银花、黄芩；血压升高明显者，去麻黄，加浮萍、钩藤、牛膝、夏枯草；血尿严重者，加大蓟、小蓟、茜草、仙鹤草。

（2）湿热内侵证

证候：头面肢体浮肿或轻或重，尿少而赤，烦热口渴，头身困重，近期有疮毒史，舌质红，苔黄腻，脉滑数。

治法：清热利湿，凉血止血。

主方：五味消毒饮合小蓟饮子加减。

常用药：金银花、野菊花、蒲公英、紫花地丁、紫背天葵、生地黄、小蓟、滑石、淡竹叶、通草、蒲黄、当归、甘草等。

加减：小便赤涩者，加白花蛇舌草、石韦、金钱草；口苦口黏者，加茵陈、龙胆；皮肤湿疹者，加苦参、白鲜皮、地肤子。

2. 恢复期

（1）阴虚邪恋证

证候：头晕乏力，手足心热，腰酸盗汗，或有反复咽红，舌红苔少，脉细数。

治法：滋阴补肾，兼清余热。

主方：知柏地黄丸合二至丸加减。

常用药：知母、黄柏、熟地、山药、山茱萸、泽泻、牡丹皮、茯苓、墨旱莲、女贞子。

加减：血尿日久不愈者，加仙鹤草、茜草；舌质暗红者，加参三七、琥珀；反复咽红者，加玄参、山豆根、板蓝根。

（2）气虚邪恋证

证候：身倦乏力，面色萎黄，纳少便溏，自汗出，易于感冒，舌淡红，苔白，脉缓弱。

治法：健脾益气，兼化湿浊。

主方：参苓白术散加减。

常用药：人参、茯苓、白术、白扁豆、陈皮、黄连、山药、砂仁、桔梗、黄芪、防己等。

加减：血尿持续不消者，可加参三七、仙鹤草；舌质淡暗或有瘀点者，加丹参、红花、泽兰。

（二）西医治疗

1. 一般治疗

（1）休息：急性期（2周内）应强调卧床休息，直至肉眼血尿消失，水肿消退，血压降至正常，方可下床轻微活动或户外散步。血沉正常后方可恢复上学，但应避免剧烈运动。

（2）饮食：急性期水肿、高血压时，应限制水、钠摄入。对水肿重且少尿者，宜控制液体摄入量。有氮质血症时应给予优质蛋白，并限量摄入，以 0.5g/（kg·d）为宜，同时给予高糖饮食以补足热量。优质蛋白质以含必需氨基酸的蛋白质如牛奶、鸡蛋、瘦肉等为主。

（3）感染灶治疗：对仍有咽部及皮肤感染灶者，应给予青霉素或其他敏感抗生素治疗 10～14 天。

2. 对症治疗

（1）利尿：经控制水钠摄入后，仍有明显水肿、少尿者，应给予利尿剂，一般可口服噻嗪类（如氢氯噻嗪片），少尿或对噻嗪类无效者，可使用速效强力袢利尿剂，如呋塞米（速尿）或利尿酸。

（2）降压：可用硝苯地平、巯甲丙脯酸、肼苯达嗪、利血平、哌唑嗪等。

要点五　转诊原则

1. 诊断不明或症状加重者，需转诊上级医院进行相关检查，明确诊断。

2. 若急性肾炎出现变证，如邪陷心肝证，相当于高血压脑病，表现为肢体面部浮肿，头痛眩晕，烦躁不安，视物模糊，口苦，恶心呕吐，甚至抽搐、昏迷；水凌心肺证，相当于严重循环充血，表现为全身明显浮肿，频咳气急，胸闷心悸，不能平卧，烦躁不宁，面色苍白，甚则唇指青紫；水毒内闭证，相当于急性肾衰竭，表现为全身浮肿，尿少或尿闭，色如浓茶，头晕头痛，恶心呕吐，嗜睡，甚则昏迷，应立即转诊。

要点六　预防保健

1. 锻炼身体，增强体质，提高抗病能力。

2. 预防感冒，保持皮肤清洁，彻底治疗各种皮肤疮毒。

3. 发病早期应卧床休息，待血压恢复正常，其他症状明显减轻或消失，可逐渐增加活动。

4. 水肿期应限制钠盐及水的摄入，早期少尿和高度水肿的患儿，应暂时忌盐，至小便增多，水肿渐消，可给予低盐饮食。

5. 密切观察患儿水的进出量、血压、水肿、神志等情况，及早发现肾炎变证。

要点七　健康教育

1. 对急性肾炎患儿的家长宣传本病是自限性疾病，强调限制患儿活动是控制病情进展的重要措施，尤其前 2 周最为关键。

2. 锻炼身体、增强体质、避免和预防上感是本病预防的关键，一旦发生上感或皮肤感染，应及早应用抗生素治疗。

细目十三　肾病综合征

要点一　特点

肾病综合征简称肾病，是由多种病因引起的临床症候群，以大量蛋白尿、低蛋白血症、高胆固醇血症及不同程度的水肿为主要特征。

本病多发生于 2 ~ 8 岁小儿，其中以 2 ~ 5 岁为发病高峰，男多于女。部分患儿因多次复发，病程迁延，严重影响其身心健康。部分难治性肾病最终发展成慢性肾衰竭甚至死亡。

肾病综合征根据病因可分为先天性、原发性和继发性 3 类。先天性肾病是指由遗传因素引起；原发性肾病是指病因不明的肾小球疾病引起；继发性肾病是指继发于全身性疾病（如紫癜、红斑狼疮等），或临床诊断明确的肾小球肾炎，以及药物、金属中毒等情况者。本节主要论述原发性肾病。

要点二　病因病机

小儿禀赋不足，久病体虚，外邪入里，致肺脾肾三脏亏虚是发生本病的主要因素。而肺脾肾三脏功能虚弱，气化、运化功能失常，封藏失职，精微外泄，水液停聚则是本病的主要发病机制。肾病的病因病机涉及正虚与标实，关系脏腑、气血、阴阳，以正气虚弱为本，邪实蕴郁为标，属本虚标实、虚实夹杂的病证。初期及恢复期多以阳虚、气虚为主，而阳虚（尤其是脾肾阳虚）乃病情演变之本。病程中可出现阴虚火旺、肝肾阴虚、气阴两虚之证。

要点三　诊断和鉴别诊断

（一）诊断要点

1. 依据临床表现分为两型

即单纯型肾病和肾炎型肾病。

（1）单纯型肾病：具备四大特征：①全身水肿；②大量蛋白尿［尿蛋白定性在（ + + + ）

以上，24 小时尿蛋白定量 > 50mg/kg]；③低蛋白血症（血浆白蛋白：儿童 < 30g/L，婴儿 < 25g/L）；④高脂血症（血浆胆固醇：儿童 > 5.7 mmol/L，婴儿 > 5.2 mmol/L）。其中以大量蛋白尿和低蛋白血症为必备条件。

（2）肾炎型肾病：除单纯型肾病四大特征外，还具有以下四项中之一项或多项：①明显血尿：尿中红细胞 ≥ 10 个/HP（见于 2 周内 3 次离心尿标本）；②高血压持续或反复出现 [学龄儿童血压 ≥ 130/90mmHg（17.3/12 kPa），学龄前儿童血压 ≥ 120/80mmHg（16.0/10.7 kPa）]，并排除激素所致者；③持续性氮质血症（血尿素氮 > 10.7mmol/L，并排除血容量不足所致者；④血总补体量（CH₅₀）或血补体 C₃ 反复降低。

2. 按糖皮质激素疗效分型

①激素敏感型肾病：泼尼松正规治疗 ≤ 8 周尿蛋白转阴。②激素耐药型肾病：泼尼松正规治疗 8 周后尿蛋白仍阳性者。③激素依赖型肾病：对激素敏感，但减量或停药 1 个月内复发，重复 2 次以上者。④肾病复发和频复发：复发（包括反复）是指尿蛋白由阴转阳 > 2 周；频复发是指肾病病程中半年内复发或反复 ≥ 2 次，或 1 年内 ≥ 3 次。

3. 按肾脏病理分型

原发性肾病综合征的主要病理改变在肾小球，大致有 5 种病理类型：①微小病变型；②局灶性节段性肾小球硬化；③膜性增生性肾炎；④系膜增生性肾小球肾炎；⑤膜性肾病。其中儿科临床以微小病变型多见。

4. 实验室检查

（1）尿液检查：尿常规检查蛋白定性在（+ + +）以上，24 小时尿蛋白定量在 50mg/（kg·d）以上，并持续 2 周以上，部分患儿可出现红细胞。

（2）血清学检查：血清总蛋白降低，血浆白蛋白 < 30g/L，白蛋白与球蛋白比值倒置。白蛋白显著降低者可见血浆胆固醇 > 5.7mmol/L，甘油三酯升高，部分患儿可出现电解质改变，血沉多增快。肾功能一般正常，水肿少尿期可有暂时性氮质血症。

（3）高凝状态检查：大多数肾病患儿存在不同程度的高凝状态，血小板增高，血浆纤维蛋白原增加，D - 二聚体（D - dimer）升高，尿纤维蛋白降解产物增高。

（4）肾穿刺活检：小儿肾病综合征多以单纯型肾病激素敏感者多见，故初治病人一般不需要肾活检。但对于临床激素常规治疗 8 周无效者，激素部分效应、激素依赖、多次复发者，伴有明显血尿，或持续性氮质血症，血清补体持续下降者，1 岁以内发病者，可先行肾穿刺明确病理类型以指导治疗。

（二）鉴别诊断

原发性肾病综合征需要与急性肾小球肾炎、营养性水肿、肝性水肿、急性肾盂肾炎等疾病相鉴别，同时需要与先天性肾病、继发性肾病相鉴别。

1. 急性肾小球肾炎

急性肾小球肾炎与肾病均以浮肿及尿改变为主要特征。但肾病以大量蛋白尿为主，伴低蛋白血症及高胆固醇血症，其浮肿多为可凹性。急性肾炎则以血尿为主，多数不伴低蛋白血症及高胆固醇血症，其浮肿为紧张性，并多伴有补体的规律性改变。

2. 营养性水肿

严重的营养不良与肾病均可见可凹性浮肿，小便短少，低蛋白血症。但肾病有大量蛋白尿，而营养性水肿多无尿检异常，且有形体逐渐消瘦等营养不良病史。

3. 肝性腹水

肾病水肿严重时可出现腹水，此时应与肝性腹水相鉴别。肝性腹水以腹部胀满有水，腹壁青筋暴露为特征，其他部位无明显浮肿或仅有轻度浮肿，有肝病史而无大量蛋白尿，病变部位主要在肝。

4. 急性肾盂肾炎

约10%患儿可有肉眼血尿，少数可伴有蛋白尿，但多无浮肿及血压增高，无低白蛋白血症和高胆固醇血症，有明显发热及全身感染症状，尿检有大量的白细胞及尿细菌培养阳性为确诊的条件。

5. 先天性肾病、继发性肾病

与本病临床表现很相似，但先天性肾病多在生后3个月内发病，其特殊的发病年龄是鉴别的重要方面，确诊需肾活检。继发性肾病多有明确的继发因素及特殊的实验室检查特征，必要时肾活检病理检查也可以帮助鉴别。

要点四　治疗

（一）辨证论治

1. 肺脾气虚证

证候：全身浮肿，按之凹陷，颜面为著，面色苍白或萎黄，身重困倦，气短乏力，声低懒言，自汗，纳呆，便溏，小便短少，平素易感冒，舌淡或淡胖，苔白或白滑，脉浮细，指纹淡红。

治法：健脾益气，宣肺利水。

主方：防己黄芪汤合五苓散加减。

常用药：黄芪、白术、茯苓、猪苓、泽泻、桂枝、甘草等。

加减：浮肿明显加麻黄、车前子、大腹皮；伴上气喘息，咳嗽加麻黄、苦杏仁、桔梗；常自汗出，易感冒者重用黄芪，加防风、煅龙骨、煅牡蛎；伴有腰膝酸软者加续断、菟丝子、肉苁蓉。

2. 脾虚湿困证

证候：全身浮肿，肢体为著，按之凹陷，面色萎黄，身体困重，倦怠乏力，或兼胸闷，腹胀，纳少，便溏，小便短少，舌淡胖，舌边有齿痕，苔厚腻，脉沉缓，指纹淡红。

治法：健脾益气，渗湿利水。

主方：防己茯苓汤合参苓白术散加减。

常用药：防己、黄芪、桂枝、茯苓、人参、白术、白扁豆、山药、薏苡仁、莲子肉、砂仁、桔梗、甘草。

加减：水肿明显，尿量少者加生姜皮、大腹皮、车前子；腹胀者加肉豆蔻、槟榔；纳呆者加焦山楂、焦六神曲。

3. 脾肾阳虚证

证候：全身明显浮肿，按之深陷难起，腰腹下肢尤甚，或伴胸水、腹水，畏寒肢冷，身体重着，神疲倦卧，脘腹胀满，腰膝酸软，恶心，呕吐，纳少，便溏，小便短少不利，面色白，舌淡胖，舌边有齿痕，苔白滑，脉沉细无力，指纹淡红。

治法：温肾健脾，通阳利水。

主方：偏肾阳虚者用真武汤加减；偏脾阳虚者用实脾饮加减。

常用药：偏肾阳虚者用附子、茯苓、白芍、白术、生姜、菟丝子、甘草等；偏脾阳虚者用附子、白术、大腹皮、厚朴、木瓜、草果仁、槟榔、干姜、甘草。

加减：形寒肢冷者加淫羊藿、巴戟天；水肿明显者加猪苓、泽泻、车前子、大腹皮。

4. 肝肾阴虚证

证候：浮肿较轻或无浮肿，头痛，头晕耳鸣，两目干涩，面色潮红，五心烦热，盗汗，失眠多梦，口干咽燥，咽部暗红，腰膝酸软，或伴痤疮，舌红，苔少，脉细数，指纹淡。

治法：滋补肝肾，养阴清热。

主方：知柏地黄丸加减。

常用药：知母、黄柏、熟地黄、山药、山茱萸、茯苓、泽泻、牡丹皮、麦冬。

加减：头痛头晕、目睛干涩者加沙苑子、菊花、夏枯草；手足心热、面色潮红者加枸杞子、五味子、天门冬；水肿明显者加车前子、大腹皮。

5. 气阴两虚证

证候：浮肿较轻或无浮肿，面色无华，神疲乏力，自汗、盗汗或午后低热，手足心热，头晕，耳鸣，口干咽燥或长期咽痛，咽部暗红，易感冒，舌红少津，苔少，脉细弱，指纹淡。

治法：益气养阴。

主方：参芪地黄丸加减。

常用药：党参、黄芪、生地黄、麦冬、山药、山茱萸、牡丹皮、茯苓、泽泻。

加减：反复感冒，神疲乏力者可重用黄芪，加白术、防风；头晕耳鸣，口干咽燥者加熟地黄、玄参；面色苍白，少气懒言者加淫羊藿、肉苁蓉、菟丝子、巴戟天。

要点五　转诊原则

1. 诊断不明或症状加重者，需转诊。

2. 若属肾病频复发或激素依赖型肾病、激素耐药型肾病，应转诊上级医院行肾穿刺活检以明确病变类型，指导治疗。

要点六　预防保健

1. 适当运动，增强体质，提高抗病能力。

2. 尽量寻找病因，若有皮肤疮疖痒疹、龋齿或扁桃体炎等病灶应及时处理。

3. 注意接触日光，呼吸新鲜空气，防止呼吸道感染。保持皮肤及外阴、尿道口清洁，防止皮肤及尿道感染。

4. 水肿明显及血压增高者，应卧床休息，限制盐摄入，并控制水入量。待小便增多，水肿渐消，可给予低盐饮食。

5. 水肿期应给清淡易消化食物。蛋白质摄入量应控制在 1~2g/（kg·d），避免过高或过低。

要点七　健康教育

1. 鼓励患儿及家长保持良好的情绪，在恢复期可做一些轻松的娱乐活动，适当安排学习，以增强患儿的信心，积极配合治疗，早日康复。活动时注意安全，以防摔伤骨折。

2. 讲解激素对本病治疗及中药配合治疗的重要性，使家长主动配合并坚持计划用药，并告知家庭护理对本病的重要性。

3. 让患儿和家长了解感染是本病最常见的合并症和复发的原因，采取有效的措施预防感染至关重要。

4. 教会家长和较大患儿学会用试纸监测尿蛋白的变化。

细目十四　麻疹

要点一　特点

麻疹是外感麻疹时邪（麻疹病毒）引起的一种急性出疹性传染病，以发热，咳嗽，鼻塞流涕，泪水汪汪，口腔两颊近白齿处可见麻疹黏膜斑，周身皮肤按序泛发麻粒样大小的红色斑丘疹，疹退时皮肤有糠屑样脱屑和色素沉着斑等为特征。本病一年四季都可发病，但好发于冬春季节，可引起流行。6 个月至 5 岁小儿发病率高。近 30 多年来，普遍接种麻疹减毒活疫苗，大大降低了本病的发病率，基本控制了麻疹的流行。在流行病学研究方面，提出麻疹发病有向大年龄推移的趋势，发病从过去 6 个月至 5 岁小儿多见，向现在大多是 8 个月以内婴儿和 7 岁以上学龄儿童转变，亦有新生儿罹患麻疹者。轻证、非典型麻疹较多。麻疹若能及时治疗，合理调护，疹点按期有序布发，则预后良好；但麻疹重证可产生逆险证候，甚至危及生命。本病患病后一般可获得终生免疫。

要点二　诊断和鉴别诊断

（一）诊断要点

1. 病史

易感儿，在流行季节，有麻疹接触史。潜伏期大多为 10~14 天。

2. 临床表现

典型麻疹临床表现分为 3 期。

（1）疹前期（初热期）：持续 2~4 天。表现为发热、眼结膜充血、畏光、流泪、流涕、喷嚏、咳嗽等卡他症状，两侧颊黏膜可见 0.5~1mm 直径大小的白色斑点，周围有红晕，为数不一，此为麻疹黏膜斑。同时伴精神委靡，食欲不振，腹泻，呕吐等症状。

（2）出疹期（见形期）：持续 3～5 天。一般于发热 3～4 天后出疹，初见于耳后、发际，依次向面、颈、躯干蔓延，约 2～3 天内遍布全身，最后达手足心、鼻准部。皮疹初为淡红色斑丘疹，直径 2～5mm 不等，随着皮疹增多，颜色加深，融合成不规则片状，但疹间皮肤色泽正常。

（3）疹回期（收没期）：出疹后 3～4 天。高热开始下降，全身情况好转，皮疹按出疹顺序逐渐隐退，出现糠麸样脱屑并见淡褐色的色素沉着，在 2～3 周完全消失。

（二）鉴别诊断

本病需与幼儿急疹、风疹、猩红热鉴别。

1. 幼儿急疹

两病均以高热不退为特征，但幼儿急疹高热 3～4 天后，热退疹出，即出疹时已不发热，且全身伴见症状较轻，发病年龄多见于 6～12 个月的婴儿，没有麻疹黏膜斑。麻疹的患儿发热 3～4 天出疹，出疹时发热更高，全身症状加重，出疹前出现麻疹黏膜斑，出疹消退后还有色素沉着。

2. 风疹

风疹是中度发热，发热半天到 1 天出疹，全身症状较轻伴有耳后枕部淋巴结肿大，没有麻疹黏膜斑，皮疹消退后没有色素沉着。

3. 猩红热

猩红热是发热数小时内即可出现皮疹，24 小时可遍及全身，皮疹为猩红色，全身症状较重，有口周苍白圈、帕氏线、草莓舌等特殊体征。

要点三　转诊原则

发现疑似病例立即隔离并转诊传染病医院。

要点四　预防保健

1. 易感儿进行麻疹减毒活疫苗预防接种，有明显麻疹接触史者，应及时注射丙种球蛋白，并检疫观察 3 周。

2. 麻疹流行期间，避免去公共场所及探亲访友，减少感染机会。

3. 患儿应卧床休息，居室空气要流通，保持适当温度和湿度，有畏光症状时室内光线要柔和。

4. 注意补充水分，给予易消化、富含营养的食物。

5. 保持患儿皮肤、眼睛、鼻腔及口腔的清洁，勤换内衣，注意消毒。

要点五　健康教育

1. 控制传染源

发现麻疹患儿应立即隔离至出疹后 5 天，合并肺炎者延长隔离至出疹后 10 天。一般对接触者宜隔离观察 14 天，已作过免疫接种者观察 4 周。

2. 切断传播途径

麻疹患儿的衣物应在阳光下暴晒；患儿住过的房间宜通风并用紫外线照射。

3. 保护易感儿

麻疹流行季节，易感儿尽量减少去公共场所的次数；按计划接种麻疹减毒活疫苗。

细目十五　幼儿急疹

要点一　特点

幼儿急疹是因感受幼儿急疹时邪（人疱疹病毒 6 型），急起发热，3~4 天后体温骤降，同时全身出现玫瑰红色小丘疹为特征的一种急性出疹性传染病。由于皮疹形似麻疹，且病发于婴幼儿，故中医学称为"奶麻"。本病一年四季均可发生，以冬春季节发病者居多。多见于 1 岁以下婴儿，6 个月以内婴儿亦可发病。患儿多能顺利出疹，极少有合并症，预后良好。病后可以获得持久免疫力，很少有第二次发病。由于婴幼儿活动范围较小，故本病一般不致流行。

要点二　病因病机

幼儿急疹发病的原因，为感受幼儿急疹时邪。幼儿急疹时邪由口鼻而入，侵袭肺卫，郁于肌表，与气血相搏，其主要病变在肺脾。正邪相争，热蕴肺胃，正气抗邪，时邪出于肺卫，疹透于肌肤，邪毒外泄。

要点三　诊断和鉴别诊断

（一）诊断要点

1. 多发生于 2 岁以下的婴幼儿。
2. 起病急骤，常突然高热，持续 3~4 天后热退，但全身症状轻微。
3. 身热始退，或热退稍后，即出现玫瑰红色皮疹。皮疹以面部、躯干为主。皮疹出现 1~2 天后即消退，疹退后无脱屑及色素沉着。
4. 血常规：白细胞总数减少，淋巴细胞分类计数较高。

（二）鉴别诊断

本病应与麻疹鉴别。幼儿急疹与麻疹均为发热 3~4 天出疹，皮疹相似，为红色斑丘疹。但麻疹出疹时发热更高，全身症状加重，出疹前出现麻疹黏膜斑，皮疹消退后还有色素沉着。幼儿急疹则疹出热退，全身症状轻微。

要点四　治疗

（一）辨证论治

1. 邪郁肌表证

证候：骤发高热，持续 3~4 天，神情正常或稍有烦躁，饮食减少，偶有囟填，或见抽风，咽红，舌质偏红，舌苔薄黄，指纹浮紫。

治法：解表清热。

方药：银翘散加减。

常用药：金银花、连翘、薄荷、桑叶、菊花、牛蒡子、桔梗、竹叶、板蓝根、甘草。

加减：鼻塞流涕，加苏叶、防风；壮热不退，烦躁不安，加栀子、蝉蜕；烦躁欲惊，加僵蚕、钩藤；时作呕恶，加竹茹、生姜；食欲不振，大便溏薄，加葛根、扁豆、焦山楂。

2. 毒透肌肤证

证候：身热已退，肌肤出现玫瑰红色小丘疹，皮疹始见于躯干部，很快延及全身，约经 1~2 天皮疹消退，肤无痒感，或有口干、纳差，舌质偏红，苔薄少津，指纹淡紫。

治法：清热生津。

方药：银翘散合养阴清肺汤加减。

常用药：金银花、连翘、薄荷、大青叶、桔梗、牛蒡子、生甘草、生地黄、牡丹皮、玄参。

加减：食欲不振，加鸡内金、麦芽；大便干硬，加火麻仁、瓜蒌子。

要点五　转诊原则

1. 高热不退，需要明确诊断者需转诊。
2. 出现反复惊厥者需转诊。

要点六　预防保健

1. 饮食宜清淡，容易消化，忌油腻，适当多饮水。
2. 出现高热应及时退热，防止发生高热惊厥。

要点七　健康教育

1. 保护易感儿，婴幼儿应尽量减少去人多拥挤的公共场所。
2. 提倡母乳喂养，适当户外后动，多晒太阳，增强体质。

细目十六　风疹

要点一　特点

风疹是外感风疹时邪（风疹病毒）所引起的一种急性出疹性传染病，临床以发热，咳嗽，全身皮肤出现细沙样玫瑰色斑丘疹，耳后及枕部臖核（淋巴结）肿大为特征。1~5 岁小儿多见，一年四季均可发生，冬春季节好发，有时可造成流行，患病后可获得持久性免疫。风疹病情多轻浅，临床很少有合并症的发生。但是，孕妇在妊娠早期若患本病，风疹病毒可通过胎盘感染胎儿，使胎儿在子宫内感染，而出现多种先天性疾病，如先天性心脏病、耳聋、白内障、脑发育障碍等，称为先天性风疹或先天性风疹综合征。

要点二　病因病机

风疹的病因是感受风疹时邪。其主要病变在肺卫。

风疹时邪毒轻病浅，一般只犯于肺卫，蕴于肌腠，邪毒外泄后能较快康复。若邪毒阻滞少阳经络，则耳后、枕部臖核肿胀，胁下可见痞块。只有很少患儿邪势较盛，可内犯气营，形成燔灼肺胃之证。

要点三　诊断和鉴别诊断

（一）诊断要点

1. 病史

有与风疹患者接触病史。

2. 临床表现

初期类似感冒，发热1天左右，全身皮肤出现淡红色斑丘疹，出疹1~2天后，发热渐退，皮疹逐渐隐没，皮疹消退后，可有皮肤脱屑，但无色素沉着。常伴有耳后及枕部臖核肿大、左胁下痞块（脾脏）轻度肿大。

3. 实验室检查

（1）血常规：白细胞总数减少，分类淋巴细胞相对增多。

（2）血清学检测风疹病毒抗体：1个月内未接种过风疹疫苗而在血清中查到风疹 IgM 抗体；恢复期病人血清风疹 IgG 抗体滴度较急性期有4倍或4倍以上升高，或急性期抗体阴性而恢复期抗体阳性。

（二）鉴别诊断

本病需与麻疹相鉴别。麻疹患儿发热3~4天出疹，典型麻疹出疹具有一定次序，初见于耳后、发际，依次向面、颈、躯干蔓延，约2~3天内遍布全身，最后达手足心、鼻准部。出疹时发热更高，出疹前出现麻疹黏膜斑，出疹消退后还有色素沉着。风疹是中度发热，发热半天到1天出疹，全身症状较轻伴有耳后枕部淋巴结肿大，没有麻疹黏膜斑，皮疹消退后没有色素沉着。

要点四　治疗

1. 邪犯肺卫证

证候：发热恶风，喷嚏流涕，轻微咳嗽，精神倦怠，纳呆，皮疹先起于头面、躯干，随即遍及四肢，分布均匀，疹点稀疏细小，疹色淡红，一般2~3日渐见消退，肌肤轻度瘙痒，耳后及枕部臖核肿大触痛。舌质偏红，舌苔薄白，或见薄黄，脉象浮数。

治法：疏风解表清热。

主方：银翘散加减。

常用药：金银花、连翘、竹叶、牛蒡子、桔梗、甘草、荆芥、薄荷、淡豆豉。

加减：耳后、枕部臖核肿胀疼痛者，加蒲公英、夏枯草、玄参；咽喉红肿疼痛者，加僵蚕、板蓝根；皮肤瘙痒者，加蝉蜕、僵蚕。

2. 邪入气营证

证候：壮热口渴，烦躁哭闹，疹色鲜红或紫暗，疹点稠密，甚至可见皮疹融合成片，小便短黄，大便秘结，舌质红赤，舌苔黄糙，脉象洪数。

治法：清气凉营解毒。

主方：透疹凉解汤加减。

常用药：桑叶、薄荷、牛蒡子、蝉蜕、连翘、黄芩、紫花地丁、赤芍、紫草。

加减：口渴多饮加天花粉、鲜芦根；大便干结加大黄、玄明粉；皮疹稠密，疹色紫暗加生地黄、牡丹皮、丹参。

要点五　转诊原则

1. 诊断不明，高热不退需要转诊。
2. 出现高热不退、神志昏迷，四肢抽搐，皮疹稠密等毒陷厥阴证时需要转诊。

要点六　预防保健

1. 风疹流行期间，不要带易感儿去公共场所。
2. 小儿有与风疹病人密切接触史者，可口服板蓝根颗粒预防发病。
3. 注意休息，饮食宜富含营养和容易消化，多饮水，保持室内适宜温、湿度。
4. 衣服宜柔软宽松。皮肤瘙痒者，不要用手挠抓，防止损伤皮肤导致感染。

要点七　健康教育

1. 患儿在出疹期间不宜外出，防止交叉感染。
2. 保护孕妇，尤其在妊娠早期（妊娠 3 个月内），应避免与风疹病人接触。
3. 接种风疹疫苗，对儿童及婚前女子进行接种，具有预防风疹的效果。

细目十七　猩红热

要点一　特点

猩红热是外感猩红热时邪（A 族乙型溶血性链球菌）引起的急性传染病，临床以发热、咽喉肿痛或伴腐烂，全身泛发猩红色皮疹，疹后脱屑脱皮为特征。主要发生于冬春季节，北方发病率高于南方，各年龄都可发病，2 ~ 8 岁儿童发病率较高。

要点二　病因病机

猩红热的发病原因，为猩红热时邪乘时令不正之气，寒暖失调之时，机体脆弱之机，从口鼻侵入人体，蕴于肺胃二经。

病之初起，时邪首先犯肺，邪郁肌表，正邪相争，而见恶寒发热等肺卫表证。继而邪毒入里，蕴于肺胃。咽喉为肺胃之门户，咽通于胃，喉通于肺。肺胃邪热蒸腾，上熏咽喉，而见咽喉糜烂、红肿疼痛，甚则热毒灼伤肌膜，导致咽喉溃烂白腐。肺主皮毛，脾主肌肉，邪毒循经外窜肌表，则肌肤透发痧疹，色红如丹。若邪毒重者，可进一步化火入里，传入气营，或内迫营血，此时瘀疹密布，融合成片，其色泽紫暗或有瘀点，同时可见壮热烦渴，嗜睡委靡等症。若邪毒炽盛，可内陷厥阴，闭于心包则神昏谵语，引动肝风则壮热抽风。病至后期，邪毒虽去，阴津耗损，多表现肺胃阴伤证候。

要点三　诊断和鉴别诊断

（一）诊断要点

1. 病史

有与猩红热病人接触史。

2. 临床表现

典型病例的临床表现可分为 3 期。

（1）前驱期：一般不超过 24 小时。起病急骤，体温 38℃～40℃，畏寒，咽痛，吞咽时加剧，可有呕吐。咽及扁桃体有脓性分泌物，软腭充血，有细小红疹或出血点。舌苔白，舌乳头红肿突出，称为白草莓舌。颈部及颌下淋巴结肿大并有压痛。

（2）出疹期：多在发热第 1～2 天出疹，皮疹最早见于颈部、腋下和腹股沟处，于 24 小时内很快由上而下遍及全身，其时体温亦最高，然后高热渐降。皮疹为红色细小丘疹，呈鸡皮样，抚摸时似砂纸感，皮疹密集，疹间皮肤红色，用手指按压皮疹，皮疹色退，暂呈苍白，去压后红疹复现，称"贫血性皮肤划痕"。面部潮红，不见皮疹，口唇周围相对苍白，形成"环口苍白圈"。皮肤皱折处如腋窝、肘窝、腹股沟等处，皮疹更密，可夹有出血点，形成明显的横纹线．称为"帕氏线"。起病 4～5 天时，白苔脱落，舌面光滑鲜红，舌乳头红肿突起，称红草莓舌。颈前淋巴结肿大压痛。

（3）恢复期：皮疹按出疹顺序消退，体温渐趋正常。热退后不久，开始脱皮，先从脸部糠屑样脱皮，渐及躯干，最后四肢，亦可见大片状脱皮。脱皮后无色素沉着。部分患儿在病后 1～4 周可产生风湿热、肾小球肾炎等变态反应性并发症。

3. 实验室检查

血常规示白细胞总数增高，至（10～20）×10⁹/L；中性粒细胞可达 75%～90%。C反应蛋白（CRP）升高。咽拭子细菌培养可分离出 A 族乙型溶血性链球菌。抗链球菌溶血素"O"抗体（ASO）阳性。

（二）鉴别诊断

本病除了应与麻疹、风疹鉴别外，还需与金黄色葡萄球菌感染、川崎病相鉴别。

1. 金黄色葡萄球菌感染

金黄色葡萄球菌感染后致咽炎和败血症，可发生与猩红热同样的皮疹，但皮疹持续时间短暂，无脱皮，且常有局部和迁延性病灶，细菌培养结果不同。

2. 皮肤黏膜淋巴结综合征

发热持续时间较长，可有草莓舌，猩红热样皮疹，同时伴有眼结膜充血、口唇干裂，一过性颌下淋巴结肿大及指趾末端膜状或套状脱皮，可引起冠状动脉病变，病原学检查阴性，抗感染治疗无效。

要点四　治疗

（一）辨证论治

1. 邪侵肺卫证

证候：发热骤起，头痛畏寒，肌肤无汗，咽喉红肿疼痛，或伴呕吐腹痛，皮肤潮红，痧疹隐隐，舌质红，苔薄白或薄黄，脉浮数有力。

治法：辛凉宣透，清热利咽。

主方：解肌透痧汤加减。

常用药：桔梗、甘草、射干、牛蒡子、荆芥、蝉蜕、浮萍、豆豉、葛根、金银花、连翘、大青叶、僵蚕。

加减：乳蛾肿痛者，加板蓝根、玄参；汗出不畅者加防风、薄荷；颈部臖核肿痛者，加夏枯草、紫花地丁。

2. 毒炽气营证

证候：壮热不退，烦躁口渴，咽喉肿痛，伴有糜烂白腐，皮疹密布，色红如丹，甚则色紫。见疹后的 1～2 天舌苔黄糙、舌质起红刺，3～4 天后舌苔剥脱，舌面光红起刺，状如草莓，脉数有力。

治法：清气凉营，泻火解毒。

主方：凉营清气汤加减。

常用药：生石膏、水牛角、赤芍、牡丹皮、黄连、黄芩、连翘、板蓝根、生地黄、石斛、芦根、玄参。

加减：丹痧布而不透，壮热无汗者，加淡豆豉、浮萍；苔糙便秘，咽喉腐烂者，加生大黄、玄明粉。

3. 疹后阴伤证

证候：身热渐退，或见午后低热，咽部糜烂疼痛减轻，痧疹隐退，皮肤脱屑，唇干口燥，食欲不振，或伴有干咳，大便秘结。舌红少津，苔剥脱，脉细数。

治法：养阴生津，清热润喉。

主方：沙参麦冬汤加减。

常用药：北沙参、麦冬、玉竹、天花粉、甘草、扁豆、桑叶。

加减：低热不清者，加地骨皮、银柴胡、生地黄；口干咽痛，加玄参、桔梗、芦根；大便秘结，可加知母、火麻仁。

（二）西医治疗

首选青霉素肌注或静脉滴注，疗程 7～10 天。如青霉素过敏，可用红霉素或头孢菌素。

要点五　转诊原则

1. 诊断不明、高热不退需要转诊。

2. 出现严重的毒血症、中毒性心肌炎和感染性休克需要转诊。

要点六　预防保健

1. 居室要经常保持空气流通，但要避免直接吹风。
2. 易感儿要减少去人多拥挤的公共场所。
3. 急性期卧床休息，多饮水，饮食宜以清淡易消化流质或半流质为主。
4. 注意皮肤与口腔清洁，用淡盐水含漱，每日 2 ~ 3 次。皮肤瘙痒者不可抓挠，脱皮时不可撕扯。

要点七　健康教育

1. 隔离传染源

发现猩红热病人应及时隔离，隔离至临床症状消失，咽拭子培养链球菌阴性时解除隔离。对密切接触的易感人员应隔离 7 ~ 12 天。密切接触的带菌者，也应隔离，并同时用青霉素治疗。

2. 切断传播途径

流行期间，禁止小儿去公共场所，接触病人要戴口罩，对病人的污染物、分泌物及时消毒处理。

3. 保护易感儿

对密切接触病人的易感儿童，可服用清热解毒中药煎剂或中成药加以预防。

细目十八　水痘

要点一　特点

水痘是由外感时行邪毒引起，以发热，皮肤分批出现皮疹，丘疹、疱疹、结痂同时存在为特征的一种小儿常见发疹性时行疾病。一年四季均可发生，但以冬春季节发病最多。任何年龄皆可发病，以 6 ~ 9 岁小儿为多见。一般预后良好，少数患儿可因感邪深重而出现邪毒内陷厥阴或邪毒闭肺之变证，甚或危及生命。

本病传染性极强，从发病之日起到皮疹全部干燥结痂前均有传染性，易在集体托幼机构发生流行。患病后大多可获终生免疫，二次感染者极少。

要点二　病因病机

本病由外感时行邪毒所致。小儿因脏腑娇嫩，形气未充，卫外机能低下而易于罹患。其病变脏腑主要在肺脾二经。盖肺主皮毛，脾主肌肉，时行邪毒由口鼻而入，蕴郁肺脾，与内湿相搏，蕴蒸于肌表，则发为水痘。邪轻正气不虚者，一般只犯于肺脾二经，水痘分布稀疏，点粒分明，全身症状轻微；若邪重正衰，正不胜邪，邪毒内犯，则可波及心、肝、肺等脏而出现毒陷心肝、邪毒闭肺，水痘继发感染而致毒染痘疹。

要点三　诊断和鉴别诊断

（一）诊断要点

1. 病史

起病前 2～3 周有水痘接触史。

2. 临床表现

疾病初起有发热、流涕、咳嗽等症，发热大多不高。皮疹常在发病 1～2 天内出现，开始为斑丘疹，很快变成疱疹，大小不一，呈椭圆型，内含水液，周围红晕，常伴有瘙痒，结痂脱落后不留斑痕。皮疹呈分批出现，以躯干部较多，四肢分布少，在同一时期，丘疹、疱疹、干痂并见。

3. 实验室检查

（1）血常规：周围血白细胞总数正常或偏低。

（2）病原学检查：使用单抗 - 免疫荧光法检测外周血中特异性病毒 DNA，是敏感、快速的早期诊断方法。在出疹 2～3 周后，恢复期血清抗体滴度增加 4 倍以上即可确诊。

（二）鉴别诊断

1. 脓疱疮

多于炎热夏季发病。疾病初起可见红斑，继则出现水疱，并迅速扩大，疱如豌豆或黄豆大小，疱液成脓为脓疱，周围有红晕，疱壁薄易破溃，疱破后露出湿润而潮红的糜烂疮面，极易传染。脓液干涸后，在糜烂面结成黄绿色厚痂。皮损表浅，痂落后多不留疤痕。脓疱疮多见于头面部、颈项、四肢等暴露部位，躯干部少见；可伴有发热及附近的淋巴结肿大。血常规：白细胞增多，中性粒细胞增高为主。疱液可培养出细菌。

2. 水疥（丘疹样荨麻疹）

本病多见于春夏之交季节，可因虫咬过敏所致。皮疹呈水肿性红色丘疹时有黄豆大小，有时丘疹中央有水疱，但较水痘坚硬，不易破损，痒感较重，多见于四肢，易反复出现，无发热、咳嗽等上呼吸道感染征象。

3. 带状疱疹

疱疹沿一定的神经干径路分布，不对称，不超过躯干中部，局部有显著的灼痛。

要点四　治疗

（一）辨证论治

1. 邪伤肺卫证

证候：发热轻微，或无热，鼻塞流涕，喷嚏，咳嗽，1～2 天后皮肤出疹，疹色红润，疱浆清亮，根盘红晕不明显，点粒稀疏，伴有痒感，舌质红，舌苔薄白，脉浮数。

治法：疏风清热，利湿解毒。

主方：银翘散加减。

常用药：金银花、连翘、薄荷、蝉蜕、牛蒡子、桔梗、甘草、紫草、赤芍、车前草、滑石。

加减：咳嗽有痰者，加杏仁、浙贝母；咽喉肿痛者，加板蓝根、马勃；疱疹痒甚者，加白鲜皮、地肤子。

2. 毒炽气营证

证候：壮热烦躁，口渴欲饮，面赤唇红，口舌生疮，疱疹稠密，疹色紫暗，疱浆混浊，根盘红晕，大便干结，小便短黄，舌红或绛，苔黄糙而干，脉数有力。

治法：清气凉营，解毒化湿。

主方：清胃解毒汤加减。

常用药：升麻、黄连、黄芩、生石膏、牡丹皮、生地黄、紫草、赤芍、栀子、车前草。

加减：口舌生疮，大便干结者，加生大黄、玄明粉；口干唇燥者，加麦门冬、芦根；壮热不退，口渴引饮，气分热证尤甚者，加生石膏、知母；疹色深红或紫暗者，加紫草、栀子；牙龈肿痛者，加黄连、紫花地丁。

（二）外治疗法

1. 苦参15g，芒硝10g，浮萍10g。煎水外洗。每日2次。用于水痘皮疹较密，瘙痒明显者。

2. 青黛适量，布包，扑撒疱疹局部，1日1~2次。用于水痘瘙痒，疱疹破溃者。

要点五　转诊原则

出现变证，如毒陷心肝证，症见壮热不退，神志模糊，甚至昏迷，抽搐；邪毒闭肺证，症见高热不退，咳嗽喘促，口唇青紫；毒染痘疹证，症见疱疹流脓，皮肤溃烂等，应转诊。

要点六　预防保健

1. 要经常保持室内空气流通，注意避风寒，防止复感外邪。

2. 饮食宜清淡易消化，多饮温开水。

3. 要保持皮肤清洁，勤换内衣，剪短手指甲，或带连指手套，以防抓破疱疹，避免继发感染。

4. 水痘急性期应卧床休息，注意水分和营养的补充，不宜吃辛辣、肥腻的食物。

5. 对使用大剂量肾上腺皮质激素、免疫抑制剂患儿，及免疫功能受损、恶性肿瘤患儿，在接触水痘72小时内可肌肉注射水痘-带状疱疹免疫球蛋白，以预防感染本病。

要点七　健康教育

1. 控制传染源

一般水痘患者应在家隔离治疗至疱疹全部结痂，学校、托幼机构中已接触水痘的易感儿，应检疫3周。已被水痘病儿污染的被服及用具，应采用曝晒、煮沸、紫外线灯照射等措施，进行消毒。托幼机构宜用紫外线消毒。带状疱疹患者应避免与易感儿及孕妇接触。

2. 保护易感儿

进行水痘减毒活疫苗的接种有较好预防效果。用水痘－带状疱疹免疫球蛋白肌肉注射进行被动免疫，主要适用于有细胞免疫缺陷者、免疫抑制剂治疗者、患有严重疾病者（如白血病、淋巴瘤及其他恶性肿瘤等）或易感孕妇及体弱者。

细目十九　流行性腮腺炎

要点一　特点

流行性腮腺炎是由感受腮腺炎时邪引起的一种急性传染病，临床以发热、耳下腮部漫肿疼痛为主要特征。本病一年四季均可发生，冬春季节发病率最高。任何年龄均可发病，但以学龄前及学龄期儿童为多见，2岁以下小儿很少罹患。本病传染性较强，易在儿童集体机构发生流行。一般预后良好，患病后可获终生免疫。少数重症患儿可出现邪陷心肝、毒窜睾腹之变证。

要点二　病因病机

引起本病的原因为感受腮腺炎病毒，其病变部位在足少阳胆经和足厥阴肝经。足少阳之脉起于目外眦，上抵头角，下耳后，绕耳而行，腮腺位于足少阳胆经循行所过之处。风温邪毒从口鼻而入，首犯肺卫。肺卫失宣，卫阳郁遏，故初起可见发热、恶寒、头痛、咽痛等肺卫表证；邪毒入里，内犯少阳经脉，循经上攻，与气血相搏，结于耳下腮部，则腮腺肿胀疼痛。若感邪较重，或素体虚弱，正不胜邪，毒热炽盛，壅阻少阳经脉，气血凝滞，则高热不退，腮部胀甚疼痛，坚硬拒按，张口咀嚼不便。

要点三　诊断和鉴别诊断

（一）诊断要点

1. 病史

发病前2~3周有与流行性腮腺炎患儿接触史。

2. 临床表现

病初可有发热。腮腺肿大以耳垂为中心，向前、后、下扩大，边缘不清，触之有弹性感、疼痛感。常一侧先肿大，2~3天后对侧亦出现肿大。腮腺管口红肿，或同时有颌下腺肿大。可并发脑膜脑炎、睾丸炎、卵巢炎、胰腺炎等。

3. 实验室检查

（1）血常规：血白细胞总数正常或偏低，继发细菌感染者血白细胞总数及中性粒细胞均增高。

（2）血清和尿淀粉酶测定：血清及尿中淀粉酶活性与腮腺肿胀程度相平行，90%患儿发病早期血清及尿淀粉酶增高，有助于诊断。2周左右恢复至正常。

（3）病原学检查：从患儿唾液、血、尿、脑脊液中可分离出腮腺炎病毒。血清中腮腺炎病毒特异性抗体 IgM（＋），可做病原学诊断依据。

（二）鉴别诊断

化脓性腮腺炎

中医名发颐。腮腺肿大多为一侧；表皮泛红，疼痛剧烈，拒按；按压腮部可见口腔内腮腺管口有脓液溢出；无传染性；血白细胞总数及中性粒细胞增高。

要点四　治疗

（一）辨证论治

1. 邪犯少阳证

证候：轻微发热恶寒，一侧或两侧耳下腮部漫肿疼痛，触之痛甚，咀嚼不便，或有头痛、咽红疼痛、纳少，舌质红，苔薄白或薄黄，脉浮数。

治法：疏风清热，散结消肿。

主方：柴胡葛根汤加减。

常用药：柴胡、黄芩、牛蒡子、葛根、桔梗、金银花、连翘、板蓝根、夏枯草、赤芍、僵蚕。

加减：热甚者，加生石膏；咽喉肿痛者，加马勃、玄参、甘草；纳少呕吐者，加竹茹、陈皮；发热恶寒加白芷、苏叶；咳嗽者，加前胡、浙贝母。若腮肿较著者，可加丹参、青皮。

2. 热毒壅盛证

证候：高热，一侧或两侧耳下腮部漫肿胀痛，范围大，坚硬拒按，张口咀嚼困难，或有烦躁不安，面赤唇红，口渴欲饮，头痛呕吐，咽红肿痛，颌下肿块胀痛，纳少，尿少而黄，大便秘结，舌质红，舌苔黄，脉滑数。

治法：清热解毒，软坚散结。

主方：普济消毒饮加减。

常用药：柴胡、黄芩、黄连、连翘、升麻、板蓝根、蒲公英、牛蒡子、马勃、桔梗、玄参、薄荷、夏枯草、陈皮、僵蚕。

加减：热甚者，加生石膏、知母；腮部肿胀甚，坚硬拒按者，加海藻、昆布、牡蛎、赤芍、牡丹皮；呕吐者，加竹茹；大便秘结者，加大黄、玄明粉。

（二）外治疗法

1. 如意金黄散

适量，以醋或蜂蜜调匀，涂敷患处，每日 1～2 次。用于腮部肿痛。

2. 新鲜仙人掌

每次取一块，去刺，洗净后捣泥，涂敷患处，每日 1～2 次。用于腮部肿痛。

要点五　转诊原则

若出现流行性腮腺炎变证，表现为高热不退，耳下腮部漫肿疼痛，坚硬拒按，头痛项强，烦躁，呕吐剧烈，神昏嗜睡，反复抽搐，为邪陷心肝证，相当于合并脑膜脑炎；表现为腮部肿胀同时或腮肿渐消时，一侧或双侧睾丸肿胀疼痛，或脘腹疼痛，少腹疼痛，或伴发热、呕吐，为毒窜睾腹证，相当于合并睾丸炎，或卵巢炎，或急性胰腺炎，需转诊。

要点六　预防保健

1. 本病流行期间，少去公共场所，避免感染。

2. 本病流行季节，幼儿园及中、小学校等集体单位要经常进行体格检查，有接触史的可疑患儿，要进行隔离观察，并服用清热解毒中药或中成药。

3. 患儿发热期间应卧床休息，禁食肥腻之品，尤其避免酸辣等刺激性食物，并以流食、半流食为宜，注意口腔卫生，多饮开水。

4. 进入青春期的男性患儿，若并发睾丸炎可用纱布做成吊带，将肿胀的阴囊托起。

要点七　健康教育

1. 控制感染源

发现病儿应隔离，隔离至腮肿完全消退5天左右为止，有接触史的易感儿应检疫观察3周。患儿的衣被、用具等物品均应煮沸清毒。居室用食醋加水熏蒸，每次30分钟，每日1次，进行空气消毒。

2. 保护易感儿

对易感儿接种麻腮风联合疫苗进行主动免疫。

细目二十　手足口病

要点一　特点

手足口病是由感受手足口病时邪引起的急性发疹性传染病，临床以手足掌跖、臀及口腔疱疹，或伴发热为特征。本病一年四季均可发生，但以夏秋季节为多见，任何年龄均可发病，临床尤多见于5岁以下小儿。本病可经消化道、呼吸道传播，传染性强，易引起流行。一般预后较好，经数天到一周痊愈，少数重症患儿可因调护不当，合并感染，而致病程迁延，严重者可因邪毒留心，或内陷心肝而出现变证，甚或危及生命。

要点二　病因病机

引起小儿手足口病的原因，包括外因和内因两个方面。外因责之于感受手足口病时邪；内因责之于小儿脏腑娇嫩，卫外机能低下。肺主气，司呼吸，外合皮毛，开窍于鼻。脾主四肢肌肉，司运化，外合肌腠，开窍于口。时邪疫毒由口鼻或皮毛而入，蕴郁肺脾。肺失通调，脾失健运，水湿内停，与毒相搏，外透肌肤，上熏口咽，出现手足肌肤、口腔黏膜部疱疹时，则发为手足口病。

本病的病变部位主要在肺脾二经。感邪轻者，疱疹仅现于手足肌肤、口腔黏膜，分布稀疏，疹色红润，疱浆清亮，全身症状轻浅，可较快向愈。若感邪较重，或素体不足，邪盛正衰，湿热毒盛，内燔气营，除手足口部见有疱疹外，四肢、臀部等处也可累及，疹色紫暗，分布稠密，疱浆混浊，而且高热烦躁等全身症状严重，甚或出现邪毒化火，内陷厥阴等变证。

要点三　诊断和鉴别诊断

（一）诊断要点

1. 病史

病前 1 ~ 2 周有与手足口病患者接触史。

2. 临床表现

潜伏期：多为 2 ~ 10 天，平均 3 ~ 5 天。

（1）普通病例表现：急性起病，发热，口腔黏膜出现散在疱疹，手、足和臀部出现斑丘疹、疱疹，疱疹周围可有炎性红晕，疱内液体较少。可伴有咳嗽、流涕、食欲不振等症状。部分病例仅表现为皮疹或疱疹性咽峡炎。多在一周内痊愈，预后良好。部分病例皮疹表现不典型，如：单一部位或仅表现为斑丘疹。

（2）重症病例表现：少数病例（尤其是小于 3 岁者）病情进展迅速，在发病 1 ~ 5 天左右出现脑膜炎、脑炎、脑脊髓炎、肺水肿、循环障碍等，极少数病例病情危重，可致死亡，存活病例可留有后遗症。

3. 实验室检查

（1）血常规：白细胞计数正常或降低，病情危重者白细胞计数可明显升高。

（2）血生化检查：部分病例可有轻度谷丙转氨酶（ALT）、谷草转氨酶（AST）、肌酸激酶同工酶（CK – MB）升高，病情危重者可有肌钙蛋白（cTnI、cTnT）、血糖升高。C反应蛋白（CRP）一般不升高。

（二）鉴别诊断

1. 水痘

疱疹较手足口病稍大，呈向心性分布，躯干、头面多，四肢少，疱壁薄，易破溃结痂，疱疹多呈椭圆形，其长轴与躯体的纵轴垂直，且在同一时期、同一皮损区斑丘疹、疱疹、结痂并见为其特点。

2. 疱疹性咽峡炎

由柯萨奇病毒 A 组（2 ~ 10 型）感染引起，夏秋季节发病率高，多见于 5 岁以下小儿。起病较急，常突发高热、咽痛、流涕、头痛，体检可见软腭、悬雍垂、舌腭弓、扁桃体、咽后壁等口腔后部出现灰白色小疱疹，周围红赤，1 ~ 2 天内疱疹破溃形成溃疡，疼痛明显，伴流涎、拒食、呕吐等，皮疹很少累及颊黏膜、舌、龈以及口腔以外部位皮肤，可资鉴别。

要点四　治疗

（一）辨证论治

1. 邪犯肺脾证

证候：发热轻微，或无发热，流涕咳嗽，咽红疼痛，或纳差恶心，呕吐泄泻，约 1～2 天后或同时出现口腔内疱疹，破溃后形成小的溃疡，疼痛流涎，不欲进食。随病情进展，手足掌心部出现米粒至绿豆大小斑丘疹，并迅速转为疱疹，分布稀疏，疹色红润，根盘红晕不著，疱液清亮，舌质红，苔薄黄腻，脉浮数。

治法：宣肺解表，清热化湿。

主方：甘露消毒丹加减。

常用药：金银花、连翘、黄芩、薄荷、白蔻仁、藿香、石菖蒲、滑石、茵陈蒿、板蓝根、射干、浙贝母。

加减：恶心呕吐者，加苏梗、竹茹；泄泻者，加泽泻、薏苡仁；高热者，加葛根、柴胡；肌肤痒甚者，加蝉蜕、白鲜皮；恶寒者，加防风、荆芥。

2. 湿热蒸盛证

证候：身热持续，热势较高，烦躁口渴，口腔、手足、四肢、臀部疱疹，分布稠密，或成簇出现，疹色紫暗，根盘红晕显著，疱液混浊，口臭流涎，灼热疼痛，甚或拒食，小便黄赤，大便秘结，舌质红绛，苔黄厚腻或黄燥，脉滑数。

治法：清热凉营，解毒祛湿。

主方：清瘟败毒饮加减。

常用药：黄连、黄芩、栀子、连翘、生石膏、知母、生地黄、赤芍、牡丹皮、大青叶、板蓝根、紫草、菖蒲、茵陈、车前草。

加减：偏于湿重者，去知母、生地黄，加藿香、滑石、竹叶；大便秘结者，加生大黄、玄明粉；腹部胀满者，加枳实、厚朴；口渴喜饮者，加麦冬、芦根；烦躁不安者，加淡豆豉、莲子心；瘙痒重者，加白鲜皮、地肤子。

（二）外治疗法

1. 西瓜霜、冰硼散、珠黄散

任选 1 种，涂搽口腔患处，1 日 2 次。

2. 如意金黄散、青黛散

任选 1 种，麻油调，涂敷手足疱疹患处，1 日 2 次。

要点五　转诊原则

若患儿出现持续高热不退，精神差，嗜睡，易惊，头痛，呕吐，烦躁，肢体抖动，心跳过速，呼吸急促等症时，应考虑为手足口病重症，应立即转诊。

要点六　预防保健

1. 本病流行期间，勿带孩子去公共场所，加强锻炼，增强体质。

2. 注意搞好个人卫生，养成饭前便后洗手的习惯。对被污染的日常用品、食具等应及时消毒处理，衣物置阳光下暴晒，室内保持通风换气。

3. 注意饮食起居，合理供给营养，保持充足睡眠，防止过度疲劳，降低机体抵抗力。

4. 患病期间，宜给清淡无刺激的流质或软食，多饮开水，进食前后可用生理盐水或温开水漱口，以减轻食物对口腔的刺激。

5. 注意保持皮肤清洁，对皮肤疱疹切勿挠抓，以防溃破感染。对已有破溃感染者，可用如意金黄散或青黛散麻油调后撒布患处，以收敛燥湿，助其痊愈。

要点七 健康教育

1. 控制感染源

目前手足口病没有有效的疫苗预防，也没有特殊治疗药物。早发现、早报告、早诊断、早治疗是控制本病扩散最有效措施。发现病儿应及时隔离，对密切接触者应隔离观察7~10天，并给予清热解毒中药或中成药预防。手足口病流行期间，幼托机构和小学应严格晨检制度，一旦发现异常患儿要采取及时送检，居家隔离治疗等措施，对患儿所用过的物品立即进行消毒处理。

2. 保护易感儿

易感儿及体弱儿接触患儿后，可予丙种球蛋白肌注，进行被动免疫。

细目二十一 蛔虫病

要点一 特点

蛔虫病是感染蛔虫卵引起的小儿常见肠道寄生虫病，以脐周疼痛，时作时止，饮食异常，大便下虫，或粪便镜检有蛔虫卵为主要特征。成虫寄生小肠，劫夺水谷精微，妨碍正常的消化吸收，严重者影响儿童生长发育。

本病无明显的季节性。农村感染率高于城市，这与粪便污染和卫生习惯不良有密切关系。小儿由于脾胃薄弱，未养成良好的卫生习惯，故感染率高于成人，尤多见于3~10岁的儿童。蛔虫寄生肠道可出现不同表现，轻者可无症状，或仅见脐周时有疼痛；重者可能出现并发症，其中以蛔厥证、虫瘕证多见，应积极救治。

要点二 病因病机

蛔虫病的发生，主要是吞入了感染性蛔虫卵所致。小儿缺乏卫生常识，双手易接触不洁之物，又喜吮手指，以手抓取食物，或食用未洗尽的生冷瓜果，或饮用不洁之水，以致食入虫卵，进入胃肠，形成蛔虫病。蛔虫寄踞肠内，频频扰动，致肠腑不宁，气机不利。小肠盘复于腹内中部，故腹痛多发生在脐周。

蛔虫好动而尤喜钻孔，当受到某些刺激，如肠道寒温不适或食糜异常，使蛔虫受扰，若蛔虫上窜入膈，钻入胆道则发生蛔厥。蛔虫性喜团聚，若大量蛔虫壅积肠中，互相扭结，聚集成团，可致肠道阻塞，格塞不通，形成虫瘕。

要点三　诊断和鉴别诊断

（一）诊断要点

1. 可有吐蛔、排蛔史。

2. 反复脐周疼痛，时作时止，腹部按之有条索状物或团块，轻揉可散，食欲异常，形体消瘦，可见挖鼻、咬指甲、睡眠磨牙、面部白斑。

3. 合并蛔厥、虫瘕，可见阵发性剧烈腹痛，伴恶心呕吐，甚或吐出蛔虫。蛔厥者，可伴有畏寒发热，甚至出现黄疸。虫瘕者，腹部可扪及虫团，按之柔软可动，多见大便不通。

4. 大便病原学检查：应用直接涂片法或厚涂片法或饱和盐水浮聚法检出粪便中蛔虫卵，即可确诊，但粪检未查出虫卵也不能排除本病。

（二）鉴别诊断

1. 急性阑尾炎

转移性右下腹痛及阑尾点压痛、反跳痛为其常见临床表现，但是急性阑尾炎的病情变化多端。其临床表现为持续伴阵发性加剧的右下腹痛，恶心呕吐，多数病人白细胞和中性粒细胞计数增高。而右下腹阑尾区（麦氏点）压痛，则是该病的一个重要体征。

2. 肠套叠

肠套叠是小儿外科最常见的急症之一。多见于 1 岁以内婴儿，4～7 个月时发病最多。最早症状为腹痛，常常突然发作，哭闹不安。约有 80% 的病儿出现呕吐，还常伴有血便，75% 左右的病儿可扪及腊肠形肿物，质地稍硬而具有韧性感。腹部 B 超、钡剂或空气灌肠可明确诊断。

要点四　治疗

（一）辨证论治

1. 肠虫证

证候：脐腹部疼痛，轻重不一，乍作乍止；或不思食，或嗜异食；大便不调，或便下蛔虫；面色多黄滞，可见面部白斑，白睛蓝斑，唇内粟状白点，夜寐龂齿。甚者，形体消瘦，肚腹胀大，青筋显露。舌苔多见花剥或腻，舌尖红赤，脉弦滑。

治法：驱蛔杀虫，调理脾胃。

主方：使君子散加减。

常用药：使君子、芜荑、苦楝皮、槟榔、甘草。

加减：腹痛明显加川楝子、延胡索、木香；腹胀满，大便不畅加大黄、玄明粉；呕吐加竹茹、生姜。

驱虫之后，以异功散或参苓白术散加减，调理脾胃。

2. 蛔厥证

证候：有肠蛔虫症状。突然腹部绞痛，弯腰曲背，辗转不宁，肢冷汗出，恶心呕吐，常吐出胆汁或蛔虫。腹部绞痛呈阵发性，疼痛部位在右上腹或剑突下，疼痛可暂时缓解，但又反复发作。舌苔多黄腻，脉弦数或滑数。

治法：安蛔定痛，继之驱虫。

主方：乌梅丸加减。

常用药：乌梅、细辛、椒目、黄连、黄柏、干姜、附子、桂枝、当归、人参、延胡索、白芍。

3. 虫瘕证

证候：有肠蛔虫症状。突然阵发性脐腹剧烈疼痛，部位不定，频繁呕吐，可呕出蛔虫，大便不下或量少，腹胀，腹部可扪及质软、无痛的可移动团块。病情持续不缓解者，见腹硬、压痛明显，肠鸣，无矢气。舌苔白或黄腻，脉滑数或弦数。

治法：通腑散结，驱蛔下虫。

主方：驱蛔承气汤加减。

常用药：大黄、玄明粉、枳实、厚朴、乌梅、椒目、使君子、苦楝皮、槟榔。

（二）西医治疗

1. 阿苯哒唑（肠虫清）

2岁以上儿童，1次顿服400mg，如需要，10日后重复1次。用于驱虫。

2. 枸橼酸哌嗪（驱蛔灵）

每日100～150 mg/kg，最大量不超过3g，分2次口服，连服2日。用于驱虫。

要点五 转诊原则

若出现蛔厥证，表现为突然腹部绞痛，弯腰曲背，辗转不宁，肢冷汗出，恶心呕吐，常吐出胆汁或蛔虫。腹部绞痛呈阵发性，疼痛部位在右上腹或剑突下，疼痛可暂时缓解，但又反复发作；虫瘕证，表现为突然阵发性脐腹剧烈疼痛，部位不定，频繁呕吐，可呕出蛔虫，大便不下或量少，腹胀，腹部可扪及质软、无痛的可移动团块，均需转诊。

要点六 预防保健

1. 饮食宜清淡，少食辛辣、炙煿及肥腻之品，以免助热生湿。

2. 服驱虫药宜空腹，应注意休息和饮食，多饮水和保持大便通畅，注意服药后反应及排虫情况。

3. 腹痛剧烈时，观察有无面色苍白、冷汗肢凉等厥逆的情况。蛔厥时，口服食醋60～100ml，有安蛔止痛作用。

要点七 健康教育

1. 教育儿童养成良好的卫生习惯，注意个人卫生，饭前便后洗手，不吃生菜及未洗净的瓜果，不饮用生水，以减少虫卵入口的机会。

2. 不随地大便，妥善处理好粪便，切断传染途径，保持水源及食物不受污染，减少感染机会。

（汪受传 吴力群）

针　灸　学

第一单元　腧穴的分类

腧穴是指人体脏腑经络之气输注于体表的特殊部位。人体的腧穴总体上可归纳为十四经穴、奇穴、阿是穴三类。

要点一　十四经穴

十四经穴是指具有固定的名称和位置，且归属于十二经脉和任、督二脉的腧穴，简称"经穴"。十四经穴是腧穴的主要部分，这类腧穴具有主治本经和所属脏腑病证的共同作用。

要点二　奇穴

奇穴是指既有一定的名称，又有明确的位置，但尚未归入十四经系统的腧穴，称"经外奇穴"，简称"奇穴"。这类腧穴的主治范围比较单纯，多数对某些病证有特殊的疗效。历代对奇穴的记载不一，也有一些奇穴在发展过程中被归入经穴。

要点三　阿是穴

阿是穴是指既无固定名称，亦无固定位置，而是以压痛点或其他反应点作为针灸施术部位的一类腧穴，又称"天应穴"、"不定穴"、"压痛点"等。阿是穴无一定的数目。

（王瑞辉）

第二单元　腧穴的主治特点和主治规律

细目一　腧穴的主治特点

要点一　近治作用

近治作用是指腧穴具有治疗其所在部位局部及邻近组织、器官病证的作用。这是一切腧穴主治作用的共同特点。如眼区及其周围的睛明、承泣、攒竹、瞳子髎等经穴均能治疗眼疾；耳部周围的耳门、听宫、听会等能治疗耳部疾患；胃脘部及其周围的中脘、建里、梁门等经穴均能治疗胃痛；膝关节及其周围的鹤顶、膝眼等奇穴均能治疗膝关节疼痛；阿是穴均可治疗所在部位局部的病痛等。

要点二　远治作用

远治作用是指腧穴具有治疗其远隔部位的脏腑、组织器官病证的作用。这是十四经腧穴主治作用的基本规律。十四经穴，尤其是十二经脉中位于四肢肘膝关节以下的经穴，远治作用尤为突出，如合谷穴不仅能治疗手部的局部病证，还能治疗本经脉所过处的颈部和头面部病证。

要点三　特殊作用

特殊作用是指有些腧穴具有双向的良性调整作用和相对的特异治疗作用。所谓双向良性调整作用，是指同一腧穴对机体不同的病理状态，可以起到两种相反而有效的治疗作用。如天枢穴，腹泻时针刺可止泻，便秘时针刺可以通便；内关穴可治疗心动过缓，又可治疗心动过速。此外，腧穴的治疗作用还具有相对的特异性，如大椎穴退热、至阴穴矫正胎位、阑尾穴治疗阑尾炎等。

细目二　腧穴的主治规律

腧穴（主要指经穴）的治疗作用呈现出一定的规律性，主要有分经主治和分部主治两大规律。大体上，四肢部经穴以分经主治为主，头身部经穴以分部主治为主。

要点一　分经主治规律

分经主治，是指某一经脉所属的经穴均可治疗该经循行部位及相应脏腑的病证。同一经脉的不同经穴，可以治疗本经相同的病证。如手太阴肺经的尺泽、孔最、列缺、鱼际，均可治疗咳嗽、气喘等肺系疾患，说明腧穴有分经主治的特点。根据腧穴的分经主治规律，后世医家在针灸治疗上有"宁失其穴，勿失其经"之说。

十二经脉和任、督二脉的腧穴既具有各自的分经主治规律，同时又在某些主治上有共同点。如任脉穴有回阳、固脱及强壮的作用；督脉穴可治疗中风、昏迷、热病、头面病；而二经腧穴均可治疗神志病、脏腑病、妇科病。总之，十四经穴的分经主治既各具特点，又具有某些共性。详见下表：

十四经腧穴分经主治规律

手三阴经

经名	本经主治特点	二经相同主治	三经相同主治
手太阴经	肺、喉病		
手厥阴经	心、胃病	神志病	胸部病
手少阴经	心病		

手三阳经

经名	本经主治特点	二经相同主治	三经相同主治
手阳明经	前头、鼻、口、齿病		
手少阳经	侧头、胁肋病	目病、耳病	咽喉病、热病
手太阳经	后头、肩胛、神志病		

足三阳经

经名	本经主治特点	三经相同主治
足阳明经	前头、口齿、咽喉、胃肠病	
足少阳经	侧头、耳、胁肋病	眼病、神志病、热病
足太阳经	后头、背腰病（背俞穴并治脏腑病）	

足三阴经

经名	本经主治特点	三经相同主治
足太阴经	脾胃病	
足厥阴经	肝病	前阴病、妇科病
足少阴经	肾病、肺病、咽喉病	

任督二脉

经名	本经主治特点	二经相同主治
任脉	回阳、固脱，有强壮的作用	
督脉	中风、昏迷、热病、头面病	神志病、脏腑病、妇科病

要点二 分部主治规律

分部主治，是指处于身体某一部位的腧穴均可治疗该部位的病证，即腧穴的分部主治与腧穴的局部治疗作用有相关性。如位于头面、颈项部的腧穴，以治疗头面五官及颈项部的病证为主，后头区及项区穴又可治疗神志病等。

（王瑞辉）

第三单元 腧穴的定位方法

要点一 骨度分寸定位法

骨度分寸定位法是指主要以骨节为标志，将两骨节之间的长度折量为一定的分寸，用以确定腧穴位置的方法。目前采用的骨度分寸是以《灵枢·骨度》所规定的人体各部的分寸为基础，结合历代医家创用的折量分寸而确定的。

常用骨度分寸表

部位	起止点	折量寸	度量法
头面部	前发际正中至后发际正中	12	直寸
	眉间（印堂）至前发际正中	3	直寸
	第7颈椎棘突下（大椎）至后发际正中	3	直寸
	眉间（印堂）至后发际正中第7颈椎棘突下（大椎）	18	直寸
	前额两发角（头维）之间	9	横寸
	耳后两乳突（完骨）之间	9	横寸
胸腹胁部	胸骨上窝（天突）至胸剑联合中点（歧骨）	9	直寸
	胸剑联合中点（歧骨）至脐中	8	直寸
	脐中至耻骨联合上缘（曲骨）	5	直寸
	两乳头之间	8	横寸
	腋窝顶点至第11肋游离端（章门）	12	直寸
背腰部	肩峰缘至后正中线	8	横寸
	肩胛骨内缘（近脊柱侧点）至后正中线	3	横寸
上肢部	腋前、后纹头至肘横纹（平肘尖）	9	直寸
	肘横纹（平肘尖）至腕掌（背）侧横纹	12	直寸
下肢部	耻骨联合上缘至股骨内上髁上缘	18	直寸
	胫骨内侧髁下方至内踝尖	13	直寸
	股骨大转子至腘横纹	19	直寸
	腘横纹至外踝尖	16	直寸

要点二　体表解剖标志定位法

体表解剖标志定位法，是以人体解剖学的各种体表标志为依据来确定腧穴位置的方法，又称自然标志定位法。可分为固定标志和活动标志两种。

1. 固定标志

指各部位由骨节和肌肉所形成的突起、凹陷、五官轮廓、发际、指（趾）甲、乳头、肚脐等，是在自然姿势下可见的标志。可以借助这些标志确定腧穴的位置。如以眉头定攒竹，脐中定神阙，腓骨小头前下方凹陷中定阳陵泉等。

2. 活动标志

指各部的关节、肌肉、肌腱、皮肤随着活动而出现的空隙、凹陷、皱纹、尖端等，是在活动姿势下才会出现的标志，据此亦可确定腧穴的位置。如在咀嚼时咬肌隆起、按之凹陷处取颊车，在耳屏与下颌关节之间微张口呈凹陷处取听宫等。

要点三　手指同身寸定位法

手指同身寸定位法，是指依据患者本人手指所规定的分寸来量取腧穴的定位方法，又称"指寸法"。常用的手指同身寸有以下3种：

1. 中指同身寸

以患者中指中节桡侧两端纹头（拇、中指屈曲成环形）之间的距离作为1寸。

2. 拇指同身寸

以患者拇指的指间关节的宽度作为1寸。

3. 横指同身寸

又名"一夫法"，令患者将食指、中指、无名指和小指并拢，以中指中节横纹为标准，其四指的宽度作为3寸。

要点四　简便定位法

简便定位法是临床中一种简便易行的腧穴定位方法。如立正姿势，手臂自然下垂，其中指尖端在下肢外侧所触及处即为风市；两手虎口自然平直交叉，一手食指压在另一手腕后高骨的上方，其食指尽端到达处取列缺等。

（王瑞辉）

第四单元　手太阴肺经、穴

要点一　经脉循行

《灵枢·经脉》："肺手太阴之脉，起于中焦，下络大肠，还循胃口，上膈属肺。从肺系，横出腋下，下循臑内，行少阴、心主之前，下肘中，循臂内上骨下廉，入寸口，上鱼，循鱼际，出大指之端。其支者，从腕后，直出次指内廉，出其端。"

要点二　主治概要

1. 肺系疾患：咳嗽，气喘，咽喉肿痛，咳血，胸痛。
2. 本经脉循行经过部位的其他病证。

要点三　常用手太阴肺经腧穴的定位及主治要点

1. 尺泽（合穴）

【定位】在肘横纹中，肱二头肌腱桡侧凹陷处。

【主治】①咳嗽，气喘，咯血，咽喉肿痛等肺疾；②肘臂挛痛；③急性吐泻，中暑，小儿惊风。

2. 孔最（郄穴）

【定位】尺泽穴与太渊穴连线上，腕横纹上7寸处。

【主治】①咯血，咳嗽，气喘，咽喉肿痛；②肘臂挛痛。

3. 列缺（络穴，八脉交会穴）

【定位】桡骨茎突上方，腕横纹上 1.5 寸，当肱桡肌与拇长展肌腱之间。

【主治】①咳嗽，气喘，咽喉肿痛；②头痛，齿痛，项强，口眼㖞斜等头项疾患。

4. 太渊（输穴，原穴，八会穴之脉会）

【定位】在掌后腕横纹桡侧，桡动脉的桡侧凹陷中。

【主治】①咳嗽，气喘；②无脉症；③腕臂痛。

5. 鱼际（荥穴）

【定位】第 1 掌骨中点桡侧，赤白肉际处。

【主治】①咳嗽，咯血；②咽干，咽喉肿痛，失音；③小儿疳积。

6. 少商

【定位】拇指桡侧指甲根角旁 0.1 寸。

【主治】①咽喉肿痛，鼻衄；②高热，昏迷，癫狂。

（王瑞辉）

第五单元　手阳明大肠经、穴

要点一　经脉循行

《灵枢·经脉》："大肠手阳明之脉，起于大指次指之端，出合谷两骨之间，上入两筋之中，循臂上廉，入肘外廉，上臑外前廉，上肩，出髃骨之前廉，上出于柱骨之会上，下入缺盆，络肺，下膈属大肠。其支者，从缺盆上颈，贯颊，入下齿中；还出夹口，交人中，左之右，右之左，上夹鼻孔。"

要点二　主治概要

1. 头面五官疾患：齿痛，咽喉肿痛，鼻衄，口眼㖞斜，耳聋等。
2. 热病，神志病。
3. 肠胃病：腹胀，腹痛，肠鸣，泄泻等。
4. 本经脉循行部位的其他病证：手臂酸痛，半身不遂，手臂麻木等。

要点三　常用手阳明大肠经腧穴的定位及主治要点

1. 商阳（井穴）

【定位】食指桡侧指甲根角旁 0.1 寸。

【主治】①齿痛，咽喉肿痛等五官疾患；②热病，昏迷。

2. 合谷（原穴）

【定位】在手背，第 1、2 掌骨间，当第 2 掌骨桡侧的中点处。

【主治】①头痛,目赤肿痛,鼻衄,齿痛,口眼㖞斜,耳聋等头面五官诸疾;②发热恶寒等外感病证,热病无汗或多汗;③经闭,滞产。

3. 手三里

【定位】在阳溪穴与曲池穴连线上,肘横纹下2寸处。

【主治】①手臂无力,上肢不遂等上肢病证;②腹痛,腹泻;③齿痛,颊肿。

4. 曲池 (合穴)

【定位】屈肘成直角,在肘横纹外侧端与肱骨外上髁连线的中点处。

【主治】①手臂痹痛,上肢不遂;②热病,高血压,癫狂;③腹痛,吐泻;④咽痛、齿痛、目赤肿痛等五官热性病证;⑤隐疹,湿疹,瘰疬。

5. 臂臑

【定位】在曲池穴与肩髃穴连线上,曲池穴上7寸,三角肌止点处。

【主治】①肩臂疼痛不遂,颈项拘挛;②瘰疬;③目疾。

6. 肩髃

【定位】肩峰端下缘,当肩峰与肱骨大结节之间,三角肌上部中央。臂外展或平举时,肩部出现两个凹陷,当肩峰前下方凹陷处。

【主治】①肩臂挛痛,上肢不遂;②隐疹。

7. 扶突

【定位】在结喉旁约3寸,当胸锁乳突肌的胸骨头与锁骨头之间。

【主治】①咽喉肿痛,暴喑;②瘿气,瘰疬;③咳嗽,气喘。

8. 迎香

【定位】在鼻翼外缘中点旁开约0.5寸,当鼻唇沟中。

【主治】①鼻塞,鼽衄;②口㖞;③胆道蛔虫症。

(王瑞辉)

第六单元　足阳明胃经、穴

要点一　经脉循行

《灵枢·经脉》:"胃足阳明之脉,起于鼻,交頞中,旁纳太阳之脉,下循鼻外,入上齿中,还出夹口,环唇,下交承浆,却循颐后下廉,出大迎,循颊车,上耳前,过客主人,循发际,至额颅。其支者,从大迎前,下人迎,循喉咙,入缺盆,下膈,属胃,络脾。其直者,从缺盆下乳内廉,下夹脐,入气街中。其支者,起于胃口,下循腹里,下至气街中而合,以下髀关,抵伏兔,下膝髌中,下循胫外廉,下足跗,入中指内间。其支者,下廉三寸而别,下入中指外间。其支者,别跗上,入大指间,出其端。"

要点二　主治概要

1. **胃肠病:**食欲不振,胃痛,呕吐,腹胀,泄泻,痢疾,便秘等。

2. 头面五官病：头痛，目赤肿痛，牙痛等。

3. 热病，神志病。

4. 本经脉循行部位的其他病证：下肢痿痹，转筋。

要点三　常用足阳明胃经腧穴的定位及主治要点

1. 四白

【定位】目正视，瞳孔直下，当眶下孔凹陷处。

【主治】①目疾；②口眼㖞斜，三叉神经痛，面肌痉挛；③头痛，眩晕。

2. 地仓

【定位】口角旁约0.4寸，上直对瞳孔。

【主治】口角㖞斜，流涎，三叉神经痛。

3. 颊车

【定位】在下颌角前上方约1横指，按之凹陷处，当咀嚼时咬肌隆起最高点处。

【主治】①齿痛，牙关不利，颊肿；②口角㖞斜。

4. 下关

【定位】在耳屏前，下颌骨髁状突前方，当颧弓与下颌切迹所形成的凹陷中。合口有孔，张口即闭，宜闭口取穴。

【主治】①牙关不利，三叉神经痛，齿痛；②口眼㖞斜；③耳聋，耳鸣，聤耳。

5. 头维

【定位】当额角发际上0.5寸，头正中线旁开4.5寸。

【主治】①头痛；②目眩，目痛。

6. 人迎

【定位】喉结旁1.5寸，在胸锁乳突肌的前缘，颈总动脉之后。

【主治】①瘿气，咽喉肿痛，瘰疬；②高血压；③气喘。

7. 天枢（大肠募穴）

【定位】脐中旁开2寸。

【主治】①腹痛，腹胀，便秘，腹泻，痢疾等胃肠病；②月经不调，痛经。

8. 水道

【定位】脐中下3寸，前正中线旁开2寸。

【主治】①小腹胀满；②小便不利；③疝气；④痛经，不孕。

9. 归来

【定位】脐中下4寸，前正中线旁开2寸。

【主治】①小腹痛，疝气；②月经不调，带下，阴挺。

10. 气冲

【定位】在腹股沟稍上方，脐中下5寸，前正中线旁开2寸。

【主治】①肠鸣腹痛；②疝气；③月经不调，不孕，阳痿，阴肿。

11. 梁丘（郄穴）

【定位】屈膝，在髂前上棘与髌骨外上缘连线上，髌骨外上缘上2寸。

【主治】①急性胃痛；②膝肿痛，下肢不遂；③乳痈，乳痛。

12. 犊鼻

【定位】屈膝，在髌韧带外侧凹陷中。又名外膝眼。

【主治】膝痛，屈伸不利，下肢麻痹。

13. 足三里（合穴，胃的下合穴）

【定位】犊鼻穴下3寸，胫骨前嵴外1横指处。

【主治】①胃痛，呕吐，噎膈，腹胀，腹泻，痢疾，便秘等胃肠诸疾；②下肢痿痹；③癫狂；④乳痈，肠痈；⑤虚劳诸证，为强壮保健要穴。

14. 上巨虚（大肠下合穴）

【定位】在犊鼻穴下6寸，足三里穴下3寸。

【主治】①肠鸣，腹痛，腹泻，便秘，肠痈等肠胃疾患；②下肢痿痹。

15. 条口

【定位】上巨虚穴下2寸。

【主治】①下肢痿痹，转筋；②肩臂痛；③脘腹疼痛。

16. 丰隆（络穴）

【定位】外踝尖上8寸，条口穴外1寸，胫骨前嵴外2横指处。

【主治】①头痛，眩晕，癫狂；②咳嗽痰多；③下肢痿痹；④腹胀，便秘。

17. 解溪

【定位】足背踝关节横纹中央凹陷处，当拇长伸肌腱与趾长伸肌腱之间。

【主治】①下肢痿痹，踝关节病，垂足；②头痛，眩晕，癫狂；③腹胀，便秘。

18. 内庭

【定位】足背第2、3趾间缝纹端。

【主治】①齿痛，咽喉肿痛，鼻衄；②热病；③胃病吐酸，腹泻，痢疾，便秘；④足背肿痛，跖趾关节痛。

19. 厉兑

【定位】第2趾外侧趾甲根角旁约0.1寸。

【主治】①鼻衄，齿痛，咽喉肿痛；②热病，多梦，癫狂。

（王瑞辉）

第七单元　足太阴脾经、穴

要点一　经脉循行

《灵枢·经脉》："脾足太阴之脉，起于大指之端，循指内侧白肉际，过核骨后，上内踝前廉，上端内，循胫骨后，交出厥阴之前，上膝股内前廉，入腹，属脾，络胃，上膈，夹咽，连舌本，散舌下。其支者，复从胃，别上膈，注心中。"

要点二　主治概要

1. 脾胃病：胃痛，呕吐，腹痛，泄泻，便秘等。
2. 妇科病：月经过多，崩漏等。
3. 前阴病：阴挺，不孕，遗精，阳痿等。
4. 本经脉循行部位的其他病证：下肢痿痹，胸胁痛。

要点三　常用足太阴脾经腧穴的定位及主治要点

1. 隐白（井穴）

【定位】足大趾内侧趾甲根角旁0.1寸。

【主治】①月经过多，崩漏；②便血、尿血等慢性出血证；③癫狂，多梦，惊风；④腹胀。

2. 太白（输穴，原穴）

【定位】第1跖骨小头后缘，赤白肉际凹陷处。

【主治】①肠鸣，腹胀，腹泻，胃痛，便秘等；②体重节痛。

3. 公孙（络穴，八脉交会穴）

【定位】第1跖骨基底部的前下方，赤白肉际处。

【主治】①胃痛，呕吐，腹痛，腹泻，痢疾；②心烦，失眠，狂证；③逆气里急，气上冲心（奔豚气）。

4. 三阴交

【定位】内踝尖上3寸，胫骨内侧面后缘。

【主治】①肠鸣，腹胀，腹泻等脾胃虚弱诸证；②月经不调，带下，阴挺，不孕，滞产，遗精，阳痿，遗尿等生殖泌尿系统疾患；③心悸，失眠，高血压；④下肢痿痹；⑤阴虚诸证。

5. 地机（郄穴）

【定位】在内踝尖与阴陵泉穴的连线上，阴陵泉穴下3寸。

【主治】①痛经，崩漏，月经不调；②腹痛，腹泻；③小便不利，水肿。

6. 阴陵泉（合穴）

【定位】胫骨内侧髁下方凹陷处。

【主治】①腹胀，腹泻，水肿，黄疸，小便不利；②膝痛。

7. 血海

【定位】屈膝，在髌骨内上缘上2寸，当股四头肌内侧头的隆起处。

【主治】①月经不调，痛经，经闭；②隐疹，湿疹，丹毒。

8. 大包（脾之大络）

【定位】在侧胸部腋中线上，当第6肋间隙处。

【主治】①气喘；②胸胁痛，岔气；③全身疼痛；④四肢无力。

（王瑞辉）

第八单元　手少阴心经、穴

要点一　经脉循行

《灵枢·经脉》："心手少阴之脉，起于心中，出属心系，下膈，络小肠。其支者，从心系上夹咽，系目系。其直者，复从心系，却上肺，下出腋下，下循臑内后廉，行太阴、心主之后，下肘内，循臂内后廉，抵掌后锐骨之端，入掌内后廉，循小指之内，出其端。"

要点二　主治概要

1. 心、胸、神志病：心痛，心悸，癫狂痫等。
2. 本经脉循行部位的其他病证：肩臂疼痛，胁肋疼痛，腕臂痛等。

要点三　常用手少阴心经腧穴的定位及主治要点

1. 极泉
【定位】腋窝正中，腋动脉搏动处。
【主治】①心痛，心悸；②肩臂疼痛，胁肋疼痛，臂丛神经损伤；③瘰疬，腋臭。

2. 通里（络穴）
【定位】腕横纹上1寸，尺侧腕屈肌腱的桡侧缘。
【主治】①心悸，怔忡；②舌强不语，暴喑；③腕臂痛。

3. 神门（输穴，原穴）
【定位】腕横纹尺侧端，尺侧腕屈肌腱的桡侧凹陷处。
【主治】①心痛，心烦，惊悸，怔忡，健忘，失眠，痴呆，癫狂痫；②高血压；③胸胁痛。

4. 少府（荥穴）
【定位】在手掌面，第4、5掌骨之间，握拳时当小指与无名指指端之间。
【主治】①心悸，胸痛；②阴痒，阴痛；③痈疡；④小指挛痛。

（王瑞辉）

第九单元　手太阳小肠经、穴

要点一　经脉循行

《灵枢·经脉》："小肠手太阳之脉，起于小指之端，循手外侧上腕，出踝中，直上循臂骨下廉，出肘内侧两骨之间，上循臑外后廉，出肩解，绕肩胛，交肩上，入缺盆，络心，循咽下膈，抵胃属小肠。其支者，从缺盆循颈，上颊，至目锐眦，却入耳中。其支者，别颊上䪼，抵鼻，至目锐眦（斜络于颧）。"

要点二　主治概要

1. 头面五官病：头痛，目疾，咽喉肿痛等。
2. 热病，神志病。
3. 本经脉循行部位的其他病证：头项强痛，腰背痛，手指及肘臂挛痛等。

要点三　常用手太阳小肠经腧穴的定位及主治要点

1. 少泽（井穴）

【定位】小指尺侧指甲根角旁0.1寸。

【主治】①乳痈，乳汁少；②昏迷，热病；③头痛，目翳，咽喉肿痛。

2. 后溪（输穴，八脉交会穴）

【定位】微握拳，第5掌指关节后尺侧的远侧掌横纹头赤白肉际处。

【主治】①头项强痛，腰背痛，手指及肘臂挛痛；②耳聋，目赤；③癫狂痫；④疟疾。

3. 养老（郄穴）

【定位】以手掌面向胸，当尺骨茎突桡侧骨缝凹陷中。

【主治】①目视不明；②肩、背、肘、臂酸痛。

4. 支正（络穴）

【定位】阳谷穴与小海穴的连线上，腕背横纹上5寸。

【主治】①头痛，项强，肘臂酸痛；②热病，癫狂。

5. 肩贞

【定位】臂内收，腋后纹头上1寸。

【主治】①肩臂疼痛；②上肢不遂。

6. 天宗

【定位】肩胛骨冈下窝中央凹陷处，约肩胛冈下缘与肩胛下角之间的上1/3折点处取穴。

【主治】①肩胛疼痛，肩背部损伤；②气喘。

7. 颧髎

【定位】目外眦直下，颧骨下缘凹陷处。

【主治】①口眼㖞斜，眼睑𥆧动；②齿痛，三叉神经痛。

8. 听宫

【定位】耳屏前，下颌骨髁状突的后方，张口时呈凹陷处。

【主治】①耳鸣，耳聋，聤耳等；②齿痛。

（王瑞辉）

第十单元　足太阳膀胱经、穴

要点一　经脉循行

《灵枢·经脉》："膀胱足太阳之脉，起于目内眦，上额，交巅。其支者，从巅至耳上角。其直者，从巅入络脑，还出别下项，循肩髆内，夹脊抵腰中，入循膂，络肾，属膀胱。其支者，从腰中，下夹脊，贯臀，入腘中。其支者，从髆内左右，别下贯胛，夹脊内，过髀枢，循髀外从后廉下合腘中，以下贯踹内，出外踝之后，循京骨至小指外侧。"

要点二　主治概要

1. 脏腑病证：位于背部两条侧线的背俞穴及其他腧穴主治相应的脏腑病证和有关的组织器官病证。
2. 神志病：癫、狂、痫等。
3. 头面五官病：头痛，鼻塞，鼻衄等。
4. 本经脉循行部位的其他病证：项、背、腰、下肢病证等。

要点三　常用足太阳膀胱经腧穴的定位及主治要点

1. 睛明

【定位】目内眦角稍上方凹陷处。
【主治】①目赤肿痛，流泪，视物不明，目眩，近视，夜盲，色盲等目疾；②急性腰扭伤，坐骨神经痛；③心动过速。

2. 攒竹

【定位】眉头凹陷中，约在目内眦直上处。
【主治】①头痛，眉棱骨痛；②眼睑𥆧动，眼睑下垂，口眼㖞斜，目视不明，流泪，目赤肿痛；③呃逆。

3. 通天

【定位】前发际正中直上4寸，旁开1.5寸。
【主治】①头痛，眩晕；②鼻塞，鼻衄，鼻渊等鼻部病证。

4. 大杼（八会穴之骨会）

【定位】第1胸椎棘突下，旁开1.5寸。
【主治】①咳嗽；②项强，肩背痛。

5. 风门

【定位】第2胸椎棘突下，旁开1.5寸。
【主治】①感冒，咳嗽，发热，头痛；②项强，胸背痛。

6. 肺俞（肺之背俞穴）

【定位】第3胸椎棘突下，旁开1.5寸。

【主治】①咳嗽，气喘，咯血等肺疾；②骨蒸潮热，盗汗。

7. 心俞（心之背俞穴）

【定位】第5胸椎棘突下，旁开1.5寸。

【主治】①心痛，惊悸，失眠，健忘，癫痫，盗汗等心与神志病变；②咳嗽，吐血。

8. 膈俞（八会穴之血会）

【定位】第7胸椎棘突下，旁开1.5寸。

【主治】①呕吐，呃逆，气喘，吐血等上逆之证；②贫血；③隐疹，皮肤瘙痒；④潮热，盗汗。

9. 肝俞（肝之背俞穴）

【定位】第9胸椎棘突下，旁开1.5寸。

【主治】①肝胆病，胁痛；②目疾；③癫狂痫；④脊背痛。

10. 胆俞（胆之背俞穴）

【定位】第10胸椎棘突下，旁开1.5寸。

【主治】①黄疸，口苦，胁痛等肝胆疾患；②肺痨，潮热。

11. 脾俞（脾之背俞穴）

【定位】第11胸椎棘突下，旁开1.5寸。

【主治】①腹胀，纳呆，呕吐，腹泻，痢疾，便血，水肿等；②背痛。

12. 胃俞（胃之背俞穴）

【定位】第12胸椎棘突下，旁开1.5寸。

【主治】①胃脘痛；②呕吐，腹胀，肠鸣等。

13. 肾俞（肾之背俞穴）

【定位】第2腰椎棘突下，旁开1.5寸。

【主治】①腰痛；②遗尿，遗精，阳痿，月经不调，带下等；③耳鸣，耳聋。

14. 大肠俞（大肠之背俞穴）

【定位】第4腰椎棘突下，旁开1.5寸。

【主治】①腰腿痛；②腹胀，腹泻，便秘。

15. 次髎

【定位】第2骶后孔中，约当髂后上棘下与后正中线之间。

【主治】①月经不调，痛经，带下等；②小便不利，遗精，疝气；③腰骶痛，下肢痿痹。

16. 承扶

【定位】臀横纹的中点。

【主治】①腰、骶、臀、股部疼痛；②痔疾。

17. 委中（合穴，膀胱之下合穴）

【定位】腘横纹中点，当股二头肌肌腱与半腱肌肌腱的中间。

【主治】①腰背痛，下肢痿痹；②腹痛，急性吐泻；③小便不利，遗尿；④丹毒。

18. 膏肓

【定位】第4胸椎棘突下，旁开3寸。

【主治】①咳嗽，气喘，肺痨；②肩胛痛；③虚劳诸疾。

19. 秩边

【定位】平第4骶后孔，骶正中嵴旁开3寸。

【主治】①腰骶痛，下肢痿痹；②小便不利，便秘，痔疾。

20. 承山

【定位】腓肠肌两肌腹之间凹陷的顶端处，约在委中穴与昆仑穴之间的中点处。

【主治】①腰腿拘急、疼痛；②痔疾，便秘。

21. 昆仑（经穴）

【定位】外踝尖与跟腱之间的凹陷处。

【主治】①后头痛，项强，腰骶疼痛，足踝肿痛；②癫痫；③滞产。

22. 申脉（八脉交会穴）

【定位】外踝直下方的凹陷中。

【主治】①头痛，眩晕；②癫狂痫，失眠；③腰腿酸痛。

23. 束骨

【定位】第5跖骨小头后缘，赤白肉际处。

【主治】①头痛，项强，目眩等头部疾患；②腰腿痛；③癫狂。

24. 至阴

【定位】足小趾外侧趾甲根角旁0.1寸。

【主治】①胎位不正，滞产；②头痛，目痛，鼻衄；③癫狂。

（王瑞辉）

第十一单元　足少阴肾经、穴

要点一　经脉循行

《灵枢·经脉》："肾足少阴之脉，起于小指之下，斜走足心，出于然谷之下，循内踝之后，别入跟中，以上踹内，出腘内廉，上股内后廉，贯脊属肾，络膀胱。其直者，从肾上贯肝、膈，入肺中，循喉咙，夹舌本。其支者，从肺出，络心，注胸中。"

要点二　主治概要

1. 泌尿生殖系统病证：月经不调，遗精，阳痿，小便频数等。

2. 五官病证：头痛，目眩，咽喉肿痛，齿痛，耳聋，耳鸣等。

3. 本经脉循行经过部位的其他病证：下肢厥冷，内踝肿痛等。

要点三　常用足少阴肾经腧穴的定位及主治要点

1. 涌泉（井穴）

【定位】足趾跖屈时，约当足底（去趾）前1/3凹陷处。

【主治】①昏厥，中暑，癫狂痫，小儿惊风；②头痛，头晕，目眩，失眠；③咳血，咽喉肿痛，喉痹；④大便难，小便不利；⑤奔豚气；⑥足心热，为急救要穴之一。

2. 然谷（荥穴）

【定位】内踝前下方，足舟骨粗隆下缘凹陷中。

【主治】①月经不调，阴挺，阴痒，白浊；②遗精，阳痿；③消渴，腹泻，小便不利；④咳血，咽喉肿痛；⑤小儿脐风，口噤。

3. 太溪（输穴，原穴）

【定位】内踝高点与跟腱后缘连线的中点凹陷处。

【主治】①头痛，目眩，失眠，健忘，咽喉肿痛，齿痛，耳鸣，耳聋；②咳嗽，气喘，咳血，胸痛；③消渴，小便频数，便秘；④月经不调，遗精，阳痿；⑤腰脊痛，下肢厥冷。

4. 照海（八脉交会穴）

【定位】内踝高点正下缘凹陷处。

【主治】①失眠，癫痫；②咽喉干痛，目赤肿痛；③月经不调，带下，阴挺，小便频数，癃闭。

5. 复溜（经穴）

【定位】太溪穴上2寸，当跟腱的前缘。

【主治】①水肿，汗证；②腹胀，腹泻；③腰脊强痛，下肢痿痹。

6. 阴谷（合穴）

【定位】屈膝，腘窝内侧，当半腱肌腱与半膜肌腱之间。

【主治】①癫狂；②阳痿，小便不利，月经不调，崩漏等；③膝股内侧痛。

（王瑞辉）

第十二单元　手厥阴心包经、穴

要点一　经脉循行

《灵枢·经脉》："心主手厥阴心包络之脉，起于胸中，出属心包络，下膈，历络三焦。其支者，循胸出胁，下腋三寸，上抵腋下，循臑内，行太阴、少阴之间，入肘中，下臂，行两筋之间，入掌中，循中指，出其端。其支者，别掌中，循小指次指出其端。"

要点二　主治概要

1. 心、胸、胃、神志病：心痛，心悸，心烦，胸闷，胃痛，呕吐，癫狂痫等。

2. 本经脉循行经过部位的其他病证：上臂内侧痛，肘臂挛痛，麻木，掌中热等。

要点三　常用手厥阴心包经腧穴的定位及主治要点

1. 曲泽（合穴）

【定位】肘微屈，肘横纹中，肱二头肌腱尺侧缘。

【主治】①心痛，心悸，善惊；②胃痛，呕血，呕吐；③暑热病；④肘臂挛痛。

2. 郄门（郄穴）

【定位】腕横纹上5寸，掌长肌腱与桡侧腕屈肌腱之间。

【主治】①心痛，心悸，心烦，胸痛；②咳血，呕血，衄血；③疔疮；④癫痫。

3. 内关（络穴，八脉交会穴）

【定位】腕横纹上2寸，掌长肌腱与桡侧腕屈肌腱之间。

【主治】①心痛，心悸；②胃痛，呕吐，呃逆；③胁痛，失眠，眩晕，郁证，癫狂痫，偏头痛；④热病；⑤肘臂挛痛。

4. 劳宫（荥穴）

【定位】掌心横纹中，第2、3掌骨中间。

【主治】①中风昏迷，中暑；②心痛，烦闷，癫狂痫；③口疮，口臭；④鹅掌风。

（王瑞辉）

第十三单元　手少阳三焦经、穴

要点一　经脉循行

《灵枢·经脉》："三焦手少阳之脉，起于小指次指之端，上出两指之间，循手表腕，出臂外两骨之间，上贯肘，循臑外上肩，而交出足少阳之后，入缺盆，布膻中，散络心包，下膈，遍属三焦。其支者，从膻中，上出缺盆，上项，系耳后，直上出耳上角，以屈下颊至頔。其支者，从耳后入耳中，出走耳前，过客主人，前交颊，至目锐眦。"

要点二　主治概要

1. 头面五官病：头痛，目赤肿痛，耳鸣，耳聋，颊肿，咽喉肿痛等。
2. 热病。
3. 本经脉循行经过部位的其他病证：胸胁痛，肩臂外侧痛，上肢麻木不遂等。

要点三　常用手少阳三焦经腧穴的定位及主治要点

1. 中渚（输穴）

【定位】手背，第4、5掌骨小头后缘之间的凹陷中，当液门穴后1寸。

【主治】①头痛，目赤，耳鸣，耳聋，喉痹；②热病；③肩背肘臂酸痛，手指不能屈伸。

2. 阳池（原穴）

【定位】腕背横纹中，指总伸肌腱尺侧缘凹陷中。

【主治】①目赤肿痛，耳聋，喉痹；②消渴，口干；③腕痛，肩臂痛。

3. 外关（络穴，八脉交会穴）

【定位】腕背横纹上2寸，尺骨与桡骨正中间。

【主治】①热病；②头痛，目赤肿痛，耳鸣，耳聋；③瘰疬，胁肋痛；④上肢痿痹不遂。

4. 支沟（经穴）

【定位】腕背横纹上3寸，尺骨与桡骨正中间。

【主治】①便秘；②耳鸣，耳聋，暴喑；③瘰疬，胁肋疼痛；④热病。

5. 肩髎

【定位】肩峰后下方，上臂外展时，当肩髃穴后寸许凹陷中。

【主治】肩臂挛痛不遂。

6. 翳风

【定位】乳突前下方与下颌角之间的凹陷中。

【主治】①耳鸣，耳聋；②口眼㖞斜，牙关紧闭，颊肿；③瘰疬。

7. 角孙

【定位】当耳尖发际处。

【主治】①头痛，项强；②目赤肿痛，目翳；③齿痛，颊肿。

8. 丝竹空

【定位】眉梢的凹陷处。

【主治】①癫痫；②头痛，眩晕，目赤肿痛，眼睑𥆥动；③齿痛。

（王瑞辉）

第十四单元　足少阳胆经、穴

要点一　经脉循行

《灵枢·经脉》："胆足少阳之脉，起于目锐眦，上抵头角，下耳后，循颈，行手少阳之前，至肩上，却交出手少阳之后，入缺盆。其支者，从耳后入耳中，出走耳前，至目锐眦后。其支者，别锐眦，下大迎，合于手少阳，抵于𫘦，下加颊车，下颈，合缺盆，以下胸中，贯膈，络肝，属胆，循胁里，出气街，绕毛际，横入髀厌中。其直者，从缺盆下腋，循胸，过季胁，下合髀厌中。以下循髀阳，出膝外廉，下外辅骨之前，直下抵绝骨之端，下出外踝之前，循足跗上，入小指次指之间。其支者，别跗上，入大指之间，循大指歧骨内，出其端，还贯爪甲，出三毛。"

要点二　主治概要

1. 头面五官病：头痛，目赤肿痛，耳鸣，耳聋，咽喉肿痛等。
2. 肝胆病：黄疸，口苦，胁痛等。
3. 热病，神志病。
4. 本经脉循行经过部位的其他病证：下肢痹痛，麻木，不遂等。

要点三　常用足少阳胆经腧穴的定位及主治要点

1. 瞳子髎

【定位】目外眦外侧0.5寸，眶骨外缘凹陷中。
【主治】①头痛；②目赤肿痛，羞明流泪，目翳等。

2. 率谷

【定位】耳尖直上，入发际1.5寸。
【主治】①头痛，眩晕；②小儿急、慢惊风。

3. 本神

【定位】入前发际0.5寸，督脉的神庭穴旁开3寸。
【主治】①癫痫，小儿惊风，中风；②头痛，目眩；③不寐。

4. 阳白

【定位】目正视，瞳孔直上，眉上1寸。
【主治】①头痛；②目痛，视物模糊，眼睑眴动等。

5. 目窗

【定位】头正中线旁开2.25寸，头临泣穴后1寸。
【主治】①头痛；②目痛，目眩，远视，近视等；③小儿惊痫。

6. 风池

【定位】胸锁乳突肌与斜方肌上端之间的凹陷中，平风府穴。
【主治】①中风，癫痫，头痛，眩晕等；②感冒，鼻塞，衄血，目赤肿痛，羞明流泪，耳鸣，耳聋，口眼㖞斜；③颈项强痛。

7. 肩井

【定位】肩上，大椎穴与肩峰连线的中点处。
【主治】①颈项强痛，肩背疼痛，上肢不遂；②难产，乳痈，乳汁不下，乳癖。

8. 日月 （募穴）

【定位】乳头直下，第7肋间隙。
【主治】①黄疸，呕吐，吞酸，呃逆等；②胁痛。

9. 带脉

【定位】侧腹，第11肋骨游离端直下平脐处。
【主治】①月经不调，闭经，赤白带下；②疝气；③腰痛，胁痛。

10. 环跳

【定位】侧卧屈股，当股骨大转子高点与骶管裂孔连线的外1/3与内2/3交界处。

【主治】①腰胯疼痛，下肢痿痹；②半身不遂。

11. 风市

【定位】大腿外侧正中，腘横纹上7寸（简便取穴法：垂手直立时，中指尖下是穴）。

【主治】①下肢痿痹，麻木，半身不遂；②遍身瘙痒。

12. 阳陵泉（合穴，下合穴，八会穴之筋会）

【定位】腓骨小头前下方凹陷中。

【主治】①黄疸，胁痛，口苦，呕吐，吞酸等；②膝肿痛，下肢痿痹、麻木；③小儿惊风。

13. 光明（络穴）

【定位】外踝高点上5寸，腓骨前缘。

【主治】①目痛，夜盲；②胸乳胀痛；③下肢痿痹。

14. 悬钟（八会穴）

【定位】外踝高点上3寸，腓骨前缘。

【主治】①痴呆，中风，半身不遂；②颈项强痛，胸胁满痛，下肢痿痹。

15. 丘墟（原穴）

【定位】外踝前下方，趾长伸肌腱的外侧凹陷中。

【主治】①目赤肿痛；②颈项痛，胸胁痛；③下肢痿痹，外踝肿痛。

16. 足临泣（输穴，八脉交会穴）

【定位】第4跖趾关节后方，足小趾伸肌腱的外侧。

【主治】①偏头痛，目赤肿痛，胁肋疼痛，足跗疼痛；②月经不调，乳痈；③瘰疬。

17. 侠溪（荥穴）

【定位】足背，第4、5趾间纹头上凹陷处。

【主治】①惊悸；②头痛，眩晕，耳鸣，耳聋；③颊肿，目外眦赤痛，胁肋疼痛，膝股痛，足跗肿痛；③乳痈。

18. 足窍阴（井穴）

【定位】第4趾外侧趾甲根角旁0.1寸。

【主治】①头痛，目赤肿痛，耳鸣，耳聋，咽喉肿痛；②胸胁痛，足跗肿痛；③热证。

（王瑞辉）

第十五单元　足厥阴肝经、穴

要点一　经脉循行

《灵枢·经脉》："肝足厥阴之脉，起于大指丛毛之际，上循足跗上廉，去内踝一寸，上踝八寸，交出太阴之后，上腘内廉，循股阴，入毛中，环阴器，抵小腹，夹胃，属肝，络胆，上贯膈，布胁肋，循喉咙之后，上入颃颡，连目系，上出额，与督脉会于巅。其支者，从目系下颊里，环唇内。其支者，复从肝，别贯膈，上注肺。"

要点二　主治概要

1. 肝胆病证：黄疸，胸胁胀痛，呕逆等。
2. 头痛，眩晕，中风，惊风。
3. 生殖泌尿系统病证：月经不调，痛经，崩漏，带下，遗尿，小便不利。
4. 本经脉循行经过部位的其他病证：下肢痹痛、麻木、不遂等。

要点三　常用足厥阴肝经腧穴的定位及主治要点

1. 大敦（井穴）
【定位】足大趾外侧趾甲根角旁约0.1寸。
【主治】①疝气，少腹痛；②遗尿，癃闭，五淋，尿血；③月经不调，崩漏，阴中痛，阴挺；④癫痫，善寐。

2. 行间（荥穴）
【定位】足背，当第1、2趾间的趾蹼缘上方纹头处。
【主治】①中风，癫痫；②头痛，目眩，目赤肿痛，青盲，口㖞；③月经不调，痛经，闭经，崩漏，带下，阴中痛，疝气；④遗尿，癃闭，五淋；⑤胸胁满痛；⑥下肢内侧痛，足跗肿痛。

3. 太冲（输穴，原穴）
【定位】足背，第1、2跖骨结合部之前凹陷中。
【主治】①中风，癫狂痫，小儿惊风；②头痛，眩晕，耳鸣，目赤肿痛，口㖞，咽痛；③月经不调，痛经，经闭，崩漏，带下；④胁痛，腹胀，呕逆，黄疸；⑤癃闭，遗尿；⑥下肢痿痹，足跗肿痛。

4. 蠡沟（络穴）
【定位】内踝尖上5寸，胫骨内侧面的中央。
【主治】①月经不调，赤白带下，阴挺，阴痒；②小便不利，疝气，睾丸肿痛。

5. 章门（募穴，八会穴之脏会）
【定位】第11肋游离端下际。
【主治】①腹痛，腹胀，肠鸣，腹泻，呕吐；②胁痛，黄疸，痞块。

6. 期门（募穴）
【定位】乳头直下，第6肋间隙，前正中线旁开4寸。
【主治】①胸胁胀痛，呕吐，吞酸，呃逆，腹胀，腹泻；②奔豚气；③乳痈。

（王瑞辉）

第十六单元　督脉、穴

要点一　经脉循行

《难经·二十八难》："督脉者，起于下极之输，并于脊里，上至风府，入属于脑。"《针灸甲乙经·奇经八脉第二》："上巅，循额，至鼻柱。"

要点二　主治概要

1. 神志病：失眠，健忘，癫痫，昏迷，惊厥等。
2. 热病：发热，中暑等。
3. 本经脉循行经过部位的其他病证：腰骶、背、头项等局部病证及相应的内脏病证。

要点三　常用督脉腧穴的定位及主治要点

1. **腰阳关**

【定位】后正中线上，第4腰椎棘突下凹陷中，约与髂嵴相平。

【主治】①腰骶疼痛，下肢痿痹；②月经不调，赤白带下；③遗精，阳痿。

2. **命门**

【定位】后正中线上，第2腰椎棘突下凹陷中。

【主治】①腰脊强痛，下肢痿痹；②月经不调，赤白带下，痛经，经闭，不孕；③遗精，阳痿，精冷不育，小便频数；④小腹冷痛，腹泻。

3. **至阳**

【定位】后正中线上，第7胸椎棘突下凹陷中。

【主治】①黄疸；②胸胁胀满，咳嗽，气喘；③腰背疼痛，脊强。

4. **大椎**

【定位】后正中线上，第7颈椎棘突下凹陷中。

【主治】①热病，疟疾；②恶寒发热，咳嗽，气喘，骨蒸潮热，胸痛；③癫狂痫，小儿惊风；④项强，脊痛；⑤风疹，痤疮。

5. **风府**

【定位】正坐，头微前倾，后正中线上，入发际上1寸。

【主治】①中风，癫狂痫，癔病；②眩晕，头痛，颈项强痛；③咽喉肿痛，失音，目痛，鼻衄。

6. **百会**

【定位】后发际正中直上7寸；或当头部正中线与两耳尖连线的交点处。

【主治】①中风，痴呆，癫狂痫，癔病；②头风，头痛，眩晕，耳鸣；③惊悸，失眠，健忘；④脱肛，阴挺，腹泻。

7. 神庭

【定位】前发际正中直上 0.5 寸。

【主治】①癫狂痫；②头痛，目眩，失眠，惊悸；③目赤，目翳，鼻渊，鼻衄。

8. 素髎

【定位】鼻尖正中。

【主治】①昏迷，惊厥，新生儿窒息；②鼻渊，鼻衄，喘息。

9. 水沟（人中）

【定位】在人中沟的上 1/3 与下 2/3 交界处。

【主治】①昏迷，晕厥，中风，中暑，癔病，癫狂痫，急、慢惊风；②鼻塞，鼻衄，面肿，口㖞，齿痛，牙关紧闭；③闪挫腰痛。

（王瑞辉）

第十七单元　任脉、穴

要点一　经脉循行

《素问·骨空论》："任脉者，起于中极之下，以上毛际，循腹里，上关元，至咽喉，上颐，循面，入目。"

要点二　主治概要

1. 神志病：癫痫，失眠等。

2. 本经脉循行经过部位的其他病证：少腹、脐腹、胃脘、胸、颈、咽喉、头面等局部病证和相应的内脏病证。

3. 部分腧穴有强壮作用：主治虚劳、虚脱等证。

要点三　常用任脉腧穴的定位及主治要点

1. 中极（募穴）

【定位】前正中线上，脐下 4 寸。

【主治】①遗尿，小便不利，癃闭；②遗精，阳痿，不育；③月经不调，崩漏，阴挺，阴痒，不孕，产后恶露不止，带下。

2. 关元（募穴）

【定位】前正中线上，脐下 3 寸。

【主治】①中风脱证，虚劳冷惫；②少腹疼痛，腹泻，痢疾，脱肛，疝气；③五淋，便血，尿血，尿闭，尿频；④遗精，阳痿，早泄，白浊；⑤月经不调，痛经，经闭，崩漏，带下，阴挺，恶露不尽，胞衣不下。

3. 气海

【定位】前正中线上，脐下 1.5 寸。

【主治】①虚劳羸瘦，中风脱证；②腹痛，腹泻，便秘；③小便不利，遗尿；④遗精，阳痿，疝气；⑤月经不调，痛经，经闭，崩漏，带下，阴挺，产后恶露不止，胞衣不下。

4. 神阙

【定位】脐窝中央。

【主治】①虚脱证；②腹痛，腹胀，腹泻，痢疾，便秘，脱肛；③水肿，小便不利。

5. 下脘

【定位】前正中线上，脐上 2 寸。

【主治】①腹痛，腹胀，腹泻，呕吐，食谷不化；②小儿疳积，痞块。

6. 中脘（募穴，八会穴之腑会）

【定位】前正中线上，脐上 4 寸；或脐与胸剑联合连线的中点处。

【主治】①胃痛，腹胀，纳呆，呕吐，吞酸，呃逆，疳积，黄疸；②癫狂痫，脏躁，失眠，惊悸；③哮喘。

7. 膻中（募穴，八会穴之气会）

【定位】前正中线上，平第 4 肋间隙；或两乳头连线与前正中线的交点处。

【主治】①咳嗽，气喘；②胸闷，心痛，噎膈，呃逆；③产后乳少，乳痈。

8. 天突

【定位】胸骨上窝正中。

【主治】①咳嗽，哮喘，胸痛，咽喉肿痛，暴喑；②瘿气，梅核气，噎膈。

9. 廉泉

【定位】微仰头，在喉结上方，当舌骨体上缘的中点处。

【主治】①舌强不语，暴喑，喉痹，吞咽困难；②舌缓流涎，舌下肿痛，口舌生疮。

10. 承浆

【定位】颏唇沟的正中凹陷处。

【主治】①口喎，齿龈肿痛，流涎；②暴喑，癫狂。

（王瑞辉）

第十八单元　奇穴

要点　常用奇穴的定位及主治要点

1. 四神聪

【定位】在顶部，当百会前后左右各 1 寸，共 4 穴。

【主治】①头痛，眩晕，失眠，健忘，癫痫等神志病证；②目疾。

2. 鱼腰

【定位】在额部，瞳孔直上，眉毛正中。

【主治】①眉棱骨痛，眼睑瞤动，眼睑下垂，口眼㖞斜；②目赤肿痛，目翳等。

3. 印堂

【定位】在额部，当两眉头的中间。

【主治】①痴呆，痫证，失眠，健忘；②头痛，眩晕；③鼻衄，鼻渊；④小儿惊风，产后血晕，子痫。

4. 太阳

【定位】在颞部，当眉梢与目外眦之间，向后约1横指的凹陷处。

【主治】①头痛；②目赤肿痛；③面瘫。

5. 金津、玉液

【定位】在口腔内，当舌系带两侧静脉上，左为金津，右为玉液。

【主治】①口疮，舌强，舌肿；②呕吐，消渴。

6. 安眠

【定位】在项部，当翳风穴与风池穴连线的中点。

【主治】①失眠，头痛，眩晕；②心悸；③癫狂。

7. 子宫

【定位】在下腹部，当脐中下4寸，中极旁开3寸。

【主治】阴挺，月经不调，痛经，崩漏，不孕等妇科病证。

8. 定喘

【定位】在背部，当第7颈椎棘突下，旁开0.5寸。

【主治】①哮喘，咳嗽；②肩背痛，落枕。

9. 夹脊

【定位】在背腰部，当第1胸椎至第5腰椎棘突下两侧，后正中线旁开0.5寸，一侧17穴，左右共34穴。

【主治】适应范围较广，其中，上胸部的穴位治疗心肺、上肢疾病；下胸部的穴位治疗胃肠疾病；腰部的穴位治疗腰腹及下肢疾病。

10. 腰眼

【定位】在腰部，当第4腰椎棘突下，旁开约3.5寸凹陷中。

【主治】①腰痛；②月经不调，带下。

11. 十宣

【定位】在手十指尖端，距指甲游离缘0.1寸（指寸），左右共10穴。

【主治】①昏迷；②癫痫；③高热，咽喉肿痛。

12. 四缝

【定位】在第2至第5指掌侧，近端指间关节的中央，一手4穴，左右共8穴。

【主治】①小儿疳积；②百日咳。

13. 八邪

【定位】在手背侧，微握拳，第1至第5指间，指蹼缘后方赤白肉际处，左右共8穴。

【主治】①手背肿痛，手指麻木；②烦热，目痛；③毒蛇咬伤。

14. 肩前

【定位】在肩部，正坐垂臂，当腋前皱襞顶端与肩髃穴连线的中点处。

【主治】肩臂痛，臂不能举。

15. 鹤顶

【定位】在膝上部，髌底的中点上方凹陷处。

【主治】膝痛，足胫无力，瘫痪。

16. 胆囊

【定位】在小腿外侧上部，当腓骨小头前下方凹陷处（阳陵泉）直下 2 寸。

【主治】①急慢性胆囊炎，胆石症，胆道蛔虫症；②下肢痿痹。

17. 阑尾

【定位】在小腿前侧上部，当犊鼻下 5 寸，胫骨前缘旁开 1 横指。

【主治】①急慢性阑尾炎；②消化不良；③下肢痿痹。

18. 八风

【定位】在足背侧，第 1 至第 5 趾间，趾蹼缘后方赤白肉际处，一侧 4 穴，左右共 8 穴。

【主治】①足跗肿痛，趾痛；②毒蛇咬伤；③脚气。

（王瑞辉）

第十九单元　毫针刺法

细目一　针刺准备

要点一　消毒

针刺治病要有严格的无菌观念，消毒是预防感染和交叉感染的重要环节。针刺消毒包括：

1. 针具器械消毒

临床现在多用一次性无菌针。如果重复使用，必须严格消毒，消毒后的毫针只能使用 1 次，未经消毒的针具不能重复使用。常用的消毒方法如下：

（1）高压蒸汽灭菌法：将毫针等针具用布包好，放在密闭的高压蒸汽锅内灭菌。一般在 98～147kPa 的压强，115℃～123℃ 的高温下，保持 30 分钟以上，可达到消毒灭菌的要求。

（2）药液浸泡消毒法：将针具放入 75% 乙醇内浸泡 30～60 分钟，取出擦干后使用。也可置于器械消毒液内浸泡，如 "84" 消毒液，可按规定浓度和时间进行浸泡消毒。直接和毫针接触的针盘、针管、针盒、镊子等，可用戊二醛溶液（保尔康）浸泡10~20分钟，达到消毒目的时才能使用。

（3）煮沸消毒法：将毫针等器具用纱布包扎后，放在消毒煮锅内煮沸。水沸后再煮15~20分钟，可达到消毒目的。但煮沸消毒法易使锋利的金属器械的锋刃变钝。如在水中加入重碳酸钠，使其成2%溶液，可以提高沸点至120℃，从而降低沸水对器械的腐蚀作用。

2. 医者手指消毒

针前医者应先将手洗刷干净，再用75%乙醇棉球擦拭。持针施术时，医者应尽量避免手指直接接触针身，如要触及针身时，应用消毒干棉球作隔物，以确保针身无菌。

3. 针刺部位消毒

在针刺的穴位皮肤上用75%乙醇棉球擦拭消毒，或先用2%碘酊涂擦，稍干后，再用75%乙醇棉球擦拭脱碘。擦拭时应从腧穴部位的中心点向外绕圈消毒。消毒后，应注意防止重新污染。

4. 治疗室内消毒

室内消毒包括治疗台上的床垫、枕巾、毛毯、垫席等物品，要按时换洗晾晒，亦可采用一次性垫纸。治疗室应定期消毒净化，保持空气流通及环境卫生洁净。

要点二　体位

针刺体位的选择，应以有利于腧穴的正确定位、便于针灸的施术操作和较长时间的留针而不致疲劳为原则，临床上针刺的常用体位主要有以下几种：

1. 仰卧位

适宜于取头、面、胸、腹部腧穴和上、下肢部分腧穴。

2. 侧卧位

适宜于取身体侧面少阳经腧穴和上、下肢部分腧穴。

3. 俯卧位

适宜于取头、项、脊背、腰骶部腧穴和下肢背侧及上肢部分腧穴。

4. 仰靠坐位

适宜于取前头、颜面和颈前等部位的腧穴。

5. 俯伏坐位

适宜于取后头和项、背部的腧穴。

6. 侧伏坐位

适宜于取头部的一侧、面颊及耳前后部位的腧穴。

临床上除上述常用体位外，对某些腧穴则应根据腧穴的具体要求而采取相应的体位。一般情况下，针刺处方应注意选取能用一种体位完成针刺治疗的腧穴。对初诊、精神紧张或年老、体弱、病重的患者，应尽量采取卧位，以防病人感到疲劳或晕针等。

细目二　进针方法

进针法是指将针刺入皮肤的方法。进针方法包括单手进针、双手进针、针管进针等方法。双手进针法主要有以下几种：

要点一　指切进针法

又称爪切进针法，用押手拇指或食指端切按在腧穴位置的旁边，刺手持针，紧靠左手指甲面将针刺入腧穴。此法适宜于短针的进针。

要点二　夹持进针法

或称骈指进针法，即用押手拇、食二指持捏消毒干棉球，夹住针身下端，将针尖固定在所刺腧穴的皮肤表面位置，刺手捻动针柄，将针刺入腧穴。此法适用于长针的进针。

临床上也可采用单手夹持针身进针，即用刺手拇、食二指夹持消毒干棉球，夹住针身下端，使针尖露出 2~3 分，对准腧穴的位置，将针迅速刺入，捻转刺入一定的深度，然后押手配合将针捻转刺入一定深度。

要点三　舒张进针法

用押手拇、食二指将所刺腧穴部位的皮肤向两侧撑开，使皮肤绷紧，刺手持针，使针从押手拇、食二指的中间刺入。此法主要用于皮肤松弛部位的腧穴。

要点四　提捏进针法

用押手拇、食二指将所刺腧穴部位的皮肤提起，右手持针，从捏起的上端将针刺入。此法主要用于皮肉浅薄部位的腧穴，如印堂穴。

上述进针方法在临床上应根据腧穴所在部位的解剖特点、针刺深浅和手法的要求灵活选用，以便于进针和减少病人的疼痛。

细目三　针刺角度和深度

针刺的角度和深度，是毫针刺入皮下后的具体操作要求。正确的针刺角度、方向和深度，是增强针感、提高疗效、防止意外的关键。

要点一　角度

针刺角度是指针身与皮肤表面所形成的夹角。它是根据腧穴所在的位置和医者针刺时所要达到的目的结合起来而确定的。一般分为以下 3 种角度：

1. 直刺

即针身与皮肤表面呈 90° 刺入。此法适用于人体大部分的腧穴。

2. 斜刺

即针身与皮肤表面呈 45° 左右刺入。此法适用于肌肉浅薄处或内有重要脏器，或不宜直刺、深刺的腧穴。

3. 平刺

也称横刺、沿皮刺，即针身与皮肤表面呈15°左右或沿皮以更小的角度刺入。此法适用于皮薄肉少部位的腧穴，如头部的腧穴等。

要点二　深度

针刺的深度是指针身刺入人体内的深浅多少。针刺的深度应结合患者的体质、年龄、病情、部位等具体情况而确定。

1. 年龄

年老体弱，气血衰退，小儿脏腑娇嫩，稚阴稚阳，均不宜深刺；中青年身强体壮者，可适当深刺。

2. 体质

形瘦体弱者，宜相应浅刺；形盛体强者，宜深刺。

3. 病情

阳证、新病宜浅刺；阴证、久病宜深刺。

4. 部位

头面、胸腹及皮薄肉少处的腧穴宜浅刺；四肢、臂、腹及肌肉丰满处的腧穴宜深刺。

针刺的角度和深度相互关联，一般来说，深刺多用直刺，浅刺多用斜刺、平刺。至于不同的季节，对针刺的深浅也有影响，应予以重视。

细目四　行针手法

毫针进针后，为了使患者产生针刺感应，或进一步调整针感的强弱，以及使针感向某一方向扩散、传导而采取的操作方法，称为"行针、运针"。行针手法包括基本手法和辅助手法两类。

要点一　基本手法

基本手法主要有提插法、捻转法两种。两种手法既可单独应用，又可配合应用。

1. 提插法

即将针刺入腧穴一定深度后，施以上提下插的操作手法。针由浅层向下刺入深层的操作谓之插，从深层向上引退至浅层的操作谓之提，如此反复地上下呈纵向运动的行针手法，即为提插法。提插幅度的大小、层次的变化、频率的快慢和操作时间的长短，应根据患者的体质、病情、腧穴的部位和针刺目的等灵活掌握。操作时，指力要均匀一致，幅度不宜过大，一般以3~5分为宜，频率不宜过快，每分钟60次左右，保持针身垂直，不改变针刺角度、方向。一般认为，行针时提插的幅度大、频率快，刺激量就大；反之，提插的幅度小、频率慢，刺激量就小。

2. 捻转法

即将针刺入腧穴一定深度后，施以前后捻转针身的动作，使针在穴内反复前后旋转的行针手法。捻转角度的大小、频率的快慢、时间的长短等，需根据患者的体质、病情、腧穴的部位、针刺目的等具体情况而定。使用捻转法时，指力要均匀，角度要适当，一般应掌握在180°～360°左右，不能单向捻针，否则针身易被肌纤维等缠绕，引起局部疼痛和导致滞针而使出针困难。一般认为，捻转角度大、频率快，刺激量就大；捻转角度小、频率慢，刺激量则小。

要点二　辅助手法

行针的辅助手法是基本手法的补充，是以促使得气、加强针刺感应及传导为目的的操作手法。临床常用的行针辅助手法有以下几种：

1. 循法

循法是医者用手指顺着经脉的循行径路，在腧穴的上下部轻柔地循按。本法可推动气血，激发经气，促使针后易于得气。

2. 弹法

弹法是针刺后，在留针的过程中，以手指弹动针尾或针柄，使针体微微振动的方法。本法可加强针感，助气运行，有催气、行气的作用。

3. 刮法

毫针刺入一定深度后，以拇指或食指的指腹抵住针尾，用拇指、食指或中指指甲，由下而上或由上而下频频刮动针柄。本法在针刺不得气时用之可激发经气，如已得气者可以加强针刺感应的传导和扩散。

4. 摇法

毫针刺入一定深度后，手持针柄，将针轻轻摇动。其法有二：一是直立针身而摇，以加强得气的感应；二是卧倒针身而摇，使经气向一定的方向传导。

5. 飞法

针后不得气者，用右手拇、食指执持针柄，细细捻搓数次，然后张开两指，一搓一放，反复数次，状如飞鸟展翅，故称飞法。本法的作用在于催气、行气，并使针刺感应增强。

6. 震颤法

针刺入一定深度后，右手持针柄，用小幅度、快频率的提插、捻转手法，使针身轻微震颤。本法可促使针下得气，增强针刺感应。

毫针行针手法以提插、捻转为基本操作方法，并根据临证情况，选用相应的辅助手法。如刮法、弹法，可应用于一些不宜施行大角度捻转的腧穴；飞法可应用于某些肌肉丰厚部位的腧穴；摇法、震颤法可用于较为浅表部位的腧穴。通过行针基本手法和辅助手法的操作，可促使针后气至或加强针刺感应。

细目五　得气

要点一　得气概述

得气，古称"气至"，近称"针感"，是指毫针刺入腧穴一定深度后，施以提插或捻转等行针手法，使针刺部位获得"经气"感应，谓之得气。

针下是否得气，可以从患者对针刺的感觉和反应、医者对刺手指下的感觉等两方面加以判断。当针刺得气时，患者的针刺部位有酸胀、麻重等自觉反应，有时可出现局部灼热、凉、痒、痛、蚁行等感觉，或呈现沿着一定的方向和部位的传导和扩散现象。少数患者还会出现循经性肌肤瞤动、震颤等反应，有的还可见到针刺腧穴部位的循经性皮疹带或红、白线状现象。当患者有自觉反应的同时，医者的刺手亦能体会到针下沉紧、涩滞或针体颤动等反应。若针刺后未得气，则患者无任何特殊感觉或反应，医者刺手亦感觉到针下空松、虚滑。"轻滑慢而未来，沉涩紧而已至……气之至也，如鱼吞钩饵之浮沉；气未至也，如闲处幽堂之深邃。"（《标幽赋》对得气与否所作的形象描述）

要点二　得气的临床意义

得气是施行针刺产生治疗作用的关键，是判断患者经气盛衰、取穴准确、疾病预后及针治效应的依据，是施行守气、行气和补泻手法的基础。得气与否、气至的迟速，不仅关系针刺的治疗效果，而且可以借此判断疾病的预后。《灵枢·九针十二原》之"刺之要，气至而有效"表明了针刺得气的重要意义。一般而言，得气迅速，临床疗效较好；得气较慢，效果就差；若不得气，就可能无疗效。《金针赋》所谓"气速效速，气迟效迟"即为此意。但也应当注意，得气的强弱也需因人因病而异，一般体弱者得气宜弱，健壮者得气宜强。痹证者宜针感强些，面肌痉挛者宜针感弱些。

在临床上针刺不得气时，要分析经气不至的原因。检查取穴定位是否准确，针刺角度、深浅是否适宜，手法运用是否恰当，据此重新调整腧穴的针刺部位、角度、深度和相应手法。若经过上述调整仍不得气，则可采用留针候气法等待气至。留针期间亦可间歇运针，施以提插、捻转等手法，以促气至，也可使用催气法。

细目六　催气、守气、行气法

要点一　催气法概述

催气法是促使"得气"的施术手法。针刺后若不得气，可以均匀地提插捻转，或轻轻摇动针柄，也可用弹、循、刮等方法，以激发经气，促其得气，这就是催气。

要点二　守气法概述

得气是临床取得疗效的关键，一旦得气就必须谨慎地守护其气，需使用适当的手法，防止已得之气散失，这就是守气。如用搓法即可守气。

要点三　行气法概述

行气法指能促使针感扩散和传导的手法，又称为"调气法"，即促使"气至"的方法，叫做"行气"。如《金针赋》言："按之在前，使气在后，按之在后，使气在前，运针走至疼痛之所。"辅助手法中的循、摇、震颤、接力法等均可行气。

细目七　毫针补泻手法

"盛则泻之，虚则补之"为针刺补泻的基本原则，补泻手法是以补虚泻实为目的的针刺手法。可分为单式补泻手法和复式补泻手法。临床常用的补泻手法包括以下几种：

要点一　捻转补泻

1. 补法

针下得气后，捻转角度小，用力轻，频率慢，操作时间短，结合拇指向前、食指向后（左转用力为主）者为补法。

2. 泻法

针下得气后，捻转角度大，用力重，频率快，操作时间长，结合拇指向后、食指向前（右转用力为主）者为泻法。

要点二　提插补泻

1. 补法

针下得气后，先浅后深，重插轻提，提插幅度小，频率慢，操作时间短者为补法。

2. 泻法

针下得气后，先深后浅，轻插重提，提插幅度大，频率快，操作时间长者为泻法。

要点三　疾徐补泻

1. 补法

进针时徐徐刺入，少捻转，疾速出针者为补法。

2. 泻法

进针时疾速刺入，多捻转，徐徐出针者为泻法。

要点四　迎随补泻

1. 补法

进针时针尖随着经脉循行去的方向刺入为补法。

2. 泻法

进针时针尖迎着经脉循行来的方向刺入为泻法。

要点五　呼吸补泻

1. 补法

病人呼气时进针，吸气时出针为补法。

2. 泻法

病人吸气时进针，呼气时出针为泻法。

要点六　开阖补泻

1. 补法

出针后迅速按压针孔为补法。

2. 泻法

出针时摇大针孔而不按为泻法。

要点七　平补平泻

对于虚实不太显著或虚实兼有的病证，得气后施以均匀的提插、捻转手法，即为平补平泻法。

要点八　烧山火

又称热补法，是指将针刺入腧穴应刺深度的上 1/3（天部），得气后行捻转补法，再将针刺入中 1/3（人部），得气后行捻转补法，然后将针刺入下 1/3（地部），得气后行捻转补法，再将针退至上 1/3。如此反复操作 3 次，将针按至地部留针，即为烧山火法。在操作过程中，可配合呼吸补泻法中的补法。多用于治疗寒痹、麻木等虚寒性疾病。

要点九　透天凉

又称凉泻法，是指将针刺入腧穴应刺深度的下 1/3（地部），得气后行捻转泻法，再将针提至中 1/3（人部），得气后行捻转泻法，然后将针提至上 1/3（天部），得气后行捻转泻法，再将针按至下 1/3。如此反复操作 3 次，将针提至天部留针，即为透天凉法。在操作过程中，可配合呼吸补泻法中的泻法。多用于治疗热痹、急性肿痛等实热性疾病。

临床上，除正确选用针刺补泻手法外，还必须注意把握患者机体所处的机能状态、腧穴作用的相对特异性等影响针刺补泻效应的因素。同时，在针刺过程中要重视"治神"、"守神"，以提高针刺的补泻效果。

细目八　针刺异常情况的原因、症状、现象、处理和预防

针刺治疗一般比较安全，但如操作不慎，疏忽大意，或犯刺禁，或针刺手法不当，或对人体解剖部位缺乏必要的了解，临床上有时也会出现一些不应有的异常情况。

要点一　晕针

晕针是指在针刺过程中病人发生的晕厥现象。

1. 原因

多见于初次接受针刺治疗的患者，可因情绪紧张、素体虚弱、劳累过度、饥饿，或大汗、大泻、大失血后；也有的是因体位不当，施术者手法过重，或因诊室内空气闷热、过于寒冷、临时的恶性刺激等，导致针刺时或留针过程中患者发生晕厥。

2. 症状和现象

在针刺过程中，轻者感觉精神疲倦，头晕目眩，恶心欲吐；重者突然出现心慌气短，面色苍白，出冷汗，四肢厥冷，脉细弱而数或沉伏现象。甚者神志昏迷，猝然仆倒，唇甲青紫，大汗淋漓，二便失禁，脉细微欲绝。

3. 处理

立即停止针刺，将针全部起出。使患者平卧，注意保暖，轻者仰卧片刻，给饮温开水或糖水后，即可恢复正常。重者在上述处理的基础上，可刺人中、素髎、内关、足三里，灸百会、关元、气海等穴，即可恢复。若仍不省人事，应采用急救措施。

4. 预防

初次接受针刺治疗或精神过度紧张、身体虚弱者，应先消除其对针刺的顾虑和恐惧，同时选择舒适且宜持久留针的体位，最好采用卧位；选穴宜少，手法要轻；若饥饿、疲劳、大渴时，应令其进食、休息、饮水后再予针刺；注意室内空气流通，消除过热、过冷因素；医者在针刺治疗的过程中，要精神专一，随时注意观察病人的神色，询问病人的感觉。一旦有不适等晕针先兆，可及早采取处理措施，防患于未然。

要点二　滞针

滞针是指在行针时或留针期间出现医者感觉针下涩滞，捻转、提插、出针均感困难，而病人则感觉痛剧的现象。

1. 原因

多见于患者精神紧张，或当针刺入腧穴后，引起局部肌肉强烈痉挛；或行针手法不当，向单一方向捻针角度过大，肌纤维缠绕于针体；或针后患者移动体位所致。若留针时间过长，有时也可出现滞针。

2. 症状和现象

针在体内，捻转、提插、出针均感困难，若勉强捻转、提插时患者疼痛加重。

3. 处理

若病人精神紧张、局部肌肉过度收缩，可稍延长留针时间，或于滞针腧穴附近进行循按或叩弹针柄，或在附近再刺一针，以宣散气血，进而缓解肌肉的紧张。若行针不当，或单向捻针而致者，可向相反方向将针捻回，并用刮柄、弹柄法，使缠绕的肌纤维回释，即可消除滞针。

4. 预防

对精神紧张者，应先消除患者不必要的顾虑。注意行针的操作手法和避免单向捻转，若用搓法时，应注意与提插法的配合，则可避免肌纤维缠绕针身而防止滞针。

要点三　血肿

血肿是指针刺部位出现的皮下出血而引起的肿胀疼痛。

1. 原因

针尖弯曲带钩，使皮肉受损，或刺伤血管所致。

2. 症状和现象

针刺过程中或出针后，针刺部位肿胀疼痛，继则皮肤呈现青紫色。

3. 处理

若微量的皮下出血而局部小块青紫时，一般不必处理，可以自行消退。若局部肿胀疼痛较剧，青紫面积大且影响到活动功能时，可先做冷敷止血，再做热敷或在局部轻轻揉按，以促使局部瘀血消散吸收。

4. 预防

仔细检查针具，熟悉人体解剖部位，避开血管针刺，出针时立即用消毒干棉球按压针孔。

要点四　弯针

弯针是指进针时或将针刺入腧穴后，针身在体内形成弯曲，称弯针。

1. 原因

医生进针手法不熟练，用力不当，以致针尖碰到坚硬组织器官，或患者在针刺或留针时移动体位，或因针柄受到某种外力压迫、碰击等造成弯针。

2. 症状和现象

针柄改变了进针或刺入留针时的方向和角度，提插、捻转及出针均感困难，且患者感觉疼痛。

3. 处理

出现弯针后，不得再行提插、捻转等手法。如针柄轻微弯曲，应慢慢将针起出。如果弯针角度过大，应顺应弯针方向将针慢慢退出；如果因患者改变体位而引起弯针，应让患者慢慢恢复体位，然后慢慢将针退出。切忌强行拔针，以免将针断入体内。

4. 预防

医者进针手法要熟练，用力要均匀，避免进针过猛；患者在留针过程中，不要随意变更体位；注意留针过程中针柄不要受到外物的碰撞和压迫。

要点五　断针

断针是指针体断在人体针刺的穴位内。

1. 原因

针具质量差，针根或针身有损伤剥蚀；或针刺时，行针手法不当，肌肉强烈收缩；或弯针、滞针处理不当，均可造成断针。

2. 症状和现象

行针时或出针后发现针体折断，其断端部分针身露于皮外，或全部没入皮下。

3. 处理

医者应镇静出理，让患者勿变动体位，以防断针向肌肉深部陷入。如果残端露于皮外，用镊子将其夹持起出；若残端陷于皮下，可用手指垂直按压针孔两旁，使断端露出，再用镊子将其夹持起出；若完全陷入皮下肌肉深层，则在 X 线下定位，手术取出。

4. 预防

医者应仔细检查针具，剔除不符合标准的针具；行针用力要适当；患者在针刺过程和留针期间不要随意变更体位；及时妥善处理弯针和滞针。

细目九　针刺注意事项

要点　特殊部位、孕妇及特殊体质患者针刺时的注意事项

针刺时除应注意预防晕针、滞针、血肿等异常情况的发生外，还应注意不同针刺部位的特点以及患者的身体状况，以提高针刺的安全性。

1. 各部位腧穴的针刺注意事项

（1）颈项部位腧穴的针刺注意事项

针刺颈部的天突穴时，应注意针刺角度、方向和深度，避免刺伤气管、主动脉弓；针刺人迎穴要使用押手拨开颈总动脉，缓慢进针。针刺项部的风府、哑门等腧穴时，要注意掌握针刺角度、方向和深度，不宜大幅度提插、捻转，以免刺伤延髓。

（2）眼区腧穴的针刺注意事项

针刺眼区的睛明、承泣、球后等腧穴时，应注意针刺的方向、角度、深度，缓慢进针，仔细体察针下感觉，避免使用大幅度提插、捻转手法。出针时动作轻柔，出针后按压针孔，以防止或减少出血。

（3）胸胁、腰背部位腧穴的针刺注意事项

对胸、胁、腰、背脏腑所居之处的腧穴，不宜直刺、深刺，肝、脾肿大及肺气肿患者更应注意。如刺胸、背、腋、胁、缺盆等部位的腧穴，若直刺过深，可伤及肺脏，造成创伤性气胸，轻者出现胸痛、胸闷、心慌、呼吸不畅，甚则呼吸困难、唇甲发绀、出汗、血压下降。医者在针刺时精神必须高度集中，令患者选择适当的体位，严格掌握进针的深度、角度，以防止事故的发生。

（4）腹部腧穴的针刺注意事项

一般情况下，上腹部近胸部的腧穴不宜深刺或向上斜刺，以免刺伤胃、肝或心脏。针刺下腹部腧穴时，应了解患者膀胱的充盈状况，掌握适当的针刺方向、角度、深度等，避免误伤膀胱。对于妇女，应注意其是否怀孕。

2. 妊娠妇女针刺时的注意事项

妇女怀孕 3 个月以内者，不宜针刺小腹部的腧穴；若怀孕 3 个月以上者，腹部、腰骶部腧穴也不宜针刺；三阴交、合谷、昆仑、至阴等一些通经活血的腧穴，在怀孕期亦应禁刺。如妇女行经时，若非为了调经，上述腧穴也应慎刺。此外，怀孕期需要针刺治疗者，应避免使用强刺激手法，习惯性流产的孕妇则应慎用针刺。

3. 特殊体质患者针刺时的注意事项

（1）过于饥饿、疲劳、精神过于紧张者不宜立即进行针刺。

（2）年老体弱、针刺耐受程度差、初次针刺者，应使用卧位针刺，且不宜强刺激。

（3）小儿囟门未合时，头顶部的腧穴不宜针刺。

（4）常有自发性出血或损伤后出血不止的患者，不宜针刺。

（5）皮肤有感染、溃疡、瘢痕或肿瘤的部位，不宜针刺。

（王瑞辉）

第二十单元　常用灸法

细目一　灸法的作用

要点一　温经散寒

灸法具有温经散寒的作用。临床上常用于治疗寒凝血滞、经络痹阻所引起的寒湿痹痛、痛经、经闭、胃脘痛、寒疝腹痛、泄泻、痢疾等。

要点二　扶阳固脱

《扁鹊心书》记载："真气虚则人病，真气脱则人死，保命之法，灼艾第一。"阳气下陷或欲脱之危证，皆可用灸法，灸法具有扶助虚脱之阳气的作用。临床上多用于治疗脱证和中气不足、阳气下陷而引起的遗尿、脱肛、阴挺、崩漏、带下、久泄、久痢、痰饮等。

要点三　消瘀散结

气为血帅，血随气行，气得温则行，气行则血亦行。灸能使气机通畅，营卫调和，从而消瘀散结。临床常用于治疗气血凝滞之疾，如乳痈初起、瘰疬、瘿瘤等。

要点四　防病保健

常灸关元、气海、命门、足三里有防病保健的作用，今人称之为"保健灸"，可激发人体的正气，增强抗病的能力，使人精力充沛，长寿不衰。

细目二　灸法的种类

要点　常用灸法的分类及名称

根据灸法所用的材料，可将常用的灸法分为艾灸法和其他灸法。艾灸法主要以艾绒为材料，包括艾炷灸、艾条灸、温针灸、温灸器灸；其他灸法则使用艾绒以外的其他材料，常用的包括灯火灸、天灸（如白芥子灸、细辛灸、蒜泥灸、斑蝥灸等）。

常用灸法的名称

常用灸法	艾灸	艾炷灸	直接灸	瘢痕灸
				无瘢痕灸
			间接灸	隔姜灸
				隔蒜灸
				隔盐灸
				隔附子饼灸
		艾条灸	悬起灸	温和灸
				雀啄灸
				回旋灸
			实按灸	太乙针灸
				雷火针灸
		温针灸		
		温灸器灸		
	其他灸法	灯火灸		
		天灸		白芥子灸
				细辛灸
				蒜泥灸
				斑蝥灸

细目三　灸法的操作及适应范围

要点一　艾炷灸

艾炷灸是将艾绒制作成艾炷后，置于施灸部位点燃而治病的方法。艾炷灸又分直接灸与间接灸两类。

1. 直接灸

直接灸是将大小适宜的艾炷，直接放在皮肤上施灸的方法。又称明灸、着肤灸、着肉灸。若施灸时需将皮肤烧伤化脓，愈后留有瘢痕者，称为瘢痕灸；若不使皮肤烧伤化脓，不留瘢痕者，称为无瘢痕灸。

（1）瘢痕灸：又名化脓灸。施灸时先将所灸腧穴部位涂以少量的大蒜汁，以增加黏附和刺激作用，然后将艾炷置于腧穴上，用火点燃艾炷施灸。每壮艾炷必须燃尽，除去灰烬后，方可继续易炷再灸，待规定壮数灸完为止。施灸时由于艾火烧灼皮肤，因此可产生剧痛，此时可用手在施灸腧穴周围轻轻拍打，借以缓解疼痛。在正常情况下，灸后 1 周左右，施灸部位化脓形成灸疮，5～6 周左右，灸疮自行痊愈，结痂脱落后留下瘢痕。因此，施灸前必须征求患者同意，方可使用本法。瘢痕灸对机体穴位能够产生持续性的刺激，瘢痕灸临床上常用于治疗哮喘、肺痨、瘰疬等慢性顽疾。但对身体过于虚弱或糖尿病患者，不宜使用。

（2）无瘢痕灸：又名非化脓灸。施灸时先在所灸腧穴部位涂以少量的凡士林，以使艾炷便于黏附，然后将艾炷置于腧穴上点燃施灸，当艾炷燃剩 2/5 至 1/4 而患者感到微有灼痛时，即可易炷再灸，待将规定壮数灸完为止。一般应灸至局部皮肤出现红晕而不起泡为度。无瘢痕灸临床常用于治疗虚寒性疾病，如哮喘、腹泻、风寒痹痛等。

2. 间接灸

间接灸是指用药物或其他材料将艾炷与施灸腧穴部位的皮肤隔开而进行施灸的方法，又称隔物灸。常用的有如下几种：

（1）隔姜灸：将鲜姜切成直径约 2～3cm，厚约 0.2～0.3cm 的薄片，中间以针刺数孔，置于施灸处，再将艾炷放在姜片上点燃施灸。当艾炷燃尽，再易炷施灸。灸完所规定的壮数，以使皮肤红润而不起泡为度。隔姜灸有温胃止呕、散寒止痛的作用，常用于因寒而致的呕吐、腹痛以及风寒痹痛等病证。

（2）隔蒜灸：用鲜大蒜头，切成厚约 0.2～0.3cm 的薄片，中间以针刺数孔（捣蒜如泥亦可），置于施灸处，然后将艾炷放在蒜片上，点燃施灸。待艾炷燃尽，易炷再灸，直至灸完规定的壮数。隔蒜灸有清热解毒、杀虫等作用，多用于治疗瘰疬、肺痨及初起的肿疡等病证。

（3）隔盐灸：用干燥的食盐（以青盐为佳）填敷于脐部，或于盐上再置一薄姜片，上置大艾炷施灸。隔盐灸有回阳、救逆、固脱的作用，多用于治疗伤寒阴证或吐泻并作、中风脱证等病证。治疗时需连续施灸，不拘壮数，以脉起、肢温、证候改善为度。

（4）隔附子饼：将附子研成粉末，用酒调和，做成直径约 3cm，厚约 0.8cm 的附子饼，中间以针刺数孔，放在施灸处，上面再放艾炷施灸，直至灸完所规定壮数为止。隔附子饼灸有温补肾阳等作用，多用于治疗命门火衰而致的阳痿、早泄或疮疡久溃不敛等病证。

要点二 艾条灸

艾条灸是将艾绒制作成艾条进行施灸，可分为悬起灸和实按灸两种方式。

1. 悬起灸

施灸时将艾条悬放在距离穴位一定高度上进行熏烤，不使艾条点燃端直接接触皮肤，称为悬起灸。悬起灸根据其操作方法不同，分为温和灸、雀啄灸和回旋灸。

（1）温和灸：将艾条的一端点燃，对准施灸处，约距皮肤 2～3cm 左右进行熏烤，使患者局部有温热感而无灼痛为宜。一般每处灸 5～10 分钟，至皮肤出现红晕为度。对于昏厥、局部知觉迟钝的患者，医者可将中、食二指分张，置于施灸部位的两侧，通过医者手指的感觉来测知患者局部的受热程度，以便随时调节施灸的距离，以防烫伤。适用于一切灸法的主治病证。

（2）雀啄灸：施灸时，将艾条点燃的一端对施灸部位的皮肤进行如鸟雀啄食般的一上一下施灸。多用于晕厥急救、小儿疾患、胎位不正等。

（3）回旋灸：施灸时，艾条点燃的一端与施灸部位的皮肤虽然保持一定的距离，但不固定，而是向左右方向移动或反复旋转施灸。多用于风湿痹痛、神经性麻痹、皮肤病等。

2. 实按灸

将点燃的艾条隔布或隔绵纸数层实按在穴位上，使热气透入皮肉，火灭热减后重新点火按灸，称为实按灸。实按灸因艾条掺入的药物不同分为太乙针灸、雷火针灸。

要点三　温针灸

温针灸是针刺与艾灸结合应用的一种方法，适用于既需要留针又适宜用艾灸的病证。操作方法是：将针刺入腧穴得气、留针时，将纯净细软的艾绒捏在针尾上，或用约 2cm 左右的艾条段，插在针柄上点燃施灸。待艾绒或艾条烧完后除去灰烬，将针取出。此法针灸并用，简便易行。

要点四　温灸器灸

温灸器是一种专门用于施灸的器具，用温灸器施灸的方法称为温灸器灸。临床常用的有温灸盒、灸架和温灸筒等。

要点五　其他灸法

1. 灯火灸

灯火灸是用灯心草蘸油点燃后在施灸部位焯烫的方法。取 10～15cm 长的灯心草蘸麻油或其他植物油，浸入 3～4cm，点燃后对准穴位快速点灸，当听到"叭"的一声时迅速离开。灸后皮肤微发黄（偶起小泡）。此法有祛风解表、行气化痰的作用。主要用于治疗小儿惊风、痄腮、消化不良等。

2. 天灸

天灸是将一些具有刺激作用的药物敷贴于穴位或患处，促使局部皮肤起疱的方法。临床又称药物灸、发疱灸。临床常用的药物有白芥子、细辛、蒜泥、斑蝥。

（1）白芥子灸：将白芥子研成细末，用水调和，敷贴于腧穴。利用其刺激性促使皮肤充血、灼热、疼痛或发疱。临床可用于治疗咳嗽、关节痹痛、口眼㖞斜等。

（2）细辛灸：取适量细辛研成细末，加醋少许，调成糊状，敷贴于腧穴。利用其刺激性促使皮肤充血、灼热、疼痛或发疱。如临床敷贴于涌泉穴治疗小儿口腔炎等。

（3）蒜泥灸：将大蒜捣烂如泥，取 3～5g 敷贴于腧穴。利用其刺激性促使皮肤充血、灼热、疼痛或发疱。临床可用来清热解毒，治疗咽喉肿痛等。

（4）斑蝥灸：将斑蝥（全虫）干燥后研末，用醋或甘油调和，使用时先取胶皮一块，中间剪一小孔，如黄豆大，贴在施灸穴位上，以暴露穴位并保护周围皮肤，将斑蝥粉少许置于孔中，上面再贴一层胶布固定即可，以局部起疱为度。临床可治疗癣痒等顽疾。

细目四　灸法的注意事项

要点一　施灸的先后顺序

临床上施灸一般是先灸上部，后灸下部；先灸阳部，后灸阴部。壮数先少后多，艾炷是先小后大。但在特殊情况下，则可酌情而施。如治疗脱肛时，即可先灸长强以收肛，后灸百会以举陷。

要点二　施灸的补泻方法

艾灸的补泻，始载于《灵枢·背腧》："以火补者，毋吹其火，须自灭也。以火泻者，疾吹其火，传其艾，须其火灭也。"这是古人对施灸补泻操作方法的具体载述。临床上可根据患者的具体情况，结合腧穴的性能，酌情运用。

要点三　施灸的禁忌

1. 对实热证、阴虚发热者，一般均不适宜灸疗。
2. 对颜面、五官和有大血管的部位以及关节活动部位，不宜采用瘢痕灸。
3. 孕妇的腹部和腰骶部也不宜施灸。

要点四　灸后处理

施灸后，局部皮肤出现微红、灼热均属正常现象，无需处理。如因施灸过量，局部出现小水疱，只要不擦破，可任其自然吸收；如果水疱较大，可用消毒毫针刺破水疱，放出液体，再涂以碘伏，并用纱布包敷。瘢痕灸者，在灸疮化脓期间，要保持清洁，防止感染，疮面局部勿用手搔抓，以保护痂皮自然脱落。

（王瑞辉）

第二十一单元　拔罐法与刮痧法

细目一　拔罐法

拔罐法是以罐为工具，利用燃烧排出罐内空气，造成负压，使之吸附于腧穴或相应体表而产生刺激，使被拔部位的皮肤充血、瘀血，以达到防治疾病目的的一种方法。拔罐法古代又称"角法"。

要点一　常用的吸拔方法

罐的吸拔方法包括吸附方法和拔罐方法。

1. 吸附方法

指排出罐内空气，产生负压而吸附在拔罐部位的方法。包括以下几种：

（1）火吸法：火吸法是利用火在罐内燃烧时产生的热力排除罐内空气，形成负压，使罐吸附在皮肤上的方法。根据具体情况可以使用以下几种方法：①闪火法；②投火法；③贴棉法；④架火法；⑤滴酒法。

（2）水吸法：水吸法是利用沸水排除罐内空气，产生负压而吸附在拔罐部位的方法。此法一般选用竹罐。

（3）抽气吸法：指用机械装置抽出罐内气体，产生负压而吸附在拔罐部位的方法。

2. 拔罐方法

临床应用拔罐时，根据病情可选择不同的拔罐方法。常见的方法如下：

（1）留罐：留罐又称坐罐。将罐吸附在体表后，使罐留置于施术部位 10～15 分钟，然后将罐起下。此法是常用的一种方法，一般疾病均可应用，而且单罐、多罐皆可应用。

（2）走罐：走罐亦称推罐。拔罐时先在施术部位的皮肤或罐口上，涂一层凡士林等润滑油，再将罐拔住，然后医者用右手握住罐子，向上、下或左、右需要拔的部位，往返推动，至所拔部位的皮肤红润、充血，甚或瘀血时，将罐起下。此法适宜于面积较大、肌肉丰厚的部位，如脊背、腰臀、大腿等部位。

（3）闪罐：将罐拔住后，立即起下，反复多次地拔住起下、起下拔住，直至皮肤潮红、充血，或瘀血为度。此法多用于局部皮肤麻木、疼痛或功能减退等疾患，尤其适用于不宜留罐的部位，如小儿、年轻女性的面部。

（4）刺络拔罐：刺络拔罐又称刺血拔罐。将应拔部位的皮肤消毒后，用三棱针点刺或皮肤针叩刺出血后，再将火罐吸附于该处，使之出血，以加强刺血治疗的作用。一般刺血后拔罐留置 10～15 分钟。此法多用于治疗丹毒、扭伤、乳痈等。

（5）留针拔罐：留针拔罐简称针罐。即在留针时，将罐拔在以针为中心的部位上，约 5～10 分钟，待皮肤红润、充血或瘀血时，将罐起下后出针。此法能起到针罐配合的作用。

要点二　拔罐法的临床应用

拔罐法的适应范围较为广泛，一般多用于风寒湿痹、腰背肩臂腿痛、关节痛、软组织闪挫扭伤、伤风感冒、头痛、咳嗽、哮喘、胃脘痛、腹痛、痛经、中风偏枯、瘀血痹阻等。

要点三　拔罐法的作用

拔罐法具有通经活络、行气活血、消肿止痛、祛风散寒等作用。

要点四　拔罐法的禁忌证

皮肤有过敏、溃疡、水肿及大血管部位不宜拔罐；高热抽搐者不宜拔罐；孕妇的腹部、腰骶部不宜拔罐。

要点五　拔罐法的注意事项

1. 应选肌肉丰厚部位。骨骼凹凸不平及毛发较多的部位，以及皮肉皱纹、松弛、瘢痕等处，火罐容易脱落。

2. 选择适当的体位，留罐时不可移动体位，以免火罐脱落。

3. 根据所拔部位的面积大小选择合适的火罐。

4. 用火罐时切勿灼伤皮肤，点火棒上的酒精应适量，且不可离皮肤太近，以防火燃或酒精滴落而烧伤皮肤。

5. 若烫伤或留罐时间太长而皮肤起水泡时，小的无须处理，仅敷以消毒纱布，防止擦破即可。水泡较大时，用消毒针将水放出，涂以龙胆紫药水，或以消毒纱布包敷，以防感染。

6. 起罐时，注意不可用力猛拔，防止损伤皮肤。应先用一手夹住火罐，另一手拇指或食指从罐口旁按压，使气体进入罐内，即可将罐起下。

细目二　刮痧

要点一　常用刮痧方法的操作

1. 刮痧的分类

（1）直接刮法：指在施术部位涂上刮痧介质后，用刮痧工具直接接触患者皮肤，在体表的特定部位反复进行刮拭，至皮下呈现痧痕为止。具体操作方法：病人取坐位或俯伏位，术者用热毛巾擦洗病人被刮部位的皮肤，均匀地涂上刮痧介质，术者持刮痧工具，在刮拭部位进行刮拭，以刮出出血点为止。

（2）间接刮法：先在病人将要刮拭的部位放一层薄布，再用刮拭工具在布上刮拭，称为间接刮法。此法可保护皮肤。适用于儿童、年老体弱、高热、中枢神经系统感染、抽搐、某些皮肤病患者。

2. 刮痧的操作方法

刮痧的常用工具为刮痧板和润滑剂。刮痧板可用水牛角或木鱼石制作而成，要求板面洁净，棱角光滑。润滑剂多选用红花油、石蜡油、麻油或刮痧专用的活血剂。操作时手持刮痧板，蘸上润滑剂，然后在患者体表的一定部位按一定的方向进行刮拭，至皮下呈现痧痕为止。刮痧时要求用力要均匀，一般采用腕力，同时要根据病人的病情及反应调整刮动的力量。刮痧疗法的操作手法有平刮、竖刮、斜刮、角刮。

（1）平刮：指用刮板的平边，着力于施术部位，按一定的方向进行较大面积的平行刮拭。

（2）竖刮：指用刮板的平边，着力于施术部位，方向为竖直上下，进行大面积的刮拭。

（3）斜刮：指用刮板的平边，着力于施术部位，进行斜向刮拭。适用于人体某些部位不能进行平、竖刮的情况下所采用的操作手法。

（4）角刮：指用刮板的棱角和边角，着力于施术部位，进行较小面积或沟、窝、凹陷地方的刮拭，如鼻沟、耳屏、神阙、听宫、听会、肘窝、关节等处。

要点二　常用刮痧方法的作用及适应证

1. 刮痧的作用

刮痧疗法是以中医理论为基础，作用于体表经络腧穴上。其治疗作用如下：

（1）调节阴阳：刮痧调和阴阳的作用是通过腧穴配伍和刮痧手法来实现的。例如：病在经络、在皮肉者属表，宜轻刮；病在脏腑、在筋骨者属里，宜重刮。

（2）活血化瘀：人体肌肉、韧带、骨骼一旦受到损伤，在局部产生瘀血，使经络气血流通不畅，若瘀血不消，则疼痛不止。这时在局部或相应腧穴处进行刮拭，可使瘀血消除，新血得生，经络畅通，气血运行，达到通则不痛之目的。这就是刮痧活血化瘀的作用。

（3）清热消肿：根据中医治法中"热则疾之"的原理，通过放痧手法的刺激，使热邪疾出，以达清热之目的，使内部阳热之邪透达体表，最终排出体外，以清体内之瘀热、肿毒。

（4）祛痰解痉，软坚散结：由痰湿所致的体表包块及风证，通过刮痧、放痧治疗，使腠理宣畅，痰热脓毒外泄，有明显的止痉散结的效果。

（5）扶正祛邪：刮治病变相应腧穴的皮肤，使之出现青、紫充血的痧痕，使腠理得以开启疏通，将滞于经络腧穴及相应组织、器官内的风、寒、痰、湿、瘀血、火热、脓毒等各种邪气从皮毛透达于外，使经络得以疏通。

2. 刮痧的适应证

刮痧疗法的临床应用广泛，适用于内、外、妇、儿、五官等各科疾病，如感冒、咳嗽、哮喘、胃痛、呃逆、吐酸、便秘、腹泻、腹痛、尿频、尿急、遗尿、失眠、头痛、多汗症、腰腿痛、月经不调、痛经、闭经、中暑、咽喉肿痛等。刮痧疗法不但适用于疾病的治疗，还适用于预防疾病和保健强身。

要点三　刮痧的注意事项

1. 刮痧疗法的慎用症和禁忌证

刮痧疗法尽管可以用于多种病症的治疗，但它也有慎用症和禁忌证。

（1）有出血倾向的疾病，忌用本法治疗或慎用本法治疗。如血小板减少性疾病、过敏性紫癜症、白血病等，不宜用泻法刮疗，宜用补法或平补平泻手法刮疗。

（2）新发生的骨折患部不宜刮痧，须待骨折愈合后方可在患部刮疗。外科手术瘢痕处亦应在两个月以后方可局部刮痧。恶性肿瘤患者手术后，瘢痕局部处慎刮。

（3）传染性皮肤病，如疖肿、痈疮、瘢痕、溃烂、传染性皮肤病及皮肤不明原因的包块等，不宜直接在病灶部位刮拭。

（4）年老体弱者、空腹、妊娠妇女的腹部、妇女经期下腹部、女性面部，忌用大面积泻法刮拭。

（5）对刮痧恐惧或过敏者，忌用本法。

（6）孕妇、妇女经期，禁刮下腹部及三阴交、合谷、足三里等穴位。刮拭手法宜轻，用补法。

2. 刮痧疗法的注意事项

（1）术前注意事项：①刮痧疗法须暴露皮肤，刮痧前要选择一个好的治疗场所，空气流通清新，并注意保暖，注意避风，夏季不可在有过堂风的地方刮痧。尽量少暴露皮肤。②选择舒适的刮痧体位，以利于刮拭和防止晕刮。③刮痧工具要严格消毒，防止交叉感染。刮拭前须仔细检查刮痧工具，以免刮伤皮肤。④施术者的双手也应消毒。⑤刮拭前一定要向患者解释清楚刮痧的一般常识，消除其恐惧心理，取得患者的配合，以免晕刮。⑥勿在病人过饥、过饱及过度紧张的情况下进行刮痧治疗。

（2）术中注意事项：①刮拭手法要用力均匀，以求忍受为度，达到出痧为止。②婴幼儿及老年人，刮拭手法用力宜轻。③不可一味追求出痧而用重手法或延长刮痧时间。④刮拭过程中，要经常询问病人的感受。如遇到晕刮，如精神疲怠、头晕目眩、面色苍白、恶心欲吐、出冷汗、心慌、四肢发凉时，应立即停止刮痧，并抚慰患者勿紧张，帮助其平卧，注意保暖，饮温开水或糖水。

（3）术后注意事项：①刮痧治疗使汗孔开泄，邪气外排，要消耗体内部分的津液，故刮痧后饮温水一杯，休息片刻。②刮痧治疗后，为避免风寒之邪侵袭，须待皮肤毛孔闭合并恢复原状后方可洗浴，一般术后约3小时左右可洗浴。③对于某些复杂危重的病人，除用刮痧治疗外，更应配合其他诸如药物治疗外，以免延误病情。

（王瑞辉）

第二十二单元　其他针法的操作方法、临床应用

要点一　电针法

电针法是将针刺入腧穴得气后，在针具上通以适量脉冲电流，利用针和电两种刺激相结合，达到防治疾病目的的一种方法。

1. 适应范围

电针的适应范围基本和毫针刺法相同，故其治疗范围较广。临床常用于各种痛证、痹证和心、胃、肠、胆、膀胱、子宫等器官的功能失调，以及癫狂和肌肉、韧带、关节的损伤性疾病等，并可用于针刺麻醉。

2. 操作方法

针刺入穴位有得气感应后，将输出电位器调至"0"位，将两根导线连接在两个配对的针柄上（或负极接主穴，正极接配穴），然后打开电源开关，选择波型，慢慢调高至适宜的输出电流量。通电时间一般在10~20分钟，如感觉弱时，可适当加大输出电流量，或暂时断电1~2分钟后再行通电。当达到预定时间后，先将输出电位器调至"0"位，然后关闭电源开关，取下导线，最后出针。一般情况下，应在感觉阈和痛阈之间调节适宜的刺激强度，强度以患者能耐受为宜。

3. 注意事项

为确保电针治疗的安全，操作时应注意检查电针仪器（包括导线）的质量，连接导线

时，一般应避免电流回路通过心脏、延髓、脊髓，输出电流强度不宜过大。此外，孕妇应慎用电针。

要点二　三棱针法

用三棱针刺破人体的一定部位，放出少量血液，达到治疗疾病目的的方法，称三棱针法。古人称之为"刺血络"或"刺络"，现代称为"放血疗法"。

1. 适应范围

三棱针放血疗法具有通经活络、开窍泻热、消肿止痛等作用。凡各种实证、热证、瘀血、疼痛等均可应用。较常用于某些急症和慢性病，如昏厥、高热、中暑、中风闭证、咽喉肿痛、目赤肿痛、顽癣、疔痈初起、扭挫伤、痹证、痔疮、顽痹、头痛、丹毒、指（趾）麻木等。

2. 操作方法

（1）点刺法：针刺前，在预定针刺部位上下用押手拇、食指向针刺处推按，使血液积聚于针刺部位，继之用2%碘酒棉球消毒，再用75%酒精棉球脱碘。针刺时押手拇、食、中三指捏紧被刺部位，刺手拇、食两指捏住针柄，中指指腹紧靠针身下端，针尖露出3～5mm，对准已消毒的部位，刺入3～5mm，随即将针迅速退出，轻轻挤压针孔周围，使出血少许，然后用消毒棉球按压针孔。此法多用于指、趾末端的十宣、十二井穴和耳尖及头面部的攒竹、上星、太阳等穴。

（2）散刺法：又称豹纹刺，是对病变局部周围进行点刺的一种方法。根据病变部位大小的不同，可刺10～20针以上，由病变外缘环形向中心点刺，以促使瘀血或水肿得以排除，达到祛瘀生新、通经活络的目的。此法多用于治疗局部瘀血、血肿或水肿、顽癣等。

（3）刺络法：先用带子或橡皮管结扎在针刺部位上端（近心端），然后迅速消毒。针刺时押手拇指压在针刺部位下端，刺手持三棱针对准针刺部位的静脉，刺入脉中（2～3mm），立即将针退出，使其流出少量血液，也可轻轻按压静脉上端，以助瘀血外出。出血停止后，再用消毒棉球按压针孔。此法多用于曲泽、委中等穴，治疗急性吐泻、疼痛、中暑、发热等。

（4）挑刺法：用押手按压施术部位两侧，或捏起皮肤，使皮肤固定，刺手持针迅速刺入皮肤1～2mm，随即将针身倾斜并挑破皮肤，使之出少量血液或少量黏液。也可再刺入2～5mm，将针身倾斜并使针尖轻轻挑起，挑断皮下部分纤维组织，然后出针，覆盖敷料。此法常用于治疗肩周炎、胃痛、颈椎综合征、失眠、支气管哮喘、血管神经性头痛等。

3. 注意事项

操作时注意严格消毒，预防感染，孕妇、有出血倾向的患者不宜使用本法。一般情况下应避免刺伤动脉。

要点三　皮肤针法

皮肤针，又称"梅花针"、"七星针"、"罗汉针"，由多支短针组成。运用皮肤针叩刺人体的一定部位或穴位，激发经络功能，调整脏腑气血，以达到防治疾病目的的方法，叫皮肤针法。

1. 适应范围

皮肤针的适应范围很广，临床各种病症均可应用，如近视、视神经萎缩、急性扁桃体炎、感冒、咳嗽、慢性肠胃病、便秘、头痛、失眠、腰痛、皮神经炎、斑秃、痛经等。

2. 操作方法

（1）叩刺部位：①循经叩刺：是指循着经脉进行叩刺的一种方法，常用于项背腰骶部的督脉和足太阳膀胱经。督脉为阳脉之海，能调节一身之阳气；五脏六腑之背俞穴，皆分布于膀胱经，故其治疗范围广泛。其次是四肢肘膝以下经络，因其分布着各经原穴、络穴、郄穴等，可治疗各相应脏腑经络的疾病。②穴位叩刺：是指在穴位上进行叩刺的一种方法，主要是根据穴位的主治作用，选择适当的穴位予以叩刺治疗，临床常用的是各种特定穴、华佗夹脊穴、阿是穴等。③局部叩刺：是指在患部进行叩刺的一种方法，如扭伤后局部的瘀肿疼痛及脱发等，可在局部进行围刺或散刺。

（2）刺激强度与疗程：刺激强度根据刺激的部位、患者的体质和病情的不同而决定，一般分轻、中、重3种。①轻刺：用力稍小，皮肤仅现潮红、充血为度。适用于头面部、老弱妇女患者，以及病属虚证、久病者。②重刺：用力较大，以皮肤有明显潮红，并有微出血为度。适用于压痛点、背部、臀部、年轻体壮患者，以及病属实证、新病者。③中刺：介于轻刺与重刺之间，以局部有较明显潮红，但不出血为度。适用于一般部位以及一般患者。叩刺治疗，每日或隔日1次，10次为1疗程，疗程间可间隔3~5日。

（3）操作：①叩刺：以刺手拇指、中指、无名指握住针柄，食指伸直并按住针柄中段，针头对准皮肤叩击，运用腕部的弹力，使针尖叩刺皮肤后立即弹起，如此反复叩击。叩击时针尖与皮肤必须垂直，弹刺要准确，强度要均匀，可根据病情选择不同的刺激部位或刺激强度。②滚刺：是指用特制的滚刺筒，经乙醇消毒后，手持筒柄，将针筒在皮肤上来回滚动，使刺激范围成为一狭长的面，或扩展成一片广泛的区域。

3. 注意事项

（1）针尖必须平齐，无钩，针柄与针头联结处必须牢固，以防叩刺时滑动。

（2）叩刺时针尖须垂直而下，避免斜、钩、挑，以减少疼痛。

（3）循经叩刺时，每隔1cm左右叩刺一下，一般可循经叩刺8~16次。

（4）如有出血，应进行清洁及消毒，以防感染。

要点四　穴位注射法

穴位注射法，是将药水注入穴位以防治疾病的一种方法。其具有药物对腧穴的刺激作用，对某些疾病有较好的治疗作用。

1. 适应范围

凡是适应于针灸治疗的疾病，基本上均可用穴位注射法。如痹证（肩关节周围炎、风湿性关节炎），腰腿痛（腰肌劳损、骨质增生、腰椎间盘突出），扭伤，头痛，失眠，口眼㖞斜，三叉神经痛，肋间神经痛，胃痛（胃下垂、溃疡病、胃肠神经官能症），腹泻，痢疾，咳嗽（急慢性支气管炎、上呼吸道感染），哮喘，心悸（心动过速），心痛（冠心病、心绞痛），肠痈，腹痛，风疹，咽喉肿痛，目赤肿痛，鼻炎，阴挺（子宫脱垂）等。

2. 操作方法

根据所取穴位及用药剂量选择合适的注射器与针头，局部皮肤常规消毒后，用快速进针法将针刺入皮下组织，然后缓慢准确地刺入穴位或阳性点，上下提插，得气后，回抽一下，如无回血，可将药物推入。一般疾病用中等速度；慢性疾病、体弱者用轻刺激，将药液缓慢推入；急性病、体质强者，用强刺激，快速将药液推入。如需注射较多药液时，可将注射器针头由深部逐渐提到浅部肌层，边退边推药，或将注射针向几个方向注射药液。每日或隔日注射 1 次，7~10 次为 1 疗程，疗程之间可休息 3~5 天。

针刺的深度应根据穴位所在部位与病变组织的不同而定。一般轻压即痛、病变在浅层的注射宜浅，如三叉神经痛，要在皮内注射并形成一皮丘；用力按压出现疼痛、病变在深层的注射宜深，如腰肌劳损，注射时可适当深刺。

3. 注意事项

（1）治疗时应对患者说明治疗特点和注射后的正常反应。如注射后局部可出现酸胀感，4~8 小时内患部有轻度不适，有时不适感持续时间较长，但一般不超过一天。如因消毒不严而引起局部红肿、发热等应及时处理。

（2）严格遵守无菌操作，防止感染，最好每注射一个穴位换一个针头。使用前应注意药物的有效期，不要使用过期药物。并注意检查药液有无沉淀、变质等情况，如已变质应立即停止使用。

（3）注意药物的性能、药理作用、剂量、配伍禁忌、副作用和过敏反应。凡能引起过敏反应的药物，如青霉素、硫酸链霉素、盐酸普鲁卡因等，必须先做皮试，皮试阳性者不可应用。副作用较严重的药物如氯丙嗪等，使用时应谨慎。某些中草药制剂有时也可能有反应，注射时应注意。

（4）一般药液不宜注入关节腔、脊髓腔内。这些药液误入关节腔，可引起关节红肿、发热、疼痛等反应；误入脊髓腔，有损害脊髓的可能。

（5）在主要神经干通过的部位做穴位注射时，应注意避开神经干，以不达到神经干所在的深度为宜。如针尖触到神经干，患者有触电感，要稍退针，然后再注入药物，以免损伤神经。

（6）躯干部的穴位注射不宜过深，防止刺伤内脏。背部脊柱两侧穴位注射时，针尖可斜向脊柱，避免直刺而引起气胸。

（7）年老体弱者，注射部位不宜过多，用药量可酌情减少，以免晕针；孕妇的下腹部、腰骶部穴及合谷、三阴交等穴，一般不宜做穴位注射，以免引起流产。

要点五　火针法

火针法是将特制的金属针烧红后，迅速刺入一定部位并快速退出以治疗疾病的方法。火针在古代称为"燔针"，火针刺法又叫"焠刺"。

1. 适应范围

火针法具有温经散寒、行气活血、软坚散结、去腐排脓等作用。临床常用于风寒湿痹、痈疽、瘰疬、痣疣等病的治疗。

2. 操作方法

（1）选穴与消毒：①选穴：与毫针选穴基本相同，但选穴宜"少而精"，侧重于"以痛为腧"的局部穴位。②消毒：较毫针严格，先用2%碘酒消毒，再用75%酒精脱碘。

（2）烧针与针刺：①烧针次序：将针身倾斜45°，放在火苗上烧，先烧针身，后烧针尖。②烧针程度：把针烧得微红，在皮肤表面轻而慢地烙熨，适用于老年斑、雀斑等不高出皮肤的病症；把针烧至通红，用于较浅的点刺，刺入1~2分，速进速出，适用于扁平疣、痣等稍高出皮肤的病症，以及胸背部腧穴的火针治疗；将针烧至白亮，用于深刺，刺入2~5分，速进速出，适用于腱鞘囊肿、瘰疬等体积较大的病症（刺入基底部），以及腰部、腹部、四肢部的腧穴。

烧针是火针的关键步骤。《针灸大成·火针》说："灯上烧，令通红，用方有功。若不红，不能去病，反损于人。"因此，烧针必须到位，根据治疗需要，烧至微红、通红或白亮。否则，烧针不到位，不易刺入，也不易拔出，而且患者感到剧痛。

（3）针刺方法：左手拿点燃的酒精灯，右手持针，靠近施术部位，烧针后迅速、准确地刺入穴位后快速拔针，用消毒棉球按压针孔，减痛止血。针深4分以上者，可贴创可贴。出针后不要揉搓针孔，以免出血。

（4）针刺的深度：《针灸大成·火针》说："针忌太深，恐伤经络；太浅不能祛病，惟消息取中耳。"说明火针不能太深或太浅，要深浅适度。应根据病情、体质、年龄、施术部位的肌肉厚薄、血管深浅、神经分布等情况来决定针刺的深浅。瘰疬、腱鞘囊肿等病或实证宜适度深刺；皮肤病、虚证宜浅刺。四肢、腰腹部稍深，刺入2~5分；胸背部宜浅，刺入1~2分。

3. 注意事项

（1）对初次接受火针治疗者，应做好解释工作，消除恐惧心理，以防晕针。

（2）有大血管、神经干的部位、面部（痣、疣除外）禁用火针。

（3）血友病、有出血倾向的患者、危重病人、孕妇禁用火针。

（4）针后局部出现红晕或红肿，属正确现象，1周后会消失，必须保持局部清洁，避免洗浴；局部发痒者不宜搔抓，以防感染。

要点六　芒针法

芒针是由"九针"中的长针发展而来的一种特制的针具，由富有弹性的不锈钢丝制成，因其针身细长如麦芒，故称为芒针。芒针法指用芒针刺入穴位，采用适当的手法以治疗疾病的方法。因芒针针身较长，刺入穴位较深，操作手法较为复杂，所以一定要非常熟悉穴位的局部解剖，准确地掌握针刺的角度、方向与深度，防止刺伤内脏，发生不良后果。芒针法一般用于普通毫针难以取得疗效，必须用长针深刺的疾病。

1. 适应范围

芒针的适应范围与毫针刺法一样，范围较广。临床上多用于毫针难以见效，必须深刺才能取效的疾病。

2. 操作方法

（1）进针：①夹持进针法：穴位皮肤常规消毒后，刺手持针柄下段，押手拇、食指用消毒干棉球捏住针身下段，露出针尖，对准穴位，双手配合，一捻一压，将针迅速透过表皮。②单手速插法：常规消毒后，刺手捏住消毒干棉球执持针身下段，露出针尖，对准穴位，迅速将针刺入皮下。亦可根据透穴方向斜刺进针。

（2）行针：行针手法以捻转为主，轻捻缓进，左右交替；捻转角度在 180°～360° 之间，禁单向捻转。

（3）留针：达到一定深度后，可根据病情需要，做捻转或其他手法，然后留针 20 分钟，或不留针。

（4）出针：慢慢捻针，边捻边退，退到皮下后轻轻拔针，用消毒干棉球按压针孔。出针时如有血液从针孔流出，迅速用消毒干棉球压迫针孔，直到出血停止。

整个操作过程应该注意双手配合，灵活运用指力与腕力，使针体始终处于捻转状态，以减轻疼痛。

3. 注意事项

（1）因为芒针长，刺入深，对初诊者要做好解释工作，消除恐惧心理。

（2）针刺过程中嘱患者不要移动体位，以防弯针、滞针、断针。

（3）选穴宜少，手法宜轻，行针宜慢，以捻转为主，切忌快速提插，以防造成血管、神经、内脏的损伤。行针时若针尖碰到坚硬组织时，要改变方向再刺。

（4）过饥、过饱、醉酒、年老体弱、孕妇、儿童以及不能配合治疗的病人，不宜用芒针治疗。

要点七　皮内针法

皮内针法指以特制的皮内针刺入并固定在腧穴部位内或皮下，留置一定的时间，利用较长时间的刺激以治疗疾病的方法。

1. 适应范围

皮内针法适用于一些慢性顽固性疾病以及经常发作的疼痛性疾病。如神经衰弱、失眠、面肌痉挛、支气管哮喘、月经不调、遗尿、偏头痛、三叉神经痛、牙痛、胃痛、胆绞痛、肋间神经痛、关节痛、腰腿痛、痛经、软组织损伤等。此外，也可用于戒毒、减肥等。

2. 操作方法

（1）图钉型皮内针：施术部位常规消毒，用镊子或持针钳夹住针柄，将针尖对准穴位垂直刺入，按压平整后再用 10mm×10mm 的胶布固定。图钉型皮内针常用于头面部、耳部的穴位埋针。

（2）麦粒型皮内针：施术部位常规消毒，押手拇、食指将穴位皮肤撑开固定，刺手用镊子夹针柄（针身在下），将针平行刺入穴位真皮内，使针柄平整地留在穴位皮肤上，再用方块胶布固定针柄。麦粒型皮内针适用于全身各个部位的穴位埋针。

皮内针的埋针时间可根据病情与时令季节而决定，一般为 2～3 天。夏季天气炎热，留针时间最好为 1～2 天；冬季寒冷时，最长可埋针 5～7 天。埋针期间，每天可按压数次，加强刺激量。

3. 注意事项

（1）应选用容易固定、不妨碍肢体活动的穴位。关节部位不宜埋针，以防活动时疼痛或断针。

（2）感染、瘢痕、肿瘤处不宜埋针。

（3）埋针处不要浸水，防止感染。

（4）夏天出汗较多，埋针时间宜短。

（5）埋针后若针处疼痛，应取出重埋或改穴埋针。

（6）一旦发现针处感染，应将针取出，并对症处理。

要点八　腕踝针法

腕踝针法是在手腕和足踝部的相应进针点，用毫针进行皮下针刺以治疗疾病的一种方法。腕踝针的穴位，又称进针点，共12个穴点，其中腕踝部各有6个穴点。腕部穴点约在腕横纹上2横指环绕腕部一圈处，从掌面尺侧起至桡侧，再从背面桡侧至尺侧，依次为上1、上2、上3、上4、上5、上6。踝部穴点约在内外踝最高点上3横指一圈处，从跟腱内侧向前转到外侧跟腱，依次为下1、下2、下3、下4、下5、下6。

1. 适应范围

腕踝针法的适应范围相当广泛。在腕踝针疗法中，每个区所治疗的病症大致包括两个方面，其一是同名区域内所属脏腑、组织、器官等所引起的各种病症；其二是主要症状能反应在同名区域内的各种病症。腕踝针对多种疾病有显著的疗效。如头痛、腰扭伤、牙痛、关节痛、痛经、心律失常、面肌痉挛、面肌麻痹、急性乳腺炎、哮喘、皮肤瘙痒症、遗尿、癔病等，有较好的治疗效果；对急性结膜炎、近视眼、高血压、中风偏瘫等亦有一定的疗效。

2. 腕踝针的选点原则

（1）上病取上，下病取下：此针对上、下两段而言。如前额部疼痛，因前额的体表区域属上段，所以选区以上1为主。再如急性腰扭伤，其主要症状表现在腰部，而腰部的体表区域属下段，所以选区以下6为主。

（2）左病取左，右病取右：此针对左、右对称的6个体表区域而言。如左侧乳痈，其主要症状表现在左侧乳房，而左乳房的体表区域为左上2区，所以选取左上2为进针点；反之，右侧乳痈选取右上2为进针点。

（3）区域不明，选双上1：临床上有些疾病是无法确定其体表区域的，如失眠、高血压病、全身瘙痒症、多汗或无汗、寒战、高热、癫痫、精神分裂症、更年期综合征、小儿舞蹈症、小儿多动症、乏力等，对于这些疾病，以及那些病因复杂而难以明确判断其体表区域的疾病，均可取双上1进行治疗。

（4）上下同取：指患者主要症状的表现位置靠近横膈线上下时，不仅要取上部的进针点，还要取与之相对应的下部进针点。如胃脘痛，按体表区域划分，胃脘部大致属于双下1区和右下2区，在临床治疗时不仅要取双下1、右下2，还要根据患者的具体症状表现，若靠近横膈线则加取双上1和右上2。

（5）左右共针：指针对患者的主要症状，表现在躯干部的1区，临床治疗时应取双上1或双下1。同样，患者的主要症状表现在躯干部的6区，临床治疗时应取双上6或双下6。如脐周痛，其主要症状表现在肚脐周围，属下1区，所以临床治疗时取左下1与右下

1。但临床治疗中，还常会遇到右上腹疼痛时针右下 2 效果不好的现象，此时须针左下 2 以加强疗效。

3. 操作方法

（1）针具：一般采用 30 号 1.5 寸长毫针。

（2）进针法：病人体位不限，针踝部穴区时，以取卧位为佳。针刺前，宜嘱病人尽量放松肌肉。常规消毒，医生押手固定穴点上部，以拇指拉紧皮肤，刺手拇指在下，食、中指在上夹持针柄，针与皮肤呈 30°，快速进入皮下。然后轻捻针柄，使针体贴着皮肤浅层行进，以针下有松软感为宜。如病人有酸、麻、胀、痛、沉等感觉，表明针体已深入筋膜下层，属进针过深，宜将针外退至浅表处。刚开始进针时，局部可稍感疼痛，待刺入后应立即消失。为了保证针在皮下，针尖刺入皮肤后，放开持针手指，则针自然垂倒并贴近皮肤表面。进针方向以朝病端为原则，如病症在指或趾，针尖向下；病症在头胸或腰膝，针尖向上。针刺深约 1.5 寸，进针后将针循纵线沿皮下平刺插入；但针上下 1 或 6 穴时，针体应与腕部或踝部的边缘平行。

（3）调针法：腕踝针疗法一般不使用补泻手法，但在针刺的过程中须及时予以调针。调针法有 3 种：①针刺入过深，局部出现胀、痛感觉时，将针退出，使针尖退到皮下，重新平刺入更表浅的部位。②针刺方向不正，将针提至皮下，重新进针。③针刺长度不够时，宜将针尽量刺入或换针另刺，但须注意，应略保留部分针体在体外。

（4）留针法：腕踝针一般留针 30 分钟。疼痛性病症或某些慢性病可适当延长留针时间。腕踝针每日或隔日治疗 1 次，10 次为 1 疗程。

4. 注意事项

（1）如穴点皮下有较粗的血管，或针刺入后有显著疼痛时，进针点宜适当移位。移动进针点，应注意遵循移点不离线的原则，即沿纵线方向移位，不能向两旁移点。

（2）腕踝针偶亦可引起晕针，如患者出现头昏、恶心不适时，宜迅速取针，并令患者平卧。

（王瑞辉）

第二十三单元　头皮针、耳针

细目一　头皮针

头皮针，又称头针，是在头部特定的穴线进行针刺以防治疾病的一种方法。

要点一　标准头穴线的定位及主治

标准头穴线均位于头皮部位，按颅骨的解剖名称分为额区、顶区、颞区、枕区 4 个区，14 条标准线（左侧、右侧、中央共 25 条）。其定位及主治如下：

1. 额中线

【部位】在头前部，从督脉的神庭穴向前引一直线，长 1 寸。

【主治】癫痫，精神失常，鼻病等。

2. 额旁 1 线

【部位】在头前部，从膀胱经的眉冲穴向前引一条长 1 寸的直线。

【主治】冠心病，心绞痛，支气管哮喘，支气管炎，失眠等。

3. 额旁 2 线

【部位】在头前部，从胆经的头临泣穴向前引一条长 1 寸的直线。

【主治】急、慢性胃炎，胃和十二指肠溃疡，肝胆疾病等。

4. 额旁 3 线

【部位】在头前部，从胃经的头维穴内侧 0.75 寸起向下引一条长 1 寸的直线。

【主治】功能性子宫出血，阳痿，遗精，子宫脱垂，尿频，尿急等。

5. 顶中线

【部位】在头顶部，从督脉的百会穴至前顶穴之间的连线。

【主治】腰腿足病症，如瘫痪、麻木、疼痛，以及皮层性多尿，脱肛，小儿夜尿，高血压，头顶痛等。

6. 顶颞前斜线

【部位】在头顶部、头侧部，从头部经外奇穴前神聪（百会前 1 寸）至颞部胆经的悬厘穴之间的连线。

【主治】全线分 5 等份，上 1/5 治疗对侧下肢和躯干瘫痪，中 2/5 治疗上肢瘫痪，下 2/5 治疗中枢性面瘫、运动性失语、流涎、脑动脉粥样硬化等。

7. 顶颞后斜线

【部位】在头顶部、头侧部，顶颞前斜线之后 1 寸，与其平行的线。从督脉的百会穴至颞部胆经的曲鬓穴之间的连线。

【主治】全线分 5 等份，上 1/5 治疗对侧下肢和躯干感觉异常，中 2/5 治疗上肢感觉异常，下 2/5 治疗头面部感觉异常。

8. 顶旁 1 线

【部位】在头顶部，督脉旁 1.5 寸，从膀胱经的通天穴向后引一条长 1.5 寸的直线。

【主治】腰腿病症，如瘫痪、麻木、疼痛等。

9. 顶旁 2 线

【部位】在头顶部，督脉旁开 2.25 寸，从胆经的正营穴向后引一条长 1.5 寸的直线到承灵穴。

【主治】肩、臂、手等病症，如瘫痪、麻木、疼痛等。

10. 颞前线

【部位】在头的颞部，从胆经的颔厌穴至悬厘穴连一直线。

【主治】偏头痛，运动性失语，周围性面经神麻痹和口腔疾病。

11. 颞后线

【部位】在头的颞部，从胆经的率谷穴向下至曲鬓穴连一直线。

【主治】偏头痛，耳鸣，耳聋，眩晕等。

12. 枕上正中线

【部位】在后头部，即督脉的强间穴至脑户穴之间的一条长1.5寸的直线。

【主治】眼病，足癣等。

13. 枕上旁线

【部位】在枕部，由枕外粗隆督脉的脑户穴旁开0.5寸起，向上引一条长1.5寸的直线。

【主治】皮层性视力障碍，白内障，近视等。

14. 枕下旁线

【部位】在枕部，从膀胱经的玉枕穴向下引一条长2寸的直线。

【主治】小脑疾病引起的平衡障碍，后头痛等。

要点二　头皮针的适应范围

头皮针主要用于治疗脑源性疾病，如中风偏瘫、肢体麻木、失语、皮层性多尿、眩晕、耳鸣、舞蹈病、癫痫、精神病、失眠、脑瘫、小儿弱智、震颤麻痹、假性球麻痹等。此外，也可治疗头痛、脱发、脊髓性截瘫、高血压病、眼病、鼻病、肩周炎、腰腿痛、各种疼痛性疾病等常见病和多发病。

要点三　头皮针的操作技术

1. 体位

根据病情，明确诊断，选定头穴线。患者取坐位或卧位，局部常规消毒。

2. 进针

一般选用28~30号长1.5~3寸的毫针，针与头皮呈30°夹角快速刺入头皮下，当针尖达到帽状腱膜下层，指下阻力感减小时，将针与头皮平行，继续捻转进针，根据不同穴区可刺入相应的深度。

3. 针刺手法

一般以刺手拇指腹侧面和食指桡侧面夹持针柄，以食指的掌指关节快速连续屈伸，使针身左右旋转，捻转速度为每分钟200次左右。进针后持续捻转2~3分钟，留针20~30分钟，留针期间反复操作2~3次即可起针。按病情需要可适当延长留针时间，偏瘫患者留针期间嘱其活动肢体（重症患者可做被动活动），有助于提高疗效。

4. 起针

刺手夹持针柄轻轻捻转并松动针身，押手固定穴区周围头皮，如针下无紧涩感，可快速抽拔出针，也可缓慢出针。出针后应以消毒干棉球按压针孔片刻，以防出血。

要点四　头皮针的注意事项

1. 严格消毒，以防感染。
2. 行针时注意观察患者的表情，以防晕针。

3. 婴儿不宜使用头针。

4. 出针时须用干棉球按压针孔 1~2 分钟，以防出血。

细目二　耳针

耳针，是在耳郭穴位上用针刺或其他方法进行刺激来防治疾病的一种方法。其治疗范围较广，操作方便，临床上耳穴的形、色变化和病理反应对疾病的诊断有一定的参考意义。

要点一　耳与经络脏腑的联系

耳与经络之间有着密切的联系。手太阳、手足少阳、手阳明等经脉、经别都入耳中，足阳明、足太阳的经别则分别上耳前、至耳上角。六阴经虽不直接入耳，但都通过经别与阳经相合而与耳相联系。因此，十二经脉都直接或间接上达于耳。奇经八脉中，阴跷、阳跷脉并入耳后，阳维脉循头入耳。所以，《灵枢·口问》说："耳者，宗脉之所聚也。"

耳与脏腑的关系密切，据《内经》、《难经》等书记载，耳与五脏均有生理功能上的联系。如《灵枢·脉度》说："肾通气于耳，肾和则耳能闻五音矣。"《难经·四十难》说："肺主声，令耳闻声。"后世医家在论述耳与脏腑的关系时更为详细，如《证治准绳》说："肾为耳窍之主，心为耳窍之客。"《厘正按摩要术》曰："耳珠属肾，耳轮属脾，耳上轮属心，耳皮肉属肺，耳背玉楼属肝。"进一步将耳郭分为心、肝、脾、肺、肾五部，说明耳与脏腑在生理功能上息息相关。人体的内脏或躯体发病时，往往在耳郭的相应部位出现压痛敏感、皮肤电特性改变和变形、变色等反应。参考这些现象来诊断疾病，并通过刺激这些部位防治疾病。可见，耳不仅与脏腑的生理活动有关，而且与其病理变化也是不可分割的。

要点二　耳穴的分布

耳穴在耳郭的分布有一定的规律，耳穴在耳郭的分布犹如一个倒置在子宫内的胎儿，头部朝下，臀部朝上。其分布的规律是：与面颊相应的穴位在耳垂；与上肢相应的穴位在耳舟；与躯干相应的穴位在对耳轮体部；与下肢相应的穴位在对耳轮上、下脚；与腹腔相应的穴位在耳甲艇；与胸腔相应的穴位在耳甲腔；与消化道相应的穴位在耳轮脚周围等。

要点三　常用耳穴的部位及主治

1. 耳轮穴位

（1）耳中

【部位】在耳轮脚处，即耳轮 1 区。

【主治】呃逆，荨麻疹，皮肤瘙痒症，小儿遗尿，咯血，出血性疾病。

（2）外生殖器

【部位】在对耳轮下脚前方的耳轮处，即耳轮 4 区。

【主治】睾丸炎，附睾炎，外阴瘙痒症。

（3）耳尖

【部位】在耳郭向前对折的上部尖端处，即耳轮 6 区、7 区交界处。

【主治】发热，高血压，急性结膜炎，麦粒肿，牙痛，失眠。

2. 耳舟穴位

（1）风溪

【部位】在耳轮结节前方，指区与腕区之间，即耳舟1区、2区交界处。

【主治】荨麻疹，皮肤瘙痒症，过敏性鼻炎。

（2）肘

【部位】在腕区的下方处，即耳舟3区。

【主治】肱骨外上髁炎，肘部疼痛。

（3）肩

【部位】在肘区的下方处，即耳舟4区、5区。

【主治】肩关节周围炎，肩部疼痛。

3. 对耳轮穴位

（1）跟

【部位】在对耳轮上脚前上部，即对耳轮1区。

【主治】足跟痛。

（2）膝

【部位】在对耳轮上脚中1/3处，即对耳轮4区。

【主治】膝关节疼痛，坐骨神经痛。

（3）坐骨神经

【部位】在对耳轮下脚的前2/3处，即对耳轮6区。

【主治】坐骨神经痛，下肢瘫痪。

（4）交感

【部位】在对耳轮下脚末端与耳轮内缘相交处，即对耳轮6区前端。

【主治】胃肠痉挛，心绞痛，胆绞痛，输尿管结石，自主神经功能紊乱。

（5）腹

【部位】在对耳轮体前部上2/5处，即对耳轮8区。

【主治】腹痛，腹胀，腹泻，急性腰扭伤，痛经，产后宫缩痛。

（6）腰骶椎

【部位】在腹区后方，即对耳轮9区。

【主治】腰骶部疼痛。

4. 三角窝穴位

（1）内生殖器

【部位】在三角窝前1/3的下部，即三角窝2区。

【主治】痛经，月经不调，白带过多，功能性子宫出血，阳痿，遗精，早泄。

（2）神门

【部位】在三角窝后1/3的上部，即三角窝4区。

【主治】失眠，多梦，戒断综合征，癫痫，高血压，神经衰弱。

（3）盆腔

【部位】在三角窝后 1/3 的下部，即三角窝 5 区。

【主治】盆腔炎，附件炎。

5. 耳屏穴位

（1）外鼻

【部位】在耳屏外侧面中部，即耳屏 1 区、2 区之间。

【主治】鼻前庭炎，鼻炎。

（2）肾上腺

【部位】在耳屏游离缘下部尖端，即耳屏 2 区后缘处。

【主治】低血压，风湿性关节炎，腮腺炎，链霉素中毒，眩晕，哮喘，休克，过敏性皮肤病。

（3）咽喉

【部位】在耳屏内侧面上 1/2 处，即耳屏 3 区。

【主治】声音嘶哑，咽炎，扁桃体炎，失语，哮喘。

（4）内鼻

【部位】在耳屏内侧面下 1/2 处，即耳屏 4 区。

【主治】鼻炎，上颌窦炎，鼻衄。

6. 对耳屏穴位

（1）枕

【部位】在对耳屏外侧面的后部，即对耳屏 3 区。

【主治】头晕，头痛，癫痫，哮喘，神经衰弱。

（2）皮质下

【部位】在对耳屏内侧面，即对耳屏 4 区。

【主治】痛证，神经衰弱，假性近视，失眠。

（3）缘中

【部位】在对耳屏游离缘上，对屏尖与轮屏切迹之中点处，即对耳屏 2 区、3 区、4 区交点处。

【主治】遗尿，内耳眩晕症，尿崩症，功能性子宫出血。

（4）脑干

【部位】在轮屏切迹处，即对耳屏 3 区、4 区之间。

【主治】眩晕，后头痛，假性近视。

7. 耳甲穴位

（1）口

【部位】在耳轮脚下方前 1/3 处，即耳甲 1 区。

【主治】面瘫，口腔炎，胆囊炎，胆石症，戒断综合征，牙周炎，舌炎。

（2）胃

【部位】在耳轮脚消失处，即耳甲 4 区。

【主治】胃痉挛，胃炎，胃溃疡，失眠，牙痛，消化不良，恶心呕吐，前额痛。

（3）大肠

【部位】在耳轮脚及部分耳轮与 AB 线之间的前 1/3 处，即耳甲 7 区。

【主治】腹泻，便秘，咳嗽，牙痛，痤疮。

（4）艇角

【部位】在对耳轮下脚下方前部，即耳甲 8 区。

【主治】前列腺炎，尿道炎。

（5）膀胱

【部位】在对耳轮下脚下方中部，即耳甲 9 区。

【主治】膀胱炎，遗尿，尿潴留，腰痛，坐骨神经痛，后头痛。

（6）肾

【部位】在对耳轮下脚下方后部，即耳甲 10 区。

【主治】腰痛，耳鸣，神经衰弱，遗尿，哮喘，月经不调，阳痿，遗精，早泄。

（7）胰胆

【部位】在耳甲艇的后上部，即耳甲 11 区。

【主治】胆囊炎，胆石症，胆道蛔虫症，偏头痛，带状疱疹，中耳炎，耳鸣，急性胰腺炎。

（8）肝

【部位】在耳甲艇的后下部，即耳甲 12 区。

【主治】胁痛，眩晕，经前期紧张症，月经不调，更年期综合征，高血压，假性近视，单纯性青光眼，目赤肿痛。

（9）脾

【部位】在 BD 线下方，耳甲腔的后上部，即耳甲 13 区。

【主治】腹胀，腹泻，便秘，食欲不振，功能性子宫出血，白带过多，内耳眩晕症。

（10）心

【部位】在耳甲腔正中凹陷处，即耳甲 15 区。

【主治】心动过速，心律不齐，心绞痛，无脉症，神经衰弱，癔病，口舌生疮。

（11）肺

【部位】在心、气管区周围处，即耳甲 14 区。

【主治】咳嗽，胸闷，声音嘶哑，皮肤瘙痒症，荨麻疹，便秘，戒断综合征。

（12）三焦

【部位】在外耳门后下，肺与内分泌区之间，即耳甲 17 区。

【主治】便秘，腹胀，上肢外侧疼痛。

（13）内分泌

【部位】在屏间切迹内，耳甲腔的前下部，即耳甲 18 区。

【主治】痛经，月经不调，更年期综合征，痤疮，甲状腺功能减退或亢进。

8. 耳垂穴位

（1）牙

【部位】在耳垂正面前上部，即耳垂 1 区。

【主治】牙痛，牙周炎，低血压。

（2）眼

【部位】在耳垂正面中央部，即耳垂 5 区。

【主治】目赤肿痛，假性近视。

（3）面颊

【部位】在耳垂正面与内耳区之间，即耳垂 5 区、6 区交界处。

【主治】周围性面瘫，三叉神经痛，痤疮，腮腺炎。

（4）扁桃体

【部位】在耳垂正面下部，即耳垂 7 区、8 区、9 区。

【主治】扁桃体炎，咽炎。

9. 耳背穴位

耳背沟

【部位】在对耳轮沟和对耳轮上下脚沟处。

【主治】高血压，皮肤瘙痒症。

10. 耳根穴位

耳迷根

【部位】在耳轮脚后沟的耳根处。

【主治】胆囊炎，胆石症，胆道蛔虫症，腹痛，腹泻，鼻塞，心动过速。

要点四　耳针的适应范围

目前，我国用耳穴治疗的病症非常广泛，病种涉及内、外、妇、儿、神经、眼、耳鼻咽喉、皮肤等各科，其中以痛症的治疗效果为佳。同时，对于变态反应性疾病、各种炎症性疾病、功能性疾病等也有较好的疗效。

1. 各种疼痛性病症

头痛、偏头痛、三叉神经痛、肋间神经痛、带状疱疹、坐骨神经痛等神经性疼痛；扭伤、挫伤、落枕等外伤性疼痛；眼、耳鼻咽喉、颅脑、胸腹、四肢各种外科手术后所产生的伤口痛；胆绞痛、肾绞痛、胃痛等内脏痛；麻醉后头痛、腰痛等手术后遗痛，均有较好的止痛作用。

2. 各种炎症性病症

急性结膜炎，中耳炎，牙周炎，咽喉炎，扁桃体炎，腮腺炎，支气管炎，肠炎，风湿性关节炎，面神经炎，末梢神经炎等。

3. 功能紊乱性病症

心律不齐，高血压病，多汗症，肠功能紊乱，月经不调，神经衰弱，癔病等。

4. 过敏与变态反应性疾病

过敏性鼻炎，支气管哮喘，过敏性结肠炎，荨麻疹等。

5. 内分泌代谢性疾病

单纯性肥胖症，甲状腺功能亢进，绝经期综合征，肥胖等。

6. 其他

除上述病症外，耳针还可以用于预防晕车、晕船、输液反应、戒烟等。

要点五　选穴原则

1. 按相应部位选穴

当机体患病时，在耳郭的相应部位上有一定的敏感点，它便是治疗该病的首选穴位，如胃痛取"胃"穴等。

2. 按脏腑辨证选穴

根据脏腑学说的理论，按各脏腑的生理功能和病理反应进行辨证取穴。如脱发取"肾"穴，皮肤病取"肺"、"大肠"穴等。

3. 按经络辨证选穴

即根据十二经脉循行和其病候选取穴位。如坐骨神经痛取"膀胱"穴，牙痛取"大肠"穴等。

4. 按现代医学理论选穴

耳穴中的一些穴名是根据现代医学理论命名的，如"交感"、"肾上腺"、"内分泌"等。这些穴位的功能基本上与现代医学理论一致，故在选穴时应考虑其功能，如炎性疾病取"肾上腺"穴。

5. 按临床经验选穴

临床实践发现有些耳穴具有治疗本部位以外疾病的作用，如"外生殖器"穴可以治疗腰腿痛。

要点六　耳针的操作技术

1. 毫针法

耳穴常规消毒，选 26 ~ 30 号 0.3 ~ 0.5 寸长的不锈钢针快速刺入或慢慢捻入，深度应视患者耳郭的厚薄灵活掌握，一般刺入皮肤 2 ~ 3 分，达软骨后以毫针站立不摇晃为准。留针时间一般为 15 ~ 30 分钟，每隔 10 分钟行针 1 次。

2. 埋针法

左手固定常规消毒后的耳郭，右手用镊子夹住皮内针柄，轻轻刺入所选耳穴，再用胶布固定，一般埋患侧耳郭，必要时埋双耳，每日自行按压 3 次，每次留针 3 ~ 5 日，5 次为 1 疗程。

3. 压丸法

常用材料有王不留行籽、油菜子、小米、绿豆、白芥子等。将所用材料贴附在 0.6cm×0.6cm 大小的胶布中央，用镊子夹住贴在选用的耳穴上，每日自行按压 3 ~ 5 次，每次按压 30 ~ 60 秒，3 ~ 7 日更换 1 次，双耳交替。刺激强度视患者的情况而定，一般儿童、孕妇、年老体弱、神经衰弱者用轻刺激，急性疼痛性疾病宜用重刺激。

要点七　耳针的注意事项

1. 严格消毒，防止感染。
2. 选穴时可用探棒或穴位探测仪寻找敏感点，以准确定位。
3. 对急性扭伤和运动障碍的患者，刺激时适当活动患部有助于提高疗效。
4. 习惯性流产的孕妇禁针。

（王瑞辉）

第二十四单元　治疗总论

细目一　针灸治疗原则

要点一　补虚泻实

1. 虚则补之，陷下则灸之

补虚，就是扶助正气。正气不足则表现为虚证，治宜补法，即"虚则补之"。可通过针刺手法的补法、穴位的选择和配伍等实现。如施以毫针的捻转补法、提插补法，选取具有偏补性能的腧穴，如关元、气海、命门、肾俞等，可起到补益正气的作用。另外，还可采用灸法，如脏器下垂灸百会，可以起到温补阳气、升提举陷的作用。

2. 实则泻之，菀陈则除之

泻实，就是祛除邪气。邪气亢盛则表现为实证，治宜泻法，即"盛则泻之"。可通过针刺手法的泻法、穴位的选择和配伍等实现。如施以毫针的捻转泻法、提插泻法，选取具有偏泻性能的腧穴，如水沟、十宣等，可起到祛邪的作用。另外，对络脉瘀阻不通或热邪炽盛的病证，也可采用三棱针点刺出血的方法，达到活血化瘀、消肿止痛或泻热的目的。

3. 不盛不虚，以经取之

"不盛不虚"并非病证本身无虚实可言，而是脏腑、经络的虚实表现不甚明显。一般情况下，凡属某一经络、脏腑的病变，而未涉及其他经络脏腑者，治疗应按本经循经取穴，在针刺得气后，多采用平补平泻的针刺手法，使本经气血调和，脏腑功能恢复。此即"不盛不虚，以经取之"的本经补泻法。

要点二　清热温寒

1. 热则疾之

清热，指热证用"清"法。"热则疾之"是说热性病证应浅刺疾出或点刺出血，手法宜轻而快，可以不留针或针用泻法，以清泻热毒。如咽喉肿痛者，取少商穴点刺出血。

2. 寒则留之

温寒，指寒证用"温"法。"寒则留之"是说寒性病证应深刺而久留针，以达温经散寒的目的。如外感寒湿引起的寒痹、关节剧痛，应深刺久留针，以激发阳气，祛除寒邪。此法常配合灸法以提高疗效。

要点三　治病求本

1. 急则治标

标病处于紧急情况下，首先要治疗标病，后治本病。如任何原因引起的昏迷，都应该先针刺水沟等穴，醒脑开窍，然后再根据疾病的发生原因从本论治。

2. 缓则治本

在大多数情况下，治疗疾病都要坚持"治病求本"的原则，正虚者固其本，邪盛者祛其邪。如肾阳虚引起的五更泄，泄泻是症状为标，肾阳不足为本，治宜灸气海、关元、命门、肾俞等治其本。

3. 标本同治

当标病与本病并重时，应当采用标本同治的方法。如体虚感冒，应当益气解表，标本同治，补足三里、关元，泻合谷、风池、列缺，以达到益气解表的目的。

要点四　三因制宜

指因时、因地、因人制宜，即根据季节（包括时辰）、地理和治疗对象的不同情况而制定适宜的治疗方法。

1. 因人制宜

指根据患者的性别、年龄、体质等的不同特点而制定适宜的治疗方法。男女性别不同，年龄不同，针刺方法也有差异。患者的个体差异更是决定针灸治疗方法的重要因素，如体质虚弱、皮肤薄嫩、对针刺较敏感者，针刺手法宜轻；体质强壮、皮肤粗厚、针感较迟钝者，针刺手法可重些。

2. 因时制宜

指根据不同的季节和时辰特点，制定适宜的治疗方法。四时气候的变化对人体的生理功能和病理变化有一定的影响。如春夏之季，阳气升发，人体气血趋向体表，病邪伤人多在浅表，针刺宜浅，少用灸法；秋冬之季，阴气渐盛，人体气血潜藏于内，病邪伤人多在深部，针刺宜深，可用灸法。另外，子午流注针法、灵龟八法、飞腾八法，是"因时制宜"治疗原则的具体运用。因时制宜还包括针对某些疾病的发作或加重规律而选择有效的治疗时机。如治疗疟疾多在发作前 2~3 小时，治疗痛经一般宜在月经来潮前进行。

3. 因地制宜

指根据不同的地理环境特点制定适宜的治疗方法。由于不同的地理环境、气候条件和生活习惯，人的生理活动和病理特点也不尽相同，所以治疗方法也有差异。如在北方寒冷地区，寒痹多见，治疗宜用灸法。

细目二　针灸治疗作用

要点一　疏通经络

疏通经络是指针灸可使瘀阻的经络通畅而发挥其正常的生理功能，是针灸最基本和最直接的治疗作用。针灸治疗时，主要是根据经络的循行，选择相应的腧穴和刺灸方法，使经络通畅，促进气血运行正常，从而达到治疗疾病的目的。

要点二　调和阴阳

调和阴阳是指使机体从阴阳的失衡状态转化为平衡状态，是针灸治疗要达到的目的。针灸调和阴阳的作用，主要是通过经络阴阳属性、经穴配伍和针刺手法来实现的。如中风后出现足内翻，经络辨证为阳（经）缓而阴（经）急，治疗时采用补阳经、泻阴经的刺法，平衡阴阳。再如，阳气盛则失眠，应补阴跷（照海）泻阳跷（申脉）；阴气盛则多寐，则应补阳跷（申脉）泻阴跷（照海）。

要点三　扶正祛邪

扶正祛邪是指针灸可扶助正气而祛除病邪。扶正祛邪既是疾病向良性方向转归的基本保证，又是针灸治疗疾病的作用过程。在临床上，扶正祛邪是通过补虚泻实原则来实现的。

细目三　针灸临床辨证论治纲要

要点一　脏腑证治

1. 肺病证治

（1）风寒束肺：治宜祛风散寒、宣肺解表，针用泻法（体虚者平补平泻），寒邪较重者加灸。取手太阴经和相表里的手阳明经以及足太阳经穴为主，如中府、太渊、列缺、合谷、曲池、风门、肺俞、大椎等。

（2）热邪壅肺：治宜祛风清热、宣肺解表，只针不灸，用泻法，并可点刺出血。取手太阴经及手阳明经腧穴为主，如中府、尺泽、鱼际、少商、合谷、曲池、外关、大椎、内庭等。

（3）痰湿阻肺：治宜宣肺降气、除湿化痰，热痰针用泻法，寒痰平补平泻并可加灸。取手足太阴经、足阳明经穴和相应的背俞穴，如中府、太渊、尺泽、列缺、太白、三阴交、丰隆、足三里、肺俞、脾俞等。

（4）肺气不足：治宜补肺调气、健脾益气、温肾纳气，针灸并用，针用补法。取手足太阴经、足少阴经、任脉穴及相应的背俞穴，如太渊、三阴交、太溪、膻中、气海、关元、足三里、肺俞、脾俞、肾俞等。

（5）肺阴不足：治宜滋养肺肾之阴、清泻虚热，多针少灸，用补法（阴虚火旺者平补平泻）。取手太阴经、足少阴经穴和相应的背俞穴，如太渊、中府、尺泽、列缺、孔最、鱼际、太溪、照海、肺俞、肾俞、膏肓等。

2. 大肠病证治

（1）大肠实证：治宜消积导滞、通调腑气，只针不灸，用泻法。宜取中脘、天枢、足三里、上巨虚、大横、内关、支沟等穴。

（2）大肠湿热：治宜清热燥湿、理肠导滞，只针不灸，用泻法。宜取中脘、天枢、足三里、上巨虚、合谷、曲池等穴。

（3）大肠虚证：治宜补气升阳、止泻固托，针灸并用，用补法，重灸。宜取气海、关元、中脘、百会、长强、足三里、脾俞、胃俞、大肠俞等穴。

（4）大肠寒证：治宜温里散寒、止痛止泻，针灸并用，用泻法。宜取中脘、天枢、足三里、上巨虚、大肠俞等穴。

（5）大肠津亏：治宜养阴增液、润肠通便，多针少灸，用补法或平补平泻。宜取合谷、足三里、上巨虚、内关、支沟、太溪、照海、大肠俞等穴。

3. 胃病证治

（1）食积伤胃：治宜消食化积、调理肠胃，只针不灸，用泻法。取任脉、足阳明经穴和胃的募穴为主，如中脘、建里、梁门、足三里、内关、公孙、内庭等。

（2）胃寒偏盛：治宜温中散寒，针灸并用，平补平泻。取足阳明经、足太阴经穴和相应的俞、募穴，如梁门、足三里、公孙、三阴交、中脘、脾俞、胃俞等。

（3）胃热炽盛：治宜清泻胃热，只针不灸，用泻法。取手足阳明经穴为主，如谷合、曲池、内庭、足三里、支沟、中脘、大陵等。

（4）胃阴不足：治宜养胃生津，多针少灸，用补法（阴虚火旺者平补平泻）。取手足阳明经穴及胃的募穴为主，如合谷、中脘、梁门、足三里、内关、公孙、廉泉、金津玉液等。

4. 脾病证治

（1）脾气虚弱：治宜补中益气，针灸并用，用补法。取足太阴经、足阳明经穴和相应的背俞穴为主，如太白、三阴交、足三里、丰隆、脾俞、胃俞等。气虚下陷加气海、关元、百会，重用灸法；气不摄血加隐白、血海、膈俞，重用灸法。

（2）脾阳不足：治宜温运脾阳，针灸并用，用补法。以足太阴经、足阳明经穴和相应的背俞穴为主，如太白、三阴交、足三里、丰隆、关元、脾俞、肾俞等。

（3）湿热困脾：治宜清热利湿，只针不灸，用泻法。取足太阴经、足厥阴经穴为主，如太白、商丘、三阴交、阴陵泉、太冲、章门、期门、足三里、阳陵泉等穴。

与脾相关的脏腑合病主要有脾胃不和、脾肾阳虚、肝木乘脾、心脾两虚、脾肺两虚等。

5. 心（包）病证治

（1）心气不足：治宜温通心阳、调和气血，针灸并用，用补法。取手少阴经、手厥阴经穴和相应的俞、募穴为主，如神门、通里、内关、膻中、心俞、厥阴俞、足三里等。

（2）心血亏虚：治宜益气养血、宁心安神，针灸并用，用补法（阴虚火旺者平补平泻）。取穴同心气不足，并加太溪、三阴交、脾俞、膈俞等。

（3）心火亢盛：治宜泻热降火、清心除烦，只针不灸，用泻法。取手足少阴经、手厥阴经穴为主，如阴郄、少府、大陵、劳宫、内关、郄门、太溪、照海等。

（4）痰蒙心窍：治宜豁痰开窍、镇惊宁神，只针不灸，用泻法，或三棱针点刺出血。取手少阴经、手厥阴经穴和督脉穴为主，如神门、少冲、内关、大陵、间使、水沟、大椎、合谷、太冲、丰隆、十二井穴等。

（5）心脉瘀阻：治宜活血化瘀、通络止痛，只针不灸，用泻法。取手少阴经、手厥阴经穴和相应的俞、募穴为主，如神门、阴郄、内关、郄门、膻中、巨阙、心俞、厥阴俞、膈俞等。

6. 小肠病证治

（1）小肠虚寒：治宜温肠散寒、理气止痛，针灸并用，用补法。取足阳明经穴（小肠下合于足阳明经）和相应的俞、募穴为主，如足三里、下巨虚、天枢、中脘、关元、脾俞、胃俞、小肠俞等。

（2）小肠实热：治宜清热降火、通利小便，只针不灸，用泻法。取手足少阴经穴为主，如通里、少府、阴郄、太溪、照海、涌泉、支正、三阴交、关元、下巨虚等。

（3）小肠气滞：治宜温经散寒、理气止痛，针灸并用，用泻法。取任脉、足阳明经、足厥阴经穴为主，如关元、气海、太冲、大敦、归来、足三里、下巨虚等。

7. 膀胱病证治

（1）膀胱虚寒：治宜温阳化气、振奋膀胱，针灸并用，用补法。取任脉、足太阳经穴为主，如中极、关元、气海、肾俞、膀胱俞、太溪、三阴交、足三里等。

（2）膀胱湿热：治宜清热利湿、通调下焦，只针不灸，用泻法。取任脉、足太阳经、足太阴经穴为主，如中极、关元、委中、委阳、肾俞、膀胱俞、小肠俞、三焦俞、三阴交、阴陵泉等。

8. 肾病证治

（1）肾阴亏虚：治宜补养精血、壮水制火，多针少灸，用补法（阴虚火旺者平补平泻）。取足少阴经穴和相应的背俞穴为主，如太溪、照海、涌泉、复溜、大赫、气海、关元、三阴交、次髎、秩边等。

（2）肾阳不足：治宜温补肾阳、化水纳气，针灸并用，用补法。取足少阴经、任脉和相应的背俞穴为主，如太溪、复溜、大赫、气海、关元、肾俞、肺俞、脾俞、三阴交、命门、足三里等。

9. 三焦病证治

（1）三焦虚寒：治宜温通三焦、促进气化，针灸并用，用补法。取任脉穴和相应的背俞穴为主，如气海、关元、中脘、阳池、太溪、三阴交、肾俞、三焦俞、足三里等。

（2）三焦实热：治宜通利三焦、化湿行水，只针不灸，用泻法。取任脉、手少阳经穴为主，如中脘、中极、水分、石门、阳池、支沟、阴陵泉、三阴交、委阳、足三里等。

10. 肝胆病证治

（1）肝气郁结：治宜疏肝理气，只针不灸，用泻法。取足厥阴经穴为主，如太冲、行间、章门、期门、内关、阳陵泉、足三里等。

（2）肝阳上亢：治宜平肝潜阳，只针不灸，用泻法。取足厥阴经、足少阴经穴和相应的背俞穴为主。如太冲、行间、太溪、涌泉、照海、肝俞、肾俞、百会等。

（3）肝火上炎：治宜泻肝降火，只针不灸，用泻法（可行点刺出血）。取穴同肝阳上亢，另加侠溪、太阳、印堂等。

（4）肝风内动：治宜息风止痉，只针不灸，用泻法。取足厥阴经、督脉穴为主，如太冲、行间、水沟、百会、大椎、筋缩、合谷、后溪等。

（5）肝脉寒滞：治宜温经散寒，针灸并用，用泻法。取足厥阴经穴为主，如太冲、行间、大敦、急脉、关元、归来、三阴交等。

（6）肝血不足：治宜补养肝血，针灸并用，用补法。取足三阴经穴和相应的背俞穴为主，如太冲、曲泉、太溪、照海、三阴交、血海、光明、肝俞、肾俞、足三里等。

（7）胆火亢盛：治宜清热利胆、平降胆火，只针不灸，用泻法。取足少阴经、足厥阴经穴为主，如风池、日月、丘墟、阳陵泉、足临泣、侠溪、行间、太冲、期门、外关等。

（8）肝胆湿热：治宜疏肝利胆、清热化湿，只针不灸，用泻法。取足厥阴经、足少阳经、足太阴经穴和相应的背俞穴为主，如太冲、行间、章门、期门、日月、阳陵泉、阴陵泉、三阴交、肝俞、胆俞、脾俞、足三里等。

要点二　经络证治

1. 经络辨证

（1）辨证归经：辨证归经是以临床证候表现为依据的归经形式，主要根据《灵枢·经脉》所载的十二经脉病候（即"是动病"、"所生病"）予以归经。例如，症见"肺胀满，膨膨而喘咳，缺盆中痛，甚则交两手而瞀"或"咳，上气喘渴，烦心胸满，臑臂内前廉痛厥"等归入手太阴肺经；症见"（下）齿痛、颈肿……目黄、口干、鼽衄、喉痹、肩前臑痛，大指次指不用"等归入手阳明大肠经；舌本强痛归足太阴脾经；舌干、嗌干归足少阴肾经等。

（2）辨位归经：辨位归经是直接按病变部位作为依据的一种归经形式。清代陈士铎的《洞天奥旨》曰："内有经络，外有部位，部位者，经络之外应也。"由于十二经脉在人体的分布既有明确的部位所在，又有一定的规律可循，所以，根据疾病发生的不同部位来判断是何经的病症，这在经络辨证中是至关重要的一环，临床应用十分普遍。例如头痛，根据经脉在头部的分区而论，前额为阳明之位；侧头为少阳分野；后枕为太阳所在；巅顶为厥阴所属。牙痛结合手阳明经入下齿龈、足阳明经入上齿龈而分别归入手、足阳明经；肢体风湿痹痛也可按照经脉的循行分布情况来辨明。如果风寒湿邪侵袭某一经脉，导致该经闭阻不通，则可沿经出现肌肉酸楚冷痛，关节屈伸不利。

（3）辨兼症归经：例如，胁痛涉及足少阳、足厥阴、足太阴三经，兼有口苦、目黄者归足少阳胆经；伴心烦、易怒、呕逆者归足厥阴肝经；另见脘腹胀满、大便稀溏者归足太阴脾经。舌体病变涉及手足少阴、足太阴三经，口舌生疮兼尿赤、尿道灼热而痛者归手少阴心经；舌干兼腰膝酸软、耳鸣者归足少阴肾经；舌本强痛兼腹胀、纳差者归足太阴脾经。

2. 按经论治

按经论治是在经络辨证的基础上，遵照循经取穴的原则，病在何经即在该经脉上选穴施治。

(1) 十二经证治：十二经脉的证候表现可分为经脉所属脏腑的病变、经脉循行所过部位的病变和相应组织器官病变三个方面。各经的这些病变即是本经腧穴主治作用的适应范围。

①手太阴肺经证治：咳嗽，气短，喘息，胸部胀闷，鼻塞，咽痛，恶寒发热，汗出恶风，小便频数量少，上肢内侧前缘沿经酸楚疼痛、麻木。治宜宣调肺气、通经活络，虚补实泻，寒甚加灸。以本经取穴为主，配以手阳明经、足太阳经穴。如中府、太渊、列缺、尺泽、孔最、少商、合谷、曲池、迎香、偏历、风门、肺俞、膻中、大椎等。

②手阳明大肠经证治：上肢外侧前缘沿经酸楚疼痛、麻木，上肢酸软无力、活动受限、肌肉萎缩、瘫痪失用，颈肿，肩痛，鼻塞，流涕，鼻衄，下齿疼痛，咽喉肿痛，面痛，面瘫，面肌痉挛，腹痛，肠鸣，泄泻，下痢，痔疮，便秘等。治宜通经活络、调理肠道，虚补实泻，寒甚加灸。以本经取穴为主，配以手太阴经、足阳明经穴。如合谷、曲池、三间、肩髃、手三里、迎香、列缺、孔最、足三里、天枢、上巨虚、中脘、大肠俞等。

③足阳明胃经证治：胃脘胀痛，食欲减退，呕吐，腹泻，肠鸣，泄泻，痢疾，便秘，发热，下肢外侧前缘沿经酸楚疼痛、麻木，下肢酸软无力、活动受限、肌肉萎缩、瘫痪失用，颈肿，咽喉疼痛，上齿疼痛，鼻病，目疾，面痛，面瘫，面肌痉挛，前额疼痛等。治宜调理肠胃、通经活络，虚补实泻，寒甚加灸。以本经取穴为主，配以足太阴经穴以及本腑的募穴、背俞穴。如足三里、上巨虚、下巨虚、丰隆、内庭、梁丘、天枢、梁门、地仓、颊车、下关、四白、头维、公孙、大横、三阴交、合谷、中脘、胃俞等。

④足太阴脾经证治：脘腹胀满，泄泻，食欲不振，黄疸，水肿，身重乏力，月经不调，崩漏，下肢内侧前缘沿经酸楚疼痛、麻木，舌根强直。治宜健脾和胃、通经活络，虚补实泻，寒甚加灸。以本经取穴为主，配以足阳明经穴以及本脏的募穴、背俞穴。如太白、隐白、公孙、三阴交、地机、血海、阴陵泉、大横、梁门、水道、丰隆、足三里、章门、脾俞等。

⑤手少阴心经证治：胸痛，心悸，心痛，心烦，失眠，神志失常，咽干，口舌生疮，上肢内侧后缘沿经酸楚疼痛、麻木，手心热痛。治宜调理心神、通经活络，虚补实泻，寒甚加灸。以本经和手厥阴经穴为主，配以本脏的募穴、背俞穴。如神门、通里、阴郄、少府、少海、大陵、内关、间使、郄门、巨阙、膻中、心俞、厥阴俞等。

⑥手太阳小肠经证治：上肢外侧后缘沿经酸楚疼痛、麻木，肩胛痛，咽喉疼痛，颊肿，耳鸣，耳聋，少腹疼痛，肠鸣，泄泻，小便短赤。治宜通经活络、调理肠道，虚补实泻，寒甚加灸。以本经取穴为主，配以足阳明经穴和本腑的募穴、背俞穴。如后溪、腕骨、小海、肩贞、天宗、颧髎、听宫、足三里、下巨虚、中脘、关元、小肠俞等。

⑦足太阳膀胱经证治：遗尿，小便不利，小腹胀满，神志失常，各种脏腑、五官病，下肢后面沿经酸楚疼痛、麻木，项背腰骶部疼痛，恶寒，发热，后枕部疼痛。治宜调理膀胱、通经活络，虚补实泻，寒甚加灸。以本经取穴为主，配以本腑的募穴。如天柱、大杼、风门、诸背俞穴、次髎、秩边、殷门、委中、委阳、承山、昆仑、申脉、京骨、中极、关元、太溪、三阴交等。

⑧足少阴肾经证治：遗尿，小便不利，遗精，阳痿，月经不调，男子不育，女子不孕，虚喘，咳血，失眠，多梦，下肢内侧后缘沿经酸楚疼痛、麻木，腰痛，足心热，咽干

喉燥，近视，视物昏花，耳鸣，耳聋。治宜补肾培元、通经活络，针灸并用，多用补法。以本经取穴为主，配以任脉、足太阳经穴。如太溪、复溜、照海、涌泉、大赫、肾俞、次髎、秩边、命门、气海、关元、三阴交等。

⑨手厥阴心包经证治：除经脉病为沿上肢内侧正中酸楚疼痛、麻木之外，其余均同手少阴心经证治。

⑩手少阳三焦经证治：上肢外侧正中沿经酸楚疼痛、麻木，肩、颈、耳后疼痛，耳鸣、耳聋，偏头痛，咽喉疼痛，腹胀，水肿，遗尿，小便不利。治宜通经活络、疏调三焦，虚补实泻，寒甚加灸。以本经取穴为主，配以足少阳经、足太阴经穴以及本脏的募穴、背俞穴、下合穴。如阳池、中渚、外关、支沟、翳风、角孙、耳门、风池、阳陵泉、足临泣、三阴交、阴陵泉、石门、三焦俞、委阳等。

⑪足少阳胆经证治：黄疸，口苦，目黄，尿黄，身黄，惊恐，失眠，下肢外侧正中沿经酸楚疼痛、麻木，胁肋疼痛，偏头痛，目疾，耳鸣，耳聋。治宜疏肝利胆、通经活络，虚补实泻，寒甚加灸。以本经取穴为主，配以手少阳经、足厥阴经穴。如丘墟、侠溪、足临泣、悬钟、光明、阳陵泉、风市、环跳、日月、率谷、风池、听会、支沟、外关、期门、太冲、肝俞、胆俞等。

⑫足厥阴肝经证治：胁肋胀痛，黄疸，口苦，食欲减退，嗳气呕逆，心烦易怒，下肢内侧正中酸楚疼痛、麻木，疝气，面瘫，头晕目眩，头顶痛，近视，夜盲，视物昏花，目赤肿痛。治宜疏肝理气、通经活络，虚补实泻，寒甚加灸。以本经取穴为主，配以足少阳经、足少阴经穴。如太冲、行间、大敦、曲泉、章门、期门、侠溪、阳陵泉、光明、风池、日月、太溪、复溜、涌泉、足三里、百会、肝俞等。

（2）奇经八脉证治：总的来说，凡女子经、带、胎、产、乳诸疾多从任、督、冲、带四脉论治；里证多从阴维脉论治；表证多从阳维脉论治；运动功能失调、神志病（如癫痫、狂证、痫病、失眠、多寐）多从督脉、跷脉论治。实则气滞血瘀、脉络闭阻，治宜宣通；虚则气血不足、脉络失养，治宜温补，佐以宣通，重用八脉交会穴。

①任脉证治：主要为泌尿、生殖疾患为主的下焦病变，如尿频，遗尿，小便失禁，癃闭，男子疝气、遗精、阳痿、早泄、精衰不育，女子带下、崩漏、月经不调、腹内肿块、不孕等。此外，还应有消化、呼吸、心神方面的部分病症，如腹痛、腹泻、喘息、胸闷、癫疾、痫病等。施治法则是调理三焦、宽胸和胃，胸部以针为主，腹部以灸为主或针灸并用，虚补实泻。常用的主穴有中极、关元、气海、神阙、中脘、巨阙、膻中、天突、廉泉、承浆、列缺。

②督脉证治：以运动功能失调、神经系统疾患为主，兼有泌尿、生殖、消化系统病症。施治法则是疏调经气、安神定志，可针可灸，尤其适用于皮肤针和拔罐疗法，虚补实泻。常用的主穴有长强、腰阳关、命门、至阳、身柱、大椎、哑门、风府、百会、水沟、素髎、后溪。

③冲脉证治：包括胸痛、胸闷、气上冲心、呼吸不畅、脘腹胀痛、挛急不舒等症。此外，也有女子月经失调、崩漏、带下、不孕，男子遗精、阳痿、精衰不育等。施治法则是宽胸和胃、平气降逆，针灸并用，虚补实泻。冲脉本身没有腧穴，借助与各经交会而发挥治疗作用。交会穴有会阴、阴交（任脉）、气冲（足阳明经）、横骨、大赫、俞府（足少阴经）、公孙。

④带脉证治：实者症见湿热带下，肢体寒湿痹痛；虚者症见久带不愈，月经失调，子宫脱垂，疝气，腰腹弛缓无力，下肢痿弱瘫痪。施治法则是清热利湿、调经止带，针灸并用，虚补实泻。交会穴有命门（督脉）、章门（足厥阴经）、带脉、五枢、维道、足临泣。

⑤阴维脉证治：盖阴维脉主一身之里，若阴气内结，则可出现胸胁支满、脘腹冷痛等，故里证、虚寒之证多从阴维脉论治。施治法则是温中散寒、理气止痛，针灸并用，温针灸最为适宜。交会穴有天突、廉泉（任脉）、筑宾（足少阴经）、期门（足厥阴经）、冲门、府舍、大横、腹哀（足太阴经）、内关。

⑥阳维脉证治：盖阳维主一身之表，若阳气外盛，则可出现恶寒发热、头项强痛、一身尽痛等，故外感表证多从阳维脉论治。施治法则是疏散表邪、调和营卫，风热证只针不灸，浅刺疾出，用泻法；风寒证针灸并用，用泻法。交会穴有哑门、风府（督脉）、风池（足少阳经）、头维（足阳明经）、外关。

⑦阴蹻脉证治：指踝关节以上部位的皮肉、筋脉外侧弛缓，内侧拘急。因为蹻脉主肢体运动和眼的开合功能，故阴蹻脉病还有腰髋疼痛连及阴中，癫痫夜发，思睡多寐，喉痛，失音等。施治法则是疏调经气、醒脑开窍，可针可灸，泻阴补阳。交会穴有睛明（足太阳经）、交信、照海。

⑧阳蹻脉证治：指踝关节以上部位的皮肉、筋脉内侧弛缓，外侧拘急。此外，还有腰背疼痛，角弓反张，失眠，狂躁，癫痫昼发等。施治法则是疏调经气、镇静宁神，只针不灸，泻阳补阴。交会穴有风府（督脉）、承泣、地仓（足阳明经）、风池（足少阳经）、睛明、仆参、申脉。

（3）络脉证治：络脉瘀阻是络脉病症最基本的病理变化。瘀血既可留滞于络脉之中，也可泛滥于络脉之外。可见络脉怒张或脉管下陷、局部红肿青紫、皮下出血，或五官九窍及内脏出血等。络脉病症表浅，一般也从表论治。《素问·调经论》曰："病在血，调之络。"《灵枢·官针》曰："络刺者，刺小络之血脉也。"在现代针灸疗法中，三棱针点刺出血、皮肤针叩刺、挑刺疗法和刺血拔罐等就是直接刺激络脉或络脉的分布区，也是"菀陈则除之"这一治疗原则的具体实施。以局部选穴为主，一般只针不灸，用泻法。

要点三　气血证治

1. 气病证治

（1）气虚证：治宜培元补气，针灸并用，用补法。取气海、关元、膻中、肺俞、脾俞、肾俞、足三里等穴。

（2）气陷证：本着"陷下则灸之"的治疗原则，针灸并用，用补法，重灸，以补中益气、升阳举陷。取百会、神阙、气海、关元、中脘、脾俞、胃俞、肾俞、足三里等穴。面色苍白，四肢逆冷，血压下降，脉微欲绝的虚脱危象，属于气陷重证。治宜升阳固脱、回阳救逆。重灸以上腧穴，并加针素髎、水沟、会阴三穴以醒脑通阳。

（3）气滞证：治宜通经活络、行气止痛，只针不灸，用泻法。取中脘、膻中、合谷、太冲、期门、支沟、阳陵泉、足三里、上巨虚、下巨虚等穴。

（4）气逆证：肺气上逆者治宜宣调肺气、止咳平喘，只针不灸，用泻法，取中府、列缺、太渊、孔最、膻中、肺俞、足三里等穴；胃气上逆者治宜理气和胃、平降冲逆，只针不灸，用泻法，取中脘、梁门、内关、膻中、足三里、胃俞、气冲等穴；肾不纳气者治宜补肾培元、温肾纳气，针灸并用，用补法，取气海、关元、太溪、复溜、命门、肾俞、三阴交、足三里等穴。

2. 血病证治

（1）血虚证：治宜补血养血，或益气生血，针灸并用，用补法。取血海、气海、膻中、悬钟、三阴交、足三里、心俞、膈俞、脾俞、肝俞、膏肓等穴。

（2）血瘀证：治宜活血化瘀、消肿止痛，初期只针不灸，用泻法，或以三棱针点刺出血，并施行刺血拔罐术；后期针灸并用，平补平泻，促使瘀血消散。取血海、膈俞、气海、膻中、合谷、太冲、阿是穴等。

（3）出血证：①气不摄血：治宜补气摄血，针灸并用，用补法，重灸。取穴在"气虚证治"的基础上，加隐白、孔最等穴。②血热妄行：治宜清热、凉血、止血，只针不灸，用泻法。鼻衄取迎香、上星、印堂、风池、合谷；咳血取中府、尺泽、鱼际、孔最、膈俞；吐血取中脘、梁门、内关、膈俞、内庭、足三里；尿血取中极、关元、三阴交、阴陵泉、下巨虚、肾俞、膀胱俞、小肠俞；便血取长强、中脘、梁门、孔最、承山；月经过多、崩漏取合谷、太冲、大敦、行间、膈俞、三阴交等穴。③阴虚火旺：治宜养阴、清热、止血，只针不灸，平补平泻。取中府、鱼际、尺泽、太溪、肺俞、膏肓等穴。④瘀血内积：治宜活血化瘀，针灸并用，用泻法。取穴同"血瘀证治"。

3. 气血同病证治

（1）气血两虚：治宜气血双补，针灸并用，用补法。取气海、血海、膻中、脾俞、胃俞、肝俞、膈俞、悬钟、足三里等穴。

（2）气虚血脱：治宜大补气血、回阳救逆，针灸并用，用补法，重灸。宜急灸神阙、气海、关元、百会、足三里，或针素髎、内关、足三里、三阴交等穴。

（3）气虚血瘀：治宜补气行气、活血化瘀，针灸并用，平补平泻，可施行皮肤针局部叩刺出血。宜取气海、膻中、足三里、合谷、脾俞、胃俞、膈俞、阿是穴等。

（4）血瘀血虚：治宜活血化瘀、祛瘀生新，针灸并用，平补平泻，可施行皮肤针局部叩刺出血。宜取血海、膈俞、合谷、太冲、足三里、脾俞、肝俞、三阴交、阿是穴等。

（5）气滞血瘀：治宜行气活血、理气化瘀，以针为主，用泻法，并施行三棱针点刺出血或刺血拔罐术。宜取膻中、合谷、太冲、委中、期门、膈俞、阿是穴等。

细目四　针灸配穴处方

要点一　选穴原则

指临证选取穴位应该遵循的基本法则，包括近部选穴、远部选穴、辨证对症选穴。

1. 近部选穴

指在病变局部或距离比较接近的范围选取穴位，是腧穴局部治疗作用的体现，临床应用很广泛。如眼病取睛明；鼻病取迎香；胃痛取中脘；膝痛取膝眼等。

2. 远部选穴

指在病变部位所属和相关的经络上，距病位较远的部位选取穴位。如腰痛取委中；胃痛取足三里或太冲；咳嗽取尺泽；目疾取太冲等。

3. 辨证对症选穴

（1）辨证选穴是根据疾病的证候特点、病因病机而辨证选取穴位的方法。如发烧取大椎、曲池、合谷；便秘取支沟、天枢；痰邪所致的病证取丰隆；遗尿、脱肛取百会等。

（2）对症选穴是根据疾病的特殊症状而选取穴位的方法，是腧穴特殊治疗作用及临床经验在针灸处方中的体现。如哮喘选定喘穴、腰痛选腰痛点等，这是大部分奇穴的主治特点。

要点二 配穴方法

指在选穴原则的指导下，针对疾病的病位、病因病机等，选取主治作用相同或相近，或对于治疗疾病具有协同作用的腧穴进行配伍应用的方法。

1. 按经脉配穴法

（1）本经配穴法：当某一脏腑、经脉发生病变时，即选该脏腑、经脉的腧穴配成处方。如咳嗽取中府、太渊，急性胃痛取足三里、梁丘，下肢外侧痛取环跳、阳陵泉。

（2）表里经配穴法：当某一脏腑、经脉发生病变时，取该经和与其相表里的经脉腧穴配成处方。如胃痛取三阴交、足三里。原络配穴法是典型的表里经配穴法，如咳嗽取合谷、列缺。

（3）同名经配穴法：是将手足同名经的腧穴相互配合的方法。如牙痛取合谷、内庭，肝气郁结取太冲、内关。

2. 按部位配穴法

（1）上下配穴法：是将位于腰部以上或上肢腧穴与腰部以下或下肢腧穴配合应用的方法，临床应用广泛。如眩晕上取百会，下取太冲；咽痛上取鱼际，下取太溪。八脉交会穴的配合应用是典型的上下配穴法。

（2）前后配穴法：是将人体前部和后部的腧穴配合应用的方法，主要指将胸腹部和背腰部的腧穴配合应用。主要用于治疗内脏疾病。如膀胱疾患取中极、秩边；咳嗽取膻中、风门。俞募配穴法是典型的前后配穴法，如肝俞配期门治疗肝疾。

（3）左右配穴法：是将人体左右两侧的腧穴配合应用的方法。如急性胃痛取双侧梁丘；面瘫取双侧合谷。但本法不限于左右取同一个腧穴，如左侧偏头痛取左侧的太阳和对侧的外关，也属于左右配穴法。

要点三 处方的组成

针灸处方的组成包括选穴、针灸措施以及补泻方法。选穴包括主穴和辅穴。

细目五 特定穴的概念、临床应用

要点一 五输穴

1. 概念

十二经脉中的每一经脉分布在肘、膝关节以下的 5 个特定腧穴，即"井、荥、输、经、合"穴，称"五输穴"。《灵枢·九针十二原》指出："所出为井，所溜为荥，所注为输，所行为经，所入为合。"即是对五输穴经气流注特点的概括。

2. 五输穴的腧穴名称

阴经五输穴表

阴经	五输穴				
	井（木）	荥（火）	输（土）	经（金）	合（水）
手太阴肺经	少商	鱼际	太渊	经渠	尺泽
手厥阴心包经	中冲	劳宫	大陵	间使	曲泽
手少阴心经	少冲	少府	神门	灵道	少海
足太阴脾经	隐白	大都	太白	商丘	阴陵泉
足厥阴肝经	大敦	行间	太冲	中封	曲泉
足少阴肾经	涌泉	然谷	太溪	复溜	阴谷

阳经五输穴表

阳经	五输穴				
	井（金）	荥（水）	输（木）	经（火）	合（土）
手阳明大肠经	商阳	二间	三间	阳溪	曲池
手少阳三焦经	关冲	液门	中渚	支沟	天井
手太阳小肠经	少泽	前谷	后溪	阳谷	小海
足阳明胃经	厉兑	内庭	陷谷	解溪	足三里
足少阳胆经	足窍阴	侠溪	足临泣	阳辅	阳陵泉
足太阳膀胱经	至阴	通谷	束骨	昆仑	委中

3. 临床应用

五输穴的临床应用极为广泛，可归纳为以下几点：

（1）按五输穴的主病特点选用：《难经·六十八难》中载："井主心下满，荥主身热，输主体重节痛，经主喘咳寒热，合主逆气而泄。"此对后世的影响很大。近代临床井穴多用于急救；荥穴主要用于治疗热证；输穴多用于治疗肢节酸痛及五脏病变；经穴多用于治疗气喘咳嗽；合穴多用于治疗六腑疾患等。

（2）按五行的生克关系选用：《难经·六十九难》提出"虚者补其母，实者泻其子"，将五输穴配属五行，然后按"生我者为母，我生者为子"的原则，虚证用母穴，实证用子穴进行配穴。①本经子母补泻法：指选择病变经脉上的五输穴进行补泻。例如，肺之虚证取本经的输穴太渊，是因为肺属金，太渊属土，土为金之母，取太渊即虚则补其母。反之，肺之实证，取本经的合穴尺泽，即实则泻其子。②他经子母补泻法：指选择病变经脉的母经上的母穴或子经上的子穴进行补泻。例如，肺属"金"，肾属"水"，肾经为肺经的"子经"，根据"实则泻其子"的原则，可在子经（肾经）上选取"金"之"子"，即属"水"的合穴阴谷。

（3）按时选穴：子午流注针法根据一日之中十二经脉气血盛衰开合的时间，选用不同的五输穴，此为按时选穴的一种具体应用。

要点二　原穴

1. 概念

脏腑原气经过和留止的腧穴，称为原穴，又称"十二原"。十二原穴多分布于腕踝关节附近。阴经之原穴与五输穴中的输穴同为一穴，即"阴经以输为原"，"阴经之输并于原"。阳经之原穴则位于五输穴中的输穴之后，即另置一原。

2. 原穴的腧穴名称

经脉	原穴
手太阴肺经	太渊
手少阴心经	神门
手厥阴心包经	大陵
足太阴脾经	太白
足少阴肾经	太溪
足厥阴肝经	太冲
手太阳小肠经	腕骨
手少阳三焦经	阳池
手阳明大肠经	合谷
足太阳膀胱经	京骨
足少阳胆经	丘墟
足阳明胃经	冲阳

3. 临床应用

原穴主要用于治疗相关脏腑的疾病，有调整脏腑经络虚实的功能，既可泻实，又可补虚，多用于虚证的治疗。原穴也可以协助诊断疾病。

要点三　络穴

1. 概念

十五络脉从经脉分出处各有一个腧穴，称为络穴，又称"十五络穴"。"络"有联络、散布之意。十二经脉各有一络脉分出，故各有一络穴，且均位于四肢肘膝关节以下；任脉络穴鸠尾位于上腹部；督脉络穴长强位于尾骶部；脾之大络大包位于胸胁部。

2. 络穴的腧穴名称

经脉	络穴
手太阴肺经	列缺
手少阴心经	通里
手厥阴心包经	内关
足太阴脾经	公孙
足少阴肾经	大钟
足厥阴肝经	蠡沟
手太阳小肠经	支正
手少阳三焦经	外关
手阳明大肠经	偏历
足太阳膀胱经	飞扬
足少阳胆经	光明
足阳明胃经	丰隆
督脉别络	长强
任脉别络	鸠尾
脾之大络	大包

3. 临床应用

络穴可以治疗本络脉的病证，又能治疗表里两经的病证。如列缺既可治疗肺经病证，又可治疗大肠经病证；蠡沟既可治疗肝经病证，又可治疗胆经病证。络穴的作用主要是扩大了经脉的主治范围。

临床上常根据原络配穴法组成处方。即把先病经脉的原穴和后病的相表里经脉的络穴相配合，又称"主客原络配穴"。如肺经先病，取其经的原穴太渊为主，大肠经后病，取其经的络穴偏历为客。反之，若大肠经先病，则取其经的原穴合谷为主，肺经后病，即取其经的络穴列缺为客。

要点四　背俞穴

1. 概念

脏腑之气输注于背腰部的腧穴，称为背俞穴，又称为"俞穴"。六脏六腑各有一背俞穴。背俞穴均位于背腰部足太阳膀胱经第 1 侧线上，大体依脏腑位置的高低而上下排列，并分别冠以脏腑之名。

2. 背俞穴的腧穴名称

脏腑	俞穴	所属经脉
肺	肺俞	足太阳膀胱经
心包	心包俞	足太阳膀胱经
心	心俞	足太阳膀胱经
肝	肝俞	足太阳膀胱经
胆	胆俞	足太阳膀胱经
脾	脾俞	足太阳膀胱经
胃	胃俞	足太阳膀胱经
三焦	三焦俞	足太阳膀胱经
肾	肾俞	足太阳膀胱经
大肠	大肠俞	足太阳膀胱经
小肠	小肠俞	足太阳膀胱经
膀胱	膀胱俞	足太阳膀胱经

3. 临床应用

当脏腑发生病变时，常在背俞穴上出现阳性反应物，如压痛、敏感等。因此，诊察并按压背俞穴，可结合其他症状判断脏腑疾患。一般脏病多选其背俞穴治疗。但由于俞、募穴均与脏腑之气密切联系，临床常把病变脏腑的俞、募穴相配，以发挥其协同作用，即俞募配穴法。另外，还可用于治疗与对应脏腑经络相联属的组织器官疾患，如目疾、筋病选肝俞，耳疾选肾俞。

要点五　募穴

1. 概念

脏腑之气汇聚于胸腹部的腧穴，称为募穴。六脏六腑各有一募穴。募穴均位于胸腹部的相关经脉上，其位置与其相关脏腑所处的部位相近。

2. 募穴的腧穴名称

脏腑	募穴	所属经脉
肺	中府	手太阴肺经
心包	膻中	任脉
心	巨阙	任脉
肝	期门	足厥阴肝经
胆	日月	足少阳胆经

续表

脏腑	募穴	所属经脉
脾	章门	足厥阴肝经
胃	中脘	任脉
三焦	石门	任脉
肾	京门	足少阳胆经
大肠	天枢	足阳明胃经
小肠	关元	任脉
膀胱	中极	任脉

3. 临床应用

当脏腑发生病变时，常在募穴上出现阳性反应物，如压痛、敏感等。因此，诊察并按压募穴，可结合其他症状判断脏腑疾患。一般腑病多选其募穴治疗。但由于俞、募穴均与脏腑之气密切联系，临床常把病变脏腑的俞、募穴相配，以发挥其协同作用，即俞募配穴法。

要点六　八脉交会穴

1. 概念

十二经脉与奇经八脉脉气相通的 8 个腧穴，称为八脉交会穴，又称"交经八穴"。八脉交会穴均位于腕踝部的上下。

2. 八脉交会穴的名称

经名	穴位	主治范围
冲脉	公孙	心、胸、胃
阴维脉	内关	
带脉	临泣	目外眦、耳后、肩、颈、颊
阳维脉	外关	
督脉	后溪	目内眦、颈、项、肩
阳跷脉	申脉	
任脉	列缺	肺系、喉咙、胸膈
阴跷脉	照海	

3. 临床应用

八脉交会穴与奇经八脉存在着特殊的交会关系，其有调节十二正经和奇经八脉的作用，治疗范围广，可以治疗全身疾病。奇经八脉有一定的循行路线和病候，当奇经发生病变时，即可选用八脉交会穴治疗。如督脉病证之腰脊强痛，可选后溪；冲脉病变出现的胸腹气逆，可选公孙。古人还以八脉交会穴为基础，创立了按时取穴的灵龟八法和飞腾八法。

要点七　八会穴

1. 概念

指脏、腑、气、血、筋、脉、骨、髓等精气聚会的 8 个腧穴，称为八会穴。八会穴分散在躯干部和四肢部，其中，脏、腑、气、血、骨之会穴位于躯干部；筋、脉、髓之会穴位于四肢部。

2. 八会穴的腧穴名称

会	穴位	所属经脉
脏会	章门	足厥阴肝经
腑会	中脘	任脉
气会	膻中	任脉
血会	膈俞	足太阳膀胱经
筋会	阳陵泉	足少阳胆经
脉会	太渊	手太阴肺经
骨会	大杼	足太阳膀胱经
髓会	悬钟（绝骨）	足少阳胆经

3. 临床应用

八会穴对于各自所会的脏、腑、气、血、筋、脉、骨、髓相关的病证有特殊的治疗作用，如六腑之病可以选中脘，气病可选膻中，筋病可以选阳陵泉等。

要点八　郄穴

1. 概念

各经经气深聚的部位，称为郄穴。"郄"有空隙之意。十二经脉、阴、阳跷脉及阴、阳维脉各有一个郄穴，共有 16 郄穴。除胃经的梁丘之外，都分布于四肢肘膝关节以下。

2. 郄穴的名称

十六郄穴表

	经脉	郄穴
手经	手太阴肺经	孔最
	手厥阴心包经	郄门
	手少阴心经	阴郄
	手阳明大肠经	温溜
	手少阳三焦经	会宗
	手太阴小肠经	养老

续表

经脉	郄穴
足太阴脾经	地机
足厥阴肝经	中都
足少阴肾经	水泉
足阳明胃经	梁丘
足少阳胆经	外丘
足太阳膀胱经	金门
阳维脉	阳交
阴维脉	筑宾
阳跷脉	跗阳
阴跷脉	交信

（注：左列"足经"对应前6行，"奇经八脉"对应后4行）

3. 临床应用

郄穴在治疗急症方面有独特的疗效，常用于治疗本经循行部位及其所属脏腑的急性病证。阴经郄穴多治血证，阳经郄穴多治急性痛证。如急性胃痛取梁丘，急性腰痛取养老，咯血取孔最。

要点九　下合穴

1. 概念

六腑之气下合于下肢足三阳经的腧穴，称为下合穴，又称"六腑下合穴"。下合穴共有6个，其中，胃、胆、膀胱的下合穴位于本经，大肠、小肠的下合穴位于胃经，三焦的下合穴位于膀胱经。

2. 下合穴的名称

六腑下合穴表

六腑	下合穴	所属经脉
大肠	上巨虚	足阳明胃经
三焦	委阳	足太阳膀胱经
小肠	下巨虚	足阳明胃经
胃	足三里	足阳明胃经
胆	阳陵泉	足少阳胆经
膀胱	委中	足太阳膀胱经

3. 临床应用

下合穴主要用于治疗六腑疾病。与六腑相关的疾患常选用其相应的下合穴治疗，如胃的疾患选足三里，肠痈取上巨虚，胆囊炎取阳陵泉等。下合穴也可协助诊断疾病，如胆腑疾患常在阳陵泉处有明显的压痛。

要点十　交会穴

1. 概念

两经或数经相交会的腧穴，称为交会穴。交会穴多分布于头面、躯干部。

2. 临床应用

交会穴具有主治范围广泛的特点，不但能治疗本经的疾病，还能兼治所交会经脉的疾病，故临床上常选用交会穴治疗多经病证。如三阴交属足太阴脾经，肝、肾经又在此交会，所以能治疗足三阴经的病证。大椎是督脉穴，又与手足三阳经相交会，所以既可治疗督脉的疾患，又可治疗诸阳经的全身性疾患。

（王瑞辉）

第二十五单元　内科病证

细目一　哮喘

要点一　辨证

1. 实证

主症：病程短，或当发作期哮喘声高气粗，呼吸深长，呼出为快，体质较强，脉象有力。

兼见咳嗽喘息，咯痰稀薄，形寒无汗，头痛，口不渴，苔薄白，脉浮紧，为风寒外袭；兼见咳喘，黏痰，咯痰不爽，胸中烦闷，咳引胸胁作痛，或见身热口渴，纳呆，便秘，苔黄腻，脉滑数，为痰热阻肺。

2. 虚证

主症：病程长，反复发作，或当间歇期哮喘声低气怯，气息短促，体质虚弱，脉象无力。

若喘促气短，喉中痰鸣，语言无力，吐痰稀薄，动则汗出，舌质淡或微红，脉细数或软而无力，为肺气不足；若气息短促，动则喘甚，汗出肢冷，舌淡，脉沉细，为肾气不足。

要点二　治疗

1. 实证

治法：祛邪肃肺，化痰平喘。以手太阴经穴及相应的背俞穴为主。

主穴：列缺、尺泽、膻中、肺俞、定喘。

配穴：风寒外袭加风门；痰阻肺热加丰隆；喘甚加天突。

操作：针用泻法，风寒者可合用灸法，定喘穴刺络拔罐。

2. 虚证

治法：补益肺肾，止哮平喘。以相应的背俞穴及手太阴经、足少阴经穴为主。

主穴：肺俞、膏肓、肾俞、定喘、太渊、太溪、足三里。

配穴：肺气不足加气海；肾气不足加阴谷、关元。

操作：定喘穴刺络拔罐，余穴用毫针补法。可酌用灸法或拔罐法。

细目二　头痛

要点一　辨证

按照头痛的部位辨证归经，前额痛为阳明头痛，侧头痛为少阳头痛，后枕痛为太阳头痛，巅顶痛为厥阴头痛。

1. 外感头痛

主症：头痛连及项背，发病较急，痛无休止，外感表证明显。

兼见恶风畏寒，口不渴，苔薄白，脉浮紧，为风寒头痛；若头痛而胀，发热，口渴欲饮，小便黄，苔黄，脉浮数，为风热头痛；若头痛如裹，肢体困重，苔白腻，脉濡，为风湿头痛。

2. 内伤头痛

主症：头痛发病较缓，多伴头晕，痛势绵绵，时发时止，遇劳或情志刺激而发作、加重。

若头胀痛，目眩，心烦易怒，面赤口苦，舌红苔黄，脉弦数，为肝阳上亢头痛；若头痛兼头晕耳鸣，腰膝酸软，神疲乏力，遗精，舌红苔少，脉细无力，为肾虚头痛；若头部空痛，兼头晕，神疲无力，面色不华，劳则加重，舌淡，脉细弱，为血虚头痛；若头痛昏蒙，脘腹痞满，呕吐痰涎，苔白腻，脉滑，为痰浊头痛；若头痛迁延日久，或头部有外伤史，痛处固定不移，痛如锥刺，舌暗，脉细涩，为瘀血头痛。

要点二　治疗

1. 外感头痛

治法：祛风通络止痛。以督脉及手太阴经、足少阳经穴为主。

主穴：列缺、百会、太阳、风池。

配穴：阳明头痛加印堂、攒竹、合谷、内庭；少阳头痛加率谷、外关、足临泣；太阳头痛加天柱、后溪、申脉；厥阴头痛加四神聪、太冲、内关；风寒头痛加风门；风热头痛配曲池、大椎；风湿头痛加阴陵泉。

操作：毫针泻法。风门拔罐或艾灸；大椎点刺出血。

2. 内伤头痛

（1）实证

治法：疏通经络，清利头窍。以督脉及足阳明经、足少阳经穴为主。

主穴：百会、头维、风池。

配穴：按头痛部位配穴同外感头痛。肝阳上亢加太冲、太溪、侠溪；痰浊头痛加太阳、丰隆、阴陵泉；瘀血头痛加阿是穴、血海、膈俞、内关。

操作：毫针泻法。

（2）虚证

治法：疏通经络，滋养脑髓。以督脉及足阳明经、足少阳经穴为主。

主穴：百会、风池、足三里。

配穴：按头痛部位配穴同外感头痛。血虚头痛加三阴交、肝俞、脾俞；肾虚头痛加太溪、肾俞、悬钟。

操作：风池用平补平泻法，余穴均用补法。

细目三　面瘫

要点一　辨证

主症：本病常急性发作，常在睡醒时发现一侧面部肌肉板滞、麻木、瘫痪，额纹消失，眼裂变大，露睛流泪，鼻唇沟变浅，口角下垂，歪向健侧，病侧不能皱眉、蹙额、闭目、露齿、鼓颊；部分患者初起时有耳后疼痛，还可出现患侧舌前 2/3 味觉减退或消失、听觉过敏等症。部分患者病程迁延日久，可因瘫痪肌肉出现挛缩，口角反牵向患侧，甚则出现面肌痉挛，形成"倒错"现象。

兼见面部受凉史，舌淡，苔薄白，为风寒证；若继发于外感发热，舌红，苔黄腻，为风热证。

要点二　治疗

治法：祛风通络，疏调经筋。以手足阳明经和手足太阳经穴为主。

主穴：攒竹、鱼腰、阳白、四白、颧髎、颊车、地仓、合谷、昆仑。

配穴：风寒证加风池；风热证加曲池；恢复期加足三里；人中沟喝斜加水沟；鼻唇沟浅加迎香。

操作：面部腧穴均行平补平泻法，恢复期可加灸法。在急性期，面部穴位手法不宜过重，针刺不宜过深，取穴不宜过多，肢体远端的腧穴行泻法且手法宜重；在恢复期，肢体远端的足三里施行补法，余穴行平补平泻法。

细目四　中风

要点一　辨证

1. 中经络

主症：半身不遂，舌强语謇，口角喝斜。

兼见面红目赤，眩晕头痛，心烦易怒，口苦咽干，便秘尿黄，舌红或绛，苔黄或燥，脉弦有力，为肝阳暴亢；兼见肢体麻木或手足拘急，头晕目眩，苔白腻或黄腻，脉弦滑，为风痰阻络；兼见口黏痰多，腹胀便秘，舌红，苔黄腻或灰黑，脉弦滑大，为痰热腑实；兼见肢体软弱，偏身麻木，手足肿胀，面色淡白，气短乏力，心悸，自汗，舌暗，苔白腻，脉细涩，为气虚血瘀；兼见肢体麻木，心烦失眠，眩晕耳鸣，手足拘挛或蠕动，舌红，苔少，脉细数，为阴虚风动。

2. 中脏腑

主症：神志恍惚，迷蒙，嗜睡或昏睡，甚者昏迷，半身不遂。

兼见神昏，牙关紧闭，口噤不开，肢体强痉，为闭证；兼见面色苍白，瞳神散大，手撒口开，二便失禁，气息短促，多汗腹凉，脉散或微，为脱证。

要点二　治疗

1. 中经络

治法：疏通经络，调和气血。以手厥阴经、督脉、足太阴经穴为主。

主穴：内关、水沟、三阴交、极泉、尺泽、委中。

配穴：肝阳暴亢加太冲、太溪；风痰阻络加丰隆、合谷；痰热腑实加曲池、内庭、丰隆；气虚血瘀加足三里、气海；阴虚风动加太溪、风池；口角㖞斜加颊车、地仓；上肢不遂加肩髃、手三里、合谷；下肢不遂加环跳、阳陵泉、风市、足三里、解溪等。

操作：内关用泻法；水沟用雀啄法，以眼球湿润为佳；刺三阴交时，沿胫骨内侧缘与皮肤成45°，使针尖刺到三阴交穴，用提插补法；刺极泉时，在原穴位置下2寸心经上取穴，避开腋毛，直刺进针，用提插泻法，以患者上肢有麻胀和抽动感为度；尺泽、委中均直刺，提插泻法使肢体有抽动感。余穴按虚补实泻法操作。

2. 中脏腑

治法：醒脑开窍，启闭固脱。以手厥阴经及督脉穴为主。

主穴：内关、水沟。

配穴：闭证者加十二井穴、太冲、合谷；脱证者加关元、气海、神阙。

操作：内关、水沟的操作同中经络。十二井穴用三棱针点刺出血，太冲、合谷用泻法，强刺激。关元、气海用大艾炷灸法，神阙用隔盐灸法，直至四肢转温为止。

细目五　不寐

要点一　辨证

主症：经常不易入睡，或寐而易醒，甚则彻夜不眠。

兼见情志波动，急躁易怒，头晕头痛，胸胁胀满，舌红，脉弦，为肝阳上扰；兼见心悸健忘，面色无华，易汗出，纳差，倦怠，舌淡，脉细弱，为心脾亏虚；兼见头晕耳鸣，腰膝酸软，五心烦热，遗精，盗汗，舌红，脉细数，为心肾不交；兼见心悸多梦，善惊恐，多疑善虑，舌淡，脉弦细，为心胆气虚；兼见脘闷噫气，嗳腐吞酸，心烦口苦，苔厚腻，脉滑数，为脾胃不和。

要点二　治疗

治法：宁心安神。以手少阴经、督脉、阳跷脉、阴跷脉穴为主。

主穴：神门、印堂、四神聪、安眠、照海、申脉。

配穴：肝火扰心加行间、侠溪；痰热内扰加丰隆、内庭、曲池；心脾两虚加心俞、脾俞、足三里；心肾不交加太溪、心俞、脾俞；心胆气虚加丘墟、心俞、内关；脾胃不和加太白、公孙、足三里。

操作：神门、印堂、四神聪，用平补平泻法；对于病情较重者，四神聪可留针过夜；照海用补法，申脉用泻法。配穴按虚补实泻法操作。

细目六　痫病

要点一　辨证

1. 发作期

（1）大发作：发作前常有头晕头痛、胸闷不舒、神疲乏力等预兆，旋即突然昏仆，不省人事，面色苍白，两目上视，牙关紧闭，四肢抽搐，口吐白沫，甚则尖叫，二便失禁，脉弦滑。时间短暂，随即清醒，发作过后则觉头昏，精神恍惚，乏力欲寐。

（2）小发作：动作突然中断，手中物件落地，或头突然向前倾下而后迅速抬起，或两目上吊，大多数秒至数分钟即可恢复，且对上述发作全然不知。

2. 间歇期

若见急躁易怒，心烦失眠，咯痰不爽，口苦咽干，目赤，舌红，苔黄腻，脉弦滑，为痰火扰神；若发病前多有眩晕，胸闷，痰多，舌红，苔白腻，脉弦滑有力，为风痰闭阻；若痫病日久，神疲乏力，面色苍白，体瘦，纳呆，大便溏薄，舌淡，苔白腻，脉沉弱，为心脾两虚；若痫病日久，神志恍惚，面色晦暗，头晕目眩，两目干涩，健忘失眠，腰膝酸软，舌红，苔薄黄，脉细数，为肝肾阴虚；若中风或脑外伤后出现痫病为瘀阻脑络。

要点二　治疗

1. 发作期

治法：醒脑开窍。以手厥阴经、督脉及足少阴经穴为主。

主穴：内关、水沟、百会、后溪、涌泉。

操作：毫针泻法。水沟用雀啄手法，以眼球充泪为度。

2. 间歇期

治法：化痰息风。以督脉、任脉和手足厥阴经穴为主。

主穴：印堂、鸠尾、间使、太冲、丰隆。

配穴：痰火扰神加曲池、神门、内庭；风痰闭阻加合谷、阴陵泉、风池；心脾两虚加心俞、脾俞、足三里；肝肾阴虚加肝俞、肾俞、太溪、三阴交；瘀阻脑络加膈俞、内关。

操作：主穴用毫针泻法。配穴按虚补实泻法操作。

细目七　胃痛

要点一　辨证

1. 实证

主症：上腹胃脘部暴痛，痛势较剧，痛处拒按，饥时痛减，纳后痛增。

若胃痛暴作，脘腹得温痛减，遇寒则痛增，恶寒喜暖，口不渴，喜热饮，或伴恶寒，苔薄白，脉弦紧，为寒邪犯胃；若胃脘胀满疼痛，嗳腐吞酸，嘈杂不舒，呕吐或矢气后痛减，大便不爽，苔厚腻，脉滑，为饮食停滞；若胃脘胀满，脘痛连胁，嗳气频频，吞酸，大便不畅，每因情志因素而诱发，心烦易怒，喜太息，苔薄白，脉弦，为肝气犯胃；若胃痛拒按，痛有定处，食后痛甚，或有呕血便黑，舌质紫暗或有瘀斑，脉细涩，为气滞血瘀。

2. 虚证

主症：上腹胃脘部疼痛隐隐，痛处喜按，空腹痛甚，纳后痛减。

若泛吐清水，喜暖，大便溏薄，神疲乏力，或手足不温，舌淡苔薄，脉虚弱或迟缓，为脾胃虚寒；若胃脘灼热隐痛，似饥而不欲食，咽干口燥，大便干结，舌红少津，脉弦细或细数，为胃阴不足。

要点二　治疗

治法：和胃止痛。以足阳明经、手厥阴经穴及相应的募穴为主。

主穴：足三里、内关、中脘。

配穴：寒邪犯胃加胃俞；饮食停滞加下脘、梁门；肝气犯胃加太冲；气滞血瘀加膈俞；脾胃虚寒加气海、关元、脾俞、胃俞；胃阴不足加三阴交、内庭。

操作：足三里用泻法或平补平泻法，疼痛发作时，持续运针 1~3 分钟，直到痛止或缓解。内关、中脘用泻法。配穴按虚补实泻法操作。寒气凝滞、脾胃虚寒者可用灸法。

细目八　呕吐

要点一　辨证

1. 实证

主症：发病急，呕吐量多，吐出物多酸臭味，或伴寒热。

若呕吐清水或痰涎，食久乃吐，大便溏薄，头身疼痛，胸脘痞闷，喜暖畏寒，苔白，脉迟，为寒邪客胃；若食入即吐，呕吐酸苦热臭，大便燥结，口干而渴，喜寒恶热，苔黄，脉数，为热邪内蕴；若呕吐清水痰涎，脘闷纳差，头眩心悸，苔白腻，脉滑，为痰饮内阻；若呕吐多在食后精神受刺激时发作，吞酸，频频嗳气，平时多烦善怒，苔薄白，脉弦，为肝气犯胃。

2. 虚证

主症：病程较长，发病较缓，时作时止，吐出物不多，腐臭味不甚。

若饮食稍有不慎，呕吐即易发作，时作时止，纳差便溏，面色㿠白，倦怠乏力，舌淡苔薄，脉弱无力，为脾胃虚寒。

要点二　治疗

治法：和胃降逆，理气止呕。以手厥阴经、足阳明经穴及相应的募穴为主。

主穴：内关、足三里、中脘。

配穴：寒邪客胃加上脘、胃俞；热邪内蕴加合谷，并可用金津、玉液点刺出血；痰饮内阻加膻中、丰隆；肝气犯胃加阳陵泉、太冲；脾胃虚寒加脾俞、胃俞；腹胀加天枢；肠鸣加脾俞、大肠俞；泛酸干呕加公孙。

操作：足三里用平补平泻法，内关、中脘用泻法。配穴按虚补实泻法操作。虚寒者可配用艾灸。呕吐发作时，可在内关穴行强刺激并持续运针 1～3 分钟。

细目九　腹痛

要点一　辨证

1. 急性腹痛

主症：胃脘以下、耻骨毛际以上部位疼痛，发病急骤，痛势剧烈，伴发症状明显，多为实证。

若腹痛暴急，喜温怕冷，腹胀肠鸣，大便稀或溏薄，四肢欠温，口不渴，小便清长，舌淡，苔白，脉沉紧，为寒邪内积；若腹痛拒按，胀满不舒，大便秘结或黏滞不爽，烦渴引饮，汗出，小便短赤，舌红，苔黄腻，脉濡数，为湿热壅滞；若脘腹胀闷或痛，痛引少腹，得嗳气或矢气则腹痛酌减，遇恼怒则加剧，舌紫暗，或有瘀点，脉弦涩，为气滞血瘀。

2. 慢性腹痛

主症：胃脘以下、耻骨毛际以上部位疼痛，病程较长，腹痛缠绵，多为虚证，或虚实兼夹。

若腹痛缠绵，时作时止，饥饿劳累后加剧，痛时喜按，大便溏薄，神疲怯冷，舌淡，苔薄白，脉沉细，为脾阳不振。

要点二　治疗

治法：通调腑气，缓急止痛。以足阳明经、足太阴经、足厥阴经及任脉穴为主。

主穴：足三里、中脘、天枢、三阴交、太冲。

配穴：寒邪内积加神阙、公孙；湿热壅滞加阴陵泉、内庭；气滞血瘀加曲泉、血海；脾阳不振加脾俞、胃俞、肾俞。

操作：太冲用泻法，其余主穴用平补平泻法。配穴按虚补实泻法操作。寒证可配用艾灸。腹痛发作时，足三里持续运针 1～3 分钟，直到痛止或缓解。

细目十　便秘

要点一　辨证

主症：大便秘结不通，排便艰涩难解。

若大便干结，腹胀腹痛，身热，口干口臭，喜冷饮，舌红，苔黄或黄燥，脉滑数，为热邪壅盛（热秘）；若欲便不得，嗳气频作，腹中胀痛，纳食减少，胸胁痞满，舌苔薄腻，脉弦，为气机郁滞（气秘）；若虽有便意，临厕努挣乏力，挣则汗出气短，便后疲乏，大便并不干硬，面色㿠白，神疲气怯，舌淡嫩，苔薄，脉虚细，为气虚（虚秘）；若大便秘结，面色无华，头晕心悸，唇舌色淡，脉细，为血虚（虚秘）；若大便艰涩，排出困难，腹中冷痛，面色㿠白，四肢不温，畏寒喜暖，小便清长，舌淡苔白，脉沉迟，为阳虚阴寒内盛所致（冷秘）。

要点二　治疗

治法：调理肠胃，行滞通便。以足阳明经、手少阳经穴为主。

主穴：天枢、支沟、上巨虚、大肠俞。

配穴：热秘加合谷、内庭；气秘加太冲、中脘；气虚加脾俞、气海；血虚加足三里、三阴交；阳虚加神阙、关元、肾俞。

操作：主穴用毫针泻法，配穴按虚补实泻法操作，神阙、关元用灸法。

细目十一　癃闭

要点一　辨证

1. 实证

主症：发病急，小便闭塞不通，努责无效，小腹胀急而痛，烦躁口渴，舌质红，苔黄腻。

兼见口渴不欲饮，或大便不畅，舌红，苔黄腻，脉数，为湿热内蕴；兼见呼吸急促，咽干咳嗽，舌红苔黄，脉数，为肺热壅盛；兼见多烦善怒，胁腹胀满，舌红苔黄，脉弦，为肝郁气滞；若有外伤或损伤病史，小腹满痛，舌紫暗或有瘀点，脉涩，为外伤血瘀。

2. 虚证

主症：发病缓，小便淋漓不爽，排出无力，甚则点滴不通，精神疲惫，舌质淡，脉沉细而弱。

兼见气短纳差，大便不坚，小腹坠胀，舌淡苔白，脉细弱，为脾虚气弱；兼见面色㿠白，神气怯弱，腰膝酸软，畏寒乏力，舌淡，苔白，脉沉细无力，为肾气亏虚。

要点二　治疗

1. 实证

治法：清热利湿，行气活血。以足太阳经、足太阴经穴及相应俞的募穴为主。

主穴：秩边、阴陵泉、三阴交、中极、膀胱俞。

配穴：湿热内蕴加委阳；邪热壅肺加尺泽；肝郁气滞加太冲、大敦；瘀血阻滞加曲骨、次髎、血海。

操作：毫针泻法，秩边用芒针直刺2.5~3寸，以针感向会阴部放射为度。针刺中极等下腹部穴位之前，应先叩诊，检查膀胱的膨胀程度，以便决定针刺的方向、角度和深浅，不能直刺则向下斜刺或透刺，使针感能到达会阴并引起小腹收缩、抽动为好，每日1~3次。

2. 虚证

治法：温补脾肾，益气启闭。以足太阳经、任脉及相应的背俞穴为主。

主穴：秩边、关元、脾俞、三焦俞、肾俞。

配穴：中气不足加气海、足三里；肾气亏虚加太溪、复溜；无尿意或无力排尿加气海、曲骨。

操作：秩边用泻法，操作同实证。其余主穴用毫针补法，亦可用温针灸，每日1~2次。配穴用补法。

细目十二　痿证

要点一　辨证

主症：肢体软弱无力，筋脉弛缓，甚则肌肉萎缩或瘫痪。

若发热多汗，热退后突然出现肢体软弱无力，心烦口渴，小便短黄，舌红，苔黄，脉细数，为肺热伤津；若肢体逐渐痿软无力，下肢为重，微肿而麻木不仁，或足胫热感，小便赤涩，舌红，苔黄腻，脉濡数，为湿热浸淫；若肢体痿软无力日久，食少纳呆，腹胀便溏，面色少华，舌淡，苔白，脉细缓，为脾胃虚弱；若病久肢体痿软不用，肌肉萎缩，腰膝酸软，头晕耳鸣，舌红绛，少苔，脉细数，为肝肾亏虚。

要点二　治疗

治法：祛邪通络，濡养筋脉。以手足阳明经穴和夹脊穴为主。

主穴：病在上肢取肩髃、曲池、外关、合谷、颈胸部夹脊穴；病在下肢取髀关、伏兔、足三里、阳陵泉、三阴交、腰部夹脊穴。

配穴：肺热伤津加尺泽、肺俞、二间；湿热浸淫加阴陵泉、大椎、内庭；脾胃虚弱加太白、中脘、关元；肝肾亏虚加太溪、肝俞、肾俞。

操作：足三里、三阴交用补法，余穴用泻法或平补平泻法，夹脊穴用平补平泻法。配穴按虚补实泻法操作。

细目十三　痹证

要点一　辨证

主症：关节肌肉疼痛，屈伸不利。

若疼痛游走，痛无定处，时见恶风发热，舌淡，苔薄白，脉浮，为行痹（风痹）；若疼痛较剧，痛有定处，遇寒痛增，得热痛减，局部无红肿热胀，苔薄白，脉弦紧，为痛痹（寒痹）；若肢体关节酸痛，重着不移，或肿胀，肌肤麻木不仁，阴雨天加重或发作，苔白腻，脉濡缓，为着痹（湿痹）；若关节疼痛，局部灼热红肿，痛不可触，关节活动不利，可累及多个关节，伴有发热恶风，口渴烦闷，苔黄燥，脉滑数，为热痹。

要点二　治疗

治法：通痹止痛。以病痛局部穴位为主，结合循经及辨证选穴。

主穴：阿是穴、局部经穴。

配穴：行痹加膈俞、血海；痛痹加肾俞、关元；着痹加阴陵泉、足三里；热痹加大椎、曲池。另可根据部位循经配穴。

操作：毫针泻法或平补平泻法。痛痹、着痹可加灸法。大椎、曲池可点刺出血。局部穴位可加拔罐法。

（王瑞辉）

第二十六单元　妇、儿科病证

细目一　痛经

要点一　辨证

主症：经期或行经前后下腹部疼痛，历时数小时，有时甚至 2～3 天，痛剧时患者面白，出冷汗，全身无力，四肢厥冷，或伴有恶心、呕吐、腹泻、尿频、头痛等症状。

腹痛多在经前或经期剧烈，拒按，经色紫红或紫黑，有血块，下血块后疼痛缓解，属实证。经前伴有乳房胀痛，舌有瘀斑，脉细弦，为气滞血瘀；兼见腹痛有冷感，得温痛减，月经量少，色紫黑有块，苔白腻，脉沉紧，为寒湿凝滞。

腹痛多在经后，小腹绵绵作痛，少腹柔软喜按，月经色淡、量少，属虚证。兼见面色苍白或萎黄，倦怠无力，头晕眼花，心悸，舌淡，舌体胖大、边有齿痕，脉细弱，为气血不足；兼见腰膝酸软，夜寐不宁，头晕耳鸣，舌红苔少，脉细，为肝肾不足。

要点二　治疗

1. 实证

治法：行气散寒，通经止痛。以足太阴经及任脉穴为主。

主穴：三阴交、中极、次髎、地机。

配穴：寒凝加归来；气滞加太冲、阳陵泉；腹胀加天枢。

操作：毫针泻法，寒邪甚者可用艾灸。

2. 虚证

治法：调补气血，温养冲任。以足太阴经、足阳明经穴为主。

主穴：三阴交、足三里、气海。

配穴：气血亏虚加脾俞、胃俞；肝肾不足加太溪、肝俞、肾俞。

操作：毫针补法，可加用灸法。

细目二　绝经前后诸症

要点一　辨证

主症：月经紊乱，性欲减退，阵发性潮热，出汗，心悸，情绪不稳定。

兼见头晕耳鸣，失眠多梦，心烦易怒，烘热汗出，五心烦热，腰膝酸软，或皮肤感觉异常，口干便结，尿少色黄，舌红苔少，脉数，为肾阴虚；面色晦暗，精神萎靡，形寒肢冷，纳差腹胀，大便溏薄，或面浮肿胀，尿意频数，甚或小便失禁，舌淡苔薄，脉沉细无力，为肾阳虚；兼见头晕目眩，心烦易怒，烘热汗出，腰膝酸软，经来量多，或淋漓漏下，舌质红，脉弦细而数，为肝阳上亢；形体肥胖，胸闷痰多，脘腹胀满，恶心呕吐，食少，浮肿，便溏，苔腻，脉滑，为痰气郁结。

要点二　治疗

治法：滋补肝肾，调理冲任。以任脉、足太阴经穴及相应的背俞穴为主。

主穴：气海、三阴交、肝俞、脾俞、肾俞。

配穴：肾阴亏虚加太溪、照海；肾阳不足加关元、命门；肝阳上亢加百会、风池、太冲；痰气郁结加中脘、阴陵泉、丰隆；心神不宁加通里、神门、心俞。

操作：主穴用毫针补法或平补平泻法。配穴按虚补实泻法操作。

细目三　遗尿

要点一　辨证

主症：夜间没有自主控制的排尿，轻者几天1次，重者每夜1~2次或更多。

若睡中遗尿，白天小便亦多，甚至难于控制，面色㿠白，精神疲乏，肢冷畏寒，智力迟钝，腰腿乏力，舌淡，脉沉细，为肾阳不足；若睡中遗尿，白天小便频而量少，劳累后遗尿加重，面白，气短，食欲不振，大便易溏，舌淡苔白，脉细无力，为肺脾气虚。

要点二　治疗

治法：健脾益气，温肾固摄。以任脉、足太阴经穴及相应的背俞穴为主。

主穴：关元、中极、膀胱俞、三阴交。

配穴：肾阳虚加肾俞；脾肺气虚加气海、肺俞、足三里；夜梦多加百会、神门。

操作：毫针用补法，配合用灸法。

细目四　惊风

要点一　辨证

主症：全身肌肉强直性或阵发性痉挛，可有神志不清。

若来势急骤，为急惊风，初起常有壮热面赤，烦躁不宁，摇头弄舌，咬牙啮齿，睡中惊醒，继则神昏，牙关紧闭，两目上视，颈项强直，角弓反张，四肢抽搐、颤动，呼吸急促，苔微黄，脉浮数或弦滑，为痰热生风。

若起病缓慢，为慢惊风，常见面黄肌瘦，形神疲惫，四肢不温，呼吸微弱，囟门低陷，昏睡露睛，时有抽搐。兼见大便稀薄，色青带绿，足跗及面部浮肿，舌淡苔薄，脉沉迟无力，为脾阳虚；兼见神倦虚烦，面色潮红，手足心热，舌光少苔或无苔，脉沉细而数，为肝肾阴亏。

要点二　治疗

1. 急惊风

治法：醒脑开窍，息风镇惊。以督脉及足厥阴经穴为主。

主穴：水沟、印堂、合谷、太冲。

配穴：热盛加大椎、十宣；痰多加丰隆；惊恐加神门；口噤加颊车。

操作：毫针用泻法。大椎、十宣点刺出血。

2. 慢惊风

治法：健脾益肾，镇惊息风。以督脉、任脉及足阳明经穴为主。

主穴：水沟、印堂、气海、足三里、太冲。

配穴：脾肾阳虚加神阙、关元、肾俞；肝肾阴虚加太溪、肝俞。

操作：水沟、印堂、太冲用毫针泻法；气海、足三里用补法。配穴用补法。脾肾阳虚者可施以温和灸，或隔盐灸，或隔附子饼灸。小儿不合作者也可不留针。

细目五　注意力缺陷多动症

要点一　辨证

主症：行为异常，动作过多，或动作不协调，注意力不集中。

兼见神志涣散，烦躁易怒，多动多语，指甲、毛发不荣，舌红而干，脉弦细数，为阴虚阳亢；寐难梦多，精神疲倦，神志涣散，面色萎黄，纳少便溏，舌淡苔白，脉细，为心脾两虚。

要点二　治疗

治法：育阴潜阳，安神定志。以督脉、足少阳经、足厥阴经及足少阴经穴为主。

主穴：百会、印堂、风池、太冲、太溪、神门。

配穴：阴虚阳亢者，加三阴交、侠溪；心脾两虚者，加心俞、脾俞；痰热内扰者，加大陵、丰隆；烦躁不安者，加照海、神庭；食欲不振者，加中脘、足三里；遗尿者，加中极、膀胱俞。

操作：风池、太冲用毫针泻法，太溪用补法，其余主穴用平补平泻法；四肢穴位可用速刺法，不留针。头部穴位留针 30 分钟，每日或隔日 1 次。配穴按虚补实泻法操作。

（王瑞辉）

第二十七单元　皮、外、骨伤科病证

细目一　蛇串疮

要点一　辨证

主症：初起时先觉发病部位皮肤灼热疼痛，皮色发红，继则出现簇集性粟粒大小的丘状疱疹，多呈带状排列，多发生于身体一侧，以腰、胁部为最常见。疱疹消失后可遗留疼痛感。

兼见疱疹色鲜红，灼热疼痛，疱壁紧张，口苦，心烦易怒，脉弦数，为肝经火毒；兼见疱疹色淡红，起黄白水疱，疱壁易于穿破，渗水糜烂，身重腹胀，苔黄腻，脉滑数，为脾经湿热；兼见疱疹消失后遗留疼痛，证属余邪留滞，血络不通。

要点二　治疗

治法：泻火解毒，清热利湿。以局部阿是穴及相应的夹脊穴为主。

主穴：局部阿是穴、夹脊穴。

配穴：肝经郁火加行间、大敦、阳陵泉；脾经湿热加血海、隐白、内庭。

操作：诸穴均用毫针泻法。疱疹局部的阿是穴用围针法，方法是在疱疹带的头、尾各刺一针，两旁则根据疱疹带的大小选取 1～3 点，向疱疹带中央沿皮平刺。或用三棱针点刺疱疹及周围，然后拔火罐，令每罐出血 1～2ml。配穴中的大敦、隐白亦用三棱针点刺出血。

细目二　落枕

要点一　辨证

主症：颈项强痛，活动受限，头多向患侧歪斜，项背牵拉痛，甚则向同侧肩部和上臂放射，颈项部压痛明显。

本病属手三阳经和足少阳经筋证。兼见恶风畏寒，为风寒袭络；颈部扭伤，为气血瘀滞。

要点二　治疗

治法：疏经通络，活血止痛。以局部阿是穴和手太阳经、足少阳经穴为主。

主穴：落枕穴、阿是穴、肩井、后溪、悬钟。

配穴：风寒袭络加风池、合谷；气血瘀滞加内关及局部阿是穴；肩痛加肩髃、外关；背痛加肩外俞、天宗。

操作：毫针泻法。先刺远端的落枕穴、后溪、悬钟，持续捻转，嘱患者慢慢活动颈项部，一般疼痛可立即缓解。再针局部的腧穴，可加艾灸或点刺放血。

细目三　漏肩风

要点一　辨证

主症：肩部酸重、疼痛，夜间为甚，常因天气变化或劳累而诱发或加重，肩前、肩后及肩外侧均有压痛，主动和被动外展、后伸、上举等功能明显受限，后期可出现肌肉萎缩。

肩前部疼痛明显，为手阳明经证；肩后部疼痛明显，为手太阳经证；肩外侧疼痛明显，为手少阳经证。

若有明显的感受风寒史，遇风寒痛增，得温痛减，畏风恶寒，为外邪内侵；若肩部有外伤或劳作过度史，疼痛拒按，夜间尤甚，为气滞血瘀；若肩部酸痛，劳累加重，或伴头晕目眩，四肢乏力，为气血虚弱。

要点二　治疗

治法：通经活血，祛风止痛。以局部阿是穴和手三阳经穴为主。

主穴：肩髃、肩髎、肩贞、肩前、阿是穴。

配穴：手阳明经证加合谷；手太阳经证加后溪；手少阳经证加外关；外邪内侵加合谷、风池；气滞血瘀加内关、膈俞；气血虚弱加足三里、气海。

操作：足三里、气海用补法，余穴均用泻法。先刺远端穴位，做较长时间的手法，行针后令患者活动肩关节，肩部穴位要求有强烈的针感。可加灸法。

细目四　肘劳

要点一　辨证

主症：肘关节活动时疼痛，有时可向前臂、腕部和上臂放射，局部肿胀不明显，有明显而固定的压痛点，肘关节活动不受限。

若肘关节外上方（肱骨外上髁周围）有明显的压痛点，属于手阳明经筋病证；若肘关节内下方（肱骨内上髁周围）有明显的压痛点，属于手太阳经筋病证；若肘关节外部

（尺骨鹰嘴处）有明显的压痛点，属于手少阳经筋病证。

要点二　治疗

治法：舒筋通络。以局部阿是穴为主。

主穴：阿是穴。

配穴：肘关节外上方（肱骨外上髁周围）有明显的压痛点，加曲池、肘髎、手三里、合谷；肘关节内下方（肱骨内上髁周围）有明显的压痛点，加阳谷、小海；肘关节外部（尺骨鹰嘴处）有明显的压痛点，加外关、天井。

操作：毫针泻法。在局部压痛点采用多向透刺，或做多针齐刺，得气后留针，局部可加温和灸或加低频电针。肘关节外上方疼痛明显者可用隔姜灸。

细目五　扭伤

要点一　辨证

主症：扭伤部位疼痛，关节活动不利或不能，继则出现肿胀，伤处肌肤发红或青紫。

兼见皮色发红，多为皮肉受伤，青色多为筋伤，紫色多为瘀血留滞；若新伤疼痛肿胀，活动不利，为气血阻滞；若陈伤每遇天气变化而反复发作，为寒湿侵袭，瘀血阻络。

要点二　治疗

治法：祛瘀消肿，舒筋通络。以受伤局部的腧穴为主。

主穴：①腰部：阿是穴、肾俞、腰痛穴、委中。②踝部：阿是穴、申脉、丘墟、解溪。③膝部：阿是穴、膝眼、膝阳关、梁丘。④肩部：阿是穴、肩髃、肩髎、肩贞。⑤肘部：阿是穴、曲池、小海、天井。⑥腕部：阿是穴、阳溪、阳池、阳谷。⑦髋部：阿是穴、环跳、秩边、承扶。

配穴：可根据受伤部位的经络所在，配合循经远取。

操作：毫针刺法。新伤用泻法，或点刺放血；陈伤平补平泻，可配合灸法。

细目六　腰痛　（附：坐骨神经痛）

要点一　辨证

主症：腰部疼痛。

若疼痛在腰脊中部，为督脉病证；疼痛部位在腰脊两侧，为足太阳经证。

兼见腰部受寒史，天气变化或阴雨风冷时加重，腰部冷痛重着、酸麻，或拘挛不可俯仰，或痛连臀腿，为寒湿腰痛；腰部有劳伤或陈伤史，劳累、晨起、久坐加重，腰部两侧肌肉触之有僵硬感，腰痛如刺，痛处固定不移，为瘀血腰痛；起病缓慢，腰部隐隐作痛，酸多痛少，乏力易倦，脉细，为肾虚腰痛。

要点二　治疗

治法：活血通经。以局部阿是穴、足太阳经穴为主。

主穴：阿是穴、大肠俞、委中。

配穴：寒湿腰痛加腰阳关；瘀血腰痛加膈俞；肾虚腰痛加肾俞、命门、志室；督脉病证加后溪；足太阳经证加申脉。

操作：主穴均采用泻法。寒湿证加艾灸；瘀血证加刺络拔罐；肾虚证配穴用补法，肾阳虚加艾灸。

附：坐骨神经痛

治法：通经止痛。以足太阳经、足少阳经穴为主。

主穴：腰夹脊、环跳、委中、阳陵泉、悬钟、丘墟。

操作：毫针泻法，以沿腰腿部足太阳经、足少阳经产生向下放射感为度，不宜多次重复。

细目七　筋结（腱鞘囊肿）

要点一　辨证

主症：腕背或足背部缓慢发展的囊性肿物，呈圆球状，表面光滑，边界清楚，质软，有波动感，无明显自觉症状或有轻微酸痛；囊液充满时，囊壁变得坚硬，局部有压痛。

本病为经筋劳伤，气津凝滞，病位在筋，属经筋病。

要点二　治疗

治法：活血散结，疏调经筋。以囊肿局部的阿是穴为主。

主穴：囊肿局部的阿是穴。

配穴：发于腕背加外关；发于足背加解溪。

操作：囊肿局部常规消毒，用较粗的毫针在囊肿的正中和四周各刺入 1 针，以刺破对侧的囊壁为度，留针 20～30 分钟，出针时尽量摇大针孔，每日 1 次。

（王瑞辉）

第二十八单元　五官科病证

细目一　针眼（麦粒肿）

要点一　辨证

主症：病起始则睑缘局限性红肿硬结，疼痛和触痛，继则红肿逐渐扩大，数日后硬结顶端出现黄色脓点，破溃后脓自流出。

兼见局部微肿痒痛，伴头痛发热，全身不舒，苔薄白，脉浮数，为外感风热；兼见局部红肿灼痛，伴有口渴口臭，便秘，苔黄，脉数，为脾胃蕴热。

要点二　治疗

治法：疏风清热，解毒散结。以局部穴位及足少阳经穴为主。

主穴：太阳、鱼腰、攒竹、合谷、内庭。

配穴：脾胃蕴热加阴陵泉、承泣、四白；外感风热加外关、风池。

操作：毫针泻法。太阳穴点刺出血。

细目二　耳鸣耳聋

要点一　辨证

1. 实证

主症：暴病耳聋，或耳中觉胀，鸣声隆隆不断，按之不减。

兼见头胀，面赤，咽干，烦躁善怒，脉弦，为肝胆火盛；兼见畏寒，发热，脉浮，为外感风邪。

2. 虚证

主症：久病耳聋，耳中如蝉鸣，时作时止，劳累则加剧，按之鸣声减弱。

兼见头晕，腰膝酸软，乏力，男子遗精，女子带下，脉虚细，为肾气亏虚；兼见面色萎黄，倦怠乏力，神疲纳呆，便溏，为中气不足。

要点二　治疗

1. 实证

治法：清肝泻火，疏通耳窍。以足少阳经、手少阳经穴为主。

主穴：翳风、听会、侠溪、中渚。

配穴：肝胆火盛加太冲、丘墟；外感风邪加外关、合谷。

操作：毫针泻法。

2. 虚证

治法：益肾养窍。以足少阴经、手太阳经穴为主。

主穴：太溪、照海、听宫。

配穴：肾气不足加肾俞、关元；脾胃虚弱加足三里、气海。

操作：毫针补法。

细目三　鼻渊

要点一　辨证

主症：鼻流浊涕，色黄腥秽，鼻塞，不闻香臭。

若病变初发，黄涕量多，或伴头痛、发热、咳嗽、舌红、苔黄、脉浮数，为肺经风热；若经久不愈，反复发作，见头昏、眉额胀痛、思绪分散、记忆力衰退、舌红、苔腻，为湿热阻窍。

要点二　治疗

治法：清热宣肺，通利鼻窍。以手太阴经、手阳明经穴为主。

主穴：列缺、合谷、迎香、印堂。

配穴：肺经风热加少商；湿热阻窍加曲池、阴陵泉。

操作：毫针泻法。少商点刺出血。

细目四　牙痛

要点一　辨证

主症：牙齿疼痛。

若牙痛剧烈，兼有口臭、口渴、便秘、脉洪等症，为阳明火邪；若痛甚而龈肿，兼形寒身热，脉浮数等症，为风火牙痛；若隐隐作痛，时作时止，口不臭，脉细或齿浮动，属肾虚牙痛。

要点二　治疗

治法：祛风清热，泻火止痛。以手足阳明经穴为主。

主穴：合谷、颊车、下关。

配穴：风火牙痛加外关、风池；胃火牙痛加内庭、二间；阴虚牙痛加太溪、行间。

操作：主穴用泻法，循经远取，可左右交叉刺，合谷持续行针 1～3 分钟。配穴太溪用补法，行间用泻法，余穴均用泻法。

细目五　咽喉肿痛

要点一　辨证

主症：咽喉肿痛。

若咽喉红肿疼痛，吞咽困难，咳嗽，伴有寒热头痛，脉浮数，为外感风热；咽干，口渴，便秘，尿黄，舌红，苔黄，脉洪大，为肺胃实热；若咽喉稍肿，色暗红，疼痛较轻，或吞咽时觉痛楚，微有热象，入夜则见症较重，为肾阴不足。

要点二　治疗

1. 实热证

治法：清热利咽，消肿止痛。以手太阴经、手足阳明经穴为主。

主穴：少商、合谷、尺泽、内庭、关冲。

配穴：外感风热加风池、外关；肺胃实热加厉兑、鱼际。
操作：毫针泻法。少商用三棱针点刺放血。

2. 阴虚证

治法：滋阴降火，养阴清热。以足少阴经穴为主。
主穴：太溪、照海、鱼际。
配穴：入夜发热加三阴交、复溜。
操作：太溪、照海用补法，鱼际用泻法。配穴用补法。

（王瑞辉）

第二十九单元　急症

细目一　晕厥

要点一　辨证

主症：自觉头晕乏力，眼前发黑，泛泛欲吐，继则突然昏倒不省人事。

若素体虚弱，疲劳惊恐而致昏仆，面色苍白，四肢厥冷，气短眼花，汗出，舌淡，脉细缓无力，为虚证；若素体健壮，偶因外伤、恼怒等致突然昏仆，不省人事，呼吸急促，牙关紧闭，舌淡薄白，脉沉弦，为实证。

要点二　治疗

治法：苏厥醒神。以督脉及手厥阴经穴为主。
主穴：水沟、中冲、涌泉、足三里。
配穴：虚证加气海、关元、百会；实证加合谷、太冲。
操作：足三里用补法；水沟、中冲用泻法；涌泉用平补平泻法。配穴按虚补实泻法操作，气海、关元、百会用灸法。

细目二　虚脱

要点一　辨证

主症：面色苍白或紫绀，神志淡漠，反应迟钝或昏迷，或烦躁不安，尿量减少，张口自汗，肢冷肤凉，血压下降，脉微细或芤大无力。

兼见呼吸微弱，唇发紫，舌质胖，脉细无力，为亡阳；兼见口渴，烦躁不安，唇舌干红，脉细数无力，为亡阴；若病情恶化，可导致阴阳俱脱之危候。

要点二　治疗

治法：回阳固脱，苏厥救逆。以督脉及手厥阴经穴为主。
主穴：素髎、水沟、内关。
配穴：神志昏迷加中冲、涌泉；肢冷脉微加关元、神阙、百会。
操作：素髎、水沟用泻法；内关用补法。配穴中冲、涌泉用点刺法，关元、神阙、百会用灸法。

细目三　高热

要点一　辨证

主症：体温升高，超过 39℃。
若高热恶寒，咽干，头痛，咳嗽，舌红，苔黄，脉浮数，为风热表证；若兼咳嗽，痰黄而稠，咽干，口渴，脉数，为肺热证；若高热汗出，烦渴引饮，舌红，脉洪数，为热在气分；若高热夜甚，斑疹隐隐，吐血、便血或衄血，舌绛心烦，甚则出现神昏谵语，抽搐，为热入营血。

要点二　治疗

治法：清泻热邪。以督脉、手太阴经、手阳明经穴及井穴为主。
主穴：大椎、十二井、十宣、曲池、合谷。
配穴：风热加鱼际、外关；肺热加尺泽；气分热盛加内庭；抽搐加太冲；神昏加水沟、内关；热入营血加内关、血海。
操作：毫针泻法。大椎穴刺络拔罐放血，十宣、十二井穴点刺出血。

细目四　内脏绞痛

要点一　辨证

1. 心绞痛

典型的心绞痛是突然发作的胸骨下部后方或心前区压榨性、闷胀性或窒息性疼痛，可放射到左肩、左上肢前内侧及无名指和小指。疼痛一般持续 5～15 分钟，很少超过 15 分钟，伴有面色苍白、表情焦虑、出汗和恐惧感。多因劳累、情绪激动、饱食、受寒等因素诱发。

2. 胆绞痛

胆绞痛可由急性胆囊炎、胆石症、胆道蛔虫症等多种原因引起。
（1）急性胆囊炎：主要表现为右上腹痛，呈持续性，并阵发性加剧，疼痛常放射至右肩胛区，伴有恶心、呕吐，右上腹胆囊区有明显压痛和肌紧张。部分患者可出现黄疸和高热，或摸到肿大的胆囊。

（2）胆石症：疼痛剧烈，恶心呕吐，并可有不同程度的黄疸和高热。一般时间短暂，也有延及数小时的。

（3）胆道蛔虫症：上腹中部和右上腹突发的阵发性剧烈绞痛或剑突下"钻顶"样疼痛，可向肩胛区或右肩放射，伴有恶心、呕吐，有时吐出蛔虫，继发感染时有发热。疼痛时间由数分钟到数小时，一日发作数次。间隔期疼痛可消失或很轻微。

3. 肾绞痛

肾区部位突然发生绞痛，疼痛多呈持续性或间歇性，并沿输尿管向髂窝、会阴、阴囊及大腿内侧放射，出现血尿或脓尿，排尿困难或尿流中断，肾区可有叩击痛。

要点二　治疗

1. 心绞痛

治法：通阳行气，活血止痛。以手厥阴经、手少阴经穴为主。

主穴：内关、阴郄、膻中。

配穴：气滞血瘀加血海、太冲。

操作：毫针泻法。

2. 胆绞痛

（1）急性胆囊炎、胆石症

治法：疏肝利胆，行气止痛。以足少阳经穴及相应的俞募穴为主。

主穴：胆囊穴、阳陵泉、胆俞、肝俞、日月、期门。

配穴：呕吐加内关、足三里；发热加曲池、大椎。

操作：毫针泻法。

（2）胆道蛔虫症

治法：解痉利胆，驱蛔止痛。以足少阳经、手足阳明经穴为主。

主穴：胆囊穴、阳陵泉、迎香、四白、鸠尾、日月。

配穴：呕吐加内关、足三里。

操作：毫针泻法。

3. 肾绞痛

治法：清利湿热，通淋止痛。以相应的背俞穴及足太阴经穴为主。

主穴：肾俞、三焦俞、关元、阴陵泉、三阴交。

配穴：血尿加血海、太冲；湿热重加委阳、合谷。

操作：毫针泻法。

（王瑞辉）

中 医 眼 科 学

第一单元　眼科概论

细目　概述

要点一　眼与脏腑的关系

1. 眼与五脏的关系

目称为"睛明"，是视觉器官，可视万物，察秋毫，辨形状，别颜色，《太平圣惠方·眼论》谓："明孔遍通五脏，脏气若乱，目患即生；诸脏既安，何辄有损。"明确指出了眼与五脏的密切关系，在五脏之中，眼与肝肾的关系最为密切。

（1）肝：肝在窍为目，目为肝之外候，肝的经脉直接上连于目系。眼的视觉功能有赖于肝气之疏泄和肝血之营养，故说"肝开窍于目。"因肝开窍于目，泪从目出，故《素问·宣明五气》中说："肝为泪。"泪有润泽眼睛，保护眼睛的功能。《灵枢·脉度》亦说："肝气通于目，肝和则目能辨五色矣。"肝气可直接通达于目，肝气的调和可直接影响眼的视觉功能。同时肝有贮藏血液和调节血液的生理功能，肝藏之血含有眼目所需的各种精微物质，因而《素问·五脏生成》有"肝受血而能视"之论。

（2）肾：《灵枢·大惑论》说："目者，五脏六腑之精也。"眼的形成有赖于精，眼之能视，凭借于精。肾主骨生脑髓，脑与髓均为肾精所化生，肾精充足，髓海丰满，则目视精明。《灵枢·五癃津液别》说："五脏六腑之津液，尽上渗于目。"肾为水脏，主津液，津液在肾的调节下不断输送至目，为目外润泽之水及充养目内之液提供了物质保障。《审视瑶函》曰："肾之精腾，结而为水轮。"以此说明，肾乃眼能明视之根本。

（3）心：《审视瑶函·开导之后宜补论》说："夫目之有血，为养目之源，充和则有发生长养之功，而目不病。少有亏滞，目病生焉。"可见血液濡养眼目运行有序，是目视睛明的重要条件。因心主神明，人的精神、意识、思维乃至整个生命活动均由心主宰，而接受外界事物或刺激并作出相应反应是由心来完成，包括眼接受光线刺激而产生的视觉。

（4）脾：脾为后天之本，主运化水谷精微，目得精气营血之养则目光锐敏。目在头面部，为清阳之窍，唯清阳之气易达之。

（5）肺：肺主气，司呼吸，主宣发肃降。肺气旺盛，全身气机调畅，五脏六腑精气顺达于目，目得其养则明视万物。

2. 眼与六腑的关系

眼与六腑的关系，主要是由于五脏与六腑具有相互依赖、相互协调的内在关系。在生理上，脏行气于腑，腑输精于脏，故眼不仅与五脏有着密切关系，同样也与六腑有着不可分割的关系。

（1）胆：肝与胆脏相合，肝气溢入于胆，聚而成精，成为胆汁，胆汁有助脾胃消化水谷，化生气血以营养于目之功。

（2）胃：胃为水谷之海，主受纳、腐熟水谷。脾胃密切配合，完成气血的生化，合称为"后天之本"，其中对眼有温煦濡养作用的清阳之气来源于胃气。由此可知，脾胃功能的正常与否直接关系到眼的功能状态。

（3）小肠：小肠主受盛和化物，分清泌浊，其清者由脾输送到全身，从而使目得到滋养。

（4）大肠：大肠主司传导之责，与肺脏相合。若肺失肃降，大肠传导之令不行，热结于下，熏蒸于上而发为眼病。

（5）膀胱：膀胱与肾相表里，当水液聚集膀胱之后，在肾的蒸化作用下，将其中清澈者气化升腾为津液，以濡润包括目窍在内的脏腑官窍。

要点二　眼与经络的关系

人体经络运行气血，沟通表里，贯穿上下，联络脏腑、器官，把人体有机地连接成一个统一的整体。《灵枢·口问》云："目者，宗脉之所聚也。"《灵枢·邪气脏腑病形》亦云："十二经脉，三百六十五络，其血气皆上于面而走空窍，其精阳气上走于目而为睛。"因此，眼与经络的关系极为密切。

1. 起止、交接及循行于眼内眦的经脉

（1）足太阳膀胱经：《灵枢·经脉》云："膀胱足太阳之脉，起于目内眦，上额交巅。"

（2）足阳明胃经：起于鼻旁迎香穴，经过目内眦睛明穴，与足太阳膀胱经交会。

（3）手太阳小肠经：一支脉从颊部别出，上走眼眶之下，抵于鼻旁，至目内眦睛明穴，与足太阳膀胱经相接。

（4）手阳明大肠经：其支脉上行头面，左右相交与人中之后，上夹鼻孔，循禾髎，终于眼下鼻旁支迎香穴。

2. 起止、交接及循行于眼外眦的经脉

（1）足少阳胆经：起于目外眦之瞳子髎，由听会过上关，上抵额角之额厌，下行耳后，经风池至颈。其一支脉，从耳后入耳中，出耳前，再行至目外眦之瞳子髎后。另一支脉又从瞳子髎下走大迎，会合手少阳经，到达眼眶下。

（2）手少阳三焦经：有一支脉从胸上项，沿耳后翳风上行，出耳上角，至角孙，过阳白、禾髎，再屈曲下行至面颊，直达眼眶之下。另一耳部支脉入耳中，走耳前，与前一条支脉交会于面颊部，到达目外眦，与足少阳胆经相接。

（3）手太阳小肠经：有一支脉循颈上颊，抵颧髎，上至目外眦，过瞳子髎，后转入耳中。

3. 与目系有联系的经脉

（1）足厥阴肝经：其主脉沿喉咙之后，行大迎、地仓、四白、阳白之外直接与目系连接。

（2）手少阴心经：手少阴心经的支脉系目系。

（3）足太阳膀胱经：足太阳膀胱经有通过项部的玉枕穴，入脑直属目本。

4. 眼科常用针灸穴位及临床应用

（1）眼周围穴位

①睛明

【主治】迎风流泪、针眼、上胞下垂、风牵偏视、风热眼病、火疳、黑睛翳障、圆翳内障及多种瞳神疾患。

②攒竹

【主治】主治同睛明穴。

③丝竹空

【主治】针眼、胞轮振跳、上胞下垂、风牵偏视、风热眼病、聚星障、火疳、瞳神紧小等。

④瞳子髎

【主治】针眼、上胞下垂、风牵偏视、青风内障、绿风内障、瞳神紧小等。

⑤阳白

【主治】针眼、风牵偏视、黑睛翳障、圆翳内障、青风内障、绿风内障等。

⑥四白

【主治】针眼、胞轮振跳、风牵偏视、近视、远视、聚星障、青风内障、绿风内障等。

⑦承泣

【主治】针眼、流泪症、胞轮振跳、风牵偏视、黑睛翳障、近视、远视。

⑧眉冲

【主治】头目肿痛、黑睛翳障等。

⑨角孙

【主治】目赤肿痛、黑睛翳障等。

⑩头临泣

【主治】流泪、黑睛翳障、圆翳内障、视瞻昏渺等。

（2）经外奇穴

①太阳

【主治】目涩、针眼、上胞下垂、黑睛翳障、圆翳内障、青风内障、绿风内障等。

②球后

【主治】圆翳内障、视瞻昏渺、视瞻有色、青盲、近视、远视。

③鱼腰

【主治】针眼、上胞下垂、目眶痛、胞睑瞤动等。

（3）躯干四肢部穴位

①合谷

【主治】睑弦赤烂、胬肉攀睛、白睛及黑睛干燥失润、瞳神紧小、绿风内障等。

②曲池

【主治】视物模糊、眼珠突出、风赤疮痍等。

③尺泽

【主治】暴风客热、天行赤眼等。

④足三里

【主治】上胞下垂、黑睛翳障、视瞻昏渺、疳积上目等。

⑤外关

【主治】胞睑肿痛化脓、胬肉攀睛、流泪等。

⑥头维

【主治】胞睑𥆧动、绿风内障、目痛如脱等。

⑦行间

【主治】目赤肿痛、流泪症、胬肉攀睛、黑睛翳障、青盲等。

⑧风池

【主治】上胞下垂、黑睛翳障、睑弦赤烂、流泪症、暴风客热、天行赤眼等。

要点三　眼科常用治疗技术

（一）视力检查法

1. 检查步骤

（1）正常视力标准为1.0，如果在5m处连最大的试标（0.1行）也不能识别，则嘱受试者逐步向视力表走近，直到识别试标为止。此时，再根据 $V = d/D \times 0.1$ 的公式计算。如在3m处看清5m的试标，其实际视力应为 $V = 3/5 \times 0.1 = 0.06$。

（2）如走到视力表1m处仍不能识别最大的试标时，则检查指数，检查距离从1m开始，逐渐移近，直到能正确辨认为止，并记录该距离，如"指数/30cm"。如指数在5cm处仍不能识别，则检查手动。如果眼前手动不能识别，则检查光感，在暗室中用手电照射受试眼，另眼须用手掌捂紧不让透光，测试受试者眼前是否感觉光亮，记录"光感"或"无光感"，并记录看到光亮的距离，一般到5m为止，对有光感者还要检查光源定位，嘱受试者向前方注视不动，检查者在受试者1m处，上、下、左、右、左上、左下、右上、右下变换光源位置，用"＋"、"－"表示光源定位的"阳性"、"阴性"。

（3）近视力检查：视力检查必须检查远视力、近视力，这样可以大致了解受试者的屈光状态。

2. 注意事项

（1）查视力两眼分别进行，先右后左，可用手掌或小板遮盖另眼，但不要压迫眼球。

（2）视力表须有充足的光线照明，远视力检查的距离为5m，近视力检查的距离为30cm。

（3）检查者用杆指着视力表的试标，嘱受试者说出或用手势表示该试标的缺口方向，逐行检查，找出受试者的最佳辨认行。

（4）视力表1.0试标的高度应与受检者的眼睛相平。

（二）检眼镜的使用方法

1. 直接检眼镜

（1）彻照法：用于观察眼的屈光间质有无混浊，将镜片转盘拨到 ＋8 ~ ＋10D，距受检者 10 ~ 20cm。正常时，瞳孔区呈橘红色反光。若屈光间质有混浊，红色反光中出现黑影，此时嘱受检者转动眼珠，如黑影移动方向与眼动方向一致，表明其混浊位于晶状体的前面，反之，则位于晶状体后方，如不动则在晶状体。

（2）使用方法：如检查受检者右眼，检查者立于受检者的右侧，嘱受检者向正前方注视，检查者右手持检眼镜，右手食指将转盘拨到"0"处，距受检者2cm处，用检查者的右眼经检眼镜进入受检者右眼，可检查视盘及血管，同时根据血管走向观察视网膜周边部，最后嘱受检者注视检眼镜灯光，以检查黄斑区。因检查者及受检者屈光状态不同，检查者可根据需要拨动转盘直到看清眼底为止。左眼操作同右眼。

（3）眼底检查记录：应记录视盘大小形状（有无先天发育异常）、颜色（是否视神经萎缩）、边界（是否视盘水肿、炎症）和病理凹陷（青光眼）、视网膜血管的管径大小、是否均匀一致、颜色、动静脉比例（正常2:3）、形态、有无搏动及交叉压迫征；黄斑区及中心凹反射情况，视网膜是否有出血、渗出、色素增生或脱失，描述其大小形状、数量等。对明显的异常可在视网膜图上绘出。

2. 间接检眼镜

间接检眼镜放大倍数小，可见范围大，所见为倒像，具有立体感，一般需散瞳检查。用之比较全面地观察眼底情况，不易漏诊眼底病变，辅以巩膜压迫器，可看到锯齿缘，有利于查找视网膜裂孔。因其能在较远距离检查眼底，可直视下进行视网膜裂孔封闭及巩膜外垫压等操作。

（三）色觉检查法

色觉检查属于主觉检查，色盲有红色盲、绿色盲、全色盲等不同种类，最常见者为红绿色盲。有以下几种检查方法：

1. 假同色图

假同色图也称色盲本。在同一副色彩图中，既有相同亮度、不同颜色的斑点组成的图形或数字，也有不同亮度、相同颜色的斑点组成的图形或数字，正常人以颜色来辨认，色盲者只能以明暗来判断。能够正确认出，但表现困难或辨认时间延长者为色弱。检查须在充足的自然光线下进行，图表距眼0.5cm，应在5秒钟内读出。

2. 色觉镜

色觉镜利用红光与绿光适当混合形成黄光的原理，根据受试者调配红光与绿光的比例是否合适，判断其是否有色觉障碍及其性质与程度。

要点四　眼部常用外治法

（一）点眼药法

1. 点眼药水法

（1）适应证：外障眼病、瞳神紧小、绿风内障、圆翳内障、眼外伤。

（2）使用方法：滴药时病人取卧位或坐位，头略后仰，眼向上看，操作者用手指或棉签牵拉病人下睑，将眼药水滴入结膜囊内，并将上睑稍提起使药水充盈于整个结膜囊内。嘱病人轻闭眼2~3分钟。

（3）注意事项

①勿将眼药直接滴在角膜上，因角膜感觉敏感易引起反射性闭眼，将眼药水挤出。

②滴用某种特殊眼药水，如阿托品眼液时，务必用棉球压迫泪囊区 3 ~ 5 分钟，以免药物经泪道流入泪囊和鼻腔被吸收而引起中毒反应。

③同时用两种以上眼药水者，滴药后须间隔 15 分钟左右再滴另一种眼药水。

④滴药时其滴管勿接触病人眼部及睫毛等，同时药物要定期更换、消毒，以免眼药水污染。

2. 涂眼药膏法

（1）适应证：与滴眼药水法基本相同。

（2）使用方法：药用玻璃小棒挑适量眼膏涂于眼内下穹隆结膜或眼睑患处，若是管装眼药膏，可直接将眼膏涂于眼部，轻提上睑然后闭合，使眼药膏在结膜囊内分布均匀。每日 3 次或临睡前用 1 次。

（3）注意事项：涂眼药膏时注意勿使眼膏污染，如用于散瞳验光，则验光当日勿用眼药膏。

（二）熏洗法

1. 适应证

胞睑红肿、羞明涩痛、眵泪较多的外障眼病。

2. 使用方法

（1）熏法：是将中药煎制后乘热气蒸腾熏眼部以治疗眼病。

（2）洗法：是将中药煎液滤渣，取清液冲洗眼的一种方法。

3. 注意事项

（1）注意温度的高低，温度过低则不起作用，应重新加温。

（2）注意药液必须过滤，以免药渣进入眼部，引起不适，甚至刺伤眼睛。

（3）眼部有新鲜出血或患有恶疮者，忌用本法。

（三）敷法

1. 药物敷

（1）适应证：外眼炎症，尤其是化脓性炎症。

（2）使用方法：用药物捣烂或中成药外敷患眼，还可以研细末后加入赋形剂等调成糊状，先涂眼药膏于眼内，然后将外敷药置于消毒纱布上敷眼。

（3）注意事项

①用干药粉调成糊状敷眼时，注意保持局部湿润。

②药物必须做到清洁无变质，无刺激性，无毒性。

③注意药物切勿进入眼内，以免损伤眼珠。

2. 热敷法

（1）分类：湿热敷、干热敷。

（2）适应证：眼睑疖肿、黑睛生翳、火疳、瞳神紧小、眼外伤48小时后的胞睑及白睛瘀血等。

（3）使用方法

①湿热敷：用药液或热水浸湿纱布趁热敷眼，亦可用湿毛巾包热水袋外敷。

②干热敷：以毛巾裹热水袋外敷即可，亦可用生盐、葱白、生姜、艾叶、吴茱萸等温寒散邪之药炒热，布包趁热敷患眼。

（4）注意事项：热敷时温度不宜过高。

3. 冷敷法

（1）适应证：挫伤性眼部出血之早期出血（24 小时内）。

（2）使用方法：将冰块等冷物置于患眼局部。

（3）注意事项：有凝滞气血之弊，只可暂用，不宜久施。

（四）冲洗结膜囊法

1. 适应证

眵泪较多的胞睑、白睛疾患，结膜囊异物，手术前准备，以及作为眼化学伤的急救措施。

2. 使用方法

利用盛 0.9% 生理盐水或药液的洗眼壶等冲洗。冲洗时，如病人取坐位，则令头稍后仰，将受水器紧贴颊部；如病人取卧位，则令头偏向患眼，将受水器紧贴耳前皮肤，然后轻轻拉开眼睑，进行冲洗，并令病人睁眼及转动眼珠，以扩大冲洗范围。眼分泌物多或结膜囊异物多者，应翻转上下眼睑，暴露睑内面及穹隆部结膜，彻底冲洗。冲洗完毕，用消毒纱布擦干眼外部，然后除去受水器。

3. 注意事项

（1）如为卧位冲洗时，受水器一定要贴紧耳前皮肤，以免水液流入耳内，或预先于耳内塞一个小棉球亦可。

（2）如一眼为传染性眼病，冲洗患眼时，注意防止污染和冲洗液溅入健眼。

（五）眼部穴位注射法

1. 适应证

高风内障、青盲等病证。

2. 使用方法

常规消毒穴位皮肤，操作者持盛有药液的注射器，用 6 号注射针头从穴位皮肤斜刺而入，于皮下注入约 0.5ml 左右的药液，使局部皮肤稍有隆起即可。一般可隔日注射 1 次。

（六）异物取出法

1. 结膜异物伤

（1）病因：飞扬的砂石、动物的虫毛、谷物壳以及金属或玻璃碎屑等引起。

（2）临床表现

①位于睑板下沟者，瞬目动作时，可以擦伤角膜而引起严重的刺激症状。

②位于穹隆部或半月皱襞及结膜下的异物，由于不接触角膜，可不出现明显的症状而被忽视，有的可直致引起感染化脓。

③植物性异物位于结膜处，不仅可引起刺激性炎症反应，局部水肿，分泌物增多，而

且可产生异物性肉芽肿，形成一个鸡冠状肿块。

（3）处置

①大多数异物可在局麻下用生理盐水冲洗或用湿棉签或镊子摘出，局部敷抗生素药膏以预防感染。

②对位于结膜内的金属异物，因日久逐渐被氧化而引起组织刺激症状，应及时摘出，在滴用1%地卡因表面麻醉后，在异物存留处，用剪刀将球结膜剪一小口，再用镊子将异物夹出。如其周围有增生组织或结膜下组织粘连难以分离时，可一同剪除。

③对于火药爆炸所致的结膜多发细小异物，除将突出表面的异物摘出外，对无明显刺激症状的异物无需全部摘出，以免多发异物的摘出对结膜造成广泛的瘢痕形成。

2. 角膜异物伤

（1）病因：最常见的为机床、飞转的砂轮或敲击溅出的金属细屑，爆炸伤时金属或火药微粒，煤屑、石屑、玻璃屑及沙尘、谷壳、细刺等，偶有动物的虫毛和羽翼引起。

（2）临床表现

①有明显的异物感，畏光，流泪，酸痛，眼睑痉挛等刺激症状。

②铁质异物存留超过24小时，可在角膜内产生铁质沉着，形成一个棕色铁锈环，异物周围组织浸润。部分进入前房的铁异物，可形成铁质沉着症，呈现瞳孔散大，晶状体前囊下棕褐色颗粒沉着，有时在瞳孔缘下呈环形白内障形成。

③对于铜异物，若含铜量高者局部可产生无菌性炎症改变，异物多自动排出，含铜量低者可产生铜质沉着，裂隙灯可见异物周围金黄色颗粒堆积，部分进入前房的铜异物，可出现间接铜质沉着症，晶状体呈向日葵样白内障。

④化学性质稳定的异物如玻璃、煤屑、碎石、塑料等不产生化学反应。

⑤植物性角膜异物不仅可引起刺激性炎性反应，还往往形成角膜溃疡。

（3）处置

①位于角膜表层的异物无论性质如何都应尽快除去，可用冲洗法除去，这种方法对角膜损伤最小。

②如异物未露出角膜表面，或虽露出但嵌顿牢固，应在表麻下以细针头或异物针将其剔除。剔异物时，针尖应朝向头顶方向或针尖应指向角膜周边，以防病人为躲避或突然闭睑时眼球上转而将针头刺入更深。

③位于角膜深层的异物，如为磁性可以用电磁针或恒磁针将其吸出。若不能吸出者，将异物处的浅层角膜切开，直达异物后再吸除。若为非磁性异物，则应先做较小的角膜瓣进行层间分离，掀起此瓣，露出异物，小心除去。

④为数众多的细屑或粉尘状异物，可将露出表面的异物剔除，以后随异物的前移，再将露出者陆续剔除。如碎屑极多，刺激症状较重，严重影响视力，可做板层角膜移植术。

要点五　眼部外伤的判断与处理

（一）电光性眼炎的判断及处理

1. 定义

电光性眼炎是指紫外线照射后引起的白睛、黑睛浅层损害，又称紫外线眼炎。

2. 临床表现

（1）经过一定的潜伏期（最短半小时，最长不超过 24 小时，大多在 6 ～ 8 小时后），眼出现症状。症状的轻重与紫外线的强度及照射时间的长短有关。

（2）症状轻者自觉眼内沙涩不适，灼热疼痛；重者眼内剧痛，睑肿难开，泪热如汤，视物模糊，检查眼睑红肿，或起水疱，或有小出血点，白睛红赤或混赤，黑睛表层微混，用 2% 荧光素钠液滴眼，可见黑睛呈点状或片状着色，尤以常暴露之黑睛部分最明显，还有少数可见瞳神紧缩变小，一般于 1 ～ 2 日后痊愈。若长期反复照射，可使睑弦赤烂，白睛涩痛，黑睛混浊等。

3. 处置

（1）主要靠自生组织的恢复，一般 1 ～ 2 日内即可痊愈，不留瘢痕，视力一般不受影响。

（2）疼痛剧烈者，局部滴用 0.25% ～ 0.5% 地卡因眼液，但不宜多滴，以免影响组织的修复。

（3）疼痛剧烈者可考虑用人工泪液滴眼液，可缓解疼痛，促进角膜组织修复。

（4）滴用抗生素眼药水及眼膏防止感染，眼睑有水疱者，用眼膏外涂。

（5）针刺合谷、睛明、太阳、风池、四白穴，有针感后留针 15 分钟。

4. 防护

（1）教育从事电焊工作的工人遵守操作规程，从事直接操作的工人和 10m 范围以内的工人应戴防护面罩。

（2）电焊车间可用吸收紫外线的涂料（如含氧化锌、氧化铁的油性涂料）粉刷墙壁。

（3）在冰川、雪地、沙漠、海面作业人员应戴好防护面罩。

（4）高紫外线地区居民应经常佩戴紫外线防护镜。

（5）医疗单位紫外线消毒期间，应禁止任何人员进入消毒场所，紫外线灯开关应有明显标志，并与其他照明灯开关分开安装。

（二）化学性眼损伤的判断及处理

1. 定义

化学性眼损伤是指化学性物质进入或接触眼部并引起眼部组织损伤的眼病。

2. 临床表现

（1）症状：轻者仅感眼部灼热刺痛，畏光流泪；重者伤眼剧烈疼痛，畏光难睁，热泪如泉，视力急剧下降。

（2）体征：轻者白睛微红，黑睛混浊，表层点状脱落，重者胞睑红肿或起疱糜烂，白睛混赤肿胀或显苍白，黑睛广泛混浊，甚至完全变白坏死，并伤及深部组织，出现黄液上冲、瞳神变小、干枯，晶珠混浊，甚或眼珠萎缩等。病至晚期，可形成黑睛厚翳，或有赤脉深入，或呈血翳包睛之势，严重影响视力。

3. 处置

（1）急救冲洗：伤后立即就地用生理盐水或清水彻底冲洗。

（2）中和冲洗：在急救之后，应进行中和冲洗。若为酸性伤，用2%～3%碳酸氢钠液冲洗；碱性伤用3%硼酸液冲洗；石灰致伤用0.37%依他酸二钠液冲洗。

（3）结膜下注射：病情加重者，在中和冲洗后还可进行结膜下注射。若为酸性伤，用5%磺胺嘧啶钠2ml；碱性伤用10%维生素C 0.5～1ml。

（4）滴眼药水：伤后应频滴抗生素眼药水，石灰致伤者，还应用0.37%依他酸二钠液滴眼；如出现瞳神紧小或干缺，须用1%阿托品眼药水或眼膏散瞳；碱性伤后黑睛发生溃烂时，滴用半胱氨酸眼药水等。

（5）手术治疗：如病情严重者，应根据病情选择球结膜切开冲洗术、前房穿刺术、结膜囊成形术及角膜移植术。

4. 防护

（1）建立健全规章制度，加强防护措施，避免发生化学性眼损伤。

（2）对于易混淆的药物，如滴鼻净、脚气水等应该仔细核对后使用，并且这些药物不要与滴眼液存放在一起，以免误入眼内。

要点六　五轮学说的内容及辨证

（一）五轮学说的内容

1. 五轮学说

五轮学说在我国现存书籍中，以《太平圣惠方·眼论》记载为最早。《灵枢·大惑论》中载有："五脏六腑之精气，皆上注于目而为之精，精之窠为眼，骨之精为瞳子，筋之精为黑眼，血之精为络，其窠气之精为白眼，肌肉之精为约束，裹撷筋骨血气之精而与脉并为系，上属于脑，后出于项中。"为五轮学说的形成奠定了基础。

五轮中的轮是比喻眼珠形圆而转动灵活如车轮之意。正如《审视瑶函》所说："五轮者，皆五脏之精华所发，名之曰轮，其像车轮圆转，运动之意也。"

五轮学说是根据眼与脏腑密切相关的理论，将眼局部由外至内分为眼睑、两眦、白睛、黑睛和瞳神五个部分，分属于五脏，分别命名为肉轮、血轮、气轮、风轮、水轮，借以说明眼的解剖、生理和病理及其与脏腑的关系，并用于指导临床。

2. 五轮的部位及脏腑分属

五轮的部位及脏腑分属

五轮	解剖位置	脏腑分属	功能
肉轮	胞睑	脾、胃	司开合
血轮	两眦	心、小肠	涵养瞳神
气轮	白睛	肺、大肠	保护风水二轮
风轮	黑睛	肝、胆	涵养瞳神
水轮	瞳神及瞳神内各组织	五脏、六腑	司视觉

3. 五轮学说的临床意义

（1）轮为脏腑之表，脏为五轮之本，脏为本，轮为标，表明五轮学说实质上是轮脏相关学说，是辨证施治的根本法则之一。

（2）五轮学说是中医眼科的独特理论，它概括了眼的解剖、生理、病理，轮之有病，多由脏腑功能失调所致。通过观察各轮外显症状，推断相应脏腑内蕴的病变。

（3）五轮学说将眼的局部与全身各器官之间形成一个整体，作为指导临床实践的基本法则。

（二）五轮的临床辨证

1. 肉轮

（1）辨胞睑肿胀：胞睑肿胀，按之虚软，肤色光亮，不红不痛，为脾肾阳虚，水气上犯；胞睑红肿，触之灼热，压痛明显，为外感风热，热毒壅盛；胞睑局限性红赤肿胀，如涂丹砂，触之质硬，表皮光亮紧张，为火毒郁于肌肤；胞睑边缘局限性红肿，触之有硬结、压痛，为邪毒外袭所致；胞睑局限性肿胀，不红不痛，触之有硬核，为痰湿结聚而成；胞睑青紫肿胀，有外伤史，为络破血溢，瘀血内停。

（2）辨睑肤糜烂：出现水疱、脓疱、糜烂渗水，为脾胃湿热上蒸；边缘红赤糜烂，痛痒并作，为风、湿、热三邪互结所致；睑缘皮肤时时作痒，附有鳞屑样物，为血虚风燥。

（3）辨睑位异常：上睑下垂，无力提举，为虚证，常由脾胃气虚所致；胞睑内翻，睫毛倒入，多为椒疮后遗症；胞睑外翻，多为局部瘢痕牵拉。

（4）辨胞睑𥆧动：胞睑频频掣动，多为血虚有风；上下胞睑频频眨动，多为津液不足；若是小儿患者，多为脾虚肝旺；频频眨目或骤然紧闭不开，数小时后自然缓解，多为情志不舒，肝失条达引起。

（5）辨睑内颗粒：睑内颗粒累累，形小色红而坚，多为热重于湿兼有气滞血瘀；形大色黄，多为湿重于热；睑内红色颗粒，排列如铺卵石样，奇痒难忍，为风、湿、热三邪互结；睑内黄白色结石，为津液受灼，痰湿凝聚。

2. 血轮

（1）内眦红肿，触之有硬结，疼痛拒按，为心火上炎或热毒结聚所致；内眦不红不肿，指压泪窍出脓，为心经积热。

（2）眦角皮肤红赤糜烂，为心火兼夹湿邪；若干裂出血，则为心阴不足。

（3）两眦赤脉粗大刺痛，为心经实火；赤脉细小、淡红、稀疏、干涩不舒，为心经虚火上炎。

（4）眦部胬肉红赤壅肿，发展迅速，头尖体厚，为心肺风热；胬肉淡红菲薄，时轻时重，涩痒间作，发展缓慢或静止不生长，为心经虚火上炎。

3. 气轮

（1）辨颜色红赤：白睛表层红赤，颜色鲜红，为外感风热或肺经实火；赤脉粗大迂曲而暗红，为热郁血滞；抱轮红赤，颜色紫暗，眼疼痛拒按，为肝火上炎兼有瘀滞；抱轮淡赤，按压眼珠疼痛轻微，为阴虚火旺；白睛表层赤脉纵横，时轻时重，为热郁脉络或阴虚火旺所致；白睛表层下呈现片状出血，色如胭脂，为肺热伤络或肝肾阴亏所致，亦有外伤引起。

（2）辨白睛肿胀：表层红赤浮肿，眵泪俱多，骤然发生，多为外感风热；紫暗浮肿，眵少泪多，舌淡苔薄白，为外感风寒所致；表层水肿，透明发亮，伴眼睑水肿，多为脾肾阳虚，水湿上泛；表层红赤肿胀，甚至脱于睑裂之外，眼珠突出，为热毒壅滞。

（3）辨白睛结节：白睛表层有疱性结节，周围赤脉环绕，涩疼畏光，多为肺经燥热所致；结节周围脉络淡红，且病久不愈，反复发作，则为肺阴不足，虚火上炎所致；白睛里层有紫红色结节，周围发红，触痛明显，为肺热炽盛所致。

（4）辨白睛变青：白睛局限性青蓝，呈隆起状，高低不平，多为肺肝热毒；白睛青蓝一片，不红不痛，表面光滑，为先天而成。

4. 风轮

（1）辨黑睛翳障：黑睛初生星翳，多为外感风邪；翳大浮嫩或有溃陷，为肝火炽盛；黑睛混浊，翳漫黑睛，或兼有血丝伸入，为肝胆湿热，兼有瘀滞；黑睛翳久不敛，时隐时现，为肝阴不足，或气血不足。

（2）辨黑睛赤脉：黑睛浅层赤脉，排列密集如赤膜状，逐渐包满整个黑睛，甚至表面堆积如肉状，多为肺肝热盛，热郁脉络，瘀热互结所致；黑睛深层出现赤脉，排列如梳，深层呈现舌形混浊，多为肝胆热毒蕴结，气血瘀滞所致；黑睛出现灰白色颗粒，赤脉成束追随，直达黑睛浅层，多为肝经积热或虚中有实。

5. 水轮

（1）辨瞳神大小：瞳神散大，色呈淡绿，眼胀欲脱，眼硬如石，头痛呕吐，为肝胆风火上扰所致；瞳神散大，眼胀眼痛，时有呕吐，病势缓和，多为阴虚阳亢或气滞血瘀引起；瞳神散大不收，或瞳神歪斜不正，有明显外伤史，为黄仁受伤所致；瞳神紧小，甚至小如针孔，神水混浊，黑睛后壁沉着物多，或黄液上冲，抱轮红赤，为肝胆实热；瞳神紧小，干缺不圆，抱轮红赤，反复发作，经久不愈，为阴虚火旺所致。

（2）辨瞳神气色改变：瞳神内色呈淡黄，瞳神散大，不辨明暗，为绿风内障后期；瞳神展缩不开，内结黄白色翳障，如金花之状，为瞳神干缺后遗而成；瞳神展缩自如，内结白色圆翳，不红不痛，视力渐降，为年老肝肾不足，晶珠失养所致；瞳神变红，视力骤减，红光满目（视网膜、玻璃体出血），为血热妄行，或肝阳上亢所致；反复出血者，多为阴虚火旺所致；瞳神内变黄，白睛混赤，眼珠变软，为火毒之邪困于睛中；若瞳神内变黄，状如猫眼，眼珠变硬，多系眼内有恶瘤。

（王静波）

第二单元　眼科常见疾病

细目一　暴风客热

要点一　临床特点

暴风客热是指外感风热之邪而突然发生白睛红赤，胞睑红肿，痒痛交作，灼热流泪，眵多粘稠为主要特征的眼病，本病类似于西医学的急性卡他性结膜炎，属急性细菌性结膜炎，俗称"红眼病"。

1. 临床表现

患眼碜涩痒痛，灼热流泪，眵多粘稠。全身可见恶寒发热、鼻塞头痛、溲赤便秘等症。胞睑红肿，白睛红赤、浮肿，胞睑内面红赤，眵多黏稠。严重者可见附有灰白色伪膜，易于擦去，但又复生。

2. 实验室及特殊检查

发病早期和高峰期，眼分泌物涂片及细菌分离培养可见肺炎双球菌、流感嗜血杆菌、Koch－Weeks 杆菌、金黄色葡萄球菌等。结膜刮片可见多形核白细胞增多和细菌。

要点二　鉴别诊断

1. 天行赤眼

天行赤眼为外感疫疠之气，出现白睛暴发红赤，点片溢血，泪多眵稀，本病迅速传染，并可引起广泛流行。而暴风客热为外感风热之邪，泪多黏稠。

2. 天行赤眼暴翳

天行赤眼暴翳为外感疫疠之气，出现急发白睛红赤，继之黑睛生翳的眼病。而暴风客热多无黑睛生翳。

要点三　治疗

1. 辨证论治

本病是以外感风热之邪，猝然发病，辨证当以实证为主，治以祛风清热为基本原则。

（1）风重于热

症状：痒涩刺痛，羞明流泪，眵多黏稠，白睛红赤，胞睑微肿；可兼见头痛，鼻塞，恶风，舌质红，苔薄白或微黄，脉浮数。

治则：疏风清热。

方药：银翘散加减。连翘、银花、苦桔梗、薄荷、竹叶、生甘草、荆芥穗、淡豆豉、牛蒡子。

（2）热重于风

症状：目痛较甚，怕热畏光，眵多黄稠，热泪如汤，胞睑红肿，白睛红赤浮肿；可兼见口渴，尿黄，便秘，舌红，苔黄，脉数。

治则：清热疏风。

方药：泻肺饮加减。石膏、赤芍、黄芩、桑白皮、枳壳、木通、连翘、荆芥、防风、栀子、白芷、羌活、甘草。

（3）风热并重

症状：患眼焮热疼痛，刺痒交作，怕热畏光，泪热眵结，白睛赤肿；兼见头痛，鼻塞，恶寒发热，口渴思饮，便秘溲赤，舌红，苔黄，脉数。

治则：疏风清热，表里双解。

方药：防风通圣散加减。防风、川芎、大黄、赤芍、连翘、麻黄、芒硝、薄荷（后下）、当归、滑石、甘草、黑山栀、桔梗、石膏、荆芥、黄芩、生姜。

2. 其他治疗

（1）滴眼药水：0.5%熊胆眼药水，每日6次，亦可选用抗生素眼药水。

（2）涂眼膏：可选用抗生素类眼膏涂眼。

（3）洗眼：桑叶15g，野菊花10g，玄明粉30g；或蒲公英15g，银花20g，薄荷10g，加水1000ml，煎10分钟后纱布过滤洗患眼，每日2次。

（4）冷敷。

（5）验方：黄连、黄柏、菊花、连翘、赤芍、蔓荆子、甘草各9g，银花、蒲公英、玄参、决明子各12g。水煎日服3次。

（6）针灸治疗

①以针刺为主：取合谷、曲池、攒竹、丝竹空、睛明、瞳子髎、风池、太阳、外关、少商，每次选3~4穴，每日针1次。

②放血疗法：点刺眉弓、眉尖、太阳穴、耳尖，放血2~3滴以泄热消肿，每日1次。

要点四　转诊原则

1. 常规治疗3天后无效或加重者。

2. 若并发黑睛生翳、花翳白陷，需及时到上级医院诊治。

要点五　预防保健

1. 保证睡眠充足，早睡早起，勿恋床。每天早起到户外舒展身体，做半个小时的有氧运动，既能提高机体抗病能力，也可使自己一天内精力充沛。

2. 应多吃营养丰富、气味清淡之品，忌食油腻、煎炸及热性的食物。可适当摄入一些瘦肉、蛋、奶、鱼以及豆制品，关键是在烹调时多用清蒸、凉拌等方法，不要做得过于油腻。平时多吃新鲜的蔬菜和水果，苦味宜多食，少食辛辣带刺激性的食品。

3. 应补充充足的水分。一般来讲，少量多次喝水比较好，在清晨起床后、上午10点左右、下午3~4点、晚上就寝之前这四个"最佳饮水时间"饮用1~2杯水。

4. 在红眼病流行期间，可用板蓝根、大青叶，泡水代茶饮，以预防发病。

要点六　健康教育

1. 注意个人卫生，勿用脏手揉擦眼部，应做到一人一巾，脸盆一人专用。

2. 若已患病，特别是病人的手帕、脸盆、毛巾以及病人用过的眼药水，应避免接触，对其用具应进行煮沸消毒。

3. 如一眼患病，另一眼需要保护，以防患眼分泌物及药水流入健眼。

4. 医生为病人诊查前后，应注意洗手及检查用具的消毒，避免交叉感染。

5. 对急性期病人应隔离，对其生活用品及集体环境注意消毒，防止传染。

6. 本病忌食辛辣油腥及吸烟饮酒，以防助湿生热而加重病情。

细目二　圆翳内障

要点一　临床特点

圆翳内障是指随年龄增长而晶珠逐渐混浊，视力缓慢下降，终至失明的眼病。眼科检查可见双眼晶状体皮质或核性及后囊膜下混浊。本病类似于西医学的年龄相关性白内障。

自觉视物模糊，或视近尚清而视远模糊，或眼前可见固定不动的黑影，或视一为二，或可有虹视等。视力下降，与病程长短及晶状体混浊部位密切相关。混浊在瞳孔部位，视力多下降明显，最终视力仅为手动或光感。晶状体可见不同形态、部位、颜色或程度的混浊。瞳神展缩正常。

要点二　鉴别诊断

1. 视瞻昏渺

二者均有视力减退，最终失明。但视瞻昏渺通常眼外观无异常，视物昏蒙，随年龄增长而视力减退日渐加重，终致失明的一种眼病，属于视衣疾病；而圆翳内障则是随着年龄的增长晶珠逐渐混浊，视力缓降的一种眼病。

2. 青盲

二者均有视力减退的临床表现。但青盲则视盘色淡，视野窄小，属于目系疾病；而圆翳内障为晶珠混浊。

要点三　治疗

1. 辨证要点

本病多因年老体弱、气血不足，肝肾亏虚、晶珠失养所致，故以虚证为主。

2. 治疗原则

初患圆翳内障者，可用药物治疗，尚能控制和减缓晶珠混浊的发展。晶珠混浊程度较甚或完全混浊时，应行手术治疗。

3. 辨证论治

（1）肝肾不足

症状：视物昏花，视力缓降，晶珠混浊，头昏耳鸣，少寐健忘，腰酸腿软，口干，舌红少苔，脉细。

治则：补益肝肾，清热明目。

方药：杞菊地黄丸加减。枸杞子、菊花、熟地、山茱萸、山药、泽泻、茯苓、丹皮。

（2）脾气虚弱

症状：视物模糊，视力缓降，晶珠混浊，或见晶珠混浊，视近尚明而视远模糊等，伴面色萎黄，少气懒言，肢体倦怠，舌淡苔白，脉缓弱。

治则：益气健脾，利水渗湿。

方药：四君子汤加减。人参、白术、茯苓、甘草。

（3）肝热上扰

症状：视物不清，视力缓降，晶珠混浊，或有眵泪，目涩胀；时有头昏痛，口苦咽干，便结，舌红苔薄黄，脉弦或弦数。

治则：清热平肝，明目退障。

方药：石决明散加减。石决明、草决明、赤芍、青葙子、麦冬、羌活、栀子、木贼、大黄、荆芥。

4. 其他治疗

（1）滴眼药水：初期时可用白内停、卡林－U、法可林。

（2）手术治疗：白内障囊外摘除术、白内障囊外摘除加人工晶体植入术。

（3）针灸治疗

①肝热上扰：多用泻法，取穴太冲、蠡沟、风池、阳白、攒竹、太阳。

②肝肾不足：多用补法，取穴睛明、肝俞、肾俞、太溪、太冲等。

③脾气虚弱：用补法，取穴三阴交、血海、承泣、脾俞、胃俞。

（4）穴位按摩：采取坐式或仰卧均可，两眼自然闭合，按摩风池、承泣、太阳、睛明穴。要求取穴准确、手法轻缓，每穴大约按摩 3 ~ 5 分钟，每日 1 ~ 2 次。

要点四　转诊原则

1. 若晶珠混浊程度较甚或完全混浊，视力低于 0.3 者，需行手术治疗，应及时转到上级医院诊治。

2. 若晶珠混浊，晶体膨胀，病人自觉眼痛，头痛，伴恶心、呕吐时，应考虑继发绿风内障，应及时转诊专科治疗或手术。

要点五　预防保健

1. 可服用含有 β－胡萝卜素、维生素 C 多的蔬菜、水果等。有研究表明，白内障和其他老年人出现的身体障碍一样，其实是一种维生素缺乏症，更确切地说，这是一种抗氧化物质的缺乏症。所以适当的补充维生素，是预防白内障的有效方法。

2. 可适量饮用黑啤酒，在加拿大一项动物和实验室的综合研究显示，适量饮用啤酒，特别是烈性黑啤酒，可能会预防白内障的发生。

3. 击穴法：用食指对眉毛（丝竹空），中指对眉中央（鱼腰穴），无名指对眉头（攒竹穴），轻轻叩击几次，早晚各 1 次。

4. 锻炼睫状肌：紧闭双眼，几秒钟后尽量睁开双眼，尽力望远，看远处目标（树或山峰）几秒后，再看自己的脚尖，重复 5 ~ 7 次。

要点六　健康教育

1. 发现本病应积极治疗，以控制或缓解晶珠混浊的发展。

2. 若患有糖尿病、高血压等全身疾病，应积极治疗原发病，对控制或缓解晶珠混浊有一定的意义，同时也有利于日后手术治疗。

3. 注意饮食调养，慎用辛燥煎炸食品。若为阴亏精血虚少者，可选用沙参、黄精、熟地等食疗调理。

细目三　视瞻昏渺

要点一　临床特点

视瞻昏渺是指患眼外观正常，视物昏朦，并可伴有视物变性，随年龄增长而视力减退日渐加重，终至失明的眼病。本病类似于西医学的年龄相关性黄斑变性。

1. 临床表现

初起视物昏朦，随年龄增长，病情发展，视物模糊逐渐加重，眼前出现固定暗影，视物变形。或可一眼视力骤降，眼前暗影遮挡，甚至仅辨明暗。眼底检查：干性者后极部视网膜散在玻璃膜疣，可见黄斑区色素紊乱，后期呈地图状色素上皮萎缩区；湿性者可见深、浅层出血或伴有新生血管膜或黄斑区盘状瘢痕。

2. 实验室及特殊检查

（1）荧光素眼底血管造影检查：干性者早期可见后级部视网膜玻璃膜疣或呈地图状强透见荧光；后期脉络膜毛细血管萎缩、闭塞而呈低荧光区。湿性者于动脉期可见脉络膜新生血管呈花边状或绒球状形态，后期呈现荧光素渗漏区，出血区则显遮蔽荧光。病变晚期视网膜下新生血管形成一片机化瘢痕。

（2）吲哚青绿脉络膜血管造影检查：可显示荧光素血管造影发现不了的脉络膜新生血管。

要点二　鉴别诊断

1. 视瞻有色

二者均有视力减退的临床表现，但视瞻有色临床上青壮年多见，视力呈中度下降，用凸透镜部分可矫正，同时荧光造影可协助临床诊断；而视瞻昏渺则多发于 50 岁以上的中老年，初期视力轻度下降，后期视力下降不能矫正，眼底可出现新生血管。

2. 圆翳内障

二者均有视力减退，终至失明。但圆翳内障是随着年龄的增长晶珠逐渐混浊，导致视力缓降；而视瞻昏渺通常眼外观无异常，是眼底改变，属于视衣疾病。

要点三　治疗

1. 辨证要点

本病多因年老体弱、饮食不节，致肝肾亏虚，气血不足，目失所养而引起视力下降，故本病以虚证居多。

2. 治疗原则

本病以虚证居多，治疗时采取虚者补之的原则。气血不足者，补益气血；肝肾亏虚者滋补肝肾。

3. 辨证论治

（1）痰湿蕴结

症状：视物昏蒙，视物变形，黄斑区色素紊乱，散在玻璃膜疣，或黄斑区浆液样脱离；全身可伴有胸膈胀满，眩晕心悸，肢体乏力，舌苔白腻或黄腻，脉沉滑或弦滑。

治则：燥湿化痰，软坚散结。

方药：二陈汤加减。半夏、橘红、茯苓、炙甘草。

（2）瘀血阻络

症状：视力下降，视物变形，眼底可见黄斑区色素紊乱，视网膜下血肿，视网膜、玻璃体出血；可伴有头痛，失眠，舌质暗红，有瘀斑，苔薄，脉沉涩或弦涩。

治则：活血化瘀，行气消滞。

方药：血府逐瘀汤加减。桃仁、红花、当归、川芎、生地、赤芍、牛膝、桔梗、柴胡、枳壳、甘草。

（3）肝肾阴虚

症状：视物模糊，视物变形，眼前有黑影遮挡，甚至视力骤降，视物不见，眼底可见黄斑部出血，呈片状或圆点状，或视网膜前大量出血，甚至进入玻璃体，常伴有心烦失眠，手足心热，面赤颧红，舌红少苔，脉弦数或细数。

治则：滋养肝肾。

方药：杞菊地黄丸加减。枸杞子、菊花、熟地、山茱萸、山药、泽泻、茯苓、丹皮。

或服用中成药：杞菊地黄丸。

（4）气血亏虚

症状：眼底可见黄斑区色素紊乱，金箔样变，或晚期色素上皮萎缩及瘢痕形成；可伴神疲乏力，食少纳呆。舌淡苔白，脉细无力。

治则：益气补血。

方药：人参养荣汤加减。白芍、当归、陈皮、黄芪、桂心、人参、白术、炙甘草、熟地、五味子、茯苓、远志、生姜、大枣。

4. 其他治疗

（1）中成药治疗

①知柏地黄丸：适用于肝肾阴虚、虚火上炎，口服，每日 2 次，每次 2 丸。

②石斛夜光丸：适用于肝肾阴虚证，口服，每日 2 次，每次 2 丸。

③杞菊地黄丸：适用于肝肾阴虚证，口服，每日 2 次，每次 2 丸。

④生脉饮：适用于气血亏虚证，口服，每日 2~3 次，每次 10ml。

⑤血府逐瘀口服液：适用于瘀血阻络证，口服，每日 2~3 次，每次 10ml。

⑥复方丹参滴丸：适用于瘀血阻络证，口服，每日 3 次，每次 10 粒。

⑦丹参注射液：适用于瘀血阻络证，5% 葡萄糖或 0.9% 生理盐水 250ml，加丹参注射液 10ml，每日 1 次静滴，10 次为 1 个疗程。

（2）针灸治疗：常用穴位有睛明、承泣、风池、球后、丝竹空、攒竹、四白、阳白、百会、合谷、足三里、光明、三阴交等。一般每次取眼周穴位 1~2 个，肢体穴位 1~2 个，分组交替应用，每日或隔日 1 次，10 次为 1 个疗程。

（3）支持疗法：适用于本病干性者，补充微量元素及维生素，可口服维生素 C、维生素 E 等，以保护视细胞。

（4）激光治疗

①适用于本病湿性者，视网膜下新生血管膜位于黄斑中心凹 200μm 以外，封闭新生血管膜，以免病变不断发展、扩大而影响中心视力。

②光动力疗法及经瞳孔温热疗法，适用于封闭黄斑脉络膜新生血管膜的治疗。

（5）单方验方：丹参 15g，赤芍 12g，山茱萸 15g，泽泻 19g，茯苓 9g，山药 12g，僵蚕 9g，首乌 6g，白术 15g，黄芪 15g，红花 9g。每日 1 剂，每日 2 次。

要点四　转诊原则

1. 患者视物昏蒙，并伴有视物变形，应及时请专科医生诊治。

2. 若患者出现突然视力下降或另一眼亦出现类似情况，应及时到上级医院专科进行诊治。

要点五　预防保健

1. 中老年人多吃鱼有助于预防老年性眼底黄斑退化和视网膜病变。然而科学研究证明，吃鱼能护眼，但吃太多对眼睛反而有害。食鱼量达到某一程度后，对眼底黄斑退化的预防作用不升反降。专家指出，从保护眼睛健康的角度看，最好是每周食鱼 1~2 次。

2. 要注意巧用目力，让眼睛得到调养休息。在阳光强烈的地方最好戴太阳镜，防止光辐射、光污染。

3. 中药中的枸杞子、菊花等，可每日泡水代茶饮，对眼睛也有裨益。

要点六　健康教育

1. 老年性黄斑变性是一种随年龄增加而发病率上升并导致视力明显下降的疾病，是发生在眼底视网膜黄斑部的一种病变，常一眼先发病，最终双眼受累。一般来说，本病病因不明，一旦发现病变，应争取尽早治疗。

2. 近来有认为本病与缺锌有关，建议口服硫酸锌，每日 3 次，每次 25mg，有可能控制其发展。

3. 提醒老年朋友，要重视眼健康，定期检查视力及眼底，建立防病的观念。

4. 饮食合理，戒烟限酒。

5. 一眼已患病者，应密切监测另一眼，一旦发现病变，立即诊治。

细目四　针眼

要点一　临床特点

针眼是指胞睑边缘生疖，形如麦粒，以胞睑局部肿胀、疼痛、痒为主，易成脓溃破的眼病。又名土疖、土疡、偷针。本病与季节、气候、年龄、性别无关。可单眼或双眼发病。针眼相当于西医学的睑腺炎，又称麦粒肿。睫毛毛囊或附属的皮脂腺感染称外麦粒肿；睑板腺感染称内麦粒肿。

一般初发多肿痒明显，中期以肿痛为主，脓成溃破后诸症减轻，红肿渐消。病情严重时可伴发热、恶寒、头痛等症。

要点二　鉴别诊断

本病应与胞生痰核鉴别：后者发病部位均在胞睑而位于胞睑深部，可见硬核凸起，压之不痛，与皮肤不粘连，睑皮肤正常，睑内面呈局限性灰紫色或紫红色隆起，病势较缓，病程长，一般不影响白睛。

要点三　治疗

1. 治疗原则

脓未成者内外兼治，促其消散；已成脓者切开排脓。

2. 辨证论治

（1）风热客睑

症状：初起胞睑局限性肿胀，痒甚，微红，可扪及硬结，压痛，舌苔薄黄，脉浮数。

治则：疏风清热，消肿散结。

方药：银翘散加减。连翘、银花、桔梗、薄荷、竹叶、甘草、荆芥穗、牛蒡子、赤芍、丹皮、当归、菊花。

（2）热毒壅盛

症状：胞睑局部红肿灼热，硬结渐大，疼痛拒按，或白睛红赤肿胀嵌于睑裂，或口渴喜饮，便秘溲赤，舌红苔黄，脉数。

治则：清热解毒，消肿止痛。

方药：仙方活命饮加减。白芷、贝母、防风、赤芍、当归尾、甘草、穿山甲、皂刺、天花粉、乳香、没药、金银花、陈皮。

大便秘结者，可加大黄、以泻火通腑；若发热，恶寒，头痛者，为热重毒深或热入营血，可与犀角地黄汤（犀角、地黄、赤芍、丹皮）配合应用，以助清热解毒，并凉血散瘀滞。

（3）脾虚夹实

症状：针眼反复发作，诸症不重，或见面色无华，神倦乏力，舌淡，苔薄白。

治则：健脾益气，扶正祛邪。

方药：四君子汤加减。人参、白术、茯苓、炙甘草、当归、赤芍、山楂、神曲、白芷、防风。

若硬结小且将溃者，加薏苡仁、桔梗、漏芦、紫花地丁以清热排脓。

3. 其他治疗

（1）滴眼药水：患眼滴0.5%熊胆眼药水或抗生素滴眼液，每日4～6次。

（2）涂眼膏：晚上睡前可涂抗生素眼膏。

（3）湿热敷：适用于本病初期，局部湿热敷可促进血液循环，以助炎症消散。

（4）手术：脓已成者，应行麦粒肿切开引流排脓术。外麦粒肿在眼睑皮肤面切开，切口与睑缘平行，必要时可放置引流条，每日换药至愈；内麦粒肿则在睑结膜面切开，切口与睑缘垂直。

（5）针灸治疗

①针刺法：以泻法为主。取穴太阳、风池、合谷、丝竹空，以疏风清热、消肿止痛。脾虚者可加足三里、脾俞、胃俞。每日 1 次。

②放血法：耳尖或合谷、太阳穴用三棱针点刺放血，有较好的清热止痛消肿效果。每日 1 次。

③针挑法：适用于针眼反复发作者。在背部肺俞、膏肓俞及肩胛区附近寻找皮肤上的红点或粟粒样小点 1 个或数个，皮肤常规消毒后以三棱针挑破，挤出少许血水或黏液。隔日 1 次，10 次为 1 个疗程。

要点四　转诊原则

1. 胞睑红肿伴有面部肿胀而兼有发烧者，应转上级医院专科进行诊疗。

2. 已成脓者应由上级医院专科医生切开排脓。

要点五　预防保健

1. 注意眼睑局部卫生，眼弦红赤者应及时治疗，不用脏手或不洁手帕揉眼。

2. 病变初期可用连翘 12g，银花 15g，蒲公英 15g 煎水热敷或药渣湿敷。

3. 有屈光不正者，应及时适当矫正。

4. 已成脓者，切忌挤压排脓，否则可造成脓毒扩散，出现危重症。

要点六　健康教育

1. 饮食要注意营养搭配，不要偏嗜辛辣、焦燥、肥甘之品，注意调节饮食，戒烟限酒。

2. 保持大便通畅，特别是儿童更应如此。便秘者应及时治疗。

3. 注意用眼卫生，少熬夜。

细目五　白睛溢血

要点一　临床特点

白睛溢血是指白睛表层下出现片状出血斑，甚至遍及整个白睛的眼病，初期色鲜红，逐渐变成棕黄色，最后吸收消退。本病自觉症状不甚明显，多为他人发现。多发于 50 岁以上的中老年人，大抵数日即能自行消退，一般预后良好。本病相当于西医学之结膜下出血。

要点二　鉴别诊断

本病应与暴风客热进行鉴别：白睛溢血自觉症状不甚明显，白睛浅层下出现点、片状出血斑，边界清楚，甚者遍及整个白睛，初期色鲜红，逐渐变成棕黄色，出血一般在 7 ~

12 天内吸收消退。暴风客热则白睛红赤，灼热流泪，眵多黏稠，胞睑内面红赤，严重者可见附有灰白色伪膜，可双眼先后发病，有一定的传染性。

要点三　治疗

1. 辨证论治

（1）热客肺经

症状：白睛表层血斑鲜红，或见咳嗽气逆，痰稠色黄，咽痛口渴，便秘尿黄，舌质红，苔黄少津，脉数。

治则：清肺凉血散血。

方药：退赤散加减。桑白皮、甘草、丹皮、黄芩、天花粉、桔梗、赤芍、当归尾、麦冬、丹参、赤芍、红花、郁金。

（2）阴虚火旺

症状：白睛溢血，血色鲜红，反复发作，或见头晕耳鸣，颧红口干，心烦少寐，舌红少苔，脉细数。

治则：滋阴降火。

方药：知柏地黄丸加减。知母、黄柏、生地黄、山茱萸、山药、茯苓、泽泻、丹皮。

若夜梦多者，加酸枣仁、五味子以养心安神；若出血量多者，加丹参、赤芍以养血活血化瘀。

（3）血热逆行

症状：妇女每于月经之际，白睛溢血，全身可见头晕面红，心烦易怒，经行不畅，舌质红苔薄黄，脉弦数。

治则：清热凉血，引血归经。

方药：调经散加减。香附、当归尾、大黄、黄芩、黄连、生地、赤芍、川芎、栀子、薄荷、木贼草、苏木、红花、甘草、生地、牡丹皮、川牛膝。

（4）震伤眼络

症状：白睛溢血，因眼部外伤、胸部压伤震伤眼络所致。白睛大片出血，色鲜红，并伴有眼周及胸部压痛，二便正常，舌脉无异常。

治则：理气活血，化瘀通脉。

方药：桃红四物汤加减。桃仁、红花、当归、川芎、生地、赤芍、生三七、丹参、血竭。

此外，由剧烈呛咳、呕吐、外伤、酗酒、逆经等所致者，主要针对病因论治。外伤所致者详见外伤章节。

2. 其他治疗

（1）敷法：本病初起宜冷敷以止血；48 小时后无继续出血，则改为热敷，以促进瘀血吸收，缩短疗程。

（2）0.5% 熊胆眼药水滴眼，每日 3~4 次。

（3）针对病因治疗：由外伤引起者，如有结膜裂伤，需及时缝合。如为高血压、动脉硬化引起结膜下出血，给予降血压、抗动脉硬化治疗。若为凝血机制障碍，如血液病等引起结膜下出血，可用止血剂加支持疗法。同时可口服维生素 C，每次 0.1~0.2g，每日 3 次。

要点四　转诊原则

多次大量反复球结膜下出血者应去上级医院查找病因。

要点五　预防保健

1. 注意劳动保护，避免用力过猛或眼外伤。
2. 老年人高血压、动脉硬化及感冒剧烈咳嗽等应积极治疗，防止本病的发生。
3. 年轻人或不明原因的反复球结膜下出血，应进一步查找原因。

要点六　健康教育

1. 少食辛辣肥甘之品，以防湿热内生。
2. 劳逸结合，少熬夜伤阴。

细目六　近视

近视是眼在调节松弛状态下，平行光线经眼的屈光系统的折射后焦点落在视网膜之前。古代医籍称为目不能远视，又名能近怯远症，相当于西医学之近视眼。近视的发生与遗传、发育、环境等诸多因素有关，但确切的发病机理仍在研究中。据统计，中国的近视者已占世界的33%，比世界平均水平高了10%。根据屈光度数，近视眼可分为：轻度近视眼：屈光度数 < -3.00D；中度近视眼：屈光度数 -3.00~-6.00D；高度近视眼：屈光度数 >6.00D。

要点一　临床特点

远距离视物模糊，近距离视物清晰。近视度数较高者，出远视力差外，常伴有夜间视力差，飞蚊症、闪亮感等症状。部分患者可有视疲劳症状。眼部检查远视力减退，近视力正常。可伴有外隐斜、外斜视或眼球突出；高度近视可发生程度不等的眼底退行性改变如近视弧形斑、豹纹状眼底。

要点二　鉴别诊断

近视、远视、散光均属屈光不正，验光可作为诊断的参考依据。患者需配戴眼镜矫正，但他们又各有不同：

1. 近视

近视力良好，远视力减退。高度近视者眼前常有黑影飘动，眼球突出多伴有并发症。需佩戴凹透镜矫正视力。

2. 远视

远视力尚好，近视力减退。远视程度高者，视远近目标皆模糊。持续近距离使用目力时，因过度使用调节，常感眼胀、头痛、视昏，休息片刻可以缓解。小儿患本病者，容易引起通睛（类似于西医学共同性内斜视）和弱视。需佩戴凸透镜矫正视力。

3. 散光

散光除有视力减退之外，还具有视疲劳，往往利用改变调节、眯眼、斜颈等方法进行自我矫正。需佩戴柱镜矫正视力。

4. 老视

视远如常，视近则模糊不清，将目标移远即感清楚，故常不自主将近物远移。并可伴有眼胀、干涩、头痛等症状。发作年龄多在 40~50 岁以上。老视是一种生理现象，是人生的必经阶段。老视不是病态，也不属于屈光不正，是随年龄增长，晶状体调节力减弱而导致的近视力减退的现象，佩戴凸透镜后近视力能提高。

要点三　治疗

1. 辨证要点

本病多因久视伤血，血伤气损，心阳衰弱，肝肾两虚，禀赋不足，以致目中神光不能发越于远处。故本病以虚证为多。

2. 治疗原则

本病以虚证居多，故治疗时遵循虚者补之的原则。气血不足者，补心益气、安神定志；肝肾两虚，禀赋不足者，滋补肝肾。

3. 辨证论治

（1）心阳不足

症状：视近清楚，视远模糊，全身明显不适，或面色㿠白，心悸神疲，舌淡脉弱。

治则：补心益气，安神定志。

方药：定志丸加减。远志、石菖蒲、人参、白茯苓、朱砂。

（2）气血不足

症状：视近清楚，视远模糊，眼底或可见视网膜呈豹纹状改变，或兼见面色㿠白，体疲乏力，舌质淡，苔薄白，脉细弱。

治则：补血益气。

方药：当归补血汤加减。生地、熟地黄、当归身、川芎、牛膝、防风、炙甘草、白术、天冬、白芍。

（3）肝肾两虚

症状：能进怯远，可有眼前黑花飘动，眼底可见玻璃体液化混浊，视网膜呈豹纹状改变，或有头晕耳鸣，腰膝酸软，寐差多梦，舌质淡，脉细弱或弦细。

治则：滋补肝肾。

方药：驻景丸加减。车前子、当归、熟地黄、楮实、川椒、五倍子、枸杞子、菟丝子。

4. 其他治疗

（1）体针：取穴承泣、翳明，或四白、肩中俞，或球后、头维，或睛明、光明，每天针刺 1 组，轮换取穴，10 次为 1 个疗程。

（2）耳针：采用王不留行子埋穴，取耳穴眼、目 1、目 2、肝、脾、肾、心、内分泌等处。

（3）推拿：主穴取攒竹下 3 分，配穴取攒竹、鱼腰、丝竹空、四白、睛明。

要点四 转诊原则

1. 高度近视者，若出现视物变形、变色、闪光感或视物有遮挡感，需到上级医院进一步诊治。

2. 若近视度数增长较快，并伴有眼胀不适，需转诊进一步检查。

要点五 预防保健

1. 按摩保健

采取坐式或仰卧均可，两眼自然闭合，然后依次按摩眼睛周围的穴位。要求取穴准确，手法轻缓，以局部有酸胀感为度。

（1）用双手大拇指轻轻揉按眉头下面、眼眶外上角处。

（2）挤按睛明穴：用一只手的大拇指轻轻揉按睛明穴（鼻根部紧挨两眼内眦处）先下按，然后又向上挤。

（3）揉按四白穴：用双手食指揉按面颊的四白穴（眼眶下缘正中直下 1 横指处）。

（4）按压太阳穴，轮刮眼眶：用双手拇指按压太阳穴（眉梢和外眼角的中间向后 1 横指处），然后用弯曲的食指第二节内侧面轻刮眼眶一圈，由内上→外上→外下→内下，使眼眶周围的攒竹鱼腰、丝竹空、瞳子髎、球后、承泣等穴位得到按摩。对于治疗假性近视，或预防近视眼度数的增加都有好处。

2. 食疗

常吃鱼类、粮食、柑橘类水果以及红色果实，对防止视力衰退有很好的效果。近视者还应尽量少吃甜食和全脂奶酪，这些食物如果吃得太多，会使近视度数加重。多吃素食和富含维生素及含钙量高的食品，如猪肝、牛奶、鸡蛋等。

（1）杞子粥：有补肝肾、明目的功效，对肝肾两虚近视者很适合。用料是枸杞子 30g，粳米 100g，加水煮成稀粥，即可随量服用。亦可在粥料中加菟丝子 30g 同用，可加强养肝明目之功效。

（2）参杞饮：是护眼佳品，对各类型的视力减退者都可饮用。用料是枸杞子 12g，红参 3g，冰糖 30g。将枸杞子洗净，晒干；红参放锅中蒸软，切成薄片；将枸杞子、红参片一并放茶杯内，加冰糖，冲入沸水，焗约 10 分钟即成。可连茶及茶料同服（如有阴虚内热者，可将红参改为生晒参或西洋参）。

（3）羊肝枸杞汤：是一味有助于眼睛保健的民间食疗方，可用于肝肾精血不足之近视眼。但现时菜市场羊肝较难买到，不妨以鸡肝或猪肝代替。

（4）猪肝 100g，猪心 150g，枸杞子 20g，谷精草 20g，菟丝子 10g，龙眼肉 15g，杭白菊 12g。把用料放入锅内，武火煮滚，后用文火煲 1 小时即可。

要点六　健康教育

1. 要做到科学用眼：

（1）阅读和书写时姿势要端正。在读书或写字时，眼与书本保持 30cm 为最佳距离。写字时不要歪头，切勿卧床、走路、乘车时看书。

（2）避免长时间近距离阅读，看书、写字、绘图等用眼时间过长，容易使眼肌疲劳，导致近视。故每读写 1 小时左右，应到室外远眺或体育活动 10 分钟，消除眼肌疲劳。

（3）学习和工作环境照明度要适宜，照明应无眩光或闪烁，黑板无反光，不在阳光照射或暗光下阅读或写字。阅读物字迹要清晰，对比度鲜明。

（4）看电视时间不可过长，因为电视的动态画面，观看时间过长，最易导致眼肌疲劳，引起近视。一般看电视要控制在 1 小时以内，且每看 30 分钟，至少休息 5 分钟，以使眼睛得到休息。看电视的距离也要适宜，一般应在 2m 以外，角度倾斜不宜超过 45°。

2. 定期检查视力，对近期远视力下降者应查明原因，积极治疗。对验光确诊的近视应佩戴合适的眼镜以保持良好的视力。

3. 加强身体锻炼，提倡户外活动，保持充足的睡眠及适当的休息。注意营养，增强体质。

4. 坚持做眼保健操，坚持不懈是预防近视行之有效的方法。

细目七　椒疮

要点一　临床特点

1. 临床表现

椒疮是指胞睑内面颗粒累累，色红而坚，状若花椒的眼病。本病的发生与环境卫生、个人卫生、生活条件等有关。多双眼发病，病程较长，可迁延数年，具有传染性。椒疮相当于西医学的沙眼，由沙眼衣原体引起。

本病睑内微痒，稍有干涩及少量眵泪，或无明显异常感觉；病情重者，睑内赤痒灼热，羞明流泪，眼眵黏稠，胞睑肿硬，沙涩难睁，视物模糊。初起可见上睑内面近两眦处红赤，脉络模糊，有少量细小色红而坚的颗粒，或间有色黄而软如粟米样颗粒；重者上睑内红赤尤甚，颗粒满布，白睛红赤，赤脉下垂，黑睛星点翳膜，日久颗粒破溃，在睑内面形成灰白色条状、网状瘢痕，或睑内面完全形成灰白瘢痕，此时常出现并发症与后遗症。

（1）诊断依据：

①上睑结膜及上穹隆部有滤泡、乳头增生与血管模糊。

②裂隙灯下可检查到角膜血管翳，特别在角膜缘上同时见有因滤泡生长后消退而遗留下来的瘢痕小凹。

③上穹隆部和上睑结膜出现条状或网状瘢痕。

④结膜刮片发现包涵体，或荧光抗体染色、酶联免疫测定等方法检测发现沙眼衣原体抗原。

凡在上述第一项的基础上，兼有其他三项中之任何一项者，均可诊断为沙眼。

（2）临床分期：我国在 1979 年制定了沙眼分期（见下表）。

沙眼分期表

分期	依据	分级	活动性病变占上睑结膜面积
Ⅰ期（进行期）	上穹窿部和上睑结膜有活动性病变（血管模糊、乳头增生、滤泡形成）	轻（+） 中（++） 重（+++）	<1/3 1/3~2/3 >2/3
Ⅱ期（退行期）	有活动性病变，同时出现瘢痕	轻（+） 中（++） 重（+++）	<1/3 1/3~2/3 >2/3
Ⅲ期（完全结瘢期）	仅有瘢痕而无活动性病变		

2. 并发症与后遗症

（1）睑弦内翻及倒睫拳毛：胞睑内颗粒破溃后在睑内结瘢，瘢痕收缩致皮松肉紧，内急外弛，睑弦内翻，睫毛触刺眼珠。相当于西医学睑内翻、倒睫。

（2）赤膜下垂：椒疮较轻者，白睛赤脉从上方下垂于黑睛，呈垂帘状；严重者，白睛赤脉从黑睛四周侵入，包裹黑睛，称为血翳包睛。相当于西医学的沙眼角膜血管翳。

（3）黑睛星翳：多在赤脉尽头出现星点云翳。

（4）睥肉黏轮：胞睑内面与白睛表层黏着，重者眼珠转动不灵。相当于西医学睑球粘连。

（5）流泪症与漏睛：可见不时泪下，迎风尤甚；或见大眦头常有黏液或脓汁自泪窍外溢。

（6）眼珠干燥：目珠干涩不适。相当于西医学结角膜干燥症。

（7）上胞下垂：胞睑肿硬变厚而致上胞重坠下垂。

要点二　鉴别诊断

本病应与粟疮鉴别：粟疮相当于西医学的滤泡性结膜炎，自觉症状为有异物感，微感痒涩，可有白睛红赤，眵泪黏稠，睑内血管模糊，分布以下睑为主，颗粒色黄、半透明，大小不均，排列整齐，愈后不留瘢痕，无赤膜下垂。

要点三　治疗

本病当内外兼治。轻证可以局部点药为主，重证则宜配合内治，必要时还须辅以手术。并发症和后遗症应对症治疗。

1. 辨证论治

（1）风热客睑

症状：眼微痒不适，干涩有眵，胞睑内面脉络模糊，眦部红赤，有少量颗粒，色红而坚，状如花椒，或有赤脉下垂，舌尖红，苔薄黄，脉浮数。

治则：疏风清热。

方药：银翘散加减。连翘、银花、桔梗|、薄荷、竹叶、甘草、荆芥穗、牛蒡子、赤芍、丹皮、当归、菊花。

（2）热毒壅盛

症状：眼灼热痒痛，羞明流泪，沙涩难睁，眼眵较多，睑内脉络模糊，红赤明显，颗粒丛生，并见粟样颗粒，赤脉下垂，舌红苔黄，脉数。

治则：清热解毒，除风散邪。

方药：除风清脾饮加减。陈皮、连翘、防风、知母、玄明粉、黄芩、元参、黄连、荆芥穗、大黄、桔梗、生地、银花、大青叶、赤芍、地肤子。

（3）血热瘀滞

症状：眼内刺痛灼热，沙涩羞明，流泪眵多，胞睑厚硬，重坠难开，睑内红赤，颗粒累累成片或有白色条纹，赤膜下垂或血翳包睛，视物不清，舌质暗红苔黄，脉数。

治则：清热凉血，活血化瘀。

方药：归芍红花散加减。当归、大黄、栀子仁、黄芩、红花、赤芍、甘草、白芷、防风、生地、连翘、桑叶、菊花。

若赤膜下垂、黑睛生星翳者，加石决明、密蒙花、谷精草，以增强清热明目退翳之功。

2. 其他治疗

（1）滴眼药水：可选用 0.5% 熊胆眼药水、0.1% 利福平眼药水、磺胺类的眼药水滴眼或氧氟沙星、妥布霉素等抗生素眼药水。

（2）涂眼膏：常于晚上睡前涂 0.5% 金霉素眼膏或四环素、磺胺类眼药膏等。

（3）椒疮颗粒累累者，可用海螵蛸棒摩擦法。海螵蛸棒摩擦法手术方法：将海螵蛸磨制成 1.5cm×3.5cm 左右棒状，棒端呈鸭嘴形。用黄连水煮沸消毒，取出待干备用。术眼清洁结膜囊后表面麻醉，翻开上睑持海螵蛸棒轻轻左右来回多次摩擦睑内颗粒密集处，以引起点状渗血为度，然后生理盐水冲洗，并涂眼膏。

（4）粟状颗粒多者，可行滤泡压榨术。

（5）中成药治疗：根据临床证型，可选用银翘解毒丸等口服。

3. 并发症治疗

（1）眼珠干燥者，可点滴人工泪液等眼药水。

（2）睑弦内翻及倒睫拳毛严重者，可行睑内翻倒睫矫正术。

要点四　转诊原则

1. 重症椒疮久治不愈或出现赤膜下垂、黑睛星翳等并发症时应转上级医院诊疗。

2. 发生睑弦内翻及倒睫拳毛、胬肉黏轮、漏睛、上胞下垂等并发症时应及时转上级医院专科或专科医院进行手术治疗。

要点五　预防保健

椒疮是一种常见的慢性传染性眼病，其毒邪常附着在患眼的分泌物及泪液中，经手、毛巾、水源等传给他人和健眼，应加强防治。

1. 大力开展卫生宣传教育，把本病的危害性、传染途径、诊断与治疗方法向群众宣传，进行群众性的普查和防治。

2. 改善环境卫生和个人卫生，提倡一人一巾，水源充足的地方提倡流水洗脸。病人的洗脸用具要与健康人分开使用，尤其是服务行业的洗脸用具，必须严格消毒后使用，以免引起交叉感染。重症病人不宜去游泳场馆游泳。

要点六　健康教育

1. 饮食宜清淡，忌食辛辣刺激，戒除烟酒嗜好。
2. 定期查体，发现椒疮及时治疗。
3. 滴眼药治疗时，疗程一般 1~2 个月，中间最好不要间断。

细目八　天行赤眼

要点一　临床特点

天行赤眼是指外感疫疠之气，能迅速传染并引起广泛流行的眼病，传染方式为接触传染，最主要的传播途径为手、眼接触传染。本病多发于夏、秋季，常见于成年人，婴幼儿较少见。传染性极强，潜伏期短，多于 24 小时内双眼同时或先后而发，起病急剧，刺激症状重，常呈暴发流行，但预后良好。本病类似于西医学的流行性出血性结膜炎，属病毒性结膜炎。

1. 临床表现

双目痛羞明，碜涩灼热，泪多眵稀。全身可伴有头痛发热、四肢酸痛等症。初起胞睑红肿，白睛红赤，甚至红赤壅肿，睑内粟粒丛生，或有伪膜形成；继之白睛溢血呈点片状或弥漫状，黑睛生星翳。耳前或颌下可扪及肿核。

2. 实验室及特殊检查

眼分泌物涂片或结膜刮片镜检见白细胞增多。

要点二　鉴别诊断

本病应与暴风客热、天行赤眼暴翳相鉴别。

1. 暴风客热

暴风客热为感受风热之邪，眵多黏稠，白睛红赤浮肿，多无黑睛生翳。分泌物涂片，多形核白细胞增多，预后一般较好，有传染性，但不引起流行。

2. 天行赤眼暴翳

天行赤眼暴翳为猝感疫疠之气，内兼肺火亢盛，内外合邪，肝肺同病。泪多眵稀，白睛红赤浮肿，或抱轮红赤，多有星翳，以发病后 1~2 周更多，其星翳多位于中央，日久难消，分泌物涂片同天行赤眼。重者黑睛可留点状翳障，渐可消退，传染性同天行赤眼。

要点三　治疗

1. 辨证论治

（1）初感疠气

症状：患眼碜涩灼热，羞明流泪，眼眵稀薄，胞睑微红，白睛红赤，点片状溢血；兼有发热头痛，鼻塞，流清涕，耳前颌下可扪及肿核，舌质红，苔薄黄，脉浮数。

治则：疏风清热。

方药：驱风散热饮子加减。连翘、牛蒡子、苏薄、大黄、钩藤、赤芍、防风、当归尾、甘草、山栀子、川芎、金银花、黄芩、蒲公英。

若无便秘，可去大黄；若白睛红赤甚，溢血广泛者，加丹皮、紫草以清热凉血退赤。

（2）热毒炽盛

症状：患眼灼热疼痛，热泪如汤，胞睑红肿，白睛红赤壅肿，弥漫溢血，黑睛星翳；伴口渴心烦，便秘溲赤，舌红，苔黄，脉数。

治则：泻火解毒。

方药：普济消毒饮加减。黄连、黄芩、甘草、玄参、柴胡、桔梗、连翘、板蓝根、牛蒡子、僵蚕、薄荷。

若白睛溢血广泛者，酌加紫草、丹皮、赤芍、生地以凉血止血；黑睛生星翳者，酌加石决明、木贼、蝉蜕以散邪退翳；若便秘溲赤明显者，酌加木通、生大黄以利水渗湿，清热通腑。

2. 其他治疗

（1）滴眼药水：0.2%鱼腥草眼药水，每日6次，症状严重者可1小时2次。亦可选抗病毒眼药水，配合抗生素眼药水滴眼。

（2）洗眼法：选用大青叶20g，银花15g，蒲公英30g，菊花15g等清热解毒之品，煎汤熏洗患眼，每日2~3次。

（3）眼局部超声雾化：鱼腥草注射液或清开灵注射液10ml配等量生理盐水眼局部超声雾化，每日2次，每次10~15分钟。或大青叶、银花、蒲公英、菊花等清热解毒之品，煎汤局部超声雾化，每日2次，每次10~15分钟。

（4）中成药治疗：根据临床证型，可选用银翘解毒丸、龙胆泻肝丸、黄连上清丸等口服。

（5）针灸治疗

①针刺法：以泻法为主，可取合谷、曲池、攒竹、丝竹空、睛明、瞳子髎、风池、太阳、外关、少商，每次选3~4穴，每日针1次。

②放血法：点刺眉弓、眉尖、太阳穴、耳尖，放血2~3滴以泄热消肿，每日1次。

③耳针：选眼、肝、目2、肺穴，留针20~30分钟，可间歇捻转，每日1次。

要点四　转诊原则

1. 治疗7~10天症状不缓解者应转上级医院进行病因检查。

2. 出现黑睛星翳，目痛羞明加重时，应去专科诊治。

要点五　预防保健

1. 注意个人卫生，不用脏手、脏毛巾揉擦眼部。
2. 病人的手帕、毛巾、脸盆以及其他生活用品应注意消毒，防止传染。
3. 如一眼患病，另一眼更需防护，以防患眼分泌物及眼药水流入健眼。
4. 医生为病人治疗操作后，应注意进行消毒处理，以避免交叉感染；医师诊断用的
药物（如荧光素等）及检查器械（如眼压计、三面镜等）使用前应认真消毒。
5. 发现有此病时，在家庭和集体生活中应严格进行消毒、隔离工作，防止流行。
6. 禁止包扎患眼。

要点六　健康教育

1. 在流行季节，可用菊花、夏枯草、桑叶等煎水代茶饮。
2. 在流行季节，游泳时要做好防护，或避免去公共泳池游泳。
3. 周围有人患病时，要做好必要的防护和隔离，勤洗手。

细目九　聚星障

要点一　临床特点

聚星障是指黑睛骤生多个细小星翳，其形或联缀，或团聚。本病多在感冒后发生，常单眼为患，亦可双眼同时或先后发生。本病相当于西医学之单纯疱疹病毒性角膜炎。依据其病变形态的不同，又分别被命名为树枝状角膜炎、地图状角膜炎、盘状角膜炎。

1. 临床表现

轻者眼内沙涩不适，伴轻微疼痛及畏光流泪等症；重者碜涩疼痛，灼热畏光，热泪频流，多无眵。眼部检查：胞睑微红肿，抱轮红赤或白睛混赤，黑睛知觉减退。初期黑睛生翳，状如针尖或秤星大小，色灰白，少则数颗，多则数十颗，或同时而起，或先后逐渐而生；继则相互融合成树枝状；若病情继续发展，病灶扩大加深，则呈现边缘不齐且表面凹凹的地图状；2%荧光素液染色检查呈阳性。也有病变位于黑睛深层，肿胀混浊，其形如圆盘状，黑睛后壁可有皱褶，但其表面光滑，2%荧光素液染色检查呈阴性。聚星障（地图状、盘状）严重者多波及黄仁，引起黄仁肿胀，瞳神紧小，神水混浊，甚则黄仁与晶珠粘连，还可发生绿风内障等病。其病位较深者，愈后黑睛遗留瘢痕翳障，可影响视力，甚或失明。

2. 实验室及特殊检查

荧光抗体染色技术：上皮刮片荧光抗体染色及房水细胞荧光抗体染色，在被感染的细胞浆或核内可找到特殊的荧光染色区，证明有单纯疱疹病毒存在；亦可角膜组织刮片作病毒分离。

要点二　鉴别诊断

本病须与凝脂翳鉴别：凝脂翳多有黑睛损伤史，眵泪呈脓性，黑睛翳初起为单个米粒

样混浊，色灰白，边界不清，表面污浊，如覆薄脂，常伴有黄液上冲，易引起黑睛穿孔。黑睛刮片或培养常可找到致病菌。

要点三　治疗

1. 辨证论治

（1）风热客目

症状：患眼碜痛，羞泪，抱轮红赤，黑睛浅层点状混浊，或多或少，或疏散或密聚；伴恶风发热，鼻塞，口干咽痛，苔薄黄，脉浮数。

治则：疏风清热。

方药：银翘散加减。连翘、桔梗、薄荷、竹叶、甘草、荆芥穗、淡豆豉、牛蒡子、柴胡、黄芩。

抱轮红赤，热邪较重者，酌加赤芍、丹皮、板蓝根、大青叶、菊花、紫草，以助清热散邪、凉血退赤之功；胞睑微红肿，羞明多泪者，可加蔓荆子、防风、桑叶，以清肝明目。

（2）肝胆火炽

症状：患眼碜涩疼痛，灼热畏光，热泪频流，白睛混赤，黑睛生翳，扩大加深，呈树枝状或地图状，或兼见胁痛，口苦咽干，溺黄，舌红苔黄，脉弦数。

治则：清肝泻火。

方药：龙胆泻肝汤加减。龙胆草、生地、当归、柴胡、木通、泽泻、车前子、栀子、黄芩、生甘草、蝉蜕、木贼草。

小便黄赤者可加车前草、瞿麦、萹蓄，以清利小便。

（3）湿热犯目

症状：患眼泪热胶黏，抱轮红赤，黑睛生翳，如地图状，或黑睛深层生翳，呈圆盘状混浊、肿胀，或病情缠绵，反复发作；伴头重胸闷，口黏纳呆，便溏，舌红苔黄腻，脉濡数。

治则：清热除湿。

方药：三仁汤加减。杏仁、滑石、通草、竹叶、白蔻仁、生薏苡仁、半夏。

抱轮红赤显著者，可加黄连，以清热燥湿；黑睛肿胀甚者，加银花、秦皮、乌贼骨，以解毒退翳。

（4）阴虚夹风

症状：眼内干涩不适，羞明较轻，抱轮微红，黑睛生翳日久，迁延不愈或时愈时发；常伴口干咽燥，舌红少津，脉细或细数。

治则：滋阴祛风。

方药：地黄丸加减。生地、熟地、牛膝、当归、枳壳、杏仁、羌活、防风、菊花、蝉衣。

兼气短乏力，眼干涩者，加太子参、麦冬，以益气生津；抱轮红赤较明显者，加知母、黄柏，以滋阴降火。

2. 其他治疗

（1）滴眼药水：①清热解毒类眼药水，如0.2%鱼腥草眼药水。②抗病毒药物，如

0.15%更昔洛韦眼用凝胶或0.1%阿昔洛韦眼药水等，亦可配合用干扰素滴眼液。③散瞳药物，可根据病情选用1%阿托品眼药水或眼膏。④黑睛深层翳呈圆盘状者，在用抗病毒药物治疗的同时，可短期慎重而合理地局部使用糖皮质激素进行治疗，如滴用1%醋酸泼尼松龙眼液。

（2）湿热敷：用银花15g，连翘10g，蒲公英15g，大青叶15g，薄荷6g，紫草15g，柴胡10g，秦皮10g，黄芩10g等水煎后湿热敷，每日2~3次。

（3）中成药治疗：根据证型可选用清开灵注射液静脉滴注或抗病毒冲剂口服等。

（4）针灸治疗：可选用睛明、四白、丝竹空、攒竹、合谷、足三里、光明、肝俞等穴，每次局部取2穴，远端取2穴，交替使用，根据病情虚实，酌情使用补泻手法。

要点四　转诊原则

1. 治疗效果不佳者，应转上级医院进行病因学诊断。
2. 黑睛星翳加重时，应转专科医师诊治。

要点五　预防保健

1. 避免感冒发烧及过度疲劳等是预防本病及防止反复发作的重要措施之一。感冒发烧时如有眼不适，及时到医院就诊。
2. 黑睛呈现点状、树枝状、地图状等病变者，禁用糖皮质激素。
3. 病人饮食宜清淡而富有营养，忌食辛辣等刺激性食品。

要点六　健康教育

1. 注意增强体质，避免感冒发烧。
2. 一旦眼部出现碜涩不适症状时，应及时就诊，及时处理。

（王静波）

中医耳鼻喉科学

第一单元　耳鼻咽喉科概论

细目一　概述

中医耳鼻咽喉科学是运用中医基本理论和方法研究人体耳、鼻、咽喉的生理、病理及其疾病防治的一门临床学科。

中医学认为，人体是一个有机的整体，耳、鼻、咽喉虽位居人体的头面部，为外在可见的独立器官，通过经络的循行络属与内在的五脏六腑构成密切的联系。再者，耳、鼻、咽喉多为狭长细小的腔洞，常规要借助于特殊的器械才得以观察到。因此，中医耳鼻咽喉科学又具有自身的专科特点：它以中医整体观念为指导思想，以脏腑经络学说为理论基础，借鉴了西医学一些先进的诊疗方法，注重辨证与辨病相结合，局部辨证与整体辨证相结合，内治与外治相结合。因此，学习中医耳鼻咽喉科学，强调同时掌握中医内科学和外科学的相关知识是十分重要的。

要点一　耳鼻咽喉与脏腑的关系

1. 耳与五脏六腑的关系

耳司听觉，主平衡。《灵枢·口问》说："耳者宗脉之所聚。"由于全身各大脉络聚会于耳，使耳与脏腑产生密切的联系。与耳有较为密切关系的脏腑是肾、心、肝、胆、脾、肺，下面从所属关系、生理关系、病理关系、诊断关系、治疗关系五方面说明。

（1）耳与肾

所属关系：肾主耳，耳为肾之窍、为肾之官。《素问·阴阳应象大论》说："肾主耳……在窍为耳。"《灵枢·五阅五使》说："耳者肾之官。"指出耳与肾之间的所属关系。

生理关系：肾之精气上通于耳，肾气充沛，耳窍得精气的滋养，功能健旺而聪敏。《灵枢·脉度》说："肾气通于耳，肾和则能闻五音矣。"

病理关系：肾精亏损，不能上达于耳，耳窍失于濡养，则容易引起耳窍发生病变。如《灵枢·海论》说："髓海不足，则脑转耳鸣。"《济生方·耳门》云："肾气不平，则耳为受病也。"《卫生宝鉴》亦曰："损于肾脏而精脱，精脱则耳聋也。"说明了由于肾之精气亏损的病理变化所引起的耳病。

诊断关系：肾脏的病理变化可影响耳窍。肾脏的病变多反映于耳，如《灵枢·师传》说："肾者主外，使之远听，视耳好恶，以知其性。"《济生方·耳门》说："夫耳者，肾之候。"《证治准绳·杂病》说："耳聋面颊黑者，为精脱肾虚。"

治疗关系：耳病多从肾论治，如滋肾填精、滋肾降火、温肾利水等。

（2）耳与心

所属关系：心寄窍于耳，耳为心之客窍。《证治准绳·杂病》更明确地指出："心在窍为舌，以舌非孔窍，因寄窍于耳，则肾为耳窍之主，心为耳窍之客。"说明了为什么耳为心之客窍。《素问·金匮真言论》说："南方赤色，入通于心，开窍于耳。"

生理关系：手少阴心之脉络于耳中，肾之精气上通于耳，心肾相交，心火肾水相互调和，则听觉聪敏。心主神明，耳司听觉，受心之主宰。又心主血脉，耳为宗脉之所聚，心血上奉，耳得心血濡养而功能健旺。

病理关系：心虚血耗，可致耳聋、耳鸣；心肾不交，亦能使听闻扰乱；邪热上犯耳窍，壅闭心包，则致黄耳伤寒。

治疗关系：一些耳病可以从心论治或心肾论治，临床上针对耳病常有滋补心血、滋肾宁心、清心开窍、宁心安神等治法。

（3）耳与肝胆

所属关系：其一，由经络而发生联系。《医学心悟》说："足厥阴肝、足少阳胆经皆络于耳。"其二，由五行生克关系说明。《辨证录·耳痛门》说："肝为肾之子，肾气既通于耳，则肝之气未尝不可相通者。"其三，肝肾同源，肾为耳窍，故肝与耳联系密切。

生理关系：肝胆之气上通于耳，耳的正常生理功能有赖于肝胆之气通达及肝血的濡养。

病理关系：《素问·脏气法时论》说："肝病者……虚则……耳无所闻。……气逆则头痛，耳聋不聪……"可见耳的疾病，由于肝而发者，多为肝受损，气上逆而冲于耳。肝胆主升发，喜条达，胆经有热，易上逆于耳而为病。《类证治裁》亦说："有肝胆火升，常闻蝉鸣者。"胆经的病变往往兼有肝经病变，常因气机上逆，闭阻耳窍而导致耳病。

治疗关系：一些耳病可以从肝胆论治。从肝论治方面，临床上有清肝泻火、疏肝解郁、平肝息风、滋补肝肾等治法；从胆论治方面，临床上有和解少阳、行气通窍、清利肝胆湿热等治法。

（4）耳与脾

所属关系：足太阴脾经之络脉入于耳中。

生理关系：脾为后天之本，主输布水谷精微，运化水湿。脾的功能正常，则清气上升，浊阴下降，耳为清窍，得清气濡养而健旺。

病理关系：脾虚清阳不升，致湿浊停聚，聚湿成痰，痰湿或痰火上壅，蒙蔽耳窍，可致耳病，如耳胀、脓耳、耳眩晕。脾虚气血不足，清气不能上奉，耳窍失养，易为邪毒所犯。

治疗关系：一些耳病可以从脾论治，临床上针对耳病有补脾益气、健脾利湿、益气升阳等治法。

（5）耳与肺

所属关系：由经络而发生联系。手足三阴经通过经别合于阳经而与耳相通，手太阴肺经别出的络脉亦循行于耳。根据五脏生克关系，肺为肾之母，而肾主耳。

生理关系：肺主气，肺气贯于耳；又肺与肾，金水相生。如《杂病源流犀烛·卷二十三》说："然肾窍于耳，所以聪听，实因水生于金，盖肺主气，一身之气贯于耳，故能为听。"

病理关系：风邪犯肺，肺气不得宣肃，可导致耳胀痛、耳堵塞感、耳鸣耳聋、旋耳疮等病；肺气虚弱，不能上贯于耳，亦可导致耳病。

治疗关系：某些耳病可以从肺论治，临床上针对耳病有疏风宣肺、补益肺气等治法。

2. 鼻与脏腑的关系

鼻为气体出入之门户，司嗅觉，助发音，为肺气之所属。头面为诸阳所聚，鼻居面中，为阳中之阳，清阳之气从鼻窍出入，故又属"清窍"之一。与鼻有关的脏腑有肺、脾、胆、肾、心等脏腑。

（1）鼻与肺

所属关系：肺主鼻，鼻为肺之窍，又为肺之官。《素问·阴阳应象大论》说："西方白色，入通于肺，开窍于鼻。"《灵枢·五阅五使》说："鼻者，肺之官也。"指出了它们之间的所属关系。

生理关系：肺上接气道直通于鼻，构成肺系，其主要生理功能是司呼吸，助发音，主嗅觉。肺气贯通于整个肺系，上达鼻窍，肺气充沛，则肺系功能正常，肺鼻互相协调，完成其生理功能。肺主宣发肃降，肺气清利，则嗅觉灵敏。所以，肺气通调和平，则鼻功能健旺，正如《灵枢·脉度》所说："肺气通于鼻，肺和则鼻能知臭香矣。"

病理关系：肺气失常，不能宣发肃降而上逆，则鼻窍壅塞，通气不畅而为病。《灵枢·本神》说："肺气虚则鼻塞不利。"

诊断关系：由于在内脏为肺、在外窍为鼻的所属关系，肺脏有病常反映于鼻部，故有察鼻以观肺脏病变的方法。如肺气虚鼻白，鼻头色赤为肺热等。

治疗关系：鼻病多从肺论治，临床上针对鼻病常有疏风宣肺、益气固表、温补肺脏、养肺润燥等治法。

（2）鼻与脾

所属关系：《医学心悟》说："鼻准属脾土"，这是从鼻的部位所属关系，指出鼻尖部属脾脏。

生理关系：鼻居面中，为一身血脉多聚之处，脾统血，是气血生化之源，脾的盛衰，影响着鼻的生理功能，脾气健旺，则鼻的生理功能正常。

病理关系：脾的功能失职，气血生化之源不足，脾不统血，脾胃湿热等，常循经影响鼻。《素问·玉机真脏论》说："脾为孤藏……其不及则令人九窍不通。"又如《诸病源候论》说："脾移热于肝，则为惊衄。"

诊断关系："鼻准属脾"，在临床上，常有脾经病变反映于鼻的现象，如《素问·刺热论》载："脾热病者，鼻先赤。"鼻前庭红肿湿烂或鼻涕黄稠者，多为脾经湿热证。

治疗关系：一些鼻病可以从脾论治，临床上针对鼻病常有补中益气、健脾祛湿、益气摄血、泻脾胃伏火等治法。

（3）鼻与胆

所属关系：胆之经脉起于目锐眦，曲折布于脑后，通过经络与鼻发生联系；胆之经气上通于脑，脑为精髓之海，下通于颏，颏之下为鼻，胆通过髓海与鼻相互联系。

生理关系：胆之经气上通于脑。胆气和平，则脑、颏、鼻俱得安康。

病理关系：表现为胆腑有热，可以循经直犯于鼻，亦可循经移热于脑，而下犯鼻窍。或肝胆有热，火热上迫而致鼻衄。

治疗关系：某些鼻病可以从肝胆论治，临床上针对鼻病有清泻肝胆湿热、滋养肝肾等治法。

（4）鼻与肾

所属关系：可从两方面来理解：督脉循行于鼻柱到鼻头，肾之经脉交会于督脉；肺肾同源，肺为鼻之窍，故肾与鼻有着间接的所属关系。

生理关系：肺为气之主，肾为气之根，肺之气津濡养卫护鼻窍，有赖于肾之精气充养。肺主呼气，肾主纳气，鼻为肺之外窍，是呼吸气体之孔道，与肺协调而行呼吸，但这个功能需要肾的纳气作用来协助，使吸入之气下及于肾，由肾气为之摄纳才能完成。

病理关系：《素问·宣明五气论》说："肾为欠，为嚏。"肾气虚，肺失温煦，易为风寒之邪所犯而使鼻出现病症。

治疗关系：一些鼻病可以从肾论治，临床上，有温补肾阳、滋补肾阴等治法。

（5）鼻与心

所属关系：鼻之山根部属心，鼻为心肺之门户。《景岳全书》云："鼻为肺窍，又曰天牝，乃宗气之道，而实心肺之门户，故经曰：心肺有病而鼻为之不利也。"

生理关系：心主宰着人体的一切活动，故有"心主神明"之说。嗅觉的功能亦在心的主宰下，故《难经·四十难》说："心主嗅，故令鼻知香臭。"

病理关系：《素问·五脏别论》说："五气入鼻，藏于心肺，心肺有病，而鼻为之不利也。"心火亢盛或心肺有病可致鼻病。

治疗关系：有些鼻病可以从心论治，临床上针对鼻病有清心泻火、补益心脾、活血祛瘀等治法。

3. 咽喉与脏腑的关系

咽喉与五脏六腑关系密切，这是因为：其一，咽喉为经脉循行交会之处；其二，咽喉为肺胃之门户，主呼吸、纳水谷。《医贯·卷之四》说："喉与咽不同，喉者肺脘，呼吸之门户，主出而不主纳；咽者胃脘，水谷之道路，主纳而不主出。盖咽喉司呼吸，主升降，此一身之紧关……"其中关系较为密切的有肺、脾胃、肾、肝。

（1）咽喉与肺

所属关系：喉下接气道，与肺相通，为肺系之所属。《疮疡经验全书》说："喉应天气，乃肺之系也。"《经验喉科紫珍集·原序》指出："喉应天相，乃肺之苗也。"在经络联系上，肺之经脉入肺脏，上循咽喉，说明了肺与喉的所属关系。

生理关系：肺与喉互相配合，共同完成"行呼吸，发声音"的功能。《重楼玉钥·喉科总论》指出："喉者空虚，主气息出入呼吸，为肺之系，乃肺气之通道也。"肺气充沛，宣发舒畅，喉的功能才得健旺，呼吸方能通顺，言语才能洪亮。故肺与喉互相协调，才能完成其生理功能。

病理关系：肺失调和，可出现肺脏热盛或肺脏虚弱的病理变化，可以直接由肺系上循，影响咽喉，引起各种咽喉疾病。肺、气道、喉、鼻构成了肺系，肺又和咽与喉相互邻近，故喉病往往是肺经的病理变化所致。

治疗关系：喉病常从肺论治，临床上常用疏风宣肺、补肺敛气、养阴润肺等治法。

（2）咽喉与脾胃

所属关系：咽下接食道，与胃相通，为胃系之所属。《严氏济生方·咽喉门》说："夫咽者，言可以咽物也，又谓之嗌，气之流通厄要之处，胃所系。"足太阴脾之经脉上循咽喉夹舌本，脾与胃互为表里，所以脾胃与咽有着直接或间接联系。《重楼玉钥·诸风秘论》更明确指出："咽主地气，属脾土。"

生理关系：咽为胃系之所属，其生理功能为司饮食吞咽。《重楼玉钥·喉科总论》也同样说："咽者嗌也，主通利水谷，为胃之系，乃胃气之通道也。"脾胃共主腐熟水谷，输布精微，咽喉得脾气的输布而健旺。咽喉生理功能健旺，饮食正常，呼吸通畅，脾胃才能完成它的生理功能。

病理关系：若胃腑蕴热，可引致咽喉发生病症。胃为燥土，性喜润恶燥，故当其发生病理变化，多为火热上炎于咽喉，如胃腑热盛，循经上炎，灼于咽喉，可致咽喉红、肿、热、痛等。《血证论》说："凡咽喉痛而饮食不利者，胃火也。"脾脏的病理变化常反映于咽喉。出现的咽喉病多为脾虚而致，如脾气虚弱，不能化生阴津，咽喉失养而致虚证咽喉病。《外科正宗》说："思虑过多，中气不足，脾气不能中护，虚火易于上炎。"

诊断关系：《诸病源候论》说："咽喉者，脾胃之候也。"《备急千金要方》也说："喉咙者，脾胃之候，若脏热，喉则肿塞，神气不通。"临床上症见咽喉红肿痛剧为胃热盛。

治疗关系：不少咽喉病证，可从脾胃论治，临床上针对咽喉病常有清胃泻火、利膈通便、补中益气、养胃生津等治法。

（3）咽喉与肾

所属关系：从经络循行来说，足少阴肾经之脉入肺中，循喉咙，在经络上有直接联系。《灵枢·经脉》有："肾足少阴之脉……其直者，从肾上贯肝膈，入肺中，循喉咙夹舌本。"说明了咽喉与肾的所属关系。

生理关系：肾为藏精之脏，肾精充沛，咽喉得精气濡养而生理功能健旺，声音洪亮，呼吸均匀。若精气亏耗，咽喉失于濡养，则生理功能失常而易为病。

病理关系：咽喉疾病因肾脏病理变化而致的多为肾虚之证。肾阴虚，虚火上炎；肾阳虚，虚阳上越，均循经上炎于咽喉而为病。《辨证录》说："人有咽喉干燥，久而疼痛，人以为肺热之故，谁知是肾水之涸竭乎。"

治疗关系：咽喉的某些病证可以从肾论治，临床上针对咽喉病常有滋养肾阴、温补肾阳、引火归原等治法。

（4）咽喉与肝

所属关系：《灵枢·经脉》说："肝足厥阴之脉……上贯膈，布胁肋，循喉咙之后，上入颃颡。"肝之经气上达咽喉。

生理关系：肝主疏泄，而肝之经气上达咽喉，故肝的疏泄功能正常，气机调畅，则咽喉通利。

病理关系：肝气郁结，疏泄升降失常，影响咽喉正常生理功能，肝郁化火可致气血凝滞于咽喉而发病。

治疗关系：一些咽喉病证可以从肝论治，临床上针对咽喉病常有清肝泻火、疏肝解郁、行气化痰等治法。

要点二　耳鼻咽喉与经络的关系

1. 耳与经络的关系

耳为宗脉之所聚。《灵枢·邪气脏腑病形》说："十二经脉，三百六十五络，其气血皆上于面而走空窍……其别气走于耳而为听。"其中直接循行于耳的经脉多属阳经，计有：

足少阳胆经、手少阳三焦经，均从耳后入耳中，走耳前。

足阳明胃经，从大迎，循颊车，上耳前。

手太阳小肠经，其分支从缺盆沿颈上颊，至目锐眦，入耳中。

足太阳膀胱经，从巅向两侧下行，至耳上角。

2. 鼻与经络的关系

鼻位居阳中之阳，是血脉多聚之处，又是清阳交会之处。循行鼻部和鼻旁（包括鼻窦）的经脉多属阳经，而阴阳经脉相互交接，故阴经亦有相络于鼻窍的。十二经脉和经筋中，循行鼻及从鼻旁经过的有：

手阳明大肠经，起于食指桡侧尖端之商阳穴，上行，通过颊部，入下龈中，循出夹口，绕上唇，左右交叉于人中，分布在鼻孔两侧。

足阳明胃经，起于鼻两旁，上行交合于鼻根部，旁纳足太阳经脉，向下沿鼻外侧，入上齿中。

手太阳小肠经，起于小指外侧尖端之少泽穴，从颊抵鼻旁到内眦。

足太阳膀胱经，起于目内眦，上额，交会于巅顶。

足少阳胆经，始于目外眦，下行至大迎，会合于手少阳经到达目眶下。

督脉，由巅顶沿前额下行鼻柱，至鼻尖。

任脉，环绕口唇，上至龈交，分左右循鼻旁，至二目下。

阴跷脉，从颈外侧上夹口角，循鼻外侧到达目内眦。

3. 咽喉与经络的关系

咽喉是人体的要冲，是经脉循行交会之处，在十二经脉中，除手厥阴心包经和足太阳膀胱经间接通于咽喉外，其余经脉皆直接通达。

手太阴肺经，入肺脏，上循咽喉，横出腋下。

手阳明大肠经，从缺盆上走颈部，夹口入下齿中。

足阳明胃经，其支者，从大迎前下人迎，循喉咙入缺盆。

足太阴脾经，从脾脏上络于胃，横过膈，上行夹于食道两旁，循经咽喉，连舌本散舌下。

手少阴心经，其支者从心系，夹食道上循咽喉，连于目系。

手太阳小肠经，其支者从缺盆循颈，经咽喉上颊。

足少阴肾经，其直者，从肾上贯肝膈，入肺中，循喉咙，夹舌本。

手少阳三焦经，从肩上走颈，过咽喉，经耳上角到颊部。

足少阳胆经，从耳后，循颈过咽，下肩至缺盆；其支者，从颊车下走颈，经咽喉至缺盆。

足厥阴肝经，属肝络胆，上贯膈，分布于胁肋，循喉咙之后，上入颃颡。

任脉，沿着腹内，向上经过关元等穴，到达咽喉部，上行，循目，入目。

冲脉，会于喉旁，别而络唇口。

阳跷脉，从肩部循经颈过咽上夹口角。

阴维脉，从胁部上行至咽喉。

细目二 耳鼻咽喉常用诊疗技术

耳鼻咽喉的检查常借助于专科的器械与照明，戴额镜对光是耳鼻喉科的一项最基本技能。检查者头戴额镜，与被检的距离应在 30~50cm，光源选择 100W 聚光检查灯，光线投照额镜上，瞳孔、镜孔、检查部位成一直线，使最佳聚焦点反射于检查部位。

要点一 耳廓及耳周围的检查法

检查时要注意观察耳郭有无红肿、裂伤、渗出、畸形、瘘管等。牵动耳郭或压迫耳屏时，有无压痛，乳突有无红肿及肿大的淋巴结等。

要点二 外耳道检查法

患者面部转向一侧而坐，医生以额镜将光线反射到外耳道口，外耳道呈 "S" 型弯曲，应选择大小合适的耳镜放置，检查成人耳道时将其耳郭向后上方牵拉，儿童则向后下方牵拉。有利于观察外耳道的宽窄、皮肤的色泽、有无肿胀、有无异物、耵聍及分泌物。

要点三 听力检查法

听力试验检查是测定听力是否正常，听力障碍的程度和性质，宜在安静无噪音的环境中进行。常用简易听力功能检查如下。

1. 语音测试

正常的言语交谈，听力在 20~30 分贝，大声交谈，听力约在 40~50 分贝，需高声交谈才可听到，听力约在 60~70 分贝。

2. 音叉试验

音叉试验是耳鼻喉科最常见的基本听力检查法，简便可靠，可鉴别耳聋的性质，常用频率为 256Hz 或 512Hz 的音叉。

（1）林纳试验，又称气骨导比较试验。是以比较同侧受试耳气传导和骨传导的检查方法。

取频率为 256Hz 的音叉，将振动的音叉柄置耳后被检者乳突部或鼓窦区以测试骨导听力，待听不到声音时记录时间，并立即将音叉移置于距外耳道口约 1cm 处，以测试气导听力，待听不到声音时记录时间。

结果判断：气导比骨导时间长，见于正常听力或感音神经性聋。若骨导比气导时间长，或骨导、气导时间相等，可见于传导性耳聋或混合性耳聋。

（2）韦伯试验，又称骨导偏向试验。是比较双耳骨导听力强弱的方法。取频率为 256Hz 或 512Hz 的音叉，振动后置于被检者额骨中线或头顶正中，让受试者比较哪侧耳听到声音较响。

结果判断：正常者两耳听到声音响度相等，传导性耳聋，声音偏向患侧或耳聋较重侧；感音神经性聋，声音偏向健侧或耳聋较轻侧。

（3）施瓦巴赫试验，又称骨导比较试验。此试验是以比较受检者和正常人骨导时间的长短来分辨耳聋的类型。将振动音叉的柄部放在受检者的乳突或鼓窦区至听不到声音时，立即移动至检查者的鼓窦区（检查者的听力必须正常），若检查者认可听到，则表示受检者骨导比正常人缩短，反之则为延长。

结果判断：正常听力为受检者与检查者的骨导时间相等；传导性耳聋，骨导时间延长；感音神经性聋，骨导时间缩短。

不同类型耳聋的音叉试验结果见下表。

音叉试验结果比较

音叉试验	传导性耳聋	感音神经性聋
林纳试验	（－），（±）	（＋）
韦伯试验	偏向患侧	偏向健侧
施瓦巴赫试验	延长	缩短

要点四　鼻部常用检查法

鼻部的检查借助于聚光灯、额镜及鼻镜。分为鼻前庭及鼻腔内部的检查。

1. 外鼻及鼻前庭检查法

患者正坐，检查者对好光，嘱患者头稍后仰，医生首先观察外鼻有无畸形，再以拇指推起其鼻尖即可，注意检查鼻前庭皮肤有无红肿、疔疮、流水、结痂等。

2. 鼻腔的检查

左手持鼻镜，与鼻腔底平行伸入鼻前庭，不超过鼻阈范围，然后张开鼻镜，使受检者变动头位角度，检查鼻中隔、中下鼻甲及中下鼻道及鼻底。正常鼻腔黏膜呈淡红色，光滑，鼻甲黏膜有弹性，鼻甲大小适中，通气良好，无涕存留。

注：后鼻镜及鼻窦检查略。

要点五　咽喉部常用检查法

咽喉检查分为口咽部检查、喉咽部检查及鼻咽部检查。

1. 口咽部检查法

（1）用压舌板轻压患者舌前 2/3 处，检查咽部形态变化、黏膜色泽、湿润程度、有无充血、肿胀、隆起、溃疡等病变。

（2）观察软腭运动情况，双侧是否对称。悬雍垂有无水肿、畸形。

（3）查看扁桃体形状、大小、有无充血、有无分泌物、溃疡、肿瘤。

2. 喉咽部及喉腔检查法

医生对光后，左手用纱布，右手持喉镜，嘱患者平静呼吸，伸舌，将纱布包住舌前部，观察并拉出口腔外，右手将间接喉镜伸入口咽部镜面贴于悬雍垂前面，将软腭推向后上，移动镜面角度和位置，检查喉咽及喉腔各部分，如舌根扁桃体、梨状窝、杓间区，特别是观察会厌有无水肿、充血，嘱患者发"衣"音，检查声带运动。注意声带色泽、边缘是否光滑，有无新生物等。

（忻耀杰）

第二单元　耳鼻咽喉科常见疾病

细目一　脓耳

要点一　特点

以鼓膜穿孔、耳内流脓、听力下降为主要特点。西医学的急、慢性化脓性中耳炎及乳突炎可参考本病进行辨证施治。

要点二　诊断

1. 病史

初发病者大多有外感病史，病久者有耳内反复流脓史。

2. 临床症状

急发者，以耳痛逐渐加重，听力下降，耳内流脓为主要症状。全身可有发热、恶风寒、头痛等症状。小儿急性发作者，症状较重，可见高热并伴有呕吐、泄泻或惊厥。鼓膜穿孔流脓后，全身症状逐渐缓解。病久者，以耳内反复流脓或持续流脓、听力下降为主要症状。

3. 检查

发病初期，从鼓膜松弛部开始充血，逐渐发展到锤骨柄至紧张部，继而整个鼓膜红赤、肿胀，向外膨出，正常鼓膜标志难以辨识。鼓膜穿孔前，局部可见小黄亮点，初始穿孔甚小，或可见脓液从小孔闪动而出。病程迁延日久者，鼓膜穿孔较大，多位于紧张部，也可在松弛部，常反复流脓。

要点三　鉴别诊断

1. 外耳道炎

外耳道皮肤及皮下组织的弥漫性炎症，分急、慢性两种。急性外耳道炎耳胀、痒、疼痛、可伴听力减退，轻者外耳道皮肤弥漫性充血，重者耳道充血及肿胀，表皮溃烂，有黏脓性分泌物。临床应保持耳道清洁、干燥，避免机械性摩擦损伤耳道皮肤，可选用氯霉素甘油滴耳剂滴耳，肿胀明显者全身抗炎治疗。

2. 耳疖

耳疖是指发生于外耳道软骨部皮肤毛囊或皮脂腺化脓性细菌感染性疾病，以耳痛、张口咀嚼疼痛加重，外耳道局限性红肿为症状表现，4~5天后，疖肿表面可见黄白色脓头，破溃后可有脓性分泌物。

要点四　治疗

1. 辨证论治

（1）辨证要点

①一般来说，早期多为实证、热证；流脓日久，多属虚证或虚中夹实。

②按其脓色，黄脓多为湿热，红脓多为肝胆火盛，白脓多为脾虚，流脓臭秽黑腐者，多为肾虚。

（2）治疗原则：实证宜祛邪为主，根据病因分别采用疏风清热、清肝泻火等法；虚证宜扶正为主，采用健脾渗湿、补肾培元等法。在辨证用药的基础上，应注意排脓法的运用。

（3）证治分类

①风热外侵

主症：发病急，耳痛逐渐加重，听力下降，或有耳内流脓、耳鸣。伴发热、恶寒或鼻塞流涕，舌质偏红，苔薄白或薄黄，脉弦数。检查见鼓膜红赤或饱满，或见鼓膜小穿孔及搏动性溢脓，听力检查呈传导性聋。

治则：疏风清热，解毒消肿。

主方：蔓荆子散。

常用药：蔓荆子15g　生地黄9g　赤芍9g　甘菊9g　桑白皮9g　木通3g　麦冬9g　升麻9g　前胡9g　炙甘草9g　赤茯苓9g

加减：病初起风热偏盛者，可去生地、麦冬，加柴胡、薄荷；若鼓膜红肿、耳痛剧烈者，为火热壅盛，可加野菊花、蒲公英、地丁、板蓝根等，以清热解毒、消肿止痛。

②肝胆火盛

主症：耳痛剧烈，痛引腮脑，耳鸣耳聋，流脓多黄稠或带红色。全身可见发热、口苦咽干，小便黄赤，大便干结，舌质红，苔黄，脉弦数有力。小儿症状较成人为重，可有高热、烦躁不安、惊厥等症。检查见鼓膜红赤饱满，或鼓膜紧张部穿孔，耳道有较多黄稠脓液。听力检查为传导性聋。

治则：清肝泻火，解毒排脓。

主方：龙胆泻肝汤。

常用药：龙胆草9g　黄芩9g　柴胡9g　栀子9g　泽泻9g　车前子15g　木通3g　生地9g　当归9g　甘草9g

加减：若火毒炽盛，流脓不畅者，可选用仙方活命饮加减，以达到清热解毒、消肿排脓的疗效。小儿热盛易引动肝风，可加入平肝息风药，如钩藤、蝉蜕。

③脾虚湿困

主症：耳内流脓多呈间歇性发作，脓液清稀，量较多，无臭味，听力下降或有耳鸣。全身可见头晕，面色少华，纳差，大便溏薄等。舌质淡，苔白腻，脉缓弱。检查见鼓膜浑浊、增厚或有白斑，多见中央性大穿孔，通过穿孔可见肉芽、息肉。听力检查多呈传导性聋。

治则：健脾渗湿，补托排脓。

主方：托里消毒散。

常用药：党参9g　茯苓9g　白术9g　炙甘草9g　黄芪9g　白芍9g　川芎9g　当

归 9g　金银花 9g　桔梗 6g　白芷 9g　皂角刺 9g

加减：有纳差、便溏等症者，加薏苡仁、砂仁扶脾健脾；脓液黄浊者，加黄芩、蒲公英、野菊花之类清热解毒；脓水夹血者加生地、丹皮、石菖蒲；痛如锥刺者加生牡蛎、珍珠母、夏枯草等；小儿热盛易引动肝风，可加入平肝息风药，如钩藤、蝉蜕。小儿脏腑娇嫩，用药过于苦寒会损伤正气，临床用药应加以注意。

④肾元亏损

主症：耳内流脓日久不愈，反复发作，量不多，脓液秽浊或呈豆腐渣样，并有臭味，听力减退明显。全身可见头晕、神疲、腰膝酸软，舌淡红，苔薄白或少苔，脉细弱。检查见鼓膜穿孔多在边缘部或松弛部，脓液为灰白色或豆腐渣样，听力检查呈传导性聋或混合性聋，颞骨 CT 或 X 线乳突摄片多示骨质破坏或有胆脂瘤形成。

治则：补肾培元，化湿祛腐。

主方：肾气丸。

常用药：肉桂 6g　附子 6g　熟地 15g　山茱萸 9g　山药 15g　茯苓 9g　丹皮 9g
泽泻 9g

加减：可加鱼腥草、金银花、木通、夏枯草、桔梗以祛湿化浊。肾阴虚者，若湿热郁久，化腐成脓，气味臭秽，可在前方基础上选用穿山甲、皂角刺、板蓝根、金银花、桃仁、红花、乳香、没药等，以活血祛腐。若伴见虚烦失眠、耳鸣、腰膝酸软等症，则可用知柏地黄丸加减。

2. 其他治疗

（1）外治法

①清除脓液：用 3% 双氧水清洁外耳道。也可用负压吸引的方法清除脓液。

②滴耳：急性期鼓膜未穿孔者可用 2% 酚甘油滴耳剂滴耳，消炎镇痛。若耳膜穿孔有脓应立即停药，因该药遇脓液后释放石碳酸，可腐蚀黏膜和鼓膜。

鼓膜穿孔后，黏脓性分泌物存留于外耳道时，选用 3% 过氧化氢清洗耳道脓液并拭净，也可用负压吸引的方法清除脓液，再与抗生素水溶液如氧氟沙星滴耳液等滴耳，若鼓膜穿孔小，可采取加压滴药方法，至炎症基本消退。

③滴鼻：急性期鼻塞患者，可用芳香通窍的滴鼻剂或 1% 麻黄素滴鼻液滴鼻。

④吹耳：慢性期鼓膜穿孔较大、脓液较少者，用可溶性药粉（如氯硼粉）吹布患处。注意：鼓膜穿孔较小或引流不畅时，应慎用药粉吹耳。

⑤涂敷：脓耳并发耳前后红肿疼痛者，可用金黄膏、黄连膏、鱼石脂软膏或紫金锭磨水涂敷以清热解毒，消肿止痛。

（2）针灸疗法

①体针：主穴选耳门、听会、翳风，配穴选外关、曲池、合谷、足三里、阳陵泉、侠溪、丘墟等。

②灸法：虚寒者选用翳风穴悬灸，亦可配合足三里艾灸。

要点五　转诊原则

1. 常规治疗无效或加重者。

2. 患耳侧头痛，发热、乳突红肿并有压痛者。

3. 诊断不明，需进一步到上级医院行 CT 等相关检查者。

细目二　耳鸣、耳聋

要点一　特点

耳鸣的特点是外界无声源而患者自觉耳中鸣响。它可发生于单侧，也可发生于双侧。耳聋的特点是患者有不同程度的听力减退。

耳鸣与耳聋这两个症状在临床上可以单独发生，但常同时或先后出现，如《杂病源流犀烛·卷二十三》谓："耳鸣者，聋之渐也……"二者的病因病理及中医辨证施治原则基本相似，故常将两者一起进行讨论。耳鸣、耳聋可以为多种耳科疾病及全身疾病的常见症状，也可单独成为一种疾病。西医学的特发性突聋、暴震性聋、传染病中毒性聋、噪音性聋、药物中毒性聋、老年性聋、耳硬化症以及原因不明的感音神经性聋、混合性聋及耳鸣等疾病，均可参考本节辨证施治。

要点二　诊断

1. 病史

如耳外伤史、爆震史、噪声接触史、耳毒性药物用药史、耳流脓史、其他全身疾病及治疗史等。

2. 临床症状

耳鸣：可急性起病，或缓慢起病；可为单侧亦可为双侧；可呈持续性，也可呈间歇性；耳鸣的音调可呈高音调，亦可呈低音调；一般在夜间或安静时加重，严重时可影响睡眠，甚至影响日常生活和工作；多数耳鸣患者伴有听力下降。

耳聋：突发耳聋单侧多见，多伴有耳鸣及眩晕，少数亦有双侧同时发生者；渐进性耳聋多为双侧。部分耳聋可呈波动性。

3. 检查

（1）外耳道及鼓膜检查。

（2）听力学检查：纯音测听、耳鸣音调与响度测试、声导抗测试、电反应测听等。

（3）影像学检查：颞骨及颅脑 X 线、CT、MRI 等。

4. 临床诊断原则

（1）耳鸣、耳聋同时存在，通过询问病史及检查，能查出其原发疾病者，可诊断相应的疾病。

（2）只有耳鸣，无明显听力下降，通过检查不能确定原发疾病者，可诊断为"耳鸣"。

（3）突然发生的听力下降，伴或不伴耳鸣、眩晕，排除外耳、中耳疾病后，可诊断为"暴聋"。

（4）缓慢发生并逐渐加重、病程较长的耳聋，排除外耳、中耳疾病后，可诊断为"久聋（或渐聋）"；若同时伴有明显的耳鸣，可诊断为"耳鸣耳聋"。

要点三 治疗

1. 辨证论治

（1）辨证要点

①实证发病急，病程短，耳鸣声大，高调或低调，听力下降迅速，可伴耳堵闷、眩晕及实证表现，脉实有力。

②虚证发病缓慢，病程较长，听力减退逐渐加重，耳鸣声音尖细，多呈高调，伴虚证表现，脉弱。

（2）治疗原则

实证宜祛邪为主，根据病因分别采用祛风、清肝、化痰、活血等法；虚证宜扶正为主，采用补肾填精、益气养血等法。

（3）证治分类

①风热侵袭

主症：突起耳鸣，昼夜不停，听力下降，或伴耳胀闷感。全身可伴有鼻塞、流涕、咳嗽、头痛、发热恶寒等。舌红，苔薄黄，脉浮数。

治则：疏风清热。

主方：银翘散加减。

常用药：连翘20g　银花15g　苦桔梗9g　薄荷9g　竹叶9g　生甘草6g　荆芥穗9g　淡豆豉9g　牛蒡子9g

加减：可加入蝉衣、石菖蒲以疏风通窍。若无咽痛、口渴，可去牛蒡子、竹叶；伴鼻塞、流涕者，可加苍耳子、白芷；头痛者，可加蔓荆子；伴咳嗽者，可加前胡、陈皮。

②肝火上扰

主症：突发耳鸣高调且持续，听力下降，多在情志抑郁或恼怒之后加重，伴口苦，面红急躁，夜寐不宁，头痛或眩晕。舌红苔黄，脉弦数有力。

治则：清肝泻热，解郁通窍。

主方：龙胆泻肝丸。

常用药：龙胆草9g　栀子6g　黄芩6g　柴胡9g　车前子10g　泽泻6g　木通3g　生地9g　当归10g　甘草3g

加减：若头痛眩晕者，加生龙骨、生牡蛎、白芍以平肝潜阳；目红面赤者，加夏枯草、菊花、槐花之类清肝散火。

③痰火郁结

主症：耳鸣耳聋，耳中胀闷，头重头昏，或头晕目眩，痰盛呕恶，口苦，二便不畅。舌红，苔黄腻，脉滑数。

治则：化痰清热通窍。

主方：清气化痰丸。

常用药：胆南星9g　瓜蒌仁9g　制半夏9g　茯苓9g　黄芩9g　陈皮9g　枳实9g　杏仁9g　石菖蒲9g

加减：苔黄腻而干，脉滑数有力者，乃痰火之重证，宜用礞石滚痰丸，降火涤痰，并加路路通、丝瓜络以通络开窍。

④气滞血瘀

主症：耳鸣耳聋，病程可长可短，伴耳周麻木、堵塞感，或有爆震史。舌质暗或有瘀点，脉细涩。

治则：活血化瘀，行气通窍。

主方：通窍活血汤加减。

常用药：桃仁9g　红花9g　赤芍9g　川芎9g　当归10g　生姜9g　大枣5枚

加减：可加丹参、地龙以助活血化瘀，加菖蒲宣壅开窍，气虚加黄芪、党参益气；血虚加当归、何首乌养血；阴虚者可配合耳聋左慈丸，阳虚者可配合补骨脂丸。

⑤肾精亏损

主症：耳气血亏，虚鸣如蝉，听力逐渐下降，或见头昏，腰膝酸软，虚烦失眠，记忆减退。舌红少苔，脉细弱或细数。

治则：补肾填精，滋阴潜阳。

主方：耳聋左慈丸。

常用药：熟地15g　淮山药12g　山萸肉9g　丹皮9g　泽泻9g　茯苓9g　五味子9g　磁石（先煎）30g　石菖蒲9g

加减：若阴损及阳，出现形寒肢冷等肾阳虚表现者可酌加附子、肉桂、补骨脂或用附桂八味丸。

⑥气血亏虚

主症：耳鸣耳聋，疲劳后加重。倦怠乏力，面色无华，食欲不振，脘腹胀满，大便溏薄，心悸失眠。舌质淡红，苔薄白，脉细弱。

治则：健脾益气，养血通窍。

主方：归脾汤。

常用药：党参9g　黄芪9g　白术9g　炙甘草9g　当归9g　阿胶（烊冲）9g　龙眼肉9g　酸枣仁9g　茯苓9g　远志9g　木香9g

加减：可加石菖蒲、磁石以健脾养心，开窍聪耳。若气虚为主者，亦可选用益气聪明汤加减。

2. 其他治疗

（1）针灸：局部取穴与辨证全身取穴相结合，局部可取耳门、听宫、听会、翳风为主，风热侵袭者，可加外关、合谷、曲池、大椎；肝火上扰可加太冲、丘墟、中渚；痰火郁结可加丰隆、大椎；气滞血瘀可加膈俞、血海；肾精亏损加肾俞、关元；气血亏虚加足三里、气海、脾俞。实证用泻法，虚证用补法，或不论虚实，一律用平补平泻法，每日针刺1次。

（2）耳针法：内耳、肾、肝、神门、皮质下等；亦可用王不留行籽贴压这些穴位，反复按压刺激。

（3）穴位注射法：选穴参照针刺穴位选用听宫、翳风、完骨、耳门等穴，药物可选用当归注射液、丹参注射液、维生素B_{12}注射液等，每次每穴注入0.5~1ml。隔日1次，各穴交替应用。

细目三 鼻窒

要点一 特点

鼻窒以经常性鼻塞为主要特点。本病的发生无年龄及性别上的差异。西医学的慢性鼻炎等疾病可参考本病进行辨证施治。

要点二 诊断

1. 病史

可有反复发作的伤风鼻塞病史。

2. 临床症状

以鼻塞为主要症状，鼻塞可呈间歇性或左右鼻腔交替性。病情较重者，可呈持续性鼻塞。鼻流黏涕不易擤出，久病可伴有嗅觉减退。

3. 检查

早期鼻内肌膜肿胀，以下鼻甲为著。若日久则见下鼻甲肥厚、硬实、表面凹凸不平。

要点三 鉴别诊断

1. 鼻窦炎

鼻窦炎多为患侧持续性鼻塞，如双侧同时患病，则为双侧持续性鼻塞，多因鼻腔黏膜黏性肿胀和分泌物积蓄所致，鼻塞还可致嗅觉减退或消失，同时鼻腔大量脓性或黏性脓涕难以擤尽，可伴少量血涕，分泌物可流至咽部。部分病人可伴有明显的头痛，头痛的部位常局限于前额、鼻根部或颌面部、头顶或枕部等，并有一定的规律性。鼻窦 X 线或 CT 检查常显示鼻窦腔模糊、密度增高及混浊，或可见液平面。

2. 鼻息肉

进行性鼻塞可发生于单侧或双侧鼻息肉，检查可见鼻腔单个或多个灰白或淡红色半透明样肿物，常有嗅觉减退或消失；伴有鼻窦炎者常有头胀痛、流脓涕等症状；伴有变应性鼻炎者常见阵发性鼻痒、喷嚏、鼻流清涕等。

要点四 治疗

1. 辨证论治

（1）辨证要点

①实证：鼻塞时轻时重，或呈交替性，或持续不减，鼻涕黏黄或黏白，鼻甲肿大或肥大质硬，伴实证表现。

②虚证：鼻塞或重或轻，或呈交替性，或持续不减，稍遇风冷则鼻塞加重，伴虚证表现，脉缓弱。

（2）治疗原则：实证宜祛邪为主，根据病因分别采用清热通窍、化瘀通窍等法；虚证宜扶正为主，采用补益肺脾、散邪通窍等法。

（3）证治分类

①肺经蕴热，壅塞鼻窍

主症：鼻塞时轻时重，或交替性鼻塞，鼻涕色黄量少，鼻气灼热，舌尖红，苔薄黄，脉数。检查见鼻黏膜充血，下鼻甲肿胀，表面光滑、柔软有弹性。

治则：清热散邪，宣肺通窍。

主方：黄芩汤。

常用药：酒黄芩9g　栀子9g　桑白皮12g　甘草9g　连翘9g　薄荷3g　荆芥穗9g　赤芍9g　麦冬9g　桔梗6g

加减：若鼻塞，咳嗽痰多者，可酌加杏仁、紫菀、冬花等；若鼻塞，涕多者，可酌加半夏、陈皮、苍耳子、辛夷等；若鼻涕脓稠，带血者，可酌加白茅根、仙鹤草、茜草等。

②肺脾气虚，邪滞鼻窍

主症：鼻塞时轻时重，或呈交替性，涕白而黏，遇寒冷时症状加重。恶风自汗，易患感冒，舌淡苔白，脉缓弱。检查见鼻黏膜及鼻甲淡红肿胀。

治则：补益肺脾，散邪通窍。

主方：温肺止流丹。

常用药：细辛9g　荆芥9g　人参9g　甘草9g　诃子9g　桔梗9g　鱼脑石9g　五味子9g　白术9g　黄芪9g

加减：可加辛夷、苍耳子等通鼻窍，易患感冒或遇风冷则鼻塞加重者，可合用玉屏风散以益气固表。

③邪毒久留，血瘀鼻窍

主症：鼻塞较甚或持续不减，鼻涕黏黄或黏白，语声重浊或有头胀头痛，耳闭重听，嗅觉减退。舌质暗红，脉弦涩。检查见鼻黏膜暗红肥厚，鼻甲肥大质硬，表面凹凸不平，呈桑葚状。

治则：行气活血，化瘀通窍。

主方：通窍活血汤合苍耳子散加减。

常用药：桃仁9g　红花9g　赤芍9g　川芎9g　白芷9g　薄荷9g　辛夷9g　苍耳子9g　老葱15g　生姜9g　大枣5枚

加减：可加用祛痰散结之药，以祛浊除涕通鼻窍，如石菖蒲、丝瓜络、浙贝等；头胀痛、耳堵者，加柴胡、升麻、菊花以理气散邪。

2. 其他治疗

（1）针灸

①耳针：取鼻、内鼻、肺、脾、内分泌、皮质下等穴，用耳针针刺或用王不留行籽贴压耳穴。

②体针：主穴：迎香、鼻通、印堂。配穴：百合、风池、太阳、合谷、足三里。每次取主穴加配穴2~3个，针刺，辨证施用补泻手法。

③艾灸：对于肺脾气虚、气血瘀阻证，取迎香、人中、印堂、百会、肺俞、脾俞、足三里等穴，温灸。

（2）滴鼻法：用芳香通窍的药物滴剂滴入鼻内，以疏通鼻窍，利于引流。如滴通鼻炎水、1%麻黄素滴鼻液等。

（3）药液熏洗法：用芳香通窍、行气活血的药物，如苍耳子散、辛夷散、川芎茶调散等，放砂锅中，加水 2000ml，煎至 1000ml，倒入合适的容器中，先令患者用鼻吸入热气，从口中吐出，反复多次，待药液温度降至不烫手时，热敷印堂、阳白等穴位，每日早晚各 1 次，每天 1 次，7 天为 1 个疗程。

要点五　转诊原则

1. 常规治疗无效或加重者。
2. 涕中带血反复发作者。
3. 鼻塞伴有头痛者。
4. 诊断不明，需进一步到上级医院行鼻内镜、CT 等检查者。

细目四　鼻鼽

要点一　特点

鼻鼽是以突然和反复发作性鼻塞、鼻痒、喷嚏、鼻流清涕为特点。西医学的过敏性鼻炎、血管运动性鼻炎、酸性粒细胞增多性非变应性鼻炎等可参考本病辨证论治。

要点二　诊断

1. 病史

部分病人有过敏史及家族史。

2. 临床症状

喷嚏：每天常有阵发性喷嚏发作，每次多为连续性，少则 3~5 个，多则十几个或数十个。

鼻涕：大量清水样鼻涕，重者常如水自流。

鼻塞：程度轻重不一，季节性鼻炎由于鼻黏膜水肿明显，鼻塞常很重。

鼻痒：多数患者有鼻痒症状，季节性鼻炎尚有眼痒和结膜充血。

嗅觉减退：由于鼻黏膜水肿明显，部分患者尚有嗅觉减退。

3. 检查

发作时可见鼻黏膜淡红、苍白或暗灰色、肿胀湿润，以下鼻甲为甚。鼻窍内可见清稀鼻涕，间歇期以上症状不明显。

要点三　鉴别诊断

本病应与伤风鼻塞鉴别，见下表。

鼻鼽与伤风鼻塞鉴别诊断

	鼻　　鼽	伤风鼻塞
病史	过敏史及家族史	受凉或疲劳史
发病特点	发病快，消失快，常数小时缓解，症状消失后如常态	发病渐起，消失亦慢，需数天而愈
全身症状	无	发热、恶寒、头痛
检查	鼻黏膜肿胀、色淡、湿润，清水样涕	鼻黏膜充血、红肿，鼻涕水性变为黏性

要点四　治疗

1. 辨证论治

（1）辨证要点：本病发作期多为虚实夹杂证，缓解期多以脏腑亏虚为主，肺、脾、肾三脏虚损是本病之根本。

（2）治疗原则：补益肺、脾、肾是本病的主要治疗原则，或可辅以清降肺经郁热之品。

（3）证治分类

①肺气虚寒，卫表不固

主症：鼻痒打喷嚏，鼻塞流清涕，嗅觉减退，恶风怕冷。全身见面色苍白，气短，自汗。舌质淡，苔薄白，脉虚弱。检查见鼻腔黏膜苍白水肿，双下鼻甲尤甚，鼻内清稀分泌物。

治则：温肺散寒，益气固表。

主方：温肺止流丹加减。

常用药：细辛9g　荆芥9g　人参9g　甘草9g　诃子9g　桔梗9g　鱼脑石9g

加减：若鼻痒甚，可酌加僵蚕、蝉蜕；若畏风怕冷，清涕如水者，可酌加桂枝、干姜、大枣等。临床上亦可用玉屏风散合苍耳子散加减，以玉屏风散益气固表，苍耳子散辛散风邪以通窍。

②脾气虚弱，清阳不升

主症：打喷嚏，流清涕，鼻塞重，鼻痒，面色萎黄无华，消瘦，倦怠，神疲气短，怯寒，腹胀，纳呆便溏，舌胖淡边有齿印，苔白腻，脉弱无力。检查见鼻腔黏膜水肿淡白，或鼻甲息肉样变，有水样分泌物。

治则：健脾补气，升阳通窍。

主方：补中益气汤加减。

常用药：黄芪9g　甘草9g　人参9g　当归9g　陈皮9g　升麻9g　柴胡9g　白术9g

加减：病发时，加泽泻、辛夷花、白芷、细辛，以助散寒除湿通窍之力。若腹胀便溏、清涕如水、点滴而下者，可酌加淮山药、干姜、砂仁等；若畏风怕冷，遇寒则喷嚏频频者，可酌加防风、桂枝等。

亦可选用参苓白术散加减。若脾阳虚甚，可用理中汤加减。

③肾阳不足，温煦失职

主症：鼻塞鼻痒喷嚏，清涕长流，形寒怕冷，面色苍白，手足不温，或阳痿早泄。舌质淡红，苔白润，脉细弱。检查可见双下鼻甲肿胀，黏膜淡白，分泌物清稀如水。

治则：温肾壮阳，补肺止涕。

主方：金匮肾气丸加减。

常用药：肉桂6g　附子3g　熟地9g　山茱萸9g　山药15g　茯苓9g　丹皮9g泽泻9g

加减：若鼻塞甚，清涕多，可加半夏、陈皮、薏苡仁；若喷嚏兼有腹胀、便溏，加干姜、人参、吴茱萸；若鼻塞、鼻痒、怕风，则加黄芪、防风。

④肺经伏热，上犯鼻窍

主症：鼻塞鼻痒，流清涕，喷嚏频作。常在闷热环境下发作。可伴咳嗽，咽痒，口干，舌质红，苔黄，脉数。检查见鼻黏膜充血，鼻甲肿胀。

治则：清宣肺气，通利鼻窍。

主方：辛夷清肺饮加减。

常用药：辛夷花6g　生甘草9g　石膏15g　知母9g　栀子9g　黄芩9g　枇杷叶9g升麻9g　百合9g　麦冬9g

加减：在缓解期，可以于本方中酌加黄芪、山药等以固肺御邪。

2. 其他疗法

（1）滴鼻法：可选用芳香通窍的中药滴鼻剂滴鼻。

（2）吹鼻法：用碧云散吹鼻，或用皂角研极细末吹鼻。

（3）塞鼻法：用棉裹细辛膏塞鼻。

（4）嗅法：可用白芷、川芎、细辛、辛夷共研细末，置瓶内，时时嗅之。

要点五　转诊原则

1. 常规治疗无效或加重者。

2. 鼻塞伴有头痛者。

3. 诊断不明，需进一步到上级医院行鼻内镜、CT，或变应原激发试验和其他实验室检查者。

细目五　鼻衄

要点一　诊断

1. 病史

应注意询问有无鼻部外伤、肿瘤或全身各系统疾病等病史，有无其他诱发因素。

2. 临床症状

鼻中出血多为单侧出血，亦可双侧。可表现为间歇反复出血，亦可持续出血。出血量多少不一，轻者仅鼻涕中带血；较重者，渗渗而出或点滴而下；严重者，大量出血或反复出血者，可导致贫血甚至休克。

3. 检查

一般情况下，首先应找出血点，在前鼻镜或鼻内镜下做鼻腔检查，出血多位于中隔前下方的易出血区，以儿童及青年患者居多，中老年患者出血多位于鼻腔后段或中段。待采取有效止血措施后，进行必要的全身检查和实验室检查。

要点二　鉴别诊断

1. 呕血

上腹部疼痛，呕出血多为鲜红或暗红色，咖啡样或棕褐色，无泡沫，但常混有食物残渣和胃液，呈酸性反应；呕血凶猛时可同时从口鼻中涌出，有血便，很少有痰中带血。常有胃病或肝病史如消化性溃疡、肝硬化、食管胃底静脉曲张、糜烂性出血性胃炎、胃黏膜脱垂、食管癌、胃癌等。

2. 咯血

胸闷，胸部不适，喉痒感咳出，凶猛时亦可同时从口鼻涌出由暗红至鲜红色血液，混有气泡或痰液，常呈碱性，痰中带血，可持续数日，一般无血便除非血液咽下，常见于肺结核、肺脓肿、支气管扩张、肺癌、二尖瓣狭窄等。

要点三　治疗

鼻衄属于急症，临床治疗时要遵照"急则治其标"、"缓则治其本"之原则，积极采取止血措施。

1. 滴鼻法

用1%盐酸麻黄素液、1%呋麻滴鼻液等滴鼻，或用1%呋麻滴鼻液浸湿的棉卷放置出血的一侧鼻腔，也有止血作用。

2. 冷敷法

取坐位，以冷水浸湿的毛巾或冰袋敷于患者的前额或颈部，以达凉血止血的目的，适用于实热证鼻衄。

3. 压迫法

用手指掐压患者入前发际正中线 1~2 寸处，或患者用手指向鼻腔内后方压迫出血侧鼻翼 10~15 分钟，以达止血目的。

4. 简易填塞法

适用于小量出血者，用胶原蛋白止血海绵塞入鼻腔，压迫止血。

5. 前鼻孔填塞止血法

适用于鼻中隔、鼻腔出血者，采用凡士林纱条自后向前从上至下填塞鼻腔，或直接放入膨胀止血海绵并注入生理盐水，以持续加压达到止血目的。

要点四　转诊原则

1. 外伤及不明原因的鼻出血。

2. 鼻出血伴有高血压病史者。

3. 经前鼻孔填塞止血，止血效果不佳者。

细目六　喉痹

要点一　特点

喉痹以咽部红肿疼痛、灼热、干痒作咳或异物感不适为主要特点。西医学的急、慢性咽炎及某些全身性疾病在咽部的表现可参考本病进行辨证施治。

要点二　诊断

1. 病史

多有外感病史，或咽痛反复发作史。

2. 临床症状

急性者，以咽痛为主，吞咽时咽痛加重；慢性者，可出现咽部不适、咽干、咽痒、微痛、灼热感、异物感、哽哽不利等种种症状。

3. 检查

咽黏膜充血、肿胀；或见咽黏膜肥厚增生，咽后壁颗粒状隆起；或见咽黏膜干燥。

要点三　鉴别诊断

1. 扁桃体炎

扁桃体炎是主要由乙型溶血性链球菌、葡萄球菌、肺炎链球菌和腺病毒引起的腭扁桃体的非特异性炎症。如炎症仅限于扁桃体表面黏膜、隐窝内，临床常有咽痛不适、低热等轻度的全身症状，若炎症进入扁桃体实质，则咽痛剧烈、高热、局部及全身症状较重，扁桃体肿大充血，可见白色脓点，易拭去，下颌角淋巴结肿大，白细胞明显增高。慢性扁桃体炎患者常感咽干发痒、异物感、刺激性咳嗽及口臭等临床症状，扁桃体及咽后壁充血，扁桃体腺窝口有干酪样点状分泌物等。

2. 传染性单核细胞增多症

传染性单核细胞增多症是由 EB 病毒感染所致的急性或亚急性传染病。临床表现以头痛、发热、咽痛为多见，咽部、软腭及扁桃体弥漫性充血，扁桃体肿大，有时表面有白色假膜，易拭去，全身淋巴结多发性肿大，有时出现皮疹，肝脾肿大。血液检查，异常淋巴细胞、单核细胞增多可占 50% 以上，血液嗜异性凝集试验阳性。

要点四　治疗

1. 辨证论治

（1）辨证要点

①实证：起病急，多表现为咽部疼痛为主，吞咽时咽痛加重，局部红肿明显，伴实证

表现。

②虚证：病程较长，出现咽干、咽痒、咽部微痛及灼热感、咽喉异物阻塞感及哽哽不利，劳累后加重等种种咽喉不适的症状，伴虚证或虚热证表现，脉细。

（2）治疗原则：实证宜祛邪清热为主，根据病因分别采用清热宣肺、解毒、化痰散结利咽等法；虚证要兼顾气阴，根据病因分别采用滋阴、益气、温阳利咽等法。

（3）证治分类

①外邪侵袭，上犯咽喉

主症：咽部疼痛，吞咽不利。偏于风热者，咽痛较剧，吞咽痛增，伴发热，头痛，咳嗽，痰黄稠。舌苔薄黄，脉浮数。检查可见咽部黏膜充血、肿胀，颌下淋巴结肿大压痛。偏于风寒者，咽痛较轻，伴恶寒发热，身疼，咳嗽痰稀。舌质淡红，脉浮紧。

治则：疏风散邪，宣肺利咽。

主方：银翘散、六味汤。

常用药：银花9g　连翘9g　牛蒡子9g　荆芥9g　薄荷（后下）9g　桔梗9g　蝉衣9g　淡竹叶9g　芦根9g　甘草9g　荆芥9g　防风9g　桔梗9g　僵蚕9g　薄荷（后下）9g　甘草6g

加减：可加麻黄、杏仁发汗解表，宣降肺气；加苏叶、桂枝以助疏散风寒；加半夏、天南星、白附子等以燥湿祛风化痰；加蝉衣祛风开音；加茯苓、泽泻健脾祛湿消肿；可加生姜以助疏风散寒之力，或配石菖蒲、蝉蜕通窍利喉。

②肺胃热盛，上攻咽喉

主症：咽部疼痛较剧，吞咽困难，发热，口渴便秘。舌质红，舌苔黄，脉洪数。检查见咽部黏膜充血肿胀明显，咽后壁淋巴滤泡红肿，颌下淋巴结肿大压痛。

治则：清热解毒，利咽消肿。

主方：清咽利膈汤。

常用药：荆芥9g　防风9g　薄荷9g　金银花9g　连翘9g　栀子9g　黄芩9g　黄连9g　桔梗9g　甘草6g　牛蒡子9g　玄参9g　生大黄（后下）3g　玄明粉（冲服）3g

加减：若咳嗽痰黄，可加射干、瓜蒌仁、夏枯草；高热者，可加水牛角、大青叶；如有白腐或伪膜，可加蒲公英、马勃等。

③肺肾阴虚，虚火上炎

主症：咽部干燥，灼热疼痛，午后较重，或咽部不利，干咳痰少而稠，或痰中带血，手足心热。舌红少津，脉细数。检查可见咽部黏膜潮红，咽后壁淋巴滤泡增生，或咽部黏膜干燥少津。

治则：滋养阴液，降火利咽。

主方：养阴清肺汤合知柏地黄汤加减。

常用药：玄参9g　生甘草6g　麦冬9g　生地9g　薄荷9g　贝母9g　丹皮9g　山茱萸9g　丹皮9g　茯苓9g　知母9g　黄柏9g

加减：若喉底颗粒增多者，可加桔梗、香附、郁金、合欢花等以行气活血、解郁散结。

④脾胃虚弱，咽喉失养

主症：咽喉哽哽不利或痰黏着感，咽燥微痛，口干而不欲饮或喜热饮，易恶心干呕，或时有呃逆反酸，若受凉、多言则症状加重。平素容易感冒，倦怠乏力，胃纳欠佳。舌质淡红边有齿印，苔薄白，脉细弱。检查见咽黏膜淡红或微肿，淋巴滤泡增生，可呈扁平或融合。

治则：益气健脾，升清利咽。

主方：补中益气汤。

常用药：党参9g　黄芪9g　茯苓9g　白术9g　炙甘草9g　陈皮9g　当归9g　升麻6g　柴胡9g

加减：若咽部脉络充血，咽肌膜肥厚者，可加丹参、川芎、郁金以活血行气；痰黏者可加贝母、香附、枳壳以理气化痰、散结利咽；咽干较甚、苔干少津者，可加玄参、麦冬、沙参、百合等以利咽生津；易恶心、呃逆者，可加法夏、厚朴、佛手等以和胃降逆；若纳差、腹胀便溏、苔腻者，可加砂仁、藿香、茯苓、薏苡仁等以健脾利湿。

⑤脾肾阳虚，咽失温煦

主症：咽部异物感，哽哽不利，痰涎稀白，面色苍白，形寒肢冷，腰膝冷痛，腹胀纳呆，下利清谷。舌质淡嫩，舌体胖，苔白，脉沉细弱。检查见咽部黏膜淡红，咽后壁清稀痰涎。

治则：补益脾肾，温阳利咽。

主方：附子理中丸。

常用药：党参9g　白术9g　干姜9g　炙甘草9g　炮附子（先煎）9g

加减：若腰膝酸软冷痛者，可加枸杞子、杜仲、牛膝等；若咽部不适、痰涎清稀量多者，可加半夏、陈皮、茯苓等；若腹胀纳呆者，可加砂仁、木香等。

⑥痰凝血瘀，结聚咽喉

主症：咽部异物感、痰黏着感、灼热感，或咽微痛，痰黏难咯，咽干不欲饮，易恶心呕吐，胸闷不适。舌质暗红，或有瘀斑瘀点，苔白或微黄，脉弦滑。检查见咽黏膜暗淡或暗红，咽后壁滤泡增多或融合成片，咽侧索肥厚。

治则：化痰散结，祛瘀利咽。

主方：贝母瓜蒌散。

常用药：贝母9g　瓜蒌9g　橘红9g　天花粉15g　桔梗9g　茯苓9g

加减：可加赤芍、丹皮、桃仁活血祛瘀散结；若咽部不适，咳嗽痰黏者，可加杏仁、紫菀、款冬花、半夏等；若咽部刺痛、异物感、胸胁胀闷者，可加香附、枳壳、郁金等。

2. 其他治疗

（1）针灸

①体针：可选用合谷、内庭、曲池、足三里、肺俞、太溪、照海等为主穴，以尺泽、内关、复溜、列缺等为配穴。每次主穴、配穴可各选2~3穴，根据病情可用补法或泻法，每日1次，5~10次为1个疗程。

②灸法：主要用于虚证，可选合谷、足三里、肺俞等穴，悬灸或隔姜灸，每次2~3穴，每穴20分钟，10次为1个疗程。

③耳针：可选咽喉、肺、心、肾上腺、神门等埋针或用胶布埋压王不留行籽（六神丸亦可），两耳交替使用埋压法，隔日1次，5~10次为1个疗程。

④穴位注射：可选人迎、扶突、水突等穴，以丹参注射液、川芎注射液或维生素B_1等

每次 1 穴（双侧），每穴 0.5~1ml，每隔 3 日 1 次，5~10 次为 1 个疗程。

（2）含漱：以清热利咽之中药煎水漱口，有清热解毒，防止邪毒侵袭和滞留咽喉的作用。常用漱口方如下：

①银花、连翘、薄荷、甘草煎汤，漱口。

②桔梗、甘草、菊花、岗梅根煎汤，漱口。

（3）吹喉：将中药制成粉剂，直接吹喷于咽喉患部，以清热止痛利咽，如西瓜霜、喉风散等。

（4）涂敷：用棉签蘸复方碘甘油或硼酸甘油涂于咽部肌膜。

（5）含服：将中药制成丸或片剂进行含服，使药物直接作用于咽喉以清热生津利咽，如银黄含片、六神丸、草珊瑚含片等，每日 3~4 次，每次 1~2 片。

（6）蒸气或雾化吸入：可用内服之中药煎水装入保温杯中，趁热吸入药物蒸气；亦可用中药液置入超声雾化器中进行雾化吸入，如丹参注射液、川芎注射液或银花、连翘、板蓝根、野菊花、蒲公英等煎水过滤。

（7）按摩：于喉结旁开 1~2 寸，用食指、中指、无名指沿纵向平行线上下反复，轻轻揉按，每次 10~20 分钟，10 次为 1 个疗程。亦可沿颈部第 1~7 颈椎棘突旁开 1~3 寸按摩。

细目七　喉喑

要点一　特点

喉喑以声音不扬，甚至嘶哑失音为主要特点。发生于小儿症状多较严重，甚至可发展成急喉风。西医学的急性喉炎、慢性喉炎、声带小结、声带息肉、喉肌弱症等疾病可参考本病进行辨证施治。

要点二　诊断

1. 病史

多有感冒或过度用声史，或声音嘶哑反复发作史。

2. 临床症状

以声音嘶哑为主。轻者，仅声音不扬；重者，声音嘶哑，甚至完全失音。可伴有咽喉不适。

3. 检查

喉黏膜及声带鲜红肿胀；或声带淡红、暗红、肥厚、边缘有小结或息肉，声门闭合不全；或喉黏膜及声带干燥、变薄；或声带活动受限、固定；或声带松弛无力。

要点三　鉴别诊断

喉癌：凡是原因不明的声哑或咽喉部异物感，经对症治疗后症状不减，尤其中年以上患者，因密切观察。临床伴有刺激性干咳，痰中带血，严重者会出现喉部疼痛，头痛耳痛，呼吸困难等，体检可发现颈部肿块，从下颌角开始，沿胸锁乳突肌前缘向下有淋巴结肿大，质硬无压痛，活动度减低。借助 X 线、CT、喉镜检查、喉病灶局部细胞涂片、细胞病理学检查，结合实际检查，一般可明确诊断。

要点四　治疗

1. 辨证论治

（1）辨证要点：本病初期多为实证，临床辨证多属风寒、风热或痰热犯肺，喉窍壅闭；病久则多为虚证或虚实夹杂证，临床辨证多属肺肾阴虚、肺脾气虚或血瘀痰凝，喉窍失养。

（2）治疗原则：实证初期宜祛邪疏风清肺为主，根据病因分别采用疏风散寒、清热宣肺、解毒、散结开音等法；虚证或久病要兼顾肺肾、肺脾，根据病因分别采用滋阴润喉、益气活血、化痰开音等法。

（3）证治分类

①风寒袭肺

主症：卒然声音不扬，甚则嘶哑，喉微痛微痒，咳嗽声重，发热，恶寒，头身痛，无汗，鼻塞，流清涕，口不渴。舌苔薄白，脉浮紧。检查见喉黏膜微红肿，声门闭合不全。

治则：疏风散寒，利喉开音。

主方：三拗汤。

常用药：麻黄 6g　杏仁 9g　生甘草 6g

加减：可加荆芥、防风、生姜以助三拗汤疏风散寒之力。或配石菖蒲、蝉蜕通窍利喉。

②风热犯肺

主症：声音不扬，甚则嘶哑，喉痛不适，干痒而咳，发热，微恶寒，头痛。舌边微红，苔薄黄，脉浮数。检查见喉窍黏膜及声带红肿，声门闭合不全。

治则：疏风清热，利喉开音。

主方：疏风清热汤。

常用药：荆芥 9g　防风 9g　金银花 9g　连翘 9g　黄芩 9g　赤芍 9g　玄参 9g　浙贝母 9g　天花粉 9g　桑白皮 9g　牛蒡子 9g　桔梗 9g　甘草 9g

加减：可配蝉蜕、罗汉果清肺利喉开音。若痰黏难出者，可酌加瓜蒌皮、竹茹等。

③痰热壅肺

主症：声音嘶哑，甚则失音，咽喉痛甚，咳嗽痰黄，壮热口渴，大便秘结。舌质红，苔黄厚，脉洪数。检查见喉窍黏膜及室带、声带充血，深红肿胀，声带上有黄白色分泌物附着，闭合不全。

治则：泻热涤痰，利喉开音。

主方：清咽利膈汤。

常用药：荆芥 9g　防风 9g　薄荷 9g　金银花 9g　连翘 9g　栀子 9g　黄芩 9g　黄连 9g　桔梗 9g　甘草 6g　牛蒡子 9g　玄参 9g　生大黄 3g　玄明粉 3g

加减：可酌加黄芩、竹沥、瓜蒌皮等清热化痰，或配木蝴蝶、蝉蜕利喉开音。

④肺肾阴虚

主症：声音嘶哑日久，咽喉干涩微痛，喉痒干咳，痰少而黏，时时清嗓，症状以下午明显。可兼有颧红唇赤、头晕耳鸣、虚烦少寐、腰膝酸软、手足心热等症。舌红少津，脉细数。检查见喉窍黏膜及室带、声带微红肿，声带边缘肥厚，或喉窍和声带黏膜干燥、变薄，声门闭合不全。

治则：滋阴降火，利喉开音。

主方：百合固金汤。

常用药：百合9g　生地12g　熟地12g　麦冬9g　玄参9g　当归9g　白芍9g　桔梗9g　甘草6g　贝母9g

加减：可配凤凰衣、西藏青果生津润喉。若头晕耳鸣、五心烦热者，可酌加黄柏、知母、龟板、鳖甲等。

⑤肺脾气虚

主症：声嘶日久，语音低沉，高音费力，不能持久，劳则加重。舌体胖有齿痕，苔白，脉细弱。检查见喉黏膜色淡不红，声带肿胀或不肿胀，松弛无力，声门闭合不全。

治则：补益肺脾，益气开音。

主方：补中益气汤。

常用药：党参9g　黄芪9g　茯苓9g　白术9g　炙甘草9g　陈皮9g　当归9g　升麻6g　柴胡9g

加减：可配诃子、五味子收敛肺气、以助开音。若湿重痰多，声带肿胀甚者，可酌加石菖蒲、半夏、薏苡仁、白扁豆等。

⑥血瘀痰凝

主症：声嘶日久，讲活费力，喉内异物感或有痰黏着感，常需清嗓，胸闷不舒。舌质暗滞或有瘀点，苔薄白或薄黄，脉细涩。检查见喉窍黏膜及室带、声带、杓间暗红肥厚，或声带边缘有小结及息肉状组织突起，常有黏液附其上。

治则：活血化痰，利喉开音。

主方：会厌逐瘀汤加减。

常用药：当归9g　赤芍9g　红花9g　桃仁9g　生地9g　枳壳9g　柴胡9g　桔梗6g　甘草9g　玄参9g　贝母9g　瓜蒌仁9g

加减：可加贝母、僵蚕、海浮石等化痰散结。或配石菖蒲、诃子通窍利喉。

2. 其他治疗

（1）针灸

①体针：可采用局部与远端取穴相结合的方法。喉周取人迎、水突、廉泉、新廉泉（环甲膜正中点）。远端取穴：病初起者，可取合谷、少商、商阳、尺泽，每次取1~2穴，用泻法；病久者，若肺脾气虚可取足三里，若肺肾阴虚可取三阴交，用平补平泻法或补法。每日1次，留针20分钟。

②刺血法：用三棱针刺两手少商、商阳、三商（奇穴，别名大指甲根）等穴，每穴放血1~2滴，每日1次，有泻热开窍、利喉开音的作用，适用于喉暗热证。

③耳针：取咽喉、声带、肺、大肠、神门、内分泌、皮质下、平喘等穴，脾虚者加取脾、胃，肾虚者加取肾，每次3~4穴，针刺20分钟；病初起，每日1次，久病隔日1次。也可用王不留行籽或磁珠贴压，每次选3~4穴，每穴按压1分钟，每日按压3~4次，贴压3~5日。

④穴位注射：取喉周穴如人迎、水突、廉泉，每次选 2 ~ 3 穴作穴位注射，药物可选用复方丹参注射液、当归注射液、鱼腥草注射液、双黄连注射液，每次注射 0.5 ~ 1ml 药液，隔日 1 次。

（2）穴位磁疗：取喉周穴位，如人迎、水突、廉泉等，每次选 2 ~ 3 穴，贴放磁片，或加用电流，每次 20 分钟，每日 1 次。

（3）氦 - 氖激光穴位照射：取喉周穴位，如人迎、水突、廉泉等，每次选 2 ~ 3 穴，局部直接照射，输出功率为 2.5 ~ 5W，每次每穴照射 5 分钟，每日 1 次。

（4）含服：选用具有清利咽喉作用的中药制剂含服，使咽喉清利，有助于消肿止痛开音。常用药有复方草珊瑚含片、西瓜霜润喉片、玄麦甘桔含片、余甘子喉片等。

（5）蒸气或超声雾化吸入：根据不同证型选用不同的中药水煎，取过滤药液 20ml 作蒸汽吸入或超声雾化吸入，每次 15 分钟，每日 2 次。如风寒袭肺者，可用紫苏叶、香薷、蝉蜕等；风热犯肺或痰热壅肺者，可用柴胡、葛根、黄芩、生甘草、桔梗、薄荷等；肺肾阴虚者，可用乌梅、绿茶、甘草、薄荷等。

（6）离子导入疗法：用红花、橘络、乌梅、绿茶、甘草、薄荷水煎药液，作喉局部直流电离子导入治疗，每次 20 分钟，每日 1 次，有利喉消肿开音的作用，适于各证型喉喑。

（7）嗓音矫治：进行发声训练，缓解发声器官的紧张，有助于发声功能状态恢复正常。

要点五　转诊原则

1. 常规治疗无效或加重者。

2. 出现呼吸困难者。

3. 痰中带血反复发作者。

4. 诊断不明，需进一步到上级医院行纤维喉镜、病理或 CT 等检查者。

细目八　急喉风

要点一　特点

急喉风以吸气性呼吸困难为主要特征。属急危重症，其发病急、变化快、病情重，患者常可出现咽喉红肿疼痛、痰涎壅盛、语言难出、声如拽锯、汤水难下等症状，严重者可窒息死亡。西医学的急性喉阻塞可参考本病辨证施治。

要点二　诊断

1. 病史

多有急性咽喉病或咽喉异物、外伤、过敏等病史。

2. 临床症状

吸气性呼吸困难，常伴有吸气期喉鸣、声音嘶哑、痰涎壅盛、语言难出、汤水难下等症状。

3. 检查

根据呼吸困难及病情轻重程度分为四度：

Ⅰ度：安静时无呼吸困难症状，活动或哭闹时出现喉鸣和鼻翼煽动，吸气时天突（胸骨上窝）、缺盆（锁骨上窝）及肋间等处轻度凹陷，称三凹征（甚则剑突下及上腹部软组织也可凹陷，故亦称四凹症）。

Ⅱ度：安静时出现上述呼吸困难表现，活动时加重，但不影响睡眠和进食。

Ⅲ度：呼吸困难明显，喉鸣较重，并见缺氧症状，如烦躁不安、自汗、脉数等，三（四）凹症显著。

Ⅳ度：呼吸极度困难，病人烦躁不安，唇青面黑，额汗如珠，身汗如雨，甚则四肢厥冷，脉沉微欲绝，神昏，濒临窒息。

要点三　鉴别诊断

吸气性呼吸困难应与呼气性呼吸困难及混合性呼吸困难相鉴别。

要点四　治疗

1. 辨证论治

（1）辨证要点

①本病以实证为多，首先应辨呼吸困难的性质、程度及缺氧情况。

②其次辨寒热。以热证为多，寒证相对较少。一般热证多有咽喉红肿疼痛、黏膜色鲜红或紫红，有表证与里证之别；寒证则少见咽喉疼痛，多咽喉肿塞，呼吸困难，黏膜色苍白。

（2）治疗原则：应根据病因和呼吸困难的程度，采用适当的抢救方法，尽快开通气道，祛除痰证，醒神开窍是治疗本病的关键。

（3）证治分类

①风热外袭，热毒内困

主症：咽喉肿痛，吞咽困难，继之汤水难下，言语不清，痰涎壅盛，咽喉堵塞，呼吸困难。全身可见乏力，恶风，发热，头痛，舌质红，苔黄或黄厚，脉数。检查见咽喉黏膜呈鲜红色或紫红色，声门区红肿显著。

治则：疏风泻热，解毒消肿。

主方：清咽利膈汤加减。

常用药：连翘9g　栀子9g　黄芩9g　薄荷3g　牛蒡子9g　防风9g　荆芥9g　玄明粉9g　玄参9g　金银花9g　大黄（后下）9g

加减：若痰涎壅盛者加瓜蒌、贝母、竹沥、前胡、百部等清热化痰之药。

②热毒熏蒸，痰热壅结

主症：咽喉肿胀，疼痛剧烈，喉中痰鸣，声如拽锯，声音嘶哑，或语言难出。全身可见憎寒壮热，或高热心烦，汗出如雨，口干欲饮，便秘尿赤。舌质红绛，苔黄或腻，脉数或沉微欲绝。检查见咽喉极度红肿，会厌或声门红肿明显，痰涎多，并可见鼻翼煽动，天突、缺盆、肋间及上腹部在吸气时出现凹陷。

治则：泻热解毒，祛痰开窍。

主方：清瘟败毒饮加减。

常用药：生石膏15g　生地12g　水牛角15g　黄连6g　栀子9g　桔梗6g　黄芩9g 知母9g　赤芍9g　玄参9g　连翘9g　甘草3g　牡丹皮12g　淡竹叶9g

加减：痰涎壅盛者，加大黄、贝母、瓜蒌、葶苈子、竹茹等清热化痰散结，并配合六神丸、雄黄解毒丸、紫雪丹、至宝丹以清热解毒、祛痰开窍；大便秘结者，可加大黄、芒硝以泻热通便。

③风寒痰浊，凝聚咽喉

主症：咽喉憋闷突然发生，咽喉疼痛或微痛，声音不扬或嘶哑，吞咽、呼吸困难。全身可见恶寒、发热、头痛、无汗、口不渴等症。舌苔白，脉浮。检查会厌可见明显肿胀甚至如球状，或声门处黏膜苍白水肿，声门开合不利。

治则：祛风散寒，化痰消肿。

主方：六味汤加味。

常用药：荆芥9g　防风9g　桔梗6g　僵蚕6g　薄荷3g　甘草3g

加减：可加麻黄、杏仁发汗解表，宣降肺气；加僵蚕宣肺化痰利咽，加苏叶、桂枝以助疏散风寒；加半夏、天南星、白附子等以燥湿祛风化痰；加蝉衣祛风开音；加茯苓、泽泻健脾祛湿消肿，可加生姜以助疏风散寒之力，或配石菖蒲、蝉蜕通窍利喉。

2. 其他治疗

（1）雾化吸入：可用祛风清热、消肿通窍之中药，适量煎煮过滤，取药汁进行雾化吸入。亦可加入适量抗生素及激素一并使用。

（2）中药离子透入：可用清热解毒、消肿通窍等中药浓煎后，借助于离子透入仪将药从颈前部皮肤导入至喉部病变部位。

（3）吹药：用清热解毒、利咽消肿的中药粉剂吹入患处，以消肿止痛，适用于喉关及口咽部病变。

（4）含漱：可用清热解毒、消肿利咽的中药煎水含漱。

（5）针灸疗法

①针刺：取合谷、少商、商阳、尺泽、少泽、曲池、扶突等穴，用泻法，不留针。或取少商、商阳点刺出血以泻热。

②耳针：选用神门、咽喉、平喘等穴针刺。

要点五　转诊原则

1. 常规治疗无效或加重者。

2. 出现呼吸困难者。

3. 诊断不明，需进一步到上级医院行纤维喉镜、CT等检查者。

（忻耀杰）

中医骨伤科学

第一单元　创伤急救

细目一　创伤急救概论

要点一　目的

维持伤员的生命，避免继发性损伤，防止伤口污染。

要点二　急救原则

先抢后救，先重后轻，先急后缓，先近后远，连续监护，救治同步。

要点三　步骤

先止血、包扎，然后妥善地固定，并采用正确的搬运方法及时地转送。同时应维护伤员的呼吸道通畅，及时救治心跳、呼吸骤停及创伤昏迷等危急重症患者，积极防治休克等各种并发症。

要点四　急救五项技术

1. **保持呼吸道通畅**

首先使伤员仰卧，解开伤员衣领和腰带等妨碍呼吸的约束物，及时清除口鼻咽喉中的假牙、血块、黏痰、呕吐物和其他异物等，保持呼吸道通畅。对呼吸道阻塞及有窒息危险的伤员，可插入口咽通气管或鼻咽通气管，或急行环甲膜切开插管、用粗针头穿刺环甲膜通气、气管内插管及气管切开插管。对呼吸骤停者，可行口对口或经口咽通气管或鼻咽通气管行人工呼吸。对下颌骨折或昏迷伤员，有舌后坠阻塞呼吸道者，可将下颌提起或托起下颌角、颈后仰等，同时将舌牵出，固定于衣服上，并将伤员置于侧卧位。

2. **止血**　见细目四·要点四。

3. **包扎**　见细目四·要点三。

4. **固定**　见细目四·要点二。

5. **搬运与转送**　见细目四·要点一。

细目二　周围血管损伤

要点一　概述

四肢血管损伤常与骨折脱位和神经损伤同时发生，血管穿刺和插管造影等检查及外科手术都有可能损伤血管。血管损伤常见的病理类型有：

1. 血管断裂

（1）完全断裂：四肢主要血管完全性断裂，多有大出血，可合并休克或肢体缺血性坏死。

（2）部分断裂：可有纵形、横形或斜形的部分断裂，动脉收缩使裂口拉开扩大，不能自行闭合，常发生大出血，因此有时比完全断裂出血更多。

2. 血管痉挛

多发生于动脉，可表现为节段性或弥漫性痉挛。血管呈细条索状，血流受阻，甚则闭塞。通常情况下痉挛可在 1～2 小时后缓解，部分可持续 24 小时以上。

3. 血管内膜损伤

血管内膜挫裂伤或内膜与中层断裂，由于损伤刺激或内膜组织卷曲而引起血管痉挛或血栓形成。还可因血管壁变薄而发生创伤性动脉瘤，动脉内血栓脱落，可堵塞末梢血管。

4. 血管受压

因骨折、脱位、血肿、异物、夹板、包扎或止血带止血等引起。动脉严重受压可使血流完全中断，血管壁也因此受伤，引起血栓形成，而导致肢体远端缺血性坏死。

5. 创伤性动脉瘤和动静脉瘘

当动脉部分断裂加之出口狭小时，出血被局部组织张力所限而形成搏动性血肿，6～8 周后血肿机化形成包囊，囊壁内面为新生血管内膜覆盖，成为假性动脉瘤，可压迫周围组织，使远端血供减少。伴行动静脉同时部分损伤，动脉血直接流向静脉而形成动静脉瘘。

要点二　诊断

1. 有明显的外伤史

如骨折、脱位、挫伤、火器伤或切割伤。

2. 出血、血肿、低血压和休克

（1）肢体主要血管断裂或破裂，均有较大量出血，可出现低血压和失血性休克。

（2）开放性动脉出血呈鲜红色，多为喷射性或搏动性出血；如位置深，可见大量鲜血涌出。

（3）闭合性的主要动脉损伤，损伤部位肢体因内出血而显著肿胀，时间稍长者有广泛性皮下瘀血。

（4）闭合性动脉伤或伤口小而深的开放性血管伤，在伤口被血块或肿胀的软组织堵塞时，可因内出血而形成搏动性血肿。

3. 肢体远端血供障碍

主要动脉损伤、栓塞或受压，肢体远端可出现血供障碍，表现为：

（1）患肢远端动脉搏动减弱或消失。

（2）远端皮肤因缺血或血供不足表现为苍白，皮温下降。

（3）毛细血管充盈时间延长。

（4）远端肢体疼痛。疼痛是神经缺血的早期反应，约缺血30分钟后出现。

（5）感觉障碍。随着缺血时间延长，肢体由疼痛转入感觉减退、麻木，最后感觉可完全丧失。感觉障碍多呈手套或袜套状，与神经损伤所致感觉障碍和神经纤维分布相一致的情况不同，应注意鉴别。

（6）运动障碍。肌肉对缺血很敏感，缺血时间稍长，肌力下降以至完全消失。

（7）远端无活跃性充血。指（趾）尖用粗针刺一小创口，无出血或仅少量出血随即中止者，均为血供中断的表现。

（8）静脉回流障碍。主要表现为12~24小时内出现肢体严重水肿，皮肤发绀和温度下降。

要点三　紧急处理原则

1. 急救止血

（1）常用止血法：加压包扎法止血，紧急情况下可用指压法。使用止血带止血要注意记录时间，防止并发症。

（2）血管钳止血法和血管结扎法：在医院检查创伤时，如有明显的动脉出血，可用血管钳夹住出血的动脉，送手术室进一步处理。对无修复条件而需长途运送者，经初步清创后，结扎血管断端，疏松缝合皮肤，不用止血带，立即转运。

2. 休克和多发性损伤的处理

首先止血和输血输液，补充血容量与抗休克，纠正脱水和电解质的紊乱。同时迅速处理危及生命的内脏伤和多发性损伤。

3. 血管痉挛的处理

（1）用温热盐水湿纱布覆盖创面，及时解除骨折断端与异物的压迫。

（2）无伤口而疑有动脉痉挛者，可试用普鲁卡因阻滞交感神经，也可口服或肌注盐酸罂粟碱。经上述处理仍无效者，应及早探查动脉。

4. 清创与探查术

开放性血管损伤，在创口清创的同时进行血管探查，根据血管损伤的情况，采取相应的治疗方法。血管探查的指征是：肢体远端动脉搏动消失，皮温下降，皮肤苍白或发绀，感觉麻木、肌肉瘫痪、屈曲挛缩、伤口剧痛；伤肢进行性肿胀，伴有血循环障碍；伤口反复出血，骨折已整复但缺血症状仍未消除者。

要点四　转诊原则

血管损伤一般都需要在4~6小时内手术治疗，否则易发生血栓蔓延、缺血区域扩大和远端肢体严重缺血或坏死。根据医疗单位的技术能力、设备条件，决定是否转诊。

要点五　护理要点

1. 生命体征观察

包括体温、呼吸、脉搏、血压、神志等。

2. 伤口包扎物观察

包括伤口敷料和外固定物，有无继续渗血和出血现象，外固定物的位置和松紧度等。

3. 伤员体位观察

保持伤肢与心脏处于同一水平面，不可过高或过低。如静脉回流不畅，可稍抬高。

4. 伤肢血运观察

血管损伤处置后 24 小时内，密切观察患肢脉搏、皮温、颜色、感觉、肌肉活动和毛细血管充盈时间等是否正常，每小时记录 1 次，出现异常应及时处理。

5. 伤口情况观察

已缝合的伤口要保持干燥、清洁，观察伤口有无红肿、有无渗出、渗出液的情况、有无感染的迹象；有引流的伤口，要观察引流液的量和色泽，要保持引流的通畅。污染的敷料要及时更换。

细目三　周围神经损伤

要点一　概述

周围神经系统是 12 对脑神经和 31 对脊神经的总称。周围神经支配肢体正常功能活动。若周围神经损伤，不能恢复，四肢功能活动可部分或完全丧失。其损伤的类型有：

1. 神经断裂

多见于开放性损伤造成的完全性与不完全性断裂，前者表现为感觉与运动功能完全性丧失，并发肌肉、神经营养不良性改变，后者为不完全性丧失。

2. 轴索断裂

轴索断裂而鞘膜完好，但神经功能丧失，多见于挤压或牵拉损伤。当致伤因素解除后，受伤神经多在数月内完全恢复功能。

3. 神经失用症

神经轴索和鞘膜完整，但神经传导功能障碍，可持续几小时至几月，多因神经受压或外伤引起，一般可自行恢复。但如压迫过久，可造成永久性障碍。

4. 神经刺激

四肢神经因不全性损伤可致烧灼样神经痛、肢体血管舒缩功能紊乱与肌肉神经营养不良性改变等，多见于正中神经和胫神经。

要点二　诊断

1. 症状体征

（1）畸形：为神经损伤引起肌肉瘫痪而致，多发生在伤后数周或更长一段时间内。如桡神经损伤后出现的腕下垂，尺神经损伤后出现的爪形手，正中神经损伤后出现的"猿手"畸形，腓总神经损伤后出现的足下垂等。

（2）感觉障碍：所支配的皮肤区发生感觉障碍，可判断是何神经损伤。

（3）运动障碍：所支配的肌肉瘫痪，根据其瘫痪的程度可判断神经损伤的程度，了解神经再生、肢体功能恢复和预后情况等。

（4）腱反射的变化：所支配的腱反射消失。如坐骨神经损伤，跟腱反射消失；上臂肌皮神经损伤，肱二头肌腱反射消失。

（5）植物神经功能障碍：所支配的皮肤出现营养障碍。如无汗、干燥、灼热和发红等，晚期皮肤发凉，失去皱纹，变得平滑、少汗、干燥，毛发过多和指甲变形。

（6）神经本身的变化：沿神经纤维走行区触诊和叩诊，可了解神经本身的变化。

2. 电生理检查

（1）肌电图检查：神经断裂后，主动收缩肌肉的动作电位消失，2~4周后出现去神经纤颤电位。神经再生后，去神经纤颤电位消失，而表现为主动运动电位。

（2）诱发电位检查：有感觉神经动作电位（SNAP）、肌肉动作电位（MAP）和体感诱发电位（SEP）等，其临床意义主要为神经损伤的诊断、评估神经再生和预后情况及指导神经损伤的治疗。

要点三　治疗

1. 妥善保护患肢

避免患肢冻伤、烫伤与压伤等。

2. 解除对神经的压迫

凡因骨折脱位导致神经损伤，首先应整复骨折与脱位，解除对神经的压迫。未断裂的神经，有望在1~3个月后恢复其功能；如神经断裂或嵌入骨折断端或关节面之间，则应尽早手术探查处理。

3. 外固定

骨折脱位整复后，需要外固定；神经损伤后，为避免肌肉瘫痪引起的关节僵直或关节脱位，需要将患肢固定于功能位，为日后肢体功能恢复奠定良好的基础。

4. 手法治疗和功能锻炼

有针对性地进行手法治疗和功能锻炼，保持肌张力，防治肌肉萎缩、肌纤维化、关节僵硬、关节萎缩及关节畸形等。

5. 药物治疗

损伤致气滞血瘀、经络不通、筋脉失养，症见肢体瘫痪、张力减弱、感觉迟钝或消失、皮肤苍白湿冷、汗毛脱落、指甲脆裂、舌质紫暗或有瘀斑、脉弦涩。治宜活血化瘀、益气通络，方选补阳还五汤加减。后期重用补肝肾、强筋骨之药，外用骨科外洗一方熏洗。

6. 针灸治疗

损伤中、后期根据证候循经取穴，配以督脉相应穴位或沿神经干取穴，或兼取两者之长，用强刺激手法或电针。

要点四　转诊原则

有神经损伤的临床表现或可疑者应转诊，进一步确诊损伤的类型和程度，判断是否需手术治疗。神经断裂伤手术修复的时机，原则上愈早愈好。确定暂不需手术或手术后的患者，可按上述的方法治疗。

细目四　外伤急救搬运技术

要点一　搬运伤（病）员技术

伤员经止血、包扎、固定等处理后，要将其尽快搬运和转送到救护站或医院进行治疗。骨折病人未作临时固定者，应禁止运送。

1. 运送先后次序

先转运危及生命者，然后转运开放性损伤和多发性骨折者，最后转运轻伤员。

2. 搬运的方式

（1）上肢损伤者，应鼓励其自己行走；下肢损伤者，固定后再搬运。

（2）昏迷或气胸的伤员，必须采用平卧式搬运法。

（3）对疑有脊柱骨折的病人，应采用三人平卧式搬运法。人员不够时，可采用滚动式搬运法。

（4）对颈椎损伤的病人，应由一人负责牵引头部，以保持头颈部与躯干长轴一致。

（5）对骨盆骨折的病人，除应用多头带或绷带包扎盆部外，应用布带将身体捆在担架上，以避免震动和减少疼痛。

3. 运送要求

（1）多采用帆布担架。在无担架的情况下，可用门板、长凳、布单等代替。

（2）一般以仰卧位放在运送工具上，四肢不应靠在担架边缘，以免中途撞击引起疼痛，使病情加重。

（3）昏迷伤员应采用半卧位或俯卧位，保持呼吸道通畅。

（4）运送时力求平稳、舒适、迅速、不倾斜和少震动，搬动要轻柔。运送途中应携带必要的急救药品和氧气等，救护人员要密切观察伤员的神志、呼吸、瞳孔、脉搏、血压等变化。

要点二　骨折固定技术

1. 目的

现场救护中，对骨折、脱位、肢体挤压伤和严重软组织损伤的患者，必须做可靠的临时固定。一是减轻伤处的疼痛，预防疼痛性休克的发生；二是限制骨折断端或脱位肢体再移位，避免产生新的损伤和并发症。

2. 要求

（1）临时固定的范围应包括骨折处上下两个关节、脱位的关节和严重损伤的肢体。

（2）固定使用的器材常为木夹板、绷带、三角巾、棉垫等，在救护现场也可用树枝、竹竿、木棍、纸板、雨伞、腰带、衣服、书卷等代替。

（3）固定时要加衬垫，以防皮肤压伤；固定四肢时，要露出指（趾）端，以便观察血运。

（4）固定后，如出现指（趾）苍白、青紫，肢体发凉、疼痛或麻木时，表明血液循环不良，要立即查明原因。如为扎缚过紧，应放松缚带，重新固定。

要点三　伤口包扎技术

1. 目的

包扎可压迫止血，保护创面，减少污染，固定骨折断端的夹板和创面的敷料，减轻疼痛，有利于搬运和转送。

2. 要求

（1）包扎时动作要轻巧、迅速、准确，敷料要严密包住伤口，松紧适宜。包扎完毕应检查肢体远端血运是否正常。

（2）对伤口表面的明显异物可以取掉，一般伤口可用消毒纱布或清洁的毛巾、布类等覆盖创面，外用绷带或布条等包扎。

（3）对开放性气胸，应及时进行密封包扎，以阻断气体从伤口进出，改善呼吸。

（4）对颅脑伤口，应将周围头发剃除或尽量剪短，并用生理盐水冲洗局部，以无菌纱布包扎。伤口内表浅异物可去除，但对血凝块和大血管附近的骨折不要轻易移动，以免再次出血。

3. 常用的包扎方法

（1）绷带包扎法：用于胸腹和四肢等处伤口及固定敷料。

（2）三角巾包扎法：适用于头面、胸腹、四肢等全身各部位。

（3）多头带包扎法：多用于头面部较小的创面和胸、腹部的包扎。

（4）急救包包扎法：多用于头胸部开放性损伤。

要点四　外伤出血院外急救技术

创伤出血是导致死亡的重要原因之一，首先要进行准确、有效地止血，然后再作其他急救处理。

1. 一般止血法

比较小的创伤出血，用生理盐水冲洗局部后，覆盖无菌纱布，用绷带加压包扎。

2. 指压止血法

仅适用于四肢及头面部的大出血急救，不宜长时间使用，也不便于伤员的搬运和转送，应及时更换其他有效的止血方法，或转送到医院进行治疗。

3. 加压包扎止血法

适用于全身各部位的静脉和大多数的动脉出血。

4. 填塞止血法

用无菌纱布或直接用消毒急救包、棉垫填塞伤口，外用绷带或三角巾加压包扎，松紧以达到止血为度。

5. 止血带止血法

四肢大血管出血，用加压包扎法无效时采用。要严格掌握使用方法和注意事项。止血带绑缚时间太长将导致肢体疼痛，甚至引起肢体缺血性坏死而致残，严重者可危及伤员生命。

6. 屈肢加垫止血法

在腋窝或肘窝、腹股沟和腘窝处加纱布垫或棉垫，上臂内收靠近胸壁或屈肘、屈髋、屈膝，用绷带或三角巾固定其于内收或屈曲位，即可止血。

（周临东　毕连勇）

第二单元　骨折

细目一　骨折概论

要点一　病因病机

（一）外因

1. 直接暴力

骨折发生于外来暴力直接作用的部位，如打伤、压伤、枪伤、炸伤及撞击伤等。多为横断骨折或粉碎性骨折，骨折处的软组织损伤较严重。若发生在前臂或小腿，两骨骨折部位多在同一平面。若为开放性骨折，因打击物由外向内穿破皮肤，感染率较高。

2. 间接暴力

间接暴力包括传达暴力、扭转暴力等。骨折发生于远离外来暴力作用的部位。多在骨质较弱处造成斜形骨折或螺旋形骨折，骨折处的软组织损伤较轻。若发生在前臂或小腿，两骨骨折的部位多不在同一平面。若为开放性骨折，多因骨折断端由内向外穿破皮肤，感染率较低。

3. 筋肉牵拉

由于筋肉急骤地收缩和牵拉可发生骨折。如跌倒时,股四头肌剧烈收缩可导致髌骨骨折。

4. 疲劳骨折

骨骼长期反复受到震动或形变,外力的积累可造成骨折。多发生于长途跋涉后或行军途中,以第二、三跖骨及腓骨干下 1/3 疲劳骨折为多见。这种骨折多无移位,但愈合缓慢。

(二) 内因

1. 年龄和健康状况

年轻体健,筋骨坚韧,不易受损;年老体弱,平时缺少锻炼或长期废用者,其骨质脆弱、疏松,遭受外力作用容易引起骨折。

2. 骨的解剖部位和结构状况

幼儿骨膜较厚,骨有机质较多,易发生青枝骨折;青少年骨骺未闭合,易发生骨骺分离;老年人骨质疏松,骨的脆性增大,最易发生骨折。又如肱骨下端扁而宽,前面有冠状突,后面有鹰嘴窝,中间仅一层较薄的骨片,最易发生骨折。在骨质的疏松部位和致密部位交接处,也易发生骨折。

3. 骨骼病变

如先天性脆骨病、营养不良、佝偻病、甲状腺功能亢进症、骨感染和骨肿瘤等,常为导致骨折的内在因素。

(三) 骨折的移位

1. 移位方式

常见的有五种移位,多合并存在。

(1) 成角移位:两骨折段之轴线交叉成角。

(2) 侧方移位:两骨折端移向侧方。

(3) 缩短移位:两骨折段互相重叠或嵌插,骨的长度缩短。

(4) 分离移位:两骨折端互相分离,骨的长度增加。

(5) 旋转移位:骨折段围绕骨之纵轴而旋转。

2. 移位程度和方向的因素

(1) 外在因素:与暴力的大小、作用方向及搬运情况等有关。

(2) 内在因素:与肢体远侧段的重量、肌肉附着点及其收缩牵拉力等有关。

要点二　分类

(一) 根据骨折处是否与外界相通

1. **闭合骨折**:骨折断端不与外界相通者。

2. **开放骨折**:有皮肤或黏膜破裂,骨折处与外界相通者。

（二）根据骨折的损伤程度

1. **单纯骨折**：无并发神经、重要血管、肌腱或脏器损伤者。
2. **复杂骨折**：并发神经、重要血管、肌腱或脏器损伤者。
3. **不完全骨折**：骨小梁的连续性仅有部分中断者。
4. **完全骨折**：骨小梁的连续性全部中断者。

（三）根据骨折线的形态

1. **横断骨折**：骨折线与骨干纵轴接近垂直。
2. **斜形骨折**：骨折线与骨干纵轴斜交成锐角。
3. **螺旋形骨折**：骨折线呈螺旋形。
4. **粉碎骨折**：骨碎裂成三块以上。
5. **青枝骨折**：多发生于儿童，仅有部分骨质和骨膜被拉长、皱折或破裂，骨折处有成角、弯曲畸形，与青嫩的树枝被折时的情况相似。
6. **嵌插骨折**：发生在长管骨干骺端密质骨与松质骨交界处，密质骨嵌插入松质骨内。
7. **裂缝骨折**：骨折线呈裂缝或线状。
8. **骨骺分离**：骨骺与骨干分离，骨骺的断面可带有数量不等的骨组织，见于儿童和青少年。
9. **压缩骨折**：松质骨因压缩而变形，如脊椎骨及跟骨等。

（四）根据骨折整复后的稳定程度

1. **稳定骨折**：骨折复位后，经适当外固定不易发生再移位者，如裂缝骨折、青枝骨折、嵌插骨折、横形骨折等。
2. **不稳定骨折**：骨折复位后，易于发生再移位者，如斜形骨折、螺旋形骨折、粉碎骨折等。

（五）根据骨折后就诊的时间

1. **新鲜骨折**：伤后 2~3 周以内就诊者。
2. **陈旧骨折**：伤后 2~3 周以上就诊者。

（六）根据受伤前骨质是否正常

1. **外伤骨折**：骨折前骨质结构正常，纯属外力作用而发生骨折者。
2. **病理骨折**：骨质原已有病变（如骨髓炎、骨结核、骨肿瘤等），经轻微外力作用而产生骨折者。

要点三　诊断

（一）受伤史

应了解暴力的大小、方向、性质和形式（高处跌下、车撞、打击、机器绞轧等），及其作用的部位，打击物的性质、形状，受伤现场情况，受伤姿势状态等，充分地估计伤情。

（二）临床表现

1. 全身情况

轻微骨折可无全身症状，由于瘀血停聚，积瘀化热，常有发热（体温约 38.5℃），5~7 天后体温逐渐降至正常，无恶寒或寒战，兼有口渴、口苦、心烦、尿赤便秘、夜寐不安，脉浮数或弦紧、舌质红，苔黄厚腻。如合并外伤性休克和内脏损伤，则有相应的表现。

2. 局部情况

（1）一般情况

①疼痛：骨折后脉络受损，气机凝滞，阻塞经络，不通则痛，故骨折部出现不同程度的疼痛及直接压痛和间接压痛（纵轴叩击痛和骨盆、胸廓挤压痛等）。

②肿胀：骨折后局部经络损伤，营血离经，阻塞络道，瘀滞于肌肤腠理而出现肿胀。若骨折处出血较多，伤血离经，通过撕裂的肌膜及深筋膜溢于皮下，即成瘀斑，严重肿胀时还可出现水泡、血泡。

③活动功能障碍：由于肢体失去杠杆和支柱作用及剧烈疼痛、筋肉痉挛、组织破坏所致。一般来说，不完全骨折、嵌插骨折的功能障碍程度较轻，完全骨折、有移位骨折的功能障碍程度较重。

（2）骨折特征

①畸形：骨折时常因暴力作用、肌肉或韧带牵拉、搬运不当而使断端移位，出现肢体形状改变而产生畸形。

②骨擦音：由于骨折断端相互触碰或摩擦而产生，一般在局部检查时用手触摸骨折处而感觉到。

③异常活动：骨干部无嵌插的完全骨折，可出现好像关节一样能屈曲旋转的不正常活动，又称假关节活动。

畸形、骨擦音和异常活动是骨折的特征，这三种特征只要有其中一种出现，即可在临床上初步诊断为骨折。

（三）影像学检查

1. X 线检查

对于了解骨折的具体情况有重要参考价值，能显示临床检查难于发现的损伤和移位，如不完全骨折等。有些无移位的骨折（如腕舟状骨骨折），X 线片不容易发现。当 X 线片与临床诊断有矛盾时，应先按骨折处理，再复查验证。

2. CT、MRI 检查

对于严重粉碎骨折、关节内骨折、复杂或特殊的解剖部位，X 线片不能完全显示清楚，需行 CT 扫描或三维重建、MRI 检查，以明确骨折程度、类型、骨折线形态和骨折移位情况，以决定其治疗方案。

要点四　并发症

（一）早期并发症

1. 外伤性休克

多见于遭受严重损伤的伤员，病情复杂，发展迅速，若不及时处理，可能危及生命。

2. 感染

开放性骨折如不及时清创或清创不彻底，有发生化脓性感染或厌氧性感染的可能。

3. 内脏损伤

（1）肺损伤：肋骨骨折可合并肺实质损伤或肋间血管破裂，引起血胸、气胸、血气胸。

（2）肝、脾破裂：暴力打击胸壁下段时，除可造成肋骨骨折外，还可发生肝或脾破裂，形成严重内出血和休克。

（3）膀胱、尿道、直肠损伤：耻骨和坐骨支同时断裂时，容易导致后尿道损伤、膀胱损伤；骶尾骨骨折还可并发直肠损伤。

4. 重要动脉损伤

多见于严重的开放性骨折和移位较大的闭合性骨折。如肱骨髁上骨折伤及肱动脉，股骨髁上骨折伤及腘动脉，胫骨上段骨折伤及胫前或胫后动脉。重要动脉损伤后，肢体远侧疼痛麻木、冰冷、苍白或紫绀、脉搏消失或减弱。

5. 缺血性肌挛缩

这是筋膜间隔区综合征产生的严重后果。上肢多见于肱骨髁上骨折或前臂双骨折，下肢多见于股骨髁上或胫骨上端骨折。上、下肢的重要动脉损伤后，血液供应不足或因包扎过紧超过一定时限，前臂或小腿的肌群因缺血而坏死。由于神经麻痹，肌肉坏死，经过机化后形成瘢痕组织，肢体逐渐挛缩而形成特有的爪形手、爪形足畸形，可造成严重的残废。

6. 脊髓损伤

多发生在颈段和胸、腰段脊柱骨折脱位时，形成损伤平面以下截瘫。

7. 周围神经损伤

早期可因骨折时神经受牵拉、压迫、挫伤或刺激所致，后期可因外固定压迫、骨痂包裹或肢体畸形牵拉所致。肱骨髁上上骨折可合并桡神经、正中神经损伤，腓骨小头上端骨折可合并腓总神经损伤。神经损伤后，其所支配的肢体范围即可发生感觉障碍、运动障碍，后期出现神经营养障碍。

（1）桡神经损伤：出现"腕下垂"畸形，拇指不能外展和背伸，第一、二掌骨背面皮肤感觉障碍。

（2）尺神经损伤：出现"爪形手"畸形，第四、五指屈伸不全，不能外展和内收，不能夹紧纸片及尺侧的感觉障碍。

（3）正中神经损伤：第一、二指不能屈曲，第三指屈曲不全，拇指不能对掌、不能做掌侧运动，桡侧三个半手指感觉消失。

（4）腓总神经损伤：出现"足下垂"畸形，小腿前外侧与足背皮肤感觉障碍。

（二）晚期并发症

1. 脂肪栓塞

是少见而严重的骨折并发症。成人骨干骨折，髓腔内血肿张力过大，骨髓脂肪侵入血流，形成脂肪栓塞堵塞血管，可以引起肺、脑等重要脏器或组织的缺血，因而危及生命。

2. 坠积性肺炎

下肢和脊柱骨折，需长期卧床，致肺功能减弱，痰涎积聚，咳出困难，引起呼吸系统感染。

3. 褥疮

严重损伤昏迷或脊椎骨折并发截瘫者，某些骨突部（如骶尾、后枕和足跟等处）受压，而致局部循环障碍，组织坏死，形成溃疡，经久不愈。

4. 尿路感染及结石

骨折卧床或合并截瘫者，长期留置导尿管，若处理不当，可引起逆行性尿路感染，发生膀胱炎、肾盂肾炎等。

5. 损伤性骨化（骨化性肌炎）

关节内或关节附近骨折脱位后，因损伤严重、急救固定不良、反复施行粗暴的整复手法和被动活动，致使血肿扩散或局部反复出血，渗入被破坏的肌纤维之间，血肿机化后，通过附近骨膜化骨的诱导，逐渐变为软骨，然后再钙化、骨化。

6. 创伤性关节炎

关节内骨折整复不良或骨干骨折成角畸形愈合，以致关节面不平整或关节面压力状况改变，可引起关节软骨面损伤，形成创伤性关节炎。

7. 关节僵硬

严重的关节内骨折可引起关节骨性僵硬。长期外固定可引起关节周围软组织粘连和肌腱挛缩，而致关节活动障碍。

8. 缺血性骨坏死

骨折段的血供障碍可发生缺血性骨坏死。以股骨颈骨折并发股骨头坏死、腕舟骨和腰部骨折并发近侧段坏死为多见。

9. 迟发性畸形

少年儿童骨骺损伤可影响该骨关节生长发育，日后逐渐出现肢体畸形。肱骨外髁骨折可出现肘外翻，尺神经受牵拉而出现爪形手畸形。

要点五　治疗

（一）复位治疗

复位的方法有闭合复位和切开复位两类。闭合复位又可分为手法复位和持续牵引。持续牵引既有复位作用，又有固定作用。

1. 手法复位

要求是及时、稳妥、准确、轻巧而不增加损伤，力争一次手法整复成功。

（1）解剖复位：骨折之畸形和移位完全纠正，恢复了骨的正常解剖关系，对位（指两骨折端的接触面）和对线（指两骨折段在纵轴上的关系）完全良好。

（2）功能复位：骨折复位后某种移位仍未完全纠正，但愈合后对肢体功能无明显妨碍。

2. 切开复位

切开骨折部的软组织，暴露骨折段，在直视下将骨折复位。

（二）固定治疗

固定是治疗骨折的一种重要手段。复位后，固定起到主导作用和决定性作用。已复位的骨折必须持续地固定在良好的位置，防止再移位，直至骨折愈合为止。常用的固定方法分外固定和内固定两类。外固定有夹板、石膏绷带和持续牵引等，内固定有钢板、螺丝钉、钢丝、克氏针等。

（三）药物治疗

1. 初期

由于筋骨脉络的损伤，血离经脉，瘀积不散，气血凝滞，经络受阻，故宜活血化瘀、消肿止痛为主。内服方选活血止痛汤、和营止痛场、新伤续断汤、复元活血汤等；如有伤口者，多吞服玉真散；如损伤较重，瘀血较多，应防其瘀血流注脏腑而出现昏沉不醒等症，则可用大成汤通利之。外用消瘀止痛药膏、清营退肿膏、双柏散、定痛膏、紫荆皮散，红肿热痛时可外敷清营退肿膏。

2. 中期

此期肿胀逐渐消退，疼痛明显减轻，但瘀肿虽消而未尽，骨尚未连接，故治宜接骨续筋为主。内服方选新伤续断汤、续骨活血汤、接骨丹、接骨紫金丹等，接骨药有自然铜、血竭、地鳖虫、骨碎补、续断等。外用接骨续筋药膏、外敷接骨散、驳骨散等。

3. 后期

骨已接续，治宜壮筋骨、养气血、补肝肾为主。内服方选壮筋养血汤、生血补髓汤、六味地黄汤、八珍汤、健步虎潜丸、续断紫金丹等。需补益脾胃者，可方选健脾养胃汤、补中益气汤、归脾丸等加减。外用舒筋活络类膏药，如万应膏、损伤风湿膏、坚骨壮筋膏、金不换膏、跌打膏等；熏洗、熨药，如海桐皮汤、舒筋活血洗方、上肢损伤洗方、下肢损伤洗方等。

（四）练功治疗

练功活动是骨折治疗的重要组成部分。骨折经固定后，必须尽早进行练功活动，以促进骨折愈合，防止发生筋肉萎缩、骨质疏松、关节僵硬以及坠积性肺炎等并发症。练功活动必须根据骨折部位、类型、骨折稳定程度，选择适当的练功姿势，在医护人员指导下，逐步加大活动量，贯穿于整个治疗过程中。

1. 初期

伤后1~2周内，练功的目的是消瘀退肿，加强气血运行，方法是使患肢肌肉作舒缩活动，但骨折部上下关节则不活动或轻微活动。健肢及身体其他各部关节也应进行练功活动，卧床患者并需加强深呼吸练习，并结合自我按摩等。练功时以健肢带动患肢，次数由少到多，时间由短到长，活动幅度由小到大，以患处不痛为原则，切忌任何粗暴的被动活动。

2. 中期

两周以后患肢肿胀基本消退，局部疼痛逐渐消失，瘀未尽去，新骨始生，骨折部日趋稳定。此期练功的目的是加强去瘀生新、和营续骨能力，防止局部筋肉萎缩、关节僵硬以及全身的并发症。练功活动的形式除继续进行患肢肌肉的舒缩活动外，可在医务人员的帮助下逐步活动骨折部上下关节。动作应缓慢，活动范围由小到大。至接近临床愈合时应增加活动次数，加大运动幅度和力量。

3. 后期

骨折已临床愈合，夹缚固定已解除，但筋骨未坚，肢体功能未完全恢复。此期练功的目的是尽快恢复患肢关节功能和肌力，达到筋骨强劲、关节滑利。练功的方法常取坐位、立位，以加强伤肢各关节的活动为重点。如上肢着重各种动作的练习，下肢着重于行走负重训练。部分患者功能恢复有困难时，或已有关节僵硬者，可配合推拿手法，以协助达到活血、舒筋活络之目的。

细目二　桡骨下端骨折

要点一　特点

（一）解剖特点

1. 掌倾角
桡骨下端的关节面背侧边缘长于掌侧，其关节面向掌侧倾斜（掌倾角）10°~15°。

2. 尺倾角
桡骨下端外侧的茎突较其内侧长1~1.5cm，其关节面向尺侧倾斜（尺倾角）20°~25°。

3. 下尺桡关节
桡骨下端内侧缘切迹与尺骨头形成下尺桡关节，切迹的下缘为三角纤维软骨的基底部附着，三角软骨的尖端起于尺骨茎突基底部。前臂旋转时桡骨沿尺骨头回旋，而以尺骨头为中心。

（二）骨折特点

多为间接暴力所致，直接暴力少见。老人、青壮年、儿童均可发生。在20岁以前桡骨下端骨骺尚未融合，可发生骺离骨折。根据受伤姿势和骨折移位的不同，可分为：

1. 伸直型骨折
又称科雷斯（Colls's）骨折，多见。跌倒时，腕关节呈背伸位、手掌先着地致伤。骨折远段向背侧和桡侧移位。向背侧移位，关节面改向背侧倾斜，掌倾角变小、消失或成相反的倾斜；向桡侧移位，尺侧倾斜的尺倾角变小、消失或形成相反的倾斜。如合并尺骨茎突骨折，下桡尺关节的三角纤维软骨盘随骨折片移向桡侧背侧；如尺骨茎突完整，骨折远端移位明显时，三角纤维软骨盘附着点必然破裂，掌侧屈肌腱及背侧伸肌腱亦发生相应的扭转和移位。

2. 屈曲型骨折

又称史密斯（Smith's）骨折，较少见。跌倒时，腕关节呈掌屈位、手背先着地。骨折远段向桡侧和掌侧移位。

要点二　诊断

1. 症状体征

伤后局部肿胀、疼痛，手腕功能部分或完全丧失。骨折远端向背侧移位时，可见"餐叉样"畸形；向桡侧移位时，呈"枪上刺刀状"畸形；缩短移位对，可触及上移的桡骨茎突。

2. X 线检查

腕关节正侧位 X 线片可明确骨折类型和移位方向，可见掌倾角和尺倾角的改变等。

要点三　鉴别诊断

无移位或不完全骨折时，肿胀多不明显，仅觉得局部疼痛和压痛，可有环状压痛和纵轴压痛，腕和指运动不便，握力减弱，须注意与腕部软组织扭伤鉴别。

要点四　治疗

（一）整复手法

患者坐位，老年人则平卧为佳，肘部屈曲 90°、前臂中立位。整复时应尽可能恢复腕部的正常解剖。

1. 伸直型骨折

（1）骨折线未进入关节、骨折段完整者：一助手把住上臂，术者两拇指并列置于远端背侧，其他四指置于其腕部，扣紧大小鱼际肌，先顺势拔伸 2~3 分钟，待重叠移位完全纠正后，将远段旋前，并利用牵引力骤然猛抖，同时迅速尺偏、掌屈，使之复位；若仍未完全复位，则由两助手维持牵引，术者用两拇指迫使骨折远段尺偏掌屈，即可达到解剖对位。

（2）骨折线进入关节或骨折块粉碎者：在助手和术者拔伸牵引纠正重叠移位后，术者双手拇指在背侧按压骨折远端，余指置于近端的掌侧端，提近端向背侧，以矫正掌背侧移位，同时使腕掌屈、尺偏，以纠正侧方移位。

2. 屈曲型骨折

由两助手拔伸牵引，术者可用两手拇指由掌侧将远段骨折块向背侧推挤，同时用示、中、环三指将近段由背侧向掌侧挤压，然后术者捏住骨折部，牵引手指的助手徐徐将腕关节背伸，使屈肌腱紧张，防止复位的骨折块移位。

（二）固定方法

1. 无移位骨折

不需要整复，仅用掌、背两侧夹板固定 2~3 周即可。

2. 伸直型骨折

先在骨折远端背侧和近端掌侧分别放一平垫，然后放上夹板，夹板上端达前臂中、上 1/3，桡、背侧夹板下端应超过腕关节，限制手腕的桡偏和背伸活动。

3. 屈曲型骨折

在远端的掌侧和近端的背侧各放一平垫，桡、掌侧夹板下端应超过腕关节，限制桡侧和掌屈活动。

4. 固定体位和时间

扎上三条布带后，将前臂悬挂胸前，患肢保持在旋后 15°或中立位，纠正骨折再移位倾向，固定 4~5 周。

（三）药物治疗

儿童骨折早期治则是活血祛瘀、消肿止痛，中后期内服药可减免。中年骨折按三期辨证用药。老人骨折中后期着重养气血、壮筋骨、补肝肾。解除固定后，均应用中药熏洗以舒筋活络，通利关节。

（四）练功活动

固定期间积极作指间关节、指掌关节屈伸锻炼及肩肘部活动，伸直型骨折应避免腕关节向桡偏与背伸活动。解除固定后，作腕关节屈伸和前臂旋转锻炼。

要点五 转诊原则

医疗单位不具备对骨折诊治的相应条件，或患者伴有其他较为严重的疾病，应及时转诊。

要点六 养生与康复

复位固定后应观察手部血液循环，随时调整夹板松紧度；注意将腕部保持在旋后 15°或中立位，纠正骨折再移位倾向。积极按步骤进行练功活动，早日恢复关节功能。

要点七 健康教育

桡骨下端骨折是老年人骨质疏松症的常见骨折，要注意补充钙剂等治疗，平时多进食高蛋白、高碳水化合物、高纤维素和高钙食物，经常锻炼身体，注意防止跌倒等外力伤害。

（毕荣修）

第三单元　脱位

细目一　脱位概论

要点一　病因病机

（一）外因

损伤性脱位多由直接或间接暴力作用所致，以间接暴力（传达、杠杆、扭转暴力等）多见。

（二）内因

1. 生理特点

主要与年龄、性别、体质、局部解剖结构特点等有关。从生理特点看，男性脱位较女性多。儿童关节周围韧带和关节囊柔软而不易撕裂，不易发生脱位（小儿桡骨头半脱位例外）。

2. 病理因素

先天性关节发育不良，体质虚弱，关节囊和关节周围韧带松弛，较易发生脱位，如先天性髋关节脱位。过度膝外翻及股骨外髁发育不良等，是髌骨习惯性脱位的病理基础。关节内或近关节的病变，可引起骨端或关节面损坏，导致病理性关节脱位。

要点二　分类

（一）按产生脱位的病因分类

1. **外伤性脱位**：正常关节因遭受暴力而引起脱位者。
2. **病理性脱位**：关节结构被病变破坏而产生脱位者。
3. **习惯性脱位**：两次或两次以上反复发生脱位者，称为习惯性脱位。
4. **先天性脱位**：因胚胎发育异常，导致先天性骨关节发育不良而发生脱位者。

（二）按脱位的方向分类

分为前脱位、后脱位、上脱位、下脱位及中心性脱位。

（三）按脱位的时间分类

1. **新鲜脱位**：脱位发生在 2 周以内者。
2. **陈旧性脱位**：脱位发生在 2 周以上者。

（四）按脱位程度分类

1. **完全脱位**：组成关节的各骨端关节面完全脱出，互不接触。
2. **不完全脱位**：又称半脱位，即组成关节的各骨端关节部分脱出，部分仍互相接触。

3. **单纯性脱位**：无合并症的脱位。

4. **复杂性脱位**：合并骨折，或血管、神经、内脏损伤者。

（五）按关节脱位是否有创口与外界相通

分为开放性脱位和闭合性脱位。

要点三　诊断

（一）一般症状

1. 疼痛和压痛

脱位关节局部出现不同程度的疼痛和压痛，活动时疼痛加剧。

2. 肿胀

单纯性关节脱位，肿胀多不严重，且较局限。合并骨折时多有严重肿胀，伴皮下瘀斑，甚至出现张力性水泡。

3. 运动障碍

脱位的关节完全丧失或大部分丧失运动功能，包括主动运动和被动运动。

（二）特有体征

1. 关节畸形

构成关节的骨端脱离了正常的位置而发生畸形。

2. 关节盂空虚

构成关节的一侧骨端部分完全脱离了关节盂，造成关节盂凹陷、空虚。

3. 弹性固定

脱位后骨端保持在特殊位置上，在对脱位关节作任何被动运动时，虽然有一定活动度，但存在弹性阻力，当去除外力后，脱位的关节又回到原来的特殊位置。

4. 脱出骨端

关节脱位后往往可以触扪到脱位的骨端。

（三）影像学检查

X线检查以明确脱位的类型和程度、有无合并骨折、有无其他病理改变、复位后关节是否恢复正常关系等。

要点四　并发症

（一）早期并发症

1. 骨折

脱位可造成邻近关节的骨端或关节盂边缘发生骨折。

2. 神经损伤

由脱位的骨端牵拉或压迫神经干而造成。多为神经挫伤，极少数造成神经断裂。

3. 血管损伤

由脱位的骨端压迫、牵拉关节周围的重要血管引起。多为血管挫伤，亦可发生血管撕裂伤。

4. 感染

多见于开放性关节脱位未及时清创或清创不彻底等情况。

（二）晚期并发症

1. 关节僵硬

关节内、外的血肿机化，关节囊及其周围的韧带、肌腱、肌肉等组织挛缩、粘连，进而发生关节僵硬。

2. 骨化性肌炎

脱位时损伤了关节附近的骨膜，并与周围的血肿相通，随着血肿机化和骨样组织形成，可引起骨化性肌炎。好发于肘、膝、肩等处。

3. 缺血性骨坏死

脱位致骨的血液循环受到破坏，发生缺血性坏死。其好发部位有股骨头、腕舟骨、月骨、距骨等。

4. 创伤性关节炎

由于关节软骨面被损伤，关节面不平整，日久导致部分关节面磨损，活动时引起疼痛。后期可发生关节退行性变和骨端边缘骨质增生。

要点五　治疗

（一）整复手法

新鲜关节脱位常用的复位手法有：手摸心会法、拔伸牵引法、屈伸回旋法、端提捺正法、足蹬膝顶法、杠杆支撑法。

（二）固定方法

固定是脱位整复后巩固疗效的重要措施之一。将肢体固定在功能位或关节稳定的位置上，可以减少出血，使损伤组织迅速修复，预防脱位复发和骨化性肌炎。固定的器材有牵引带、胶布、绷带、托板、三角巾、石膏等。一般脱位应固定 2 ~ 3 周，不宜过长，否则易发生组织粘连、关节僵硬。

（三）药物治疗

1. 初期

脱位 1 ~ 2 周内，治宜活血祛瘀、行气止痛。内服方选活血止痛汤、肢伤一方、云南白药等，外用活血散、消肿止痛膏等。

2. 中期

脱位 2 ~ 3 周，治宜和营生新、接骨续筋。内服方选壮筋养血汤、肢伤二方等，外用接骨续筋药膏、舒筋活络药膏等。

3. 后期

脱位 3 周以后，治宜补气养血、补益肝肾、强筋壮骨。内服方选补肾壮筋汤、肢伤三方等，外用五加皮汤、海桐皮汤熏洗。

（四）练功活动

练功可促进血液循环，加快损伤组织的修复，预防肌肉萎缩、骨质疏松及关节僵硬等并发症的发生。练功活动范围应由小到大，循序渐进，持之以恒，但又要防止活动过猛，尤其要避免粗暴的被动活动。

（五）手术治疗

切开复位适应证

多次手法复位失败者，须行血管、神经探查者，有骨折片嵌入关节腔内无法解脱者，合并肌腱、韧带断裂，复位后可能产生关节不稳定者，开放性脱位需要手术清创者，可在清创同时切开复位。

细目二   肩关节脱位

要点一   特点

1. 解剖特点

肩关节由肱骨头及肩胛盂构成。肱骨头大，肩胛盂面积小且浅，只占肱骨头关节面的 1/3～1/4，骨性结构的稳定性较差，肩关节囊松弛薄弱。这种结构是为了适应肩关节的活动范围，但对关节的稳定则是不利因素。

2. 脱位特点

传达暴力：患者侧向跌倒，上肢外展外旋，手掌向下撑地，地面的反作用力由下向上，暴力由掌面经肱骨纵轴向上传达至肱骨头，肱骨头冲破较薄弱的肩关节囊前壁。杠杆作用力：当上肢过度高举、外旋、外展向下跌倒，肱骨外科颈受到肩峰冲击，成为杠杆支点，使肱骨头向前下部滑脱而脱位。

（1）根据脱位的时间长短和次数多少，分为新鲜性、陈旧性和习惯性脱位。

（2）根据脱位后肱骨头所在的部位，分为前脱位和后脱位。前脱位最多见；而前脱位又可分为喙突下、盂下、锁骨下脱位，其中以喙突下脱位最多见。

要点二   诊断

1. 症状体征（前脱位）

伤后患肩疼痛、肿胀，肩关节活动受限，不能做内收、内旋动作，仅能轻微外展、外旋。患者常以健手扶持患肢的前臂，头倾向患侧以减轻肩部疼痛。检查时可见患肩呈"方肩"畸形，弹性固定于外展约 20°～30°位，触诊时可感觉肩峰下明显空虚，搭肩试验

（Dugas 征）阳性。

2. 合并症

（1）肩袖损伤：复位后应详细检查肩外展功能。

（2）合并骨折：最常见的是肱骨大结节撕脱骨折，还有肩胛盂边缘骨折和肱骨外科颈骨折。

（3）肱二头肌长腱滑脱：嵌顿于关节盂与肱骨头之间而妨碍复位。

（4）神经、血管损伤：较易遭受牵拉伤的是腋神经，损伤后三角肌瘫痪，肩部前外、后侧的皮肤感觉消失。血管损伤则极少见。

3. X 线检查

肩关节正位、穿胸位可明确诊断，了解脱位的类型及有无并发骨折。

要点三　鉴别诊断

肩关节脱位与肱骨外科颈骨折患部均有疼痛、肿胀及功能障碍等表现，特别是合并骨折时，两者有诸多相同的临床表现。其主要鉴别要点是：脱位所特有的弹性固定、"方肩"畸形及肩峰下关节盂空虚等体征。

要点四　治疗

1. 整复手法

（1）牵引推拿法：患者仰卧，用布带绕过胸部，一助手向健侧牵拉，另一助手用布带绕过腋下，向上向外牵引，第三助手紧握患肢腕部，向外旋转，向下牵引，并内收患肢。三助手同时徐缓、持续不断地牵引，可使肱骨头自动复位。若不能复位，术者可用一手拇指或手掌根部由前上向外下，将肱骨头推入关节盂内。第三助手在牵引时，应多做旋转活动，一般均可复位。

（2）手牵足蹬法：患者取仰卧位，以右肩为例，术者立于患侧，双手握住患肢腕部，右膝伸直，用足掌蹬于患者腋下，作顺势用力牵拉伤肢，持续 1~3 分钟，先外展、外旋，后内收、内旋，伤肢有滑动感，即表明复位成功。

肩关节脱位复位成功的标志："方肩"畸形消失，肩部丰满，腋窝下、锁骨下、喙突下等摸不到肱骨头，搭肩试验阴性，肩关节被动活动恢复正常功能。X 线片显示肱骨头与关节盂的关系正常。

2. 固定方法

一般采用胸壁绷带固定，将患侧上臂保持在内收、内旋位，肘关节屈曲 60°~90°，用绷带将上臂固定在胸壁 2~3 周，前臂用颈腕带或三角巾悬吊于胸前。

3. 药物治疗

按脱位三期辨证用药；合并骨折者，按骨折三期辨证用药；合并神经损伤者，应加强祛风通络，用地龙、僵蚕、全蝎等。

4. 练功活动

复位固定后即可开始手指、腕关节的功能锻炼。解除固定后，逐渐开始主动锻炼肩关节各方向的运动。6 周内禁止做强力外旋动作。

要点五　转诊原则

肩关节脱位合并骨折及神经、血管等损伤者；手法复位难以成功，考虑可能有肌腱、关节囊或骨折块阻挡者；年轻体壮、肌肉发达，难以复位，或年老体弱、合并心脑血管等疾病，难以实施复位者；陈旧性脱位者。

要点六　养生与康复

年老体弱者易并发肩周炎，应注意"动静结合"的治疗原则。在固定期间，腋下和肘部内侧放置纱布棉垫，将胸壁与上臂内侧皮肤隔开，防止因长期接触而发生皮炎、糜烂；限制外展、外旋活动，以利于损伤的软组织修复，防止因修复不良而导致复发性脱位。解除固定后，禁止强力被动牵拉患肢，以防损伤软组织及并发骨折等。

要点七　健康教育

在工作及劳动中避免外伤伤害，可减少肩关节脱位发生的几率。脱位后应正规地治疗，以防再脱位；习惯性肩关节脱位者，应避免再次脱位的损伤动作。

细目三　小儿桡骨头半脱位

要点一　特点

小儿桡骨头半脱位多发生于 5 岁以下幼儿，1~3 岁发病率最高。因幼儿桡骨头发育不全，环状韧带松弛，故在外力作用下容易发生半脱位。又称"牵拉肘"，俗称"肘错环"、"肘脱环"。

要点二　诊断

幼儿的患肢有被纵向牵拉史。伤后因疼痛而啼哭，并拒绝使用患肢和别人触动。肘关节呈半屈曲位，不肯屈肘，举臂，前臂旋前，不敢旋后。触及伤肢肘部和前臂时，患儿哭叫疼痛，桡骨小头处有压痛，局部无明显肿胀。X 线检查无异常发现。

要点三　鉴别诊断

应注意与肱骨髁上无移位骨折鉴别，后者多有跌仆外伤史，局部有不同程度的肿胀。摄片的目的主要是排除桡骨头颈部骨骺损伤等肘部常见损伤。

要点四　治疗

一般手法复位均能成功。嘱家长抱患儿，呈坐位，术者面对患儿而坐，一手握伤肘，以拇指于肘中部向外、向后捏压脱出之桡骨头，同时用另一手握持伤肢腕部，并向下适当用力牵拉，使前臂旋后，然后屈肘，常可感到或听到轻微的入臼弹响声，使其手触及伤侧肩头。复位成功后，患儿疼痛立即消失，即能屈伸伤肢。若复位未成，可使前臂旋前，然后屈肘整复。

要点五　转诊原则

患儿肘部损伤后诊断不清者；手法复位未成功者；因患儿哭闹不配合，手法复位后难以判断是否成功者。

要点六　养生与康复

复位后一般不需要制动，也可用三角巾悬吊前臂 2~3 天。嘱其家长避免用力牵拉伤臂，给小儿穿衣时多加注意。

要点七　健康教育

幼儿桡骨头发育不全，头颈直径几乎相等，环状韧带松弛，所以，家长在穿衣和逗孩子时，不要用力牵拉手臂。对反复多次脱位者，亦不需特殊处理，一般 5 岁后桡骨头发育趋于成熟后，即不会再发生牵拉性半脱位。

（赵勇）

第四单元　筋伤

细目一　筋伤概述

要点一　病因病机

（一）外因

外因包括直接外力、间接外力和慢性劳损，是筋伤的主要致病因素。

1. 直接外力

外来暴力直接打击或冲撞肢体局部，如棍棒打击、撞压碾轧等引起直接受损部位处的皮下组织、肌肉、肌腱等软组织的急性损伤。

2. 间接外力

外来暴力远离作用部位，因传导力而引起筋的损伤，如肌肉急骤、强烈而不协调地收缩和牵拉，引起肌肉、肌腱、韧带的撕裂或断裂。

3. 慢性劳损

长期、单调和反复的动作作用于人体某一部位，引起筋肉积劳成伤。

（二）内因

1. 身体素质

体质强壮、气血旺盛、肝肾充实，筋骨则强盛，承受外界的暴力和风寒湿邪侵袭的能力就强，不易发生筋伤；体弱多病、气血虚弱、肝肾不足，筋骨则萎软，承受外界暴力和风寒湿邪侵袭的能力就弱，则易发生筋伤。

2. 生理特点

（1）年龄：不同的年龄，筋伤的好发部位和发生率不一样，儿童筋骨发育不全，易发生扭伤；青壮年活动和运动多，易造成筋的扭挫伤、撕裂伤等；中老年易出现劳损性、退行性疾病。

（2）解剖结构

①解剖结构正常，承受外力的能力就强，因而也就不易造成筋伤；解剖结构异常，承受外力的能力也就相应减弱，因而就更容易发生筋伤。例如腰骶部有先天性的畸形、先天异常者，就容易造成腰部扭伤。

②人体解剖结构本身的强弱对筋伤的影响。有些部位的解剖结构较强，不易造成损伤；有些部位的解剖结构较弱，就容易损伤。

3. 病理因素

人体组织的病变与筋伤的发生亦有密切关系。内分泌代谢功能障碍、骨关节疾病等，均可引起筋的病变。

要点二 分类

（一）根据不同的暴力形式分类

1. 扭伤

系指间接暴力使肢体和关节突然发生超出正常生理范围的活动，外力远离损伤部位，发病却在关节周围，其关节及关节周围的组织过度扭曲、牵拉，引起损伤、撕裂、断裂或错位。

2. 挫伤

系指直接暴力打击或跌仆撞击、重物挤压等作用于人体，引起该处皮下、筋膜、肌肉、肌腱等组织损伤。以直接受损部位皮下或深部组织损伤为主，轻则局部血肿、瘀血，重则肌肉肌腱断裂、关节错位等。

3. 碾挫伤

系指由于钝性物体的推移挤压与旋转挤压，造成以皮下及深部组织为主的严重损伤，且易造成局部的感染和坏死。

（二）根据筋伤的病理变化分类

1. 瘀血凝滞

系指外力作用于肢体，造成筋膜、肌肉、韧带的络脉受伤，血离脉道，瘀血凝结、停滞，但无筋膜、肌肉、韧带的断裂，或虽有微小的撕裂，但不至于引起严重的功能障碍。

2. 筋位异常

系指外力作用于肢体，造成筋歪、筋翻、错缝等，局部或可有瘀肿，仔细地触摸可发现肌腱、韧带等位置有改变。

3. 断裂伤

系指外力作用于肢体，造成肌肉、肌腱、韧带的断裂，伤后导致肢体严重的功能障碍和明显的局部疼痛、肿胀、瘀斑、畸形等临床表现。

（三）根据筋伤的病程分类

1. 急性筋伤

亦称新伤，系由突然暴力所引起的，不超过 2 周的新鲜的筋损伤。

2. 慢性筋伤

亦称陈伤，系由急性筋伤失治或治疗不当、不彻底，超过 2 周的筋损伤。

要点三　诊断

筋伤的主要症状是疼痛、瘀肿和功能障碍。

1. 初期

肢体受到急性损伤后，受伤处由于创伤反应致使气血瘀滞，脉络不通，而产生局部的剧烈疼痛。神经挫伤后则有麻木感或电灼样放射性剧痛；局部脉络受损，血溢脉外，伤后迅速肿胀，出现瘀血斑，在 2～3 天内瘀聚凝结；由于疼痛和肿胀，或肌肉、肌腱、神经的断裂，或关节内软骨板的破裂，而致不同程度的功能障碍。

2. 中期

受伤 3～4 天后，瘀血渐化，肿胀开始消退，瘀斑转为青紫，皮肤温热，疼痛渐减；伤后 10～14 天，筋伤轻者，可获康复；筋伤重者，肿胀消退亦较显著，疼痛明显减轻，功能部分恢复。

3. 后期及慢性筋伤

重症筋伤 2 周以后，瘀肿大部分消退，瘀斑转为黄褐色，疼痛渐不明显，功能轻度障碍，约经 3～5 周，症状全部消失，功能亦可恢复。少数患者恢复期长，如神经损伤等，或余肿残存，或硬结如块、疼痛隐约、动作欠利，迁延更多时日，最后可成为慢性筋伤。慢性筋伤症状缺乏典型的演变过程，因患病部位不同，劳损的组织结构不同，可有各不相同的症状，或隐痛、或酸楚、或肿胀、或功能障碍，症状常因劳累或受风寒湿邪而加重。

无论是急性还是慢性筋伤，要仔细确定主要的压痛点，压痛部位往往就是损伤所在部位。同时要注意检查关节活动功能情况以及关节有无异常活动，对于严重筋伤患者，必要时可作 X 线检查，以除外骨折和脱位。

要点四　并发症

1. 小骨片撕脱

多由间接暴力所造成，由于附着于关节骨突的肌腱骤然强烈的收缩而发生撕脱骨折。

2. 神经损伤

根据肢体运动、感觉功能丧失范围，肌肉有无明显萎缩等，可大约判定神经损伤的部位和程度。

3. 损伤性骨化

多因关节部严重的扭挫伤，损伤了关节附近的骨膜，软组织内血肿与骨膜下血肿互相沟通，血肿机化、骨膜下化骨、关节周围组织的钙化、骨化的病理过程导致关节功能障碍。X线摄片显示不均匀的骨化阴影，多见于肘关节。

4. 关节内游离体

关节内的软骨损伤，软骨脱落、钙化而形成游离体，常随关节的伸屈活动而发生位置的改变，亦称"关节鼠"，多发生于膝关节。

5. 骨性关节炎

关节部位的筋伤，早期处理不当，后期关节软骨面发生退行性改变，承重失衡，出现关节疼痛，功能障碍。

要点五 治疗

筋伤的治疗应以辨证论治为基础，要贯彻调理气血、筋骨并重、标本兼治、内外结合的治疗原则。

（一）理筋手法

1. 原理和作用

理筋手法是治疗筋伤最主要的方法，通过各种手法的技巧及其力量以调节机体的生理、病理变化，达到治病疗伤、正复愈伤、强壮身体的治疗目的。归纳起来有活血化瘀、消肿止痛、整复错位、调正骨缝、消除狭窄、舒筋活络、松解粘连、软化瘢痕、温经散寒、滑利关节、调和气血等作用。

2. 手法的种类

（1）舒筋通络类：包括按摩法、揉法、击打法、拿捏法、点压法、搓抖法等。

（2）活络关节类：包括屈伸法、旋转摇晃法、腰部背伸法、拔伸牵引法、踩跷法等。

3. 适应证

（1）急性筋伤、慢性筋伤、劳损性筋伤。

（2）关节错缝、关节半脱位、滑膜嵌顿。

（3）创伤后关节僵硬、粘连及组织挛缩、痿软者。

（4）骨关节炎引起的肢体疼痛、活动不利等。

4. 禁忌证

（1）急性脊柱损伤伴有脊髓或马尾神经损伤症状者。

（2）急性筋伤局部肿胀严重者。

（3）有严重心、脑、肺疾患者。

（4）有出血倾向的血液病者。

（5）可疑或已明确诊断有骨关节、软组织肿瘤者。

（6）骨关节感染性疾病（骨髓炎、骨结核等）。

（7）妊娠期妇女。

（8）传染性皮肤病及精神病不能合作者等。

5. 操作要求

（1）选用手法要以筋伤的主症为主，同时顾及兼症。新伤手法操作宜轻，陈伤手法宜较重。急性筋伤要求手法稳、妥、准，避免增加损伤，减少患者痛苦。

（2）手法先轻后重，轻时不宜虚浮，重时切忌粗暴。活动范围由小到大，速度先慢后快。手法均匀、柔和、持久、深透有力。

（3）每次手法治疗顺序分准备手法（点穴、按压、镇痛等）、治疗手法（展筋、拿筋、利节等）、结束手法（舒筋、镇痛、捋顺等）三个阶段进行。

（4）要注意手法的感觉及异常反应，手法不应引起患者的剧烈疼痛或加重病情。若在施术中出现剧烈疼痛，或术后引起病情加重等异常反应，应及时调整或暂停手法治疗，查明原因。

（二）药物治疗

1. 初期

气血瘀滞较甚，肿痛明显，治宜活血化瘀、行气止痛。内服方选桃红四物汤、复元活血汤、血府逐瘀汤、云南白药、七厘散、柴胡疏肝散等。外用消瘀止痛药膏、三色敷药、定痛散等。若红热较明显者，宜消瘀清热、解毒退肿，可外敷四黄散、清营退肿膏等；症状较轻者，可用跌打万花油、茴香酒等搽擦局部，以舒筋活血。

2. 中期

患部肿痛初步消退，但筋脉拘急并未完全消除，治宜舒筋活血、和营止痛。内服方选舒筋活血汤、和营止痛汤等，外用同初期。

3. 后期及慢性筋伤

因损伤日久而耗损气血，肝肾亏虚，又常兼风寒湿邪侵袭，局部疼痛乏力，活动功能障碍，阴雨天则症状加重，或有肌肉萎缩，麻木不仁，治宜养血和络、补益肝肾、强壮筋骨、祛风宣痹为主。内服方选大活络丹、小活络丹、独活寄生汤、麻桂温经汤等。外用宝珍膏、万应膏等。若患处苍白不温，肌筋肿硬拘挛，可用四肢损伤洗方、八仙逍遥汤、海桐皮汤等熏洗患肢；陈伤隐痛及风寒痹痛，可用蒸熟的药物（如腾药、熨风散等）在患处做腾熨。

（三）针灸治疗

1. 初期

一般"以痛为腧"取穴与邻近部位取穴相结合，以泻法为主，留针5~10分钟，可收到止痛、消肿、舒筋等功效。

2. 中后期与慢性劳损

主要是"以痛为输"腧穴与循经取穴相结合，对症施治，用平补平泻法或补法，可收到消肿止痛、舒筋活络等功效，促使血脉通畅及肌肉、关节的功能恢复正常。对于损伤后期而有风寒湿邪者，可在针刺后加用艾灸、拔火罐等以温经止痛。

（四）练功活动

功能锻炼可加速损伤愈合过程，防止肌肉萎缩、关节粘连和骨质疏松，帮助肢体恢复正常功能活动。患者应在医生的指导下进行积极、有效的功能活动锻炼。

细目二 落枕

要点一 特点

落枕又称失枕。多因睡眠姿势不良，睡起后颈部疼痛、活动受限，似身虽起而颈尚留落于枕，故名落枕。

要点二 诊断

晨起突感颈部疼痛不适，头常歪向患侧，活动欠利，不能自由旋转后顾。颈项部肌肉痉挛压痛，触及条索状硬结，斜方肌及大小菱形肌部位亦常有压痛。风寒外束，颈项强痛者，有恶风、身有微热、头痛。其往往起病较快，病程较短，两三天内即能缓解，一周内多能痊愈。如治疗不彻底，易于复发。

要点三 鉴别诊断

落枕要与颈椎小关节紊乱症、颈椎半脱位相鉴别。颈椎小关节紊乱症患者颈部一侧或两侧肌肉酸痛，晨起后疼痛加重，稍活动后减轻，棘突上或棘突一侧韧带压痛或明显增厚，X线片可见到小关节轻度增生或关节间隙模糊。颈椎半脱位多有外伤史，颈项强直，功能活动受限，动则痛剧，重者可出现肩部及上肢疼痛，两手拇指和食指麻木感，颈部肌肉轻度紧张，头部稍向前倾，损伤棘突有压痛，X线片可明确诊断。

要点四 治疗

1. 理筋手法

（1）点按拿捏法：患者正坐，术者立于背后，左手扶住患者额部，右手以拇、中指轮换点压痛点及天柱、风池等穴；继而用右手拇、食指在患侧由上而下地按摩几遍；再以拇、食、中指对握痉挛的颈肌，做拿捏手法。

（2）端项旋转法：患者坐在低凳上，嘱其尽量放松颈项部肌肉，术者一手托住患者下颌，一手托住枕部，两手同时用力向上端提，此时患者的躯干部重量起了反牵引的作用，在向上端提的同时，边提边摇晃头部，并将头部缓缓向左右、前后摆动与旋转2~3次后，慢慢放松提拉。可重复3~5次，以理顺筋络、活动颈椎小关节。

2. 药物治疗

治宜疏风祛寒、宣痹通络，内服方选葛根汤、桂枝汤、独活寄生丸。有头痛形寒等表证者，可用羌活胜湿汤加减；外贴伤湿止痛膏等。

3. 练功活动

可做头颈的前屈后伸、左右旋转动作，以舒筋活络。

要点五　转诊原则

落枕患者在社区医院都能得到治愈，一般无需转诊。

要点六　养生与康复

常做头颈的屈伸、旋转运动，以舒筋活络，增加颈部肌肉力量。落枕后尽量保持头部正常位置，以松弛颈部肌肉。手法治疗落枕有很好的疗效，可很快缓解肌肉痉挛，消除疼痛，缩短病程。

要点七　健康教育

避免不良的睡眠姿势，枕头不宜过高、过低或过硬。睡眠时注意颈部保暖，免受风寒侵袭。

细目三　颈椎病

要点一　特点

1. 定义

颈椎病是指颈椎骨质增生、颈项韧带钙化、颈椎间盘萎缩退化等改变，刺激或压迫颈部神经、脊髓、血管而产生的一系列症状和体征的综合征。

2. 发病特点

颈椎病是中老年人的常见病、多发病，发病年龄有年轻化趋向，与颈部的长期劳累有很大的关系，常见于长期伏案的工作者。

3. 基本类型

颈椎病可分为神经根型、脊髓型、椎动脉型和交感神经型。若同时合并两种或两种以上类型者，为混合型。颈椎病属中医学的"痹证"、"痿证"、"项强"、"眩晕"范畴。

要点二　诊断

（一）神经根型

亦称痹痛型，是发病率最高、最为多见的一型，颈5~6、颈6~7因活动度大而发病率高于其余颈椎关节。

1. 症状

主要表现颈部单侧局限性痛，颈根部呈电击样，向肩、上臂、前臂乃至手指放射，且有麻木感。或以疼痛为主，或以麻木为主。疼痛呈酸痛、灼痛或电击样痛。颈部后伸、咳嗽，甚至增加腹压时疼痛可加重。上肢沉重，酸软无力，持物易坠落。

2. 体征

颈部活动受限、僵硬，颈椎旁有放射性压痛，患侧肩胛骨内缘常有压痛点，腱反射异常，肌力减弱。颈 5~6 椎间病变时，引起患侧拇指或拇、食指痛觉减退；颈 6~7 椎间病变时，引起食、中指痛觉减退。臂丛神经牵拉试验阳性，椎间孔挤压试验阳性。

3. 影像学检查

颈椎正侧位、斜位或侧位过伸、过屈位 X 线片可显示椎体增生，钩椎关节增生，椎间隙变窄，颈椎生理曲度减小、消失或反角，椎间失稳，项韧带钙化和椎间孔变小等。CT、MRI 检查可见相应节段神经根受压。

（二）脊髓型

亦称瘫痪型，比较多见，且症状严重，以慢性进行性四肢瘫痪为其特征。

1. 症状

缓慢进行性双下肢麻木、发冷、疼痛，行走无力，打软腿、易绊倒，不能跨越障碍物。双手动作笨拙。休息时症状缓解，紧张、劳累时加重，时缓时剧，逐步加重。晚期下肢或四肢瘫痪，二便失禁或尿潴留。

2. 体征

颈部活动受限，上肢活动欠灵活，受压脊髓节段以下感觉障碍，肌张力增高，反射亢进，椎体束征阳性。

3. 影像学检查

X 线检查显示颈椎生理曲度改变、病变椎间隙狭窄、椎体后缘唇样骨赘、椎间孔变小。CT 检查可见颈椎间盘变性、颈椎增生、椎管前后径缩小、脊髓受压等。MRI 检查可显示受压节段脊髓有信号改变，脊髓受压呈波浪样压迹。

（三）椎动脉型

亦称眩晕型，头颈旋转时引起眩晕发作是本型的最大特点。

1. 症状体征

眩晕、头痛、视力减弱、耳鸣、听力下降。常因头部活动到某一位置时诱发或加重，头颈旋转时引起眩晕发作，甚至发生猝倒。

2. 影像学检查

（1）X 线检查：可显示椎节不稳及钩椎关节侧方增生。

（2）椎动脉血流检测及椎动脉造影：可协助诊断，辨别椎动脉是否正常，有无压迫、迂曲、变细或阻滞。

（四）交感神经型

1. 症状

头痛或偏头痛，有时伴有恶心、呕吐，颈肩部酸困疼痛，眼部视物模糊，眼窝胀痛，可有心前区持续性压迫痛或闷痛。

2. 体征

四肢冰凉，局部温度下降，心律不齐，心率过速，眼睑无力，瞳孔扩大或缩小，常伴有耳鸣、听力减退。还可有一侧肢体的多汗或少汗，眼球震颤等。

3. 影像学检查

X 线检查显示颈椎生理前凸消失，椎间隙变窄，椎体前、后缘骨质增生，钩椎关节，关节突关节增生及椎间孔狭窄等退行性改变征象。

要点三　鉴别诊断

神经根型颈椎病应与尺神经炎、胸廓出口综合征、腕管综合征等疾病作鉴别；脊髓型颈椎病应与脊髓肿瘤、脊髓空洞症等疾病作鉴别；椎动脉型颈椎病应除外眼源性、耳源性眩晕及脑部肿瘤等疾病；单纯交感神经型颈椎病诊断较为困难，应注意与冠状动脉供血不全、神经官能症等疾病作鉴别。

要点四　治疗

1. 理筋手法

先在颈项部用点压、拿捏、弹拨、擦法、按摩等舒筋活血、和络止痛的手法，放松紧张痉挛的肌肉；然后用颈项旋扳法，患者取稍低坐位，术者站于患者的侧后方，以同侧肘弯托住患者下颌，另一手托其后枕部，嘱患者颈部放松，术者将患者头部向头顶方向牵引，而后向本侧旋转，当接近限度时，再以适当的力量使其继续旋转 5°~10°，可闻及轻微的关节弹响声，之后再行另一侧的旋扳；最后用放松手法，缓解治疗手法引起的不适感。颈项旋扳法必须在颈部肌肉充分放松、始终保持头部的上提力量下旋扳，不可用暴力。旋扳手法若使用不当有一定的危险，故宜慎用，脊髓型禁用。

2. 药物治疗

治宜补肝肾、祛风寒、活络止痛为主，方选补肾壮筋汤、补肾壮筋丸或颈痛灵、颈复康、根痛平冲剂等。麻木明显者，可内服全蝎粉，早晚各 1.5g，开水调服；眩晕明显者，可服愈风宁心片，亦可静滴丹参注射液；急性发作，颈臂痛较重者，治宜活血舒筋，方选服舒筋汤。

3. 牵引治疗

通常用枕颌带牵引法，可以缓解肌肉痉挛，扩大椎间隙，流畅气血，减轻压迫刺激症状。患者可取坐位或仰卧位牵引，牵引姿势以头部略向前倾为宜，牵引重量可逐渐增大到 6~8kg，隔日或每日 1 次，每次 30 分钟。

4. 练功活动

做颈项前屈、后伸、左右侧屈及左右旋转等活动锻炼。此外，还可以做体操、太极拳、健美操等运动锻炼。

要点五　转诊原则

诊断不明确者，经治疗效果不明显者，症状逐步加重者，需手术治疗者。

要点六　养生与康复

急性发作期应注意休息，以静为主，以动为辅，也可用颈围或颈托固定 1~2 周。慢性期以锻炼为主。用自己两拇指的指腹，顶住两侧颈后风池穴，其他手指固定在头顶部，右拇指做顺时针、左拇指做逆时针自我按摩，可消除颈部疲劳感和减轻颈椎病的症状。

要点七 健康教育

伏案工作者要经常更换体位，避免颈椎疲劳，坚持做颈部保健操和颈部的前屈后伸、左右旋转动作，以舒筋活络。要改变长期睡高枕的习惯，枕头过高，将使颈椎扭曲，颈椎内压增高，诱发颈椎病。避免颈部冷刺激而引起的颈部肌肉和血管的痉挛，导致椎管内压增高，加重颈椎病的症状和椎间盘的退变。

细目四 肩关节周围炎

要点一 特点

肩关节周围炎是一种以肩痛、肩关节活动障碍为主要特征的筋伤，简称"肩周炎"。

其病名较多，因睡眠时肩部受凉引起的称"漏肩风"或"露肩风"；因肩部活动明显受限，形同冻结而称"冻结肩"；因该病多发于50岁左右，又称"五十肩"。此外，还称"肩凝风"、"肩凝症"等。

要点二 诊断

1. 症状

多见于50岁以上的中老年人，多数患者呈慢性发病，少数有外伤史。初起时肩周围稍有疼痛，1~2周后疼痛逐渐加重，夜间尤甚，肩关节外展、外旋活动开始受限，逐步发展成肩关节活动广泛受限。

2. 体征

肩部肿胀不明显，肩前、后、外侧均可有压痛，病程长者可见肩臂肌肉萎缩，以三角肌为明显。肩外展功能受限，继续被动外展时肩部随之高耸。粘连较重者，各方向功能活动均受到严重限制。

3. X线检查

多属阴性，但对鉴别诊断有意义。有时可见骨质疏松、冈上肌腱钙化或大结节处有密度增高的阴影。

要点三 鉴别诊断

1. 风湿性关节炎

有游走性疼痛，可波及多个关节，肩关节活动多不受限，活动期血沉、抗"O"升高。

2. 冈上肌腱炎

痛点以大结节处为主，在肩关节外展60°~120°时产生疼痛。

3. 神经根型颈椎病

可引起肩部疼痛，疼痛与颈神经根的分布相一致，肩关节活动功能正常，椎间孔挤压试验、臂丛神经牵拉试验阳性。

要点四　治疗

1. 理筋手法

患者端坐位、侧卧位或仰卧位，术者主要是先运用㨰法、揉法、拿捏法作用于肩前、肩后和肩外侧，用右手的拇、食、中三指对握三角肌束，做垂直于肌纤维走行方向的拨法，再拨动痛点附近的冈上肌、胸肌以充分放松肌肉；然后术者左手扶住肩部，右手握患手，做牵拉、抖动和旋转活动；最后帮助患肢做外展、内收、前屈、后伸等动作，解除粘连，促进功能活动恢复。

2. 药物治疗

治宜补气血、益肝肾、温经络、祛风湿为主，内服独活寄生汤或三痹汤等。体弱血亏较重者，可用当归鸡血藤汤加减；急性期疼痛、触痛敏感，肩关节活动障碍者，外用海桐皮汤热敷、熏洗或寒痛乐热熨，外贴伤湿止痛膏等。

3. 练功活动

早期可加强患肢的外展、上举、内旋、外旋等功能活动；粘连僵硬期，行肩关节各个方向的活动锻炼，如"内外运旋"、"叉手托上"、"手拉滑车"、"手指爬墙"等动作。

要点五　转诊原则

经各种保守治疗无效者，或已发展为冻结肩，严重关节粘连、功能障碍需手术松解者。

要点六　养生与康复

急性期以疼痛为主，肩关节被动活动尚有较大范围，应减轻持重，减少肩关节的活动；慢性期关节已粘连，关节被动活动功能严重障碍，肩部肌肉萎缩，要加强功能锻炼。年近五十，肝肾亏虚，体质虚弱者，要避免肩关节过度劳累，防止寒冷潮湿的刺激，避免露肩吹风，适当行肩关节功能锻炼。

要点七　健康教育

肩周炎病程长、疗效慢，部分病人虽可自行痊愈，但时间长，痛苦大，功能恢复不全。因此要鼓励患者树立信心，配合治疗，加强自主锻炼，以增进疗效，缩短病程，加速痊愈。

细目五 踝关节扭挫伤

要点一 特点

1. 踝关节结构特点

踝关节是由胫、腓骨下端和距骨组成。外踝比较窄而长，限制踝外翻的作用较强。踝关节内侧副韧带呈扇形，又称三角韧带，纤维致密坚强，不易损伤，有限制足踝外翻的作用；外侧副韧带由距腓前韧带、距腓后韧带和跟腓韧带组成，较薄弱，易损伤撕裂，限制内翻作用弱，故临床内翻损伤多见。胫腓骨下端由下胫腓韧带连接在一起，此韧带坚强而有弹性，可限制胫腓骨下端分离。距骨体前宽后窄。

2. 踝关节活动特点

踝关节主要的活动形式是背伸和跖屈。当作背伸运动时，距骨体之宽部进入踝穴，下胫腓韧带紧张，关节稳定，不易扭伤；而踝关节处于跖屈位（如下楼梯或下坡）时，距骨体之窄部进入踝穴，下胫腓韧带松弛，距骨可向两侧轻微活动，关节不稳定，容易发生扭伤。

要点二 诊断

1. 症状体征

有明显的外伤史。受伤后踝关节骤然出现肿胀、疼痛，活动受限，局部压痛，韧带牵提试验阳性，伤后两三天局部可出现瘀斑。

（1）内翻扭伤时：以跖屈内翻扭伤多见，容易损伤外侧的距腓前韧带。单纯内翻扭伤时，容易损伤外侧的跟腓韧带，外踝前下方肿胀、压痛明显；若将足部作内翻动作时，则外踝前下方发生剧痛。

（2）外翻扭伤时：内踝前下方肿胀、压痛明显；若将足部作外翻动作时，则内踝前下方发生剧痛。

2. X 线检查

严重扭伤疑有韧带断裂或合并骨折脱位者，应作与受伤姿势相同的内翻或外翻位 X 线摄片检查。一侧韧带撕裂往往显示患侧关节间隙增宽，下胫腓韧带断裂可显示内外踝间距增宽。

要点三 鉴别诊断

应与踝关节骨折脱位相鉴别，踝部外翻骨折多呈外翻畸形，内翻骨折多呈内翻畸形，距骨脱位时畸形更加明显，X 线照片可加以鉴别。

要点四 治疗

1. 理筋手法

对单纯韧带扭伤或韧带部分撕裂者，可进行理筋，使气血疏通，减轻疼痛。瘀肿重者，则不宜重手法。患者平卧，术者一手托住足跟，一手握住足尖，缓缓作踝关节的背伸、跖屈及内翻、外翻动作，然后用两掌心对握内外踝，轻轻用力按压，有散肿止痛作用。继而由下而上理顺筋络，反复进行数遍，再于商丘、解溪、丘墟、昆仑、太溪、足三里等穴按摩。

2. 药物治疗

（1）初期：治宜活血祛瘀、消肿止痛。内服方选七厘散、舒筋丸，外敷五黄散或三色膏敷药。

（2）后期：治宜舒筋活络、温经止痛。内服小活络丹，外用四肢损伤洗方。

3. 固定治疗

损伤严重者，根据其损伤程度，可选用绷带、胶布或石膏外固定，保持踝关节于受伤韧带松弛的位置。内翻扭伤采用外翻固定，外翻扭伤采用内翻固定，并抬高患肢，以利消肿，暂时限制行走。一般固定 3 周左右。若韧带完全断裂者，固定 4~6 周。

4. 练功活动

固定期间作足趾伸屈活动；解除固定后，开始锻炼踝关节的伸屈功能，并逐步练习行走。

要点五　转诊原则

严重扭伤疑有韧带断裂或合并骨折脱位者。

要点六　养生与康复

踝部扭挫伤早期，瘀肿严重者可局部冷敷，忌手法按摩。解除固定后，可适度锻炼踝关节的伸屈功能，动静结合练功。

要点七　健康教育

平时尽量穿平底鞋，尤其是运动锻炼、走高低不平的路时，不要穿高跟鞋，以免扭伤。避免反复扭伤，以免形成习惯性扭伤。

细目六　腰部扭挫伤

要点一　特点

腰部扭挫伤是指腰部筋膜、肌肉、韧带、椎间小关节、腰骶关节的急性损伤，多因突然遭受间接暴力所致，俗称闪腰、岔气。若处理不当或治疗不及时，也可使症状长期延续，变成慢性。腰部扭挫伤是常见的筋伤疾病，多发于青壮年和体力劳动者。

1. 腰部扭伤

多因突然遭受间接暴力致腰肌筋膜、腰部韧带损伤和小关节错缝。

（1）当脊柱屈曲时，两侧骶棘肌收缩，以抵抗体重和维持躯干的位置。此时若负重过大或用力过猛，致使腰部肌肉强烈收缩，可引起肌纤维撕裂。

（2）脊柱完全屈曲时，主要靠棘上、棘间、髂腰等韧带来维持躯干的位置。此时若负重过大或用力过猛，可引起韧带损伤。

（3）腰部活动范围过大、过猛，弯腰转身突然闪扭，可致使脊柱椎间关节受到过度牵拉或扭转，引起椎间小关节错缝或滑膜嵌顿。

2. 腰部挫伤

多为直接暴力所致，如车辆撞击、高处坠跌、重物压砸等，致使肌肉挫伤，血脉破损，筋膜损伤，引起瘀血肿胀、疼痛、活动受限等，严重者还可合并肾脏损伤。

要点二　诊断

1. 症状

有明显的外伤史。伤后腰部即出现剧烈疼痛，其疼痛为持续性，深呼吸、咳嗽、喷嚏等用力时均可使疼痛加剧，常以双手撑住腰部，防止因活动而发生更剧烈的疼痛，休息后疼痛减轻，但不消除，遇寒冷加重。脊柱多呈强直位，腰部僵硬，腰肌紧张，生理前凸改变，不能挺直，仰俯转侧均感困难，严重者不能坐立、行走或卧床难起，有时伴下肢牵涉痛。

2. 体征

（1）腰肌及筋膜损伤：腰部各方向活动均受限制，在棘突旁骶棘肌处、腰椎横突或髂嵴后部有压痛。

（2）棘上、棘间韧带损伤：在脊柱屈曲受牵拉时疼痛加剧，压痛多在棘突或棘突间。

（3）髂腰韧带损伤：其压痛点在髂嵴部与第五腰椎间三角区，屈曲旋转脊柱时疼痛加剧。

（4）椎间小关节损伤：腰部被动旋转活动受限，并使疼痛加剧，脊柱可有侧弯，有的棘突可偏歪，棘突两侧较深处有压痛。

（5）挫伤合并肾脏损伤：可出现血尿等症状。

3. X 线检查

主要显示腰椎生理前凸消失和肌性侧弯，不伴有其他改变。腰部挫伤者可除外骨折。

要点三　鉴别诊断

需与腰椎间盘突出症相鉴别。腰椎间盘突出症是腰痛伴有下肢坐骨神经放射痛等症状为特征的腰腿痛疾患，直腿抬高试验阳性，加强试验阳性；腰部扭挫伤一般无下肢痛，但有时可出现下肢反射性疼痛，直腿抬高试验阳性，但加强试验为阴性，可与神经根受压的下肢痛相鉴别。

要点四　治疗

1. 理筋手法

选用适当的手法治疗腰部扭伤，其疗效显著。

（1）患者俯卧位，医者用两手在脊柱两侧的骶棘肌自上而下进行按揉、拿捏手法，以松解肌肉的紧张、痉挛；接着按摩压揉阿是穴、腰阳关、命门、肾俞、大肠俞、次髎等穴，以镇静止痛；最后医者用左手压住腰部痛点，右手托住患侧大腿，同时用力做反方向扳动，并加以摇晃拔伸数次。如腰两侧俱痛者，可将两腿同时向背侧扳动。在整个手法过程中，痛点应作为施术重点区。急性期症状严重者可每日推拿 1 次，轻者隔日 1 次。

（2）椎间小关节错缝或滑膜嵌顿者，用坐位脊柱旋转复位法。患者端坐方凳上，两足分开，与肩等宽。以右侧痛为例，助手面对患者，用两腿夹住患者左大腿，双手压住左大腿根部以维持患者的正坐姿势。医者坐或立于患者后右侧，右手自患者右腋下伸向前，绕过颈后，手指挟在对侧肩颈部，左手拇指推按在偏右棘突的后下角。当右手臂使患者身体前屈 60°~90°，再向右旋转 45°，并加以后仰时，左拇指用力推按棘突向左，此时可感到指下椎体轻微错动，或可闻及复位的响声。最后使患者恢复正坐，术者用拇示指自上而下理顺棘上韧带及腰肌。

（3）患者不能坐位施术者，可用斜扳法。患者侧卧位，患侧在上，髋、膝关节屈曲，健侧在下，髋、膝关节伸直，腰部尽量放松。医者立于患者前侧或背侧，一手置于肩部，另一手置于臀部，两手相对用力，使上身和臀部作反向旋转，即肩部旋后，臀部旋前。活动到最大程度时，用力作一稳定推扳动作，此时往往可听到清脆的弹响声，腰痛一般可随之缓解。

2. 药物治疗

（1）初期：治宜活血化瘀、行气止痛。扭伤者侧重于行气止痛，可用舒筋汤；挫伤者侧重于活血化瘀，可用桃红四物汤加减。外贴活血止痛类膏药。

（2）后期：治宜舒筋活络、补益肝肾。内服补肾壮筋汤。亦可配合中药热熨或熏洗。

3. 物理治疗

可采用超短波、磁疗、中药离子导入等，以减轻疼痛、促进恢复。

4. 制动治疗

损伤初期宜卧硬板床休息，或佩戴腰围固定，以减轻疼痛，缓解肌肉痉挛，防止进一步损伤。

5. 练功活动

损伤后期宜作腰部前屈后伸、左右侧屈、左右回旋等各种功能锻炼，以促进气血循行，防止粘连，增强肌力。

要点五　转诊原则

经治疗症状不缓解，且加重者；诊断不清，需要进一步检查者；需要除外骨折及其他疾病者。

要点六　养生与康复

腰部扭挫伤强调以预防为主，劳动或运动前做好充分准备活动，应量力而行。受伤后，起床活动时可用腰围保护，以减轻疼痛，缓解肌肉痉挛，并配合各种治疗。

要点七　健康教育

平时要经常锻炼腰背肌的功能；注意腰部的保暖，勿受风寒；弯腰搬物姿势要正确。

细目七　腰椎间盘突出症

要点一　特点

1. 定义

腰椎间盘突出症系因腰椎间盘发生退行性变，并在外力的作用下，使纤维环破裂、髓核突出，刺激或压迫神经根而引起腰痛及下肢坐骨神经放射痛等症状为特征的腰腿痛疾患。是临床最常见的腰腿痛原因之一。

2. 椎间盘组成与作用

每个椎间盘由纤维环、髓核、软骨板三个部分组成，起着稳定脊柱、缓冲震荡等作用。

3. 发病特点

好发于 20~40 岁青壮年，男性多于女性。多数患者因腰扭伤或劳累而发病，少数可无明显外伤史。下腰部是全身应力的集中点，负重及活动度大，损伤几率高，是腰椎间盘突出的好发部位，其中以腰 4、5 椎间盘发病率最高，腰 5 骶 1 次之。

4. 突出的类型

（1）侧突型：多数髓核向后侧方突出；单侧突出者，出现同侧下肢症状。

（2）两侧突型：髓核自后纵韧带两侧突出，则出现双下肢症状，多为一先一后，一轻一重，似有交替现象。

（3）中央型：髓核向后中部突出，有的偏左或偏右，压迫马尾，甚至同时压迫两侧神经根，出现马鞍区麻痹及双下肢症状。

要点二　诊断

1. 主要症状

腰痛和下肢坐骨神经放射痛。腰腿疼痛可于咳嗽、打喷嚏、用力排便等腹腔内压升高时加剧，步行、弯腰、伸膝起坐等牵拉神经根的动作也可使疼痛加剧，腰前屈活动受限。屈髋屈膝、卧床休息可使疼痛减轻。重者卧床不起，翻身极感困难。病程较长者，其下肢放射痛部位感觉麻木、冷感、无力。中央型突出造成马尾神经压迫，症状为会阴部麻木、刺痛、二便功能障碍，阳痿或双下肢不全瘫痪。少数病例的起始症状是腿痛，而腰痛不甚明显。

2. 主要体征

（1）腰部畸形：腰肌紧张、痉挛，腰椎生理前凸减少或消失，甚至出现后凸畸形。有不同程度的脊柱侧弯，突出物压迫神经根内下方时（腋下型），脊柱向患侧弯曲；突出物压迫神经根外上方（肩上型），则脊柱向健侧弯曲。

（2）腰部压痛和叩痛：突出的椎间隙棘突旁有压痛和叩击痛，并沿患侧的大腿后侧向下放射至小腿外侧、足跟部或足背外侧。沿坐骨神经走行有压痛。

（3）腰部活动受限：急性发作期腰部活动可完全受限，绝大多数患者腰部伸屈和左右侧弯功能活动呈不对称性受限。

（4）皮肤感觉障碍：受累神经根所支配区域的皮肤感觉异常，早期多为皮肤过敏，渐而出现麻木、刺痛及感觉减退。腰 3、4 椎间盘突出，压迫腰 4 神经根，引起小腿前内侧皮肤感觉异常；腰 4、5 椎间盘突出，压迫腰 5 神经根，引起小腿前外侧、足背前内侧和足底皮肤感觉异常；腰 5 骶 1 椎间盘突出，压迫骶 1 神经根，引起小腿后外侧、足背外侧皮肤觉异常；中央型突出则表现为马鞍区麻木，膀胱、肛门括约肌功能障碍。

（5）肌力减退或肌萎缩：受压神经根所支配的肌肉可出现肌力减退，肌萎缩。腰 4 神经根受压，引起股四头肌（股神经支配）肌力减退、肌肉萎缩；腰 5 神经根受压，引起伸蹬肌肌力减退；骶 1 神经根受压，引起踝跖屈和立位单腿翘足跟力减弱。

（6）腱反射减弱或消失：腰 4 神经根受压，引起膝反射减弱或消失；骶 1 神经根受压，引起跟腱反射减弱或消失。

（7）直腿抬高试验阳性、加强试验阳性，股神经牵拉试验阳性，为上腰椎间盘突出的体征。

3. 影像学检查

（1）X 线检查：正位片可显示腰椎侧凸，椎间隙变窄或左右不等，患侧间隙较宽。侧位片显示腰椎前凸消失，甚至反张后凸，椎间隙前后等宽或前窄后宽，椎体可见休默结节等改变，或有椎体缘唇样增生等退行性改变。X 线平片的显示必须与临床的体征定位相符合才有意义，主要排除骨病引起的腰骶神经痛，如结核、肿瘤等。

（2）脊髓造影检查：髓核造影能显示椎间盘突出的具体情况；蛛网膜下腔造影可观察蛛网膜下腔充盈情况，能较准确地反映硬脊膜受压程度和受压部位，以及椎间盘突出部位和程度；硬膜外造影可描绘硬脊膜外腔轮廓和神经根的走向，反映神经根受压的状况。

（3）CT、MRI 检查：可清晰地显示出椎管形态、髓核突出的解剖位置和硬膜囊神经根受压的情况。CT、MRI 检查的临床诊疗意义重大。

要点三　鉴别诊断

1. 腰椎椎管狭窄症

腰腿痛并有典型的间歇性跛行，骑自行车或卧床休息后症状可明显减轻或消失，检查可无异常体征。少数患者可有根性神经痛表现。X 线检查见椎体、小关节突增生肥大，椎间隙狭窄，椎板增厚、椎间孔前后径变小，CT 检查或 MRI 检查对诊断有帮助。

2. 腰椎结核

腰痛，少数有神经根激惹症状，也可合并截瘫。多有全身症状，如低热、盗汗、消瘦、血沉加快等。X 线片显示有骨质破坏、椎间隙变窄等改变。

3. 强直性脊柱炎

疼痛不因休息而减轻，脊柱僵硬强直，各方向活动均受限，可出现驼背畸形。X 线检查见早期骶髂关节和小关节突模糊，后期脊柱可呈竹节状。

要点四　治疗

1. 理筋手法

可用按摩法、推压法、㨰法、推扳法（俯卧推髋扳肩法、俯卧推腰扳腿法、侧卧推髋扳肩、侧卧推腰扳腿法）、牵抖法、摇摇法等，隔日1次，1个月为一个疗程。中央型椎间盘突出症不适宜用推扳法。

2. 药物治疗

（1）急性期或初期：治宜活血舒筋，方选舒筋活血汤加减，常用中成药如三七片、痹祺胶囊、活血止痛胶囊等。外用关节止痛膏、代温灸贴、活血膏等。

（2）慢性期或病程久者：体质多虚，治宜补养肝肾、宣痹活络，内服补肾壮筋汤。兼有风寒湿者，宜温经通络，方用大活络丹等。外用同上。

3. 牵引治疗

主要采用骨盆牵引法，适用于初次发作或反复发作的急性期患者，每日牵引1次，每次约30分钟，10次为一个疗程。

4. 针灸治疗

用泻法，中、强度刺激，留针5～10分钟。可配合艾条温针灸。每日或隔日1次，10次为一个疗程。

5. 物理治疗

远红外线、微波、周林频谱或中药离子透入治疗，每日1次，每次20～30分钟，15次为一个疗程。

6. 练功活动

腰腿痛症状减轻后，应积极进行腰背肌的功能锻炼，可采用飞燕点水、五点支撑练功，经常后伸、旋转腰部，直腿抬高或压腿等动作，以增强腰腿部肌力，有利于腰椎的平衡稳定。

要点五　转诊原则

诊断不明确，需要进一步检查确诊者；腰腿疼痛反复发作，症状日益加重者；有马尾神经压迫症状者；需要手术治疗者。

要点六　养生与康复

急性期应严格卧硬板床3周，手法治疗后应卧床休息，使损伤组织修复；疼痛减轻后，应注意加强锻炼腰背肌，以巩固疗效；久坐、久站时可佩戴腰围保护腰部。

要点七　健康教育

经常进行腰背肌的功能锻炼，以增强腰背肌的力量，维持脊柱的稳定性。避免腰部过度屈曲、劳累或受风寒，以免引起腰部慢性劳损。弯腰搬物姿势要正确，避免发生腰部扭伤。

（褚立希　张杰）

第五单元　骨病

细目一　骨性关节炎

要点一　特点

1. 定义

骨性关节炎是一种多发于中年以后的慢性关节疾病，又称退行性关节炎、增生性关节炎、肥大性关节炎、老年性关节炎、骨关节病等，其主要病变是以关节软骨的退行性变及软骨下骨反应性增生为特征。

2. 发病部位

好发于负重大、活动多的滑膜关节，如脊柱、膝关节、髋关节等处，以膝关节最为常见。

3. 病因分类

（1）原发性：随着增龄，关节软骨变得脆弱，因承受不均压力而出现破坏，加上关节过多的活动而发生，下肢关节和脊柱的腰椎多见。

（2）继发性：可因创伤、畸形和疾病造成软骨的损害，日久导致本病。

4. 病理变化

关节软骨退变磨损，软骨下骨显露，在关节缘形成厚的软骨圈，软骨内化骨形成骨赘；关节囊产生纤维变性和增厚，限制关节的活动，关节周围的肌肉因疼痛而产生保护性痉挛，使关节活动进一步受到限制，增加了退行性变进程，最终因关节软骨全部脱失而导致关节畸形和功能丧失。

6. 中医病因

（1）肝肾亏损：中年以后肝肾亏损，肝虚则血不养筋，筋不能维持骨节之张弛，关节失滑利，肾虚而髓减，致使筋骨均失所养。

（2）慢性劳损：过度劳累，日积月累，筋骨受损，营卫失调，气血受阻，经脉凝滞，筋骨失养，致生本病。

要点二　诊断

1. 主要症状

起病缓慢，呈渐进性病程，间歇性发作。初起关节为钝性痛，以后逐渐加重，可出现典型的"休息痛"与"晨僵"，关节处于一定的位置过久，或在清晨起床时感到关节疼痛与僵硬，稍活动后疼痛减轻；如活动过多，因关节摩擦又产生疼痛。

2. 主要体征

患病关节肿胀及压痛，肌肉萎缩，关节主动或被动活动时可有软骨摩擦音，有不同程度的关节活动受限及其周围的肌肉痉挛，关节骨性突起和肥大以及关节畸形、半脱位。

3. 中医证候

（1）肝肾亏损：肾阳虚者，面色无华，精神疲倦，气短少力，腰膝酸软，手足不温，小便频多，舌淡苔薄，脉沉细而弱；肝肾阴虚者，心烦失眠，口燥咽干，面色泛红，五心烦热，耳鸣耳聋，小便短赤，舌红苔少，脉细弱而数。

（2）慢性劳损：早期可出现气血虚弱之症，精神萎靡，神情倦怠，面色苍白，少气懒言；后期可出现肝肾不足之证。

4. X 线检查

关节间隙变狭窄，软骨下骨质硬化和囊腔形成，关节边缘有骨赘形成；晚期关节面凹凸不平，骨端变形，关节内可有游离体。脊椎发病时，椎间变窄，椎体边缘变尖，可见唇形骨质增生。

要点三　鉴别诊断

1. 骨关节结核

早期出现低热、盗汗等阴虚内热症状，关节可见脓肿，X 线可显示骨与关节面破坏。

2. 风湿性关节炎

游走性的多关节炎常呈对称性，关节局部可出现红肿热痛，但不化脓，炎症消退后关节功能恢复，不遗留关节强直畸形。

3. 类风湿关节炎

常为多关节发病，而且累及手足小关节，逐渐出现关节僵硬、肿胀、畸形。血清类风湿因子阳性。

要点四　治疗

1. 中药内治

（1）肝肾亏损：治宜滋补肝肾，方选左归丸。

（2）慢性劳损：早期气血虚弱，治以补气补血，方选八珍汤、十全大补汤。晚期肝肾不足者，治以滋补肝肾，方选左归丸；肾阳虚者，治以温补肾阳，方选肾气丸；肾阴虚者，治以滋补肾阴，方选六味地黄丸。

2. 中药外治

多选用祛风除湿散寒、活血通络止痛类中药组方，可用桃红四物汤加伸筋草、透骨草煎汤，用湿毛巾热敷，或熏洗局部。

3. 理筋手法

可选用点穴拨筋、活络关节等手法，以解痉止痛、松解粘连、改善关节功能。

4. 封闭治疗

有局限性压痛者，可局部封闭治疗。

5. 针灸治疗

多以局部取穴为主，如常取血海、梁丘、膝眼、委中、阳陵泉等，以缓解疼痛、改善症状。

6. 西药治疗

（1）非甾体抗炎药：常用的药物有美洛昔康、依托度酸、萘丁美酮和塞来昔布等。

（2）氨基葡萄糖制剂：对软骨有保护作用，一般需数周以上起效，停药后疗效仍持续一定的时间。

（3）透明质酸制剂：关节腔内注射，以恢复关节内滑液的弹性和黏滞度，缓解滑膜炎症，减轻软骨破坏，改善关节功能。常用药物有施沛特等。每周 1 次，国产制剂连续 5 周为一疗程，进口制剂连续 3 次为一疗程。

要点五　转诊原则

关节疼痛日益加重者，关节功能明显障碍者，需特殊治疗或手术者，诊断不清者。

要点六　养生与康复

积极进行系统规范化、个体选择性治疗。要避免长期或滥用皮质类固醇激素。对患病的关节应妥善保护，防止再度损伤。病情严重时应注意休息，或患病关节制动、固定，防止畸形。若身体过胖者，应当减轻体重。若发病与职业有关，应调整工种。

要点七　健康教育

在防治骨性关节炎的同时，还应重视并存疾病的防治，如骨质疏松症。防止关节过度劳累及关节受凉，避免超强度劳动和运动造成损伤。增强体质，延缓衰老，适度适量作体育锻炼，增强体能，以改善关节的稳定性，但要避免不利于关节的运动。

细目二　骨质疏松症

要点一　特点

1. 定义

骨质疏松症是以骨量减少、骨的微细结构退化为特征的，致使骨的脆性增加以及易于发生骨折的全身性骨骼疾病。

2. 发病特点

与发病关系比较密切的因素有，激素调控、营养因素、物理因素、遗传因素的异常，以及与某些药物因素的影响有关。可分为原发性、继发性和特发性三大类。

（1）原发性：是随着增龄而发生的一种生理性退行性病变，可分为两型：

①I 型：为绝经后骨质疏松症，属高转换型。好发于 50~65 岁年龄段的妇女，与妇女绝经有关，由于卵巢功能的衰退，体内的雌激素水平下降，引起骨代谢异常，致使骨矿物质迅速流失，骨吸收速度明显高于骨形成的速度。由于骨量流失的主要部位在骨松质，骨松质骨质吸收迅速，骨折多发生于椎体和桡骨远端。

②II 型：为老年性骨质疏松症，属低转换型。好发于 70 岁以上的老年人，与年龄老化有关，主要是维生素 D 活性代谢产物水平低下而引起骨代谢异常，导致骨质的丢失，骨转换与骨丢失的速度均比较慢，皮质骨与松质骨按比例流失，骨折多发生于椎骨和髋部诸骨。

（2）继发性：是由其他疾病或药物等因素诱发的骨质疏松症。

（3）特发性：多见于 8~14 岁的青少年，多数有家族遗传史，女性多于男性。

3. 中医病因

（1）肾虚精亏：肾阳虚衰，不能充骨生髓，致使骨松不健；肾阴亏损，精失所藏，不能养髓。

（2）正虚邪侵：正虚而卫外不固，外邪乘虚而入，气血痹阻，骨失所养，髓虚骨疏。

（3）先天不足：肾为先天之本，由于先天禀赋不足，致使肾脏素虚，骨失所养，不能充骨生髓。

要点二　诊断

（一）症状体征

1. 疼痛

是最常见、最主要的症状。主要是在骨吸收过程中，由于骨小梁的破坏和消失，骨膜下的皮质骨破坏，引起全身骨痛，以腰背痛最多见。

2. 身长缩短、驼背

是重要临床体征之一。脊椎是身体的支柱，负重量大，可由于椎体松质骨的疏松改变而形成身长缩短、驼背。

3. 易骨折

在没有较大的外力作用下可发生骨折。其好发部位为胸腰段椎体、桡骨远端、股骨上段、踝关节等。

（二）中医证候

1. 肾虚精亏

（1）肾阳虚者：腰背疼痛，腿膝酸软，轻微外力即出现脊柱压缩骨折，驼背弯腰，身高变矮，畏寒喜暖，小便频多且夜尿多。

（2）肾阴虚者：除有腰背疼痛，腿膝酸软，易发生骨折等症外，常见手足心热，咽干舌燥。

2. 正虚邪侵

骨痛，腰背疼痛，腿膝酸软，易发生骨折，由其他疾病继发或药物因素诱发本病的，兼有原发疾病症状和诱发本病药物的并发症。

3. 先天不足

（1）青少年期：以背部下端、髋部和足部的隐痛开始，逐渐出现行走困难；胸腰段脊柱后凸、后侧凸，鸡胸；身高变矮，长骨畸形，跛行；最终胸廓变形，可影响心脏和呼吸。

（2）成人期：以腰背疼痛为主，椎体压缩性骨折，呈楔形椎、鱼椎样变形，日久则脊椎缩短，也可发生肋骨、耻骨、坐骨骨折。

（三）骨密度测定

骨质疏松症以骨量减少为主要特征，骨密度的测定是诊断的主要手段。

1. 测定的方法

目前通行可靠的方法是双能量X线骨密度测量，可测量全身骨密度，目前常用以检测腰椎、股骨近端、前臂、跟骨等部位。

2. 测定的数据

数据的判定，是基于患者与正常年轻人骨密度的平均值对比。测量结果与正常年轻人平均值数据两者之间涉及一个标准差（SD）。

（1）世界卫生组织（WHO）的诊断标准：骨密度低于1SD为正常骨密度；低于1SD ~2.5SD为低骨密度；低于2.5SD为骨质疏松症；低于2.5SD，伴有一处或多处骨质疏松性骨折，为严重骨质疏松症。

（2）参考WHO的标准，结合我国国情，以种族、性别、地区的峰值骨量（均值为M）为依据：M低于1SD为骨量正常；M低于1SD ~2SD为骨量减少；M低于2SD为（根据诊治的要求分为轻、中二级）；M低于2SD，伴有一处或多处骨折，为严重骨质疏松症。

（四）X线检查

主要表现为骨密度减低，骨皮质变薄，骨小梁减少、变细、分支消失，脊椎的骨小梁稀疏，排列呈栅状，长管状骨骨髓腔变宽。

（五）实验室检查

原发性的生化特点为一般血清钙、磷、ALP在正常范围。I型多表现为骨形成与骨吸收生化指标均升高。II型骨转换生化指标多数在正常范围或降低。继发性的血清钙、磷、ALP一般有1~3项不正常，并有其他骨代谢生化指标的明显异常。

要点三 鉴别诊断

本病应与骨质软化症、多发性骨髓瘤、原发性甲状旁腺机能亢进症、成骨不全等疾病相鉴别。

要点四 治疗

(一) 中医证候治疗

1. 肾虚精亏

治宜补肾填精，方选左归丸加淫羊藿、鹿含草，或用中成药仙灵骨葆、骨松宝等。

2. 正虚邪侵

治宜扶正固本，方选鹿角胶丸，方中虎骨改用代用品。治疗须考虑原发疾病，审因而治。

3. 先天不足

治宜填精养血、助阳益气，方选龟鹿二仙胶。治疗亦需考虑患者年龄、性别、原发病病因辨证施治。

(二) 西药治疗

1. 钙制剂药物

作为基础治疗，每日 300～600mg，口服。

2. 活性维生素 D 类药物

如阿法骨化醇，每次 0.5μg，每日 1 次，口服。

3. 降钙素类药物

对高骨转换率的骨质疏松症有较好的治疗作用，目前使用的合成鲑鱼降钙素有注射剂和喷鼻剂两种剂型。

4. 磷酸盐类药物

具有抑制骨重吸收和降低骨转换率的作用。这类药物包括二磷酸盐及阿仑磷酸盐。

5. 氟化物类药物

能促进成骨细胞的有丝分裂和生长因子的合成，促进胶原蛋白合成。适量的氟化物有利于钙磷形成骨盐，以非矿化骨成分增多为主。

6. 激素类药物

激素替代疗法的用法用量较为复杂，一般需请妇科医生参与，共同制订治疗方案。

要点五 转诊原则

骨骼疼痛严重，关节功能显著受限者；伴有骨折者；需要特殊治疗或手术者；诊断不清或伴有其他疾病者。

要点六 养生与康复

对已患骨质疏松症的老年人应加强陪护，预防发生骨折。对并发骨折者，在治疗骨折的同时要注意因长期卧床而出现各种并发症，以免危及生命。日常要注意饮食调养，适当进行体育锻炼。

要点七　健康教育

重视绝经后和随年龄增大而发生的骨量丢失。对绝经后妇女和老年人要注意饮食结构合理，以保证足量的钙、蛋白质和维生素的摄入。体育锻炼对于骨量的积累及减少极其有益，并有利于提高机体素质，以减少发生骨质疏松症的机会。

（丁建中）

第六单元　术后康复指导

细目　骨伤科疾病的术后康复指导

要点　常见骨伤科疾病的术后康复指导

（一）概述

骨伤科疾病术后的康复非常重要，康复手段很多，也很复杂，且专业性强，每种方法都有不同的适用范围。不同的手术方式、不同的内植物材料和不同的手术情况，康复手段也不一样，所以，适用哪种康复方法，还应根据患者的具体情况，在专业康复师或骨科医师的指导下进行全面的、系统的康复治疗。

1. 关节活动度训练

早期要以被动练功为主，康复训练中要注意维持关节当时最大的活动度，切忌小范围快节奏活动，这样不仅无助于关节活动度的改善，而且对骨折局部也有影响。康复训练应掌握循序渐进的原则，有条件的可使用持续被动活动机（CPM）进行训练。

2. 肌力训练

肌力训练以主动锻炼为主。对上肢损伤来说，各种功能的康复都要以增强手的握力为核心，除了手部和前臂肌腱损伤外，主动握力训练是最重要的。锻炼时要注意手指屈伸都要达到最大限度，以防止手部关节僵硬、粘连。下肢的主要功能是负重，但在下肢骨折愈合前，如果过度负重，会造成内植物松动、折断，所以下肢骨折的康复一定要遵循"早练功、晚负重"的原则。股四头肌是大腿前侧的一块重要肌肉，伤后和术后如果长时间不活动很容易萎缩，而且，一旦萎缩很难恢复，直接影响功能康复结果。股四头肌的锻炼应以等长收缩为主，即肌肉收缩时关节不运动，锻炼时当肌肉达到最大收缩时要保持几秒钟，然后放松，再收缩，要练到肌肉酸痛为止，才能收到良好效果。

（二）骨折内固定术后康复指导

1. 早期

术后1~2周内，主要是促进患肢血液循环，消除肢体肿胀。功能训练的主要形式是患肢肌肉做等长收缩和未外固定的关节活动。

2. 中期

术后 2 周至骨折临床愈合之前，在早期训练的基础上，逐步练习已解除外固定的关节功能活动，以骨折处无疼痛加重为度。

3. 后期

骨折已临床愈合，逐步进行关节的各方向功能锻炼，以尽快恢复关节的功能。

（三）髋关节置换术后康复指导

1. 肌力的训练

术后即应进行股四头肌、腘绳肌、臀部肌肉的等长收缩锻炼，术后第 5 天开始主动助力活动，第 3 周开始髋屈、伸、外展肌力锻炼。术后的肌力训练方法和开始时间，应坚持渐进和不引起疼痛的原则。早期锻炼和活动可降低深静脉栓塞等并发症。具体的还要根据置换的假体种类和患者情况而定。

2. 肢体的体位

避免不良姿势，如低座起立、跷二郎腿或两腿交叉等，也不要侧身弯腰或过度向前屈曲，患肢处于轻度外展或中立位。患者要注意保护关节，避免跑、跳等剧烈活动。

（四）全膝关节置换术后康复指导

1. 关节活动度训练

使用持续被动活动机（CPM）训练：每次力求角度有所改善。如屈曲角度长时间（>2 周）无进展，则有关节粘连可能，故应高度重视，坚持完成练习。被动屈伸膝关节运动：尽量伸直患肢，双手放在膝关节前方，向后按压膝关节，预防屈曲挛缩畸形的发生。训练后如疼痛在练习停止半小时内可消退至原水平，则不会对组织造成损伤。如果疼痛加重，可降低活动幅度，或即刻给予冰敷 15~20 分钟。

2. 肌力训练

良好的肌力是关节稳定的关键因素。训练时，紧缩股四头肌，患肢尽量伸直，足跟抬高，离地面约 15cm，保持 5 秒后缓慢放下，彻底放松大腿并休息 2 秒，集中练习至肌肉有酸胀疲劳感。练习次数、时间、负荷视自身情况而定，且应同时练习健侧。

（五）脊柱手术术后康复指导

1. 早期

术后 1~2 周，开始可以逐渐抬高患者床头，或利用靠背椅坐起，如靠起 40°~60°，未出现头晕、恶心等反应时，可逐渐练习自行坐卧。

2. 中期

术后 2~3 周，坐起练习如无不适，可配戴支具，开始下床锻炼。下床时先屈髋屈膝坐于床旁，挺胸收腹，目视前方，两脚与肩等宽，放在地上，伸髋伸膝站起。先练习站稳脚步，让四肢主动用力，利用肌肉泵的作用增加回心血量，防止出现直立性低血压。然后稳步慢行，调整姿势，掌握平衡。康复训练应循序渐进，不可操之过急，在软组织未牢固愈合之前，以卧床休息为主。

3. 后期

术后 3～24 周，术区的软组织已牢固愈合，可以做多种功能锻炼，强度渐进地增加。练习走步，步幅不能太大，身体站直。从地上拾物时应屈髋屈膝，避免弯腰。避免在躯干侧弯或旋转时突然用力，因此时脊柱周围组织已处在紧张状态，容易造成脱钩、断钉、断棒等现象。

（郝阳泉）